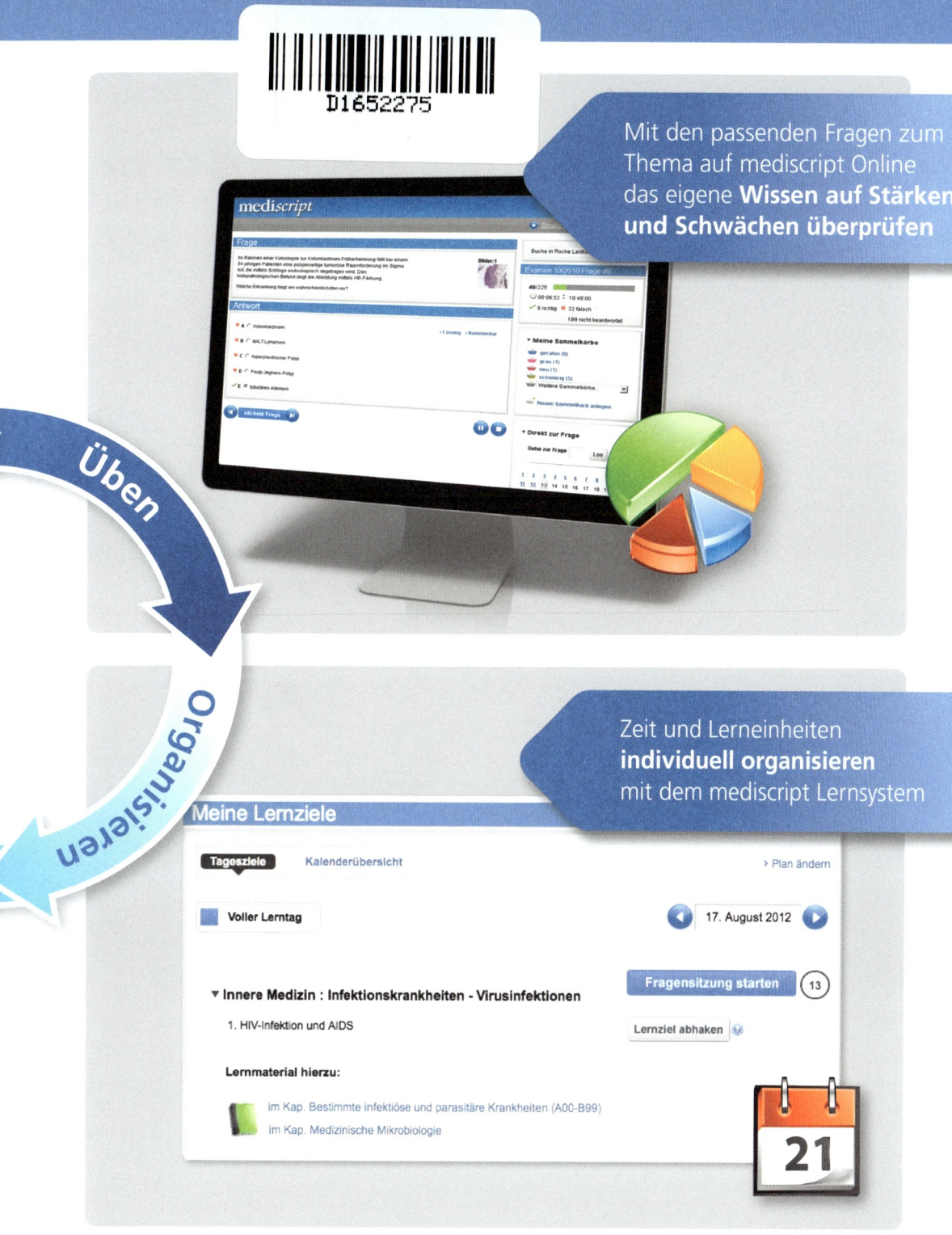

M. Angstwurm, Th. Kia (Hrsg.)
mediscript StaR
Das Staatsexamens-Repetitorium zum Hammerexamen

Band 1

Matthias Angstwurm, Thomas Kia (Hrsg.)

mediscript StaR

Das Staatsexamens-Repetitorium
zum Hammerexamen

1. Auflage

Band 1

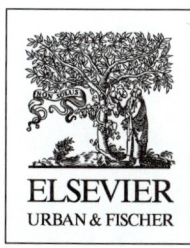

ELSEVIER
URBAN & FISCHER

URBAN & FISCHER München

Zuschriften an:
Elsevier GmbH, Urban & Fischer Verlag, Lektorat Medizinstudium, Hackerbrücke 6, 80335 München
E-Mail: medizinstudium@elsevier.de

Wichtiger Hinweis für den Benutzer
Die Erkenntnisse in der Medizin unterliegen laufendem Wandel durch Forschung und klinische Erfahrungen. Herausgeber und Autoren dieses Werkes haben große Sorgfalt darauf verwendet, dass die in diesem Werk gemachten therapeutischen Angaben (insbesondere hinsichtlich Indikation, Dosierung und unerwünschter Wirkungen) dem derzeitigen Wissensstand entsprechen. Das entbindet den Nutzer dieses Werkes aber nicht von der Verpflichtung, anhand weiterer schriftlicher Informationsquellen zu überprüfen, ob die dort gemachten Angaben von denen in diesem Werk abweichen und seine Verordnung in eigener Verantwortung zu treffen.
Für die Vollständigkeit und Auswahl der aufgeführten Medikamente übernimmt der Verlag keine Gewähr.
Geschützte Warennamen (Warenzeichen) werden in der Regel besonders kenntlich gemacht (®). Aus dem Fehlen eines solchen Hinweises kann jedoch nicht automatisch geschlossen werden, dass es sich um einen freien Warennamen handelt.

Bibliografische Information der Deutschen Nationalbibliothek
Die Deutsche Nationalbibliothek verzeichnet diese Publikation in der Deutschen Nationalbibliografie; detaillierte bibliografische Daten sind im Internet über http://www.d-nb.de/ abrufbar.

Alle Rechte vorbehalten
1. Auflage 2012
© Elsevier GmbH, München
Der Urban & Fischer Verlag ist ein Imprint der Elsevier GmbH.

12 13 14 15 16   5 4 3 2 1

Für Copyright in Bezug auf das verwendete Bildmaterial siehe Abbildungsnachweis.

Das Werk einschließlich aller seiner Teile ist urheberrechtlich geschützt. Jede Verwertung außerhalb der engen Grenzen des Urheberrechtsgesetzes ist ohne Zustimmung des Verlages unzulässig und strafbar. Das gilt insbesondere für Vervielfältigungen, Übersetzungen, Mikroverfilmungen und die Einspeicherung und Verarbeitung in elektronischen Systemen.

Um den Textfluss nicht zu stören, wurde bei Patienten und Berufsbezeichnungen die grammatikalisch maskuline Form gewählt. Selbstverständlich sind in diesen Fällen immer Frauen und Männer gemeint.

Planung: Julia Bender, Karolin Dospil, Bettina Meschede, Moritz Pompl
Lektorat: Alexander Gattnarzik
Redaktion: Sonja Hinte (Bremen), Dr. Nikola Schmidt (Berlin), Dr. Anne-Kristin Schulze (Berlin)
Herstellung: Peter Sutterlitte; Andrea Mogwitz, München
Satz: abavo GmbH, Buchloe/Deutschland; TnQ, Chennai/Indien
Druck und Bindung: Printer Trento, Italien
Fotos/Zeichnungen: siehe Abbildungsnachweis
Umschlaggestaltung: SpieszDesign, Neu-Ulm

ISBN Print 978-3-437-43755-7
ISBN e-Book 978-3-437-59212-6

Aktuelle Informationen finden Sie im Internet unter www.elsevier.de und www.elsevier.com

Kapitelübersicht

Band 1

1. Kardiologie
2. Angiologie
3. Hämatologie/Hämatoonkologie
4. Immunologie
5. Pneumologie
6. Gastroenterologie/Leber/Galle/Pankreas
7. Endokrinologie
8. Stoffwechsel und Ernährung
9. Nephrologie
10. Wasser- und Elektrolythaushalt/Säure-Base-Haushalt
11. Rheumatologie/Bewegungsapparat
12. Infektiologie und Mikrobiologie
13. Allgemeine und klinische Pharmakologie
14. Allgemeine Pathologie
15. Hygiene
16. Bildgebende Verfahren

Band 2

17. Allgemeine Chirurgie
18. Orthopädie/Unfallchirurgie
19. Neurologie
20. Psychiatrie/Psychosomatik
21. Gynäkologie
22. Pädiatrie
23. Humangenetik
24. AINS
25. Urologie
26. HNO
27. Augenheilkunde
28. Dermatologie
29. Allgemeinmedizin, Geriatrie, Reha, Prävention, Naturheilverfahren
30. Rechtsmedizin
31. Arbeits-, Sozial- und Umweltmedizin
32. Medizinische Statistik, Biometrie

Vorwort

Warum ein neues Staatsexamens-Repetitorium (StaR)? Seit der Novellierung der Ärztlichen Approbationsordnung (ÄAppO) 2002 ist die schriftliche Prüfung nach Beendigung des Praktischen Jahres (PJ) auf ein Examen konzentriert, das alle klinischen Fächer ab dem Physikum bis zum Ende des Studiums abfragt. Die ÄAppO schreibt dazu vor: „In der Prüfung hat der Prüfling fallbezogen zu zeigen, dass er während des Studiums erworbene Kenntnisse in der Praxis anzuwenden weiß und über die für den Arzt erforderlichen fächerübergreifenden Grundkenntnisse und die notwendigen Fertigkeiten und Fähigkeiten verfügt". Auch die medizinischen Fakultäten haben sich dieser Regelung angepasst. Somit wird im Studium ausgehend von einem Patient zunehmend fächerübergreifend und problemorientiert gelehrt. Mittels Fallstudien wird Wissen aus verschiedenen Fachgebieten geprüft. Zum Lernen für die schriftliche Prüfung hat sich dieses Vorgehen allerdings nicht bewährt. Studentenbefragungen ergeben, dass ein rein problemorientierter Aufbau eines Prüfungskompendiums völlig ohne Fächertrennung nicht gewünscht wird. Die Studierenden verlieren durch die fehlende Strukturierung schnell den Überblick über den eigenen Wissensstand und können sich z. B. auch schlechter auf einzelne Fächer in der mündlichen Prüfung vorbereiten.

Wir gehen daher einen pragmatischen Mittelweg: Unser neues Repetitorium ist in zwei Bände geteilt: Der erste Band bespricht umfassend das gesamte Spektrum der Inneren Medizin. Dabei orientieren sich die Gliederung und Inhalte des ersten Bandes eng an dem Bestseller „Basislehrbuch Innere Medizin (BIM)" von Renz-Polster und Krautzig. Während das BIM als modernes und spaßmachendes Lehrbuch tiefgreifend die Innere Medizin abhandelt, vermittelt der erste Band des StaR kurz und bündig, und dennoch lebendig und verständlich, das prüfungsrelevante Wissen der Inneren Medizin. Dabei wurden neben der Fachdisziplin der jeweiligen Erkrankung auch die Pharmakologie, Pathologie, Bildgebung, Chirurgie und Mikrobiologie integriert. Informiert sich ein Student z. B. über die Myokarditis, werden alle diese „Fachgebiete" im Zusammenhang mit diesem Krankheitsbild dargestellt. Es entsteht somit ein der klinischen Praxis und der Aufgabenstellung des IMPP angepasstes Repetitorium. Im zweiten Band sind schwerpunktmäßig die chirurgisch orientierten Fachdisziplinen mit den angrenzenden Fächern angesiedelt sowie die Fächer Neurologie, Psychiatrie, Pädiatrie, Dermatologie, Allgemeinmedizin, Rechtsmedizin, Arbeits-, Sozial- und Umweltmedizin und die Medizinische Statistik. Aufgrund des umfangreichen Stoffes wurden die verschiedenen Themengebiete von den Autoren kurz, verständlich und prägnant auf die relevanten Fakten reduziert. Dadurch ist das Repetitorium auch geeignet, im praktischen Jahr wichtige Informationen zu betreuten Patienten nach zu lesen.

Das examensrelevante klinisch angewandte Wissen wird hier in einer neuen erweiterten Form präsentiert. Die Integration von verschiedenen Fachdisziplinen zu einem Hauptthema führt zu einem kompakten All-in-One-Repetitorium, in dem redundantes Fachwissen vermieden wird – das Lernen wird dadurch zeitlich effektiver. Außerdem entspricht dies zum einen der klinischen Realität, da wir hier immer mit den unterschiedlichsten Fachdisziplinen konfrontiert werden, z. B. die klassische Röntgenbesprechung oder die onkologischen Konferenzen. Dass zur Erreichung dieses Ziels auf fächerspezifische Abgrenzungstendenzen keine Rücksicht genommen werden darf, zeigt auch die Ko-Herausgeberschaft in Form eines Internisten (M. Angstwurm) und eines Chirurgen (T. Kia). Des Weiteren wird die durch die ÄAppO vorgegebene fachübergreifende Prüfung des zweiten Staatsexamens aufgegriffen, da dies den Studenten leider oftmals keine eindeutige Zuordnung des Prüfungsstoffs in ein Fachgebiet ermöglicht. Prüfungsschwerpunkte werden mit einem Balken am Rand versehen, Merke-Kästen heben wichtige Informationen hervor, ohne zu wiederholen, integrative Kästen (Pharma-Info, Chirurgie-Info, Patho-Info, Radio-Info) vermitteln Inhalte aus angrenzenden Fachgebieten.

In einem weiteren Punkt sind wir den Wünschen der Studenten nachgekommen: In diesem Werk sind alle Kapitel auf dem aktuellen medizinischen Wissensstand und von Autoren verfasst, die in dem entsprechenden Fach tätig sind. Die Autoren sind allesamt prüfungserprobte Ex-Studenten und fachkundige Ärzte, die aus eigener Erfahrung einen umfassenden Überblick über das vom Gegenstandskatalog geforderte Wissen haben und die neuesten Trends der schriftlichen Prüfung kennen. Nur so werden wir den Anforderungen des sogenannten Hammerexamens gerecht. Die Medizin und somit auch der Prüfungsstoff sind dynamisch, daher ist die oberste Priorität für den Inhalt neben der Prüfungsrelevanz die Aktualität des Repetitoriums.

Abgestimmt auf die IMPP-Inhalte und zusammen mit den mediscript-Fragen stellt dieses Werk eine Rezeptur aus erstens dem richtigen Weg zum Prüfungserfolg, zweitens leitliniengerechtem Medizinwissen und drittens Berufserfahrung dar: Entstanden ist ein ganzheitliches Repetitorium, das über das IMPP-Wissen hinaus auch für Assistenzärzte interessant ist. Unser größter Dank gilt natürlich den Autoren, die zwischen Klinikarbeit, Bereitschaftsdiensten und Familie ein außerordentliches Engagement an den Tag gelegt und diese Rezeptur verwirklicht haben.

Ebenso gilt unser Dank dem Elsevier-Verlag, der mit seiner jahrzehntelangen Erfahrung in puncto Prüfungsvorbereitung dieses Buchprojekt gefördert hat. Für die außergewöhnliche Betreuung während der Planung und Entstehung möchten wir uns insbesondere bei Karolin Dospil, Julia Bender, Moritz Pompl, Alexander Gattnarzik und Mitarbeitern herzlich bedanken.

Wir wünschen den Medizinstudenten Spaß beim Lernen auf das Abschlussexamen und viel Erfolg und hoffen, dass unser Repetitorium wesentlich zu einem guten Start ins Berufsleben beitragen kann.

München und Darmstadt, Juni 2012
Priv.-Doz. Dr. med. Matthias Angstwurm und
Dr. med. Thomas Kia

Herausgeber und Autoren

Herausgeber

Band 1
PD Dr. med. Matthias Angstwurm
Medizinische Klinik der LMU München
Ziemssenstr. 1
80336 München

Band 2
Dr. med. Thomas Kia
Osteopathie Zentrum Rhein Main
Akademie für integrative Medizin und Osteopathie
Dieburger Str. 22
64287 Darmstadt

Band 1 (Kap. 1 bis 12) beruht in weiten Teilen auf: Herbert Renz-Polster, Steffen Krautzig (Hrsg.): Basislehrbuch Innere Medizin, 4. Auflage, 2008. Die Originalautoren der Beiträge im Basislehrbuch Innere Medizin sind unten gekennzeichnet mit *

Kap. 13, Allgemeine Pharmakologie, sowie die Pharma-Info-Kästen beruhen in weiten Teilen auf: Claudia Dellas: Last Minute Pharmakologie, 1. Auflage, 2011

Kap. 14, Allgemeine Pathologie, sowie die Pathologie-Info-Kästen beruhen in weiten Teilen auf: Florian Fritzsche, Peter K. Bode: Last Minute Pathologie, 1. Auflage, 2011

Kap. 22, Pädiatrie, beruht in weiten Teilen auf: Ania C. Muntau: Last Minute Pädiatrie, 1. Auflage, 2011

AUTOREN UND BEARBEITER
Prof. Dr. med. Boris Bätge*, Neustadt in Holstein – Kap. 7
Dr. med. Peter Bode, Zürich – Kap. 14 sowie die Patho-Info-Kästen [PB]
Prof. Dr. med. Jörg Braun*, Hamburg – Kap. 5
Dr. med. Matthias Braun*, Cuxhaven – Kap. 4, 11
Dr. med. Andreas Brüning*, Malente – Kap. 6
Dr. Martina Chizzali, München – Kap. 31
Priv.-Doz. Dr. med. Claudia Dellas, Göttingen – Kap. 13 sowie die Pharma-Info-Kästen [CD]
Dr. med. Roswitha Dickerhoff*, Düsseldorf – Kap. 3
Prof. Dr. med. Christoph Dodt*, München – Kap. 7
Dr. med. Kathrin Feyl, Berlin – Kap. 7 und 8
Dr. med. Andreas Ficklscherer, München – Kap. 18
Dr. med. Hans-Joachim Frercks*, Malente – Kap. 8
PD Dr. med. Florian Fritzsche, Zürich – Kap. 14 sowie die Patho-Info-Kästen [FF]
Dr. med. Christina Gebhardt, München – Kap. 11
Prof. Dr. med. Evangelos Giannitsis*, Heidelberg – Kap. 1
Dr. med. Kay Görke, Schwetzingen – Kap. 21
Dr. med. habil. Robert Gürkov, München – Kap. 26
Prof. Dr. med. Viola Hach-Wunderle*, Frankfurt/Main – Kap. 2
Dr. med. Henrik Holtmann, Homburg/Saar – Kap. 4, 12 und 15
Prof. Dr. med. Wolfgang Keil, München - Kap. 30
Dr. med. Steffen Krautzig*, Bad Münder – Kap. 1, 9
Dr. med. Rüdiger Kurowski*, Weede – Kap. 12
Dr. med. Volkhard Kurowski*, Lübeck – Kap. 1
Dr. med. Hannes Leischner, Berlin – Kap. 2 und 3
Mathias Luderer, Mannheim – Kap. 20
Dr. med. Alexander Meves, Rochester/USA – Kap. 28
PD Dr. med. Alireza Mirshahi, Mainz – Kap. 27.5, 27.7, 27.10, 27.11, 27.15, 27.17
Dr. med. Saskia C. Morgenstern, Frankfurt a. Main – Kap. 25
Catherine Motsonelidze, MD, Rochester/USA – Kap. 28
Prof. Dr. med. Ania C. Muntau, München – Kap. 22
Prof. Dr. med. Dennis Nowak, München – Kap. 31
Prof. Dr. med. Norbert Pfeiffer, Mainz – Kap. 27.4, 27.6, 27.9
Prof. Dr. med. Susanne Pitz, Mainz – Kap. 27.1 bis 27.3, 27.8, 27.12 bis 27.14, 27.16, 27.18

Dr. med. Moritz Pompl, Baar/CH – Kap. 6, 13 und 29 sowie Pharma-Info-Kästen [MP]
Dr. med. Sophia Poppe, München – Kap. 1 und 22
Dr. med. Roland Preuss*, Ratzeburg – Kap. 6
Dr. med. Herbert Renz-Polster*, Vogt – Kap. 1, 4, 5, 7, 8, 10, 12
Dr. med. Maximilian Roeder – Kap. 9
Prof. Dr. med. Bernhard Schaaf*, Dortmund – Kap. 12
Dr. med. Kurt Schwabe*, Bad Oldesloe – Kap. 1
Dr. med. Arseny A. Sokolov, Lausanne/CH – Kap. 19

Prof. Dr. med. Ulrich Stierle*, Lübeck – Kap. 1
Anita Störmann, München – Kap. 17 sowie Chirurgie-Info-Kästen [AS]
Dr. med. Sylvère Störmann, München – Kap. 5, 10 und 32
Prof. Dr. med. Matthias Stoll*, Hannover – Kap. 12
PD Dr. med. Dr. rer. nat. Andreas Teufel, Mainz – Kap. 23
Lars Töpfer, Berlin – Kap. 24
Dr. med. Peter Wellhöner*, Lübeck – Kap. 6
Dr. med. Martin Wetzke, Hannover – Kap. 16 sowie Radio-Info-Kästen [MW]

Benutzerhinweise

Auf die Frage, welche Anforderungen Studenten an ein Examens-Kompendium stellen, fallen immer die gleichen Stichworte:
- prägnante und einprägsame Darstellung des gesamten exemansrelevanten Stoffes
- Kombination aus fächerorientiertem und problemorientiertem Aufbau
- Gewichtung des Lernstoffs nach Prüfungsrelevanz

Das neue Elsevier-Repetitorium „mediscript StaR" ist genau auf diese Bedürfnisse zugeschnitten. Unsere in der Lehre erfahrenen Autoren bringen das examensrelevante Spektrum didaktisch klar und sprachlich ansprechend auf den Punkt. Die zunächst klassisch anmutende Fächertrennung ermöglicht ein strukturiertes Lernen in erkennbaren Abschnitten und ein „Abhaken" des Erlernten. Der neuartige didaktische Ansatz wird darin deutlich, dass der Lernstoff gleichzeitig über die integrativen Kästen (s.u.) mit Informationen aus angrenzenden Fachgebieten verknüpft wird. Problemorientiertes Lernen, wie es im GK und in der mündlichen Prüfung gefordert wird, erfolgt so ganz automatisch. Als prüfungsrelevant gekennzeichnetes Wissen setzt die gewünschten Schwerpunkte. Der kostenlose mediscript-Zugang bietet eine ständige Lernzielkontrolle und hilft dabei, Lücken aufzudecken und Gelerntes zu trainieren.

Die didaktischen Elemente im Überblick

Jedes Kapitel beginnt mit einem Kasten **„Prüfungsschwerpunkte"**, in dem die am häufigsten vom IMPP gefragten Themen stichpunktartig aufgelistet sind.

> **Prüfungsschwerpunkte**
>
> +++   sehr häufig gefragt
> ++   häufig gefragt
> +   immer mal wieder gefragt

Besonders **prüfungsrelevante Passagen** sind zusätzlich innerhalb des Kapitels mit einer Linie am Rand markiert.

> **MERKE**
>
> In diesen Kästen finden Sie für das Verständnis, die Prüfung oder die Klinik besonders wichtige Zusammenhänge, die es sich einzuprägen lohnt.

Ein besonderes Merkmal dieses Buches sind die integrativen Kästen mit Zusatzinfos aus anderen korrespondierenden Fachbereichen:

> **Chirurige-Info/Pharma-Info/Patho-Info/Radio-Info**
>
> In diesen Kästen werden die notwendigen Zusammenhänge aus den Fachgebieten Chirurgie, Pharmakologie, Pathologie und Bildgebende Verfahren direkt an der passenden Stelle gebracht. Die Kapitel zu diesen Fachgebieten sind daher auf die allgemeinen Inhalte beschränkt und entsprechend kurz gehalten.

Feedback

Sie halten die ersten Auflage eines neuen und neuartigen Buches in der Hand, an dem viele Menschen über Jahre weg mitgearbeitet haben. Vieles daran ist noch lange nicht perfekt. Unser Anspruch ist es jedoch, unsere Bücher immer besser zu machen. Sie als kritische Leser helfen uns dabei sehr, indem Sie uns offen Ihre Meinung sagen. Wir freuen uns daher über Feedback, Fragen und Kritik an folgende Email-Adresse:

medizinstudium@elsevier.com

Inhaltsverzeichnis Band 1

1	Kardiologie	1	10	Wasser- und Elektrolythaushalt	745
2	Angiologie	135	11	Rheumatologie	791
3	Hämatologie und Hämatoonkologie	197	12	Infektiologie	837
4	Immunologie	277	13	Allgemeine Pharmakologie	983
5	Lunge	337	14	Allgemeine Pathologie	1011
6	Gastroenterologie	433	15	Hygiene	1039
7	Endokrinologie	575	16	Bildgebende Verfahren	1061
8	Stoffwechsel und Ernährung	637		Abbildungsnachweis	1083
9	Niere	687		Abkürzungen	1087
				Register	1107

KAPITEL 1

Kardiologie

Bearbeitet von Sophia Poppe auf Grundlage des Kapitels im Basislehrbuch Innere Medizin, 4. A., Autoren: Evangelos Giannitsis, Steffen Krautzig, Volkhard Kurowski, Herbert Renz-Polster, Kurt Schwabe und Ulrich Stierle

1.1	Anatomie	3
1.2	Physiologie	5
1.3	Leitsymptome	9
1.3.1	Thoraxschmerz	9
1.3.2	Synkope	9
1.3.3	Palpitationen	11
1.3.4	Plötzlicher Herztod	11
1.4	Diagnostik bei Herzerkrankungen	12
1.4.1	Anamnese	12
1.4.2	Körperliche Untersuchung	13
1.4.3	Apparative Diagnostik bei Herzerkrankungen	17
1.5	Koronare Herzkrankheit	25
1.5.1	Klinik	25
1.5.2	Ätiologie und Pathogenese	27
1.5.3	Diagnostik	30
1.5.4	Therapie	31
1.6	Akutes Koronarsyndrom	34
1.6.1	Klinik beim akuten Myokardinfarkt	34
1.6.2	Ätiologie und Pathophysiologie	35
1.6.3	Diagnostik	36
1.6.4	Therapie	38
1.6.5	Komplikationen nach Myokardinfarkt	40
1.7	Herzinsuffizienz	42
1.7.1	Definition und Einteilung	42
1.7.2	Pathogenese	42
1.7.3	Klinik	44
1.7.4	Basisdiagnostik bei Herzinsuffizienz	46
1.7.5	Therapie bei Herzinsuffizienz	47
1.8	Herzrhythmusstörungen	50
1.8.1	Ätiologie und Pathogenese	50
1.8.2	Diagnostik	51
1.8.3	Therapie	52
1.8.4	Bradykarde Rhythmusstörungen	58
1.8.5	Tachykarde Rhythmusstörungen	62
1.9	Erkrankungen des Endokards	76
1.9.1	Infektiöse Endokarditis	76
1.9.2	Nichtinfektiöse Endokarderkrankungen	80
1.10	Erkrankungen des Myokards	80
1.10.1	Formen der Kardiomyopathien	81
1.10.2	Sekundäre (spezifische) Kardiomyopathien	86
1.10.3	Myokarditis	88
1.11	Erkrankungen des Perikards	89
1.11.1	Perikarditis	89
1.11.2	Perikardtamponade	92
1.11.3	Konstriktive Perikarditis (Pericarditis constrictiva)	92

1.12	**Angeborene Herzfehler**	93	1.13.6	Mehrklappenerkrankungen	122
1.12.1	Grundlagen	93			
1.12.2	Herzfehler ohne Shunt-Verbindung	94	**1.14**	**Arterielle Hypertonie**	122
1.12.3	Herzfehler mit Links-rechts-Shunt	97	1.14.1	Übersicht	122
1.12.4	Herzfehler mit Rechts-links-Shunt	103	1.14.2	Hypertensiver Notfall	132
			1.14.3	Bluthochdruck in der Schwangerschaft	133
1.13	**Erworbene Herzklappenfehler**	106			
1.13.1	Grundlagen	106			
1.13.2	Aortenvitien	109	**1.15**	**Arterielle Hypotonie und orthostatische Dysregulation**	133
1.13.3	Mitralvitien	114			
1.13.4	Trikuspidalklappenfehler	120			
1.13.5	Pulmonalklappeninsuffizienz	121			

Prüfungsschwerpunkte

+++ KHK, Herzinsuffizienz, mit den entsprechenden path. Veränderungen in Auskultation, Rö-Thorax und EKG; arterielle Hypertonie (Therapie), AV-Block

++ Aorten-/Mitral-/-stenose/-insuffizienz (Auskultation, EKG-Befund), Herzrhythmusstörungen (Ursachen, pharmakol. Therapie), WPW-Syndrom, Vorhofflimmern; Indikationen für Herzecho, Herz-Szintigramm, Endo-/Myokarditis (Ursachen, Symptome, EKG-Befunde), Perikardtamponade

+ angeborene Herzfehler: ASD, VSD, Transposition der großen Arterien, HOCM, Zusammenhang Herz-/Lungenerkrankungen, arterielle Hypotonie, orthostatische Dysregulation

1.1 Anatomie

Lage, Gewicht

Lage: im Mediastinum zwischen den Lungenflügeln auf dem Zwerchfell. Dorsal grenzen Ösophagus und Aorta, ventral das Sternum und die linksparasternale Thoraxwand an. **Gewicht:** ca. 300 g bei einem normalgewichtigen, herzgesunden Erwachsenen.

Wandschichten

Endokard: kleidet als seröse Haut die Herzbinnenräume aus.

Myokard: besteht aus quergestreiftem glykogenreichem Muskelgewebe mit synzytieller Struktur (typische netzartige Verbindung der Muskelzellen untereinander). Die Muskulatur der Vorhöfe ist von der Kammermuskulatur durch eine Bindegewebsplatte (Herzskelett) vollständig getrennt (Ursprung und Ansatz der Herzmuskulatur).

Epikard: Das dem Myokard anliegende viszerale Blatt des Herzbeutels bedeckt das Myokard, die Herzkranzgefäße und das Baufett der Herzoberfläche.

Perikard: parietales Blatt des Herzbeutels, wie das Epikard innen von einer serösen Haut überzogen → extrem gleitfähiger Spaltraum zwischen Epi- und Perikard. Außen ist das Perikard durch eine Schicht von Kollagenfasern verstärkt und daher kaum dehnbar → akut entstehende Perikardergüsse komprimieren das Herz rasch.

Herzklappen

Die vier Herzklappen sind Endokardduplikaturen, die an den bindegewebigen Ringen des Herzskeletts aufgehängt sind (➤ Abb. 1.1). Der Klappenapparat verhindert einen Rückstrom des Blutes aus den Ventrikeln in die Vorhöfe bzw. aus Pulmonalarterie und Aorta in die Ventrikel.
- Die **Segelklappen** (atrioventrikuläre oder AV-Klappen) liegen zwischen Vorhof und Ventrikel: im linken Herzen die aus zwei Segeln bestehende **Mitralklappe** (**Bikuspidalklappe**), im rechten Herzen die **Trikuspidalklappe** mit ihren drei Segeln. Sie schließen sich während der systolischen Anspannungsphase und öffnen sich in der diastolischen Füllungsphase. Von den freien Rändern beider Segelklappen ziehen Sehnenfäden (Chordae tendineae) zu den Papillarmuskeln in den Ventrikeln.
- Die **Taschenklappen** liegen jeweils am Abgang der arteriellen Ausflusstrakte aus den Herzkammern: die **Aortenklappe** zwischen linkem Ventrikel und Aorta ascendens, die **Pulmonalisklappe** zwischen rechtem Ventrikel und Truncus pulmonalis. Sie sind in der Austreibungsphase der Systole geöffnet und schließen sich in der frühdiastolischen Entspannungsphase (➤ 1.2).

Reizleitungssystem (Erregungsleitungssystem)

Das **Erregungsleitungssystem** besteht aus spezialisierten Muskelzellen, in denen autonome rhythmische Erregungen entstehen und fortgeleitet werden können (➤ Abb. 1.2). Hierzu gehören in der Reihenfolge der physiologischen Erregungsausbreitung:
- der **Sinusknoten** (sinuatrialer Knoten = SA-Knoten), eine spindelförmige, 1–2 cm lange Struktur am Übergang der oberen Hohlvene in den rechten Vorhof
- **schnelle Leitungsbahnen** im Bereich der Vorhöfe: Ihre Existenz ist allerdings umstritten, viele Autoren gehen von einer Erregungsausbreitung über die regulären Muskelzellen aus.
- der **Atrioventrikularknoten** (AV-Knoten): einzige physiologische reizleitende Struktur zwischen

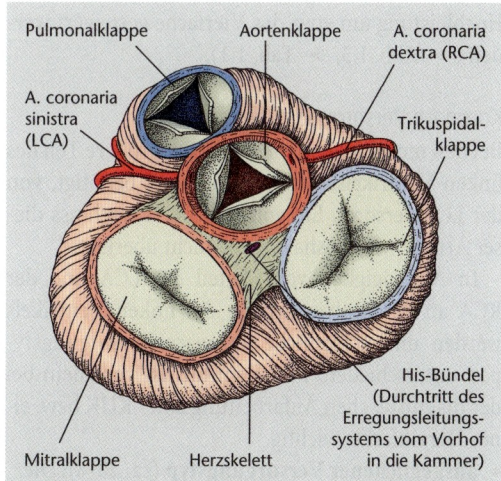

Abb. 1.1 Klappenapparat des Herzens in der Ansicht von oben nach Entfernung der Vorhöfe und Durchtrennung des Truncus pulmonalis und der Pars ascendens aortae. [L190]

1 Kardiologie

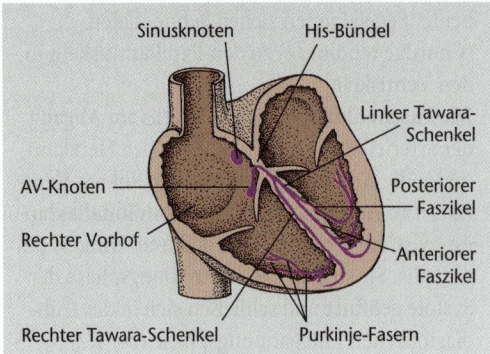

Abb. 1.2 Erregungsleitungssystem des Herzens. [L190]

Vorhöfen und Kammern; liegt direkt vor dem Ostium des Koronarsinus.
- das im Ventrikelseptum gelegene **His-Bündel**, das sich in die beiden **Tawara-Schenkel** unterteilt. Der auf der linken Seite gelegene Tawara-Schenkel verzweigt sich weiter in einen links-anterioren und links-posterioren Schenkel, der rechte Tawara-Schenkel teilt sich nicht.
- die von den Tawara-Schenkeln abgehenden **Purkinje-Fasern**, die sich über die gesamte subendokardiale Oberfläche des Herzens ausbreiten und die Herzmuskelfasern erregen

Herzkranzgefäße (Koronararterien)

In Ruhe fließen etwa 5 % des Herzminutenvolumens durch die Koronargefäße. Der Blutfluss kann bei Hochleistung um etwa das Vierfache gesteigert werden (> Abb. 1.3, > Tab. 1.1).

Koronare Versorgungstypen

Bei den meisten Menschen wird der größere Teil des linken Ventrikels, der viel Sauerstoff benötigt, von der LCA versorgt. Ein vollständiger Verschluss dieser Arterie wird deshalb meist nicht überlebt.

In Abhängigkeit vom Anteil der LCA und der RCA an der Blutversorgung des linken Ventrikels werden unterschiedliche koronare Versorgungstypen unterschieden. Ihre Kenntnis ist vor allem bei der diagnostischen Aufarbeitung einer KHK bzw. eines Herzinfarkts wichtig.
- **ausgeglichener Versorgungstyp** (ca. 20 %): Die diaphragmale (inferiore) Wand des linken Vent-

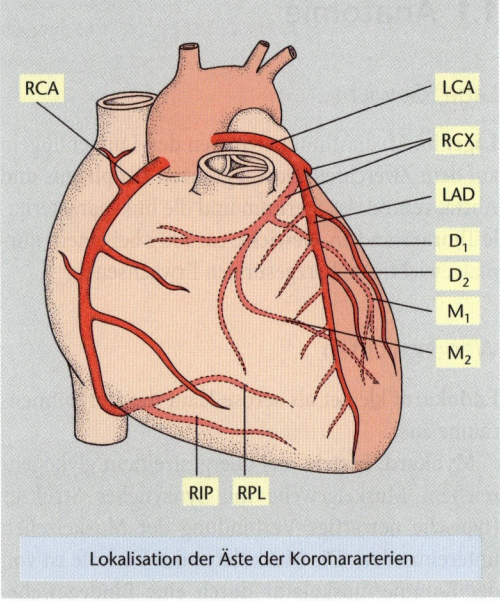

Abb. 1.3 Koronararterien. [L157]

Tab. 1.1 Nomenklatur der Koronararterien.

LCA	left coronary artery (A. coronaria sinistra)
LAD (RIVA)	left anterior descending (R. interventricularis anterior)
D1, D2	Diagonaläste (Rr. diagonales)
RCX	R. circumflexus
M1, M2	Marginaläste (Rr. marginales)
RCA	right coronary artery (A. coronaria dextra)
RPD (RIP)	right posterior descending (R. interventricularis posterior)
RPL	R. posterolateralis

rikels wird von der RCA, die posteriore Wand von der RCX versorgt.
- **Linksversorgungstyp** (ca. 20 %): Fast der gesamte linke Ventrikel wird von der LCA, die posteriore Hinterwand und das Septum durch den RCX, die inferiore Hinterwand durch den RCX oder die über die Herzspitze umgeschlagene LAD versorgt.
- **Rechtsversorgungstyp** (ca. 60 %): Die gesamte inferiore und posteriore Hinterwand des linken Ventrikels und die hinteren Teile des Septums werden von der RCA versorgt.

1.2 Physiologie

Schlagvolumen, Herzzeitvolumen, Herzindex und Blutdruck

- Das **Schlagvolumen** bezeichnet die pro Herzaktion geförderte Blutmenge. Sie beträgt bei herzgesunden, normalgewichtigen Erwachsenen in Ruhe 70–80 ml.
- Das **Herzzeitvolumen** (HZV, *cardiac output*) ist die pro Zeiteinheit geförderte Blutmenge, zum Beispiel ausgedrückt als Herzminutenvolumen (HMV = Schlagvolumen × Herzfrequenz; Normalwert 4,5–7,0 l/min).
- Der **Herzindex** *(cardiac index)* ist das Verhältnis des Herzminutenvolumens zur Körperoberfläche und berücksichtigt somit Größen- und Gewichtsunterschiede zwischen den Patienten (Normalwert 2,5–4 l/min/m^2): Durch diesen Wert kann das Herzzeitvolumen verschiedener Patienten verglichen werden.
- Der **Blutdruck** dagegen spiegelt nichts anderes als den in einem Blutgefäß bzw. Gefäßbett herrschenden Druck wider; dieser korreliert mit dem Blutfluss nur bedingt. Blutdruckänderungen sind ein spätes Zeichen der kardiovaskulären Dekompensation. Ein normaler Blutdruck kann zum Beispiel durch eine kompensatorische Veränderung des Gefäßwiderstandes aufrechterhalten werden, bis das zirkulierende Blutvolumen um mehr als ⅓ absinkt.

Myokardialer Stoffwechsel

Der Stoffwechsel des Herzmuskels ist ausschließlich aerob → Vulnerabilität des Herzmuskels durch Hypoxie und Ischämie.

Die Sauerstoffextraktion des Herzmuskels liegt schon in Ruhe bei 70 %. Soll die Herzarbeit erhöht werden, muss deshalb der Fluss im Koronarsystem erhöht werden (bei Hochleistung auf das Vierfache des Ruhewertes).

Das Herzminutenvolumen kann bis zum Achtfachen des Ausgangswertes ansteigen. Dieser weit über die gesteigerte Anlieferung von Sauerstoff und Substrat hinausgehende Anstieg spiegelt die starke Ökonomisierung der Herzarbeit bei höherer Arbeitsbelastung wider.

Volumenarbeit des Herzens

Die vom Herzen geleistete Volumenarbeit hängt vom **Herzschlagvolumen** und von der **Herzfrequenz** ab.

Herzschlagvolumen
Neben der anatomischen Herzgröße sind drei Faktoren für das Schlagvolumen bestimmend:
- die **Kontraktilität**, d. h. Geschwindigkeit und Ausmaß der Muskelkontraktion. Diese ist zum Beispiel bei Hypoxie der Herzmuskulatur, Azidose oder bei Herzmuskelerkrankungen vermindert.
- die **Nachlast** (Afterload), d. h. die „Last", gegen die sich der Muskel kontrahieren muss. Das Schlagvolumen fällt mit steigender Nachlast ab. Die Nachlast für den linken Ventrikel ist im Normalfall vor allem der systemische Gefäßwiderstand (der in etwa mit dem diastolischen arteriellen Blutdruck korreliert), die Nachlast für den rechten Ventrikel ist der pulmonale Gefäßwiderstand, der im Normalfall nur etwa ein Zehntel des systemischen Gefäßwiderstandes ausmacht. Ggf. können auch verengte Taschenklappen nachlastbestimmend werden. Je höher die Nachlast, desto mehr Sauerstoff muss der Herzmuskel verbrauchen, um dasselbe Schlagvolumen zu erreichen.
- die **Vorlast** (Preload), d. h. das Ausmaß der Muskelvorspannung am Ende der Diastole. Im gesunden Herzen verbessert eine Vordehnung der Herzmuskelfasern deren Wirkungsgrad, d. h. die relative Kraft der Muskelkontraktion (Frank-Starling-Mechanismus, s. u.). Die dehnungsbestimmende Größe ist dabei das enddiastolische Ventrikelvolumen. Eine Erhöhung der Vorlast ist der effektivste Weg zur Steigerung der Herzleistung, da sich der myokardiale Sauerstoffverbrauch mit Erhöhung der Vorlast nur geringgradig ändert.

Herzfrequenz
Die Herzleistung kann durch eine Steigerung bzw. Verminderung der Schlagfrequenz an die Erfordernisse des Körpers angepasst werden. Diese Änderungen sind jedoch nur innerhalb bestimmter Grenzen effektiv:
- **Tachykardie**: Dauer der Systole verändert sich kaum, die Diastole wird immer kürzer. Ab etwa 160 Schlägen pro Minute erfolgt keine ausreichende Füllung der Ventrikel mehr und das Schlagvo-

lumen sinkt aufgrund der verminderten Vorlast ab. Mit kürzer werdender Diastole wird auch die für eine effektive Koronarperfusion zur Verfügung stehende Zeit weniger (Perfusion des Herzmuskels v. a. während der Diastole). Außerdem geht eine Tachykardie mit einem starken Anstieg des myokardialen Sauerstoffverbrauchs einher.
- **Bradykardie**: Zunächst Verbesserung der ventrikulären Füllung in der Diastole, bei einer höhergradigen Bradykardie kann dies jedoch den frequenzbedingten Abfall des Herzminutenvolumens nicht ausgleichen.

Einfluss der Vorhöfe auf die Volumenarbeit

Die koordinierte Kontraktion der Vorhöfe verbessert die ventrikuläre Füllung während der Diastole und führt zu einem um etwa 10–20 % erhöhten Schlagvolumen im Vergleich zu einer rein ventrikulären Kontraktion. Vorhofarrhythmien vermindern daher die Herzleistung.

Frank-Starling-Mechanismus

Er reguliert unabhängig vom autonomen Nervensystem die zur Aufrechterhaltung der Strömungskontinuität im großen und kleinen Kreislauf notwendige Auswurfleistung. Die Kontraktionskraft des Herzmuskels nimmt mit steigendem enddiastolischem Ventrikelvolumen proportional zur Vordehnung der Herzmuskelfasern zu (bessere Verzahnung der Aktin-Myosin-Filamente). Nach Überschreiten einer kritischen Dehnung fällt die Auswurfleistung jedoch wieder ab.

MERKE
Die Dehnung der Herzmuskelfasern beeinflusst neben der Kontraktilität auch die Herzfrequenz. Eine Dehnung der Wand des rechten Vorhofs lässt die Herzfrequenz um 10–20 % ansteigen. Dieser auch als Bainbridge-Reflex bezeichnete Zusammenhang unterstützt die Anpassung des Herzminutenvolumens an eine gesteigerte Volumenlast, etwa bei erhöhtem venösen Rückstrom (zum Beispiel beim Lagewechsel von der aufrechten in eine liegende Position).

Erregungsbildung
- **primärer Schrittmacher**: Sinusknoten (60–80 Herzaktionen/min, physiologischer Beginn des Herzschlags). Spezialisierte Zellen mit der Fähigkeit zur raschen periodischen **Spontandepolarisation** ohne stabiles Membranpotenzial. Die Steuerung erfolgt über das vegetative Nervensystem und wird den Erfordernissen des Kreislaufs angepasst.
- **sekundärer Schrittmacher**: AV-Knoten (30–40 Herzaktionen/min)
- **tertiärer Schrittmacher**: ventrikuläres Reizleitungssystem (20–30 Herzaktionen/min)

Bei einem plötzlichen Ausfall des Sinusknotens als führendem Impulsgeber dauert es in der Regel mehrere Sekunden, bis sekundärer bzw. tertiärer Schrittmacher aktiv werden (prä-automatische Pause).

Erregungsleitung und elektromechanische Koppelung

- Ausbreitung der Erregung vom Sinusknoten über die Vorhöfe
- Stillstand der Erregung an der Isolierschicht des Anulus fibrosus zwischen Herzvorhöfen und Herzkammern → nur der AV-Knoten lässt eine Fortleitung der Erregung mit erheblicher Verlangsamung zu (70–110 ms) → Vorhöfe haben ihre mechanische Aktion vor Beginn der mechanischen Kammeraktion abgeschlossen → **AV-Synchronisation.**
- Nach Überleitung der Erregung ist der AV-Knoten längere Zeit unerregbar (refraktär – effektive Refraktärzeit 250 bis 420 ms) → maximal 2,4 bis 4 Vorhofaktionen in der Sekunde möglich (entsprechend einer HF von 140–240/min) → AV-Knoten schützt die Herzkammern dadurch vor extrem hohen Vorhoffrequenzen.
- Vom AV-Knoten wird die elektrische Erregung über His-Bündel, Tawara-Schenkel und das Purkinje-Fasernetz auf das Kammermyokard weitergeleitet. Das Zeitintervall von der Depolarisation des His-Bündels bis zum Beginn der Kammerdepolarisation beträgt 30–55 ms.
- Die im Zuge der elektrischen Erregung in der Herzmuskelzelle ansteigende Ca^{2+}-Konzentration bewirkt eine Verkürzung der kontraktilen Elemente (sog. elektromechanische Koppelung; ➤ Abb. 1.4).

Herzzyklus (➤ Abb. 1.5)
- **Vorhofdepolarisation**: Rechter Vorhof kontrahiert sich, kurz darauf der linke.

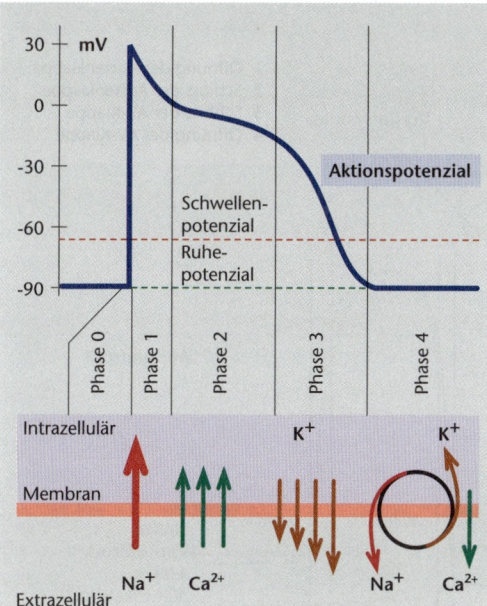

Abb. 1.4 Ablauf des Aktionspotenzials einer Myokardzelle. [L157]

- Blut strömt durch die offen stehenden Segelklappen in die Ventrikel ein.
- Überleitung der Erregung auf die Kammern → diese kontrahieren zeitlich minimal versetzt (linker Ventrikel vor dem rechten).
- Die Segelklappen schließen sich durch zunehmenden intraventrikulären Druck während der Kammerfüllung, sobald die im Vorhof herrschenden Druckwerte überschritten sind; die Mitralklappe schließt sich kurz vor der Trikuspidalklappe.

MERKE

Eine wesentliche Komponente beim Schluss der Mitralklappe ist auch die muskuläre Kontraktion und Anspannung der Sehnenfäden. Daher lassen sich Mitralklappen nur sehr schwer und ungenügend mechanisch ersetzen.

- Der intraventrikuläre Druck baut sich weiter auf, ohne dass Blutbewegungen entstehen → **isovolumetrische Kontraktion.**
- Nach Überschreiten der in den ableitenden Schlagadern herrschenden Drücke und Öffnung der Taschenklappen kommt es zu einem Blutfluss aus den Ventrikeln → **Austreibungsphase** (die Pulmonalklappe öffnet sich kurz vor der Aortenklappe).

- Die intraventrikulären Drücke fallen rasch ab → **ventrikuläre Relaxation**. Sobald sie das Druckniveau der Pulmonalarterie bzw. Aorta erreichen, schließen sich die Taschenklappen wieder (die Aortenklappe schließt sich dabei vor der Pulmonalklappe) → Austreibungsphase ist beendet.
- Sobald die intraventrikulären Drücke unter die in den Vorhöfen abfallen und sich die Segelklappen öffnen, endet die **isovolumetrische Relaxation**.

MERKE

Die Kenntnis des Herzzyklus ist für die Interpretation von Herzgeräuschen unerlässlich.

Herznerven

Das Herz unterliegt der Kontrolle durch das autonome Nervensystem. Der Sympathikus wirkt sowohl auf die Muskelzellen als auch auf das Reizleitungssystem und beeinflusst Vorhöfe und Ventrikel, der Parasympathikus wirkt fast ausschließlich auf Sinusknoten und AV-Knoten.

Der Sympathikus steigert
- die Erregungsbildung und damit die Herzfrequenz: positiv-chronotrope Wirkung,
- die Erregungsleitungsgeschwindigkeit: positiv-dromotrope Wirkung,
- das Kontraktionsvermögen: positiv-inotrope Wirkung.

Dadurch kann das Herzminutenvolumen um den Faktor 5 auf ca. 25 l/min gesteigert werden. Die im gesamten Herzmuskel vorliegenden β_1-Rezeptoren werden zudem durch die zirkulierenden Katecholamine Adrenalin und Noradrenalin erregt.

Der Parasympathikus senkt
- die Herzfrequenz durch Hemmung der Erregungsbildung im Sinusknoten: negativ-chronotrope Wirkung,
- die Erregungsleitungsgeschwindigkeit in den Vorhöfen und im AV-Knoten: negativ-dromotrope Wirkung.

Unter Ruhebedingungen überwiegen die hemmenden vagalen Einflüsse, sodass ein langsamer Herzschlag resultiert.

Neben dem autonomen Nervensystem beeinflusst eine Vielzahl weiterer Parameter die Erregungsbildung und -leitung (➤ Tab. 1.2).

1 Kardiologie

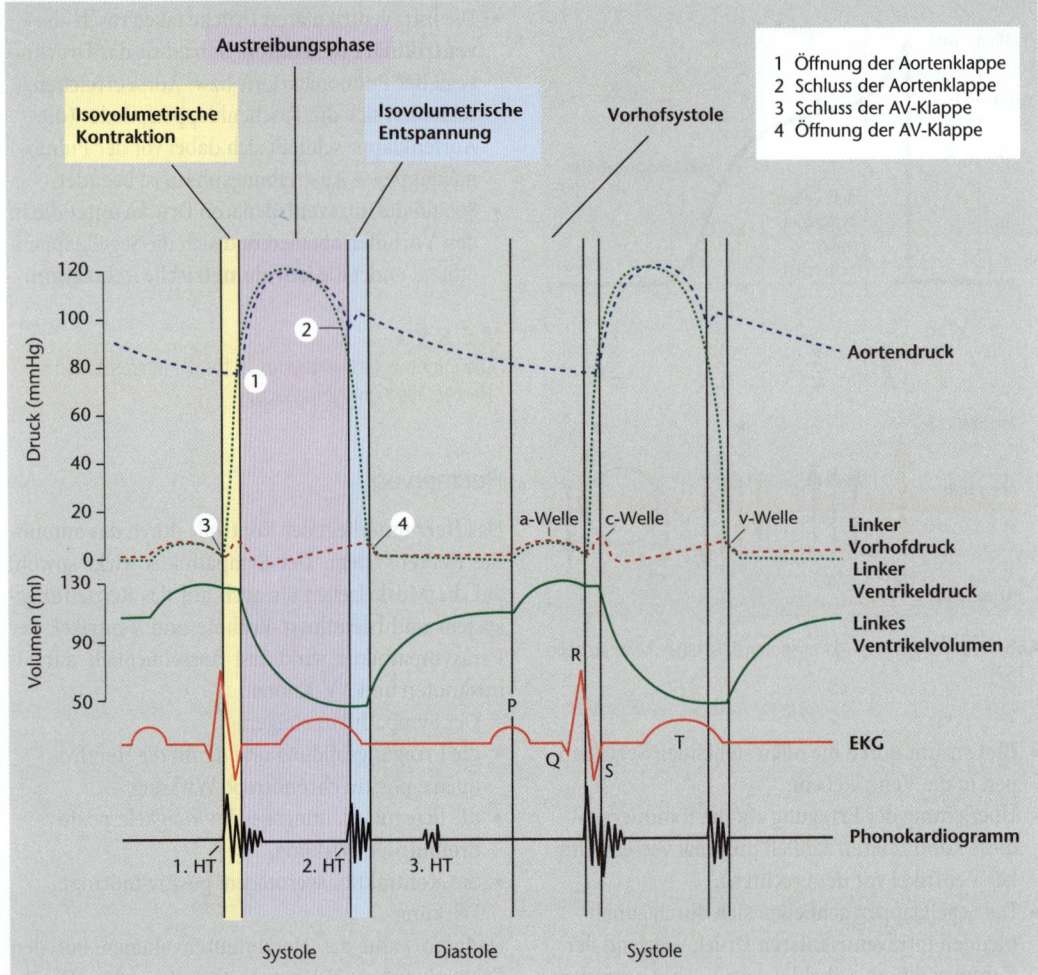

Abb. 1.5 Herzzyklus mit zeitlicher Zuordnung der Herztöne, der Druckverhältnisse im rechten und linken Herzen, der Volumenänderungen im linken Ventrikel und des EKGs. [A300]

Tab. 1.2 Einflüsse auf Erregungsbildung und -leitung.

Beschleunigung	Verlangsamung
• Sympathikotonus	• Parasympathikotonus
• Hyperthyreose	• Hypothyreose
• Hypokaliämie	• Hyperkaliämie
• Hyperkalzämie	• Hypokalzämie, Kalzium-Kanal-Blocker vom Verapamil-Typ
• Azidose	
• β-Sympathomimetika	
• Digitalis (Erregungsbildung)	• Alkalose
• Tachykardie: Verbesserung der Erregungsleitung, besonders im AV-Knoten	• β-Rezeptoren-Blocker
	• Digitalis (Erregungsleitung)
• Hypoxie	
• Hyperkapnie	

Koronarperfusion

Die Koronarperfusion findet fast ausschließlich in der Diastole statt. Der koronare Blutfluss hängt von der Wandspannung, der Gefäßweite und dem Druckgradienten zwischen dem arteriellen Gefäßostium an der Aorta und dem Sinus coronarius ab →

koronarer Perfusionsdruck
= diastolischer Blutdruck
− Druck im rechten Vorhof [≅ ZVD]

Eine Steigerung der Sauerstoffversorgung kann nur über einen erhöhten koronaren Blutfluss erfolgen. Letzterer kann durch das autonome Nervensystem und lokale humorale Faktoren (s. u.) um das 4- bis 5-Fache gesteigert werden.

Die Koronarperfusion kann vermindert sein durch
- verminderten diastolischen Blutdruck (Schock, Vasodilatation),
- erhöhte Herzfrequenz: je höher die Herzfrequenz, desto kürzer ist die Diastole,
- erhöhte intraventrikuläre Drücke mit entsprechend gesteigerter Wandspannung (abhängig von Herzgröße und den intraluminalen Drücken),
- endoluminale Strömungshindernisse (zum Beispiel Stenosen und intrakoronare Thromben bei KHK).

Koronarendothel

Das Koronarendothel verfügt über eine Vielzahl endokriner und parakriner Mechanismen, mit deren Hilfe es die lokale Koronarperfusion regelt (vor allem durch Stickoxid – NO), eine intravasale Gerinnung verhindert (zum Beispiel durch NO, Prostazykline und Thrombomodulin) und die **Angioneogenese** reguliert.

1.3 Leitsymptome

1.3.1 Thoraxschmerz

Die häufigste Ursache plötzlich auftretender Schmerzen im Brustkorb sind ischämische Herzerkrankungen (kardiale Ursachen ➤ Tab. 1.3). In fast einem Fünftel der Fälle liegen den Thoraxschmerzen jedoch nichtkardiale Ursachen zugrunde (➤ Tab. 1.4).

1.3.2 Synkope

Plötzliches, kurzzeitiges Aussetzen des Bewusstseins mit Verlust des Körpertonus. Eine Synkope kann zahlreiche kardiale oder extrakardiale Ursachen mit vorübergehender Minderperfusion der bewusstseinssteuernden Zentren des Gehirns (Ausfall entweder der Formatio reticularis oder beider Hemisphären) haben.

Tab. 1.3 Kardiale Ursachen des Thoraxschmerzes.

Ursache	Schmerzlokalisation	Schmerzqualität	Schmerzdauer	Triggerfaktoren
Angina pectoris*	retrosternal; ausstrahlend (gelegentlich auch isoliert) in Nacken, Unterkiefer, Epigastrium, (li) Schulter oder (li) Arm	drückend, brennend, beengend, begleitende Verdauungsstörungen	< 2–10 min, bei instabiler Angina meist < 20 min	Verstärkung durch Belastung, kaltes Wetter oder emotionalen Stress. Linderung durch Ruhe oder Nitroglyzerin; eine vasospastische Angina (Prinzmetal) kann auch belastungsunabhängig und bevorzugt morgens auftreten
Myokardinfarkt	wie bei Angina pectoris	Brennen, Druck- und Engegefühl im Brustkorb, häufig sehr stark („Vernichtungsschmerz")	plötzlicher Beginn, unterschiedliche Dauer, aber meist 30 min oder länger	keine Besserung durch Ruhe oder Nitroglyzerin; vegetative Begleitsymptome (Übelkeit, Kaltschweißigkeit)
Perikarditis	beginnt meistens retrosternal oder nahe der Herzspitze, oft mit Ausstrahlung in Nacken oder linke Schulter; meist enger umschrieben als der Schmerz bei Myokardinfarkt	scharf, stechend, schneidend	hält über viele Stunden bis Tage an, kann an- und abschwellen	verstärkt durch tiefes Einatmen, Drehbewegungen im Brustkorb oder Rückenlage. Linderung durch Aufsetzen und Vorwärtslehnen
Aortendissektion	vorderer Brustkorb, kann in den Rücken ausstrahlen. „Wandern" des Schmerzes bei fortschreitender Dissektion	quälend, stechend, reißend	plötzlicher Beginn, anhaltende Intensität	Manifestation bei Hochdruckerkrankung oder Prädisposition, zum Beispiel Marfan-Syndrom

* Obwohl diese in der Regel eine KHK anzeigt, kann sie auch bei hypertrophischer Kardiomyopathie, einer hypertensiven Entgleisung oder einer Aortenstenose auftreten.

Tab. 1.4 Nichtkardiale Ursachen des Thoraxschmerzes.

Erkrankung	Schmerzlokalisation	Schmerzqualität	Schmerzdauer	Schmerzbeeinflussung	Begleitsymptome
Lungenembolie	substernal oder über dem betroffenen Lungenabschnitt	stechend, evtl. Angina-pectoris-ähnlicher Charakter	plötzlicher Beginn für Minuten bis > 1 h	atemabhängig verstärkt	Dyspnoe, Tachypnoe, Tachykardie, Zeichen der akuten Rechtsherzinsuffizienz und des pulmonalen Hochdrucks. Bei großen Embolien evtl. Pleurareiben und Hämoptysen
pulmonaler Hochdruck	substernal	beklemmendes Druckgefühl	anhaltend	Verstärkung durch Anstrengung	meist Dyspnoe
Pneumonie mit Pleuritis	über dem betroffenen Lungenabschnitt	stechend	oft tagelang anhaltend	atemabhängig, durch Husten	Dyspnoe, Husten, Fieber, Schalldämpfung, Rasselgeräusche, Pleurareiben
Asthma bronchiale	oberer Brustkorb/Sternum	konstantes Engegefühl, evtl. brennend	minuten- bis stundenlang	durch Anstrengung	Giemen, Husten, Dyspnoe
Spontanpneumothorax	betrifft eine Thoraxhälfte	scharf, klar umschrieben	plötzlicher Beginn, über Stunden anhaltend	atemabhängig	Dyspnoe, hypersonorer Klopfschall, vermindertes Atemgeräusch über der betroffenen Seite
Bewegungsapparat (Rippenbrüche, Kostochondritis*, Muskelprellungen/-verletzungen, Myalgien**)	unterschiedlich, jedoch lokalisiert	dumpf bis stechend	unterschiedlich, oft undulierend	atem- und bewegungsabhängig; verbessert in bestimmten Schonhaltungen	punktueller Druckschmerz, anamnestisch Muskelzerrung oder -verletzung
Herpes zoster	Verteilung über ein Dermatom	brennend bis stechend	lang anhaltend	keine	von Schmerzen begleitet und gefolgt von Bläscheneruption
gastroösophageale Refluxkrankheit	substernal, epigastrisch	brennend	Minuten bis Stunden	verstärkt durch große Mahlzeiten, liegende Position, Erleichterung durch Antazida	Sodbrennen, Übelkeit
peptisches Ulkus	epigastrisch, substernal	brennend	lang anhaltend	Erleichterung durch Nahrung, Antazida	Unwohlsein
Gallenblasenerkrankungen	epigastrisch, rechter Oberbauch	Druckgefühl, Unwohlsein	lang anhaltend	ohne Auslöser oder nach (fettreichen) Mahlzeiten	Druckempfindlichkeit im rechten Oberbauch
Angstzustände	oft präkordial oder wechselnd	unterschiedlich, meist „beklemmend"	unterschiedlich	situationsabhängig, oft mit Hyperventilation	seufzende Atmung, oft berührungsempfindliche Brustwand

Tab. 1.4 Nichtkardiale Ursachen des Thoraxschmerzes. (Forts.)

weitere Ursachen	„Seitenstechen" (*splenic flexure syndrome*): harmlos und häufig, Pathogenese unklar. Ösophagus-Motilitätsstörungen (v. a. Nussknackerösophagus), Gallenkolik (kontinuierlicher, zunehmender Schmerz, spontan oder nach Mahlzeiten), Pankreatitis: Ausstrahlung der Schmerzen oft zwischen die Schulterblätter; selten: subphrenischer oder hepatischer Abszess, Magen- oder Duodenalulkus, Mallory-Weiss-Läsion, Perforation eines abdominellen Hohlorgans mit freier subphrenischer Luft, Mediastinitis

* Schmerzen an der Knorpelgrenze der Rippen, Ursache unklar. Eine Sonderform stellt das **Tietze-Syndrom** dar, bei dem die knorpeligen Gelenke der vorderen Brustwand geschwollen sind (oft an der 2. und 3. Rippe); gutartiger, meist selbstlimitierender Verlauf.
** oft viral bedingt, zum Beispiel nach Coxsackie-Infektionen („Teufelsgriff")

Häufigste Synkope: neurokardiogene, vasodepressorische oder vasovagale Synkope: aufgrund eines temporär verminderten venösen Rückstroms zum Herzen, zum Beispiel durch „Versacken" des Blutes in den venösen Kapazitätsgefäßen, z. B. durch längeres Stehen und Wärmeeinwirkung mit typischen Symptomen wie Müdigkeit, Übelkeit, Schwitzen, Ohrensausen und Schwindel.

DD Adams-Stokes-Anfall (Morgagni-Adams-Stokes-Anfall, MAS-Anfall): plötzlicher Abfall des Herzminutenvolumens. Die Betroffenen verlieren ohne Vorwarnung das Bewusstsein und stürzen zu Boden, gefolgt von Zyanose, Apnoe, evtl. auch einem zerebralen Krampfanfall. Zugrunde liegen arteriosklerotische, seltener auch entzündliche Schädigungen des Reizleitungssystems, die dann über einen Sinusknotenarrest, SA- oder AV-Block einen kurzfristigen Herzstillstand verursachen. Mit Einsetzen des Ersatzrhythmus ist der Anfall beendet. EKG oder Langzeit-EKG sind im Intervall oft normal, das His-Bündel-EKG kann pathologisch sein. Die Therapie besteht in der Implantation eines permanenten Schrittmachers, der bei einem Anfall den Herzrhythmus übernimmt.

1.3.3 Palpitationen

Herzschläge, die auch außerhalb von „Normalsituationen" wie Erregung, Angst, körperlicher Betätigung oder in Linksseitenlage wahrgenommen werden. Entweder zu schneller, zu langsamer oder irregulärer Rhythmus.

Kardiale Ursachen: Extrasystolen („Herzstolpern"), paroxysmale Tachykardien („Herzrasen"), seltener auch Bradykardien oder ein unregelmäßiger Herzschlag, z. B. bei absoluter Arrhythmie.

Extrakardiale Ursachen: Hyperthyreose, bestimmte Genussmittel (zum Beispiel Kaffee), Fieber, Anämie oder orthostatische Anpassung (zum Beispiel nach Aufstehen aus der Hockstellung).

1.3.4 Plötzlicher Herztod

Natürlicher, unerwarteter Tod kardialer Genese mit einem Zeitintervall von weniger als einer Stunde zwischen Beginn der Symptome und Eintritt des Todes.

Ätiologie

Die Mehrzahl der plötzlichen Herztodesfälle trifft Patienten, bei denen eine kardiale Erkrankung bislang nicht bekannt war („Herzgesunde"), und kann also erstes Symptom der koronaren Herzkrankheit sein.

Ursachen und Risikofaktoren

Kammerflattern oder -flimmern mit oder ohne Myokardinfarkt (Hauptursache mit 80–90 %), bradykarder Herzstillstand (ca. 10 %), „überlebter plötzlicher Herztod", KHK, Kardiomyopathie, Herzfehler, entzündliche Erkrankungen, Long-QT-Syndrom, Anomalien des Reizleitungssystems, Koronarspasmen durch Crack oder Kokain (➤ Abb. 1.6).

1 Kardiologie

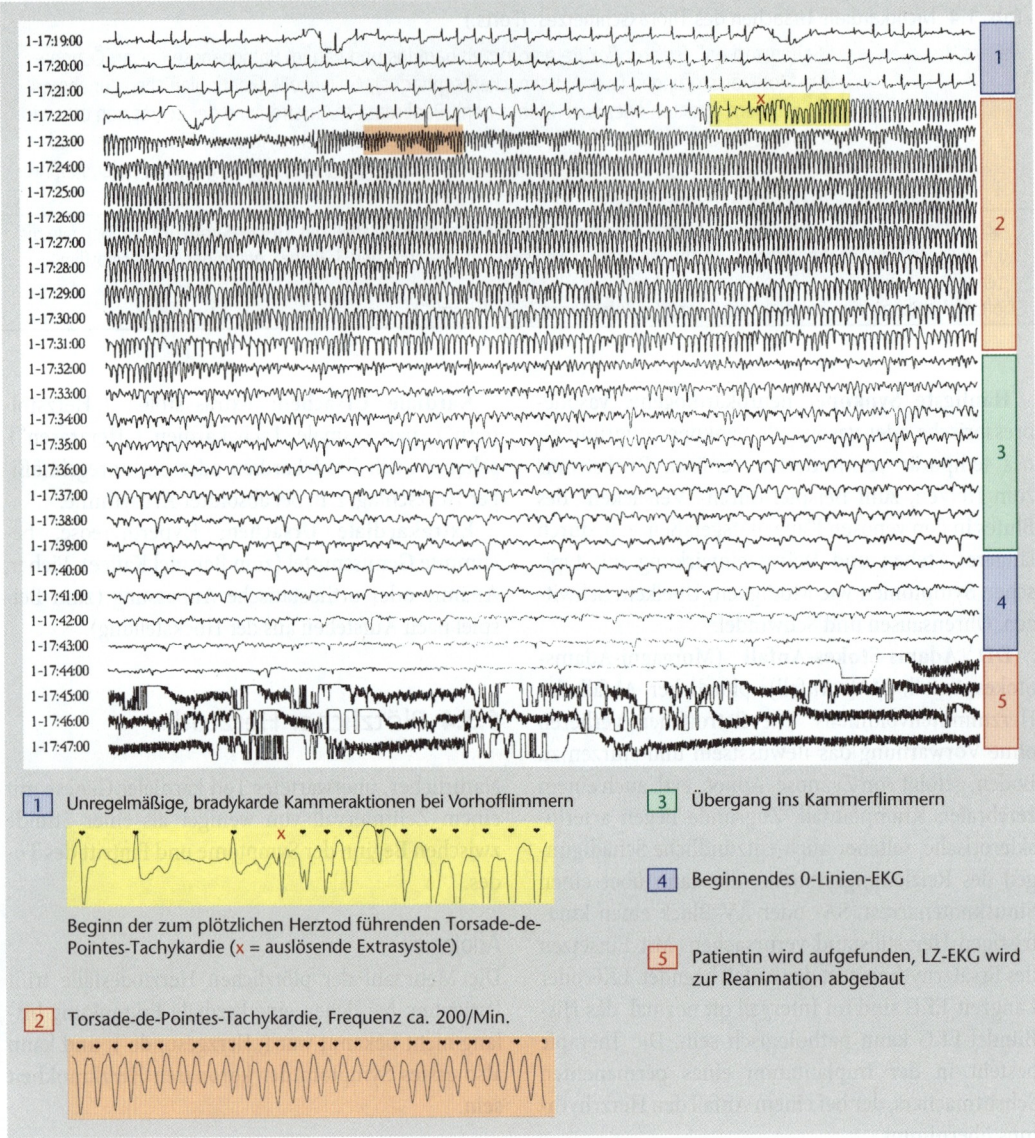

Abb. 1.6 Dokumentation eines plötzlichen Herztodes im Langzeit-EKG. [M185]

1.4 Diagnostik bei Herzerkrankungen

1.4.1 Anamnese

- Vorerkrankungen
- kardiovaskuläre Risikofaktoren (zum Beispiel Rauchen, Fettstoffwechselstörungen, Diabetes mellitus)
- Medikamente (zum Beispiel Antiarrhythmika, trizyklische Antidepressiva, Neuroleptika, Digitalis-Glykoside, β-Blocker, Schilddrüsenhormone, Antiepileptika)
- Beschwerden (thorakaler Schmerz, Rhythmusstörungen, Atemnot, Ödemneigung, körperliche Belastbarkeit)

1.4.2 Körperliche Untersuchung

Beurteilung der Herzleistung

Eine verminderte Herzleistung kann häufig mit einfachen Mitteln erkannt werden. Man achtet zum Beispiel auf:
- Bewusstseinsänderungen: Hinweis auf unzureichende Hirnperfusion
- Dyspnoe/Orthopnoe: Hinweis auf pulmonalvenöse Einflussstauung bei Linksherzversagen
- Hautveränderungen: Blässe als Zeichen von Azidose und sympathischer Gegenregulation bei Herzinsuffizienz; Marmorierung als Zeichen unzureichender Hautperfusion; Zyanose als Zeichen erhöhter Sauerstoffextraktion bei verlangsamtem Blutfluss oder inadäquater Sauerstoffaufnahme bei Lungenödem; Schweißneigung als Zeichen der sympathischen Stimulation
- Tachykardie, verminderte Pulsstärke, Galopprhythmus (➤ „Herztöne"), holosystolisches Herzgeräusch durch relative Mitral- oder Trikuspidalinsuffizienz: unmittelbare kardiale Zeichen der Herzinsuffizienz
- Jugularvenenstauung, Hautödeme und Lebervergrößerung als Hinweise auf Rechtsherzinsuffizienz
- verminderte körperliche Belastbarkeit
- steigendes Körpergewicht und verminderte Urinproduktion als Zeichen der eingeschränkten Nierenperfusion

Inspektion

- **Haut:** blass, kaltschweißig, periphere oder zentrale Zyanose, kardiologisch relevante Stoffwechselstörungen (zum Beispiel Xanthome bei Fettstoffwechselstörungen, Gichttophi, trockene Haut bei diabetischer Neuropathie)
- **Atmung:** Ruhe- oder Belastungsdyspnoe, Tachypnoe, verlängertes Exspirium (zum Beispiel bei „Asthma cardiale"), Husten oder „Distanzrasseln", zum Beispiel bei Lungenödem
- **Thorax:** Herzaktion sichtbar?, Deformitäten des Thorax, zum Beispiel Kyphoskoliose oder Fassthorax (z. B. bei chronischer Rechtsherzbelastung), Narbe über dem Sternum (nach Herzoperation)
- **Hals:** Blutfüllung der Halsvenen (zentraler Venendruck), Jugularvenenpuls, Karotis-Pulsationen
- **Extremitäten:** Ödeme (Knöchel, Fußrücken, Prätibialregion bzw. der gesamten unteren Extremität), Füllung der Handrückenvenen nach Anheben über das Herzniveau, Trommelschlägelfinger und sog. Uhrglasnägel

> **MERKE**
> Ödeme sind pathologische Ansammlungen von Flüssigkeit im interstitiellen Raum und kommen durch erhöhten hydrostatischen Druck in den Kapillaren zustande → Übertritt von Flüssigkeit aus dem Gefäß in das umliegende Gewebe.

Palpation

Pulsstatus

Die Tastbarkeit aller peripheren Pulsstationen wird überprüft. Mögliche pathologische Befunde: fehlende Fußpulse bei pAVK, unterschiedliche Pulsstärken zwischen Händen und Füßen bei einer Aortenisthmusstenose, unterschiedliche Pulsstärken zwischen linkem und rechtem Arm bei Aortenbogen-Syndrom oder einem dissezierenden Aortenaneurysma.

Pulsqualitäten

Klassische Beispiele für pathologische Pulsqualitäten sind:
- Pulsus celer et altus bei Aorteninsuffizienz
- Pulsus parvus et tardus bei Aortenstenose
- Pulsus celer et parvus bei intravaskulärem Volumenmangel

Betrachtet man die Pulsqualitäten im zeitlichen Verlauf, so können zwei pathologische Muster identifiziert werden:
- Pulsus alternans: eine von Pulsschlag zu Pulsschlag wechselnde Pulsstärke, bei schwerer Herzinsuffizienz,
- Pulsus paradoxus: ➤ Kasten.

> **MERKE**
> Pulsus paradoxus: eine mit der Inspiration absinkende Pulsstärke, die in der Praxis durch die Messung des systolischen Blutdrucks diagnostiziert wird (Abfall des systolischen Blutdrucks um > 10 mmHg während der Inspirationsphase). Der Pulsus paradoxus kommt bei Herztamponade sowie bei erhöhtem intrathorakalem Druck wie etwa bei Asthma bronchiale oder Spannungspneumothorax vor.

Pulsdefizit

Diskrepanz zwischen der peripher palpierten Pulsfrequenz und der durch EKG, Herzpalpation oder -auskultation ermittelten Herzschlagfrequenz, zum Beispiel bei hämodynamisch unwirksamen Extrasystolen oder bei Vorhofflimmern mit Tachyarrhythmia absoluta (**cave**: vorgetäuschte Bradykardie!). Der periphere Puls spiegelt das Herzzeitvolumen besser wider als der zentrale Puls. Zudem kann ein Pulsdefizit bei akutem Thoraxschmerz auch ein wichtiger Hinweis auf eine Aortendissektion sein.

Im Allgemeinen nimmt die Herzleistung mit steigendem Pulsdefizit ab.

Herzspitzenstoß

Normalerweise im 5. ICR in der Medioklavikularlinie zu palpieren. Verbreiterung (Lateralisierung) und Verlagerung nach unten (zum Beispiel in den 6. ICR) zeigen eine Herzvergrößerung, ein hebender Herzspitzenstoß eine linksventrikuläre Hypertrophie an.

Palpation des Abdomens und der Extremitäten

V. a. bei Rechtsherzinsuffizienz:
- Umfangsvermehrung des Bauchs (**Aszites**)
- Lebervergrößerung bzw. -spannung
- lageabhängige Hautödeme (**Anasarka** = „Wassersucht") → Palpation der Haut über den Schienbeinen, Fußknöcheln oder dem Kreuzbein hinterlässt bleibende Druckdellen
- hepatojugulärer Reflux (bleibende Füllung der V. jugularis ext. bei Druck auf das Epigastrium bzw. die Leber).
- Pleuraerguss rechtsseitig aufgrund des erhöhten zentralvenösen Drucks

Perkussion und Auskultation

Perkussion des Herzens: keine klinische Relevanz mehr.

Perkussion der Lunge: Lungengrenzen (zum Beispiel tief stehend bei Emphysem als Hinweis auf eine chronische Rechtsherzbelastung), Klopfschalldämpfung (zum Beispiel bei Pleuraerguss).

Auskultation des Herzens: Unterscheidung von **Herztönen** (physiologische Herztöne, Zusatztöne) und **Herzgeräuschen** (s. u.).

Auskultationsareale

Der **Erb-Punkt** (3. ICR links parasternal) liegt im Bereich der absoluten Herzdämpfung und ermöglicht am besten die „Gesamtbeurteilung" der kardialen Auskultationsphänomene. „Über Erb" sollte die Auskultation beginnen.

Die Untersuchung beinhaltet immer das Abhören der linkslateralen Thoraxwand und der dorsalen Thoraxwand, der Karotiden und des Epigastriums, um eine Fortleitung von Geräuschphänomenen beurteilen zu können. Alle Herztöne und -geräusche sind am besten **in Exspiration** zu beurteilen (Ausnahme: Pulmonalstenose).

Herztöne

1. Herzton

Er entsteht durch Klappenschluss bzw. Segelanspannung der Mitral- und Trikuspidalklappe; das Punctum maximum (p. m.) liegt über Erb und der Herzspitze.

- **laut:** bei Anstrengung, Anämie, Fieber, Hyperthyreose oder Sepsis sowie bei dünner Brustwand
- **leise, abgeschwächt:** bei Herzinsuffizienz, Mitralinsuffizienz, dicker Brustwand oder Lungenemphysem
- **paukend:** bei Mitralstenose, betont auch bei Bradykardie
- **gespalten:** physiologisch bei Jugendlichen (die Mitralklappe schließt etwas früher als die Trikuspidalklappe, die Spaltung verschwindet bei Inspiration), pathologisch bei Reizentstehung in den Herzkammern (ventrikuläre Extrasystolen, Schrittmacheraktionen) und bei Schenkelblöcken

2. Herzton

Dieser entsteht durch Klappenschluss der Semilunarklappen (Aortenklappe und Pulmonalklappe). Der 2. Herzton ist kürzer und heller als der 1. Herzton. Er hat zwei Anteile, die oft nur bei Inspiration unterschieden werden können: **A2** (Aortenklappenschluss) und **P2** (Pulmonalklappenschluss), wobei A2 P2 etwas vorausgeht. P. m. des 2. Herztons ist über Erb und der Herzbasis.

- **laut:** Aortensklerose (A2), arterielle Hypertonie (A2), pulmonale Hypertonie (P2)
- **leise, abgeschwächt bis fehlend:** Aortenstenose (A2), Aorteninsuffizienz (A2), arterielle Hypertonie (A2), Pulmonalstenose (P2)
- **gespalten:** physiologischerweise bei Inspiration, verstärkt durch früheren Schluss der Aortenklappe (erst A2, dann P2)
  - **weite** Spaltung bei Rechtsschenkelblock und Mitralinsuffizienz
  - **fixierte** (d. h. nicht atemabhängige) Spaltung bei Vorhofseptumdefekt
  - **paradoxe** Spaltung (erst P2, dann A2) bei Linksschenkelblock, schwerer Aorten- oder Aortenisthmusstenose. Eine paradoxe Spaltung nimmt in der Inspiration ab.
- **einfach (keine Spaltung):** Aortenstenose, Pulmonalstenose, Hypertonie, KHK sowie alle Bedingungen, die zu einer paradoxen Spaltung führen (s. o.)

3. Herzton

Dieser entsteht durch Füllung des linken Ventrikels in der Diastole und damit zeitlich nach dem 2. Herzton (**protodiastolischer Galopp, Ventrikelgalopp**). Der 3. Herzton ist niederfrequenter („dumpfer") als der 2. Herzton, sein p. m. liegt über der Herzspitze. Bei Kindern und Jugendlichen ist ein 3. Herzton physiologisch. Bei Erwachsenen deutet er auf eine diastolische Ventrikelüberladung – zum Beispiel bei Mitralinsuffizienz oder Herzinsuffizienz – hin.

4. Herzton

Er entsteht durch die Vorhofkontraktion am Ende der Ventrikeldiastole und liegt damit zeitlich direkt vor dem 1. Herzton (**Vorhofgalopp**). Der 4. Herzton ist leiser und niederfrequenter als der erste Anteil eines gespaltenen 1. Herztons, sein p. m. liegt über Erb und der Herzspitze. Bei Kindern und Jugendlichen kann er physiologisch sein. Bei Erwachsenen deutet er auf Aortenstenose, arteriellen Hypertonus, hypertrophe Kardiomyopathie, Herzinsuffizienz oder Myokardinfarkt hin. Treffen bei Tachykardie der 3. Herzton und der 4. Herzton zusammen, wird von einem **Summationsgalopp** gesprochen.

Klappenöffnungstöne

Normale Klappen öffnen sich lautlos. Klappenöffnungstöne entstehen durch den abrupten Stopp der ventrikelwärts gerichteten Öffnungsbewegung von AV-Klappen. Die Klappenöffnungstöne sind nach dem 2. HT zu hören. Dazu gehören der **Mitralöffnungston** bei Mitralstenose, der **Trikuspidalöffnungston** bei Trikuspidalstenose (ausgesprochene Rarität) und die Öffnungstöne bei Mitralklappenprothesen.

Austreibungstöne

Austreibungstöne *(„ejection clicks")* bezeichnen Geräuschphänomene, die durch Wirbelbildung in einem erweiterten Ausflusstrakt oder durch den abrupten Stopp der Öffnungsbewegung der Taschenklappen entstehen. Ejection Clicks sind hochfrequent in der frühen Systole nach dem 1. Herzton zu hören und nehmen bei Inspiration ab. Sie kommen bei Dilatation der Aortenwurzel oder des Truncus pulmonalis, bei systemischer bzw. pulmonaler Hypertension sowie bei Aorten- oder Pulmonalstenose vor.

Mesosystolische oder spätsystolische Klicks

Diese entstehen durch Vorwölbung eines oder beider Mitralsegel in den linken Vorhof und kommen bei Mitralklappenprolaps vor. Sie sind oft von einem kurzen meso- oder spätsystolischen Geräusch begleitet.

Herzgeräusche

Sie entstehen durch Wirbelbildung in Richtung des physiologischen Blutflusses (Stenose), gegen die Richtung des physiologischen Blutflusses (Insuffizienzen) oder bei Shunt-Verbindungen zwischen dem Hoch- und Niederdrucksystem. Sie werden auskultatorisch charakterisiert hinsichtlich

- der **Lautstärke:** diese wird in 6 Grade eingeteilt, von 1/6 sehr leise bis 6/6 extrem laut (bis in 1 cm Abstand von der Thoraxwand zu hören),
- des Punctum maximum (p. m.),
- ihrer **Beziehung zum Herzzyklus,** zum Beispiel präsystolisch, systolisch, spätsystolisch, diastolisch und systolisch-diastolisch,
- der **Frequenz:** hochfrequent, mittelfrequent, niederfrequent.

Funktionelle und akzidentelle Herzgeräusche
Herzgeräusche, die ohne strukturelle Anomalien auftreten, werden in funktionelle und akzidentelle Herzgeräusche unterschieden. Beide sind ausschließlich in der Systole auskultierbar (s. u.). Diastolische Geräusche sind immer pathologisch.

Systolisch:
- holosystolisch: über die gesamte Systole andauernde und damit aus dem 1. HT hervorgehende bandförmige oder decrescendoartige Geräusche. Beispiele: Mitralinsuffizienz, Trikuspidalinsuffizienz, Ventrikelseptumdefekt
- mesosystolisch: nur während der systolischen Auswurfphase auftretende und damit vom 1. HT abgesetzte spindelförmige Geräusche. Beispiele: Aortenstenose, Pulmonalstenose, Vorhofseptumdefekt
- spätsystolisch: meist niederfrequente Geräusche mit Crescendocharakter, die in den 2. HT übergehen. Beispiele: Mitralklappenprolaps (Click-Syndrom), Aortenisthmusstenose

Diastolisch:
- frühdiastolisch: hochfrequente, aus dem 2. HT hervorgehende Geräusche mit Decrescendocharakter. Beispiel: Aorteninsuffizienz, Pulmonalinsuffizienz
- mesodiastolisch: meist niederfrequente, vom 2. HT abgesetzte bandförmig oder decrescendoartig verlaufende Geräusche. Beispiele: Mitralstenose, Trikuspidalstenose

- präsystolisch: meist niederfrequente Geräusche mit Crescendocharakter, die in den ersten Herzton übergehen. Beispiel: Mitralstenose bei noch vorhandenem Sinusrhythmus

Systolisch-diastolisch: „Maschinengeräusche" mit Crescendo-Decrescendo-Charakter, die den 2. HT „einrahmen". Beispiele: offener Ductus Botalli, aortopulmonales Fenster.

Eine Übersicht über typische Auskultationsbefunde zeigt ➤ Abbildung 1.7.

- **Funktionelle Herzgeräusche** entstehen infolge eines erhöhten Herzzeitvolumens („Hyperzirkulation"), zum Beispiel bei Fieber, bei schwerer körperlicher Belastung, bei Hyperthyreose, in der Schwangerschaft oder bei Anämie, als mesosystolische Geräusche ohne deutlich ausgeprägtes p. m.
- **Akzidentelle Herzgeräusche** entstehen ohne strukturelle oder funktionelle Herzveränderungen als leise, meist niederfrequente, umschriebene mesosystolische Geräusche, die bei Lagewechsel (v. a. im Stehen) verschwinden oder sich in ihrer Intensität ändern. Sie kommen bei Jugendlichen und asthenischen Erwachsenen vor. Das häufigste akzidentelle Herzgeräusch ist das **Still-Geräusch**, ein musikalisches, vibratorisches Herzgeräusch am linken Sternalrand.

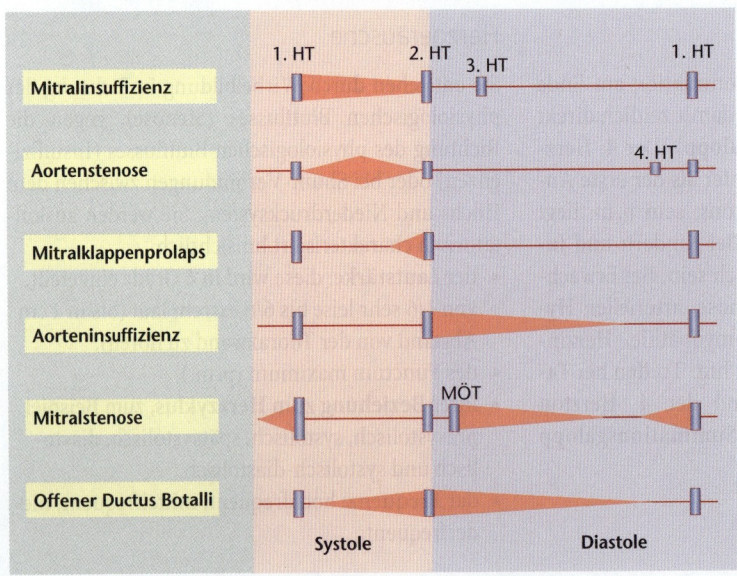

Abb. 1.7 Typische Auskultationsbefunde. Herzgeräusche und ihre zeitliche Zuordnung zu den Herztönen. MÖT = Mitralöffnungston. [L157]

1.4.3 Apparative Diagnostik bei Herzerkrankungen

12-Kanal-EKG

Bezeichnung und Bedeutung der einzelnen Abschnitte (➤ Abb. 1.8)

- **P-Welle**: Erregung der Vorhöfe (langsame Depolarisation niedriger Amplitude), je nach Platzierung der Elektroden ist sie positiv oder negativ.
- **QRS-Komplex**: Erregungsausbreitung über das Kammermyokard. Vereinbarungsgemäß wird jede initial negative Zacke mit Q, jede positive Zacke mit R und jede negative Zacke, die auf R folgt, mit S bezeichnet.
- **T-Welle**: Repolarisation des Kammermyokards (zeigt normalerweise in die gleiche Richtung wie die R-Zacke)
- **PQ-Intervall (PQ-Zeit)**: zeitlicher Abstand vom Beginn der Erregung des Vorhofmyokards bis zum Beginn der Erregung des Kammermyokards. Eine Verlängerung wird meistens durch eine Leitungsverzögerung im AV-Knoten bedingt.
- **ST-Strecke**: Übergang zwischen dem Ende der Kammererregung und dem Beginn der T-Welle
- **QT-Zeit**: Zeit, die die Kammern benötigen, um sich vollständig zu depolarisieren und anschließend zu repolarisieren

Cabrera-Kreis

Die Hauptspannungsrichtung und damit die **elektrische Herzachse** lassen sich aus dem mittleren QRS-Vektor bestimmen (sie entspricht etwa der anatomischen Herzachse). Als Hilfsmittel dient der Cabrera-Kreis (➤ Abb. 1.9). Die Bedeutung der Lagetypen ist in ➤ Tabelle 1.5 erklärt.

Durchführung eines EKG

Das übliche Standard-EKG (**12-Kanal-EKG**) umfasst die Extremitätenableitungen nach Einthoven und Goldberger sowie die Brustwandableitungen V_1–V_6 nach Wilson.

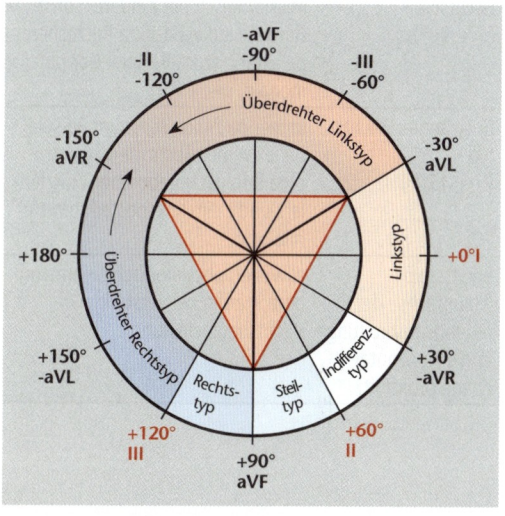

Abb. 1.9 Cabrera-Kreis. [A300]

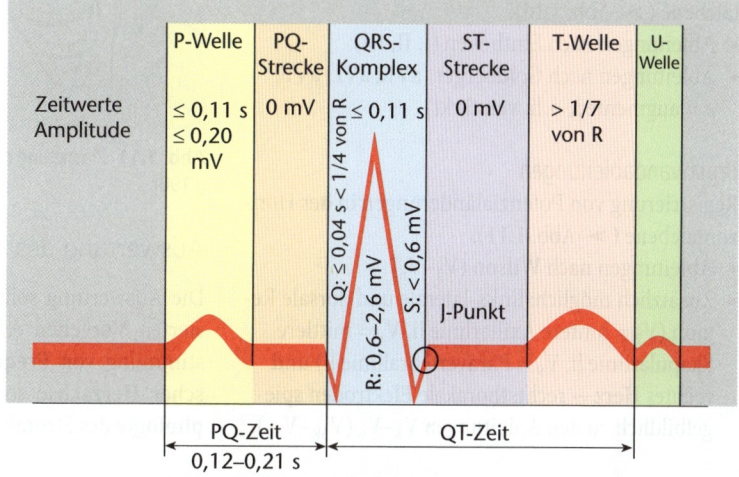

Abb. 1.8 Erregungsablauf im EKG mit physiologischen Zeitwerten. [L157]

Tab. 1.5 Diagnostische Bedeutung der Lagetypbestimmung im EKG.

Lagetyp	Bedeutung/Vorkommen (Beispiele)
überdrehter Linkstyp (< − 30°)	• linksanteriorer Hemiblock • Linksherzhypertrophie • Vorhofseptum-(Ostium-primum-)Defekt (➤ 1.12)
Linkstyp (− 30° bis + 30°)	physiologisch bei Patienten > 40–45 Jahre, bei Adipositas, bei Linksherzbelastung
Indifferenztyp (+ 30° bis + 60°)	physiologisch bei Erwachsenen und älteren Jugendlichen
Steiltyp (+ 60° bis + 90°)	physiologisch bei Jugendlichen und Asthenikern, bei Erwachsenen Hinweis auf Rechtsherzbelastung
Rechtstyp (> + 90°)	physiologisch bei Kindern, sonst Hinweis auf verstärkte Rechtsherzbelastung (zum Beispiel Cor pulmonale, ➤ 1.7.3)
überdrehter Rechtstyp (> + 120°)	immer pathologisch, zum Beispiel bei extremer Rechtsherzhypertrophie infolge angeborenen Herzfehlers und beim linksposterioren Hemiblock
Sagittaltyp (Hauptachse der Erregungsausbreitung in die Horizontalebene projiziert)	zuweilen physiologische Normvariante, häufig bei verstärkter Rechtsherzbelastung

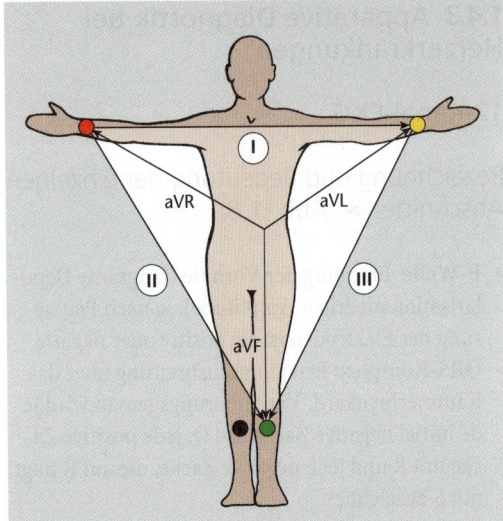

Abb. 1.10 Extremitätenableitungen im Oberflächen-EKG. I, II, III = bipolare Ableitungen nach Einthoven; aVR, aVL, aVF = unipolare Ableitungen nach Goldberger. [L157]

Extremitätenableitungen
Registrierung von Potenzialänderungen in der Frontalebene (➤ Abb. 1.10):
- Ableitungen nach Einthoven (I, II, III)
- Ableitungen nach Goldberger (aVR, aVL, aVF; a = augmented, d. h. verstärkt)

Brustwandableitungen
Registrierung von Potenzialänderungen in der Horizontalebene (➤ Abb. 1.11).
- Ableitungen nach Wilson (V_1–V_6)
- Zusätzlich möglich: links-laterale und dorsale Region (V_7 = hintere Axillarlinie li, V_8 = mittlere Skapularlinie li, V_9 = Paravertebrallinie li) und rechtes Herz → rechtsthorakale Elektroden spiegelbildlich zu den Ableitungen V_3–V_6 (V_{3R}–V_{6R}).

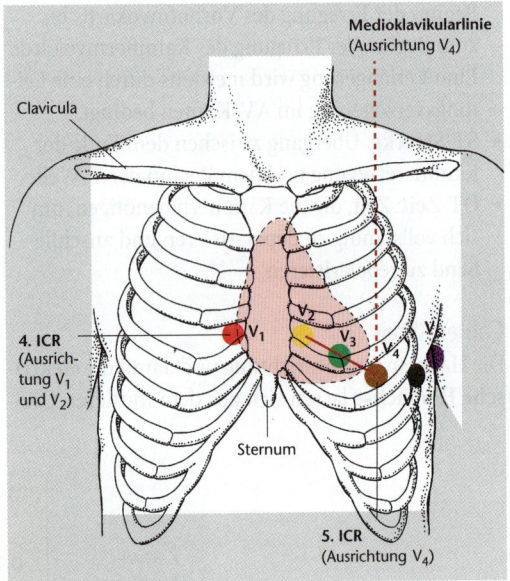

Abb. 1.11 Platzierung der EKG-Elektroden an der Brustwand. [L190]

Auswertung des 12-Kanal-EKG

Die Auswertung sollte stets nach einem standardisierten Vorgehen erfolgen und beinhaltet die Bestimmung von **Frequenz**, **Rhythmus** und **elektrischer Herzachse** sowie die Beurteilung der **Morphologie** des Stromkurvenverlaufs.

Bestimmung der elektrischen Herzachse (Lagetyp) Näherungsweise zeigt die elektrische Herzachse in Richtung der Ableitung mit der höchsten R-Zacke. Deswegen wird am besten die höchste R-Zacke in der Frontalebene (also in den Ableitungen I, II, III, aVL, aVF oder aVR) aufgesucht und der genaue Lagetyp mithilfe des Cabrera-Kreises bestimmt (➤ Abb. 1.9). Die Ableitung, in der die R-Zacke und die S-Zacke gleich groß sind, steht in etwa senkrecht zur elektrischen Herzachse.

Bestimmung des Rhythmus
- **Sinusrhythmus** (stets gleich aussehende, d. h. P-Welle positiv in I und II, in III auch biphasisch) oder **heterotoper**, d. h. von anderen Erregungsbildungszentren ausgehender Rhythmus (zum Beispiel AV-Knoten-Rhythmus, Kammerrhythmus)?
- rhythmische oder arrhythmische Herzaktionen?

Frequenzbestimmung Herzfrequenz [1/min] = 300 : RR-Abstand in cm bei Schreibgeschwindigkeit von 50 mm/s; oder 150 : Abstand RR Zacken in cm bei Schreibgeschwindigkeit von 25 mm/s.

Bei Standardpapiergeschwindigkeit (50 mm/s) bedeutet ein kleines (1 mm) Quadrat 0,02 s, ein großes (5 mm) Quadrat 0,1 s. Bei stark wechselnden RR-Abständen werden eine mittlere, eine maximale und eine minimale Frequenz angegeben.

Detaillierte Untersuchung des Erregungsablaufs
- Intervalle: PQ-, QRS-, QT-Zeit
- P-Welle: Amplitude, Form, Dauer
- QRS-Komplex: Amplitude, Form der Q-Welle, R/S-Verhältnis
- ST-Strecke und T-Welle, evtl. U-Welle: Form, Amplitude

Pathologische EKG-Befunde

Das EKG wird durch eine Vielzahl von Faktoren beeinflusst; einige Beispiele sind in ➤ Abb. 1.12 dargestellt. Pathologische Befunde werden am besten anhand der unterschiedlichen Abschnitte des EKG eingeteilt.

Veränderungen der P-Welle
- **Verbreiterung** (> 0,11 s), doppelgipflig oder biphasisch in I, II, V_5 und V_6: sog. P mitrale bei Mitralstenose oder Mitralinsuffizienz
- **Überhöhung** (> 0,25 mV), spitz in II, III und aVF: sog P pulmonale bei Belastung des rechten Vorhofs, zum Beispiel bei Trikuspidalinsuffizienz oder Cor pulmonale
- **Verbreiterung und Überhöhung:** sog. P cardiale bei Belastung beider Vorhöfe, zum Beispiel bei Vorhofseptumdefekt
- **Negativierung:** ektoper Vorhofschrittmacher (in der Nähe des AV-Knotens) oder retrograde Vorhoferregung (zum Beispiel vom AV-Knoten aus)
- **Polymorphie** (= unterschiedlich geformte P-Wellen): wandernder Vorhofschrittmacher, supraventrikuläre Extrasystolen
- **fehlendes oder nicht abgrenzbares P:** Vorhofflimmern mit absoluter Arrhythmie, Sinusarrest mit junktionalem Rhythmus

Veränderungen der PQ-Zeit
- **Verkürzung** (< 0,13 s): Präexzitationssyndrome, zum Beispiel WPW- oder LGL-Syndrom, hoher AV-Knoten-Ersatzrhythmus
- **Verlängerung** (> 0,21 s): AV-Block I°; bei zunehmender Verlängerung und Ausfall eines QRS-Komplexes liegt ein AV-Block II° vom Typ Wenckebach vor

Veränderung des QRS-Komplexes
Linksherzhypertrophie: Summe aus S in V_1 + R in V_5/V_6 beträgt > 3,5 mV (= positiver Sokolow-Index) oder R in aVL ist > 1,1 mV; zusätzlich liegen immer ein Links- oder überdrehter Linkstyp und Erregungsrückbildungsstörungen in V_5 und V_6 vor.

Rechtsherzhypertrophie: Summe aus R in V_1 und S in V_5/V_6 > 1,05 mV; zusätzlich liegen immer ein Rechtstyp, ein tiefes S in V_6 und Erregungsrückbildungsstörungen in V_1 und V_2 vor.
- **Verbreiterung** (> 0,11 s): Linksschenkelblock, Rechtsschenkelblock (s. u.), ventrikuläre Extrasystolen, Kammer(ersatz)rhythmus, ausgeprägte Hypokaliämie, Intoxikation mit Klasse-Ia-Antiarrhythmika oder trizyklischen Antidepressiva, WPW-Syndrom
- Eine von Schlag zu Schlag wechselnde Höhe des Kammerkomplexes nennt man **elektrischen Alternans** (bei großem Perikarderguss)

- Ein $S_I Q_{III}$-Typ (S in Ableitung I und Q in Ableitung III) ist ein Zeichen der akuten Rechtsherzbelastung zum Beispiel bei Lungenembolie. Ein Q ist dann pathologisch, wenn es größer als ein Drittel der R-Zacke ist.

Veränderungen der ST-Strecke
- **Hebung:** akuter Herzinfarkt, Koronarspasmus, Perikarditis, persistierend bei linksventrikulärem Aneurysma
- **Senkung** (unspezifisch und vieldeutig): zum Beispiel bei Linksherzhypertrophie, Koronarinsuffizienz und nichttransmuralem Infarkt, bei Digitalis-Therapie

Veränderungen der T-Welle
- **Abflachung:** Hypokaliämie, auch bei Myokarditis, KHK, beginnender Linksherzhypertrophie
- **Überhöhung:** Hyperkaliämie, Vagotonie, sehr kurzfristig in der Frühphase des Myokardinfarkts („Erstickungs-T")
- **Negativierung** (häufig verbunden mit Veränderungen der ST-Strecke): zum Beispiel bei Linksherzhypertrophie, KHK, Perikarditis, Digitalis-Therapie, Myokarditis, bei transmuralem und nichttransmuralem Myokardinfarkt sowie bei Hirndruck (zum Beispiel Subarachnoidalblutung)

Veränderungen der QT-Zeit
- **Verlängerung:** Hypokalzämie, Hypokaliämie, Therapie mit Klasse-Ia-Antiarrhythmika und trizyklischen Antidepressiva, Long-QT-Syndrom
- **Verkürzung:** Hyperkalzämie, Hyperkaliämie

Schenkelblöcke
Schenkelblöcke entstehen durch Leitungsstörungen im Bereich der Tawara-Schenkel.

Rechtsschenkelblock (RSB) Der rechte Tawara-Schenkel ist nicht (kompletter RSB) oder leitet nur verzögert leitfähig (inkompletter RSB). Das rechtsventrikuläre Myokard wird dadurch verzögert erregt.

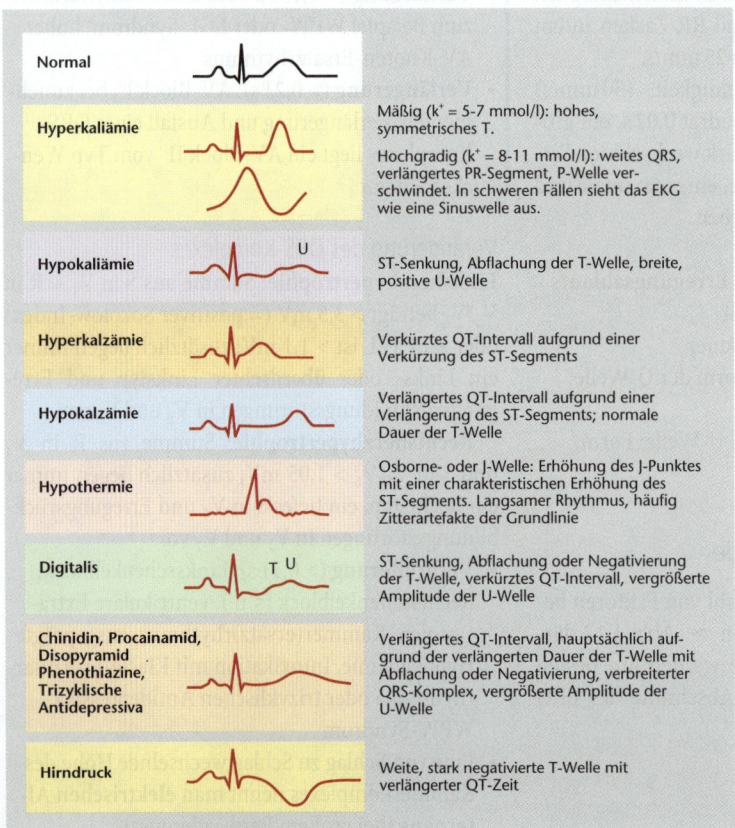

Abb. 1.12 Beeinflussung des EKG durch metabolische und medikamentöse Faktoren. [L157]

- **Vorkommen:** Erkrankungen mit Belastung des rechten Herzens wie Vorhofseptumdefekt, schwere pulmonale Erkrankungen mit pulmonaler Hypertonie (insbesondere Lungenembolien), nicht selten allerdings auch ohne erkennbare Ursache
- **Auskultation:** Durch die verzögerte Erregung des rechten Ventrikels ist der zweite Herzton gespalten.
- **EKG-Bild:** Verbreiterung des QRS-Komplexes auf 0,10–0,12 s (inkompletter RSB) bzw. > 0,12 s (kompletter RSB). Typisch ist eine M-förmige Konfiguration des QRS-Komplexes in der zum rechten Ventrikel gerichteten Ableitung V_1 mit positivem terminalem Ausschlag (d. h., nach dem S folgt ein weiterer positiver Ausschlag, zum Beispiel rsR'-Konfiguration). Die zum linken Ventrikel gerichteten Ableitungen V_5 und V_6 sind nur geringfügig verändert.

Linksschenkelblock (LSB) Der linke Tawara-Schenkel ist nicht leitfähig (kompletter LSB) oder leitet nur verzögert (inkompletter LSB). Das linksventrikuläre Myokard wird dadurch verzögert erregt. Ein neu entdeckter Linksschenkelblock unbekannter Ätiologie sollte weiter abgeklärt werden.
- **Vorkommen:** Erkrankungen mit Belastung bzw. Schädigung des linken Ventrikels, Herzschrittmacher (Platzierung im rechten Ventrikel).
- **Auskultation:** Durch die verzögerte Erregung des linken Ventrikels ist der zweite Herzton gespalten (kürzerer Abstand bei Inspiration, längerer Abstand bei Exspiration).
- **EKG-Bild:** Verbreiterung des QRS-Komplexes auf 0,10–0,12 s (inkompletter LSB) bzw. > 0,12 s (kompletter LSB). Typisch ist eine zweigipflige Aufsplitterung des QRS in den zum linken Ventrikel gerichteten Ableitungen I und $V_{5/6}$. Die Herzachse ist in der Regel nach links gedreht. Als Folge der verzögerten Depolarisation ist auch die Repolarisation verändert: die ST-Strecke ist besonders in V_5 und V_6 abgesenkt, die T-Welle negativ.

Langzeit-EKG (Holter-EKG)

Es handelt sich um ein Verfahren zur kontinuierlichen EKG-Registrierung über einen Zeitraum von 24–72 h. Das Langzeit-EKG ist gut geeignet, um Ausmaß, Dauer und Häufigkeit ventrikulärer und supraventrikulärer Rhythmusstörungen zu klären oder um eventuelle kardiale (rhythmogene) Ursachen von Schwindel und Synkopen aufzuspüren. Das Langzeit-EKG kann auch zur Therapiekontrolle eingesetzt werden, etwa bei antiarrhythmischer Therapie oder zur Kontrolle von Herzschrittmachern.

Belastungs-EKG (Ergometrie)

Kontinuierliche 12-Kanal-EKG-Registrierung, Herzfrequenz- und Blutdruckkontrolle unter körperlicher Belastung (Fahrrad-, Laufband-, Handkurbel-Ergometer). Durch den erhöhten kardialen Sauerstoffverbrauch können Myokardischämien aufgedeckt (ST-Strecken-Hebungen oder -Senkungen, Rhythmusstörungen, z. B. bei KHK) oder das Blutdruckverhalten unter Belastung ermittelt werden (➤ Abb. 1.13). Nicht verwertbar ist ein Belastungs-EKG unter Digitalis-Medikation (teilweise ST-Senkungen ohne Ischämie) oder bei einem Linksschenkelblock. Eine Ausbelastung ist bei einer Frequenz von 220/min – Lebensalter des Patienten erreicht.

Echokardiografie („Echo")

Konventionelle transthorakale **Duplex-Echokardiografie (TTE):** nichtinvasive Beurteilung von Größe

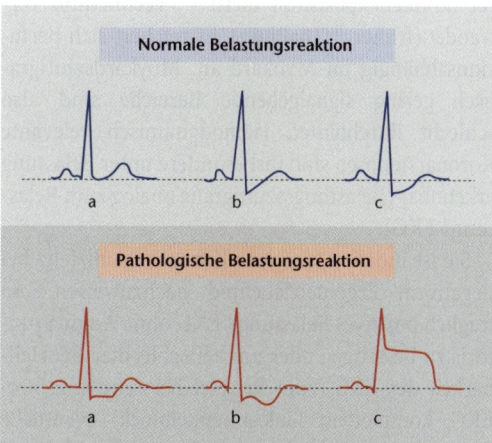

Abb. 1.13 Befunde im Belastungs-EKG. Oben: nichtpathologische Belastungsreaktion (a: keine ST-Strecken-Änderung, b und c: aszendierende ST-Strecken-Senkungen). Unten: Pathologische Belastungsreaktion (a: horizontale, b: deszendierende ST-Strecken-Senkung, c: ST-Strecken-Hebung). [L157]

und Funktion der Ventrikel, Morphologie und Funktion der Herzklappen sowie der Wandstärken (v. a. des linken Ventrikels und des Septums).

Transösophageale Echokardiografie (TEE): Diagnostik von Vorhofthromben oder -tumoren, Klappenvegetationen und Dissektionen der Aorta ascendens.

Kontrastmittelechokardiografie: Die Herzbinnenechos werden im 2-D-Bild durch intravenöse Gabe von Mikropartikeln (zum Beispiel Galaktose) verstärkt → gute Darstellung des rechten Herzens und von Vitien mit Rechts-links-Shunt (zum Beispiel ASD, VSD).

Stress-Echokardiografie: unter fahrradergometrischer oder medikamentöser Belastung (zum Beispiel kontinuierliche Dobutamin-Infusion in steigender Dosierung) werden die Wandbewegung und systolische Wanddickenzunahme einzelner Myokardabschnitte beurteilt. Die myokardiale Kontraktilität ist in Bereichen mit unzureichender Blutzufuhr (zum Beispiel infolge von Koronarstenosen bei KHK) gestört. Sensitivität und Spezifität liegen bei einem geübten Untersucher höher als bei der konventionellen Ergometrie.

Myokardszintigrafie

Heute wird bei der Myokardszintigrafie aufgrund verbesserter Bildgebungseigenschaften und geringerer Strahlenexposiston meist ^{99m}Technetium verwendet (früher ^{201}Thallium). Es reichert sich perfusionsabhängig im Myokard an. Moykardszintigrafisch gering signalgebende Bereiche sind also schlecht durchblutet. Hämodynamisch relevante Koronarstenosen sind insbesondere unter Belastung erkennbar (Belastungsszintigrafie analog zum Belastungs-EKG).

Sie ist indiziert, um eine Koronarinsuffizienz bei negativem Ergometriebefund nachzuweisen, ein fraglich positives Belastungs-EKG ohne Angina pectoris zu bestätigen oder um bei schlechter Beurteilbarkeit des EKG (zum Beispiel bei Schrittmacher-EKG, komplettem Linksschenkelblock) eventuelle neu aufgetretene Ischämiezeichen zu verifizieren. Außerdem dient sie der Differenzierung von Infarktnarben gegenüber einer reversiblen Ischämie, zum Beispiel vor einer Revaskularisierung (PTCA, Bypass-OP).

Röntgenthorax

Der Röntgenthorax stellt die Basisuntersuchung zur Akut- und Verlaufsdiagnostik kardialer und pulmonaler Erkrankungen dar.

Bei den meisten Fragestellungen werden eine Herzfernaufnahme in zwei Ebenen im p. a. Strahlengang sowie ein links-anliegendes Seitbild angefertigt. Als Behelfstechnik beim bettlägerigen Patienten ist auch eine Sitzend- oder Liegendaufnahme im a. p. Strahlengang möglich.

MERKE
In der p. a. Aufnahme ist der rechte Ventrikel nicht randbildend und in der Seitaufnahme ist der rechte Vorhof nicht randbildend!

Radio-Info
Linksherzinsuffizienz im Röntgenthorax (> Abb. 1.14a)
- **Größenzunahme:** nach links verbreitertes Herz mit CT-Quotient > 0,5; „Holzschuhform", Zunahme des Herztiefendurchmessers, eingeengter Retrokardialraum
- **pulmonale Stauungszeichen:** vergrößerte Hili, unscharfe Gefäßzeichnung, dilatierte Lungenoberlappenvenen, Kerley-A- und -B-Linien, Bronchialwandverdickung mit peribronchialer Manschette und evtl. ein meist beidseitiger, oft rechtsbetonter Pleuraerguss

Rechtsherzinsuffizienz im Röntgenthorax
- **Größenzunahme:** rechtsatriale Herzvergrößerung
- **Stauungszeichen:** rechts höher stehendes Zwerchfell, verbreitertes mediastinale Gefäßband rechts der Trachea, Pleuraerguss
[MW]

Rechtsherzkatheter (Pulmonaliskatheter)

Indikationen

Der Rechtsherzkatheter wird zur Diagnostik und Verlaufsbeobachtung sowohl von linksventrikulären Funktionsstörungen wie einer Linksherzinsuffizienz als auch von Störungen, die vor allem das rechte Herz betreffen, eingesetzt, zum Beispiel Lungenembolie, chronische pulmonale Hypertonie, Cor pulmonale sowie Fehler der Trikuspidal- und der Pul-

1.4 Diagnostik bei Herzerkrankungen

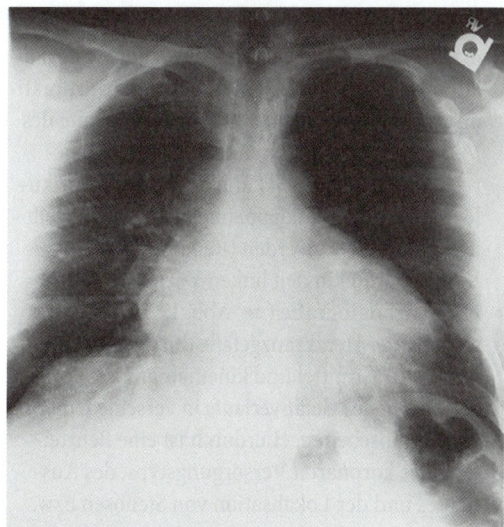

Abb. 1.14a Linksherzinsuffizienz. [E283]

Tab. 1.6 Hämodynamische Normwerte.

	rechter Vorhof	rechter Ventrikel	A. pulmonalis
systolisch		15–30 mmHg	15–30 mmHg
mittel	1–5 mmHg		9–19 mmHg
diastolisch		1–7 mmHg	4–12 mmHg

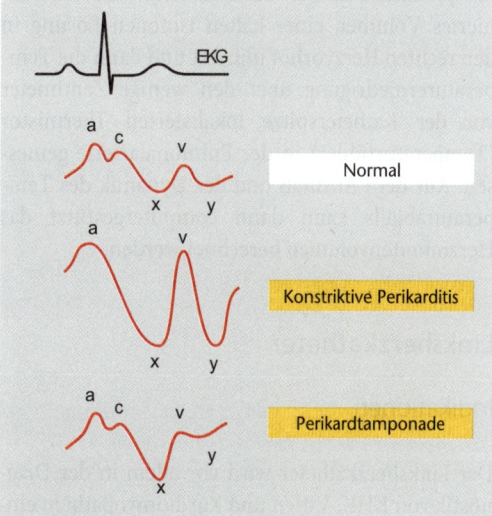

Abb. 1.14b Schematische Darstellung der normalen zentralvenösen Druckkurve sowie einiger pathologischer Wellenformen. [L157]

monalklappe. Außerdem kann er im intensivmedizinischen Bereich die Differenzialdiagnose des kardiogenen und septischen Schocks sowie die hämodynamische Überwachung erleichtern. Die Bedeutung in der klinischen Diagnostik ist jedoch deutlich rückläufig. Er wird heute zumeist von der nichtinvasiven Echokardiografie verdrängt.

Prinzip

Ein dreilumiger Ballonkatheter (Methode nach Swan und Ganz) oder ein einlumiger führbarer Katheter wird in eine periphere oder zentrale Vene eingebracht und mit aufgeblasenem Ballon mit dem Blutstrom in das rechte Herz und von dort aus unter kontinuierlicher Messung und Registrierung der jeweiligen Druckkurven in die Pulmonalarterie eingeschwemmt. Der Ballon „keilt" sich dann in einer zweit- oder drittgradigen Abzweigung der Pulmonalarterie ein. Dort kann bei aufgeblasenem Ballon – d. h. unter Blockierung des Blutflusses – der distal des Ballons herrschende **pulmonalarterielle Verschlussdruck** (**PCWP** = *pulmonary capillary wedge pressure*, von engl. *wedge* = Keil) gemessen werden. Der PCWP entspricht näherungsweise dem **Druck im linken Vorhof** und damit dem Venendruck im kleinen Kreislauf, der unter physiologischen Bedingungen mit der **Vorlast** des linken Ventrikels korreliert (➤ Tab. 1.6).

Messung der venösen Gefäßdrücke

Katheter in den großen zentralen Venen können zur Druckmessung und damit zur groben Abschätzung der rechtsventrikulären Vorlast verwendet werden und durch kontinuierliche Aufzeichnung des **Druckprofils** wichtige Hinweise auf spezifische Störungen in der „Druckpumpe Herz" geben.

Die normale Form der durch die Herzaktion generierten Druckwelle (➤ Abb. 1.14b) zeichnet sich durch drei „Gipfel" (a-, c- und v-Welle) sowie zwei „Drucktäler" aus (x- und y-Abfall):
- Die **a-Welle** entsteht durch die rechtsatriale Kontraktion.
- Die **c-Welle** gibt die Vorwölbung der Trikuspidalklappe in den rechten Vorhof während der isovolumetrischen Kontraktion wieder.
- Der **x-Abfall** ist auf den ventrikelwärts gerichteten Schluss der Trikuspidalklappe während der rechtsventrikulären Auswurfphase zurückzuführen.

- Die **v-Welle** ist durch die weitergehende Füllung des Vorhofs während der späten Systole bedingt.
- Der **y-Abfall** ist die Folge der Trikuspidalklappenöffnung mit raschem Blutabfluss aus dem Vorhof während der frühen Diastole.

Mit Hilfe des Pulmonalis-Katheters nach Swan und Ganz kann außerdem das **Herzzeitvolumen** mittels Thermodilutionsmethode bestimmt werden: Über das proximale Lumen des Katheters wird ein definiertes Volumen einer kalten isotonen Lösung in den rechten Herzvorhof injiziert und dann die Temperaturerniedrigung über den wenige Zentimeter vor der Katheterspitze lokalisierten Thermistor (Temperaturfühler) in der Pulmonalarterie gemessen. Aus dem Ausmaß und der Dynamik des Temperaturabfalls kann dann computergestützt das Herzminutenvolumen berechnet werden.

Linksherzkatheter

Indikationen

Der Linksherzkatheter wird vor allem in der Diagnostik von KHK, Vitien und Kardiomyopathien eingesetzt. Bei instabiler Angina pectoris und Myokardinfarkten ist er die diagnostische Voraussetzung für eine interventionelle Therapie und dient der präoperativen Diagnostik vor Bypass- oder Klappen-OP.

Prinzip

Für die jeweilige Untersuchung speziell geformte Katheter werden über einen Führungsdraht (sog. Seldinger-Technik) von einer peripheren Arterie (A. radialis oder A. femoralis) in die Aorta, das Ostium der rechten und linken Koronararterie und in den linken Ventrikel eingeführt. Ein Linksherzkatheter erlaubt folgende Untersuchungen:
- **Ventrikulografie** (➤ Abb. 1.15 a–b): Darstellung der linken Herzhöhle durch direkte Kontrastmittelinjektion und kinematografische Aufzeichnung in links-schräger (**LAO**, *left anterior oblique*, 60°) und rechts-schräger (**RAO**, *right anterior oblique*, 30°) Projektion. Hierdurch können Größe, Form und Kontraktionsamplitude des linken Ventrikels beurteilt und Kontraktionsstörungen (Hypokinesie, Akinesie, Dyskinesie) oder aneurysmatische Bezirke erkannt und lokalisiert werden.
- Mittels Rechnerunterstützung können die enddiastolischen und endsystolischen linksventrikulären Volumina bestimmt und die Auswurffraktion (**Ejektionsfraktion** = Volumenänderung des Ventrikels zwischen Systole und Diastole) berechnet werden. Auch kann durch die Ventrikulografie eine Mitralklappeninsuffizienz beurteilt und quantifiziert werden (Regurgitation von Kontrastmittel in den linken Vorhof).
- **Koronarangiografie** (➤ Abb. 1.15 c–d): Darstellung der Herzkranzgefäße durch Injektion von Kontrastmittel und kinematografische Aufzeichnung des Gefäßverlaufs in verschiedenen Projektionsebenen. Hierdurch ist eine Beurteilung des koronaren Versorgungstyps, des Ausmaßes und der Lokalisation von Stenosen bzw. Verschlüssen der Koronararterien sowie koronarer Spasmen und einer möglichen Kollateralenbildung möglich.
- **Bulbusangiografie:** Darstellung des Aortenbogens durch direkte Kontrastmittelinjektion oberhalb der Klappenebene (in den Bulbus aortae). Hierdurch gelingt zum Beispiel eine Beurteilung und Quantifizierung einer Aortenklappeninsuffizienz (Regurgitation von Kontrastmittel in den linken Ventrikel).
- Eine **invasive Druckmessung** wird immer parallel zu den anderen Untersuchungsabschnitten einer Linksherzkatheteruntersuchung durchgeführt. So sind beispielsweise die Bestimmung des Druckgradienten über der Aortenklappe und die Messung der linksventrikulären systolischen und diastolischen Drücke möglich. Zur vollständigen Erfassung der Hämodynamik, vor allem zur Diagnostik und Quantifizierung von Aorten- und Mitralklappenfehlern, von Shunt-Vitien und bei restriktiven oder obstruktiven ventrikulären Funktionstörungen, ist eine simultane invasive Druckmessung mittels Rechts- und Linksherzkatheter notwendig.

Myokardbiopsie

Die endokavitäre Entnahme vitalen Herzmuskelgewebes mittels eines Bioptom-Katheters oder einer Biopsiezange aus dem linken oder rechten Ventrikel dient der Diagnose und ggf. Verlaufsbeurteilung bei primären und sekundären Kardiomyopathien, der

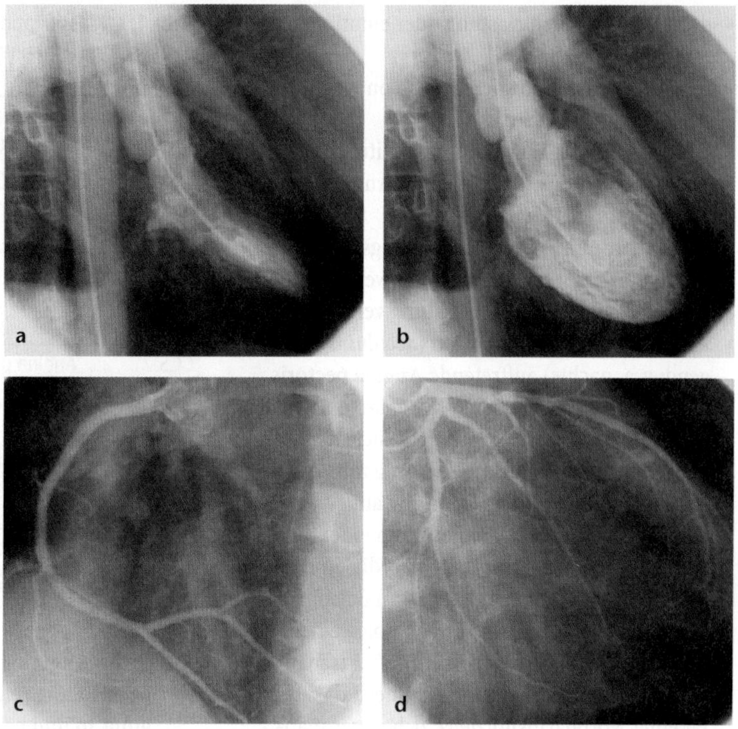

Abb. 1.15 Angiografischer Normalbefund bei Linksherzkatheteruntersuchung. a) Ventrikulografie (RAO 30°), Systole; b) Ventrikulografie (RAO 30°), Diastole; c) rechte Herzkranzarterie (LAO 40°); d) linke Herzkranzarterie (RAO 30°). [M183]

Diagnose einer Abstoßungsreaktion bei Herztransplantaten und der Verlaufsbeurteilung einer Myokarditis. In 1–2 % der Fälle kommt es zu Komplikationen in Form von Hämoperikard, Perikardtamponade, Hämo-/Pneumothorax, Luft-/Thrombembolie oder Arrhythmien.

Computertomografie (CT), Kernspintomografie (MRT)

Das CT hat eine gewisse Bedeutung in der Quantifizierung von Kalk an den Koronarien (sog. **Agatson-Kalkscore**) erlangt. Das Risiko, einen Herzinfarkt zu erleiden, steigt mit der Menge an detektiertem Kalk entlang den Koronarien. Die Untersuchung wird im Rahmen präventiver Strategien zur Risikoabschätzung einer KHK eingesetzt.

Hochleistungs-MRT-Geräte sind heute in der Lage, den Fluss von Kontrastmittel in den Koronarien und in den Ventrikeln direkt zu visualisieren (MRT-Angiografie). Damit ergibt sich für die KHK-Diagnostik möglicherweise in Zukunft die Perspektive einer nichtinvasiven Alternative zur diagnostischen Koronarangiografie. Nachteil bleibt aber die fehlende Interventionsmöglichkeit.

1.5 Koronare Herzkrankheit

Synonym: ischämische Herzerkrankung, **KHK** (engl. *coronary heart disease*, **CHD**).

Definition: klinische Manifestation der Arteriosklerose der Herzkranzgefäße.

1.5.1 Klinik

Leitsymptom Angina pectoris

Typische Angina pectoris (hohe Wahrscheinlichkeit für KHK):
- retrosternale Schmerzen oder Beschwerden (meist nur Minuten andauernd),
- durch körperliche (Belastungsangina) oder emotionale Anstrengungen, Kälte oder ausgiebige Mahlzeiten ausgelöst,

- durch körperliche Belastung oder emotionalen Stress provozierbar,
- Beschwerden manifestieren sich von Anfall zu Anfall relativ gleichartig,
- Besserung durch Ruhe und/oder Nitro.

Als besondere Formen der stabilen Angina pectoris können abgegrenzt werden:
- **„Walk-through"-Angina:** belastungsabhängige Angina pectoris, bei der die Beschwerden bei weiterer (gleichbleibender) Belastung verschwinden.
- **Angina decubitus:** im Liegen (*decubitus* = liegend; v. a. nachts) auftretende Angina pectoris. Sie tritt bei vorbestehenden Koronarstenosen als Folge der durch den vermehrten Rückstrom zum Herzen bedingten Vorlasterhöhung mit Anstieg der ventrikulären Wandspannung auf.
- **Angina-Äquivalent:** Manifestation einer durch Koronarischämie verursachten kardialen Dysfunktion an anderen Organen, zum Beispiel anfallsweise auftretende Dyspnoe infolge einer ventrikulären Pumpfunktionsstörung bei Ischämie.
- Die typische Angina pectoris ist meist das Resultat einer Koronarinsuffizienz, d. h. einer inadäquaten Sauerstoffversorgung des Herzmuskels.

Atypische Angina pectoris (Differenzialdiagnosen zur KHK müssen stärker berücksichtigt werden): thorakale Schmerzen oder Beschwerden, die einen der o. g. Punkte nicht aufweisen.

Die Stärke der Beschwerden wird in vier Schweregrade eingeteilt (➤ Tab. 1.7).

Tab. 1.7 Klassifikation der belastungsabhängigen Angina pectoris (Einteilung der Canadian Cardiovascular Society, CCS).

Stabile Angina pectoris: durch körperliche oder psychische Belastung reproduzierbarer Thoraxschmerz, der in Ruhe oder nach Gabe von Nitroglyzerin verschwindet.

Schweregrad	Belastungstoleranz
CCS 1	keine Angina pectoris bei Alltagsbelastung (Laufen, Treppensteigen), jedoch bei plötzlicher oder längerer physischer Belastung
CCS 2	Angina pectoris bei stärkerer Anstrengung (schnelles Laufen, Bergaufgehen, Treppensteigen nach dem Essen, in Kälte, Wind oder bei psychischer Belastung)
CCS 3	Angina pectoris bei leichter körperlicher Belastung (normales Gehen, Ankleiden)
CCS 4	Ruhebeschwerden oder Beschwerden bei geringster körperlicher Belastung

Akutes Koronarsyndrom

Das akute Koronarsyndrom fasst die unmittelbar lebensbedrohlichen Phasen der KHK in einem Oberbegriff zusammen, dazu gehören:
- **instabile Angina pectoris:** „Instabiles", von den typischen anginösen Beschwerden abweichendes klinisches Bild. Kann sich aus einer stabilen Angina oder auch aus völligem Wohlbefinden entwickeln. In ca. 20 % der Fälle geht sie in einen akuten Herzinfarkt über. Sie kann folgende Verlaufsformen aufweisen:
  - **De-novo-Angina:** pektanginöse Beschwerden bei zuvor asymptomatischen Patienten
  - **Crescendo-Angina:** zunehmende Stärke, Dauer und/oder Frequenz der Angina-pectoris-Anfälle und/oder Auslösung der Beschwerden auf einem zunehmend geringeren Belastungsniveau
  - **Ruhe-Angina:** belastungsunabhängige Angina pectoris. Sie zeigt eine schwere Koronarschädigung an und hat ein hohes Risiko, in einen Myokardinfarkt überzugehen.
  - **Prinzmetal-Angina** (Variant-Angina): seltene Sonderform einer instabilen Angina pectoris mit vorübergehenden ST-Hebungen. Schmerzen treten typischerweise in Ruhe und in den frühen Morgenstunden auf. Ursache ist ein koronarer Gefäßspasmus, der typischerweise normale oder nur wenig veränderte Koronargefäße betrifft; ein Myokardinfarkt entsteht selten. Kalziumantagonisten sind das Mittel der Wahl.
  - **Kokainassoziierte Thoraxschmerzen:** Kokain führt zu einer generalisierten Aktivierung des Sympathikus und löst Koronarspasmen aus, die eine Angina pectoris bedingen. Zudem führt regelmäßiger Konsum zu einer vermehrten Arteriosklerose.

MERKE
Im Anfall ist die instabile Angina pectoris allein aufgrund der klinischen Symptomatik nicht von einem akuten Herzinfarkt abzugrenzen.

- **akuter Myokardinfarkt:** Er kann auch ohne vorausgegangene Angina pectoris auftreten und ist bei einigen der Patienten die klinische Erstmanifestation einer koronaren Herzkrankheit.

- **plötzlicher Herztod:** Die Mehrzahl aller Fälle des plötzlichen Herztodes (> 80 %) betrifft Patienten mit einer koronaren Herzkrankheit. Bei ca. 30 % der Patienten mit KHK ist der plötzliche Herztod die klinische Erstmanifestation. Hauptursache des KHK-bedingten plötzlichen Herztodes sind maligne tachykarde Herzrhythmusstörungen (ventrikuläre Tachykardien, Kammerflimmern). Seltener liegen primäre Asystolien oder ein akutes kardiales Pumpversagen zugrunde, zum Beispiel durch Myokardinfarkt.

Herzinsuffizienz

Eine chronische Myokardischämie und/oder eine umschriebene Myokardnekrose infolge eines Herzinfarkts führen zu einer Reduktion der ventrikulären Pumpfunktion bis hin zum Herzversagen. Eine Herzinsuffizienz durch eine koronare Herzkrankheit kann auch ohne eine vorausgegangene oder begleitende Angina pectoris und ohne ein anamnestisches Infarktereignis auftreten.

Herzrhythmusstörungen

Eine Vielzahl bradykarder und tachykarder Herzrhythmusstörungen kann durch eine koronare Herzkrankheit mit oder ohne vorausgegangene Angina pectoris und mit oder ohne vorausgegangenes oder akutes Infarktereignis verursacht werden.

Asymptomatische KHK, stumme Ischämie

Eine kleine Zahl von Patienten mit KHK (besonders Patienten mit Diabetes mellitus und Raucher) haben ausschließlich schmerzlose Ischämien. Bei ca. 30 % der Patienten mit stabiler Angina und bei > 85 % der Patienten mit instabiler Angina treten zusätzlich zu den symptomatischen Episoden auch Phasen einer Myokardischämie auf, bei denen die Patienten keine Schmerzen haben.

Verlaufsformen der KHK

- stabile Angina pectoris
- akutes Koronarsyndrom
- Herzinsuffizienz
- Herzrhythmusstörungen
- asymptomatische KHK, stumme Myokardischämie

1.5.2 Ätiologie und Pathogenese

Koronarinsuffizienz

Das pathophysiologische Korrelat der KHK ist die **Koronarinsuffizienz**, d. h. das Missverhältnis zwischen myokardialem Sauerstoffangebot und -bedarf. Wenn auch die KHK durch die Atherosklerose der Herzkranzgefäße definiert ist, so kann eine Koronarinsuffizienz pathophysiologisch auch durch eine Reihe weiterer Mechanismen entstehen:

Verminderung des Sauerstoffangebots

Zu einem verminderten koronaren Blutfluss kommt es durch:
- intraluminale Verengung der Koronarien bei
  - Atherosklerose (ganz überwiegende Ursache, s. u.),
  - Thrombosen (subtotal oder total), v. a. bei atherosklerotisch vorgeschädigten Gefäßen.
  - Koronarspasmen: bei Atherosklerose oder medikamentös bedingt, zum Beispiel durch Kokain oder Mutterkornalkaloide
  - Seltene weitere intraluminale Ursachen sind Embolien (zum Beispiel durch Thromben atrialen oder ventrikulären Ursprungs oder durch abgelöste endokarditische Vegetationen), Entzündungen/Vaskulitiden (autoimmun bei zum Beispiel Panarteriitis nodosa, Lupus erythematodes, Kawasaki-Syndrom, M. Takayasu oder infektiös bei zum Beispiel Syphilis oder Salmonellose) oder eine Koronardissektion (zum Beispiel postpartal, bei Aortendissektion oder Trauma).
- **extraluminale Verlegung** oder Kompression der Koronarien von außen, zum Beispiel durch erhöhte Wandspannung des Ventrikels (etwa bei linksventrikulärer Hypertrophie im Rahmen eines arteriellen Hypertonus oder bei dilatativer Kardiomyopathie)
- **verminderten Perfusionsdruck** durch Verminderung des Druckgradienten zwischen dem Anfang und dem Ende der koronaren Gefäßstrombahn bei:
  - vermindertem diastolischem Blutdruck, zum Beispiel bei Schock,
  - erhöhtem zentralvenösem Druck, zum Beispiel bei Rechtsherzinsuffizienz,

- Verkürzung der Diastolendauer, zum Beispiel bei anhaltender Tachykardie,
- Zunahme der Blutviskosität, zum Beispiel bei Plasmozytom, Leukämie oder Polyglobulie.

Neben der Verringerung der Koronarperfusion kann die Erniedrigung des Sauerstoffgehalts im Blut (**Hypoxämie**) häufig eine Rolle als auslösender oder verstärkender Faktor spielen, zum Beispiel als Folge von:
- respiratorischer Insuffizienz (verminderte Oxygenierung des Blutes),
- Anämie (Verminderung der Sauerstofftransportkapazität des Blutes),
- Kohlenmonoxidvergiftung (Verminderung der Sauerstoffbindungskapazität des Blutes).

Erhöhung des myokardialen Sauerstoffbedarfs

Der O_2-Bedarf des Herzmuskels steigt sowohl durch eine Erhöhung der Herzarbeit als auch durch die Erhöhung der ventrikulären Wandspannung:
- **erhöhte Wandspannung** infolge chronischer Druck- und/oder Volumenbelastung, zum Beispiel bei Herzklappenfehlern, dilatativer Kardiomyopathie, Herzinsuffizienz oder Z. n. Myokardinfarkt
- Erhöhung der Herzarbeit durch:
  - myokardiale Hypertrophie, zum Beispiel bei hypertrophischer Kardiomyopathie, langjähriger arterieller Hypertonie oder bei chronischer Druckbelastung infolge von Klappenfehlern (zum Beispiel bei Aortenstenose),
  - körperliche Belastung (bedarfsgerechte Erhöhung des Herzzeitvolumens),
  - hypertone Entgleisungen (Erhöhung der Nachlast),
  - Infektionen, Fieber, Hyperthyreose (durch Tachykardie erhöhtes Herzzeitvolumen).

Koronare Atherosklerose

Die Hauptursache der KHK und anderer kardiovaskulärer Erkrankungen (z. B. periphere arteriellen Verschlusserkrankung, zerebrale Durchblutungsstörung, viszerale Durchblutungsstörung) ist die Abnahme der arteriellen Perfusion infolge einer Atherosklerose der Gefäße.

Pathogenese der Atherosklerose

Endotheliale Dysfunktion

Ausgangspunkt für atherosklerotische Läsionen ist eine lokale Funktionsstörung des Endothels (**endotheliale Dysfunktion**) der innersten Schicht der Arterienwand. Ursachen der endothelialen Dysfunktion sind die in > Tabelle 1.8 dargestellten kardiovaskulären Risikofaktoren.

Kompensatorische Mechanismen des Endothels als Antwort auf den „Verletzungsstimulus" beinhalten:
- Veränderungen der Adhäsions- und Permeabilitätseigenschaften des Endothels für Plasmabestandteile
- Veränderungen der Leukozyten und Thrombozyten
- die lokale Produktion von Zytokinen, vasoaktiven Substanzen und Wachstumsfaktoren

Frühe atherosklerotische Läsionen

Der fortgesetzte Entzündungsprozess führt zu einer Proliferation im subintimalen Raum des Gefäßes. Dies imponiert makroskopisch als weißliche Fettablagerungen („fatty streaks"). Angeregt durch Wachstumsfaktoren wandern glatte Muskelzellen unter die Intima. **Makrophagen** wandeln sich in Schaumzellen *(foam cells)* um und speichern oxidiertes bzw. modifiziertes LDL-Cholesterin. Leukozyten und Thrombozyten lagern sich durch die veränderten Adhäsionseigenschaften an der Endotheloberfläche an, und T-Lymphozyten werden aktiviert. Diese frühe atherosklerotische Läsion ist zum Teil bereits im Kindesalter nachweisbar. Sie führt noch nicht zur relevanten Stenosierung des Gefäßes.

Spätläsionen

Im Laufe von Jahren bis Jahrzehnten schreiten die frühen Fatty-Streak-Läsionen fort in eine **komplizierte Plaque**, die zu einer zunehmenden Stenosierung des betroffenen Gefäßabschnitts führt. Unter Einfluss von Wachstumfaktoren (u. a. *platelet-derived growth factor*, PDGF) bildet sich eine fibröse Kappe, die das Innere der Läsion gegenüber dem Gefäßlumen abdichtet (**stabile, fibröse Plaque**). Sie bedeckt eine Mischung aus angesammelten Makrophagen, Leukozyten, Lipiden und Zelldébris, die einen nekrotischen Kern bilden. Die Vasomotorik ist gestört. So ist die Stickoxid(NO)-vermittelte endo-

Tab. 1.8 Risikofaktoren bei KHK.

Risikofaktor	Bezug zur KHK
Hypercholesterinämie	Deutlich gesteigertes Risiko bei erhöhtem Gesamt- und LDL-Cholesterin (zum Beispiel vierfach erhöhtes Risiko bei einem Gesamtcholesterin von 260 versus 200 mg/dl); ein erhöhtes HDL-Cholesterin wirkt dagegen koronarprotektiv
Rauchen	Ca. ⅕ aller KHK-Todesfälle sind mit inhalativem Zigarettenrauchen assoziiert. Morbidität und Mortalität steigen mit der Zahl der täglich gerauchten Zigaretten und der Anzahl der Jahre, in denen geraucht wurde. Das Infarktrisiko für Raucher ist 2- bis 5-mal so hoch wie für Nichtraucher.
arterieller Hypertonus (➤ 1.14)	Das Risiko für eine KHK steigt bei systolischen Blutdruckwerten > 130 mmHg und bei diastolischen Blutdruckwerten > 85 mmHg linear an.
Diabetes mellitus	Ca. 60 % aller Todesfälle bei Diabetes mellitus werden durch eine KHK verursacht (bei Nicht-Diabetikern ca. 20 %).
genetische Prädisposition	Erhöhtes KHK-Risiko besteht bei positiver Familienanamnese für kardiovaskuläre Erkrankungen (zum Beispiel Myokardinfarkt, plötzlicher Herztod, Schlaganfall).
Alter, Geschlecht	Für die KHK gilt eine lineare Altersabhängigkeit, bei Männern ab dem 30. Lebensjahr, bei Frauen ab der Menopause. Bei Männern ist das KHK-Risiko vor dem 60. Lj. doppelt so hoch wie bei Frauen, anschließend gleichen sich Morbidität und Mortalität an.
Adipositas, körperliche Inaktivität	Diabetes, Hypertonus und/oder Hypercholesterinämie sind unabhängige Risikofaktoren (wenn sie auch meistens miteinander auftreten). Ist die Adipositas der einzige Risikofaktor, besteht nur ein geringer erhöhtes Risiko. Regelmäßige körperlich Aktivität (vornehmlich Ausdauersportarten) vermindern das Infarktrisiko.
Lipoprotein (a)	Ein erhöhter Lp(a)-Serumspiegel (> 30 mg/l) ist ein unabhängiger Risikofaktor für die KHK, im Gegensatz zu vielen anderen Lipoproteinen kann er medikamentös bisher nicht gesenkt werden.
andere	Hyperhomocysteinämie, „Pille", Hyperfibrinogenämie
psychosoziale Faktoren	Bei niedrigem sozialem Status treten Risikofaktoren wie Rauchen, Hypertonus, Adipositas und Diabetes gehäuft auf, sodass diese Patientengruppe ebenfalls ein deutlich erhöhtes KHK-Risiko trägt.

thelabhängige Vasodilatation, zum Beispiel nach einem Ischämiereiz, unzureichend. Stattdessen überwiegen vasokonstriktorisch wirkende Mediatoren wie Endothelin, Thromboxan oder Angiotensin II.

Instabile Plaque, Plaqueruptur

Bei Ruptur oder Ulzeration der fibrösen Kappe der Plaque tritt thrombogener Plaqueinhalt ins Gefäßlumen über und führt dort akut zur Thrombosierung des Gefäßes. Metalloproteinasen und andere proteolytische Enzyme aus aktivierten Makrophagen sind verantwortlich dafür, dass die fibröse Kappe ausdünnt (instabile Plaque), was schließlich zur Ruptur führen kann.

Risikofaktoren der koronaren Atherosklerose

Die Risikofaktoren für die KHK entsprechen im Wesentlichen denen der Atherosklerose in anderen Gefäßprovinzen, zum Beispiel bei pAVK.

Wertigkeit von Koronarstenosen

Zunehmende Koronarstenosen gehen mit einer **Einschränkung der Koronarreserve** (= Differenz zwischen Koronardurchblutung in Ruhe und maximal möglicher Koronardurchblutung) einher.

Querschnittsverminderung des Koronargefäßes

> 50 %: regionale Perfusionsstörung der distal der Stenose gelegenen Bezirke.

> 70 %: kompensatorisch maximale Dilatation der myokardialen Widerstandsgefäße, d. h., der myokardiale Blutfluss wird nur noch durch den Perfusionsdruck in den epikardial gelegenen Herzkranzgefäßen bestimmt.

> 75 %: auch der Ruheblutfluss ist eingeschränkt (**„kritische Stenose"**). Eine Erhöhung des myokardialen Sauerstoffbedarfs oder eine weitere, auch nur geringfügige Verengung der Koronararterien führt zu einer Erschöpfung der Koronarreserve und somit zu einer kritischen Sauerstoffunterversorgung des Herzmuskels.

Stenoselänge

Langstreckige Stenosen haben hämodynamisch eine größere Relevanz als kurzstreckige. Der Gefäßwiderstand steigt proportional zur Länge der Verengung an. Bei hintereinandergeschalteten Stenosen addiert sich der Widerstand der einzelnen Stenosen.

Lokalisation der Stenosen

Definiert wird eine koronare **Ein-, Zwei- oder Dreigefäßerkrankung** (RCA, LAD und RCX, ➤ Abb. 1.3). Die höchsten Mortalitätsraten weisen die Hauptstammstenose der linken Koronararterie und die proximale LAD-Stenose auf.

Anordnung der Plaques

Bei einer die gesamte Gefäßzirkumferenz betreffenden **konzentrischen Plaquebildung** (ca. 30 % der Koronarstenosen) führen Tonusschwankungen der glatten Gefäßmuskulatur zu keiner Änderung des Stenosedurchmessers. Die Koronarstenose ist fixiert, das klinische Korrelat ist eine stabile Angina pectoris. Liegt eine **exzentrische Plaquebildung** mit teilweiser Aussparung der Gefäßzirkumferenz vor (ca. 70 % der Koronarstenosen), können vasoaktive Reize zu einer Zu- oder Abnahme des verbleibenden Gefäßdurchmessers führen. Es liegt eine dynamische Koronarstenose vor, deren klinisches Korrelat eine variable Belastungstoleranz ist („gute und schlechte Tage").

Thrombenbildung

Auslöser einer instabilen Angina pectoris bzw. eines Herzinfarkts (akutes Koronarsyndrom) ist häufig eine Plaqueruptur in einem atheromatösen Bett der Koronararterie mit nachfolgender transienter und partieller bzw. kompletter und persistierender Verlegung des Gefäßlumens durch einen aufgesetzten Thrombus.

1.5.3 Diagnostik

- **Anamnese:** kardiovaskuläres Risikoprofil, Familienanamnese, Charakter der pektanginösen Beschwerden
- **Körperliche Untersuchung:** vor allem Untersuchung der zugrunde liegenden Risikoerkrankungen wie z. B. erhöhter Blutdruck oder fehlende periphere Pulse
- **Labor:** kleines Blutbild, Lipide, Blutzucker, ggf. Troponin T oder Troponin I, CK, CK-MB

Apparative Untersuchungen

Ruhe-EKG

EKG-Veränderungen bei KHK:
- unspezifische Endstreckenveränderungen, zum Beispiel präterminal negative oder biphasische T-Wellen oder Abflachung der T-Welle
- charakteristische Zeichen einer nichttransmuralen Ischämie, zum Beispiel horizontale oder deszendierende ST-Strecken-Senkungen (besonders, wenn sie im zeitlichen Zusammenhang mit Brustschmerzen auftreten)
- Blockbilder, zum Beispiel ein neu aufgetretener Linksschenkelblock oder linksanteriorer Hemiblock
- ventrikuläre oder supraventrikuläre Rhythmusstörungen
- Zeichen eines abgelaufenen Myokardinfarkts mit R-Verlust und Ausbildung von Q-Zacken oder EKG-Veränderungen, die für ein Herzwandaneurysma sprechen (persistierende ST-Hebungen nach einem abgelaufenen Infarkt)
- ST-Hebungen als Ausdruck eines transmuralen akuten Myokardinfarkts oder einer Variant-(Prinzmetal)-Angina (➤ 1.6.3).

> **MERKE**
> Ein unauffälliges Ruhe-EKG schließt eine instabile Angina pectoris oder einen Myokardinfarkt nicht aus.

Echokardiografie

Sie hat zentrale Bedeutung sowohl bei der initialen Diagnostik als auch für die Verlaufsbeobachtung. Pathologische Veränderungen wie eine linksventrikuläre Hypertrophie, regionale Wandbewegungsstörungen nach bereits abgelaufenem Infarkt, Herzklappenerkrankungen, ein Ventrikelaneurysma oder intrakardiale Thromben können dargestellt werden.

Kardiale Belastungstests

Nichtinvasive Belastungstests sind indiziert zur primären Diagnostik einer KHK und zur Verlaufskontrolle unter Therapie geeignet. Prinzip der Tests ist es, unter ergometrischer oder medikamentöser Belastung eine Koronarinsuffizienz zu provozieren.

> **MERKE**
> Bei instabiler Angina pectoris (akutem Koronarsyndrom) sind kardiale Belastungstests kontraindiziert.

Belastungs-EKG

Die Ergometrie dient dem Nachweis einer belastungsinduzierten Myokardischämie. Bei Auftreten von Angina pectoris unter der Belastung wird von einer **klinisch positiven Ergometrie** gesprochen, bei belastungsinduzierten EKG-Veränderungen von einer **elektrokardiografisch positiven Ergometrie** (➤ Abb. 1.16). Nicht aussagekräftig ist ein negatives Belastungs-EKG, bei dem die submaximale Herzfrequenz (ca. 200 minus Lebensalter) nicht erreicht wurde.

Stress-Echokardiografie

Die Stress-Echokardiografie kann lokalisierte Wandbewegungsstörungen bei ischämiebedingter Kontraktilitätsstörung des Myokards im Herzen nachweisen. Wandbewegungsstörungen sind früher als EKG-Veränderungen nachzuweisen. Ein Stressecho ist daher sensitiver als ein Belastungs-EKG.

Neuere bildgebende Stress-Untersuchungen sind mittels Magnetresonanztomografie (MRT) möglich als **Dobutamin-Stress-MRT (DSMR)** oder auch als **Myokard-Perfusions-MRT** mit pharmakologischer Belastung (Dipyridamol oder Adenosin).

Myokardszintigrafie

Unter Belastung zeigen sich Speicherdefekte infolge einer passageren Myokardischämie, die in Ruhe reversibel sind (➤ Abb. 1.17). Irreversible Speicherdefekte sind Ausdruck abgestorbener Anteile der Ventrikelwand, sie entsprechen Narben nach einem Myokardinfarkt.

Koronarangiografie

„Goldstandard" in der Diagnostik der KHK → Nachweis von Verschlüssen oder Stenosen der Koronararterien, von Kollateralgefäßen und weiterer Besonderheiten wie etwa Koronaranomalien oder Koronaraneurysmen. Sie dient auch zur Planung der Revaskularisierungsmöglichkeiten, zum Beispiel im

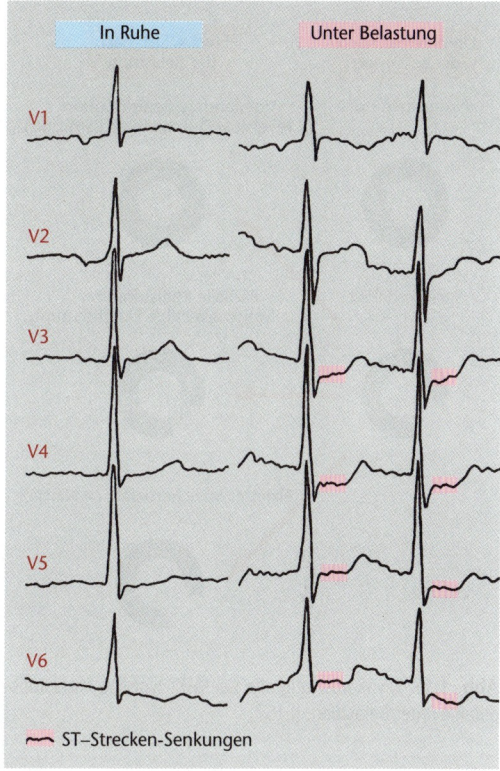

Abb. 1.16 Positive Ergometrie (pathologisches Belastungs-EKG). Links: Ruhe-EKG (Ausgangsbefund vor Belastung, keine Ischämiezeichen. Rechts: EKG nach 1 Minute Belastung bei 75 Watt: horizontale ST-Strecken-Senkungen in den Ableitungen V_3 bis V_6 (angiografischer Befund: proximale LAD-Stenose). [M183]

Rahmen der Katheterintervention (s. u.) oder durch Bypass-Chirurgie.

1.5.4 Therapie

Allgemeinmaßnahmen

Primäre und sekundäre Prävention:
- Reduktion von Risikofaktoren, zum Beispiel Tabakentwöhnung, Gewichtsreduktion, Behandlung von Hypertonie, Diabetes mellitus und Hyperlipoproteinämie
- konsequente Behandlung von Begleiterkrankungen, die das Ausmaß einer KHK verstärken können (zum Beispiel Anämie, respiratorische Insuffizienz, Hyperthyreose)

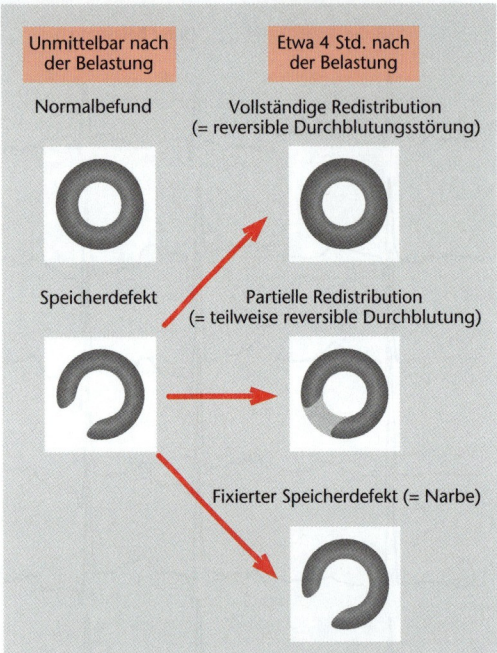

Abb. 1.17 Myokardszintigrafie bei KHK: typische Perfusionsdefekte unter Belastung. [L157]

- Vermeidung großer körperlicher Anstrengungen und psychischer Belastungen
- regelmäßiges und vorsichtiges körperliches Training auf einem konstanten Niveau. Durch Ausbildung von Kollateralen im koronaren Gefäßbett führt dies zu einer besseren Belastbarkeit mit Abnahme der Häufigkeit pektanginöser Anfälle.
- Aufklärung über spezielle Risiken, mögliche auslösende Ursachen und Verhaltensmaßnahmen bei Beschwerden

Akuter Angina-pectoris-Anfall

Gabe eines kurz wirksamen Nitro-Präparats, zum Beispiel Glyzeroltrinitrat als Spray (1–2 Hübe) oder als Zerbeißkapsel. Durch Senkung von Vor- und Nachlast wird der Sauerstoffverbrauch des Herzens gesenkt und die Symptomatik der Angina pectoris gelindert.

> **MERKE**
> In der Kombination mit 5-Phosphodiesterase-Hemmern, zum Beispiel Sildenafil (Viagra®), können lebensbedrohliche Blutdruckabfälle eintreten.

Medikamentöse Langzeittherapie

Die **Ziele** der medikamentösen Therapie der KHK sind
- die Verbesserung der myokardialen Sauerstoffversorgung durch Senkung des Gefäßtonus in den Herzkranzgefäßen (Koronardilatation, Utilisation von Kollateralen), durch Verlängerung der Diastolendauer (Frequenzsenkung) und durch Senkung des linksventrikulären enddiastolischen Drucks (Vorlast),
- die Verminderung des Sauerstoffbedarfs des Herzens durch Senkung von Kontraktilität, Herzfrequenz und Nachlast,
- die Reduktion des Risikos eines thrombotischen Koronarverschlusses,
- Senkung des LDL-Cholesterins als wichtigstem Risikofaktor für eine KHK.

Nitrate
- Vor- und Nachlastsenkung sowie Koronardilatation
- Bei geringer Anfallshäufigkeit reicht ein kurz wirksames Nitro-Präparat als **Spray oder Zerbeißkapsel** für den Bedarfsfall.
- Ansonsten werden lang wirksame Nitrate eingesetzt, zum Beispiel Isosorbidmononitrat (ISMN) oder Isosorbiddinitrat (ISDN; wegen der potenziellen Toleranzentwicklung wird möglichst eine Nitratpause über Nacht eingehalten).
- Alternativ oder als Ergänzung zu den Nitraten kann **Molsidomin** verordnet werden (anders als Nitrate verursacht es keine Kopfschmerzen und führt nicht zur Toleranzentwicklung).

> **Pharma-Info**
> **NO-Donatoren**
> - **Organische Nitrate** sind Glyzeroltrinitrat (GTN), Isosorbidmononitrat (ISMN) und Isosorbiddinitrat (ISDN). Aus **Nitraten** wird NO enzymatisch, aus **Natriumnitroprussid** und **Molsidomin** hingegen nichtenzymatisch freigesetzt. NO diffundiert in die glatten Gefäßmuskelzellen und stimuliert die Guanylatzyklase → ↓ intrazelluläres Kalzium → Relaxation → Gefäßdilatation. Die Wirkung tritt v. a. im venösen System auf (Natriumnitroprussid: auch arterielle Gefäße). Folgen:
> - venöse Gefäßdilatation: ↓ Vorlast → ↓ Volumenarbeit des Herzen → ↓ O_2-Verbrauch
> - arterielle Gefäßdilatation: ↓ Nachlast, ↓ RR. Außerdem bessert sich durch die Koronardilatation die Durchblutung des Herzens.

1.5 Koronare Herzkrankheit

Indikationen
- **Akuttherapie** eines pektanginösen Anfalls: GTN sublingual (kein Effekt p. o. wegen hohen First-Pass-Effekts)
- **Anfallsprophylaxe** pektanginöser Beschwerden: ISDN (z. B. 120 mg 1–0–0), ISMN, Molsidomin p. o.
- hypertensive Entgleisung, akut dekompensierte Herzinsuffizienz mit Lungenödem: GTN sublingual oder i. v.
- Natriumnitroprussid: stärkstes Antihypertensivum. Bei hypertensiven Notfällen und zur kontrollierten Hypotension bei bestimmten Operationen. Instabil: HWZ 3 min.

Pharmakokinetik
- Wirkungseintritt:
  - unter 1 min: GTN sublingual oder i. v.
  - nach 20–30 min: ISDN und ISMN als Tablette oder Nitratpflaster, Molsidomin
- **Nitrattoleranz**: Wirkungsverlust von Nitraten bei wiederholter Anwendung. Deshalb muss eine Nitratpause von 8–12 h pro Tag eingehalten werden, z. B. nachts. Zur Überbrückung kann Molsidomin angewandt werden.

Unerwünschte Arzneimittelwirkungen
- Blutdruckabfall, orthostatische Dysregulation
- Reflextachykardie mit Verstärkung pektanginöser Beschwerden
- Kopfschmerzen, Flush
- Natriumnitroprussid: Zyanidvergiftung. Deshalb gleichzeitige Infundierung von Natriumthiosulfat: Schwefel bindet die freigesetzten Zyanidionen.

Kontraindikationen
- RR_{sys} < 100 mmHg
- hypertrophe obstruktive Kardiomyopathie, Aortenklappenstenose
- keine Kombination mit Phosphodiesterase-5-Hemmern, z. B. Sildenafil (Viagra®): ↓↓ RR

[MP, CD]

MERKE
Nitrate wirken rein symptomatisch und haben keinen Einfluss auf die Prognose der KHK.

Betablocker
- Therapie der 1. Wahl bei KHK, z. B. Metoprolol, Bisoprolol und Carvedilol
- Senkung des Sauerstoffverbrauchs des Herzens (symptomlindernd und letalitätssenkend)
- Relative Kontraindikation bei Patienten mit chronisch-obstruktiver Lungenerkrankung, Diabetes mellitus und pAVK → Bronchialobstruktion kann verstärkt werden, Warnzeichen einer Hypoglykämie (Tachykardie, Schweißausbruch) können vermindert und Claudicatio-Beschwerden verstärkt werden.

Kalzium-Kanal-Blocker
- insbesondere bei Koronarspasmen (Prinzmetal-Angina) antianginös wirksam (Senkung der KHK-Letalität nicht nachgewiesen)
- Lang wirksame Kalzium-Kanal-Blocker (Verapamil SR, Amlodipin) senken die Morbidität und sind Medikamente der 2. Wahl bei KHK.

ACE-Hemmer
- nachlastsenkende und antiproliferative Wirkung durch die Inhibition der Angiotensin-II-Bildung (Reduktion der Letalität)
- kein antianginöser Effekt

Thrombozytenaggregationshemmer
- Standardmedikation zur Hemmung der Thrombozytenaggregation ist die niedrig dosierte Gabe von **Acetylsalicylsäure** (ASS 75–325 mg tgl.).
- Alternativ wird bei Unverträglichkeit von ASS **Clopidogrel** eingesetzt (teuer!).

Cholesterinsynthesehemmer
- Die Senkung des LDL-Cholesterins als wichtigster Risikofaktor der KHK hat große Bedeutung.
- **Statine** gehören daher zur Standardtherapie bei KHK.
- Zielwerte: Gesamt-Cholesterin < 175 mg/dl; LDL-Cholesterin < 100 mg/dl.
- Nebenwirkungen: insbesondere muskelkaterähnliche Beschwerden bis hin zum Vollbild einer Rhabdomyolyse.

Revaskularisierungstherapie

Katheterintervention
Zur Wiedereröffnung eines stenosierten Koronargefäßes werden die Ballondilatation (*percutaneous transluminal coronary angioplasty* = **PTCA**) oder andere, neuere Verfahren (zum Beispiel Rotations-, Laser- oder Hochfrequenzangioplastie, Atherektomie) eingesetzt. Bei diesen Interventionen wird meist ein sog. **Stent** in das Lumen der Koronararterie eingelegt, mit dessen Hilfe der wieder durchgängig gemachte Gefäßabschnitt offen gehalten werden kann.

Risiken der Katheterintervention liegen in der Dissektion der Koronararterien, die eine erneute Katheterintervention oder eine notfallmäßige Bypass-Versorgung notwendig machen.

Bypass-Chirurgie

Zur Umgehung eines stenosierten Gefäßabschnitts werden verschiedene operative Verfahren eingesetzt, zum Beispiel der **a**orto**k**oronare **V**enen-**B**ypass (**ACVB**; englisch: *coronary artery bypass graft*, CABG), der die V. saphena magna als autologes Bypass-Gefäß verwendet. Weiterhin können die Aa. mammariae internae als hochwertiger Bypass zum R. interventricularis anterior (RIVA, LAD) genutzt werden.

Die **Indikation** für ein chirurgisches Verfahren ist gegeben, wenn eine Angina pectoris durch konservative Therapie oder Katheterintervention nicht zu beherrschen ist, außerdem bei koronarer Mehrgefäßerkrankung mit eingeschränkter linksventrikulärer Funktion oder bei Hauptstammstenose der linken Koronararterie.

Chirurgie-Info

Aortokoronarer Venenbypass

Der aortokoronare (Venen-)Bypass stellt die chirurgische Behandlungsoption der koronaren Herzerkrankung dar. Bei 3-Gefäß-Erkrankung bietet die OP gegenüber der konservativen Therapie einen deutlichen Überlebensvorteil. Bei Verwendung von Venen (meist V. saphena magna) als autologes Graftmaterial muss mit einer hohen Restenosierungsrate (10–20 %) gerechnet werden, allerdings ist die Gewinnung unkomplizierter als bei arteriellen Grafts (Notfall-OP). Mehr als 80 % der Patienten sind postoperativ beschwerdefrei. Allerdings verschließen sich 10–20 % der Venenbypässe innerhalb des ersten Jahres und ca. 20–30 % innerhalb von 5 Jahren wieder. Arterielle Grafts, insbesondere A. thoracica interna = LIMA, RIMA zum Ramus interventricularis anterior (RIVA, LAD), bieten bessere Langzeitergebnisse (< 10 % Verschlüsse nach 10 Jahren).

Kardioplegie

Unter Kardioplegie versteht man den Herzstillstand, der bei herzchirurgischen Eingriffen herbeigeführt wird, um die Ischämiedauer künstlich zu verlägern. Zur Zusammensetzung kardioplegischer Lösung gibt es keine eindeutigen Standards, jedoch wird in den meisten Fällen eine gekühlte, **hyperkaliämische Lösung** genutzt, die zur permanenten Depolarisierung der Zellmembran der Herzmuskelzellen führt.

Extrakorporale Zirkulation

Die Herz-Lungen-Maschine dient zum temporären Ersatz der Lungenfunktion sowie der Funktion des linken Ventrikels während herzchirurgischer Eingriffe. Während des Herzstillstands erfolgt so die Versorgung der Peripherie mit sauerstoffreichem Blut. Über einen Katheter wird das Blut aus beiden Vv. cavae sowie das aus dem OP-Gebiet abgesaugte Blut in den Oxygenator geleitet. Dort erfolgt der Gasaustausch mit Sauerstoffaufsättigung des venösen Blutes. Durch Rollerpumpen wird das Blut anschließend über einen Wärmeaustauscher (Thermoregulation) gewärmt, durch den arteriellen Filter gereinigt und via arterielle Kanüle in die Aorta geleitet. Zur Verhinderung der Koagulation des Blutes in der Herz-Lungen-Maschine ist eine Heparinisierung notwendig. Am Ende der Operation wird die Wirkung des Heparins mit der Gabe von **Protamin**, seinem Antidot, wieder aufgehoben.
[AS]

1.6 Akutes Koronarsyndrom

Darunter werden zusammengefasst:
- instabile Angina pectoris (s. o.)
- akuter Myokardinfarkt
  - Infarkt mit ST-Hebungen im EKG (transmuraler Infarkt, „Q-wave"-Infarkt)
  - Infarkt ohne ST-Hebungen im EKG (nichttransmuraler Infarkt, „non-Q-wave"-Infarkt)
- plötzlicher Herztod

1.6.1 Klinik beim akuten Myokardinfarkt

Leitsymptom: Thoraxschmerz

- stark ausgeprägter, retrosternal oder seltener epigastrisch lokalisierte Schmerz, der in der Regel intensiver („vernichtend") und anhaltender (> 20 min) als der bei einem Angina-pectoris-Anfall ist, oft mit Todesangst
- durch körperliche Ruhe oder die Gabe von Nitro-Präparaten nicht zu beeinflussen („nitrorefraktär")

- Ausstrahlung in die Arme, die Umbilikalregion, den Rücken, den Hals oder den Unterkiefer („Zahnschmerzen")

Begleitsymptome

- Schwächegefühl, Kaltschweißigkeit, Blässe, Übelkeit und Erbrechen sowie Benommenheit
- Tachykardie und Hypertension → sympathikoadrenerge Überstimulation bei Vorderwandinfarkten
- Bradykardie und Hypotension → vagale Symptome bei Hinterwandinfarkt

„Stummer Infarkt"

Etwa 20–30 % der Myokardinfarkte manifestieren sich v. a. bei Patienten mit Diabetes mellitus oder bei sehr alten Patienten **ohne begleitende Schmerzsymptomatik**.

Mögliche Symptome: plötzlich auftretende Luftnot infolge des kardiogenen Lungenödems oder Hypotonie, Schwäche, Verwirrtheit oder Bewusstseinsverlust als Folge der Minderperfusion der Körpergewebe.

1.6.2 Ätiologie und Pathophysiologie

Ätiologie

Ursachen des Myokardinfarkts:
- **häufig (> 95 %):** thrombotischer Gefäßverschluss bei koronarer Herzkrankheit infolge Atherosklerose mit Plaqueruptur
- selten (< 5 %):
  - Vaskulitis, zum Beispiel bei der Kawasaki-Erkrankung des Kindesalters
  - Embolie in das Koronarsystem, zum Beispiel bei infektiöser Endokarditis oder bei linksatrialen oder linksventrikulären Thromben
  - kongenitale Koronaranomalien (zum Beispiel Fehlabgang der linken Koronararterie)
  - Aortendissektion mit Einbeziehung der Koronarabgänge
  - anhaltende Vasospasmen (zum Beispiel medikamentöser Genese nach Einnahme hoher Dosen von Kokain, Mutterkornalkaloiden oder Prostaglandinen)

Auslöser
- körperliche Anstrengungen und emotionaler Stress
- Die Infarktrate ist in den frühen Morgenstunden am höchsten → erhöhte Thrombogenität des Blutes (relative Dehydratation).

Pathophysiologie des Infarktgeschehens

Frühe Ischämie: intrazelluläres Energiedefizit und Anhäufung von Endprodukten des anaeroben Stoffwechsels → Störungen des Elektrolytmilieus der Kardiomyozyten (u. a. Kalium-Verarmung) und eine Änderung des Membranpotenzials → infarkttypische ST-Veränderungen im EKG und schwerwiegende elektrophysiologische Konsequenzen (ventrikuläre Ektopien oder Kammerflimmern) sowie Einschränkung der myokardialen Kontraktionskraft.

Gewebenekrose: durch Ausfall der Na^+-K^+-ATPase entwickelt sich nach ca. 1–4 h ein intrazelluläres Ödem mit konsekutiver Ruptur des Sarkolemms → Schädigung von zellulären Strukturen durch freigesetzte Enzyme, freie Fettsäuren, kalziumaktivierte Phospholipasen und freie Radikale. Makroskopisch und lichtmikroskopisch ist die **Nekrose** erst ab einem Infarktalter von ca. 4 h sichtbar.

Reperfusion: Die therapeutische Wiedereröffnung eines zuvor verschlossenen Herzkranzgefäßes kann (obwohl gewünscht) neue Schädigungsmechanismen aktivieren (**Reperfusionstrauma**) → Schädigung der Zelle durch den exzessiven Anstieg der zytosolischen Kalziumkonzentration und die Bildung freier Radikale → Nekrotisierung von Muskel- und Endothelzellen wird beschleunigt. Klinisch können ventrikuläre Arrhythmien („Reperfusionsarrhythmien") sowie eine vorübergehende Einschränkung des Kontraktionsverhaltens („Lähmung" des Herzmuskels, **Stunning**) resultieren.

Vernarbung: Die Reparation der irreversibel geschädigten Myokardanteile wird 12–24 h nach Infarktbeginn durch die Einwanderung von neutrophilen Granulozyten eingeleitet. Es folgen die Einwanderung von Makrophagen nach 5–7 Tagen und die Einsprossung von Granulationsgewebe an den Infarkträndern nach 11–14 Tagen. Eine **„reife" Narbe** mit dichtem Kollagen, fortschreitender Zellverarmung und Verlust der Zellkerne ist nach 30–50 Tagen zu erwarten.

Postinfarktphase: In der Frühphase und in den nachfolgenden Monaten kommt es zu Umbauvorgängen des gesamten linken Ventrikels (**Remodeling**). Neben der frühzeitigen Abnahme von Wandstärke und Ausdehnung des infarzierten Bezirks kann es zu einer fortschreitenden Dilatation des linken Ventrikels unter Einbeziehung nichtinfarzierter Regionen kommen. Dies führt zu einer Zunahme der systolischen und diastolischen Wandspannung. Mittel- bis langfristig entsteht kompensatorisch eine inadäquate Hypertrophie des nichtinfarzierten Myokards, die zu einer systolischen Funktionseinschränkung und einer weiteren Zunahme der Füllungsdrücke führt. Die Folgen sind ein weiteres Fortschreiten der linksventrikulären Dilatation sowie ein Anstieg des myokardialen Sauerstoffverbrauchs.

Infarktlokalisation und -ausdehnung

Die Mehrzahl der Infarkte betrifft den muskelstärkeren linken Ventrikel, bei ca. 30 % der Patienten mit inferiorem Hinterwandinfarkt ist auch der rechte Ventrikel betroffen (Rechtsherzinfarkt).
- **transmuraler Infarkt** (Synonym: Infarkt mit ST-Hebungen, **STEMI**):
  - > 50 % der Wanddicke des Myokards betroffen
  - ST-Hebungen im frischen Stadium
  - Auftreten von Q-Wellen („Q-Wave"-Infarkt)
- **nichttransmuraler Infarkt** (Synonym: Infarkt ohne ST-Hebungen, **NSTEMI**):
  - Infarkt auf die subendokardial gelegene Innenschicht des Myokards beschränkt
  - keine ST-Hebungen im frischen Stadium, nur Zeichen der Innenschichtischämie im EKG
  - kein Auftreten von Q-Wellen („Non-Q-Wave"-Infarkt)

1.6.3 Diagnostik

Die Diagnose eines Myokardinfarkts und die Abgrenzung zur instabilen Angina pectoris stützen sich auf drei diagnostische Säulen, von denen wenigstens zwei vorhanden sein sollten:
- **Beschwerden** des Patienten (Thoraxschmerz, Kaltschweißigkeit, Todesangst, evtl. Arrhythmien)
- typische EKG-Veränderungen und
- der **serologische Nachweis** erhöhter Troponine und der typische Verlauf weiterer herzmuskelspezifischer Enzyme im Serum
- Eindeutige ST-Hebungen ≥ 2 mm (bzw. ≥ 1 mm in den Extremitätenableitungen) in ≥ 2 Ableitungen im EKG zusammen mit einer typischen Klinik ergeben mit ausreichend großer Wahrscheinlichkeit die Diagnose eines transmuralen Infarkts, sodass das Ergebnis einer Troponin-Bestimmung nicht abgewartet werden darf, bevor eine revaskularisierende Therapie begonnen wird.

Elektrokardiogramm

EKG-Veränderungen bei transmuralem Infarkt („Q-Wave-Infarkt", STEMI)

Der transmurale („klassische") Infarkt weist elektrokardiografisch einen charakteristischen phasenhaften Verlauf auf (➤ Abb. 1.18). Betroffen von den Veränderungen sind:
- die **T-Wellen** mit dem sog. „Erstickungs-T" als Ausdruck der akuten Ischämie,
- die **ST-Strecken** mit monophasischen ST-Hebungen ≥ 2 mV (bzw. ≥ 1 mV in den Extremitätenableitungen) in ≥ 2 Ableitungen (d. h., die angehobene ST-Strecke geht aus dem absteigenden Teil der R-Zacke hervor); die ST-Hebungen stellen „Verletzungspotenziale" dar,
- die **QRS-Komplexe** mit R-Verlust und der Ausbildung eines breiten Q (sog. „Pardée-Q"; > 40 ms; Harold Pardée war 1920 Erstbeschreiber des Phänomens eines breiten Q beim frischen Myokardinfarkt).

Anhand der Ableitungen, in denen die EKG-Veränderungen auftreten, kann auf die Lokalisation des Infarkts und damit auf das infarktrelevante Gefäß geschlossen werden (➤ Tab. 1.9).

Die infarkttypischen ST-Hebungen können von gegensinnigen EKG-Veränderungen, beispielsweise horizontalen oder deszendierenden ST-Strecken-Senkungen in den dem Infarkt gegenüberliegenden Wandabschnitten, begleitet sein. Analog weisen ca. 50 % der Patienten mit akutem Vorderwandinfarkt infolge eines proximal gelegenen LAD-Verschlusses ST-Senkungen in ein oder mehreren inferioren Ableitungen (II, III, aVF) auf.

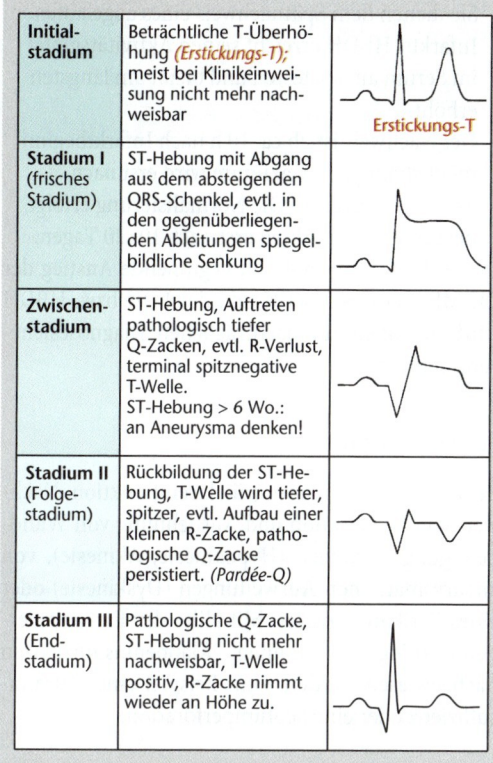

Initialstadium	Beträchtliche T-Überhöhung *(Erstickungs-T)*; meist bei Klinikeinweisung nicht mehr nachweisbar	Erstickungs-T
Stadium I (frisches Stadium)	ST-Hebung mit Abgang aus dem absteigenden QRS-Schenkel, evtl. in den gegenüberliegenden Ableitungen spiegelbildliche Senkung	
Zwischenstadium	ST-Hebung, Auftreten pathologisch tiefer Q-Zacken, evtl. R-Verlust, terminal spitznegative T-Welle. ST-Hebung > 6 Wo.: an Aneurysma denken!	
Stadium II (Folgestadium)	Rückbildung der ST-Hebung, T-Welle wird tiefer, spitzer, evtl. Aufbau einer kleinen R-Zacke, pathologische Q-Zacke persistiert. *(Pardée-Q)*	
Stadium III (Endstadium)	Pathologische Q-Zacke, ST-Hebung nicht mehr nachweisbar, T-Welle positiv, R-Zacke nimmt wieder an Höhe zu.	

Abb. 1.18 EKG-Stadien des transmuralen Infarkts („Q-Wave"-Infarkt, ST-elevation myocardial infarction = STEMI). [A300]

Tab. 1.9 Infarktlokalisation im EKG.

Lokalisation	Ableitung mit ST-Hebung oder Q	Infarktgefäß
anterolateral	V_5–V_6 (I, aVL)	LAD (R. diagonalis)
anteroapikal	V_3–V_4 (I)	LAD (distal)
anteroseptal	V_1–V_3	LAD (septale Äste)
anterior (groß)	I, aVL, V_1–V_5	LAD (proximal)
lateral	aVL, V_6–V_8	RCX (R. marginalis)
inferolateral	II, III, aVF, V_5–V_6	RCX (R. marginalis)
strikt posterior	ST-Senkungen in V_2–V_3, R/S > 1 in V_1	RCX (distal, R. posterolateralis)
inferior	II, III, aVF	meist RCA, seltener RCX oder LAD (distal)
rechtsventrikulär	V_1–V_2, V_{3R}–V_{5R}	RCA (proximal)

EKG-Veränderungen bei nichttransmuralem Infarkt (NSTEMI, „Non-Q-Wave-Infarkt")

Im Gegensatz zum Q-Wave-Infarkt finden sich beim Innenschichtinfarkt im EKG nur Veränderungen des ST-Segments mit Ausbildung eines terminal negativen T und evtl. deszendierenden oder horizontalen ST-Strecken-Senkungen (kein R-Verlust, kein pathologisches Q).

Probleme der elektrokardiografischen Infarktdiagnose

Schwierigkeiten ergeben sich immer dann, wenn vorbestehende EKG-Veränderungen die für den Myokardinfarkt charakteristischen EKG-Merkmale maskieren, zum Beispiel:

- ein Schenkelblock, besonders ein kompletter Linksschenkelblock, bei dem die Diagnose eines Myokardinfarkts annähernd unmöglich ist
- ein Schrittmacher-EKG: bei künstlicher ventrikulärer Stimulation ergibt sich ein Linksschenkelblock-artiges Bild
- eine ventrikuläre Tachykardie
- eine supraventrikuläre Tachykardie bei WPW-Syndrom mit breitem Kammerkomplex
- ein ventrikulärer Ersatzrhythmus, zum Beispiel bei komplettem AV-Block
- vorbestehende ST-Strecken-Hebungen, zum Beispiel persistierend nach vorausgegangenem Infarkt infolge eines Herzwandaneurysmas

Labordiagnostik

➤ Abb. 1.19

Troponine

- Troponin T und Troponin I (herzmuskelspezifischste Marker).
- können serologisch ab ca. **2 h nach Infarktbeginn** für bis zu 2–3 Wochen nachgewiesen werden → unmittelbare diagnostische und therapeutische Relevanz.
- Nachweis: qualitativ mittels eines **Bedside-Teststreifens** (Ablesen nach 20 min) oder quantitativ mittels ELISA.
- **cave**: Möglichkeit der „falsch positiven" Messungen von Troponin T bei chronischer Niereninsuffizienz (Serum-Kreatinin > 2,5 mg/dl) und bestimmten Skelettmuskelerkrankungen!

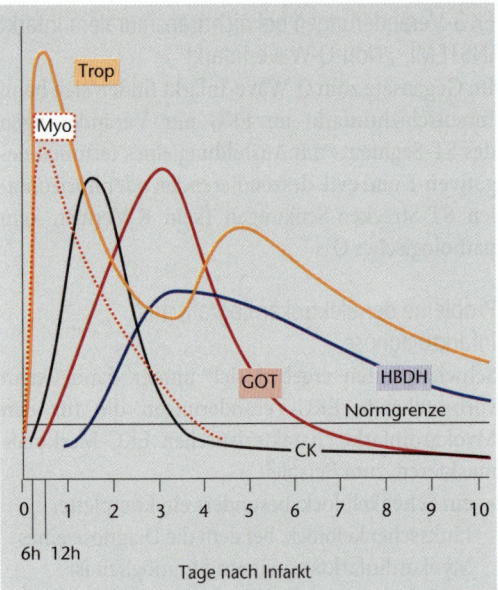

Abb. 1.19 Zeitlicher Verlauf von Serumenzymen bei Myokardinfarkt. Den höchsten diagnostischen Vorhersagewert in der Frühphase des Herzinfarkts haben die Troponine (Trop). Myo = Myoglobulin. [L157]

Kreatin-Kinase
- Die **Gesamt-CK** ist ein unspezifischer Marker für Herz- und Skelettmuskelschäden oder für den Untergang von Hirngewebe.
- Die **CK-MB** ist allein bei Herzmuskelschädigung erhöht.
- Der Nachweis erhöhter CK-MB ist ab **4–8 h** nach Infarktbeginn möglich.
- Die im Verlauf eines Infarkts gemessene maximale Höhe der CK bzw. CK-MB (**„CK-max"**) korreliert mit dem Ausmaß des myokardialen Schadens.

Myoglobin
- nicht herzmuskelspezifischer Marker für Muskelschäden
- serologischer Nachweis ca. 2 h nach Infarktbeginn für bis zu 24–48 h möglich
- Myoglobinerhöhung liegen bisweilen auch nicht infarktbedingte Ereignisse, zum Beispiel Muskelprellungen, zugrunde.

LDH
- **LDH** und insbesondere ihr Isoenzym **HBDH** (in Herzmuskelgewebe und Erythrozyten) sind bei Myokardinfarkt und Hämolyse erhöht.

- Sie dienen dem Spätnachweis eines abgelaufenen Infarkts. HBDH erreicht seinen Aktivitätsgipfel im Serum am spätesten und bleibt am längsten erhöht.
- Der Nachweis ist ab ca. 10 h nach Infarktbeginn möglich und das Maximum wird erst nach 2–6 Tagen erreicht. Die Normalisierung erfolgt bei größeren Infarkten erst nach 10–20 Tagen.

Der frühestens nach 4–8 h beginnende Anstieg der CK-MB, der Gesamt-CK und der LDH bzw. HBDH wird vor allem zur nachträglichen Diagnosesicherung gemessen.

Echokardiografie

Beurteilung der linksventrikulären Funktion, Nachweis von Lokalisation und Ausdehnung von Wandbewegungsstörungen (Hypokinesie, Akinesie), von aneurysmatischen Ausweitungen (Dyskinesie) oder eines Perikardergusses. Mit Hilfe der Farbdoppler-Echokardiografie können Klappeninsuffizienzen nachgewiesen werden, zum Beispiel eine Mitralinsuffizienz oder eine Septumperforation.

Linksherzkatheter

In der Frühphase des akuten Koronarsyndroms ist eine Koronarangiografie dann indiziert, wenn in gleicher Sitzung ein interventioneller revaskularisierender Eingriff möglich ist.

1.6.4 Therapie

Eine frühzeitige Diagnosestellung und eine rasche Therapieeinleitung bereits in der Prä-Hospitalphase, d. h. vor Eintreffen des Patienten im Krankenhaus, können die hohe Infarktletalität deutlich senken.
- **akuter Myokardinfarkt mit ST-Hebungen** im EKG (STEMI): Maßnahmen der medikamentösen Basistherapie und rasche **Rekanalisation** (Fibrinolyse und/oder die Katheterintervention mittels PTCA)
- **Infarkt ohne ST-Hebungen** im EKG (NSTEMI) und **instabile Angina pectoris:** die **medikamentöse Basistherapie** steht im Vordergrund. Eine rasche Rekanalisation mittels PTCA ist dann notwendig, wenn sich durch die medikamentösen Maßnahmen allein keine Stabilisierung der Be-

schwerden erreichen lässt. Die Fibrinolyse-Therapie ist beim NSTEMI nicht indiziert.

Sofortmaßnahmen, medikamentöse Basistherapie

Ziele der Akutbehandlung sind die rasche Beseitigung der Schmerzen und eine Senkung des Sauerstoffbedarfs des Herzens:
- **Bettruhe** in halbsitzender Position
- **Sauerstoffgabe** über Nasensonde
- EKG- und Blutdruckmonitoring
- **Analgosedierung:** Die Gabe von Opiaten (zum Beispiel **Morphin**) minimiert die Schmerzen und senkt dadurch indirekt den Sauerstoffbedarf des Herzens. Ergänzend kann ein Benzodiazepinderivat (zum Beispiel **Diazepam**) zur weitergehenden Stressreduktion durch Sedierung und Anxiolyse gegeben werden.
- **Nitroglyzerin** (sublinual oder i. v.) verbessert aufgrund seiner nachlastsenkenden und gefäßerweiternden Wirkung die zentrale Hämodynamik und Koronarperfusion. Über den höheren Koronarfluss kann via Kollateralen die Durchblutung der Infarktrandzone verbessert werden.
- **ASS** verhindert eine weitere Thrombusformation im Koronargefäß durch Thrombozytenaggregationshemmung (deutliche Letalitätssenkung).
- **Heparin** verhindert das weitere Thrombuswachstum im Koronargefäß, indem es die Wirkung von Antithrombin III verstärkt.
- begleitende Behandlung zusätzlicher, die Koronarinsuffizienz verstärkender Faktoren (zum Beispiel hypertensive Entgleisung, Tachyarrhythmie, Anämie, Fieber)
- Prognoseverbesserung bzw. Sekundärprophylaxe nach Myokardinfarkt:
    - **β-Blocker** senken den Sauerstoffbedarf und stabilisieren gleichzeitig den Herzrhythmus.
    - **ACE-Hemmer**: positive Beeinflussung von Remodelling-Prozessen am Herzmuskel
    - Thrombozytenaggregationshemmer: Bei kombinierter Gabe von **ASS** mit **Clopidogrel** ist ein für die Prognose günstiger additiver Effekt nachgewiesen. Clopidogrel hemmt die ADP-abhängige Aktivierung von Glykoprotein IIb/IIIa. Eine weitere Steigerung der thrombozytenaggregationshemmenden Wirkung ist durch Glykoprotein-IIb/IIIa-Antagonisten, zum Beispiel **Tirofiban** (Aggrastat®), zu erreichen.
    - **CSE-Hemmer (HMG-CoA-Reduktase-Hemmer, zum Beispiel Simvastatin):** senken Morbidität und Mortalität sowie die Inzidenz von Reinfarkten

Pharma-Info
Thrombozytenaggregationshemmer

ASS
Wirkmechanismus ist die irreversible Hemmung der Cyclooxygenase und damit die erwünschte Hemmung der Thromboxansynthese. ASS ist der Standard-Thrombozytenaggretationshemmer. Vorteil ist der sofortige Wirkungseintritt.
Indikationen in der Kardiologie: akutes Koronarsyndrom, PTCA, Stentimplantation, Sekundärprophylaxe der KHK und zerebraler Ischämien; der Nutzen der Primärprophylaxe der KHK ist fraglich.
Nebenwirkungen:
- Blutungsgefahr durch Verlängerung der Blutungszeit
- schlecht magenverträglich, Gefahr der Ulkusbildung
- Schwindel, Ohrensausen
- „Aspirin-Asthma"

Kontraindikationen: Schwangerschaft, Ulcus ventriculi und duodeni, hämorrhagische Diathese, Überempfindlichkeit.

GP-IIb/IIIa-Antagonisten
Wirkstoffe: Abciximab (zum Beispiel Reopro®), Tirofiban (zum Beispiel Aggrastat®). Über den Antagonismus am Glykoprotein-IIb/IIIa-Rezeptor kommt es zu einer Hemmung der Fibrinogenbindung an aktivierte Thrombozyten. Es sind die stärksten Thrombozytenaggregationshemmer.
Indikationen: PTCA bei Hochrisikopatienten, akutes Koronarsyndrom.
Nebenwirkungen: Blutungskomplikation, Thrombopenie, allergische Reaktionen.

Clopidogrel, Prasugrel
- Clopidogrel (zum Beispiel Plavix®), Prasugrel (zum Beispiel Efient®)
- Hemmung der ADP-abhängigen Thrombozytenaktivierung
- Nachteile sind ein verzögerter Wirkungseintritt nach maximal 7–10 Tagen und höhere Kosten als bei ASS.

Indikationen: Sekundärprophylaxe nach ischämischem Insult, pAVK, akutes Koronarsyndrom, bei ASS-Unverträglichkeit; ASS und Clopidogrel sind Standard nach koronarer Stentimplantation zum Offenhalten des Stents.
Nebenwirkungen: Blutungsgefahr, Durchfall, Hautausschlag, selten Leukopenie.
[MP, CD]

Revaskularisierende Therapie

Akut-Revaskularisation durch PTCA

- **PTCA** (*percutaneous transluminal coronary angioplasty* = **Ballondilatation**), in der Regel mit begleitender Stent-Implantation
- Standardtherapie bei entsprechender Verfügbarkeit. Outcome und Überleben sind nach Akut-PTCA besser als mit einer reinen Lysetherapie.
- **Re-Stenosierungen** sind die häufigsten Komplikationen nach PTCA mit Stent-Implantation.
- Klare Indikation für den transmuralen Infarkt mit typischen ST-Hebungen. Für Patienten mit NSTEMI ohne anhaltende Ischämie bringt die Akut-PTCA dagegen keinen signifikanten Vorteil im Vergleich zur medikamentösen Basistherapie. Entscheidend für den anhaltenden Erfolg der PTCA ist eine konsequente begleitende Thrombozytenaggregationshemmung und Antikoagulation.
- Wenn eine primäre Thrombolysetherapie erfolglos bleibt (persistierende Angina pectoris), ist eine unmittelbar angeschlossene PTCA die einzige verbleibende Therapieoption (sogenannte **„Rescue-PTCA"**).

Fibrinolyse

- Therapie der Wahl, wenn für die Durchführung einer Akut-PTCA erst eine Verlegung des Patienten in ein kardiologisches Zentrum mit > 90 min Zeitverlust bis zum Beginn der Therapie nötig ist.
- Reduziert die Mortalität und begrenzt die Infarktgröße. Komplikationen in der Infarkt- und Postinfarktphase werden vermindert und die Früh- und Langzeitmortalität nach akutem Myokardinfarkt gesenkt. Am meisten profitieren Patienten mit großem transmuralem Vorderwandinfarkt.
- Der größte Effekt wird erreicht, wenn die Lyse innerhalb der ersten 1–3 Stunden nach Infarktbeginn erfolgt (> 50 % Reduktion der Mortalität).
- Die Behandlung führt in 60–80 % zu einer Öffnung des Infarktgefäßes.
- Das Risiko eines erneuten Verschlusses beträgt bei gleichzeitiger Gabe von ASS und einer konsequenten High-Dose-Heparintherapie 5–10 %.

Tab. 1.10 Fibrinolytische Therapie des Myokardinfarkts.

Substanz	Wirkmodus
Streptokinase (zum Beispiel Streptase®)	bildet mit Plasminogen einen Komplex, der die Umwandlung weiterer Plasminogens zu Plasmin aktiviert
Alteplase = rt-PA (recombinant tissue-type plasminogen activator, Actilyse®)	aktiviert selektiv an Fibrin gebundenes Plasminogen („lokale Fibrinolyse")
Reteplase = r-PA (recombinant plasminogen activator, Rapilysin®)	aktiviert selektiv an Fibrin gebundenes Plasminogen („lokale Fibrinolyse")

- In Gegenden mit langen Anfahrtswegen bis ins nächste Krankenhaus ist eine Lyse evtl. schon im Notarztwagen, noch vor Erreichen der Klinik (sog. Prä-Hospital-Lyse), sinnvoll.

Die derzeit gängigen Thrombolytika sind in ➤ Tab. 1.10 zusammengestellt.

Therapieerfolg

Indirekte Hinweise auf eine Reperfusion liefern die rasche Rückbildung der Schmerzen und der infarkttypischen EKG-Veränderungen, ein durch die Perfusionsverbesserung bedingter rascher Anstieg der infarktrelevanten Serumenzyme (verbessertes „Auswaschen" des Infarktgebiets) sowie das Auftreten von Reperfusionsarrhythmien (zum Beispiel ventrikuläre Extrasystolen und Salven sowie idioventrikuläre – d. h. im Ventrikel selbst entstehende – Ersatzrhythmen).

Komplikationen, Kontraindikationen

- erhöhte Blutungsneigung (intrazerebrale Blutung bei ca. 0,3–1 % der behandelten Patienten)
- allergische (anaphylaktische) Reaktion nach Applikation von Streptokinase
- Zu den Kontraindikationen siehe ➤ Tab. 1.11.

1.6.5 Komplikationen nach Myokardinfarkt

Rhythmusstörungen

- **ventrikuläre Extrasystolen**: bei über 80 % der Patienten mit Myokardinfarkt

Tab. 1.11 Kontraindikationen für eine fibrinolytische Therapie.

absolute Kontraindikationen	relative Kontraindikationen
• Hirnlutung oder Schlaganfall unklarer Ursache in der Anamnese • ischämischer Schlaganfall in den letzten 6 Monaten • Hirnkrankheit oder Hirntumor • größere Unfälle, größere chirurgische Eingriffe in den letzten 3 Wochen • gastrointestinale Blutung im letzten Monat • bekannte Blutgerinnungsstörung • Aortendissektion	• TIA in den letzten 6 Monaten • orale Antikoagulation • traumatische Reanimation • therapierefraktäre Hypertonie • fortgeschrittene Lebererkrankung • infektiöse Endokarditis • floride Ulkuskrankheit • i. m. Injektion • Malignom • nichtkomprimierbare Gefäßpunktionen • Schwangerschaft

- **Ventrikuläre Tachykardien (VT)** bei akutem Infarkt sollten möglichst rasch unterbrochen werden, da sie aufgrund der hämodynamischen Auswirkungen die Myokardischämie verstärken und in Kammerflimmern übergehen können.
- **Reperfusions-Arrhythmien bis zur VT:** können tödlich sein → Kalium, Magnesium und Volumen optimieren gegebenenfalls Therapie mit Lidocain und Phenytoin
- **Vorhofflimmern** mit Tachyarrhythmia absoluta und **Vorhofflattern** mit schneller (zum Beispiel 2 : 1) Überleitung
- **Sinusbradykardie** v. a. bei Hinterwandinfarkten, oft in Kombination mit einer Hypotonie
- **AV-Block:** mehrheitlich Folge der lokalen Ödembildung und bildet sich meist von selbst zurück.
- intraventrikuläre Leitungsblockierungen

Herzinsuffizienz bei Myokardinfarkt

Bei einer linksventrikulären Ausdehnung des Infarktareals von über 15–20 % kann es zur Herzinsuffizienz mit Lungenstauung oder einem Lungenödem kommen, ab 30–40 % zum Linksherzversagen bis hin zum kardiogenen Schock. Das Ausmaß der Herzinsuffizienz korreliert eng mit der Letalität des akuten Myokardinfarkts.

Weitere Komplikationen in der frühen Postinfarktphase

- **Infarktperikarditis** (Pericarditis epistenocardica; bei bis zu 10–15 % der Infarktpatienten, vor allem nach ausgedehnten Vorderwandinfarkten): durch fibrinöse epikardiale Entzündung bedingt, zeigt sich klinisch durch am 2.–3. Tag nach Myokardinfarkt auftretende erneute thorakale Schmerzen, die für ca. 1–2 Tage anhalten. Bei der Auskultation kann evtl. ein Perikardreiben gehört werden.
- Durch eine **Dysfunktion** oder den **Abriss eines Papillarmuskels** als Folge einer Papillarmuskelnekrose bei Hinterwandinfarkt kann eine **akute Mitralinsuffizienz** entstehen. Hinweisend sind ein neu aufgetretenes Systolikum sowie die Entwicklung eines Lungenödems als Zeichen des rasch progredienten Rückwärtsversagens.
- **ischämische Ventrikelseptumruptur:** häufig asymptomatisch, bei ausgedehntem Defekt kann es zu einem Links-rechts-Shunt mit akuter Herzinsuffizienz (Blutdruckabfall, Herzfrequenzanstieg, periphere Vasokonstriktion) kommen.
- **Herzwandruptur:** Führt zur Perikardtamponade mit akuter Schocksymptomatik; sie ist mit einer hohen Letalität (> 95 %) behaftet.
- **arterielle und venöse Embolien:** sowohl als periphere arterielle Embolien kardialen Ursprungs bei großen transmuralen Infarkten wie auch als Immobilisationsfolge in Form von Lungenembolien bei Becken- oder Beinvenenthrombose

Spätkomplikationen

Post-Myokardinfarkt-Syndrom (Dressler-Syndrom)
Autoimmunperikarditis, die sich ca. 2–10 Wochen nach Myokardinfarkt entwickelt (sie wird auch nach Herzoperationen beobachtet und wird dann als **Post-Kardiomyotomie-Syndrom** bezeichnet). Sie ist exsudativ und kann von einer Pleuritis begleitet sein. Die Diagnose wird durch die typische Klinik mit Perikardreiben, retrosternalen Schmerzen, Fieber und Nachweis von Antikörpern gegen Herzmuskelzellen gestellt. Therapeutisch kommen Analgetika und Antiphlogistika, zum Beispiel ASS oder Diclofenac, sowie ggf. zusätzlich Glukokortikoide zum Einsatz.

Herzwandaneurysma

- sackartige Ausweitung der Herzwand im Infarktareal
- bei ca. 10 % der Infarktpatienten, v. a. nach Vorderwandinfarkten mit spitzennaher Lokalisation
- **Komplikationen:** Linksherzinsuffizienz, Rhythmusstörungen, Aneurysmaruptur sowie periphere Embolien
- **Diagnose:** Nachweis einer mehr als 3 Wochen persistierenden ST-Strecken-Hebung im EKG. Echokardiografisch und ventrikulografisch zeigen sich eine paradoxe systolische Auswärtsbewegung (**Dyskinesie**) und ggf. intrakardiale Thromben.
- **Therapie:** operative Aneurysmektomie bei fortschreitender Herzinsuffizienz, bei arteriellen Embolien trotz Antikoagulation und/oder bei gehäuft auftretenden ventrikulären Tachykardien

Prognose

- Bis zu 35 % der Patienten versterben in den ersten Stunden (meist vor einer stationären Aufnahme), die Letalität im Krankenhaus liegt bei 5–15 %.
- Die Mehrzahl der Todesfälle ist auf maligne ventrikuläre Rhythmusstörungen (vorwiegend in den ersten 48 h) oder auf ein progredientes Linksherzversagen mit kardiogenem Schock zurückzuführen.
- Die mittel- bis langfristige Prognose nach einem Myokardinfarkt wird vor allem durch das Ausmaß der linksventrikulären Dysfunktion bestimmt.
- Weitere Risikofaktoren für eine erhöhte Letalität sind ventrikuläre Extrasystolen, der Nachweis von Spätpotenzialen im hochverstärkten EKG sowie das Auftreten einer Postinfarktangina.

1.7 Herzinsuffizienz

1.7.1 Definition und Einteilung

Definition

Unfähigkeit des Herzens, bei normalen Füllungsdrücken die Körperperipherie ausreichend mit Blut – und damit Sauerstoff und Substraten – zu versorgen, um den Gewebestoffwechsel in Ruhe oder bei Belastung sicherzustellen. Etwa 1–2 % der Bevölkerung sind betroffen. Die Zahl der Neuerkrankungen liegt bei etwa 5 : 1.000 pro Jahr, wobei sich die Inzidenz nach dem 45. Lebensjahr mit jedem Jahrzehnt etwa verdoppelt.

Klinische Einteilung

Die Herzinsuffizienz wird nach verschiedenen Kriterien eingeteilt, die bei einem Patienten auch nebeneinander bestehen können:

- **akute** (Minuten bis Stunden) oder **chronische** (Tage bis Monate) Herzinsuffizienz
- **kompensierte** (keine oder nur geringe Leistungsminderung) oder **dekompensierte** (deutliche bis erhebliche Leistungsminderung) Herzinsuffizienz
- je nach den vorherrschenden Symptomen in Linksherzinsuffizienz, Rechtsherzinsuffizienz oder biventrikuläre (= globale) Herzinsuffizienz
- je nach Pathophysiologie der Pumpstörung (s. u.) in **systolische** (Verminderung der myokardialen Kontraktilität) oder **diastolische** (Behinderung der diastolischen Füllung) Herzinsuffizienz
- **Vorwärtsversagen** (*forward failure*; die systemische Blutversorgung ist durch ein Pumpversagen des Herzens vermindert) und **Rückwärtsversagen** (*backward failure*; Rückstau von Blut in das Niederdrucksystem → Lungenkreislauf, Körperperipherie)
- **kardiogener Schock:** Maximalausprägung des kardialen Vorwärtsversagens mit deutlich vermindertem systemischem Blutdruck, reduziertem Herzzeitvolumen sowie erheblich erhöhten Füllungsdrücken. Die Letalität ist sehr hoch (> 70–80 %).

1.7.2 Pathogenese

Eine Herzinsuffizienz entsteht immer dann, wenn einzelne oder mehrere für die adäquate Pumpleistung notwendige Komponenten der Herzfunktion durch Krankheitsprozesse beeinträchtigt werden. Mögliche Ursachen sind also Krankheiten mit

- direkter Verminderung der myokardialen Kontraktilität,
- unphysiologischer Erhöhung der Vorlast (= Volumenbelastung),

- unphysiologischer Erhöhung der Nachlast (= Druckbelastung),
- Behinderung der diastolischen Füllung des Herzens (diastolische Ventrikelfunktionsstörungen).

Kompensationsmechanismen und Strukturveränderungen

Die Vielzahl **struktureller** und **neurohumoraler Kompensationsmechanismen** macht eine vorübergehende Steigerung der Herzleistung möglich, auf längere Sicht kommt es jedoch durch einen Circulus vitiosus zu einer weiteren Beeinträchtigung der myokardialen Pumpfunktion, die eine weitere Progression der Herzinsuffizienz begünstigt (➤ Tab. 1.12; ➤ Abb. 1.20). Die lang dauernde Belastung des Herzens führt zu nachteiligen **strukturellen Veränderungen**.

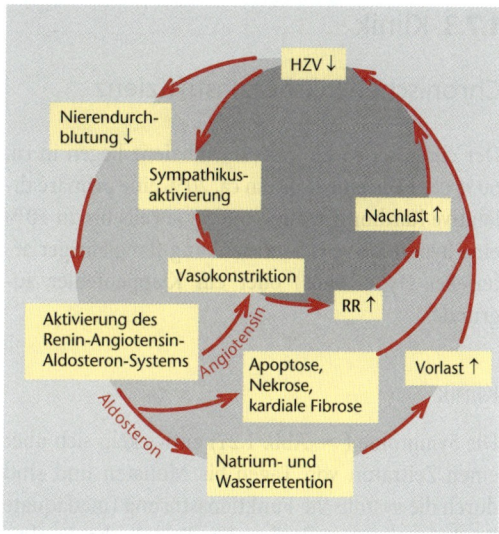

Abb. 1.20 Circulus vitiosus der Kompensationsmechanismen bei Herzinsuffizienz. HZV = Herzzeitvolumen. [L157]

Tab. 1.12 Kompensationsmechanismen bei chronischer Herzinsuffizienz.

Kompensations-mechanismus	positiver Effekt (meist Kurzzeiteffekt)	nachteiliger Effekt (meist Langzeiteffekt)
Größenzunahme des Herzens	Sarkomerlänge ↑ → Vordehnung ↑ → Auswurfleistung ↑ (Frank-Starling-Mechanismus)	größere Vordehnung und vergrößertes Herzvolumen → Wandspannung ↑ → diastolischer Koronarfluss ↓, myokardialer Sauerstoffbedarf ↑
Aktivierung des Renin-Angiotensin-Aldosteron-Systems	Aldosteron bewirkt eine Natrium- und Wasserretention und erhöht die Vorlast → Schlagvolumen ↑. Angiotensin II wirkt vasokonstriktorisch → Aufrechterhaltung eines ausreichenden arteriellen Mitteldrucks und damit eines adäquaten Perfusionsdrucks für die lebenswichtigen Gewebe.	Vasokonstriktion durch Angiotensin II → Auswurfwiderstand ↑ (↑ Nachlast) gleichzeitige Vorlasterhöhung → Schlagvolumen ↓ (Übermaximierung des Frank-Starling-Mechanismus) Angiotensin und Aldosteron bewirken zusätzlich: • Myokardhypertrophie (erhöhter Sauerstoffbedarf) • Proliferation von Fibroblasten (interstitielle Fibrose, diastolische Compliancestörung) • myokardialen Zelluntergang (Verlust kontraktilen Gewebes)
Stimulation des sympathisch-katecholaminergen Systems	Herzfrequenz ↑ (Tachykardie) und myokardiale Kontraktion ↑ (positive Inotropie), ↑ Vorlast durch Tonussteigerung in den venösen Kapazitätsgefäßen, Blutumverteilung zur Aufrechterhaltung der Perfusion lebenswichtiger Organe	Gefahr der myokardialen Ischämie und von Herzrhythmusstörungen durch: • arterielle Vasokonstriktion → Nachlast ↑ • erschwerte diastolische Füllung wegen ↓ Diastolendauer • Sauerstoffverbrauch ↑ bei gleichzeitig ↓ Koronarperfusion Noradrenalin fördert die Myokardhypertrophie (erhöhter Sauerstoffbedarf) und den myokardialen Zelluntergang (Verlust kontraktilen Gewebes).
erhöhte Synthese von Endothelin-1	Vasokonstriktion	• arterielle Vasokonstriktion → Nachlast ↑ • Sauerstoffverbrauch ↑
erhöhte Freisetzung atrialer natriuretischer Peptide (ANP, BNP)	natriuretisch-diuretische Wirkung, Vasodilatation durch Hemmung des peripheren Sympathikus → Senkung der Nachlast sowie Senkung einer exzessiven Vorlast	Bei zunehmender Herzinsuffizienz lässt die ANP- und BNP-Wirkung durch Down-Regulation der spezifischen Rezeptoren an der Niere nach; die gesteigerte, vorlasterhöhende Aktivität des RAAS kann dann nicht mehr neutralisiert werden.

1.7.3 Klinik

Chronische Linksherzinsuffizienz

Der chronischen Linksherzinsuffizienz liegen in ca. 60 % der Fälle eine KHK, in ca. 20 % eine primäre dilatative Kardiomyopathie und in jeweils bis zu 10 % eine hypertensive Herzerkrankung (langjähriger arterieller Hypertonus) oder ein Klappenfehler zugrunde.

Klinik

Die Symptome (> Abb. 1.21) entwickeln sich über einen Zeitraum von Tagen bis Monaten und sind durch die systolische Funktionsstörung (inadäquate Förderleistung) und/oder die diastolische Funktionsstörung (Behinderung der Ventrikelfüllung) des Herzens bedingt.

- **Rückwärtsversagen**: Symptome der pulmonalvenösen Stauung → Belastungsdyspnoe, dann paroxysmale nächtliche Dyspnoe und Ruhedyspnoe bis zur Orthopnoe, stauungsbedingter trockener Reizhusten („Stauungsbronchitis"), evtl. mit geringer Blutbeimengung, sowie evtl. Zeichen der Atemwegsobstruktion mit Giemen und verlängertem Exspirium („Asthma cardiale"), Lungenödem und schaumiger, fleischwasserfarbiger Auswurf.
- **Vorwärtsversagen**: Zeichen der Minderperfusion der Organe und der Körperperipherie → rasche muskuläre Ermüdung, Verwirrtheit, Abgeschlagenheit und Schlafstörungen sowie eine meist milde Flüssigkeitsretention infolge der verminderten Nierendurchblutung sowie Nykturie durch die nächtliche Mobilisation retinierter Flüssigkeit.

Die Einteilung des **klinischen Schweregrads** erfolgt anhand des Hauptsymptoms Dyspnoe nach der Klassifikation der New York Heart Association (NYHA, > Tab. 1.13). Die subjektiven Beschwerden korrelieren dabei häufig nur gering mit der echokardiografisch oder angiografisch gemessenen linksventrikulären Funktionseinschränkung, haben jedoch Einfluss auf die Prognose.

Parallel zur NYHA-Klassifikation hat sich die Einteilung der Herzinsuffizienz nach dem Schema der American Heart Association eingebürgert (> Tab. 1.14). Damit lässt sich das NYHA-Stadium I besser differenzieren (AHA-Stadium A und B). NYHA IV und Stadium D sind identisch.

Tab. 1.13 Schweregrade der Herzinsuffizienz: Klassifikation der New York Heart Association (NYHA).

NYHA-Klasse	Beschwerden
I	Völlige Beschwerdefreiheit bei normaler körperlicher Belastung – alltägliche körperliche Belastung verursacht keine Erschöpfung, Luftnot, Rhythmusstörungen und/oder Angina pectoris.
II	Geringe Einschränkung der körperlichen Leistungsfähigkeit bei normaler Belastung – alltägliche körperliche Belastung verursacht Erschöpfung, Luftnot, Rhythmusstörungen und/oder Angina pectoris.
III	Starke Einschränkung der körperlichen Leistungsfähigkeit bei normaler Belastung – geringe körperliche Belastung verursacht Erschöpfung, Luftnot, Rhythmusstörungen und/oder Angina pectoris.
IV	Einschränkung der körperlichen Leistungsfähigkeit selbst bei geringer Belastung oder bereits in Ruhe, Bettlägerigkeit

Chronische Rechtsherzinsuffizienz

Folge einer eingeschränkten rechtsventrikulären Funktion mit Rückstau des Blutes in den venösen Kreislauf. Eine **isolierte Rechtsherzinsuffizienz** ist selten. Häufiger tritt eine Rechtsherzinsuffizienz als Folge einer Linksherzinsuffizienz auf → Rückstau in den kleinen Kreislauf → erhöhte rechtsventrikuläre Nachlast (pulmonale Hypertonie) → Druckbelastung des rechten Ventrikels. Treten Symptome der Rechts- und Linksherzinsuffizienz gemeinsam auf, wird von einer **biventrikulären** oder **globalen Herzinsuffizienz** gesprochen (häufig das „Endstadium" der chronischen Linksherzinsuffizienz; > Abb. 1.21).

Klinik

- **periphere Ödeme**: manifestieren sich zunächst in den abhängigen („tief liegenden") Körperpartien (Fußrücken, Knöchel, Unterschenkel, bei bettlägerigen Patienten auch am Os sacrum), später auch in den Oberschenkeln und am Stamm (sog. Anasarka)

- **Nykturie**: durch die nächtliche Rückresorption von Ödemen
- **Pleuraergüsse**: typischerweise rechts ausgeprägter als links (Folge des rechtsseitig geringer ausgeprägten intrapleuralen Drucks), im fortgeschrittenen Stadium mit Atemnot sowie einer oberen Einflussstauung mit erhöhtem, evtl. sichtbarem **jugularvenösem Puls** und hervortretenden Halsvenen
- **Stauungsgastritis**: abdominelles Völlegefühl, Aufstoßen, Obstipation und Resorptionsstörungen (auch von Medikamenten). Im Extremfall können die Malabsorption und die Appetitlosigkeit eine „**kardiale Kachexie**" verursachen.
- **Stauungsleber:** Spannungsgefühl im rechten Oberbauch mit mäßiger Bilirubin- und Transaminasenerhöhung; Extremfall: **Stauungsinduration** („*cirrhose cardiaque*")
- Aszites
- stauungsbedingter **Perikarderguss**

Komplikationen der chronischen Herzinsuffizienz

- supraventrikuläre und ventrikuläre **Rhythmusstörungen** als Folge der eingeschränkten Sauerstoff- und Substratversorgung des Herzmuskels sowie der Dilatation von Vorhöfen und Kammern (eine neu aufgetretene absolute Arrhythmie bei Vorhofflimmern ist häufig Ausgangspunkt einer kardialen Dekompensation)

Klinik bei Linksherzinsuffizienz	Klinik bei Rechtsherzinsuffizienz
• Belastungs-, Ruhedyspnoe, Orthopnoe • Rasselgeräusche über Lunge, Husten • Lungenödem • Zyanose • Einsatz der Atemhilfsmuskulatur	• Gestaute, erweiterte Halsvenen • Ödeme (Bauch, Unterschenkel, Füße) • Gewichtszunahme • Leber- und Milzvergrößerung • Aszites • „Magenbeschwerden"

Befunde, die sowohl bei Links- als auch bei Rechtsherzinsuffizienz vorkommen

- Eingeschränkte Leistungsfähigkeit, Schwäche und Ermüdbarkeit
- Nykturie
- Tachykardie bei Belastung, Herzrhythmusstörungen
- Herzvergrößerung, Pleura- und Perikarderguss
- Im Spätstadium niedriger Blutdruck

Abb. 1.21 Übersicht der Symptome und Befunde bei Links- und bei Rechtsherzinsuffizienz. [A400]

Tab. 1.14 Stadieneinteilung der Herzinsuffizienz nach ACC/AHA (2001).

Stadium	Definition	Beispiele
A	• Patienten mit Risikokonstellation für spätere Herzinsuffizienz • keine erkennbaren strukturellen oder funktionellen Abnormalitäten • keine Herzinsuffizienzzeichen	koronare Herzkrankung, arterieller Hypertonus, Diabetes mellitus, Alkoholabusus, Einnahme kardiotoxischer Medikamente, rheumatisches Fieber, positive Familienanamnese
B	Patienten mit struktureller Herzerkrankung, aber ohne Herzinsuffizienzsymptomatik	linksventrikuläre Hypertrophie, Dilatation oder Fibrose, linksventrikuläre Hypokontraktilität, asymptomatischer Herzklappenfehler, Z. n. Infarkt
C	Patienten mit aktueller oder früherer Herzinsuffizienzsymptomatik bei struktureller Herzerkrankung	Kurzatmigkeit, körperliche Leistungsminderung bei nachgewiesener systolischer Dysfunktion, asymptomatischer Patient unter Herzinsuffizienztherapie
D	Patienten mit fortgeschrittener struktureller Herzerkrankung und mit deutlicher Herzinsuffizienzsymptomatik in Ruhe trotz maximaler medikamentöser Therapie	häufige Krankenhausaufenthalte, Indikation zur Herztransplantation gegeben, Notwendigkeit von „Bridging" bzw. „Assist-Devices", präfinale Konstellation

- rhythmusbedingter **plötzlichen Herztod** (weniger als die Hälfte der Todesfälle in NYHA-Stadien III und IV)
- arterielle und venöse **Thrombosen und Thromboembolien** (erniedrigtes Herzzeitvolumen, Immobilisation, Hämokonzentration infolge diuretischer Therapie, absolute Arrhythmie)

Akute Linksherzinsuffizienz, kardiogener Schock

Innerhalb von Minuten bis Stunden auftretende Pumpfunktionsstörung des Herzens, die durch den abrupten Abfall des Herzzeitvolumens oder eine akute Lungenstauung gekennzeichnet ist. Die maximale Ausprägung einer akuten Linksherzinsuffizienz ist der **kardiogene Schock** (auch bei maximaler Therapie meist letal).

Ursachen Myokardiales Pumpversagen bei großem Myokardinfarkt oder fulminanter Lungenembolie, rasch progrediente Myokarditis, Perikardtamponade, hämodynamisch relevante ventrikuläre oder supraventrikuläre Arrhythmien sowie akute Klappeninsuffizienzen (z. B. bei infektiöser Endokarditis oder bei Papillarmuskelabriss infolge eines Herzinfarkts).

Pathogenese und Klinik

Neben einem Lungenödem häufig auch ausgeprägtes **Vorwärtsversagen**. Das Herzzeitvolumen sinkt unter eine kritische Grenze ab (Cardiac Index < 2 l/min/m^2) → arterielle Hypotonie mit Tachykardie → in der Maximalausprägung kardiogener Schock mit Minderperfusion der Körperorgane einschließlich des Herzens. Der periphere Widerstand ist erhöht, obwohl das Herz nicht mehr pumpen kann. Die mangelnde Lungenperfusion sowie die Diffusionsstörung infolge des Lungenödems bewirken eine Hypoxämie → progrediente Organdysfunktionen wie akutes Nierenversagen, Enzephalopathie (mit Bewusstseinsstörungen bis hin zum Bewusstseinsverlust), Leberfunktionsstörungen oder eine Darmischämie ohne zugrunde liegende Stenose der darmversorgenden Arterien („*non-occlusive disease*").

Akute Rechtsherzinsuffizienz bei Lungenembolie

Infolge einer akuten Druckbelastung des muskelschwächeren rechten Herzens durch den pulmonalarteriellen Gefäßverschluss.

Steigt der pulmonalarterielle Mitteldruck auf über 25 mmHg an, kann der rechte Ventrikel die plötzliche Nachlasterhöhung nicht kompensieren. Daher kann es neben den für die Lungenembolie typischen Befunden Thoraxschmerz, Dyspnoe und Zyanose zum Vorwärtsversagen des rechten (und konsekutiv auch des linken) Ventrikels kommen. Das sekundäre Versagen des linken Ventrikels resultiert aus dem verminderten Blutstrom aus dem Lungenkreislauf (Abfall des linksventrikulären Schlagvolumens) sowie aus der Hypoxämie mit nachfolgendem Abfall der Kontraktilität des Myokards.

1.7.4 Basisdiagnostik bei Herzinsuffizienz

Anamnese

- **Anamnese:** Symptome der Links- und der Rechtsherzinsuffizienz, kardiale und allgemeininternistischen Vorerkrankungen, Medikamentenanamnese
- **körperliche Untersuchung:** klinische Befunde des Vorwärtsversagens, des Rückwärtsversagens sowie der begleitenden Kompensationsvorgänge Tachykardie, kühle Extremitäten und verminderte Pulsamplitude, periphere und zentrale Zyanose, Halsvenenstauung, Ödeme, verlagerter Herzspitzenstoß, leiser 1. Herzton, ventrikulärer „Galopprhythmus", 3. Herzton, Systolikum als Ausdruck einer (relativen) Mitralinsuffizienz, feuchte Rasselgeräusche über den basalen Lungenpartien, exspiratorisches Giemen bei „Asthma cardiale".
- **Labor:** der Plasmaspiegel der natriuretischen Peptide (v. a. BNP und sein Prohormon NT-proBNP) ändert sich rasch mit der Volumenbelastung des Herzens und korreliert mit dem Schweregrad der Herzinsuffizienz → gute Marker zur Diagnose und Therapiekontrolle einer Herzinsuffizienz sowie zur Differenzialdiagnostik bei Patienten mit Dyspnoe (ein niedriger BNP-Plas-

maspiegel schließt eine kardiale Ursache der Atemnot mit hoher Wahrscheinlichkeit aus).
- weitere charakteristische Laborbefunde: erniedrigte Natrium-Serum-Konzentration infolge einer intravasalen Volumenerhöhung (Verdünnungshyponatriämie), eine stauungsbedingte Erhöhung des Bilirubins und der Transaminasen („Stauungshepatitis") und eine Kreatinin- und Harnstofferhöhung infolge der verminderten Nierenperfusion. Im Sputum können bei schwerer Herzinsuffizienz mit pulmonaler Stauung sog. „**Herzfehlerzellen**" (hämosiderinhaltige Alveolarmakrophagen) nachgewiesen werden.
- **Ruhe-EKG**: Spezifische elektrokardiografische Zeichen der Herzinsuffizienz gibt es nicht. Es kann jedoch auf die zugrunde liegende Herzerkrankung hindeuten (zum Beispiel einen Hinweis auf einen abgelaufenen Myokardinfarkt geben) und durch die kardiale Schädigung (zum Beispiel ventrikuläre und atriale Dilatation) bedingte Arrhythmien nachweisen.
- **Röntgenthorax**: Charakteristische radiologische Befunde bei (Links-)Herzinsuffizienz sind (➤ Abb. 1.22):
  - eine **Kardiomegalie** mit Verbreiterung des transversalen Herzdurchmessers auf über 50% des Thoraxdurchmessers und/oder Einengung des Retrokardialraums im seitlichen Strahlengang
  - **Stauungszeichen** (nach Schweregrad): beidseitige interstitielle und/oder alveoläre Infiltrate, unscharfe und verbreiterte Hili, erweiterte und unscharf konturierte Lungengefäße, Dilatation der Lungenoberlappenvenen, Verdichtung der interlobären Septen (radiär und hiluswärts verlaufende Kerley-A-Linien, im Unterfeld horizontal verlaufende Kerley-B-Linien), fleckige, besonders hilusnah lokalisierte und konfluierende Verschattungen (typischerweise symmetrisch, evtl. „schmetterlingsförmig") sowie Pleuraergüsse (einseitig rechts oder beidseitig, dann meist rechtsbetont)
- **Echokardiografie:** Evaluation des Herzens bei Diagnosestellung und zur Verlaufskontrolle → Ejektionsfraktion (EF) als Maß der linksventrikulären Funktion, enddiastolischer linksventrikuläre Durchmesser (EDD) als Maß der Volumenbelastung, diastolische Funktionsstörung etc.
- **Herzkatheteruntersuchung:** Vorliegen und Ausmaß einer koronaren Herzerkrankung (als Ursache der Insuffizienz), linksventrikuläre Pumpfunktion (Lävokardiografie), Ausmaß von Klappenvitien, intrakardiale Füllungsdrücke, pulmonalarterieller Druck

1.7.5 Therapie bei Herzinsuffizienz

Chronische Herzinsuffizienz

Wenn möglich: kausale Therapie mit Beseitigung der zugrunde liegenden Ursache → nur bei einem kleineren Teil der Patienten möglich.

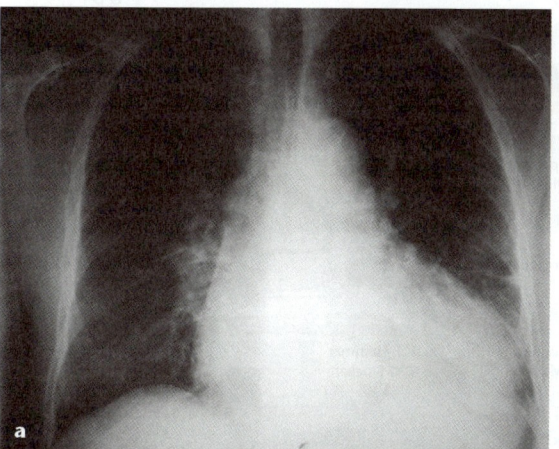
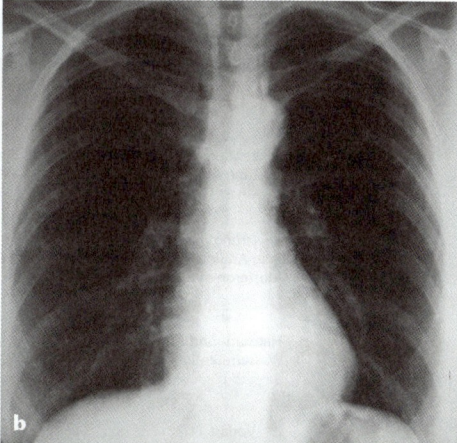

Abb. 1.22 Röntgenthorax-Befund bei Herzinsuffizienz NYHA III. a) Es zeigt sich eine deutliche Kardiomegalie mit links thoraxwandrandständigem Herzwandschatten. b) Im Vergleich dazu ein Normalbefund mit mittelständigem Herzen, dessen Querdurchmesser 40% des Thoraxdurchmessers nicht übersteigt. [M181]

Die symptomatische Therapie bei Herzinsuffizienz beinhaltet allgemeine und medikamentöse, evtl. auch chirurgische Maßnahmen. Alle Patienten profitieren von einer konsequenten Behandlung oder Vermeidung zusätzlicher belastender Faktoren (zum Beispiel Bluthochdruck, Adipositas, Anämie, Hyperthyreose).

Allgemeinmaßnahmen

Vermeidung kardiotoxischer Substanzen (zum Beispiel Alkohol, Nikotin), Gewichtsnormalisierung, **körperliche Bewegung** (körperliche Schonung nur bei dekompensierter Herzinsuffizienz) und Vermeidung von Reisen in große Höhe und Gegenden mit heißem oder feuchtem Klima. Die tägliche Kochsalzzufuhr sollte 3–6 g nicht überschreiten, um das durch den sekundären Hyperaldosteronismus bereits gesteigerte Extrazellularvolumen nicht noch weiter zu erhöhen. Bei schwerer Herzinsuffizienz kann eine Trinkmengenbeschränkung auf ca. 1,5 Liter pro Tag notwendig werden.

Medikamentöse Therapie

Ziele: Entlastung des Herzens durch Senkung der Vor- und Nachlast, Steigerung der Kontraktilität, Ökonomisierung der Herzarbeit durch Frequenzbegrenzung und Senkung des Sauerstoffverbrauchs sowie eine Hemmung der neurohumoralen Aktivierung mit ihren negativen Auswirkungen auf die Progression der kardialen Dysfunktion (➤ Abb. 1.23).

Die wichtigsten Substanzen für die medikamentöse Langzeittherapie bei chronischer Herzinsuffizienz sind:
- **ACE-Hemmer** (zum Beispiel Enalapril oder Ramipril; NYHA I-IV): Senkung der Mortalität bei oligosymptomatischer linksventrikulärer Funktionseinschränkung (Ejektionsfraktion < 40 %), bei manifester Herzinsuffizienz und bei Patienten, die im Rahmen eines Herzinfarkts eine Herzinsuffizienz entwickelt haben. Wirkung durch Abschwächung der durch Angiotensin II vermittelten Effekte mit daraus resultierender Senkung der Nachlast und Hemmung der aldosteronvermittelten Na-Rückresorption, der Noradrenalin-Freisetzung, der Proliferation von Fibroblasten und glatten Muskelzellen, des Myozytenwachstums und der myozytären Apoptose.
- **Angiotensin-Rezeptor-Antagonisten** (**AT1-Antagonisten**, zum Beispiel Candesartan oder Valsartan): Wirkmechanismus wie bei den ACE-Hemmern durch direkte Blockade des Angiotensin-Rezeptor-Subtyps 1. Kein bewiesener prognostischer Vorteil gegenüber ACE-Hemmern, Therapiealternative bei ACE-Hemmer-Unverträglichkeit. Auch die Kombination von AT1-Antagonisten mit ACE-Hemmern kommt bei fortgeschrittener Herzinsuffizienz zum Einsatz.
- **β-Rezeptoren-Blocker** (**Betablocker**; zum Beispiel Bisoprolol oder Metoprololsuccinat): Senkung der Mortalität bei oligosymptomatischer linksventrikulärer Funktionseinschränkung und manifester Herzinsuffizienz unabhängig von

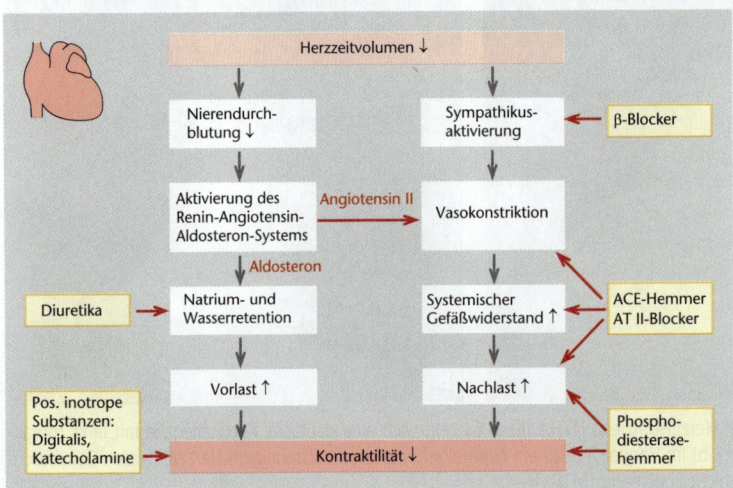

Abb. 1.23 Wirkungsmechanismen der verschiedenen Medikamentengruppen bei Herzinsuffizienz. [L157]

ischämischer oder nichtischämischer Genese. Wirkung über Antagonisierung der überschießenden Sympathikusaktivität (Senkung von Herzfrequenz und Sauerstoffverbrauch) und Hemmung der Noradrenalin-assoziierten Kardiotoxizität (geringer ausgeprägtes Myozytenwachstum, Verminderung der myozytären Apoptose).

MERKE
Bei NYHA-Stadien III und IV ist aufgrund der negativ-inotropen Wirkung (Minderung der Herzkraft) eine einschleichende Dosierung des Betablockers mit sehr langsamer Dosissteigerung über mehrere Wochen erforderlich!

- **Aldosteron-Antagonisten** (Spironolacton oder Eplerenon): Senkung der Mortalität bei fortgeschrittener Herzinsuffizienz (NYHA-Stadien III und IV) in Kombination mit ACE-Hemmern, Betablockern und Diuretika (additiver Effekt). Wirkung durch Hemmung der aldosteronvermittelten Na-Rückresorption (Senkung der Vorlast, Aldosteron-Antagonisten können im Rahmen einer sequenziellen Nephronblockade die Diurese erhöhen) und des kaliumsparenden Effekts (geringere Inzidenz eines plötzlichen Herztodes).

MERKE
Vorsicht mit der Anwendung von Aldosterin-Antagonisten bei eingeschränkter Nierenfunktion: drohende Hyperkaliämie!

- **Diuretika** (➤ Pharma-Info Diuretika in 10.5.1): Indiziert bei jeder Herzinsuffizienz, die mit einer Flüssigkeitsretention *("congestion")* einhergeht. Vorlastsenkung durch vermehrte Elektrolyt- und Wasserausscheidung sowie Nachlastsenkung. Bei fortgeschrittener Herzinsuffizienz ist häufig die Gabe von Schleifendiuretika (zum Beispiel Torasemid, Furosemid) erforderlich, ansonsten ist die mit einer geringeren Inzidenz von Hypokaliämien assoziierte Therapie mit Thiazid-Diuretika in Kombination mit einem kaliumsparenden Diuretikum (zum Beispiel Hydrochlorothiazid plus Triamteren) vorzuziehen. Diuretika sollten bei Herzinsuffizienz mit ACE-Hemmern und Betablockern kombiniert werden.
- **Vasodilatatoren:** Nitrate, Molsidomin, Hydralazin oder Kalzium-Kanal-Blocker haben bei Herzinsuffizienz keinen erwiesenen prognostischen Vorteil. Sie können zusätzlich zur Standardmedikation bei schwer einstellbarer arterieller Hypertonie und Angina pectoris gegeben werden (diese Empfehlung gilt bei den Kalzium-Kanal-Blockern nur für Amlodipin und Felodipin).
- **Herzglykoside:** indiziert zur Frequenzkontrolle bei absoluter Arrhythmie bei Vorhofflimmern in Kombination mit Betablockern. Keine bewiesene Senkung der Mortalität bei Herzinsuffizienz.

Eine Indikation zur Behandlung besteht bei jeder symptomatischen Herzinsuffizienz (NYHA II–IV), aber auch bereits bei einem symptomlosen Stadium NYHA I, wenn echokardiografisch eine Ejektionsfraktion < 40 % gemessen wird.

MERKE
Katecholoamine und Phosphodiesterase-Hemmer sind nur für den kurzfristigen Einsatz bei der Therapie des kardiogenen Schocks auf der Intensivstation geeignet.

Chirurgische Therapie, Schrittmachertherapie

- **Bypass-Operation (ACVB), PTCA:** Bei Herzinsuffizienz infolge einer KHK kann eine Myokardrevaskularisation zu einer Besserung der Symptome führen.
- **Ventrikelreduktionsplastik** (zum Beispiel Resektion eines Vorderwandaneurysmas): in Einzelfällen Verbesserung der linksventrikulären Funktion
- **biventrikuläre Schrittmacherstimulation** (Platzierung der linksventrikulären Sonde via Koronarsinus in eine Herzvene): bei deutlich eingeschränkter linksventrikulärer Funktion (Ejektionsfraktion < 35 %), erhaltenem Sinusrhythmus und Linksschenkelblock (sog. kardiale Resynchronisationstherapie, CRT)
- Implantation eines **automatischen, implantierbaren Defibrillatorsystems (AICD)** zur Therapie maligner Rhythmusstörungen (auch in Kombination mit einem biventrikulären Schrittmacher möglich) verbessert die Überlebensrate bei Patienten mit eingeschränkter linksventrikulärer Funktion (Ejektionsfraktion < 35 %) bei ischämischer oder nichtischämischer Kardiomyopathie.

> **Chirurgie-Info**
> **Herztransplantation**
> Bei stark fortgeschrittenen Erkrankungen des Herzens bei irreversibler Myokardschädigung mit progredienter Herzinsuffizienz kann eine Herztransplantation als Ultima Ratio indiziert sein (> 17.7).
> **Indikationen**:
> - koronare Herzerkrankung im Endstadium
> - dilatative Kardiomyopathie
> - hypertroph-obstruktive Kardiomyopathie
> - angeborene Herzfehler
> - benigne Tumoren
> - Herzklappenvitien im Endstadium.
>
> **Kontraindikationen:**
> - erhöhter pulmonaler Gefäßwiderstand (Gefahr des akuten Rechtsherzversagens des Spenderherzens)
> - chronische Infektionen, Sepsis
> - florides Magen-/Duodenalulkus
> - terminale Nieren-, Leber- oder Lungeninsuffizienz
> - Malignome
> - Nikotin-, Drogen-, Alkoholabusus
> - mangelnde Compliance.
>
> **Postoperative Therapie und Diagnostik**
> Um einer Abstoßungsreaktion vorzubeugen, ist eine individuell angepasste lebenslange Dauertherapie mit Immunsuppressiva notwendig. Routinemäßig wird zunächst in 4- bis 6-wöchigem Abstand und bei Verdacht auf eine akute Abstoßungsreaktion eine transvenöse endomyokardiale Biopsie entnommen. Diese wird anschließend vom Pathologen auf mononukleäre Zellinfiltrate untersucht. [AS]

1.8 Herzrhythmusstörungen

1.8.1 Ätiologie und Pathogenese

- **metabolische Schädigungen** (Hypoxie, Substratmangel, Kälte, Azidose, Elektrolytstörungen, Medikamentenwirkungen)
- **strukturelle Schädigung** (Vernarbung, Hypertrophie, Entzündung)
- **angeborene Strukturanomalien** des Herzens und seines Reizleitungssystems

Bradykarde Rhythmusstörungen

Unzureichende Erregungsbildung im Sinusknoten (**Sinusknotenerkrankung**), Störung der Erregungsüberleitung auf die Kammern (**AV-Block**) oder eine gestörte sinuatriale Überleitung (SA-Block). Häufige Ursachen bradykarder Herzrhythmusstörungen sind:

- degenerativ-ischämische Prozesse des Erregungsbildungs- und -leitungssystems infolge einer chronischen Ischämie oder Narbenbildung bei koronarer Herzkrankheit
- nichtischämische Schädigung des Erregungsbildungs- und -leitungssystems, wie etwa bei chronischen Herzklappenfehlern oder Kardiomyopathien
- angeborene, entzündlich bedingte sowie perioperativ bei herzchirurgischen Eingriffen entstandene Störungen
- idiopathische Formen

Tachykarde Rhythmusstörungen

Pathogenese

Tachykarde Herzrhythmusstörungen gehen in der Regel von **singulären Extrasystolen** (vorzeitigen Depolarisationen) aus, die in jeder elektrisch aktiven Zelle des Herzens entstehen können.

Singuläre Extrasystolen

Einzelne Extrasystolen können durch Potenzialschwankungen nach Ende eines Aktionspotenzials (sog. Nachdepolarisationen) hervorgerufen werden. Überschreitet die Nachdepolarisation das Schwellenpotenzial, so entsteht ein neues, **„getriggertes" Aktionspotenzial**. Charakteristisch ist die fixe zeitliche Koppelung an die vorausgegangene normale Herzaktion. Nicht selten folgt einer so entstandenen Extrasystole über den gleichen Mechanismus eine weitere Extrasystole, gelegentlich auch mehrere weitere Extrasystolen.

Folgende Faktoren begünstigen die Entstehung von Extrasystolen:
- **Elektrolytstörungen**, v. a. Hypokaliämie und Magnesiummangel: ventrikuläre und supraventrikuläre Extrasystolen
- **Sauerstoffmangel:** ventrikuläre und supraventrikuläre Extrasystolen
- **endogen freigesetztes Adrenalin, Sympathomimetika**: generell arrhythmiefördernd, vorzugsweise im Vorhofbereich, ebenso $β_1$-Rezeptoren

stimulierende Substanzen wie **Koffein, Amphetamine und Kokain**
- **Hyperthyreose:** typisch sind supraventrikuläre Arrhythmien (Sinustachykardie, Vorhofflimmern)
- **Digitalis-Überdosierung:** meist ventrikuläre Extrasystolen, zusätzlich AV-Block, Sinusbradykardie
- **Antiarrhythmika der Klasse III:** Salven aufeinanderfolgender ventrikulärer Extrasystolen (Torsade-de-Pointes-Tachykardie)

Anhaltende Tachykardien
Bei abnormen elektrischen Eigenschaften des Herzens kann eine singuläre Extrasystole oder eine Serie von Extrasystolen eine sog. kreisende Erregung initiieren (**Reentry-Kreislauf,** „re-entry-circuit"): Die Erregungsfront kehrt in diesem Fall an den Ort ihrer Entstehung zurück, wo sie wieder erregbare Strukturen vorfindet, sodass der gleiche Weg erneut und immer wieder beschritten wird. Die Frequenz der Tachykardie ist ausschließlich von den elektrischen Eigenschaften der beteiligten Strukturen abhängig. Ein Erregungskreislauf auf ventrikulärer Ebene kann zum Beispiel in der Randzone einer großen Myokardinfarktnarbe entstehen, während Erregungskreisläufe zwischen Vorhöfen und Kammern durch angeborene akzessorische atrioventrikuläre Leitungsbahnen, wie zum Beispiel ein **Kent-Bündel,** entstehen können.

Über den gleichen Mechanismus kann auch eine völlig chaotische Rhythmusstörung, das **Flimmern,** entstehen. Hierbei führt die Rückkehr der Erregungsfront zu ihrem Ausgangspunkt nicht zu *einem* umschriebenen, stabilen Reentry-Kreislauf, sondern zu einer Vielzahl ineinanderfließender, instabiler Kreisläufe. Es resultiert ein völliger Ausfall der Pumpfunktion der betroffenen Kammern.

Seltenere Mechanismen für die Entstehung anhaltender Tachykardien sind:
- **gesteigerte Automatie:** Beschleunigung der Impulsbildung in Zellen mit physiologisch vorhandener Fähigkeit zur Impulsbildung. Beispiel: Sinustachykardie
- **abnorme Automatie:** Verringerung des Ruhepotenzials von impulsbildenden Zellen. Hierdurch wird das Schwellenpotenzial zur Auslösung eines Aktionspotenzials unphysiologisch schnell erreicht. Beispiel: sog. idioventrikuläre – d. h. im Ventrikel selbst entstehende – Tachykardie in der Frühphase eines Myokardinfarkts.

Therapiebedürftigkeit von Rhythmusstörungen

Ein entscheidendes Kriterium zur Beurteilung von Therapiebedürftigkeit und prognostischer Relevanz einer Herzrhythmusstörung ist deren hämodynamische Auswirkung. Besonders gefährlich sind Rhythmusstörungen, die das Herzzeitvolumen so stark beeinträchtigen, dass eine zerebrale Minderperfusion auftritt, die sich zum Beispiel in Synkopen äußern kann.

1.8.2 Diagnostik

Anamnese

- Art der bemerkten Rhythmusstörung: langsam, schnell, regelmäßig, unregelmäßig
- Dauer der Rhythmusstörung
- Symptome bei der Rhythmusstörung: Synkope, Kollaps oder Schwindel, Schwächegefühl, Angina pectoris, Dyspnoe
- Schilderung der Situation, in der die Rhythmusstörung eingesetzt hat
- Medikation zum Zeitpunkt der Rhythmusstörung, Suchtmittelgebrauch
- Anamnese kardialer und extrakardialer Vorerkrankungen

Körperliche Untersuchung

- kompletter internistischer Status, v. a. Zeichen der Herzinsuffizienz, Hinweise auf angeborene oder erworbene Herzfehler, einen arteriellen Hypertonus sowie auf Erkrankungen der Lunge oder Schilddrüse
- Auskultation der Herzfrequenz und Regelmäßigkeit/Unregelmäßigkeit der Rhythmusstörung
- Pulsdefizit und arterielle Hypotonie → hämodynamische Bedeutsamkeit einer tachykarden Rhythmusstörung

Apparative Basisdiagnostik

- **Ruhe-EKG**: Identifikation der vorliegenden Rhythmusstörung (wenn zum Untersuchungs-

zeitpunkt bestehend) und Diagnostik begleitender kardialer Erkrankungen (zum Beispiel abgelaufene Myokardinfarkte, Vorhof- oder Kammerhypertrophie)
- **Echokardiografie**: Einschränkung der Kammerfunktion, Infarktnarben und Herzklappenfunktion
- **Ergometrie**: kardiopulmonale Belastbarkeit, belastungsinduzierte Myokardischämie und Herzrhythmusstörungen
- **Labor**: Elektrolytentgleisung, Hyperthyreose
- Lungenfunktionsprüfung und Blutgasanalyse

Spezifische Rhythmusdiagnostik

- **Langzeit-EKG:** bei nicht permanent vorhandener Herzrhythmusstörung (meist über 24–48 Stunden). Selten auftretende Rhythmusstörungen können über EKG-Aufzeichnungsgeräte, die vom Patienten selbst angelegt werden (sog. **externe Event-Recorder**), oder subkutan implantierte EKG-Aufzeichnungsgeräte (sog. **implantierbare Event-Recorder**) erfasst werden.
- **Provokationsmanöver**: artifizielles Auslösen der Arrhythmie durch:
  - Karotisdruckversuch: Reizung der Barorezeptoren des Karotissinus durch manuellen Druck oder Kopfwendung → Vagusstimulation → Leitbefund für die Diagnose eines Karotissinus-Syndroms

> **MERKE**
> Kein Karotisdruckversuch bei Karotisstenosen.

  - Kipptisch-Untersuchung: passives Aufrichten des auf einem kippbaren Tisch liegenden Patienten auf etwa 70° → initial leichter Blutdruckabfall mit gegenregulatorischer Erhöhung der Herzfrequenz (physiologisch) → nach mehreren Minuten ggf. Herzfrequenz-Abfall und/oder ein weiterer Abfall des Blutdrucks, z. T. mit Synkope → Leitbefund für die Diagnose der **neurokardiogenen Synkope**
- **elektrophysiologische Untersuchung** (wenn die nichtinvasive Diagnostik ergebnislos bleibt): durch transvenöse Einführung von Elektrodenkathetern in die rechtsseitigen Herzhöhlen werden intrakardiale Potenziale aus dem Vorhof, vom His-Bündel (His-Bündel-EKG) sowie aus der Kammer abgeleitet. Vorhof und Ventrikel werden durch elektrische Impulse seriell („programmiert") stimuliert.

1.8.3 Therapie

- Optimierung der Behandlung der oft vorhandenen kardialen Grunderkrankung (macht gelegentlich eine spezifische antiarrhythmische Therapie entbehrlich).
- Substitution des häufig durch diuretische Therapie bestehenden arrhythmogenen Mangels an Kalium und Magnesium.

Medikamentöse Therapie

Antiarrhythmisch wirksame Medikamente verändern direkt oder indirekt den Ablauf des Aktionspotenzials in den Zellen, die an der Entstehung von Herzrhythmusstörungen beteiligt sind. Sie haben dabei auch **proarrhythmische**, d. h. arrhythmiefördernde Effekte. Risikofaktoren für eine proarrhythmische Wirkung der Antiarrhythmika:
- eingeschränkte Kammerfunktion
- anamnestisch proarrhythmische Wirkung
- Bradykardie, Schenkelblock
- vorbestehende QT-Verlängerung, exzessive QT-Verlängerung als Therapiefolge (zum Beispiel Chinidin, Sotalol, Amiodaron, trizyklische Antidepressiva, Makrolide, Metoclopramid)
- Elektrolytentgleisung
- hohe Dosis des Antiarrhythmikums

Bei der Auswahl eines Antiarrhythmikums ist die Therapiesicherheit, vor allem die Vermeidung proarrhythmischer Effekte, von entscheidender Bedeutung.

> **Pharma-Info**
> **Antiarrhythmika**
>
> Antiarrhythmisch wirksame Medikamente werden nach ihren elektrophysiologischen Eigenschaften in vier Gruppen eingeteilt **(Vaughan-Williams-Klassifikation)**. Charakteristische Wirkungen Nebenwirkungen sind als Übersicht in ➤ Tab. 1.15 zusammengefasst.
> - **Klasse I: Natriumkanalblocker** = Hemmstoffe des schnellen Natrium-Einstroms in Phase I des Aktionspotenzials. Sie stabilisieren das Ruhepotenzial und verschlechtern die Erregungsleitung.

- antiarrhythmisches Wirkprinzip: 1. Unterdrückung von Extrasystolen. 2. Verschlechterung der Erregungsleitung: Hierdurch können Erregungskreisläufe unterbrochen werden.
- proarrhythmisches Wirkprinzip: Durch Verlangsamung der Erregungsleitung können Reentry-Kreisläufe erst möglich werden oder kritische AV-Überleitungsstörungen entstehen. Kritische Zeichen sind eine Verbreiterung des QRS-Komplexes, das Entstehen eines Schenkelblocks sowie das Auftreten regelmäßiger ventrikulärer oder supraventrikulärer Tachykardien.
- Klasse-I-Antiarrhythmika können das Risiko für einen plötzlichen Herztod erhöhen, sie dürfen nur bei Patienten ohne strukturelle Herzkrankheit (zum Beispiel KHK) eingesetzt werden.
- Beispiele: Chinidin, Lidocain, Propafenon, Flecainid
- **Klasse II: β-Rezeptoren-Blocker:** Sie wirken nicht direkt auf den Ablauf des Aktionspotenzials, sondern verringern den Einfluss des Sympathikus.
  - antiarrhythmisches Wirkprinzip: Senkung der Sinusknotenfrequenz und Verzögerung der Überleitung im AV-Knoten. Die arrhythmogene Wirkung eines erhöhten Sympathikotonus auf das Vorhof- und Kammermyokard wird gedämpft.
  - proarrhythmisches Wirkprinzip: Verstärkung einer ggf. vorhandenen Neigung zu Bradykardien. Kritische Verschlechterung der Kreislauffunktion bei herzinsuffizienten Patienten als Folge der negativ-inotropen Wirkung (bei einschleichender Dosierung vermeidbar)
  - nachgewiesene Verminderung des Risikos für den plötzlichen Herztod
  - Beispiele: Metoprolol, Atenolol, Bisoprolol, Carvedilol
- **Klasse III: Kaliumkanalblocker** = Hemmstoffe des Kalium-Ausstroms während der Phase III des Aktionspotenzials. Sie verlängern sowohl das Aktionspotenzial als auch die Refraktärzeit.
  - antiarrhythmisches Wirkprinzip: Verringerung der Anzahl von Extrasystolen. Die Verlängerung der Refraktärzeit kann Reentry-Kreisläufe blockieren.
  - proarrhythmisches Wirkprinzip: Auslösung von Torsade-de-Pointes-Tachykardien durch exzessive Verlängerung des QT-Intervalls (> 500–550 ms), dies gilt auch für Klasse-I-Antiarrhythmika mit QT-verlängernder Wirkung (Chinidin).
  - Amiodaron beeinflusst die Häufigkeit des plötzlichen Herztodes nicht (fehlende negative Inotropie) und kann auch bei Patienten mit struktureller Herzkrankheit verordnet werden.
  - Beispiele: Amiodaron, Sotalol (Sotalol ist zusätzlich ein β-Blocker)
- **Klasse IV: Kalziumkanalblocker vom Verapamil-Typ:** Sie wirken in erster Linie im Bereich von Zellen mit der Fähigkeit zur autonomen Reizbildung, d. h. an Sinus- und AV-Knoten. Die Geschwindigkeit der diastolischen Depolarisation und die Anstiegssteilheit der über den Ca^{2+}-Einstrom vermittelten Depolarisation werden gebremst.
  - antiarrhythmisches Wirkprinzip: Verlangsamung der Sinusknotenfrequenz sowie Verzögerung der AV-Knoten-Leitung
  - proarrhythmisches Wirkprinzip: Verstärkung einer gegebenenfalls vorhandenen Neigung zu Bradykardien
  - Beispiele: Verapamil, Diltiazem

[MP, CD]

> **MERKE**
> Amiodaron enthält große Mengen an Jod. Es kann eine Hyper-, seltener auch eine Hypothyreose auslösen. Gefürchtete, wenn auch seltene Nebenwirkung ist die Amiodaron-induzierte Lungenfibrose, die irreversibel sein kann. Im Rahmen einer Dauertherapie entwickeln sich Ablagerungen in der Kornea, die in der Regel das Sehvermögen nicht beeinträchtigen und nach Absetzen reversibel sind.

Apparative Therapie

Katheterablation

Indikation Regelmäßige Vorhofrhythmusstörungen wie AV-Knoten-Tachykardien, Tachykardien bei akzessorischer AV-Leitungsbahn, Vorhofflattern und ektope atriale Tachykardien. Zunehmende Erfolge zeigen neu entwickelte Ablationsverfahren auch in der Behandlung des Vorhofflimmerns sowie von Kammertachykardien.

Prinzip Bei der Katheterablation wird über einen transvenös oder transarteriell in das Herz vorgeschobenen Katheter ein hochfrequenter (HF) Strom abgegeben, der zu einer lokalen Gewebeerwärmung und -nekrose führt (HF-Ablation). Alternativ kann die umschriebene Gewebenekrose auch durch Kälteapplikation bewirkt werden (Kryoablation). Auf diese Weise können Strukturen des Erregungsleitungs- oder Erregungsbildungsgewebes, die am Zustandekommen von Reentry-Kreisläufen beteiligt sind oder abnorme Depolarisationseigenschaften aufweisen, aufgesucht und gezielt ausgeschaltet werden → kurative Behandlung.

Tab. 1.15 Charakteristische Nebenwirkungen von Antiarrhythmika.

Klasse	Wirkstoffe	Wirkmechanismen	Indikationen	UAW	KI
I: Natriumkanalblocker	Klasse IA: Ajmalin, Chinidin, Disopyramid, Procainamid	Hemmung der schnellen spannungsabhängigen Na$^+$-Kanäle. Folgen: • ↑ Refraktärzeit • Aktionspotenzialdauer (AP-Dauer) • ↑ durch Klasse IA • ↓ durch Klasse IB • Klasse IC: kein Einfluss • negativ inotrop: IC > IB > IA. Negativ dromotrop	supraventrikuläre und ventrikuläre Tachykardie Ajmalin (i. v.): v. a. bei WPW-Syndrom	• proarrhythmogenes Potenzial: Herzrhythmusstörungen bis hin zum Kammerflimmern durch ↑ AV-Überleitung. • Chinidin: ↑ Wirkung von Digoxin – nicht Digitoxin – und von Cumarinen • Chinidin, Disopyramid und Procainamid besitzen bei niedriger Dosierung eine anticholinerge (atropinähnliche) Wirkung und beschleunigen die AV-Überleitung! Deshalb sollte bei der Anwendung bei VHF eine Vormedikation mit einem Digitalisglykosid oder Verapamil erfolgen.	• frischer Herzinfarkt • Herzinsuffizienz • ↑ QT-Zeit
	Klasse IB: Lidocain, Mexiletin, Phenytoin	vgl. IA Kurzfristige Bindung an Na$^+$-Kanäle	ventrikuläre Tachykardie, Lidocain außerdem als Lokalanästhetikum, Phenytoin außerdem als Antiepileptikum	vgl. IA	vgl. IA
	Klasse IC: Flecainid, Prajmalin, Propafenon	vgl. IA zusätzlich negativ chronodrop	• (supra)ventrikuläre Tachykardie • Prajmalin (p. o.): v. a. bei WPW-Syndrom • Flecainid: v. a. zur Rhythmisierung von VHF	vgl. IA	vgl. IA Flecainid verschlechtert die Prognose bei Postinfarktpatienten
II: β-Blocker (hier nur Einsatz als Antiarrhythmikum beschrieben)		Aufhebung der proarrhythmischen Wirkungen von Katecholaminen	• Sinustachykardie und supraventrikuläre Tachykardie bei erhöhtem Sympathikotonus oder Hyperthyreose • zur Frequenzkontrolle bei VHF • supraventrikuläre Reentry-Tachykardie • ventrikuläre Tachykardie • zur Prophylaxe von ventrikulären Herzrhythmusstörungen bei Myokardinfarkt und chronischer Herzinsuffizienz. ↓ Risiko für plötzlichen Herztod mit Prognoseverbesserung		• Asthma bronchiale • höhergradige AV-Blockierungen • dekompensierte Herzinsuffizienz

1.8 Herzrhythmusstörungen

Tab. 1.15 Charakteristische Nebenwirkungen von Antiarrhythmika. (Forts.)

Klasse	Wirkstoffe	Wirkmechanismen	Indikationen	UAW	KI
III: Kaliumkanalblocker	Amiodaron (p. o., i. v.) Dronedaron Sotalol	• Hemmung von K$^+$-Kanälen • Amiodaron und Dronedaron (nicht iodiert) hemmen außerdem Na$^+$-, Ca^{2+}-Kanäle und β-Rezeptoren und haben damit Eigenschaften aller 4 Klassen. Amiodaron ist kaum negativ inotrop und deshalb auch bei KHK oder Herzinsuffizienz einsetzbar. • Sotalol ist außerdem ein β-Blocker (β$_1$- und β$_2$-Rezeptoren)	• (supra)ventrikuläre Tachykardien bei Versagen anderer Antiarrhythmika (wegen schwerer UAW): • Rhythmisierung und Frequenzkontrolle bei VHF • Reentry-Tachykardie beim WPW-Syndrom • schwere ventrikuläre Herzrhythmusstörungen, Kammerflimmern bei Versagen der primären Defibrillation (Amiodaron)	**Amiodaron:** extrem lange HWZ: 14–100 d (→ schlecht steuerbar) bei 50 % Bioverfügbarkeit Medikamenteninteraktion: Amiodaron hemmt CYP3A4 und CYP2C9: ↑ Spiegel von Vitamin-K-Antagonisten, Statinen, Flecainid und Lidocain Schilddrüsenfunktionsstörungen: Hyper- und Hypothyreose möglich, da Amiodaron einen jodierten Phenolring besitzt reversible gelbbraune Ablagerung auf der Kornea Fotodermatose Interstitielle, meist irreversible Lungenfibrose Bradykardie ↑ QT-Zeit: Torsade-de-Pointes-Tachykardie. Deshalb zu Therapiebeginn über 6–10 d aufsättigen und QT-Zeit im EKG kontrollieren! Danach Erhaltungsdosis **Sotalol:** Proarrhythmisch ↑ QT-Zeit: Torsades-de-pointes-Tachykardie typische Nebenwirkungen der β-Blocker	**Amiodaron:** • Schilddrüsenerkrankungen • Sinusbradykardie, AV-Block ≥ II°, QT-Verlängerung • Jodallergie **Sotalol:** • dekompensierte Herzinsuffizienz • Asthma bronchiale • negativ inotrop: nicht bei Bradykardie, AV-Block ≥ II°, QT-Verlängerung **Dronedaron:** Herzinsuffizienz NYHA III–IV
IV: Kalziumantagonisten (Nicht-Dihydropyridine)	Diltiazem Verapamil	Leitungsverzögerung in Sinus- und AV-Knoten	• supraventrikuläre Tachykardie • Frequenzkontrolle bei tachykardem VHF **Ausnahme**: nicht bei VHF bei WPW-Syndrom!		• ventrikuläre Herzrhythmusstörungen • Herzinsuffizienz • WPW-Syndrom und andere Syndrome mit akzessorischer Leitungsbahn

Externe Elektrokardioversion und Defibrillation

Akute Herzrhythmusstörungen können durch transthorakale Applikation eines Gleichstromimpulses beendet werden → alle erregbaren Herzmuskelzellen werden simultan erregt und in der Folge auch simultan refraktär → der Sinusknoten hat die Möglichkeit, wieder die Führung des Herzrhythmus zu übernehmen.

MERKE

Von einer Defibrillation wird gesprochen, wenn Kammerflimmern elektrisch beendet wird. Für die Beendigung aller anderen Rhythmusstörungen ist der Begriff Elektrokardioversion gebräuchlich.

Während beim Kammerflimmern der Abgabezeitpunkt des Stromimpulses unerheblich ist, ist bei allen anderen Tachykardieformen eine EKG-getriggerte, mit den R-Zacken synchronisierte Stromabgabe angezeigt, um zu verhindern, dass ein in die Repolarisationsphase einer Herzaktion fallender Impuls Kammerflimmern auslöst.

Die externe Elektrokardioversion bzw. Defibrillation ist äußerst schmerzhaft und darf deshalb nur am bewusstlosen oder narkotisierten Patienten durchgeführt werden!

Defibrillatortherapie (ICD)

Der **Kardioverter-Defibrillator** oder **ICD** *(implantable cardioverter defibrillator)* ist ein implantierbares Gerät, das durch permanente EKG-Ableitung Herzrhythmusstörungen erkennen kann. Tachykarde Rhythmusstörungen können durch antitachykarde Stimulation (**ATP: antit**achykardes **P**acing, syn. **Überstimulation**) oder durch Abgabe eines Elektroschocks (interne Kardioversion oder Defibrillation) behandelt werden. Darüber hinaus ist auch eine antibradykarde Stimulation möglich.

Passagere Elektrostimulation, Überstimulation

Durch Elektrostimulation über eine passager in den rechten Vorhof oder die rechte Herzkammer eingebrachte Elektrode kann das Herz stimuliert werden, wodurch bei akuten Bradykardien eine ausreichende Herzfrequenz gesichert werden kann.

Tachykarde Herzrhythmusstörungen, die durch einen Reentry-Kreislauf verursacht werden, können durch Abgabe einzelner oder serieller Elektroimpulse, deren Frequenz über der Tachykardiefrequenz liegt, beendet werden (Überstimulation, *„overdrive"*; sehr aufwendig).

Herzschrittmacher-Therapie

Herzschrittmacher sind subkutan implantierbare Aggregate, deren Elektroden im rechten Herzen endokardial platziert werden und hierüber die Vorhöfe und/oder Kammern elektrisch stimulieren können. Unterschieden werden **Einkammer-** (eine Elektrode, die entweder im Vorhof oder in der Kammer liegt) und **Zweikammer-Herzschrittmacher** (zwei

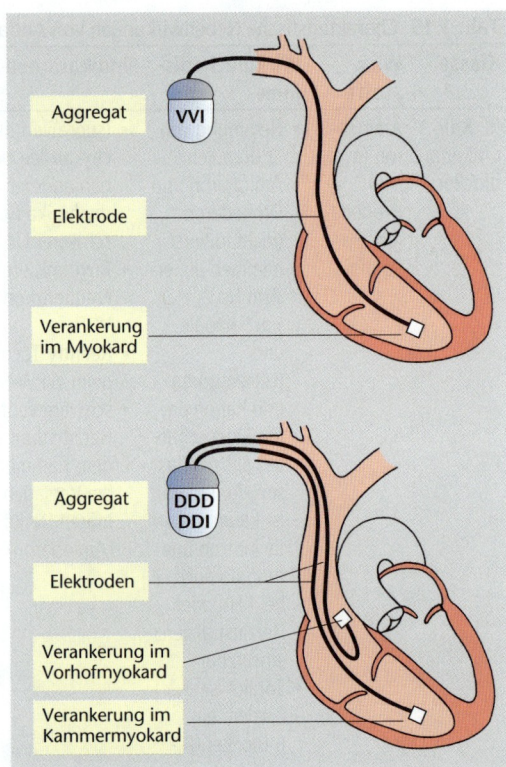

Abb. 1.24 Schemazeichnung Ein- und Zweikammer-Schrittmacher. [L157]

Elektroden, eine im Vorhof, eine in der Kammer; > Abb. 1.24) sowie **biventrikulär stimulierende Schrittmacher** (zusätzliche Elektrode im Koronarsinus zur Stimulation des linken Ventrikels).

Alle Herzschrittmacher erkennen den Eigenrhythmus des Herzens. Eine Stimulation erfolgt nur, wenn dieser Eigenrhythmus ausfällt oder inadäquat langsam ist. Die Schrittmacherimplantation ist indiziert bei bradykarden Herzrhythmusstörungen, wenn die Bradykardie zu Symptomen und/oder zu einer Einschränkung der Lebenserwartung führt.

Biventrikulär stimulierende Herzschrittmacher kompensieren den ungünstigen hämodynamischen Effekt einer asynchronen Kammerkontraktion durch einen Linksschenkelblock. Durch simultane Stimulation des rechten Ventrikels über die rechtsventrikuläre endokardiale Elektrode sowie des linken Ventrikels über die Koronarsinuselektrode wird die Kammerkontraktion resynchronisiert. Durch die Resynchronisation (*cardiac resynchronisation therapy*, CRT) können bei herzinsuffizienten Patienten mit eingeschränkter Pumpfunktion und Links-

1.8 Herzrhythmusstörungen

Tab. 1.16 Nomenklatur von Schrittmachern.

1. Stelle: Stimulationsort (Pacing)	2. Stelle: Wahrnehmungsort (Sensing)	3. Stelle: Funktionsart	4. Stelle: Frequenzadaptation unter Belastung
A = Atrium	A = Atrium	I = Inhibierung durch Eigenrhythmus	R = Frequenzadaptation ist aktiviert
V = Ventrikel	V = Ventrikel	T = Triggerung durch Eigenrhythmus	
D = dual (Atrium und Ventrikel)	D = dual (Atrium und Ventrikel)	D = dual (Inhibierung und Triggerung durch Eigenrhythmus)	
0 = keine Stimulation	0 = keine Wahrnehmung	0 = weder Inhibierung noch Triggerung	

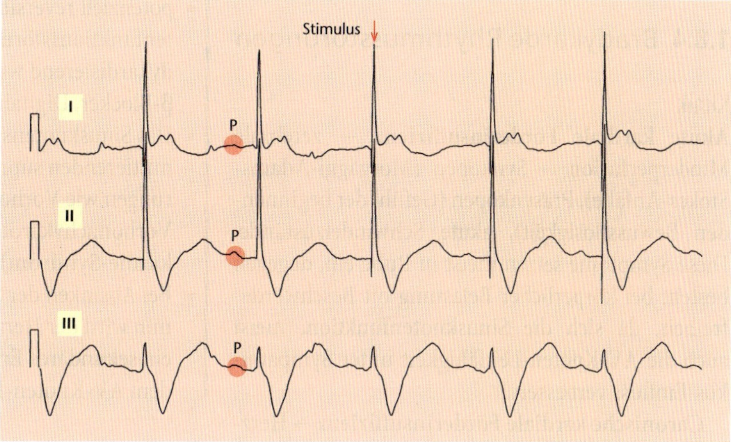

Abb. 1.25 EKG bei AV-Block III° unter Stimulation mit einem Zweikammer-Herzschrittmacher (DDD-Modus). Jeder wahrgenommenen Vorhofaktion (P-Welle) folgt nach Ablauf des AV-Erwartungsintervalls ein elektrischer Stimulus im Bereich der Herzkammer. Der Kammerkomplex ist verbreitert und deformiert. [L157]

schenkelblock die Herzinsuffizienz-Symptomatik und auch die Prognose verbessert werden (➤ 1.7.5).

Bezeichnung des Funktionsmodus

Für die Bezeichnung des Funktionsmodus eines Schrittmachers ist ein 3- bzw. 4-stelliger Code international gebräuchlich (➤ Tab. 1.16).

- **Einkammer-Herzschrittmacher** sind auf den durch Eigenrhythmus inhibierten Modus (AAI bzw. VVI) programmiert, d. h., die Impulsabgabe erfolgt nur dann, wenn eine Spontanerregung ausbleibt oder zu spät kommt. Andernfalls wird die Impulsabgabe unterdrückt (inhibiert).
- **Zweikammer-Herzschrittmacher** sind meist auf den DDD-Modus programmiert, d. h., sie können beide Kammern (**D**) stimulieren und in beiden Kammern den Eigenrhythmus (**D**) wahrnehmen. Die Impulsabgabe kann sowohl durch Eigenrhythmus inhibiert (**I**) als auch getriggert werden (**T**): nach jeder wahrgenommenen Vorhofaktion wird geprüft, ob innerhalb des AV-Erwartungsintervalls eine Kammeraktion wahrgenommen wird. Ist dies der Fall, wird die Impulsabgabe in der Kammer inhibiert. Andernfalls löst die Vorhofaktion eine Kammererregung aus (atrial getriggerte Kammerstimulation).
- **Biventrikuläre Herzschrittmacher** sind meist im DDD-Modus mit kurzem AV-Erwartungsintervall programmiert, da nur so die erwünschte permanente Kammerstimulation erfolgt.

Schrittmachersyndrom: reflektorischer Blutdruckabfall, Synkopen, Palpitationen und Dyspnoe durch retrograde Vorhoferregung und Vorhofkontraktion gegen die geschlossene AV-Klappe bei erhaltenem Sinusrhythmus des Herzens.

Schrittmacher-EKG

Die Schrittmacherimpulse sind als schmale, strichartige Ausschläge mit folgender P-Welle (Vorhofstimulation) oder folgendem QRS-Komplex (Kammerstimulation) erkennbar. Die Schrittmacher-Stimulation im rechten Ventrikel führt zu einer deutlichen Deformierung des EKG (➤ Abb. 1.25). Die Kammerkomplexe sind verbreitert und der Lagetyp verändert, da sich die Erregung von der Elektrodenspitze im rechtsventrikulären Myokard ausbreitet und nicht über das Reizleitungssystem läuft. Eine Beurteilung der Kammerkomplexe auf Hypertrophiekriterien sowie Veränderungen der Erregungsrückbildung (ST-Strecke) ist nicht möglich, es zeigt sich das Bild eines Linksschenkelblocks. Unter biventrikulärer Stimulation ist der Kammerkomplex weniger verbreitert.

1.8.4 Bradykarde Rhythmusstörungen

Klinik
Akute kardiale Förderinsuffizienz → zerebrale Minderperfusion → Synkopen (Morgagni-Adams-Stokes-Anfälle), Präsynkopen (Gefühl der beginnenden Bewusstlosigkeit), akute Schwindelzustände. Diese Symptome setzen meist in Ruhe ein, dagegen besteht bei körperlicher Belastung oft Beschwerdefreiheit, da sich die Sinusknotenfunktion, meist auch die AV-Knoten-Leitfähigkeit unter Sympathikus-Einfluss verbessert.

Chronische kardiale Förderinsuffizienz → Herzinsuffizienz, mangelnde Belastbarkeit, aber auch uncharakteristische (und mehrdeutige) Symptome wie Verwirrtheitszustände und Konzentrationsschwäche.

Sinusknotenerkrankung

Synonyme: Sinusknotensyndrom, Sick-Sinus-Syndrom

Der Sinusknoten ist nicht in der Lage, Erregungen in einer ausreichenden Frequenz hervorzurufen und auf den Vorhof überzuleiten. Das gleichzeitige Auftreten einer Funktionsstörung des Sinus- und AV-Knotens wird als Zweiknotenerkrankung oder binodale Erkrankung bezeichnet.

Ätiologie und Pathogenese
- Funktionsstörungen der Schrittmacherzellen oder Blockierung der Erregungsleitung vom Sinusknoten zum Vorhofmyokard (sinuatrialer Block, SA-Block)
- Betroffen sind v. a. Patienten im höheren Lebensalter (nur bei einem Teil dieser Patienten liegt eine organische Herzkrankheit vor).
- potenziell reversible Ursachen einer Sinusknotenfunktionsstörung: Schlafapnoesyndrom, bradykardisierend wirkende Medikamente wie β-Blocker, Digitalis und alle Antiarrhythmika
- Das Sinusknotensyndrom geht häufig mit intermittierenden supraventrikulären Rhythmusstörungen wie Vorhofflimmern oder regelmäßigen Vorhoftachykardien einher (**Bradykardie-Tachykardie-Syndrom**).
- Bei Absinken der Sinusfrequenz auf unter 30–50/min wird der Herzrhythmus in der Regel durch ein sekundäres Erregungsbildungszentrum aus dem AV-Knoten-Bereich unterhalten.

Diagnostisches Vorgehen
- 12-Kanal-EKG (bei permanenter Bradykardie) oder Langzeit-EKG (bei nichtpermanenter Bradykardie)
- Ergometrie: unzureichender Frequenzanstieg bei körperlicher Belastung (chronotrope Inkompetenz)
- genaue Medikamentenanamnese (β-Blocker, Digitalis, Antiarrhythmika)

EKG-Befund (➤ Abb. 1.26)
- anhaltende oder vorübergehende Sinusbradykardie, häufig mit ausgesprochener Sinusarrhythmie

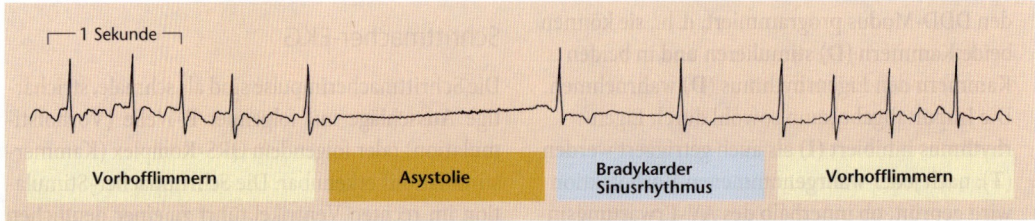

Abb. 1.26 EKG-Befund bei Sinusknotensyndrom (Bradykardie-Tachykardie-Syndrom). [L157]

- Sinusknotenstillstand oder kompletter SA-Block mit Auftreten von Ersatzrhythmen, meist aus dem Vorhof oder AV-Knoten
- SA-Block 2 mit regelmäßigem Ausfall einzelner Sinusaktionen (entsprechend einem AV-Block II. Grades, s. u.)
- unzureichender oder ausbleibender Frequenzanstieg bei Belastung
- Bradykardie-Tachykardie-Syndrom (häufig): Wechsel zwischen Sinusbradykardie und tachykarden supraventrikulären Arrhythmien (Vorhofflimmern, regelmäßige Vorhoftachykardien)

Therapie und Prognose
- Nach Möglichkeit **Absetzen bradykardisierender Medikamente**. Bei intermittierenden supraventrikulären Tachykardien sind bradykardisierende Medikamente allerdings zur Frequenzsenkung während der tachykarden Phasen in aller Regel unverzichtbar.
- **akute symptomatische Sinusbradykardie:** Monitorüberwachung, bei anhaltender Bradykardie intravenöse Gabe von Parasympatholytika, zum Beispiel Atropin und/oder Sympathomimetika, zum Beispiel Orciprenalin (Alupent®); bei Versagen der medikamentösen Therapie Platzierung einer passageren Herzschrittmacherelektrode zur Elektrostimulation.
- **klinisch stabiles Krankheitsbild:** abwarten, ob die bradykardiebedingte Symptomatik nach Ausschalten der auslösenden Faktoren (Medikamente, Schlafapnoesyndrom) persistiert. Bei nicht beeinflussbarer Symptomatik ist die Implantation eines permanenten Herzschrittmachers unumgänglich; infrage kommen dabei vor allem vorhofbeteiligte Systeme (AAI, DDD).
- Das Sinusknotensyndrom ist eine prognostisch gutartige Erkrankung.

Sinusarrhythmie

Von der Sinusknotenerkrankung abzugrenzen ist die häufig auftretende Sinusarrhythmie, die nur selten Krankheitswert hat.

Am einfachsten erkennbar ist die **respiratorische Arrhythmie** mit exspiratorischer Frequenzabnahme und inspiratorischer Frequenzzunahme. Auch nichtrespiratorisch bedingte Vagusreizungen, zum Beispiel vom Gastrointestinaltrakt ausgehend (Stuhlgang, gastroösophagealer Reflux), haben einen Einfluss auf die Sinusfrequenz. Eine spezifische Diagnostik und Therapie der Sinusarrhythmie ist bei Kindern, Jugendlichen und jungen Erwachsenen nicht erforderlich. Im höheren Lebensalter ist die Abgrenzung von der Sinusknotenerkrankung oft nicht möglich. Entscheidendes Kriterium für die Therapiebedürftigkeit (Herzschrittmacherimplantation) ist das Auftreten von bradykardiebedingten Symptomen.

AV-Block

Der AV-Knoten oder distal von ihm gelegene Strukturen wie das His-Bündel oder die Tawara-Schenkel leiten die Erregung vom Sinusknoten verzögert (I°), nur teilweise (II°) oder gar nicht (III°) auf die Kammern über.

Ätiologie
Meist durch degenerative Veränderungen des Reizleitungsgewebes hervorgerufen. Betroffen sind überwiegend ältere Menschen; seltener ist ein angeborener AV-Block. Gelegentlich tritt ein AV-Block auch als Begleiterscheinung akuter kardialer Erkrankungen (Myokardinfarkt, Virusmyokarditis, Borreliose), bei einer bradykardisierenden Medikation (β-Blocker, Digitalis, Antiarrhythmika) oder nach einem herzchirurgischen Eingriff (meist Aortenklappenersatz) auf (potenziell reversibel). Auch bei einer **Vagotonie** kann eine **AV-Blockierung** auftreten, z. B. bei Sportlern, meist I°.

Pathogenese
Die hämodynamischen Konsequenzen des AV-Blocks hängen vom Ausmaß der AV-Leitungsstörung ab. Bei höhergradigen AV-Blockierungen fällt die Frequenz der Herzkammern unter die vom Sinusknoten vorgegebene Frequenz ab, sodass die Herzleistung abnimmt. Unterschieden werden:
- **verzögerte Überleitung (AV-Block I°):** kein Absinken der Kammerfrequenz, aber veränderte zeitliche Abfolge von Vorhof- und Kammeraktion (klinisch meist nicht bedeutsam)
- **Ausfall einzelner Erregungsüberleitungen (AV-Block II°):** Absinken der Kammerfrequenz unter die Sinusknotenfrequenz. Die Kammerfrequenz

wird bestimmt durch das Verhältnis der übergeleiteten Sinusknotenaktionen zur Gesamtzahl der Sinusknotenaktionen.
- **vollständige Unterbrechung** der Erregungsleitung von den Vorhöfen auf die Kammern (**AV-Block III°**): Der Kammerrhythmus ist vom Sinusknoten abgekoppelt. Die Herzfrequenz wird bestimmt durch die Eigenschaften der anstelle des Sinusknotens aktiv werdenden Schrittmacherzellen aus dem Bereich des distalen AV-Knotens oder des Kammermyokards.

Diagnostisches Vorgehen
Die AV-Blockierung wird im 12-Kanal-EKG oder im 24-h-Langzeit-EKG diagnostiziert und ggf. die zeitliche Koinzidenz von Symptomen und AV-Blockierung dokumentiert.

Beim AV-Block III° kann bei der Herzauskultation das Phänomen des sogenannten Kanonenschlags („bruit de canon"), ein kanonenschlagähnliches Herzgeräusch, auftreten.

EKG-Befund (> Abb. 1.27)
Die Einteilung der AV-Blockierungen erfolgt nach dem Verhältnis von auf die Kammer übergeleiteten Sinusknotenaktionen zur Gesamtzahl der Sinusknotenaktionen.
- **AV-Block I°:** Jede Sinusknotenaktion wird auf die Kammer übergeleitet, jedoch mit verlängerter Überleitungszeit (PQ-Intervall > 200 ms) → lediglich eine Verzögerung der AV-Leitung.
- **AV-Block II°:** fehlende Überleitung einzelner Vorhofaktionen. An einzelne P-Wellen schließt sich kein QRS-Komplex an. Unterschieden werden:
  - **II a (Wenckebach-Block, Mobitz-Block Typ I):** Das PQ-Intervall zeigt von Schlag zu Schlag eine progrediente Verlängerung, bis die Überleitung komplett blockiert ist und der Kammerkomplex ausbleibt (sog. Wenckebach-Periodik). Der Ort der Blockierung liegt oft im AV-Knoten.
  - **II b (Mobitz-Block, Mobitz-Block Typ II):** Das PQ-Intervall der übergeleiteten Aktionen bleibt konstant → plötzlicher Ausfall des Kammerkomplexes nach einer vorangegangenen P-Welle. Ort der Blockierung meist innerhalb oder unterhalb des His-Bündels.
  - **höhergradiger AV-Block** (2 : 1, 3 : 1, x : 1) zum Beispiel nur 1 von 2 Sinusknotenerregungen wird übergeleitet → 2:1-Block. Bei dieser Art des Blocks gibt es keine zwei P-Wellen die konsekutiv überleiten! Es besteht die Gefahr der Progredienz zum AV-Block III°.
- **AV-Block III° (totaler AV-Block):** keine Überleitung von Vorhofaktionen auf die Herzkammern, keine regelhafte Beziehung von P-Wellen und QRS-Komplexen. Durch die Blockierung der vom Sinusknoten ausgehenden Erregung setzt ein meist regelmäßiger Ersatzrhythmus ein. Er entsteht je nach Lokalisation der Blockierung meist im Bereich des HIS-Bündels (schmaler QRS-Komplex = Block im AV-Knoten) oder auf Kammerebene (breiter QRS-Komplex = Block unterhalb des AV-Knotens).

Therapie
Zunächst müssen – soweit möglich – bradykardisierende Medikamente (zum Beispiel Digitalis-Präparate, β-Blocker, Verapamil, Clonidin) abgesetzt werden.

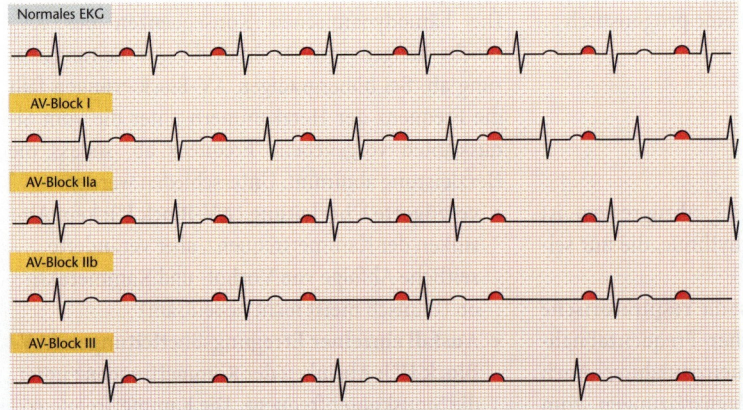

Abb. 1.27 Verschiedene Formen der AV-Blöcke. Die P-Wellen sind rot gekennzeichnet. [L157]

- **akute symptomatische Bradykardie:** Monitorüberwachung; Parasympatholytika (zum Beispiel Atropin i. v.) und/oder Sympathomimetika (zum Beispiel Orciprenalin i. v.). Bei persistierender Symptomatik oder Blockierung unterhalb des AV-Knotens wird eine passagere Herzschrittmacherelektrode platziert.
- **potenziell reversibler AV-Block** (d. h. auf dem Boden einer anderen kardialen Erkrankung wie zum Beispiel einem akuten Myokardinfarkt entstanden oder medikamentös bedingt): zunächst abwartendes Vorgehen, ggf. vorübergehende Schrittmacherstimulation über eine passagere Schrittmacherelektrode
- **nicht reversibler, persistierender AV-Block:** Herzschrittmacher-Therapie bei allen symptomatischen Patienten und prognostisch ungünstiger Blockierungsform: AV-Block IIb (Mobitz-Block), höhergradiger AV-Block, permanenter AV-Block III°

MERKE
Zum Erhalt der natürlichen Sequenz von Vorhof- und Kammeraktion wird in der Regel ein vorhofbeteiligtes Zweikammersystem implantiert (DDD).

Prognostische Kriterien
Als prognostisch gutartig gelten AV-Blockierungen, die **im eigentlichen AV-Knoten-Bereich** lokalisiert sind, da ein plötzlicher Übergang zu einer kompletten Blockierung selten ist und in diesem Fall der distale AV-Knoten als relativ hochfrequentes sekundäres Erregungsbildungszentrum zur Verfügung steht.
Der **unterhalb des AV-Knotens** im oder unterhalb des His-Bündels lokalisierte AV-Block ist im Gegensatz dazu ein lebensbedrohliches Krankheitsbild, da ein abrupter Übergang in eine komplette Blockierung häufig ist und nach einer meist langen, sog. präautomatischen Pause ein nur sehr langsamer ventrikulärer Ersatzrhythmus einsetzt.

Bradyarrhythmia absoluta

Vorhofflimmern mit bradykarder Überleitung auf die Kammern.

Klinik
Analog zum Sinusknotensyndrom (s. o.) können Zeichen der akuten oder chronischen kardialen Förderinsuffizienz, zum Beispiel Synkopen und Schwindelzustände, bestehen.

Ätiologie und Pathogenese
Ursache ist eine Störung der AV-Leitung bei gleichzeitig bestehendem Vorhofflimmern. Meist bei Patienten mit fortgeschrittener Herzkrankheit mit deutlicher Einschränkung der linksventrikulären Funktion.

EKG-Befund
Vorhofflimmern, unregelmäßige Kammeraktion, Kammerfrequenz im Mittel < 60/min.

Therapie
- bei **akuter symptomatischer Bradykardie:** Absetzen bradykardisierender Medikamente, Versuch der medikamentösen Anhebung der Herzfrequenz mit Atropin und/oder Orciprenalin i. v., ggf. passagere Schrittmacherstimulation (Sinusknotensyndrom, s. o.)
- bei **anhaltend symptomatischen** Patienten: permanenter Herzschrittmacher (VVI ausreichend)

MERKE
Der isolierte Befund einer langsamen Herzfrequenz im Langzeit-EKG stellt keine zwingende Indikation zur Herzschrittmacherimplantation dar.

Karotissinus-Syndrom

Rezidivierende Synkopen und abnorme Reaktion auf eine Kompression des Karotissinus hin.

Klinik
Synkopen und akute Schwindelzustände bei Reizungen des Karotissinus durch plötzliches Kopfwenden, Rasieren oder beim Tragen eines engen Hemdkragens. Unterschieden werden drei klinische Typen:
- **kardioinhibitorischer Typ**: Abfall der Sinusfrequenz und/oder höhergradiger AV-Block
- **vasodepressorischer Typ**: Abfall des arteriellen Mitteldrucks infolge Vasodilatation
- **gemischtförmiger Typ**.

Ätiologie und Pathogenese
Überempfindlichkeit vagaler Afferenzen auf Druckerhöhungen im Karotissinus. Häufig vergesellschaftet mit einer KHK.

Diagnostisches Vorgehen
- Der **Karotisdruckversuch** dient der Bestätigung einer klinischen Verdachtsdiagnose (der isolierte Befund eines pathologischen Karotisdruckversuchs beim asymptomatischen Patienten ist ohne therapeutische Relevanz).
- Im **Langzeit-EKG** können Sinusknotenstillstände und/oder höhergradige AV-Blockierungen in zeitlichem Zusammenhang mit Reizungen des Karotissinus dokumentiert werden (kardioinhibitorischer und gemischtförmiger Typ).

Therapie
Permanenter Herzschrittmacher: bei rezidivierenden Synkopen und pathologischem Karotisdruckversuch vom kardioinhibitorischen Typ.
Beim Karotissinus-Syndrom vom gemischtförmigen Typ kann die Herzschrittmacherversorgung in der Regel Synkopenrezidive nicht sicher verhindern, beim Karotissinus-Syndrom vom vasodepressorischen Typ ist sie wirkungslos.

1.8.5 Tachykarde Rhythmusstörungen

Einteilung und Definitionen
Die Klassifizierung tachykarder Herzrhythmusstörungen erfolgt nach ihrem Ursprung, dem Entstehungsmechanismus sowie ihrer Dauer.
- **supraventrikuläre Extrasystole** (SVES): vorzeitig einfallende Herzaktion mit Ursprung im Vorhof
- **ventrikuläre Extrasystole** (VES): vorzeitig einfallende Herzaktion mit Ursprung in der Herzkammer
- **monomorphe Extrasystolen**: mehrere Extrasystolen mit identischer Konfiguration im EKG
- **monotope Extrasystolen**: mehrere Extrasystolen mit identischer Konfiguration im EKG, von denen angenommen wird, dass sie den gleichen Ursprungsort haben
- **Couplet**: zwei Extrasystolen in Folge
- **Triplet**: drei Extrasystolen in Folge
- **Salve**: Abfolge von 3–5 Extrasystolen
- **Bigeminus**: regelmäßige Abfolge eines Normalschlages und einer Extrasystole
- **Trigeminus**: Dieser Ausdruck sollte gemieden werden, da es national unterschiedliche Definitionen gibt:
  - Deutsch: regelmäßige Abfolge eines Normalschlages und zweier Extrasystolen
  - Angloamerikanisch: regelmäßige Abfolge zweier Normalschläge sowie einer Extrasystole
- **2:1-(n:1-)Extrasystolie**: regelmäßige Abfolge von 2 (n) Normalschlägen und einer Extrasystole
- **Tachykardie**: Abfolge von mindestens 3 konsekutiven Herzschlägen mit einer Frequenz > 100/min
- **supraventrikuläre Tachykardie**: Tachykardie, die in den Vorhöfen entsteht
- **ventrikuläre Tachykardie**: Tachykardie, die in den Kammern entsteht
- **monomorphe Tachykardie**: alle QRS-Komplexe während der Tachykardie weisen die gleiche Konfiguration auf
- **nicht anhaltende Tachykardie**: Tachykardie von < 30 s Dauer
- **anhaltende Tachykardie**: Tachykardie von > 30 s Dauer
- **„incessant" Tachykardie**: Tachykardie, die mehr als die Hälfte des Tages besteht
- **paroxysmale Tachykardie**: anfallsweise auftretende Tachykardie
- **Flattern**: extrem schnelle, jedoch regelmäßige Tachykardie (Frequenz 250–350/min)
- **Flimmern**: völlig chaotische, ungeordnete Tachykardie

Tachykarde supraventrikuläre Rhythmusstörungen (im EKG meist schmale QRS-Komplexe)
- supraventrikuläre Extrasystolen oder nicht anhaltende supraventrikuläre Tachykardien
- Sinustachykardie und ektope Vorhoftachykardie
- Vorhofflimmern
- Vorhofflattern
- AV-Knoten-Reentry-Tachykardie
- AV-Reentry-Tachykardie bei akzessorischer AV-Leitungsbahn
- Vorhofflimmern bei akzessorischer AV-Leitungsbahn

Tachykarde ventrikuläre Rhythmusstörungen (im EKG verbreiterte QRS-Komplexe)
- ventrikuläre Extrasystolen bzw. nicht anhaltende ventrikuläre Tachykardien
- anhaltende ventrikuläre Tachykardie
- Torsade-de-Pointes-Tachykardie
- Kammerflattern, Kammerflimmern.

Supraventrikuläre Extrasystolen

Einzelne in den Sinusgrundrhythmus eingestreute supraventrikuläre Extrasystolen (**SVES**; engl. *premature atrial contraction* = **PAC**) oder nicht anhaltende supraventrikuläre Tachykardien sind häufige und in der Regel harmlose Zufallsbefunde bei Herzkranken und Herzgesunden.

Klinik
Meist asymptomatisch. Selten treten Herzklopfen, Herzstolpern und ein Gefühl des unregelmäßigen Herzschlags auf; Synkopen kommen praktisch nie vor.

Ätiologie und Pathogenese
Zugrunde liegt die vorzeitige Depolarisation einzelner Zellen im Vorhofbereich. Je mehr Herzmuskelzellen strukturell oder funktionell geschädigt sind, desto größer ist die Wahrscheinlichkeit, dass Extrasystolen auftreten. In einem geschädigten „Gesamtorgan Herz" können einzelne Extrasystolen bzw. nicht anhaltende supraventrikuläre Tachykardien auch anhaltende Rhythmusstörungen auf Vorhof- oder Kammerebene auslösen, meist durch Aktivierung von Reentry-Kreisläufen.

Diagnostisches Vorgehen
Anamnese und/oder LZ-EKG können die Frage klären, ob neben einzelnen Extrasystolen auch nicht anhaltende oder anhaltende Tachyarrhythmien vorliegen.

Eine kardiologische Basisdiagnostik ist angezeigt, wenn SVES
- häufig auftreten (etwa > 30/h),
- zu Symptomen führen,
- unter Belastung vermehrt einsetzen,
- mit anhaltenden Tachyarrhythmien vergesellschaftet sind.

Zusätzlich müssen Elektrolytentgleisungen (am häufigsten Hypokaliämie), Hyperthyreose und ein akut-entzündliches Krankheitsbild ausgeschlossen werden.

EKG-Befund
- schmale, vorzeitig einfallende, normal konfigurierte QRS-Komplexe
- QT-Zeit nicht verlängert
- vorangehende P-Welle meist mit abnormer Konfiguration
- **nichtkompensatorische postextrasystolische Pause.** Die vorzeitige Vorhoferregung trifft auf den Sinusknoten, bevor dieser seine Depolarisation begonnen hat, er wird passiv depolarisiert. Die auf die Extrasystole folgende Sinusknotenaktion folgt dann nach einem nur leicht verlängerten Intervall („nichtkompensatorische Pause"), der Takt des Sinusrhythmus läuft also zeitlich verschoben weiter. Zur kompensatorischen Pause s. u. „Ventrikuläre Extrasystolen".

Therapie
- zunächst Therapie einer kardialen und/oder extrakardialen Grunderkrankung
- Ohne fassbare Grunderkrankung besteht die Indikation einer Therapie bei arrhythmiebedingten Symptomen, die die Lebensqualität beeinträchtigen.
- Medikamente: Kalium-Magnesium-Präparate (membranstabilisierende Wirkung), alternativ β-Blocker, spezifisch antiarrhythmisch wirksame Medikamente, v. a. Klasse-I-Antiarrhythmika (nur in Ausnahmefällen vertretbar)

Sinustachykardie

Definition: Sinusknotenfrequenz > 100/min im Ruhezustand.

Ätiologie und Pathogenese
Auslöser sind alle Zustände, die mit einem erhöhten Sympathikotonus einhergehen, zum Beispiel Herzinsuffizienz, Kreislaufschock, Fieber, Anämie, Entzug von Tranquilizern (Benzodiazepinen) und Rauschmitteln, Hyperthyreose, Phäochromozytom, Medikamente (Sympathomimetika, Parasympatholytika [v. a. Atropin], Theophyllin) oder Genussmittel (Alkohol, Nikotin, Koffein).

Klinik
- häufig asymptomatisch, in der Regel stehen die Symptome der auslösenden Erkrankung im Vordergrund.
- möglicherweise regelmäßiges Herzrasen mit meist langsamem und oft kaum bemerktem Beginn und allmählichem Ende

EKG-Befund

Regelmäßiger Rhythmus mit einer Frequenz > 100/min. Die P-Welle zeigt einen positiven Hauptausschlag in den Ableitungen I und II (→ Ursprung der Vorhoferregung im Sinusknoten). PQ-Intervall und QRS-Komplex sind ohne charakteristische Veränderungen.

Im Langzeit-EKG zeigt sich eine deutliche Modulation der Herzfrequenz mit nächtlichem Frequenzabfall als Folge der vegetativen Einflüsse. Nie besteht eine Frequenzstarre, wie sie für supraventrikuläre Reentry-Tachykardien (s. u.) typisch ist. Auch sind Beginn und Ende der Tachykardie nicht sprunghaft wie bei andersartigen Tachykardieformen.

Therapie

- Therapie der Grundkrankheit
- Dosisreduktion tachykardisierender Medikamente
- adjuvant β-Blocker-Therapie (vorzugsweise mit einer nichtkardioselektiv wirksamen Substanz wie Propranolol)

Vorhofflimmern, Tachyarrhythmia absoluta

Vorhofflimmern (engl. *atrial fibrillation*) mit Tachyarrhythmia absoluta ist die häufigste Form der anhaltenden supraventrikulären Tachykardie. Es besteht eine chaotische, mechanisch nicht effektive Vorhofaktion, die je nach Leitfähigkeit des AV-Knotens mehr oder weniger tachykard, stets jedoch arrhythmisch („absolut arrhythmisch") auf die Kammern übergeleitet wird. Die Häufigkeit des Vorhofflimmerns nimmt mit dem Lebensalter zu. In Deutschland sind etwa 1 Million Menschen von Vorhofflimmern betroffen. Im Alter über 60 Jahre besteht diese Rhythmusstörung bei 2–4 % der Bevölkerung.

Klinik

Abhängig von der übergeleiteten Kammerfrequenz. Subjektiv stehen Herzklopfen, Herzstolpern und das Gefühl des unregelmäßigen Herzschlags im Vordergrund. Bei stark **ausgeprägter Tachyarrhythmie** kann die körperliche Belastbarkeit bis hin zur kardialen Dekompensation vermindert sein. Man fühlt und auskultiert einen beschleunigten, arrhythmischen Puls, wobei einzelne auskultierte Herzaktionen nicht zu einem palpablen Pulsschlag führen **(Pulsdefizit)**.

Ätiologie

Das Vorhofflimmern kann bei allen Erkrankungen mit Überdehnung oder Schädigung der Vorhöfe auftreten. Es trägt bei längerem Bestehen selbst zu einer Vorhofdilatation bei (s. u). Zu Vorhofflimmern prädestinieren:

- Mitralklappenerkrankungen (v. a. eine schwere Mitralstenose), außerdem alle Formen von Herzinsuffizienz, Peri- und Myokarditiden, postoperativer Zustände, zum Beispiel nach aortokoronarer Bypass-Operation, und arterieller Hypertonus
- Störungen der Sinusknotenfunktion (Bradykardie-Tachykardie-Syndrom). Eine Sonderform ist das vagoton ausgelöste Vorhofflimmern, das ausschließlich in Phasen mit langsamer Herzfrequenz einsetzt.
- metabolisch-endokrine Einflüsse, zum Beispiel **Hyperthyreose**
- **Holiday-Heart-Syndrom:** Auftreten von Arrhythmien, insbesondere Vorhofflimmern nach intensivem Alkoholgenuss (häufig im Urlaub oder am Wochenende) bei Personen ohne zugrunde liegende Herzerkrankung.
- In etwa 15 % tritt Vorhofflimmern idiopathisch, d. h. ohne kardiale oder extrakardiale Grunderkrankung, auf (*„lone atrial fibrillation"*). Nicht selten ist die Familienanamnese bei diesen Patienten positiv.

Pathogenese

Als elektrophysiologischer Mechanismus des Vorhofflimmerns werden multiple Mikro-Reentry-Kreisläufe auf Vorhofebene angesehen (meist im linken Vorhof).

Vorhofflimmern neigt zur Chronifizierung, je länger es besteht. Eine Konversion zurück in den Sinusrhythmus wird mit der Zeit immer schwieriger. Grund dafür sind strukturelle Veränderungen, die am Vorhofmyokard eintreten, je länger die Rhythmusstörung besteht.

Die drei wichtigsten hämodynamischen Auswirkungen des Vorhofflimmerns sind:

- Ausfall der mechanischen Vorhofaktion: Abnahme des Schlagvolumens, gelegentlich auch des Herzzeitvolumens
- Inadäquat tachykarde Kammeraktion: Bei normaler AV-Knoten-Leitfähigkeit wird Vorhofflimmern bereits in Ruhe tachykard auf die Kammern übergeleitet. Bei körperlicher Belastung nimmt

die Kammerfrequenz weiter deutlich zu. Eine dauerhaft erhöhte Kammerfrequenz kann ein gesundes Herz schädigen und ein erkranktes Herz weiter schwächen.
- Verlangsamter Blutfluss in den oft dilatierten Vorhöfen: Aufgrund der mechanisch wirkungslosen Vorhofaktion erfolgt keine effektive Entleerung der Vorhöfe. Insbesondere im linken Vorhofohr kann die Blutstase zur lokalen Thrombusbildung mit der Gefahr der Thrombembolie führen.

MERKE
Thrombembolien entstehen in der Regel nur bei länger andauerndem Vorhofflimmern (> 48 Stunden).

Diagnostisches Vorgehen
Wichtig ist die **Klassifizierung** des Vorhofflimmerns:
- Erstdiagnose eines Vorhoflimern
- paroxysmales Vorhofflimmern: selbstlimitierend meist innerhalb 48 h (höchstens 7 Tage)
- persistierendes Vorhofflimmern: anhaltendes Vorhofflimmern (> 7 Tage) oder medikamentöse oder elektrische Kardioversion notwendig
- anhaltend persistierendes Vorhofflimmern: dauert bereits länger als 1 Jahr bei Beginn einer Therapie
- permanentes Vorhofflimmern: Kardioversion nicht möglich oder nicht angestrebt.

Zudem müssen die hämodynamischen Folgen und die **Gefährdung** durch Komplikationen abgeschätzt werden: Dauer des Vorhofflimmerns, auslösende kardiale bzw. extrakardiale Erkrankung, hämodynamische Auswirkungen, Gefahr einer kardial bedingten Thrombembolie.

EKG-Befund
- meist keine P-Wellen abgrenzbar
- dauerhaft unruhige Grundlinie als Ausdruck der chaotischen Vorhofaktion bzw. bei lang andauerndem VHF isoelektrische Linie (➤ Abb. 1.28)
- völlig unregelmäßige (absolut arrhythmische) Kammeraktion und bei normaler AV-Knoten-Leitfähigkeit Tachykardie
- QRS-Komplex gleicht morphologisch dem QRS-Komplex bei Sinusrhythmus

MERKE
Bei sehr tachykard übergeleiteter Kammeraktion tritt gelegentlich ein Schenkelblock auf (sog. Ermüdungsblock).

Therapie
Die wesentlichen Therapieziele sind die Besserung der Hämodynamik sowie die Prophylaxe von Komplikationen (Embolien).

Akutbehandlung
- medikamentöse Senkung der Kammerfrequenz durch β-Blocker, Verapamil oder Digoxin
- Anhebung der K^+- und Mg^{2+}-Spiegel auf hochnormale Werte durch Gabe von Kalium- bzw. Mg-Salzen
- Optimierung der Behandlung der kardialen oder extrakardialen Erkrankung, zum Beispiel Behandlung der Herzinsuffizienz, Einstellung eines arteriellen Hypertonus, Behandlung einer Hyperthyreose
- Antikoagulation zur Thrombembolieprophylaxe, falls Bestehen des VH-Flimmerns für > 48 h wahrscheinlich ist
- Bei kritisch reduzierter Herzleistung (Hypotonie, pulmonale Stauung) sofortige externe Elektrokardioversion mit 100–360 J, sofern das Vorhofflimmern nicht schon über Monate oder Jahre besteht (permanente Form).

Stabiles und stabilisiertes Krankheitsbild
Häufig konvertiert das Vorhofflimmern nach Einleitung einer Akutbehandlung spontan in den Sinusrhythmus. Bleibt es bestehen, ist zu entscheiden, ob eine Wiederherstellung des Sinusrhythmus versucht werden soll (**Rhythmuskontrolle**) oder ob unter Belassen des Vorhofflimmerns lediglich eine Senkung

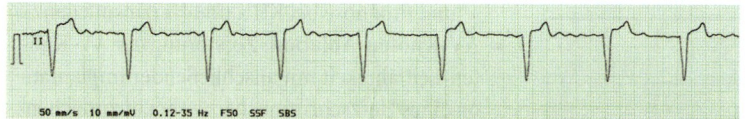

Abb. 1.28 EKG-Befund bei normofrequent übergeleitetem Vorhofflimmern. Die Abstände der Kammerkomplexe sind unregelmäßig. In der Grundlinie erkennt man die Flimmerwellen der Vorhofaktion. [M181]

der Kammerfrequenz in den physiologischen Bereich (**Frequenzkontrolle**) angestrebt wird.

Eine dauerhafte **Antikoagulation** ist klar indiziert bei Patienten nach stattgehabter Kardioembolie bei Hyperthyreose, bei Patienten mit Mitralstenose sowie bei Thrombenbildung im Bereich des linken Vorhofs. Eine relative Indikation besteht bei Patienten jenseits des 65. Lebensjahrs, besonders wenn eine deutliche Dilatation des linken Vorhofs eingetreten ist. Das Lebensalter *per se* ist für diese Patientengruppe keine Kontraindikation gegen die Antikoagulationsbehandlung. Richtungsweisend ist auch der **CHADS$_2$-Score** bzw. der erweiterte **CHA$_2$DS$_2$-VASc-Score** (> Tab. 1.17) als Instrument der Abschätzung des Schlaganfallrisikos bei Vorhofflimmern.

Bei bereits > 48 h bestehendem Vorhofflimmern sollte einem Rhythmisierungsversuch eine 4-wöchige Antikoagulation – zum Beispiel mit Phenprocoumon (Ziel: Quick 15–25 % bzw. INR 2–3) oder Dabigatran – vorangestellt werden. Diese wird nach erfolgreicher Rhythmisierung für weitere 4 Wochen fortgeführt, da das größte Thrombembolierisiko in den ersten Wochen nach erfolgreicher Kardioversion im Sinusrhythmus besteht. Bei hohem Rezidivrisiko (Vorhofflimmer-Episoden in der Vorgeschichte, schwere kardiale Schädigung) sollte dauerhaft antikoaguliert werden.

Therapieverfahren zur Rhythmuskontrolle
- **externe Elektrokardioversion**: Vorteile sind der sofortige Wirkungseintritt, die höhere primäre Erfolgsrate – auch bei länger bestehendem Vorhofflimmern – und die Vermeidung einer ggf. vorhandenen proarrhythmischen Medikamentenwirkung.
- Nachteile: möglicherweise höhere Komplikationsrate (Embolien), Belastung des Patienten
- **medikamentöse Kardioversion**: erfolgversprechend bei Patienten mit erst kurzzeitig (wenige Stunden bis Tage) bestehendem Vorhofflimmern. Bei Patienten mit geschädigter LV-Funktion sollte in erster Linie Amiodaron (Klasse-III-Antiarrhythmikum, s. o.) zum Einsatz kommen. Als möglicherweise effektivere Alternative könnte jedoch in Zukunft Vernakalant in den Vordergrund treten. Ansonsten sind prinzipiell alle Klasse-I-Antiarrhythmika (zum Beispiel Flecainid oder Propafenon) und auch das Klasse-III-Antiarrhythmikum Sotalol zur medikamentösen Kardioversion des Vorhofflimmerns geeignet. Aufgrund möglicher lebensbedrohlicher proarrhythmischer Wirkungen dürfen alle genannten Substanzen nur unter engmaschiger Kontrolle von Klinik und EKG eingesetzt werden.

Aktuelles Konzept „Pill in the pocket"
Bei herzgesunden Patienten mit paroxysmalem Vorhofflimmern wird unter klinischer Überwachung getestet, ob durch Gabe eines Klasse-I-Antiarrhythmikums (Flecainid, Propafenon; immer in Kombination mit einem β-Blocker) eine Konversion in den Sinusrhythmus eintritt und proarrhythmische Effekte ausbleiben. Erweist sich die Medikation als wirksam und verträglich, so wird eine Bedarfsmedikation zur Einnahme beim nächsten Rezidiv ausgehändigt.

Therapieverfahren zur Frequenzkontrolle
- **medikamentöse Frequenzkontrolle:**
  - Digitalis (vagomimetische Wirkung) senkt v. a. die Kammerfrequenz in Ruhe.
  - Verapamil
  - β-Blocker (Mittel der Wahl) können auch die Belastungsfrequenz wirksam begrenzen und haben günstigen Einfluss auf Symptomatik und Prognose bei KHK und Herzinsuffizienz.
- **AV-Knoten-Ablation:** Zerstörung der AV-Knoten-Leitfähigkeit mit anschließender Implantation eines Herzschrittmachers → bei unzureichendem Erfolg der medikamentösen Frequenzsenkung sowie als generelle Alternative

Tab. 1.17 CHADS$_2$-Score und CHA$_2$DS$_2$-VASc-Score.

Risikofaktor	CHADS$_2$-Score Punkte	CHA$_2$DS$_2$-VASc-Score Punkte
C (congestive heart failure)	1	1
H (hypertension)	1	1
A (age; Alter > 75 Jahre)	1	2
D (diabetes)	1	1
S (stroke; durchgemachter Schlaganfall oder TIA)	2	2
V (vascular disease, z. B. KHK, pAVK)	–	1
A (age; Alter 65–74 Jahre)	–	1
S (sex; weibliches Geschlecht)	–	1

Pharma-Info
Herzglykoside

Wirkstoffe:
- Digoxin (zum Beispiel Lanicor®), β-Acetyldigoxin (zum Beispiel Novodigal®), β-Methyldigoxin (Lanitop®),
- Digitoxin (Digimerck®)

Wirkungsmechanismus und Eigenschaften:
Hemmung der Na$^+$/K$^+$-ATPase → Anstieg der intrazellulären Na$^+$-Konzentration → Hemmung des Na$^+$/Ca^{2+}-Austauschers → Anreicherung von Ca^{2+} im Zellinneren
- positiv inotrop (Steigerung der Kontraktilität)
- negativ chronotrop (Abnahme der Herzfrequenz)
- negativ dromotrop (Hemmung der AV-Überleitung)

Indikationen:
- chronische Herzinsuffizienz (NYHA III und IV)
- Tachyarrhythmie bei Vorhofflattern/Vorhofflimmern
- paroxysmale supraventrikuläre Tachykardie.
- cave: geringe therapeutische Breite!
- Merksatz eines berühmten amerikanischen Kardiologen: „Das Leben eines Kardiologen ist zu kurz für das Erlernen der richtigen Digitalis-Dosierung."

Nebenwirkungen:
- Digoxin und Derivate kumulieren bei Niereninsuffizienz!
- Rhythmusstörungen (typisch Extrasystolie, Bigeminus, AV-Block Typ Wenckebach)
- EKG-Veränderungen können bereits im therapeutischen Dosisbereich auftreten!
- gastrointestinale Störungen: Brechreiz und Durchfälle
- zentralnervöse und visuelle Störungen (Farbensehen).
- cave: Einem digitalisierten Patienten niemals Kalzium i. v. geben!
- Durch Anhebung des Kalium- und Magnesiumspiegels auf hochnormale Werte kann die Digitalisverträglichkeit verbessert werden.

Kontraindikationen: Sick-Sinus-Syndrom, Karotissinussyndrom, AV-Block II° und III°, WPW-Syndrom, höhergradige Elektrolytstörungen, komplexe ventrikuläre Herzrhythmusstörungen, HOCM.

Therapiekontrolle: Bestimmung des Digitalis-Plasmaspiegels (vor der morgendlichen Einnahme).
[MP, CD]

Rezidivprophylaxe
- Rezidivrate des Vorhofflimmerns ohne medikamentösen Schutz innerhalb eines Jahres etwa 75 %.
- Rezidivrate unter dauerhafter Therapie mit Antiarrhythmika der Klassen I und III etwa 50 % (jedoch problematisch wegen der Gefahr der proarrhythmischen Nebenwirkungen → trotzdem indiziert bei durch Vorhofflimmern deutlich symptomatischen Patienten).
- Die medikamentöse Rezidivprophylaxe muss beendet werden, wenn das Therapieziel, eine dauerhafte Stabilisierung des Sinusrhythmus, nicht erreicht wird oder wenn proarrhythmische Effekte auftreten → regelmäßige Kontrollen des EKG.
- Unbedenklich, jedoch weniger effektiv ist der Einsatz eines Betablockers.
- Eine neue Option für die Rezidivprophylaxe hochsymptomatischer, medikamentös therapierefraktärer Patienten ist die **Katheterablation mit Lungenvenenisolation** (Wirkprinzip: Verhinderung der Überleitung von Extrasystolen aus den Lungenvenen) und Setzen longitudinaler Läsionen im linken Vorhof (Wirkprinzip: Verhinderung von Reentry-Kreisläufen im linken Vorhof).

Vorhofflattern

Vorhofflattern (engl. *atrial flutter*) ist gekennzeichnet durch regelmäßige Vorhofaktionen mit einer Frequenz von 250–350/min.

Klinik
Die Symptomatik entspricht der bei Vorhofflimmern (s. o.), häufig ist der Herzschlag infolge einer regelhaften Überleitung jeder 2. Vorhofaktion jedoch regelmäßig. Die Kammerfrequenz liegt meist bei 140/min und ist in der Regel tachykarder als beim Vorhofflimmern. Gefürchtet ist die extrem tachykarde 1 : 1-Überleitung auf die Kammer.

Ätiologie und Pathogenese
Meist Folge einer Dehnung und/oder Schädigung der Vorhöfe und durch einen atrialen Reentry-Kreislauf verursacht. Es kommt bei den gleichen kardialen Erkrankungen wie das Vorhofflimmern vor, auch die hämodynamischen Auswirkungen gleichen denen des Vorhofflimmerns. Das Risiko einer Thrombembolie ist etwas geringer.

Diagnostisches Vorgehen und Therapie
Die Diagnostik entspricht der des Vorhofflimmerns. Auch therapeutisch sind im Wesentlichen die gleichen Maßnahmen indiziert wie beim Vorhofflimmern (s. o.), jedoch mit einigen Besonderheiten:
- kurative Behandlung durch eine Katheterablation (der im rechten Vorhof gelegene Reentry-Kreislauf wird durch Setzen einer longitudinalen Läsion zwischen Trikuspidalklappe und V. cava inferior unterbrochen)

- Oft gelingt es nicht, eine ausreichende Frequenzkontrolle des Vorhofflatterns zu erreichen, da die AV-Überleitung schwieriger zu bremsen ist als beim Vorhofflimmern. In dieser Situation sind eine Beendigung des Vorhofflatterns (Kardioversion) sowie eine effektive Rezidivprophylaxe erforderlich.

EKG-Befund
Regelmäßige sägezahnartige Flatterwellen (häufig in den Ableitungen II, III und aVF besonders gut zu erkennen) mit einer Frequenz von 250–350/min. Zwischen den einzelnen Wellen ist keine isoelektrische Linie erkennbar. Die Überleitung auf die Kammer erfolgt oft in konstantem Verhältnis von 2 : 1, 3 : 1 oder 4 : 1 (➤ Abb. 1.29).

AV-Knoten-Reentry-Tachykardie (AVNRT), Präexzitations-Syndrome

> Paroxysmal auftretende, regelmäßige, supraventrikuläre Tachykardien, die durch abnorme Leitungseigenschaften des AV-Knotens oder durch eine akzessorische atrioventrikuläre Leitungsbahn (**WPW[Wolff-Parkinson-White]-Syndrom**) hervorgerufen werden.

Klinik
Anfallsweises Auftreten von Herzjagen, das stets regelmäßig ist und einen abrupten Beginn sowie ein ebenso plötzliches Ende hat. Synkopen treten in der Regel nicht auf. Der Manifestationsgipfel liegt für die AV-Knoten-Reentry-Tachykardie zwischen dem 20. und 30. Lebensjahr, für die Tachykardie bei akzessorischer AV-Leitungsbahn früher.

Vorhofflimmern oder **Vorhofflattern** sind gefürchtete **Komplikationen bei akzessorischer AV-Leitungsbahn** (bei ca. 20 % der Patienten). Bei kurzer Refraktärzeit kann die Vorhofrhythmusstörung extrem tachykard auf die Kammer übergeleitet werden. Der AV-Knoten wird als natürlicher „Hochfrequenzfilter" quasi kurzgeschlossen. Tachykard übergeleitetes Vorhofflimmern kann zu schwerer Kreislaufdepression, Synkopen und zum plötzlichen Herztod führen.

EKG: Beim Vorhofflimmern bei akzessorischer Leitungsbahn sieht man breit deformierte, teils monomorphe, nicht typisch-schenkelblockartige QRS-Komplexe bei arrhythmischer, sehr tachykarder Kammeraktion mit Frequenzen über 250/min (**Merksatz: „FBI – fast, broad, irregular"**). Die Abgrenzung zur ebenfalls mit breiten Kammerkomplexen einhergehenden ventrikulären Tachykardie (regelmäßig!) sowie zum aberrant übergeleiteten Vorhofflimmern (typische Schenkelblock-Konfiguration des QRS) ist wegen der unterschiedlichen Therapie äußerst wichtig. Völlig unterschiedlich ist das Bild bei der durch eine akzessorische AV-Leitungsbahn hervorgerufenen Reentry-Tachykardie: Sie ist regelmäßig und zeigt schmale QRS-Komplexe.

Therapie:
- **DC-Elektrokardioversion:** Sie ist indiziert bei hämodynamischer Instabilität und/oder Unklarheit über die Ursache der Tachykardie (DD Kammertachykardie, Vorhofflimmern mit aberranter Leitung).
- **Ajmalin i. v.:** Bremsung der Kammerfrequenz durch medikamentöse Blockierung der akzessorischen Bahn; gelegentlich tritt unter diesem Antiarrhythmikum auch eine medikamentöse Kardioversion des Vorhofflimmerns ein.

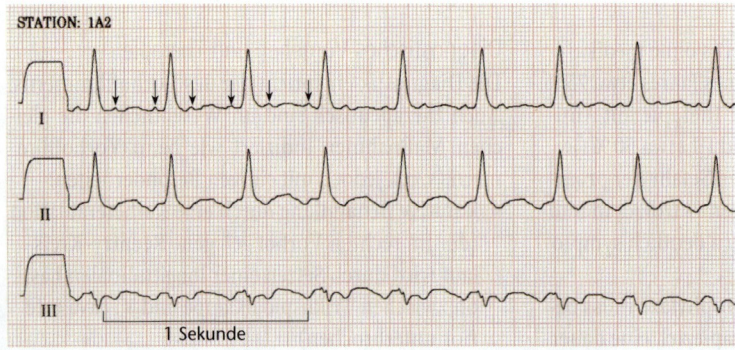

Abb. 1.29 EKG bei Vorhofflattern. Die Überleitung der Flatterwellen auf die Kammern erfolgt im Verhältnis 2 : 1. Beim Patienten ist ein regelmäßiger, tachykarder Puls um 180/min zu messen. [L157]

- Kontraindiziert und wirkungslos sind Substanzen mit negativer Wirkung auf die AV-Knoten-Leitung: Digitalis, Verapamil und Adenosin. Durch periphere Vasodilatation kann der Blutdruck weiter absinken und die Hämodynamik kritisch verschlechtern.

Zur Rezidivprophylaxe sollte grundsätzlich eine **Katheterablation** angestrebt werden.

Ätiologie und Pathogenese
- Strukturanomalien des Reizleitungssystems, die von Geburt an bestehen oder sich im Rahmen des Wachstumsprozesses entwickeln
- Voraussetzung für das Entstehen der Reentry-Tachykardien ist das Bestehen von **zwei voneinander isolierten elektrischen Leitungsbahnen** zwischen Vorhöfen und Ventrikeln → **innerhalb des AV-Knotens sind zwei voneinander getrennte Leitungsbahnen** vorhanden (sog. Längsdissoziation des AV-Knotens) → die **akzessorische AV-Leitungsbahn (Kent-Bündel)** stellt eine vom AV-Knoten getrennte zweite Verbindung zwischen Vorhöfen und Kammern her.
- In der Regel unterscheiden sich die dual angelegten Leitungsbahnen in ihren elektrischen Eigenschaften, also in der Leitungszeit und der Refraktärzeit (➤ Abb. 1.30).

Elektrophysiologie im Sinusrhythmus
Bei normalem Sinusrhythmus ist das Vorhandensein dualer AV-Leitungsbahnen oder einer akzessorischen AV-Leitungsbahn funktionell bedeutungslos: Die vom Sinusknoten ausgehende Erregung tritt in beide Leitungsbahnen ein; die Erregungsfronten treffen sich anschließend und löschen sich aus. Ein Reentry-Kreislauf kommt nicht zustande.

Mechanismus des Erregungskreislaufs
Eine kreisende Erregung mit Reentry-Tachykardie kann entstehen, wenn eine der dual angelegten Leitungsbahnen im AV-Knoten leitfähig und die andere refraktär ist.

Bei **dual angelegten Leitungsbahnen** im AV-Knoten entsteht diese Situation am häufigsten nach einer vorzeitig einfallenden supraventrikulären Extrasystole:
- Die Bahn mit langer Refraktärzeit, meist die schnell leitende Bahn („schnelle Bahn"), ist noch refraktär, während die „langsame Bahn" wegen ihrer kurzen Refraktärzeit schon wieder leitfähig ist.
- Die Erregung wird also über die langsame Bahn auf die Kammer übergeleitet. Sie kann dann retrograd in die schnelle Bahn, die zu diesem Zeitpunkt wieder leitfähig ist, eindringen und in Richtung Vorhof zurückgeleitet werden.
- Der Reentry-Kreislauf schließt sich, wenn die Erregung nach Erreichen des Vorhofs wieder über die langsame Bahn auf die Kammern übergeleitet wird.
- Da die antegrade Überleitung auf die Kammern fast ebenso lange dauert wie die retrograde Fortleitung auf den Vorhof, treten Vorhof- und Kammeraktion praktisch gleichzeitig auf. Hieraus erklärt sich, warum die P-Wellen häufig komplett

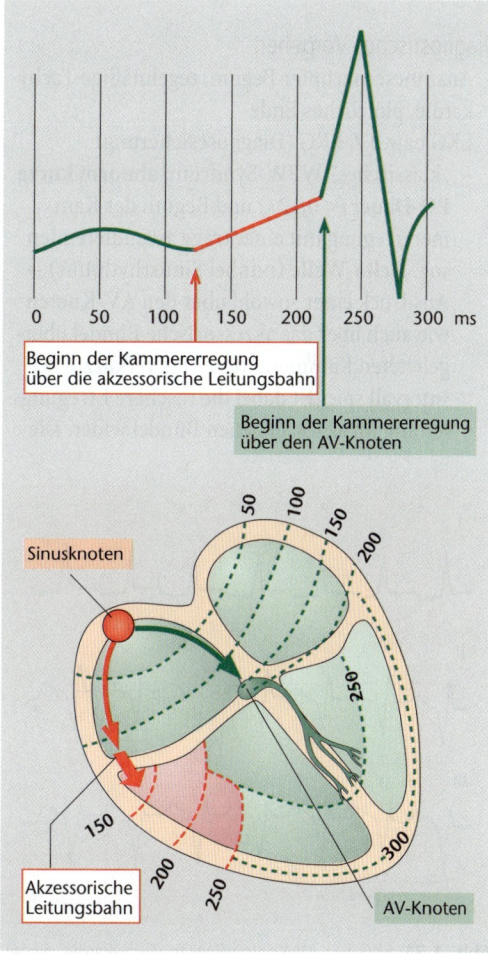

Abb. 1.30 Erregungsablauf und EKG bei akzessorischer AV-Leitungsbahn. [L157]

vom QRS-Komplex überdeckt werden und scheinbar in ihm verschwinden (➤ Abb. 1.31). Ähnlich ist der Entstehungsmechanismus einer Reentry-Tachykardie bei **akzessorischer AV-Leitungsbahn**:
- Hier ist es in der Regel eine ventrikuläre Extrasystole, die über die akzessorische Bahn retrograd auf den Vorhof übergeleitet wird, jedoch nicht in den AV-Knoten eindringen kann, da dieser noch refraktär ist.
- Die Erregung gelangt dann über das Vorhofmyokard zum AV-Knoten, der nach Ablauf der Refraktärzeit wieder leitfähig ist → die Erregung wird wieder auf die Kammer übergeleitet und findet die akzessorische AV-Leitungsbahn wieder leitfähig vor, womit der Erregungskreis geschlossen ist.

Diagnostisches Vorgehen
- Anamnese: abrupter Beginn, regelmäßige Tachykardie, plötzliches Ende
- EKG bzw. LZ-EKG (Diagnosesicherung):
  - „klassisches" WPW-Syndrom: **abnorm kurze PQ-Dauer** (< 0,12 s) und Beginn der Kammererregung mit einer träge aszendierenden sog. **Delta-Welle** (nur bei Sinusrhythmus) → Ausdruck einer sowohl über den AV-Knoten wie auch über das akzessorische Bündel übergeleiteten Kammeraktion. Das verkürzte PQ-Intervall spiegelt dabei die raschere Erregungsleitung im akzessorischen Bündel wider. Die Delta-Welle reflektiert den ausschließlich über die akzessorische Bahn depolarisierten Anteil des Kammermyokards (langsame Myokardleitung).
  - AV-Knoten-Reentry-Tachykardie ohne Präexzitationssyndrom nur im Anfall im EKG nachzuweisen, was bei seltenem Auftreten und kurzer Dauer der Anfälle schwierig sein kann.
- In diagnostischen Zweifelsfällen kann eine akzessorische Leitungsbahn in der elektrophysiologischen Untersuchung nachgewiesen und ihre Refraktärzeit bestimmt werden; dabei kann auch versucht werden, eine Reentry-Tachykardie zu provozieren, um die klinische Bedeutsamkeit der Bahn zu beweisen.

EKG-Befund
- **AV-Knoten-Reentry-Tachykardie:** regelmäßige Tachykardie mit schmalem QRS-Komplex, Frequenz 180–200/min. Die P-Wellen sind entweder komplett im QRS-Komplex verborgen oder nur am Beginn (selten) oder Ende des QRS-Komplexes als sog. Pseudo-Q- oder Pseudo-S-Zacken erkennbar (➤ Abb. 1.31).
- **Reentry-Tachykardie bei akzessorischer AV-Leitungsbahn:** regelmäßige Tachykardie mit schmalem QRS-Komplex, keine Delta-Welle (die Delta-Welle ist nur bei Sinusrhythmus, d. h. im „Normalzustand" vor oder nach den Reentry-Tachykardie-Anfällen, vorhanden). Die Frequenz beträgt 150–220/min. Die P-Wellen folgen dem QRS-Komplex nach kurzem Intervall, das die retrograde Erregungsleitung über die akzessorische Bahn widerspiegelt; die P-Wellen sind je nach Lage der Bahn deformiert (➤ Abb. 1.32).

Therapie
Im **Anfall** wird versucht, den Erregungskreislauf der Reentry-Tachykardie durch Erzeugung eines Blocks in einer der Leitungsbahnen zu terminieren. Es empfiehlt sich ein stufenweises Vorgehen:
- kurzzeitige Blockade/Verschlechterung der Leitfähigkeit des AV-Knotens/einer AV-Knoten-Leitungsbahn
  - durch **vagomimetische Manöver:** Karotisdruck, Valsalva-Pressversuch, Eiswasserschluck,
  - medikamentös: **Adenosin-Bolus** 6–24 mg i. v., **Verapamil** 5(–10) mg i. v. (Adenosin hat den

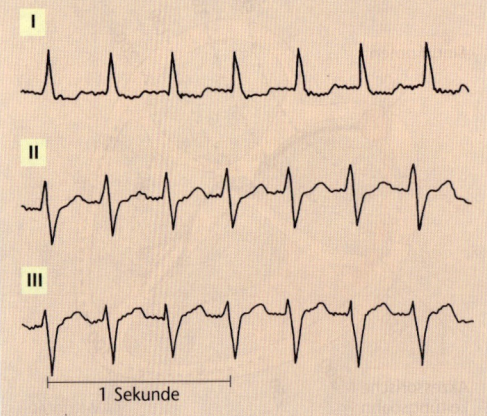

Abb. 1.31 EKG bei AV-Knoten-Reentry-Tachykardie. Regelmäßige Tachykardie, 180/min, mit schmalem QRS, keine P-Wellen erkennbar. [L157]

Vorteil einer sehr kurzen Halbwertszeit und damit guter Steuerbarkeit)
- medikamentöse Blockade der akzessorischen AV-Leitungsbahn durch Ajmalin, Flecainid oder Propafenon
- **Vorhofstimulation** (Überstimulation)
- bei Erfolglosigkeit, hämodynamischer Instabilität oder letztlich unklarer Diagnose: externe **Elektrokardioversion** (25–50 J sind dabei meist ausreichend)

Rezidivprophylaxe
- **AV-Knoten-Reentry-Tachykardie:** bei häufig auftretenden Tachykardien, die vom Patienten selbst nicht mit vagomimetischen Manövern beendet werden können, und/oder deutlichem Leidensdruck. Therapie der Wahl ist die Katheterablation der langsamen Leitungsbahn.
- **Reentry-Tachykardie bei akzessorischer AV-Leitungsbahn:** Katheterablation der akzessorischen AV-Leitungsbahn. Insbesondere, wenn der Patient zu Vorhofflimmern neigt, das über die akzessorische AV-Leitungsbahn schnell übergeleitet werden → lebensgefährliche Tachyarrhythmien.

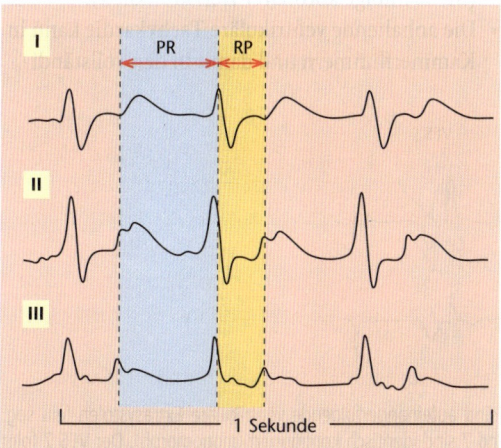

Abb. 1.32 EKG bei Reentry-Tachykardie bei akzessorischer AV-Leitungsbahn. PR > RP, keine Delta-Welle. [L157]

Ventrikuläre Extrasystolen (VES), nicht anhaltende ventrikuläre Tachykardien

Ventrikuläre Extrasystolen (engl. *premature ventricular contractions*, **PVC**) und nicht anhaltende (d. h. weniger als 30 Sekunden anhaltende) ventrikuläre Tachykardien entstehen durch vorzeitige Depolarisationen im Bereich der Herzkammern; sie werden durch eine abnorm gesteigerte ventrikuläre Erregungsbildung verursacht.

Klinik
Oft fehlen Symptome, gelegentlich tritt ein Gefühl der Unregelmäßigkeit des Herzschlags auf. Lang anhaltende Bigeminusphasen (s. u.) können zu einem Absinken des Herzzeitvolumens mit konsekutivem Schwächegefühl und Schwindelanfällen führen. Eine nicht anhaltende Kammertachykardie kann gelegentlich Synkopen hervorrufen.

Ätiologie und Pathogenese
Ausdruck der strukturellen oder funktionellen Schädigung einzelner Zellen des Kammermyokards, deutet häufig auf eine Herzerkrankung hin → ventrikuläre Extrasystolen und ventrikuläre Tachykardien sind im Kindesalter sehr selten.

> **MERKE**
> Da nicht anhaltende ventrikuläre Tachykardien in lebensbedrohliche anhaltende Kammertachykardien oder Kammerflimmern übergehen können, sind sie stets ernst zu nehmen.

Diagnostisches Vorgehen
Da ventrikuläre Herzrhythmusstörungen erstes Symptom einer bislang nicht bekannten kardialen Erkrankung sein können, wird eine sorgfältige klinische und apparative Untersuchung der Herzfunktion durchgeführt.

EKG-Befund
- vorzeitig einfallende QRS-Komplexe (> Tab. 1.18)
- meist keine vorangehende P-Welle
- QRS-Komplexe breit, aber nicht schenkelblockartig deformiert
- **kompensatorische postextrasystolische Pause** → nach der Extrasystole fällt die Sinusknotenaktion regulär ein und führt zu einer Vorhoferre-

gung. Die entsprechende P-Welle ist meist im Kammerkomplex der Extrasystole verborgen und nicht erkennbar. Eine Überleitung dieser Erregung auf die Kammer ist jedoch in der Regel nicht möglich, da entweder der AV-Knoten oder das Kammermyokard noch refraktär sind. Die nächste reguläre Sinusknotenaktion wird dagegen wieder auf die Kammer übergeleitet. Der Takt des Sinusrhythmus läuft also im Prinzip regelmäßig weiter. Somit entsteht eine als „kompensatorisch" bezeichnete Pause (> Abb. 1.33).

Therapie
Basistherapie
- Optimierung der Behandlung einer ggf. bestehenden kardialen und/oder extrakardialen Grundkrankheit
- hoch-normaler Serumspiegel für Kalium und Magnesium
- β-Blocker als medikamentöse Basismaßnahme

Spezifische Therapie
- Nur dann indiziert, wenn ventrikuläre Extrasystolen zu Symptomen führen oder als „**Warn-Arrhythmien**" (repetitive Extrasystolen bei Patienten mit reduzierter Kammerfunktion), das heißt Vorboten des plötzlichen Herztodes durch Kammerflimmern, angesehen werden müssen.
- Klasse-I-Antiarrhythmika (zum Beispiel Flecainid) werden wegen des Risikos einer proarrhythmischen Wirkung nur bei Patienten ohne organische Herzkrankheit eingesetzt.
- **Betablocker, Amiodaron, Sotalol** und **Verapamil** können auch bei Patienten mit vorgeschädigtem Herzen verabreicht werden.
- Implantation eines **Kardioverter-Defibrillators** (ICD) bei symptomatischen Patienten mit schlechter Herzfunktion zur Verhinderung des plötzlichen Herztodes

Anhaltende ventrikuläre Tachykardie

Über mehr als 30 Sekunden ununterbrochen anhaltende Serie von ventrikulären Extrasystolen mit einer Frequenz > 100/min.

Klinik
- regelmäßiges Herzjagen (meist von deutlichem Schwäche- und Kollapsgefühl begleitet)
- häufig auch Bewusstlosigkeit
- Symptome einer typischen Angina pectoris bei Patienten mit eingeschränkter Koronarreserve (meist infolge koronarer Herzkrankheit).
- Die anhaltende ventrikuläre Tachykardie kann in Kammerflimmern und damit in den vollständi-

Tab. 1.18 Unterscheidungskriterien zwischen ventrikulären und supraventrikulären Extrasystolen.

	VES	SVES
vorangehende P-Welle	meist nicht vorhanden	vorhanden
QRS-Komplex	breit, bizarr konfiguriert, nicht typisch schenkelblockartig	schmal, wie bei Normalschlag, gelegentlich Schenkelblock
kompensatorische Pause nach Extrasystole	meist ja	meist nein

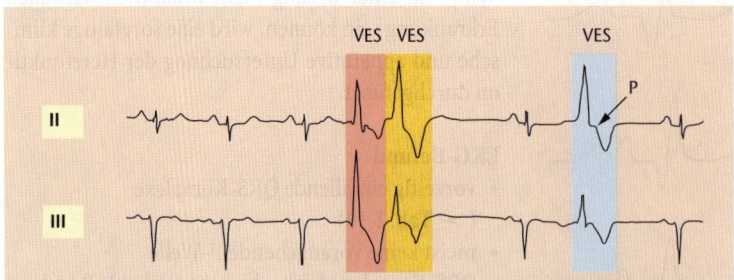

Abb. 1.33 Ventrikuläre Extrasystolie. Die Herzaktionen 4 und 5 sind aufeinanderfolgende ventrikuläre Extrasystolen (ein sog. Couplet). Herzaktion 7 ist eine singuläre VES. Die Extrasystolen 5 und 7 sind identisch konfiguriert (monomorph). Der VES 7 folgt eine kompensatorische Pause, d. h., die Sinusaktion 8 ist zeitlich nicht versetzt. Nach dem QRS-Komplex von VES 7 ist eine nicht übergeleitete P-Welle erkennbar (Pfeil). [L157]

gen Kreislaufstillstand und den **plötzlichen Herztod** übergehen (besonders bei Patienten mit deutlicher Schädigung der linken Herzkammer).

Ätiologie und Pathogenese
- meist Patienten mit schwerer Herzerkrankung
- häufigster Mechanismus: Reentry-Kreislauf im Kammermyokard
- Voraussetzung: Zone langsamer Erregungsleitung (zum Beispiel im Randbereich einer ausgedehnten Myokardinfarktnarbe).
- Ventrikuläre Tachykardien in der Frühphase eines Myokardinfarkts (sog. **idioventrikuläre Tachykardien**) entstehen auf dem Boden einer abnormen Automatie.
- Selten kommen anhaltende ventrikuläre Tachkardien bei Personen ohne fassbare Herzkrankheit vor (**idiopathische Kammertachykardien**).

Diagnostisches Vorgehen
Jede erstmals auftretende anhaltende ventrikuläre Tachykardie erfordert eine umfangreiche kardiale Diagnostik (auch Linksherzkatheter-Untersuchung). Laborchemisch sollten ein akuter Myokardinfarkt, eine Hypokaliämie oder eine akute entzündliche Erkrankung als reversible Ursachen der Tachykardie ausgeschlossen werden.

EKG-Befund
- regelmäßige Tachykardie mit einer Frequenz meist zwischen 150 und 180/min, gelegentlich auch deutlich schneller
- Typisch sind breit deformierte QRS-Komplexe (➤ Abb. 1.34), die QRS-Morphologie entspricht dabei *nicht* einem typischen Schenkelblockbild.
- Da regelmäßige **supraventrikuläre Tachykardien** gelegentlich auch mit einem breiten QRS-Komplex einhergehen (aberrante Leitung = Schenkelblock), kann die Differenzierung der beiden Formen Probleme bereiten.

Therapie
Akuttherapie
- Sofortige R-Zacken-synchrone **externe Kardioversion** bei **hämodynamisch beeinträchtigten** und/oder bewusstlosen Patienten. Eine asynchrone Schockabgabe kann Kammerflimmern verursachen!
- Neben der externen Kardioversion kann bei **hämodynamisch stabilen** Patienten zur Terminierung der Tachykardie auch die **medikamentöse Kardioversion** (mögliche Medikamente: Ajmalin, Amiodaron, Propafenon) erwogen werden.

Rezidivprophylaxe
- Optimierung der Therapie der kardialen Grundkrankheit
- β-Blocker
- Verapamil (idiopathische Kammertachykardien können gut darauf ansprechen)

Bei Patienten mit trotz dieser Maßnahmen rezidivierenden anhaltenden Kammertachykardien bestehen drei Therapieoptionen:
- **medikamentöse Therapie** mit Klasse-III-Antiarrhythmika (Amiodaron, Sotalol). Patienten ohne fassbare Herzkrankheit können auch mit Klasse-I-Antiarrhythmika (zum Beispiel Flecainid) behandelt werden.
- **Katheterablation:** kausales, jedoch mit einer erheblichen Rezidivrate belastetes Verfahren
- Patienten mit hohem Risiko eines plötzlichen Herztodes (schlechte Kammerfunktion, überlebter Kreislaufstillstand, plötzliche Herztode in der Familie) sollten mit einem **Kardioverter-Defibrillator** versorgt werden; dies trifft für die Mehrzahl der betroffenen Patienten zu.

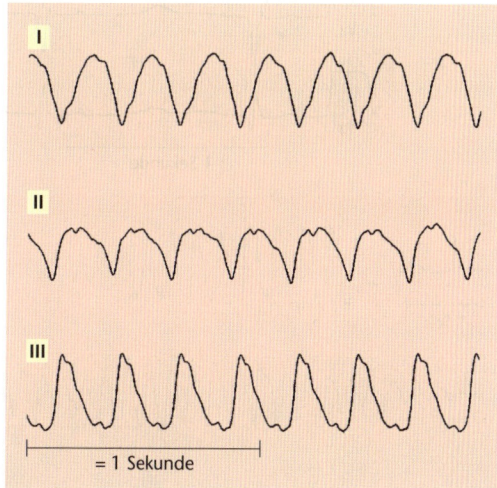

Abb. 1.34 Ventrikuläre Tachykardie. [M185]

Torsade-de-Pointes-Tachykardie

Kammertachykardie mit stetig um die isoelektrische Linie drehender QRS-Achse; ausschließliches Vorkommen bei Patienten mit verzögerter Repolarisation (QT-Verlängerung im EKG).

Klinik
Akut einsetzender Schwächezustand, Synkope.

Ätiologie und Pathogenese
Verursacht durch frühe Nachdepolarisationen bei Patienten mit verzögerter Repolarisation, die sich im symptomfreien Intervall durch eine verlängerte QT-Zeit > 500–550 ms im EKG ausdrückt. In der Mehrzahl handelt es sich um nicht anhaltende Tachykardien; der Übergang in Kammerflimmern und plötzlichen Herztod ist allerdings keine Seltenheit (➤ Abb. 1.6). Die QT-Verlängerung kann folgende Ursachen haben:
- **angeborene, erbliche Störung:** „Long-QT-Syndrom", zum Beispiel Romano-Ward-Syndrom: autosomal-dominant vererbt mit Störung im Gen des K^+- bzw. Na^+-Kanals der Herzmuskelzelle; betroffene Familien können durch den plötzlichen Herztod bedroht sein.
- Bei allen Formen der QT-Verlängerung wirken Bradykardien und auch Hypokaliämien als Auslöser für Kammertachykardien.
- **Medikamentennebenwirkung/-intoxikation:** Einige Klasse-I-Antiarrhythmika (Chinidin, Ajmalin, Disopyramid), Klasse-III-Antiarrhythmika (selten Amiodaron, häufiger Sotalol); auch nicht kardiologische Medikamente können zu gefährlichen QT-Verlängerungen führen.

EKG-Befund
- Tachykardie mit breitem QRS-Komplex → die QRS-Achse dreht stetig um die isoelektrische Linie.
- In den einzelnen Ableitungen zeigt sich diese Achsenrotation in einer stetigen Zu- und Abnahme der Höhe der R-Zacken (➤ Abb. 1.35).
- Das Ruhe-EKG zeigt eine deutlich verlängerte QT-Zeit von über 125 % des Normwertes oder ein absolutes QT-Intervall > 500 ms.

Therapie
Akutbehandlung
- Elektrokardioversion und anschließend hoch dosierte intravenöse Gabe von Mg^{2+}, ggf. auch K^+

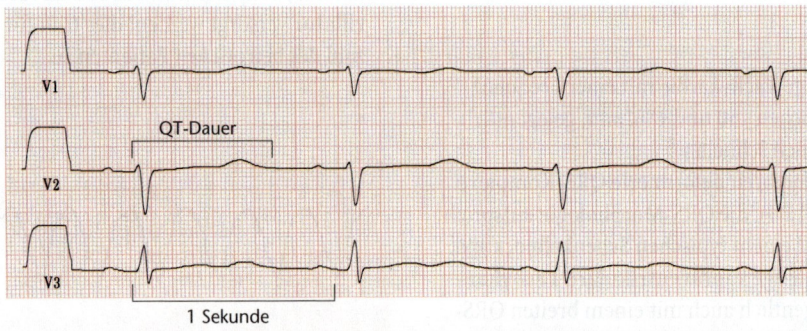

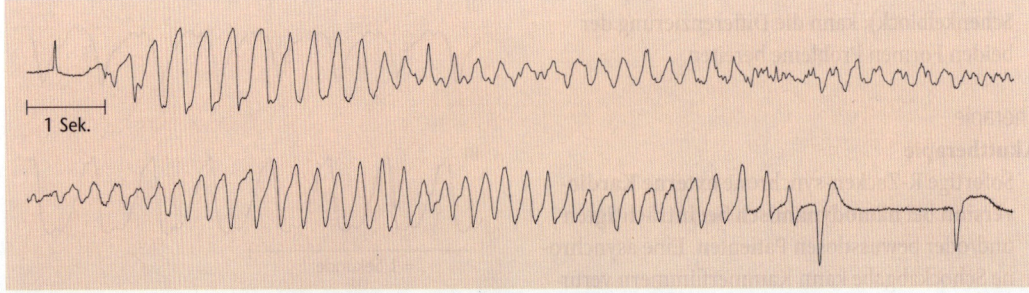

Abb. 1.35 EKG eines jungen Mannes mit „Long-QT-Syndrom" (QT-Zeit/-Dauer > 600 ms). Es waren wiederholt Adams-Stokes-Anfälle mit Bewusstlosigkeit aufgetreten bei Torsade-de-Pointes-Tachykardie. [M181]

- Liegt nach Elektrokardioversion eine Herzfrequenz von < 60/min vor und treten Rezidive auf, so sollte zusätzlich eine Schrittmacherstimulation erfolgen.

Rezidivprophylaxe
- langfristige Gabe von β-Blockern
- Implantation eines Kardioverter-Defibrillators (ICD) bei Patienten, die wiederbelebt werden mussten oder bei denen plötzliche Herztodesfälle oder Reanimationen in der Familie vorgekommen sind
- Weglassen der verursachenden Medikamente mit oder ohne Herzschrittmacherversorgung (bei den medikamentösen oder durch Bradykardie bedingten Formen)

Kammerflattern, Kammerflimmern

Extrem tachykarde (> 250/min) Herzaktion (Kammerflattern, engl.: *ventricular flutter*) bzw. völlig chaotisches, unkoordiniertes Kontraktionsverhalten des Kammermyokards (Kammerflimmern, engl.: *ventricular fibrillation*).

Klinik
Innerhalb von Sekunden einsetzende Bewusstlosigkeit.

Ätiologie und Pathogenese
- Elektrische Instabilität des Herzens → Veränderungen der Struktur (Kammerdilatation, -hypertrophie und -fibrose, Myokardinfarktnarben) oder Funktion (Ischämie bei akutem Myokardinfarkt oder Koronarinsuffizienz) → Kammerflattern und -flimmern → dramatischer Abfall des Herzzeitvolumens und des arteriellen Blutdrucks → sofortige Bewusstlosigkeit → plötzlicher Herztod (ohne Behandlung).
- Imbalancen des Elektrolythaushalts verstärken die Gefährdung durch Kammerflimmern.

EKG-Befund
- **Kammerflattern**: bizarr konfigurierte, breite QRS-Komplexe, zwischen denen eine isoelektrische Linie nicht mehr erkennbar ist (➤ Abb. 1.36). Die Herzfrequenz liegt in der Regel deutlich über 250/min.
- **Kammerflimmern**: Völlig chaotische Kammeraktion, regelrechte QRS-Komplexe sind nicht erkennbar (➤ Abb. 1.37).

- Der Übergang von der regelmäßigen Kammertachykardie zum Kammerflattern ist fließend, ebenso der Übergang vom Kammerflattern zum Kammerflimmern.

Therapie
Akutbehandlung
➤ Abb. 1.38

Rezidivprophylaxe
- Implantation eines Kardioverter-Defibrillators (ICD)
- ggf. zusätzliche medikamentöse antiarrhythmische Therapie (Amiodaron, Sotalol) → zur Verhinderung häufiger Tachykardie-Rezidive respektive der Verhinderung häufiger, für den Patienten schmerzhafter Therapieabgaben des ICD
- Patienten mit Kammerflattern oder -flimmern außerhalb der Akutphase (48 h) eines Myokardinfarkts haben ein hohes Risiko für das erneute Auftreten dieser Rhythmusstörung.

Bei Kammerflattern oder -flimmern im Rahmen eines akuten Myokardinfarkts ist das Risiko eines Rezidivs der Rhythmusstörung gering und eine Rezidivprophylaxe nicht generell erforderlich.

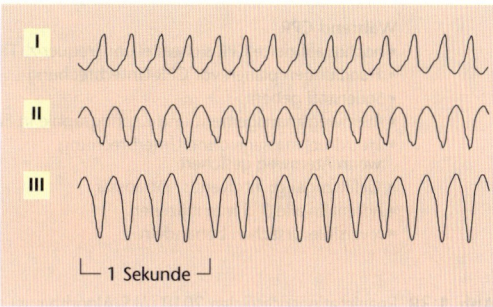

Abb. 1.36 EKG bei Kammerflattern. [L157]

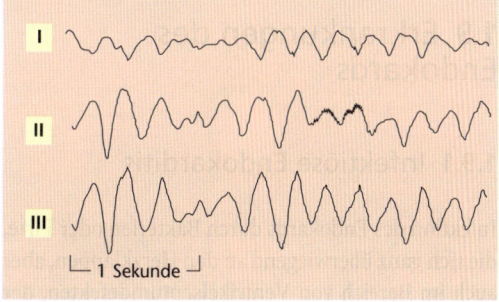

Abb. 1.37 EKG bei Kammerflimmern. [L157]

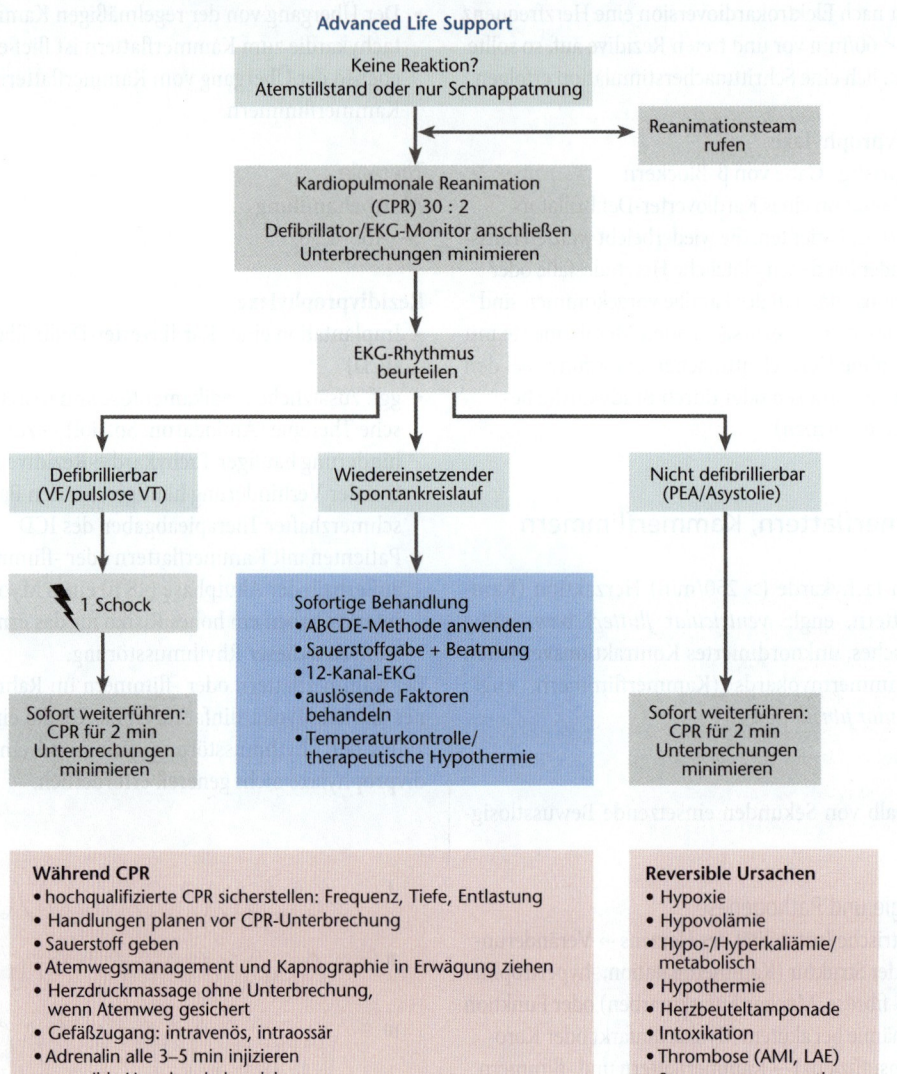

Abb. 1.38 Reanimationsrichtlinien 2010 (ALS-Algorithmus). [L106]

1.9 Erkrankungen des Endokards

1.9.1 Infektiöse Endokarditis

Infektion des Endokards durch Bakterien oder Pilze, die sich ganz überwiegend an den Herzklappen, aber auch im Bereich von Ventrikelseptumdefekten, der Chordae tendineae oder des wandständigen Endokards manifestiert.

Inzidenz
In den Industrieländern ca. 2–5 Fälle pro 100.000 Einwohner pro Jahr.

Hochrisikogruppen
Patienten mit Immundefizit, vorangegangener Endokarditis, Zustand nach Herzklappenoperationen

(Klappenrekonstruktionen, prothetischer Herzklappenersatz) und solche, die häufigen venösen Punktionen oder lange liegenden intravenösen Kathetern ausgesetzt sind (zum Beispiel Dialysepatienten, Intensivpatienten, i. v. Drogenabusus).

Prognose
Eher schlecht, die Mortalität der infektiösen Endokarditis liegt auch bei adäquater Behandlung (Antibiotika, Operation) bei ca. 25 %.

Klinik
Am häufigsten ist die Mitralklappe betroffen, gefolgt von der Aortenklappe und der Trikuspidalklappe. Bei ca. 25 % der Patienten ist mehr als eine Klappe erkrankt.

Akute Endokarditis (akuter bis fulminanter Verlauf): septisches Krankheitsbild mit Zeichen des Multiorganversagens (➤ Abb. 1.39).

Sichtbare Stigmata an der Haut sind schmerzhafte **Osler-Knötchen**, Einblutungen ins Nagelbett **(Splinter-Hämorrhagien)**, schmerzlose Makulae zum Beispiel der Handflächen **(Janeway-Läsionen)** oder auch Embolisationen am Augenhintergrund **(Roth-Flecken)**.

Endocarditis lenta, **subakute Linksherzendokarditis** (subakute Verlaufsform, über Wochen bis Monate, Befunde weniger spezifisch):
- „B-Symptomatik": Fieber, Nachtschweiß, Gewichtsverlust
- neu auftretende Herzgeräusche mit im Verlauf wechselndem Charakter und Herzinsuffizienz
- septische Embolien: Schlaganfall, Haut-, Nieren- oder Milzabszesse, Osteomyelitis
- petechiale Blutungen (s. o.)
- Arthralgien durch Entzündungsvorgänge infolge einer Immunkomplexbildung
- Nierenbeteiligung: embolische Glomerulonephritis, **Löhlein-Herdnephritis**, Immunkomplexnephritis mit dem Symptom der Hämaturie

Eine Trikuspidalklappenendokarditis **(„Rechtsherzendokarditis")** kann sich aufgrund einer Embolisation in die Lungenstrombahn durch multiple Lungenabszesse und bei Destruktion der Trikuspidalklappe durch eine Rechtsherzinsuffizienz äußern.

Ätiologie
Meist bakteriell bedingt. Grundsätzlich kann eine infektiöse Endokarditis durch fast alle obligat oder

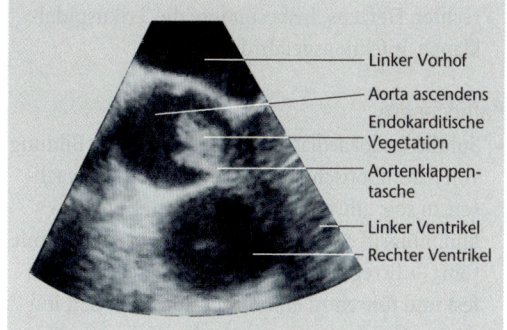

Abb. 1.40 Transösophageales Echokardiogramm bei infektiöser Endokarditis der Aortenklappe. Einer Aortenklappentasche sitzt eine große tumoröse, mobile Vegetation auf. [T125]

fakultativ humanpathogenen Keime hervorgerufen werden. Die häufigsten Erreger sind:
- akute Endokarditis bei Nativklappe: *Staphylococcus aureus*
- subakute Endokarditis bei Nativklappe: *Streptococcus viridans*, nichthämolysierende Streptokokken, Enterokokken
- Endokarditis nach Herzklappenersatz: „Hautkeime" (*Staphylococcus epidermidis*, diphtheroide Corynebakterien), *Staphylococcus aureus*, Enterobakterien, Streptokokken, Pilze

Die Erkrankung entwickelt sich meist auf dem Boden einer oder mehrerer der folgenden Konstellationen:
- bei **vorgeschädigtem Klappenapparat**, zum Beispiel bei sklerotischen (degenerativen) Klappenveränderungen, nach abgelaufenem rheumatischem Fieber (häufigste Ausgangsbedingung der infektiösen Endokarditis in den Entwicklungsländern), bei vorbestehenden kongenitalen Herzfehlern (ein Mitralklappenprolaps mit Mitralinsuffizienz und verdickten Mitralsegeln ist die häufigste Ausgangsbedingung der infektiösen Endokarditis in den Industrieländern), nach vorausgegangener Endokarditis oder nach operativem Klappenersatz
- bei **verminderter Immunkompetenz**, zum Beispiel bei terminaler Niereninsuffizienz, Alkoholabusus, Diabetes mellitus oder HIV-Infektion
- bei **länger dauernder Keimbelastung des Blutes**, zum Beispiel durch länger liegende venöse Verweilkatheter (zum Beispiel bei Dialysepatienten oder Patienten mit ZVK) oder häufige venöse Punktionen (zum Beispiel bei i. v. Drogenabusus). Hierbei sind vor allem die Klappen des

rechten Herzens, insbesondere die Trikuspidalklappe, infektionsgefährdet.

Pathogenese
- Subtile Endokardläsionen der Klappen → Bildung von thrombotischen Auflagerungen → Anwachsen zu sog. „thrombotischen Vegetationen" → klin. Eingriff oder Ähnliches, das zur Bakteriämie führt → Erreger setzen sich in den Vegetationen fest und führen zu einer Infektion. Von den infizierten Vegetationen aus werden Keime in die Blutbahn getragen und unterhalten eine konstante Bakteriämie.
- Durch lokale Invasion der Erreger kann es zur Zerstörung des Klappenapparats und zur Bildung von Abszessen im Bereich des Klappenrings (paravalvuläre Abszesse) kommen.
- Die Ablösung der Vegetationen führt zu septischen Embolien, zum Beispiel in das Gehirn (Schlaganfall, Hirnabszess), die Nieren (Niereninfarkt, Nierenabszess) oder die Koronararterien (Herzinfarkt, myokardiale Abszesse).
- Bakterielle Antigene und korrespondierende Antikörper können Immunkomplexe bilden, die nach Ablagerung in Gelenken, Gefäßen und Nieren Entzündungsvorgänge in Gang setzen und eine Arthritis, Vaskulitis und Glomerulonephritis auslösen können (➤ Abb. 1.39).

Diagnostisches Vorgehen
- Bei jeder länger dauernden ungeklärten Infektsymptomatik ist an eine infektiöse Endokarditis als mögliche Ursache zu denken!
- Typisch sind erhöhte Entzündungsparameter (CRP, BSG, Leukozyten) und eine Infektanämie. Bei Nierenbeteiligung können zusätzlich eine Erythrozyturie und eine glomeruläre Proteinurie bestehen. Oft finden sich zirkulierende Immunkomplexe, erniedrigte Komplementfaktoren (Komplementverbrauch) oder positive Rheumafaktoren als Hinweise auf eine Autoimmunstimulation.
- Obligat ist die wiederholte Abnahme von **Blutkulturen** vor Beginn einer antibiotischen Therapie mit dem Ziel eines kulturellen Keimnachweises und einer gezielten antibiotischen Therapie nach Antibiogramm.
- Die höchste Sensitivität bei der Darstellung von Größe, Oberfläche und Mobilität der Klappenvegetationen sowie des Ausmaßes der Klappendestruktion hat die Echokardiografie. Wenn auch die transthorakale Echokardiografie (TTE) als nichtinvasive Untersuchung am Anfang stehen wird, ist ihr die **transösophageale Echokardiografie** (TEE, ➤ Abb. 1.40) in nahezu allen Fragestellungen überlegen. Sie liefert zusätzlich Informationen über die ventrikuläre Funktion, mögliche Klappeninsuffizienzen oder paravalvuläre Abszesse.
- **Pathologie**: nekrotische (E. ulcerosa) und thrombotische (E. polyposa) bakterielle Auflagerungen auf den Herzklappen → Endocarditis ulcerosa, polyposa oder ulceropolyposa. Endocarditis verrucosa rheumatica als Komplikation des rheumatischen Fiebers

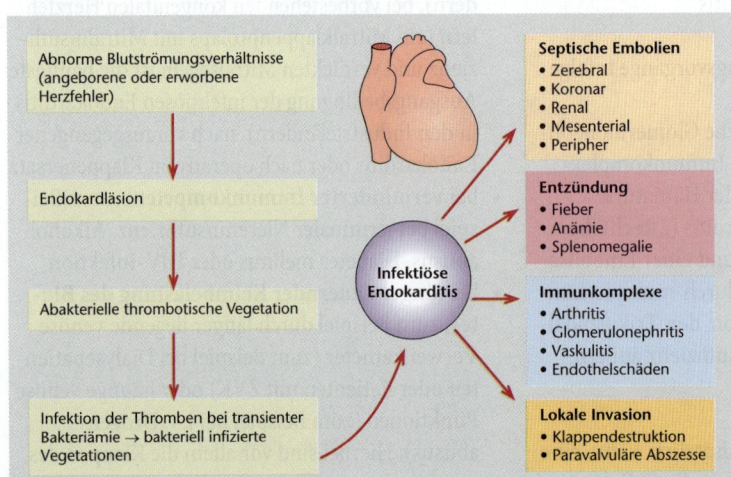

Abb. 1.39 Pathogenese und klinische Manifestationen der infektiösen Endokarditis. [L157]

> **MERKE**
> Eine infektiöse Endokarditis gilt als klinisch gesichert bei wiederholt mit dem gleichen Keim positiven Blutkulturen im Verbund mit typischen echokardiografischen Veränderungen einer Endokarditis (TTE, TEE).

- Wichtig ist, einen potenziellen **bakteriellen Ausgangsherd**, zum Beispiel im Zahn- oder HNO-Bereich, im Bereich der Haut oder des Urogenitaltrakts zu identifizieren. Neben der antibiotischen Therapie und dem operativen Klappenersatz kommt der „Herdsanierung" eine große prognostische Bedeutung zu.
- Begleitende Untersuchungen sind die Sonografie (Nachweis von Organabszessen oder einer Splenomegalie als Folge von Embolien), das EKG (Nachweis einer begleitenden Perimyokarditis oder von AV-Blockierungen, zum Beispiel bei paravalvulärem Abszess), die Spiegelung des Augenhintergrundes (Nachweis retinaler Abszesse oder Einblutungen) und bedarfsweise computer- oder magnetresonanztomografische Untersuchungen (Nachweis von ischämischen Hirninfarkten, Hirnabszessen, zerebralen Einblutungen oder Bestimmung des Ausmaßes paravalvulärer oder paraaortaler Abszesse).

Differenzialdiagnose
Bei **Endocarditis lenta** kommen prinzipiell alle Erkrankungen in Betracht, die mit einer chronischen Entzündung einhergehen und/oder eine „B-Symptomatik" verursachen (Fieber unklarer Genese). Die **akut verlaufende Endokarditis** ist ein septisches Krankheitsbild, das klinisch dem einer Sepsis mit anderem Ausgangsort entspricht. Zusätzlich kann eine Bakteriämie bei Sepsis anderen Ursprungs zu einer sekundären infektiösen Endokarditis führen.

> **MERKE**
> Daher sollte bei jedem septischen Krankheitsbild im Zweifel immer eine transösophageale Echokardiografie zum Nachweis oder Ausschluss von Klappenvegetationen durchgeführt werden.

Therapie
- kalkulierte, hoch dosierte, intravenöse **Antibiotikatherapie** schon bei Verdacht auf Endokarditis (erst **nach** der Entnahme von Blutkulturen!)
- Kombination von zwei oder mehr Substanzen, deren Auswahl sich nach der jeweiligen Ausgangssituation richtet, beispielsweise Vancomycin plus Aminoglykosid bei akuter Endokarditis einer Nativklappe oder hoch dosiertes Penicillin plus Aminoglykosid bei subakuter Endokarditis einer Nativklappe (**cave**: Niereninsuffizienz; Pocketleitlinie der Deutschen Gesellschaft für Kardiologie: http://leitlinien.dgk.org/images/pdf/leitlinien_pocket/2010_pll_16.pdf).
- Nach Erhalt positiver Blutkulturen wird die Therapie unter Berücksichtigung des Resistogramms optimiert. Die Therapiedauer beträgt mindestens 4–6 Wochen.
- Indikationen für einen **operativen Klappenersatz** sind fortgeschrittene Klappendestruktionen und Klappendysfunktionen (besonders bei gleichzeitiger Herzinsuffizienz), paravalvuläre Abszesse, stattgehabte oder drohende septische Embolien (große mobile Vegetationen), Rezidiv oder Persistenz der Klappenvegetationen trotz länger dauernder Antibiotikatherapie oder der Nachweis einer Pilzendokarditis.
- Ein Klappenersatz muss möglichst frühzeitig, jedoch nie ohne begonnene antibiotische Therapie erfolgen. Er sollte angestrebt werden, bevor sich die klinische Situation des Patienten verschlechtert. Bei fulminanter Staphylokokken-Endokarditis ist die Indikation stets großzügiger zu stellen als bei Endocarditis lenta durch vergrünende Streptokokken.

Endokarditisprophylaxe
Aktuelle Leitlinie: http://www.awmf.org/leitlinien/detail/ll/019-012.html

Eine Endokarditisprophylaxe (z.B. 2 g **Amoxicillin** 30–60 min vor dem Eingriff) ist notwendig bei:
- Patienten mit Klappenersatz (mechanische und biologische Prothesen)
- Patienten mit rekonstruierten Klappen unter Verwendung von Fremdmaterial
- Patienten, die eine Endokarditis durchgemacht haben
- Patienten mit angeborenen Herzfehlern wie:
  – zyanotischem Herzfehler, der nicht oder mit einer Kurzschlussverbindung zwischen Lungenkreislauf und großem Kreislauf operiert ist

- persistierendem residuellem Defekt an der Implantationsstelle von chirurgisch oder interventionell eingebrachtem prothetischem Material
- operativ oder interventionell unter Verwendung von prothetischem Material behandelten Herzfehlern in den ersten 6 Monaten nach Operation
- folgenden Eingriffen bei oben genannten Risikopatienten:
  - im Mund und Rachen: zahnärztlichen Eingriffen, bei denen das Zahnfleisch verletzt wird, zum Beispiel **Zahnsteinentfernung**, Ziehen eines Zahns und Zahnimplantation
  - bei herz- oder gefäßchirurgischen Eingriffen, bei denen Fremdmaterial implantiert wird, oder bei der Implantation von Herzschrittmachern und Defibrillatoren.

Bei Eingriffen im Magen-Darm-Trakt, in den Harnwegen oder der Haut ist eine Prophylaxe nur dann erforderlich, wenn es sich um Infektionen dieser Organe handelt.

1.9.2 Nichtinfektiöse Endokarderkrankungen

Das Endokard und besonders die Herzklappen können durch eine Vielzahl von Erkrankungen in ihrer Morphologie und Funktion geschädigt werden. Das resultierende klinische Spektrum reicht von asymptomatischen Verläufen bis hin zur Klappendysfunktion und Herzinsuffizienz.

Degenerative Endokarderkrankungen Diese können im Rahmen des normalen Alterungsvorgangs entstehen; betroffen sind fast ausschließlich die Herzklappen. Die Klappenveränderungen beginnen dabei an der Klappenbasis (im Gegensatz zur infektiösen Endokarditis). Es kommt zur fortschreitenden fibrodegenerativen Klappendestruktion, meist mit deutlichen Verkalkungen. Typische Folgen sind die degenerative Aortenstenose alter Patienten, die kalzifizierende Aortenstenose bei bikuspider Aortenklappe oder eine Mitralringverkalkung mit Mitralinsuffizienz. Bei Ausbildung einer höhergradigen Stenose oder Insuffizienz infolge der Herzklappenveränderung besteht die Indikation zum operativen Klappenersatz.

Endocarditis verrucosa rheumatica Endokardbeteiligung im Rahmen einer alle Wandschichten des Herzens betreffenden Karditis (Pankarditis) bei rheumatischem Fieber. Es kommt zu warzenförmigen Ablagerungen von Immunkomplexen an den Klappenrändern, die zur Zerstörung insbesondere der Mitral- und Aortenklappe führen. Sie ist die häufigste Ursache der erworbenen Mitralklappenstenose und wird 20–30 Jahre nach einem akuten rheumatischen Fieber manifest.

Endokarditis Libman-Sacks Endokardverdickungen infolge entzündlicher Beteiligung des Endokards bei systemischem Lupus erythematodes. Bevorzugte Lokalisation sind die Unterseiten der Trikuspidal- und Mitralklappe. Meist resultiert keine Klappendysfunktion, sodass die Erkrankung am Herzen klinisch stumm verläuft.

Eosinophile Endokarditis Synonyma: Löffler-Endokardfibrose, nichttropische Endokardfibrose, Endocarditis parietalis fibroplastica.
Bei der eosinophilen Endokarditis handelt es sich um die häufigste Form der restriktiven (obliterativen) Kardiomyopathie.

Tropische Endomyokardfibrose Mutmaßlich genetisch bedingte Erkrankung im mittleren Afrika mit progredientem Verlauf (Tod nach Monaten bis Jahren). Morphologisch handelt es sich um eine massive, biventrikuläre Endokardverdickung, die typischerweise die Vorhöfe ausspart.

1.10 Erkrankungen des Myokards

Erkrankungen des Myokards verlaufen in der Regel chronisch und schleichend. Sie können symptomlos bleiben, häufig manifestieren sie sich jedoch mit zunehmender Herzinsuffizienz, Herzrhythmusstörungen bis hin zum plötzlichen Herztod oder durch thrombembolische Ereignisse. Obwohl die Einteilung nicht immer scharf ist, kann anhand einer Herzmuskelbiopsie in nichtentzündliche Veränderungen des Herzmuskels (**Kardiomyopathien**) und entzündliche Erkrankungen des Myokards (**Myokarditiden**) unterschieden werden.

1.10.1 Formen der Kardiomyopathien

Einteilung
Einteilung nach der **Ätiologie**:
- **primäre (idiopathische) Kardiomyopathien**, d. h. Herzmuskelerkrankungen unbekannter Ursache
- **sekundäre (spezifische) Kardiomyopathien** mit bekannter Ursache (z. B. als Folge von Herzmuskelentzündungen) → häufiger einer gezielten Therapie und/oder Prävention zugänglich

Nach **morphologischen Gesichtspunkten** erfolgt die Einteilung (> Abb. 1.41) sowohl der primären als auch der sekundären Kardiomyopathien in
- dilatative Kardiomyopathien (DCM),
- hypertrophische Kardiomyopathien (HCM),
- restriktive Kardiomyopathien (RCM) und die sehr seltene
- arrhythmogene rechtsventrikuläre Kardiomyopathie (ARVC).

Dilatative Kardiomyopathie (DCM)

- Erkrankung des Myokards mit Dilatation des linken oder beider Ventrikel mit begleitender eingeschränkter Kontraktilität (> Abb. 1.41)
- Ursachen: idiopathisch, familiär-genetisch, viral-entzündlich und/oder immunologisch, toxisch (besonders alkoholtoxisch) oder auf dem Boden einer anderen Herzerkrankung (zum Beispiel Klappenfehler oder KHK)
- In der Klinik am häufigsten sind die **ischämische Kardiomyopathie** bei KHK und die toxische Kardiomyopathie bei **chronischem Alkoholabusus**.

Klinik
- Die häufigste Erstmanifestation ist eine langsam zunehmende Herzinsuffizienz. Im Vordergrund steht dabei das Rückwärtsversagen. Im fortgeschrittenen Stadium kommen die Zeichen des Vorwärtsversagens mit Hypoperfusion der Peripherie hinzu.
- Häufig treten Herzrhythmusstörungen auf, die der Patient subjektiv als Palpitationen, Schwindel oder Synkopen erlebt. Als Folge von tachykarden ventrikulären (seltener von bradykarden) Herzrhythmusstörungen kann ein plötzlicher Herztod eintreten.
- Als Folge **kardialer Thrombenbildung** bei ventrikulärer und atrialer Dilatation (besonders bei Vorhofflimmern) kann es zu einem embolischen Verschluss im Bereich der Arterien mit entsprechenden Folgen kommen, zum Beispiel Schlaganfall, Darminfarkt oder akute periphere Durchblutungsstörung der Extremitäten.
- Daneben kann eine typische oder atypische Angina pectoris sowohl bei begleitender KHK als auch bei koronarangiografischem Normalbefund auftreten.

Epidemiologie
Häufigste morphologische Form der Kardiomyopathien mit steigender Inzidenz; die Prävalenz liegt bei

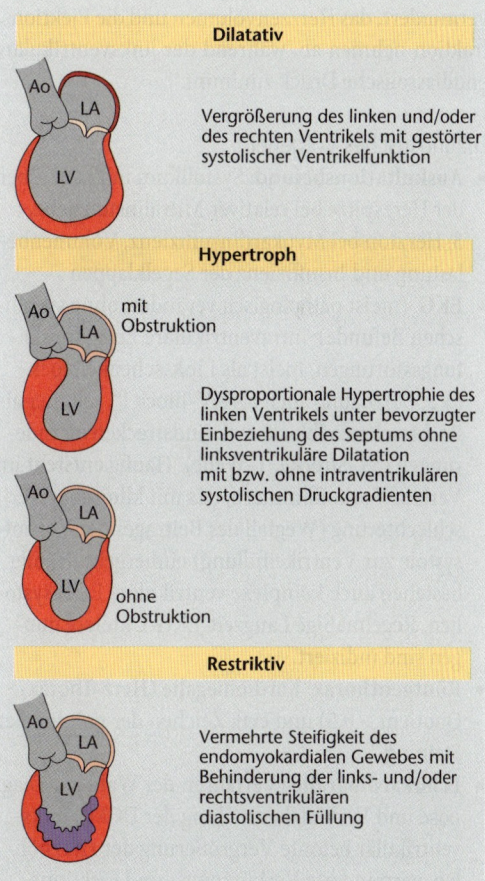

Abb. 1.41 Einteilung der Kardiomyopathien. [M183]

10–15 Fällen pro 100.000 Einwohner. Die Erkrankung tritt sporadisch auf, bei 10–30 % der Fälle kann eine familiäre Häufung nachgewiesen werden. Bislang wurden 16 **Gendefekte** identifiziert, die muskuläre Proteine betreffen, die zum Teil auch für den Aufbau und die Funktion des Skelettmuskels Bedeutung haben (zum Beispiel Dystrophin, Lamin, Desmin, Troponin T, Actin). Bei etwa 60 % der Fälle ist eine **virale Genese** mit vorangegangener, nicht vollständig ausgeheilter Virusmyokarditis anzunehmen, zum Beispiel mit Coxsackievirus Typ B. Männer sind unabhängig vom Lebensalter häufiger betroffen. Das mittlere Alter bei Diagnosestellung beträgt ca. 40 Jahre.

Pathophysiologie
Dilatation des linken Ventrikels (oder beider Ventrikel) mit erhöhten endsystolischen und enddiastolischen Volumina. Gleichzeitig ist die kardiale Pumpfunktion durch die gestörte Funktion des Myokards vermindert, das Herzzeitvolumen und die Ejektionsfraktion nehmen ab, während der linksventrikuläre enddiastolische Druck zunimmt.

Diagnostisches Vorgehen
- **Auskultationsbefund**: Systolikum mit p. m. über der Herzspitze bei relativer Mitralinsuffizienz, 3. Herzton bei Myokardinsuffizienz, Volumenbelastung und Insuffizienz der Segelklappen
- **EKG** (meist pathologisch verändert ohne spezifischen Befunde): intraventrikuläre Erregungsleitungsstörungen, meist als Linksschenkelblock (> 35 %), häufig auch als AV-Block I°, seltener als Rechtsschenkelblock, evtl. Endstreckenveränderungen (ST-Strecke, T-Welle). Häufig entsteht im Verlauf Vorhofflimmern, das mit klinischer Verschlechterung (Wegfall des Beitrages der Vorhofsystole zur Ventrikelfüllung) einhergeht. Häufig bestehen auch komplexe ventrikuläre Extrasystolien. Regelmäßige Langzeit-EKG-Untersuchungen sind indiziert.
- **Röntgenthorax**: Kardiomegalie (Herz-Thorax-Quotient > 0,5) und evtl. Zeichen der pulmonalen Stauung
- **Echokardiografie** (Verfahren der Wahl zur Diagnose und Verlaufsbeurteilung der DCM): linksventrikulär betonte Vergrößerung der Herzhöhlen, verminderte Verkürzungs- und Ejektionsfraktion, evtl. relative Mitral- und/oder Trikuspidalinsuffizienz, evtl. Nachweis intrakardialer Thromben, differenzialdiagnostischer Ausschluss anderer Erkrankungen. Eine ätiologische Zuordnung der DCM ist jedoch nicht möglich.
- **Links- und Rechtsherzkatheteruntersuchung**: Bestimmung der hämodynamischen Parameter (zum Beispiel von Herzzeitvolumen, Füllungsdrücken und systemischem Widerstand), Nachweis oder Ausschluss einer begleitenden KHK oder Ermittlung des pulmonalarteriellen Drucks vor Herztransplantation. Außerdem ermöglicht sie bei Hinweisen auf das Vorliegen einer sekundären Kardiomyopathie die Durchführung einer Endomyokardbiopsie.

Therapie
- Behandlung der Herzinsuffizienz und Therapie von Herzrhythmusstörungen (rhythmisierende oder frequenzlimitierende Behandlung bei Vorhofflimmern, medikamentöse und/oder elektrische Therapie einschließlich der Implantation eines Kardioverter-Defibrillators bei symptomatischen ventrikulären Arrhythmien oder nach überlebtem plötzlichem Herztod)
- Vermeidung und Behandlung kardiotoxischer Einflüsse (besonders Alkohol) sowie herzbelastender Störungen (zum Beispiel arterieller Hypertonus, hohes Fieber, Anämie oder Hyperthyreose)
- dauerhafte orale Antikoagulation bei Ventrikeldilatation mit einer Verminderung der Ejektionsfraktion unter 25 % sowie bei Vorhofflimmern und nach vorausgegangener Thrombembolie
- Herztransplantation als Ultima Ratio
- Als Überbrückung bis zu einer Transplantation (*„bridge to transplantation"*) werden zunehmend mechanische Pumpensysteme (linksventrikuläre „Assist-Devices") eingesetzt. Erstaunlicherweise kann unter mechanischer Entlastung des Herzens nicht selten eine gewisse Erholung der linksventrikulären Funktion beobachtet werden, sodass in einigen Fällen eine Transplantation auch nach Entfernung des Pumpensystems (*„bridge to recovery"*) vermieden werden kann.

Prognose
50 % der Patienten versterben an einer fortschreitenden Herzinsuffizienz, 25 % an einem plötzlichen Herztod und weitere 25 % an thrombembolischen

Komplikationen. Die jährliche Letalität nach Diagnosestellung beträgt bis zu 10–20%, hat sich jedoch unter moderner Herzinsuffizienztherapie im letzten Jahrzehnt deutlich verbessert.

Hypertrophische Kardiomyopathien (HCM)

Die HCM ist eine Erkrankung des Myokards mit zumeist **asymmetrischer Hypertrophie** vornehmlich des linken Ventrikels unter Einbeziehung des Septums ohne linksventrikuläre Dilatation.

Klinik
Viele Patienten mit HCM sind asymptomatisch oder haben nur geringe Beschwerden.
Mögliche Symptome sind:
- **Dyspnoe** (90% der symptomatischen Patienten) infolge der diastolischen Funktionsstörung (→ erhöhte enddiastolische Füllungsdrücke und damit erhöhte linksatriale und pulmonalvenöse Drücke mit nachfolgender Lungenstauung)
- typische oder atypische **Angina pectoris** (75% der symptomatischen Patienten), v. a. bei großer kardialer Muskelmasse durch die Kompression der Koronargefäße durch Muskelbrücken und die verminderte diastolische Relaxation. Bei älteren Patienten kann das Bild durch eine begleitende KHK überlagert sein.
- Palpitationen, **Synkopen** und **plötzlicher Herztod** infolge tachykarder Rhythmusstörung und/oder eines inadäquaten Herzzeitvolumens unter Belastung → besonders bei HCM mit Obstruktion des Ausflusstrakts (hypertrophische obstruktive Kardiomyopathie, HOCM)

Häufigkeit und Ätiologie
Zweithäufigste morphologische Form der Kardiomyopathien. Betroffen ist ca. einer von 500 jungen Erwachsenen (Prävalenz 0,2%). Die Inzidenz ist ähnlich der DCM mit 2–3 neuen Fällen pro Jahr pro 100.000 Einwohner. Der Häufigkeitsgipfel der symptomatischen HCM liegt im dritten und vierten Lebensjahrzehnt.
Die HCM ist eine **genetisch bedingte Erkrankung**. Bei über 50% der Patienten wird eine familiäre Häufung mit meist autosomal-dominantem Erbgang mit variabler Expression beobachtet. Bei mehr als 50% der Patienten ist das Gen der schweren β-Myosin-Kette (Chromosom 14), des Myosin-bindenden Proteins C (Chromosom 11) oder des Troponins T (Chromosom 1) betroffen. Insgesamt sind inzwischen über 100 verschiedene Genmutationen beschrieben. Die klinische Ausprägung der Erkrankung (Phänotyp) kann trotz gleichen Genotyps zwischen Individuen stark differieren und scheint von weiteren modifizierenden Genen *("modifier genes")*, aber auch von Umweltfaktoren abzuhängen.

Pathophysiologie
Morphologisch liegt zumeist eine nichtkonzentrische (asymmetrische) Myokardhypertrophie mit Myozytenhypertrophie und Beeinträchtigung des myokardialen Zellverbundes vor. In Abhängigkeit von der Lokalisation der Hypertrophie kann es dabei in ca. 25% der Fälle zu einer Obstruktion der linksventrikulären Ausflussbahn mit Ausbildung eines intraventrikulären systolischen Druckgradienten kommen. Entsprechend werden **obstruktive** (HOCM) und **nichtobstruktive Formen** (HNCM) unterschieden.

Bei allen Formen der HCM ist die ventrikuläre Funktion in der Diastole im Sinne einer gestörten Ventrikelrelaxation und einer erhöhten Steifigkeit des Herzmuskelgewebes beeinträchtigt. Die diastolische Füllung ist dadurch behindert.

Die **hypertrophische Kardiomyopathie mit Obstruktion des Ausflusstrakts** (HOCM) weist pathophysiologische Besonderheiten auf, die bei der medikamentösen Behandlung berücksichtigt werden müssen:
- Die Gabe positiv inotroper Substanzen (zum Beispiel Digitalis-Präparate, Katecholamine) bewirkt eine Zunahme der Obstruktion und damit einen Abfall des Schlagvolumens; sie ist deshalb **kontraindiziert**.
- Das Schlagvolumen ist aufgrund der behinderten diastolischen Füllung in besonderem Maß vorlastabhängig. Durch Exsikkose (auch infolge einer forcierten Diuretika-Therapie) oder medikamentöse Vorlastsenkung (zum Beispiel durch Nitrate oder ACE-Hemmer) kann es zum Abfall des Herzzeitvolumens und im Extremfall zum kardialen Vorwärtsversagen kommen.

Diagnostisches Vorgehen
- **körperliche Untersuchung**: häufig Normalbefund (besonders bei asymptomatischen Patienten

ohne Obstruktion). Auskultatorisch findet sich gelegentlich ein 3. oder ein 4. Herzton. Ein Systolikum über der Herzspitze kann eine begleitende Mitralinsuffizienz unterschiedlichen Ausmaßes anzeigen. Bei Obstruktion (HOCM) ist ein weiteres, spindelförmiges, vom 1. Herzton abgesetztes Systolikum mit p. m. über Erb zu hören, das sich bei körperlicher Belastung verstärkt (dynamische Auskultation).

- **EKG** (geringe Sensitivität und Spezifität): häufig Zeichen der linksventrikulären Hypertrophie (positiver Sokolow-Index und zum Teil ausgeprägte Endstreckenveränderungen), evtl. auch Zeichen der Vorhofbelastung wie ein P sinistroatriale und Vorhofflimmern (Letzteres tritt im Laufe der Erkrankung bei ca. 25 % der Patienten infolge der diastolischen Ventrikelfunktionsstörung auf)
- **Langzeit-EKG** (bei allen Patienten mit HCM indiziert) → schlechte Prognose bei Auftreten komplexer ventrikulärer Extrasystolen und besonders Tachykardien
- **Röntgenthorax**: meist Normalbefund, gelegentlich liegt eine pulmonale Stauung vor
- **Echokardiografie** (Verfahren der Wahl zur Diagnose und Verlaufskontrolle): asymmetrische Septumhypertrophie, d. h. eine das Septum mehr als die Ventrikelwand betreffende Hypertrophie (Leitbefund). Typisch bei der obstruktiven Form (HOCM) sind das sog. **SAM-Phänomen** (*systolic anterior movement*), bei dem sich systolisch Anteile des anterioren Mitralsegels dem Septum anlegen, sowie der vorzeitige Schluss der Aortenklappe. Mittels Doppler-Echokardiografie kann bei HOCM der intraventrikuläre Gradient quantifiziert werden, der charakteristischerweise beim Valsalva-Manöver zunimmt.
- **Links- und Rechtsherzkatheteruntersuchung:** vor operativer Behandlung einer HOCM, bei Verdacht auf eine begleitende KHK und bei weiter unsicherer Diagnose nach nichtinvasiver Untersuchung → ventrikulografische Beurteilung der Hypertrophie und die direkte Messung des intraventrikulären Druckgradienten unter Ruhebedingungen und dessen typische Zunahme beim Valsalva-Manöver oder nach Gabe von vorlastsenkenden Medikamenten (Nitro).

MERKE
Insbesondere bei sehr jungen Patienten muss auch an eine mögliche Speichererkrankung (zum Beispiel M. Fabry, Hämochromatose) als Ursache der Myokardhypertrophie gedacht und eine entsprechende Diagnostik – einschließlich Myokardbiopsie – durchgeführt werden.

Therapie
- **Vermeidung von**: großen körperlichen Belastungen (inotrope Stimulation), positiv inotropen Substanzen, hypovolämischen Zuständen (Vorsicht bei Behandlung mit Diuretika) und vasodilatierend wirksamen Substanzen (Nitrate, Nifedipin)

MERKE
Bei der HOCM sind positiv inotrope Substanzen, wie Digitalis und Betasympathomimetika, sowie Nitrate kontraindiziert!

- Therapie mit **β-Blockern** oder **Verapamil** besonders bei HOCM (geringerer Gradient durch negativ inotrope Wirkung, bessere Ventrikelfüllung durch Senkung der Herzfrequenz)
- katheterinterventionelle Veredung des Septummyokards durch Okklusion des Septalastes (**p**erkutane **t**ransluminale **S**eptum**m**yokard-**A**blation, **PTSMA**) oder chirurgische Intervention (septale Myotomie und Myektomie) bei erheblicher Ausflusstraktobstruktion
- Implantation eines **Kardioverter-Defibrillators** (ICD) bei Patienten mit dem höchsten Risiko für einen plötzlichen Herztod (positive Familienanamnese, vorausgegangene Synkopen, ausgeprägte Obstruktion, Septummyokarddicke > 30 mm, hämodynamische Instabilität unter körperlicher Belastung)

Prognose
Die häufigsten Komplikationen sind **plötzlicher Herztod** sowie eine **fortschreitende Herzinsuffizienz**. Die jährliche Mortalität aller HCM-Patienten liegt bei ca. 1 %. Eine sehr schlechte Prognose hat die HCM im Kindes- und Jugendalter. Andererseits erreichen ca. 25 % der Patienten mit HCM ein Alter > 75 Jahre.

Restriktive (obliterative) Kardiomyopathien (RCM)

Diastolische Funktionsstörung infolge einer restriktiven Auffüllung und Volumenverkleinerung eines oder beider Ventrikel bei nur wenig beeinträchtigter systolischer Funktion und normaler Wanddicke. Die RCM kann idiopathisch auftreten sowie mit Speicherkrankheiten (zum Beispiel einer Amyloidose) oder einer Erkrankung des Endokards (zum Beispiel einer eosinophilen Endokarditis) assoziiert sein.

Klinik
- Zeichen der biventrikulären Herzinsuffizienz mit meist dominierender Rechtsherzinsuffizienz
- Erstmanifestation der RCM sind häufig thromboembolische Komplikationen wie arterielle Embolien und Lungenembolien.
- Seltener als bei der hypertrophischen Kardiomyopathie tritt eine typische oder atypische Angina pectoris auf.

Häufigkeit
Die RCM ist die in den westlichen Ländern seltenste morphologische Form der Kardiomyopathien und tritt meistens als **idiopathische Myokardfibrose** (ein mit einer RCM assoziierter Gendefekt wurde bislang nicht beschrieben) oder als **Endomyokardfibrose mit Eosinophilie** (Synonym: eosinophile Endokarditis, Endocarditis parietalis fibroplastica Löffler) auf. Frauen sind etwa doppelt so häufig betroffen wie Männer. Eine **Endomyokardfibrose ohne Eosinophilie** kommt endemisch in Zentralafrika (Uganda, Nigeria) vor, betrifft vor allem Kinder und junge männliche Erwachsene und ist in diesen Ländern für ca. 20 % der kardialen Todesfälle verantwortlich.

Pathophysiologie
Gestörte diastolische Funktion mit Behinderung der Ventrikelfüllung durch die zunehmende Steifigkeit der Ventrikelwände und eine Abnahme des Ventrikelvolumens durch Ausfüllung besonders der apikalen Ventrikelanteile mit **fibrotischem Gewebe** → **biventrikuläre Herzinsuffizienz,** die durch Tachykardie (zum Beispiel unter Belastung) erheblich verstärkt wird, da die bereits gestörte diastolische Füllung durch die Verkürzung der Diastolendauer zusätzlich behindert wird.

> **MERKE**
> Die Ventrikel sind nicht hypertrophiert und nicht dilatiert.

Die Erkrankung betrifft einen oder häufiger beide Ventrikel. Bei Einbeziehung der Klappen entsteht eine Trikuspidal- und/oder Mitralinsuffizienz. Im fortgeschrittenen Stadium kommt es zu einer charakteristischen Obliteration (Verstopfung) der Ventrikelhöhlen durch fibrotisches Material und die für die RCM typischen **Ventrikelthromben**.

Diagnostisches Vorgehen
- **EKG:** selten normal, zeigt jedoch keine spezifischen Befunde
- **Röntgenthorax:** häufig keine Herzvergrößerung. Typisch für die RCM ist die Diskrepanz zwischen (normaler) Herzgröße und dem klinischen Ausmaß der Herzinsuffizienz.
- **Echokardiografie, CT oder MRT:** Nachweis der endokardialen Verdickung, einer Mitral- und/oder Trikuspidalinsuffizienz und von Ventrikelthromben
- **Links- und Rechtsherzkatheteruntersuchung:** Bestimmung des Ausmaßes der diastolischen Funktionsstörung
- **Endomyokardbiopsie** bei diagnostischer Unklarheit

> **MERKE**
> Die wichtigste Differenzialdiagnose der RCM ist die Pericarditis constrictiva.

Therapie
Die konservative Therapie ist wenig effektiv. Bei Thrombusnachweis, Vorhofflimmern und Zustand nach embolischem Ereignis muss eine orale Antikoagulation eingeleitet werden. Bei ausgeprägter Eosinophilie ist eine immunsuppressive Therapie (zum Beispiel Cyclophosphamid oder Methotrexat) indiziert. In einigen Fällen können chirurgische Verfahren (Endokardresektion oder -dekortikation, AV-Klappen-Ersatz) erfolgreich sein, die jedoch mit einer hohen Operationsletalität behaftet sind.

Prognose
Relativ langes präsymptomatisches Intervall. Nach Diagnosestellung ist häufig ein rasch progredienter Verlauf zu beobachten. Die 2-Jahres-Mortalität der tropischen Endomyokardfibrose liegt dagegen bei 95 %!

Arrhythmogene rechtsventrikuläre Kardiomyopathie (ARVC)

Synonym: arrhythmogene rechtsventrikuläre Dysplasie.

Erkrankung vorwiegend des rechten Ventrikels (mit Aussparung des intraventrikulären Septums) mit fibröser und fettiger Degeneration des Myokards mit Rechtsherzinsuffizienz und elektrischer Instabilität.

Klinik
Hauptmanifestation der ARVC sind höhergradige **ventrikuläre Rhythmusstörungen** bis hin zum plötzlichen Herztod. Zeichen einer rechtsventrikulären Herzinsuffizienz können ebenfalls bestehen.

Häufigkeit und Ätiologie
Bei über 30 % der Patienten wird eine **familiäre Genese** mit meist autosomal-dominantem Erbgang beobachtet. Bislang wurden sieben Gendefekte identifiziert, die zu einem fehlerhaften Aufbau wichtiger Proteine für die elektromechanische Koppelung oder die Integrität des myokardialen Zellverbandes (Ryanodin-Rezeptor, Plakoglobin, Desmoplakin) führen. Auch eine Infektion mit **kardiotropen Viren** scheint über entzündlich-immunologische Mechanismen eine ARVC auslösen zu können.

Pathophysiologie
Fibro-lipomatöse Degeneration des rechtsventrikulären Myokards mit nachfolgenden systolischen und diastolischen Funktionsstörungen mit rechtsventrikulärer und rechtsatrialer Dilatation → zunehmende elektrische Instabilität mit früh einfallenden Extrasystolen bis hin zu anhaltenden ventrikulären Tachykardien und Kammerflimmern.

Diagnostisches Vorgehen
- Das **EKG** kann AV-Blockierungen und/oder einen Rechtsschenkelblock aufweisen.
- Im **Langzeit-EKG** können höhergradige ventrikuläre Rhythmusstörungen imponieren.
- Der **Röntgenthorax** zeigt meist einen Normalbefund, ansonsten Zeichen der rechtsatrialen und rechtsventrikulären Dilatation.
- **Echokardiografie und MRT** dienen dem Nachweis der rechtsventrikulären Dilatation und der Texturänderung.

Therapie
Behandelt werden die Herzinsuffizienz und höhergradige Rhythmusstörungen. Die effektivsten antiarrhythmischen Substanzen sind **Sotalol** und **Amiodaron**. Die Implantation eines Kardioverter-Defibrillators **(ICD)** ist bei anhaltenden ventrikulären Tachykardien und bei überlebtem plötzlichem Herztod indiziert.

1.10.2 Sekundäre (spezifische) Kardiomyopathien

Ischämische Kardiomyopathie

- häufigste Form der sekundären Kardiomyopathie
- typischerweise eine DCM mit systolischer Funktionseinschränkung
- Das Ausmaß der myokardialen Funktionseinschränkung ist meist durch die Schwere der koronaren Herzerkrankung (Lokalisation, Anzahl und Grad der Stenosen) oder einen ischämischen Myokardschaden (Größe und Lokalisation stattgehabter Myokardinfarkte) nicht hinreichend erklärt.

Klinik
Zeichen einer linksführenden Herzinsuffizienz, Symptome der KHK (stabile oder instabile Angina pectoris oder Myokardinfarkt). Eine fortgeschrittene ischämische Kardiomyopathie ist klinisch und morphologisch nur schwer von einer primären dilatativen Kardiomyopathie zu unterscheiden.

Therapie
Behandlung der Herzinsuffizienz sowie – wenn möglich – die Verbesserung der myokardialen Blutversorgung durch Angioplastie oder Bypass-Operation.

Valvuläre Kardiomyopathie

- zweithäufigste Form der sekundären Kardiomyopathie, die sich zumeist als DCM manifestiert
- Die ventrikuläre Dysfunktion steht in keinem Verhältnis zum Ausmaß der Volumenbelastung (zum Beispiel zum Schweregrad einer Aorten- oder Mitralinsuffizienz) oder der Druckbelastung (zum Beispiel zum Schweregrad einer Aortenstenose).

Therapie
Behandlung der Herzinsuffizienz sowie Korrektur der pathologischen Belastung des Herzens durch einen operativen Klappenersatz.

Hypertensive Kardiomyopathie (hypertensive Herzerkrankung)

- dritthäufigste Form der sekundären Kardiomyopathie
- Typischerweise deutliche konzentrische linksventrikuläre Hypertrophie und **diastolische Funktionsstörung** (erhöhte Steifigkeit des Ventrikels, erhöhte enddiastolische Füllungsdrücke). Im fortgeschrittenen Stadium kann es zu einer zunehmenden Ventrikeldilatation und systolischen Funktionseinschränkung im Sinne einer DCM kommen.

Prävention und Therapie
Konsequente antihypertensive (nachlastsenkende) Therapie.

Toxische Kardiomyopathien

- **Ursache**: unterschiedliche toxische und auch medikamentös-toxische Einflüsse (zum Beispiel durch Alkohol, Anthrazyklin-Derivate, Cyclophosphamid, 5-Fluorouracil, Phenothiazinderivate, Lithium, Kortikosteroide, Kokain, Blei, Quecksilber).
- Die ätiologisch bedeutsamste Form dieser Gruppe ist die **Alkohol-Kardiomyopathie.** Eine große Anzahl der Fälle von DCM in den Industrieländern kann mit einem Alkoholmissbrauch in Zusammenhang gebracht werden, der mutmaßlich als Kofaktor bei entsprechender genetischer Prädisposition fungiert. Dabei kann das Fortschreiten der Erkrankung durch strikten Alkoholverzicht verhindert oder zumindest verlangsamt werden.
- Auch die **Zytostatika** aus der Gruppe der Anthrazykline, zum Beispiel Daunorubicin oder Adriamycin (Doxorubicin), können eine Herzmuskelschädigung verursachen. Das Ausmaß der Schädigung ist abhängig von der kumulativen Gesamtdosis. Die Erkrankung betrifft bis zu 20 % der anthrazyklinbehandelten Patienten, daher ist die Durchführung echokardiografischer Untersuchungen vor Therapiebeginn und zur Verlaufskontrolle unerlässlich. Bei linksventrikulärer Funktionsverschlechterung (meist unter dem Bild einer DCM) muss eine noch laufende Anthrazyklin-Therapie abgebrochen werden.

Entzündliche (myokarditische) Kardiomyopathie

Myokardiale Funktionseinschränkung, die im Zusammenhang mit einer Myokarditis auftritt.

Kardiomyopathien bei metabolischen Erkrankungen

- **Ursachen**: endokrine Störungen (zum Beispiel Hyper- und Hypothyreose, Diabetes mellitus, Akromegalie, Phäochromozytom und Nebennierenrindeninsuffizienz), Speicherkrankheiten (zum Beispiel Glykogenosen, Lipidspeicherkrankheiten, Hämochromatose und Amyloidosen), Mangelzustände (zum Beispiel Kwashiorkor, Beri-beri, Selen-Mangel)
- meist dilatative oder hypertrophische Kardiomyopathie.

Kardiomyopathien bei Systemerkrankungen

Kardiomyopathien (meist als dilatative oder restriktive Kardiomyopathie) können bei Kollagenosen (zum Beispiel bei systemischem Lupus erythematodes, rheumatoider Arthritis, Sklerodermie oder Dermatomyositis) auftreten oder durch Infiltration entstehen (zum Beispiel bei Malignomen, Sarkoidose oder Wegener-Granulomatose).

Kardiomyopathien bei Muskeldystrophien und neuromuskulären Erkrankungen

Zugrunde liegen familiäre Erkrankungen mit Störungen des Aufbaus und der Funktion des Skelettmuskels (zum Beispiel Muskeldystrophien vom Typ Duchenne, myotone Dystrophien oder die Friedreich-Ataxie). Da diese Erkrankungen muskuläre Proteine betreffen, die sowohl für die Skelett- als auch für die Herzmuskulatur Bedeutung haben, können sie mit einer Kardiomyopathie einhergehen. Die Herzbeteiligung manifestiert sich vorwiegend in Form einer dilatativen (seltener einer hypertrophischen) Kardiomyopathie.

Schwangerschaftskardiomyopathie (peripartale Kardiomyopathie)

- **Definition:** Kardiomyopathie, die sich in der Peripartalperiode 1 Monat vor bis 5 Monate nach Geburt manifestiert.
- Mutmaßlich eine heterogene Gruppe von Erkrankungen (Kardiomyopathie hormoneller Ursache oder präexistierende Kardiomyopathie), die durch die hämodynamischen Veränderungen in der Schwangerschaft, zum Beispiel gesteigertes Herzzeitvolumen und erhöhte Füllungsdrücke, klinisch manifest wird.
- **Pathophysiologisch** scheinen autoimmunologische Faktoren an der Entstehung der Erkrankung beteiligt zu sein.

1.10.3 Myokarditis

Myokarditiden sind vorwiegend schleichend verlaufende entzündliche Erkrankungen des Herzmuskels, bei denen in der Herzmuskelbiopsie lymphozytäre Infiltrate und lytische Myozyten nachgewiesen werden können. Sie treten entweder infektiös oder nichtinfektiös als hyperergisch-allergische oder toxische Reaktionen sowie bei Systemkrankheiten auf. Die Grenze zu den sekundären (spezifischen) Kardiomyopathien, bei denen ebenfalls entzündliche Infiltrate nachgewiesen werden können, ist fließend (> Tab. 1.19). Myokarditiden beziehen häufig das Perikard und/oder das Endokard mit ein und werden dann als Perimyokarditis, Endomyokarditis oder Pankarditis bezeichnet.

Klinik
Verlauf meist klinisch inapparent. Erste Symptome sind Müdigkeit, Schwäche, Palpitationen und Herzrasen. Schwere Verläufe mit progredienter Herzinsuffizienz oder mit akutem Herzversagen sind möglich.

Tab. 1.19 Ätiologische Einteilung der Myokarditiden (häufige Ursachen sind fett gedruckt).

infektiöse Myokarditiden	
Viren	**Coxsackie B, Parvovirus B19,** humanes Herpesvirus 6, Coxsackie A, ECHO-Viren, Influenza A und B, Adeno-, Herpes-, Polio- und Hepatitisviren, HIV
Bakterien	Pneumokokken, Meningokokken, Streptokokken, Staphylokokken (bei Sepsis und/oder Endokarditis, > 1.9.1), *Borrelia burgdorferi* (bei 10 % der Pat. mit Lyme-Borreliose)
Pilze	Candida-Spezies, zum Beispiel *Candida albicans* (bei Abwehrschwäche, zum Beispiel bei AIDS oder Agranulozytose infolge einer Zytostatikatherapie)
Protozoen	*Trypanosoma cruzi* (**Chagas-Krankheit** in Südamerika mit mononukleärer interstitieller Myokarditis), *Toxoplasma gondii* (bei konnataler Toxoplasmose und bei erworbenem Immundefekt)
Parasiten	Trichinen, Echinokokken
nichtinfektiöse Myokarditiden	
rheumatisch	als Teil der Pankarditis bei rheumatischem Fieber (> 12.8.2)
infektiös-toxisch	bei **Diphtherie** (> 13.9.2) durch Toxine des *Corynebacterium diphtheriae;* bei Scharlach (> 13.9.2) durch erythrogene Toxine von β-hämolysierenden Streptokokken der Gruppe A
infektallergisch	Begleiterkrankung bei fieberhaften Allgemeininfektionen oder im Zusammenhang mit Überempfindlichkeitsreaktionen (Serumkrankheit nach medikamentöser Therapie, zum Beispiel Sulfonamide, Pyrazolonderivate)
Systemerkrankungen	SLE, Sklerodermie, rheumatoide Arthritis, Dermatomyositis, Sarkoidose
nach Infarkt oder Herzoperationen	bei ca. 5 % der Pat. nach Infarkt sowie bei bis zu 20 % der Pat. nach Herz-OP auftretende, vermutlich autoimmunologisch vermittelte Perimyokarditis (= Postinfarkt- bzw. **Postkardiomyotomiesyndrom** [> 1.6.5, > 1.11.1])
nach Bestrahlung	Bestrahlungsmyokarditis mit nachfolgender myokardialer Fibrose, häufig begleitende chronische Perikarditis
idiopathisch	Riesenzellmyokarditis (Fiedler), meist bei jungen Erwachsenen unter Ausbildung einer fortschreitenden dilatativen Kardiomyopathie

Ätiologie

Die häufigsten Erreger der viralen Myokarditis sind Enteroviren, v. a. **Coxsackie B-Viren** (➤ Tab. 1.22). In Südamerika ist die endemische Verbreitung von *Trypanosoma cruzi* die häufigste Ursache für eine Myokarditis (Chagas-Erkrankung). Früher war die Diphtherie in unseren Breiten eine gefürchtete Ursache.

MERKE

Enteroviren, v. a. Coxsackie B-Viren, sind die häufigsten Erreger der viralen Myokarditis.

Diagnostisches Vorgehen

Die Diagnosestellung einer Myokarditis ist schwierig, da die Krankheit meist schleichend verläuft. Ein klinischer Verdacht besteht, wenn ein Patient von grippeähnlichen Symptomen (Fieber, Gliederschmerzen, Abgeschlagenheit) berichtet, die mit Herzrhythmusstörungen oder Symptomen einer vorher nicht bekannten Herzinsuffizienz einhergehen.

- **EKG:** kein spezifischer Befund, aber häufig pathologisch verändert → Sinustachykardie, ventrikuläre Extrasystolen, Störungen der Erregungsleitung (AV-Block, SA-Block, Schenkelblöcke), ST-Senkung und T-Negativierung oder ST-Hebung **ohne R-Verlust** sowie Niedervoltage bei begleitender Perikarditis
- **Röntgenthorax:** evtl. Herzvergrößerung und Zeichen der pulmonalen Stauung
- **Echokardiografie:** ermöglicht bei Herzinsuffizienz den Nachweis der Vergrößerung der Herzhöhlen und eine globale Hypokinesie mit Verminderung der Ejektionsfraktion, bei Perimyokarditis evtl. den Nachweis eines Perikardergusses
- **Labor:** Erhöhung der Entzündungsparameter (Leukozyten, CRP, BSG), gelegentlich auch Erhöhung der Herzenzyme (Troponine, CK, CKMB, GOT, HBDH). Bei jedem Myokarditisverdacht sollte eine gründliche bakteriologische und virologische Diagnostik (Serologie) erfolgen. Durch Kreuzantigenität kommt es bei einer Virusmyokarditis oft zur Autoantikörperbildung (Nachweis im Serum). Dabei handelt es sich um antimyolemmale Antikörper (AMLA) und antisarkolemmale Antikörper (ASA); beides IgM.
- **kardiale MRT** (nichtinvasive Untersuchungsmethode, zunehmende Bedeutung in der Diagnostik der Myokarditis): Kontrastmittelanreicherungen in entzündeten Myokardanteilen (Primärdiagnostik und Verlaufsbeobachtung)
- **Myokardbiopsie** (Goldstandard!): histologische Differenzialdiagnose und Beurteilung der entzündlichen Aktivität. Eine negative Myokardbiopsie kann jedoch eine Myokarditis nicht vollständig ausschließen.

Therapie

- Behandlung der Grundkrankheit (z. B. antibakteriell oder antimykotisch)
- Allgemeinmaßnahmen: Bettruhe und körperliche Schonung (cave: Antikoagulation bei Immobilisation)
- evtl. Steroidversuch bei schweren Verläufen (Effekt fraglich)

Prognose

In den meisten Fällen heilt die Myokarditis folgenlos ab. Chronische Verläufe mit Ausbildung einer **dilatativen Kardiomyopathie** mit Herzinsuffizienz sind jedoch möglich.

1.11 Erkrankungen des Perikards

1.11.1 Perikarditis

Entzündliche Erkrankung des Herzbeutels unterschiedlicher Ätiologie, häufig mit Ausbildung eines Perikardergusses (Pericarditis exsudativa) und begleitender Entzündung der angrenzenden Herzschichten (Perimyokarditis, Pankarditis). Bei schneller Entwicklung eines großen Ergusses ist eine **Herzbeuteltamponade** möglich.

Klinik

- **akuter Verlauf:** retrosternale und linksthorakale, seltener auch epigastrische Schmerzen, die sich durch Bewegungen, Husten und tiefe Atemexkursionen häufig verstärken (nach vorne beugen lindert meist die Schmerzen) und von Fieber und

Tachykardie begleitet werden. Nitro hat keinen Einfluss auf die Schmerzen.
- **chronischer Verlauf**: meist oligo- oder asymptomatisch → zur klinischen Manifestation kommt es oft nur im Rahmen von Folgekomplikationen wie Perikardtamponade oder Pericarditis constrictiva.

Ätiologie und Pathogenese

Die Entzündung kann primär das Perikard betreffen (zum Beispiel virale Perikarditis oder Perimyokarditis), von benachbarten Organen auf das Perikard übergreifen (zum Beispiel bei abszedierender Endokarditis, Pleuritis oder Pleuropneumonie) oder im Rahmen einer Panserositis auftreten (zum Beispiel bei Urämie oder Autoimmunerkrankungen).

Die Mehrzahl (> 80 %) der Perikarditiden ist viralen Ursprungs; weitere Ursachen zeigt ➤ Tab. 1.20.

Diagnostisches Vorgehen

- **Auskultation**: Bei fehlender oder geringer Ergussbildung kann ein Perikardreiben nachgewiesen werden, das typischerweise bei zunehmendem Erguss im Verlauf verschwindet. Bei Herzbeuteltamponade oder Konstriktion Zeichen der Rechtsherzinsuffizienz.
- **EKG**: die typischen Veränderungen sind durch eine myokardiale Mitbeteiligung bedingt (Perimyokarditis) und treten besonders bei der akuten viralen oder idiopathischen Perikarditis auf. Dabei kann ein charakteristischer stadienhafter Verlauf nachgewiesen werden:
  - initial ST-Hebungen mit Anhebung des J-Punktes („aus dem S heraus") in vielen oder allen Ableitungen (im Gegensatz zum Myokardinfarkt!), Dauer: Tage
  - im Zwischenstadium Rückgang der ST-Hebungen und Abflachung der T-Welle (Dauer: Tage)
  - im Folgestadium terminale T-Negativierung in vielen oder allen Ableitungen (Dauer: Wochen, evtl. Monate), anschließend zumeist komplette Rückbildung
  - bei ausgeprägtem Perikarderguss evtl. periphere Niedervoltage und/oder Ausbildung eines „elektrischen Alternans" (wechselnde Höhe der QRS-Komplexe durch räumliche Lageveränderung des Herzens)

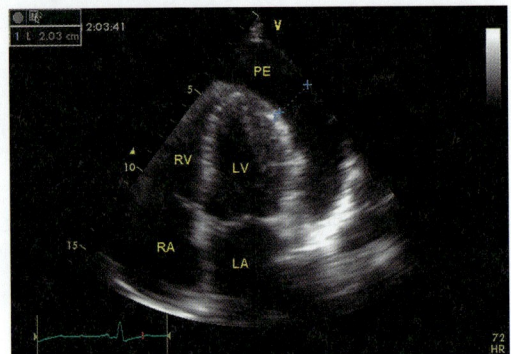

Abb. 1.42 Großer Perikarderguss (PE) von 2,0 cm Breite (+----+) in der transthorakalen Echokardiografie. Das Herz ist im Vierkammerblick dargestellt (LA = linker Vorhof, RA = rechter Vorhof, RV = rechter Ventrikel, LV = linker Ventrikel). Die Patientin war nicht hämodynamisch eingeschränkt, was für eine allmähliche Entstehung des Ergusses spricht. Ursächlich bestand ein infiltrierendes Mammakarzinom. (Befund freundlicherweise zur Verfügung gestellt von Dr. med. P. Mäckel, Deister-Süntel-Klinik, Bad Münder.) [O542]

> **MERKE**
> Im Vergleich zum EKG beim ST-Elevations-Infarkt finden sich im typischen Perimyokarditis-EKG meist keine umschriebene Lokalisation der ST-Hebungen, keine spiegelbildliche ST-Senkung, kein R-Verlust und keine Ausbildung eines Q im Verlauf.

- **Echokardiografie** (➤ Abb. 1.42): sensitives Verfahren zum Nachweis auch kleinerer Ergussmengen. Sie liefert zusätzlich Informationen über mögliche Perikardverdickungen und Binnenechos im Perikarderguss (Binnenechos sind auf Blut oder Eiter verdächtig). Bei Nachweis großer Ergussmengen wird ein pendelndes Herz gesehen („swinging heart").
- **Röntgenthorax**: nur bei ausgeprägtem Perikarderguss („Bocksbeutel- oder Zeltform") und bei Pericarditis constrictiva (perikardiale Verkalkungen) auffällig
- **Perikardpunktion**: bei V. a. bakterielle Perikarditis zur Erregerdiagnostik. Außerdem wird sie bei manifester oder drohender Perikardtamponade und persistierendem Perikarderguss ohne hinreichende Klärung durch nichtinvasive Diagnostik durchgeführt.
- **Laboruntersuchungen** spielen insbesondere zur ätiologischen Abklärung eine Rolle.
  - **myokardiale Mitbeteiligung**: zumeist mäßiggradige Erhöhung von CK, CK-MB, Myoglobin und Troponin

1.11 Erkrankungen des Perikards

Tab. 1.20 Ätiologische Einteilung der Perikarditiden.

Ursachen*	Erreger/Erkrankungen	Besonderheiten
virale Perikarditis (1 %), idiopathische Perikarditis (85–90 %)	Coxsackie-, ECHO-, Influenza-, Adenoviren, seltener EBV, CMV, HIV oder Hepatitisviren	häufig vorausgegangener Atemwegs- oder gastrointestinaler Infekt; oft kein eindeutiger serologischer Hinweis („idiopathische" Perikarditis)
bakterielle Perikarditis (1–2 %)	häufig Pneumokokken, *Staphylococcus aureus, Haemophilus influenzae*, nach Thorax-OP prinzipiell alle Keime	hämatogen (Sepsis) oder *per continuitatem* (Pneumonie, myokardiale Abszesse bei Endokarditis)
tuberkulöse Perikarditis (4 %)	*Mycobacterium tuberculosis*	hämatogen oder *per continuitatem*, Auftreten mit oder ohne begleitende pulmonale oder extrapulmonale Tbc
Pilzperikarditis (< 1 %)	meist Candida, selten Aspergillus oder andere Spezies	meist hämatogen, betrifft fast ausschließlich Patienten mit fortgeschrittenem Immundefekt
Perikarditis nach Myokardinfarkt (in 5–10 % nach Infarkt), Herz-OP und Herztrauma (in < 1 % nach Herz-OP)	Pericarditis epistenocardica (➤ 1.6.5)	fibrinöse Perikarditis, die 2–4 Tage nach Infarkt über dem Infarktareal auftritt (bei ca. 5 % aller Infarktpatienten)
	Postkardiomyotomiesyndrom, Postmyokardinfarktsyndrom (Dressler-Syndrom)	diffuse, vermutlich autoimmun vermittelte Perikarditis (häufig positiver Nachweis antimyokardialer Antikörper)
Perikarditis bei terminaler Niereninsuffizienz – Pericarditis fibrinosa (< 5 %)	urämische Perikarditis, urämische Panserositis	fibrinöse, oft auch hämorrhagische Perikarditis (→ Zottenherz). Auftreten bei zunehmender Niereninsuffizienz vor Dialyse (Dialyseindikation!), bei nicht ausreichend dialysierten Patienten oder zu Beginn einer Dialysebehandlung
Perikarditis bei Autoimmunerkrankungen (3–5 %)	bei systemischem Lupus erythematodes und M. Wegener, seltener bei rheumatoider Arthritis, anderen Kollagenosen oder bei Sarkoidose	zellarme, eiweißreiche Perikarditis im Rahmen einer die Grundkrankheit begleitenden Serositis
Perikarditis bei malignen Tumoren (in ca. 7 % der Pat. mit malignen Erkrankungen)	häufig Bronchialkarzinom, Mammakarzinom oder Lymphome, Metastasen, selten Mesotheliom oder primäre Herztumoren	meist hämorrhagische Perikarditis mit ausgeprägter Ergussbildung durch direkte Tumorinfiltration
seltene Perikarditisursachen (< 1 %)	Strahlenperikarditis	Auftreten auch Monate nach Bestrahlung möglich
	medikamentös induzierte Perikarditis	zum Beispiel durch Minoxidil oder Dihydralazin
	Myxödemperikarditis	bei schwerer chronischer Hypothyreose, meist mit ausgeprägter Ergussbildung
	Cholesterinperikarditis	Präzipitation von Cholesterin-Kristallen im Perikard nach Trauma oder bei ausgeprägter Hypercholesterinämie
	dissezierendes thorakales Aortenaneurysma	Leckage von Blut in den Herzbeutel
	Pankreatitis	Fortleitung per continuitatem über Mediastinum in Pleura und Perikard

* Die Häufigkeitsangaben beziehen sich auf die Gesamtzahl der Perikarditiden außer nach Infarkt oder bei bekannter maligner Erkrankung, deren Häufigkeitsangabe auf die Grunderkrankung bezogen ist.

- **bakterielle oder durch Pilze bedingte Perikarditis** (weniger ausgeprägt bei viraler Perikarditis): Erhöhung von Entzündungsparametern (CRP, BSG, evtl. Leukozytose), positive Blutkulturen
- **Virusperikarditis:** evtl. positive Virusserologie (ECHO-, Coxsackie-, Influenza-, Adenoviren; ➤ Tab. 1.20)

- **Autoimmunerkrankungen:** Nachweis von Anti-DNA- oder antinukleären Antikörpern (bei Lupus erythematodes), c-ANCA (bei M. Wegener), Rheumafaktoren (bei rheumatoider Arthritis) oder antimyokardialen Antikörpern (bei Dressler-Syndrom und Postkardiotomiesyndrom)

Therapie
Grundsätzlich: Basismaßnahmen (körperliche Schonung, Bettruhe); weitere Therapie je nach Ursache:
- **viral, idiopathisch:** nichtsteroidale Antiphlogistika, bei fehlendem Erfolg Glukokortikoide
- **bakteriell oder durch Pilze bedingt:** gezielte Therapie mit Antibiotika oder Antimykotika, oft ist eine chirurgische Perikarddrainage erforderlich
- **tuberkulös:** antituberkulöse Therapie, evtl. Perikarddrainage und Perikardektomie (zur Prophylaxe einer konstriktiven Perikarditis)
- **Pericarditis epistenocardica:** ASS (hoch dosiert), evtl. Glukokortikoide (nichtsteroidale Antiphlogistika können die Ausbildung von Infarktnarben negativ beeinflussen)
- **Dressler-Syndrom/Postkardiomyotomie-Syndrom:** nichtsteroidale Antiphlogistika, evtl. Glukokortikoide
- **Autoimmunerkrankungen:** immunsuppressive Therapie (Glukokortikoide, evtl. zusätzlich Azathioprin, Cyclophosphamid oder Methotrexat)
- **urämisch:** Dialyse
- **maligner Perikarderguss:** Drainage, evtl. Perikardektomie oder lokale Zytostatika-Therapie (zum Beispiel mit Mitoxantron)

1.11.2 Perikardtamponade

Hämodynamisch wirksamer Perikarderguss mit vielfältigen Ursachen, zum Beispiel entzündlich, durch Malignom verursacht, hämorrhagisch bei Trauma oder nach Aortendissektion.

Klinik

> **MERKE**
> Die klinische Trias Tachykardie – Jugularvenenstau – Pulsus paradoxus ist hinweisend auf eine möglicherweise lebensbedrohliche Perikardtamponade, die rasch entlastet werden muss.

Die Herztöne sind leise. Später kommt es zu **Dyspnoe** und abnehmender Auswurfleistung des linken Herzens mit Blutdruckabfall bis hin zum kardiogenen Schock.

Pathophysiologie
Der intraperikardiale Druck ist höher als der rechtsventrikuläre Druck → der Erguss komprimiert die Vorhöfe und den rechten Ventrikel und behindert die Füllung während der gesamten Diastole, wodurch sich das Blut zurückstaut und die Auswurfleistung des Herzens vermindert. Bei akutem Auftreten können bereits niedrige Ergussmengen (ab ca. 150 ml) bedeutsam sein, bei chronischem Verlauf werden gelegentlich Ergussmengen von mehr als 1 Liter ohne ausgeprägte hämodynamische Auswirkungen toleriert. Bei Sinusknotenkompression durch den Erguss kann eine kritische Bradykardie auftreten.

Diagnostisches Vorgehen
Das sensitivste Verfahren ist die Echokardiografie (➤ Abb. 1.42), die den Erguss und die Kompression der Vorhöfe dokumentiert (echofreie Zone zwischen Perikard und Epikard) sowie zusätzlich Zeichen der Einflussstauung mit fehlendem inspiratorischem Kollaps der V. cava inferior nachweist.

Therapie
Punktion unter echokardiografischer Kontrolle von substernal aus und Drainage des Ergusses. Notoperation bei Perikardtamponade infolge eines penetrierenden Traumas oder einer Aortendissektion.

Chirurgische Intervention mit Perikardfensterung oder Perikardektomie bei chronisch nachlaufenden Ergüssen.

1.11.3 Konstriktive Perikarditis (Pericarditis constrictiva)

Durch partielle oder vollständige, zum Teil kalzifizierende Verdickung und Adhäsion des Perikards bedingte Ummantelung des Herzens mit nachfolgender diastolischer Funktionseinschränkung.

Klinik
- Behinderung der Kammerfüllung in der mittleren und späten Diastole aufgrund der durch die Perikardverdickung, -adhäsion und -verkalkung (sog. **„Panzerherz"**) bedingten Einschnürung des Herzens.
- Rechtsherzinsuffizienz mit **Zeichen der unteren und oberen Einflussstauung** (Ödeme, Aszites, Hepatosplenomegalie, Pleuraergüsse, Halsvenenstauung).
- **positives Kussmaul-Zeichen**: Bei tiefer Inspiration nimmt die Halsvenenstauung zu, da der rechte Ventrikel den durch den intrathorakalen Druckabfall gesteigerten Blutzufluss nicht aufnehmen und weiterbefördern kann.
- Pulsus paradoxus.

> **MERKE**
> Die Befundkonstellation Ödeme/Aszites/Hepatomegalie/Proteinurie wird im Vorfeld der Diagnose einer konstriktiven Perikarditis häufig als Leberzirrhose oder nephrotisches Syndrom fehlgedeutet.

Ätiologie, Pathogenese
Auftreten im Verlauf einer chronischen Herzbeutelentzündung, zum Beispiel bakterieller Genese, nach Herzoperationen oder Bestrahlung. Tuberkulose ausschließen! In vielen Fällen lässt sich keine eindeutige ätiologische Zuordnung treffen.

Diagnostisches Vorgehen
- **EKG**: häufig Niedervoltage, evtl. begleitet von einer Abflachung oder Negativierung der T-Wellen. Ebenfalls häufig ist eine absolute Arrhythmie bei Vorhofflimmern
- **Echokardiografie**: häufig kleiner Perikarderguss, evtl. mit einer zusätzlichen Perikardverdickung (wenig sensitives Verfahren). Typisch ist der fehlende Nachweis einer Wandhypertrophie oder Ventrikeldilatation bei klinischen Zeichen einer chronischen Rechtsherzinsuffizienz.
- **Röntgenthorax**: evtl. perikardiale Kalkeinlagerungen (plaque- oder spangenförmig). Typisch ist eine normale Herzgröße trotz der klinischen Zeichen einer chronischen Herzinsuffizienz.
- **MRT** (Goldstandard der präoperativen bildgebenden Diagnostik): Nachweis von Perikardverdickungen (sensitiver als die Echokardiografie)
- **Rechtsherzkatheter-Untersuchung**: invasive Druckmessung in den Herzhöhlen. Die Druckkurve im rechten Ventrikel repräsentiert die rasche, unbehinderte frühdiastolische Füllungsphase, die dann abrupt abbricht, wenn die Füllungsgrenze aufgrund der Perikardsteifigkeit erreicht ist („Dip-Plateau-Phänomen").

Therapie
- symptomatische Therapie der Herzinsuffizienz
- kausale Therapie: operative Perikardektomie

1.12 Angeborene Herzfehler

1.12.1 Grundlagen

Die häufigsten kongenitalen Herz- und Gefäßfehlbildungen

• Ventrikelseptumdefekt (VSD)	25–30 %
• Vorhofseptumdefekt (ASD)	10–15 %
• Ductus arteriosus apertus	10 %
• Aortenisthmusstenose	7 %
• Pulmonalstenose	7 %
• Aortenklappenstenose	6 %
• Fallot-Tetralogie	6 %
• Transposition der großen Arterien	4 %

Klassifizierung
Der Weg des Blutflusses folgt den anatomisch vorgegebenen Bahnen sowie den jeweils herrschenden Druckgradienten. Bestehen unphysiologische Verbindungen zwischen Körper- und Lungenkreislauf oder persistieren physiologisch angelegte embryonale Verbindungen, so kann Blut aus einem Kreislauf in den anderen übertreten (Shunt). Je nach Art der Verbindung resultiert ein Links-rechts- oder ein Rechts-links-Shunt.

- **Herzfehler ohne Shunt** (ca. 25 %): Pulmonalstenose, Aortenisthmusstenose, Aortenklappenstenose
- **Herzfehler mit Rechts-links-Shunt** (ca. 20 %): zum Beispiel Fallot-Tetralogie oder Transposition der großen Gefäße. Sie werden aufgrund der Zumischung deoxygenierten Blutes in den systemischen Blutkreislauf auch als **zyanotische Vitien** bezeichnet.
- **Herzfehler mit Links-rechts-Shunt** (ca. 55 %): Ventrikelseptumdefekt (VSD), ASD und Ductus arteriosus apertus. Sie gehen mit einer Zumischung oxygenierten Blutes in den Lungenkreislauf einher, wodurch sich der Sauerstoffgehalt des systemischen Blutkreislaufs nicht ändert. Sie werden deshalb auch als **azyanotische Vitien** bezeichnet.

1.12.2 Herzfehler ohne Shunt-Verbindung

Aortenstenose (AS)

Kongenitale Aortenklappenveränderungen sind die häufigsten Ursachen einer Aortenstenose zwischen dem 15. und 60. Lebensjahr. Viel häufiger ist jedoch die meist nach dem 50. Lebensjahr auftretende kalzifizierende Aortenstenose.

Einteilung: valvuläre und supravalvuläre Aortenstenose sowie membranöse und muskuläre Subaortenstenose.

Klinik, Diagnostik und Therapie

Die hämodynamischen und klinischen Befunde entsprechen denen der erworbenen Aortenstenose (➤ Tab. 1.21). Therapeutisch kann die Stenose vorübergehend mittels Ballondilatation aufgedehnt oder durch eine chirurgische Durchtrennung adhärenter, verschmolzener Klappenränder (**Kommissurotomie**) definitiv versorgt werden. Im Erwachsenenalter wird jedoch aufgrund degenerativer Veränderungen mit Verkalkung und Re-Stenose meist ein **Aortenklappenersatz** notwendig.

Pulmonalstenose

Die kongenitale Pulmonalstenose (PS) kommt als **valvuläre Stenose**, als Stenose der Ausflussbahn des rechten Ventrikels (sog. **infundibuläre Stenose**) oder als **periphere Stenose** von Pulmonalarterien

Tab. 1.21 Übersicht über die wichtigsten angeborenen Herzfehler ohne Shunt (azyanotische Vitien).

Vitium	klinische Untersuchung	EKG	Röntgenthorax bzw. Echokardiografie
kongenitale Aortenstenose	• Blutdruckamplitude ↓ • systolisches Austreibungsgeräusch links • Schwirren • paradoxe Spaltung des 2. HT	• LVH	• LV ↑ • Dilatation der Aorta ascendens • Flussbeschleunigung in der Stenose im Doppler
kongenitale Pulmonalstenose	• systolisches Austreibungsgeräusch im 2. ICR links • weite Spaltung des 2. HT • evtl. sichtbarer rechtsventrikulärer Herzspitzenstoß rechts-parasternal	• RVH • P dextroatriale	• RA und RV ↑ • prominentes Pulmonalissegment mit Elongation der rechten Ausflussbahn durch die poststenotisch erweiterten Aa. pulmonales • evtl. verminderte Lungendurchblutung • Flussbeschleunigung in der Stenose im Doppler
Coarctatio aortae (Aortenisthmusstenose)	• Femoralis-Puls ↓ • Blutdruck der unteren Extremitäten ↓ • Blutdruck der oberen Extremität ↑ • interskapuläres systolisches Geräusch • evtl. kontinuierliches Geräusch der Kollateralen	• LVH	• LV ↑ • Dilatation der Aorta ascendens • poststenotische Aortendilatation • Rippenusuren (Unterkanten) • Flussbeschleunigung in der Stenose im transösophagealen Echo

↓ = klein, vermindert; ↑ = groß, vergrößert, erhöht; RV = rechter Ventrikel, LV = linker Ventrikel, RA = rechtes Atrium, PA = Pulmonalarterie, HT = Herzton, ICR = Interkostalraum, LVH = linksventrikuläre Hypertrophie, RVH = rechtsventrikuläre Hypertrophie

vor. Meist liegen begleitend weitere Herzfehlbildungen vor.

Bei Defekten in der Herzscheidewand kann es zu einer relativen Pulmonalstenose kommen: Hier ist der Blutfluss durch den rechtsventrikulären Ausflusstrakt infolge des Links-rechts-Shunts so weit gesteigert, dass eine turbulente Strömung und damit ein Herzgeräusch entsteht. Beispiele sind der VSD und der ASD.

Hämodynamik
Die Einengung des rechtsseitigen Ausflusstrakts führt zu einer Drucksteigerung im rechten Ventrikel, während der Druck in der Pulmonalarterie normal oder erniedrigt ist. Die Folge der Druckbelastung des rechten Ventrikels ist eine rechtsventrikuläre Hypertrophie.

Klinik
Die Patienten sind auch im Erwachsenenalter oft symptomarm oder -frei. Eine verminderte Belastbarkeit, Dyspnoe, Thoraxschmerzen, Palpitationen und Schwindel bzw. Synkopen können auftreten.

Diagnostisches Vorgehen
- Der **Leitbefund** in der klinischen Untersuchung ist ein systolisches Austreibungsgeräusch im 2. Interkostalraum links parasternal. Typisch ist ein **Crescendo-Decrescendo-Geräusch**, dessen Maximum sich mit zunehmendem Schweregrad in Richtung des 2. Herztones verlagert (➤ Abb. 1.43).
- Im **EKG** stellen sich in fortgeschrittenen Fällen hohe und spitze P-Wellen als **P pulmonale** dar. Zusätzlich finden sich ein Steil- bis Rechtstyp und Zeichen der rechtsventrikulären Hypertrophie, die sich auch im **Röntgenthorax** mit vergrößertem rechtem Vorhof und Ventrikel sowie poststenotisch dilatiertem Pulmonalis-Hauptstamm nachweisen lässt (➤ Abb. 1.44).
- Durch **Echokardiografie** und **Herzkatheteruntersuchungen** kann der Defekt strukturell genau definiert, der Druckgradient anhand der Flussbeschleunigung im Doppler gemessen und damit der Schweregrad bestimmt werden.

Therapie und Prognose
Bei symptomatischen Patienten oder einem Druckgradienten > 60 mmHg ist eine **Ballondilatation** der Stenose angezeigt → Senkung des Druckgradienten

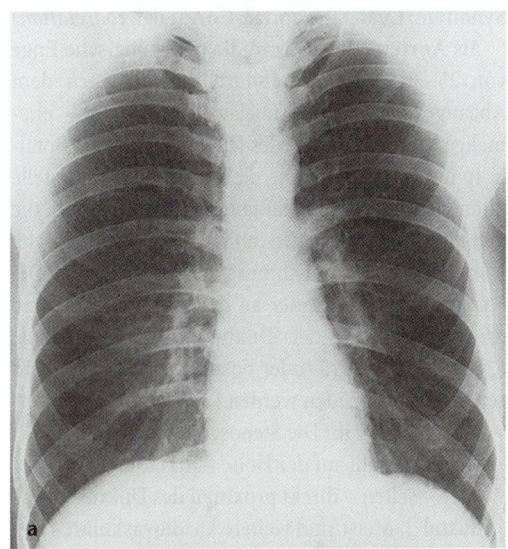
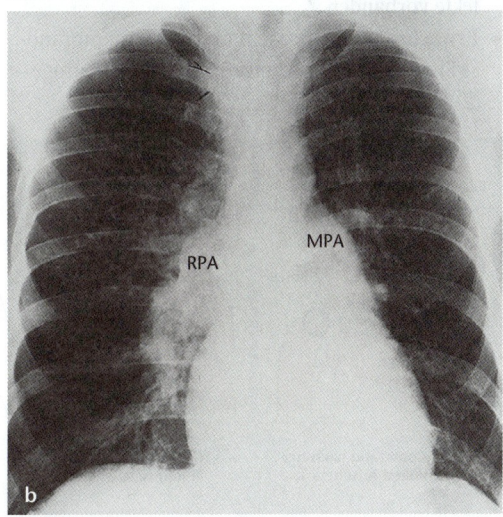

Abb. 1.44 Röntgenthorax bei Pulmonalstenose. Ausgeprägte Dilatation des Truncus pulmonalis (MPA) und der A. pulmonalis principalis dextra (RPA). Hinzu kommt ein Kaliberverlust der Arterien in Richtung Peripherie („Kalibersprung") als Zeichen der pulmonalarteriellen Hypertonie. [E283]

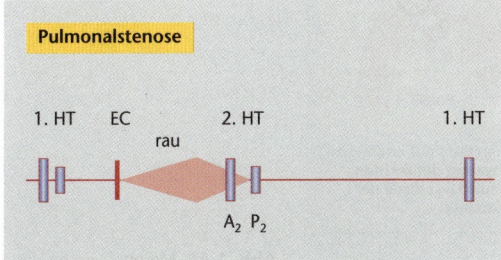

Abb. 1.43 Auskultationsbefund bei Pulmonalstenose. HT = Herzton, EC = Ejection Click, A_2 = Aortenklappenschluss, P_2 = Pulmonalklappenschluss. [L157]

um mehr als 50 %. Bei komplexen Stenosen (valvulär und subvalvulär kombiniert, dysplastische Pulmonalklappe) ist eine chirurgische **Valvulotomie** und Resektion der infundibulären Obstruktion erforderlich.

Leichte Fälle haben eine normale Lebenserwartung, in schweren Fällen liegt sie bei 15–20 Jahren.

Aortenisthmusstenose

Synonym: Coarctatio aortae, **CoA** (engl. *coarctation*)
Als **Aortenisthmus** wird die physiologische Enge von 25–30 % des Aortendurchmessers *nach* dem Abgang der linken A. subclavia bezeichnet → ehemalige Mündungsstelle des Ductus arteriosus Botalli. In unmittelbarer Nähe dieser Einmündungsstelle können kongenitale Gefäßfalten vorhanden sein, die den Blutfluss behindern und das morphologische Korrelat der Aortenisthmusstenose darstellen. Die Falten liegen fast immer an der Aortenhinterwand direkt gegenüber der Duktus-Einmündungsstelle („juxtaduktal"). Prä- oder postduktale Formen sind selten. Unterschieden werden (➤ Abb. 1.45):
- **kindliche Form:** Die Stenose liegt bei offenem Ductus Botalli auf der Höhe („juxtaduktal") oder – selten – direkt proximal des Duktus („präduktal"). Meist sind weitere kardiovaskuläre Defekte vorhanden.
- **Erwachsenenform:** asymmetrische, membranöse Stenose distal des nun zum Lig. Botalli umgewandelten Duktus („postduktal"). Begleitende kardiovaskuläre Defekte sind selten (Ausnahme: bikuspide Aortenklappe).
- Die Fehlbildung wird in der Regel im Säuglingsalter aufgrund eines Herzgeräusches, schwerwiegende Formen auch aufgrund eines kardiogenen Schocks nach Schluss des Ductus Botalli in den ersten Lebenstagen entdeckt.

Hämodynamik
Durch die Druckdifferenz zwischen den prä- und poststenostischen Kreislaufabschnitten bilden sich Anastomosen über die Arterien des Schultergürtels, die Interkostalarterien und die Aa. mammariae internae aus. Die Kollateralen sind dafür verantwortlich, dass die Druckdifferenz in Ruhe bisweilen nur gering ist; bei Belastung kann der Druckgradient jedoch extrem ansteigen.

Klinik
- arterielle Hypertonie oberhalb (obere Extremitäten) und Hypotonie unterhalb der Stenose (untere Extremitäten) → die arterielle Hypertonie der oberen Körperhälfte führt zu Kopfschmerzen, Schwindel, Nasenbluten und Pulsationen im Kopfbereich, die Hypotonie der unteren Körperhälfte bewirkt eine Schwäche der Beine bis hin zur Claudicatio intermittens
- evtl. auch arterielle Druckdifferenz zwischen linkem und rechtem Arm (je nach Abgang der A. subclavia, ➤ Abb. 1.45)

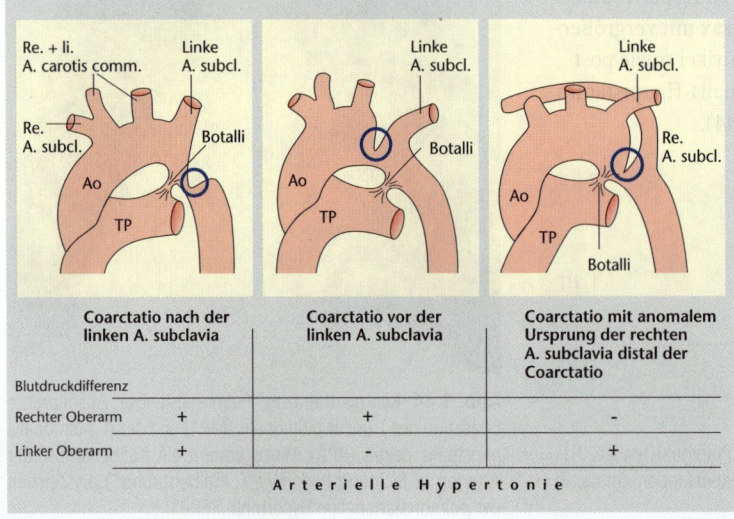

Abb. 1.45 Morphologische Varianten der Aortenisthmusstenose. Ao = Aorta; TP = Truncus pulmonalis. [L157]

- Bei jeder arteriellen Hypertonie des Jugendlichen oder Erwachsenen muss eine CoA als Ursache ausgeschlossen werden.

Diagnostisches Vorgehen
- Blutdruck:
  - systolischer Druck an den unteren Extremitäten im Liegen normalerweise ca. 30–40 mmHg höher als am Oberarm (Grund dafür sind die physikalischen Eigenschaften der Pulswelle, die sich über den Windkessel der Aorta in die Gefäße der Beine ausbreitet und in der Peripherie reflektiert wird)
  - Bei manifester CoA fällt jedoch der Druck an der unteren Extremität ab und kann bis zu 80–100 mmHg niedriger gemessen werden als am Oberarm.
  - Zusätzlich kann eine arterielle Blutdruckdifferenz zwischen beiden Armen (je nach Abgang der jeweiligen A. subclavia vor oder hinter der Stenose) bestehen.
- **körperliche Untersuchung**: Pulse der Femoral- und Fußarterien sind schwach palpabel oder fehlen, die Hände sind warm, die Füße kalt, auffällig sind ausgeprägte Pulsationen arterieller Gefäße an Hals, Schulter und seitlichem Thorax. Auskultatorisch findet sich ein systolisches Geräusch im 2. und 3. Interkostalraum links parasternal. Zwischen den Schulterblättern ist fast regelmäßig ein systolisches, manchmal auch systolisch-diastolisches Gefäßgeräusch zu hören.
- **EKG**: linksventrikuläre Hypertrophie mit sekundären ST-Veränderungen linkspräkordial
- **Röntgenthorax**: vergrößerter linker Ventrikel und Rippenusuren (umschriebene Rippenarrosionen) an den Unterkanten der 3. bis 8. Rippe (durch erweiterte Kollateralgefäße im Interkostalarterienbereich). Einziehung der proximalen Aorta descendens. **3-Zeichen** mit Einkerbung der Aorta in Höhe der Stenose als sichtbarer Kalibersprung mit prästenotischer Dilatation der A. ascendens und der linken Aortenbogengefäße.
- **transösophageale Echokardiografie**: Messung der Flussgeschwindigkeiten in der aszendierenden und deszendierenden Aorta → Bestimmung des Druckgradienten über der Stenose

Therapie
Standard ist die operative Therapie im Vorschulalter mit **Resektion der Isthmusstenose und End-zu-End-Anastomose der Aorta**. Die Operationsletalität beträgt < 2 %. Je älter die Kinder zum Zeitpunkt der Operation sind, desto höher sind die Rate eines postoperativ persistierenden arteriellen Hochdrucks und die Gefährdung durch kardiovaskuläre Komplikationen (akzelerierte Atherosklerose, Myokardinfarkt, plötzlicher Herztod, intrakranielle Blutungen, Aortenruptur).

Eine Alternative zur Operation ist die Ballonangioplastie der Stenose. Der Druckgradient kann effektiv gesenkt werden, die Langzeitresultate sind jedoch unbefriedigend.

Verlauf und Prognose
Die Prognose der nichtoperierten CoA ist schlecht. Hauptkomplikationen sind Herzinsuffizienz, Aortenklappenerkrankungen, Aortenruptur (von Aortenaneurysmata) und -dissektion, infektiöse Endokarditis und intrazerebrale Blutungen. Bei rechtzeitiger Operation vor Eintreten arteriosklerotischer Folgeerscheinungen oder einer Linksherzinsuffizienz besteht eine normale Lebenserwartung.

1.12.3 Herzfehler mit Links-rechts-Shunt

Hämodynamik
Bei den im Folgenden zu besprechenden Herzfehlern (> Tab. 1.22) kommt es durch eine Entwicklungsstörung zum **Kurzschluss (Shunt) zwischen den beiden Kreislaufsystemen**.

Aufgrund des Druckgradienten zwischen den beiden Kreisläufen tritt Blut von der linken Herzseite bzw. dem großen Kreislauf auf die rechte Herzseite bzw. den Lungenkreislauf über (Links-rechts-Shunt). Das Ausmaß des Blutflusses durch den Shunt (sog. **Shunt-Volumen**) ist von der Größe des Defekts und den Widerstandsverhältnissen im großen und kleinen Kreislauf abhängig.

Durch den zusätzlichen Blutfluss wird der rechte Ventrikel vermehrt **volumenbelastet** und kann dadurch insuffizient werden. Bei großem strukturellem Defekt mit entsprechender Druckübertragung kann der Ventrikel zusätzlich **druckbelastet** werden. Außerdem kann im Zuge des vermehrten Blutflusses in die Lungenstrombahn ein pulmonaler Hochdruck entstehen. In der Folge steigen wiederum die Drücke im rechten Herzen an, sodass auch in diesem Fall zur Volumenbelastung eine Druckbelastung hinzutritt.

Ventrikelseptumdefekt (VSD)

Definition und Einteilung
Häufigster angeborener Herzfehler → Verbindung zwischen dem linken und rechten Ventrikel im Bereich des Kammerseptums. Er tritt isoliert oder in Kombination mit weiteren Läsionen auf (zum Beispiel Fallot-Tetralogie, Pulmonalatresie oder AV-Kanal-Defekt). Die Größe des Defekts kann erheblich variieren (1 mm bis 2,5 cm).

Grundlage der Einteilung ist die anatomische Lokalisation im Verlauf des Kammerseptums (➤ Abb. 1.46):
- **membranöser Typ:** 75 % der Fälle. Der VSD liegt in der Nähe der Aortenklappe, posterior und inferior der Crista supraventricularis in der Region des membranösen Septums.
- **muskulärer Typ:** < 10 % der Fälle. Der VSD liegt im muskulären Anteil des Kammerseptums (M. Roger), nicht selten liegen multiple VSD vor.
- **infundibulärer Typ:** < 10 % der Fälle. Der VSD liegt superior, anterior oder innerhalb der Crista supraventricularis in enger Nachbarschaft zur Pulmonalklappe.
- **AV-Kanal:** < 10 % der Fälle. Ein AV-Kanal ist inferior des membranösen Septums in der Nähe des septalen Segels der Trikuspidalklappe gelegen und mit weiteren Defekten assoziiert (sog. Endokardkissendefekt, Vorhofseptumdefekt).

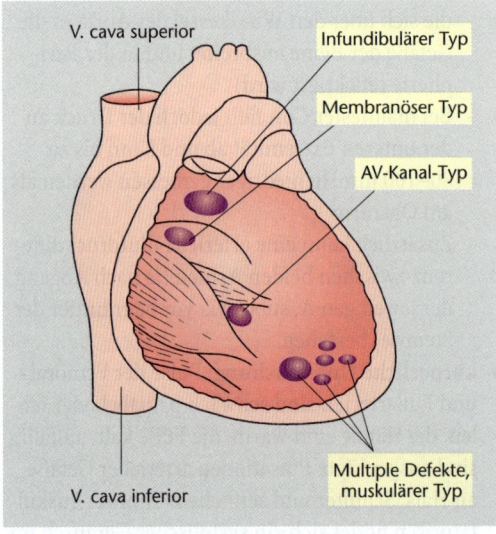

Abb. 1.46 Varianten der Ventrikelseptumdefekte. Blick auf das Kammerseptum bei eröffnetem rechtem Ventrikel. [L157]

Tab. 1.22 Übersicht über die wichtigsten angeborenen Herzfehler mit Links-rechts-Shunt (azyanotische Vitien).

Vitium	klinische Untersuchung	EKG	Röntgenthorax bzw. Echokardiografie
Ventrikelseptumdefekt (VSD)	• holosystolisches Geräusch über linkem unterem Sternalrand • lauter Pulmonalisanteil des 2. HT • Auftreten eines 3. HT • Diastolikum bei Aorteninsuffizienz • niedrige Blutdruckamplitude	• LVH oder biventrikuläre Hypertrophie	• Kardiomegalie (LA ↑, LV ↑, RV ↑) • prominente Pulmonalarterien • pulmonale Blutfülle („Plethora") • Shunt-Fluss („Jet") durch den Septumdefekt im Doppler
Vorhofseptumdefekt (ASD)	• systolisches Geräusch über Pulmonalklappe • weite, fixe Spaltung des 2. HT • Diastolikum über Trikuspidalklappe	• rSr' oder rSr's' • Linkstyp bei Ostium-primum-Defekt	• RA ↑ • RV ↑ • PA ↑ • pulmonale Plethora (Gefäßzeichnung ↑) • Shunt-Fluss („Jet") durch den Septumdefekt im Doppler
Ductus Botalli apertus	• Blutdruckamplitude ↑ • hyperdynamer Herzspitzenstoß • kontinuierliches Maschinengeräusch	• LVH	• PA ↑ • LA ↑ • LV ↑ • pulmonale Plethora (Gefäßzeichnung ↑)

↑ = groß; vergrößert, vermehrt; RV = rechter Ventrikel; LV = linker Ventrikel; RA = rechtes Atrium; LA = linkes Atrium; PA = Pulmonalarterie; HT = Herzton; LVH = linksventrikuläre Hypertrophie

Hämodynamik
Volumenbelastung des linken Herzens aufgrund des primär vorhandenen Links-rechts-Shunts. Ein großer VSD führt aufgrund des erheblich gesteigerten Blutflusses im Lungengefäßbett zu einer Hypertrophie und später Fibrosierung der Gefäßmuskulatur, die den Gesamtquerschnitt des Lungengefäßbettes irreversibel einschränkt (obstruktive Lungengefäßreaktion). Durch die zunehmende pulmonale Drucksteigerung nimmt der Links-rechts-Shunt stetig ab (oft verbunden mit einer besseren Belastbarkeit des Patienten), bis es schließlich durch suprasystemische Pulmonalarteriendrücke zur **Shunt-Umkehr** mit Rechts-links-Shunt durch den VSD kommt (**Eisenmenger-Syndrom**). Klinisch entwickeln sich dann eine zentrale Zyanose sowie eine stetig fortschreitende Rechtsherzinsuffizienz.

Klinik
Kleiner VSD: Patienten beschwerdefrei.

Mittlerer VSD: verminderte Belastbarkeit aufgrund einer Belastungsdyspnoe bei Volumenbelastung des linken Herzens und der Lungenstrombahn, erhöhte Neigung zu pulmonalen Infekten.

Großer VSD: oft schon am Ende der Neugeborenenzeit als Linksherzinsuffizienz bemerkbar. Ein Eisenmenger-Syndrom ist heute extrem selten.
- Auskultation (➤ Abb. 1.47):
  – bei **kleinem VSD** (Links-rechts-Shunt, < 30 %): lautes, hochfrequentes, holosystolisches, bandförmiges Geräusch über dem linken unteren Sternalrand („Pressstrahlgeräusch", „viel Lärm um Nichts")
  – **Großer VSD** (Links-rechts-Shunt, > 50 %) weist Befunde und Merkmale einer pulmonalen Hypertonie sowie der Rechts- und Linksherzbelastung auf. Das VSD-Geräusch kann wegen des meist geringen Druckgradienten zwischen den Kammern fehlen oder nur sehr leise sein, der Pulmonalton des 2. Herztones ist wegen der pulmonalen Hypertonie laut.
- Während das **EKG** bei kleinem VSD unauffällig ist, finden sich bei mittelgroßen Defekten Zeichen der Linkshypertrophie und evtl. einer biventrikulären Hypertrophie, bei großem VSD Zeichen der Rechtshypertrophie, evtl. mit Rechtsschenkelblock.
- Röntgenthorax-Befunde (➤ Abb. 1.48):
  – **mittelgroßer VSD**: Kardiomegalie mit Vergrößerung des linken Atriums und des linken Ventrikels. Das Pulmonalis-Segment und die zentralen Pulmonalgefäße sind prominent (in der Durchleuchtung „tanzend"), es findet sich eine vermehrte pulmonale Gefäßzeichnung.
  – **großer VSD**: Die zentralen Pulmonalgefäße sind massiv dilatiert, die Lungengefäßzeichnung der Peripherie ist dagegen wegen der im Rahmen der Eisenmenger-Reaktion (s. o.) stattfindenden Hypertrophie der Gefäße mit entsprechender Widerstandserhöhung spärlich (sog. Kalibersprung).
- In der **Echokardiografie** lassen sich Defekte ab einer Größe von 3 mm im 2-D-Bild nachweisen; der Shunt-Fluss ist mittels Farb-Doppler darstellbar.
- Die **Herzkatheteruntersuchung** dient vor allem der Berechnung des Shunt-Volumens sowie der Bestimmung des pulmonalen Gefäßwiderstandes.

Therapie
Ein großer Teil der kleinen Defekte verschließt sich innerhalb der ersten Lebensjahre aufgrund des Muskelwachstums spontan.

Mittelgroße und große VSD mit einem Links-rechts-Shunt > 50 % sollten vor dem 2. Lebensjahr operativ verschlossen werden, um eine irreversible Lungengefäßschädigung zu verhindern. Bei pulmonalem Hochdruck mit Shunt-Umkehr (Eisenmenger-Syndrom) ist eine operative Therapie kontraindiziert, da mit dem Defektverschluss dem rechten

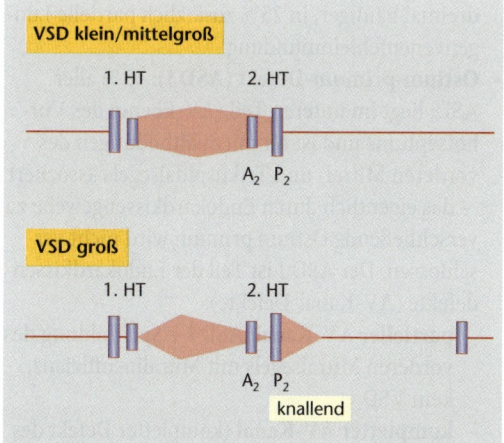

Abb. 1.47 Auskultationsbefund bei Ventrikelseptumdefekt. HT = Herzton; A_2 = Aortenklappenschluss; P_2 = Pulmonalklappenschluss. [L157]

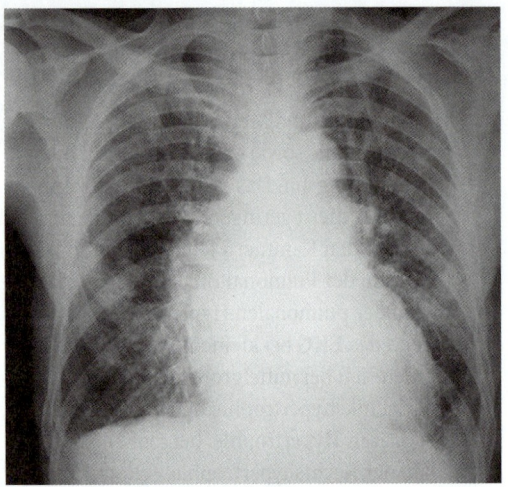

Abb. 1.48 Röntgenthorax bei Ventrikelseptumdefekt (VSD). Man beachte die Vergrößerung des rechten Herzsaums. [E514]

Ventrikel ein Überlaufventil genommen würde, sodass dann eine akute Rechtsherzinsuffizienz droht.

Die Grenze der Operabilität hängt vom pulmonalen Gefäßwiderstand ab: beträgt dieser > 70 % des systemischen Gefäßwiderstandes, ist die Pulmonalgefäßsklerose irreversibel.

Verlauf und Prognose

Der Spontanverschluss eines Ventrikelseptumdefektes ist in bis zu 50 % der Fälle zu erwarten. Wird bei gegebener OP-Indikation rechtzeitig innerhalb der ersten Lebensjahre operiert, ist mit einer normalen Lebenserwartung zu rechnen.

Vorhofseptumdefekt (ASD)

Der Vorhofseptumdefekt (Atrioseptaldefekt) ist eine angeborene offene Verbindung zwischen dem linken und rechten Vorhof. Er ist einer der häufigsten kongenitalen Herzfehler im Erwachsenenalter.

Hämodynamik

Der im linken Vorhof gegenüber dem rechten um ca. 5 mmHg höhere Mitteldruck sorgt primär für einen von links- nach rechtsatrial gerichteten Shunt-Fluss. Neben diesem Druckgradienten bestimmen die Defektgröße (Durchmesser meist 2–4 cm) und die Dehnbarkeit der Ventrikel das Shunt-Volumen. Durch die Volumenbelastung der Lungenstrombahn kommt es auch hier zu den beim VSD beschriebenen reaktiven Veränderungen an den Lungengefäßen mit der Extremform Eisenmenger-Syndrom (s. o.).

Pathogenese und Einteilung

Embryogenese: ein primitiver gemeinsamer Herzvorhof → vom Vorhofdach wachsen zwei parallele Gewebeplatten (**Septum primum** und **Septum secundum**) nach kaudal → Fusion beider im Lauf der Entwicklung über weite Bereiche → die im Septum secundum physiologisch angelegte Öffnung (das sog. Ostium secundum) wird von Gewebe des Septum primum „überlappt" → **Foramen ovale**.

Auch das Septum primum entsteht mit einem physiologischen Gewebe„defekt"→ Ostium primum am unteren Ende → diese Aussparung kann jedoch nur teilweise durch das Gewebe der „Zwillingsplatte" (Septum secundum) verschlossen werden.

Auf dem Boden des primitiven gemeinsamen Vorhofs entwickelt sich eine weitere Gewebeplatte, das **Endokardkissen** → es bildet den unteren Teil der Vorhofwand und wächst nach kranial, wobei es das Ostium primum ausfüllt. Außerdem bildet es durch Wachstum nach kaudal den oberen Teil der Ventrikelwand sowie, durch laterales Wachstum, Teile der Mitral- und Trikuspidalklappen.

Formen des ASD (➤ Abb. 1.49):
- **Ostium-secundum-Defekt (ASD II):** 70 % aller ASD; im mittleren Vorhofseptum im Bereich der Fossa ovalis bzw. Foramen ovale gelegen → ungenügend ausgebildetes septales Gewebe → das Foramen ovale kann sich nach der Geburt nicht schließen („die Tür bleibt offen"); bei Frauen dreimal häufiger, in 25 % zusätzlich partielle Lungenvenenfehleinmündung
- **Ostium-primum-Defekt (ASD I):** 15 % aller ASD; liegt im unteren Teil (AV-Ebene) des Vorhofseptums und ist oft mit Spaltbildungen des vorderen Mitral- und Trikuspidalsegels assoziiert → das eigentlich durch Endokardkissengewebe zu verschließende Ostium primum wird nicht verschlossen. Der ASD I ist Teil der Endokardkissendefekte (AV-Kanal-Defekte):
  – **partieller AV-Kanal:** ASD I + Spaltbildung des vorderen Mitralsegels mit Mitralinsuffizienz, kein VSD
  – **kompletter AV-Kanal** (kompletter Defekt des Endokardkissens): ASD I + VSD, Fehlbildungen der Mitral- und Trikuspidalklappe, rudimentäre Chordae

- **Sinus-venosus-Defekt:** 15 % aller ASD, das Gewebe der Vorhofwand ist zwar vollständig angelegt, hat sich jedoch nicht korrekt mit den aus dem embryologischen Sinushorn hervorgehenden Strukturen (V. cava superior) zusammenfügt → direkt an der Einmündungsstelle der V. cava superior, fast immer mit Lungenvenenfehleinmündungen verbunden.

Klinik

Erste Symptome treten meist im späten Kindes- oder Jugendalter auf, mit zunehmendem Alter kommt es zu einer Verschlechterung im Sinne einer verminderten Belastbarkeit, Dyspnoe bei Belastung, Husten und einer Häufung bronchopulmonaler Infekte. Eine Rechtsherzinsuffizienz ist erst nach jahrzehntelangem Verlauf mit Entwicklung einer pulmonalen Hypertonie zu erwarten. Ein ASD I manifestiert sich oft bereits im Kindesalter, ein kompletter AV-Kanal im Neugeborenen- oder Säuglingsalter.

Diagnostisches Vorgehen

- Häufig wird ein systolisches Geräusch bei einer routinemäßigen **klinischen Untersuchung** im Kindes- oder Jugendalter festgestellt → lautes mesosystolisches Geräusch über der Pulmonalregion mit weit atemunabhängig gespaltenem 2. Herzton (➤ Abb. 1.50). Eine auffallende Pulsation in der Präkordialregion und eine verstärkte epigastrische Pulsation sind Ausdruck einer Rechtsherzhypertrophie.
- **EKG**: nach rechts weisender Lagetyp und inkompletter oder kompletter Rechtsschenkelblock. Der ASD I imponiert als Linkstyp oder überdrehter Linkstyp bei linksanteriorem Hemiblock, häufig mit inkomplettem Rechtsschenkelblock.
- Im **Röntgenthorax** ist das Pulmonalsegment betont und die Hilusgefäße sind erweitert. Bei Durchleuchtung sind deutliche Pulsationen der Pulmonalarterien sichtbar („tanzende Hili"). Die Lungengefäße sind bis weit in die Peripherie hinein erweitert („pulmonale Plethora").
- Die endgültige strukturelle Definition, Beurteilung des Schweregrades, Ausschluss begleitender Fehlbildungen sowie Abklärung von Komplikationen, insbesondere der pulmonalen Hypertonie, gelingt durch **Echokardiografie** und **Herzkatheteruntersuchungen**.

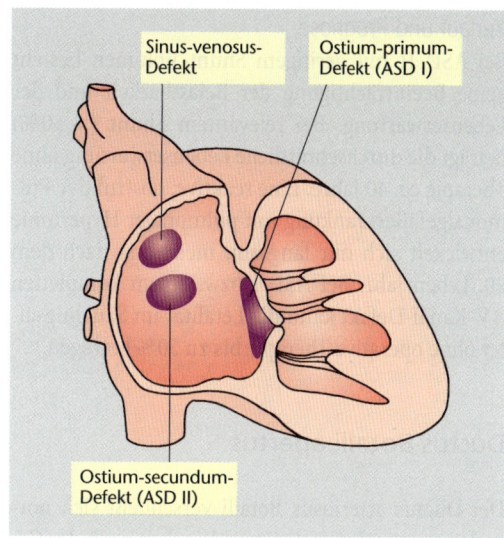

Abb. 1.49 Varianten des Vorhofseptumdefekts. [L157]

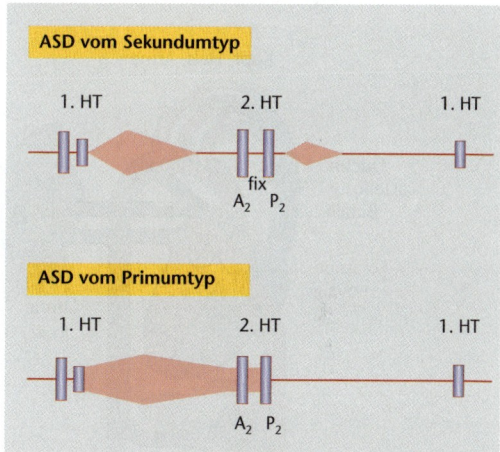

Abb. 1.50 Auskultationsbefund bei Vorhofseptumdefekt. HT = Herzton, A_2 = Aortenklappenschluss, P_2 = Pulmonalklappenschluss, fix = fixierte Spaltung des 2. HT. [L157]

Therapie

Septum-primum-Defekte schließen sich niemals von selbst. Sie werden deshalb operativ zwischen dem 1. und 2. Lebensjahr verschlossen, beim Auftreten von Herzinsuffizienz schon früher.

Kleine Septum-secundum-Defekte dagegen schließen sich oft spontan. Größere Defekte müssen jedoch frühzeitig verschlossen werden (operativ oder katheterinterventionell mit „Schirmchen"), um eine irreversible Lungengefäßschädigung zu verhindern. Bei fixiertem pulmonalem Hochdruck (Eisenmenger-Syndrom) ist eine operative Therapie kontraindiziert (➤ VSD).

Verlauf und Prognose

Bei ASD II mit geringem Shunt-Volumen besteht keine Beeinträchtigung der Belastbarkeit und der Lebenserwartung. Bei relevantem Shunt (> 50 %) beträgt die durchschnittliche Lebenserwartung ohne Therapie ca. 40 Jahre. Eine reaktive, obstruktive Pulmonalgefäßerkrankung mit pulmonaler Hypertonie entwickelt sich nur langsam, meist erst nach dem 20. Lebensjahr. Bei ASD I bzw. einem kompletten AV-Kanal-Defekt kann die Letalität im Säuglingsalter ohne operative Therapie bis zu 50 % betragen.

Ductus Botalli apertus

Der Ductus arteriosus Botalli verschließt sich normalerweise in den ersten zwei Wochen nach der Geburt. Der **PDA** (persistierender Ductus arteriosus) ist eine der häufigsten Anomalien im Säuglingsalter (10 % aller kongenitalen Vitien, sehr häufig bei Frühgeborenen). Im Erwachsenenalter ist er selten.

Im strengen Sinne ist der PDA kein kardiales Vitium, sondern eine Gefäßanomalie mit Belastung des Herzens.

Ein PDA kann als isolierte Gefäßanomalie (im Sinne von Persistenz fetaler Strukturen) auftreten oder in Kombination mit anderen Vitien, wobei der PDA ein Überleben oft überhaupt ermöglicht („kompensierender PDA", zum Beispiel bei Pulmonalatresie oder Hypoplastisches-Linksherz-Syndrom).

Hämodynamik

Aus dem physiologischen Rechts-links-Shunt des Ductus arteriosus während der Fetalperiode entwickelt sich postpartal durch Abnahme des Lungenge-

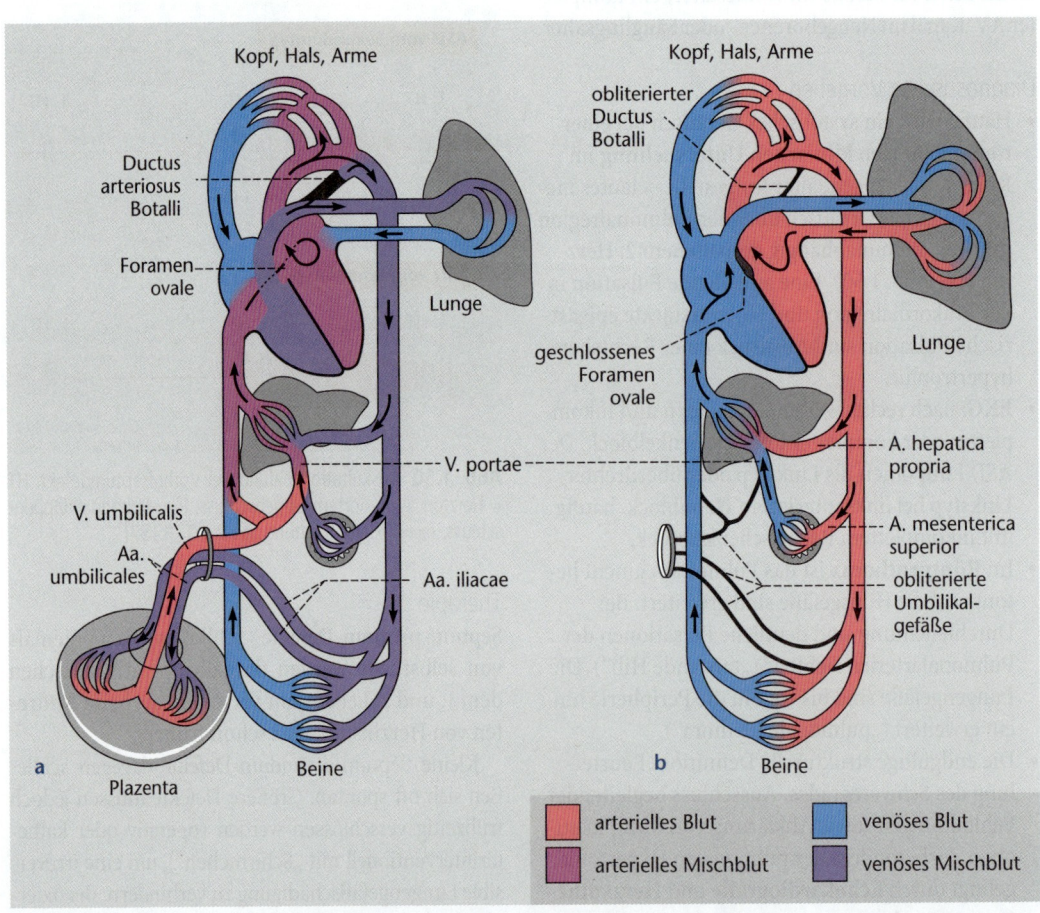

Abb. 1.51 Vereinfachte Darstellung des Blutkreislaufs a) vor und b) nach der Geburt. Farben zeigen den unterschiedlichen Sauerstoffgehalt, Pfeile die Richtung des Blutstroms an. [L106]

fäßwiderstandes ein Links-rechts-Shunt. Die Größe des Shunt-Volumens wird von der Weite des Duktus und den Widerständen in beiden Kreisläufen bestimmt. Die Volumenbelastung führt zur Dilatation der Pulmonalarterien, des linken Vorhofs und Ventrikels, der Aorta ascendens und des Aortenbogens (➤ Abb. 1.51).

Klinik

In leichten Fällen ist der Shunt gering, die Patienten sind beschwerdefrei und es fällt lediglich ein kontinuierliches, systolisch-diastolisches Geräusch auf. Ein mittelgroßer PDA kann über Jahre asymptomatisch verlaufen, bis er zu einer verminderten Belastbarkeit und Belastungsdyspnoe führt. Ein großer PDA wird innerhalb des ersten Lebensjahres durch Tachypnoe, Trinkschwäche und Entwicklungshemmung manifest.

Diagnostisches Vorgehen
- Bei der **klinischen Untersuchung** ist evtl. der diastolische Blutdruck erniedrigt, der systolische Wert dagegen normal. Die erhöhte Blutdruckamplitude kommt durch ein „Leck im Windkessel" mit diastolischem „Ablaufen" des Blutes zustande. Typisch ist ein kontinuierliches, systolisch-diastolisches Geräusch (**„Maschinengeräusch"**) über dem Pulmonalareal (➤ Abb. 1.52).
- Übersteigt der Lungengefäßwiderstand aufgrund der Volumenbelastung denjenigen im großen Kreislauf, so nimmt das Geräusch ab oder kann gänzlich fehlen (stummer Duktus). Das klinische Bild wird dann durch eine sog. dissoziierte Zyanose (nur die untere Extremität betreffend) mit Trommelschlägelphänomen der Zehen und den Merkmalen der pulmonalen Hypertonie dominiert.
- Das **EKG** ist der „Spiegel der hämodynamischen Belastung": bei kleinem Duktus ist es normal, bei mittelgroßem treten Zeichen der linksventrikulären Hypertrophie auf, bei großem PDA mit pulmonalarterieller Hypertonie dominieren die Zeichen der rechtsventrikulären bzw. biventrikulären Hypertrophie.
- Im **Röntgenthorax** ist die Lungengefäßzeichnung vermehrt. Bei irreversibler pulmonaler Hypertonie sind die Hilusgefäße dilatiert und die Lungenperipherie zeigt nur eine spärliche Gefäßzeichnung (Kalibersprung).
- In der **Echokardiografie** ist der offene Ductus Botalli oft erkennbar; der Farbdoppler zeigt ein typisches systolisch-diastolisches Flussphänomen (entspricht dem „Maschinengeräusch").

Therapie

Bis zum 4. Lebensmonat sind Spontanverschlüsse des PDA möglich. Ist ein früherer Verschluss erforderlich (zum Beispiel bei drohender Linksherzinsuffizienz), können Prostaglandinsynthese-Hemmer, zum Beispiel Indometacin als Kurzinfusion, erfolgreich eingesetzt werden. Ein Duktus-Verschluss ist in jedem Fall anzustreben, um Komplikationen zu vermeiden (Endokarditis, Linksherzinsuffizienz, pulmonal-vaskuläre Belastung mit irreversibler pulmonaler Hypertonie und Eisenmenger-Syndrom). Die OP-Letalität im Kindesalter liegt unter 1 %. Im Erwachsenenalter ist die Operation durch einen brüchig-verkalkten Duktus schwierig und komplikationsträchtig (Letalität bis 12 % bei pulmonaler Hypertonie, ohne pulmonale Hypertonie 1–4 %). Alternativ kann mittels Herzkatheter ein gefäßverschließender Schirm oder eine Spirale eingebracht werden.

1.12.4 Herzfehler mit Rechts-links-Shunt

Diese Herzfehler sind dadurch gekennzeichnet, dass sich deoxygeniertes Blut in den systemischen Kreislauf einmischt. Voraussetzung hierfür ist neben einer unphysiologischen Kurzschlussverbindung ein von rechts nach links verlaufender Druckgradient (➤ Tab. 1.23). Klinisches Leitsymptom ist die **zentrale Zyanose**.

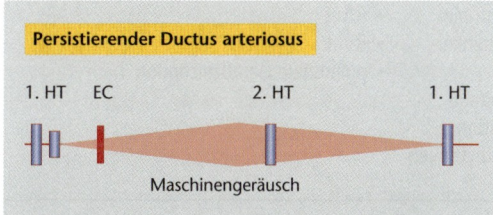

Abb. 1.52 Auskultationsbefund bei Ductus Botalli apertus. HT = Herzton, EC = Ejection Click. [L157]

> **MERKE**
> Die wichtigsten zyanotischen Herzfehler kann man sich anhand der „T-Regel" merken: Transposition der großen Arterien, Tetralogie (Fallot), Trikuspidalatresie, Truncus arteriosus, totale Lungenfehlmündung.

Fallot-Tetralogie

Häufigster zyanotischer Herzfehler im Erwachsenenalter und die häufigste Ursache einer Zyanose nach dem 1. Lebensjahr. Sie stellt 6 % aller kongenitalen Vitien. 80 % der Patienten erreichen nach operativer Therapie das Erwachsenenalter.

Definition
Die Tetralogie besteht aus den Komponenten (> Abb. 1.53):
- großer Ventrikelseptumdefekt
- Obstruktion der rechtsventrikulären Ausflussbahn (infundibuläre oder infundibulär-valvuläre Pulmonalstenose)
- Dextroposition der Aorta, wodurch die Aorta über dem Ventrikelseptumdefekt entspringt („reitende Aorta")
- Rechtsherzhypertrophie.

Liegt zusätzlich ein Vorhofseptumdefekt vor, spricht man von einer **Fallot-Pentalogie**.

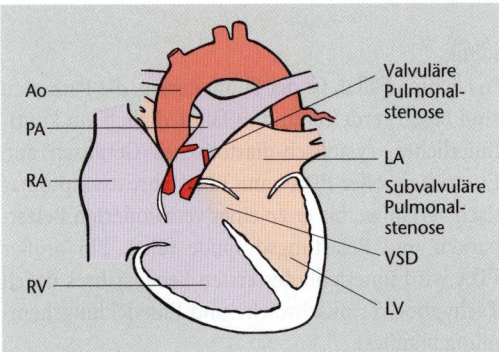

Abb. 1.53 Morphologie der Fallot-Tetralogie. Ao = Aorta, PA = Pulmonalarterie, RA = rechtes Atrium, RV = rechter Ventrikel, LA = linkes Atrium, LV = linker Ventrikel, VSD = Ventrikelseptumdefekt. [L157]

Tab. 1.23 Übersicht über die wichtigsten angeborenen Herzfehler mit Rechts-links-Shunt (zyanotische Vitien).

Vitium	klinische Untersuchung	EKG	Röntgenthorax bzw. Echokardiografie
Fallot-Tetralogie	<ul><li>zentrale Zyanose</li><li>Minderwuchs</li><li>Herzbuckel</li><li>Uhrglasnägel, Trommelschlägelfinger</li><li>epigastrische Pulsationen</li><li>lautes Austreibungsgeräusch über dem 2. ICR li. parasternal (Pulmonalstenose)</li></ul>	<ul><li>P dextroatriale</li><li>RVH</li></ul>	<ul><li>RV ↑ (Holzschuhherz)</li><li>PA dilatiert</li><li>LV ↓</li><li>breites mediastinales Gefäßband durch nach rechts verlagerte Aorta</li><li>spärliche Lungengefäßzeichnung</li><li>Druckgradient über PK</li></ul>
Transposition der großen Arterien (TGA)	<ul><li>Zyanose nach Geburt</li></ul>	<ul><li>Rechtstyp</li></ul>	<ul><li>Kardiomegalie (kugeliges Herz)</li><li>schmales Gefäßband</li><li>starke Lungengefäßzeichnung</li><li>Aorta und T. pulmonalis parallel verlaufend in einer Ebene echokardiografisch darstellbar</li></ul>
Ebstein-Anomalie	<ul><li>Blutdruckamplitude ↓</li><li>zentraler Venendruck ↑</li><li>leise HT</li><li>weite Spaltung des 2. HT</li><li>systolisches Geräusch nimmt bei Inspiration zu (Trikuspidalinsuffizienz)</li></ul>	<ul><li>P dextroatriale</li><li>Rechtsschenkelblock</li><li>Niedervoltage</li><li>Präexzitation</li><li>Vorhofarrhythmien</li></ul>	<ul><li>RA ↑</li><li>RV ↑</li><li>pulmonale Gefäßzeichnung ↓</li></ul>

↓ = klein, verkleinert, vermindert; ↑ = groß, vergrößert; RV = rechter Ventrikel; LV = linker Ventrikel; RA = rechtes Atrium; PA = Pulmonalarterie; HT = Herzton; ICR = Interkostalraum; RVH = rechtsventrikuläre Hypertrophie; PK = Pulmonalklappe

Hämodynamik

Wie stark der Rechts-links-Shunt ausgeprägt ist, hängt zum einen von der Lage des Aortenabgangs ab (je weiter „rechts" er liegt, desto mehr deoxygeniertes Blut wird in die Aorta geleitet), zum anderen vom Ausmaß der rechtsventrikulären Ausflussobstruktion; ist diese erheblich, so fließt aufgrund der hohen rechtsventrikulären Drücke mehr Blut von rechts nach links. Obwohl die Kinder dadurch hypoxischer („blauer") sind, hat eine Stenose des rechtsventrikulären Ausflusstrakts einen entscheidenden Vorteil: Sie schützt die Lungenstrombahn vor einer allzu großen Druck- und Volumenbelastung. Ist die rechtsventrikuläre Ausflussobstruktion nur geringgradig, fehlt oft der Rechts-links-Shunt (azyanotischer oder **„Pink Fallot"**).

Klinik

Zyanose ab der Geburt oder der frühen Kindheit → körperliche Entwicklungsverzögerung, verminderte Belastbarkeit, Polyglobulie und Trommelschlägelfinger und -zehen. Körperliche oder emotionale Belastungen verstärken oder provozieren die Zyanose, die auch ganz unvermittelt anfallsartig auftreten kann *(„blue spell")*. Zyanotische Anfälle können mit Synkopen, Krampfanfällen oder zerebralen Apoplexien einhergehen und sind nicht selten lebensbedrohlich. Durch Einnahme einer **Hockstellung** kann das ältere Kind den systemischen Widerstand erhöhen; hierdurch vermindert sich das Shunt-Volumen, sodass die pulmonale Durchblutung und damit die Sauerstoffsättigung des arteriellen Blutes zunimmt.

Diagnostisches Vorgehen

- **klinische Untersuchung:** Zeichen der zentralen Zyanose, Minderwuchs, Vorbuckelung des linken Hemithorax (Voussure), Trommelschlägelfinger und -zehen, Uhrglasnägel und eine vermehrte konjunktivale Gefäßfülle (diese spiegelt die hypoxiebedingte Polyglobulie wider). Auskultatorischer Leitbefund ist ein lautes, raues systolisches Austreibungsgeräusch im 2. ICR links parasternal infolge der Pulmonalstenose (➤ Abb. 1.54); in schweren Fällen fallen der Aorten- und Pulmonalklappenschlusston zusammen, sodass der 2. Herzton als ungespaltener Einzelton imponiert.
- **EKG:** hohe, spitze P-Wellen (P pulmonale), Rechtstyp, Zeichen der Rechtsherzhypertrophie
- **Röntgenthorax** (➤ Abb. 1.55): nicht vergrößertes Herz mit angehobener, gerundeter Herzspitze („Holzschuhherz", „Cœur en sabot"), dilatierter Truncus pulmonalis, ausgeprägte Herztaille, breites Gefäßband durch eine erweiterte, nach rechts verlagerte Aorta, spärliche Lungengefäßzeichnung durch die verminderte Lungendurchblutung

Therapie

- Endokarditisprophylaxe, konsequenter Ausgleich von Flüssigkeitsverlusten, β-Blocker können die Zahl der hypoxämischen Anfälle reduzieren
- **operative Totalkorrektur** bei allen symptomatischen Fällen (hypoxämische Anfälle, zentrale Zyanose, Shunt > 60 %) in jeder Altersstufe (idealerweise zwischen dem 1. und 2. Lebensjahr). Die OP-Letalität liegt bei 5–10 %. Ist eine Totalkorrektur nicht sofort möglich, kann mittels Anastomosen-Operation als Palliativmaßnahme die arterielle Oxygenierung verbessert werden (Bildung

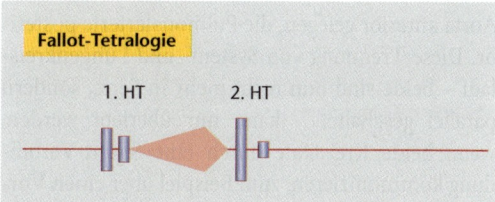

Abb. 1.54 Auskultationsbefund bei Fallot-Tetralogie. HT = Herzton. [L157]

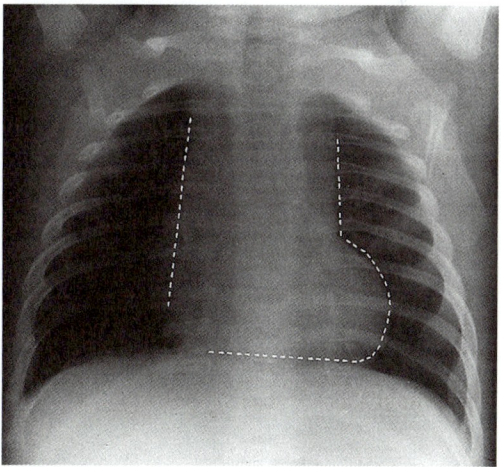

Abb. 1.55 Fallot-Tetralogie. Das Erscheinungsbild als von der Seite betrachteter Stiefel in der a. p. Aufnahme beruht auf der angehobenen Herzspitze. Ebenfalls auffällig sind die Einziehung des linken Herzrands und die verminderte Lungengefäßzeichnung. [E283]

eines chirurgischen Shunts zwischen einer großen Arterie und der A. pulmonalis). Zu einem späteren Zeitpunkt kann dann eine Totalkorrektur angestrebt werden.

Verlauf und Prognose
Die mittlere Lebenserwartung beträgt ohne OP 12 Jahre, ca. 10 % erreichen das 20. Lebensjahr. Der natürliche Verlauf ist umso kürzer, je ausgeprägter die Zyanose ist.

Transposition der großen Arterien

Zweithäufigster zyanotischer Herzfehler (4 % aller kongenitalen Vitien).

Definition
Die Pulmonalarterie entspringt dem linken, die Aorta ascendens dem rechten Ventrikel. Dabei ist die Aorta anterior gelegen, die Pulmonalarterie posterior. Diese Trennung von System- und Lungenkreislauf – beide sind nun nicht mehr in Serie, sondern parallel geschaltet – kann nur überlebt werden, wenn beide Kreisläufe durch eine Shunt-Verbindung kommunizieren, zum Beispiel über einen Vorhofseptumdefekt, Ventrikelseptumdefekt oder offenen Ductus arteriosus Botalli.

Seltenere zyanotische Vitien

Ebstein-Anomalie

Kongenitale Fehlbildung des Trikuspidalklappenapparates mit Deformierung und Verlagerung der Trikuspidalklappensegel ventrikelwärts (der rechte Ventrikel ist damit „atrialisiert") → übermäßig großer rechter Vorhof und zu kleiner rechter Ventrikel. Zusätzlich liegt meist ein Vorhofseptumdefekt vor, sodass ein Rechts-links-Shunt zu einem zyanotischen Vitium führt.

Totale Lungenvenenfehleinmündung

Anstatt in den linken Vorhof münden alle Lungenvenen in die obere Hohlvene, den rechten Vorhof oder die untere Hohlvene → zyanotisches Vitium mit Überzirkulation der Lunge. Die Blutzufuhr zum linken Herzen erfolgt über einen Vorhofseptumdefekt.

Truncus arteriosus communis

Ein einheitliches Ausflussgefäß entspringt über einem hochsitzenden Ventrikelseptumdefekt und teilt sich erst später in Aorta und A. pulmonalis. Meist ist der Lungenkreislauf hyperperfundiert und es entwickelt sich rasch eine Widerstandserhöhung. Nur eine operative Therapie in den ersten Lebensmonaten verhindert durch Verschluss des Ventrikelseptumdefekts und Verbindung des rechten Ventrikels mit der A. pulmonalis die Entwicklung einer irreversiblen pulmonalen Hypertonie.

Trikuspidalatresie

Komplexes, obligat zyanotisches Vitium, bei dem das venöse Blut via Vorhofseptumdefekt oder ein offenes Foramen ovale in den linken Vorhof und in den arteriellen Kreislauf gelangt. Die Lunge erhält Blut über einen Ventrikelseptumdefekt oder einen offenen Ductus arteriosus.

1.13 Erworbene Herzklappenfehler

1.13.1 Grundlagen

Übersicht über die wichtigsten erworbenen Klappenfehler ➤ Tab. 1.24.
   Relative Häufigkeit erworbener Herzklappenfehler:
- Aortenvitien ca. 65 %
  - Aortenstenose 50 %
  - Aorteninsuffizienz 20 %
  - kombinierte Aortenvitien 30 %
- Mitralklappenvitien ca. 30 %
  - Mitralstenose 30 %
  - Mitralinsuffizienz 15 %
  - kombinierte Mitralvitien 55 %
- kombinierte Mitral-/Aortenvitien ca. 5 %

Abnehmende Tendenz für: kombinierte Mitral-/Aortenklappenfehler, Mitralstenose und kombinierte Mitralvitien – **zunehmende Tendenz** für: Aortenvitien und Mitralinsuffizienz.

Tab. 1.24 Übersicht: erworbene Klappenfehler mit IMPP-Schlagworten.

Vitium	klinische Untersuchung	EKG	Röntgenthorax bzw. Echokardiografie
Aortenklappenstenose	• Pulsus parvus et tardus (träger Pulsanstieg) • systolische Vibrationen über den Karotiden • verbreiterter, evtl. hebender Herzspitzenstoß • raues Systolikum 2. ICR rechts parasternal mit Fortleitung in die Karotiden	• LVH • evtl. LSB • links-präkordial ST-T-Veränderungen	• poststenotische Dilatation und Elongation der Aorta ascendens • prominenter LV ohne Dilatation • Aortenklappenverkalkung • Druckgradient über AK
Aortenklappeninsuffizienz	• Pulsus celer et altus • sichtbare Pulsationen in den Karotiden • hyperdynamer, nach links lateralisierter Herzspitzenstoß • frühdiastolisches, hochfrequentes Sofortgeräusch mit Decrescendo- und gießendem Charakter • p. m. links parasternal im 4. ICR und über Erb • große Blutdruckamplitude (isolierter systolischer Hypertonus)	• LVH • links-präkordial ST-T-Veränderungen	• LV ↑ • Dilatation und Elongation der Aorta ascendens • Regurgitationsjet in den LV im Farbdoppler
Mitralklappenstenose	• paukender 1. HT • MÖT; Intervall 1. HT–MÖT nimmt mit dem Schweregrad ab • bei verkalktem Vitium 1. HT leise, MÖT fehlt • niederfrequentes Decrescendo-Geräusch „wie Katzenschnurren" • nächtlicher Husten, gestaute Halsvenen, Dyspnoe • Wangenzyanose (Facies mitralis)	• P sinistroatriale • Vorhofflimmern • RVH im fortgeschrittenen Stadium	• Vergrößerung des linken Vorhofs nach links lateral mit einem prominenten linken Herzohr („stehende Eiform") • Tracheobronchialwinkel ↑ • verstrichene Herztaille • Dorsalverlagerung der Speiseröhre im Ösophagogramm • pulmonalvenöse Kongestion • pulmonalarterielle Hypertonie • zentrale Pulmonalarterien ↑ • Druckgradient über MK
Mitralklappeninsuffizienz	• hyperdynamer, nach links verlagerter Herzspitzenstoß • systolisches Schwirren apikal • hochfrequentes, bandförmiges Systolikum mit Fortleitung in die Axilla • p. m. über der Herzspitze • 3. HT	• P sinistroatriale • LVH • Vorhofflimmern	• LA ↑ • LV ↑ • pulmonalvenöse Kongestion • Tracheobronchialwinkel ↑ • Regurgitationsjet in den LA
Mitralklappenprolaps	• asthenischer Habitus, Flachrücken • systolischer Click mit anschließendem Systolikum („click-murmur") • Auskultationsbefunde typischerweise variabel	• meist normal, evtl. ST-T-Veränderungen über II, III, aVF	• verändert nur bei relevanter Mitralklappeninsuffizienz • Auffälligkeiten des knöchernen Thorax (Flachrücken, Pectus excavatum, Kyphoskoliose) • systolische Dorsalbewegung des Mitralsegels
Trikuspidalklappenstenose*	• Jugularvenendruck ↑ mit prominenter a-Welle • Zeichen der Lungenstauung • mittelfrequentes Diastolikum mit inspiratorischer Zunahme der Lautstärke	• P dextroatriale • Vorhofflimmern	• RA ↑ • Druckgradient über TK

Tab. 1.24 Übersicht: erworbene Klappenfehler mit IMPP-Schlagworten. (Forts.)

Vitium	klinische Untersuchung	EKG	Röntgenthorax bzw. Echokardiografie
Trikuspidalklappeninsuffizienz*	• Jugularvenendruck ↑ mit prominenter v-Welle • systolisches Geräusch mit inspiratorischer Zunahme der Lautstärke • Leberpulsationen	• P dextroatriale	• RA ↑ • RV ↑ • Regurgitationsjet über TK

* Befunde werden meist durch ein zusätzliches linksseitiges Klappenvitium beeinflusst.

↓ = klein, vermindert; ↑ = groß, vergrößert, erhöht; RV = rechter Ventrikel; LV = linker Ventrikel; RA = rechtes Atrium; LA = linkes Atrium; HT = Herzton; MÖT = Mitralöffnungston; LVH = linksventrikuläre Hypertrophie; RVH = rechtsventrikuläre Hypertrophie; LSB = Linksschenkelblock; ST-T-Veränderungen = Veränderungen der ST-Strecke und T-Welle; AK = Aortenklappe; MK = Mitralklappe; TK = Trikuspidalklappe

Diagnostisches Vorgehen

Die Diagnostik der erworbenen Herzfehler folgt dem bei den angeborenen Herzfehlern genannten Prinzip.

In der Herzechografie können Klappeninsuffizienzen und Klappenstenosen anhand von exzentrischen oder konzentrischen Myokardveränderungen unterschieden werden (➤ Abb. 1.56a):

Konzentrische Hypertrophie: Charakteristisch für **Klappenstenosen,** bei denen das Volumen durch eine verengte Klappenöffnung gepresst werden muss und es daher zu einem dauernden hohen **Kraftaufwand** im Ventrikel oder Atrium kommt.

Exzentrische Hypertrophie: Charakteristisch für **insuffiziente Klappen** durch eine vermehrte **Volumenbelastung** der Ventrikel. Später kommt es zu einer Dilatation.

Prinzipien der Therapie

Konservative Therapie

Fehlerhafte Klappen prädisponieren zu infektiösen Endokarditiden und Thromboembolien. Deswegen ist bei Klappenfehlern eine Endokarditisprophylaxe mit Antibiotika sowie bisweilen eine Thromboemboliprophylaxe mit Antikoagulanzien (zum Beispiel beim Mitralvitium mit Vorhofflimmern) notwendig. Zusätzlich müssen Arrhythmien sowie eine evtl. bestehende Herzinsuffizienz behandelt werden.

Operative Therapie

Klappenerhaltende Rekonstruktion (**Valvuloplastie, Kommisurotomie**) bei rheumatischer Mitralklappenstenose oder Aortenklappenstenose im Kindesalter, um die typischen Gefahren einer Kunstklappe wie Endokarditis, Thromboembolien oder Blutungen bei Antikoagulation zu vermeiden.

> **Chirurgie-Info**
>
> **Herzklappenprothesen**
>
> Bei nicht korrigierbaren Erkrankungen der Herzklappen kommt der Ersatz mittels Herzklappenprothese in Betracht. Jeder Klappenersatz ist im Vergleich zur Nativklappe funktionell minderwertig und stellt bereits unter Ruhebedingungen eine mäßiggradige „Klappenstenose" dar.
> Drei Prothesentypen werden unterschieden:
>
> **Mechanische Herzklappenprothese**
> Mechanische Klappen (Kippscheiben- oder Doppelflügelklappen) werden aus Metall oder Kunststoff hergestellt. Sie sind lange haltbar und verfügen über eine recht gute postoperative Hämodynamik. Nach Implantation ist eine lebenslange Antikoagulation mit Kumarinen notwendig, die Klappen sind ausgesprochen thrombogen aufgrund der Fremdoberflächen und der abnormen Strömungsdynamik.
>
> **Biologische Herzklappenprothese**
> Biologische Klappen werden als Homograft verwendet oder als Xenograft von Tieren (Schwein und Rind) gewonnen und zur Transplantation speziell aufbereitet. Gegenüber mechanischen Klappen sind sie kurzlebiger, allerdings ist keine Antikoagulation mit Kumarinen erforderlich.
>
> **Homografts**
> Herzklappen von menschlichen Spendern können nach Antibiotika-Behandlung als Klappenersatz implantiert werden. Sie bieten den Vorteil, dass keine Gerinnungshemmung notwendig ist und gute hämodynamische Eigenschaften bestehen. Sie halten etwa 10 Jahre.
> [AS]

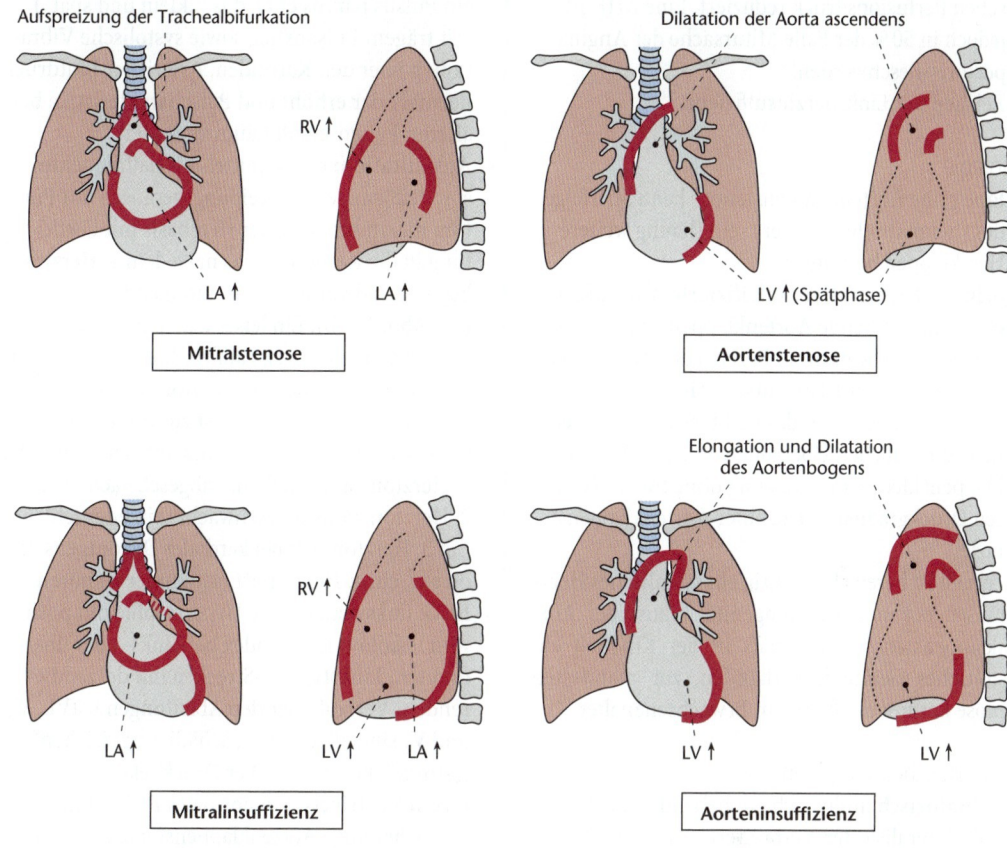

Abb. 1.56a Schematische Darstellung der Herzveränderung im Röntgenbild bei Mitral- und Aortenklappenfehlern. [L106]

1.13.2 Aortenvitien

Aortenklappenstenose

Zwei Drittel aller erwachsenen Patienten mit Herzklappenfehlern haben ein Aortenklappenvitium. In 80 % der Fälle sind Männer betroffen, der Altersgipfel liegt zwischen 60 und 75 Jahren. Häufigste Form ist die **valvuläre Aortenklappenstenose**.

Hämodynamik

Eine langjährige Druckbelastung führt zur **konzentrischen linksventrikulären Hypertrophie**. Bei unkorrigiertem Vitium stellt sich zunehmend eine linksventrikuläre Dilatation ein, schließlich treten Zeichen der Linksherzinsuffizienz auf (dekompensierte Aortenklappenstenose).

Klinik

Typisch ist das breite Spektrum an Symptomen. Trotz eines relevanten transvalvulären Druckgradienten können die Patienten beschwerdefrei sein.

Leitsymptome der Aortenklappenstenose:
- **Schwindel oder Synkopen** treten als Ausdruck einer zerebralen Perfusionsminderung oft während oder nach Belastungen auf, da es bei Anstrengung durch eine periphere Vasodilatation zu einem Abfall des arteriellen Blutdrucks kommt. Seltener ist eine Abnahme des Herzzeitvolumens durch ventrikuläre oder supraventrikuläre Arrhythmien.
- Eine **Angina pectoris** kann auch bei unauffälligen Koronargefäßen durch einen Anstieg des Sauerstoffbedarfs bei kritisch hypertrophiertem Ventrikelmyokard entstehen. Zusätzlich wird das Sauerstoffangebot durch einen niedrigen diastoli-

schen Perfusionsdruck reduziert. Eine KHK ist jedoch in 50 % der Fälle Mitursache der Angina-pectoris-Beschwerden.
- Zeichen der Linksherzinsuffizienz.

Ätiologie
- Eine reine Aortenklappenstenose kann Spätfolge des rheumatischen Fiebers sein (häufig weitere Herzklappen betroffen).
- **primär-degenerative, kalzifizierte Aortenklappenstenose** („senile Aortenklappenstenose") → Kalzifikation beginnt im Bereich des Anulus und schreitet von der Klappenbasis bis zu den freien Klappenrändern fort, das heißt, es kommt zu einem allmählichen Übergang von einer Aortenklappensklerose (Verkalkung ohne transvalvulären Druckgradienten) zu einer Aortenklappenstenose.

Eventuell ist bereits langjährig ein systolisches Herzgeräusch bekannt. Bei kongenital bikuspider Aortenklappenstenose ist bereits in der Kindheit ein systolisches Geräusch vorhanden, zur manifesten Stenose kommt es oft erst im Erwachsenenalter.

Diagnostisches Vorgehen
- **Palpatorisch** findet sich ein hebender, nach links lateralisierter, verbreiterter Herzspitzenstoß, ein systolisches Schwirren im 2. ICR links, ein Pulsus parvus et tardus („klein und spät") mit trägem Pulsanstieg sowie systolische Vibrationen über den Karotiden. Arterieller Blutdruck normal oder erhöht und Pulscharakteristika bei älteren Patienten oft kaum verändert.
- **Auskultation:** raues, mittel- bis tieffrequentes spindelförmiges Austreibungsgeräusch mit Punctum maximum über der Herzbasis mit Fortleitung in die Karotiden, das nach dem 1. Herzton beginnt und vor dem 2. Herzton endet (> Abb. 1.56b). Ein leises diastolisches Decrescendo-Geräusch weist auf ein kombiniertes Aortenvitium hin (eine isolierte Aortenklappenstenose ist selten, sie liegt meist zusammen mit einer geringen Aortenklappeninsuffizienz vor). Der 1. Herzton ist normal oder abgeschwächt, der 2. Herzton kann abgeschwächt sein oder fehlen. Ein 3. Herzton tritt bei kardialer Dekompensation auf, ein 4. Herzton ist fast immer zu hören.
- **EKG:** linksventrikuläre Hypertrophie mit positivem Sokolow-Lyon-Index bei Links- oder überdrehtem Linkstyp. ST-Strecken mit deszendierendem Verlauf über den Ableitungen I, aVL, V_5 und V_6 sind allgemeine „Schädigungszeichen" („*strain*") bei chronischer Druckbelastung des linken Ventrikels. Ein normales EKG schließt eine hochgradige Aortenklappenstenose jedoch nicht aus!

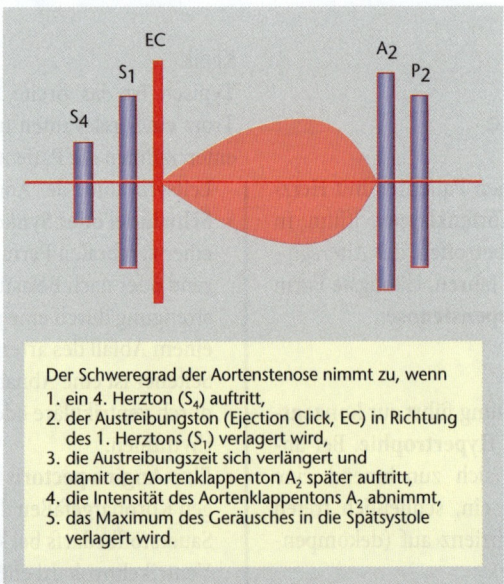

Der Schweregrad der Aortenstenose nimmt zu, wenn
1. ein 4. Herzton (S_4) auftritt,
2. der Austreibungston (Ejection Click, EC) in Richtung des 1. Herztons (S_1) verlagert wird,
3. die Austreibungszeit sich verlängert und damit der Aortenklappenton A_2 später auftritt,
4. die Intensität des Aortenklappentons A_2 abnimmt,
5. das Maximum des Geräusches in die Spätsystole verlagert wird.

Abb. 1.56b Auskultationsmerkmale der valvulären Aortenklappenstenose. [L157]

- Der **Röntgenthorax** ergibt zunächst keine Herzvergrößerung (konzentrische Hypertrophie), die Aorta ascendens ist jedoch poststenotisch dilatiert und elongiert (➤ Abb. 1.57). Im Stadium der Dekompensation zeigt sich eine Erweiterung des linken Ventrikels. In der Seitaufnahme ist Klappenkalk nur gelegentlich zu erkennen, bei rotierender Durchleuchtung können Kalkdepositionen fast immer gesehen werden.
- **Echokardiografie**: verdickte Aortenklappentaschen mit verminderter Separationsbewegung, durch bizarre Verkalkungen sind die Einzelstrukturen der Aortenklappentaschen oft nicht mehr zu erkennen. Eine direkte Quantifizierung der Aortenklappenstenose ist durch die Bestimmung der Öffnungsfläche (normal ca. 3–4 cm^2, schwere Aortenstenose < 0,75 cm^2) möglich. Die linksventrikulären Myokardwände sind konzentrisch hypertrophiert, das linke Atrium kann dilatiert sein. Die Doppler-Echokardiografie erlaubt die nichtinvasive Messung der Flussgeschwindigkeit über der Klappenstenose → korreliert mit dem transvalvulären Druckgradienten und der effektiven Klappenöffnungsfläche.
- In der **Herzkatheteruntersuchung** kann der transvalvuläre Druckgradient durch simultane Druckmessungen im linken Ventrikel und in der Aorta ascendens gemessen werden. Sinkt das Herzzeitvolumen (zum Beispiel bei Herzinsuffizienz), wird der Schweregrad der Aortenklappenstenose unterschätzt, und eine Bestimmung oder Berechnung der Klappenöffnungsfläche wird erforderlich. Zur Funktionsbeurteilung des linken Ventrikels wird eine **Angiografie** des linken Ventrikels durchgeführt, zur Beurteilung einer Aortenklappeninsuffizienz eine **Aortografie** der Aorta ascendens. Vor einem operativen Eingriff wird zur Diagnostik einer zusätzlichen koronaren Herzkrankheit stets auch eine **selektive Koronarangiografie** durchgeführt.

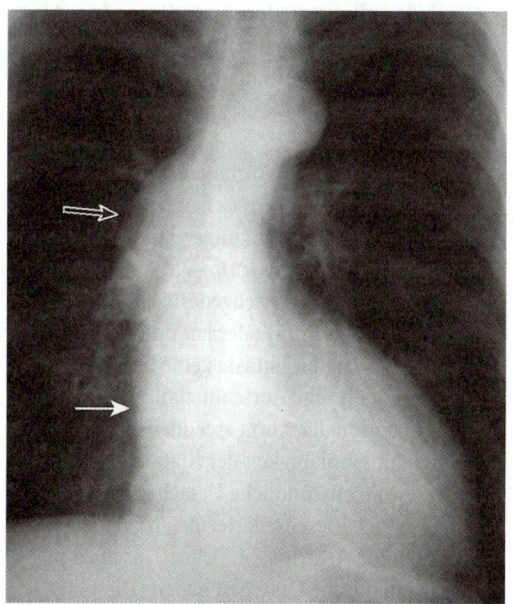

Abb. 1.57 Röntgenthorax bei Aortenklappenstenose. Die erweiterte und elongierte Aorta ascendens (oberer Pfeil) reicht weiter nach rechts als der rechte Herzrand (unterer Pfeil). [E513]

Therapie
Konservative Therapie: bei asymptomatischen Patienten mit leichter Aortenklappenstenose (Druckgradient < 50 mmHg). Sport und auch schwere körperliche Belastungen in Beruf und Freizeit sollten vermieden werden. Bei absehbaren Bakteriämien muss eine Endokarditisprophylaxe durchgeführt werden. Bei symptomatischen Patienten mit Linksherzinsuffizienz wird bis zur Operation eine medikamentöse Therapie der Herzinsuffizienz eingeleitet.

Operative Therapie: sobald Angina pectoris, Schwindel, Synkopen oder Zeichen der Linksherzinsuffizienz auftreten, ebenso bei asymptomatischen Patienten mit schwerer Aortenklappenstenose (d. h. Öffnungsfläche < 0,75 cm^2) und bei mittelschwerer Aortenklappenstenose (d. h. Öffnungsfläche 0,75 bis 1,0 cm^2) mit deutlicher Progression bzw. linksventrikulärer Dysfunktion oder operationsbedürftiger Koronarerkrankung.

Ballonvalvuloplastie (perkutane, transluminale **Ballondilatation** der Stenose): meist nur mäßige Erfolge im Erwachsenenalter, selten wird die Öffnungsfläche um mehr als 1 cm^2 erweitert. Da relativ rasch Re-Stenosen entstehen, wird das Verfahren nur in ausgewählten inoperablen Fällen angewandt.

Verlauf und Prognose
Mittlere Lebenserwartung:
- bei Angina pectoris ohne operative Therapie: 3 Jahre
- beim Auftreten von Synkopen: 2 Jahre
- bei Zeichen der Linksherzinsuffizienz oder Vorhofflimmern: ein Jahr

Bei symptomatischer Aortenklappenstenose versterben 20% aller Patienten am plötzlichen Herztod durch Arrhythmien oder kardiale Dekompensation. Nach Aortenklappenersatz wird die Prognose wesentlich von den kardialen Begleiterkrankungen und typischen Komplikationen bestimmt.

(Chronische) Aortenklappeninsuffizienz

Chronische Aortenklappeninsuffizienz: Schlussunfähigkeit der Aortenklappe mit Rückstrom von Blut aus der Aorta ascendens in den linken Ventrikel während der Diastole → chronische linksventrikuläre Volumenbelastung, die zur Linksherzhypertrophie und linksventrikulären Dilatation führt.

Akute Aortenklappeninsuffizienz: Die Dissektion eines thorakalen Aortenaneurysmas oder eine bakterielle Aortenklappenendokarditis können durch Schädigung des Klappenapparates zu einer **akuten** Aorteninsuffizienz führen, die ohne operative Therapie in der Regel rasch progredient verläuft und fatal endet.

Hämodynamik
Blutrückstrom in der Diastole aus der Aorta **in den linken Ventrikel** → diastolischer Druck fällt stark ab, während das große Auswurfvolumen den systolischen Druck steigert, sodass Blutdruckwerte von bis zu 180/40 mmHg und mehr gemessen werden können. Das Regurgitationsvolumen hängt vom aortalen Auswurfwiderstand (mittlerer aortaler Druck) und vom Ausmaß des Klappenlecks ab. Das Pendelblut vermehrt die diastolische Füllung des linken Ventrikels, der durch diese Volumenbelastung exzentrisch hypertrophiert und dilatiert. Da die Dehnbarkeit des linken Ventrikels im Rahmen der Dilatation zunächst oft zunimmt, kann dieser in diesem Stadium oft erhebliche Volumina ohne Zunahme des enddiastolischen Ventrikeldrucks aufnehmen. Nach jahrelangem Verlauf kommt es jedoch zu einer muskulären Dysfunktion und einer Abnahme der Dehnbarkeit des Ventrikels sowie des Schlagvolumens. Das erhöhte enddiastolische Volumen sorgt nun für einen hohen enddiastolischen Druck, der zum klassischen Bild der Lungenstauung und im Terminalstadium zu einer sekundären Rechtsherzinsuffizienz führt.

Klinik
Die Mehrzahl der Patienten ist über Jahre oder Jahrzehnte asymptomatisch. Die erhöhte Blutdruckamplitude manifestiert sich als **Pulsus celer et altus**. Durch die große Blutdruckamplitude mit hohem Schlagvolumen treten **Pulsationsphänomene** auf (zum Beispiel pulssynchrones Pendeln des Oberkörpers).

Nach einem langjährigen beschwerdefreien Intervall kommen Allgemeinsymptome wie verminderte Belastbarkeit und rasche Ermüdbarkeit hinzu. Eine **Dyspnoe** ist Ausdruck der Lungenstauung, eine **Angina pectoris** Folge des niedrigen diastolischen Perfusionsdrucks in den Koronarien und des vermehrten Sauerstoffbedarfs bei ausgeprägter Myokardhypertrophie. Nach langjähriger hämodynamischer Adaptation (Ventrikelhypertrophie und -dilatation) sind diese Kompensationsmechanismen jedoch erschöpft, sodass Zeichen der **Linksherzinsuffizienz** auftreten.

Ätiologie
Die Aortenklappeninsuffizienz ist in der Regel erworben (zum Beispiel rheumatisches Fieber, infektiöse Endokarditis, rheumatoide Arthritis, Morbus Bechterew), angeborene Formen sind selten (zum Beispiel als bikuspide Aortenklappe).

Die **Erkrankungen der aszendierenden Aorta** (mit sekundärer Klappenschädigung) sind in der Regel primäre Gefäßerkrankungen mit sekundärer Beteiligung der Aortenbasis und damit der Aortenklappe.
- Eine Erweiterung der Aortenwurzel mit Schlussunfähigkeit der Klappentaschen tritt im Gefolge von Bindegewebserkrankungen auf (Marfan-Syndrom und seine *Forme-fruste*-Varianten, zystische Medianekrose, Osteogenesis imperfecta, Ehlers-Danlos-Syndrom) oder hat unter dem Begriff der **anulo-aortalen Ektasie** keine bekannte Ätiologie (idiopathische Aortendilatation).
- Eine Dilatation der Aorta ascendens mit sekundärer Schlussunfähigkeit der Klappentaschen kann sowohl entzündliche Ursachen (syphilitische Aortitis, Riesenzellarteriitis, M. Bechterew, rheumatoide Arthritis, M. Behçet) als auch primär mechanische Ursachen haben (Dissektion der Aortenwand, Trauma mit Einriss einer Aortenklappentasche, Aortendilatation als Folge einer langjährig bestehenden arteriellen Hyperto-

nie oder bei Niereninsuffizienz unter chronischer Dialysebehandlung).

Diagnostisches Vorgehen
- Bei der **Inspektion** ist besonders auf Hinweise auf eine Bindegewebserkrankung (zum Beispiel Habitus wie bei Marfan-Syndrom), Hautstigmata einer infektiösen Endokarditis sowie auf Kreislaufzeichen eines großen Schlagvolumens: pulssynchrone Bewegungen des Kopfes („Homo pulsans", **Musset-Zeichen**), des Kehlkopfes, der Uvula, Quincke-Kapillarpuls (Pulsationsphänomene bei Nagelbett- oder Lippenkompression), sichtbar pulsierende Gefäße an Schläfe, Halsbereich, Jugulum oder Leisten zu achten.
- Bei der **Palpation** kann ein charakteristischer Pulsus celer et altus auffallen (**„Wasserhammer-Puls"**), d. h. ein Puls großer Blutdruckamplitude mit schnellendem Pulsanstieg und raschem Pulskollaps; außerdem kann ein Fingerpuls tastbar sein sowie das sog. **Hill-Phänomen** vorliegen: Der systolische Druck an den Beinen liegt dabei > 60 mmHg über dem der oberen Extremitäten (zurückzuführen auf das hohe Schlagvolumen mit Verstärkung der Pulswelle durch die Windkesselfunktion in den peripheren Gefäßen). Der Herzspitzenstoß ist hyperdynam und nach links und unten verlagert.
- **Herz-Auskultation:** frühdiastolisches, hochfrequentes Sofortgeräusch mit Decrescendo- und gießendem Charakter (➤ Abb. 1.58). Das Diastolikum ist am besten beim sitzenden und nach vorne übergebeugten Patienten über dem mittleren Sternaldrittel oder dem unteren linken Sternalrand zu hören. Bei großem Pendelvolumen kann über der Aorta ein kurzes Systolikum zu hören sein („relative Aortenklappenstenose"). Ein mittbis spätdiastolisches Geräusch über der Herzspitze mit „rumpelndem" Charakter entspricht einer „funktionellen Mitralstenose", da die Mitralklappenöffnung durch den Regurgitationsfluss behindert ist **(Austin-Flint-Geräusch)**.
- **Gefäßauskultation** der A. femoralis: Korrelate des Pulses bei Aortenklappeninsuffizienz, können ein klinisches Maß für den Schweregrad der Regurgitation sein.
  - **Traube-Zeichen:** Ohne Gefäßkompression sind hochfrequente, systolische und diastolische Töne zu hören („pistol shots").

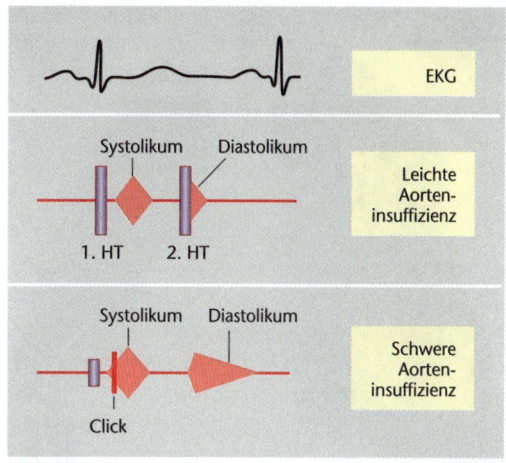

Abb. 1.58 Auskultationsmerkmale der leichten und der schweren Aortenklappeninsuffizienz. [L157]

  - **Duroziez-Zeichen:** Eine leichte Kompression der A. femoralis durch das Stethoskop führt zu einem systolisch-diastolischen Geräusch.
- **EKG:** Bei geringer bis mittelgradiger Aortenklappeninsuffizienz kann das EKG normal sein. Mit zunehmendem Schweregrad treten Zeichen der linksventrikulären Hypertrophie auf. Der Lagetypus ist in der Regel links- oder überdreht linkstypisch, der QRS-Komplex kann als inkompletter oder kompletter Linksschenkelblock verändert sein.
- **Röntgenthorax:** Mit zunehmender Aortenklappeninsuffizienz wird eine Linksverbreiterung des Herzens mit ausgeprägter Herztaille auffällig (aortal konfiguriertes Herz). Die Aorta ascendens und der Aortenbogen sind dilatiert und elongiert (➤ Abb. 1.59).
- **Echokardiografie:** Indirektes Zeichen ist ein hochfrequentes Oszillieren des anterioren Mitralsegels. Durch das erhöhte Schlagvolumen sind die Bewegungen des Kammerseptums und der Hinterwand hyperdynam mit großen Bewegungsamplituden. Mit zunehmender Linksherzinsuffizienz dilatiert der linke Ventrikel und die Bewegungsamplituden der Myokardwände nehmen ab. Das Kammerseptum und die Hinterwand sind verdickt bei erhöhtem enddiastolischem Durchmesser des linken Ventrikels (exzentrische Hypertrophie). In der farbcodierten Darstellung kann der Schweregrad der Aorteninsuffizienz abgeschätzt werden.

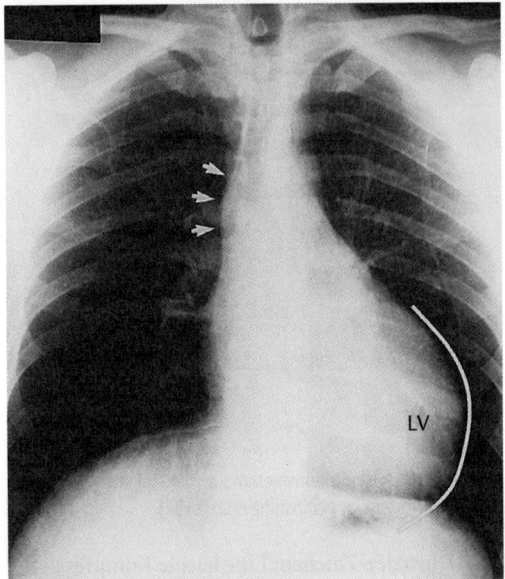

Abb. 1.59 Röntgenthorax bei chronischer Aorteninsuffizienz. Der linke Ventrikel (LV) ist stark betont. Aufgrund der poststenotischen Aortendilatation erscheint im Bereich der Pars ascendens eine konvexe Struktur (Pfeile). [E283]

- **Herzkatheteruntersuchung:** Druckmessungen im kleinen Kreislauf (pulmonaler Hochdruck), im linken Ventrikel (enddiastolischer Druck) und in der Aorta ascendens (systolischer und diastolischer Druck) erlauben eine Abschätzung des Schweregrades der Aortenklappeninsuffizienz. Durch eine supravalvuläre **Aortografie** lässt sich der Schweregrad der Volumenregurgitation in den linken Ventrikel abschätzen.

Therapie
Grundsätzlich können asymptomatische Patienten mit gut erhaltener linksventrikulärer Funktion **konservativ** behandelt werden. Durch arterielle Vasodilatatoren nimmt der periphere Widerstand ab und das Regurgitationsvolumen sinkt. Die konsequente Behandlung eines gleichzeitig vorliegenden arteriellen Hochdrucks ist wichtig (verstärkt Aortenklappeninsuffizienz).
Operation: so früh wie nötig, d. h. vor der Entwicklung einer linksventrikulären Dysfunktion, und so spät wie möglich, d. h. so lange nicht, solange es Klinik und Hämodynamik zulassen. Asymptomatische Patienten müssen operativ behandelt werden, wenn bei Verlaufsuntersuchungen (zum Beispiel Echokardiografie) eine Verschlechterung der linksventrikulären Funktion festgestellt wird.

1.13.3 Mitralvitien

Mitralklappenstenose

Öffnungsbehinderung der Mitralklappe mit Behinderung des Bluteinstroms aus dem linken Vorhof in den linken Ventrikel.

Hämodynamik
Die normale Mitralklappen-Öffnungsfläche beträgt 4 bis 6 cm^2. Ab < 1,5 cm^2 liegt eine relevante Mitralklappenstenose vor. Die Stenose führt zu einer verminderten und verlangsamten frühen diastolischen Füllungsphase des linken Ventrikels, sodass der **Druck im linken Vorhof ansteigt**. Diese Drucksteigerung wird retrograd in die Pulmonalvenen und -kapillaren weitergegeben und begründet die klinisch auftretende Atemnot.

Daneben führt die Mitralstenose jedoch auch zu einer unzureichenden ventrikulären Füllung und damit einer **Abnahme des Schlagvolumens** mit Herzinsuffizienz. Diese kann zum Beispiel durch die Entwicklung von Vorhofflimmern mit Wegfall der Vorhofkontraktion erstmals manifest werden.

Klinik
Die klinischen Beschwerden entsprechen denen der Linksherzinsuffizienz. Leitsymptom ist die **Dyspnoe**, die in leichteren Fällen durch körperliche oder emotionale Belastung oder andere präzipitierende Faktoren wie Fieber, Schwangerschaft oder plötzliches Auftreten von Vorhofflimmern ausgelöst wird. In schweren Fällen tritt sie anfallsweise in Ruhe auf, vor allem als paroxysmale nächtliche Dyspnoe („Asthma cardiale"), oft verbunden mit schaumigem Sputum und Hämoptysen. In fortgeschrittenen Fällen kommt es als Folge des pulmonalen Hochdrucks zur Rechtsherzinsuffizienz mit Ödemen der abhängigen Partien, Hepatomegalie und Aszites.

Circa 15 % der Patienten mit Mitralklappenstenose beklagen **pektanginöse Beschwerden**, die durch die Gefäßdehnung bei pulmonaler Stauung oder durch eine zusätzliche koronare Herzkrankheit hervorgerufen werden. Erstmanifestation einer Mitralklappenstenose kann auch eine **arterielle Thromb-**

embolie sein. Nicht selten ist ein akutes Lungenödem oder eine Tachyarrhythmia absoluta die klinische Erstmanifestation.

Ätiologie
In unseren Breiten nahezu immer eine Folgeerkrankung des akuten rheumatischen Fiebers (v. a. Patienten aus dem südosteuropäischen oder aus dem Mittelmeerraum). Eine Mitralklappenstenose tritt etwa 20–30 Jahre nach dem rheumatischen Fieber auf, in 25 % liegt eine reine Mitralklappenstenose vor, in 40 % ein kombiniertes Mitralvitium, wobei Frauen dreimal häufiger erkranken als Männer.

Seltene, nichtrheumatische Ursachen sind das maligne Karzinoid, ein linksatrialer Tumor, der ins Mitralorifizium prolabiert (zum Beispiel großer Thrombus oder Myxom) oder die Thrombose einer Mitralkunstklappen-Prothese. Als angeborener Herzfehler ist die Kombination mit einem Vorhofseptumdefekt bekannt (**Lutembacher-Syndrom**).

Diagnostisches Vorgehen
- **Inspektion:** periphere Zyanose bei schwerer, lange bestehender Mitralklappenstenose, auffällige Wangenzyanose (**„Facies mitralis"**). Halsvenenstauung und periphere Ödeme bei Rechtsherzinsuffizienz.
- **Palpation:** kleine arterielle Pulsamplitude bei schwerer Mitralklappenstenose, unregelmäßiger Puls bei Vorhofflimmern, evtl. Pulsdefizit; verstärkte präkordiale und epigastrische Pulsationen bei Rechtsherzbelastung; Hepatomegalie mit positivem hepatojugulärem Reflux; periphere Ödeme und Aszites bei fortgeschrittener Rechtsherzinsuffizienz.
- **Auskultation:** Bei Sinusrhythmus finden sich ein paukender 1. Herzton und ein betonter Pulmonalton des 2. Herztons. Ein Mitralöffnungston entsteht durch den plötzlichen Stopp der Bewegung der Mitralklappe in die ventrikelwärts gerichtete diastolische Öffnungsposition bei Beginn der Ventrikeldiastole. Zusätzlich liegen ein diastolisches, niederfrequentes Decrescendo-Geräusch mit rollendem Charakter („Katzenschnurren") und ein präsystolisches Geräusch nach der atrialen Kontraktion vor (➤ Abb. 1.60). Bei Vorhofflimmern fehlt dieses präsystolische Geräusch. Sind die Klappensegel stark verkalkt und immobil, fehlt der Mitralöffnungston. Ein kurzes Systo-

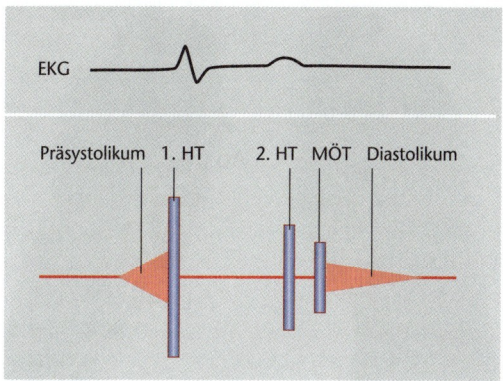

Abb. 1.60 Auskultationsbefund bei Mitralklappenstenose (MÖT = Mitralöffnungston). [L157]

likum kann bei zusätzlicher, meist geringgradiger Mitralklappeninsuffizienz vorliegen. Bei pulmonaler Hypertonie kann durch eine relative Pulmonalinsuffizienz ein zusätzliches Diastolikum auftreten (**Graham-Steell-Geräusch**). Je nach Ausmaß der Lungenstauung sind feuchte Rasselgeräusche auskultierbar.
- **EKG:** Es zeigt ein P mitrale (P sinistroatriale) als doppelgipflige, > 0,11 s verbreiterte P-Welle und Vorhofflimmern bei fortgeschrittener Mitralklappenstenose. Je stärker der rechte Ventrikel druckbelastet wird, desto steil- oder rechtstypischer ist der Lagetypus, evtl. bestehen zusätzlich Zeichen der rechtsventrikulären Hypertrophie.
- **Röntgenthorax:** Bei geringer Mitralklappenstenose ist die Herzkonfiguration nicht verändert. Bei schwerer Mitralklappenstenose ist das linke Atrium dilatiert, das linke Herzohr ist prominent, die Herztaille ist verstrichen, die Pulmonalarterien sind dilatiert und die rechte Ausflussbahn ist angehoben (Einengung des Retrosternalraums). In fortgeschrittenen Fällen kann der rechte Ventrikel links randbildend werden. Zusätzlich sind pulmonale Stauungszeichen (Kerley-B-Linien) und in der Durchleuchtung Verkalkungen von Mitralklappenstrukturen erkennbar (➤ Abb. 1.61).
- **Echokardiografie:** Beide Klappensegel, die an den Klappenrändern verschmolzen sind, bewegen sich parallel zueinander (normalerweise bewegen sich vorderes und hinteres Mitralsegel in der Diastole gegensinnig). Im 2-D-Echo kann die Klappenöffnungsfläche dargestellt werden, diastolisch ist eine trichterartige Klappenkonfiguration sichtbar.

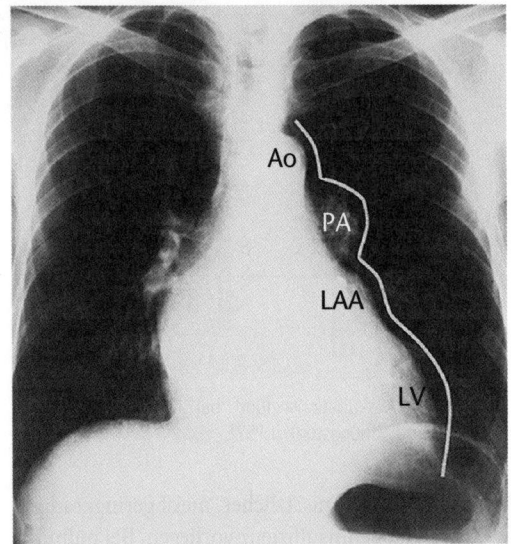

Abb. 1.61 Röntgenthorax bei Mitralklappenstenose. Die Vorwölbungen werden durch Aorta (Ao), Truncus pulmonalis (PA), linkes Vorhofherzohr (LAA) und linken Ventrikel (LV) gebildet. [E283]

- **Herzkatheter:** Bestimmung des transvalvulären Gradienten durch simultane Messung des diastolischen Drucks im linken Ventrikel und des Pulmonalkapillarverschlussdrucks (oder des Drucks im linken Vorhof). Der Rechtsherzkatheter zeigt das Ausmaß des pulmonalen Hochdrucks und des Lungenarteriolenwiderstandes. Mit seiner Hilfe kann auch das Herzzeitvolumen bestimmt werden, sodass aus dem Druckgradienten und dem Herzminutenvolumen die Öffnungsfläche der Mitralklappenstenose bestimmt werden kann. Vor einer operativen Therapie muss zur Diagnostik einer KHK auch eine selektive **Koronarangiografie** durchgeführt werden.

Therapie
- **konservativ:** In leichten Fällen wird körperliche Schonung empfohlen. Lungenstauung und periphere Ödeme werden mit Diuretika behandelt, Vorhofflimmern mit Digitalis-Glykosiden und ggf. β-Blockern. Bei Vorhofflimmern oder instabilem Sinusrhythmus ist eine Dauerantikoagulation zur Emboliephrophylaxe dringend angezeigt. Bei jungen Patienten nach rheumatischem Fieber ist eine Penicillin-Therapie zur Sekundärprophylaxe erforderlich.
- **interventionell** (bei Kontraindikationen zur chirurgischen Therapie und bei jungen Frauen mit Kinderwunsch): Die Ballonkatheter-Dilatation ist eine Alternative zur chirurgischen Kommissurotomie, wenn die Klappenteile mit ihren Chordae gut beweglich sind, d. h., wenn sie keine oder nur geringe Verkalkungen aufweisen und der linke Vorhof frei von Thromben ist. Die Erfolgsrate liegt bei 90 %, schwere Komplikationen treten in 5 % auf; zur Re-Stenose kommt es nach 1–2 Jahren in 10 bis 20 %.
- **operativ:** ab NYHA-Stadium III, bei einer pulmonalen Druckerhöhung, einer Klappenöffnungsfläche < 1,5 cm^2, bei einer arteriellen Embolie sowie bei Vorliegen weiterer operationsbedürftiger Herzerkrankungen (koronare Herzkrankheit, Notwendigkeit eines Aortenklappenersatzes).

Verlauf und Prognose
Die Prognose *quoad vitam* ist besser als bei anderen Herzklappenfehlern. Im Stadium NYHA III beträgt die 5-Jahres-Überlebensrate unter konservativer Therapie ca. 60 %, im Stadium NYHA IV nur ca. 15 %. Nach chirurgischer Kommissurotomie oder Klappenersatz ist die 5-Jahres-Überlebensrate mit > 80 % deutlich verbessert. Hämodynamisch bewirken die Klappenprothesen jedoch keine vollständige Normalisierung.

(Chronische) Mitralklappeninsuffizienz

Chronische Mitralinsuffizienz: Chronische Schlussunfähigkeit des Mitralklappenapparates, die in der Kammersystole einen Blutrückstrom in den linken Vorhof bewirkt.

Akute Mitralklappeninsuffizienz: Rasch auftretende Schlussunfähigkeit des Klappenapparates, meist durch Papillarmuskelabriss nach einem inferioren Myokardinfarkt → die zentrale Hämodynamik hat keine Adaptationsmöglichkeiten.

Hämodynamik
Bei Schlussunfähigkeit des Mitralklappenapparates tritt systolisch eine **Volumenregurgitation vom linken Ventrikel in das linke Atrium** auf. Das Regurgitationsvolumen wird durch die Größe des Lecks und die zwischen linkem Ventrikel und linkem Atri-

um während der Kammersystole bestehende Druckdifferenz bestimmt.

Durch das Pendelvolumen kommt es zur Dilatation von Vorhof und Ventrikel mit Hypertrophie des linken Ventrikels. Durch die Vergrößerung des linksventrikulären enddiastolischen Volumens wird der enddiastolische Druck niedrig gehalten, die vermehrte Vordehnung bewirkt – bei erhaltener systolischer Funktion – eine Ökonomisierung der Herzarbeit (Frank-Starling-Mechanismus). Der linke Vorhof wirkt als hämodynamischer Puffer und schützt über lange Zeit die Lungenstrombahn vor einem Druckanstieg. Diese Adaptationsmechanismen erklären die oft jahrelange Symptomfreiheit oder -armut bei Patienten mit Mitralklappeninsuffizienz. Sind die Möglichkeiten der Anpassung an die Volumenbelastung aufgebraucht und nimmt die systolische Funktion des linksventrikulären Myokards ab, kommt es zur Dekompensation mit dem Leitbefund der pulmonalen Stauung.

Klinik

Wird der Patient symptomatisch, stehen eine verminderte Belastbarkeit infolge des verminderten Herzzeitvolumens und eine Neigung zu Dyspnoe bei Belastung durch den Rückstau in die pulmonale Strombahn im Vordergrund. Nach Jahren der chronischen pulmonalen Stauung entwickelt sich eine Rechtsherzinsuffizienz. Seltener kommen vor: pektanginöse Beschwerden, Palpitationen, arterielle Thromboembolien.

Ätiologie

Meist handelt es sich um eine **relative, sekundäre Mitralinsuffizienz** durch Dilatation des linken Ventrikels und des Anulus mitralis.

Die häufigsten Ursachen einer reinen Mitralklappeninsuffizienz als **organische, primäre Mitralinsuffizienz** sind: Mitralklappenprolaps (60 %), Papillarmuskeldysfunktion bei koronarer Herzkrankheit (30 %) und infektiöse Endokarditis (5 %).

Ursachen der Mitralklappeninsuffizienz:
- **entzündlich:** rheumatische Herzerkrankung, infektiöse Endokarditis, Lupus erythematodes (Libman-Sacks-Endokarditis), Sklerodermie, rheumatoide Arthritis
- **degenerativ:** myxomatöse Degeneration mit Mitralklappenprolaps, Mitralringverkalkung, Bindegewebserkrankungen (Marfan-, Ehlers-Danlos-Syndrom)
- **strukturell:** Rupturen von Chordae tendineae, Papillarmuskelruptur bzw. -dysfunktion (bei koronarer Herzkrankheit), Dilatation des linken Ventrikels und des Anulus mitralis, paravalvuläres Leck einer Mitralkunstklappe
- **kongenital:** Spaltbildung eines Mitralsegels, „parachute mitral valve" als Teil des Endokardkissendefektes (➤ 1.12.3), endokardiale Fibroelastose, Transposition der großen Arterien

Diagnostisches Vorgehen
- **Inspektion:** Dilatation der Jugularvenen bei Rechtsherzinsuffizienz, evtl. zusätzliche inspiratorische Betonung infolge einer relativen Trikuspidalklappeninsuffizienz bei pulmonalem Hochdruck
- **Palpation:** Der Herzspitzenstoß ist hyperdynam und nach links verlagert, verbreitert und hebend, ein systolisches Schwirren ist bei schwerer Mitralklappeninsuffizienz in Linksseitenlage tastbar. Parasternal ist oft ein systolischer Impuls tastbar („left atrial heave"), der mit der Schwere des Rückstroms korreliert.
- **Auskultation:** systolisches Geräusch, das mit dem 1. Herzton beginnt und holosystolisch einen hochfrequent-blasenden Charakter hat. In leichten Fällen zeigt das Systolikum ein Decrescendo, bei mittelschweren und schweren Fällen ist es bandförmig. Mit zunehmendem Schweregrad wird das Geräusch niederfrequenter und wirkt zunehmend rauer. Sein Punctum maximum hat es über dem Erb-Punkt und apikal. Es wird typischerweise nach lateral-axillär, gelegentlich auch in den Rücken weitergeleitet. Bei schwerer Mitralklappeninsuffizienz ist ein diastolisches Intervallgeräusch zu hören, das durch die Passage des großen Blutvolumens durch die Mitralklappe in der Diastole erklärt wird („relative Mitralstenose"). Bei erheblicher Volumenbelastung ist im Anschluss an den 2. Herzton regelmäßig ein 3. Herzton zu hören. Er entsteht durch die Dehnung der Kammerwand bei raschem Einstrom eines großen Blutvolumens in der frühen Diastole. Bei pulmonaler Hypertonie ist der Pulmonalklappenschlusston verstärkt (➤ Abb. 1.62).
- **EKG:** Bei leichter Mitralklappeninsuffizienz kann das EKG normal sein. Je ausgeprägter die links-

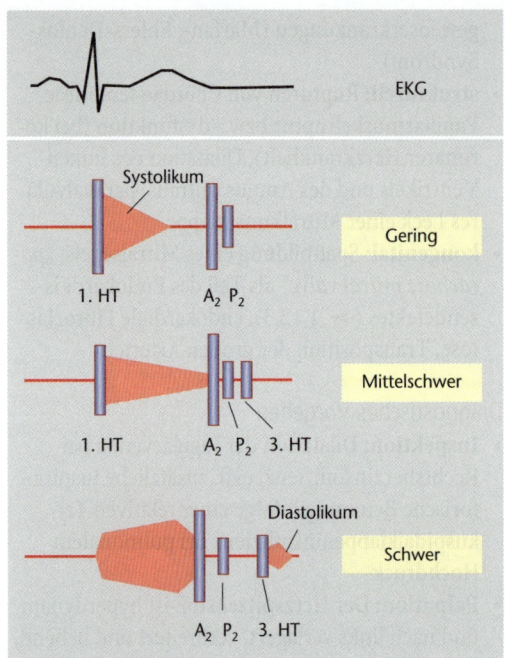

Abb. 1.62 Auskultationsbefunde bei Mitralklappeninsuffizienz. A_2 = Aortenklappenton; P_2 = Pulmonalklappenton. [L157]

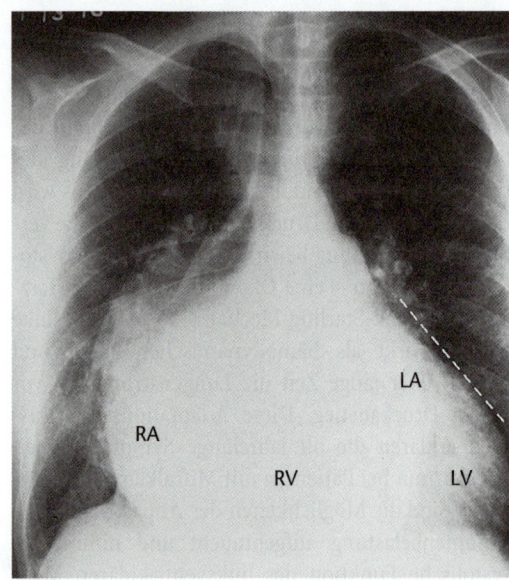

Abb. 1.63 Röntgenthorax bei reiner Mitralklappeninsuffizienz. Linkes Atrium (LA) und linker Ventrikel (LV) sind stark vergrößert, die rechte Seite ist ebenfalls dilatiert, insbesondere das rechte Atrium (RA). [E283]

atriale Dilatation ist, desto eher ist ein P sinistroatriale vorhanden. Bei mittelschweren Fällen ist ein Linkstyp mit Linksherzhypertrophie häufig. Durch die chronische Volumenbelastung werden häufig auch „Linksherzschädigungszeichen" als deszendierende ST-Strecken mit präterminal negativem T über den Ableitungen V_4–V_6, I und aVL gesehen.
- **Röntgenthorax:** In Abhängigkeit vom Schweregrad sind das linke Atrium und der linke Ventrikel vergrößert, die Herztaille ist verstrichen, im Seitbild ist der Ösophagus nach posterior verlagert und der Tracheobronchialwinkel aufgespreizt, die Pulmonalarterien sind prominent (➤ Abb. 1.63). Als Ausdruck einer pulmonalvenösen Stauung können Kerley-Linien als Zeichen des Lungenödems auftreten („Refluxlunge").
- **Echokardiografie**: Der linke Vorhof stellt sich vergrößert dar, der linke Ventrikel kann dilatiert sein und ein hyperdynames Kontraktionsverhalten zeigen. Neben diesen indirekten Zeichen der Volumenregurgitation sind die strukturellen Veränderungen spezifischer Ursachen der Mitralklappeninsuffizienz erkennbar, zum Beispiel Vegetationen bei infektiöser Endokarditis.
- **Rechtsherzkatheter:** Mit seiner Hilfe können der pulmonalarterielle und der pulmonalkapilläre Verschlussdruck als Korrelat des linksatrialen Drucks gemessen werden.

Therapie
- konsequente **Therapie eines arteriellen Hochdrucks** → ein hoher peripherer Widerstand verstärkt die Volumenregurgitation
- Stufentherapie einer myokardialen Herzinsuffizienz (bei symptomatischen Patienten): Nachlastsenkung mit ACE-Hemmern (Verminderung des peripheren Widerstandes) und Nitraten sowie Diuretika (können pulmonale Stauungssymptome günstig beeinflussen), Digitalis-Glykoside (bei Vorhofflimmern zur Kontrolle der Ventrikelfrequenz); dauerhafte Antikoagulation (nach arterieller Thrombembolie und bei kombinierten Mitralvitien mit Vorhofflimmern sowie bei reiner Mitralklappeninsuffizienz mit Vorhofflimmern und großem linkem Atrium).
- Die Indikation einer **chirurgische Therapie** (klappenerhaltend oder Mitralklappenersatz) besteht in NYHA-Stadien I und II, wenn die Mitralklappeninsuffizienz schwer ist und bereits zu einer Einschränkung der linksventrikulären Funk-

tion geführt hat, zwingend im NYHA-Stadium III und im Stadium IV erst nach differenzierter Bewertung (die Operationsletalität ist deutlich erhöht, aber auch die konservative Therapie bringt meist keine anhaltende klinische und prognostische Verbesserung).

Mitralklappenprolaps

Der Mitralklappenprolaps (MKP) ist eine abnorme Vorwölbung eines oder beider Mitralsegel nach linksatrial in der Ventrikelsystole mit oder ohne Mitralklappeninsuffizienz. Von einem **MKP-Syndrom** (Klick-, Barlow-Syndrom) wird gesprochen, wenn ein MKP mit Beschwerden assoziiert ist.

Hämodynamik
Die zentrale Hämodynamik ist nur bei zusätzlich vorliegender Mitralklappeninsuffizienz verändert.

Klinik
Die Mehrzahl der Patienten ist asymptomatisch. Klinik und diagnostische Befunde können variieren, andere Erkrankungen imitieren und weitere Erkrankungen begleiten, ohne jedoch für deren Symptome verantwortlich zu sein. Neben einer Leistungsminderung, Benommenheit, Schwächegefühl, Schwindel, Synkopen, Dyspnoe und linksthorakalen Schmerzen werden Palpitationen mit Herzstolpern und Herzrasen beklagt.

Ätiologie
- **primärer MKP:** myxomatöse Degeneration (vermehrte Einlagerung von Proteoglykanen) von Teilen des Mitralklappenapparates, das Gewebe ist weich und überdehnbar
- **sekundärer MKP:** bei koronarer Herzkrankheit (Papillarmuskeldysfunktion), rheumatischer Herzerkrankung, Vorhofseptumdefekt vom Sekundum-Typ, hypertrophischer Kardiomyopathie, Systemerkrankungen (Marfan-, Ehlers-Danlos-Syndrom, Osteogenesis imperfecta, Speicherkrankheiten)

Diagnostisches Vorgehen
- **Inspektion:** häufig bei asthenischem Habitus oder Hinweis auf eine Bindegewebserkrankung (Formes frustes eines Marfan-Syndroms) bzw. Konstitutionsanomalien (geringer Thoraxdurchmesser, Pectus excavatum, Flachrücken, Kyphose, Skoliose)
- **Auskultation:** systolischer Click mit anschließendem systolischem Geräusch, der bei dynamischer Auskultation (nach einem Valsalva-Manöver oder nach dem Aufstehen) eine typische Variabilität zeigt (**„Click-Murmur-Syndrom"**). Bemerkenswert ist die Variabilität des Auskultationsbefundes: Click und/oder Geräusch, die heute vorhanden sind, können morgen fehlen oder verstärkt vorhanden sein.
- Das **EKG** bei asymptomatischen Patienten mit „echokardiografischem MKP" ist meist normal. Uncharakteristische Veränderungen der ST-Segmente sind möglich.
- **Röntgenthorax:** Die Herzkonfiguration ist in Abwesenheit einer bedeutsamen chronischen Mitralklappeninsuffizienz nicht verändert.
- **Echokardiografie (Diagnosesicherung):** Typisch ist die mesosystolische oder holosystolische Dorsalbewegung des hinteren und/oder vorderen Mitralsegels; der Mitralring kann erweitert sein und die Mitralsegel insgesamt verdickt wirken. Eine in der Regel funktionell nicht relevante Mitralklappeninsuffizienz ist mittels **Doppler-Echokardiografie** bei bis zu 50 % der Patienten nachweisbar.

Therapie
In leichten Fällen (keine Zeichen der Mitralinsuffizienz) erübrigt sich eine Therapie. Ist die Mitralklappeninsuffizienz hämodynamisch relevant, so wird sie behandelt (s. o.). Liegen komplexe Thoraxbeschwerden und/oder Arrhythmien vor, kann ein Therapieversuch mit β-Blockern unternommen werden.

Verlauf und Prognose
In der Mehrzahl der Fälle ist der MKP eine klinisch bedeutungslose Normvariante. Die Prognose ist sehr gut, die Lebenserwartung ist nicht eingeschränkt.

Beim **MKP-Syndrom** dagegen können eine relevante Mitralinsuffizienz bzw. seltene Komplikationen wie infektiöse Endokarditis, supraventrikuläre oder ventrikuläre Arrhythmien oder auch arterielle Thromboembolien auftreten.

1.13.4 Trikuspidalklappenfehler

Hämodynamik

- **Trikuspidalklappeninsuffizienz:** Durch die systolische Volumenregurgitation kommt es zum Anstieg des zentralvenösen Drucks mit systolischen Pulsationen der Halsvenen und der Leber (Leberpuls). Bei tiefer Inspiration bleibt der zentralvenöse Druck gleich oder er steigt an, während er physiologisch abnimmt.
- Die Trikuspidalklappeninsuffizienz ohne pulmonalen Hochdruck spricht für eine primäre Trikuspidalklappenerkrankung, die Trikuspidalklappeninsuffizienz mit pulmonalem Hochdruck macht eine sekundäre, relative Trikuspidalklappeninsuffizienz wahrscheinlich.
- **Trikuspidalklappenstenose:** Die rechtsseitige Einflussbehinderung führt zu einem Anstieg des zentralvenösen Drucks.

Klinik

- **Trikuspidalklappeninsuffizienz und Trikuspidalklappenstenose:** führende klinische Zeichen sind die der Rechtsherzinsuffizienz bzw. der rechtsseitigen Stauung.
- **Trikuspidalklappeninsuffizienz:** zusätzlich Merkmale der linkskardialen (koronare Herzkrankheit, arterielle Hypertonie, linksseitige Klappenfehler) oder pulmonalen Grunderkrankung (chronisch obstruktive Lungenerkrankung, Asthma bronchiale, Lungenembolie) vorhanden, die zur Rechtsherzbelastung geführt haben.
- **Trikuspidalklappenstenose**: die Beschwerden werden vor allem durch die linksseitigen rheumatischen Klappenvitien (meist Mitralklappenstenose) bestimmt. Liegt eine Mitralklappenstenose vor, wird selten eine pulmonale Hypertonie beobachtet, da die Trikuspidalklappenstenose den kleinen Kreislauf vor einer Druck- und Volumenbelastung schützt; eine Mitralklappenstenose kann durch diesen Schutz klinisch „stumm" verlaufen.

Ätiologie

- **Trikuspidalklappeninsuffizienz:** meist sekundär („relative Trikuspidalklappeninsuffizienz") durch Dilatation oder Druckbelastung des rechten Ventrikels (v. a. bei pulmonaler Hypertonie). Eine eigenständige strukturelle Erkrankung der Trikuspidalklappe (primäre Trikuspidalklappeninsuffizienz) kann rheumatisch bedingt sein, infolge eines nicht penetrierenden Thoraxtraumas auftreten (verläuft oft lange asymptomatisch), sich nach einer infektiösen Endokarditis (vor allem i. v. Drogenabusus) entwickeln oder aber kongenital bei Dysplasie der Trikuspidalklappe auftreten. Selten ist sie auch Folge eines metastasierenden Karzinoids durch Endokardfibrose (Hedinger-Syndrom).
- **Trikuspidalklappenstenose**: fast immer Folge einer rheumatischen Erkrankung, nichtrheumatische Ursachen sind selten (Karzinoid, Endokarditis, rechtsatriale Raumforderung, konstriktive Perikarditis).

Diagnostisches Vorgehen

Körperliche Untersuchung

- **Trikuspidalklappeninsuffizienz**: Zeichen der Rechtsherzinsuffizienz, Pulsationsphänomene der Halsvenen (sichtbare systolische v-Wellen des Venenpulses), tastbarer rechtskardialer Impuls im Epigastrium, systolische Leberpulsationen. Auskultatorisch liegt ein hochfrequentes, holosystolisches Geräusch im 4./5. ICR links parasternal und über der Xiphoid-Region vor (Lautstärke nimmt inspiratorisch zu).
- **Trikuspidalklappenstenose**: Zeichen der rechtsseitigen Einflussbehinderung wie bei der Trikuspidalklappeninsuffizienz. Auskultatorisch mittelfrequentes Diastolikum mit Punctum maximum am linken unteren Sternalrand (Lautstärke nimmt inspiratorisch zu).

EKG

- bei Trikuspidalklappeninsuffizienz unspezifisch
- Bei Trikuspidalklappenstenose liegt häufig Vorhofflimmern vor.

Röntgenthorax

- **Trikuspidalklappeninsuffizienz**: rechtsatriale Pulsation unter Durchleuchtung
- **Trikuspidalklappenstenose:** Ohne bedeutsame, zusätzliche linksseitige Vitien sind sowohl die zentralen Pulmonalarterien als auch die Lungengefäßzeichnung unauffällig.

Doppler-Echokardiografie

- **Trikuspidalklappeninsuffizienz:** turbulenter Rückstrom über der Klappe im Farb-Doppler,

häufig auch ein retrograder systolischer Fluss in die V. cava. Wegen der heterogenen Ätiologie sind zahlreiche weitere Echo-Befunde zu erwarten (exzentrische Hypertrophie des rechten Ventrikels, linksseitige Vitien, Pulmonalinsuffizienz, primäre Trikuspidalklappenveränderungen).
- **Trikuspidalklappenstenose**: rechtsatriale Dilatation mit verdickten, selten kalzifizierten Trikuspidalklappen-Segeln mit verschmolzenen Kommissuren, Veränderungen der Mitral- und Aortenklappe. Mittels Doppler ist eine Berechnung des transvalvulären Gradienten möglich.

Herzkatheteruntersuchung
- **Trikuspidalklappeninsuffizienz:** die Vorhofdruckkurve zeigt einen erhöhten Vorhofdruck, das x-Tal ist aufgehoben und die v-Welle überwiegt. Durch Inspiration nehmen sowohl der Vorhofdruck als auch die v-Welle zu.
- **Trikuspidalklappenstenose**: deutliche a-Welle des Jugularvenenpulses mit trägem Abfall zum y-Tal (**Carvalho-Zeichen**). Durch die simultane Druckbestimmung im rechten Vorhof und Ventrikel kann der Klappengradient bestimmt werden, der mit 3–5 mmHg sehr niedrig erscheint, aber im Niederdrucksystem bereits eine große hämodynamische Bedeutung hat.

Therapie
- **Trikuspidalklappeninsuffizienz:** Bei Rechtsherzinsuffizienz ist die operative Therapie eines linksseitigen Klappenvitiums mit Trikuspidalklappenraffung erforderlich (Anuloplastik mittels Carpentier-Ring, DeVega-Plastik).
- **Trikuspidalklappenstenose:** Sobald eine klinisch manifeste rechtsseitige Einflussbehinderung auftritt, ist eine operative Therapie indiziert. Sie besteht in einer Valvuloplastik mit Wiederherstellung der anterolateralen und posterolateralen Kommissuren sowie einer Anuloplastik und ist meist Teil einer multivalvulären chirurgischen Therapie.

Verlauf und Prognose
Der natürliche Verlauf wird in der Regel von den begleitenden linksseitigen valvulären Erkrankungen bestimmt.

1.13.5 Pulmonalklappeninsuffizienz

Schlussunfähigkeit der Pulmonalklappe mit Rückstrom von Blut aus der A. pulmonalis in den rechten Ventrikel während der Diastole. In der Folge ergibt sich eine **chronische rechtsventrikuläre Volumenbelastung**.

Klinik
Der Verlauf ist über viele Jahre asymptomatisch, bevor sich – oft infolge einer linkskardialen oder pulmonalen Erkrankung – im Endstadium eine Rechtsherzinsuffizienz einstellt.

Ätiologie
- **primäre Form:** selten als Folge einer infektiösen Endokarditis, Kommissurotomie oder Ballonvalvuloplastie einer Pulmonalklappenstenose
- **sekundäre Form:** häufiger als Folge einer pulmonalarteriellen Hypertonie bei bronchopulmonalen Erkrankungen oder einer linksseitigen Herzerkrankung

Diagnostisches Vorgehen
- **Auskultation:** Die Lautstärke des Diastolikums hängt von der Größe des Defektes und vom pulmonalarteriellen Druck ab. Bei der sekundären Form ist das Geräusch nicht vom Diastolikum einer Aortenklappeninsuffizienz zu unterscheiden. Es ist hochfrequent, weich, hauchend und hat sein Punctum maximum über dem 2.–4. ICR links parasternal (**Graham-Steell-Geräusch**).
- **EKG:** Es zeigt keine typischen Befunde, Zeichen einer Rechtsbelastung können vorliegen.
- Die **Doppler-Echokardiografie** erfasst auch geringe Formen der Pulmonalklappeninsuffizienz.
- **Röntgenthorax:** Der Stamm der Pulmonalarterie ist prominent, unter Durchleuchtung sind „tanzende Hili" zu erkennen. Meist liegt durch eine rechtsatriale und -ventrikuläre Dilatation das Bild einer Kardiomegalie vor.

Therapie
Die unkomplizierte Pulmonalklappeninsuffizienz bedarf keiner Therapie. Bei potenziellen Bakteriämien ist eine Endokarditisprophylaxe erforderlich.

1.13.6 Mehrklappenerkrankungen

Multivalvuläre Herzklappenerkrankungen sind typische Folgeerkrankungen nach rheumatischem Fieber, zum Beispiel kombiniertes Mitral- und Aortenvitium oder kombiniertes Mitralvitium und Aortenklappeninsuffizienz.

Das klinische Bild wird vom Schweregrad der einzelnen Klappenerkrankungen bestimmt.

MERKE
Allgemein gilt, dass die stromaufwärts gelegenen Klappendysfunktionen die Hämodynamik dominieren: Bei der Kombination eines Mitral- und Aortenklappenfehlers bestimmt das Mitralvitium das klinische und hämodynamische Bild, bei einem Mitral- und Trikuspidalklappenfehler die Trikuspidalklappenerkrankung.

Tab. 1.25 Einteilung der Hypertonie bei der Praxis- bzw. Gelegenheitsblutdruckmessung (Deutsche Hochdruckliga e. V. 2006).

Klassifikation	systolisch (mmHg)	diastolisch (mmHg)
optimal	< 120	< 80
normal	< 130	< 85
„noch normal"	130–139	85–89
Schweregrad 1 (leichte Hypertonie)	140–159	90–99
Schweregrad 2 (mittelschwere Hypertonie)	160–179	100–109
Schweregrad 3 (schwere Hypertonie)	≥ 180	≥ 110
isolierte systolische Hypertonie	≥ 140	≥ 90

Wenn systolischer und diastolischer Blutdruck bei einem Patienten in unterschiedliche Schweregrade fallen, zählt der höhere Schweregrad.

1.14 Arterielle Hypertonie

1.14.1 Übersicht

Die mit der **chronischen arteriellen Blutdruckerhöhung** verbundenen kardiovaskulären Folgeschäden (zum Beispiel Schlaganfall, KHK) sind noch immer Haupttodesursache in den Industrieländern. Die Häufigkeit der arteriellen Hypertonie liegt in den Industrieländern bei > 20 % und steigt mit zunehmendem Lebensalter an.

- **primäre Hypertonie** (90–95 % der Hypertonien): keine Ursache feststellbar
- **sekundäre Hypertonie** (5–10 %): organische Ursache der Hypertonie nachweisbar.

MERKE
Die primäre Hypertonie ist eine Ausschlussdiagnose.

Einteilung
Die in ➤ Tab. 1.25 vorgestellte Einteilung der Deutschen Hochdruckliga e. V. berücksichtigt sowohl systolische als auch diastolische Werte. Das kardiovaskuläre Risiko steigt mit beiden Werten an. Die isolierte systolische Hypertonie hat insbesondere im höheren Lebensalter eine wichtige prognostische Bedeutung.

Ätiologie und Pathogenese
Pathophysiologisch können ein **Volumenhochdruck** (gesteigertes HZV, zum Beispiel bei Hyperthyreose oder arteriovenösen Fisteln) und ein **Widerstandshochdruck** (weitaus häufiger) unterschieden werden. Beide Formen spielen sowohl bei der primären als auch bei der sekundären Hypertonie eine Rolle.

Primäre Hypertonie
Ätiologie und Pathogenese des Bluthochdrucks sind multifaktoriell. Viele ätiologische Faktoren sind heute gut belegt.

Risikofaktoren für die primäre, multifaktoriell bedingte Hypertonie:
- genetische Disposition: Die Familienanamnese ist häufig positiv, der Erbgang ist polygen.
- Ernährung, Lebensstil und Umwelteinfüße:
  - **Kochsalzzufuhr**: Bei entsprechender genetischer Disposition führt die hohe NaCl-Aufnahme (meist 10 bis 15 g/d; Mindestbedarf nur 1 g/d) zur Entwicklung einer Hypertonie.
  - Eine **Adipositas** führt über ein erhöhtes Blutvolumen und damit gesteigertes Herzzeitvolumen zur Hypertonie.
  - **obstruktive Schlafapnoe** mit Schnarchen, nächtlichen Atempausen und Tagesmüdigkeit. Insbesondere therapierefraktäre Hypertonieverläufe und fehlende physiologische nächtliche Blutdruckabsenkung („non-dipper") sind verdächtig auf ein Schlafapnoesyndrom.
  - **Fettreiche Kost** mit hohem Anteil an Cholesterin und gesättigten Fettsäuren steigert den Blutdruck.

- **Stress** aktiviert das sympathische Nervensystem.
- **Rauchen:** Die vasokonstriktorische Wirkung des Nikotins erhöht den Gefäßwiderstand und damit den Blutdruck.
- **Alkohol** erhöht die Herzfrequenz, das Herzzeitvolumen und aktiviert zusätzlich das sympathische Nervensystem. Die Blutdruckerhöhung kann erheblich sein.
- **NSAR** erhöhen den Blutdruck durch Hemmung der Prostaglandin-Synthese um durchschnittlich 5 mmHg (Prostaglandine haben überwiegend vasodilatierende Eigenschaften).

Ausgewählte Aspekte zur Pathogenese
- Häufig wird eine primäre Hypertonie zusammen mit einer Adipositas und einem gestörten Glukose- und Fettstoffwechsel gefunden. Dieser Symptomkomplex des **metabolischen Syndroms** spielt unter anderem über die mit ihm verbundene Insulin-Resistenz des quergestreiften Muskelgewebes mit konsekutiver Hyperinsulinämie eine pathogenetische Schlüsselrolle, und zwar über zwei Mechanismen:
    - Insulin wirkt antinatriuretisch und führt zu einer Salz- und Wasserretention und damit zu einer Zunahme des intravasalen Volumens → periphere Widerstandserhöhung → gesteigerter Blutdruck.
    - Insulin hat einen zellproliferativen Effekt → Hypertrophie glatter Gefäßmuskelzellen mit Zunahme der Mediadicke arterieller Gefäße → Widerstandserhöhung.
- **Nieren** hypertensiver Menschen beinhalten eine geringere Gesamtzahl an Glomeruli bzw. Nephronen als die Nieren normotensiver Menschen. Eine relative Überlastung des einzelnen Nephrons mit verstärkter Salz- und Wasserretention kann damit ein wichtiger pathophysiologischer Faktor für die Entstehung der Hypertonie sein.
- Außerdem kann die arterielle Hypertonie zum Teil über eine **individuell erhöhte Reagibilität der Widerstandsgefäße** erklärt werden. So können bei fast allen Patienten erhöhte intrazelluläre Na^+- und Ca^{2+}-Konzentrationen zum Beispiel in Blutzellen und anderen Geweben nachgewiesen werden. Zugrunde liegen könnten Störungen des Na^+/K^+-Austausches oder anderer Natriumtransport-Mechanismen.

Anpassungsvorgänge
Der chronisch erhöhte Blutdruck löst eine Reihe von Anpassungsvorgängen aus, die ihrerseits im Sinne eines Circulus vitiosus zur Unterhaltung bzw. Progredienz des Hypertonus beitragen:
- Sollwertverstellung des **Barorezeptor-Reflexes** → der erhöhte Blutdruck wird als „normal" registriert, d. h., die durch Blutdruckerhöhungen ausgelöste Gefäßdilatation wird erst bei höherem Druckniveau eingeleitet.
- **Hypertrophie der Widerstandsgefäße** durch die chron. Druckbelastung mit Zunahme der Mediadicke → Blutdrucksteigerung.
- Unter normotonen Bedingungen wird bereits bei geringen Blutdruckerhöhungen die Salzausscheidung über die Nieren (Natriurese) kräftig erhöht. Die vermehrte Salz- und Wasserausscheidung wirkt der Blutdruckerhöhung entgegen. Bei chronisch erhöhtem Blutdruck ist diese **Druck-Natriurese-Beziehung** nach rechts verschoben, d. h., die gleiche Steigerung der Salzausscheidung geschieht erst bei höherem Druckniveau.

Schädigungsvorgänge
Zur Organschädigung bei Hypertonie kommt es durch zwei Mechanismen:
- vermehrte Atherogenese → Apoplex, KHK und pAVK
- struktureller Umbau der Gefäß- und Herzmuskelarchitektur mit den nachfolgenden Komplikationen einer Linksherzhypertrophie, Herzinsuffizienz, Herzrhythmusstörungen, Aortendissektion, Nephrosklerose und anderen, oft durch Atherosklerose potenzierten Gefäßschäden, vom Schlaganfall bis zur Demenz.

Sekundäre arterielle Hypertonieformen

Hier ist der Hypertonus Leitsymptom einer oft potenziell behebbaren Grunderkrankung. Insbesondere bei den folgenden klinischen und/oder laborchemischen Konstellationen sollte verstärkt an eine sekundäre Hypertonieform gedacht werden:
- Erstmanifestation des Hochdrucks im Alter < 30 Jahre oder > 55 Jahre
- Hypokaliämie (als Anzeichen eines möglichen sekundären Hyperaldosteronismus)
- schwer einstellbarer Hypertonus trotz medikamentöser Mehrfachtherapie

Ursachen einer sekundären Hypertonie können sein:
- **renale Hypertonie** (5–10 %): Die Genese eines Bluthochdrucks bei Nierenerkrankungen beruht auf drei Hauptmechanismen: Salz- und Wasserretention infolge verminderter Ausscheidungskapazität, Aktivierung des Renin-Angiotensin-Systems (> Abb. 1.64) und Sympathikusaktivierung über autonome Nervenfasern mit vorwiegend vasokonstriktorischem Effekt. Man unterscheidet eine
  - renovaskuläre Hypertonie bei Nierenarterienstenose (durch Arteriosklerose oder fibromuskuläre Dysplasie der A. renalis): sie ist in ≈ 1–5 % Ursache einer arteriellen Hypertonie,
  - renoparenchymatöse Hypertonie bei diffuser parenchymatöser Nierenerkrankung.
- **endokrine Hypertonie** (< 1 %, evtl. höher): Unphysiologische Produktion und Freisetzung von Hormonen, die zu einer direkten oder indirekten Blutdrucksteigerung führen:
  - Phäochromozytom: exzessive Sekretion von Adrenalin, Noradrenalin, evtl. auch Dopamin
  - M. Cushing: exzessive Sekretion von Kortisol; ebenso führt die exogene Zufuhr von Glukokortikoiden zur Hypertonie
  - primärer Hyperaldosteronismus (M. Conn): exzessive Sekretion von Aldosteron. Galt die Hypokaliämie bislang als *Conditio sine qua non*, so scheint es eine hohe Dunkelziffer unerkannter, normokaliämischer Hyperaldosteronismusfälle zu geben.
  - adrenogenitalen Syndrom (11β-Hydroxylase-Mangel, 17α-Hydroxylase-Mangel)
  - **Einnahme von Östrogenen:** Orale Antikonzeptiva lösen bei den meisten Frauen einen geringen Blutdruckanstieg aus; gelegentlich – vor allem bei adipösen Frauen > 35 Jahre und einer Einnahmedauer > 5 Jahre – kommt es jedoch zu erheblichen Druckanstiegen, welche auf eine östrogeninduzierte gesteigerte hepatische Synthese von Renin-Substrat mit nachfolgender Aktivierung des RAAS zurückgeführt werden.
- **kardiovaskuläre Hypertonie** (< 1 %): Aortenisthmusstenose
- **Weitere Ursachen** (< 1 %): neurogene Hypertonie (zum Beispiel bei erhöhtem Hirndruck oder bei Enzephalitis), Schwangerschaftshypertonie, Präeklampsie (EPH-Gestose), medikamentös bedingte Hypertonie (zum Beispiel durch Ciclosporin A nach Organtransplantation), Lakritzabusus > 500 g/d (aldosteronartige Wirkung).

Klinik

> **MERKE**
> Die chronische Hypertonie ist oft über Jahre asymptomatisch. Häufig wird eine arterielle Hypertonie erst durch ihre Komplikationen klinisch auffällig.

Mögliche Symptome: morgendlicher Kopfschmerz im Hinterkopf, der sich oft nach dem Aufstehen bessert, Schwindel, Ohrensausen, Herzklopfen, leichte Ermüdbarkeit, Nasenbluten, Sehstörungen, Angina pectoris und Dyspnoe.

Bei den sekundären Hypertonie-Formen können die Symptome der Grunderkrankung im Vordergrund stehen.

Komplikationen

Die Wahrscheinlichkeit sekundärer, symptomatischer Organmanifestationen steigt mit der Höhe des Blutdrucks und der Zeitdauer des Bestehens.

> **MERKE**
> Bereits bei einer chronischen Blutdruckerhöhung auf 140/90 mmHg (früher als „Grenzwerthypertonie" bezeichnet) ist das Risiko kardiovaskulärer Komplikationen gegenüber einem Blutdruck von 120/70 mmHg verdoppelt.

Hauptkomplikationen des Hypertonus:

Linksherzhypertrophie: Etwa 50 % der Hypertoniker weisen echokardiografische Zeichen der Linksherzhypertrophie auf, deren Ausmaß direkt mit der Morbidität und Mortalität des Patienten korreliert. Sie kann sich unter adäquater Therapie zurückbilden. Die Hypertrophie kann entweder direkt oder durch Exazerbation einer begleitenden KHK zu diastolischer und systolischer Herzinsuffizienz, supraventrikulären und ventrikulären Arrhythmien und plötzlichem Herztod führen („Hochdruckherz").

KHK: Sie entsteht im Rahmen der akzelerierten atherosklerotischen Gefäßschädigung und ist durch Folgeerkrankungen wie Herzinfarkt und Herzinsuffizienz für die meisten Todesfälle bei Hypertonie verantwortlich.

Hypertensive zerebrovaskuläre Schädigung: Diese ist für ca. 15 % der hypertoniebedingten Todesfälle verantwortlich. Die Mehrzahl der Schlaganfälle ist durch eine Hypertonie bedingt. Es können sowohl ischämische Insulte als auch intrazerebrale Blutungen auftreten. Auch korreliert die Demenz (sowohl vom Alzheimer-Typ als auch zerebrovaskulär bedingte Formen) statistisch mit der Hypertonie. Bei den zerebrovaskulären Komplikationen spielt der systolische Blutdruck eine größere Rolle als der diastolische.

Hypertensive Nephropathie: Die Hypertonie ist zum einen für die Entwicklung einer Nephrosklerose verantwortlich, beschleunigt jedoch zusätzlich das Fortschreiten anderer Nierenerkrankungen wie zum Beispiel der diabetischen Nephropathie. 10 bis 15 % aller chronisch dialysepflichtigen Patienten sind aufgrund einer chronischen arteriellen Hypertonie terminal niereninsuffizient.

Aortendissektion: Die Hypertonie ist hier sowohl Hauptursache als auch exazerbierender Faktor.

Maligne Hypertonie: Sie ist definiert als arterieller Hypertonus (meist > 120 mmHg diastolisch), der akut entgleist ist und mit Enzephalopathie, Nephropathie, Retinopathie, Herzversagen oder ischämischer Herzschädigung einhergeht. Wichtige diagnostische Kriterien sind der Nachweis akuter Augenhintergrundveränderungen im Stadium III oder IV und eine progrediente Niereninsuffizienz (maligne Nephrosklerose).

Diagnostisches Vorgehen
Strategie
Die Diagnostik bei Hypertonie verfolgt drei Ziele:
- Zum einen wird das Vorliegen einer Hypertonie objektiviert bzw. ihr **Schweregrad festgelegt**.
- Zum Zweiten wird der Patient auf das Vorliegen von Folgeschäden an Herz, Augen und Nieren untersucht, zum Beispiel durch EKG, Funduskopie und einen Teststreifen auf Eiweiß im Urin.
- Zum Dritten wird die ätiologische Zuordnung angestrebt, d. h., es wird versucht, eventuelle Ursachen für eine sekundäre Hypertonie zu identifizieren.

Anamnese
Erfassung von Vorerkrankungen, die zu einem sekundären Hypertonus führen können. Genaue Medikamentenanamnese. Abfragen der kardiovaskulären Risikofaktoren.

Blutdruckmessung
Die Blutdruckmessung ist obligater Bestandteil einer internistischen Untersuchung. Um situative Einflüsse gering zu halten und die Diagnose einer arteriellen Hypertonie zu objektivieren, sollte ein in der Praxis erhöht gemessener Ruheblutdruck von 140/90 mmHg oder mehr bei mehreren Gelegenheiten wiederholt und durch **häusliche Selbstmessung** oder auch eine **ambulante 24-h-Blutdruckmessung** überprüft werden.

Häufige Fehlerquellen der Blutdruckmessung:
- Manschettenbreite:
  - Manschette zu schmal → falsch hohe Blutdruckwerte
  - Manschette zu breit → falsch niedrige Werte
- Falsch niedrige Werte ergeben sich bei zu niedrig aufgepumpter Manschette und Beginn der Messung in der sog. auskultatorischen Lücke, einer insbesondere bei Hypertonie auftretenden strömungsbedingten Schalllücke zwischen systolischem und diastolischem Blutdruck.
- Bei rigiden Arterienwänden durch Arteriosklerose (besonders bei Diabetes mellitus) werden falsch hohe RR-Werte gemessen.

Bei der ersten Blutdruckmessung wird immer **an beiden Armen** gemessen. Bei einer Differenz > 20 mmHg besteht der Verdacht auf eine Stenose der A. subclavia oder des Aortenisthmus auf der niedriger gemessenen Seite. Zum Ausschluss einer Aortenisthmusstenose müssen auch die Femoralis-Pulse getastet bzw. der Blutdruck am Oberschenkel gemessen werden; der im Liegen an den Oberschenkeln gemessene Blutdruck ist normalerweise 30–40 mmHg höher als der an den Armen gemessene.

Weitere körperliche Untersuchung
Das Augenmerk gilt hierbei möglichen **sekundären Ursachen der Hypertonie** und möglichen **Folgeschäden**. Neben der Blutdruckmessung gehören folgende Schritte zum Untersuchungsprogramm:
- Suche nach Zeichen einer sekundären Hypertonie-Form, zum Beispiel Cushing-Syndrom („Stiernacken", Vollmondgesicht, Striae rubrae)
- arterieller Pulsstatus einschließlich Auskultation von Karotiden, abdomineller Aorta (zum Beispiel Gefäßgeräusch bei Abgangsstenose einer Nierenarterie) und Aa. femorales

- Suche nach Zeichen einer Linksherzhypertrophie oder -insuffizienz
- Augenhintergrund (Funduskopie → Fundus hypertonicus; ➤ 27.11.3).

Apparative Untersuchungen
Neben Anamnese und körperlicher Untersuchung gehören folgende apparative Untersuchungen zum initialen Programm einer Hypertonusabklärung:
- Zur weiteren Objektivierung der erhöhten Blutdruckwerte und zur Beurteilung der tageszeitlichen Schwankungen erfolgt eine ambulante **24-h-Blutdruckmessung (ABDM)**.
- Herzgröße und -funktion werden mittels **EKG** (zum Beispiel Linkstyp, positiver Sokolow-Index, deszendierende ST-Strecken und ein präterminales T anterolateral als Zeichen einer Innenschichtischämie durch den hohen Blutdruck), **Echokardiografie** und ggf. **Röntgenthorax** untersucht.
- **Sonografie** des Abdomens: Nierengröße, -morphologie, -tumoren, Nebennierentumoren, arteriosklerotische Veränderungen der Aorta?
- **Blutuntersuchungen:** Blutbild, Serumelektrolyte (evtl. Hinweise auf endokrinologische Erkrankungen), Kreatinin, Blutzucker, Harnsäure, Serum-Cholesterin und -Triglyzeride

> **MERKE**
> Bei einer Hypokaliämie, die sich nicht durch die Einnahme von Diuretika erklärt, sollte nach einem primären (Conn-Syndrom: supprimiertes Renin i. S.) oder sekundären (Nierenarterienstenose: hohes Renin i. S.) Hyperaldosteronismus geforscht werden.

- **Urinstatus:** Besonderes Augenmerk liegt auf einer Mikroalbuminurie oder Erythrozyturie als Hinweis auf eine Nephropathie (welche Ursache oder Folge des Hypertonus sein kann). Zur weiteren Abklärung kann ein 24-h-Sammelurin für Kreatinin-Clearance und zur Proteinbestimmung sinnvoll sein.

Wenn sich nach diesen Basisuntersuchungen der Verdacht auf einen sekundären Hypertonus ergibt, muss die vermutete Ursache mit spezielleren Untersuchungen nachgewiesen oder ausgeschlossen werden. Eine Übersicht gibt ➤ Tab. 1.26.

Tab. 1.26 Spezielle Diagnostik bei V. a. sekundären Hypertonus.

Verdachtsdiagnose	Diagnostik
renale Hypertonie	
Nierenarterienstenose	Farbduplexsonografie der Nierenarterien, Isotopennephrografie mit seitengetrennter szintigrafischer Clearance, sowohl ohne als auch nach Gabe eines ACE-Hemmers (sog. Captopril-Szintigrafie), Nierenarterienangiografie
renoparenchymatöse Schädigung	Sonografie, Kreatinin-Clearance, Proteinausscheidung im 24-h-Sammelurin
endokrine Hypertonie	
Phäochromozytom	Katecholaminmetaboliten (Metanephrine) im Serum, Katecholamine oder Vanillinmandelsäure im 24-h-Sammelurin
M. Cushing	Kortisol-Tagesprofil im Serum, Kortisolausscheidung im 24-h-Sammelurin; Dexamethason-Kurztest
Hyperaldosteronismus	Aldosteron im Serum und 24-h-Sammelurin; Renin/Aldosteron-Quotient im Serum
Akromegalie	STH im Serum
Hyperthyreose	basales TSH, fT_3, fT_4
andere Ursachen	
Aortenisthmusstenose	seitengetrennte RR-Messung, RR-Messung an den Beinen, Angiografie
Medikamente	genaue Anamnese
Lakritzabusus > 500 g/d	genaue Anamnese
Aorteninsuffizienz	Farbdoppler-Echokardiografie
Präeklampsie (EPH-Gestose)	➤ 21.5

Therapie
Grundüberlegungen zur Therapie
- **Therapieziel:** Ziel der Therapie ist, die hypertoniebedingte Mortalität und Morbidität zu senken. Dazu sollte der Blutdruck möglichst in den Normbereich gesenkt werden. Bei **sekundärer Hypertonie** steht die Behandlung der Grunderkrankung an erster Stelle.
- **Therapie nach Risikobewertung:** Mit Hilfe einer von der WHO vorgeschlagenen Risikostratifizie-

rung kann das individuelle kardiovaskuläre Risiko für den einzelnen Patienten abgeschätzt werden. Dazu werden zusätzlich **Risikofaktoren, Endorganschäden und Begleiterkrankungen** berücksichtigt.

> **MERKE**
> Für Patienten mit Diabetes mellitus und/oder Nierenerkrankungen, insbesondere beim Nachweis einer Mikroalbuminurie bzw. manifesten Proteinurie, gilt als Therapieziel ein Blutdruck von 125/75 mmHg.

- Risikofaktoren oder Begleiterkrankungen müssen parallel zur Blutdruckeinstellung mit behandelt werden. Dazu gehören die **Blutzuckereinstellung**, die **Aufgabe des Rauchens** und die **Therapie einer Fettstoffwechselstörung**.

Allgemeinmaßnahmen
Entscheidend für den Behandlungserfolg ist die Motivation des Patienten. Häufig lässt sich der Blutdruck allein durch Allgemeinmaßnahmen normalisieren: Sie stehen daher insbesondere bei einer milden oder mittelschweren Hypertonie und nur wenigen zusätzlichen Risikofaktoren an erster Stelle der Therapie.
- Aufklärung des Patienten über die Krankheit und ihre möglichen Folgen; Motivierung zu einer Therapie, die meist lebenslang notwendig ist
- salzarme Diät

> **MERKE**
> Nur etwa die Hälfte der Patienten spricht auf eine Kochsalzreduktion an. Als positiver Effekt ist jedoch bei allen Patienten eine verbesserte Wirksamkeit antihypertensiver Medikamente, vor allem Saluretika, zu erwarten.

- Kaffee und Tee, in mäßigen Mengen genossen, wirken **nicht** blutdrucksteigernd.
- Erhöhung von Kalzium- und Kalium-Zufuhr durch frisches Obst und Gemüse
- Gewichtsabnahme: pro kg Gewichtsabnahme sinkt der Blutdruck um etwa 2 mmHg.
- Risikofaktoren ausschalten:
  - Nikotingenuss einstellen
  - Alkoholkonsum < 30 g/d (≈ ¼ Liter Wein)
  - Stress abbauen
- körperliche Aktivität

Medikamentöse Therapie
Meist lebenslang notwendig und erfordert eine gute Mitarbeit des Patienten. Nur bei einer Minderzahl von Patienten ist nach vollständiger Normalisierung des Blutdrucks über mindestens 1–2 Jahre ein kontrolliertes Auslassen der Medikamente möglich.

Geeignete Substanzklassen
Medikamente der ersten Wahl sind Diuretika, β-Blocker (➤ Pharma-Info), Kalziumkanalblocker (➤ Pharma-Info) und Hemmstoffe des Renin-Angiotensin-Systems (➤ Pharma-Info).

Pharma-Info

β-Blocker

Wirkstoffe:
- Unselektive β-Blocker: Propranolol (zum Beispiel Dociton®), Sotalol (zum Beispiel Sotalex®)
- Selektive $β_1$-Blocker: Metoprolol (zum Beispiel Beloc®), Bisoprolol (zum Beispiel Concor®), Atenolol (zum Beispiel Tenormin®)
- β-Blocker mit ISA: Acebutolol (zum Beispiel Prent®)
- β-Blocker mit peripherer α-Wirkung: Carvedilol (zum Beispiel Dilatrend®), Nebivolol (Nebilet®)

Wirkungsmechanismus und Eigenschaften: Betablocker sind kompetitive Hemmstoffe an β-Rezeptoren. Erwünscht ist eine Blockade der $β_1$-**Rezeptoren am Herzen** („kardioselektive" β-Blocker), unerwünscht dagegen eine Blockade der $β_2$-**Rezeptoren** an Bronchien, Gefäßen, im Gastrointestinaltrakt und am Uterus. Einige β-Blocker verfügen über eine „intrinsische sympathomimetische Aktivität" (**ISA**), die klinisch ohne Relevanz ist. Sogenannte kardioselektive β-Blocker wirken im therapeutischen Dosisbereich vorwiegend, jedoch nicht ausschließlich auf das Herz.

Indikationen: Hypertonie, koronare Herzkrankheit, Tachyarrhythmien, Herzinsuffizienz, Hyperthyreose (symptomatische Therapie kardialer Symptome), Phäochromozytom (gleichzeitige Alphablockade erforderlich), essentieller Tremor, Migräneprophylaxe.

Nebenwirkungen:
- Herz: Bradykardie, AV-Block, (vorübergehende) Verstärkung einer Herzinsuffizienz
- Gefäße: Konstriktion → Vorsicht bei arterieller Verschlusskrankheit

- Bronchien: Konstriktion → Kontraindikation bei Asthma, Vorsicht bei COPD
- Leber: Hemmung der Glykolyse → daher bei Diabetes mellitus Vorsicht wegen Gefahr einer Hypoglykämie; zusätzlich Gefahr der Abschwächung der über den Sympathikus ausgelösten Warnsymptome (Unruhe, Tachykardie, Schwitzen, Tremor) einer Hypoglykämie
- Niere: Natrium- und Wasserretention
- erektile Dysfunktion, Sedierung, psychische Verstimmungen, Verstärkung einer vorbestehenden Depression; Übelkeit.

Kontraindikationen: AV-Block, Bradykardie, Asthma bronchiale, Diabetes mellitus, Hypothyreose.
Wechselwirkungen: Wirkung von Antiarrhythmika wird verstärkt. Verzögerung des Wiederanstiegs des Blutzuckerspiegels nach Gabe von Insulin oder oralen Antidiabetika → verlängerte hypoglykämische Reaktionen und zusätzlich Verschleierung der Warnsymptome durch Sympathikus-Blockade.
Klinische Anwendung: nicht plötzlich absetzen, sondern ausschleichen (Rebound-Effekt durch erhöhte Zahl von β-Rezeptoren).

Hemmstoffe des Renin-Angiotensin-Systems

Angiotensin-I-Konversionsenzym-Hemmer (ACE-Hemmer)
Wirkstoffe:
Captopril (zum Beispiel Capozide®), Enalapril (zum Beispiel Xanef®), Benazepril (zum Beispiel Cibacen®), Fosinopril (zum Beispiel Fosinorm®), Lisinopril (zum Beispiel Acerbon®), Perindopril (zum Beispiel Coversum®), Quinapril (zum Beispiel Accuzide®), Ramipril (zum Beispiel Delix®)
Wirkmechanismus ist die verminderte Bildung von Angiotensin II aus Angiotensin I durch Hemmung des Konversionsenzyms → Verminderung des arteriellen Widerstands, Verminderung des Venentonus, Anstieg des renalen Blutflusses. Als Nebeneffekt werden Kinine (zum Beispiel Bradykinin) vermindert abgebaut, was einerseits die Blutdrucksenkung der ACE-Hemmer unterstützt, andererseits aber für Nebenwirkungen wie den trockenen Husten oder das angioneurotische Ödem verantwortlich gemacht wird.
ACE-Hemmer verbessern die Prognose bei Herzinsuffizienz und Niereninsuffizienz. Sie sind wirksam in der Sekundärprophylaxe des Herzinfarkts und wirken sich positiv auf den Verlauf einer diabetischen Nephropathie aus.
Die Wirkung der ACE-Hemmer lässt sich durch Kombination mit einem schwach wirksamen Diuretikum steigern.
Nebenwirkungen:
- Hyperkaliämie (Dosisanpassung bei Niereninsuffizienz beachten)
- trockener Husten (≈ 10–15 % der Patienten)
- angioneurotisches Ödem
- leichte Unterdrückung der Erythropoese → leichte Anämie
- (reversibler) Anstieg des Serum-Kreatinins bei Dehydratation und/oder beidseitiger Nierenarterienstenose; im Extremfall ist ein akutes Nierenversagen möglich
- Leukopenie, Geschmacksstörungen bei hoher Dosierung von Captopril

Kontraindikationen:
- Nierenarterienstenose, insbesondere beidseitig (cave: Nierenversagen möglich!)
- angioneurotisches Ödem in der Vorgeschichte
- Schwangerschaft
- primärer Hyperaldosteronismus (wegen einer von vornherein unzureichenden blutdrucksenkenden Wirkung)

Angiotensin-II-Rezeptor-Antagonisten (AT-II-Rezeptor-Antagonisten)
Wirkstoffe:
Losartan (zum Beispiel Lorzaar®), Valsartan (zum Beispiel Diovan®), Candesartan (zum Beispiel Blopress®), Eprosartan (zum Beispiel Teveten®), Irbesartan (zum Beispiel Karvea®), Olmesartan (zum Beispiel Votum®)
Durch Blockade der Angiotensin-II-Typ-I-Rezeptoren werden alle für diesen Rezeptor bekannten Wirkungen von Angiotensin II an den Zielorganen blockiert (➤ Abb. 1.64). Der Kinin-Abbau wird, im Gegensatz zu den ACE-Hemmern, nicht unterdrückt, wodurch sich ein günstigeres Nebenwirkungsprofil ergibt (nur sehr selten trockener Husten oder angioneurotisches Ödem). Auf den Verlauf einer Herzinsuffizienz oder eine diabetische Nephropathie zeigen größere Studien eine mindestens gleichwertige Wirkung zu ACE-Hemmstoffen.
Nachteil: deutlich teurer als ACE-Hemmer!
Indikationen: essenzielle Hypertonie, Herzinsuffizienz
Nebenwirkungen: siehe ACE-Hemmer, nur selten trockener Husten, keine Anämie

1.14 Arterielle Hypertonie

α₁-Blocker (α₁-Adrenozeptor-Antagonisten)
Wirkstoffe:
Bunazosin (Andante®), Doxazosin (zum Beispiel Diblocin PP®, Cardular®), Prazosin (zum Beispiel Minipress®), Terazosin (zum Beispiel Heitrin®)

α₁-Blocker wirken durch selektive Hemmung peripherer α-adrenerger Rezeptoren. Eine Senkung der Serum-Lipoproteine ist ein positiver Begleiteffekt. Dasselbe gilt für die Linderung dysurischer Symptome bei Prostatahypertrophie.

Nebenwirkungen:
- Tachykardie bei Monotherapie (nicht als Monotherapeutikum geeignet!)
- Natrium- und Wasserretention
- starker Blutdruckabfall bei Erstdosis (insbesondere Prazosin)

Vasodilatatoren
Wirkstoffe:
- Dihydralazin (zum Beispiel Nepresol®), Diazoxid (zum Beispiel Hypertonalum®), Minoxidil (Lonolox®),
- Nitroprussidnatrium (nipruss®)

Wirkungsmechanismus und Eigenschaften: Durch direkten Angriff an kleineren Arterien und Arteriolen wird der periphere Widerstand und dadurch der Blutdruck gesenkt. Nitroprussidnatrium wirkt wie die organischen Nitrate durch Freisetzung von Stickoxid (NO).

Indikationen:
- Hypertonie (Kombination mit β-Blockern, Diuretika und Reserpin)
- Nitroprussidnatrium: intravenöse Therapie akuter therapierefraktärer Hochdruckentgleisungen

Nebenwirkungen:
- allgemein: **reflektorische Tachykardie**, Flush, orthostatische Dysregulation, Natrium- und Wasserretention, Übelkeit, Diarrhö, Kopfschmerzen
- Diazoxid: Hyperglykämie, Hyperurikämie, Kalium-Verlust
- Dihydralazin: reversibler Lupus erythematodes
- Minoxidil: (ausgeprägte) Hypertrichose, EKG-Veränderungen (T-Welle, ST-Strecke)
- Nitroprussidnatrium: Cyanid-Intoxikation (Therapie durch Na-Thiosulfat + Hydroxycobalamin)

Kontraindikationen: Herzklappenstenosen, Lupus erythematodes (Dihydralazin).

Wechselwirkungen:
- Der Einsatz von Diazoxid, Dihydralazin und Minoxidil ist wegen der sympathischen Gegenregulation nur in Kombinationen mit β-Blockern und Diuretika sinnvoll.
- Mit Nitroprussidnatrium kann der Blutdruck „titriert" werden: Wirkstärke ist streng dosisabhängig, sehr kurze Wirkungsdauer. Mittlere Dosierung: 3 mg/kg/min, max. 800 mg/min

Therapiekontrolle: Bei Anwendung von Nitroprussidnatrium über längere Zeit: Thiocyanat-Spiegel bestimmen!

Kalzium-Kanal-Blocker
Wirkstoffe:
- Verapamil (zum Beispiel Isoptin®)
- Diltiazem (zum Beispiel Dilzem®)
- Dihydropyridine: Nifedipin (zum Beispiel Adalat®), Nitrendipin (zum Beispiel Bayotensin®), Amlodipin (zum Beispiel Norvasc®), Felodipin (zum Beispiel Modip®), Lercanidipin (zum Beispiel Carmen®)

Wirkmechanismus: Hemmung des langsamen Ca^{2+}-Einstroms in die Zelle mit Relaxation des Gefäßmuskels.

Indikation: arterieller Hypertonus. Insbesondere geeignet für ältere Patienten und bei Diabetes mellitus (stoffwechselneutral).

Nebenwirkungen:
- Kopfschmerzen, Flush-Symptomatik
- Obstipation
- prätibiale Ödeme
- Knöchelödeme ohne Überwässerungszeichen aufgrund präkapillärer Gefäßdilatation und kapillärer Drucksteigerung
- AV-Block durch **Verlangsamung der AV-Überleitung**, Bradykardie (Diltiazem und Verapamil)

[MP, CD]

> **MERKE**
> Keine Kombination von Diltiazem und Verapamil mit β-Blockern → Gefahr der AV-Blockierung.

Kurz wirksame Dihydropyridine, insbesondere kurz wirksames Nifedipin in unretardierter Galenik, sind bei akutem Koronarsyndrom und in den ersten 4 Wochen **nach Myokardinfarkt kontraindiziert** und bei Patienten mit Angina pectoris risikobehaftet (reflektorische Tachykardie mit Steigerung des kardialen Sauerstoffbedarfs).

Pharma-Info

Antisympathotonika

Wirkstoffe:
Clonidin (zum Beispiel Catapresan®), Moxonidin (zum Beispiel Cynt®), Urapidil (zum Beispiel Ebrantil®), α-Methyldopa (zum Beispiel Presinol®)
Gemeinsam haben die Antisympathotonika folgende **Nebenwirkungen:**
- orthostatische Dysregulation, Sinusbradykardie
- trockener Mund, Obstipation
- Sedierung, Depression
- Natrium- und Wasserretention.

Clonidin
Clonidin (Catapresan®) stimuliert zentral adrenerge $α_2$-Rezeptoren.
Indikationen: Hypertonie, Opiat- und Alkoholentzugsdelir, Migräne-Intervalltherapie und selten Glaukombehandlung.

Moxonidin
Aktivierung von zentralen Imidazolin-Rezeptoren, geringe α-adrenerge Wirkung. Wirkung vergleichbar mit der von Clonidin mit niedrigerer Nebenwirkungsrate.

Urapidil
Zusätzliche periphere $α_1$-**blockierende**, vasodilatatorische Wirksamkeit. Zur akuten Therapie der hypertensiven Krise zugelassen.

α-Methyldopa
α-Methyldopa wirkt auf drei Wegen: Es wird ein falscher Transmitter gebildet, die Dopa-Decarboxylase wird gehemmt und zentrale adrenerge $α_2$-Rezeptoren werden stimuliert.
In der Schwangerschaft zugelassen.
Zusätzliche **Nebenwirkungen:** Gynäkomastie durch erhöhtes Prolaktin; Libidoabnahme; hämolytische Anämie; Leberschäden; positive Tests für antinukleäre Antikörper und Rheumafaktor; Gelenkbeschwerden.
[MP, CD]

> **MERKE**
> Wenn Clonidin plötzlich abgesetzt wird, kann es zu Blutdruckkrisen kommen.

Kriterien für die Auswahl der Medikamente sind die **pharmakologischen Wirkungen** und die bestehenden **Begleiterkrankungen** (➤ Tab. 1.27).
- **Diuretika** haben in der Kombinationstherapie den Vorteil, dass sie mit jedem anderen Antihypertensivum kombiniert werden können. Außerdem können sie Wirkungsverluste verhindern, die bei einigen Antihypertensiva (zum Beispiel Clonidin) durch Natrium- und Wasserretention auftreten.
- **Kalzium-Kanal-Blocker vom Dihydropyridin-Typ** (zum Beispiel Nifedipin, Amlodipin) haben *per se* eine gewisse diuretische Wirkung. Sie sind daher gut mit einem β-Blocker oder einem ACE-Hemmer zu kombinieren.

Stufen der Medikamententherapie
Zunächst wird eine **Monotherapie** oder eine **niedrig dosierte Kombinationstherapie** (zum Beispiel Diuretikum plus Hemmstoff des Renin-Angiotensin-Systems) aus den Medikamenten der ersten Wahl eingeleitet (➤ Abb. 1.65). Es lässt sich nicht voraussagen, auf welches Medikament der Patient im Einzelfall am besten anspricht; bei ungenügender Wirkung oder dem Auftreten von Nebenwirkungen empfiehlt sich der Versuch mit einer anderen Substanzgruppe.

Lässt sich der Blutdruck innerhalb von 1–3 Monaten durch die eingeleitete medikamentöse Therapie nicht ausreichend senken, kommen verschiedene Möglichkeiten in Betracht: eine Dosissteigerung der Einzelsubstanz, die Kombinationstherapie mit 2 Substanzen und Dosissteigerung, zum Beispiel:
- Diuretikum + ACE-Inhibitoren bzw. AT1-Antagonisten
- Dihydropyridin-Calciumantagonisten + β-Blocker
- Calciumantagonisten + ACE-Inhibitoren bzw. AT1-Antagonisten
- Calciumantagonisten + Diuretikum
- β-Blocker + Diuretikum

oder aber die Kombinationstherapie mit 3 Medikamenten, zum Beispiel:
- Diuretikum + Hemmstoff des Renin-Angiotensin-Systems + Kalzium-Kanal-Blocker

Tab. 1.27 Auswahl der antihypertensiven Therapie nach den Begleiterkrankungen.

Begleiterkrankung	günstige Wirkung	ungünstige Wirkung
koronare Herzerkrankung	• β-Blocker: antianginöse Wirkung • lang wirksame Kalzium-Kanal-Blocker, zum Beispiel Amlodipin oder Diltiazem: Nachlastsenkung und neg. chronotrope Wirkung	erhöhte Mortalität bei kurz wirksamen Kalzium-Kanal-Blockern vom Dihydropyridin-Typ (zum Beispiel unretardiertes Nifedipin) im Rahmen eines Herzinfarkts
Herzinsuffizienz	• Diuretika • Renin-Angiotensin-Hemmstoffe (Nachlastsenkung) • Vasodilatanzien	Kalzium-Kanal-Blocker vom Verapamil-Typ: negativ-inotrope Wirkung
Bradykardie	Vasodilatanzien	β-Blocker, Kalzium-Kanal-Blocker vom Verapamil-Typ, Clonidin (negativ-chronotrope Wirkung)
obstruktive Lungenerkrankungen	keine Substanzklasse bevorzugt	β-Blocker: wirken möglicherweise bronchospastisch
Diabetes mellitus (insbes. Typ-I-Diabetiker und junge Typ-II-Diabetiker)	Renin-Angiotensin-Hemmstoffe: nephroprotektiv durch Senkung der glomerulären Hyperfiltration und damit des Drucks im Glomerulus	• Diuretikum: blutzuckersteigernde Wirkung • β-Blocker: unterdrücken adrenerge Gegenregulation bei Hypoglykämie, verschlechtern Glukose-Toleranz
arterielle Verschlusskrankheit	Kalzium-Kanal-Blocker vom Dihydropyridin-Typ (zum Beispiel Nifedipin): Vasodilatation	β-Blocker: u. U. periphere Vasokonstriktion
Gicht, Hyperurikämie	keine Substanzklasse bevorzugt	Diuretika: weiterer Harnsäureanstieg

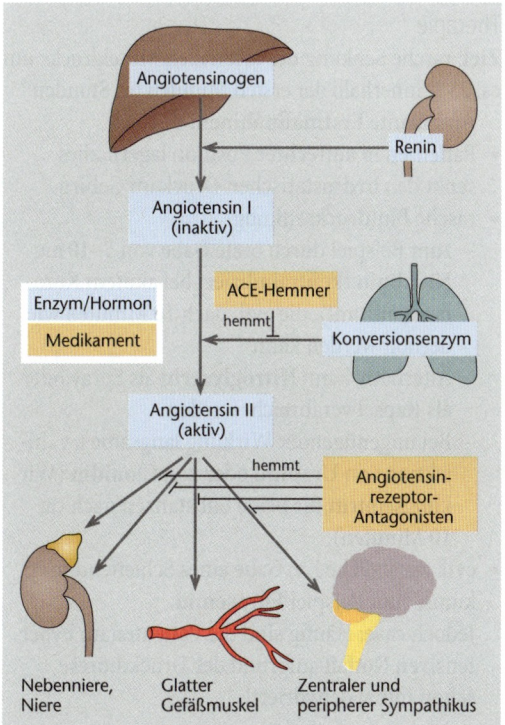

Abb. 1.64 Renin-Angiotensin-System und seine pharmakologischen Hemmstoffe. Schaubild zum Wirkungsmechanismus von ACE-Hemmern im Vergleich zu Angiotensin-II-Rezeptor-Antagonisten. [L157]

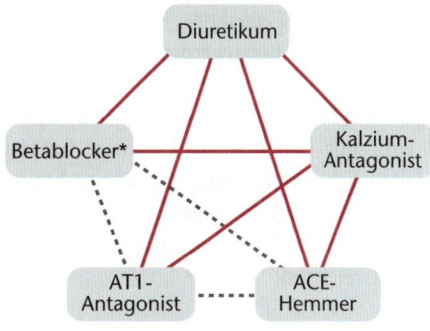

* nur sinnvoll für Dihydropyridine

——— synergistische Kombination

----- mögliche Kombination

Abb. 1.65 Antihypertensiva der ersten Wahl und synergistische und mögliche Kombinationen (nach: Leitlinie Arterielle Hypertonie 2008, Deutsche Hochdruckliga e. V.). [L106]

- Diuretikum + β-Blocker + Vasodilatator
- Diuretikum + Antisympathotonikum + Vasodilatator

MERKE

Die Kombinationstherapie ist einer Steigerung der Einzelsubstanzen bis zur Maximaldosis überlegen und verringert die Nebenwirkungsrate.

Lässt sich trotz effektiver Allgemeinmaßnahmen und Kombinationstherapie mit drei Antihypertensiva in ausreichender Dosierung keine genügende Blutdrucksenkung erzielen, spricht man von **Therapieresistenz** (zum Beispiel durch unerkannte sekundäre Hypertonieform, obstruktive Schlafapnoe, mangelnde Einnahmecompliance, Einnahme blutdrucksteigernder Medikamente).

Ultima Ratio ist eine einschleichende Kombination des Vasodilatators Minoxidil (Lonolox®) mit einem stark wirksamen Diuretikum und einem β-Rezeptoren-Blocker, die praktisch immer wirksam, aber nicht ganz nebenwirkungsarm ist.

1.14.2 Hypertensiver Notfall

Akute, häufig paroxysmale Blutdruckentgleisung (systolisch meist > 200 mmHg), die mit lebensbedrohlichen kardialen und/oder neurologischen Symptomen einhergeht. Auslöser können zum Beispiel eine schwere körperliche Anstrengung oder eine emotionale Stressreaktion sein. Die Höhe des Blutdrucks, ab der Beschwerden auftreten, ist dabei individuell unterschiedlich.

Bleibt der Blutdruckanstieg dagegen symptomlos und wird nur (zufällig) als Messwert festgestellt, handelt es sich definitionsgemäß um eine **hypertensive Krise**. Sie ist in der Regel langsam entstanden. Eine Senkung des Blutdrucks innerhalb von 24 Stunden ist ausreichend.

Klinik

Die Patienten beklagen Angina pectoris und Dyspnoe. Weiterhin können Kopfschmerzen, Erbrechen, Sehstörungen, Verwirrtheit, generalisierte Krampfanfälle oder Bewusstlosigkeit bis hin zur Atemlähmung als Zeichen einer Hochdruck-Enzephalopathie im Vordergrund stehen. Nasenbluten wird ebenfalls beobachtet. Lebensbedrohlich sind die potenziellen Organkomplikationen, die als Folge der akuten Blutdruckentgleisung auftreten können (➤ Tab. 1.28).

Pathogenese

Pathogenetisch kommt es zu einer
- Dilatation der zerebralen Arterien nach Versagen der Autoregulation der Hirndurchblutung mit nachfolgendem Hirnödem (**Hochdruck-Enzephalopathie**),

Tab. 1.28 Lebensbedrohliche Komplikationen eines hypertensiven Notfalls.

Organsystem	Folgen
Gehirn	• hypertensive Enzephalopathie • intrazerebrale Blutung, Subarachnoidalblutung
Herz	• akutes Linksherzversagen • instabile Angina pectoris, akuter oder drohender Myokardinfarkt
Niere	• akutes Nierenversagen bei maligner Nephrosklerose
Gefäße	• akut dissezierendes Aortenaneurysma

- generalisierten fibrinoiden Nekrose im arteriolären Stromgebiet mit multipler Thrombenbildung und Hämolyse sowie sekundärer Organschädigung. So kommt es zum Beispiel im Nierenparenchym zur Verbreiterung der Intima und zu fibrinoiden Medianekrosen im Bereich der Interlobulararterien und der Vasa afferentia (**maligne Nephrosklerose**).

Therapie
Ziel: rasche Senkung des arteriellen Mitteldrucks um ca. 25 % innerhalb der ersten Minuten bis Stunden.
Ambulante **Erstmaßnahmen**:
- Patienten in aufrechter Position lagern, dies senkt den hydrostatischen Druck im Gehirn.
- rasche Blutdrucksenkung
  – zum Beispiel durch orale Gabe von 5–10 mg **Nifedipin** (kontraindiziert bei akutem Koronarsyndrom!), die evtl. nach 10 Minuten wiederholt werden kann
  – Alternativ kann **Nitroglyzerin** als Spray oder als Kapsel verabreicht werden.
  – Bei ungenügender Wirkung langsame i. v. Injektion von **Urapidil** oder von **Clonidin** (Wirkungseintritt für beide Substanzen nach ca. 10 Minuten).
- evtl. zusätzliche i. v. Gabe eines Schleifendiuretikums, zum Beispiel **Furosemid**.
Jedoch cave: Häufig sind die Patienten im hypertensiven Notfall aufgrund der Druckdiurese schon initial dehydriert!

Prognose
Unbehandelt beträgt die Überlebensrate des hypertensiven Notfalls mit dauerhaft entgleistem Hypertonus nach einem Jahr nur 10–20 %!

1.14.3 Bluthochdruck in der Schwangerschaft

➤ 21.5

1.15 Arterielle Hypotonie und orthostatische Dysregulation

Arterielle Hypotonie: systolischer Blutdruck unter 100–105 mmHg (nur dann Krankheitswert, wenn sie mit Symptomen einhergeht).

Orthostatische Dysregulation: symptomatischer Blutdruckabfall durch Versacken des Blutes in die abhängigen Körperabschnitte im Stehen oder beim Aufstehen vom Sitzen oder Liegen unabhängig vom Ausgangsblutdruck, der normoton, hypoton oder hyperton sein kann.

Klinik
Leistungsschwäche, Konzentrationsstörungen, Müdigkeit, Kopfschmerzen, Schwindel, Ohrensausen, Frösteln, kalte Hände und Füße. Beim Aufstehen aus dem Sitzen oder Liegen Schwarzwerden vor den Augen bis hin zur orthostatischen Synkope mit Ohnmacht, Herzklopfen (Palpitationen) und Herzstechen.

Ätiologie
Idiopathisch (am häufigsten): v. a. bei jüngeren Frauen und Menschen mit asthenisch-leptosomem Körperbau. Immobilisation und Infekte wirken begünstigend.

Sekundär bei:
- Hypovolämie, Blutverlust
- Medikamenteneinnahme: Antihypertensiva, insbesondere Diuretika und Vasodilatanzien; Antiarrhythmika, antianginöse Medikamente, Sedativa
- Herz-Kreislauf-Erkrankungen: Aortenstenose, Herzinsuffizienz, Rechtsherzbelastung (zum Beispiel nach Lungenembolie)
- Infektionserkrankungen
- endokrinen Erkrankungen: zum Beispiel M. Addison
- schwerer Varikose oder postthrombotischem Syndrom (orthostatische Dysregulation)

Autonome Neuropathien mit orthostatischer Dysregulation:
- primär (sehr selten): Shy-Drager-Syndrom (Systematrophie des ZNS); Bradbury-Eggleston-Syndrom (ohne ZNS-Atrophie, Synonym: idiopathische orthostatische Hypotonie)
- sekundär (häufiger): zum Beispiel diabetische autonome Polyneuropathie

Diagnostisches Vorgehen
Anamnese: Vorerkrankungen und insbesondere Medikamentenvorgeschichte

körperliche Untersuchung: klinische Zeichen einer Varikose oder Herzinsuffizienz sowie auskultatorischen Zeichen einer Aortenstenose?

neurologischer Status: zum Beispiel Hinweise für eine Polyneuropathie (abgeschwächtes peripheres Vibrationsempfinden, strumpfförmige Sensibilitätsstörungen)?

Schellong-Test
Wiederholte RR- und Pulsmessungen für 10 Minuten im Liegen, dann direkt nach dem Aufstehen wiederholte Messungen für weitere 10 Minuten. Alternativ passives Aufrichten um 60–80° auf dem Kipptisch (**Kipptischversuch**). Physiologisch ist ein Blutdruckabfall systolisch bis 20 mmHg und diastolisch bis 10 mmHg mit leichtem Pulsanstieg. Ein systolischer Blutdruckabfall > 20 mmHg gilt als pathologisch. Je nach diastolischem Druck und Pulsverhalten werden drei Formen der orthostatischen Blutdruckdysregulation unterschieden (➤ Abb. 1.66):
- **sympathikotone** Form (am häufigsten) mit Anstieg von Puls (> 16/min) und diastolischem Blutdruck
- **hyposympathikotone** Form mit Anstieg des diastolischen Drucks, aber geringem oder ausbleibendem Anstieg der Pulsfrequenz
- **asympathikotone** Form mit Abfall von Pulsfrequenz und diastolischem Blutdruck. Diese Form ist vor allem bei autonomen Neuropathien anzutreffen.

Bei der asympathikotonen Form der orthostatischen Dysregulation ist eine weitergehende spezielle neurologische Diagnostik indiziert, zum Beispiel Herzfrequenzvariabilität, pharmakologische Barozeptor-Sensitivitätsprüfung.

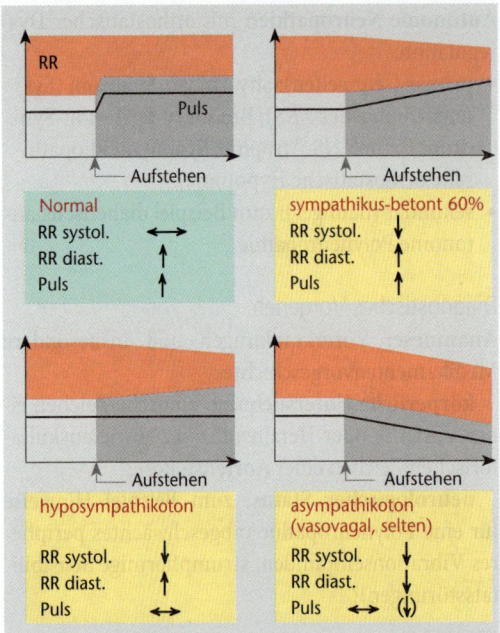

Abb. 1.66 Schellong-Test. Sympathikotone, hyposympathikotone und asympathikotone Orthostasereaktion im Vergleich zum Normalbefund. [A300]

Therapie
Nur bei bestehender Symptomatik indiziert.

Basistherapie: Zufuhr ausreichender Trinkmengen, Steigerung der Kochsalzzufuhr, Kreislauftraining (regelmäßige körperliche Betätigung, Hydrotherapie).

Prophylaktische Verhaltensweisen: langsames Hochkommen aus dem Liegen oder Sitzen, Tragen von Kompressionsstrumpfhosen.

Bei **orthostatischem Kollaps** oder **vasovagaler Synkope** Beine hochlagern, ggf. Volumensubstitution i. v., evtl. Gabe des Sympathomimetikums Etilefrin (nicht bei ausgeprägter Tachykardie).

Bei unzureichender Beschwerdelinderung durch die Basistherapie erfolgt die medikamentöse Therapie:

- **Dihydroergotamin** (vasokonstriktorische Wirkung): Mittel der Wahl bei sympathikotoner orthostatischer Dysregulation
  NW: Übelkeit, Vasospasmen (cave: Ergotismus). Kontraindiziert in der Schwangerschaft, bei AVK und KHK.
- **Sympathomimetika**, zum Beispiel Etilefrin bei hypo- oder asympathikotoner orthostatischer Dysregulation
  NW: Tachykardie, Herzrhythmusstörungen, Angina pectoris bei vorbestehender KHK. Kontraindiziert bei sympathikotoner orthostatischer Dysregulation, KHK, bekannten Herzrhythmusstörungen, Prostatahypertrophie, Glaukom und Schwangerschaft
- **Mineralokortikoide**, zum Beispiel Fludrocortison bei der asympathikotonen orthostatischen Dysregulation. Wirkung über Natrium- und Wasserretention.
  NW: Hypokaliämie, Ödeme
- **α-Rezeptor-Agonist Midodrin**, v. a. bei asympathikotoner orthostatischer Hypotonie, insbesondere durch Polyneuropathie verursacht

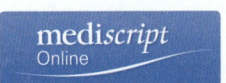

Und jetzt üben mit den passenden IMPP-Fragen:
http://www.mediscript-online.de/Fragen/
KiaAngstwurm_Kap01
(Anleitung s. Buchdeckel-Innenseite).

KAPITEL 2

Angiologie

Bearbeitet von Hannes Leischner und Anita Störmann auf Grundlage des Kapitels im Basislehrbuch Innere Medizin, 4. A., Autorin: Viola Hach-Wunderle

2.1	**Anatomie und Physiologie**	137
2.1.1	Bluttransport	137
2.1.2	Kreislaufregulation	138
2.1.3	Blutdruckregulation	139
2.1.4	Temperaturregulation	140
2.2	**Diagnostische Methoden in der Angiologie**	140
2.2.1	Untersuchungen bei arteriellen Krankheiten	140
2.2.2	Untersuchungen bei venösen Krankheiten	145
2.3	**Arterielle Gefäßkrankheiten**	147
2.3.1	Pathogenese der arteriellen Verschlusskrankheit	148
2.3.2	Periphere arterielle Verschlusskrankheit (pAVK)	150
2.3.3	Akuter peripherer Gefäßverschluss	154
2.3.4	Zerebrale Durchblutungsstörungen, Schlaganfall	156
2.3.5	Stenose/Verschluss der Mesenterialarterien	162
2.3.6	Entzündliche Gefäßkrankheiten	163
2.3.7	Arterielle Kompressionssyndrome	165
2.3.8	Raynaud-Syndrom	166
2.3.9	Fibromuskuläre Dysplasie	168
2.3.10	Aneurysmen	168
2.3.11	Stumpfes thorakales Aortentrauma	172
2.3.12	Arteriovenöse Fisteln und Angiodysplasien	173
2.4	**Venöse Gefäßkrankheiten**	174
2.4.1	Varikose	175
2.4.2	Thrombo- und Varikophlebitis	179
2.4.3	Phlebothrombose	181
2.4.4	Postthrombotisches Syndrom (PTS)	189
2.4.5	Chronische venöse Insuffizienz (CVI)	191
2.5	**Lymphgefäßsystem**	193
2.5.1	Lymphangitis, Lymphadenitis	194
2.5.2	Lymphödem	194

2 Angiologie

> **Prüfungsschwerpunkte**
>
> +++ Diagnostik (Allen-Test, Ratschow-Lagerungsprobe, Duplex-Sonografie, [digitale Subtraktions-] Angiografie), Intervention, Hypertonie, Aortenaneurysma, Aortendissektion, mesenterielle Ischämie, Subclavian-Steal-Syndrom, akuter arterieller Verschluss, stumpfes thorakales Aortentrauma/Aortenruptur
>
> ++ Arteriosklerose (Ursachen, Pathogenese), pAVK, TIA, PRIND, Schlaganfall, Hirnblutung (Bildgebung, Therapie), Mesenterialinfarkt, Subclavian-Steal-Syndrom, Aneurysma, Phlebothrombose (Ursachen, Prophylaxe), (Lungen-)Embolie, Leriche-Syndrom, Komplikationen in der Gefäßchirurgie (Kompartmentsyndrom), tiefe Venenthrombose, Gefäßersatzmaterialien, Fogarthy-Katheter
>
> + Varikose, chronische venöse Insuffizienz, Morbus Wegener, Morbus Raynaud, Riesenzell-Arteriitis Horton, arteriovenöse Fistel, Varizenblutung, Aneurysma spurium, PTA, Paget-von-Schroetter-Syndrom, Thoracic-Outlet-Syndrom, Fettembolie

Gefäße

Das Gefäßsystem ist eines der größten und vulnerabelsten Organsysteme des menschlichen Körpers. Das Endothel nimmt eine Oberfläche von annähernd 1.000 m² ein, 5 ml Blut kontaktieren im Mittel eine Endothelfläche von etwa 1 m². Das Gefäßendothel ist im gleichen Rhythmus den Scherkräften einer mit bis zu 80 cm/s Geschwindigkeit vorbeiströmenden Blutsäule ausgesetzt. Der arterielle Schenkel ist insbesondere gegenüber Endothelverletzungen anfällig, die durch mechanischen Stress (z. B. Bluthochdruck), chemische Veränderungen (z. B. Glykosylierung von Zellbestandteilen bei Diabetes mellitus) oder durch Andockung oxidativ veränderter LDL-Partikel (Atherogenese) entstehen können. Primär entzündliche oder degenerative Krankheiten der übrigen Gefäßwand (z. B. Vaskulitis oder angeborene Malformationen) sind im Vergleich zu diesen vom Endothel ausgehenden Krankheiten selten. Im venösen System kommt der Phlebothrombose und der Stammvarikose eine große Bedeutung zu.

2.1 Anatomie und Physiologie

Im Blutgefäßsystem werden drei Abschnitte mit jeweils unterschiedlicher Funktion unterschieden:
- Das **arterielle Hochdruck- und Widerstandssystem** verteilt das vom Herzen ausgeworfene Blut auf die Organe. In der Tunica media der herznahen Arterien überwiegen die elastischen Fasern (wichtig für die Windkesselfunktion); zur Peripherie hin nehmen die elastischen Fasern ab und die glatten Muskelzellen zu. Die Arterien regeln durch Kontraktion oder Entspannung den peripheren Widerstand und damit die Organdurchblutung (deshalb auch **Widerstandsgefäße** genannt).
- **kapilläres Austauschsystem** mit großem Gesamtquerschnitt: Die große Oberfläche und die langsame Strömungsgeschwindigkeit erlauben den Austausch von Atemgasen, Nährstoffen und Flüssigkeit.
- Das **venöse Niederdrucksystem** ist dünnwandig und dehnbar mit hoher Kapazität; es regelt den Blutrückfluss zum Herzen.

Zwei Drittel des Blutvolumens befinden sich im venösen Niederdrucksystem, ein Drittel verteilt sich auf Herz- und Lungenkreislauf, arterielles Hochdruck- und das Kapillarsystem.

2.1.1 Bluttransport

Arterielles System

Voraussetzung für die optimale Versorgung der Gewebe ist ein möglichst gleichmäßiger Blutfluss. Hierzu trägt die Windkesselfunktion der Aorta bei. Das während der Systole ausgeworfene Blut dehnt die Gefäßwand und gibt die gespeicherte Energie in der Diastole frei (Windkesselfunktion). Das Blut wird somit während der Diastole weitertransportiert und Druckspitzen während der Systole werden abgepuffert (weitere Einzelheiten ➤ 1.2).

Venöses System

Der Transport des Bluts im venösen System ist durch den aufrechten Gang des Menschen erschwert. Verschiedene physiologische Prinzipien unterstützen den Rücktransport des Bluts:
- **Venenklappen**: Die bikuspidalen (zweizipfeligen) Klappen wirken wie Ventile. Unter physiologischen Bedingungen kann das Blut nur herzwärts fließen. Von distal nach proximal nimmt die Anzahl der Venenklappen ab: Unterschenkelvenen haben viele Klappen; die Vv. femorales jeweils eine bis zwei, die Vv. iliacae und auch die V. cava sind frei von Klappen.
- **Muskelpumpen**: Im Zusammenspiel mit der Ventilwirkung der Venenklappen führt der Druck- und Saugpumpmechanismus der Muskeln zur Ableitung des venösen Bluts.
- **Atempumpe**: Während der Inspiration sinkt der Druck im Thorax und steigt intraabdominell. Das venöse Blut strömt in die thorakalen Venen und zum rechten Herzen. In der Exspiration sinkt der intraabdominelle Druck, und das Blut strömt aus den Venen der unteren Extremitäten in die V. cava inferior.

- Die **Verschiebung der Ventilebene** des Herzens während der Systole und Diastole fördert den Rückfluss ebenfalls.

90 % des Bluts fließen über die tiefen, 10 % über die oberflächlichen Venen einer Extremität ab. Fallen einer oder gar mehrere der genannten Mechanismen aus, ist der venöse Rückfluss gestört (➤ Tab. 2.1). Das Blut wird nur noch unzureichend über die peripheren Venen abgeleitet und es resultiert eine Schwellneigung (Ödembildung) der Beine.

Mikrozirkulation

Im Kapillargebiet werden Atemgase, Nährstoffe, Stoffwechselendprodukte und Flüssigkeit zwischen Blut und Interstitium ausgetauscht. Der Hauptmechanismus dieses Austauschs ist die Diffusion entlang dem jeweiligen Konzentrationsgradienten. So diffundiert Sauerstoff in das Interstitium und Kohlendioxid in die Kapillare.

Für die Regulation der Wasserverteilung auf die Flüssigkeitsräume sorgen Filtrations- und Reabsorptionsvorgänge. Wobei die treibende Kraft für Filtration und Reabsorption die in den Kapillaren und dem Interstitium herrschenden Drücke sind:

- Der **hydrostatische Druck** hängt von der Schwerkraft, der Herzleistung, den lokalen arteriellen Durchblutungsverhältnissen und dem venösen Abtransport ab. Solange er in der Kapillare größer ist als der hydrostatische Druck im Interstitium, werden Flüssigkeit und Moleküle, die das Kapillarendothel passieren können, in das Interstitium filtriert. Dies ist im Normalzustand v. a. auf der **arteriellen Kapillarseite** der Fall. Im weiteren Verlauf der Kapillare gleichen sich die hydrostatischen Drücke in der Kapillare und im Interstitium an.
- **kolloidosmotischer** oder **onkotischer Druck**: Höhermolekulare Proteine, v. a. Albumin, können die Kapillarwand nicht passieren, sind aber osmotisch wirksam. Da die Konzentration an Kolloiden im Interstitium deutlich geringer ist als in der Kapillare, kommt es zu kolloidosmotischen Druckdifferenzen. Diese treten – besonders am Ende einer Kapillare – auf, wenn der hydrostatische Druck durch Filtrationsvorgänge abgesunken ist. Flüssigkeit wird dann aufgrund des onkotischen Sogs in die Kapillare rückresorbiert.

Pro Tag werden etwa 20 l Flüssigkeit filtriert und davon wieder 18 l rückresorbiert. Der Rest wird über die Lymphgefäße abtransportiert. Periphere Ödeme treten erst nach einer Expansion der interstitiellen Flüssigkeit um mindestens 2 l (> 15 %) auf.

2.1.2 Kreislaufregulation

Die Blutströmung wird hauptsächlich über Blutdruck und Strömungswiderstand gesteuert. Letzterer hängt wiederum vom Durchmesser des Blutgefäßes und von der Viskosität des Bluts, dem Gewebedruck bzw. dem interstitiellen Druck ab.

Lokale Durchblutung

Sie wird durch myogene, metabolische, hormonale und nervale Einflüsse gesteuert, welche die Weite der Widerstandsgefäße regulieren. An erster Stelle ist die **myogene Durchblutungsregulation** zu nennen, zu der die meisten Organgefäße in der Lage sind. Sie können sich reaktiv verengen oder erweitern und so die Durchblutung konstant halten (**Autoregulation** der Gefäße). Organe mit ausgeprägter Autoregulation sind Niere, Herz und Gehirn.

Tab. 2.1 Pathophysiologie bei gestörtem venösem Rückfluss.

Pathophysiologie	Ursache
Venenklappen insuffizient	• angeborene Aplasie • Varikose (oberflächliche Venen) • postthrombotisches Syndrom
Kapillardruck zu hoch	Herzinsuffizienz
Muskelpumpen insuffizient	Immobilität (z. B. Gipsverband, Parese bei Apoplex)
Atempumpe insuffizient	COPD, Emphysem, Adipositas
Ventilebene des Herzens insuffizient	Herzinsuffizienz, Herzklappenfehler
Abfluss verlegt	• intravasal: z. B. Thrombose, Tumorzapfen, Venensporn • extravasal: z. B. Gravidität oder Tumor mit Kompression von außen

Die **metabolische Regulation** ist in nahezu allen Geweben möglich, da fast alle Arteriolen auf metabolische Reize reagieren. So führt z. B. Sauerstoffmangel, aber auch eine Konzentrationszunahme von Laktat, ADP oder eine Azidose zur Gefäßerweiterung.

Eine weitere Möglichkeit der lokalen Durchblutungssteuerung verläuft **humoral-hormonal**. Verschiedene Organe können gefäßaktive Substanzen wie Angiotensin II, Histamin, Bradykinin, Serotonin oder Prostaglandine bilden. Histamin wird bei anaphylaktischen oder Entzündungsreaktionen aus Mastzellen freigesetzt; es bewirkt u. a. bronchiale Obstruktion, Blutdruckabfall und eine erhöhte Kapillarpermeabilität mit Ausbildung von Quaddeln und Ödemen. Ein anderer wichtiger Vasodilatator ist Stickoxid (NO), das direkt im Endothel der Gefäßwand gebildet wird und zahlreichen Steuerungsmechanismen unterliegt.

--- **Patho-Info** ---
Gefäßaktive Substanzen (Metaboliten)
Gefäßerweiternd (dilatierend)
- Prostazyklin (PG-I$_2$)
- Histamin
- Bradykinin
- Stickoxid (NO)

Gefäßverengend (konstriktorisch)
- Thromboxan (Tx-A$_2$)
- Serotonin
- Angiotensin II   [PB, FF]

In vielen Geweben beeinflussen zudem die arteriovenösen Anastomosen zwischen kleinen Arterien und kleinen Venen die lokale Durchblutung, indem sie sich je nach Bedarf öffnen oder schließen.

Globale Durchblutung und Blutverteilung

Eine übergeordnete Regulation der Blutverteilung ist bei der gegebenen Beschränkung des Blutvolumens unerlässlich: Wären alle Arteriolen gleichzeitig geöffnet, so wäre ein ausreichender Blutdruck nur mit einem Blutvolumen von 20 l zu erreichen.

Die Blutverteilung insgesamt ergibt sich aus den jeweiligen lokalen Durchblutungsverhältnissen. Sie wird des Weiteren nerval und humoral gesteuert. Die lokalen Steuerungsmechanismen können dabei bei Bedarf die globale Steuerung der Blutverteilung durchbrechen.

Das **sympathisch-noradrenerge Nervensystem** reguliert die Gefäßweite der Widerstandsgefäße. Da der Sympathikuseinfluss je nach Organgebiet unterschiedlich ist, ist eine differente Steuerung möglich. So wirkt eine sympathische Aktivierung in den meisten Organgebieten gefäßverengend und in der Skelettmuskulatur zumeist gefäßerweiternd: Es kommt zu einer Umverteilung des Bluts im Sinne einer Fight-and-Flight-Reaktion.

Zahlreiche gefäßinnervierende Neurone geben zusätzlich zu ihren Neurotransmittern **vasoaktive Peptide** ab, die sich an der humoralen Steuerung beteiligen.

2.1.3 Blutdruckregulation

Der Blutdruck wird **kurzfristig** über Kreislaufreflexe und **langfristig** über die Volumenregulation gesteuert. Zentrale Elemente der Blutdruckregulation sind der periphere Widerstand und das Herzzeitvolumen.

Kurzfristige Blutdruckregulation

Die Perfusion der einzelnen Organe wird kurzfristig – d. h. für Sekunden bis Minuten – durch den über Druckrezeptoren vermittelten **Kreislaufreflex** aufrechterhalten. Dieser Reflex ist beispielsweise bei der Orthostase von Bedeutung: Bei Blutdruckabfall wird der Sympathikus stimuliert und das Herzminutenvolumen gesteigert. Des Weiteren verengen sich zusätzlich Gefäße in Haut, Nieren und Gastrointestinaltrakt. Der Kreislaufreflex wird durch **Pressorezeptoren (Barorezeptoren)** in der Wand von Karotissinus und Aortenbogen gesteuert. Sie registrieren sowohl die Höhe des arteriellen Mitteldrucks als auch Änderungen des Blutdrucks; ihre Aktivierung hemmt den Sympathikus.

Synergistisch mit diesem Kreislaufreflex im Hochdrucksystem arbeitet ein weiterer Reflexkreis, dessen Rezeptoren zum pulmonalen Niederdrucksystem gehören. Diese **kardiopulmonalen Rezepto-**

ren liegen in den Vorhöfen und in der A. pulmonalis. Sie registrieren erhöhte Drücke im venösen System und hemmen den Sympathikus. Die kardiopulmonalen Rezeptoren beeinflussen darüber hinaus die langfristige Blutdruckregulation.

Im **Kreislaufzentrum** im Bereich der Formatio reticularis der Medulla oblongata werden die Afferenzen der Barorezeptoren mit Afferenzen aus der Peripherie (z. B. Atmung) sowie Afferenzen aus Hypothalamus und Kortex integriert. Darüber hinaus ist das Kreislaufzentrum mit der Hirnrinde gekoppelt.

Langfristige Blutdruckregulation

Langfristig wird der Blutdruck über das zirkulierende Blutvolumen und damit über die Niere geregelt. Die Änderung des Plasmavolumens beeinflusst über die venöse Füllung die Auswurfleistung des Herzens und damit den Blutdruck. Diese Volumenregulation beruht auf drei Pfeilern:
- **ADH-Sekretion**: Volumen- und Osmolaritätsänderungen im Gefäßsystem beeinflussen über verschiedene Regulationskreise die hypothalamische ADH-Sekretion und damit die Diurese.
- **Reninsekretion**: Bei Abnahme der Nierendurchblutung oder bei Natriummangel wird das blutdruck- und volumensteigernde Renin-Angiotensin-Aldosteron-System aktiviert.
- **Nierenwirksame Peptide**, z. B. atriales natriuretisches Peptid, werden durch Volumenbelastung der Vorhöfe freigesetzt und steigern die Diurese.

Darüber erfolgt bei längerfristigen arteriellen Druckerhöhungen die Diurese auch druckbedingt (**Druckdiurese**).

2.1.4 Temperaturregulation

Das Gefäßsystem spielt eine wichtige Rolle bei der Temperaturregulation. Zu hohe Temperaturen im Körperkern führen zur vermehrten Hautdurchblutung durch Vasodilatation. Umgekehrt wird die Hautdurchblutung gedrosselt, wenn die Thermorezeptoren der Haut eine zu niedrige Außentemperatur melden.

2.2 Diagnostische Methoden in der Angiologie

2.2.1 Untersuchungen bei arteriellen Krankheiten

Anamnese

Schmerz
Das wichtigste Symptom arterieller Durchblutungsstörungen ist der Schmerz (➤ Abb. 2.1). Der vernichtende Peitschenschlag weist auf eine arterielle Embolie, ein retrosternaler Vernichtungsschmerz hingegen auf ein dissezierendes Aortenaneurysma oder einen Herzinfarkt hin.

Belastungsabhängige Schmerzen sind für die chronische Verschlusskrankheit typisch: **Claudicatio intermittens** bei Obliteration der Beinschlagadern oder **Claudicatio intestinalis** nach dem Essen beim Verschluss von Darmarterien.

Kopfschmerzen, verbunden mit schwerem Krankheitsgefühl und Fieber, können auf entzündliche Gefäßkrankheiten wie die Arteriitis temporalis (➤ 19.4.4) hinweisen.

Hypo-/Parästhesie
Abgeschwächte Sensibilität, Missempfindungen oder Kältegefühl können direkte Folge einer schweren Durchblutungsstörung oder aber durch eine

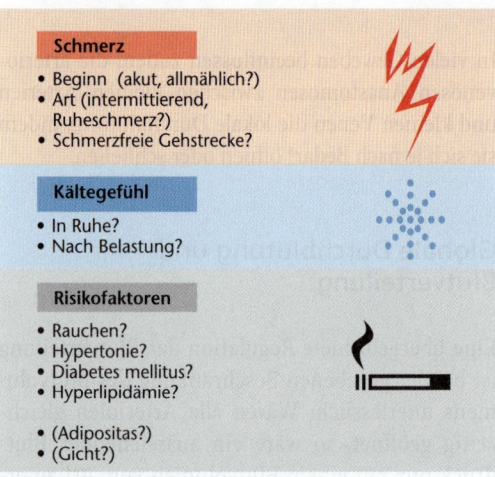

Abb. 2.1 Wichtige Fragen zur Anamnese bei Verdacht auf eine arterielle Gefäßkrankheit. [A400]

2.2 Diagnostische Methoden in der Angiologie

vorbestehende Neuropathie (z. B. bei Diabetes mellitus) bedingt sein (➤ 8.1 und 19.13.18).

Prädisponierende Faktoren
Die klassischen Risikofaktoren der Atherosklerose (Zigarettenrauchen, arterielle Hypertonie, Diabetes mellitus, Hypercholesterinämie), bereits bekannte Gefäßkrankheiten (z. B. Herzinfarkt, Schlaganfall) oder gefäßbedingte Symptome (z. B. Claudicatio intermittens, Angina pectoris, zerebrale Ausfallerscheinungen) müssen in der Anamnese eruiert werden.

Bestimmte Risikofaktoren treten gehäuft bei Adipositas und mit familiärer Disposition auf: Diabetes mellitus, essenzielle Hypertonie und bestimmte Formen der Hyperlipidämie (v. a. mit Erhöhung der Low-Density[LDL]- und/oder der Very-low-Density[VLDL]-Lipoproteine).

Die Art der beruflichen Tätigkeit kann ebenfalls wichtige Anhaltspunkte für das zugrunde liegende Geschehen liefern: z. B. eine Arbeit mit vibrierenden Maschinen wie dem Presslufthammer als Ursache für ein sekundäres Raynaud-Syndrom.

Klinische Untersuchung

Das Gefäßsystem ist wegen seiner vielfältigen klinischen Bedeutung stets in den allgemeinen medizinischen Untersuchungsgang einzubeziehen.

Inspektion

Die Inspektion der Extremitäten erfolgt grundsätzlich im direkten Seitenvergleich.

> **Patho-Info**
> **Hautfarbe**
> - **Blässe** tritt bei entleerten Venenplexus und vermindertem arteriellem Zustrom auf, z. B. beim Raynaud-Syndrom, aber auch bei peripherer arterieller Verschlusskrankheit (pAVK). **Leichenblässe** mit fehlender Venenfüllung ist typisch für den akuten arteriellen Gefäßverschluss.
> - **Marmorierung**: Blasse Haut mit felderartiger rötlich-bläulicher Zeichnung ist ein Zeichen der gestörten Mikrozirkulation, findet sich häufig bei eingeschränkter Sauerstoffversorgung, z. B. bei pAVK oder Schock (besonders bei Kindern), aber auch gelegentlich als Normalbefund.
> - **Heiße Röte** kommt beim diabetischen Fuß und bei entzündlichen Prozessen vor. **Kalte Röte** zeigt eine schwere Minderdurchblutung an mit maximaler Weitstellung der postkapillären Venolen, z. B. bei ischämischer Lähmung der vasalen Innervation.
> - **Zyanose** zeigt eine hohe Sauerstoffausnutzung des Bluts an. Sie kann bei funktionellen Durchblutungsstörungen entstehen (zweite Farbe beim Raynaud-Syndrom), aber auch bei eingeschränktem venösem Abfluss (Herzinsuffizienz oder Phlebothrombose).
> [PB, FF]

Trophische Störungen
Trophische Störungen zeigen die chronisch eingeschränkte Sauerstoff- und Nährstoffversorgung durch eine verminderte Mikrozirkulation an:
- **Rhagaden** und vermehrte **Schwielenbildung** am lateralen Fußrand und an der Ferse, interdigitale Mazerationen oder schlecht heilende Finger- und Zehenverletzungen
- schmerzhaftes, scharf begrenztes **Ulkus** bei pAVK. Es ist an den besonders schlecht durchbluteten Regionen wie Fußrücken, Ferse oder Schienbein lokalisiert.
- Nekrosen und Gangrän (Gangrän = ischämische Nekrose):
  - **trockene Gangrän**: schwarze, trockene, klar abgegrenzte Gewebedefekte, v. a. bei arterieller Verschlusskrankheit im Stadium IV
  - **feuchte Gangrän**: feuchte, infizierte, weniger scharf abgegrenzte Gewebedefekte, v. a. bei der diabetischen Mikroangiopathie
- Beinglatze beim Mann bei schwerer arterieller Verschlusskrankheit
- Auf Basis der trophischen Störungen kann es zur Entwicklung einer Polyneuropathie kommen.

Palpation

Bei warmer Raumtemperatur werden – kranial beginnend – die Pulse seitenvergleichend getastet und zugleich die Hauttemperatur verglichen.

Tastbefunde
Beim Tasten des Pulses interessieren besonders die **Pulsstärke** und die Pulsqualität (➤ 1.4.2):
- sehr kräftiger, abgeschwächter oder fehlender Puls bei Lumeneinengungen > 90 %

- hebender Charakter beim Aneurysma (pulsierender Tumor)
- lokales Schwirren bei der arteriovenösen Fistel

Verhärtete Gefäßwände können u. a. bei Diabetikern entstehen („Mönckeberg-Sklerose").

Auskultation

Obligate **Auskultationsorte** sind die A. carotis, die abdominelle Bauchaorta mit den Nierenarterienabgängen, Beckenarterien und Oberschenkelarterien.

Gefäßgeräusche entstehen in Stenosen mit Lumeneinengungen über 70% durch Aufrauung der Gefäßinnenwand infolge arteriosklerotischer Plaques mit Wirbelbildung und durch Viskositätsminderung des Bluts bei Anämie. Es gilt zu bedenken, dass die Lautstärke eines Strömungsgeräusches keine Rückschlüsse auf den Stenosegrad zulässt. Sie sind stets abklärungsbedürftig. Anzugeben sind:

- **Höhe des Geräusches** (hochfrequent oder niederfrequent): Die Stenose ist umso ausgeprägter, je höher frequent ein pulssynchrones Gefäßgeräusch erscheint. Subtotale Stenosen sind nicht mehr hörbar.
- **Geräuschcharakter**: Ein lautes systolisch-diastolisches Maschinengeräusch ist z. B. pathognomonisch für eine arteriovenöse Fistel.

Spezielle Arteriendiagnostik

Funktionelle Tests

Die funktionellen Tests dienen der Bestätigung einer Verdachtsdiagnose und der Erfassung von funktionellen Leistungsreserven.

Lagerungsprobe nach Ratschow

In liegender Position mit maximal angehobenen Beinen werden bis zur Schmerzgrenze oder für 1 min Rollbewegungen in den Sprunggelenken durchgeführt. Normalerweise ändert sich dabei die Durchblutung kaum. Je rascher und stärker ein Abblassen der Fußsohle eintritt, umso ausgeprägter ist die Durchblutungsstörung.

Nach dem Aufsetzen werden die Beine hängen gelassen. Dann kommt es normalerweise innerhalb von 5–7 s zu einer reaktiven Hyperämie und Venenfüllung des Fußes. Bei Strombahnhindernissen treten beide Gefäßreaktionen deutlich verzögert auf. Für den peripheren Verschlusstyp ist eine überschießende Reaktion mit düsterrotem Hautkolorit charakteristisch.

> **MERKE**
> Diese Untersuchung ist bei schwerer peripherer arterieller Verschlusskrankheit (Stadium III/IV) und bei manifester Herzinsuffizienz kontraindiziert!

Faustschlussprobe

Die Durchführung an den Armen verläuft analog zum Ratschow-Test. Der Patient nimmt eine sitzende Position ein und führt bei maximal angehobenen Armen Faustschlüsse durch.

Allen-Test

Der Allen-Test untersucht den Zustand der Unterarmarterien bzw. des Hohlhandbogens (➤ Abb. 2.2a). Zu Untersuchung der A. ulnaris bzw. A. radialis erfolgt die Kompression beider Arterien. Durch Öffnen und Schließen der Hand wird das Blut aus selbiger gepumpt. Daraufhin erfolgt eine Dekompression der zu untersuchenden Arterie. Bei einem gesunden Gefäßsystem wird die Hand innerhalb von Sekunden durchblutet. Soll eine Untersuchung des Hohlhandbogens erfolgen, wird eine Arterie komprimiert. Liegt eine Durchblutungsstörung in Hohlhandbogen vor, erfolgt eine Weißfärbung der Hand.

Gehtest

Der Patient läuft auf einer abgemessenen ebenerdigen Strecke (Geschwindigkeit: 1 Doppelschritt/s nach Metronom) oder auf dem Laufbandergometer mit standardisierten Untersuchungsbedingungen (Geschwindigkeit: 3,5 km/h, Steigung: 12,5%). Bei arterieller Verschlusskrankheit wird durch belastungsinduzierte Muskelischämie ein Schmerz ausgelöst. Die Gehstrecke bis zum Auftreten des ersten Schmerzes korreliert mit dem Grad der Kompensation des Gefäßverschlusses und wird zur Stadieneinteilung der pAVK verwendet (➤ 2.3.2). Das arterielle Strombahnhindernis liegt immer eine Etage über der schmerzenden Muskulatur. So deuten z. B. Wadenschmerzen auf einen Oberschenkeltyp der pAVK hin.

2.2 Diagnostische Methoden in der Angiologie

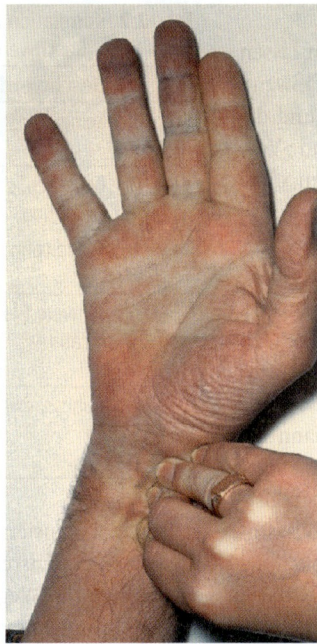
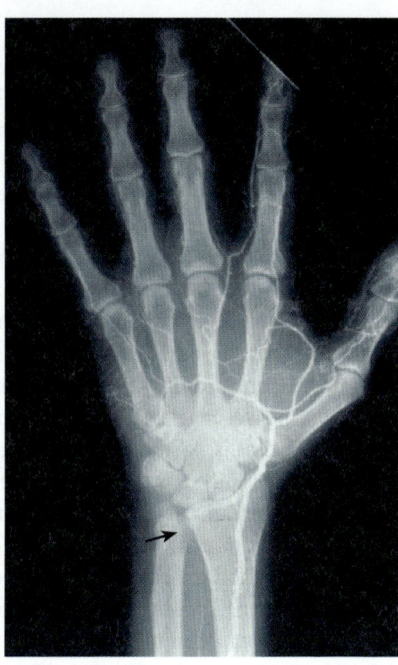

Abb. 2.2a Allen-Test bei Verschluss der A. ulnaris: Unter der Faustschlussprobe mit Kompression der A. radialis wird eine protrahierte Durchblutungsstörung mit zyanotischer Verfärbung der Fingerkuppen DIII–DV deutlich. Der klinische Befund bestätigte sich in der Angiografie (rechts): Der Verschluss der A. ulnaris ist hier gut zu erkennen (Pfeil). [M180]

Nichtinvasive apparative Verfahren

Blutdruckmessung
Bei einer Differenz der Blutdruckmessung an beiden Armen von > 30 mmHg besteht der Verdacht auf eine Stenose der A. subclavia auf der Seite mit dem geringeren Druck. Zum Ausschluss einer Aortenisthmusstenose (> 1.12.2) müssen die Femoralispulse getastet und evtl. zusätzlich der Blutdruck an den Oberschenkeln gemessen werden. Der im Liegen an den Beinen gemessene Blutdruck ist normalerweise gleich oder etwas höher als der an den Armen.

Radio-Info

Ultraschallverfahren in der Angiologie

B-Bild-Sonografie (zweidimensionaler Ultraschall)
- **Prinzip**: Ultraschallwellen werden von einem im Schallkopf enthaltenen Sender in den Körper geschickt und an Grenzflächen der Gewebe mit unterschiedlicher Intensität reflektiert. Diese Impulse werden in elektrische Signale umgewandelt und auf dem Monitor in unterschiedlichen Grautönen dargestellt.
- **Indikation**: Darstellung von Aneurysmen, Dissektionen, Verlaufsanomalien und Wandveränderungen von Gefäßen sowie Darstellung von pathologischen intravasalen (z. B. Thromben, Plaques) und extravasalen Gewebestrukturen (z. B. Hämatomen).

Doppler-Sonografie **Prinzip**: Vom Ultraschallsender werden kontinuierliche Wellen (im Continuous-Wave-Modus = CW) ausgestrahlt. Wenn diese auf eine akustische Grenzfläche treffen, die sich in Bewegung befindet und auf die Sendequelle zukommt, werden sie mit einer höheren Frequenz als der Sendestrahl reflektiert. Entsprechend ist die reflektierte Frequenz niedriger als der Sendestrahl, wenn sich der Körper von der Schallquelle entfernt.

(Farbcodierte) Duplexsonografie Das Verfahren stellt die Kombination von B-Bild-Sonografie und direktionaler Doppler-Sonografie dar.
- **Prinzip**: Durch Farbcodierung innerhalb eines Ausschnittfensters des B-Bilds lassen sich Strömungen darstellen und Strömungsrichtungen farblich beurteilen („rot" = auf den Schallkopf zu gerichtete Strömung, „blau" = vom Schallkopf weg zeigende Strömung). Der Farbwert ist umso heller, je schneller die lokale Fließgeschwindigkeit gemessen wird.
- **Indikation**: Festlegung des Stenosegrads und Erfassung von Verschlüssen in peripheren, supraaortalen und viszeralen Arterien; Beurteilung des Fließverhaltens in Venen. Die Duplexsonografie hat im Vergleich zur Angiografie und zur Phlebografie eine hohe Sensitivität und gilt wegen der fehlenden Invasivität als bildgebendes Verfahren der ersten Wahl. [MW]

Ultraschalldiagnostik

Mit den verschiedenen Ultraschallverfahren lassen sich strukturelle Veränderungen der Gefäßwand (z. B. Plaques, Aneurysmen, Dissektionen) und die Strömungsverhältnisse (z. B. Stenosen und Verschlüsse) in den arteriellen Gefäßen darstellen, ohne den Patienten zu belasten.

Doppler-Druckmessung

Die Untersuchung beginnt mit der Bestimmung des Blutdrucks (RR) an beiden Armen beim liegenden Patienten. Dann wird die RR-Manschette am distalen Unterschenkel angelegt. Mit einer Dopplersonde wird die A. tibialis posterior aufgesucht, dann die RR-Manschette auf suprasystolische Werte aufgepumpt und langsam abgelassen. Die ersten registrierten pulssynchronen Geräusche zeigen den systolischen Blutdruck. Danach erfolgt die Untersuchung der A. dorsalis pedis. Mit der Methode lassen sich Druckwerte bis ca. 30 mmHg registrieren.

Knöchel-Arm-Druckindex (ankle brachial pressure index = **ABI**): RR-Messung an beiden Armen und Doppler-Druckmessung an beiden Fußarterien. Beim Gefäßgesunden liegt der systolische Knöchelarteriendruck um 0–10 mmHg über dem Oberarmdruck (Doppler-Index Knöcheldruck/Oberarmdruck > 0,9). Abweichungen ergeben sich bei einer pAVK des Beins (Doppler-Index ≤ 0,9). Bei einem Wert < 0,5 besteht eine kritische Ischämie. Die Doppler-Druckmessung ist in analoger Weise auch an den Unterarmarterien durchführbar (➤ Tab. 2.2).

Indikation: Die Bestimmung des ABI ist die wichtigste apparative Maßnahme zum Nachweis oder Ausschluss einer hämodynamisch relevanten pAVK.

Doppler-Druckmessung nach Belastung RR-Messung an beiden Armen und Doppler-Druckmessung an den Fußarterien nach definierter Belastung (z. B. Zehenständen).

Indikation: Die Methode dient der Erfassung einer geringgradigen pAVK, die erst unter Belastung hämodynamisch relevant wird. Bei Gefäßgesunden entspricht der Doppler-Druck nach Belastung den Messwerten in Ruhe. Im Stadium III/IV einer pAVK ist der Test wegen der reduzierten Durchblutungsreserve kontraindiziert. Für den Patienten entspricht

Tab. 2.2 Korrelation zwischen Knöchel-Arm-Druckindex (ABI), Beschwerden und klinischem Befund.

ABI	Beschwerden	klinischer Befund
> 0,9	keine	keine/geringe Atherosklerose (Zufallsbefund)
0,8–0,9	bei erheblicher Belastung	Stenosen/Verschlüsse (gut kompensiert)
0,6–0,8	Claudicatio	Stenosen/Verschlüsse (ausreichend kompensiert)
0,3–0,6	schwere Claudicatio	Mehretagen-Strombahnhindernisse (unzureichend kompensiert)
0–0,3	Ruheschmerz	Mehretagen-Strombahnhindernisse (nicht kompensiert)

ein „gut kompensierter" Befund einem Stadium I bis IIa. Bei einer „ausreichenden" Kompensation liegt ein Stadium IIa (Wegstrecke > 200 m), bei „unzureichender" Kompensation ein Stadium IIb (Wegstrecke < 200 m) und bei „fehlender" Kompensation ein Stadium III vor.

Andere nichtinvasive Verfahren

Oszillografie Sie registriert pulssynchrone Volumenschwankungen eines von einer speziellen Messmanschette umschlossenen Gefäßabschnitts.

Kapillarmikroskopie Sie ermöglicht eine morphologische Beurteilung der Endstrombahn am Nagelfalz mittels Auflichtmikroskopie. Pathologische Befunde bezüglich der Dichte, des Verlaufs und der Anordnung von Kapillaren können sich z. B. bei Kollagenosen und beim Raynaud-Syndrom ergeben.

Edelmetallmesskathode Damit kann der lokal in den Kapillaren des Gewebes freigesetzte Sauerstoff als **transkutaner Sauerstoffpartialdruck** ($tcpO_2$) registriert werden.

Angiografische Methoden

Katheterangiografie

Dieses invasive Verfahren erfolgt, wenn sich ein Befund nicht allein durch ein anderes, weniger invasives Diagnostikverfahren (wie z. B. die Duplex-Sonografie) aufklären lässt. Es dient weiterhin der genauen Festlegung der Therapie vor einem geplanten Eingriff.

Technisch wird die Angiografie meist als intraarterielle **digitale Subtraktionsangiografie (DSA)** durchgeführt. Sie ermöglicht eine überlagerungsfreie radiologische Darstellung der Gefäße durch rechnergestützte Subtraktion von Weichteilen und Knochenstrukturen.

Computertomografie und MR
Alternative Untersuchungsverfahren sind die kontrastmittelgestützte Magnetresonanz(MR)- und die **computertomografische (CT-)Angiografie.** Vorteile der MR-Angiografie sind die fehlende Strahlenbelastung und eine geringere Toxizität des eingesetzten Kontrastmittels, Nachteile sind die höheren Kosten und die fehlende Möglichkeit zur Gefäßintervention in gleicher Sitzung.

Radio-Info
Bildgebung des Aortenaneurysmas

Kontrastverstärkte CT Erlaubt eine exakte Bestimmung der Längenausdehnung und Relation von durchströmtem Lumen und Außendurchmesser. Grenzwerte für das Aortenlumen sind thorakal 4 cm und abdominal 3 cm. Der Nachweis einer Intimaabhebung und eines kontrastierten falschen Lumens sind sichere Zeichen einer Dissektion (> Abb. 2.2b). Bei Ruptur des Aortenaneurysmas sind die Wandaußenkonturen des Aneurysmas unscharf, es kommt zu KM-Austritt.
Röntgenthorax Mediastinalverbreiterung mit schalenförmigen Verkalkungen, ektatisch Verbreiterung, im Seitbild ggf. doppelte Aortenkontur.
[MW]

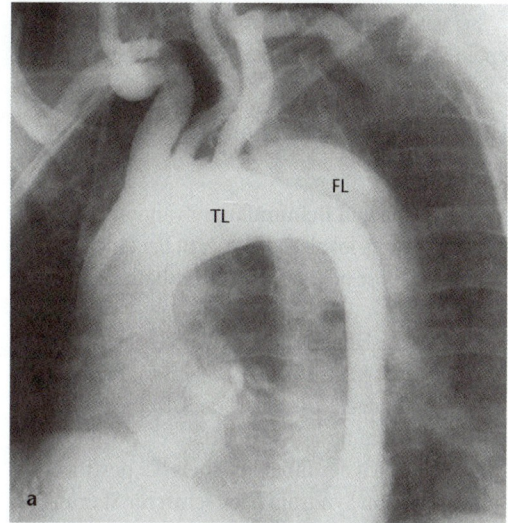

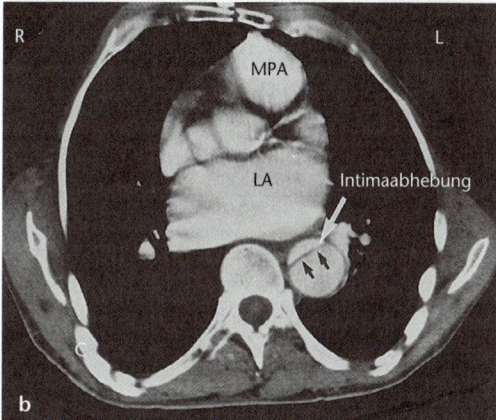

Abb. 2.2b Aortendissektion. [E283]
a) Die Katheterangiografie zeigt ein kontrastiertes echtes (TL) und falsches Lumen (FL).
b) Im axialen CT-Bild lässt sich nach KM-Gabe die zwischen echtem und falschem Lumen liegende Intimawand nachweisen (LA = linker Vorhof, MPA = Truncus pulmonalis)

2.2.2 Untersuchungen bei venösen Krankheiten

Anamnese

Die subjektiven Beschwerden korrelieren bei venösen Krankheiten nicht immer mit dem Grad der Störung. Am häufigsten werden eine im Laufe des Tags zunehmende Schwellungsneigung und ein Schweregefühl im betroffenen Bein geschildert. Die Beschwerden verstärken sich unter dem Einfluss von Hitze und bei langem Stehen bzw. Sitzen. Des Weiteren können auch Schmerzen beim Auftreten von den Patienten beschrieben werden.

Als **Risikofaktoren** gelten bei der Phlebothrombose u. a. erfolgte Operationen/Traumen, ein Tumorleiden, Schwangerschaft/Wochenbett, eine längere Immobilität und die Einnahme von weiblichen Hormonen. Eine familiäre Disposition lässt sich bei der Varikose meistens, bei der Phlebothrombose manchmal eruieren.

Klinische Untersuchung

Die Inspektion und Palpation sollten stets im Seitenvergleich erfolgen.

Bei venösen Krankheiten ist es wichtig, den Patienten im Stehen und im Liegen zu untersuchen.

Untersuchung im Stehen

Allgemein
- **Hautfarbe und Beinumfang**: Zyanose, Umfangsvermehrung, lokale Ödeme, z. B. bei Phlebothrombose oder bei postthrombotischem Syndrom
- **trophische Hautveränderungen** (bei chronischer venöser Insuffizienz, ➤ 2.4.5): Pigmentverschiebungen, Ulkusnarben, Ulzera, auffällige Gefäßzeichnung
  - im Bereich des Innenknöchels bei postthrombotischem Syndrom bzw. schwerer Stammvarikose der V. saphena magna,
  - im Bereich des Außenknöchels bei schwerer Stammvarikose der V. saphena parva.

Venen
- **tastbare Varizenstränge**: z. B. entlang der Innenseite des Beins (bei Stammvarikose der V. saphena magna)
- **Signalvenen**: auffällige Zeichnung oder hervortretende oberflächliche Venen bei Phlebothrombose (z. B. an der Schienbeinhaut)
- **tastbarer „Blow-out" einer Varize**: umschriebene Erweiterung einer Vene
  - in der Leistenbeuge bei Stammvarikose der V. saphena magna; gut tastbar bei leichter Außenrotation des Beins,
  - in der Kniekehle bei Stammvarikose der V. saphena parva; am besten tastbar bei leicht angewinkeltem Knie,
  - bei Varikose einer V. perforans, z. B. der Cockett-Gruppe.
- suprapubische, an der vorderen Bauchwand entlang laufende oberflächliche **Kollateralkreisläufe**, z. B. beim postthrombotischen Syndrom der Beckenvenen

Untersuchung im Liegen

Bei der Untersuchung wird geachtet auf:
- vermehrte, „pralle" Konsistenz der Extremität (**intrafasziales Ödem**), Druckschmerz der Wade; beides als Hinweis auf eine Thrombose
- **lokalisierte Ödeme**: „weich" bei Thrombose, „fest" beim Lymphödem
- **Canyon-Effekte** (sog. Faszienlücken) bei Insuffizienz der Vv. perforantes, können durch gleitende Palpation über den Cockett-Venen erfasst werden („tastbares Loch")
- eingeschränkte Mobilität im oberen Sprunggelenk als Hinweis auf ein **arthrogenes Stauungssyndrom**

Spezielle Venendiagnostik

Nichtinvasive apparative Verfahren

Die wichtigste Untersuchungsmethode zur Abklärung einer Venenkrankheit ist die (farbkodierte) Duplexsonografie. Um die globale venöse Zirkulation einer Extremität zu beurteilen, können zusätzlich die Photoplethysmografie und die Venenverschlussplethysmografie eingesetzt werden.

Ultraschalluntersuchungsmethoden
➤ 2.2.1 Radio-Info Ultraschallverfahren in der Angiologie

Mit der reinen **B-Bild-Sonografie** lassen sich Venenwand, Gefäßinhalt und perivasale Strukturen morphologisch begutachten. Für den Nachweis einer Phlebothrombose (➤ Abb. 2.3) gilt die fehlende Komprimierbarkeit des Gefäßes mit dem Schallkopf im Querschnitt („**Kompressionssonografie**") als entscheidendes Kriterium. Neben postthrombotischen Veränderungen können auch venöse Kompressionssyndrome erkannt werden.

Die (farbkodierte) **Duplexsonografie**, die bei modernen Sonografiegeräten durch Knopfdruck zur reinen B-Bild-Sonografie hinzugeschaltet wird, zeigt als Kombination aus B-Bild- und Doppler-Sonografie sowohl die Ultraschallmorphologie des Gefäßes als auch die Strömungsdynamik an. Sie ist somit ein optimales Verfahren zur Diagnostik einer Thrombose, eines postthrombotischen Syndroms und einer Varikose.

Photoplethysmografie (PPG)
Mit der Photoplethysmografie (**Lichtreflexionsrheografie, LRR**) wird die **Pumpfunktion** der Beinvenen beurteilt. Über einen Photodetektor am Unterschenkel wird die Absorption eines Lichtstrahls

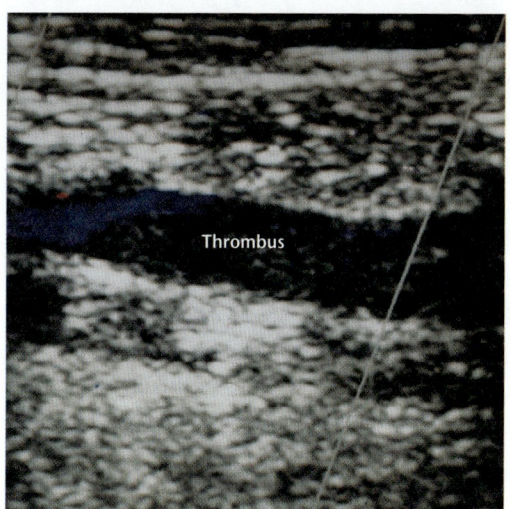

Abb. 2.3 Farbkodierte B-Bild-Sonografie: Längsschnitt einer Vene mit Thrombus. Das frei durchgängige Lumen ist blau kodiert. Der Thrombus hat die Vene im Querschnitt aufgeweitet und füllt das Gefäßlumen hier vollständig aus. [M180]

im Blut der subkutanen Hautplexus gemessen: Bei Muskelarbeit entleeren sich die Plexus und die Lichtabsorption nimmt ab. Der gemessene Parameter ist das Volumen und nicht – wie bei der Phlebodynamometrie (s. u.) – der Druck.

Venenverschlussplethysmografie (VVP)
Die Venenverschlussplethysmografie eignet sich gut für die Erfassung der venösen Kapazität und Drainage einer Extremität. Die Untersuchung erfolgt im Liegen mit Anlage von Staumanschetten an den Oberschenkeln und quecksilbergefüllten Dehnungsstreifen an den Unterschenkeln. Gemessen wird die Volumenzunahme der Extremität nach Anlegen eines venösen Staudrucks bzw. der Rückgang der Volumenzunahme nach Lösen der Staumanschette.

Invasive apparative Verfahren

- Die **Phlebografie** wird u. a. bei unklaren Ultraschallbefunden, bei der Rezidivthrombose, beim postthrombotischen Syndrom, bei der inkompletten Stammvarikose und bei der Rezidivvarikose eingesetzt. Der Vorteil der Methode liegt in der umfassenden Dokumentation des gesamten tiefen und oberflächlichen Venensystems einer Extremität.
- Die **Phlebodynamometrie** ist v. a. indiziert vor geplanten operativen Eingriffen beim postthrombotischen Syndrom sowie zur Dokumentation einer erfolgreichen Thrombektomie oder Thrombolyse einer Beinvenenthrombose. Nach Punktion einer Vene am Fußrücken wird der Abfall des Venendrucks im Arbeitsversuch (Zehenstandübungen) invasiv registriert. Pathologisch sind ein verminderter Druckabfall während der Zehenstandübungen und eine verkürzte Druckanstiegszeit nach Beendigung des Arbeitsversuchs.

2.3 Arterielle Gefäßkrankheiten

Arterielle Gefäßkrankheiten haben eine erhebliche epidemiologische Relevanz. Der **Herzinfarkt** als Folge der koronaren Herzkrankheit und der **zerebrale Insult** sind in den meisten westlichen Industrieländern die häufigste Todesursache im Erwachsenenalter. Etwa 5–10 % der Erwachsenen leiden darüber hinaus an einer **peripheren arteriellen Durchblutungsstörung**.

Die **Einteilung** der arteriellen Gefäßkrankheiten erfolgt

- nach der **Pathogenese** in:
  - **degenerativ bedingte Gefäßkrankheiten** (häufigste Form): Zugrunde liegt meist die Atherosklerose der größeren Arterien, seltener eine Arteriolosklerose der kleinen Arterien. Die häufigste Manifestation ist die periphere arterielle Verschlusskrankheit (**pAVK**; ➤ 2.3.2). Ebenfalls zu den degenerativen Gefäßkrankheiten zählen die **Aneurysmen**, da sie zu 95 % arteriosklerotisch bedingt sind (➤ 2.3.10). Auch **Embolien** gehen, soweit sie aus dem Gefäßsystem stammen, vielfach von degenerativen Läsionen aus (➤ 2.3.3). Die **Mediasklerose** ist für den Diabetiker typisch.
  - **entzündlich bedingte Gefäßkrankheiten**: durch immunologische Prozesse, z. B. Thrombendangiitis obliterans, Vaskulitiden (➤ 2.3.6)

- **mechanisch bedingte Gefäßkrankheiten:** durch Druck äußerer Strukturen, z. B. Thoracic-Outlet-Syndrom (➤ 2.3.7) oder Poplitea-Kompressionssyndrom (popliteales Entrapment-Syndrom)
- **funktionelle Gefäßkrankheiten:** Störungen der Gefäßregulation, bei denen das Gefäß keine Strukturabweichungen zeigt; z. B. primäres Raynaud-Syndrom (➤ 2.3.8)
- Eine Sonderstellung nimmt die **fibromuskuläre Dysplasie** ein, bei der es durch Proliferation der glatten Muskulatur und des fibrösen Gewebes in Intima und Media zu Gefäßobliterationen kommt (➤ 2.3.9).

• nach dem **betroffenen Gefäßabschnitt** in:
- **Makroangiopathien:** Erkrankung der großen und mittleren Arterienabschnitte, z. B. pAVK. Makroangiopathien sind in über 90 % arteriosklerotisch, zu 10 % entzündlich bedingt.
- **Mikroangiopathien:** Erkrankung der terminalen Strombahn, z. B. diabetische Mikroangiopathie. Die Ursachen sind heterogen; Mikroangiopathien können funktionell, degenerativ oder entzündlich bedingt sein.
- **Angioneuropathien:** Erkrankung der gefäßversorgenden Innervation, z. B. das primäre Raynaud-Syndrom

2.3.1 Pathogenese der arteriellen Verschlusskrankheit

Die arterielle Verschlusskrankheit (AVK) ist der Oberbegriff für alle chronischen arteriellen Durchblutungsstörungen, die auf einer Stenose oder auf einem Verschluss von Arterien beruhen. Sie werden unterteilt in:
- periphere arterielle Verschlusskrankheit (pAVK): Extremitätengefäße
- zerebrale Durchblutungsstörungen
- koronare Herzkrankheit (KHK; ➤ 1.5)
- viszerale Durchblutungsstörungen

Die AVK ist eine Makroangiopathie, sie kann jedoch durch eine Mikroangiopathie kompliziert werden. Weiterhin bestehen bei vorliegender pAVK häufig eine KHK oder Karotisstenose.

Arteriosklerose

Die **Arteriosklerose** ist ein Sammelbegriff für degenerative Veränderungen an der Arterienwand. Ihre klinisch bedeutsamste Manifestationsform ist die **Atherosklerose** (➤ 1.5.2), welche die größeren Arterien betrifft. So sind die pAVK in 90 %, die koronare Herzerkrankung in über 95 % und die Durchblutungsstörungen der Hirnarterien in 70 % d. F. atherosklerotisch bedingt.

Die von der Media größerer Arterien ausgehende **Mönckeberg-Sklerose** mit Verkalkung und Verknöcherung der Arterienwand kann als eigenständiges Krankheitsbild, aber auch parallel zur Atherosklerose bestehen. Sie tritt als altersbedingte Gefäßveränderung v. a. bei Diabetikern und Dialysepatienten auf.

Seltenere Auslöser für eine arterielle Verschlusskrankheit sind entzündliche Prozesse, rezidivierende Embolien oder eine fibromuskuläre Dysplasie.

Formen
Atherosklerose
- Initialläsionen als Lipidablagerungen in den Makrophagen der Intima; „Fettstreifen" an der Intima, die schon in der Kindheit beginnen
- betrifft zuerst die Aorta und am schwersten die Gefäße im abdominellen Bereich, sekundär auch die Gefäßabgänge (Koronargefäße, Extremitätengefäße, zerebrale Arterien)

Kalzifizierung der Media (Mönckeberg-Sklerose)
- Lipidablagerungen in der Media mit nachfolgender Verkalkung und Degeneration von glatten Muskelzellen („Gänsegurgel"-Arterien)
- in mittelkalibrigen peripheren Arterien vom muskulären Typ
- meist bei Patienten > 50 Jahre mit Diabetes mellitus und bei Dialysepatienten

Arteriolosklerose
- Lipidablagerungen in Intima und Media kleinster Gefäße
- v. a. in Arterien und Arteriolen der Bauchorgane: Niere (vaskuläre Nephropathie, ➤ 9.7), Nebenniere, Milz und Pankreas

Pathogenese

Die klassischen kardiovaskulären Risikofaktoren (s. o.), aber auch Entzündungsvorgänge bewirken eine Störung der endothelialen Funktion, die in der Frühphase der Atherosklerose nachweisbar ist (> 1.5.2). Morphologisch tritt eine herdförmig akzentuierte Erkrankung der Intima auf, die über Wandveränderungen und -verhärtungen, Elastizitätsverlust, Plaquebildung und Lumeneinengung schließlich zum Gefäßverschluss führt.

Eine andere morphologische Erscheinungsform stellt die **dilatative Arteriopathie** dar, bei der die degenerativen Prozesse – wie bei den folgenden **rein altersbedingten Gefäßveränderungen** – nicht zu einer Lumeneinengung, sondern zu einer Lumenerweiterung führen:

- Zunahme der Wanddicke
- Untergang der glatten Gefäßmuskulatur mit Elastizitätsverlust des Gefäßrohrs
- Verkalkung der Media durch Untergang von glatten Muskelzellen. Der Extremfall ist die bei Diabetes mellitus häufige Mönckeberg-Mediasklerose mit Kalkeinlagerung in die Media mittelgroßer Arterien und metaplastischer Verknöcherung („**Gänsegurgel-Arterien**").

Pathophysiologische Bedeutung von Kollateralen
Die Beschwerden bei arterieller Verschlusskrankheit sind abhängig von dem Grad der Minderdurchblutung und den Möglichkeiten, die eingeschränkte Versorgung über Kollateralen zu kompensieren. Diese **Umgehungskreisläufe** sind physiologisch als arterioarterielle Anastomosen angelegt und werden bei erhöhtem Durchblutungsbedarf vermehrt „durchblutet".

Risikofaktoren

Die klassischen Risikofaktoren der Atherosklerose sind (> Abb. 2.4, > Tab. 2.3):

- Hypertonie
- Zigarettenrauchen (Risiko korreliert ohne Schwellenwert mit der Anzahl der gerauchten Zigaretten)
- Hyper- und Dyslipoproteinämien
- Diabetes mellitus

Komplikationen

Komplikationen sind:
- Gefäßstenose
- Gefäßruptur
- Aneurysma
- Thrombusbildung

Tab. 2.3 Beziehung zwischen den Hauptrisikofaktoren und der bevorzugten Lokalisation der Atherosklerose.

Risikofaktor	Gefäßstrombahn
Hypertonie	zerebrale Arterien
Hypercholesterinämie	koronare Arterien
Zigarettenrauchen	periphere Arterien
Diabetes mellitus	periphere Arterien (Makroangiopathie) periphere, renale, retinale Arterien (Mikroangiopathie)

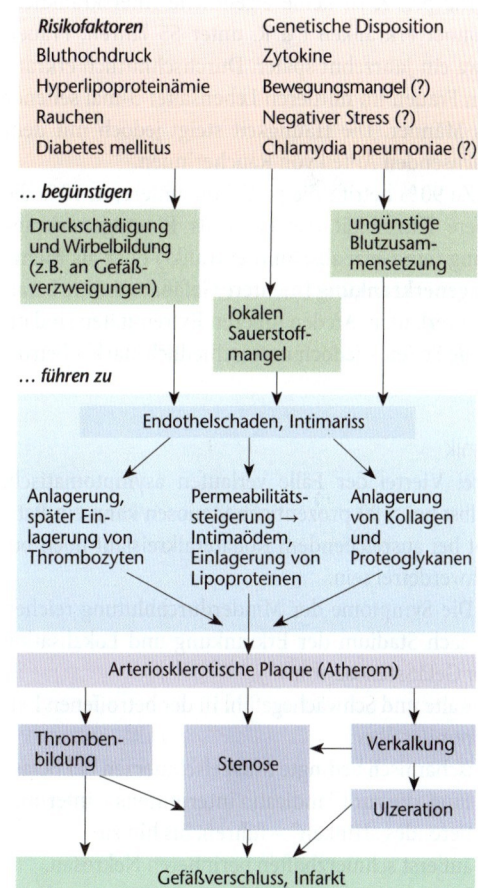

Abb. 2.4 Risikofaktoren, Pathogenese und Folgen der Atherosklerose. [A400]

2.3.2 Periphere arterielle Verschlusskrankheit (pAVK)

Synonyme Chronische arterielle Verschlusskrankheit der Extremitäten.

Die pAVK ist die häufigste arterielle Gefäßkrankheit. Sie geht i. d. R. mit einer generalisierten Atherosklerose einher und ist oft mit anderen arteriosklerotischen Krankheitsbildern vergesellschaftet: Jeder zweite Patient leidet gleichzeitig an einer koronaren Herzkrankheit oder einem zerebrovaskuläres Leiden.

Die pAVK ist keine eigentliche Alterskrankheit. Männer erkranken i. d. R. unter 55 Jahren, Frauen etwa ein Jahrzehnt später. Durchschnittlich erkranken Frauen im mittleren Lebensalter 3-mal seltener als Männer. Die Häufigkeit steigt jedoch mit dem wachsenden Anteil von Raucherinnen.

Zu 90 % betrifft die pAVK die untere, in 10 % die obere Extremität. Sie kann als **Einetagenerkrankung** (ein Gefäßabschnitt erkrankt) oder als **Mehretagenerkrankung** (mehrere Gefäßabschnitte befallen) verlaufen. An den unteren Extremitäten sind oft beide Seiten – jedoch unterschiedlich stark – betroffen.

Klinik
Drei Viertel der Fälle verlaufen asymptomatisch. Selbst bei > 90-prozentigen Stenosen kann ein Patient bei ausreichendem Kollateralkreislauf noch beschwerdefrei sein.

Die Symptome der Minderdurchblutung reichen je nach Stadium der Erkrankung und Lokalisation der Gefäßstenose von
- Kälte und Schwächegefühl in der betroffenen Extremität über
- ischämisch bedingte Muskelschmerzen bei Belastung, die zur Claudicatio intermittens – intermittierendes „Hinken" – führen, bis hin zu
- äußerst schmerzhaften peripheren Nekrosen. Diese Läsionen sind meistens trocken, manchmal wie mumifiziert, können aber – insbesondere bei Diabetikern – superinfiziert sein.

Einteilung
Stadien nach Fontaine
I keine Beschwerden
II Belastungsschmerzen in der distal der Stenose/des Verschlusses gelegenen Muskulatur
 II a schmerzfreie Wegstrecke > 200 m
 II b schmerzfreie Wegstrecke < 200 m
III Ruheschmerz
IV ischämische Nekrose

Klinische Bedeutung der Stadieneinteilung Am häufigsten liegt eine pAVK im Stadium II nach Fontaine mit einer limitierten beschwerdefreien Wegstrecke vor. Das Stadium I verursacht keinerlei Beschwerden; es handelt sich um einen Zufallsbefund. Die Stadien III und IV werden auch als **kritische Extremitätenischämie** bezeichnet. Es droht der Verlust der betroffenen Extremität; deshalb ist hierbei rasches Handeln nach Diagnostik (einschließlich invasiver Verfahren) gefordert.

Studien haben gezeigt, dass Patienten mit einer Grad III–IV pAVK zu 90 % an einer koronaren Kerzkrankheit leiden und in 50 % d. F. arteriosklerotische Veränderungen der extrakraniellen Hirnartereien aufweisen. Dies geht mit einer Reduktion der Lebenserwartung um 10 Jahre bzw. einem Versterben von 20 % der Patienten innerhalb von 5 Jahren nach Diagnose der pAVK einher.

Lokalisationstypen
pAVK der unteren Extremität
In 90 % d. F. wird die pAVK an Gefäßen der unteren Extremität beobachtet, besonders häufig an den Oberschenkel- und an den Beckenarterien. Meist handelt es sich dabei um ein Stadium II nach Fontaine. Nach Häufigkeit und Lokalisation der Gefäßverschlüsse/-stenosen werden folgende Verschlusstypen unterschieden:

Oberschenkeltyp Häufigkeit ca. 50 %; die Stenose oder der Verschluss ist in der A. femoralis superficialis lokalisiert (mit oder ohne Einbeziehung der A. poplitea). Pulse der A. poplitea und der Fußschlagadern fehlen oder sind stark abgeschwächt. Zusätzlich liegt eine Claudicatio intermittens mit Schmerzlokalisation in der Wade vor. Dennoch ist bei einer Kollateralisation über die parallel verlaufende A. profunda femoris eine vollständige Kompensation mit asymptomatischem Verlauf möglich.

Beckentyp Häufigkeit ca. 35 %; Stenose oder Verschluss in den Iliakalgefäßen. Der Leistenpuls und alle nachgeschalteten Pulse der betroffenen Extremität fehlen oder sind stark abgeschwächt. Die Claudicatio intermittens tritt mit Schmerzlokalisation in der Gluteal- und Oberschenkelmuskulatur auf.

Unterschenkel- oder peripherer Typ Häufigkeit ca. 14 %; Stenose oder Verschluss in den Unterschenkelarterien. Die Fußpulse an dem betroffenen Bein fehlen; die Patienten klagen über ein lokales Kältegefühl im Fuß. Diese Form der pAVK ist charakteristisch für die diabetische (Makro-)Angiopathie, die entzündlichen Gefäßkrankheiten und für rezidivierende Embolien.

Aorta-abdominalis-Typ (Leriche-Syndrom) Häufigkeit ca. 1 %. Akuter oder chronischer Verschluss der Aorta abdominalis im Bereich der Aortenbifurkation. Die Pulse fehlen an **beiden** Beinen; der Belastungsschmerz betrifft die beidseitige Glutealmuskulatur und die innere Beckenmuskulatur. Daher treten auch Kontinenzprobleme auf.
- akuter Verschluss: lebensgefährliches, schweres Krankheitsbild mit AZ-Reduktion, Schock, Herzdekompensation. Sonst Symptome wie bei arterieller Embolie (➤ 2.3.3)
- chronischer Verschluss: Die Patienten beschreiben extreme Ermüdbarkeit der Beine unter Belastung, die Beine fallen zusätzlich durch eine blasse Hautfarbe und Muskelatrophien auf. Bei Männern findet sich häufig eine begleitende Impotentia coeundi.

Mehretagentyp Die genannten Verschlusstypen treten häufig kombiniert auf. Die klinische Symptomatik variiert dann in entsprechender Weise.

pAVK der oberen Extremität
Die pAVK der oberen Extremität ist mit 10 % d. F. viel seltener. Es werden unterschieden:

Digitaler Typ Häufigkeit ca. 70 %; Stenosen oder Verschlüsse in den Fingerarterien, die – außer durch Arteriosklerose – häufig durch Vibrationstraumen bei Arbeiten (z. B. mit Presslufthammern) verursacht werden. Bei Frauen um das 40. Lebensjahr, entsprechend einem sekundären **Raynaud-Syndrom** im Rahmen einer Thrombendangiitis obliterans (Männer sind 10-mal häufiger betroffen als Frauen), Sklerodermie oder Arteriitis. Symptome sind extrem kälteempfindliche, äußerst schmerzhafte Rhagaden und Nekrosen (**„Rattenbiss"-Nekrosen**) an den Fingerkuppen, Wachstumsstörungen der Fingernägel und chronische Paronychien.

Schultertyp Häufigkeit ca. 28 %; Stenose oder Verschluss der A. subclavia und/oder der A. axillaris. Pulse der Armarterien fehlen auf der betroffenen Seite; die Blutdruckdifferenz zwischen beiden Armen liegt über 30 mmHg. Die Beschwerden sind in Ruhe oft gering – lediglich bei schwerer Arbeit, besonders bei Arbeiten über dem Kopf, zeigt sich eine rasche Ermüdbarkeit des betroffenen Arms (**Dyspraxia intermittens**). Eine Sonderform ist das Subclavian-Steal-Syndrom (➤ 2.3.2).

Aortenbogensyndrom Selten (Häufigkeit 1–2 %); Stenosierung der supraaortalen Gefäße am Abgang aus dem Truncus brachiocephalicus. Die Pulse an den oberen Extremitäten fehlen (ein- oder doppelseitig), mit begleitender Reduktion des Blutdrucks in den Armen (> 30 mmHg). Die Symptome in den Armen zeigen sich besonders bei Arbeiten über Kopf. Das Aortenbogensyndrom ist meist arteriosklerotisch bedingt.

Sonderform: Subclavian-Steal-Syndrom
Ein Verschluss der A. subclavia proximal des Abgangs der A. vertebralis führt – v. a. bei Muskelarbeit des betroffenen Arms – zur **Strömungsumkehr** in der ipsilateralen A. vertebralis, mit „Anzapfung" des A.-basilaris-Kreislaufs. Symptome sind daher rasche Ermüdbarkeit des betroffenen Arms v. a. bei Muskelarbeit oder auch bei der diagnostisch durchgeführten **Faustschlussprobe,** zudem Schwindel, Sehstörungen, Kopfschmerzen, Ataxien, intermittierende Bewusstseinsstörungen, Parästhesien und zentrale Sehstörungen.

Chirurgie-Info
Subclavian-Steal-Syndrom

Eine Therapie ist nur bei eindeutiger Symptomatik indiziert. Therapie der Wahl ist die stentgestützte perkutane transluminale Angioplastie. Als Zugangsweg wird die A.

femoralis oder A. brachialis genutzt. Offen-chirurgisch wird die zugrunde liegende Subclavia-Stenose meist extrathorakal mittels Karotis-Subclavia-Bypass, alternativ mittels Subclavia-Carotis-communis-Transposition (**Parott-Operation**) versorgt.
[AS]

Ätiologie
90 % der pAVK sind arteriosklerotisch, 10 % durch entzündliche Gefäßkrankheiten bedingt (➤ 2.3.6).

Risikofaktoren
- Alter, Geschlecht und genetische Disposition
- Zigarettenrauchen: Starke Raucher haben ein 2- bis 4-fach höheres Risiko einer Claudicatio intermittens gegenüber Nichtrauchern; das Risiko korreliert mit der Anzahl gerauchter Zigaretten und nimmt nach Aufgabe des Rauchens deutlich ab.
- Diabetes mellitus (➤ 8.1): erhöht das pAVK-Risiko 2,6-fach gegenüber Stoffwechselgesunden
- arterielle Hypertonie: Bei Männern ist das Risiko 2,5-fach gegenüber Normotonikern erhöht, bei Frauen sogar 4-fach (➤ 1.14).
- Hyper- und Dyslipoproteinämien (LDL-Erhöhung, Lipoprotein-[a]-Erhöhung; ➤ 8.4)
- weitere (schwächer korrelierende) Risikofaktoren: Hyperfibrinogenämie, Erhöhung des Hämatokriten (Erhöhung der Blutviskosität), Hypertriglyzeridämie, Hyperhomocysteinämie.

Diagnostik
In 95 % d. F. ist die richtige Diagnose ohne jede apparative Hilfe zu stellen – allein durch Anamnese und sorgfältige klinische Untersuchung. Mit einer ergänzenden Doppler-Druckmessung über den Fußarterien kann eine pAVK sicher nachgewiesen bzw. ausgeschlossen werden. Um u. a. die genaue Lokalisation, das Krankheitsstadium und das therapeutische Vorgehen zu bestimmen, erfolgt i. d. R. eine Stufendiagnostik.

Stufe I Nichtapparative Basisdiagnostik:
- Anamnese, Inspektion, Palpation, Pulsstatus und Auskultation. Auf trophische Störungen ist besonders zu achten.
- Lagerungsprobe nach Ratschow (➤ 2.2.1) an den unteren Extremitäten bzw. Faustschlussprobe an den oberen Extremitäten zur ersten Einschätzung des Schweregrads (nicht im Stadium III/IV)
- Gehtest (➤ 2.2.1) zur Festlegung der beschwerdefreien Gehstrecke (nur im Stadium II)

Stufe II Apparative Diagnostik zur Festlegung von Schweregrad und Lokalisierung von Stenosen/Verschlüssen:
- Doppler-Druckmessung über den Fußarterien in Ruhe (alle Stadien) und nach Belastung (Stadium I/II) (➤ 2.2.1)
- B-Bild-Sonografie zur morphologischen Beurteilung der Gefäße (z. B. dilatative Arteriopathie, Plaques) und (farbodierte) Duplexsonografie zur Beurteilung der Blutströmung (Stenose/Verschlüsse sowie Kollateralisationsgrad; alle Stadien).
- akrale Oszillografie

Stufe III Apparative Diagnostik bei geplanter invasiver Therapie (Stadium III/IV, ggf. IIb):
- Arteriografie oder intraarterielle DSA, ggf. MR- oder CT-Angiografie
- Bei vorgesehener Amputation ggf. Festlegung der Amputationsebene mittels vorheriger nichtinvasiver, transkutaner Sauerstoffpartialdruckmessung ($tcpO_2$) im Gewebe auf verschiedenen Höhen des betroffenen Fußes/Beins.

Therapie
Unabhängig vom Stadium der Erkrankung wird versucht, die Progression der Arteriosklerose durch sekundäre Prävention (s. u.) aufzuhalten. Die weiterführende Therapie ist stadienabhängig.

Stadieneinteilung (Fontaine-Ratschow) und stadiengerechte Therapiemaßnahmen

Stadium I Asymptomatisch, es besteht keine Behandlungsindikation. Wichtig sind jedoch die Ausschaltung von kardiovaskulären Risikofaktoren, die Untersuchung der anderen Gefäßregionen (koronare, abdominelle und zerebrale Gefäße) sowie regelmäßige Kontrollen der peripheren arteriellen Strombahn. Die Wirksamkeit von ASS in diesem Stadium ist wahrscheinlich, jedoch nicht eindeutig belegt.

Stadium II Claudicatio intermittens: Im Stadium II nach Fontaine sollten vor einer chirurgischen Therapie die konservativen Maßnahmen ausgeschöpft sein. Es werden konservative Maßnahmen bevorzugt angewendet, an erster Stelle konsequentes Gehtraining, ggf. unterstützt durch orale Therapie mit Naftidrofuryl (z. B. Dusodril®). Gehtraining dient der Ausbildung und Stärkung von Kollateralen: 3 × 30 min/Tag zügiges Gehen mit Pausen (Intervalltraining) bis zum Auftreten eines Spannungsgefühls in der betroffenen Extremität. Günstig ist, in Abhängigkeit der betroffenen Extremitäten, auch die Durchführung von Rollübungen (Ratschow oder Faustschluss). Gabe von ASS 100 bis 300 mg/Tag.

Chirurgie-Info

Bauchaorten- und Beckenarterienverschlüsse

Als therapeutische Optionen kommen unter sorgfältiger Abwägung von Nutzen und Risiko die stentgestützte perkutane transluminale Angioplastie sowie anatomische und extraanatomische Rekonstruktionen infrage.
Anatomische Rekonstruktionen Bifurkationsprothese (Y-Prothese), Thrombendarteriektomie, uni- oder bilateraler aorto-iliakaler oder -femoraler Bypass.
Extraanatomische Rekonstruktionen Cross-over-Bypass, axillofemoraler Bypass.
[AS]

Stadium III/IV Ruheschmerzen, Gangrän: Revaskularisierende Maßnahmen sind dringlich zur Erhaltung der Extremität; unterstützend oder alternativ wird ggf. Prostaglandin E_1 (Prostavasin®) intraarteriell oder intravenös verabreicht. Bei Ulkus/Gangrän sind Wunddébridement, Druckentlastung und Antibiose angezeigt, ggf. Hämodilution und Schmerztherapie nach Bedarf. Bei Bettruhe wird zusätzlich eine Thromboseprophylaxe mit Heparin durchgeführt. Nach einer Intervention erfolgt eine längerfristige Therapie mit ASS oder Clopidogrel oder mit oralen Antikoagulanzien.

Sekundäre Prävention
Die sekundäre Prävention beruht auf drei Prinzipien:
- **Beeinflussung der Risikofaktoren**: Nikotinabstinenz, Gewichtsreduktion, strenge Einstellung von Diabetes mellitus, Hyperlipoproteinämie und Hypertonie
- **medikamentöse Dauerbehandlung** mit Thrombozytenfunktionshemmern wie ASS oder Clopidogrel, um die Progression zu verlangsamen. In Einzelfällen wie bei arteriellen Embolien sind orale Antikoagulanzien indiziert.
- **Verhaltensregeln für den Patienten** zur Vermeidung von trophischen Störungen bei grenzwertiger Durchblutungssituation: u. a. kein beengendes Schuhwerk, Verletzungen bei Pediküre vermeiden, keine lokale Wärmezufuhr durch Wärmflaschen oder Heizkissen

Lumeneröffnende Maßnahmen
Der Einsatz von Rekanalisationsverfahren ist grundsätzlich in den Stadien III und IV der pAVK zu prüfen, evtl. auch im Stadium IIb. Zur Verfügung stehen:
- **Rekanalisierung** durch Katheter: Ballondilatation
- **Thrombolyse**: systemisch oder lokal, in Kombination mit einer perkutanen transluminalen Angioplastie (➤ 1.6.4)
- **operative Verfahren**

Chirurgie-Info

Vaskuläre Rekonstruktionstechniken

Begriffsdefinitionen
Arteriotomie Chirurgische Eröffnung einer Arterie. Man unterscheidet die Längs- von der Querarteriotomie.
Gefäßabklemmung Dient der Blutstromunterbrechung.
Intraluminaler Shunt Technik zur temporären Blutversorgung während der Abklemmphase. Über einen kleinen Schlauch wird der Blutstrom am Operationsgebiet vorbei in die Peripherie geleitet. Wird v. a. in der Karotischirurgie eingesetzt.

Offen-chirurgische Verfahren
Thrombembolektomie Über einen kleinen Hautschnitt wird die verschlossene Arterie aufgesucht und eröffnet. Anschließend bringt man den sogenannten Fogarty-Katheter ein und führt ihn am Thrombus/Embolus vorbei. Es erfolgen die Dilatation des sich am distalen Ende des Katheters befindlichen Ballons und das langsame Zurückziehen des Katheters. Dadurch wird das thrombembolische Material aus der Arterie entfernt. Die Operation endet mit der Naht der Arteriotomie und dem schichtweisen Wundverschluss.

Thrombendarteriektomie (TEA) Bei diesem Verfahren wird das stenosierte Gefäß aufgesucht, freipräpariert und längs eröffnet. Anschließend erfolgt eine Entfernung des sklerotischen Materials durch Ausschälung (Desobliteration). Nachfolgend wird die Arterie entweder direkt oder mittels Patchplastik verschlossen. Anwendung findet die TEA im Bereich der A. carotis interna oder auch der A. femoralis superficialis.

Bypassoperationen Bypassoperationen werden v. a. zur Überbrückung langstreckiger Arterienverschlüsse durchgeführt. Der Verschluss wird dabei durch autologe (V. saphena magna, V. saphena parva, Armvenen) oder alloplastische (PTFE, Dacron, PVC) Materialien umgangen. Dabei werden im **Unterschenkelbereich** kleinlumige Arterien, wenn möglich, mithilfe einer **autologen Vene** ersetzt bzw. ein Bypass gebildet.

Man unterscheidet anatomische (verlaufen entsprechend dem anatomischen Gefäßverlauf) von extraanatomischen (z. B. Cross-over-Bypass, axillofemoraler Bypass) Bypässen.

Gefäßinterponate Der pathologisch veränderte Gefäßabschnitt (z. B. Aneurysma) wird reseziert und durch eine autologe oder alloplastische Prothese ersetzt.

Endovaskuläre Verfahren

Perkutane transluminale Angioplastie (PTA) Nach Punktion der Arterie wird ein Katheter in Seldinger-Technik über ein Schleusensystem eingeführt. Anschließend wird die Stenose mithilfe eines Bildwandlers aufgesucht und durch Dilatation des sich am Katheter befindlichen Ballons aufgedehnt. Zur Wahrung des Dilatationsergebnisses wird ggf. zusätzlich ein Stent eingebracht. Anwendungsbeispiele: Nierenarterienstenose, Stenosen im Bereich der A. iliaca externa oder der A. femoralis superficialis.

Perkutane Aspirationsembolektomie Dieses Verfahren dient der Entfernung von Thromben und Emboli. Nach Punktion des betreffenden Gefäßes werden die Blutgerinnsel angesaugt und entfernt. Das Verfahren wird häufig in Verbindung mit einer lokalen Lysetherapie genutzt.

Stentgraft Unter einem Stentgraft versteht man eine durch ein Drahtgeflecht stabilisierbare Gefäßprothese, die intraluminal eingebracht z. B. der Ausschaltung von Aneurysmen dient.
[AS]

Pharmakologische Therapie
Sie wird in Abhängigkeit vom Krankheitsstadium der pAVK eingesetzt, parallel zu oder anstelle von lumeneröffnenden Maßnahmen.

- **Prostanoide** (Prostaglandin E_1, Prostazyklin-Analogon Iloprost) bewirken eine Gefäßerweiterung, auch von Kollateralgefäßen, sowie eine Thrombozytenfunktionshemmung. Die Behandlung mit PGE_1 ist bei fortgeschrittener pAVK (Stadien III und IV) indiziert; Iloprost hat eine Indikation bei der Thrombangiitis obliterans.
- **rheologische Therapie** zur Verbesserung der Fließeigenschaften des Bluts: Gabe von **vasoaktiven Substanzen**, z. B. Pentoxifyllin, Naftidrofuryl, Buflomedil zur Verbesserung der Fließeigenschaften der Erythrozyten. Bei erhaltener Gehfähigkeit im Stadium II und fehlender Möglichkeit eines Gehtrainings kann ein Einsatz sinnvoll sein; ein Wirksamkeitsnachweis nach neuen Prüfrichtlinien liegt für Naftidrofuryl vor.

> **MERKE**
> Vasodilatatoren (z. B. α-Blocker, Kalziumantagonisten) sind bei pAVK nicht indiziert. Sie führen durch Steal-Effekte zur Verschlechterung der Zirkulation und Sauerstoffversorgung im poststenotischen Gefäßgebiet. Bei primärem Raynaud-Syndrom werden sie jedoch gelegentlich mit Erfolg eingesetzt.

Zusätzliche Maßnahmen
- Bettruhe, Analgesie und sorgfältige Lokalbehandlung im Stadium IV
- Tieflagerung der betroffenen Extremität und Watteverband im Stadium III/IV

Prognose
Ein Patient mit pAVK hat im Vergleich zum Gesunden eine um durchschnittlich 10 Jahre verringerte Lebenserwartung. Die häufigsten Todesursachen sind Herzinfarkt und zerebraler Insult.

2.3.3 Akuter peripherer Gefäßverschluss

Durch den Erfolg in der Therapie schwerer Herzkrankheiten sind sowohl Postinfarktzustände mit wandständigen Thromben als auch Mitralstenosen mit Vorhofflimmern häufiger geworden. Als Folgekrankheiten gewinnen akute Gefäßverschlüsse durch arterielle Embolien zunehmend an klinischer Bedeutung.

Ätiologie und Pathogenese
Arterielle Embolie 70–80 %:
- Ablösung eines Thrombus aus dem Herzen, z. B. bei Mitral- und Aortenklappenvitien, absoluter Arrhythmie bei Vorhofflimmern, Herzinfarkt mit wandständigen Thromben, Herzwandaneurysma, thromboulzeröser Endokarditis
- Ablösung von Thromben oder atheromatösen Plaques aus arteriellen Aneurysmen
- selten **paradoxe Embolie**: Ein **venöser** Thrombus gelangt durch ein offenes Foramen ovale in die arterielle Strombahn.
- häufige Lokalisation von arteriellen Embolien:
  - A. carotis interna (60 %)
  - A. femoralis/poplitea (28 %)
  - A. brachialis (6 %)

Arterielle Thrombose 20–30 %: Sie entsteht zu 90 % auf dem Boden von schweren arteriosklerotischen Wandveränderungen und entzündlichen Gefäßkrankheiten. Von großer Bedeutung ist auch der Reverschluss nach Operation oder Ballondilatation am Gefäßsystem.

Klinik
Die charakteristischen Symptome einer peripheren **arteriellen Embolie** werden im englischen Sprachraum als **die 6 P nach Pratt** zusammengefasst:
- Pain (blitzartiger, sehr starker Schmerz)
- Pallor (Blässe)
- Paresthesia (gefühllose Extremität)
- Paralysis (Bewegungsverlust)
- Prostration (Schock)
- Pulselessness (Pulslosigkeit)

Beschwerden bei einer arteriellen Embolie sind deutlich akuter und heftiger als bei einer pAVK.

Diagnostik
Die **Verdachtsdiagnose** eines akuten Gefäßverschlusses kann allein aufgrund der „6 P" gestellt werden.

Eine **Objektivierung** gelingt durch den Nachweis von fehlenden Arterienpulsen und Doppler-Druckwerten < 50 mmHg an den Fußarterien der betroffenen Extremität. Die Abgrenzung zwischen Embolie und Thrombose ist schwierig. Das Angiogramm lässt eine Differenzierung zu: Ein arterieller Verschluss bei sonst intaktem Gefäßsystem spricht für eine Embolie.

In der Anamnese lassen sich wichtige Hinweise finden:
- **Embolie**: akuter Beginn; disponierende Grundkrankheit (➤ 2.3.1)
- **Thrombose**: subakuter oder akuter Beginn; bekannte pAVK

Therapie
Sofortige Einweisung in eine Klinik. Bis zur Durchführung lumeneröffnender Maßnahmen wird die Extremität tief gelagert und in Watte gepackt.

Eine lokale Wärmezufuhr durch Heizkissen, Bettflaschen etc. sollte unterbleiben, um Verbrennungen an der gefühlsgestörten Extremität zu vermeiden.

Starke Schmerzen werden z. B. mit einem Morphinderivat (5–10 mg Morphin i. v.) behandelt. Des Weiteren sollte eine sofortige Antikoagulation mit Heparin erfolgen, z. B. 5.000–10.000 IE unfraktioniertes Heparin intravenös.

Lumeneröffnende Maßnahmen Die Wiederherstellung der Strombahn ist wichtig. Die Therapiemaßnahmen richten sich nach dem Gefährdungsgrad der Extremität und den örtlichen Gegebenheiten.

Chirurgie-Info
Akuter arterieller Verschluss

Ziel der operativen Therapie ist die rasche Wiederherstellung der Durchblutung und Vermeidung irreversibler Organschäden.
Komplettes Ischämiesyndrom Chirurgische Intervention als Embolektomie, Thrombektomie, Thrombendarteriektomie oder Bypass-Implantation. **Standardverfahren** ist die **Katheterthrombembolektomie nach Fogarty**.
Inkomplettes Ischämiesyndrom/frische Embolie Katheterverfahren mit Aspirationsembolektomie und Katheterlyse.
Bei eindeutig irreversibler schwer geschädigter Extremität erfolgt eine primäre Majoramputation als Ultima Ratio zur Rettung des Patientenlebens („life before limb").
Komplikation – Reperfusionsschaden
- **Kompartmentsyndrom**: Nach Wiederherstellung des Blutflusses kommt es zu einer erhöhten Permeabilität mit konsekutivem Ödem. Dies kann neben einem Volumenmangelschock zu einem Kompartmentsyndrom führen. Da in diesem Fall eine Schädigung von Nerven, Gefäßen und Weichteilen und damit

der Extremitätenverlust drohen, muss umgehend eine Spaltung aller vier Unterschenkelfaszien (Fasziotomie) erfolgen.
- **Tourniquetsyndrom**: Nach Wiedereröffnung eines mehr als 6 h akut verschlossenen Gefäßes kommt es durch Abstrom der Stoffwechselprodukte zum Tourniquet-Syndrom: postischämisches Ödem, Laktatazidose, Hyperkaliämie, Rhabdomyolyse mit Myoglobinämie/-urie, hypovolämischem Schock und Nierenversagen, Crush-Niere. Eine intensivmedizinische Betreuung mit Hämofiltration sowie die rasche Spaltung der Unterschenkelfaszien (Fasziotomie) bei einem Kompartmentsyndrom sind indiziert.

[AS]

MERKE

Postoperativ bzw. postinterventionell wird eine Antikoagulation mit Heparin durchgeführt, vorzugsweise in höherer Dosierung. Längerfristig kommen Cumarinderivate (bei Embolie) oder Thrombozytenfunktionshemmer (bei arteriellen Thrombosen) zur Anwendung, um einen Reverschluss zu verhindern.

2.3.4 Zerebrale Durchblutungsstörungen, Schlaganfall

Nach der koronaren Herzkrankheit und malignen Tumoren sind zerebrale Durchblutungsstörungen die dritthäufigste Todesursache in westlichen Industrieländern. Wichtigster Risikofaktor ist die arterielle Hypertonie.

Pro Jahr erleiden in Deutschland ca. 200.000 Erwachsene und 1.000 Kinder/Jugendliche einen Schlaganfall. Die Inzidenz ist bei Männern etwas höher als bei Frauen (174 vs. 122/100.000). Prognostisch gilt grob die **25 %-Regel**: Jeweils 25 % der Patienten nach Schlaganfall behalten keine, leichte oder schwere Behinderungen zurück, weitere 25 % versterben.

Die hirnversorgenden Arterien sind physiologischerweise gut kollateralisiert, wobei die Kollateralgefäße individuell unterschiedlich stark ausgeprägt sind. Einseitige, sich langsam entwickelnde Stenosen können oft gut kompensiert werden; sogar einseitige Totalverschlüsse der A. carotis oder der A. vertebralis können vollständig symptomfrei bleiben.

Auch bei Verschlüssen intrakranieller Gefäße ist eine kompensatorische Blutversorgung über die anderen Hirnarterien möglich. Stenosen und thrombotische Gefäßverschlüsse werden häufig kompensiert, embolische Verschlüsse nicht.

Anatomische Grundlagen
Wesentlich für das Verständnis der Symptome sind anatomische Kenntnisse über die zerebralen **Versorgungsgebiete** der Hirnarterien (➤ Abb. 2.5 und ➤ Abb. 2.6).

Patho-Info

Stadien der zerebralen ischämischen Durchblutungsstörung

Stadium I **Symptomlose** Gefäßstenose (Zufallsbefund).
Stadium II
- **transitorische ischämische Attacke (TIA)**: neurologische Ausfälle, die innerhalb von 24 h vollständig abklingen (Dauer meist 1–10 min). Eine TIA kann mit Sehstörungen, Arm und Beinschwächen und Sprachstörungen einhergehen. Die Art der Ausfälle hängt vom betroffenen Stromgebiet ab (➤ Tab. 2.4). Die meisten transitorisch-ischämischen Attacken sind thromboembolischer Genese und in 40 % d. F. erfolgt innerhalb von 5 Jahren ein Hirninfarkt. Das Risiko ist in den ersten 3 Tagen nach einer TIA am höchsten. Häufigste Todesursache bei Patienten mit TIA ist aber der Herzinfarkt.
- **prolongiertes reversibles ischämisches neurologisches Defizit (PRIND oder RIND)**: neurologische Ausfälle, die mehr als 24 h anhalten und sich innerhalb einer Woche vollständig zurückbilden; der Begriff wird heutzutage zunehmend seltener angewandt.

Stadium III Manifester Schlaganfall: zunächst Vasoparalyse im ischämischen Areal mit aufgehobener Autoregulation der zerebralen Perfusion, später (nach einigen Stunden) Zunahme der Symptomatik durch Entwicklung eines zytotoxischen Ödems mit Zellschädigung (**progressive stroke**). Die neurologischen Ausfälle bleiben meist über mehrere Wochen bestehen. Irreversible Schäden bleiben zurück. Die partielle Rückbildung der Ausfallerscheinungen beruht auf einer verbesserten Durchblutung der **Penumbra** (Areal mit relativer Ischämie in der Peripherie des irreversibel geschädigten Infarktgebiets).

Stadium IV Residualstadium eines abgelaufenen Schlaganfalls mit persistierendem neurologischem Defizit.

[PB, FF]

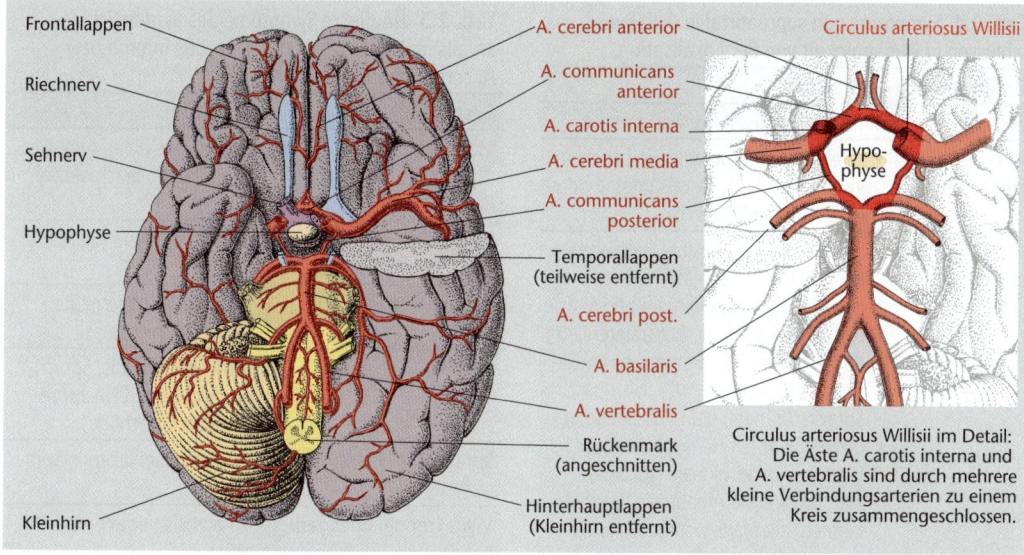

Abb. 2.5 Zerebrale Blutversorgung. Die Durchblutung des Gehirns erfolgt über die Aa. carotides internae sowie (in geringerem Umfang) über die Aa. vertebrales. Beim ischämischen Insult ist am häufigsten das Stromgebiet der A. cerebri media betroffen. [A400]

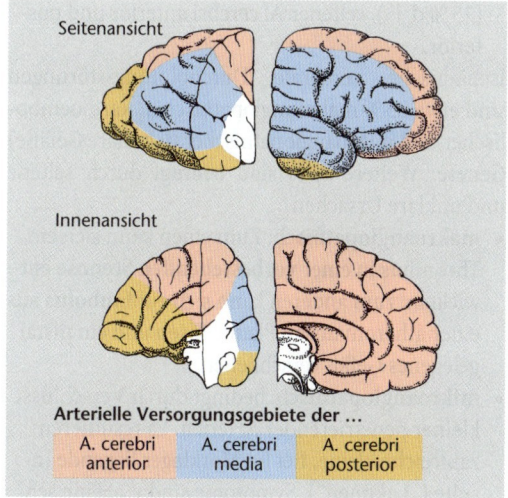

Abb. 2.6 Versorgungsgebiete der Hirnarterien. [L190]

Ätiologie und Pathogenese
Eine Hirnsubstanzschädigung beruht meistens auf einer zerebralen Ischämie oder auf einer zerebralen Blutung.

Klinik
Eine **Klassifizierung** der zerebralen Durchblutungsstörungen erfolgt zunächst entsprechend der Schwere bzw. Persistenz der resultierenden Symptomatik. Diese Stadieneinteilung wird zunehmend verlassen zugunsten des Sammelbegriffs **akutes ischämisches zerebrovaskuläres Syndrom (AICS)** analog zum Begriff des akuten Koronarsyndroms für kardiale Durchblutungsstörungen (➤ 1.6).

Beim manifesten Schlaganfall ist die klinische Symptomatik durch das schlagartige Auftreten von neurologischen Ausfällen infolge der zerebralen Durchblutungsstörung charakterisiert. Am häufigsten ist das Stromgebiet der A. carotis interna bzw. der A. cerebri media betroffen (➤ Tab. 2.5). Typische Symptome sind eine kontralaterale Hemiparese (brachiofazial betont) und Hemihypästhesie sowie eine Sehstörung (Amaurosis fugax, homonyme Hemianopsie). Bei Befall der dominanten Hemisphäre können zusätzlich eine Aphasie, Alexie und Dyskalkulie auftreten. Verschlüsse im vertebrobasilären Stromgebiet führen zu einer variablen Kombination von Hirnstammsymptomen. Der Verschluss der A. basilaris führt ohne therapeutische Intervention i. d. R. zum Tod.

Ischämische Durchblutungsstörungen

Ätiologie
Zerebrale ischämische Durchblutungsstörungen sind in ca. **80 %** Ursache einer Hirnschädigung und entstehen bei Stenose oder Verschluss der

Tab. 2.4 Symptome von supraaortalen Gefäßverschlüssen in Abhängigkeit von der Lokalisation.

Gefäßgebiet	Symptome
vorderer Hirnkreislauf (A. carotis, A. cerebri media)	
A. carotis communis	• zerebrale Symptomatik wie bei einem Verschluss der A. carotis interna oder A. cerebri media
A. carotis interna	• motorische und sensible Halbseitenausfälle mit brachiofazialer Betonung: schlaffe Lähmungen und Sensibilitätsstörungen der kontralateralen Körperhälfte unter Betonung von Gesicht und Hand • Sprachstörungen bei Lokalisation in der dominanten Hemisphäre (Broca-, Wernicke- oder globale Aphasie) • evtl. ipsilaterale Amaurosis fugax (Sekunden, allenfalls wenige Minuten anhaltende Blindheit bei embolischem Verschluss der A. ophthalmica), homonyme Hemianopsie • im Stadium IV Hemispastik mit Reflexsteigerung und positiven Pyramidenbahnzeichen
A. cerebri media	Versorgungsgebiet entspricht dem Endstromgebiet der A. carotis interna: • zerebrale Symptome wie bei Verschluss der A. carotis interna (außer Amaurosis fugax)
hinterer Hirnkreislauf (A. vertebralis, A. basilaris)	
A. vertebralis und A. basilaris	• variable neurologische Symptomatik: Schwindel, Diplopie, transiente globale Amnesie, Dysphagie und Dysarthrie, Ohrgeräusche, Hörminderung, Horner-Syndrom, ipsilaterale Ataxie • typische Drop Attacks (plötzlicher Sturz ohne Vorwarnung) • Schlaganfall nur bei beidseitigem komplettem Verschluss der A. vertebralis oder A. basilaris: Para- oder Tetraparese, Bewusstseinsstörungen bis zum Koma

Verschlüsse der Aa. cerebri anterior und posterior sowie Kleinhirn- oder Hirnstamminfarkte sind selten, zur Symptomatik siehe neurologische Lehrbücher.

- **extrakraniellen (hirnversorgenden) Arterien**: A. carotis interna (ca. 50 % d. F., Lokalisation der Stenose meist an der Karotisgabel), A. vertebralis (15 % d. F.), seltener A. carotis communis, A. subclavia, Truncus brachiocephalicus,

Tab. 2.5 Häufigste Symptome des akuten Schlaganfalls im Stromgebiet der A. carotis interna bzw. A. cerebri media.

System	Symptom
Motorik	Hemiparese (Bein, Arm, Gesicht), häufig brachiofazial betont
Sensibilität	Hemihypästhesie (Bein, Arm, Gesicht)
Koordination	Hemiataxie, Extremitätenataxie, Dysmetrie
Sprache (Aphasie)	Sprachverständnis, Sprachproduktion und Nachsprechen beeinträchtigt
Sprechen (Dysarthrie)	verwaschene, lallende Sprache
Visus (retinal oder Sehbahn)	Amaurosis (fugax), Hemianopsie

- **intrakraniellen Hirnarterien**: A. cerebri media (25 % d. F.), seltener A. cerebri anterior und posterior.

Ischämische zerebrale Durchblutungsstörungen sind etwa 25 % makroangiopathischer, kardioembolischer und mikroangiopathischer (lakunäre Gefäße) Genese. Weitere 25 % sind bedingt durch seltene und unklare Ursachen.

- **makroangiopathisch**: Zum einen kann sich ein Thrombus in einer **vorbestehenden Stenose** entwickeln, zum anderen kann sich ein **Embolus** aus einer atheromatösen Plaque **lösen** und ein distal gelegenes Gefäß verschließen.
- **mikroangiopathisch**: bedingt durch Verschlüsse kleiner penetrierender Arterien. Es resultieren zahlreiche kleine, tief im Marklager liegende Insulte („Lakunen"). Symptome sind v. a. eine sensible und motorische Halbseitensymptomatik sowie eine Dysarthrie.
- **Kardiale Embolien** mit Ablösung eines Gerinnungsthrombus treten z. B. bei absoluter Arrhythmie oder bei Herzklappenfehlern auf.

Das **Multiinfarktsyndrom** (subkortikale arteriosklerotische Enzephalopathie, **Morbus Binswanger**) beruht auf multiplen kleinen Infarkten bei subkortikaler arteriosklerotischer Angiopathie und Hypertonie. Als Symptome finden sich Demenz und neurologische Herdausfälle. Die Diagnostik des Krankheitsbilds erfolgt durch CT oder MRT. Die differenzialdiagnostischen Abgrenzung zum Morbus Alzheimer kann mittels Positronenemissionstomografie (PET) erfolgen.

Intrazerebrale Blutung

In 15 % sind Blutungen in die Gehirnsubstanz Ursache einer zerebralen Durchblutungsstörung. Die Blutungsquelle liegt meist in arteriosklerotisch veränderten kleinen Hirnarterienästen bei vorbestehender langjähriger Hypertonie (**hypertensive Massenblutung**). Seltener blutet es aus intrazerebralen Aneurysmen oder arteriovenösen Fehlbildungen (Angiomen, Kavernomen) bzw. auf der Grundlage einer schweren hämorrhagischen Diathese oder infolge eines Traumas.

Klinik   Initial Kopfschmerzen, Übelkeit und Erbrechen; Bewusstseinsstörungen bis hin zum Koma; Auftreten meist unter körperlicher Tätigkeit oder bei Aufregung; lokalisationsabhängige neurologische Ausfälle (Entwicklung über Minuten bis Stunden).

Diagnostik   Computertomografie (CT) oder Kernspintomografie (MRT), evtl. Angiografie zur Lokalisation der Blutungsquelle.

Therapie   In der Regel konservativ mithilfe von osmotisch wirksamen Substanzen zur Verringerung des erhöhten intrakraniellen Drucks; Kontrolle des Blutdrucks unter Vermeidung von extrem hohen oder niedrigen Werten.

Subarachnoidalblutung

Bei 5 % der Patienten mit einem Schlaganfall liegt eine Subarachnoidalblutung zugrunde, die i. d. R. durch Ruptur eines Aneurysmas an der Hirnbasis, selten bei arteriovenösen Angiodysplasien entsteht.

Klinik   Einschießender, meist okzipital akzentuierter Kopfschmerz, Meningismus; Bewusstseinsstörungen; Auftreten häufig bei schwerer körperlicher Belastung.

Diagnostik
- CT (oder MRT): Nachweis von Blut im Subarachnoidalraum, in den Ventrikeln oder im Hirngewebe
- bei unauffälligem CT wird eine Lumbalpunktion durchgeführt, die blutigen Liquor nachweisen kann
- Angiografie in den ersten 24 h bei Blutnachweis

Therapie   Frühe operative interventionelle Behandlung mit Ausschaltung eines Aneurysmas (innerhalb der ersten 4 Tage). Bettruhe, Obstipationsprophylaxe, ggf. eine leichte Sedierung und Schmerzbekämpfung; Prophylaxe und Therapie eines sekundären Vasospasmus durch Nimodipin (Kalzium-Antagonist) unter Blutdruckkontrolle.

Thrombosen intrakranieller Sinus oder Venen

Bei 1 % der Patienten mit einem Schlaganfall können Thrombosen der intrakraniellen Sinus- oder der kortikalen Venen als Ursache diagnostiziert werden. Primär finden sie sich bei thrombophilen Gerinnungsstörungen, z. B. bei Mangel an Antithrombin, Protein C oder S, im Wochenbett und bei Einnahme von oralen Antikonzeptiva; sekundär bei fortgeleiteten Infektionen oder nach einem Trauma.

> **Patho-Info**
> **Sinusvenenthrombose**
> **Klinik**   Starke Kopfschmerzen, die sich in wenigen Stunden entwickeln; fokale Anfälle, neurologische Symptome.
> **Diagnostik**   CT oder MRT mit dem Nachweis eines hämorrhagischen Infarkts bei venöser Abflussstörung, evtl. Angiografie; Ausschluss von thrombophilen Gerinnungsstörungen (z. B. Antithrombinmangel).
> **Therapie**   Hoch dosierte Antikoagulation mit Heparin, anschließend mit einem Cumarin-Derivat für mehrere Monate; evtl. medikamentöse Anfallsprophylaxe.
> [PB, FF]

Diagnostik

Anamnese   Eruiert werden müssen insbesondere: Risikofaktoren der Arteriosklerose (➤ Tab. 2.6), Krankheiten des Herzens sowie Beginn und Verlauf der Symptomatik.

Tab. 2.6 Klassische Risikofaktoren der akuten zerebralen Durchblutungsstörung.

gesicherte Risikofaktoren	Ausmaß der relativen Risikoerhöhung (Odds-Ratio)*
nicht beeinflussbar	
Alter	pro 10 Jahre × 2
männliches Geschlecht	1,3
positive Familienanamnese	1,4–1,8
Afro- und Lateinamerikaner	2,0–2,5
beeinflussbar	
Vorhofflimmern	3–18
arterielle Hypertonie	3–5
Diabetes mellitus	1,4
Adipositas	1,5–2
Nikotinabusus	1,4–1,8
Karotisstenose > 70 %	2
hormonelle Kontrazeption	1,9

* Ein Wert von 2 bedeutet ein zweifach erhöhtes Risiko zu erkranken gegenüber einem Vergleichskollektiv ohne diesen Risikofaktor.

Klinische Untersuchung
- neurologische Untersuchung: Hirnnerven, Pyramidenbahnzeichen, Reflexe, Sensomotorik, Augenhintergrund (Fundus hypertonicus?)
- internistische Untersuchung (kardiale Emboliequelle?)
- Auskultation der Halsgefäße (Stenosegeräusche?), Blutdruckmessung an beiden Armen (Stenosen/Verschlüsse der A. subclavia mit Subclavian-Steal-Syndrom?).

Apparative Diagnostik
- **Doppler-Sonografie:** für Stenosen und Verschlüsse im Bereich der supraaortalen Arterien
- **Duplexsonografie:** detektiert zusätzlich auch geringgradige Stenosen, Plaques und Gefäßwandveränderungen (Dissektion, Aneurysma)
- fakultativ **transkranielle Doppler- und/oder Duplexsonografie** der großen intrakraniellen Gefäße
- **Computertomografie:** zur Diagnose, Differenzialdiagnose und Lokalisation von
  - zerebralen Blutungen (sofort nach Auftreten erkennbar, im frischen Stadium hyperdens),
  - Ischämien (im frischen Stadium oft noch unauffällig, erhöhte Dichte des betroffenen Gefäßes [dens sign], nach 2–3 h erste Zeichen der Infarzierung erkennbar, nach wenigen Tagen hypodens),
  - Subarachnoidalblutungen (lassen sich in 95 % d. F. abbilden)
- **Kernspintomografie:** sensitivere Methode als CT zur Erfassung einer frühen zerebralen Ischämie. Möglichkeit der Kombination mit der **MR-Angiografie**, die zudem risikoärmer ist als die konventionelle Angiografie.
- **selektive Angiografie/DSA:** nur vor intrakraniellen und ggf. vor extrakraniellen Operationen/Interventionen oder vor geplanter Thrombolysetherapie, v. a. bei unzureichender Aussagekraft der anderen genannten bildgebenden Verfahren. In 2–12 % d. F. können Komplikationen auftreten (z. B. Aortendissektion, embolischer Insult).

Primäre Prävention
Das Ziel der primären Prävention ist die Vermeidung eines akuten ischämischen zerebrovaskulären Syndroms (TIA, Schlaganfall) bei Patienten **ohne** ein bereits abgelaufenes Ereignis.

Risikofaktoren mindern
- gesunder Lebensstil: Ausdauersport (mindestens 3 × 30 min/Woche), gesunde Ernährung
- Behandlung der kardiovaskulären Risikofaktoren (z. B. RR < 140/90 mmHg, bei Diabetikern: RR < 130/85 mmHg, ➤ 1.14).

Vorhofflimmern behandeln   (➤ 1.8.5)

Intervention an der A. carotis   Karotisoperation bei **asymptomatischer** hochgradiger Karotisstenose (ca. > 70 %), wenn Mortalität/Morbidität des Eingriffs innerhalb von 30 Tagen < 3 % und Lebenserwartung > 5 Jahre betragen.

Therapie des manifesten Schlaganfalls (Stadium III nach Hennerici)   Es ist eine sofortige Einweisung in ein spezialisiertes Behandlungszentrum („Stroke Unit") nach dem Motto **„time is brain"** anzustreben.

Innerhalb der ersten 3 h nach Eintreten eines ischämischen Schlaganfalls ist eine thrombolytische Therapie mit Gewebeplasminogenaktivator (rtPA) anzustreben, um den irreversiblen Untergang von Nervenzellen im betroffenen Stromgebiet zu verhindern. In spezialisierten Zentren ist bei Basilarisverschluss auch eine mechanische Rekanalisation möglich.

Zerstörtes Hirngewebe kann nicht wiederhergestellt werden, wohl aber können verloren gegangene Funktionen wiedererlernt werden. Der Erfolg der Therapie und die Prognose eines Schlaganfalls sind umso besser, je früher mit einer funktionsfördernden Therapie begonnen wird.

Für die Rehabilitation gilt, dass, je früher sie begonnen wird, der potenzielle Langzeiterfolg am größten ist. **Prinzipien der Therapie** sind:
- initiale **Sicherung der vitalen Funktionen**: Dazu gehören die sorgfältige Blutdruckkontrolle und -einstellung. Dabei darf ein stark erhöhter Blutdruck > 200 mmHg systolisch nur vorsichtig gesenkt werden (Zielwert in den ersten Stunden: um 180 mmHg), um das Ischämieareal nicht aufgrund eines starken Blutdruckabfalls weiter zu vergrößern.
- Wichtig sind eine optimale Oxygenierung, die Normalisierung des Blutzuckers, die Absenkung einer erhöhten Körpertemperatur sowie der Ausgleich eines Volumenmangels und die medikamentöse Magenulkusprophylaxe.
- Im weiteren Verlauf sollte dann eine Überprüfung der Schluckfunktion vor Nahrungs-/Flüssigkeitsaufnahme erfolgen sowie eine Obstipationsprophylaxe durchgeführt werden.
- **Rezidivprophylaxe** im **initialen** Krankheitsstadium:
  - Die Thromboseprophylaxe mit **niedrig dosiertem Heparin** (NMH oder UFH) reduziert das Risiko von Beinvenenthrombosen (paretisches Bein und Bettlägerigkeit der Patienten).
  - Eine **hoch dosierte Heparintherapie** kommt nur in Einzelfällen unter sorgfältiger Abwägung von Risiko und Nutzen in Betracht, z. B. bei intrakardialem Thrombus, in der Weiterbehandlung ca. 24 h nach einer Thrombolyse, bei einer Basilaristhrombose, einer Sinusvenenthrombose und ggf. bei extrakranieller Karotis- oder Vertebralisdissektion.
  - Bezüglich der **langfristigen** Thromboseprophylaxe und Operationsindikation bei Karotisstenose siehe „Sekundäre Prävention".

- **frühzeitige therapeutische Stimulation**, z. B. durch regelmäßige, aktivierende Umlagerung und Pflege nach Bobath und aktivierende Raumgestaltung
- **langfristige Rehabilitationsmaßnahmen**, z. B. Einübung von Bewegungsabläufen, Sprechtraining, computergestütztes Hirnleistungstraining

Sekundäre Prävention

Das Ziel einer sekundären Prävention ist die Vermeidung einer erneuten zerebralen Ischämie (TIA, Schlaganfall) **nach** einem ersten solchen Ereignis. Das Risiko für ein zweites Ereignis ist in den ersten Wochen nach einem Schlaganfall am höchsten; das größte Risiko besteht in den ersten 3 Tagen nach einer TIA. Besonders gefährdet sind Patienten mit multiplen Risikofaktoren und solche mit begleitender KHK oder pAVK.

Risikofaktoren Behandlung der Risikofaktoren (➤ Tab. 2.6): Eine konsequente antihypertensive Therapie reduziert das Schlaganfallrisiko um über 40 %. Dies gilt gerade auch im höheren Alter (➤ 1.14).

Thrombozytenfunktionshemmer In Abhängigkeit des Rezidivrisikos und der Verträglichkeit erfolgt die Gabe von Thrombozytenfunktionshemmern. ASS (Rezidivrisiko von <4 %/Jahr) oder ASS + Dipyridamol (Rezidivrisiko ≥4 %/Jahr). Bei ASS-Unverträglichkeit oder hohem Rezidivrisiko in Kombination mit einer PAVK kann die Gabe von Clopidogrel erfolgen.

Vorhofflimmern Bei einer kardialen Emboliequelle (Vorhofflimmern), wird eine orale Antikoagulation mit INR-Werten von 2,0–3,0 empfohlen; nach TIA und leichtem ischämischem Schlaganfall kann die Behandlung nach 3–5 Tagen begonnen werden.

Operative Revaskularisierung/Ballondilatation (mit Stent) Eine operative Revaskularisierung (präventiv und kurativ) erfolgt bei hämodynamisch wirksamer (> 70 %) sowie hochgradiger asymptomatischer Stenose der A. carotis interna (Desobliteration durch Thrombendarteriektomie, evtl. mit Venenpatch-Erweiterungsplastik). Die Effektivität einer Ballondilatation (mit Stent) bei asymptomatischen Stenosen wird derzeit in kontrollierten Studien und durch Erfassung in speziellen Registern geprüft. Intrakranielle Stenosen sind einer Operation in der Regel nicht zugänglich.

Prognose
Die Mortalität nach einem Schlaganfall liegt bei etwa 25 %. Von den überlebenden Patienten bleibt ein Drittel langfristig pflegebedürftig, ein Drittel kann sich langfristig selbst versorgen und bei einem Drittel kommt es zur weitgehenden bis vollständigen Rückbildung der Symptome.

Sonderform: hypertensive Enzephalopathie

Im Rahmen hypertoner Krisen mit Vasospasmen entwickeln sich ein Hirnödem, zahlreiche Mikroblutungen und ischämische Mikroinfarkte.

Symptome Kopfschmerzen, Übelkeit, Erbrechen, Sehstörungen, evtl. Paresen und Sensibilitätsstörungen; später kommen Krampfanfälle und Bewusstseinstrübungen hinzu.

2.3.5 Stenose/Verschluss der Mesenterialarterien

Akuter Mesenterialarterienverschluss

Synonym Mesenterialinfarkt.

Meist liegt ein Verschluss der A. mesenterica superior durch arterielle Thrombose (33 %) oder durch Embolie aus dem linken Herzen (66 %) vor; die Letalität beträgt ca. 70 %.

Klinik
Nach schmerzhaften diffusen Abdominalbeschwerden mit teils Schockzuständen, hämorrhagischen Diarrhöen, abnormer Peristaltik und in der Regel noch weichem Abdomen (ca. 0–6 h) folgt ein symptomarmes Intervall (Stadium der Wandnekrose, 7–12 h). Anschließend entwickelt sich ein akutes Abdomen mit Peritonitis und raschem körperlichem Verfall (12–48 h) aufgrund der Darmnekrose mit paralytischem Ileus (Auskultation: „Totenstille") und bakterieller Transmigration.

Diagnostik
Bei Verdacht sollte umgehend eine Angiografie oder eine kontrastverstärkte Computertomografie veranlasst werden. Zudem sollte neben dem Routinelabor unbedingt eine Blutgasanalyse mit Laktatbestimmung erfolgen, da dies aufgrund der entstehenden metabolischen Azidose erhöht ist.

Therapie
Basismaßnahmen
- Einleitung der Antikoagulation mittels 5.000 IE Heparin und Fortsetzung mittels Heparinperfusor
- Kreislaufstabilisierung
- antibiotische Therapie
- suffiziente Analgesie

> **Chirurgie-Info**
> **Akuter Intestinalarterienverschluss**
>
> Nur die zeitnahe Wiederherstellung der viszeralen Durchblutung kann das Ausmaß des Mesenterialinfarkts begrenzen und das Leben des Patienten retten. Basismaßnahmen sind wichtig, dürfen aber die endgültige Therapie nicht verzögern.
> **Behandlungsmethoden** Besonders bei moribunden Patienten sollte eine endovaskuläre Rekonstruktion der Viszeralarterien überprüft werden. Infrage kommen hierbei eine kathetergesteuerte medikamentöse Spülperfusion, Aspirationsembolektomie und die stentgestützte perkutane transluminale Angioplastie. Jedoch ist in Abhängigkeit vom klinischen Bild ggf. eine abdominelle Exploration mit Resektion irreversibel geschädigter Darmanteile ca. 5–10 cm im Gesunden notwendig.
> Ist eine endovaskuläre Therapie nicht möglich, erfolgt die vaskuläre Rekonstruktion über eine Laparotomie offen chirurgisch. Postoperativ ist bei beiden Verfahren eine intensivmedizinische Betreuung des Patienten notwendig. Die Indikation zur Second-Look-Operation innerhalb von 24 h ist besonders bei nicht abfallendem Serumlaktat oder ausbleibender Kreislaufstabilisierung großzügig zu stellen.
> **Komplikationen**
> - Peritonitis mit Sepsis und Multiorganversagen
> - Anastomoseninsuffizienz
> - Kurzdarmsyndrom
> - Reperfusionssyndrom mit abdominellem Kompartment
> - Pankreatitis
>
> [AS]

Chronischer Mesenterialarterienverschluss

Ein chronischer Mesenterialarterienverschluss ist i. d. R. arteriosklerotisch bedingt; er wird infolge guter Kollateralentwicklung später symtomatisch.

Einteilung
Anhand der Klinik werden in Anlehnung an die pAVK-Stadien nach Fontaine vier Stadien des chronischen Mesenterialverschlusses unterschieden:
- **Stadium I**: symptomlos, Pathologie jedoch nachweisbar
- **Stadium II**: postprandialer, intermittierender Bauchschmerz
- **Stadium III**: Ruhebauchschmerz, Gewichtsverlust, Hyperaktivität des Darms, Meteorismus
- **Stadium IV**: akutes Abdomen bei Mesenterialinfarkt mit Darmgangrän und ggf. Durchwanderungsperitonitis

Klinik
Leitsymptom ist die **Angina (Claudicatio) intestinalis** mit heftigen Leibschmerzen 15–30 min nach jeder Mahlzeit. Zusätzlich können ein Malabsorptionssyndrom mit Gewichtsverlust (v. a. auch durch Vermeidung der Nahrungsaufnahme aufgrund der Angst vor den Schmerzen) und/oder eine sekundäre Kolonentzündung mit blutiger Diarrhö, Übelkeit, Fieber (ischämische Kolitis) vorliegen.

Diagnostik
Strömungsgeräusche bei der Auskultation sind ein erster Hinweis auf eine arteriosklerotisch veränderte Mesenterialarterie. Die Sicherung der Diagnose erfolgt mittels Duplexsonografie, MR- oder CT-Angiografie oder intraarterieller DSA.

Therapie
Optionen sind eine Gefäßoperation oder Ballonangioplastie oder die Implantation eines aortoarteriellen Bypasses. Ischämische Darmabschnitte müssen reseziert werden.

Chirurgie-Info

Chronische Verschlussprozesse der Intestinalarterien

Indikationsstellung zur Therapie Die Therapie der chronischen mesenterialen Ischämie erfolgt entsprechend den klinischen Stadien. Aufgrund des Fortschreitens den Erkrankung und des Infarktrisikos ist i. d. R. eine konservativ-internistische Therapie nicht ausreichend.
- **Stadium I**:
  - keine Indikation bei Zufallsbefund
  - relative Indikation bei therapiebedürftigen Erkrankungen der Aorta oder der Nierenarterien, rasch fortschreitenden Zwei- oder Dreigefäßstenoseprozessen mit Infarktbedrohung sowie bei größeren viszeralchirurgischen Eingriffen mit Beteiligung der großen Intestinalarterien
- **Stadien II und III**: absolute Behandlungsindikation
- **Stadium IV**: Notfallindikation

Behandlungsmethoden Standardverfahren ist die offen-chirurgische Arterienrekonstruktion. Über eine mediane Laparotomie wird je nach Morphologie des Stenoseprozesses eine Thrombendarteriektomie oder ein Bypassverfahren durchgeführt. Im Falle der Beteiligung von mehr als einer Intestinalarterie am Verschlusspozess werden zwei Arterien revaskularisiert. Besonders bei abgangsnahen Stenosen und Rezidivstenosen sowie bei moribunden Patienten wird die stentgestützte PTA als Alternativverfahren durchgeführt. Das verwendete Verfahren sollte dem Risikoprofil des Patienten angepasst werden.
[AS]

2.3.6 Entzündliche Gefäßkrankheiten

Die Vaskulitiden, also entzündliche, nichtdegenerative Arteriopathien, machen etwa 5 % aller arteriellen Krankheiten aus.

Einteilung
Primäre Vaskulitiden (> 11.10) Die Vaskulitis ist die zugrunde liegende Erkrankung u. a. bei Panarteriitis nodosa, Riesenzellarteriitis (Morbus Horton), Takayasu-Syndrom, Wegener-Granulomatose, Churg-Strauss-Syndrom und Hypersensivitätsvaskulitis.

Sekundäre Vaskulitiden Die Vaskulitis ist ein Begleitsymptom bei Kollagenosen (u. a. Lupus erythematodes, systemische Sklerose), bei Infektionen (z. B. bei Tuberkulose oder die Mesaortitis luica [s. u.] bei Lues), Medikamenten (u. a. Antibiotika) sowie Intoxikationen (Kokain, Morphin).

Sonderform   Thrombangiitis obliterans (s. u.).
Nachfolgend wird ein klassisches angiologisches Krankheitsbild aufgeführt, weitere Vaskulitiden und Kollagenosen ➤ 11.9, ➤ 11.10.

Thrombangiitis obliterans

Synonyme   Endangiitis obliterans, Winiwarter-Buerger-Syndrom.

Chronische, multilokuläre, segmentäre Entzündung der mittleren und kleineren Gefäße (Arterien und Venen) im Sinne einer **Panangiitis**, d. h. einer alle Wandschichten einbeziehenden Entzündung. Im späteren Verlauf kommt es auch zum Befall der größeren Arterien. Charakteristisch ist weiterhin in 50 % der Befall oberflächlicher Venen (**Phlebitis migrans et saltans**).

Betroffen sind überwiegend junge Männer (< 50 Jahre, M : F = 8 : 1), die stark rauchen. Epidemiologisch bestehen regionalen Unterschiede: In Europa haben bis zu 5 %, in Japan ca. 30 % der Patienten mit pAVK eine Thrombangiitis obliterans.

Ätiologie und Pathogenese
Die Ätiologie ist unbekannt. Auffällig ist die ausgeprägte Assoziation zum Tabakkonsum: 98 % der Patienten sind starke Raucher. Pathogenetisch wird eine Immunreaktion (evtl. bei entsprechender genetischer Disposition) diskutiert, die durch im Tabak enthaltene Antigene ausgelöst wird. Vor einiger Zeit wurden gegen Endothelzellen gerichtete Antikörper bei Patienten mit Thrombangiitis obliterans nachgewiesen. Passend dazu besteht bei betroffenen Patienten eine verminderte endothelzellabhängige Vasodilatation nach Ischämiereiz.

Klinik
Meist Befall der Unterschenkel-, seltener der Unterarmgefäße. Eine Beteiligung von Organgefäßen (Herz, Gehirn) ist selten.
Klinisch (schubweise verlaufend):
- Hitze-, Taubheits- oder Kältegefühl (Raynaud-Syndrom), Sensibilitätsstörungen an den Händen oder Füßen

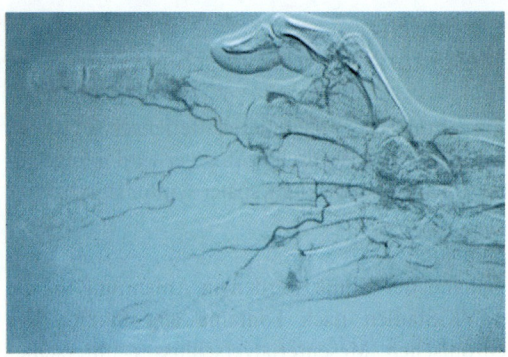

Abb. 2.7 Thrombangiitis obliterans. Die Arteriografie zeigt multiple Verschlüsse der Digitalarterien. [M180]

- Ruheschmerzen (Claudicatio intermittens ist eher selten)
- trophische Störungen und Nekrosen
- in 50 % Thrombophlebitis, die nekrotisierend und ulzerierend verlaufen kann
- in 20 % akuter Gefäßverschluss durch großzellige intimale Granulome mit sekundärer Thrombose (daher der Name „Thrombangiitis")

Diagnostik
Die Verdachtsdiagnose ergibt sich aus dem klinischen Quartett: jugendlicher Raucher, periphere und akrale Durchblutungsstörungen (➤ Abb. 2.7), begleitende Phlebitis, schubweiser Verlauf. Eine Arteriografie mit segmentären peripheren Gefäßverschlüssen und korkenzieherartigen Kollateralen bestätigt die Diagnose. Die Histologie ist diagnostisch wenig aussagekräftig.

Differenzialdiagnose
Wichtigste Differenzialdiagnosen sind andere Formen einer Vaskulitis, die sich anhand des klinischen Bilds und durch entsprechende Antikörperdiagnostik ausschließen lassen. Weiterhin muss die viel häufigere atherosklerotische Form der pAVK abgegrenzt werden (➤ Tab. 2.7).

Therapie
Die wichtigste Therapiemaßnahme ist die **Nikotinabstinenz**, die meist zum Stillstand der Krankheit führt. Weiterhin sind eine adäquate Schmerzbehandlung sowie Fußpflege erforderlich. Weitere Maßnahmen:

Tab. 2.7 Unterschiede zwischen Thrombangiitis obliterans und atherosklerotischer Form der pAVK.

	Thrombangitis obliterans	atherosklerotische Form der pAVK
Ätiologie	unbekannt	Atherosklerose
Lokalisation der Verschlüsse	lokalisiert, segmentär	generalisiert
Beteiligung der Koronargefäße	selten	häufig
Beteiligung von Venen	häufig Thrombophlebitiden	fehlend
Alter bei Erstmanifestation	< 40 Jahre	> 40 Jahre
Claudicatio intermittens	gelegentlich	meistens
Spontanverlauf	in Schüben	langsam progredient

- vasoaktive Therapie mit Prostanoiden (Prostaglandin E_1, Iloprost) mit relativ guten Erfolgsaussichten in Bezug auf die Abheilung von Ulzerationen
- Langzeittherapie mit Thrombozytenfunktionshemmern (oder oralen Antikoagulanzien) zur Thromboseprophylaxe
- als Ultima Ratio: Grenzzonenamputation

Prognose
Die Krankheit kann nach erfolgreicher Aufgabe des Rauchens selbstlimitierend sein; die 5-Jahres-Amputationsrate liegt bei 20–30 %.

2.3.7 Arterielle Kompressionssyndrome

Thoracic-Outlet-Syndrom

Synonym Neurovaskuläres Schultergürtel-Kompressionssyndrom.

Kompression des Plexus brachialis (98 % d. F.), der V. subclavia (1,5 %) oder der A. subclavia (0,5 %) in der Schulterenge. Betroffen sind meist Erwachsene (20.–50. Lebensjahr) unter Bevorzugung von Frauen, in einem Drittel der Fälle nach vorangegangenem Unfall.

Ätiologie
Ursächlich zugrunde liegen meist kongenitale Anomalien von knöchernen (Halsrippe, Klavikula-Exostosen) oder fibromuskulären Strukturen (muskuläre Hypertrophie oder Fehlinsertion des M. scalenus anterior). Dies verursacht eine Enge im Kostoklavikularspalt, die für die Symptomatik verantwortlich ist.

Klinik
Charakteristische Symptome sind Kältegefühl in Hand und Arm, Belastungsschmerz und schnelle Ermüdbarkeit bei Arbeiten über Kopf sowie Muskelatrophie und Nervenschmerzen.

Komplikationen
Die chronische Irritation der Schlagader kann die Bildung eines Aneurysmas oder wandständiger Thromben zur Folge haben; periphere Mikroembolien können ausgelöst werden.

Diagnostik
Durch bestimmte **Provokationshaltungen** wird versucht, die klinische Symptomatik sowie Stenosegeräusche und das Verschwinden der peripheren Pulse auszulösen. Des Weiteren kann eine Röntgenaufnahme ossäre Veränderungen oder eine Angiografie die Beeinflussung des Blutflusses nachweisen.

Therapie
Die Therapie erfolgt zunächst konservativ mit Physiotherapie.

> **Chirurgie-Info**
> **Thoracic-Outlet-Syndrom**
>
> **Konservative Therapie** Bei fehlenden neurogenen und vaskulären Komplikationen und nur geringen Beschwerden ist die konservative Therapie der operativen vorzuziehen. Methode: ergotherapeutische und physikalische Therapie.
> **Operative Therapie** Bei Versagen der konservativen Therapie und/oder Auftreten vaskulärer/neurogener Komplikationen ist die operative Therapie indiziert. Das Gefäß-Nerven-Bündel wird dabei dekomprimiert (z. B. durch Resektion der ersten Rippe oder Durchtrennung des M. scalenus anterior). Bereits veränderte Gefäße werden rekonstruiert. Bei peripheren arteriellen Verschlüssen kann eine thorakale Sympathikolyse indiziert sein.
> [AS]

Popliteales Entrapment-Syndrom

Kompression der A. poplitea durch muskuläre oder ligamentäre Strukturen des M. gastrocnemius in der Kniekehle (bei 1–5 % der Poplitealverschlüsse). Meist sind jüngere Männer betroffen (ca. 35. Lebensjahr; M : F etwa 5 : 1).

Klinik
Leitsymptome sind das Verschwinden der Fußpulse bei Streckung des Knies oder bei passiver Dorsalflexion des Fußes sowie die Waden-Claudicatio bei sportlicher Aktivität durch Hypertrophie des M. gastrocnemius. Gegebenenfalls in Kombination mit neurologischen Symptomen.

Diagnostik
Doppler- und Duplexsonografie der A. poplitea in Provokationshaltung. Eine Angiografie sollte vor geplanter Operation erfolgen, ebenso CT oder MRT zur Klärung der anatomischen Verhältnisse (auch bei Verschluss der A. poplitea).

Therapie
Operation zur Dekompression der Arterie durch Beseitigung der komprimierenden Strukturen. Eine Revaskularisierung ist nur bei Verschluss der A. poplitea angezeigt.

2.3.8 Raynaud-Syndrom

Hierunter werden zwei klinisch zum Teil ähnliche, von der Ätiologie, Pathogenese und der Prognose her jedoch völlig unterschiedliche Krankheitsbilder der Digitalarterien zusammengefasst. Der Begriff „Raynaud-Syndrom" bezieht sich auf die Finger, wenngleich es auch akrale Durchblutungsstörungen der Zehen gibt, die eine vergleichbare Symptomatik aufweisen.

Funktionelle Arteriopathien

Durchblutungsstörungen, die durch Gefäßspasmen ausgelöst werden und zu Hautveränderungen führen (vasospastische Zirkulationsstörungen). Pathogenetisch werden Störungen in der Gefäßinnervation postuliert (Angioneuropathien). Pathologisch-anatomische Veränderungen an den Gefäßen lassen sich bei primären Formen erst nach Jahren bzw. Jahrzehnten nachweisen.

Krankheitsbilder
- **Raynaud-Syndrom**
- **Akrozyanose**: rötlich bis zyanotisch verfärbte Akren mit vermehrter Schweißabsonderung. Betroffen sind meist junge Frauen. Wahrscheinlich liegen der Krankheit arterioläre Spasmen mit konsekutiver Dilatation der Kapillaren und Venolen und daraus resultierender Zyanose vor. Eine spezifische Therapie ist unbekannt; Kälteexposition sollte vermieden werden.
- **Erythromelalgie** (Erythermalgie): Anfälle akraler Hyperthermie mit Rötung und brennenden Schmerzen (auch an Handinnenflächen und Fußsohlen) für Minuten bis Stunden. Auslöser ist eine erhöhte Außentemperatur. Eine spezifische Therapie ist bislang nicht bekannt; Kälteapplikation führt jedoch zur prompten Besserung und ASS lindert die Schmerzen. Begleitkrankheiten wie die Polycythaemia vera und Hypertonie sollten ausgeschlossen werden.

Primäres Raynaud-Syndrom

Synonyme   Morbus Raynaud, Raynaud-Phänomen.

Ätiologie und Pathogenese
Die Ätiologie ist unklar; konstitutionelle Faktoren scheinen eine Rolle zu spielen, da überwiegend junge, schlanke Mädchen und Frauen mit vegetativer Labilität betroffen sind (M : F = 1 : 6).

Störungen der Gefäßinnervation führen bei lokalen Kältereizen oder auch bei emotionalem Stress zu digitalen Durchblutungseinschränkungen mit vasospastischer Konstriktion. Der Kältereiz ist dabei oft inadäquat (Kälteüberempfindlichkeit).

Klinik
Anfallsweises, i. d. R. beidseitiges, meist wenige Minuten anhaltendes Abblassen der Finger II bis V mit Parästhesien (> Abb. 2.8); der Daumen ist meist nicht betroffen. Seltener können auch einzelne Finger betroffen sein (**Digitus mortuus**). Ruheschmerzen oder trophische Störungen treten

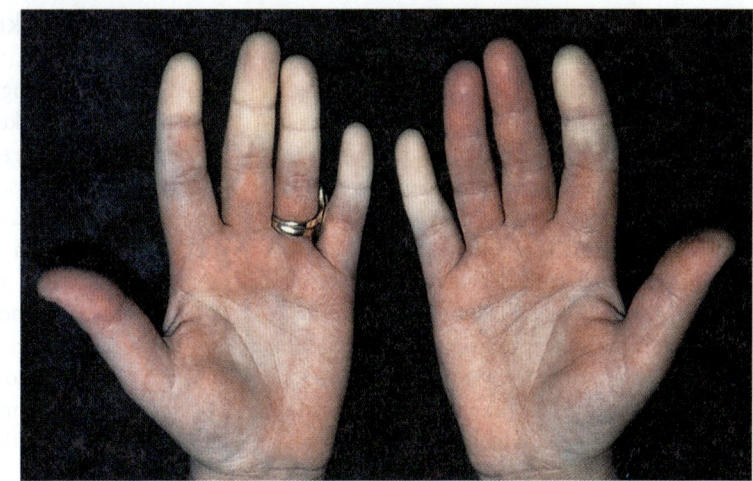

Abb. 2.8 Primäres Raynaud-Syndrom bei einer 29-jährigen Patientin: Abblassung der Finger II–V links sowie II und V rechts unter Kälteeinwirkung. [M180]

anders als beim sekundären Raynaud-Syndrom nicht auf.

Der Anfall beginnt mit einer Abblassung („weiße Finger") infolge eines Vasospasmus der Digitalarterien. In der ischämischen Phase werden Kapillaren und Venolen dilatiert, es resultiert eine Zyanose („blaue Finger") infolge der Deoxygenierung des Bluts. Mit der Erwärmung löst sich der Spasmus der Gefäße und die Durchblutung in den dilatierten Arteriolen und Kapillaren nimmt dramatisch zu. Diese reaktive Hyperämie („rote Finger") verursacht ein klopfendes, schmerzhaftes Gefühl.

Der Krankheitsverlauf wird oft als **Tricolore-Syndrom** bezeichnet. Bei einem Drittel der Patienten können Blässe und Zyanose bzw. nur die Zyanose die einzigen Symptome sein.

Diagnostik
Auslösung klinischer Symptome im **Kälteprovokationstest** (kaltes Handbad). Zur Bestätigung der Diagnose kann man während der Provokation folgende Untersuchungen heranziehen:
- **akrale Oszillografie**: typische Sägezahnkurve. Die Sägezahnwellen im absteigenden Pulsschenkel der Kurve beruhen wahrscheinlich auf Tonusschwankungen der Gefäße infolge der Vasospastik.
- **Kapillarmikroskopie**: im Anfall verlangsamter bzw. sistierender Fluss in den Nagelfalzkapillaren; im symptomfreien Intervall zeigen sich keine morphologischen Veränderungen.

Therapie
Keine ursächliche Therapie möglich. Die Symptome sprechen gut auf Vasodilatatoren (Nitroglyzerin, Kalziumantagonisten) an, allerdings ist der parallele Blutdruckabfall oft limitierend.

Prophylaktische **Schutz vor Kälte** sollt erfolgen. Physikalische Maßnahmen (ansteigende warme Bäder) sind hilfreich. In sehr schweren Fällen kann eine thorakale Sympathektomie erfolgen.

Prognose
Selten entstehen organische Veränderungen, dennoch sollte jährlich eine körperliche Kontrolluntersuchung erfolgen.

Sekundäres Raynaud-Syndrom

Synonym Sekundäres Raynaud-Phänomen.

Hierunter wird ein Raynaud-Syndrom als Folge einer Grundkrankheit verstanden, in deren Rahmen es zu organischen Digitalarterienveränderungen kommt.

Vorkommen
- **Kollagenosen**: hier oft als Initialsymptom. Bei 80–90 % der Patienten mit Sklerodermie nachweisbar, bei 30 % als Leitsymptom. Bei ca. 20 % der Patienten mit systemischem Lupus erythematodes (SLE) vorhanden. Das CREST-Syndrom (> 11.9.4) verdankt seinen zweiten Buchstaben dem Raynaud-Phänomen.

- pAVK (die Thrombangiitis obliterans ist vergleichsweise selten)
- periphere Embolien: Herzkrankheiten, Thoracic-Outlet-Syndrom
- neurologische Krankheiten: Lähmungen der Gefäßnerven nach Apoplexie und Poliomyelitis, Morbus Sudeck
- hämatologische Krankheiten: „Hyperviskositätssyndrome", z. B. bei Polycythaemia vera, Thrombozytose, Makroglobulinämie Waldenström; aber auch bei Kälteagglutininen und Kryoglobulinen
- Medikamentennebenwirkung: ergotaminhaltige Pharmaka, β-Rezeptorenblocker, Zytostatika (z. B. Aleomycin, Cisplatin)
- Traumen: berufsbedingte Vibrationstraumen (z. B. „Hypothenar-Hammer-Syndrom" mit Verschluss der A. ulnaris), lokale Verletzungen wie Elektrounfälle, Erfrierungen

Klinik
Im Gegensatz zum primären Raynaud-Syndrom kommt es häufig zu **Ruheschmerzen** und **trophischen Störungen** bis hin zu Nekrosen an den Fingerkuppen. Typisch ist der isolierte Befall einzelner Finger.

Diagnostik
Faustschlussprobe und Allen-Test sind pathologisch. Im akralen Oszillogramm zeigen sich deutlich verminderte oder fehlende Amplituden. In der Kapillarmikroskopie finden sich morphologische Kapillarabnormitäten.

Therapie
Die Behandlung der Grundkrankheit steht im Vordergrund. Bei akuter peripherer Thrombose ist evtl. eine lokale oder systemische Thrombolyse angezeigt. Anschließend sollte eine langzeitige Prophylaxe mit Thrombozytenfunktionshemmern oder oralen Antikoagulanzien folgen. Bei Ruheschmerzen oder Nekrosen kann die lokale Durchblutung mit Prostaglandin E_1 als i. v. Infusion gefördert werden; ggf. kommt auch eine Hämodilutionsbehandlung in Betracht.

2.3.9 Fibromuskuläre Dysplasie

Bei dieser Erkrankung kommt es zu einer Proliferation der glatten Muskulatur und des fibrösen Gewebes in Intima, Media sowie im Bereich der Adventitia. Bislang ist die Ursache unbekannt. Die Veränderungen kommen v. a. an den Nierenarterien und an der A. carotis interna vor; dabei bilden sich abwechselnd verdickte und atrophische Arteriensegmente perlschnurartige Stenosen.

Die fibromuskuläre Dysplasie ist für 7 % der peripheren Arterienstenosen und Verschlüsse verantwortlich. Sie betrifft meist Frauen (M : F = ca. 1 : 6) im jüngeren und mittleren Alter.

Klinik
Bei Befall der Nierenarterien entwickelt sich eine renovaskuläre Hypertonie (➤ 1.14.1), bei Befall der supraaortalen bzw. der peripheren Gefäße eine arterielle Durchblutungsstörung (➤ 2.3.2). Relativ häufig ist die Koinzidenz mit intrakraniellen Aneurysmen.

Diagnostik
Im Rahmen der Diagnostik einer sekundären Hypertonie (➤ 1.14.1) fällt der typische Aspekt perlschnurartiger Stenosen in der intraarteriellen DSA bzw. der Arteriografie auf.

Therapie
Nur bei ausgeprägten Symptomen:
- perkutane transluminale Angioplastie
- chirurgische Rekonstruktion (Resektion des Gefäßabschnitts oder Bypass)

2.3.10 Aneurysmen

Erworbene oder angeborene Strukturstörung der Gefäßwand mit vereinzelt oder multipel auftretenden umschriebenen Erweiterungen von Arterien. Es werden drei Formen unterschieden (➤ Abb. 2.9).

Formen
Echtes Aneurysma (Aneurysma verum)
Sack-, spindel- oder keilförmige Ausweitung der gesamten Arterienwand, überwiegend arteriosklerotisch bedingt, selten als Folge einer Lues. Arterio-

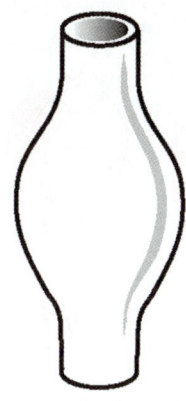 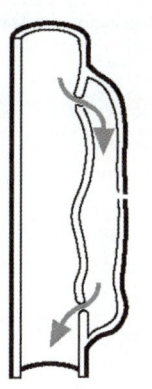 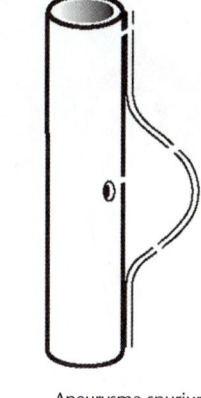

Abb. 2.9 Schematische Darstellung der verschiedenen Aneurysmaformen. [E479]

Aneurysma verum   Aneurysma dissecans   Aneurysma spurium

sklerotische Aortenaneurysmen sind bei Männern viel häufiger als bei Frauen.

Häufigkeit 80 % aller Aneurysmen.

Lokalisation Aorta thoracalis und Aorta abdominalis (am häufigsten), A. poplitea (➤ Tab. 2.8). Wegen der häufigen Inzidenz von multilokulären Aneurysmen sollte die gesamte abdominelle und periphere Arterienstrombahn untersucht werden.

Dissezierendes Aneurysma (Aneurysma dissecans, Dissektion der Aorta)
Einriss der Intima mit Entwicklung eines intramuralen Hämatoms und Längsspaltung der Gefäßwand (Dissektion). Es bildet sich ein **falsches Gefäßlumen**, häufig im Bereich der Media.

Ätiologie Hypertonus bei vorbestehender arteriosklerotischer Wandschädigung (bei 70 % der Patienten), zystische Medianekrose im Bereich der Aorta thoracalis beim Marfan-Syndrom (autosomal-dominant, 1 : 7.000!).

Häufigkeit 15–20 % aller Aneurysmen.

Lokalisation Aorta thoracalis und abdominalis. Je nach Lokalisation und Ausdehnung werden drei (nach de Bakey) bzw. zwei Typen (nach Stanford) differenziert (➤ Abb. 2.10):

Klassifikation nach de Bakey
- **Typ I**: (60 %) Dissektion von Aorta ascendens, Aortenbogen und Aorta descendens bis nach Abgang der A. subclavia
- **Typ II**: (15 %) Dissektion von Aorta ascendens und proximalem Aortenbogen
- **Typ III**: (25 %) Dissektion mit Beginn distal des Abgangs der linken A. subclavia bis
  - oberhalb des Zwerchfells oder
  - unterhalb des Zwerchfells.

Stanford-Klassifikation
- **Typ A**: Dissektion der Aorta ascendens
- **Typ B**: Dissektion der Aorta descendens

Falsches Aneurysma (Aneurysma spurium)
Einriss oder Perforation der gesamten Arterienwand mit Ausbildung einer paravaskulären, „falschen" Aneurysmawand aus perivaskulärem Gewebe.

Ätiologie Traumen (Messerstich, Verkehrsunfall) oder iatrogene Maßnahmen wie Herzkatheter; selten arteriosklerotisch oder mykotisch.

Häufigkeit Zunehmend durch vermehrte arterielle Katheteruntersuchungen.

Lokalisation Große Arterien.

Klinik
Meistens sind Aneurysmen zunächst asymptomatisch, evtl. sind Pulsationen sichtbar (z. B. im Bereich der Bauchaorta oder der A. subclavia).

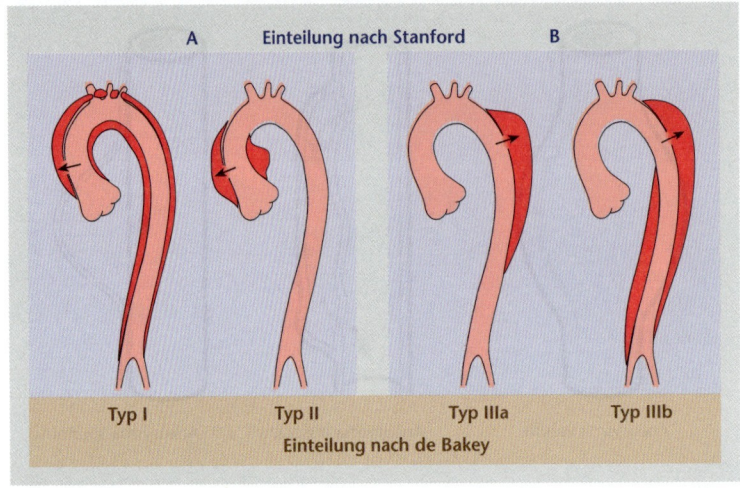

Abb. 2.10 Schematische Darstellung des Aneurysma dissecans der Aorta. De Bakey differenziert die Typen I–III; Stanford unterscheidet die Formen A und B. [L157]

Tab. 2.8 Echte Aneurysmen: Lokalisation, Ätiologie, Symptome.

Lokalisation	Ätiologie	Symptome
Aorta ascendens und Aortenbogen	meist Lues (Marfan-Syndrom)	retrosternale Schmerzen, Dysphagie (Einengung des Ösophagus), Dyspnoe (Kompression der Trachea), Heiserkeit (Schädigung des N. recurrens), Horner-Syndrom (Sympathikusschädigung)
infrarenale Aorta (➤ Abb. 2.11)	in 95 % atherosklerotisch	im Initialstadium fehlend; später evtl. Auftreten von Rückenschmerzen als Warnzeichen, bei Ruptur schwerer Schock; Perforation meistens in den Retroperitonealraum, seltener in den Dünndarm (schwere gastrointestinale Blutung), in die Harnblase (Makrohämaturie) oder in die V. cava inferior (Tachykardie, Einflussstauung, Rechtsherzinsuffizienz)
A. poplitea	atherosklerotisch	Claudiatio intermittens wie bei pAVK oder plötzlich einsetzende Schmerzen mit Kältegefühl wie bei akutem Gefäßverschluss (infolge peripherer Embolisierung aus dem thrombosierten Aneurysma)

Symptome bei dem relativ häufig vorkommenden infrarenalen Bauchaortenaneurysma sind: Abdominal- und Rückenschmerz, Druckempfindlichkeit, pulsierende Empfindungen (➤ Tab. 2.8).

Komplikationen
Die Komplikationen sind lebensbedrohlich:
- bei **Dissektion der Aorta ascendens** wandernde, schneidende, heftige Thoraxschmerzen („**retrosternaler Vernichtungsschmerz**", DD: Lungenembolie, Herzinfarkt). Durch die Dissektion kann es durch Verlegung der entsprechenden Lumina zum Herzinfarkt (Koronarien) und auch zum Schlaganfall kommen.
- bei **Dissektion der Aorta descendens** akute Schmerzen von den Schulterblättern bis zur Kreuzbeingegend (evtl. „akutes Abdomen"). Die Symptome sind sehr variabel, sie hängen von der Verschlusslokalisation und den Auswirkungen auf die Hauptarterien der Aorta ab („**deszendierendes Ischämiesyndrom**"): Im Rahmen der Stanford-A-Dissektion kann es zur Pulsdifferenz an den Armen, bei der Stanford-B-Dissektion zur Pulsdifferenz bzw. zum Pulsverlust der Beine kommen.
- Die **Kompression des oberen Zervikalganglions** kann zum **Horner-Syndrom** führen (Miosis, Ptosis und Pseudoenophthalmus); bei Kompression von Ösophagus oder Bronchien können Heiserkeit, Dysphagie oder Atemwegsobstruktion auftreten.
- **Ruptur** mit Massenblutung, ➤ Abb. 2.11b: Schock
- **Thrombosierung** mit Gefäßverschluss
- Ausgangspunkt für periphere **Embolien**

2.3 Arterielle Gefäßkrankheiten

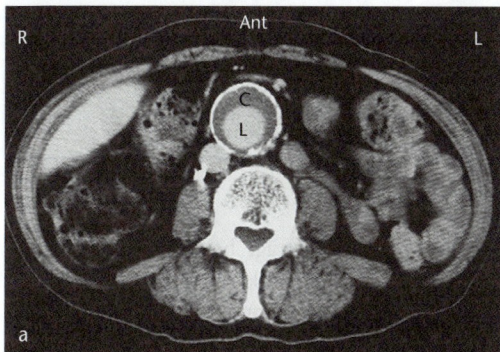

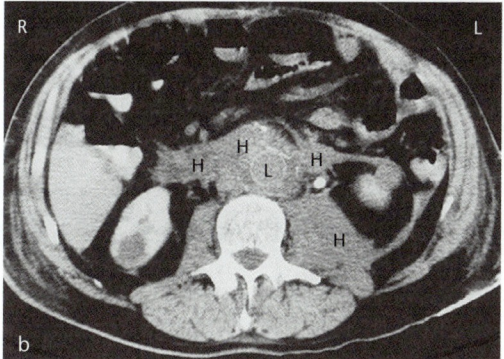

Abb. 2.11 Infrarenales Bauchaortenaneurysma [E283]

a) Spiral-CT (nichtrupturiert): Das transversale Bild unterhalb der Nierenarterien zeigt ein großes Aneurysma verum (a), das zum größten Anteil perfundiert ist. Eine Thrombusschale (→) kleidet den rechts-dorsolateralen Anteil des Aneurysmas aus.

b) Spiral-CT (anderer Patient, rupturiert): Der Schnitt oberhalb der Aortenbifurkation zeigt ein rupturiertes Bauchaortenaneurysma (a) mit Kontrastmittelaustritt in das Retroperitoneum (→). Die große Zone mittlerer Dichte entspricht frischem Blut (b), das bereits in das Retroperitoneum ausgetreten ist.

Diagnostik

Asymptomatische Aneurysmen sind meist Zufallsbefunde bei Ultraschall- oder Röntgenuntersuchungen („Kalksichel"). Manchmal werden sie auch bei der körperlichen Untersuchung als Tumor palpiert (z. B. Bauchaortenaneurysma bei schlanken Menschen).

Der sichere Nachweis gelingt mithilfe der Duplexsonografie, der CT bzw. der MRT. Bei der proximalen Aortendissektion ist zusätzlich die transösophageale Echokardiografie hilfreich.

Zur Abklärung der genauen Gefäßverhältnisse wird präoperativ entweder eine intraarterielle DSA oder eine CT- bzw. MR-Angiografie durchgeführt.

Therapie

Aortenaneurysma

Die häufigsten Form eines **Aneurysma verum** ist das infrarenale Bauchaortenaneurysma. Der physiologische Durchmesser der Aorta beträgt 2,5–3,5 cm. Bei einem Aneurysma sind regelmäßige sonografische Kontrollen empfehlenswert, z. B. alle 6 Monate.

Chirurgie-Info
Aortenaneurysma

Symptomatische Aneurysmen müssen dringlich innerhalb von 24 h, rupturierte oder gedeckt-rupturierte notfallmäßig sofort versorgt werden. Asymptomatische Aneurysmen sollten ab einem Durchmesser von 4,5–5,5 cm sowie bei rascher Progredienz (> 1 cm/Jahr) in Abhängigkeit des individuellen Rupturrisikos in Relation zur Lebenserwartung, des Operationsrisikos sowie der Begleiterkrankungen des Patienten behandelt werden:

Endovaskuläre Versorgung (EVAR) Über die A. femoralis wird angiografisch das Aortenaneurysma aufgesucht und im weiteren Verlauf mittels eines sogenannten Stentgrafts ausgeschaltet. Vorteile der endovaskulären Versorgung sind das minimale Zugangstrauma, das ausbleibende Abklemmen der Aorta sowie die Möglichkeit der Versorgung in Lokalanästhesie. Nachteile: höhere Re-Interventionsrate.

Offene Operation Über eine Laparotomie wird das Aneurysma dargestellt, die Aorta mittels Aortenklemme abgeklemmt und eine alloplastische Rohrprothese, seltener eine Bifurkationsprothese zumeist in Inlay-Technik implantiert. Dabei wird die Rohrprothese in das ursprüngliche Gefäß eingenäht und der Aneurysmasack darüber wieder verschlossen. Durch diese Technik sollen vor allem Fisteln zum Darm und größere Verwachsungen sowie Protheseninfekte verhindert werden.

Komplikationen
- Myokardinfarkt
- Nahtinsuffizienzen mit Nachblutung
- ischämische Kolitis
- Paraparese/Paraplegie ggf. mit Blasen-/Mastdarm- und Potenzstörungen
- Protheseninfektion mit ggf. Fistelbildung (z. B. aortointestinale Fistel: seltene Spätkomplikation, meist aortoduodenale Fistel, oftmals letale obere gastrointestinale Blutung mit Absetzen von Teerstuhl und Anämie)

[AS]

Aneurysma spurium

Beim Aneurysma spurium der A. femoralis (z. B. nach Koronarangiografie) kann die Ausschaltung durch mehrere Methoden erfolgen: durch Kompression mit dem Ultraschallkopf unter Sicht am Bildschirm, lokale Thrombininjektion oder Operation.

> **Chirurgie-Info**
> **Aneurysma spurium**
> Auch hier besteht die chirurgische Therapie in der Resektion des Aneurysmas und Einbringung eines Interponats. Alternativ kann auch hier ggf. eine endovaskuläre Sanierung möglich sein.
> [AS]

Aneurysma dissecans
Beim Aneurysma dissecans der Aorta (Stadium I und II nach de Bakey) besteht eine hohe Mortalität, sodass die Operationsindikation frühzeitig gestellt wird. Beim Typ III nach de Bakey wird man eher konservativ vorgehen, denn diese Form hat eine deutlich bessere Prognose.

Basismaßnahmen
- suffiziente Analgesie (Morphium)
- Senkung des systolischen Blutdrucks auf 100 bis 120 mmHg (Natriumnitroprussid)
- Reduktion des raschen Blutdruckanstiegs und der Pulsfrequenz (β-Blocker)

> **Chirurgie-Info**
> **Aortendissektion**
>
> **Typ A** Die Typ-A-Dissektion ist ein chirurgischer Notfall. Unter hypothermem Kreislaufstillstand und Nutzung der Herz-Lungen-Maschine wird die Aorta ascendens durch eine Rohrprothese ersetzt, ggf. werden die Koronarien in die Prothese eingenäht. Ist die Aortenklappe mit betroffen, muss diese ebenfalls ausgetauscht werden. Man verwendet dann ein klappentragendes Conduit.
>
> **Typ B** Auch in diesem Falle kann die Operation offenchirurgisch mittels Rohrprothesenersatz erfolgen. Insbesondere bei hohem Operationsrisiko werden Aortendissektionen jedoch endovaskulär mittels Stentgrafts versorgt. Voraussetzung hierfür ist der Ausschluss der Beteiligung wichtiger Aortenabgänge wie der A. mesenterica superior.
> - **notfallmäßige Versorgung**: bei Auftreten von Komplikationen (neurologisches Defizit, Mesenterialischämie, Oligurie/Anurie oder Ruptur)
> - **dringlich**: bei nicht einstellbarem Blutdruck, symptomatischem Kollaps des wahren Lumens, persistierendem Schmerz oder schneller Aufweitung der Aorta
> - **elektiv**: dissezierendes Aortenaneurysma, kontinuierliche Vergrößerung der Dissektion (z. B. bei Ehlers-Danlos-Syndrom, Marfan-Syndrom)
> - **konservativ**: akute und chronische Typ-B-Dissektionen ohne Auftreten von Komplikationen

Nachsorge/weitere Therapie
- Blutdruckeinstellung auf normotensive Werte
- regelmäßige CT-Kontrollen
- Überwachung der Zielorgane
[AS]

Prognose
Die Rupturgefahr beträgt bei einem Aneurysmadurchmesser von 7 cm 4 % pro Jahr und bei > 8 cm Durchmesser 80 % pro Jahr. Bei einem bereits rupturierten Aortenaneurysma beträgt die Operationsmortalität bis zu 90 %.

Es gilt: Je größer der Durchmesser, desto schneller wächst ein Aneurysma analog zum Laplace-Gesetz: Die elastischen Rückstellkräfte der Gefäßwand nehmen proportional zum wachsenden Radius ab.

2.3.11 Stumpfes thorakales Aortentrauma

Ätiologie
Traumatische Aortenrupturen entstehen meist durch breitflächige frontale Dezelerationstraumen des Oberkörpers, z. B. im Rahmen eines Auffahrunfalls, eines Sturzes aus großer Höhe oder eines Sturzes auf den flachen Rücken (Reitunfall). Meist erfolgt die Aortenruptur im Aortenisthmusbereich.

Verlaufsformen
- vollständige Ruptur
- Intima- und Medialäsion mit sofortiger Entstehung eines Aneurysma spurium (unbehandelt meist Ruptur innerhalb von 48 h)
- kleinere Einrisse führen zur Entstehung eines Aneurysma spurium innerhalb mehrerer Monate

Klinik
Bei vollständiger Ruptur Schock und Verbluten innerhalb von Minuten. Thorax-/Rückenschmerzen, Dyspnoe, Puls- und Blutdruckdifferenz zwischen Armen und Beinen.

Diagnostik
Klinische Untersuchung, CT-Thorax, Röntgen-Thorax: mediastinale Verbreiterung durch Hämatom.

Therapie

--- Chirurgie-Info ---
Stumpfes thorakales Aortentrauma
Komplette Aortenrupturen verlaufen i.d.R. innerhalb weniger Minuten letal. Bei der Behandlung der oftmals polytraumatisierten Patienten, die das Krankenhaus vital erreichen, stehen zunächst die Begleiterkrankungen im Vordergrund. Es erfolgen daher zunächst eine konservative Therapie und strenge Beobachtung (CT-Angiografie). Mittels Antihypertensiva wie β-Blockern und Vasodilatatoren werden systolische Blutdruckwerte < 120 mmHg angestrebt. Nach Stabilisierung des Patienten wird die Aortenverletzung meist endovaskulär mittels Stentgraft im Intervall versorgt. Konventionelle operative Rekonstruktionen sind heute nur noch Einzelfällen vorbehalten.
[AS]

2.3.12 Arteriovenöse Fisteln und Angiodysplasien

AV-Fisteln

Angeborene oder erworbene Verbindungen zwischen Arterien und Venen (Shunts).

Ätiologie
- **angeboren**: selten vorkommende persistierende embryonale Kurzschlussverbindungen, die sich nicht in Arterien oder Venen differenzieren. Sie treten gehäuft an den Extremitäten auf und sind gelegentlich mit Muttermalen assoziiert (angeborene Angiodysplasie, s.u.).
- **erworben**: durch Trauma (z.B. Stichverletzung), nach diagnostischen Eingriffen (z.B. Punktion der Leiste bei Herzkatheteruntersuchung) oder als therapeutische Maßnahme bei operativer Anlage einer AV-Fistel als Dialyseshunt (➤ Chirurgie-Info)

Pathogenese und Klinik
Entscheidend für die hämodynamischen Auswirkungen einer Fistel ist die Größe des Shuntvolumens.
Im Rahmen eines arteriovenösen Kurzschlusses wird die zur Fistel führende Arterie vermehrt durchströmt, was zur Erweiterung und Elongation des Gefäßes führt. Das Herzzeitvolumen steigt und ein großes Shuntvolumen kann zur Herzinsuffizienz führen. Auf der venösen Seite resultiert ein exzessiver Druckanstieg mit Arterialisation und extremer Erweiterung der von der Fistel weg führenden Vene. In den tiefen Venen distal der Fistel entstehen dadurch Stauungssymptome. Je näher am Herzen sich die Fistel befindet, umso größer sind ihre hämodynamischen und kardiovaskulären Auswirkungen.

Diagnostik
Abhängig von der Größe fallen auskultatorisch ein lautes systolisch-diastolisches Maschinengeräusch und palpatorisch ein Schwirren über der Fistel auf. Der Patient ist eher tachykard; evtl. lässt sich seine Herzfrequenz durch manuelle Kompression der Fistel senken (**Nicoladoni-Branham-Zeichen**).
Den definitiven Nachweis erbringen Duplexsonografie und selektive DSA.

Therapie
Kleine AV-Fisteln bedürfen keiner Therapie, sollten im Verlauf regelmäßig kontrolliert und bei Progredienz operiert werden.

--- Chirurgie-Info ---
Arteriovenöse Fistel
AV-Fisteln mit großem Shuntvolumen sowie AV-Fisteln nach Punktionen mit klinischer Bedeutung sollten chirurgisch versorgt werden, um einer Herz- und Kreislaufinsuffizienz vorzubeugen (Volumenbelastung). Zu den Möglichkeiten der AV-Fistel-Ausschaltung gehören Ligatur, Resektion, Patchplastik, transvenöse Umstechung, Ballonokklusion, Embolisation, Stentgraft sowie die Direktnaht. Bei Malformationen richtet sich das therapeutische Vorgehen nach Befund und Klinik.
[AS]

Angiodysplasien

Angeborene Gefäßfehlbildungen, die arterielle, venöse und lymphatische Gefäße in wechselndem Ausmaß betreffen. Verschiedene Syndrome sind beschrieben:

Klippel-Trenaunay-Syndrom

Klassische Symptomatik mit dysproportioniertem Riesenwuchs einer Gliedmaße (**Hemihypertrophie** durch venöse Stauung und Hypoxie), Naevus flammeus (durch Teleangiektasien der Hautkapillaren) und Varikose. Histologisch sind meist arteriovenöse Mikrofisteln nachweisbar; größere Fisteln fehlen.

Von-Hippel-Lindau-Syndrom

Leitsymptom ist die Netzhautangiomatose mit weiteren Angiomen in Kleinhirn, Rückenmark und anderen Organen. Zusätzlich finden sich Leberkavernome, Pankreas- und Nierenzysten.

Osler-Rendu-Syndrom

Teleangiektasien an Lippen- und Nasenschleimhaut, begleitet von Angiomen im gesamten Körper und in den inneren Organen führen zu Symptomen wie Nasenbluten, Hämoptoe, Magen- und Nierenblutungen. Oft liegt eine sekundäre Blutungsanämie vor.

2.4 Venöse Gefäßkrankheiten

Venöse Gefäßkrankheiten gehören zu den häufigsten Erkrankungen, die eine dauernde oder vorübergehende Arbeitsunfähigkeit bedingen. In den westlichen Industrieländern leidet die Hälfte der Bevölkerung an einer Varikose; bei 1 % liegt ein florides Ulcus cruris vor.

Einteilung

Unterschieden werden Krankheiten des
- oberflächlichen (extrafaszialen) Venensystems: primäre Varikose, Thrombophlebitis und des
- tiefen (intrafaszialen) Venensystems: Phlebothrombose, postthrombotisches Syndrom, chronische venöse Insuffizienz (CVI).

Die Übergänge sind fließend, weil die drei ableitenden Venensysteme der Extremitäten (extrafasziale Venen, intrafasziale Leitvenen und Muskelvenen) durch Verbindungsgefäße anatomisch und funktionell in enger Beziehung stehen. Jede hämodynamisch wirksame Venenkrankheit wirkt sich deshalb immer auf die venöse Zirkulation der gesamten Extremität aus. Die Strömungsinsuffizienz kann in **retrograde** und **anterograde Störungen** eingeteilt werden (> Abb. 2.12).

Retrograde Strömungsinsuffizienz Ist die Funktion der Venenklappen in den tiefen Leitvenen gestört, kehrt sich die Strömungsrichtung um (**Leitveneninsuffizienz**). Die Muskelpumpen können nicht mehr suffizient arbeiten, es entwickelt sich ein Blutrückstau in der Peripherie, das **venöse Pooling**. Das Blut fließt anschließend über das extrafasziale Venensystem ab.

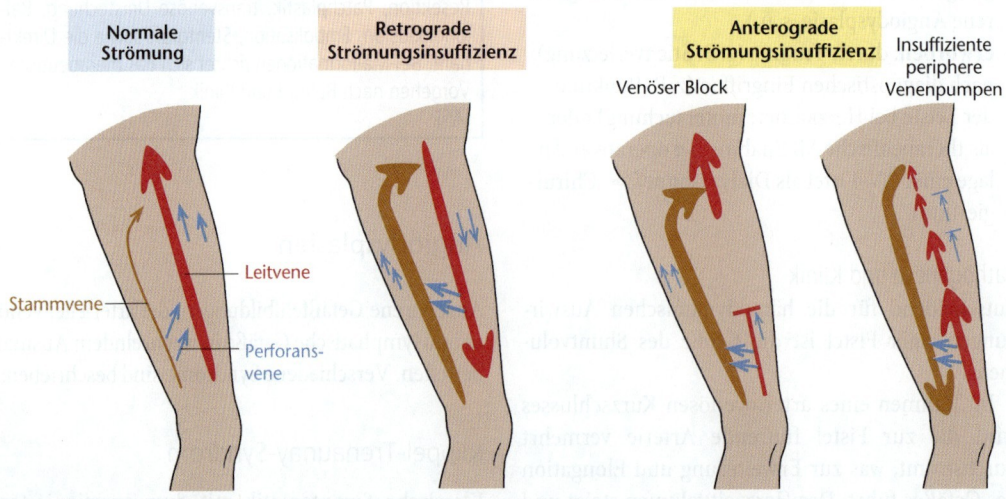

Abb. 2.12 Retrograde und anterograde Strömungsinsuffizienz in den tiefen Beinvenen (Leitvenen). [L157]

Diese Form der Strömungsinsuffizienz findet man bei fehlenden Venenklappen (Avalvulie, primäre Leitveneninsuffizienz) oder beim postthrombotischen Syndrom mit defekten Venenklappen (sekundäre Leitveneninsuffizienz).

Anterograde Strömungsinsuffizienz
- „**venöser Block**": Unterbrechung des venösen Rückflusses in den tiefen Leitvenen mit Rückstau des Bluts. Der Abfluss des Bluts erfolgt über Kollateralen in das extrafasziale Venensystem. Diese Form der Strömungsinsuffizienz kommt bei Phlebothrombose, beim postthrombotischen Syndrom ohne Rekanalisation sowie bei Kompression der Venen durch äußere Strukturen vor.
- **insuffiziente periphere Muskelpumpen**: Behinderung des venösen Rückstroms durch Ineffizienz der Muskelpumpen infolge
  – Volumenüberlastung der tiefen Leitvenen durch schwere Stammvarikose (➤ 2.4.1) mit relativer Venenklappeninsuffizienz,
  – ungewöhnlicher Druckbelastung der tiefen Leitvenen, z. B. bei arteriovenöser Fistel,
  – Ausfall der Pumpfunktion bei Lähmung der Muskulatur (Poliomyelitis, Apoplexie) oder Gelenkversteifungen (besonders im oberen Sprunggelenk, Gon- oder Koxarthrose).

2.4.1 Varikose

Die Varikose ist durch die Ausbildung von **Krampfadern (Varizen)** gekennzeichnet und tritt am häufigsten an der unteren Extremität auf. Varizen sind oberflächlich gelegene, erweiterte und geschlängelte Venen.

Einteilung
Nach der Ursache werden die häufige primäre und die seltenere sekundäre Varikose unterschieden. In Abhängigkeit von der Lokalisation werden außerdem verschiedene Typen definiert (➤ Abb. 2.13), die oft kombiniert vorliegen:

Stammvarikose Wenn die V. saphena magna oder parva betroffen ist (Stammvenen), spricht man von einer Stammvarikose. Sie ist die klinisch wichtigste und folgenschwerste Form.

Seitenastvarikose Bei der Seitenastvarikose sind die Seitenäste der V. saphena magna oder parva erweitert. Die klinische Bedeutung ist geringer.

Perforansvarikose Bei Insuffizienz von Vv. perforantes entwickelt sich eine Perforansvarikose.
Die größte klinische Bedeutung haben die Cockett-Venen oberhalb des Innenknöchels. Bei deren Insuffizienz kommt es zu einer Umkehr der Strömungsrichtung, und das Blut wird aus der Tiefe in das oberflächliche System gepresst („Blow-out"). Die Folge können trophische Störungen mit lokalen Hautveränderungen sein.
Die Perforansvarikose kommt bei dekompensierter Stammvarikose, bei postthrombotischem Syndrom und als eigenständiges Krankheitsbild vor.

Retikuläre Varikose Bei dieser Form der Varikose sind die subkutanen Nebenastvenen netzartig erweitert. Mangels Beziehung zum tiefen Venensystem hat sie jedoch keine klinische Bedeutung.

Besenreiser Hierbei handelt es sich um ektatische intradermale Sammelvenen von < 1 mm Durchmesser, die ausschließlich kosmetisch relevant sind.

Primäre Varikose
In ca. 90 % d. F. tritt die Varikose ohne erkennbare Ursache auf. Sie ist die wichtigste Krankheit des oberflächlichen (extrafaszialen) Venensystems. Als Ursache wird eine konstitutionelle Schwäche der Venenwand bzw. der Mündungsklappe diskutiert, die durch hormonelle und mechanische Manifestationsfaktoren – z. B. stehender Beruf, Schwangerschaft, hormonelle Antikonzeption – zur Klappeninsuffizienz führt. Die wichtigste klinische Manifestation ist die Stammvarikose der V. saphena magna, die unbehandelt zu schweren Spätkomplikationen führen kann.

Sekundäre Varikose
In ca. 10 % d. F. ist die Varikose die Spätfolge einer venösen Abflussbehinderung im tiefen Venensystem, z. B. beim postthrombotischen Syndrom oder bei Klappenagenesie.

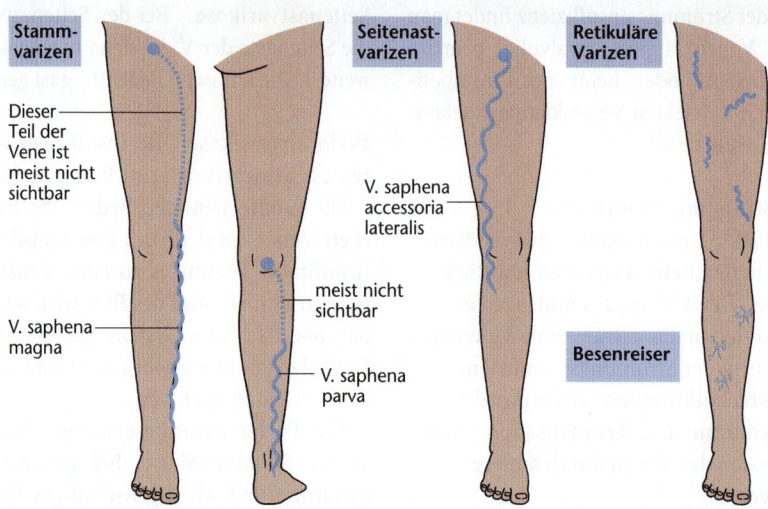

Abb. 2.13 Einteilung der Varikose in Stamm-, Seitenast- und retikuläre Varizen sowie Besenreiser. [L157]

Therapie bei primärer Varikose
Operation
Indikation Therapie der ersten Wahl bei Stammvarikose, ausgeprägter Seitenastvarikose und Perforansvarikose.

Prinzip Entfernung aller insuffizienten Anteile eines Rezirkulationskreises einschließlich Krossektomie, Stripping-Manöver; fakultativ Perforans-Dissektion und Exzision von Krampfaderkonvoluten.

Endovaskuläre Verfahren
Indikation Stamm- und Seitenastvarikose.

Prinzip Obliteration des varikösen Saphena-Stamms durch Ausstrahlung von Energie (Radiowellen, Laserenergie) über eine eingeführte Sonde, meistens mit Verzicht auf die Krossektomie.

Sklerosierung
Indikation Seitenast- und retikuläre Varikose sowie Besenreiser. Erfolgversprechend auch bei der Stammvarikose, v. a. bei älteren Menschen (im Alter geringere endovasale Auflösung der sklerotherapeutischen Blutgerinnsel durch verminderte fibrinolytische Aktivität der Venenwand).

Prinzip Ein Verödungsmittel, meist Polidocanol, wird in die Varize injiziert. Anschließend wird ein Kompressionsverband oder -strumpf angelegt.

Kompressionstherapie
Die Kompressionstherapie ist eine essenzielle Maßnahme bei allen venösen Krankheiten. Sie fördert den Rückstrom des Bluts zum Herzen durch Beschleunigung der venösen Fließgeschwindigkeit, verstärkt die Rückresorption von Ödemen und löst Gewebeindurationen auf.

Indikation **Kurzfristig** bei akuten Krankheitsprozessen wie Varikophlebitis, nach einer Operation oder Sklerosierung; **langfristig** bei persistierender chronischer venöser Insuffizienz mit Gewebeinduration und Schwellungsneigung.
   Je akuter die Krankheit, desto eher wird der Verband gegenüber dem Strumpf bevorzugt.

Kontraindikationen pAVK im Stadium III/IV, dekompensierte Herzinsuffizienz, septische Phlebitis.

Begleitende medikamentöse Maßnahmen
Venentonisierende Medikamente wie Saponin und Aescin aus der Rosskastanie können die Ausschwemmung der peripheren Ödeme verbessern und subjektive Beschwerden lindern, insbesondere in den heißen Sommermonaten.

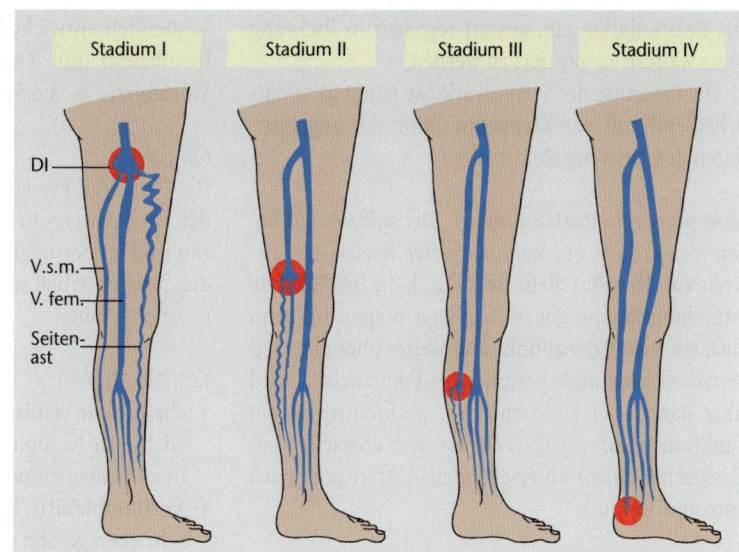

Abb. 2.14 Lage des distalen Insuffizienzpunktes (DI) bei den verschiedenen Stadien der Stammvarikose der V. saphena magna (V. s. m.). [L157]

Physiotherapeutische Maßnahmen
Regelmäßige Bewegung (z. B. Schwimmen, Walking, Fahrradfahren, Gymnastik) trainiert Sprunggelenke und Muskelpumpen. Kalte balneologische Anwendungen (Kneipp-Güsse) fördern den venösen Rückfluss. Vorbeugendes Tragen von Stützstrümpfen ist bei überwiegend stehender Tätigkeit und in der Schwangerschaft hilfreich.

Stammvarikose

Bei **kompletter Stammvarikose** der V. saphena magna beginnt die variköse Degeneration mit einer Mündungsklappeninsuffizienz in der Leiste; sie kann aber auch erst weiter distal im Verlauf der Stammvene beginnen, z. B. in der Mitte des Oberschenkels in Höhe der Dodd-Perforansvene (**inkomplette Form**). Die Klappeninsuffizienz bewirkt, dass ein Teil des Bluts in das Bein rezirkuliert, anstatt weitergeleitet zu werden (s. u.).

Stadieneinteilung
Die Stelle, an der die variköse Degeneration beginnt, wird als **proximaler Insuffizienzpunkt** (PI) bezeichnet, und der Punkt, an dem die variköse Degeneration mit einer suffizienten Venenklappe endet, als **distaler Insuffizienzpunkt** (DI; > Abb. 2.14). Die Lage des DI entscheidet über die Schwere der Varikose und wird deshalb zur Stadieneinteilung der Stammvarikose herangezogen. Der distale Insuffizienzpunkt wird durch die klinische Untersuchung und die Duplexsonografie oder Phlebografie bestimmt. Eine chronische venöse Insuffizienz tritt umso eher und ausgeprägter auf, je weiter distal der distale Insuffizienzpunkt liegt und je größer das dadurch rezirkulierende Blutvolumen der Extremität wird. Sie macht sich im Stadium IV bereits in der Jugendzeit bemerkbar, im Stadium III oftmals vor, im Stadium II nach dem 25. Lebensjahr. Im Stadium I sind keine Spätkomplikationen zu erwarten.

Rezirkulation
Das Blut fließt je nach Stadium der Stammvarikose über einen Rezirkulationskreis zum Ursprungsort, also zum proximalen Insuffizienzpunkt, zurück. Bei einer kompletten Stammvarikose in den Stadien II und III sieht der Rezirkulationskreis folgendermaßen aus (> Abb. 2.15): Das Blut fließt aus der V. femoralis communis durch die insuffiziente Mündungsklappe in die V. saphena magna und in ihr retrograd bis zum distalen Insuffizienzpunkt, anschließend über eine varikös veränderte Seitenastvene noch weiter nach distal. Im weiteren Verlauf strömt das Blut über suffiziente Perforansvenen in die Leitvenen zurück, über die es nach proximal abtransportiert wird. In der Leistenregion tritt ein Teil erneut über die insuffiziente V. saphena magna in

die Rezirkulation ein, anstatt regelhaft in Richtung Herz weitertransportiert zu werden.

Die Prognose der Stammvarikose hängt ganz entscheidend von der Klappenfunktion der zugehörigen tiefen Leitvene ab:

Kompensierte Rezirkulation Bei suffizienten tiefen Venen liegt ein kompensierter Rezirkulationskreis vor: Das Blut fließt zwar durch die insuffiziente Mündungsklappe der V. saphena magna bis zum distalen Insuffizienzpunkt und weiter über eine Seitenastvarikose nach peripher ins Bein zurück, wird aber dann über suffiziente Vv. perforantes in ein funktionierendes tiefes Venensystem abgeleitet, sodass es zu einem ausreichenden Abtransport nach proximal kommt.

Dekompensierte Rezirkulation Beim dekompensierten Rezirkulationskreis dagegen liegen insuffiziente tiefe Venen vor, die durch langjährige Überlastung infolge eines zu großen Blutvolumens dilatiert und klappeninsuffizient geworden sind: anterograde Strömungsinsuffizienz (➤ Abb. 2.16). Es kommt zur venösen Hypertonie und dadurch zur Klappeninsuffizienz in Cockett-Perforansvenen.

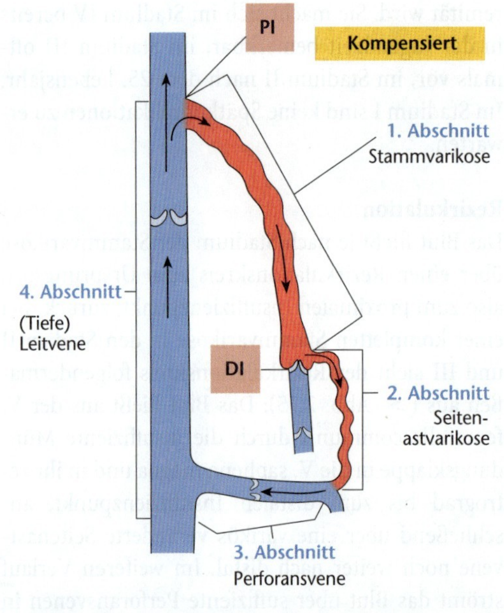

Schließlich entwickelt sich eine chronische venöse Insuffizienz mit Ödemneigung und trophischen Störungen (➤ 2.4.5).

Klinik
Die Patienten klagen über unspezifische Beschwerden wie Schwere- bzw. Stauungsgefühl und Schmerzen in dem betroffenen Bein. Wobei die Beschwerden prämenstruell sowie bei stehender Tätigkeit zunehmen können.

Komplikationen
- **chronische venöse Insuffizienz** (CVI, ➤ 2.4.5): wichtigste Komplikation der Stammvarikose mit tiefer Leitveneninsuffizienz
- **Varikophlebitis**: Die entzündete Varize ist umschrieben gerötet und druckdolent. Eine bedrohliche Variante ist die Varikophlebitis der Vv. saphenae magna oder parva mit Einwachsen eines Thrombus in das tiefe Venensystem („**transfasziale Phlebitis**", ➤ 2.4.2, ➤ Abb. 2.50).
- **Ruptur** einer Varize, die v. a. an einer umschriebenen, ausgeprägten Aussackung des Gefäßes (sog. Varizenknoten) durch ein mechanisches Trauma verursacht werden kann

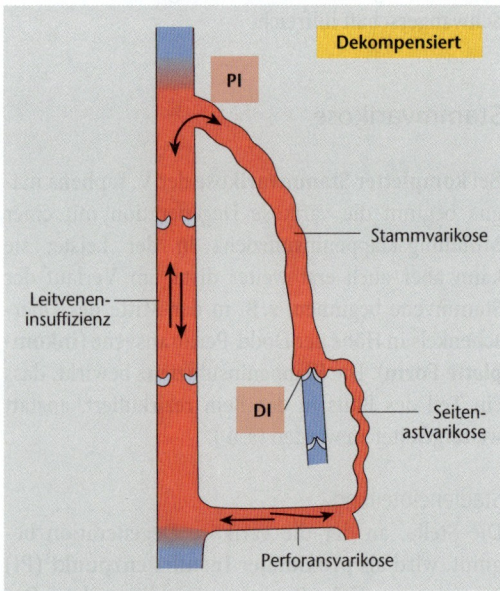

Abb. 2.15 Die vier Abschnitte des Rezirkulationskreises bei der kompensierten Stammvarikose (Stadien II und III). PI = proximaler Insuffizienzpunkt, DI = distaler Insuffizienzpunkt. [L157]

Abb. 2.16 Dekompensierter Rezirkulationskreis bei einer Stammvarikose (Stadien II und III). [L157]

Diagnostik

Klinische Untersuchung
Bei einer Stammvarikose der V. saphena magna lässt sich das Gefäß bei schlanken Patienten und ausgeprägtem Befund im Stehen von der Leiste bis zum distalen Insuffizienzpunkt verfolgen. Bei adipösen Patienten und weniger ausgeprägten Befunden kann die Krankheit leicht übersehen werden. Bei einer Stammvarikose der V. saphena parva ist die erweiterte Vene gelegentlich in der Kniekehle zu tasten und nach dem Fasziendurchtritt von der Mitte der Wade bis zur Außenknöchelregion sichtbar (➤ Abb. 2.13).

Apparative Untersuchungen
Ziele der apparativen Diagnostik sind die Suche nach krankhaften Verbindungen zwischen den oberflächlichen und tiefen Venensystemen und die genaue Diagnosestellung.
- Die farbcodierte **Duplexsonografie** ist die Methode der Wahl. Sie ermöglicht eine sichere Diagnosestellung bei kompletter Form der Stammvarikose, indem die erweiterte Mündungsregion und retrograde Strömungsturbulenzen unter den Provokationstests nachgewiesen werden.
- Orientierend kann die Diagnose auch mit der direktionalen **Doppler-Sonografie** gestellt werden.
- Die **Phlebografie** ermöglicht die genaue bildliche Darstellung aller Einzelheiten des Rezirkulationskreises. Sie ist v. a. bei einer inkompletten Form der primären Stammvarikose und bei der Rezidivvarikose sowie bei der sekundären Stammvarikose (bei postthrombotischem Syndrom) diagnostisch wertvoll.

Provokationstests bei Venenkrankheiten
Die Tests dienen der Beurteilung der Blutströmung (normal, vermindert) und der Venenklappenfunktion (suffizient, insuffizient) in oberflächlichen und tiefen Venen. Sie werden regelmäßig bei der Doppler- und Duplexsonografie der Venen angewandt.

Valsalva-(Pressdruck-)Versuch Ein Valsalva-Manöver (kräftige Atem- und Bauchpresse für etwa 10 s) dient dem Nachweis von insuffizienten Venenklappen in den Venen in der Leiste und am Oberschenkel.

- **normal**: Bei suffizienten Venenklappen ist kein Reflux in der untersuchten Vene nachweisbar.
- **pathologisch**: Bei insuffizienten Venenklappen ist ein anhaltender Reflux vorhanden, z. B. in der V. femoralis beim postthrombotischen Syndrom und in der V. saphena magna bei der Stammvarikose.

Wadenkompressionstest (WKT) und Wadendekompressionstest (WDT) Der Test dient der Beurteilung des Strömungsverhaltens in den Venen des Oberschenkels, der Kniekehle und des Unterschenkels. Manuelle Wadenkompression (WKT) löst einen anterograd (nach proximal) gerichteten Blutstrom aus, der mit dem Schallkopf über der zu untersuchenden Vene registriert wird. Beim anschließenden Loslassen (WDT) kommt es normalerweise zum Strömungsstopp.
- **normal**: Ein hoher anterograder Blutstrom bei Wadenkompressionstest zeigt ein frei durchgängiges Gefäßlumen und ein fehlender Reflux bei Wadendekompressionstest suffiziente Venenklappen an.
- **pathologischer WKT**: Ein verminderter anterograder Blutstrom zeigt ein eingeengtes Gefäßlumen (z. B. bei Thrombose, schlecht rekanalisiertem PTS) oder ein erweitertes Gefäßlumen (z. B. bei Stammvarikose, gut rekanalisiertem PTS) an.
- **pathologischer WDT**: Ein anhaltender Reflux zeigt insuffiziente Venenklappen an, und zwar in oberflächlichen Venen (z. B. bei Stammvarikose, Perforansvarikose) bzw. in tiefen Venen (bei gut rekanalisiertem PTS, Leitveneninsuffizienz bei Stammvarikose).

Therapie
Zur Behandlung der Stammvarikose stehen konservative und invasive operative Maßnahmen zur Verfügung, die je nach Ausprägung des Krankheitsbilds und in Abhängigkeit von individuellen Risiken (weitere Erkrankungen, Narkosefähigkeit) zum Einsatz kommen.

2.4.2 Thrombo- und Varikophlebitis

Eine Thrombophlebitis ist eine umschriebene Thrombose im extrafaszialen (oberflächlichen) Venensystem, oft mit einer Entzündung. Abzugrenzen ist die Phlebothrombose als Thrombose im intrafaszialen (tiefen) Venensystem.

Formen
Es werden unterschieden:

Thrombophlebitis Phlebitis in einem gesunden Gefäß.

Varikophlebitis Phlebitis in einer Krampfader (Varize).

Sonderformen
- **Thrombophlebitis migrans oder saltans**: münzgroße lokale Rötung entlang oberflächlicher Venensegmente, die einmalig oder rezidivierend auftritt und sich kontinuierlich an einer Extremität (= migrans) oder sprunghaft auf mehrere Extremitäten (= saltans) ausbreitet; Vorkommen z. B. bei Autoimmunkrankheit oder malignem Tumor
- **transfasziale Varikophlebitis**: Der Thrombus ist aus einer varikösen Stammvene oder Perforansvene in die zugehörige tiefe Leitvene (= transfaszial) eingewachsen. Das Einwachsen eines Thrombus von einer Perforansvene in eine tiefe Vene wird auch als **Kragenknopfphlebitis** bezeichnet.

Ätiologie und Pathogenese
Meist handelt es sich um eine abakterielle Entzündung nach Intimaschädigung, z. B. mechanisch durch Trauma, Verweilkanülen oder durch Medikamente wie Antibiotika. Bei bakteriellen Entzündungen wird infektiöses Material in die Vene verschleppt – z. B. iatrogen durch Venenkatheter, bei i. v. Drogenabusus oder durch Übergreifen von Entzündungen der Umgebung wie beim Mondor-Syndrom infolge einer Brustkrankheit oder -operation. Ursächlich kommen auch Autoimmunkrankheiten sowie eine Polyglobulie und eine Polycythaemia vera in Betracht. Bei der Kombination einer strangförmigen Thrombophlebitis mit einem Malignom wird vom **Trousseau-Syndrom** gesprochen.

Klinik
Klinisches Bild mit druckschmerzhafter, **strangförmig verdickter Vene**. Die Umgebung ist geschwollen, gerötet und überwärmt. Selten mit Fieber und erhöhter Blutsenkungsgeschwindigkeit einhergehend. Die Entzündung klingt i. d. R. nach 1–2 Wochen spontan ab. Bei der **Mondor-Krankheit** sind die V. thoracoepigastrica und ihre Äste an der vorderen Thoraxwand bzw. der weiblichen Brust betroffen. Von einer **septischen Thrombophlebitis** spricht man, wenn es über einen infizierten Thrombus zu einer Sepsis kommt.

Diagnostik
Klinische Blickdiagnose, deren Objektivierung durch B-Bild- oder Duplexsonografie erfolgt. Bei unklarem Befund kann eine Phlebografie durchgeführt werden.

Therapie
Bei einer **septischen Thrombophlebitis** ist der Patient aufgrund seiner schweren Grundkrankheit bettlägerig und bedarf der entsprechenden Thromboseprophylaxe, außerdem einer gezielten Antibiose und ggf. einer chirurgischen Inzision bei lokal eitrigen Prozessen.

Bei allen anderen Krankheitsformen erfolgt die Mobilisierung mit angepasstem Kompressionsverband oder -strumpf, um einer Thromboseprogredienz vorzubeugen. Bei der **strangförmigen Thrombophlebitis** können zusätzlich antiphlogistische Salben und Alkoholumschläge zur Linderung der Entzündung und bei Schmerzen Antiphlogistika wie ASS oder Indometacin angewandt werden.

Bei einem **thrombosierten Varixknoten**, der als Folge der Sklerosierungstherapie auftreten kann, beschleunigt die Stichinzision mit Expression des Gerinnsels in Lokalanästhesie den Heilungsverlauf.

Bei einem **transfaszialen** Thrombuswachstum (Einwachsen des Thrombus von der oberflächlichen in die tiefe Vene) ist die Vorgehensweise individuell festzulegen. Bei einer zugrunde liegenden Stammvarikose ist eine Thrombektomie mit vorsichtiger Varizenexhairese in Erwägung zu ziehen. Bei konservativem Vorgehen empfiehlt sich die therapeutische Antikoagulation mit Heparin und anschließend mit einem Cumarinderivat.

2.4.3 Phlebothrombose

Gerinnselbildung in einer tiefen, intrafaszialen Vene, die das betreffende Gefäßsegment partiell oder vollständig einengt und den geregelten Abfluss des Bluts vermindert. Menschen im höheren Lebensalter sind häufiger betroffen als jüngere. Bei bis zu einem Drittel aller Autopsien findet man ausgedehnte Bein- und Beckenvenenthrombosen. Meistens entwickeln sich die Thrombosen in den tiefen Bein- und Beckenvenen; seltener sind Thrombosen der Arm- und Schultervenen.

Formen

Bein- und Beckenvenenthrombose
Pathogenetisch werden zwei Formen unterschieden:
- die häufigere **aszendierende Form**: Thrombuswachstum von distal nach proximal, Beginn in einer Venenklappe
- **deszendierende Form**: Thrombuswachstum von proximal nach distal. Diese Form ist meistens verursacht durch Kompression der Vene von außen (venöses Kompressionssyndrom).

Isolierte Beckenvenenthrombose
Seltene Form der Thrombose – allerdings sind die Beckenvenen bei 25 % der Oberschenkelvenenthrombosen durch Aszension des Thrombus beteiligt.

Relativ häufiger ist die linke als die rechte Beckenvene betroffen infolge der chronischen Irritation der V. iliaca communis sinistra durch die kreuzende A. iliaca communis dextra sowie infolge des Beckenvenensporns, einer intravasalen Membran aus Bindegewebe in der V. iliaca communis sinistra.

Bei Beckenvenenbeteiligung besteht eine hohe **Emboliegefahr** (65 % gegenüber 25–35 % bei isolierter Oberschenkelvenenthrombose).

Arm- und Schultergürtelvenenthrombose

Synonym Paget-von-Schroetter-Syndrom = akute Achselvenensperre durch Thrombose der V. axillaris oder V. subclavia.

Diese Form stellt ca. 2 % aller Thrombosen dar. Die häufigsten Auslöser sind:
- Einengung einer Vene von außen durch Tumoren oder im Rahmen eines Thoracic-Outlet-Syndroms (> 2.3.7). Häufig wird eine Axillarvenenthrombose durch anstrengende Tätigkeiten wie Kegeln oder Arbeiten über dem Kopf (z. B. beim Anstreichen) ausgelöst (**Thrombose par effort**).
- Irritation der Vene von innen durch zentralen Venenkatheter

MERKE
10–20 % der Thrombosepatienten haben ein Karzinom, v. a. in Pankreas, Lunge, Nieren, Ovar, Testes.

Ätiologie und Pathogenese
Mit zunehmendem Lebensalter steigt die Thromboseinzidenz. Sie beträgt bei Kindern ca. 1/100.000, bei alten Menschen 1/100.

Virchow-Trias
Die Trias der pathogenetischen Faktoren einer Phlebothrombose wurde vom Pathologen Rudolf Virchow formuliert. Danach kann es auf drei verschiedenen Wegen zur Phlebothrombose kommen: über **Gefäßwandveränderungen**, über eine **verlangsamte Blutströmung** oder über eine **veränderte Blutzusammensetzung**.

Patho-Info
Ursachen der Phlebothrombose
Gefäßwand- und Endothelschäden
- Traumen, Operationen
- zentralvenöse Verweilkatheter
- ungewohnte körperliche Belastung („Thrombose par Effort")

Verlangsamte Blutströmung
- Immobilität, z. B. durch Bettruhe, im Gipsverband oder bei stundenlang beengter Sitzhaltung (Reisethrombose)
- Herzinsuffizienz
- postthrombotisches Syndrom der Beinvenen
- schwere sekundäre Leitveneninsuffizienz infolge Stammvarikose

Hyperkoagulabilität
- erhöhte Blutviskosität bei Polyglobulie und Exsikkose
- Zellvermehrung, z. B. bei Polycythaemia vera (> 3.6.1)
- hormonelle Dysbalance in der Schwangerschaft, Postmenopause und bei hormoneller Antikonzeption
- Störungen der Blutgerinnung und der Fibrinolyse (> 3.8)
- Paraneoplasie bei Tumorkrankheiten

[PB, FF]

Thrombenformen
- Abscheidungs-(Plättchen-)Thrombus bei Anlagerung von Thrombozyten an einen Endotheldefekt. Charakteristisch sind: feste Haftung an der Gefäßwand, nicht komplette Ausfüllung des Lumens; weiße Farbe, da erythrozytenarm
- Gerinnungsthrombus; entsteht durch eine Strömungsverlangsamung, charakteristisch sind: geringe Haftung an der Gefäßwand, komplette Ausfüllung des Lumens, rote Farbe
- gemischter Thrombus

Thrombophilie
Unter einer Thrombophilie versteht man ein erhöhtes Thromboserisiko aufgrund einer angeborenen oder erworbenen Störung der Blutgerinnung oder Fibrinolyse (> 3.8). Der Verdacht ergibt sich, wenn thromboembolische Krankheiten
- abnorm früh (vor dem 45. Lebensjahr),
- abnorm leicht (Spontanthrombosen),
- abnorm häufig (Rezidivthrombosen) oder
- an abnormer Stelle (Organvenenthrombosen) vorkommen.

Der Umfang des notwendigen Untersuchungsprogramms wird kontrovers beurteilt. Zu den anerkannten Risikofaktoren gehören:
- Mutationen im **Faktor-V-Gen** (z. B. Faktor-V-Leiden, dessen Prävalenz liegt bei 7 % in der Bevölkerung) oder im **Prothrombin-Gen** (Prävalenz von 2 %)
- Mangel an **Gerinnungsinhibitoren** (Antithrombin, Protein C und Protein S)
- erhöhte Titer für **Anti-Phospholipid-Antikörper** (Lupus-Antikoagulans, Anti-Kardiolipin-Antikörper; > 11.9.2)
- persistierende Erhöhung von Faktor VIII

Tumorkrankheit
Maligne Tumoren erhöhen das Thromboserisiko infolge der prokoagulatorischen Effekte von Tumorzellen sowie der Applikation von Chemotherapeutika. Beim Pankreaskarzinom sowie beim Bronchialkarzinom wird die Thromboseinzidenz auf 25–30 % geschätzt. Umgekehrt besteht bei einer Thrombose ohne erkennbare Ursache innerhalb des auf das Ereignis folgenden Jahrs ein erhöhtes Risiko für das Vorliegen einer malignen Tumorkrankheit. Das lässt eine Tumorsuche bei unbekannter Ursache einer Thrombose sinnvoll erscheinen. Eine zweifelsfreie Reduktion der Mortalität durch ein bestimmtes Ausmaß der Tumorsuche ist aber nicht belegt. Der Umfang des Untersuchungsprogramms wird daher kontrovers beurteilt.

Klinik
Besonders beim immobilisierten Patienten verursacht eine Beinvenenthrombose häufig keine oder nur diskrete Symptome. Deswegen werden Phlebothrombosen bei Bettlägerigen oft übersehen und erst nach einer Lungenembolie diagnostiziert. Typische Symptome sind:
- **Ödem**: erkennbar durch pralle Konsistenz z. B. der Wade sowie glänzende und evtl. überwärmte Haut. Der Nachweis erfolgt durch vergleichende Umfangsmessung der Extremitäten
- **Schmerz oder Missempfindung**: evtl. krampfartiger, heftiger Schmerz durch Dehnung und Zug an thrombosierten Venen beim Laufen
- **Zyanose**: durch Behinderung des venösen Abstroms und Rückstau des Bluts
- **Druck- und Dehnungsschmerzzeichen** (z. B. nach Homans, Payr, Pratt; > Abb. 2.17): weisen beim ambulanten Patienten eine Sensitivität zwischen 30 und 95 % auf, jedoch eine geringe Spezifität. Bei immobilisierten Patienten sinkt die Treffsicherheit < 30 %.

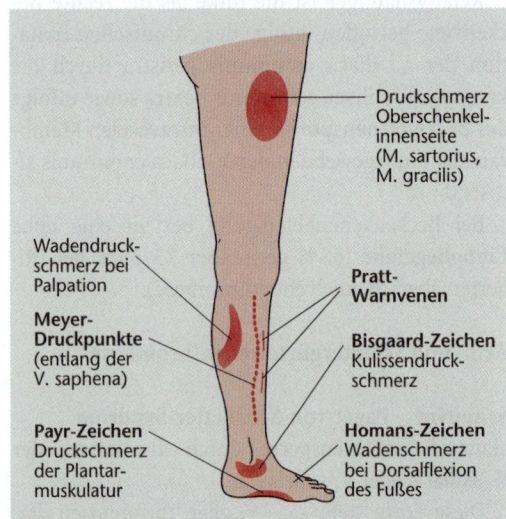

Abb. 2.17 Druck- und Dehnungsschmerzzeichen bei tiefer Beinvenenthrombose. [L157]

Komplikationen
- **Lungenembolie** (> 5.7.1): wichtigste Frühkomplikation. Bis zu 30 % der Patienten mit Oberschenkel- und Beckenvenenthrombosen bekommen eine Lungenembolie, seltener Patienten mit einer Unterschenkelvenenthrombose. Die Armvenenthrombose führt nur ausnahmsweise zur Lungenembolie.
- **postthrombotisches Syndrom** (> 2.4.4): wichtigste Spätkomplikation. Eine chronische venöse Insuffizienz tritt ca. 5–20 Jahre nach dem akuten Ereignis in Abhängigkeit von Schweregrad und Lokalisation der Thrombose auf.

Sonderform: Phlegmasia coerulea dolens
Sie ist eine besondere Form der tiefen Venenthrombose mit fulminanter Thrombosierung der gesamten venösen Abflussbahn (also der intra- und extrafaszialen Venen) einer Extremität. Die Phlegmasia coerulea dolens tritt oft bei malignen Tumoren auf und geht mit einer hohen Mortalität (20–50 %) und Amputationsrate (10–50 %) einher.

Symptome sind die rasche, schmerzhafte (= dolens), elephantiasisartige Anschwellung (= phlegmasia) und livide Verfärbung (coerulea = blau) der betroffenen Extremität.

Therapie der Wahl ist die Thrombektomie, in einzelnen Fällen war auch eine Thrombolyse erfolgreich.

Diagnostik
Jeder klinische Verdacht auf eine Venenthrombose muss abgeklärt werden, damit eine therapeutische Entscheidung erfolgen kann. Denn nur bei sofortiger therapeutischer Intervention können die Progredienz der Thrombose und mögliche Komplikationen vermieden werden.

Klinische Untersuchung
An die Stelle der ungezielten klinischen Diagnostik ist heute die „**klinische Wahrscheinlichkeit**" für das Vorliegen oder den Ausschluss einer Venenthrombose gerückt. Diese basiert auf einer strukturierten Anamnese und Befunderhebung. Ihre Einschätzung beeinflusst den diagnostischen Algorithmus. Am besten evaluiert ist der klinische **Score nach Wells** (> Tab. 2.9).

Ist die klinische Wahrscheinlichkeit anhand des Wells-Scores **nicht** hoch (< 2 Punkte) und ist die D-Dimer-Bestimmung (s. u.) negativ, kann eine akute symptomatische tiefe Beinvenenthrombose ohne weitere Diagnostik als ausgeschlossen gelten; die Versagerquote liegt dabei unter 3 %.

Labordiagnostik
Der **D-Dimer-Bestimmung** kommt neben der Erfassung der klinischen Wahrscheinlichkeit eine große Bedeutung in der initialen Abklärung zu. D-Dimere entstehen als Endprodukte bei der Proteolyse von Fibrin, das durch Faktor XIII quervernetzt ist. Sie setzen daher immer eine Aktivierung der Gerinnung und der Fibrinolyse voraus und sind physiologischerweise immer messbar sowie v. a. bei allen entzündlichen Erkrankungen erhöht. Aufgrund ihrer hohen Sensitivität und des damit verbundenen hohen negativen prädiktiven Werts einer normalen Konzentration im Plasma eignen sie sich für den Ausschluss einer Thrombose. Die geringe Spezifität schränkt ihre Bedeutung deutlich ein, denn auch bei nichtthrombotischen Krankheiten und Situationen werden erhöhte D-Dimer-Spiegel gemessen. Dazu gehören: Entzündungen, Tumoren, Schwangerschaft. Bei hospitalisierten Patienten mit Thromboseverdacht ist eine routinemäßige Anwendung nicht empfehlens-

Tab. 2.9 Wells-Score zur klinischen Wahrscheinlichkeit einer Phlebothrombose der unteren Extremität.

klinische Charakteristik	Punkte
aktive Krebserkrankung	1
Lähmung oder kürzliche Immobilisation der Beine	1
Bettruhe (> 3 Tage); große Operation (vor < 12 Wochen)	1
frühere, dokumentierte tiefe Venenthrombose	1
Schmerz/Verhärtung entlang den tiefen Venen	1
Schwellung des gesamten Beins	1
Schwellung ipsilateraler Unterschenkel > 3 cm	1
eindrückbares Ödem am symptomatischen Bein	1
Kollateralvenen	1
alternative Diagnose mindestens ebenso wahrscheinlich wie tiefe Venenthrombose	–2
Score für die Thrombosewahrscheinlichkeit: > 2 Punkte hoch; ≤ 2 Punkte nicht hoch	

wert, da aufgrund der Begleitumstände zu häufig falsch positive D-Dimer-Werte gemessen werden.

Apparative Diagnostik
Die **B-Bild-Sonografie** mit Nachweis einer unvollständigen oder fehlenden Kompressibilität der betroffenen Vene im Querschnitt ist die Nachweismethode der ersten Wahl. Sensitivität und Spezifität betragen bei der proximalen Thrombose (femorale und popliteale Venen) 95–100 %. Unter optimalen Voraussetzungen können bei der distalen Thrombose (Unterschenkelvenen) ähnlich gute Ergebnisse erzielt werden. In der Beckenvenenstrombahn ist die farbkodierte **Duplexsonografie** anzuwenden (> Abb. 2.18).

Die **Phlebografie** steht wegen der notwendigen Kontrastmittelapplikation erst an zweiter Stelle der bildgebenden Untersuchungsverfahren. Sie wird v. a. bei unklaren Befunden und bei der Rezidivthrombose eingesetzt.

Der Stellenwert von **MR-** und **CT-Phlebografie** in der Thrombosediagnostik ist wegen ihrer begrenzten Anwendung noch nicht eindeutig geklärt. Von Vorteil ist die gleichzeitige Darstellung von pathologischen Raumforderungen in unmittelbarer Nähe der Gefäße sowie bei der CT die gleichzeitige Erfassung von Lungenembolien.

Diagnostischer Algorithmus
In einem **diagnostischen Algorithmus** werden die genannten Untersuchungsverfahren bei symptomatischen Patienten mit Verdacht auf Venenthrombose in einer bestimmten Reihenfolge eingebunden. Der Algorithmus gilt dann als sicher, wenn nach initialem Ausschluss der Krankheit innerhalb der folgenden drei Monate weniger als 3 % Thrombosen (95 %-Vertrauensintervall) aufgetreten sind. Weiterhin sind Patientenkomfort, Kosteneffektivität und lokale Verfügbarkeit zu berücksichtigen. In der interdisziplinären S2-Leitlinie der AWMF (2009) wird die in > Abb. 2.19 beschriebene Vorgehensweise für den **ambulanten** Patienten mit einem ersten Verdacht auf Venenthrombose empfohlen. Der Algorithmus wurde nicht für stationäre Patienten, nicht in der Schwangerschaft und auch nicht für die Rezidivthrombose getestet.

Eine alternative Vorgehensweise stellt die **komplette Kompressionssonografie** der proximalen und der distalen Venen dar.

Therapie

Die Therapie der Phlebothrombose erfolgt vorzugsweise ambulant. Eine stationäre Aufnahme ist bei bestimmten medizinischen (z. B. symptomatische Lungenembolie, schwere Allgemeinkrankheiten) und organisatorischen Bedingungen (abgelegener Wohnort, Angst vor einem Notfall) angezeigt.

Die Therapie der Phlebothrombose steht auf zwei Säulen:
- **physikalische Therapie**: rasche/fortgesetzte Mobilisierung, Kompressionsbehandlung
- **medikamentöse Therapie**: Antikoagulation, in Einzelfällen Thrombolyse oder Thrombektomie

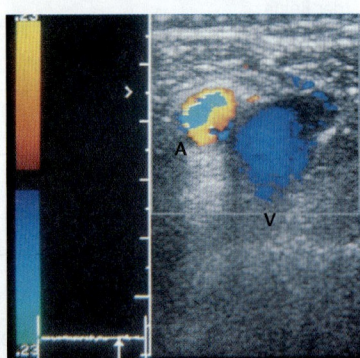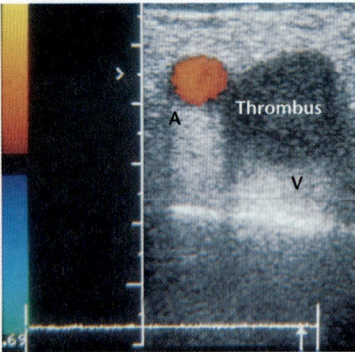

Abb. 2.18 Farbcodierte Duplexsonografie bei Phlebothrombose der rechten V. femoralis communis (rechtes Bild). Im Vergleich zu einem Normalbefund (linkes Bild) ist das Lumen der Vene erweitert und ganz vom Thrombus ausgefüllt, sodass die blaue Farbcodierung fehlt. Die A. femoralis ist rot codiert. Bei Druck mit dem Schallkopf ist das normale Venenlumen im linken Bild kompressibel, während sich das mit Thrombus angefüllte Gefäß im rechten Bild nicht komprimieren lässt (Kompressionssonografie; > 2.2.2). [M180]

Mobilisierung und Immobilisierung

Ambulante Patienten mit Thrombose werden vorzugsweise mobil gehalten und erhalten Anweisungen für eine aktive Bewegungstherapie.

Bei frischer und ausgedehnter Thrombose mit akuten Beschwerden (Schmerzen, Schwellung) kann es sinnvoll sein, das betroffene Bein in den ersten Tagen hochzulagern und zu schonen. Die Immobilisation reduziert jedoch weder die Frequenz von Lungenembolien noch die Häufigkeit und Schwere des postthrombotischen Syndroms (s. u.). Dies gilt für die Unterschenkelthrombose ebenso wie für die Iliakalvenenthrombose.

Kompressionstherapie

Sie hat einen analgetischen und einen abschwellenden Effekt. Pragmatischerweise richtet sie sich initial nach der Lokalisation der Thrombose; langfristig genügt i. d. R. ein Kompressionsstrumpf von Wade oder Arm. Die Effektivität einer Behandlungsdauer von 2 Jahren in Bezug auf die Verhütung eines postthrombotischen Syndroms ist belegt.

Antikoagulation

Die körpergewichtsadaptierte Antikoagulation mit einem Heparin oder Pentasaccharid ist die wichtigste medikamentöse Sofortmaßnahme. Sie verhindert das weitere Thrombuswachstum und beugt damit einer Embolie vor. Folgende Substanzen stehen zur Verfügung:

Niedermolekulares Heparin (NMH) Es ist mindestens genauso effektiv und sicher wie unfraktioniertes Heparin. Es ist einfacher zu handhaben und weist ein günstigeres Nebenwirkungsprofil auf (seltener heparininduzierte Thrombozytopenie Typ II). Die Injektion erfolgt 1- bis 2-mal pro Tag subkutan; eine Kontrolle der Gerinnungszeit (mit dem Anti-Xa-Test) ist nur ausnahmsweise erforderlich. Jedoch ist auf eine Kumulation des NMH bei Niereninsuffizienz der Patienten zu achten, sodass ab einem Serumkreatinin ab etwa 1,5 mg/dl eine Aktivitätsmessung über die Hemmung des Faktors Xa zur Vermeidung einer Überdosierung sinnvoll ist. Die Dosierung von niedermolekularem Heparin ist bei der Therapie einer Phlebothrombose mindestens doppelt so hoch wie bei der Prophylaxe einer Thrombose.

Unfraktioniertes Heparin (UFH) Es wird i. v. oder s. c. verabreicht. Eine Kontrolle der Gerinnungszeit ist notwendig; es wird eine Verlängerung der aPTT auf das ca. Zweifache des Ausgangswerts angestrebt.

Fondaparinux Das Pentasaccharid ist ein synthetisches Antithrombotikum, das den Gerinnungsfaktor Xa hemmt. Bei hoher Bioverfügbarkeit und langer Halbwertszeit wird es in einer fixen Dosierung von 7,5 mg einmal täglich s. c. verabreicht. Eine Kontrolle der Gerinnungszeit (mit dem Anti-Xa-Test) ist i. d. R. nicht erforderlich.

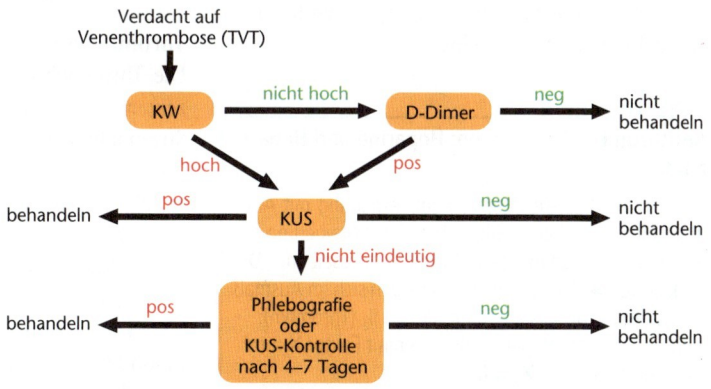

Abb. 2.19 Diagnostikalgorithmus zur Behandlungsindikation bei Verdacht auf Beinvenenthrombose (nach: AWMF-Leitlinie, Stand 2009). [L141]

KW = Klinische Wahrscheinlichkeit
KUS = Kompressionsultraschall der Beinvenen

Tab. 2.10 Niedermolekulare Heparine in therapeutischer Dosierung bei Bein- und Beckenvenenthrombose (Zulassungsstatus in Deutschland 2007).

Wirkstoff	Präparat	Dosierung	Intervall
Certoparin	Mono-Embolex 8.000 I.E.®	8.000 I.E. s.c.	2× tgl.
Enoxaparin	Clexane®	1,0 mg/kg KG s.c.	2× tgl.
Nadroparin	Fraxiparin®	0,1 ml/10 kg KG s.c.	2× tgl.
	Fraxodi®	0,1 ml/10 kg KG s.c.	1× tgl.
Tinzaparin	Innohep®	175 I.E./kg KG s.c.	1× tgl.
Reviparin	Clivarin®	0,5–0,9 ml s.c. KG-adapt.	2× tgl.
	Clivarodi®	0,6 ml s.c. bei KG > 60 kg	1× tgl.

Während einer Therapie mit Heparinen sind regelmäßige Thrombozytenkontrollen angezeigt, z.B. 2-mal pro Woche. Über das Krankheitsbild der **heparininduzierten Thrombozytopenie** (➤ 3.7.4) sollten die Patienten informiert werden.

So bald wie möglich (nach 1–7 Tagen) wird auf **orale Antikoagulanzien** (z.B. Marcumar®, Falithrom®, Coumadin®) eingestellt. Eine überlappende Therapie mit Heparin bzw. mit Pentasaccharid ist bis zum Erreichen einer stabilen INR (International Normalized Ratio) von 2,0 erforderlich, um die unterschiedlichen Halbwertszeiten von pro- und antikoagulatorischen Proteinen zu überbrücken. Ohne die gleichzeitige Therapie mit Vitamin-K-Antagonist und Heparin kann es zu einer **Marcumarnekrose** kommen (Fehlen von Protein C bei noch normaler plasmatischer Gerinung). Die Behandlung dauert:
- mindestens 3 Monate, i.d.R. 6–12 Monate
- bei Rezidivthrombosen, bei Malignomen und bei bestimmten Defekten des Gerinnungssystems (z.B. Anti-Phospholipid-Antikörper-Syndrom) manchmal auch lebenslang

---
Pharma-Info

Antithrombin-Aktivatoren: Heparine und Heparinoide

Die Wirkung besteht in einer Komplexbildung mit Antithrombin (AT, früher Antithrombin III) mit Steigerung der blutgerinnungshemmenden Wirkung desselben. Die Wirkstoffe (➤ Tab. 2.10) unterscheiden sich im Ausmaß ihrer Wirkung auf die Faktoren Xa und II$_a$ (Thrombin):
- unfraktioniertes Heparin (UFH): hemmt Faktor X$_a$ und II$_a$ gleichermaßen (**X$_a$ = II$_a$**)
- niedermolekulare Heparine (NMH) auf **-parin**, z.B. Certoparin, Enoxaparin, Tinzaparin: hemmen Faktor X$_a$ stärker als II$_a$ (**X$_a$ > II$_a$**)
- Fondaparinux: hemmt **nur Faktor X$_a$**

Indikationen Thromboseprophylaxe (s.c.) und therapeutische Antikoagulation v.a. bei Lungenembolie und Thrombose (UFH kontinuierlich i.v., NMH 1- bis 2-mal täglich s.c., Fondaparinux 1-mal täglich s.c.). UFH und NMH dürfen in Schwangerschaft und Stillzeit eingesetzt werden.
Eine medikamentöse Thromboseprophylaxe erfolgt z.B. bei Immobilisation, orthopädischen Operationen oder schwerer internistischer Erkrankung (erste Wahl: NMH).

Pharmakokinetik ➤ Tab. 2.11

Nebenwirkungen
- Blutungen
- heparininduzierte Thrombozytopenie Typ 1 (frühzeitig, leicht, reversibel) und Typ 2 (HIT-2, nach ca. 1 Woche, schwer), meist unter UFH-Therapie, sehr selten bei NMH, gar nicht bei Fondaparinux. Wiederholte Kontrollen der Thrombozytenzahl notwendig!
- Osteoporose bei Langzeitanwendung mit UFH, seltener bei NMH
- Haarausfall

[MP, CD]

Thrombolyse

Die Thrombolyse (zu Kontraindikationen, Substanzen; ➤ 3.7.7) hat die Wiedereröffnung der venösen Strombahn zum Ziel. Sie hat eine **mäßige Erfolgsrate** (bei venösen Thrombosen gelingt die komplette Rekanalisation in nur einem Drittel der Fälle), geht aber in bis zu 15 % mit z.T. schwerwiegenden **Blutungskomplikationen** einher. Eine Thrombolyse wird daher heute nur noch in einzelnen Fällen wie z.B. bei einem Paget-von-Schroetter-Syndrom erwogen, insbesondere bei einer ausgedehnten Mehretagenthrombose, bei einem Lebensalter unter 50 Jahren und bei einem geschätzten Thrombosealter < 8 Tagen.

Tab. 2.11 Pharmakokinetik von unfraktioniertem Heparin (UFH), niedermolekularen Heparinen (NMH) und Fondaparinux.

	UFH	NMH	Fondaparinux
Elimination	v. a. durch das RES (retikuloendotheliale System): Anwendung bei Niereninsuffizienz möglich	Renal. keine Anwendung bei schwerer Niereninsuffizienz! Ansonsten aber bevorzugt gegenüber UFH (keine kontinuierliche i. v. Gabe und keine täglichen PTT-Kontrollen nötig, weniger UAW)	
HWZ	1,5–2 h	je nach Substanz 2–4 h	15–20 h
Therapiekontrolle	PTT (partielle Thromboplastinzeit, normal 35–40 s). ↑ unter Therapie	Keine PTT-Verlängerung. Bei Bedarf Anti-Faktor-X_a-Aktivitäts-Bestimmung: ↑ unter Therapie	
Antidot	Protamin; sofortige Antagonisierung durch Salzbildung mit Heparin (also kein kompetitiver Antagonist)	kein Antidot bekannt	

Thrombektomie
Die chirurgische Thrombektomie ist Therapie der Wahl bei Phlegmasia coerulea dolens zur Erhaltung der Extremität und evtl. bei Einwachsen eines Thrombuszapfens aus der V. saphena magna ins tiefe Venensystem („transfasziale Thrombose"; ➤ 2.4.2). Ansonsten spielt die chirurgische Therapie in der Behandlung der Phlebothrombose eine untergeordnete Rolle.

___Chirurgie-Info___
Paget-von-Schroetter-Syndrom
Eine operative Therapie ist nur bei nervaler oder arterieller Kompression sowie zur Prävention von Rethrombosen (z. B. bei Thoracic-Outlet-Syndrom) indiziert.
[AS]

___Chirurgie-Info___
Primäre Varikose
Ebenso wie die konservative soll die chirurgische Therapie Spätschäden minimieren bzw. verhindern.
Sklerosierung Ziel der Sklerosierung ist die gezielte Obliteration der betreffenden Seitenastvarizen oder Besenreiser durch Injektion eines endothelschädigenden Pharmakons. Die Methode ist für Stammvenen oder großkalibrige Seitenastvarizen weniger geeignet.
Operative Therapie Durch Krossektomie, Stammvenenstripping, Seitenastexstirpation und ggf. Perforansdissektion (Operation nach Babcock) werden störende Varizen entfernt und der Reflux wird unterbrochen. Die Unterbrechung von Perforansvenen ist nur bei eindeutig irreversibler Insuffizienz indiziert.
Endovenöse Therapie Durch Methoden wie Radiofrequenzobliteration oder endovenöse Lasersysteme sollen die Stammvenen obliteriert werden. Die verschlossenen Venenabschnitte werden nicht exstirpiert.

Therapie der Varizenblutung Zunächst sollte ein steriler Druckverband angelegt und das betreffende Bein hochgelagert werden. Ist dies nicht ausreichend, erfolgt eine Umstechung der blutenden Varize. Im weiteren Verlauf sollte das Varizenleiden operativ saniert werden.
[AS]

Kavafilter
Die Indikation zur Implantation eines Kavafilters ist bei akuter Phlebothrombose nur ausnahmsweise gegeben, und zwar bei absoluter Kontraindikation gegen eine Antikoagulation sowie beim Auftreten symptomatischer Lungenembolien trotz korrekt durchgeführter Antikoagulation.

Primäre Thromboseprophylaxe
Jeder immobilisierte Patient hat entsprechend der Virchow-Trias ein erhöhtes Thromboserisiko. Das trifft insbesondere dann zu, wenn mehrere Risikofaktoren vorliegen, z. B. bei Operationen am Uterus mit Einschwemmung von prokoagulatorischen Substanzen in die Blutbahn oder bei längeren Flugreisen in beengten Sitzen von Patientinnen, die gleichzeitig die „Pille" nehmen.

Die **primäre Thromboembolieprophylaxe** bei immobilisierten Patienten ermöglicht eine Absenkung des Lungenembolierisikos um 60–80 %. Sie besteht aus physikalischen und medikamentösen Maßnahmen, Letztere meist in Form von Heparin als subkutane Injektion. Ein hohes Thromboserisiko besteht in der operativen Medizin u. a. bei Polytrauma, nach größeren Eingriffen in der Bauch- und Beckenregion bei malignen Tumoren sowie bei Operationen an Wirbelsäule, Hüft- und Kniegelenken. In der Inneren Medizin ist von einem hohen Thromboserisiko auszugehen bei schweren Herz- und Lungenkrankheiten, nach ischämischem Apoplex mit Parese sowie bei schweren Infektionen.

Eine **sekundäre Thromboembolieprophylaxe** erfolgt hingegen bei Patienten, die eine akute Thrombose oder ein postthrombotisches Syndrom haben, zur Verhütung eines Rezidivs.

Physikalische Maßnahmen
- frühzeitige Mobilisierung und Bewegungsübungen mit Aktivierung der Sprunggelenks- und Wadenmuskelpumpe, zur Erhöhung des venösen Rückflusses
- Tragen von **medizinischen Thromboseprophylaxestrümpfen Klasse II**
- mechanische Verfahren wie die intermittierende pneumatische Wadenkompression oder das „Bettfahrrad"

Medikamentöse Maßnahmen
Die Standardmedikation besteht in der Gabe von **Heparin**. Es stehen niedermolekulare Heparine und unfraktionierte Heparine zur Verfügung. Der differenzierte Einsatz der Medikamente und ihre Dosierung richten sich nach dem Risikoprofil des Patienten. Üblich ist die Low-Dose-Therapie als subkutane Injektion mit einer Frequenz von 1/Tag bei NMH und 2–3/Tag bei UFH. Bei einem hohen Thromboserisiko – z. B. bei Knie- und Hüftgelenksoperationen – werden NMH mit Zulassung im Hochrisikobereich oder UFH mit aPTT-adjustierter Dosierung intravenös eingesetzt. Schwerwiegende Blutungskomplikationen sind dabei selten. UFH sollte bei Blutungsneigung, Niereninsuffizienz und unsicherer Resorption bevorzugt werden.

Eine absolute **Kontraindikation** stellt die heparininduzierte Thrombozytopenie vom Typ II (HIT II) dar. Zur rechtzeitigen Erkennung dieser Komplikation unter einer laufenden Therapie sind regelmäßige Thrombozytenkontrollen in den ersten 3 Wochen angezeigt.

Zu den neueren Antithrombotika, die zur Thromboseprophylaxe bei hohem Risiko zugelassen sind, zählt das Pentasaccharid **Fondaparinux**.

Als weitere Alternative bieten sich **orale Antikoagulanzien** wie Phenprocoumon (Marcumar®, Falithrom®) oder Warfarin (Coumadin®) an. Aufgrund ihres verzögerten Wirkungseintritts, der schwierigen Dosiseinstellung mit der Notwendigkeit regelmäßiger Laborkontrollen sowie der möglichen Blutungskomplikationen bei Operationen werden diese Substanzen in der Primärprävention kaum eingesetzt. Thrombozytenaggregationshemmer wie ASS sollten aufgrund der geringen Wirksamkeit im tiefen Venensystem zur Thromboseprophylaxe **nicht** eingesetzt werden.

Seltene Thromboseformen

V.-cava-inferior-Thrombose

Sie entsteht am häufigsten durch Thrombusaszension aus den Beckenvenen; gelegentlich auch als deszendierende Thrombose durch Kompression des Gefäßes von außen oder nach Einbruch von Tumoren.

Klinik Ödematöse Schwellung der unteren Körperhälfte bis zum Nabel, einschließlich der Genitalien, evtl. zyanotische Verfärbung.

Therapie Behandlung der Grundkrankheit. Im Übrigen konservativ mit Heparin oder Fondaparinux, anschließend orale Antikoagulanzien; und von vornherein Kompressionstherapie der Beine.

V.-cava-superior-Thrombose

Eine Thrombose der V. cava superior kommt vor bei Kompression der Vene z. B. im Rahmen von Lungen- oder Mediastinaltumoren, bei Mediastinitis, Aortenaneurysma oder Pericarditis constrictiva. Iatrogen kann sie durch einen zentralvenösen Katheter verursacht werden.

Klinik Obere Einflussstauung und Zyanose der oberen Körperhälfte (Kopf, Hals, Arme).

Therapie Wie bei der V.-cava-inferior-Thrombose, ggf. Kompressionstherapie der Arme nach Verträglichkeit.

Pfortaderthrombose

Sie kommt v. a. vor bei Leberzirrhose und bei Neoplasien.

Klinik Symptome der portalen Hypertension (Aszitesbildung, Splenomegalie, Ösophagusvarizen).

Therapie Wie bei der V.-cava-inferior-Thrombose, unter Beachtung der Kontraindikationen für Cumarine (Ösophagusvarizenblutung!), keine Kompressionstherapie.

Lebervenenthrombose (Budd-Chiari-Syndrom)

➤ 6.8.3

Mesenterialvenenthrombose

Hierzu kann es z. B. bei hämatologischen Systemkrankheiten, portaler Hypertension, Malignomen, entzündlichen Prozessen, thrombophilen Störungen des Gerinnungs- oder Fibrinolysesystems sowie ohne erkennbare Ursache kommen.

Klinik Variabel, u. U. akutes Abdomen, Übelkeit, Brechreiz, Fieber, Meläna. Gefahr des hämorrhagischen Darminfarkts.

Therapie Die Basisbehandlung stellt die Antikoagulation mit Heparin in therapeutischer Dosierung dar. Aufgrund der hohen Mortalität (bei kompletter Thrombosierung > 50 %) ist die chirurgische Intervention anzustreben. Anschließend wird eine längerfristige orale Antikoagulation durchgeführt.

Nierenvenenthrombose

Sie kann selten bei Säuglingen und Kleinkindern u. a. im Rahmen einer schwerer Exsikkose auftreten (➤ 10.5.1). Meist liegt jedoch ein nephrotisches Syndrom mit schwerer Proteinurie zugrunde. Die meisten Berichte stammen von Patienten mit membranöser Glomerulonephritis. Antithrombinmangel und Dysproteinämie der Gerinnungsfaktoren als Folge des Eiweißverlustes über die Nieren, kombiniert mit der Hämokonzentration durch den Filtrationsprozess in den Glomeruli, erklären die Prädisposition der Nierenvene für eine Thrombosierung.

Klinik Typisch sind Flankenschmerz, Hämaturie sowie Niereninsuffizienz mit Oligo- oder Anurie.

Therapie Im Frühstadium evtl. Thrombolyse, sonst konservativ mit Heparin.

Sinusvenenthrombose

Eine Sinusvenenthrombose kann infolge einer entzündlichen Krankheit der Nachbarorgane (z. B. Nasenfurunkel), bei thrombophilen Diathesen und in der peripartalen Phase auftreten.

Klinik Typisch sind Kopfschmerzen, Fieber, Erbrechen und Nackensteifigkeit; seltener fokal-neurologische Ausfälle.

Therapie Heparin in therapeutischer Dosierung, anschließend orale Antikoagulation. Bei septischer Sinusvenenthrombose muss der Infektionsherd operativ und antibiotisch saniert werden.

2.4.4 Postthrombotisches Syndrom (PTS)

Als postthrombotisches Syndrom werden Symptome zusammengefasst, die nach einer tiefen Bein- und Beckenvenenthrombose bestehen bleiben oder sich im Laufe von Jahren ausbilden.

Die Wahrscheinlichkeit, dass sich nach einer Thrombose ein PTS entwickelt, korreliert mit der Lokalisation und dem Schweregrad der Thrombose. Ist diese auf einzelne Unterschenkelvenen oder isoliert auf die Beckenvenen beschränkt, verbleiben meist keine Dauerschäden. Bei kombinierter Thrombose der Unterschenkel-Oberschenkel-Becken-Venen kommt es in einem Drittel der Fälle zu Dauerschäden.

Klinik

Typische Symptome sind Schweregefühl und Schwellungsneigung der betroffenen Extremität. Die Beschwerden nehmen bei stehender und sitzender Tätigkeit im Laufe des Tages sowie bei warmen Temperaturen zu. Das postthrombotische Syndrom verläuft in 3 Stadien.

Stadium I: postthrombotisches Frühsyndrom Etwa 3–4 Wochen nach dem Thromboseereignis klagt der Patient über eine Ödemneigung, die sich unter Belastung wegen des gestörten Abflusses verstärkt.

Durch Rekanalisation und Kollateralenbildung kann sich Besserung einstellen.

Stadium II: postthrombotisches Syndrom Etwa 1 Jahr nach dem Thromboseereignis wird die Insuffizienz des tiefen Venensystems durch Abfluss des venösen Bluts über funktionstüchtige oberflächliche und intrafasziale Kollateralen kompensiert. Im Vordergrund stehen eine Schwellneigung und eine langsam zunehmende Varikose.

Stadium III: postthrombotisches Spätsyndrom mit chronischer venöser Insuffizienz (s. u.) Bei schwerem Krankheitsverlauf kann der Kollateralkreislauf infolge des großen rezirkulierenden Blutvolumens im Laufe von 5–20 Jahren dekompensieren. Eine sekundäre Stammvarikose der V. saphena magna und/oder parva und ggf. eine Perforansvarikose verursachen dermatologische Komplikationen wie Hyperpigmentation, Induration und Ulzeration. Besonders der Bereich des Innenknöchels ist betroffen.

Diagnostik
Die Stadieneinteilung wird ermöglicht durch anamnestische Angaben (Zeitpunkt der Manifestation der Thrombose), den klinischen Befund (sichtbare Kollateralvenen, Zeichen der chronischen venösen Insuffizienz) und diagnostische Verfahren zur Erfassung von morphologischen und hämodynamischen Veränderungen.

- Die **umfassende Beurteilung** des Schädigungs- und Kompensationsgrads beim PTS gelingt durch die kombinierte Anwendung der unten aufgeführten apparativen Untersuchungsmethoden.
- Für **Verlaufskontrollen** eignen sich v. a. nichtinvasive Methoden in kombinierter Anwendung (Duplexsonografie, Lichtreflexionsrheografie, Venenverschlussplethysmografie).
- Vor einem **operativen Eingriff** beim postthrombotischen Spätsyndrom sollte die Anwendung von Phlebografie, Duplexsonografie und Phlebodynamometrie (periphere Venendruckmessung) erfolgen. Letztere erlaubt nach Punktion einer Fußrückenvene die Einschätzung des funktionellen Schweregrads des PTS.

Apparative Untersuchungen beim postthrombotischen Syndrom
Morphologische Beurteilung
- **Phlebografie** (> Abb. 2.20): Methode mit der höchsten Aussagekraft; ermöglicht Erfassung der Schäden im gesamten intrafaszialen Venensystem vom Unterschenkel bis zur Beckenetage und der Funktionsfähigkeit von extrafaszialen Kollateralgefäßen.
- **B-Bild- und Duplexsonografie**: ergänzende Methode mit hoher Verfügbarkeit; kann lokalisierte postthrombotische Veränderungen darstellen, liefert aber keine ganzheitliche Abbildung der Venensysteme. Eignet sich hervorragend für Verlaufskontrollen.

Hämodynamische Beurteilung
- **(farbcodierte) Duplexsonografie**: Diese Methode hat die höchste Aussagekraft; sie ermöglicht die Differenzierung zwischen einem kompensierten (funktionierende Venenklappen) und einem dekompensiertem (funktionslose Venenklappen) PTS. Ein anhaltender Reflux unter der Provokation mit dem Valsalva- oder dem Wadendekompressionstest entspricht in den **tiefen** Leitvenen einer thrombosebedingten Klappendestruktion, in den **oberflächlichen** Kollateralvenen einer sekundären Stammvarikose.
- **Phlebodynamometrie**: Methode der Wahl zur globalen Beurteilung des Kompensationsgrads des postthrombotischen Syndroms unter Einbeziehung der intra- und extrafaszialen Venen; Nachteil: invasiv
- **Lichtreflexionsrheografie (LRR) und Venenverschlussplethysmografie (VVP)**: globale Erfassung der Pumpfunktion (LRR) bzw. der venösen Kapazität und Drainage des Bluts (Plethysmografie) aus dem gesamten Venensystem; Vorteil: nichtinvasiv

Therapie
Allgemeine Maßnahmen Da beim postthrombotischen Syndrom häufig Rezidivthrombosen auftreten, ist es wichtig, in entsprechenden Risikosituationen (z. B. bei Operation, Bettlägerigkeit, bei Langstreckenreisen und in der Schwangerschaft) eine medikamentöse Thromboseprophylaxe mit Heparin

und eine gezielte Kompressionsbehandlung zu veranlassen.

Physikalische Maßnahmen
- kalte balneologische Maßnahmen (Kneipp-Güsse) 1- bis 2-mal pro Tag, Sprunggelenksgymnastik mehrmals täglich zur Prophylaxe einer Einsteifung im oberen Sprunggelenk
- Kompressionstherapie: bei akutem Krankheitsprozess (z. B. Ulcus cruris) wird ein Kompressionsverband mit Kurzzugbinden angelegt. Bei unkompliziertem Verlauf und in Abhängigkeit vom Schweregrad des postthrombotischen Syndroms sollte tagsüber ein Kompressionsstrumpf der Klasse II oder III getragen werden, vorzugsweise bis zum Knie.

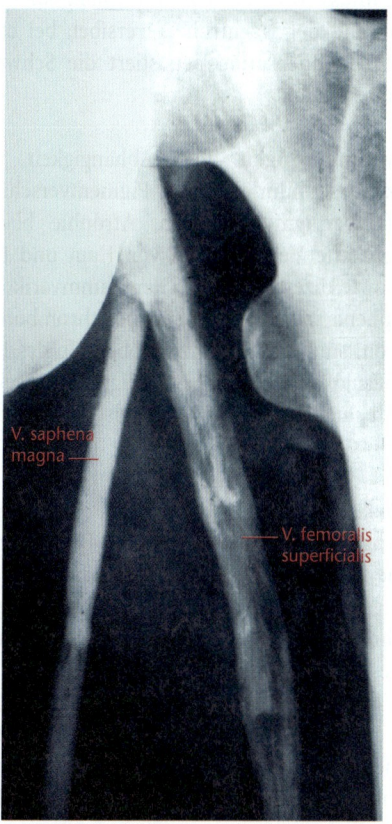

Abb. 2.20 Phlebografie der Oberschenkelvenen links: postthrombotisches Syndrom der V. femoralis superficialis mit intravasalen Septierungen des Gefäßes und kompensatorische (physiologische) Phlebektasie der V. saphena magna, die als Kollateralgefäß fungiert. [M180]

Operative Maßnahmen Operative Maßnahmen sind nur in ausgewählten Einzelfällen sinnvoll, z. B. bei
- dekompensiertem Kollateralkreislauf mit sekundärer Stammvarikose der V. saphena magna: Resektion der V. saphena magna,
- Perforansvarikose der Cockett-Venen-Gruppe: selektive Ligatur der Perforansvene,
- unzureichender Rekanalisation in der Beckenetage: suprapubischer Bypass von der betroffenen V. femoralis zur gesunden V. femoralis der Gegenseite (Palma-Operation).

2.4.5 Chronische venöse Insuffizienz (CVI)

Synonym Chronisch-venöses Stauungssyndrom (CVSS).

Die chronische venöse Insuffizienz (CVI) bezeichnet eine krankhafte Situation, in der das Blut nicht mehr in genügendem Maß aus den Beinvenen abgepumpt werden kann und dadurch entzündliche Veränderungen an der Haut und später auch an tiefer gelegenen Gewebestrukturen (Muskelfaszien, Gelenke) ausgelöst werden. Oft resultiert das chronische Ulcus cruris venosum in der perimalleolären Region.

Einteilung in Krankheitsstadien
Die **CVI-Klassifikation nach Widmer** (1981) hat sich wegen ihrer Praktikabilität weltweit durchgesetzt. Sie beruht auf der Beurteilung von sichtbaren Hautveränderungen:
- **Stadium I**: Corona phlebectatica paraplantaris
- **Stadium II**: Hyper- oder Depigmentierung
- **Stadium III**: florides oder abgeheiltes Ulcus cruris

Die **CEAP-Klassifikation nach Kistner** (1995) berücksichtigt klinische (C), ätiologische (E), anatomische (A) und pathophysiologische (P) Merkmale der Venenkrankheiten. Der **Sklerose-Faszien-Score nach Hach** (1994) beruht auf der Ausdehnung der Haut- und Gewebesklerose sowie auf Funktionseinbußen der Muskulatur und Sprunggelenke.

Ätiologie
Grundkrankheiten, die zur CVI führen können:

- **primäre Varikose**: schwere Stammvarikose und/oder Perforansvarikose mit sekundärer Leitveneninsuffizienz
- **Phlebothrombose**: die CVI entspricht dem postthrombotischen Spätsyndrom (s. o.)
- **arteriovenöse Fisteln**: selten!

Pathogenese

Zwei wesentliche Faktoren führen zur CVI (➤ Abb. 2.21):

Beeinträchtigte Makrozirkulation Die primäre Strömungsinsuffizienz im intrafaszialen (bei Phlebothrombose) oder extrafaszialen Venensystem (bei primärer Varikose) führt zur Überlastung der tiefen Venen mit konsekutiver Klappeninsuffizienz. Der erhöhte Druck im tiefen Venensystem pflanzt sich über die Cockett-Perforansvenen oberhalb des Innenknöchels auf oberflächliche Hautvenen fort. Die „Druckwellen" führen längerfristig zu schweren lokalen Schäden bis hin zum Ulkus.

Beeinträchtigte Mikrozirkulation Eine venöse Hypertonie mit chronischer venöser Stauung führt in der kapillaren Strombahn zu einer Druckerhöhung und Strömungsverlangsamung bis hin zur Stase. Gleichzeitig ist die Kapillarpermeabilität erhöht; das verursacht einen vermehrten Austritt von großmolekularen Eiweißen mit perivaskulärer Ödembildung. Das eiweißreiche Ödem gilt als Anreiz für die Proliferation von Bindegewebezellen und die Fibrosierung. Dadurch verschlechtert sich die Diffusion von Sauerstoff und Stoffwechselprodukten. Hämosiderose und dermatologische Komplikationen folgen. Auch die Lymphgefäße der Haut sind in die gestörte Mikrozirkulation einbezogen.

Klinik

Die klinische Symptomatik hängt vom Schweregrad der venösen Abflussstörung ab. Die typischen Symptome an der betroffenen Extremität sind die Ödemneigung und trophische Störungen der Haut:

Ödemneigung Das Ödem nimmt im Laufe des Tags sowie bei längerem Stehen, Sitzen und unter dem Einfluss von Wärme zu. Im Anfangsstadium ist es während der Nachtruhe reversibel; bei chronischer Dekompensation persistiert die Schwellung auch über Nacht.

Hautveränderungen In Abhängigkeit vom Krankheitsstadium entstehen Pigmentverschiebungen (Hyperpigmentierungen, Atrophie blanche), schmerzhafte Verhärtungen von Haut und Unterhaut sowie Ulzerationen. Bei der Stammvarikose der V. saphena magna und beim postthrombotischen Syndrom sind diese bevorzugt oberhalb des Innenknöchels lokalisiert. Die geschädigte Haut weist zusätzlich eine Bereitschaft zu allergischen Reaktionen auf.

Komplikationen

Arthrogenes Stauungssyndrom Die chronische kutane Entzündung greift auf den Bandapparat des Sprunggelenks über und führt zu einer Bewegungseinschränkung des oberen Sprunggelenks und damit des Fußes, im Spätstadium zum fixierten Spitzfuß. Die Muskelpumpen werden durch die Bewegungseinschränkungen ineffektiv. Ulzera heilen unter diesen Bedingungen nur noch unter strenger Bettruhe ab. Bei Mobilisierung kommt es rasch zum Rezidiv.

Chronisches Faszienkompressionssyndrom Bei narbiger Destruktion der Fascia cruris am Unterschenkel infolge chronischer venöser Stauung kommt es zu einem hohen orthostatischen Druck in den Muskelkompartimenten mit konsekutiven

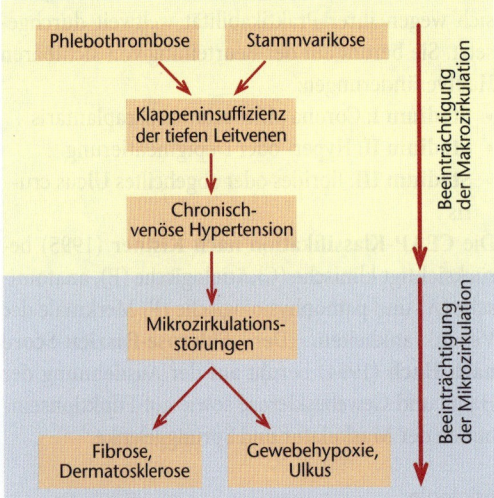

Abb. 2.21 Pathogenese der chronischen venösen Insuffizienz. [L157]

Durchblutungsstörungen im arteriellen Bereich. Nekrosen und Glykogenverarmung der Muskulatur sowie zirkuläre (manschettenförmige) Ulzerationen können die Folge sein.

Diagnostik

Wichtig ist die differenzialdiagnostische Unterscheidung von postthrombotischem Syndrom und schweren Verlaufsformen der Stammvarikose, da sich das therapeutische Vorgehen unterscheidet. Beim PTS liegt der primäre Schaden im tiefen (intrafaszialen) Venensystem (z. B. intravasale Septierungen, Klappenschäden); die oberflächlichen Venen sind zunächst nicht betroffen. Bei der Stammvarikose ist es genau umgekehrt: Die tiefen Venen sind zunächst funktionsfähig und die extrafaszialen Venen weisen eine Klappeninsuffizienz auf. Erst später, wenn der Rezirkulationskreis dekompensiert, kommt es auch hierbei zu einer Insuffizienz der tiefen Venen.

Die differenzialdiagnostische Abklärung gelingt durch die bildgebende Diagnostik (➤ Tab. 2.12). Die Venenfunktion kann mit der peripheren Phlebodynamometrie und den plethysmografischen Verfahren bestimmt werden. Die Mikrozirkulation lässt sich mit der Kapillarmikroskopie und der kutanen Sauerstoffpartialdruckmessung begutachten.

Therapie

Die Grundkrankheit oder ihre speziellen Komplikationen werden chirurgisch behandelt, z. B. mittels Resektion der extrafaszialen Anteile des Rezirkulationskreises bei Stammvarikose oder Resektion einer sekundären Stammvarikose beim postthrombotischen Syndrom. Eine CVI geht so gut wie immer mit einer Cockett-Perforansvarikose (oberhalb des Innenknöchels) einher und bedarf dann der operativen Ausschaltung dieses Gefäßes (Ligatur).

Konsequente Kompressionstherapie, Sprunggelenksgymnastik, kalte balneologische Maßnahmen und konsequente Thromboseprophylaxe mit Heparin in Risikosituationen ergänzen die Therapie. Bei einer CVI infolge rezidivierender Thrombosen ist evtl. eine dauerhafte orale Antikoagulation erforderlich.

Ulcus cruris

Die Therapie steht auf zwei Säulen. Am wichtigsten ist die fachgerechte Kompressionstherapie, ggf. mit Anwendung von Polstermaterial (Watte, Schaumgummi). An zweiter Stelle steht die Wundbehandlung: Sie beinhaltet eine Säuberung des Ulkusgrunds (chirurgisch, enzymatisch oder biologisch, z. B. durch Fliegenmaden) sowie feuchte Umschläge mit Ringer-Lösung oder Hydrokolloidauflagen. Wenn sich innerhalb von maximal 6 Monaten keine Abheilung erzielen lässt, muss an eine chirurgische Maßnahme gedacht werden (Nekrosektomie, Hauttransplantation, Operation an der Faszie). Beim therapierefraktären Ulcus cruris muss auch an ein Karzinom gedacht und dieses ausgeschlossen werden (Hautbiopsie!).

2.5 Lymphgefäßsystem

Das Lymphgefäßsystem ähnelt anatomisch und physiologisch dem venösen System, hat jedoch eine wesentlich geringere Kapazität. Über die Lymphgefäße wird die Gewebeflüssigkeit abtransportiert, die

Tab. 2.12 Differenzialdiagnose der chronischen venösen Insuffizienz.

	ausgeprägte Stammvarikose der V. saphena magna	ausgeprägtes postthrombotisches Syndrom
primärer Schaden	extrafaszial: primäre Stammvarikose der V. saphena magna	intrafaszial: sekundäre Leitveneninsuffizienz mit Klappenschädigung
initial nicht betroffen	intrafasziale Venen	extrafasziale Venen
sekundärer Schaden	intrafaszial: sekundäre Leitveneninsuffizienz bei dekompensiertem Rezirkulationskreis	extrafaszial: sekundäre Stammvarikose der V. saphena magna

im Bereich der Endstrombahn nicht mehr durch die Kapillaren zur Rückresorption gelangt.

Die Lymphe transportiert Proteine, Wasser, Zellen und Lipide, passiert die Lymphknoten und fließt über den Ductus thoracicus in das Venensystem. Am **Lymphtransport** sind folgende Mechanismen beteiligt:
- **Indirekt** wirkende Mechanismen sind die Haut-Muskel-Pumpe und die Übertragung arterieller Pulsationen auf das Gewebe, in dem die Lymphgefäße eingebettet sind.
- **Direkte** Transportmechanismen sind spontane rhythmische Kontraktionen der Sammelrohre (**Lymphangiomotorik**) und ein Sogeffekt durch Druckschwankungen in den intrathorakalen Sammelkanälen.

2.5.1 Lymphangitis, Lymphadenitis

Akute oder chronische Entzündung der Lymphgefäße bzw. der regionären Lymphknoten.

Ätiologie
Eine Lymphangitis oder Lymphadenitis entsteht durch Eindringen von Bakterien (oft **Streptokokken**) in das Quellgebiet eines Lymphgefäßes bzw. eines Lymphknotens, z. B. bei Abszess, Furunkel oder bei interdigitalen Infektionen.

Klinik
Eine Lymphangitis ist erkennbar an einem **roten Streifen** „über dem Gefäß" und der derben, schmerzhaften regionären Lymphknotenschwellung; oft geht sie mit Fieber einher. Sekundär kann sich ein Abszess in den regionären Lymphknoten bilden („Einschmelzung"). Durch den Rücktransport der Lymphe in den systemischen Kreislauf besteht die Gefahr einer Sepsis.

Therapie
Gegebenenfalls ist die operative Sanierung des Infektionsherds angezeigt (z. B. Abszessspaltung). Ergänzend kommen systemisch Antibiotika (z. B. Penicillin) und eine lokale antiseptische Therapie zum Einsatz. Die betroffene Extremität muss immobilisiert werden.

2.5.2 Lymphödem

Primäres Lymphödem

Man unterscheidet:
- familiäre Lymphödeme (**Nonne-Milroy-Syndrom** = kongenital, **Meige-Syndrom** = nicht kongenital)
- sporadische Lymphödeme

Meist sind Frauen betroffen (F : M = 6 : 1).

Ätiologie und Pathogenese
Angeborene Veränderungen der Lymphbahnen: Aplasie, Hyperplasie oder Lymphangiektasie. Die lymphpflichtige Last kann aus dem extrazellulären Raum nicht mehr abtransportiert werden und bleibt als eiweißreiches Ödem im Gewebe liegen. Im Laufe von Jahren proliferiert das Bindegewebe zunehmend mit Induration der Haut. Das primäre Lymphödem betrifft i. d. R. beide Beine, mitunter kann aber durch lokale Einflüsse eine Seitendifferenz bestehen.

Klinik
Charakteristisch sind ein schmerzloses, **teigig-induriertes Ödem** am Vorfuß, das bei Fingerdruck keine Dellen hinterlässt, sowie das **Kastenzeichen** der Zehen (viereckige Form) und tiefe Einschnürfurchen der Haut. Zusätzlich findet sich ein positives **Stemmer-Zeichen**: Die indurierte Haut lässt sich über den Zehen nicht mehr als „Falte" abheben.

Im späteren Stadium entstehen warzenartige Auswüchse (**Papillomatosis cutis carcinoides Gottron**) und das Ödem breitet sich bis zum Oberschenkel aus. Es kann zur Deformierung des ganzen Beins kommen (**Elephantiasis**); durch die Stauung neigt die Haut zu Infektionen (insbesondere zum Erysipel).

> **Patho-Info**
> **Stadien des Lymphödems**
> - **Stadium I**: latent, asymptomatisch
> - **Stadium II**: reversibel, Ödem verschwindet über Nacht
> - **Stadium III**: Ödem nicht reversibel, zunehmende Fibrosierung, Papillomatosis cutis carcinoides Gottron-Eisenlohr
> - **Stadium IV**: Elephantiasis

Komplikationen
- rezidivierendes Erysipel, Lymphangitis
- Papillomatosis (s. o.)
- angioplastisches Sarkom (Stewart-Treves-Syndrom)
- Lymphfisteln und Hautrhagaden

Diagnostik
Die Diagnose wird in erster Linie **klinisch** gestellt. Die zusätzliche **Lymphszintigrafie** ist nur selten notwendig.

Therapie
Die Therapie steht auf vier Säulen und wird unter dem Begriff **komplexe physikalische Entstauungstherapie (KPE)** zusammengefasst:
- Haut- und Fußpflege: Vermeidung von Einrissen und Verletzungen zur Vorbeugung von Infektionen
- manuelle Lymphdrainage: Mit kreisenden Bewegungen der Finger und bestimmten Handgriffen wird die Gewebeflüssigkeit zu den Lymphknoten transportiert.
- Kompressionstherapie: spezielle Kompressionsverbände mit Kurzzugbinden und langzeitige Versorgung mit Kompressionsstrümpfen der Klassen II, III und in Ausnahmefällen IV
- entstauende Bewegungstherapie: z. B. gymnastische Übungen

Bei rezidivierendem Erysipel ist eine antibiotische Langzeitprophylaxe erforderlich; diese kann mit Penicillin als Depotinjektion (ca. alle 3 Monate) erfolgen.

Sekundäres Lymphödem

Erworbene Schädigung der Lymphgefäße durch Infektionen (schweres Erysipel), Verletzungen (Operationen, Schertraumen), Bestrahlungsfolgen, Malignome (Morbus Hodgkin, Leukämien, Mammakarzinom), selten durch Parasiten (Malaria, *Filaria bancrofti*).

MERKE
Am häufigsten tritt ein sekundäres Lymphödem am Arm nach Brustoperationen wegen eines Karzinoms mit Ausräumung der axillären Lymphknoten auf.

Klinik
Die Erkrankung ist immer einseitig und am stärksten unmittelbar unterhalb der schädigenden Einwirkung ausgeprägt (lokalisiertes Ödem!). Vorfuß und Zehen werden oftmals ausgelassen.

Beim primären Lymphödem ist die stärkste Schwellung distal und an beiden Gliedmaßen ausgeprägt, beim sekundären Lymphödem hingegen proximal und einseitig.

Diagnostik
Besteht klinisch der Verdacht auf ein sekundäres Lymphödem, muss sich die Suche nach der zugrunde liegenden Krankheit anschließen:
- Anamnese: Trauma, Operation, Tumor, Bestrahlung in der Vorgeschichte?
- gynäkologische Untersuchung und weitere onkologische Stufendiagnostik mit Labor, Sonografie, Röntgenuntersuchungen, CT und evtl. MRT

Therapie
Die Behandlung der Grundkrankheit steht im Vordergrund. Außerdem kommt die komplexe physikalische Entstauungstherapie (s. o.) zum Einsatz. Eine Normalisierung des Gewichts ist vorteilhaft. In Einzelfällen kann eine operative Therapie (autologe Lymphgefäßtransplantation) erwogen werden, wenn dadurch Lebenserwartung und Lebensqualität verbessert werden.

Die Einhaltung von bestimmten Verhaltensregeln soll Infektionen vermeiden und eine Verschlimmerung des Ödems verhindern:
- keine Blutdruckmessung, keine Blutabnahmen, keine Injektionen am betroffenen Arm
- keine einengende Kleidung
- Vermeiden großer Hitze
- kein Barfussgehen und vorsichtige Pediküre bei Befall der unteren Extremität, um Verletzungen zu vermeiden (Infektionsgefahr)

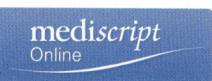

Und jetzt üben mit den passenden IMPP-Fragen:
http://www.mediscript-online.de/Fragen/KiaAngstwurm_Kap02
(Anleitung s. Buchdeckel-Innenseite).

KAPITEL 3
Hämatologie und Hämatoonkologie

Bearbeitet von Hannes Leischner auf Grundlage des Kapitels im Basislehrbuch Innere Medizin, 4. A., Autorin: Roswitha Dickerhoff

3.1	Anatomie und Physiologie	199
3.1.1	Hämatopoese	199
3.1.2	Eisenstoffwechsel	202
3.2	**Diagnostisches Vorgehen**	204
3.2.1	Blutbild	204
3.2.2	Untersuchung des Knochenmarks	207
3.3	**Anämie**	208
3.3.1	Überblick	208
3.3.2	Eisenmangelanämie	212
3.3.3	Anämie bei chronischer Erkrankung	214
3.3.4	Megaloblastäre Anämien	214
3.3.5	Hämolytische Anämien	218
3.3.6	Aplastische Anämie	227
3.3.7	Sideroblastische Anämie	229
3.4	**Polyglobulie**	229
3.5	**Erkrankungen der Milz**	229
3.5.1	Anatomie	229
3.5.2	Funktion	230
3.5.3	Splenomegalie und Hypersplenismus	230
3.5.4	Asplenie	231
3.6	**Maligne hämatologische Erkrankungen**	232
3.6.1	Übersicht	232
3.6.2	Leukämien	233
3.6.3	Hodgkin-Lymphom	237
3.6.4	Non-Hodgkin-Lymphome (NHL)	240
3.6.5	Monoklonale Gammopathien	247
3.6.6	Myeloproliferative Erkrankungen	247
3.6.7	Myelodysplastische Syndrome (MDS)	252
3.7	**Gerinnungsstörungen**	253
3.7.1	Übersicht	253
3.7.2	Physiologie der Blutstillung	254
3.7.3	Diagnostisches Vorgehen bei hämorrhagischer Diathese	258
3.7.4	Thrombozytäre hämorrhagische Diathese	259
3.7.5	Koagulopathien	265
3.7.6	Vaskuläre hämorrhagische Diathese	269
3.7.7	Störungen des Fibrinolysesystems	271
3.8	**Thromboseneigung (Thrombophilie)**	273

Prüfungsschwerpunkte

+++ Anämien (Differenzialdiagnosen, Eisenmangel-, megaloblastäre, aplastische, perniziöse, Sichelzellen-, Kugelzellenanämie, Vitamin-B_{12}-/Folsäuremangel), multiples Myelom (Röntgen: Schrotschussschädel, typische Laborveränderungen), Hodgkin-Lymphom, Anomalien im Blutbild und deren Differenzialdiagnosen

++ AML und ALL, CML, Polycythaemia vera, Osteomyelosklerose, Glukose-6-phosphat-Dehydrogenase-Mangel, Pyruvatkinasemangel, Koagulopathien; Labor: Quick, INR, PTT; Medikamente: Kumarine, Heparin, Glykoprotein-IIb/IIIa-Hemmer

+ CLL (Diagnostik), Verbrauchskoagulopathie (Ursachen)

Das Fachgebiet der Hämatologie befasst sich mit den flüssigen und zellulären Phasen des Bluts sowie dem Knochenmark, der Milz und den Lymphknoten.

3.1 Anatomie und Physiologie

Das normale Blutvolumen beträgt beim Erwachsenen ca. 70 ml/kg und damit etwa 7 % des Körpergewichts. Die zellulären Bestandteile (Erythrozyten, Leukozyten, Thrombozyten) sind im Plasma bzw. Serum (von Fibrin befreites und damit nicht mehr gerinnbares Plasma) suspendiert und machen bei der Frau 36–45 %, beim Mann 42–50 % des Blutvolumens aus.

3.1.1 Hämatopoese

Die Proliferation und Differenzierung der Zellen von Blut und Knochenmark (**Hämatopoese**) umfasst:
- **Myelopoese:** Bildung der (zumindest in ihren Vorläuferstadien) obligat markgebundenen Zellreihen: Granulozyten, Thrombozyten und Monozyten
- **Lymphopoese:** Bildung der Lymphozytenreihe. Die Zellen dieser Reihe stammen zwar von einer knochenmarkgebundenen Stammzelle ab, wandern jedoch in Thymus, Milz und Lymphknoten aus, wo sie sich unter dem Einfluss humoraler Faktoren in die verschiedenen Immunzellen differenzieren (➤ 4.1.3 und ➤ 4.1.4).
- **Erythropoese:** Bildung der roten Blutkörperchen. Diese ist beim Erwachsenen (nicht aber beim Fetus) an das Knochenmark gebunden.

Entwicklung der Hämatopoese

Während der 3. Woche der Embryonalentwicklung bilden sich Zellinseln im Dottersack (**mesoblastische Hämatopoese**). Diese produzieren Blutzellen, die etwa in der 6. Gestationswoche in Leber und Milz wandern (**hepatische Hämatopoese**). Erst ab dem 7. Monat der Fetalentwicklung übernimmt das Knochenmark den überwiegenden Teil der Blutbildung (**myeloide Hämatopoese**). Während beim Neugeborenen in fast allen Knochen Blut gebildet wird, dienen beim Erwachsenen nur etwa 30 % des Knochenmarks der Hämatopoese (➤ Abb. 3.1). Dieser Anteil wird auch als „**rotes Mark**" bezeichnet und liegt im Stammskelett und in den proximalen Anteilen der langen Röhrenknochen.

> **MERKE**
>
> Nur bei chronisch erhöhtem Zellbedarf dehnt sich dieses rote Mark auf Kosten des „gelben Fettmarks" wieder aus. Bei bestimmten Erkrankungen (z. B. myeloproliferativen Erkrankungen, Thalassämien) kann selbst im Erwachsenenalter Blut wieder in Leber und Milz gebildet werden (extramedulläre Hämatopoese).

Die Lymphozytopoese findet dagegen nicht nur im Knochenmark, sondern auch in Lymphknoten, submukösen lymphatischen Geweben (z. B. Tonsillen, darmassoziiertes lymphatisches Gewebe [➤ 6.1.2]), in der Milz und – beim Kind – im Thymus statt.

Alle peripheren Blutzellen stammen von pluripotenten hämatopoetischen Stammzellen ab (➤ Abb. 3.2). Bei deren Differenzierung bilden sich:
- **lymphozytopoetische Stammzellen,** aus denen sich T-Lymphozyten und B-Lymphozyten ableiten und
- **myelopoetische Stammzellen,** aus denen Granulozyten, Erythrozyten, Monozyten und Thrombozyten entstehen.

> **Patho-Info**
>
> **Stammzellen**
>
> Stammzellen (SZ) sind Zellen mit prospektiver Potenz, d. h. Zellen, deren weitere Entwicklung noch nicht festgelegt ist und die sich zu verschiedenen Zelltypen differenzieren können. Die Differenzierung folgt nach endogenen und exogenen Signalen (z. B. durch genetische Faktoren, Wachstumsfaktoren). Aus **omnipotenten (totipotenten) Stammzellen** können komplette Lebewesen, aus **pluripotenten (multipotenten) Stammzellen** verschiedene Gewebetypen abgeleitet werden. **Monopotente (determinierte) Stammzellen** bilden spezifische Organgewebe.
>
> Nach der Herkunft werden unterschieden:
> - **embryonale Stammzellen:** pluripotente Stammzellen aus der inneren Zellmasse der Blastozyste, gewonnen aus „überzähligen" Embryos (z. B. Embryoüberschuss bei künstlicher Befruchtung), aus abgetriebenen Feten oder durch therapeutisches Klonen (hierbei wird die entkernte Eizelle mit Erbgut einer Körperzelle „gefüllt" – wenn die Zelle dann zum Blastozystenstadium gereift ist, werden die Stammzellen geerntet).

- **nichtembryonale Stammzellen** werden zum einen aus der Nabelschnur gewonnen (**Nabelschnur-Stammzellen**). Zum anderen können sog. **adulte Stammzellen** bei Erwachsenen geerntet werden, wo sie natürlicherweise die Regeneration von Organen bis ins hohe Alter unterhalten.
- **Einsatzmöglichkeiten** Stammzellen aus dem Knochenmark werden aktuell v. a. zum Organersatz bei Leukämien und Lymphomen eingesetzt.

Lymphozytopoetische und myelopoetische Stammzellen sind wiederum zur weiteren Differenzierung in der Lage, diese ist jedoch auf die oben genannten Zellreihen beschränkt. Sie werden deshalb **determinierte Stammzellen** genannt. Aus ihnen gehen die unmittelbaren Vorläuferzellen der einzelnen Zellreihen hervor.

Hämatopoetische Regulation

Proliferation und Differenzierung der Vorläuferzellen sowie die Funktion der reifen Blutzellen werden durch verschiedene **hämatopoetische Wachstumsfaktoren** reguliert. Beispiele hierfür sind:
- Erythropoetin
- koloniestimulierende Faktoren (engl. colony stimulating factors, CSF)
- Interleukine (IL)

Erythropoese

Erythrozyten sind elastische, mit Hämoglobin gefüllte Scheiben von etwa 7 μm Durchmesser. Ihre Zellhülle besteht aus einem Netzwerk aus Spektrin, dem Zytoskelett. Erythrozyten werden im Knochenmark über die **Vorläuferzellen Proerythroblasten, Erythroblasten** und **Retikulozyten** gebildet.

Retikulozyten

Die normale Entwicklungsdauer vom Proerythroblasten bis zum Retikulozyten beträgt 5 Tage. Retikulozyten enthalten keinen Zellkern, sie verfügen jedoch noch über ribosomale RNA, die Hämoglobin synthetisieren kann. Diese RNA erscheint in der Färbung netzartig (retikulär). Retikulozyten werden nach 1–2 Tagen aus dem Knochenmark in die Blutbahn freigesetzt, wo sie nach weiteren 1–2 Tagen durch Verlust der RNA zu Erythrozyten reifen. Da sie die Knochenmarkproduktion widerspiegeln, korreliert die periphere Retikulozytenzahl grob mit der Geschwindigkeit der Erythropoese und ist damit ein **Maß für die Knochenmarkaktivität.** Normalerweise machen Retikulozyten 0,8–2,5 % (bei Frauen) bzw. 0,8–4 % (bei Männern) der roten Blutzellen im peripheren Blut aus.

MERKE
Kernhaltige rote Zellen (z. B. Normoblasten) sind beim Erwachsenen im Blut nur bei extramedullärer Blutbildung oder bei bestimmten Knochenmarkerkrankungen, z. B. Leukämien, nachweisbar. Sie sind ein ernst zu nehmender Befund.

Komponenten der Erythropoese

- **Erythropoetin** (> 9.10.1): wird in den peritubulären Zellen der Niere (90 %) sowie in der Leber (10 %) produziert und induziert Differenzierung und Proliferation der erythrozytären Vorläuferzellen. Die Erythropoetinbildung wird durch Sauerstoffmangel stimuliert.
- **Eisen** zur Hämoglobinsynthese
- **Vitamin B_{12}** und Folsäure zur DNA-Synthese
- **andere Vitamine:** Vitamin B_1 (Thiamin), B_2 (Riboflavin), B_6 (Pyridoxin), Vitamin C und E
- **Spurenelemente** u. a. Zink und Kobalt

MERKE
Herz- oder Lungenerkrankungen, die mit einer Gewebehypoxie einhergehen, führen über eine Stimulation der Erythropoetinsynthese zu einer Polyglobulie.

Erythrozytenabbau

Die normale **Lebensdauer** von Erythrozyten beträgt ca. 120 Tage, 1 % aller Erythrozyten wird daher innerhalb von 24 h abgebaut und synthetisiert. Bei splenektomierten Patienten übernimmt die Leber den Erythrozytenabbau. Einige Erythrozyten enthalten dann allerdings Kernreste (**Howell-Jolly-Körper**). Bei Splenomegalie werden dagegen vermehrt Zellen in der Milz gespeichert und abgebaut.

Hämoglobine und ihre Funktion

Neben dem Sauerstofftransport zum Gewebe dienen die Hämoglobine auch dem Kohlendioxidtransport vom Gewebe zur Lunge. Hämoglobine sind aus vier **Hämeinheiten,** die jeweils aus dem Protoporphyrin und einem zweiwertigen Eisenatom (Fe^{2+}) bestehen, und zwei paarigen **Globinketten** zusammengesetzt. Während alle Hämoglobine aus immer denselben Hämeinheiten aufgebaut sind, sind die Globinketten in Länge und Aminosäuresequenz variabel.

> **Patho-Info**
> **Hämoglobine des Menschen**
> **In der Embryonal- und Fetalperiode**
> - vorwiegend in der Embryonalzeit: Gower-1 ($\zeta_2\epsilon_2$), Gower-2 ($\alpha_2\epsilon_2$), Portland ($\zeta_2\gamma_2$)
> - vorwiegend in der Fetalzeit: HbF ($\alpha_2\gamma_2$: ≈ 80 % bei Geburt), HbA_1 ($\alpha_2\beta_2$: ≈ 20 % bei Geburt)
>
> **Beim Erwachsenen**
> - HbA_2 ($\alpha_2\delta_2$: ≈ 2 %)
> - HbF ($\alpha_2\gamma_2$: < 1 %)
> - HbA = HbA_1 ($\alpha_2\beta_2$: ≈ 97 %); davon 5 % glykosyliert (HbA_{1c}).
>
> **Pathologische Formen**
> - mit abnormer *quantitativer* Globinsynthese (Thalassämien):
>   – Bei den meisten Thalassämien überwiegen physiologische Hämoglobine (z. B. HbF).
>   – Bei der α-Thalassämie entstehen physiologisch nicht vorkommende Globine: Hb-Barts = γ_4 und HbH = β_4.
> - mit abnormer *qualitativer* Globinsynthese:
>   – HbS (Sichelzellanämie: Substitution von Valin für Glutamin an Position 6 der β-Kette)
>   – HbC (Substitution von Lysin für Glutamin an Position 6 der β-Kette)
>   – HbE (Substitution von Lysin für Glutamin an Position 26 der β-Kette)
>   – seltene Hämoglobinvarianten: Hierzu zählen instabile Hämoglobine (z. B. Hb-Zürich), Hämoglobine mit erhöhter Sauerstoffaffinität (z. B. Hb-Malmö), Hämoglobine mit reduzierter Sauerstoffaffinität (z. B. Hb-Kansas).
> - kombinierte Defekte der Globinsynthese, z. B. Sichelzell-β-Thalassämie
> [PB, FF]

Globinketten

Beim Menschen kommen physiologischerweise acht verschiedene Globinketten vor (der Erwachsene exprimiert jedoch nur die vier **Globinketten** α, β, γ und δ). Durch unterschiedliche Kombinationen ergeben sich beim Menschen insgesamt sechs verschiedene Hämoglobine, die elektrophoretisch differenziert werden können. Während die α-Ketten-Produktion von vier Genen (zwei von jedem Elternteil) auf Chromosom 16 kontrolliert wird, werden die anderen Ketten von jeweils zwei Genen gesteuert, die fast alle räumlich eng zusammen auf Chromosom 11 liegen.

Hämoglobintypen

Das wichtigste Hämoglobin des Erwachsenen besteht aus zwei α- und zwei β-Ketten ($\alpha_2\beta_2$) mit 141 bzw. 146 Aminosäuren und wird als **HbA_1** oder HbA bezeichnet. Daneben verfügt der Erwachsene noch über einen kleinen Anteil an **HbA_2**, bei dem anstelle der β-Ketten δ-Ketten vorkommen ($\alpha_2\delta_2$). Neben den beiden „erwachsenen" Hämoglobinen sind beim Menschen noch vier weitere Hämoglobine beschrieben, nämlich die nur vorübergehend in der Embryonalphase vorkommenden Hämoglobine Portland, Gower-1 und Gower-2 sowie das fetale Hämoglobin (**HbF**, Struktur: $\alpha_2\gamma_2$). Letzteres ist auch beim gesunden Erwachsenen in geringen Konzentrationen (< 1 %) nachweisbar.

Häm

Die Hämsynthese erfolgt in den Mitochondrien der Erythrozytenvorstufen. Protoporphyrin, der Grundbaustein des Häm-Moleküls, wird aus Glycin über die Vorstufen δ-Aminolävulinsäure (δ-ALA), Porphobilinogen, Uroporphyrin und Koproporphyrin gebildet.

Der geschwindigkeitslimitierende Schritt der Hämsynthese ist die Umwandlung von Glycin in δ-ALA durch die ALA-Synthetase. Notwendiger Kofaktor für diese Reaktion ist das Vitamin B_6. Im letzten Schritt wird durch Einbau des Eisens mittels der Ferrochelatase das Häm gebildet.

Rolle der Hämoglobine beim Sauerstoff- und Kohlendioxidtransport

In der **Lunge** erfolgt die **Sauerstoffsättigung** des Hämoglobins aufgrund des dort hohen Sauerstoffpartialdrucks und der dort stärkeren Affinität von Hämoglobins zum Sauerstoff. Im **Gewebe** erfolgt die **Sauerstoffabgabe** aufgrund des hier niedrigen Sauerstoffpartialdrucks und der hier schwächeren Sauerstoffaffinität des Hämoglobins. Die vier Hämeinheiten geben dabei nacheinander Sauerstoff ab, die β-Ketten werden dadurch auseinandergezogen, wodurch 2,3-Diphosphoglyzerat (2,3-DPG) einströmen kann. Dieser Einstrom bewirkt, dass die Sauerstoffaffinität des Hämoglobins sinkt, wodurch auch die anderen Hämeinheiten rasch den gebundenen Sauerstoff abgeben. Daher sind die meisten Hämoglobinmoleküle entweder voll sauerstoffgesättigt oder völlig desoxygeniert.

Myelopoese

Die Entwicklung der Zellsysteme Granulozyten, Thrombozyten, Monozyten und dendritische Zellen läuft im Knochenmark ab; von klinischer Bedeutung ist hierbei u. a., dass sich Monozyten und neutrophile Granulozyten aus derselben Vorläuferzelle (CFU-GM) entwickeln, weshalb die Erholung des Knochenmarks nach einer zytostatikabedingten Agranulozytose durch eine Monozytose angekündigt wird.

Die Megakaryozyten machen endomitotische Kernteilungen durch (**Endomitose:** Chromosomenverdoppelung ohne Auflösung der Kernmembran und ohne Ausbildung einer Mitosespindel). Es entstehen dadurch Riesenzellen („Mega"), aus denen kernlose Thrombozyten reifen.

Die reifen Granulozyten und Thrombozyten sind nicht mehr teilungsfähig. Ihre Verweildauer im Blut beträgt bei Thrombozyten ca. 10 Tage, bei Granulozyten < 1 Tag. Dies erklärt, weshalb es nach einer Schädigung des Knochenmarks (z. B. im Rahmen einer Chemotherapie) innerhalb von 7–10 Tagen zu einer Thrombopenie und Agranulozytose kommt.

Monozyten wandern ins Gewebe aus und differenzieren sich hier zu Makrophagen (z. B. Alveolarmakrophagen, Peritonealmakrophagen). Dendritische Zellen, deren Funktion die Antigenprozessierung und Antigenpräsentierung ist, können sich ebenfalls aus Monozyten entwickeln.

Lymphozytopoese

Im Gegensatz zur Myelo- und Erythropoese ist die Bildung der Lymphozyten nicht an das Knochenmark gebunden. Die Reifung der **B-Lymphozyten** erfolgt im Knochenmark und in den Lymphknoten; wohingegen die funktionelle Differenzierung der **T-Lymphozyten** dagegen im Thymus stattfindet (➤ 4.1.3 und ➤ 4.1.5).

3.1.2 Eisenstoffwechsel

Patho-Info

Eisenstoffwechsel

Umsatz
- täglicher Bedarf: 1 mg (M), 2 mg (F), 3 mg (Schwangere)
- Körpervorrat: 50 mg/kg (M bei 70 kg ca. 3,5 g) bzw. 35 mg/kg (F bei 70 kg ca. 2,5 g)

Eisenbindung Ist im Körper an folgende Proteine gebunden:
- eisenabhängige **Funktionsproteine**:
  – Hämoglobin (ca. 70 % des Gesamteisens): 1 g Hämoglobin enthält 3,4 mg Eisen, 100 ml Blut enthalten ca. 50 mg Eisen.
  – Myoglobin (ca. 10 % des Gesamteisens)
  – Enzyme
- **Eisen-Speicherproteine:** Ferritin und Hämosiderin (ca. 20 % des Gesamteisens). Die normale Serumkonzentration des Ferritins beträgt 30–260 mg/l (M) bzw. 30–120 mg/l (F). Es ist erniedrigt bei Eisenmangel, erhöht bei Infekt- oder Tumoranämie.
- **Eisen-Transportproteine:** fast ausschließlich Transferrin (ca. 0,1 % des Gesamteisens). Die normale Transferrinkonzentration im Serum beträgt 2,1–3,4 g/l (M) bzw. 2,0–3,1 g/l (F).

Aufnahme
- Der normale Eisengehalt der Nahrung beträgt 10 bis 20 mg pro Tag. Normalerweise werden < 10 % des in der Nahrung enthaltenen Eisens aufgenommen; dieser Wert kann bei Eisenmangel auf maximal 30–40 % gesteigert werden. Die Eisenaufnahme wird über das in der Leber produzierte Hormon **Hepcidin** an den Bedarf angepasst.
- Eisen wird überwiegend im oberen Dünndarm resorbiert und an Transferrin gebunden. Nur zweiwertiges Eisen (Fe^{2+}) wird enteral resorbiert; das in der Nahrung viel häufigere dreiwertige Eisen (Fe^{3+}) wird teilweise im Magen zu Fe^{2+} reduziert. Antazida, z. B. Protonenpumpenhemmer, vermindern, Vitamin C erhöht die Resorption von Eisen.
- An Häm gebundenes Eisen (z. B. in Fleisch) wird besser aufgenommen als ungebundenes (z. B. in Gemüse). Magensäure und andere reduzierende Substanzen wie Askorbinsäure oder Zitrat (z. B. in Zitrusfrüchten) halten Fe^{2+} in Lösung und erleichtern damit die Resorption, während Tannin (Gerbsäure, enthalten z. B. in Schwarztee) unlösliche Eisenkomplexe bildet, die nicht resorbiert werden können.

Verluste Durch Zellverluste (v. a. Haut, Darm, Harnwege) geht täglich ca. 1 mg, bei menstruierenden Frauen hochgerechnet zusätzlich ca. 0,7 mg Eisen pro Tag (also ca. 21 mg/Monat) verloren.
[PB, FF]

> **MERKE**
> **Eselsbrücke**
> Ferr**o** = Fe^{2+} → **o**rale Aufnahme möglich
> Ferr**i** = Fe^{3+} → nur **i**ntravenöse Gabe sinnvoll
> → Fe^{3+} ist damit nur therapeutisch bedeutsam.

Eisentransport im Blut

Transferrin

Eisen wird im Serum fast ausschließlich an das in der Leber gebildete β-Globulin-Transferrin gebunden transportiert und im klinischen Sprachgebrauch als **Serumeisen** bezeichnet.

Das an Transferrin gebundene Eisen wird über **Transferrin-Rezeptoren** ins Zytoplasma von Erythroblasten und Retikulozyten aufgenommen, die auch im Serum messbar sind (lösliche Transferrin-Rezeptoren = soluble Transferrin Receptors, **sTfR**). Ihre Zahl erhöht sich bei ungenügender Eisenversorgung sowie bei jeder Expansion der Erythropoese, etwa bei hämolytischer Anämie. Bei verminderter Erythropoese (etwa bei aplastischer Anämie) fallen die sTfR ab.

Eisenbindungskapazität

Da Transferrin das einzige nennenswerte Eisentransportprotein darstellt, korreliert dessen Konzentration mit der **Eisenbindungskapazität** des Bluts; diese ist normalerweise nur zu einem Drittel (20 bis 45 %) ausgenutzt. Bei Eisenmangel steigt die Transferrinkonzentration und bedingt eine geringere **Transferrinsättigung.** Hierdurch wird die Ausschöpfung des angebotenen Eisens z. B. aus der Nahrung erleichtert.

Die immunologisch bestimmte Transferrinkonzentration korreliert eng mit der totalen Eisenbindungskapazität (TEBK). Da Transferrin jeweils zwei Eisenbindungsstellen hat, entspricht die TEBK der doppelten Transferrinkonzentration, wenn beide Werte in µmol/l angegeben werden. (Werden beide Werte in µg/dl angegeben, ist der Umrechnungsfaktor $1{,}41 \times 10^{-3}$.)

Eisenspeicher

Eisen wird – gebunden an Ferritin oder Hämosiderin – v. a. in der Leber (ein Drittel), im Knochenmark (ein Drittel) und im Monozyten-Makrophagen-System (ein Drittel) gespeichert.

Ferritin

Die Ferritin-Serumkonzentration korreliert gut mit dem Eisenvorrat des Körpers (1 mg/l Ferritin entspricht ca. 10 mg Speichereisen). Eine erniedrigte Ferritinkonzentration weist daher auf einen Eisenmangel hin.

> **MERKE**
> Da Ferritin ein Akute-Phase-Protein (➤ 4.1.1) ist, ist die Ferritinkonzentration bei chronischer Entzündung bzw. Tumoranämie erhöht.

Hämosiderin

Das zweite eisenspeichernde Protein, Hämosiderin, ist ein wasserunlösliches, im Serum nicht messbares Eisenproteid uneinheitlicher Zusammensetzung, das mittels Berliner-Blau-Färbung dargestellt werden kann. Hämosiderin entsteht, wenn Ferritinmoleküle an lysosomalen Membranen ausfallen. Der Eisengehalt des Hämosiderins beträgt über 35 %. Das gespeicherte Eisen kann nur langsam und nicht kontrolliert freigesetzt werden. Bei Eisenüberangebot wird Hämosiderin im Monozyten-Makrophagen-System und in parenchymatösen Organen abgelagert.

Eisenausscheidung

Da selbst unter physiologischen Bedingungen der Eisenbedarf durch die Nahrungsaufnahme nur knapp gedeckt werden kann, wird Eisen physiologischerweise nicht ausgeschieden. Durch Zellverluste (v. a. Haut, Darm, Harnwege) geht ca. 1 mg täglich verloren (bei menstruierenden Frauen zusätzlich ca. 21 mg/Monat).

> **MERKE**
> Im Rahmen einer Schwangerschaft werden dem Körper ca. 900 mg Eisen entzogen (Fetus, Plazenta, Geburt). Daher wird Frauen, die zu Beginn der Schwangerschaft niedrige Eisenspeicher aufweisen, eine prophylaktische Eisensubstitution empfohlen.

3.2 Diagnostisches Vorgehen

3.2.1 Blutbild

„Kleines" und „großes" Blutbild

Basisuntersuchungen bei der Beurteilung des Bluts sind die Bestimmung von Leukozytenzahl, Hämoglobin und Hämatokrit sowie Thrombozytenzahl. Des Weiteren können die Leukozyten weiter nach Untergruppen und nach ihrem Reifungsstadium differenziert werden (großes Blutbild bzw. Differenzialzellbild, ➤ Tab. 3.1).

Zellmorphologie

Die Morphologie der Zellen kann in vielen Fällen nicht ausreichend mittels Zählmaschinen beurteilt werden. Hierzu wird ein Blutausstrich durchgeführt.

Die **automatische Differenzierung** der Blutzellen in Zählmaschinen anhand optischer Erkennungsdaten ist häufig ausreichend. Sie kann jedoch den **Blutausstrich** mit mikroskopischer Beurteilung nicht ersetzen, wenn nähere Informationen über die Zellmorphologie wichtig sind, z. B. bei der Leukämie- und der Anämiediagnostik (➤ Abb. 3.1).

Pathologische Befunde

Neutrophilie

Eine Vermehrung der weißen Blutkörperchen $> 9 \times 10^9$/l wird **Leukozytose** genannt und kann unterschiedliche Ursachen haben. Eine Leukozytenvermehrung $> 40 \times 10^9$/l wird als **leukämoide Reaktion** bezeichnet und kann u. a. im Rahmen einer schweren Infektion oder malignen Erkrankung auftreten.

> **Patho-Info**
> **Ursachen einer Neutrophilie**
> - Infektion
> - akute oder chronische Entzündung (z. B. rheumatoide Arthritis, Vaskulitis)
> - Tumor
> - Splenektomie
> - Schwangerschaft
> - Leukämie, myeloproliferatives Syndrom

Tab. 3.1 Überblick über das Differenzialblutbild der myelopoetischen Zelllinie.

	Normbereich	Verändert z. B. bei
Leukozyten gesamt („Leukos")	4–10 × 10^9/l (4.000–10.000/μl)	↑ Entzündungen, Leukämie ↓ Knochenmarkstörungen, Virusinfektionen
Lymphozyten	1,0–4,8 × 10^9/l (20–50 % der Leukos)	↑ Virusinfektionen ↓ HIV-Infektion, maligne Lymphome, Immunsuppression
stabkernige neutrophile Granulozyten	0,1–0,5 × 10^9/l (3–5 % der Leukos)	↑ Infektionskrankheiten, Leukämien
segmentkernige neutrophile Granulozyten	2–6,5 × 10^9/l (50–70 % der Leukos)	↑ Infektionen, Entzündung, Stress ↓ Sepsis, Zytostatika, Virusinfektionen
eosinophile Granulozyten	< 0,45 × 10^9/l (2–4 % der Leukos)	↑ Allergien, Parasitenbefall ↓ akute Infekte, Stress
basophile Granulozyten	< 0,2 × 10^9/l (< 0,5 % der Leukos)	↑ bestimmte Leukämien, Polyzythämie
Monozyten	0,8 × 10^9/l (ca. 4 % der Leukos)	↑ bestimmte Infektionen, Leukämien

3.2 Diagnostisches Vorgehen

- Medikamente (z. B. Glukokortikoide, Adrenalin)
- zerebrale Krampfanfälle
- Blutung, Hämolyse
- Stress, Rauchen

[PB, FF]

Der Begriff **Linksverschiebung** beschreibt eine Vermehrung unreifer neutrophiler Granulozyten. Eine **Rechtsverschiebung** tritt durch Überwiegen vielfach segmentierter (übersegmentierter) Granulozyten auf, z. B. beim Vitamin-B_{12}-Mangel.

Pathologischer Erythrozyt	Aussehen	Vorkommen
Anisozytose 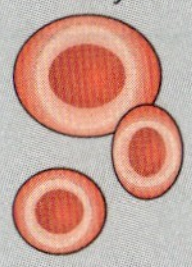	Ungleiche Größe der Erythrozyten („keine Zelle gleicht der anderen")	Alle Anämien
Anulozyt 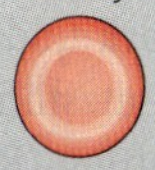	Ringform der Erythrozyten bei erniedrigtem Hämoglobingehalt (zentrale Abblassung)	Eisenmangelanämie
Basophile Tüpfelung 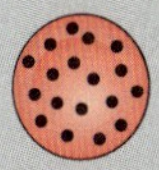	Punktförmig verteilte basophile Substanz in Erythrozyten bei gesteigerter und gestörter Erythropoese	Bleiintoxikation, Thalassämie
Dakryozyt 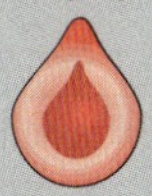	Tränentropfenform (dakryos, griech. = Träne)	Osteomyelosklerose
Elliptozyt 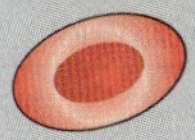	Ovaler Erythrozyt (Differenz beider Durchmesser > 2 μm)	Selten angeborene Elliptozytose
Heinz-Innenkörperchen 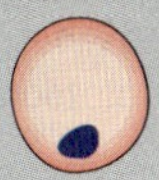	Intrazelluläres, degeneriertes Hämoglobin (nur nach Sonderfärbung sichtbar)	Toxische, hämolytische Anämie, Glukose-6-phosphat-Dehydrogenase-Mangel, Methämoglobinämie
Howell-Jolly-Körperchen 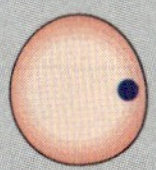	Kernreste in Erythrozyten	Nach Splenektomie
Makrozyt 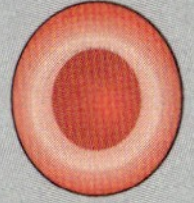	Erythrozyt mit einem Durchmesser von > 10 μm, erhöhtem Volumen, aber normaler Form	Alkoholismus

Pathologischer Erythrozyt	Aussehen	Vorkommen
Megalozyt 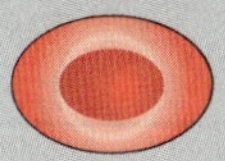	Vergrößerter hyperchromer, ovaler Erythrozyt	Vitamin-B_{12}-Mangel, Folsäuremangel, Eisenmangel, Thalassämie
Mikrozyt 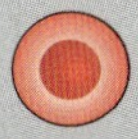	Erythrozyt mit einem Durchmesser < 7 μm, erniedrigtem Volumen, aber normaler Form	Eisenmangel, Thalassämie
Poikilozyt 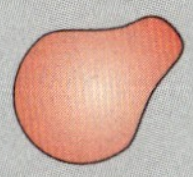	Abnorm geformter Erythrozyt, z.B. keulen-, mantel-, birnenförmig	Jede schwere Anämie
Retikulozyt 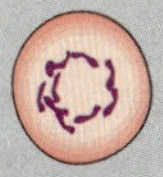	Junger kernloser Erythrozyt mit retikulären Kernresten	Bis 1,5% normal, erhöht bei gesteigerter Erythrozytenneubildung, z.B. bei Hämolyse
Schistozyt (= Fragmentozyt) 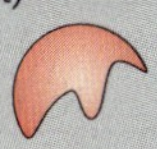	Zerrissener Erythrozyt	Hämolytisch-urämisches Syndrom (HUS), Moschkowitz-Syndrom, mechanische Hämolyse (z.B. künstliche Herzklappe, Marschhämoglobinurie)
Sichelzelle 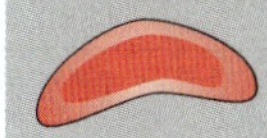	Kurzlebiger Erythrozyt (< 42 Tage), der HbS enthält und unter Sauerstoffentzug Sichelform annimmt	Sichelzellanämie
Sphärozyt 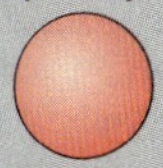	Kugelzelle	Kugelzellanämie
Targetzelle 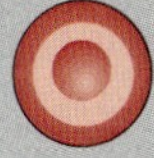	Erythrozyt mit abnormer Farbverteilung: Hämoglobin ist im Zentrum und ringförmig am Rand verdichtet	Thalassämie, hämolytische Anämie, Zieve-Syndrom, schwere Eisenmangelanämie

Abb. 3.1 Pathologische Erythrozytenmorphologie. [L157]

Neutropenie

Eine Verringerung der weißen Blutkörperchen wird als **Leukopenie** bezeichnet. Sie wird durch eine Erniedrigung der neutrophilen Granulozyten (**Neutropenie**) verursacht. Ursachen einer Neutropenie sind vielschichtig. Fallen die Neutrophilen unter $0{,}5 \times 10^9$/l, spricht man von einer **Agranulozytose**.

Weitere Störungen im Differenzialzellbild (➤ Tab. 3.2).

> **Patho-Info**
> **Ursachen einer Neutropenie**
> **Verminderte Produktion**
> - myelodysplastisches Syndrom
> - multiples Myelom
> - Leukämie
>
> - Medikamente (v. a. Phenothiazine, Gold, Metamizol, Ticlopidin, Methimazol und Carbimazol, Penizilline und Sulfonamide)
> - Infektionen (z. B. HIV, Tbc)
> - Vitamin-B_{12}- und Folsäuremangel
>
> **Pathologische Verteilung**
> - Hypersplenismus (➤ 3.5.1)
> - schwere Infektion (z. B. Sepsis, schwere Pneumonie)
>
> **Verkürzte Überlebenszeit**
> - Autoimmunerkrankungen, z. B. SLE, ITP
>
> [PB, FF]

Abweichungen der Retikulozytenzahl

Der Retikulozytenanteil im Blut gilt als Maß für die Erythrozytenneubildung im Knochenmark und erlaubt die Differenzierung zwischen Umsatzstörung (Retikulozyten erhöht) und Bildungsstörung (Retikulozyten erniedrigt oder normal): Der zu erwartende Anteil der Retikulozyten im Blut ist von der Erythrozytenzahl bzw. dem Hämatokriten abhängig. Da

Tab. 3.2 Wichtige Störungen im Differenzialblutbild.

Störung	mengenmäßige Veränderung	Vorkommen
Eosinophilie	eosinophile Granulozyten $> 0{,}5 \times 10^9$/l (500/µl)	Erhöhung auf $> 1 \times 10^9$/l (1.000/µl) v. a. bei allergischen Erkrankungen und Infestation mit Würmern andere Ursachen: Vaskulitiden (z. B. Churg-Strauss-Syndrom), maligne Erkrankungen (z. B. Morbus Hodgkin, myeloproliferative Erkrankungen), chronische eosinophile Pneumonie und NNR-Insuffizienz
Lymphozytose	Lymphozytenvermehrung $> 5 \times 10^9$/l (5.000/µl)	bei manchen Infektionen (Tbc, virale Infektionen), aber auch akuten und chronischen lymphatischen Leukämien
Lymphopenie	Lymphozytenverminderung $< 1{,}5 \times 10^9$/l (1.500/µl)	bei schweren Erkrankungen (Schock, Tumor, HIV-Infektion) oder malignen Lymphomen
Monozytose	Vermehrung der Monozyten $> 0{,}55 \times 10^9$/l (550/µl)	bei vielen Infektionen, insbesondere bei Tbc, systemischen Pilzerkrankungen, bakterieller Endokarditis und bestimmten Protozoonosen nachweisbar
Basophilie	Vermehrung der Basophilen $> 0{,}2 \times 10^9$/l (200/µl)	Häufigste Ursache ist die chronische myeloische Leukämie.
Panzytopenie	Neutropenie mit Anämie und Thrombozytopenie	Erkrankungen des Knochenmarks, v. a. myelodysplastisches Syndrom
Thrombozytopenie	Abfall der Thrombozyten $< 150 \times 10^9$/l (150.000/µl)	➤ Tab. 3.14 Mit einer Störung der Blutstillung ist erst bei einer Thrombozytenkonzentration $< 30 \times 10^9$/l (30.000/µl) zu rechnen.
Thrombozytose	reaktive oder sekundäre Erhöhung der Thrombozyten $> 450 \times 10^9$/l (450.000/µl)	bei Infektionskrankheiten, chronischen Entzündungen, Malignomen; auch als Stress-Thrombozytose (z. B. nach Blutung, Schock oder Operation)
Thrombozythämie	Thrombozytenkonzentration anhaltend erhöht	bei myeloproliferativen Syndromen

im Rahmen einer Anämie die Zahl der zirkulierenden roten Blutkörperchen fällt, kann der Retikulozytenanteil auch bei verminderter Produktion „normal" erscheinen.

Deshalb wird der Retikulozytenanteil (Normwert: 0,8–2,5 % bei Frauen, 0,8–4 % bei Männern) mit dem gemessenen Hämatokriten multipliziert und durch den normalerweise zu erwartenden Hämatokriten geteilt. Der so erhaltene **Retikulozytenindex** beträgt normalerweise 1–3 %.

Beispiel: gemessener Retikulozytenanteil: 1,2 %, bei einem Hämatokriten von 25 % (normal: 45 %). Retikulozytenindex: $1,2 \times 25/45 = 0,66$ (erniedrigt).

3.2.2 Untersuchung des Knochenmarks

Die Beurteilung des Knochenmarks erfolgt nach Indikation über eine **Knochenmarkpunktion** (Aspirationszytologie) oder über eine **Knochenmarkstanze** mit histologischer Untersuchung.

Aspirationszytologie

Bei der Punktion werden einzelne Knochenmarkzellen angesaugt und später in einem z. B. nach Pappenheim gefärbten Ausstrich betrachtet (klassische **zytologische Untersuchung**). Des Weiteren kann das Material der Aspiration für folgende Untersuchungen verwendet werden:
- **Zytochemie:** Nachweis bestimmter chemischer Zellbestandteile durch Spezialfärbungen: z. B. PAS (färbt glykogenhaltige Bestandteile der Zellen), Berliner Blau („Eisenfärbung"), Peroxidase oder unspezifische Esterase. Zytochemische Untersuchungen dienen z. B. der Differenzierung einer Leukämie.
- **Immunzytochemie:** Der Nachweis von Oberflächenantigenen (Immunphänotypisierung) durch Markierung mit monoklonalen Antikörpern und anschließender APAAP-Färbung (alkalische Phosphatase/antialkalische Phosphatase) dient der genaueren Differenzierung von Knochenmarkzellen (z. B. Reifegrad, Monoklonalität, Zuordnung zu einer Zellreihe).
- **Immunzytologie:** Immunphänotypisierung durch Markierung mit monoklonalen Antikörpern und anschließender Bestimmung durch Flusszytometrie.
- **Zytogenetik:** Nachweis von Chromosomenaberrationen, z. B. des Philadelphia-Chromosoms bei chronischer myeloischer Leukämie (CML) durch optische Chromosomenanalyse (z. B. durch Bandenfärbung). Hierdurch lassen sich insbesondere Translokationen und Inversionen der Chromosomen darstellen.
- **molekularbiologische Methoden:** zur Identifizierung von Tumor-Gensequenzen. durch Fluoreszenz-in-situ-Hybridisierung (FISH) oder die Polymerasekettenreaktion (PCR).

MERKE
Der Knochenmarkausstrich hat eine hohe Aussagekraft bei
- akuter Leukämie (Infiltration durch leukämische Blasten),
- chronischer lymphatischer Leukämie (Lymphozyteninfiltration),
- multiplem Myelom (sicherer Nachweis bei > 30 % Plasmazellen),
- verschiedenen Anämien (z. B. megaloblastäre, sideroblastische und aplastische Anämie),
- Thrombozytopenie (Nachweis der Knochenmarkinfiltration z. B. durch Karzinomzellen) und
- idiopathischer thrombozytopenischer Purpura (ITP; Nachweis der gesteigerten Thrombopoese als Zeichen der kompensatorischen Neubildung).

Außerdem können Karzinommetastasen sowie die Invasion von Parasiten (z. B. Leishmanien) und Bakterien (z. B. bei Miliartuberkulose) nachgewiesen werden.

Histologie

Die histologische Beurteilung des Knochenmarks erfolgt nach Gewinnung einer Knochenmarkstanze (meist aus dem Beckenkamm). Es werden die Knochenmarkzellen und die Matrixstrukturen beurteilt. Sie ist indiziert
- bei Punctio sicca („trockene Punktion"): keine Aspiration von Markzellen mit Zytologienadel möglich.
- bei V. a. aplastische Anämie, Osteomyelosklerose oder anderen myeloproliferativen Erkrankungen,
- zur Stadieneinteilung von malignen Lymphomen und
- zur Abklärung granulomatöser Knochenerkrankungen (z. B. Sarkoidose, Tbc).

3.3 Anämie

3.3.1 Überblick

Anämie ist eine **Verminderung der Sauerstofftransportkapazität** des Bluts aufgrund einer verminderten Erythrozytenzahl oder verringerten Hämoglobinkonzentration.

Einteilung
Anämien können zum einen morphologisch (Größe der Erythrozyten im peripheren Blut), chemisch (Hämoglobingehalt der Erythrozyten) und pathogenetisch eingeteilt werden. Zum anderen werden bestimmte Anämieformen nach ihrem Knochenmarkbefund beschrieben (z. B. megaloblastäre Anämie, sideroblastische Anämie).

Einteilung nach Größe und Hämoglobingehalt der Erythrozyten
Diese Einteilung hilft bei der ätiologischen Zuordnung:
- Unterscheidung nach dem Erythrozytenvolumen, d. h. durchschnittliches Zellvolumen oder auch Mean Cell Volume (**MCV**) genannt: **mikro-, normo-** oder **makrozytär**
- Unterscheidung nach dem erythrozytären Hämoglobingehalt, d. h. mittlerer Hämoglobingehalt eines Erythrozyten, auch als Mean corpuscular Haemoglobin (**MCH**) bezeichnet: **hypo-, normo-** oder **hyperchrom**

Beispiele:
- hypochrome, mikrozytäre Anämie: am häufigsten durch Eisenmangel, sehr viel seltener durch eine Thalassämie verursacht
- makrozytäre Anämie: z. B. bei Vitamin-B$_{12}$-Mangel oder Folsäuremangel, chronischen Lebererkrankungen, myelodysplastischen Erkrankungen
- normochrome, normozytäre Anämie: v. a. bei Anämie der chronischen Erkrankung (Entzündung, Infekt, Tumor) und akutem Blutverlust

Pathogenetische Einteilung
- **Bildungsstörung:** z. B. durch Verdrängung im Knochenmark (gestörte Zellbildung), durch Mangel an Vitamin B$_{12}$, Folsäure oder Eisen (gestörte Zellreifung), durch Mangel an Erythropoetin (renale Anämie) oder durch Mangel an Stammzellen (z. B. aplastische Anämie)
- **Blutverlust:** meist über Magen-Darm-Trakt, Uterus oder durch Trauma; seltener über den Harntrakt (Makrohämaturie) oder die Lunge (Hämoptysen)
- **vermehrter Abbau:** v. a. durch Hämolyse, aber auch bei Hypersplenismus (> 3.5.1) oder traumatisch (z. B. künstliche Herzklappen). Ein vermehrter Abbau führt zu einer verkürzten Erythrozytenüberlebenszeit und damit zu einer Umsatzstörung.

Klinik
Die klinischen Erscheinungen der Anämie werden durch die pathophysiologischen Konsequenzen verständlich: Die verminderte Sauerstofftransportkapazität wird durch eine Steigerung des Herzzeitvolumens ausgeglichen, was zu **Tachykardie, erhöhter Blutdruckamplitude** und evtl. zu einem **Herzgeräusch** führt. Hierdurch wird das Herz belastet, sodass es in schweren Fällen zu Zeichen der **Herzinsuffizienz** kommen kann (Belastungsdyspnoe, Ödeme, Nykturie). Bei hochgradiger Anämie entsteht eine **Gewebehypoxie**, die ZNS-Symptome, Angina pectoris oder – bei vorbestehender Arteriosklerose – eine Claudicatio nach sich ziehen kann.

Die klinische Präsentation der Anämie hängt des Weiteren von den Begleiterkrankungen, der Geschwindigkeit der Anämieentwicklung sowie dem Ausmaß der Anämie ab.

Patho-Info
Klinik der Anämie

Symptome
- Schwäche, Müdigkeit
- Kopfschmerzen, Schwindel, Ohrensausen, Synkope
- Atemnot (initial bei Belastung, später in Ruhe)
- Angina pectoris, Herzklopfen, Claudicatio intermittens

Befunde
- **Blässe**, erkennbar v. a. an der Konjunktivalschleimhaut und dem Nagelbett (einfache Beurteilung des Kapillarbetts). Entspricht die Farbe der Handlinien bei gestraffter Haut der umgebenden Haut, ist der Hb < 7,0 g/dl.
- **Tachykardie**, erhöhte Blutdruckamplitude
- systolisches **Herzgeräusch,** das nach Ausgleich der Anämie verschwindet („funktionelles Herzgeräusch")
- Zeichen der **Herzinsuffizienz**
- selten Papillenödem und Retinablutung, v. a. nach akutem Blutverlust

[PB, FF]

Diagnostik

Strategie
- Zuordnung der Anämie nach Erythrozytengröße und Hämoglobingehalt (➤ Abb. 3.2)
- Anamnese und körperliche Untersuchung
- Zuordnung mittels weiterführender Laboruntersuchungen

Laboruntersuchungen

Blutbild Das Blutbild ist für die ätiologische Einteilung oft entscheidend, es bestimmt die morphologische Struktur und den Hämoglobingehalt der Erythrozyten. Des Weiteren gibt es Auskunft über die Knochenmarkaktivität (z. B. Retikulozytenanteil).

Routinemäßig bestimmt werden:
- **Hämoglobinkonzentration** in mmol/l oder in g/dl im Blut
- **Hämatokrit** [%]
- **Retikulozyten** [%] (➤ Abb. 3.2): erniedrigt bei Bildungsstörung (z. B. aplastische Anämie), kompensatorisch erhöht bei vermehrtem Verlust (z. B. chronische Blutverluste, Hämolyse)
- **MCV** [μm^3 = fl]:
  - erniedrigt (mikrozytäre Anämie) bei Eisenmangel, Thalassämie sowie bei sideroblastischer Anämie. Auch eine Minderheit der Anämien bei chronischer Erkrankung verläuft (leicht) mikrozytär.
  - normal (normozytäre Anämie) z. B. bei Hämolyse, renaler Anämie, Anämie bei chronischer Erkrankung
  - erhöht (makrozytäre oder megalozytäre Anämie) bei Vitamin-B_{12}- oder Folsäuremangel. Auch die meisten Anämien bei myelodysplastischen Erkrankungen verlaufen makrozytär.
- **MCH** [pg]:
  - erniedrigt (hypochrome Anämie) v. a. bei Eisenmangel
  - normal (normochrome Anämie) z. B. bei Hämolyse, renaler Anämie, Anämie bei chronischer Erkrankung
  - erhöht (hyperchrome Anämie) z. B. bei Vitamin-B_{12}-Mangel
- **Leukozyten- und Thrombozytenzahl:** erniedrigt bei aplastischer Anämie und bei Mangel an Vitamin B_{12} und/oder Folsäure
- **morphologische Beurteilung:** Viele Formveränderungen des Erythrozyten weisen auf bestimmte Anämieformen hin. Beispiele sind **Kugelzellen** (Kugelzellanämie; ➤ Abb. 3.3) oder **Fragmentozyten** (hämolytisch-urämisches Syndrom oder andere Mikroangiopathien; ➤ Abb. 3.4), **basophile Tüpfelung** (bei Hämoglobinopathien, sideroblastischen Anämien und Bleivergiftung; ➤ Abb. 3.5). Auch die morphologische Beurteilung der Leukozyten kann hilfreich sein (z. B. hypersegmentierte Neutrophile bei makrozytärer Anämie; ➤ Abb. 3.6).

Weiterführende Labordiagnostik
- **Einschätzung der Knochenmarkproduktion:** Die Bestimmung der Leukozyten- und Thrombozytenzahl sowie der Retikulozytenzahl bzw. des Retikulozytenindex (➤ 3.2.1) gibt einen ersten Anhaltspunkt. Die weitere Abklärung erfordert eine Knochenmarkpunktion.

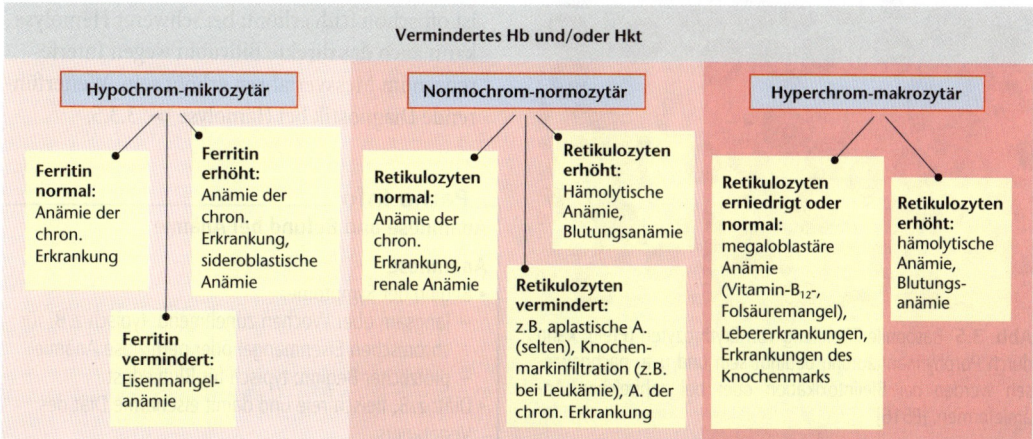

Abb. 3.2 Differenzialdiagnose der Anämie mittels MCV, MCH, Eisen und Retikulozyten. [L157]

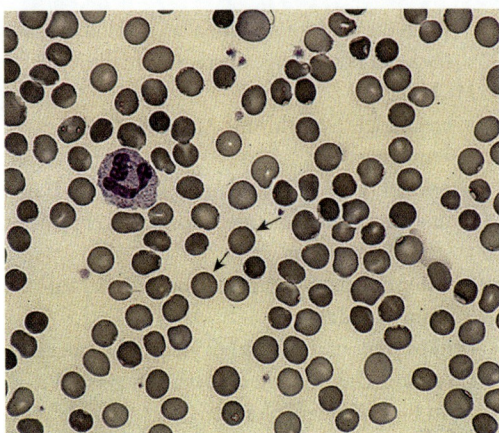

Abb. 3.3 Kugelzellen (Sphärozyten) sind kleiner als normale Erythrozyten, des Weiteren fehlt ihnen häufig die für Erythrozyten charakteristische zentrale Aufhellung. [O532]

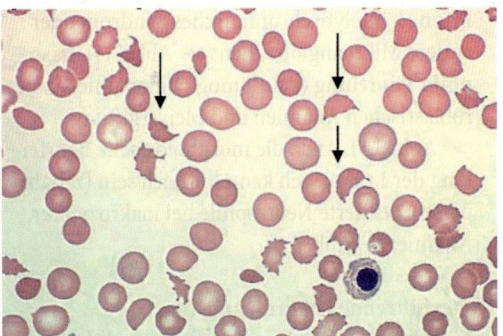

Abb. 3.4 Die charakteristische Form von Fragmentozyten ist halbmondförmig. Häufig ist die konvexe Seite unverändert, die andere Seite jedoch konkav oder eingerissen. [E515]

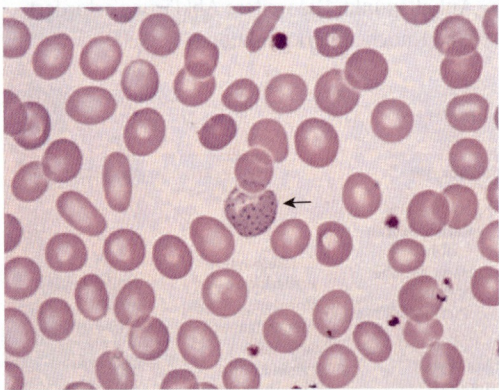

Abb. 3.5 Basophile Tüpfelung von Erythrozyten (Pfeil), kann durch Porphyrinanhäufung bedingt sein und u. a. nachgewiesen werden bei Bleiintoxikation oder bei zahlreichen Anämieformen. [E516]

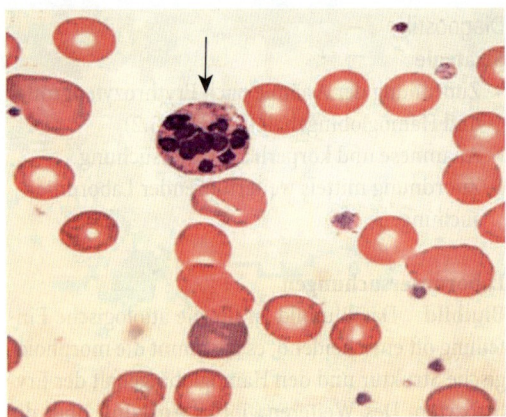

Abb. 3.6 Hypersegmentierte neutrophile Granulozyten (Pfeil) haben einen Kern, der aus vielen Segmenten besteht, sie kommen u. a. bei makrozytären Anämien vor. [E471]

- **Einschätzung des Eisenstoffwechsels:** Die Bestimmung von Speicher- und Transporteisen (Ferritin und Transferrin, ➤ 3.1.2) erlaubt die Zuordnung zu solchen Anämieformen, die mit Veränderungen im Eisenstoffwechsel oder in der Eisenverwertung einhergehen (Eisenmangelanämie, Anämie der chronischen Erkrankung oder sideroblastische Anämie).
- **Ausschluss einer Hämolyse:** Bei Hämolyse sind LDH/HBDH aufgrund des erhöhten Zelluntergangs meist erhöht; Haptoglobin wird bei intravasaler Hämolyse vermehrt verbraucht und ist somit bei schwerer Hämolyse erniedrigt (➤ 3.3.5). Die Retikulozytenzahl ist i. d. R. erhöht (➤ Tab. 3.3). Freies Hämoglobin im Serum und eine Hämoglobinurie sind nur bei schwerer Hämolyse nachweisbar. Das indirekte Bilirubin ist oft schon früh erhöht; bei schwerer Hämolyse kann auch das direkte Bilirubin wegen Interferenzen im Messverfahren erhöht sein. Weiterführende Diagnostik bei Hämolyse ➤ 3.3.5.

Patho-Info

Anamnese und Befund bei Anämie

Anamnese
- Beginn der Symptome:
  - langsam über Wochen zunehmend: typisch z. B. für chronischen Eisenmangel oder perniziöse Anämie
  - plötzlicher Beginn: typisch für Blutverlust
- Diät: z. B. fleischfreie und damit eisenarme Diät des Vegetariers

Tab. 3.3 Differenzialdiagnose wichtiger Anämieformen nach Laborwerten.

	MCV	Ferritin	Hämolyseparameter (Bilirubin, LDH, Haptoglobin)	Morphologie	Retikulozyten
Eisenmangel	↓	↓	n	Anisozytose, Anulozyten, Target-Zellen	↓
akuter Blutverlust	n	n	n	n	↑
hämolytische Anämie	n bis ↑	n bis ↑	Bili, LDH ↑; Haptoglobin meist n, bei intravasaler Hämolyse ↓	n oder spezifische Veränderungen (z. B. Kugelzellen, Sichelzellen)	↑
megaloblastäre Anämie	↑	↑	Bili, LDH ↑; Haptoglobin n	Megaloblasten	n oder ↓
aplastische Anämie	n	n	n	n	↓

- Regelblutung: verstärkt oder verlängert, mögliche Schwangerschaft
- Verfärbung von Stuhl oder Urin: Teerstuhl bei gastrointestinaler Blutung, bierbrauner Urin bei Hämolyse
- Medikamente, Alkohol, Drogen
- Vorerkrankungen: Gallensteine können auf eine hämolytische Anämie hinweisen (➤ 3.3.5).
- Knochenschmerzen treten z. B. bei multiplem Myelom oder bei Knochenmetastasen auf. Fieber, Nachtschweiß und Gewichtsverlust (B-Symptome) lassen eine Tbc oder einen malignen Tumor vermuten.
- Familienanamnese, Herkunft (höhere Inzidenz von Hämoglobinopathien bei Mittelmeeranrainern)

Mögliche körperliche Befunde Ikterus: V. a. Hämolyse. Bei einer Kombination von Ikterus und Blässe nimmt die Haut eine Café-au-Lait-Farbe an. [PB, FF]

MERKE

Der Ikterus bei Hämolyse verläuft wegen der fehlenden Gallensäureerhöhung typischerweise ohne Hautjucken (Ikterus mit Hautjucken weist auf eine Cholestase hin).

- Gefäßfehlbildungen: V. a. okkulte Blutungen
- Hautblutungen: V. a. hämorrhagische Diathese
- Zungenatrophie (atrophische Glossitis Hunter) und neurologische Auffälligkeiten (funikuläre Myelose): bei perniziöser Anämie (➤ 3.3.4)
- Nagelveränderungen (z. B. brüchige Nägel oder Koilonychie = eingesenkte Nagelplatte) und Mundwinkelrhagaden: z. B. bei Eisenmangel
- Knochendeformitäten: bei schwerer chronischer Anämie, z. B. bei Thalassaemia major
- Beinulzera: Sichelzellanämie
- Zeichen der chronischen Entzündung: z. B. rheumatoide Arthritis
- Splenomegalie: z. B. bei hämolytischer Anämie, Kollagenosen oder malignen Erkrankungen
- schmutzig-graues Hautkolorit: bei renaler Anämie

Knochenmarkuntersuchung

Die Knochenmarkuntersuchung ist nur erforderlich, wenn die üblichen Laboruntersuchungen keine Klärung der Anämieursache erbringen. Sie ermöglicht die Beurteilung von:

- Quantifizierung des Eisenspeichers (Eisenfärbung)
- Bestimmung der Zellularität: erniedrigt bei Bildungsstörung, erhöht bei Umsatzstörung
- Beurteilung der Erythropoese: normoblastisch, megaloblastisch
- Beurteilung der anderen Zelllinien: Diese sind z. B. bei aplastischer Anämie, bei Leukämien oder bei myelodysplastischen Erkrankungen mitbetroffen
- Nachweis einer Knochenmarkinfiltration durch Metastasen oder bei Speicherkrankheiten
- Spezialuntersuchungen: z. B. mikrobiologische Untersuchung zum Nachweis einer Miliartuberkulose; zytogenetische und zytochemische Marker

Fehlerquellen bei der Beurteilung

Zustände, die eine Anämie vortäuschen/verdecken:

- Bei erhöhtem Plasmavolumen (z. B. in der Schwangerschaft) erniedrigt sich der Anteil korpuskulärer Blutbestandteile, obwohl die absolute Erythrozytenzahl gleich bleibt (**Pseudo-Anämie**).
- Eine Verminderung des Plasmavolumens (z. B. bei Dehydratation) führt zu einer scheinbaren Hämoglobinerhöhung und kaschiert so eine Anämie (**Pseudo-Polyglobulie**).
- Bei akutem Blutverlust sind sowohl das Plasmavolumen als auch die Erythrozytenzahl erniedrigt. Der Erythrozytenanteil erscheint daher so lange normal, bis es durch einströmende Flüssig-

keit aus dem extravasalen Kompartiment zur Normalisierung des Plasmavolumens mit Abfall des Anteils korpuskulärer Blutbestandteile kommt; dieser Prozess dauert etwa 3 Tage.

3.3.2 Eisenmangelanämie

Mehr als die Hälfte aller Anämien sind durch einen Eisenmangel bedingt. 80 % der Betroffenen sind Frauen, ca. 10 % aller menstruierenden Frauen in Europa haben eine Eisenmangelanämie.

Ätiologie
Eine Eisenmangelanämie entsteht, wenn der Eisenbedarf für die Hämoglobinproduktion die Kapazität des Körpers zur Eisenaufnahme übersteigt, durch
- **Blutverluste:** häufigste Ursache (ca. 80 %),
- **erhöhten Eisenbedarf,** z. B. in Schwangerschaft und Wachstum,
- **mangelhafte Resorption,** z. B. nach Gastrektomie, Malassimilation oder chronisch-entzündlicher Darmerkrankung oder
- **mangelhafte Zufuhr,** z. B. bei manchen Vegetariern.

Klinik
Das klinische Erscheinungsbild ist durch drei Faktoren geprägt:
- **Zeichen der Anämie** wie blasse Haut und Schleimhäute, Leistungsminderung, Herzklopfen oder Belastungsdyspnoe
- **Zeichen des Eisenmangels:** in ca. 30 % Koilonychie (Hohlnägel), trockene Haut, brüchige Fingernägel und Haare, Papillenatrophie mit Zungenbrennen (Glossitis), Stomatitis mit Mundwinkelrhagaden
- **Zeichen des chronischen Blutverlusts:** Teerstuhl, Menorrhagien, selten Hämaturie, Hämoptoe, hämorrhagische Diathese

Die Eisenmangelanämie und ihre klinischen Erscheinungen entwickeln sich langsam. Bevor sich eine Anämie manifestiert, besteht oft ein **funktioneller Eisenmangel** mit eingeschränkter Erythropoese (iron deficient erythropoesis, **IDE**). Letztere zeigt sich durch ein vermindertes Serumeisen, erhöhtes Transferrin mit verminderter Transferrinsättigung (< 20 %) sowie ein vermindertes Retikulozyten-Hämoglobin.

Sonderform: Plummer-Vinson-Syndrom
Eisenmangelanämie mit hieraus resultierender **Schleimhautatrophie** und schmerzhafter **Dysphagie.** Ursache der Schluckstörung sind ringförmig vorspringende Schleimhautfalten im oberen Ösophagus („post-cricoid webs").

Diagnostik
Ziel der Diagnostik ist zum einen der Ausschluss anderer Formen der hypochromen Anämie, zum anderen die Abklärung der Ursachen eines Eisenmangels (z. B. Tumorsuche).

Anamnese und Befund Schwerpunktmäßig werden Ernährungsgewohnheiten, Medikamenteneinnahme und eventuelle Blutverluste (z. B. Teerstuhl, Menorrhagien) erfragt.

Blutbild Morphologisch findet man eine hypochrome (MCH erniedrigt), mikrozytäre (MCV erniedrigt) Anämie mit Anisozytose, ggf. mit Anulozyten oder Target-Zellen (beide beschreiben die durch den geringen Hämoglobingehalt entstehende breite, ringförmige Abblassung der Erythrozyten). Die Erythrozytenzahl kann anfangs noch normal sein, da der Eisenmangel primär zu einer Störung der Hämoglobinsynthese, nicht aber der Erythropoese führt.

Weitere Laborparameter Serumeisen und Ferritin sind erniedrigt, Transferrin und damit die Eisenbindungskapazität dagegen erhöht. Die Transferrinsättigung liegt unter 15 % und ist damit erniedrigt. Durch die Ferritinbestimmung lassen sich die anderen Ursachen einer mikrozytären Anämie meist problemlos abgrenzen (➤ Tab. 3.4).

Der Nachweis eines Eisenmangels ist klinisch allerdings in zwei Fällen schwierig: zum einen, wenn der Mangel akut entsteht (etwa in der Anfangsphase einer Behandlung mit Erythropoetin), zum anderen, wenn gleichzeitig eine Entzündungsreaktion vorliegt (Ferritin ist dann im Rahmen der akuten Entzündungsantwort erhöht, und das Transferrin kann als „negatives Akute-Phase-Protein" erniedrigt sein). In diesen Fällen (**nicht** jedoch in der Routinediagnostik) können folgende neuere diagnostische Marker hilfreich sein:
- löslicher Transferrin-Rezeptor: bei Eisenmangel erhöht

Tab. 3.4 Differenzialdiagnose der mikrozytären hypochromen Anämie.

Parameter	normal	Eisenmangel	Anämie bei chronischer Erkrankung	Thalassämie	sideroblastische Anämie
MCV [μm³ = fl]	80–99	↓	↓	↓	variabel (↓, n oder ↑)
Serumeisen [μmol/l]	11,6–31,3 (65–175 μg/dl)	↓	↓	n bis ↑	↑
Ferritin [μg/l]	15–250 (F) 20–500 (M)	↓	n bis ↑	n bis ↑	↑
Transferrin [g/l] (≈ totale Eisenbindungskapazität)	2–3,8	↑	↓	n bis ↓	↓
Transferrinsättigung [%]*	15–45	↓	n bis ↓	↓	n bis ↑
sTfR**	0,9–2,8 mg/l (stark laborabhängig)	↑	n	↑	↓
Eisenspeicher im Knochenmark („Eisenfärbung" des KM-Aspirats)	nachweisbar	fehlt	nachweisbar	nachweisbar	erhöht

* Transferrin-Sättigung in % = Serumeisen [μg/dl] × 71/Transferrin [mg/dl] = Serumeisen [μmol/l] × 400/Transferrin [mg/dl]
** sTfR = löslicher Transferrin-Rezeptor (➤ 3.1.2)

- Retikulozyten-Hämoglobin (normal 28–35 pg): bei Eisenmangel erniedrigt; diese Erniedrigung ist wegen der kurzen Reifungszeit der Retikulozyten schon nach wenigen Tagen nachweisbar.

Ursachenklärung Bei der Abklärung einer Eisenmangelanämie ist die rektale Untersuchung obligat. Die weitere Suche nach einer Blutungsquelle erfolgt durch eine Stuhluntersuchung auf okkultes Blut, durch Gastroskopie, Koloskopie (v. a. bei Männern und nichtmenstruierenden Frauen) sowie urologische und gynäkologische Untersuchung.

Therapie
Vor Therapiebeginn sollte die Ursache des Eisenmangels geklärt und – wenn möglich – beseitigt werden. Anschließend erfolgt die Eisensubstitution, bevorzugt mit oralen Eisenpräparaten.
 Bevorzugt wird die orale Gabe von zweiwertigem Eisen (Ausnahme: Therapie der renalen Anämie mit Erythropoetin sowie Malabsorptions-Syndrom – hier wird intravenös mit dreiwertigem Eisen substituiert). Die orale Eisensubstitution muss **langfristig** durchgeführt werden (z. B. 3–6 Monate), um die entleerten Eisenspeicher wieder aufzufüllen. Bei gutem Ansprechen auf die Therapie kommt es innerhalb von 3–4 Tagen zu einem Anstieg der Retikulozyten; die Hämoglobinkonzentration sollte um ca. 0,6 mmol/l (= 1 g/dl) pro Woche steigen. Das Serumferritin normalisiert sich.
 Ein fehlendes Ansprechen auf die Therapie ist meist auf eine mangelnde Tabletteneinnahme zurückzuführen, es ist jedoch auch an einen weiter bestehenden Blutverlust oder eine falsche Diagnose (z. B. Vorliegen einer Anämie bei chronischer Erkrankung) zu denken.

Pharma-Info

Eisenpräparate

Wirkstoffe **Zweiwertiges Eisen**:
- Eisen(II)-chlorid (Vitaferro®)
- Eisen(II)-fumarat (z. B. Ferrokapsul®)
- Eisen(II)-glukonat (z. B. Lösferron®)
- Eisen(II)-glycinsulfat (z. B. ferro sanol®)
- Eisen(II)-sulfat (z. B. Eryfer®)

Dreiwertiges Eisen:
- Eisen(III)-Natrium-glukonat-Komplex (Ferrlecit® Amp.)
- Eisen(III)-Sorbitol-zitrat-Komplex (z. B. Jectofer® Amp.)
- Eisen(III)-hydroxid-Saccharose-Komplex (Venofer® Amp.)

Indikationen Eisensubstitution bei Eisenmangelanämie sowie Eisenmangel nach Blutverlusten, in der Schwangerschaft, bei Resorptionsstörungen.

Nebenwirkungen Gastrointestinale Störungen (Übelkeit, Erbrechen, Diarrhö, Obstipation), Schwarzfärbung des Stuhls. Parenterale Gabe, s. u.
Kontraindikationen Eisenüberladung, Anämie anderer Genese.
Klinische Anwendung
- Einnahme auf nüchternen Magen verbessert die Bioverfügbarkeit; nicht mit Antazida, Tetrazyklinen oder Colestyramin kombinieren (Resorptionshemmung).
- Eisen(II)-Salze: Resorption im Duodenum und oberen Jejunum; schlechte Bioverfügbarkeit
- Eisen(III)-Salze können nach oraler Gabe nicht resorbiert werden und werden deshalb i. v. gegeben. Die parenterale Gabe ist der oralen Gabe nur bei der Therapie einer renalen Anämie mit Erythropoetin überlegen. Nebenwirkungen der i. v. Gabe sind Hitzegefühl, Venenreizung und Transaminasenanstieg, deshalb am besten als Kurzinfusion verabreichen.

Therapiekontrolle Blutbild, Retikulozyten. Bei guter Wirkung der Eisensubstitution steigt der Hb in den ersten 4 Wochen um etwa 0,1–0,2 g/dl pro Tag an. [MP, CD]

3.3.3 Anämie bei chronischer Erkrankung

Zweithäufigste Anämieform ist die eine chronische Erkrankung begleitende Anämie. Die sich meistens bei Patienten mit einer länger als 4 Wochen anhaltenden chronisch-entzündlichen Erkrankung entwickelt.

> **MERKE**
> **Mögliche Grunderkrankungen bei Anämie der chronischen Erkrankung**
> - **chronisch-entzündliche Erkrankungen:** am häufigsten rheumatoide Arthritis, SLE, Vaskulitiden, Sarkoidose, chronisch-entzündliche Darmerkrankungen (z. B. Morbus Crohn, Colitis ulcerosa)
> - **chronisch-infektiöse Erkrankungen:** z. B. Endocarditis lenta, Osteomyelitis, Tbc, Lungenabszess
> - **Tumorerkrankungen**

Pathogenese
Bei Krankheiten mit systemischer entzündlicher Stimulierung wird die antiapoptotische Wirkung des Erythropoetins auf die Vorläuferzellen der Erythropoese gehemmt – es kommt zum vermehrten **Zelluntergang der Vorläuferzellen**. Bei ausreichender Eisenversorgung reifen die überlebenden Zellen jedoch noch zu normalen Erythrozyten aus. Dauert die Entzündung länger an, so kann zudem das Eisen im Knochenmark nicht mehr verwertet werden (**Eisenverwertungsstörung**). Trotz gefüllter Eisenreserven resultiert dann eine mikrozytär-hypochrome Anämie. Zudem drosseln die Entzündungsmediatoren langfristig die Erythropoetinproduktion in den Nieren (relativer Erythropoetinmangel).

Diagnostik
Die Verdachtsdiagnose kann meist schon durch die Anamnese gestellt werden, da die zugrunde liegende Erkrankung meist bekannt ist. Die Bestimmung des CRP kann eine systemische Entzündung nachweisen.

Im **Blutbild** ist das Hämoglobin erniedrigt, die Erythrozyten sind in 75 % d. F. normozytär und normochrom, können bei längerem Verlauf aber mikrozytär und hypochrom sein. Die Retikulozyten sind vermindert. Das Serumeisen ist gewöhnlich erniedrigt, Ferritin dagegen meist erhöht.

Die Abgrenzung von der Eisenmangelanämie ist bei den hypochromen Formen nicht einfach. Hier können die Bestimmung des löslichen Transferrin-Rezeptors (erhöht bei Eisenmangel) und des Retikulozyten-Hämoglobins (erniedrigt bei Eisenmangel) weiterhelfen.

Therapie
Die Therapie der Grundkrankheit steht im Vordergrund. Ist die Normalisierung des Blutbilds so nicht möglich und beeinträchtigt die Anämie die Lebensqualität des Patienten stark, kann nach vorheriger Bestimmung des Erythropoetinspiegels ein Substitutionsversuch mit Erythropoetin unternommen werden. Eine Eisensubstitution ist i. d. R. sinnlos und nur bei nachgewiesenem begleitendem Eisenmangel gerechtfertigt.

3.3.4 Megaloblastäre Anämien

Megaloblastäre Anämien sind durch das Vorkommen **vergrößerter Erythroblasten** (Megaloblasten) im Knochenmark gekennzeichnet. Sie sind Folge einer DNA-Synthese-Störung, die v. a. schnell proliferierende Zellen (z. B. Vorläuferzellen der Hämatopoese, Zellen des Gastrointestinaltrakts) betrifft. Zusätzlich werden die zu großen Erythrozytenvorläufer im Knochenmark vermehrt zerstört, sodass eine ineffektive Erythropoese resultiert.

Tab. 3.5 Pathogenetische Klassifikation der megaloblastären Anämie.

Prinzip	Vorkommen
Cobalaminmangel	
ungenügende Zufuhr	selten, z. B. bei völligem Verzicht auf Fleisch, Milch- und Eiprodukte (veganische Diät)
Malabsorption	• Mangel an Intrinsic-Faktor bei perniziöser Anämie, Gastrektomie, selten: angeborener Mangel • Erkrankungen des terminalen Ileums, z. B. Morbus Crohn, Zöliakie (einheimische Sprue), Morbus Whipple, tropische Sprue, Z. n. Resektion des terminalen Ileums • Konkurrenz um Cobalamin, z. B. Fischbandwurm, bakterielle Überwucherung (z. B. beim Syndrom der blinden Schlinge)
gestörter Metabolismus	gestörter Metabolismus, z. B. angeborener Transcobalamin-II-Mangel (Transcobalamin II ist das Serum-Transportprotein für Vitamin B_{12})
Folsäuremangel	
ungenügende Zufuhr	häufig bei Alkoholikern, selten auch bei einseitiger Ernährung
erhöhter Bedarf	Schwangerschaft, Kindheit, verstärkte Hämatopoese (z. B. bei Hämolyse), Tumor, Hämodialyse
Malabsorption	tropische Sprue, Zöliakie, Medikamente (z. B. Phenytoin, Barbiturate, evtl. Alkohol)
gestörter Metabolismus	Inhibitoren der Dihydrofolat-Reduktase: z. B. Methotrexat, Pyrimethamin, Trimethoprim, Triamteren, Pentamidin, Alkohol
andere Ursachen	
gestörter DNA-Metabolismus	• Therapie mit Purin-Antagonisten: z. B. Azathioprin, 6-Mercaptopurin • Therapie mit Pyrimidin-Antagonisten: z. B. 5-Fluorouracil • andere: z. B. Aziclovir, Zidovudin, Hydroxyurea
weitere	Di-Guglielmo-Syndrom (Erythroleukämie), angeborene Defekte (z. B. Transcobalamin-II-Mangel, Lesch-Nyhan-Syndrom, Orotazidurie), myelodysplastische Syndrome

Auch im peripheren Blut zeigt sich i. d. R. eine Makrozytose. Eine begleitende Hypersegmentierung der Neutrophilen ist häufig und in schweren Fällen können eine Thrombozytopenie und eine Leukozytopenie hinzutreten.

Ätiologie und Pathogenese
Hauptursachen der megaloblastären Anämie ist ein Mangel an Vitamin B_{12} oder Folsäure. Seltenere Ursachen sind ein abnormer Folsäuremetabolismus sowie eine DNA-Synthese-Störung, z. B. bei kongenitalen Enzymdefekten (➤ Tab. 3.5).

Patho-Info
Übersicht Vitamin B_{12}

Serumnormalwert: 200–900 ng/l
Bedarf
• täglich 1–2 µg
• Gespeichert sind 2–4 mg, v. a. in der Leber. Eine Entleerung dieses Speichers kann also 3 Jahre und länger dauern.
Aufnahme   Vitamin B_{12} (Cobalamin) kann vom Menschen **nicht** synthetisiert werden. Die Hauptquellen sind Fleisch und Milchprodukte.
Die Resorption im terminalen Ileum erfordert den Intrinsic-Faktor, der in den Parietalzellen des Magens synthetisiert wird. Er fehlt z. B. bei atrophischer Gastritis und nach Gastrektomie (➤ 6.4.3 und ➤ 6.4.6).
Funktion   Cobalamin ist ein essenzielles Koenzym in der DNA-Synthese. Das therapeutisch eingesetzte Cyanocobalamin wird im Körper in zwei biologisch aktive Formen umgesetzt:
• **Methylcobalamin:** essenzieller Kofaktor bei der Umwandlung von Homozystein zu Methionin; ein Mangel führt zu einer Störung des Folsäure-Stoffwechsels mit resultierender megaloblastärer Hämatopoese.

- **Adenosylcobalamin:** Ein Mangel führt zu einer Störung der Umwandlung von Methylmalonyl-Coenzym-A (CoA) zu Succinyl-CoA. Es resultiert eine erhöhte Gewebekonzentration von Methylmalonyl-CoA und seinem Vorläufer Propionyl-CoA. Hierdurch werden unphysiologische Fettsäuren synthetisiert und in neuronale Lipide eingebaut. Folge ist ein defektes Myelin, das ZNS-Störungen hervorruft (funikuläre Myelose; s. Text).

Übersicht Folsäure

Serumnormalwert: 2,3–17 ng/ml
Bedarf
- täglich 50–100 µg, in der Schwangerschaft oder bei schwerer Erkrankung (z. B. Patienten auf der Intensivstation) deutlich erhöht
- Nur ca. 5–20 mg liegen im Körper gespeichert vor, sodass diese Speicher nach etwa 4 Monaten, bei erhöhtem Bedarf sogar früher, erschöpft sein können.

Aufnahme Folsäure wird über die Nahrung (v. a. Gemüse) vorwiegend als Polyglutamat aufgenommen, das im Dünndarm zu dem resorbierbaren Monoglutamat umgewandelt wird. Diese Dekonjugation kann durch Medikamente (z. B. Phenytoin, orale Kontrazeptiva) gehemmt werden.

Funktion Folsäure transferiert C_1-Bruchstücke, z. B. für die Bildung von Purinen und für die DNA-Synthese. Eine Reihe von Medikamenten kann die Funktion der Folsäure hemmen (z. B. Methotrexat, weitere Medikamente sind in ➤ Tab. 3.5 aufgeführt).
[PB, FF]

Klinik

Vitamin-B_{12}-Mangel
Typische Trias aus Blutbildveränderung, ZNS- und Magen-Darm-Störungen:

Blut Erste Anämiesymptome treten schleichend und oft erst bei ausgeprägter Anämie (Hb < 4,3 mmol/l = 7 g/dl) auf. Typisch ist die **Café-au-Lait-Hautfarbe** durch Anämie und hämolytischen Ikterus. Letzterer spiegelt eine intramedulläre Hämolyse als Folge der durch den Vitamin-B_{12}-Mangel bedingten ineffektiven Erythropoese wider.

Nervensystem Die neurologischen Störungen können der Anämie vorausgehen, treten jedoch erst bei sehr niedrigen Vitamin-B_{12}-Serumspiegeln auf (< 60 ng/l). Die Beschwerden sind bedingt durch eine Myelinbildungsstörung und werden als **funikuläre Myelose** bezeichnet. Die ZNS-Veränderungen können bei zu später Behandlung irreversibel sein.

Magen-Darm-Trakt Typisch ist eine atrophische Glossitis (Hunter-Glossitis) mit glatter, roter, schmerzhafter Zunge und Durchfall. Bei atrophischer Antrumgastritis kommt es manchmal zu Appetitlosigkeit.

Folsäuremangel
Die Beschwerden ähneln denen bei Vitamin-B_{12}-Mangel; typischerweise fehlen jedoch die ZNS-Symptome, da die Myelinsynthese nicht gestört ist. Hinzu kommen Symptome der Grundkrankheit (z. B. Alkoholismus) und weitere Mangelzustände (z. B. Vitamin-C-Mangel). Ursachen für Folsäuremangel sind ungenügende Aufnahme (Fehlernährung, Alkoholismus), Störung der enteralen Resorption (glutensensitive Enteropathie), erhöhter Bedarf (Schwangerschaft) und Wechselwirkungen mit Pharmaka (Methotrexat).

> **MERKE**
> **Funikuläre Myelose**
> - schmerzhafte Parästhesien an Händen und Füßen (Polyneuropathie)
> - frühzeitiger Verlust der Tiefensensibilität
> - Gangunsicherheit (spinale Ataxie durch Markscheidenschwund der Hinterstränge)
> - Schwäche und im Spätstadium Zeichen der Spastik (durch Markscheidenschwund der Pyramidenbahn)
> - seltener Psychosen, Paraplegie, Demenz und Optikusatrophie

Diagnostik

Die Diagnose der megaloblastären Anämie ist meist unproblematisch.

Anamnese und Befund
- Ernährungsgewohnheiten (Alkoholabusus?), Operation (Gastrektomie?), Infekte, Medikamente (z. B. Azathioprin = Folsäure-Antagonist)
- klinische Untersuchung: z. B. Ikterus mit Blässe, neurologische Auffälligkeiten

Labor
- **Blutbild:** makrozytäre, hyperchrome Anämie, d. h., MCV und MCH sind erhöht (meist > 95 µm³ bzw. > 34 pg). Häufig liegen gleichzeitig eine Leuko- und Thrombozytopenie sowie übersegmentierte Granulozyten vor (charakteristisch sind Granulozyten mit mehr als 6 Segmenten).
- Zeichen der **Hämolyse:** LDH stark erhöht, indirektes Bilirubin erhöht, Haptoglobin erniedrigt
- Konzentrationsbestimmung von **Vitamin B_{12} und Folsäure:** Auffällig sind Vitamin-B_{12}-Werte < 100 ng/l und Folsäurewerte < 4 µg/l.

Knochenmark Nicht jede Makrozytose ist auf eine megaloblastäre Anämie zurückzuführen (s. o.). Bestehen Zweifel an der Diagnose (z. B. bei normalen Folsäure- und Vitamin-B_{12}-Spiegeln), sollte eine KM-Punktion erfolgen (Differenzialdiagnosen: myelodysplastisches Syndrom oder multiples Myelom).

Bei der megaloblastären Anämie zeigen sich ein hyperplastisches Mark mit zahlreichen Megaloblasten (rote Vorläuferzellen mit breitem und intensiv basophil reagierendem Zytoplasma: „blaues Mark") sowie eine Verschiebung des Verhältnisses von granulopoetischen zu erythropoetischen Zellen (normal 3 : 1) zugunsten der Erythropoese (Verhältnis 1 : 1). Auch die Thrombo- und Granulopoese sind gestört.

Weitere Untersuchungen Zur **Klärung der Ursache** eines Vitamin-B_{12}-Mangels sollten Autoantikörper gegen Parietalzellen und Intrinsic-Faktor bestimmt werden. Wegen häufiger Assoziation mit anderen Autoimmunerkrankungen (z. B. Morbus Addison, Morbus Basedow, Hashimoto-Thyreoiditis) ist die Untersuchung der entsprechenden Autoantikörper sinnvoll. Evtl. kann auch ein Schilling-Test zum Nachweis einer Vitamin-B_{12}-Resorptionsstörung durchgeführt werden. Stets sollten eine Mangelernährung sowie Alkoholmissbrauch ausgeschlossen werden.

Therapie

Bei rechtzeitigem Behandlungsbeginn sind die neurologischen Ausfallserscheinungen reversibel.

Vitamin-B_{12}-Mangel (z. B. perniziöse Anämie) Substitution von Vitamin B_{12} 1.000 µg i. m. über 7 Tage, bis sich das Blutbild normalisiert hat. Danach erfolgt die Erhaltungstherapie mit 1.000 µg i. m. alle 3 Monate lebenslang! Die Wirkung tritt bereits am 3.–5. Tag ein, am 5. Tag kommt es typischerweise zur **Retikulozytenkrise,** einem massiven Retikulozytenanstieg im Blutbild. Da für die Hämoglobinneubildung viel **Eisen** erforderlich ist, sollte dieses zusätzlich mehrere Wochen lang substituiert werden.

Folsäuremangel Orale Substitution von Folsäure mit 5–10 mg täglich bis zur Normalisierung des Blutbilds, danach mit mindestens 150 µg/d. Die Medikation wird beibehalten, solange der Mangelzustand fortbesteht (z. B. während der Schwangerschaft). Ein evtl. begleitender Vitamin-B_{12}-Mangel ist immer zu behandeln.

Sonderform: perniziöse Anämie (Morbus Birmer)

Durch fehlende Sekretion des Intrinsic-Faktors in der Magenmukosa bedingte selektive Malabsorption für Vitamin B_{12}. Die perniziöse Anämie ist die häufigste Ursache der megaloblastären Anämie und die häufigste Ursache eines Vitamin-B_{12}-Mangels in Deutschland; ihre Inzidenz beträgt etwa 9/100.000 Einwohner jährlich. Frauen erkranken zweimal häufiger als Männer, das mittlere Erkrankungsalter liegt bei 60 Jahren. Unbehandelt ist die Erkrankung tödlich (lat. perniciosus = verderblich).

Ätiologie

Der Mangel an Intrinsic-Faktor ist meist durch eine Atrophie der Magenschleimhaut bedingt. Die Inzidenz der perniziösen Anämie ist bei Patienten mit anderen immunologisch vermittelten Erkrankungen, wie Morbus Basedow, Hashimoto-Thyreoiditis, Vitiligo und Hypoparathyreoidismus, deutlich erhöht.
- In 90 % d. F. sind **Autoantikörper gegen Parietalzellen** des Magens nachweisbar (nicht spezifisch, da Autoantikörper auch bei ca. 50 % der Patienten mit atrophischer Gastritis ohne Perniziosa auftreten).
- Bei ca. 60 % der Patienten finden sich **Autoantikörper gegen Intrinsic-Faktor** (spezifisch).

Diagnose und Therapie s. o.

3.3.5 Hämolytische Anämien

Hämolyse bezeichnet den vermehrten Abbau von Erythrozyten mit Verkürzung der durchschnittlichen Lebenszeit von normal 120 Tagen auf 20–40 Tage (mäßige Hämolyse) bzw. 5–20 Tage (schwere Hämolyse). Eine Anämie resultiert, wenn die Geschwindigkeit der Zerstörung von Erythrozyten die der kompensatorisch gesteigerten Neubildung übersteigt.

Einteilung und Ätiologie
Die Einteilung der hämolytischen Anämien orientiert sich an der Ätiologie und Pathogenese. (> Tab. 3.6).

Korpuskuläre Ursachen Sie beruhen auf einer mangelhaften Struktur oder Funktion des Erythrozyten bzw. Hämoglobins. So sind Erythrozyten mit bestimmten Membrandefekten weniger leicht verformbar, funktionieren deshalb in dem engen Kapillarsystem nicht zufriedenstellend und werden früher eliminiert. Korpuskuläre Störungen sind fast immer angeboren.

Extrakorpuskuläre Ursachen Sie sind fast ausschließlich erworben. Hierbei werden primär normale Erythrozyten gebildet, die vorzeitig zerstört und aus dem Kreislauf entfernt werden. Die häufigsten Formen der extrakorpuskulären Hämolyse entstehen durch pathologische Immunprozesse oder sind mechanisch bedingt.

Pathogenese
Bei milden Formen besteht gewöhnlich eine extravasale Hämolyse, d. h., die Erythrozyten werden außerhalb des Blutgefäßsystems, v. a. in der Milz, abgebaut. Mit zunehmender Hämolyse sind dann auch Leber und Knochenmark beteiligt.

Bei schweren Formen kommt es zur intravasalen Hämolyse, wobei Hämoglobin im Gefäßsystem freigesetzt wird. Dieses bindet an Haptoglobin. Die Haptoglobin-Hämoglobin-Komplexe werden ins Monozyten-Makrophagen-System aufgenommen, sodass die Haptoglobinkonzentration im Serum fällt.

Erst wenn nicht genügend Haptoglobin vorhanden ist, wird freies Hämoglobin im Serum messbar. Dieses „freie" Hämoglobin wird glomerulär filtriert und teilweise tubulär rückresorbiert: Bei schwerer Hämolyse kommt es darum zu einer Hämoglobinurie.

> **MERKE**
> Eine Erniedrigung von Haptoglobin ist der empfindlichste Parameter für eine intravasale Hämolyse. Bei leichter extravasaler Hämolyse ist die Haptoglobinkonzentration dagegen nur selten erniedrigt.

Tab. 3.6 Einteilung der hämolytischen Anämien.

Defekt/Grundkrankheit	Beispiel
korpuskuläre hämolytische Anämien (fast immer angeboren)	
Störung der Erythrozytenmembran	• angeboren: Sphärozytose, Elliptozytose • erworben (selten): paroxysmale nächtliche Hämoglobinurie
Störung des erythrozytären Stoffwechsels	• Defekt in der Glykolyse (z. B. Pyruvatkinasemangel) • Enzymdefekte im Hexosemonophosphat-Zyklus (z. B. Glukose-6-phosphat-Dehydrogenase-Mangel)
Störungen des Hämoglobins (Hämoglobinopathien)	Thalassämie, Hämoglobinanomalien (z. B. Sichelzellanämie), Methämoglobinämie
extrakorpuskuläre hämolytische Anämien (fast immer erworben)	
Antikörper (immunhämolytische Anämien)	Morbus haemolyticus neonatorum, Transfusionszwischenfälle, Medikamente (z. B. Penicillin, α-Methyldopa, Chinidin), Kälte-/Wärme-Autoantikörper
Hypersplenismus	z. B. bei Leberzirrhose (> 6.8.8)
mechanisch (Fragmentationshämolyse)	Mikroangiopathie (z. B. bei hämolytisch-urämischem Syndrom bzw. bei der thrombotisch-thrombozytopenischen Purpura; > 3.7.4), Verbrauchskoagulopathie, Verbrennungen, Herzklappenersatz
durch andere Faktoren bedingte Hämolyse	Zieve-Syndrom (alkoholtoxischer Leberschaden, Hyperlipidämie, hämolytische Anämie), Infektionen (Malaria, Sepsis, *Clostridium welchii*), A-β-Lipoproteinämie, Urämie, Leberversagen, Schlangengifte

Das Knochenmark reagiert mit einer kompensatorischen Steigerung der Erythropoese (erhöhte Retikulozytenzahl). Bei leichter Hämolyse kann so die Hämoglobinkonzentration normal sein (**kompensierte Hämolyse**). Meist entwickelt sich jedoch eine Anämie.

Klinik
Klinische Symptome bestehen aus den Zeichen der **Anämie** (➤ 3.3.1), **Ikterus** und bei langfristigem Verlauf **Splenomegalie**.

Bei schwerer chronischer Hämolyse (z. B. angeborenen Hämoglobinopathien) kann es zur Markhyperplasie mit massiver Vermehrung aller roten Vorläuferzellen kommen. Diese bewirkt eine Verdrängung der Kortikalis mit daraus resultierenden **Knochendefekten**. Auch die Bildung von Gallensteinen ist möglich.

Viele chronische hämolytische Erkrankungen verlaufen schubweise. **Hämolytische Krisen** können durch Infekte, Operationen oder andere Erkrankungen ausgelöst werden und äußern sich in verstärktem Ikterus, Fieber oder/und Bauchschmerzen.

Komplikationen
Bei hämolytischen Anämien besteht ein erhöhtes Risiko für **aplastische Krisen** mit Knochenmarkinsuffizienz. Auslöser für aplastische Krisen können u. a. Virusinfekte (oft Parvovirus B19, der Erreger der Ringelröteln) oder Medikamente sein.

Aplastische Krisen sind auf Infekte zurückzuführen, die das Knochenmark zeitweilig unterdrücken. Letztere sind bei Patienten mit hämolytischer Anämie nicht häufiger als bei anderen Menschen, allerdings treten sie wegen der kürzeren Überlebenszeit der vorwiegend betroffenen Zellreihe (Erythrozyten) klinisch eher in Erscheinung.

Diagnostik
Die Hämolyse zeigt sich im Labor durch die im Kasten zusammengefassten Hämolysezeichen. Zur weiteren ätiologischen Zuordnung sind dann – je nach Verdacht – weitere Untersuchungen erforderlich, z. B. **Coombs-Test** (autoimmunhämolytische Anämie), **Hämoglobin-Elektrophorese** (Hämoglobinopathie), **Sichelzelltest** oder **Dicker Tropfen** (Malaria).

Patho-Info

Hämolysezeichen im Labor

Zeichen des erhöhten Erythrozytenabbaus
- vermindertes Haptoglobin im Serum
- erhöhtes (indirektes) Bilirubin im Serum
- erhöhtes Urobilinogen im Urin (Folge der intestinalen Bilirubinumwandlung mit Reabsorption und renaler Ausscheidung
- erhöhtes Serum-LDH durch vermehrten Zelluntergang
- erhöhtes freies Hämoglobin
- Schistozyten (fragmentierte Erythrozyten) im Blutausstrich

Zeichen der sekundären Knochenmarkstimulation
- Retikulozytose
- erythroide Hyperplasie des Knochenmarks

Spezifische Zeichen bestimmter hämolytischer Anämien
- Sphärozyten (kugelförmige Erythrozyten)
- Sichelzellen (sichelförmige Erythrozyten)
- Elliptozyten (elliptische Erythrozyten)
- Stomatozyten (der Innenteil des Erythrozyten erscheint schlitzförmig; selten bei spezifischen Membrandefekten, häufiger bei Alkoholintoxikation)

[PB, FF]

Störung der Erythrozytenmembran

Hereditäre Kugelzellanämie (Sphärozytose)

Häufigste angeborene hämolytische Anämie in Nordeuropa; die Prävalenz liegt bei etwa 1/5.000. Die Erkrankung wird je nach Typ autosomal-dominant oder autosomal-rezessiv vererbt, in ca. 5 % liegen Spontanmutationen zugrunde. Es werden defekte Proteine des Zytoskeletts gebildet, was zu einer erhöhten Permeabilität für Natriumionen (mit entsprechendem Wassereinstrom) führt und die Kugelform der Zelle erklärt. Die steife Kugelform behindert die Passage der Erythrozyten durch die Milz, was zu einer verkürzten Erythrozytenüberlebenszeit führt. Des Weiteren ist die osmotische Resistenz der Zellen vermindert.

Klinik
Die Erkrankung wird oft erst im Erwachsenenalter klinisch manifest (s. Symptome einer hämolytischen Anämie). Bei einer Parvovirus-19-infektion kann es bei Patienten mit hereditärer Kugelzellanämie zu einer aplastischen Krise kommen.

Diagnostik

Neben der positiven Familienanamnese, dem typischen Blutbild und den Laborzeichen der Hämolyse ist die verminderte **osmotische Resistenz** der Kugelzellen beweisend. Sie wird durch Zugabe von unterschiedlich konzentrierter hypotoner NaCl-Lösung gemessen: Normale Erythrozyten platzen bei < 0,46-prozentiger Lösung, Kugelzellen bereits bei > 0,46 %.

Das Blutbild zeigt eine Retikulozytose und Sphärozytose mit Erhöhung der mittleren korpuskulären Hämoglobinkonzentration (**MCHC**) auf 350–390 g/l bei normalem MCV.

Differenzialdiagnose

Kugelzellen treten auch bei **immunhämolytischen Anämien** und **Hypersplenismus** auf. Zur Abgrenzung dienen die Familienanamnese, die Bestimmung der osmotischen Resistenz und ein direkter Coombs-Test (> 4.6.3).

Die osmotische Resistenz von Erythrozyten ist erhöht bei
- Thalassämien → Z. n. Splenektomie,
- Lebererkrankungen → perniziösen Anämie,
- Retikulozytose → Eisenmangelanämie

und verringert bei
- hereditärer Sphärozytose,
- erworbenen hämolytischen Anämien,
- Benzolvergiftungen.

Therapie

Therapie der Wahl für alle Patienten mit klinischen Symptomen ist die **Splenektomie**. Hierdurch wird nicht die Zahl der Sphärozyten verringert, ihr Abbau jedoch verlangsamt.

Hereditäre Elliptozytose

Autosomal-dominant vererbte Erkrankung mit einer Prävalenz von ca. 1/5.000. Ursache ist meist ein defektes Zellwandprotein, das zur Ellipsenform der Erythrozyten führt.

Klinik

Das klinische Bild ist ähnlich dem der Kugelzellanämie (Gallensteine, aplastische Krise bei Parvovirus-B19-Infektion, Hämolyse – diese allerdings nur bei 15 %).

Therapie

Nur in 10–15 % d. F. ist eine Splenektomie notwendig.

Paroxysmale nächtliche Hämoglobinurie

Synonym Marchiafava-Anämie.

Sehr seltener, **erworbener** Membrandefekt. Zugrunde liegt eine Spontanmutation im „PIG-A"-Gen einer einzigen hämatopoetischen Stammzelle. In der Folge können viele Proteine nicht mehr richtig auf der Zelloberfläche der betroffenen Erythrozyten, Leukozyten und Thrombozyten verankert werden, darunter auch Proteine, welche die Komplementaktivierung kontrollieren. Hierdurch kommt es zur **komplementvermittelten Lyse** der Erythrozyten sowie zur komplementvermittelten Freisetzung von Gerinnungsaktivatoren aus Thrombozyten und damit zu **Thrombosen.**

Klinik

Variables Krankheitsbild mit nächtlicher Hämoglobinurie (dunkler Morgenurin), schubweisem Ikterus, mäßiger Splenomegalie, evtl. Thrombo- und Leukopenie. Haupttodesursache sind Thrombosen z. B. der Lebervenen (Budd-Chiari-Syndrom), aber auch der Koronargefäße mit Myokardinfarkt. Die **Diagnose** wird durch Immunphänotypisierung gestellt.

Therapie

In schweren Fällen sind Transfusionen von Erythrozytenkonzentraten und die Antikoagulation mit Kumarinen erforderlich. Die einzige kurative Therapie ist die **Knochenmarktransplantation.**

Hämoglobinopathien

Neben den sechs beim Menschen physiologischerweise vorkommenden Hämoglobinvarianten (> 3.1.1) sind derzeit etwa 600 weitere Variationen des Hämoglobins bekannt, die fast alle auf Veränderungen in den Globinketten des Hämoglobins zurückzuführen sind. Das Hämmolekül ist nur in seltenen Fällen von Veränderungen betroffen. Nur wenige Hämoglobinvarianten führen zu Krankheitssymptomen; diese werden als **Hämoglobinopathien** bezeichnet. Angeborene Hämoglobinopathien sind die häufigsten genetischen Erkrankungen des Menschen, was dadurch erklärt wird, dass manche Hämoglobinopathien in ihrer heterozygoten Form einen Überlebensvorteil bieten (z. B. relative Malaria-Resistenz bei Sichelzellanämie).

Globinkettenveränderungen

Die Gene für die Globinketten sind beim Menschen auf den Chromosomen 16 und 11 lokalisiert. Durch Punktmutationen oder Deletionen resultieren Veränderungen der Globinketten, die qualitativer oder quantitativer Natur sein können.

Qualitative Hämoglobinopathien

Entstehen durch Veränderungen der Globin-Kettenstruktur, hierbei werden bestimmte Aminosäuren der Globinketten ausgetauscht:

Sichelzellanämie Die veränderten Globinketten neigen zur Klumpung (Aggregation), was zur Formveränderung der Erythrozyten, Hämolyse und Gefäßokklusion führt. Details s. u.

Neben der Sichelzellanämie sind weltweit zwei weitere qualitative Hämoglobinopathien wichtig, die in der homozygoten Form mit leichter Anämie und Splenomegalie einhergehen, in Kombination mit anderen β-Ketten-Veränderungen jedoch schwer verlaufen können (z. B. HbSC):

Hämoglobin C Substitution von Lysin für Glutamat an Position 6 der β-Kette, mit nachfolgender Aggregation und Hämolyse. Diese Hämoglobinvariante gibt es v. a. in Westafrika.

Hämoglobin E Substitution von Lysin für Glutamat an Position 26 der β-Kette. Diese Hämoglobinopathie weisen v. a. Patienten aus Südostasien auf.

Weitere Selten sind instabile Hämoglobine (spontane oder stressinduzierte Denaturierung, z. B. **Hb-Zürich**), Hämoglobine mit erhöhter Sauerstoffaffinität (Gewebehypoxie mit sekundärer Polyglobulie, z. B. **Hb-Malmö**) sowie Hämoglobine mit reduzierter Sauerstoffaffinität (Zyanose, z. B. **Hb-Kansas**).

Quantitative Hämoglobinopathien

Bei diesen Erkrankungen kommt es durch eine Punktmutation oder eine Deletion zur Verminderung oder zum Fehlen der entsprechenden Globinkette. Die Hämoglobinopathien dieser Gruppe sind genetisch variabel (bisher sind mehrere hundert Genvarianten identifiziert) und werden als **Thalassämien** bezeichnet (➤ Patho-Info).

Veränderungen des Häms

Das Eisenmolekül im Häm ist normalerweise im zweiwertigen Zustand, was die Sauerstoffbindung erleichtert. Durch Oxidation zu dreiwertigem Eisen entsteht das sog. **Methämoglobin,** das auch beim Gesunden vorkommt, jedoch durch die intraerythrozytäre Methämoglobin-Reduktase unter 2 % des Gesamthämoglobins gehalten wird. Bei hereditärem Mangel an Methämoglobin-Reduktase kommt es zur **Methämoglobinämie,** bei der bis zu 50 % Methämoglobin vorliegen können. Hierdurch kann eine Zyanose auftreten. Die Erkrankung ist selten, der Verlauf variabel und meist gutartig. Die tägliche Zufuhr von Askorbinsäure kann die Menge des Methämoglobins verringern. **Erworbene Methämoglobinämien** können nach Einnahme von z. B. Metoclopramid, Sulfonamiden oder Nitroglyzerin auftreten. Antidot: Methylenblau und Askorbinsäure.

Sichelzellkrankheit

Diese weltweit häufigste Hämoglobinopathie zeichnet sich durch die Bildung eines qualitativ veränderten Hämoglobins (**HbS**) aus. Zugrunde liegt eine Punktmutation im β-Globin-Gen, die zum Aminosäurenaustausch in Position 6 der β-Kette führt (Valin statt Glutaminsäure).

- Im **homozygoten Zustand** sind beide β-Globin-Gene defekt, sodass das physiologische HbA komplett durch HbS ersetzt ist (**Sichelzellkrankheit, „HbSS"-Form**). Das Hämoglobin dieser Patienten besteht typischerweise zu 80–95 % aus HbS und zu 2–20 % aus HbF; der HbA_2-Anteil ist mit 2 % unverändert.
- Die sog. **compound-heterozygoten Formen** sind Mischformen von Hämoglobinveränderungen: Von einem Elternteil stammt das HbS, vom anderen eine andere β-Globin-Anomalie (z. B. HbS-β-Thalassämie, HbSC, HbSOArab).
- Im **heterozygoten Zustand** (Trägerschaft für HbS) ist ein normales β-Globin-Gen funktionstüchtig, sodass nur ein Teil des HbA durch HbS ersetzt ist (engl. sickle cell trait, „**HbAS"-Form**). Das Hämoglobin dieser Patienten enthält zu 32 bis 45 % HbS

und zu 52–65 % HbA; der HbA$_2$-Anteil kann leicht erhöht sein.
Während die heterozygote Form keinen Krankheitswert hat, manifestieren sich der homozygote und compound-heterozygote Zustand als **Sichelzellkrankheit** immer mit chronischen Krankheitserscheinungen. Am schwersten verlaufen dabei die homozygote Erkrankung HbSS und die HbS-β-Thalassämie.

Patho-Info

Thalassämien

In Deutschland leben ca. 500 Patienten mit einer klinisch schweren Thalassämie (**Thalassaemia major**). Bei der Thalassämie kommt es zu einer quantitativen Störung der Hämosynthese mit verminderter Bildung von β-Ketten (β-Thalassämie) oder α-Ketten (α-Thalassämie). Die normalerweise im Verhältnis 1 : 1 ablaufende Produktion der α- und β-Ketten gerät also aus der Balance. Dadurch kommt es zur Präzipitation der überwiegenden Globinketten in den roten Vorläuferzellen oder im reifen Erythrozyten.

Einteilung Je nachdem, welche Kette betroffen ist, wird unterschieden:
- **β-Thalassämie:** Jedes Allel des Chromosoms 11 trägt je einen β-Globin-Locus. Je nachdem, ob eine Mutation die β-Ketten-Produktion völlig oder nur teilweise unterdrückt, spricht man von einer β°- oder β$^+$-Mutation. Reaktiv wird bei verminderter β-Ketten-Synthese die Produktion von α-, γ- und δ-Ketten gesteigert. Einige α-Ketten finden zur Bildung von HbA$_2$ ($\alpha_2\delta_2$) und HbF ($\alpha_2\gamma_2$) Verwendung. Die dann noch überschüssigen α-Ketten bilden Tetraden (α_4), die für die Zelle so toxisch sind, dass es zur **ineffizienten Erythropoese**, d. h. zur Zerstörung der Erythrozytenvorstufen im Knochenmark, kommt.
- **α-Thalassämie:** Für die Produktion der α-Ketten sind vier α-Globin-Loci zuständig, je zwei auf jedem Allel des Chromosoms 16. Je nachdem, wie viele der vier Loci deletiert sind, kommt es zu einem mehr oder minder großen Überschuss an β-Ketten. Die überschüssigen β-Ketten bilden ebenfalls Tetraden, die man als **HbH** bezeichnet. HbH ist zwar ein für den Sauerstofftransport ungeeignetes Hämoglobin, ist für die Zelle aber weniger toxisch als die bei der β-Thalassämie gebildeten α-Tetraden. HbH führt zur **Hämolyse der reifen Erythrozyten** im peripheren Blut.

Klinik und Therapie Der **klinische Verlauf** der Thalassämien hängt von der Art der jeweils zugrunde liegenden Mutation(en) ab:
- **Asymptomatische Träger** (silent carriers) gibt es nur bei der α-Thalassämie, und zwar dann, wenn nur einer der vier α-Globin-Loci deletiert ist. Klinik und Labor sind unauffällig, die Diagnose ist nur molekulargenetisch möglich.
- Als **Thalassaemia minor** bezeichnet man den asymptomatischen bzw. minimal symptomatischen Verlauf (evtl. minimale Anämie). Dazu kommt es, wenn bei der β-Thalassämie nur **eine** Mutation auf einem Allel vorhanden ist bzw. wenn bei der α-Thalassämie lediglich **zwei** Deletionen vorliegen. Das Blutbild zeigt mikrozytäre Erythrozyten. Dennoch ist auch bei dieser Form eine genetische Beratung angezeigt.
- Als **Thalassaemia intermedia** wird die mäßig schwere, nur gelegentlich transfusionspflichtige Thalassämie mit mikrozytärer Anämie und Splenomegalie bezeichnet. Zugrunde liegen bei der α-Thalassämie **drei** deletierte Genloci (HbH-Krankheit); bei der β-Thalassämie besteht meist eine Mutation auf **beiden** Allelen (Homozygotie oder Compound-Heterozygotie für eine der β$^+$-Mutationen). Die Thalassaemia intermedia wird meist erst nach dem 2. Lebensjahr diagnostiziert. Transfusionen sind – unabhängig vom Hämoglobinspiegel – indiziert bei Wachstumsstillstand und evtl. während einer Schwangerschaft.
- Die schwerste Form, die **Thalassaemia major,** zeigt sich als transfusionspflichtige β-Thalassämie (hier liegt auf beiden Allelen jeweils eine β°-Mutation vor) bzw. bei der α-Thalassämie als Hydrops fetalis (zugrunde liegen vier Deletionen, wodurch keine α-Ketten und damit auch kein HbF gebildet werden können). Kinder mit Thalassaemia major fallen bereits im 1. Lebensjahr durch Blässe und Hepatosplenomegalie auf. Die Therapie besteht in einem lebenslänglichen Transfusionsregime, begleitet von einer Chelattherapie mit Desferoxamin (das überschüssig anfallende Hämosiderin wird dadurch wasserlöslich, d. h. uringängig gemacht). In einigen Fällen kann durch die Splenektomie das Transfusionsvolumen verringert werden. Die einzige kurative Therapie ist die Stammzelltransplantation (Erfolgsrate ca. 80 %, Mortalität 5–10 % aufgrund einer Graft-versus-Host-Erkrankung, ➤ 4.7.2). Ohne Desferoxamin-Therapie versterben die Patienten oft vor dem 20.–30. Lebensjahr.

Diagnostik Auf eine asymptomatische Trägerschaft weisen die kleinen Erythrozyten im Blutbild hin (niedriges MCV). Die **Mikrozytose** ist dabei recht homogen, was sie gegenüber der durch eine Anisozytose (ungleich große Erythrozyten) charakterisierten Mikrozytose bei Eisenmangel abgrenzt. Im Labor wird hierzu die EVB (Erythrozyten-Verteilungsbreite bzw. RDW = red cell distribution width) analysiert: Sie ist bei der Thalassaemia minor normal (12–15 %), bei Eisenmangel aber erhöht (> 15 %). Die Diagnose der heterozygoten β-Thalassämie wird mittels Hämoglobinelektrophorese über den Nachweis des erhöhten HbA$_2$ gestellt, die der α$^+$-Thalassämie wird molekulargenetisch gestellt.

Die Geburt kranker Kinder kann durch die pränatale Diagnostik, die in Ländern wie Italien und Griechenland und in Südostasien in großem Umfang durchgeführt wird, vermieden werden.

[PB, FF]

Ätiologie und Pathogenese

Die HbS-Mutation ist an mehreren Stellen in Zentralafrika, der Arabischen Halbinsel und in Indien entstanden. In Deutschland leben mindestens 1.000 Sichelzell-Patienten, v. a. Migranten aus Ländern des östlichen Mittelmeerraums (Türkei, Süditalien, Griechenland, Mittlerer Osten, Nordafrika), Zentral- und Westafrika, Asien (Indien, Afghanistan) und Amerika. Etwa 50 % der deutschen Sichelzellpatienten kommen also aus nichtafrikanischen Ländern. In Afrika sind ca. 25 % Genträger, in den USA etwa 8 % der schwarzen Bevölkerung. Die Vererbung erfolgt autosomal-kodominant.

Krankheitserscheinungen entstehen, da dem HbS die Fähigkeit fehlt, bei Deoxygenierung im Erythrozyten in Lösung zu bleiben. Es polymerisiert zu Klumpen, die sich untereinander zu starren, langen Strängen verbinden, weshalb die Erythrozyten eine gestreckte, spitze, sichelähnliche Form annehmen. Nach Reoxygenierung ist dieser Sichelzustand zwar reversibel; mehrere dieser Formwechsel schädigen jedoch die Membran so, dass es nach ca. 10–12 Tagen zur Zerstörung des Erythrozyten (Hämolyse) kommt. Die Hämolyse stimuliert das Knochenmark, es kommt zur Retikulozytose, bei welcher der Retikulozytenanteil des Sichelzellpatienten bis zu 20 bis 30 % betragen kann. Retikulozyten haben Adhäsionsmoleküle auf der Membran, über die sie am Gefäßendothel haften bleiben. Dies führt zur Einengung des Gefäßlumens und zu einer Endothelschädigung – der Basis der für die Krankheit pathognomonischen **Gefäßverschlüsse**.

Klinik

Symptome treten ab dem 6. Lebensmonat auf, da vorher der HbF-Spiegel die Sichelzellbildung verhindert. Die chronische hämolytische Anämie geht mit Hämatokritwerten zwischen 18 und 30 % einher und wird meist gut toleriert, da HbS eine niedrige Sauerstoffaffinität hat (erleichterte Sauerstoffabgabe ins Gewebe). Probleme ergeben sich v. a. durch gefäßbedingte Komplikationen:

- **Milzsequestrationen:** Durch plötzliches Versacken eines Teils oder des ganzen Blutvolumens in die Milzsinus kommt es – bei homozygoten Kindern bis zum 6. Lebensjahr, bei compound-heterozygoten Patienten bis ins Erwachsenenalter – zu Splenomegalie, extremer Blässe und Schock.
- Im späteren Verlauf wird die Milz durch Autoinfarkte zerstört. Durch die so entstehende **funktionelle Asplenie** drohen Infektionen durch bekapselte Bakterien wie *Streptococcus pneumoniae* (z. B. Pneumokokken-Sepsis), Salmonellen (z. B. Osteomyelitis) oder *Haemophilus influenzae* (Impfung möglich).
- Wie bei allen Erkrankungen mit einem erhöhten Erythrozytenumsatz sind die Patienten durch **aplastische Krisen** im Rahmen von Virusinfekten (besonders Parvovirus B19) bedroht.
- **Schmerzkrisen** (durch Vasookklusion bedingte Knochenschmerzen) kommen in jedem Alter vor. Andere im Skelettsystem lokalisierte Manifestationen sind aseptische Nekrosen des Hüftkopfes und Deckplatteneinbrüche der Wirbelsäule.
- Für die Sichelzellkrankheit charakteristisch ist das **akute Thoraxsyndrom** (ATS). Ausgelöst durch Fettembolien aus dem Knochenmark (bei oder nach einer Schmerzkrise), Hypoventilation, Überwässerung oder Infektion kommt es zur Sequestration von Blut in erweiterten pulmonalen Gefäßen. Die Patienten haben Thoraxschmerzen, Tachy-/Dyspnoe, Husten, Fieber und Hypoxie. Im Röntgenbild sieht man flächige Verschattungen. Eine frühzeitige Transfusion ist indiziert. Das ATS ist die häufigste Todesursache erwachsener Sichelzellpatienten.
- Etwa 12 % aller Sichelzellpatienten erleiden **ZNS-Infarkte** (v. a. Kinder) bzw. **Blutungen** (v. a. Erwachsene).
- Weitere Komplikationen sind Gallensteine, Priapismus, Unterschenkelulzera und chronische Organschäden wie proliferative Retinopathie (v. a. bei HbSC-Patienten), pulmonaler Hypertonus sowie renale und kardiale Insuffizienz (http://sickle.bwh.harvard.edu/menu_sickle.html).

Diagnostik

Eine Sichelzellkrankheit sollte bei jedem Patienten aus Risikoregionen (s. o.) mit hämolytischer Anämie vermutet werden! Bei neu entdeckten Erkrankungen muss sich eine Familienuntersuchung anschließen. HbS-Trägern muss das Ergebnis der Hämoglobinanalyse schriftlich mitgegeben werden und sie müssen über die genetische Bedeutung der Trägerschaft und die Möglichkeit der pränatalen Diagnostik informiert werden.

Blutbild Bei Homozygoten besteht eine normozytäre (HbSS) bzw. mikrozytäre Anämie (HbS-β-Thal, HbSC) wechselnden Ausmaßes (um 3,7–5 mmol/l = 6–8 g/dl, Retikulozytose um 10 %, Sichelzellen im Blutausstrich ➤ Abb. 3.7). Der definitive Nachweis erfolgt durch die Hämoglobinanalyse, in der typischerweise 80–95 % HbSS und 2–20 % HbF gefunden werden.

Therapie
Schmerzkrisen werden durch ausreichend dosierte Analgetika gelindert. Bluttransfusionen erfolgen bei Milzsequestration, aplastischen Episoden und beim akuten Thoraxsyndrom. Regelmäßige Transfusionen sind nach ZNS-Infarkt angezeigt. Die Splenektomie nach Milzsequestration kann weitere Ereignisse verhindern. Die einzige kurative Therapie ist die **Stammzelltransplantation.**

Prophylaxe
Bei gehäuften Schmerzkrisen bzw. gehäuftem akutem Thoraxsyndrom kann die Gabe von Hydroxyurea eine klinische Besserung bewirken. Pneumokokken-Infektionen können durch Pneumokokken-Impfung und die tägliche Gabe von Penicillin bis zum 5. Geburtstag wirksam verhindert werden. Zur Verhütung von Schmerzkrisen wird das Meiden von Rauchen, Alkohol, Unterkühlung (kaltes Schwimmbad!) sowie Dehydrierung empfohlen.

Prognose
In den Industrieländern versterben heute < 5 % in den ersten 10 Lebensjahren und eine Lebenserwartung > 40 Jahre ist nicht außergewöhnlich. In den Entwicklungsländern versterben die meisten Patienten im Kindes- und Jugendalter. Bei optimaler Betreuung erreichen heute in Europa und USA 85 bis 90 % aller Kinder mit Sichelzellkrankheit das Erwachsenenalter.

Störungen des Zellstoffwechsels

Der Erythrozyt benötigt Energie in Form von ATP für
- die Konstanterhaltung seines osmotischen Gleichgewichts,
- zur Konservierung des Hämoglobin-Eisens im zweiwertigen Zustand und
- zur Stabilisierung seiner Membran.

Der reife Erythrozyt verfügt über < 40 Enzyme, von denen viele der erythrozytenspezifischen Art der Energiegewinnung dienen: Er gewinnt ATP nicht über die oxidative Phosphorylierung (Krebs-Zyklus), sondern zu 90 % durch anaerobe Glykolyse (Embden-Meyerhof-Reaktion). 10 % der Glukose werden in einem speziellen Stoffwechselweg oxidativ metabolisiert (Pentosephosphat-Weg). Alle Enzyme dieser ATP-produzierenden Systeme können durch Mutationen in ihrer Wirkung beeinträchtigt sein; am häufigsten sind Defekte der Glukose-6-phosphat-Dehydrogenase (G-6-PD) und der Pyruvatkinase.

Glukose-6-phosphat-Dehydrogenase-Mangel (G-6-PD-Mangel)

> **MERKE**
> Der G-6-PD-Mangel ist weltweit eine der häufigsten Erbkrankheiten, die Millionen Menschen betrifft.

Die als **Favismus** bezeichnete Erkrankung ist am häufigsten in Afrika, Asien und den Mittelmeerländern (z. B. bei Einwohnern Sardiniens und bei Kurden in ca. 40 %!). Die Erkrankung wird X-chromosomal-rezessiv vererbt. Heterozygot betroffene Frauen haben daher zwei Populationen von Erythrozyten (eine erkrankte und eine normale) und sind meist, aber nicht immer gesund.

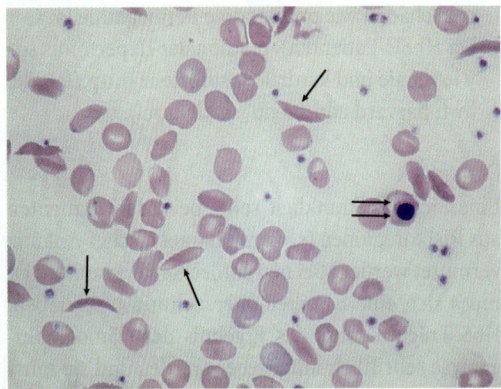

Abb. 3.7 Sichelzellen im peripheren Blutausstrich. Neben den Sichelzellen (schwarze Pfeile) finden sich zahlreiche Normoblasten (Doppelpfeile) als Zeichen der gesteigerten Blutneubildung. [O532]

Pathogenese und Klinik

Wegen des Mangels an G-6-PD fehlt reduziertes Glutathion, das den Erythrozyten vor Oxidationsschäden schützt. Daher kann es bei erhöhtem oxidativem Stress zu einer hämolytischen Krise kommen. Hauptauslöser sind Medikamente, aber auch Infektionen sowie der Genuss von Saubohnen (Favabohnen). Seltener verläuft die Erkrankung als chronische hämolytische Anämie.

> **Patho-Info**
> **Auslöser einer Hämolyse bei Glukose-6-phosphat-Dehydrogenase-Mangel**
> - Infektionen
> - Saubohnen (Favabohnen)
> - Analgetika, z. B. ASS, Phenacetin
> - Antimalariamittel, z. B. Primaquin, Pyrimethamin, Chloroquin, Chinin
> - antibakterielle Substanzen, z. B. Sulfonamide (fast alle), Dapson, Chloramphenicol
> - andere Medikamente: Phenothiazine (Sulfonamid-Derivate!), Vitamin K, Probenicid, Chinidin, Nalidixinsäure
>
> [PB, FF]

Diagnostik

Das Blutbild ist zwischen den Phasen akuter Hämolyse normal; bei Hämolyse finden sich eine Retikulozytose, Heinz-Innenkörper (Hämoglobinpräzipitate in den Erythrozyten; ➤ Abb. 3.8) und eine Poikilozytose (unregelmäßig geformte Erythrozyten). Diagnostisch beweisend eine verminderte G-6-PD-Aktivität in Erythrozyten.

Therapie

Vermeidung aller potenziellen Noxen (Aufklärung, Notfallausweis) und die frühzeitige Therapie von Infekten (keine Sulfonamide verwenden!). Bluttransfusionen im Akutfall.

Pyruvatkinasemangel

Relativ seltener, autosomal-rezessiv vererbter Glykolysedefekt. Durch verringerte ATP-Synthese kommt es bei homozygoten Merkmalsträgern zu vermehrter Zellsteifigkeit der Erythrozyten mit Hämolyse und Splenomegalie.

Im Blutausstrich sind Akanthozyten (Stechapfelform) und eine Retikulozytose nachweisbar. **Diagnostisch** beweisend ist die verminderte Aktivität der Pyruvatkinase in Erythrozyten (bei Homozygoten 5–20 %).

Die **Therapie** besteht aus Bluttransfusionen. Eine Splenektomie ist evtl. notwendig.

Immunhämolytische Anämien

Autoimmunhämolytische Anämie (AIHA)

Erworbene extrakorpuskuläre hämolytische Anämie mit gesteigerter Erythrozytenzerstörung durch Autoantikörper. Die Antikörper induzieren eine vorzeitige Zellzerstörung in der Milz oder fixieren Komplement an der Zelloberfläche, wodurch die Erythrozyten intravasal zerstört werden. Die beteiligten Antikörper können mittels Coombs-Test erfasst werden:
- **Wärmeautoantikörper** führen bei > 37 °C zur Hämolyse und gehören zur IgG-Klasse (selten IgA).
- **Kälteagglutinine** (Kälteantikörper) sind Antikörper, die erst bei niedrigen Temperaturen eine Hämolyse bewirken; sie gehören meist zur IgM-Klasse (➤ Tab. 3.7).
- **Kryoglobuline**, Immunoglobuline, die bei niedrigen Graden (unter Körpertemperatur) unlöslich werden. In einer Vielzahl der Fälle (80 %) liegt eine Hepatitis-C-Erkrankung vor.
- **bithermische Hämolysine:** Diese Autoantikörper der Klasse IgG spielen v. a. im Kindesalter im Rahmen von Infekten eine Rolle.

Die Autoantikörper werden durch Infektionen (z. B. Virusinfekte, Mykoplasmeninfektionen), Medikamente (α-Methyldopa, Penicillin, Chinidin) oder durch rheumatische oder lymphoproliferative Erkrankungen induziert. Viele Fälle sind jedoch idiopathisch.

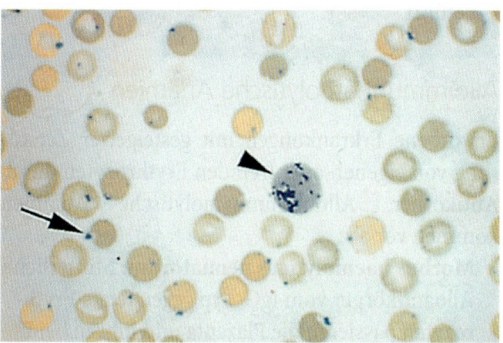

Abb. 3.8 Heinz Innenkörper (linker Pfeil) sowie ein Retikulozyt (rechter Pfeil). [E517]

Tab. 3.7 Wärme- und Kälteautoantikörper im Vergleich.

	Wärmeautoantikörper (häufig)	**Kälteautoantikörper (selten)**
optimale Antikörperbindung	• bei Körpertemperatur	• bei < 10 °C
Antikörpertyp	• IgG	• meist IgM (Titer bis 1 : 32 sind normal)
Ätiologie	• idiopathisch (50 %) • sekundär bei Autoimmunerkrankungen (z. B. SLE), Non-Hodgkin-Lymphomen, seltener bei Hodgkin-Lymphomen, Karzinomen, Medikamenten (z. B. α-Methyldopa, Penicillin, Cephalosporinen)	• sehr selten idiopathisch (Kälteagglutininkrankheit) • häufiger sekundär bei Infektionen (z. B. Mononukleose, *Mycoplasma pneumoniae,* Zytomegalievirus), Vaskulitis, lymphozytischem Lymphom* (Morbus Waldenström), multiplem Myelom* (> 3.6.4), MGUS* (> 3.6.5) • paroxysmale Kältehämoglobinurie (bithermische IgG-Hämolysine, sehr selten)
Klinik	• Symptome der Anämie (> 3.3.1), evtl. hämolytische Krisen (Fieber, Ikterus, bierbrauner Urin) • BSG massiv beschleunigt	• Symptome der Anämie (> 3.3.1), evtl. hämolytische Krisen (Fieber, Ikterus, bierbrauner Urin), bei hochtitrigen Kälteagglutininen Akrozyanose bei Kälteexposition (bei Morbus Raynaud dagegen initial blasse Akren) • BSG massiv beschleunigt
Therapie	• Behandlung der Grundkrankheit • evtl. Glukokortikoide (Remission in ca. 30 %) • evtl. Immunglobuline und Splenektomie bei chronischer Hämolyse (Remission in ca. 50–75 %)	• Schutz vor Kälte, in therapierefraktären Fällen Klimawechsel • postinfektiöse Formen verschwinden nach 1–3 Wochen oft spontan, ansonsten Therapie durch Immunsuppressiva

* Die Kälteautoantikörper sind hier monoklonal (im Gegensatz zu den polyklonalen infektions- oder entzündungsbedingten Formen. Gemischte Formen mit monoklonalen IgM- und polyklonalen IgG-Kälteautoantikörpern kommen bei manchen chronischen Infektionen und bei Vaskulitis vor).

Klinik
Bei idiopathischen Formen besteht oft eine chronische Anämie mit leichter Splenomegalie. Ansonsten entwickeln sich hämolytische Krisen mit Fieber, Ikterus und „bierbraunem" Urin (bedingt durch vermehrte renale Ausscheidung von Urobilinogen bei intravasaler Hämolyse). Hochtitrige Kälteagglutinine können zu einer Akrozyanose bis hin zu akralen Ulzerationen bei Kälteexposition führen.

Therapieprinzipien
• Behandlung der Grundkrankheit; > Tab. 3.8
• Beim Vorliegen von Wärmeautoantikörpern sind **Glukokortikoide** sowie hoch dosierte intravenöse **Immunglobuline** wirksam.
• Beim Vorliegen von Kälteautoantikörpern ist primär Schutz vor Kälte wichtig; in schweren Fällen können Immunsuppressiva und/oder die Plasmapherese zur Entfernung der Autoantikörper zum Einsatz kommen.
• Bei chronischer Hämolyse ist eine **Splenektomie** zu erwägen. Vorher muss jedoch immer mittels **Erythrozytenszintigrafie** nachgewiesen werden, dass die Milz der Hauptabbauort der Erythrozyten ist.
• **Erythrozytenkonzentrate** werden nur bei zwingender Indikation (z. B. Angina pectoris, Ruhedyspnoe) gegeben, da das Risiko einer Immunisierung mit einer weiteren Steigerung der Hämolyse besteht. Aus diesem Grund wird auf gewaschene Präparate möglichst von HLA-identischen Spendern zurückgegriffen und in Einzelfällen eine Vormedikation mit Glukokortikoiden durchgeführt.

Alloimmunhämolytische Anämien

Erworbene Erkrankungen mit gesteigerter Zerstörung von eigenen oder fremden Erythrozyten durch Antikörper. Alloimmunhämolytische Anämien kommen vor als:
• **Morbus haemolyticus neonatorum:** Mütterliche Alloantikörper vom IgG-Typ gegen fetale Erythrozyten passieren die Plazenta und führen beim Fetus zu einer Hämolyse. Die Reaktion bei AB0-Inkompatibilität (Mutter meist mit Blutgruppe 0,

Tab. 3.8 Ursachen einer Splenomegalie.

	Beispiele
hämatologische Erkrankungen	• **maligne Erkrankungen:** chronische Leukämien (fast immer mit Splenomegalie), akute Leukämie (selten mit Splenomegalie), Hodgkin-Lymphom, CLL (stärkste Milzvergrößerung) und andere Non-Hodgkin-Lymphome; chronisch-myeloproliferatives Syndrom (v. a. Polycythaemia vera, Osteomyelosklerose) • **Hämolyse** jeder Ursache (sekundäre Milzvergrößerung durch „Arbeitshypertrophie", ➤ 3.3.5)
Infektionskrankheiten	• **bakterielle Ursachen:** z. B. Sepsis (weiche Milzvergrößerung), Endokarditis; Morbus Bang (Bruzellose), Typhus, seltener Paratyphus (diese drei Infektionen gehen oft mit Leukopenie einher), Lues, Leptospirose • **virale Ursachen:** Epstein-Barr-Viren (infektiöse Mononukleose), CMV, HIV, Hepatitisviren • **andere:** Malaria, Leishmaniosen, Toxoplasmose, Histoplasmose, Schistosomiasis, Tuberkulose (bei Milzbeteiligung)
rheumatische Erkrankungen	• rheumatoide Arthritis (auch Still-Syndrom und Felty-Syndrom), SLE, Sarkoidose
portale Hypertension	• v. a. Leberzirrhose • seltener: Milzvenenthrombose, Pfortaderthrombose, Budd-Chiari-Syndrom (Lebervenenthrombose)
Speichererkrankungen	• häufiger: Hämochromatose, Amyloidose • sehr selten: z. B. Morbus Gaucher (Zerebrosidspeicherkrankheit), Morbus Niemann-Pick (Sphingomyelinose), Morbus von Gierke (Glykogenspeicherkrankheit)
andere	• Metastasen

Fetus mit Blutgruppe A) ist meist mild, die bei Rhesus-Inkompatibilität dagegen oft schwerwiegend (Mutter rh-D-negativ, Rh-D-Sensibilisierung durch frühere Schwangerschaft, Fetus Rh-D-positiv).
- **Transfusionsreaktion** (hämolytische Transfusionsreaktion): schwere Sofortreaktion nach Fehltransfusion im AB0-System. Bei Vorliegen von Antikörpern gegen die Spendererythrozyten fällt die Hämolyse weniger schwer aus (➤ 4.6.5).
- Folge allogener **Knochenmarktransplantation**

3.3.6 Aplastische Anämie

Die Vorläuferzellen des Knochenmarks können durch viele Faktoren und genetische Einflüsse geschädigt werden. Die Schädigung kann dabei die pluripotenten Stammzellen betreffen oder die determinierten Stammzellen der verschiedenen Zelllinien bzw. beide. Hieraus resultiert entweder eine Unterproduktion mehrerer Zelltypen (Panzytopenie) oder eine mehr oder weniger isolierte Hypoplasie bestimmter Zelllinien. Ein Beispiel hierfür ist die angeborene Blackfan-Diamond-Anämie, bei der ausschließlich die rote Zellreihe betroffen ist.

Bei den aplastischen Anämien handelt es sich um Bildungsstörungen des Knochenmarks, die mehrere Zelllinien betreffen (Panmyelopathie). Ihre Kennzeichen sind die periphere Panzytopenie sowie die Hypozellularität des Knochenmarks.

Aplastische Anämien sind meist durch schädigende Einflüsse auf das Knochenmark erworben, selten angeboren. Ihre Inzidenz beträgt ca. 0,3/100.000 Einwohner jährlich. Sie verlaufen fast immer schwer, die Letalität liegt unbehandelt bei 70 %.

Ätiologie und Pathogenese
Aplastische Anämien sind selten angeboren, z. B. als kongenitale aplastische Anämie (**Fanconi-Anämie**), der ein genetischer Defekt in der DNA-Reparatur zugrunde liegt. Häufiger entstehen aplastische Anämien im Rahmen sekundärer Schädigungen der Vorläuferzellen des Knochenmarks. Es wird vermutet, dass exogene Noxen bei entsprechender genetischer Disposition eine Autoimmunreaktion gegen hämatopoetisches Gewebe auslösen. Dafür sprechen das häufige Vorkommen von autoreaktiven, gegen hämatopoetische Stammzellen gerichteten T-Zellen sowie das gute Ansprechen auf Immunsuppressiva. In > 70 % bleibt der Auslöser unbekannt (**idiopathische aplastische Anämien**).

Klinik

Durch den Mangel an Erythrozyten, Thombozyten und Leukozyten kommt es zu Anämie, Blutung und Infektion. Der Verlauf der Erkrankung ist sehr variabel und reicht von schnellen Spontanremissionen bis hin zur progredienten Panzytopenie mit den entsprechenden Konsequenzen, die unbehandelt tödlich sein können (Blutungen, Infektanfälligkeit, Herzinsuffizienz).

> **Patho-Info**
> **Sekundäre Formen der aplastischen Anämie**
> - **Medikamente:** z. B. Chloramphenicol, NSAID (z. B. Phenylbutazon), Gold, Zytostatika (z. B. Busulphan, Doxorubicin) und viele andere
> - **Chemikalien:** z. B. Benzol, Insektizide
> - **ionisierende Strahlen**
> - Infektionen: z. B. Virushepatitis, Masern, Herpes, Parvovirus B19
> - sehr selten **Schwangerschaft**

Diagnostik

Das **Blutbild** fällt durch eine Panzytopenie und Fehlen von Retikulozyten auf.

Die **Knochenmarkzytologie** und -histologie zeigen ein a- oder hypozelluläres Knochenmark („**leeres**" Mark): Es sind nur Lymphozyten und Plasmazellen nachweisbar; für alle anderen Zellreihen fehlen sowohl Vorstufen als auch ausgereifte Zellen.

Die im Rahmen der aplastischen Anämie auftretende Panzytopenie muss gegenüber anderen Formen der Panzytopenie abgegrenzt werden, bei denen Vorläuferzellen im Knochenmark in normaler Menge vorliegen (normozelluläres oder hyperzelluläres Knochenmark).

> **Patho-Info**
> **Differenzialdiagnose der Panzytopenie** (> Abb. 3.9)
> - aplastische Anämie
> - Knochenmarkinfiltration bzw. -ersatz (Leukämien, Osteomyelosklerose, multiples Myelom, Lymphome, Metastasen, myelodysplastisches Syndrom)
> - megaloblastäre Anämie (Synthese- bzw. Ausreifungsstörung durch Vitamin-B_{12}- oder Folsäuremangel)
> - Hypersplenismus (vermehrter Zellabbau)
> - Sepsis (vermehrter Verbrauch und Knochenmarkschädigung)
> - SLE (antikörperbedingter peripherer Zelluntergang)
> - andere: disseminierte Tbc, paroxysmale nächtliche Hämoglobinurie (> 3.3.5)
>
> [PB, FF]

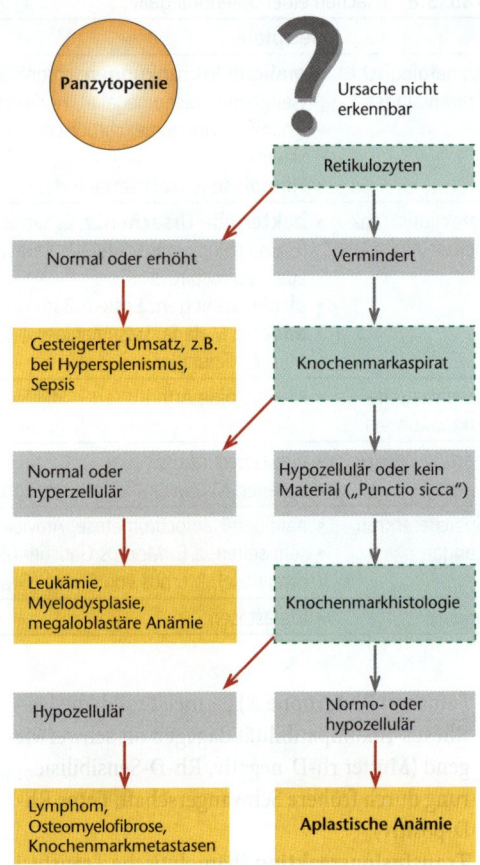

Abb. 3.9 Diagnostisches Vorgehen bei Panzytopenie. [L157]

Therapie

Therapieziele sind die Überbrückung der akuten Phase der Panzytopenie und die Restauration einer normalen Knochenmarkfunktion:

- **supportive Therapie** mit (gefilterten, leukozytenarmen) Blut- und Thrombozytentransfusionen. Vor Knochenmarktransplantation sollte eine Blutübertragung von potenziellen Knochenmarkspendern vermieden werden, um eine HLA-Immunisierung zu abzuwenden.
- **Immunsuppression,** z. B. mit Ciclosporin A und Antithymozytenglobulin (ATG). Hierunter bessern sich 50 % d. F.
- Versuch der **Knochenmarkstimulation:** Erythropoetin, Thrombopoetin und G-CSF
- Wenn möglich, **Knochenmarktransplantation:** Kann ein HLA-identischer Spender gefunden werden, überleben 80 % langfristig.

3.3.7 Sideroblastische Anämie

Synonym Sideroachrestische Anämie.

Sie ist charakterisiert durch eine Störung der Erythropoese mit mangelnder Eisenverwertung und Nachweis von Ringsideroblasten im Knochenmark (durch Eisenanhäufung in den Erythroblasten entsteht ein Ring aus eisenhaltigen Granula um den Zellkern herum).

Formen
- hereditäre sideroblastische Anämie: sehr selten, meist X-chromosomal-rezessiv vererbt
- Anämie bei Bleivergiftung: Blei hemmt die δ-Aminolävulinsäure-Dehydrogenase, ein Enzym der Hämsynthese. Es resultiert eine hypochrome mikrozytäre Anämie mit charakteristischer basophiler Tüpfelung.
- sideroblastische Anämie durch Medikamente: v. a. durch INH (dann Prophylaxe durch Gabe von Pyridoxin = Vitamin B_6 möglich)
- maligne sideroblastische Anämien beim myelodysplastischen Syndrom (➤ 3.6.7)

3.4 Polyglobulie

Synonym Polyzythämie.

Vermehrung der Erythrozytenzahl mit entsprechender Steigerung des Hämatokriten. Die Polyglobulie ist fast immer durch einen erhöhten Erythropoetinspiegel bedingt; dieser kann Folge einer Hypoxämie sein („angemessene Erhöhung") oder unabhängig von einer Hypoxämie auftreten.

Ätiologie
Durch angemessenen Erythropoetinanstieg (d. h. bei Sauerstoffmangel)
- große Höhe
- Lungenerkrankungen (z. B. Schlafapnoesyndrom)
- Herzerkrankungen (v. a. bei Rechts-links-Shunt)
- Rauchen

Durch pathologischen Erythropoetinanstieg (d. h. ohne Sauerstoffmangel)
- Nierenerkrankung (z. B. Zystennieren, Nierenarterienstenose)
- Morbus Cushing
- paraneoplastisch (v. a. bei Nierenzellkarzinom, Wilms-Tumor, hepatozellulärem Karzinom, Hämangioblastom)

Relative Polyglobulie bei Hämokonzentration
- Dehydratation
- Verbrennungen

Primäre Polyglobulie Polycythaemia vera.

Klinik
Die Patienten entwickeln (typischerweise langsam) folgende Beschwerden:
- Rötung von Gesicht und Extremitäten (**Plethora** = „Blutfülle")
- Zyanose v. a. bei einem Hämatokriten > 55 %
- Uhrglasnägel: Mechanismus unklar
- Kreislaufbeschwerden aufgrund der hohen Viskosität: z. B. Schwindel, Ohrensausen, Sehstörungen, Atemnot, Angina pectoris, Nasenbluten, Hypertonie, Thrombose (v. a. bei Hämatokrit > 60 %)

Therapie
Die Behandlung konzentriert sich auf das Grundleiden. Bei einem Hämatokriten > 50 % können evtl. Aderlässe Komplikationen (v. a. Thrombosen, Herzinfarkt und Schlaganfall) verhindern.

3.5 Erkrankungen der Milz

3.5.1 Anatomie

Die Milz ist das größte lymphatische Organ des Körpers. Sie besteht aus:
- **roter Pulpa** mit Sinus, endothelialen Makrophagen und Retikulumgewebe; sehr blutreich (deshalb „rot") und
- **weißer Pulpa** mit Milzfollikeln, die ähnlich wie Lymphknotenfollikel aufgebaut sind.

MERKE
Nebenmilzen (d. h. zusätzliche kleinere Inseln von Milzgewebe) sind bei 10 % der Menschen nachweisbar, meist im Lig. gastrolienale.

3.5.2 Funktion

Sequestration und Phagozytose Normale, flexible Erythrozyten passieren die rote Pulpa in kurzer Zeit. Alte, starre oder defekte Zellen werden dagegen durch die Hypoxie, niedrige Glukosekonzentration und Azidose in den Sinus geschädigt und phagozytiert.

Extramedulläre Hämatopoese Pluripotente Stammzellen können bei schweren hämatologischen Erkrankungen (z. B. Knochenmarkaplasie, hämolytische Anämie) in der Milz Blut bilden.

Immunologische Funktion Etwa 25 % der T-Lymphozyten und 15 % der B-Lymphozyten werden in der Milz gespeichert.

Blutspeicher Etwa 30 % der Thrombozyten und eine große Menge Erythrozyten werden in der Milz gespeichert und können rasch mobilisiert werden.

3.5.3 Splenomegalie und Hypersplenismus

Es existieren verschiedene **Definitionen,** ab wann eine Milz als vergrößert gilt:
- jede tastbare Milz
- oder sonografische Vergrößerung > 12 cm.

Da die Ursachen der Milzvergrößerung sehr vielfältig sind und die Milz selten isoliert erkrankt, muss immer gezielt nach anderen Krankheitssymptomen, z. B. Lymphknotenvergrößerungen, gesucht werden. Zur Differenzialdiagnose der Splenomegalie ➤ Tab. 3.8.

Hypersplenismus

Hypersplenismus (Hypersplenie) bezeichnet die bei Splenomegalie auftretende **Milzüberfunktion** mit vermehrter Speicherung und nachfolgender Sequestration von Blutzellen. Es resultieren eine Panzytopenie (Mangel an allen Blutzellen) oder ein Mangel einzelner Klassen von Blutzellen (häufig Thrombozytopenie, seltener Anämie).

Ätiologie
Jede Splenomegalie kann – unabhängig von ihrer Ursache – zum Hypersplenismus führen. Meist jedoch sind es hämatologische Erkrankungen, portale Hypertension oder die rheumatoide Arthritis (v. a. Felty-Syndrom), welche die Überfunktion der Milz auslösen.

Diagnostik
Jede tastbare Milz sollte abgeklärt und mittels Sonografie quantifiziert werden.

Im Blutbild fällt evtl. die Zytopenie auf, im Knochenmark eine kompensatorische Knochenmarkhyperplasie. Oft bestehen wegen des gesteigerten Zelluntergangs Zeichen der Hämolyse. Die Diagnose wird szintigrafisch gesichert: Mittels ^{51}Cr-markierter Erythrozyten werden die Erythrozytenüberlebenszeit und der Hauptsequestrationsort bestimmt.

Therapie
Zunächst wird die Grunderkrankung therapiert. Bleibt die Zytopenie dennoch bestehen, sollte eine Splenektomie erwogen werden. Voraussetzung dafür ist allerdings der szintigrafische Nachweis, dass die Milz Hauptabbauort ist und dass in der Milz keine signifikante extramedulläre Blutbildung stattfindet. Zu den Problemen nach Splenektomie ➤ 3.5.4.

Chirurgie-Info

Chirurgische Grundbegriffe

Splenektomie Vollständige Entfernung der Milz. Über einen linksseitigen Rippenbogenrandschnitt oder eine mediane Laparotomie wird die Milz aufgesucht, A. und V. splenica werden im Hilusbereich ligiert, die Milz mobilisiert und schließlich reseziert. Prinzipiell kann die Splenektomie auch laparoskopisch gestützt erfolgen. Indikationen: Hypersplenismus, Milzruptur (selten), Tumoren.

Milzteilresektion Nach Ligatur der entsprechenden Segmentgefäße im Hilusbereich wird das entsprechende Milzsegment reseziert und die Restmilz mit durchgreifenden Nähten, Fibrinkleber und Kollagenvlies versorgt. Indikationen: Milzverletzungen, Milzzysten, Milzabszesse, Hamartom, schmerzhafter Milzinfarkt. [AS]

Chirurgie-Info

Komplikationen der Milzchirurgie

Am häufigsten treten nach Splenektomie **respiratorische Komplikationen** wie Atelektasenbildung, Pleuraerguss und Pneumonie auf. Die häufigste lokale Komplikation ist

die **Nachblutung** ggf. mit **Hämatombildung.** Auch postoperative Darmmotilitätsstörungen und postoperativer Ileus sind nicht selten. Zudem muss mit weitreichenden Veränderungen des Blutbilds und des Immunsystems gerechnet werden.
[AS]

Chirurgie-Info
Splenomegalie

Eine Operationsindikation kann sich bei primärem Milztumor (z. B. Hämangiom), sekundärem Milztumor (z. B. Morbus Hodgkin), idiopathischer thrombozytopenischer Purpura (Morbus Werlhof), hämolytischen Anämien (Sphärozytose, Thalassämie) und Hypersplenismus mit Komplikationen durch die raumfordernde Wirkung sowie Rupturgefahr ergeben.
[AS]

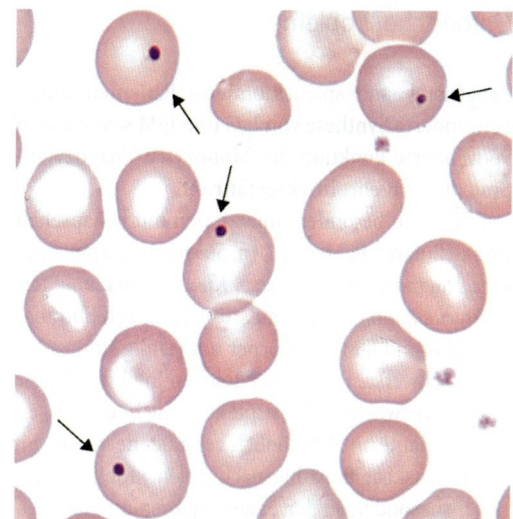

Abb. 3.10 Bei Howell-Jolly-Körperchen (Pfeil) handelt es sich um pathologische Zellkernfragmente in Erythrozyten. Sie kommen u. a. bei Asplenie oder unterschiedlichen Anämieformen vor. [E518]

3.5.4 Asplenie

Der häufigste Grund für das Fehlen der Milz (Asplenie) ist eine therapeutische Splenektomie, z. B. bei idiopathischer thrombozytopenischer Purpura, bei bestimmten hämolytischen Anämien (z. B. Sphärozytose), bei Morbus Hodgkin oder nach Trauma mit Milzruptur. Seltener sind eine angeborene Asplenie und die „Autosplenektomie" bei Patienten mit Sichelzellanämie (➤ 3.3.5), die durch rezidivierende Milzinfarkte bedingt ist.

Das Blutbild nach Splenektomie zeigt Veränderungen der Erythrozytenmorphologie: z. B. **Howell-Jolly-Körperchen** (Kernreste; ➤ Abb. 3.10) sowie **Targetzellen** (➤ Abb. 3.11).

MERKE
Howell-Jolly-Körperchen müssen bei Asplenie oder nach Splenektomie obligat vorhanden sein! Ihr Verschwinden weist auf die Existenz einer Nebenmilz, die bei der Operation übersehen wurde.

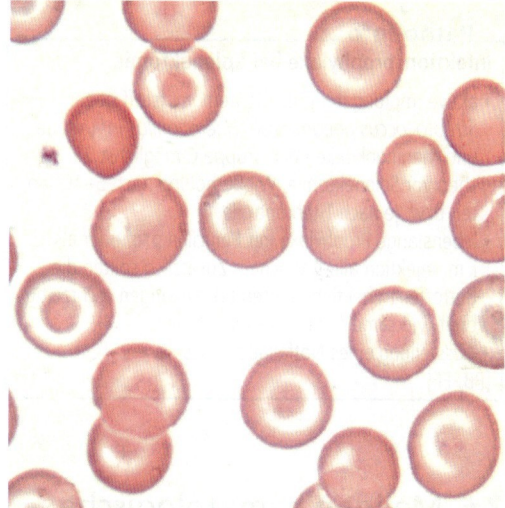

Abb. 3.11 Erythrozyten die eine zentrale Rotfärbung aufweisen, werden als „Targetzellen" oder auch „Schießscheibenzellen" bezeichnet. Ursache ist häufig ein verschobenes Verhältnis zwischen erhöhter Zelloberfläche und verhältnismäßig verringerten Erythrozyteninhalt (z. B. Hämoglobin). [E518]

Probleme nach Splenektomie

Akutprobleme

Eine Thrombozytose während der ersten 2–3 Wochen nach Splenektomie birgt eine erhöhte Thrombosegefahr. Wegen einer möglichen Thrombozytenfunktionsstörung ist gleichzeitig eine vermehrte Blutungsneigung möglich. Der Patient muss entsprechend aufgeklärt werden. Er sollte z. B. langes Sitzen, aber auch sportliche Betätigungen mit erhöhtem Blutungsrisiko für diese Zeit meiden.

Chronische Probleme

Langfristig sind splenektomierte Patienten durch verminderte Synthese von IgG und IgM sowie durch verminderte Funktion des Monozyten-Phagozyten-Systems vermehrt **infektgefährdet**.

Es drohen besonders Infektionen mit bekapselten extrazellulären Bakterien (v. a. *Streptococcus pneumoniae, Haemophilus influenzae, Klebsiella pneumoniae, Neisseria meningitidis* und *E. coli*), für deren Elimination IgG- und IgM-Antikörper notwendig sind.

Die schwerste Form einer solchen Infektion ist die **OPSI** (Overwhelming Postsplenectomy Infection), eine fulminante, in 50 % tödlich verlaufende Sepsis mit Verbrauchskoagulopathie nach Splenektomie. Diese tritt insbesondere in den ersten 3 Jahren und bei kleinen Kindern auf. Auslösende Keime sind v. a. **Pneumokokken, Meningokokken** und *Haemophilus influenzae*. Daher wird eine Splenektomie, sofern möglich, erst nach dem 5. Lebensjahr durchgeführt.

Patho-Info
Infektionsprophylaxe bei Splenektomie

- aktive Impfung mit polyvalentem Impfstoff gegen *Streptococcus pneumoniae, Haemophilus influenzae* und Meningokokken der Gruppe C möglichst 2–3 Wochen vor Splenektomie, Wiederholung nach 5–10 Jahren bzw. je nach Titerkontrolle
- lebenslange Prophylaxe mit Penicillin p. o. oder als i. m. Injektion alle 4 Wochen. Zusätzlich sollten die Betroffenen bei fieberhaften Erkrankungen rechtzeitig breit wirksame Antibiotika einnehmen.
- Ausstellung eines Notfallausweises

[PB, FF]

3.6 Maligne hämatologische Erkrankungen

3.6.1 Übersicht

Maligne hämatologische Erkrankungen machen etwa 7 % der malignen Erkrankungen aus. Sie sind meist behandelbar – in manchen Fällen kann sogar eine endgültige Heilung erreicht werden, z. B. beim Hodgkin-Lymphom, bei den hoch malignen Non-Hodgkin-Lymphomen oder bei den akuten Leukämien.

Einen Überblick über die malignen hämatologischen Erkrankungen gibt ➤ Tab. 3.9.

Wie aus der Tabelle ersichtlich, ist das klinische Bild recht unterschiedlich; häufiger anzutreffende gemeinsame Endstrecken sind die Lymphadenopathie, die Splenomegalie sowie die Verminderung der durch Infiltration des Knochenmarks verdrängten Zelllinien im peripheren Blut (v. a. Anämie und Thrombozytopenie).

Klassifikation

Die Einteilung der malignen hämatologischen Erkrankungen ist schwer durchschaubar, da die Einteilungsprinzipien historisch gewachsen sind und sich deshalb heute teilweise überlappen. Grundsätzlich werden unterschieden:

- **Leukämien:** maligne Transformation unreifer hämatopoetischer Zellen mit Proliferation und Akkumulation eines neoplastischen Zellklons im Knochenmark. Entgegen der wörtlichen Bedeutung des Begriffs „Leukämie" („weißes Blut") kann die Anzahl der Leukozyten im peripheren Blut normal sein (aleukämischer Verlauf).
- **maligne Lymphome:** Entartung von Zellen des lymphatischen Systems. Weiter unterteilt wird in das **Hodgkin-Lymphom** (mit Nachweis einer besonderen Gewebezelle, der **Reed-Sternberg-Zelle**) und in die **Non-Hodgkin-Lymphome** (ohne Nachweis von Reed-Sternberg-Zellen). Lymphome können sich ebenfalls als Leukämien präsentieren, dann nämlich, wenn die entarteten Zellen im Knochenmark akkumulieren oder proliferieren (z. B. CLL).
- **myeloproliferative Erkrankungen:** autonome Proliferation einer oder mehrerer hämatopoetischer Zellreihen. Hauptvertreter dieser Gruppe sind die chronische myeloische Leukämie (CML), die Osteomyelofibrose, die Polycythaemia vera und die essenzielle Thrombozythämie.
- **myelodysplastische Syndrome:** heterogene Gruppe von chronisch verlaufenden Differenzierungsstörungen der hämatopoetischen Stammzelle, in deren Rahmen es zur klonalen Expansion von Vorläuferzellen aller blutbildenden Zellreihen kommen kann

Manche dieser Erkrankungen können leukämisch verlaufen oder auch in eine akute myeloische Leukämie übergehen.

Tab. 3.9 Synopsis maligner hämatologischer Erkrankungen.

Erkrankung	Klinik	wegweisende diagnostische Methode	Differenzialdiagnose	Therapie
akute Leukämien (AML und ALL)	Blutungsneigung, Infektzeichen, Hautblässe	Blutbild, Knochenmarkpunktion	Infekte (v. a. Mononukleose), aplastische Anämie, myelodysplastisches Syndrom	Polychemotherapie in spezialisierten Zentren, Knochenmarktransplantation
Morbus Hodgkin	B-Symptome*, Lymphadenopathie, Hepato- und Splenomegalie	Lymphknotenexstirpation	Tbc, Sarkoidose, Non-Hodgkin-Lymphome, Infekte (z. B. Mononukleose)	Therapie in Abhängigkeit von Stadium und Risikofaktoren
Non-Hodgkin-Lymphome	Lymphadenopathie, oft extranodale Manifestation, Hautbeteiligung	Lymphknotenexstirpation	alle Ursachen einer Lymphadenopathie	Strahlen- und/oder Polychemotherapie (stadienabhängig)
CLL**	Splenomegalie, Lymphadenopathie	Blutbild, Knochenmarkpunktion, ggf. Lymphknotenexstirpation	andere Non-Hodgkin-Lymphome	Therapie so spät und so mild wie möglich
multiples Myelom**	Knochenschmerzen, erhöhte Infektanfälligkeit, BSG-Beschleunigung	Immunelektrophorese in Serum und Urin, Skelett-Röntgen, Knochenmarkpunktion	MGUS (monoklonale Gammopathie unklarer Signifikanz)	Polychemotherapie, Strahlentherapie, autologe Stammzelltransplantation
chronische myeloische Leukämie***	abdominelle Beschwerden durch massive Splenomegalie, Fieber, Gewichtsverlust	Blutbild, Knochenmark, alkalische Leukozytenphosphatase, Philadelphia-Chromosom bzw. bcr-abl-Fusionsgen	physiologische Linksverschiebung, andere myeloproliferative Erkrankungen	Imatinib, Hydroxyurea, α-Interferon, Knochenmarktransplantation
Polycythaemia vera***	Gesichtsplethora, periphere Zyanose, Zeichen der Hyperviskosität	Erythrozytengesamtmasse ↑, Vitamin B$_{12}$ ↑	Polyglobulie anderer Ursache (> 3.4)	Aderlässe, erst spät Chemotherapie
essenzielle Thrombozythämie***	Thrombozytose, Thrombosen, hämorrhagische Diathese, später Splenomegalie	Knochenmarkpunktion	reaktive Thrombozytose, andere myeloproliferative Erkrankungen	α-Interferon, Hydroxyurea, evtl. Thrombozytapherese
Osteomyelosklerose***	Splenomegalie, Anämie	Knochenmark, alkalische Leukozytenphosphatase, Blutbild	andere myeloproliferative Erkrankungen, Knochenerkrankungen	schonend, möglichst keine Milzexstirpation

* B-Symptome: Fieber, Nachtschweiß, Gewichtsverlust
** zählen zu den Non-Hodgkin-Lymphomen
*** zählen zu den myeloproliferativen Erkrankungen

3.6.2 Leukämien

Leukämien zeichnen sich durch eine bösartige Entartung weißer Vorläuferzellen im Knochenmark bzw. in lymphatischen Geweben aus. Folgen sind
- die **Streuung unreifer pathologischer Zellen** v. a. ins Blut und in blutbildende Organe (Infiltration) und/oder
- die **Verdrängung normaler Blutzellen** der weißen oder anderer Blutreihen im Knochenmark.

Klinisch resultieren Anämie, Thrombozytopenie (Blutungen), Granulozytopenie (Infektanfälligkeit) und eine Organvergrößerung durch Infiltration.

Einteilung
Die Leukämien werden unterschieden nach
- **Entstehungsgeschwindigkeit:** akut oder chronisch
  - **Akute Leukämien** entstehen durch die Entartung unreifer (blastärer) Zellen; unbehandelt

sind sie innerhalb von Wochen tödlich. Wegen der hohen Teilungsrate unreifer Zellen kann durch Zytostatika oft eine Remission, in bis zu 50 % sogar eine Heilung erreicht werden.
- **Chronische Leukämien** verlaufen über Jahre protrahiert; die Leukämiezellen weisen i. d. R. einen höheren Differenzierungsgrad auf.
- **Zelltyp**:
  - **lymphatische Leukämien:** Betroffen sind Vorstufen der lymphatischen Reihe.
  - **myeloische Leukämien:** Betroffen sind Vorstufen der myeloischen Reihe (aus der auch Erythrozyten und Megakaryozyten hervorgehen).
- **Leukozytenzahl im Blut**:
  - **leukämisch:** Die periphere Leukozytenzahl ist durch Ausschüttung des entarteten Zellklons in die Blutbahn massiv erhöht.
  - **aleukämisch:** keine Leukämiezellen im peripheren Blut. Diese Verlaufsform kann nur bei akuten Leukämien beobachtet werden.

Patho-Info
Wichtige Leukämieformen

Akute myeloische Leukämie (AML) V. a. Erwachsene (ca. 80 % aller akuten Leukämien im Erwachsenenalter); Inzidenz ca. 3/100.000 Einwohner pro Jahr, mit höherer Inzidenz bei älteren Patienten (> 65 Jahre: 15/100.000 pro Jahr). Die Entartung betrifft die myeloischen Vorläuferzellen.
Akute lymphatische Leukämie (ALL) V. a. Kinder (ca. 80 % aller akuten Leukämien im Kindesalter); Inzidenz ca. 1,5/100.000 Einwohner pro Jahr. Die Entartung betrifft meist die Prä-B-Zellen, aber auch T-Vorläuferzellen (v. a. bei älteren Kindern).
Chronische myeloische Leukämie (CML) Inzidenz ca. 1/100.000 Einwohner pro Jahr. Die Entartung betrifft eine oder mehrere myeloische Stammzellen. Die CML wird heute zu den myeloproliferativen Erkrankungen gerechnet.
Chronische lymphatische Leukämie (CLL) Inzidenz 3/100.000 pro Jahr. Die Entartung betrifft v.a reife B-Zellen (95 %), selten auch T-Zellen (< 5 %). Die CLL zählt zu den niedrig malignen Non-Hodgkin-Lymphomen (➤ 3.6.4).
Haarzell-Leukämie (HCL) Chronische Leukämie, die ebenfalls den niedrig malignen Non-Hodgkin-Lymphomen zugeordnet wird (➤ 3.6.4). Inzidenz sehr niedrig (150 Neuerkrankungen pro Jahr in Deutschland). Die Entartung betrifft reife B-Zellen.
[PB, FF]

Akute Leukämien

Akute Leukämien kommen in allen Altersgruppen vor, wobei die ALL die häufigste maligne Erkrankung des Kindesalters ist. Die AML ist etwa doppelt so häufig und tritt v. a. im Erwachsenenalter auf.

> **MERKE**
> 80 % der akuten Leukämien im Kindesalter sind ALL, 80 % der akuten Leukämien im Erwachsenenalter sind AML.

Die entarteten Zellklone leiten sich entweder von **myeloischen Vorläuferzellen (AML)** oder von **lymphozytären Vorläuferzellen (ALL)** ab; nur ein kleiner Teil kann keiner Zelllinie zugeordnet werden (z. B. minimal differenzierte AML).

Das klinische Bild der verschiedenen Formen ist ähnlich, da alle Formen letzten Endes die Funktion des Knochenmarks beeinträchtigen. Einzelne Formen gehen mit spezifischen klinischen Akzenten einher, und es bestehen starke Unterschiede in der Therapierbarkeit und Prognose. Letztere kann selbst zwischen eng verwandten Subtypen stark differieren.

Ätiologie
Die Ursache einer akuten Leukämie kann im Einzelfall meist nicht geklärt werden. Das Risiko steigt durch genetische Belastungen (Morbus Down, Klinefelter-Syndrom), ionisierende Strahlen (heute kaum mehr relevant) und chemische Exposition (Benzol, Zytostatika, evtl. Pestizide). Der Einfluss von Viren ist nur für die in Japan und der Karibik endemische T-ALL gesichert (HTLV-1 und -2). Der Einfluss von Magnetfeldern (etwa durch Starkstromleitungen) ist umstritten.

Klinik
Im Vordergrund stehen die Symptome der **Knochenmarkinsuffizienz**:
- Anämie mit Müdigkeit und Schwäche (➤ 3.3)
- Thrombozytopenie mit Schleimhautblutungen, Petechien oder Blutergüssen
- Mangel an funktionstüchtigen Granulozyten mit Infektneigung (Pharyngitis, Pneumonien, aber auch opportunistische Infektionen, selten auch Sepsis)

Gelegentlich (v. a. bei Kindern) werden auch eine Lymphadenopathie, Hepatosplenomegalie, hypertrophe Gingiva und Knochenschmerzen durch die Knochenmarkinfiltration gesehen. Besonders bei der kindlichen ALL können leukämische Infiltrate z. B. in der Haut oder im ZNS (**Meningeosis leucaemica** mit Kopfschmerzen und Hirnnervenlähmungen) auftreten.

Diagnostik
Ziele sind die Sicherung der Diagnose mittels Differenzialblutbild und Knochenmark, die Zuordnung zu einem Subtyp (mittels Zytochemie, Zytogenetik und Immunzytologie) und die Diagnostik der Organmanifestationen.

Blutbild Das Hämoglobin ist aufgrund der Knochenmarkverdrängung erniedrigt bei verminderter Retikulozytenzahl. Die Leukozytenzahl ist meist erhöht, die Thrombozyten sind erniedrigt.
 Im Blutausstrich sind i. d. R. – z. B. bei der ALL in > 90 % – charakteristische **leukämische Blasten** (d. h. unreife Vorstufen) nachweisbar. Entsprechend ihrem klonalen Charakter sind diese uniform, d. h., sie weisen in etwa dieselbe Größe und Morphologie auf.
 Bei normaler Zahl von Leukozyten, Erythrozyten und Thrombozyten ist eine akute Leukämie sehr unwahrscheinlich.

Klassifizierung Eine AML kann mithilfe der **FAB-Klassifikation** morphologisch und zytochemisch in die Subtypen M0 bis M7 unterteilt werden. Zudem existiert eine Einteilung nach WHO-Kriterien. **Zytogenetische Marker** erleichtern die Zuordnung, sie werden jedoch selbst innerhalb der Untergruppen nur teilweise vorgefunden und sind nicht immer für einen bestimmten Subtyp spezifisch.
 Die Subtypen der ALL werden durch die Messung der **Oberflächenmarker** (Immunphänotypisierung, ➤ 3.2.2) bestimmt; zusätzlich werden zytogenetische Marker im Rahmen der Zuordnung verwendet.

Knochenmark Die Knochenmarkzytologie zeigt typischerweise eine erhöhte Zelldichte mit einem hohen Prozentsatz pathologischer, uniformer Zellen. Die Erythropoese und die Megakaryopoese sind dabei verdrängt. Fehlen die mittleren Entwicklungsstufen (z. B. Myelozyten oder Metamyelozyten), spricht man von einem **Hiatus leucaemicus**.

Zusätzliche Untersuchungen Zur besseren Charakterisierung des proliferierenden Zellklons und damit zur Klassifizierung der Leukämie sind weitere Untersuchungen nötig:
- **Zytochemie:** verschiedene Zellfärbungen (z. B. PAS, Peroxidase, Esterase) – v. a. zur Klassifizierung der AML relevant
- **zytogenetische Untersuchung:** Identifikation von Chromosomenaberrationen, z. B. Translokationen (etwa Translokation 9;22 [Philadelphia-Chromosom] bei einer Untergruppe der ALL; ➤ 3.6.6). Das Philadelphia-Chromosom ist allerdings bei der CML viel häufiger als bei der ALL.
- **Immunphänotypisierung:** v. a. zur Klassifizierung der ALL, aber auch bei AML (M0, M7).

Zum **Nachweis der Organmanifestationen** dienen die Sonografie (Nachweis von Hepatosplenomegalie, Lymphadenopathie), ein CT oder MRT des Kopfes und eine Liquorpunktion. Letztere kann einen Hirnhautbefall (Meningeosis leucaemica) aufzeigen, der v. a. bei der ALL eine häufige Rezidivquelle ist.

Therapie
Die Therapie richtet sich nach Subtyp und weiteren Risikofaktoren (**risikogruppenadaptierte Therapie**).

Säulen der Therapie
Symptomatische Therapie Sie behandelt die Folgen der Knochenmarkverdrängung und des erhöhten Zellumsatzes. Diese stützt sich auf folgende Pfeiler:
- Substitution von Erythrozyten und Thrombozyten bei Anämie bzw. Thrombozytopenie
- Behandlung und Vorbeugung von Infektionen: sorgfältige Hygiene in keimarmer Umgebung. Bei Agranulozytose (Leukos < 500/µl) wird jedes Fieber abgeklärt und mit Breitbandantibiotika therapiert. Die **prophylaktische** Antibiotikagabe ist umstritten.
- Vorbeugung eines Tumorlysesyndroms (➤ 9.9.2): Der vermehrte Abbau pathologischer Zellen in der Milz lässt große Mengen an Purinen und damit auch Harnsäure anfallen. Um der Gefahr eines Tumorlysesyndroms und einer Uratnephropathie zu begegnen, werden die Gabe von Allopurinol, ausreichende Hydrierung und evtl. auch eine Alkalisierung des Urins empfohlen.

Zytostatische Therapie Sie soll die entarteten Zellen entweder vernichten (**kurativer** Therapieansatz mit dem Ziel der Heilung) oder reduzieren (**palliativer** Therapieansatz). Vor Beginn muss das Ziel der Therapie (kurativ vs. palliativ) in Abhängigkeit von Alter, Allgemeinzustand, Krankheitsstadium (Erstbehandlung vs. Rezidiv) und den Wünschen des Patienten (Überlebensdauer ohne Therapie meist < 3 Monate) geklärt werden. Die Therapie akuter Leukämien erfolgt im Rahmen von **Studienprotokollen** in spezialisierten Zentren. Bestimmte Formen der akuten Leukämie werden spezifisch behandelt.

So wird die Promyelozytenleukämie bei positivem PML/RAR-α-Gen durch eine Retinsäure (Tretinoin) therapiert. Dadurch differenzieren sich die Leukämiezellen zu reifen Granulozyten aus. Therapien mit monoklonalen Antikörpern sind in Erprobung.

Knochenmark- bzw. Stammzelltransplantation Sie soll nach Vernichtung aller an der Blutbildung beteiligten Zellen (**Myeloablation**) eine neue, gesunde Knochenmarkfunktion durch ein fremdes Spendermark ermöglichen.

Patho-Info

Prinzipien der zytostatischen Therapie bei akuten Leukämien

Man unterteilt die Therapie in mehrere Abschnitte:
Remissions- bzw. Induktionstherapie Therapieziel ist die komplette Remission (**Vollremission**), die dadurch definiert ist, dass der Blastenanteil im Knochenmark unter 5 % liegt, sich die Zellzahl der peripheren Blutzellen normalisiert hat und Symptome oder Zeichen der Erkrankung verschwunden sind. Dies bedeutet nicht, dass alle Tumorzellen zerstört sind: Man schätzt, dass zu diesem Zeitpunkt noch ca. 10^8–10^9 maligne Zellen im Körper existieren (vor Therapie 10^{11}, das entspricht einer Verminderung um ca. 99,9 %).
Bei den akuten Leukämien wird beispielsweise eine Kombination aus einem Anthrazyklin (z. B. Daunorubicin, Doxorubicin) mit Cytosin-Arabinosid (Cytarabin) und 6-Thioguanin nach festen Schemata eingesetzt. Hierbei kommt es zwangsläufig zu einer Knochenmarksaplasie mit Agranulozytose und (meist) Thrombozytopenie.
Konsolidierungstherapie Die Konsolidierung dient der Stabilisierung der durch eine Induktionstherapie erreichten Remission. Ziel ist die **Vernichtung residualer Blasten.** Hierzu wird entweder eine intensive Polychemotherapie appliziert oder eine Blutstammzelltransplantation („Knochenmarktransplantation") eingeleitet.
Erhaltungstherapie Eine remissionserhaltende Chemotherapie muss oft über einen längeren Zeitraum gegeben werden. Ziel ist die **Proliferationshemmung residualer Blasten.** Die Erhaltungstherapie dauert bis zu 2–3 Jahre.
Rezidivtherapie Nach einem Rezidiv wird zunächst erneut eine Induktionstherapie eingeleitet (**Re-Induktion**). Das Erreichen einer kompletten Remission ist aber schwieriger als bei der Ersttherapie; Heilungen sind selten. Daher wird bei jungen Patienten, bei denen eine zweite komplette Remission erreicht werden kann, oft die Indikation zu einer allogenen Fremdspendertransplantation gestellt. Bei älteren Patienten verfolgt man eher eine **palliative Zielsetzung,** beispielsweise mit der Substitution von Erythrozyten und Thrombozyten, der Behandlung von Infekten sowie der Gabe von oralen Zytostatika mit dem Ziel, die maligne Zellmasse so gering wie möglich zu halten.
ZNS-Bestrahlung Die Effektivität einer ZNS-Bestrahlung ist nur bei der ALL gesichert. Ziel ist die Vernichtung von im ZNS befindlichen Blasten, die von einer Zytostatikatherapie wegen der Blut-Hirn-Schranke nur unzureichend erreicht werden. Bei der ALL ist eine ZNS-Beteiligung besonders häufig, deshalb wird zusätzlich zu der Bestrahlung eine intrathekale, d. h. in den Liquorraum applizierte, Chemotherapie (z. B. mit Methotrexat) durchgeführt.
[PB, FF]

Patho-Info

Knochenmark- bzw. Stammzelltransplantation

Ausgewählte Patienten (z. B. AML- und ALL-Patienten mit hohem Risiko bzw. ALL-Patienten in der zweiten Remission) erhalten im Rahmen der Konsolidierungstherapie eine Knochenmark- oder Stammzelltransplantation. Hierzu werden entweder durch **Knochenmarkpunktion** gewonnenes Mark oder aber durch **Leukapherese** (➤ 3.6.6) gewonnene periphere hämatopoetische Stammzellen, in seltenen Fällen auch **Nabelschnurblut** transplantiert. Bevor gesunde Zellen transplantiert werden können, werden i. d. R. nahezu alle blutbildenden Zellen des Patienten vernichtet (myeloablative Therapie). Dies wird mit einer Kombination aus intensiver Zytostatika- und Bestrahlungstherapie (Ganzkörperbestrahlung mit ca. 10 Gy, fraktioniert) erreicht. Durch Infusion gesunder hämatopoetischer Stammzellen wird das Knochenmark danach neu besiedelt. Die Hämatopoese regeneriert sich anschließend innerhalb von 10–14 Tagen.
Die Transplantation kann mit vom Patienten selbst gewonnenen hämatopoetischen Stammzellen (autologe Transplantation) oder mit Spenderstammzellen (allogene Transplantation) durchgeführt werden.

- **autologe Transplantation:** Vor der Zytostatikatherapie werden Stammzellen aus dem peripheren Blut oder Knochenmark des Patienten entnommen. Bei der peripheren Entnahme werden die Stammzellen durch die vorherige subkutane Gabe hämatopoetischer Wachstumsfaktoren in das Blut mobilisiert. Die Zellen werden dann durch Leukapherese (> 3.6.6) separiert. Um zu verhindern, dass mit den Stammzellen auch Tumorzellen entnommen (und später wieder reinfundiert) werden, können die Stammzellen mithilfe von Antikörpern von den Tumorzellen separiert werden (**Purging**).
- **allogene Transplantation:** Voraussetzung ist ein gewebekompatibler Spender. Bei der allogenen Transplantation werden die hämatopoetischen Stammzellen des Patienten meist komplett durch Bestrahlung zerstört und anschließend HLA-identisch transplantiert, um eine Abstoßung bzw. Graft-versus-Host-Disease (GvHD, > 4.7.2) zu verhindern. Neuerdings werden Patienten teilweise auch ohne vorhergehende myeloablative Therapie transplantiert. Bei diesen Konditionierungsschemata rechnet man stärker damit, dass die transplantierten Stammzellen und Leukozyten des Spenders die Leukämiezellen abtöten („**Graft-versus-Leukämie-Effekt", GvL**). Treten Rezidive auf, so können diese mit Infusionen von Spenderleukozyten behandelt werden. Vorteil der nicht-ablativen Transplantation ist die geringere therapieassoziierte Mortalität (15 % statt 30 % bei der ablativen Transplantation), Nachteil ist die höhere Rate der Transplantatabstoßung (15 % – bei der ablativen Transplantation tritt eine Abstoßung kaum auf).

Komplikationen der Transplantation Die häufigsten Komplikationen nach Knochenmark- bzw. Stammzelltransplantation sind:
- die unmittelbaren **toxischen Effekte** der ablativen Therapie. Im Vordergrund stehen hier die Entzündungen der Schleimhäute mit Stomatitis, Übelkeit, Erbrechen, Durchfall, hämorrhagischer Zystitis und Haarausfall sowie Nebenwirkungen der Zytostatika (etwa Kardiomyopathie oder Venenverschlusskrankheit der Leber).
- **Spätfolgen** der ablativen Therapie: sekundäre Malignome, Gonadeninsuffizienz und Wachstumsstörungen bei Kindern
- **Graft-versus-Host-Disease** (> 4.7.2): bei Knochenmarktransplantation häufiger (bis 50 %) als bei Stammzelltransplantation. Die akute Form tritt innerhalb von drei Monaten nach Transplantation auf und betrifft Haut (Erythrodermie, makulopapulöses Exanthem), Darm (Enteritis) und Leber (Hepatitis). Vorbeugend wird mit Ciclosporin A und Methotrexat behandelt. Eine bereits aufgetretene GvHD wird u. a. mit Glukokortikoiden, Antilymphozytenserum und monoklonalen T-Zell-Antikörpern behandelt. Die seltenere chronische Form tritt frühestens nach 100 Tagen auf und verläuft – ähnlich wie eine Kollagenose – v. a. mit Haut- und Schleimhautveränderungen. Die Therapie erfolgt durch Glukokortikoide und Immunsuppressiva.
- **Infektionen** treten v. a. in den ersten 3 Wochen nach Transplantation (agranulozytosebedingte bakterielle und mykotische Erkrankungen bzw. Sepsis) auf. Aber auch danach kann es aufgrund der immunsuppressiven Behandlung zu schweren Infektionen kommen (interstitielle Pneumonie durch CMV).
- **Rezidiv:** Etwa 20 % der Patienten erleiden einen Leukämierückfall.

[PB, FF]

Prognose
Bei ALL ist die Prognose vom Subtyp und Alter abhängig; die Heilungschancen liegen dementsprechend zwischen 10 und 60 %. Für alle Patienten gemittelt wird eine komplette Remission in 70–85 % d. F. erreicht; das 5-Jahres-Überleben beträgt im Mittel 40 %, bei Kindern bis zu 90 %.

Bei der AML wird eine erste komplette Remission bei 60–80 % der Patienten erreicht. Leider kommt es häufig zu Rezidiven, sodass in Abhängigkeit von zytogenetischen Prognosefaktoren eine Gesamtüberlebenswahrscheinlichkeit von ca. 35 % bei unter 60-jährigen Patienten ohne allogene Knochenmark- bzw. Stammzelltransplantation resultiert. Bei über 60-Jährigen liegt das Gesamtüberleben bei ca. 10 %.

Mit allogener Knochenmark- bzw. Stammzelltransplantation erreicht die Überlebenswahrscheinlichkeit etwa 55 %.

3.6.3 Hodgkin-Lymphom

Das Hodgkin-Lymphom (**Morbus Hodgkin, Lymphogranulomatose**) ist eine in den Lymphknoten entstehende monoklonale B-Zell-Neoplasie. Im Frühstadium ist die Krankheit wahrscheinlich auf die Lymphknoten beschränkt. Später breitet sie sich von dort über das Lymphsystem aus, um über eine hämatogene Disseminierung zu einer Systemerkrankung mit Beteiligung extralymphatischer Organe (v. a. von Leber und Knochenmark) zu werden.

Unbehandelt verläuft der Morbus Hodgkin tödlich. Durch Strahlentherapie und Polychemotherapie ist das Hodgkin-Lymphom heute selbst in fortgeschrittenen Stadien zu einem hohen Prozentsatz heilbar.

Die Ätiologie ist unklar. Eine Auslösung durch **onkogene Viren** (z. B. Epstein-Barr-Virus) erscheint zumindest für das klassische Hodgkin-Lymphom plausibel, da bei dieser Form sehr häufig Epstein-Barr-Virus-DNA in den H/RS-Zellen gefunden wird.

Epidemiologie
Die Inzidenz liegt bei 3/100.000 jährlich; häufiger sind Männer betroffen. Im Gegensatz zum Non-Hodgkin-Lymphom (mit seinem linearen Anstieg der Inzidenz bis zum 70. Lebensjahr) bestehen zwei Häufigkeitsgipfel: bei jungen Erwachsenen (15–35 Jahre) und bei älteren Patienten (> 50 Jahre).

Histologie
Für das Hodgkin-Lymphom pathognomonisch sind mono- und multinukleäre Riesenzellen. Diese malignen Zellen kommen bei der klassischen Form des Hodgkin-Lymphoms (95 %) als mehrkernige **Reed-Sternberg-Zellen** oder als einkernige **Hodgkin-Zellen** (H/RS-Zellen; ➤ Abb. 3.12) vor. Die entarteten Zellen sind in den betroffenen lymphatischen Geweben nur in geringer Zahl nachweisbar (0,1–1 % der Zellpopulation). Sie sind jeweils von nichtmalignen Zellen – u. a. reaktiven T-Lymphozyten – umgeben. Es wird vermutet, dass es sich hierbei um eine vergebliche Immunreaktion gegen ein bisher unbekanntes Antigen der H/RS-Zellen handeln könnte.

Das Hodgkin-Lymphom wird nach histologischen und immunologischen Kriterien in zwei Formen unterteilt (➤ Tab. 3.11): das klassische Hodgkin-Lymphom (95 %) und das lymphozytenprädominante Hodgkin-Lymphom (5 %).

Klinik
Im Vordergrund steht die schmerzlose Lymphknotenvergrößerung (zum Zeitpunkt der Diagnose in > 90 %), evtl. begleitet von B-Symptomen (s. u.) und anderen Allgemeinerscheinungen.

Lymphknotenvergrößerung Betroffen sind v. a. zervikale (60 %), mediastinale (30 %), axilläre (20 %), abdominelle (15 %) oder inguinale (15 %) Lymphknoten. Palpatorisch können die vergrößerten Lymphknoten als „Kartoffelsack" charakterisiert werden: derb-gummiartige, nur teilweise von der Unterlage abgrenzbare, nichtschmerzhafte Erhebungen.

> **MERKE**
> Infektionsbedingt vergrößerte Lymphknoten sind eher weich, druckdolent und verschieblich.

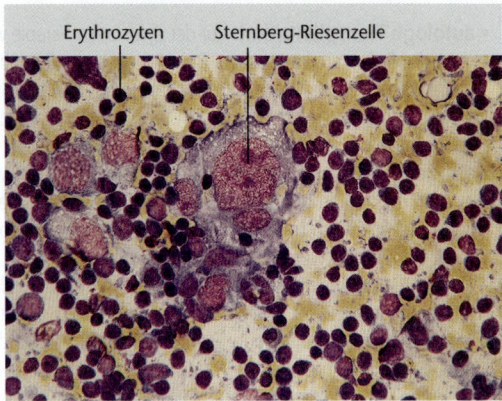

Abb. 3.12 Reed-Sternberg-Riesenzelle (RS-Zelle). Knochenmarkzytologie mit Pappenheim-Färbung bei Morbus Hodgkin. [M104]

Die Differenzialdiagnose der Lymphadenopathie zeigt ➤ Tab. 3.10.

B-Symptome Neben der Lymphknotenvergrößerung sind die meisten Patienten asymptomatisch. Bei ca. 25 % (häufiger bei Älteren und ausgedehnterem Befall) bestehen sog. B-Symptome:
- **Fieber** > 38 °C, bei einigen Patienten als **Pel-Ebstein-Fieber** mit wellenförmigem (undulierendem) Verlauf; Fieber ist bei abdominellem Befall häufiger.
- **Gewichtsverlust** > 10 % des Körpergewichts in weniger als 6 Monaten
- **Nachtschweiß**

Andere Allgemeinsymptome Juckreiz (10 %), Schwäche, Appetitverlust, alkoholinduzierter Schmerz in den betroffenen Lymphknoten (selten). In Abhängigkeit vom Stadium findet sich eine Hepatosplenomegalie.

Diagnostik
Die Diagnose wird gesichert durch eine **Lymphknotenexstirpation** und anschließende histologische Aufbereitung.

Da die Ausdehnung und Verteilung des Lymphknotenbefalls den wesentlichen prognostischen Faktor darstellen, kommt dem **Staging** besondere Bedeutung zu.

Staging-Untersuchungen Sie klären die Frage, welche Lymphknotenstationen bzw. Organe betrof-

3.6 Maligne hämatologische Erkrankungen

Tab. 3.10 Differenzialdiagnose der Lymphknotenvergößerung.

Erkrankungsart	Beispiele
Virusinfektionen	Mononukleose (Epstein-Barr-Virus), Zytomegalie, HIV-Infektion, Röteln, Masern, Herpes zoster, virale Hepatitis, nach Impfungen
bakterielle Infektionen	alle pyogenen Bakterien (z. B. Streptokokken, Staphylokokken), Bruzellen, Listerien, *Yersinia pestis*, Katzenkratzkrankheit, Chlamydien, Tbc, Lepra, Syphilis
Pilzerkrankungen, Parasitosen	Trypanosomen, Toxoplasmose, Filarien, Aspergillose
Kollagenosen	rheumatoide Arthritis, SLE, Dermatomyositis, Sarkoidose
Medikamente	z. B. Phenytoin, Hydralazin
Malignome	• Malignome des Immunsystems: Leukämien, Non-Hodgkin-Lymphome, Hodgkin-Lymphom, Immunozytome, maligne Histiozytose • andere Malignome: z. B. Mamma-, Bronchial-, Gastrointestinalkarzinome • Metastasen
andere	Amyloidose, Speicherkrankheiten (z. B. Morbus Gaucher, Morbus Niemann-Pick)

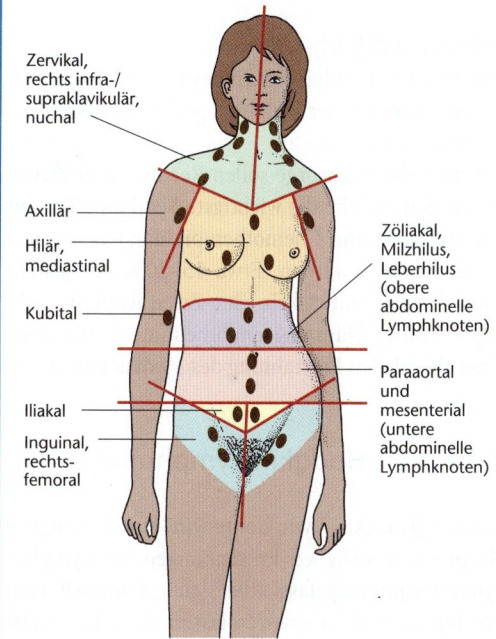

Abb. 3.13 Lymphknotenregionen zum Staging des Morbus Hodgkin. [L157]

fen sind, und bestimmen damit das Stadium der Erkrankung. Die Stadieneinteilung folgt der **modifizierten Ann-Arbor-Klassifikation.** Neben der Anamnese (B-Symptome) ist die körperliche Untersuchung besonders der Lymphknotenstationen (➤ Abb. 3.13) ein wichtiger Bestandteil des Stagings. Darüber hinaus kommen Röntgenthorax, Sonografie, CT, Knochenmarkbiopsie und Skelettszintigrafie zum regelmäßigen Einsatz. Eine Leberbiopsie oder eine Bildgebung mit PET oder MRT kann bei bestimmten Fragestellungen zusätzlich nötig sein.

Weitere Untersuchungen
- Die **BSG** kann normal oder beschleunigt sein. Eine beschleunigte BSG stellt einen ungünstigen prognostischen Faktor dar (s. u.).
- Das **Blutbild** ist oft normal, seltener besteht eine normochrome Anämie. Im Differenzialblutbild findet sich in ca. 30 % eine relative Lymphopenie (< 1/nl).

Patho-Info
Modifizierte Ann-Arbor-Klassifikation
- **I:** Befall einer Lymphknotenregion (I) oder einer einzelnen extralymphatischen Region (IE)
- **II:** Befall von zwei oder mehr Lymphknotenregionen auf der gleichen Zwerchfellseite (II) oder Beteiligung eines extralymphatischen Gewebes und einer oder mehrerer Lymphknotenregionen auf einer Seite des Zwerchfells (IIE)
- **III:** Befall auf beiden Seiten des Zwerchfells: entweder ≥ 2 Lymphknotenregionen auf beiden Seiten des Zwerchfells oder Befall von lokalisierten extranodalen Herden **und** Lymphknotenbefall so, dass ebenfalls ein Befall auf beiden Seiten des Zwerchfells vorliegt. In letzterem Fall wird die zusätzliche Beteiligung der Milz als **IIIS** bezeichnet, und die lokalisierte Beteiligung eines extralymphatischen Organs als **IIIE**.
- **IV:** disseminierter oder diffuser Befall von einem oder mehreren extralymphatischen Organen oder Geweben (z. B. Lunge, Leber, Knochen, Knochenmark), mit oder ohne Befall des lymphatischen Systems. Ein Befall der Leber, beider Lungenflügel oder ein Knochenmarkbefall wird immer als Stadium IV definiert.

> **Zusätze**
> - B: mit B-Symptomen (Definition s. o.)
> - A: ohne B-Symptome
> - X: Bulky Disease (Lymphknoten oder Lymphknotenkonglomerat > 10 cm) oder Mediastinaltumor > ein Drittel der maximalen Thoraxweite
> - E: Befall einer einzelnen, an einen befallenen Lymphknoten angrenzenden oder ihm nahe liegenden extranodalen Region [PB, FF]

Therapie

Bei allen Patienten sollte eine kurative Zielsetzung verfolgt werden. Die Therapie erfolgt nach Stadien unter zusätzlicher Berücksichtigung der Risikofaktoren. Die stadiengerechte Therapie führt heute bei über 80 % der Patienten zu einer Heilung. Durch die Verbesserung bzw. Intensivierung der Chemotherapie ist zudem die Prognose der fortgeschrittenen Stadien nicht mehr wesentlich schlechter als die der lokalisierten Stadien.

Risikofaktoren Unabhängig vom Stadium und vom Vorliegen von B-Symptomen gelten folgende Risikofaktoren:
- großer Mediastinaltumor (> 1/3 des maximalen Thoraxdurchmessers)
- extranodaler Befall
- massiver Milzbefall
- drei oder mehr befallene Lymphknotenareale
- deutliche BSG-Beschleunigung (> 30 mm/h bei Stadium B, > 50 mm/h bei Stadium A)

> **MERKE**
> Als gegen den Morbus Hodgkin wirksam erwiesen haben sich folgende Zytostatika: Cyclophosphamid, Vincristin (Oncoverin), Vinblastin, Procarbazin, Adriamycin, Bleomycin, Etoposid, Prednison, Dacarbacin. Bei der Chemotherapie werden stets mehrere Zytostatika kombiniert. Entsprechend kommen je nach Stadium und anderen Faktoren Kombinationen wie ABVD oder BEACOPP zum Einsatz.

Lokalisierte Stadien (Stadien I und II ohne zusätzliche Risikofaktoren): kombinierte Chemo- (ABVD) und Strahlentherapie des betroffenen Felds.

Intermediäre Stadien (Stadium IA, IB oder IIA mit mindestens einem Risikofaktor): kombinierte Chemo- (ABVD) und Strahlentherapie des betroffenen Felds.

Fortgeschrittene Stadien (Stadium IIB mit großem Mediastinaltumor oder Extranodalbefall oder Stadium III bzw. IV): intensive Chemotherapie (BEACOPP) mit zusätzlicher Strahlentherapie der sog. Bulk-Tumoren (> 5 cm) sowie der residuellen Lymphome.

Rezidivtherapie Wird keine Vollremission erreicht oder entsteht ein Frührezidiv (Remission < 12 Monate Dauer), so ist die Prognose schlecht. In diesen Fällen kommt eine intensivierte Chemotherapie in Kombination mit autologer Stammzelltransplantation in Betracht. Eine Heilung erfolgt hier in etwa 30 %. Spätrezidive (Remission > 12 Monate) werden durch eine erneute Chemotherapie behandelt (Heilungschancen 50 %).

Prognose und Nachsorge

Derzeit wird in Abhängigkeit des Erkrankungsstadiums ein Großteil der Patienten geheilt (in lokalisierten Stadien > 90 %).

Durch die Nachsorge sollen Rezidive und Zweitneoplasien, welche die wichtigste Spätkomplikation der Strahlen- und Chemotherapie darstellen, frühzeitig entdeckt werden. Etwa 15–20 % der geheilt Überlebenden entwickeln eine Zweitneoplasie, z. B. kaposiformes Hämangioendotheliom (KHE) nach einer thorakalen Bestrahlung des Mediastinums.

3.6.4 Non-Hodgkin-Lymphome (NHL)

Als Non-Hodgkin-Lymphome wird eine heterogene Gruppe von malignen Erkrankungen der Lymphozyten zusammengefasst, die sich zytologisch vom Morbus Hodgkin abgrenzen lassen. Sie gehen meist von B-, aber auch von T-Lymphozyten aus. Befallen sind zunächst v. a. Lymphknoten. Von dort aus schreiten die NHL dann innerhalb der Lymphgewebe fort und verbreiten sich häufig in extralymphatische Organe. Letzteres unterscheidet sie klinisch vom Morbus Hodgkin (dort kommt eine Generalisierung seltener vor).

Die Klassifizierung erfolgt nach den 2001 festgelegten WHO Kriterien (> Tab. 3.11).

Klinisch ist eine weitere Einteilung wichtig, nämlich die nach dem Malignitätsgrad (Beispiele > Tab. 3.11). Dieser richtet sich nach der Zellteilungsrate des entarteten Zellklons und hat unmittel-

Tab. 3.11 WHO-Klassifikation der Lymphome (2001).

B-Zell-Neoplasien	T-Zell-Neoplasien
Vorläufer-B-Zell-Neoplasien	**Vorläufer-T-Zell-Neoplasien**
B-lymphoblastische Leukämie/Lymphom (3)	T-lymphoblastische Leukämie/Lymphom (3) blastäres NK-Zell-Lymphom
periphere B-Zell-Neoplasien	**periphere T-Zell-Neoplasien**
CLL vom B-Zell-Typ/lymphozytisches Lymphom (1)	Prolymphozytenleukämie vom T-Zell-Typ
Prolymphozytenleukämie vom B-Zell-Typ	T-Zell-Leukämie vom azurgranulierten Typ
lymphoplasmozytisches Lymphom (Immunozytom, Morbus Waldenström) (1)	aggressive NK-Zell-Leukämie (2)
Mantelzell-Lymphom**** (2)	adulte/s T-Zell-Leukämie/Lymphom (HTLV1$^+$)
folikuläres Lymphom*** (1)* (2)**	extranodales T/NK-Zell-Lymphom, nasaler Typ
Marginalzonen-B-Zell-Lymphome***** (1) • extranodales Marginalzonen-Lymphom vom Typ des mukosaassoziierten lymphatischen Gewebes (MALT-Lymphom) • nodales Marginalzonen-Lymphom • splenisches Marginalzonen-Lymphom	intestinales T-Zell-Lymphom vom Enteropathie-Typ (2)
	hepatosplenisches T-Zell-Lymphom
	subkutanes Pannikulitis-artiges T-Zell-Lymphom
	Mycosis fungoides (1)
Haarzell-Leukämie (1)	Sézary-Syndrom
diffus-großzelliges B-Zell-Lymphom (2) • mediastinales diffus-großzelliges B-NHL • intravaskuläres diffus-großzelliges B-NHL • primäres Ergusslymphom (HHV8$^+$)	primäres kutanes anaplastisch-großzelliges T-NHL
	peripheres T-Zell-Lymphom, nicht subspezifiziert (2)
	angioimmunoblastisches T-Zell-Lymphom (2)
	anaplastisch-großzelliges T-Zell-Lymphom (systemisch) (2)
Burkitt-Lymphom (3)	
Plasmozytom (solitär ossär, primär extraossär) (2)	
multiples Myelom (Plasmazellmyelom) (2)	
Hodgkin-Lymphom	
noduläres Lymphozyten – prädominantes Hodgkin-Lymphom (noduläres Paragranulom)	
klassisches Hodgkin-Lymphom • Hodgkin-Lymphom, noduläre Sklerose (Grad I und II) • Hodgkin-Lymphom, Mischtyp • Hodgkin-Lymphom, lymphozytenarm • klassisches Hodgkin-Lymphom, lymphozytenreich (nodulärer und diffuser Subtyp)	
Klinische Malignitätseinteilung: (1) niedrig malignes (indolentes) Lymphom, (2) aggressives Lymphom, (3) sehr aggressives Lymphom. * Grad I und II ** Grad III *** von B-Zellen in den Keimzentren der Lymphfollikel ausgehend **** von B-Zellen der mantelförmig um die Follikelzentren der Lymphknoten gelegenen Region ausgehend ***** Die entarteten B-Zellen befinden sich in der Randzone von reaktiv gebildeten Lymphfollikeln.	

baren Einfluss auf die Wahl der Therapie. Hier stehen die sich langsam teilenden (niedrig malignen oder indolenten) Tumoren den hoch malignen (aggressiven) Formen gegenüber. Ironischerweise sind gerade die sich rasch teilenden, d. h. hoch malignen Tumoren therapeutisch leichter beeinflussbar und haben deshalb oft eine bessere Prognose als die niedrig malignen NHL, die mit konventioneller Therapie oft unheilbar sind, auch wenn die Patienten jahrelang überleben und wiederholt auf die Therapie ansprechen.

Epidemiologie

Inzidenz ca. 10/100.000 Einwohner jährlich, mit zunehmender Tendenz. Die Häufigkeit nimmt im Alter zu; Männer erkranken häufiger als Frauen (M : F = 1,5 : 1).

Ätiologie
Die Ursache der überwiegenden Mehrzahl der Erkrankungen ist unklar. Diskutiert werden u. a.:
- **Viren:** HTLV-1-Viren wurden in T-Zell-Lymphomen in Japan nachgewiesen, Epstein-Barr-Viren werden als Auslöser für das endemische und das HIV-assoziierte Burkitt-Lymphom (s. u.) verantwortlich gemacht. *Helicobacter pylori* ist mit MALT-Lymphomen des Magens assoziiert.
- **Chromosomenaberrationen:** Translokationen können den programmierten Zelltod (Apoptose) verhindern und Tumorsuppressor-Gene inaktivieren; sie sind bei vielen NHL nachzuweisen.
- **Immunsuppression:** Ein erhöhtes Risiko besteht bei AIDS, angeborenen Immundefekten, medikamentöser Immunsuppression sowie nach Zytostatikatherapie.

Klinik
- **Lymphknotenschwellungen und B-Symptome** (häufig)
- Ein **extranodaler Befall** tritt häufiger als beim Hodgkin-Lymphom auf und betrifft v. a.
  - die Haut mit papulösen Infiltraten und Hautblutungen (überwiegend T-Zell-Lymphome, z. B. das Sézary-Syndrom, s. u.),
  - den Magen-Darm-Trakt (überwiegend B-Zell-Lymphome) und
  - das ZNS.
- **Knochenmarkinfiltration** (in 30–50 %): Im Blutbild resultieren z. B. eine Anämie und eine Thrombozytopenie/Leukopenie. Immunozytische und immunoblastische B-Zell-Lymphome gehen oft mit einer monoklonalen Gammopathie (> 3.6.5) einher.
- **Splenomegalie** (in 20 %)
- selten: Befall der Tränen- und Speicheldrüsen (Mikulicz-Syndrom), der Augen und der Knochen

Diagnostik
Sicherung der Diagnose und Klassifizierung Die Diagnose wird durch eine Lymphknotenexstirpation und deren histopathologische Aufarbeitung (einschließlich zytogenetischer und immunzytologischer Charakterisierung) gesichert. Die dadurch erreichte Klassifizierung (> Tab. 3.11) ist sowohl für die Therapie als auch für die Prognose von entscheidender Bedeutung.

Staging Die meisten NHL werden wie die Hodgkin-Lymphome nach der modifizierten Ann-Arbor-Konvention (> 3.6.3) in Stadien eingeteilt. Als Hochrisikopatienten gelten Patienten im Stadium III/IV mit zwei oder mehr Risikofaktoren (als Risikofaktoren gelten bei den NHL z. B. LDH-Erhöhung, Befall mehrerer extranodaler Organe und reduzierter Allgemeinzustand).

Therapie
Die Therapie der NHL ist onkologischen Zentren vorbehalten. Sie ist so heterogen wie die Krankheitsgruppe. Im Folgenden sind daher nur die Prinzipien dargestellt:

Indolente NHL (> Tab. 3.11)
Lokalisierte Stadien (Stadium I und II) Entweder „watch and wait" oder Strahlentherapie, mit oder ohne zusätzliche (milde) Polychemotherapie (CHOP: **C**yclophosphamid, Adriamycin [= **H**ydroxydaunorubicin], Vincristin [= **O**ncovin®] und **P**rednisolon). Rezidive treten v. a. in benachbarten Lymphknotenregionen auf, deshalb besteht die Bestrahlung meist aus einer Extended-Field- oder einer total-nodalen Bestrahlung.

Generalisierte Stadien und alle Stadien mit B-Symptomatik Meist mit palliativer Zielsetzung. Die therapeutische Spannbreite ist groß, sie reicht von Abwarten („watch and wait") über eine Chemotherapie mit CHOP bis zur Hochdosis-Chemotherapie mit Knochenmark- bzw. Stammzelltransplantation. Als Therapieindikationen gelten B-Symptome, Knochenmarkinfiltration mit Panzytopenie, rasche Progredienz oder potenzielle Organschädigung (z. B. Splenomegalie mit Kapselspannungsschmerz oder drohender Ruptur, Paraproteinämie mit drohender Nierenschädigung).

Aggressive NHL (> Tab. 3.11)
Je nach Alter, extranodalem Befall, Tumorstadium und Allgemeinzustand kommen unterschiedliche Therapieregimes zum Einsatz, z. B. mit CHOP, evtl. auch in Kombination mit dem Anti-CD20-Antikörper Rituximab. Manche CD20-positiven Lymphome eignen sich auch zur **Radioimmuntherapie.** Bei Hochrisikopatienten kann auch eine Hochdosis-Chemotherapie mit nachfolgender autologer Stammzelltransplantation eingesetzt werden.

Prognose

Die Prognose ist v.a. abhängig von histologischem Typ, Ausdehnung und Lokalisation, Lebensalter, dem Vorliegen oder Fehlen von B-Symptomen sowie dem Allgemeinzustand des Patienten.

Chronische lymphatische Leukämie (CLL)

Die CLL ist eine leukämisch verlaufende Form des NHL, in der WHO-Klassifizierung ist sie mit dem selteneren, nichtleukämisch verlaufenden kleinzelligen lymphozytischen Lymphom zusammengefasst (> Tab. 3.11). Die CLL ist i.d.R. eine unheilbare Erkrankung des höheren Lebensalters, kann jedoch oft über viele Jahre therapeutisch in Schach gehalten werden. Sie betrifft Männer häufiger als Frauen. Mit einer Inzidenz von ca. 3/100.000 Einwohner jährlich ist sie die häufigste Leukämieform. Gleichzeitig ist die CLL die häufigste Form des NHL (ca. 10 %).

Charakteristisch sind die unkontrollierte Proliferation und Akkumulation eines entarteten B-Zell-Klons. Die malignen Lymphozyten proliferieren relativ langsam, haben aber eine verlängerte Lebensdauer. Sie breiten sich in Knochenmark, Leber, Milz und Blut aus. Etwa 5 % gehen in ein aggressives Lymphom über (Richter-Syndrom).

Aufgrund der Verdrängung immunkompetenter B-Lymphozyten, einer verminderten Antikörperantwort und der gleichzeitig bestehenden Störung des T-Zell-Systems besteht einerseits eine erhöhte Infektanfälligkeit, andererseits eine erhöhte Inzidenz von Autoimmun- und Tumorerkrankungen.

Ätiologie
Die Vermehrung der reifen Lymphozyten resultiert aus einer verminderten Apoptose, deren Ursache jedoch unklar ist. Des Weiteren sind unterschiedliche Chromosomenaberrationen als Risikofaktoren beschrieben. Die familiäre Häufung legt weitere genetische Ursachen nahe (Kinder von CLL-Patienten haben ein dreifach erhöhtes Risiko).

Klinik
Initial sind die Patienten meist asymptomatisch: Die Mehrzahl der Diagnosen beruht auf einem Zufallsbefund. Typisch ist die Lymphknotenschwellung. Als Ausdruck der Abwehrschwäche treten oft Herpes-zoster- und *Candida*-Infektionen auf. Auch andere Hauterscheinungen sind bei der CLL häufiger (knotige Infiltrate, Erythrodermien, Pruritus, chronische Urtikaria). In fortgeschritteneren Stadien kommen auch B-Symptome oder eine massive Splenomegalie vor. Neben der Milz kann im Verlauf praktisch jedes Organ infiltriert werden.

> **MERKE**
> Bei CML ist eine Lymphknotenschwellung selten, dafür besteht regelmäßig eine ausgeprägte Splenomegalie. Eselsbrücke: CLL = Lymphknotenschwellung und Splenomegalie, CML = Milzschwellung.

Bei ca. 10 % der Patienten besteht eine autoimmunhämolytische Anämie durch Wärmeantikörper. Auch eine monoklonale Gammapathie vom IgM-Typ kann auftreten.

Diagnostik
Ziele der Diagnostik sind neben der Diagnosestellung die Prognoseabschätzung und Therapieplanung. Letztere richtet sich nach dem Grad der Knochenmarkinsuffizienz und dem Lymphknotenbefall. Als Orientierung dient die Stadieneinteilung nach Binet.
- **Blutbild:** Lymphozytose mit mindestens 5.000 B-Lymphozyten/µl im peripheren Blut
- **Knochenmark:** Anteil der reifen Lymphozyten > 40 % aller kernhaltiger Zellen, bei normalem oder erhöhtem Zellgehalt
- **Immunzytologie** (durchflusszytometrische Phänotypisierung): Nachweis der Monoklonalität der vermehrt vorliegenden Lymphozyten (identische Oberflächenmarker bei der Immunphänotypisierung: CD5, CD19, CD23)

> **Patho-Info**
> **Stadieneinteilung (nach Binet)**
> - **Stadium A:** < 3 Lymphknotenstationen* betroffen: Lebenserwartung > 120 Monate
> - **Stadium B:** ≥ 3 Lymphknotenstationen* betroffen: Lebenserwartung 60 Monate
> - **Stadium C:** Anämie (Hb < 10 g/dl) oder Thrombozytopenie (< 100/nl): Lebenserwartung 24 Monate
> *Leber und Milz gelten als jeweils eine „Lymphknotenstation".
> [PB, FF]

Therapie
Aufgrund des langsamen Erkrankungsverlaufs werden die Patienten möglichst spät und möglichst schonend therapiert. Bei großen Lymphomen oder einer großen Milz kommt eine niedrig dosierte Bestrahlung in Betracht. Bei rezidivierenden Infekten aufgrund eines Antikörpermangelsyndroms sollten Immunglobuline substituiert werden.

Prognose
Die CLL ist die gutartigste Leukose überhaupt und sie verläuft fast immer langsam über viele Jahre, wobei 50 % der Patienten an Infekten versterben. Prognostisch ungünstige Faktoren sind:
- fortgeschrittenes Stadium
- erhöhte LDH
- hohes β_2-Mikroglobulin
- hohe Spiegel von CD23 im Serum
- erhöhter Thymidin-Kinase-Spiegel im Serum

Multiples Myelom, Plasmozytom

Synonyme Malignes Myelom, Plasmazellmyelom, Morbus Kahler.

Das multiple Myelom ist der häufigste Tumor von Knochen und Knochenmark. Zugrunde liegt die maligne Proliferation eines Plasmazellklons. Die Inzidenz liegt bei 4/100.000 jährlich und nimmt mit dem Alter zu.

Das multiple Myelom gehört zu den aggressiven Non-Hodgkin-Lymphomen. Ein maligne entarteter Klon von Plasmazellen breitet sich diffus im Knochenmark und Knochen aus (multiples Myelom). Seltener bildet sich ein solitärer (ossärer oder extraossärer) Tumor aus Plasmazellen; er hat eine günstigere Prognose und wird nach der WHO-Klassifikation als **Plasmozytom** vom multiplen Myelom abgegrenzt (der Begriff „Plasmozytom" wird aber auch synonym zum multiplen Myelom verwendet). Die entarteten Plasmazellen stimulieren die Osteoklasten, sodass Osteolysen auftreten.

Die malignen Zellen produzieren ein nichtfunktionsfähiges monoklonales Immunglobulin, das verschiedenen Immunglobulinklassen angehören kann: in ca. 55 % d. F. IgG, in ca. 25 % IgA, in 1 % IgD oder in 20 % inkomplette Immunglobuline (Leichtketten vom λ- oder κ-Typ). In 60 % der IgG- und IgA-bildenden multiplen Myelome können Leichtketten im Urin nachgewiesen werden (**Bence-Jones-Proteine**). Diese Bence-Jones-Proteine sind niedermolekulare Paraproteine (Molekulargewicht um 22 kDa), die harngängig und deshalb im Urin nachweisbar sind.

Klinik
Typisches Symptom sind die Knochenschmerzen (ca. 70 % der Patienten), die bei Bewegung zunehmen (Differenzialdiagnose Knochenmetastasen). Hinzu kommen pathologische Frakturen durch Osteolysen. Daneben treten aber auch B-Symptome und häufig anämiebedingte Beschwerden auf. 90 % d. F. verlaufen progredient. In 10 % ist der Verlauf sehr langsam, der Anstieg der monoklonalen Immunglobuline fehlt (engl. smoldering myeloma).

> **Patho-Info**
> **Symptome und Befunde beim multiplen Myelom**
> - **B-Symptome:** Gewichtsverlust, Fieber, Nachtschweiß
> - **Knochenschmerzen** (ca. 70 %), die bei Bewegung zunehmen
> - **pathologische Frakturen** durch Osteolysen. Diese entstehen durch Stimulation der Osteoklasten durch die Tumorzellen (über IL-1 und IL-6 sowie Tumornekrosefaktor-α). Der Knochenabbau kann zur Hyperkalzämie (➤ 10.6.3) führen.
> - **erhöhte Infektanfälligkeit:** Die gebildeten monoklonalen Immunglobuline sind nicht funktionstüchtig. Es resultiert ein Antikörpermangelsyndrom mit einem erhöhten Risiko v. a. für bakterielle Pneumonien und Pyelonephritiden.
> - **Niereninsuffizenz** (ca. 25 %): Ursachen sind meist eine Hyperkalzämie oder eine tubuläre Schädigung durch die Ausscheidung von Leichtketten (Myelom-Nieren, AL-Amyloidose).
> - **Anämie** (ca. 80 %): durch Knochenmarkverdrängung sowie tumor- oder infektbedingt. Meist sind die Erythrozyten normozytär und normochrom.
> - **Hyperviskositätssyndrom** durch Erhöhung des Serumproteingehalts. Es kann zu Synkopen, Hör- und Sehstörungen, peripherer Zyanose, Parästhesien und Durchblutungsstörungen in den Beinen kommen.
> - selten hämorrhagische Diathese sowie Amyloidose
> [PB, FF]

Diagnostik
Der erste Hinweis ergibt sich aus dem **M-Gradienten** in der Serumeiweißelektrophorese, der auf eine monoklonale Eiweißproduktion hinweist. Gleichzeitig ist das Gesamteiweiß vermehrt und die BSG extrem beschleunigt (**Sturzsenkung**). Evtl. bestehen

eine Hyperkalzämie und eine Kreatininerhöhung. Im Blutbild findet sich eine Anämie.

Die **definitive Diagnose** des multiplen Myeloms stützt sich auf:
- Nachweis einer Plasmozytose im Knochenmark (Plasmazellanteil > 10 %, sog. Plasmazellnester) oder der Nachweis eines Plasmozytoms
- mittels Immunelektrophorese im Serum oder Urin nachweisbares monoklonales Protein
- Nachweis osteolytischer Herde bzw. einer Osteoporose mit Wirbelkörperfrakturen und/oder das Vorliegen einer
  - Hyperkalzämie
  - Anämie (Hb < 10 g/dl bzw. 2 g/dl unterhalb der Norm)
  - Niereninsuffizienz (Kreatininwert > 173 µmol/l oder > 2 mg/dl)

Osteolysen finden sich am häufigsten an der Wirbelsäule, am Becken, an Oberschenkel- und Oberarmknochen und am Schädel. Am Schädel spricht man bei multiplen Osteolysen vom **Schrotschuss-Schädel**.

> **MERKE**
> Die Urinuntersuchung ist dabei immer notwendig, weil die Serumspiegel der Paraproteine infolge der renalen Elimination niedrig sein können.
> Bence-Jones-Proteine werden von Urin-Streifentests nicht erfasst.

Die Stadieneinteilung nach Salmon und Durie berücksichtigt neben der Konzentration der monoklonalen Immunglobuline im Serum und im Urin auch das Ausmaß der Anämie und der Hyperkalzämie sowie die Anzahl der Osteolysen.

> **Patho-Info**
> **Stadieneinteilung des multiplen Myeloms (nach Salmon und Durie)**
> Das Stadium korreliert mit der Tumorzellmasse und damit mit Prognose und Behandlungsindikation.
> **Stadium I (niedrige Tumorzellmasse)**
> - Hb > 10 g/dl
> - Serumkalzium normal
> - geringe Konzentration monoklonaler Immunglobuline: IgG < 50 g/l, IgA < 30 g/l, Leichtketten im Urin < 4 g täglich
> - normales Skelett oder nur eine solitäre Osteolyse
>
> **Stadium II** Weder Stadium I noch Stadium III.
>
> **Stadium III (hohe Tumorzellmasse)**
> - Hb < 8,5 g/dl
> - Serumkalzium erhöht
> - hohe Konzentration monoklonaler Immunglobuline: IgG > 70 g/l, IgA > 50 g/l, Leichtketten im Urin > 12 g täglich
> - mehrere Osteolysen
>
> Für jedes Stadium gibt es zusätzlich eine Unterteilung in A (Kreatinin < 177 µmol/l = 2 mg/dl) und B (Kreatinin > 177 µmol/l = 2 mg/dl).
> [PB, FF]

Therapie

Die Therapie ist stadienabhängig und wird im Folgenden exemplarisch dargestellt:

Stadium I Bei asymptomatischen Patienten besteht keine Therapieindikation. Regelmäßige Kontrolluntersuchungen sind indiziert.

Stadium II und III
- Chemotherapie z. B. mit Melphalan und Prednison (Alexanian-Schema) oder Vincristin, Adriamycin und Dexamethason (VAD-Schema)
- Bestrahlung von frakturgefährdeten Knochen; ggf. operative oder mechanische Stützung von Frakturen (z. B. durch Korsett)
- bei Infekten frühzeitige antibiotische Therapie und Substitution von Immunglobulinen
- bei Patienten < 65 Jahren evtl. autologe Blutstammzelltransplantation, bei jüngeren Patienten evtl. allogene Stammzelltransplantation
- Therapie der Komplikationen (Tumorlysesyndrom und Hyperviskositätssyndrom)
- weitere Therapieoptionen: Thalidomid oder Lenalidomid oder Proteasom-Inhibitor Bortezomib

Bei allen Patienten sollte auch eine **supportive Therapie** erfolgen: u. a. adäquate Schmerztherapie, eine ausreichende Hydrierung zur Prävention einer Niereninsuffizienz, der Ausgleich einer Anämie sowie die Therapie eines sekundären Antikörpermangels.

Alle Myelompatienten werden zudem mit Bisphosphonaten (➤ 7.5.6) behandelt, welche die Osteoklastenfunktion hemmen.

Prognose

Die mittlere Lebenserwartung beträgt in den Stadien II und III unter einer konventionellen Therapie

(z. B. Melpholon, Prednison) etwa 30 Monate. Die meisten Patienten sterben an Infektionen oder an den Folgen einer Niereninsuffizienz.

Wie bei der CLL korrelieren LDH, $β_2$-Mikroglobulin und Thymidin-Kinase im Serum mit der Tumormasse und haben prognostische Relevanz.

Durch eine Hochdosis-Chemotherapie mit nachfolgender autologer Blutstammzelltransplantation kann die Lebenserwartung deutlich verbessert werden; bei der allogenen Blutzelltransplantation sind in über 50 % d. F. Langzeitremissionen möglich.

Seltenere NHL

Immunozytom

Synonyme Makroglobulinämie, Morbus Waldenström.

Das als lymphoplasmozytisches Lymphom bezeichnete NHL ist viermal seltener als das multiple Myelom und tritt fast nur im höheren Lebensalter auf (Median im 7. Dezennium). Charakteristisch ist die Bildung monoklonaler IgM-Globuline.

Klinik
Klinisch im Vordergrund stehen die durch die monoklonale Gammopathie bedingten Schädigungen (➤ 3.6.5), insbesondere Hyperviskositätssyndrom und hämorrhagische Diathese. Im Gegensatz zum multiplen Myelom tritt eine Osteoporose auf.

Diagnostik und Therapie
Im Serum lassen sich die monoklonalen IgM leicht nachweisen. Das Knochenmark zeigt lymphozytoide Zellinfiltrate.

Die Therapie erfolgt in Abhängigkeit vom klinischen Beschwerdebild und ist vielschichtig. Die Prognose ist besser als beim multiplen Myelom.

Haarzell-Leukämie

Niedrig malignes NHL vom B-Zell-Typ, das v. a. Männer betrifft (80 %). Namensgebend ist die charakteristische Morphologie der Lymphozyten (ausgefranst und haarig; ➤ Abb. 3.14).

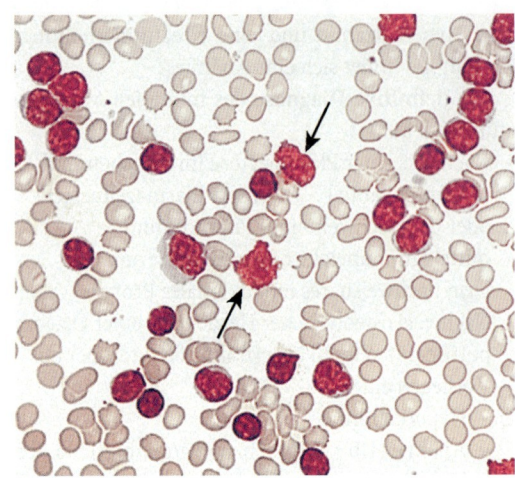

Abb. 3.14 Blutausstrich der Haarzell-Leukämie mit den typischen ausgefransten, „haarigen" Zellgrenzen (Pfeil). [E519]

Klinik
Im Vordergrund stehen Splenomegalie (> 75 %), Hepatomegalie (ca. 40 %) und eine Panzytopenie aufgrund stattfindender Knochenmarkinfiltration.

Therapie
Die Gabe von neueren Purin-Analoga (z. B. Cladribin) ermöglicht in 80 % komplette Remissionen (in Einzelfällen sogar Heilungen). Eine weitere Therapieoption stellt der Einsatz des Anti-CD20-Antikörpers Rituximab dar.

Sézary-Lymphom

Niedrig malignes kutanes T-Zell-Lymphom, des höheren Lebensalters. Das Sézary-Syndrom stellt die generalisierte Form der auf die Haut beschränkten Mycosis fungoides dar.

Klinik
Chronische Erythrodermie (stark juckende rote Flecken) und Lymphadenopathie. Histologisch typisch sind **Sézary-Zellen** (Synonym: **Lutzner-Zellen** = kleine Lymphozyten mit stark eingekerbten Kernen), Pseudoabszesse und **Mykosis-Zellen** (große basophile Zellen mit großen Nukleolen).

Therapie
Therapeutische Optionen sind PUVA-Therapie (Gabe von Psoralen, kombiniert mit UV-A-Bestrahlung) und Photopherese (Psoralen-Gabe und extrakorpo-

rale UVA-Bestrahlung von Leukozyten). In höheren Stadien erfolgt eine niedrig dosierte Chemotherapie.

Prognose

Die Erkrankung verläuft zunächst oft über Jahre langsam, dann kommt es häufig zu einer rasch progredienten Tumorbildung an der Haut mit tödlichem Ausgang. Die mittlere Lebenserwartung liegt bei ca. 5 Jahren.

Burkitt-Lymphom

Das v. a. in Westafrika endemische Burkitt-Lymphom, das bei Kindern und Jugendlichen durch eine Epstein-Barr-Virus-Infektion ausgelöst werden kann (bei Jungen 3-mal häufiger als bei Mädchen), ist in Europa selten. Hierzulande kommt das Burkitt-Lymphom im Rahmen der HIV-Infektion sowie sporadisch vor.

Es handelt sich um das am schnellsten wachsende NHL. In Europa sind bei 20 % der Burkitt-Lymphome EBV-Antigene nachweisbar (bei HIV-assoziierten Burkitt-Lymphomen sogar in 40 % d. F.).

Klinik und Therapie

Klinisch kann praktisch jedes Organ beteiligt sein (v. a. Darm, Mesenterium, Leber); leukämische Verläufe kommen bei Knochenmarkbefall vor. Bei der endemischen (afrikanischen) Form ist v. a. der Gesichtsschädel betroffen (Tumoren, Ulzerationen). Trotz des raschen Wachstums ist das Burkitt-Lymphom durch eine Chemotherapie in > 50 % d. F. heilbar.

3.6.5 Monoklonale Gammopathien

Hierunter fallen die Krankheiten, die mit einer vermehrten Sekretion von monoklonalen γ-Globulinen oder γ-Globulin-Bruchstücken (z. B. Leichtketten) einhergehen.

Zu den Gammopathien zählen:
- MGUS (monoklonale Gammopathie unklarer Signifikanz, s. u.): 66 %
- multiples Myelom (➤ 3.6.4): ca. 16 %
- Amyloidose (➤ 8.9): ca. 10 %
- manche Non-Hodgkin-Lymphome, z. B. CLL, lymphoplasmozytisches Lymphom (Morbus Waldenström): 8 %

Gammopathien induzieren unterschiedliche pathologische Prozesse:
- durch Viskositätserhöhung des Plasmas (Hyperviskositätssyndrom): Raynaud-artige Durchblutungsstörungen der Haut, Durchblutungsstörungen des ZNS mit Kopfschmerzen, Somnolenz, Seh- und Hörstörungen bis hin zu Krampfanfällen, evtl. Myokardinfarkt
- Schädigung der Nierentubuli mit nephrotischem Syndrom und Niereninsuffizienz
- hämorrhagische Diathese durch eine Beeinträchtigung der Thrombozytenaggregation sowie durch Bindung der monoklonalen Proteine an Gerinnungsfaktoren
- evtl. autoimmunhämolytische Anämie (bei Vorliegen von IgM-Kälteagglutininen)

Monoklonale Gammopathie unklarer Signifikanz (MGUS)

Nachweis eines monoklonalen M-Proteins ohne Hinweis auf eine zugrunde liegende Erkrankung. Die MGUS ist die häufigste Gammopathie. 3 % aller über 70-Jährigen zeigen eine mäßige Vermehrung der γ-Globuline. Meist handelt es sich um einen Zufallsbefund. Etwa 25 % der Patienten entwickeln innerhalb von 20 Jahren ein multiples Myelom oder eine andere lymphoproliferative Erkrankung. Der Befund muss deshalb stets, z. B. halbjährlich, kontrolliert werden.

Kriterien, zur Abgrenzung vom multiplen Myelom:
- ein Gehalt an monoklonalem Immunglobulin G im Serum von < 30 g/l, IgA < 20 g/l
- < 10 % Plasmazellen im Knochenmark, keine Atypien
- keine oder nur geringe Konzentration von M-Proteinen im Urin (Bence-Jones-Proteine < 1 g/24 h)
- Fehlen von Anämie, Niereninsuffizienz, Hyperkalzämie und typischen Knochenveränderungen

3.6.6 Myeloproliferative Erkrankungen

Myeloproliferative Erkrankungen entstehen durch monoklonale Proliferation einer myeloischen Stammzelle. Nach Dameshek (1951) umfasst die Gruppe folgende Krankheiten:

- chronische myeloische Leukämie (CML)
- Polycythaemia vera
- essenzielle Thrombozythämie
- Osteomyelofibrose/Osteomyelosklerose

Die **Ursachen** der myeloproliferativen Erkrankungen sind nach wie vor ungeklärt. Im Verdacht stehen ionisierende Strahlen und Chemikalien wie Benzole oder Alkylanzien. Schon lange bekannt ist das bei der CML meist nachweisbare Philadelphia-Chromosom, das aus einer Translokation der Chromosomen 9 und 22 resultiert. Neuerdings konnten bei den meisten Fällen von Polycythaemia vera und bei der Hälfte der Patienten mit essenzieller Thrombozythämie sowie mit Osteomyelofibrose Mutationen des Janus-Kinase-2-Gens (JAK2) nachgewiesen werden.

Dies eröffnet neue Aussichten für die **Therapie:** Kann nämlich die Tyrosinkinase-Aktivität dieser Gene gehemmt werden, so können die von der Mutation betroffenen Vorläuferzellen Substrat nicht mehr verwerten und verlieren ihren Überlebensvorteil. Ein entsprechendes Therapieprinzip ist bei der CML mit dem Tyrosinkinase-Hemmer Imatinib bereits realisiert.

Eine klare Zuordnung zu den einzelnen myeloproliferativen Erkrankungen ist zu Beginn der Erkrankungen oft nicht möglich. Auch sind Übergänge von einer Erkrankung in die andere möglich. Die klinischen Gemeinsamkeiten der Erkrankungsgruppe sind im ➤ Kasten zusammengefasst.

Patho-Info

Gemeinsame Kennzeichen myeloproliferativer Syndrome

- häufig Splenomegalie
- Im Initialstadium können alle drei Zelllinien vermehrt sein (Leuko-, Erythro- und Thrombozyten).
- chronischer Verlauf mit stetiger Progredienz
- Tendenz zur Markfibrose (v. a. bei Osteomyelosklerose)
- evtl. extramedulläre Blutbildung (v. a. bei Osteomyelosklerose)
- evtl. Übergang in einen meist tödlichen Blastenschub, der wie eine akute Leukämie verläuft (v. a. bei CML)
- Typisch ist eine Basophilie im peripheren Blut.

[PB, FF]

Chronische myeloische Leukämie (CML)

Die CML kennzeichnet eine exzessive Produktion funktionstüchtiger Granulozyten aufgrund maligner Entartung einer hämatopoetischen Stammzelle (monoklonale Stammzellentartung). In > 90 % wird das **Philadelphia-Chromosom** nachgewiesen (s. u.).

Die **Inzidenz** liegt bei etwa 1/100.000 Einwohner jährlich, mit einem Altersgipfel im mittleren Lebensalter.

Pathogenese

In über 90 % liegt eine reziproke Translokation von Teilen des Chromosoms 22 auf das Chromosom 9 (t[9;22]) vor. Das daraus entstehende Chromosom 22q$^-$ wird als **Philadelphia-Chromosom** bezeichnet und enthält ein Fusionsgen, das eine proliferationsstimulierende Proteinkinase codiert. Diese ist verantwortlich für die unkontrollierte Zellvermehrung; der resultierende Wachstumsvorteil gegenüber nichtpathologischen Zellen führt nach Jahren zu einem völligen Überwiegen des Philadelphia-Chromosom-positiven malignen Zellklons und zu einer fast völligen Unterdrückung der normalen Hämatopoese. 5–10 % der Patienten mit CML haben kein Philadelphia-Chromosom, jedoch trotzdem ein bcr-abl-Fusionsgen.

Die Ätiologie ist überwiegend unklar, ionisierende Strahlen und Benzol erhöhen das Risiko.

Klinik

Die Krankheit durchläuft verschiedene Phasen:

Chronische Initialphase („stabile Phase") Die Patienten sind weitgehend asymptomatisch. Eine chronische Leukozytose und Splenomegalie sind jedoch schon nachweisbar, evtl. bestehen Müdigkeit und Nachtschweiß. Diese Phase dauert im Mittel 5 Jahre.

Akzelerationsphase An die Initialphase schließt sich für etwa 1 Jahr die Akzelerationsphase an mit Fieber, Nachtschweiß, Gewichtsverlust (B-Symptome), zunehmender Milzgröße, Leukozytose, zunehmender Anämie und Thrombozytopenie. Im Blutbild finden sich mehr als 10 % Blasten. Das Knochenmark expandiert; es kommt zu Knochenschmerzen und extramedullärer Infiltration. Typisch ist der Klopf- bzw. Kompressionsschmerz des Sternums.

Blastenschub Der Blastenschub ist die Endphase der CML und verläuft wie eine akute Leukämie mit myeloischen (60 %), lymphatischen (30 %) oder erythroiden Vorläuferzellen im Blut. Im Blutbild finden sich jetzt mehr als 30 % Blasten. Meist ist der Schub therapierefraktär. Die mediane Überlebenszeit beträgt weniger als 4–5 Monate.

Seltener endet die CML in einer Osteomyelosklerose mit zunehmender Knochenmarkinsuffizienz.

Diagnostik
Ziele der Diagnostik sind:
- Festlegung der Diagnose (Blutbild, Knochenmark, alkalische Leukozytenphosphatase)
- Einschätzung der Prognose
  - Zytogenetik: z. B. Philadelphia-Chromosom
  - Molekulargenetik: Nachweis des bcr-abl-Fusionsgens
- Planung der Therapie (Abschätzung der Ausdehnung, Begleiterkrankungen, HLA-Typisierung)

Dementsprechend umfasst der **diagnostische Pfad** folgende Untersuchungen:
- **Blutbild:** Neutrophilie und Nachweis von Vorläuferzellen der Myelopoese inklusive Blasten (pathologische Linksverschiebung). Initial ist eine Thrombozytose möglich, die Thrombozyten sind evtl. zusätzlich in ihrer Funktion gestört (→ Blutungen oder Thrombosen). Das Auftreten kernhaltiger roter Vorstufen weist auf eine extramedulläre Blutbildung hin. Des Weiteren bestehen häufig eine Eosinophilie und eine Basophilie.
- **Knochenmark:** Hyperplasie der Myelopoese sowie auch der Megakaryopoese. Typisch sind ungewöhnlich kleine Megakaryozyten.
- **Zytogenetik:** Nachweis des **Philadelphia-Chromosoms** (in > 90 %) sowie des bcr-abl-Fusionsgens: Fehlt ein Philadelphia-Chromosom, ist die Prognose ungünstiger.
- **Zytochemie:** Die **alkalische Leukozytenphosphatase** ist im Gegensatz zur entzündlichen Leukoyztose oder der Osteomyelosklerose erniedrigt.
- **andere Untersuchungen:** LDH, Harnsäure (bei vermehrtem Zelluntergang erhöht), Sonografie des Abdomens (Hepatosplenomegalie?), HLA-Typisierung des Patienten und der Verwandten für eine Knochenmarktransplantation, ggf. Fremdspendersuche.

> **MERKE**
> Der Nachweis eines Philadelphia-Chromosoms oder der molekulargenetische Nachweis eines bcr-abl-Fusionsgens in myelopoetischen Stammzellen beweist eine CML.

Therapie
Die Therapie der bcr-abl-positiven CML wurde durch den oralen **Tyrosinkinase-Inhibitor Imatinib** revolutioniert. Dieser hemmt spezifisch die bcr-abl-Tyrosinkinase, wodurch die Phosphorylierung von Substrat und damit die Energiebereitstellung in den betroffenen Zellen reduziert werden. Hierdurch werden in der chronisch-stabilen Phase in bis zu 98 % hämatologische Remissionen erzielt; zytogenetische Remissionen (kein Nachweis von Philadelphia-Chromosom-positiven Zellen mehr) gelingen in dieser Phase in bis zu 90 %. Leukozytenzahlen und Splenomegalie normalisieren sich innerhalb von etwa 2 Monaten. Nur 5 % der Patienten müssen das Medikament wegen Nebenwirkungen (v. a. Übelkeit und Ödeme) absetzen. Diejenigen Patienten, die Imatinib schlecht vertragen oder aufgrund von Resistenzen nicht ansprechen, können mit alternativen Tyrosinkinase-Inhibitoren Dasatinib oder Nilotinib behandelt werden. Studien zeigten, dass diese Substanzen bei Patienten mit Rezidiven aufgrund einer Resistenzentwicklung sehr wirksam sind. Jedoch bleiben die Ergebnisse von Langzeitstudien dieser neuen Substanzen abzuwarten.

Die einzige kurative Therapieoption ist die **allogene Stammzelltransplantation;** sie wird v. a. jungen Patienten mit günstiger Prognose (z. B. mit HLA-kompatiblen Geschwisterspendern) angeboten.

Weitere Therapiemaßnahmen sind die Leuk(ozyt)apherese bei sehr hohen Leukozytenzahlen mit Zeichen eines Hyperviskositätssyndroms (z. B. Priapismus, Sehstörungen, Somnolenz) sowie bei Bedarf eine Thrombozyten- und Erythrozytensubstitution. Die Leukapherese ist ein Verfahren, bei dem Blut aus einer großlumigen Vene ausgeleitet wird, die Leukozyten durch schonende Zentrifugierung abgetrennt werden und der verbleibende Rest dem Patienten über eine andere Vene wieder zugeführt wird.

Prognose
Die Prognose der Patienten ist von multiplen Faktoren abhängig. Nach KMT ist die 5-Jahres-Überlebensrate mit ca. 50–70 % vergleichbar; diese Patienten gelten dann jedoch fast alle als geheilt. Die Prognose hat sich durch Imatinib stark verbessert.

Polycythaemia vera (PV)

Seltene Erkrankung der myelopoetischen Stammzelle mit autonomer Proliferation aller drei Blutzellreihen, v. a. der Erythropoese. In etwa 80 % d. F. bedingt durch eine Mutation des Janus-Kinase-2-Gens (JAK2). Die Inzidenz beträgt 0,5 Erkrankungen pro 100.000 Einwohner pro Jahr, mit einem Häufigkeitsgipfel um 60 Jahre. Männer sind häufiger als Frauen betroffen. Die Ätiologie ist unbekannt, in 20 % d. F. geht die Erkrankung in eine Osteomyelosklerose über.

Klinik

Im Vordergrund steht die Polyglobulie mit einer Erythrozytose, zudem ist das Blutvolumen oft stark vermehrt. Folge der Erythrozytenvermehrung ist eine Hautrötung (**Plethora**). Bei einem Hämatokriten > 55 % steigt die Blutviskosität deutlich an, sodass dann die Erscheinungen des **Hyperviskositätssyndroms** dominieren: zerebrale Mangeldurchblutung (z. B. Kopfschmerzen, Schwindel, bis hin zum Schlaganfall) sowie periphere Durchblutungsstörungen (z. B. Akrozyanose, Angina pectoris bis hin zum Herzinfarkt). Als Folge des gesteigerten Blutvolumens kann eine Hypertonie auftreten.

Nach Jahren kommt es zu Splenomegalie und Thrombosen bzw. Thromboembolien (arterielle Thrombosen z. B. mit Myokardinfarkt, venöse Thrombosen z. B. als tiefe Beinvenenthrombosen).

Durch die oft begleitende Thrombopathie ist aber auch eine **hämorrhagische Diathese** möglich.

Diagnostik

Im **Blutbild** zeigt sich die charakteristische Erhöhung von Erythrozyten, Leukozyten (mit relativer Lymphopenie) und Thrombozyten. Die alkalische Leukozytenphosphatase ist im Gegensatz zur CML erhöht, der Erythropoetinspiegel im Gegensatz zur reaktiven Polyglobulie erniedrigt. Das **Knochenmark** ist hyperzellulär und zeigt eine Eisenverarmung (➤ Abb. 3.15). In Zweifelsfällen kann der Nachweis des mutierten Janus-Kinase-2-Gens (JAK2) die Diagnose erhärten. Zur Diagnosefindung wurden von der WHO folgende Diagnosekriterien für die Polycythaemia vera formuliert:

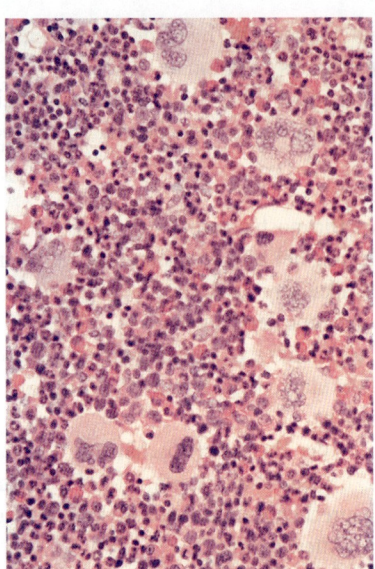

Abb. 3.15 Knochenmarkhistologie der Polycythaemia vera. Das Fettmark ist vollständig reduziert, die Erythropoese und die Megakaryopoese sind stark vermehrt. [E367]

Kategorie A
- A1: Hämatokrit um mehr als 25 % über den mittleren Normalwert erhöht **oder** Hb > 18,5 g/dl (M) bzw. > 16,5 g/dl (F)
- A2: Erythrozytose nicht sekundär bedingt (also keine familiäre, hypoxie-, tumor- oder durch Hämoglobinanomalien bedingte Polyglobulie)
- A3: Splenomegalie
- A4: klonale genetische Anomalie in Knochenmarkzellen nachweisbar (außer Philadelphia-Chromosom bzw. bcr-abl-Fusionsgen)
- A5: erythroide Koloniebildung in vitro

Kategorie B
- B1: Thrombozyten > 400/nl (400 × 10^9/l)
- B2: Leukozyten > 12 × 10^9/l
- B3: Knochenmarkproliferation mit Überwiegen der erythropoetischen und megakaryozytären Proliferation
- B4: niedrige Serumerythropoetinspiegel

Die Diagnose einer PV wird gestellt, wenn A1 und A2 und eine der anderen Kategorien von A vorliegen oder wenn A1 und A2 und zwei der Kategorien von B vorliegen.

Therapie

Die Polycythaemia vera ist nicht heilbar. Sie wird zunächst symptomatisch mit Aderlässen therapiert.

Steigt die Aderlassfrequenz zu sehr, ist eine zytoreduktive Therapie mit Interferon-α oder Hydroxyurea möglich. Inhibitoren für das häufig mutierte Janus-Kinase-2-Gen (JAK2) befinden sich in klinischen Studien.

Symptomatische Therapie
- regelmäßige **Aderlässe** (je 500 ml): Ziel ist ein Hämatokrit < 45 %.
- **Thrombozytenaggregationshemmer:** Sie kommen zum Einsatz, um Thrombosen zu vermeiden, wenn die Thrombozyten durch Aderlässe nicht effektiv reduziert werden.
- **Allopurinol** zur Behandlung einer ausgeprägten Hyperurikämie aufgrund des erhöhten Zellumsatzes

Zytoreduktive Therapie Interferon-α oder pegyliertes Interferon können die Polyglobulie bessern und werden bei einer Thrombozytose eingesetzt oder dann, wenn Aderlässe öfter als alle 4–8 Wochen erforderlich sind.

Prognose
Todesursachen sind v. a. Thrombembolien, Blutgerinnungsstörungen sowie eine Osteomyelofibrose. Die mittlere Überlebenszeit beträgt mit Therapie 10–15 Jahre, ohne Behandlung etwa 2 Jahre.

Essenzielle Thrombozythämie

Sehr seltene Erkrankung durch monoklonale, unkontrollierte Proliferation der Thrombozyten.

Ungleich häufiger sind reaktive Thrombozytosen, z. B. bei Entzündung, Blutung, Eisenmangel, Malignomen oder nach Splenektomie.

Klinik
Betroffen sind Menschen mittleren und höheren Lebensalters. Zeichen sind:
- mäßige **Splenomegalie**
- **Thrombosen** (häufigste Todesursache)
- hämorrhagische Diathese durch Bildung funktionsgestörter Thrombozyten (**Thrombopathie**)

Diagnostik
Das Vorliegen einer essenziellen Thrombozythämie ist wahrscheinlich bei einer anhaltenden Thrombozytose > 600/nl und einer im Knochenmark vorliegenden Vermehrung von vergrößerten und reifen Megakaryozyten.

Ursachen für eine sekundäre Thrombozytose und das Vorliegen einer myeloproliferativen Erkrankung müssen ausgeschlossen sein.

Therapie
Die Therapie erfolgt in Abhängigkeit der Risikoklassifikation der Patienten. Bei Hochrisikopatienten erfolgt sie u. a. mit **Interferon**-α zur Senkung der Thrombozytenzahl.

Prognose
Typisch ist ein langsamer Verlauf über 10–15 Jahre. Die meisten Patienten sterben an einer thrombembolischen Komplikation.

Osteomyelofibrose

Die Osteomyelofibrose ist eine sehr seltene myeloproliferative Erkrankung (Inzidenz ca. 0,2/100.000 jährlich) mit Beginn erst im 6. Lebensjahrzehnt. Kennzeichen ist die zunehmende Markfibrose, später auch **Marksklerose** mit progredienter Knochenmarkinsuffizienz, die schließlich zur **extramedullären Blutbildung** mit Splenomegalie und Hepatomegalie führt.

Die Fibrosierung ist Folge der von entarteten Megakaryozyten und Thrombozyten sezernierten Zytokine (z. B. Transforming Growth Factor β), die auf die Fibrozyten des Markraums wirken.

Klinik
Es bestehen immer eine massive **Splenomegalie,** zusätzlich oft eine Hepatomegalie und Zeichen der Anämie. Später kann es zu Gewichtsverlust, hämorrhagischer Diathese, Knochenschmerzen, Ikterus und Lymphknotenvergrößerung kommen.

Diagnostik
Die Diagnose wird durch Untersuchungen des Blutes und des Knochenmarks gestellt.

Blutbild In der Frühphase findet man eine Leukozytose und Thrombozytose, später eine Panzytopenie, wobei die Anämie im Vordergrund steht. Typisch im peripheren Blutausstrich sind auch **Dakryozyten** und Normoblasten (leuko-erythroblastisches Blutbild).

Knochenmark Der Nachweis von Vorstufen der roten und weißen Reihe (Myeloblasten, Normoblasten) im peripheren Blut deutet auf die extramedulläre Blutbildung hin und macht eine Knochenmarkgewinnung notwendig. Bei der Knochenmarkaspiration wird typischerweise aufgrund der Markfibrose kein Material gewonnen (**Punctio sicca**). Entscheidend ist daher die Knochenmarkbiopsie mit histologischer Untersuchung; diese zeigt im Frühstadium ein faserarmes Mark, später eine zunehmende Markfibrose oder -sklerose.

Therapie

Die Therapie ist abhängig von der Phase der Erkrankung. Ein **kurativer Ansatz** ist die allogene Knochenmarktransplantation, die jedoch aufgrund des Alters der Patienten und des Fehlens von Spendern nur selten erfolgt.

Die **palliative Therapie** stützt sich auf die Substitution von Erythrozyten und ggf. Thrombozyten. Interferon-α senkt die in der Frühphase erhöhten Leukozyten- und Thrombozytenzahlen. Der Transfusionsbedarf in der Spätphase kann u. a. durch Thalidomid gesenkt werden. Eine Splenektomie wird nur bei Verdrängungserscheinungen oder Hypersplenismus empfohlen (> 3.5.1).

Prognose

Die mittlere Überlebenszeit beträgt ca. 5–8 Jahre. Ca. 10 % der Patienten entwickeln ein MDS oder eine AML.

3.6.7 Myelodysplastische Syndrome (MDS)

> Inhomogene Gruppe von klonalen Stammzellerkrankungen mit qualitativen und quantitativen Veränderungen der Hämatopoese. Zugrunde liegt eine **Ausreifungsstörung** (Differenzierungsstörung) von einer, zwei oder allen drei Reihen der Hämatopoese. Charakteristisch ist der progrediente Verlauf über Jahre. Das Knochenmark ist dysplastisch, zellreich und weist einen erhöhten Blastenanteil auf. Die jährliche Inzidenz liegt bei etwa 4/100.000 Einwohner.

Während es bei den durch klonale Expansion gekennzeichneten myeloproliferativen Erkrankungen zur Überproduktion und Ausschwemmung reifer und unreifer Blutzellen kommt („entfesselte Stammzelle"), steht bei den myelodysplastischen Syndromen die ineffektive Hämatopoese mit peripherer Zytopenie im Mittelpunkt („behinderte Stammzelle").

Neben chromosomalen Aberrationen spielen wahrscheinlich knochenmarkschädigende Umweltfaktoren bei der Entstehung eine Rolle. > Tab. 3.12 stellt die WHO-Klassifikation dieser heterogenen Gruppe an Erkrankungen dar.

Klinik

Häufig sind Anämie, vermehrte Infektanfälligkeit durch Neutropenie sowie eine Blutungsneigung durch Thrombozytopenie.

Diagnostik

Blutbild Es zeigt neben einer Panzytopenie folgende zellmorphologische Auffälligkeiten:
- Anisozytose (ungleiche Größe) der Erythrozyten sowie der Thrombozyten
- dysplastische Veränderungen der Granulozyten (z. B. Pseudo-Pelger-Formen und Verminderung der Granulation)

Knochenmarkzytologie Typisch für die dysplastische Hämatopoese ist jedoch der atypische Zytologiebefund des Knochenmarks:
- Als Ausdruck der **Dyserythropoese** finden sich eine Sideroblastose, Ringsideroblasten, Kernfragmentierungen und -entrundungen.
- Ausdruck der **Dysgranulopoese** sind u. a. Blastenvermehrungen.
- Die **Dysmegakaryopoese** zeigt sich u. a. durch Mikromegakaryozyten.

Chromosomenanalyse Sie ist wegweisend, da hier in 50 % Aberrationen gesehen werden.

> **MERKE**
> Der Blastenanteil im Knochenmark ist der wichtigste prognostische Faktor und wird deshalb zur Klassifikation herangezogen (> Tab. 3.12): Je mehr Blasten im Knochenmark, desto ungünstiger die Prognose.

Therapie

Aufgrund des hohen Alters der Patienten erfolgt die Therapie oft nur symptomatisch (Substitution von Blutprodukten, Gabe von Erythropoetin bei verminderten Serumspiegeln, Behandlung von Infektio-

Tab. 3.12 WHO-Klassifikation der myelodysplastischen Syndrome.

Name	Abkürzung	Beschreibung	Anteil der Blasten [%] im Knochenmark*
refraktäre Zytopenie mit unilinearer Dysplasie	RCUD	ausschließlich Dyserythropoese, d. h. nur eine Linie betroffen	< 5
refraktäre** Anämie mit Ringsideroblasten	RARS	nur eine Linie betroffen, > 15 % Ringsideroblasten im Knochenmark	< 5
refraktäre** Zytopenie mit multilinearer Dysplasie	RCMD	mindestens zwei Linien betroffen	< 5
refraktäre** Zytopenie mit multilinearer Dysplasie und Ringsideroblasten	RCMD	mindestens zwei Linien betroffen, > 15 % Ringsideroblasten im Knochenmark	< 5
refraktäre** Anämie mit Blastenüberschuss 1	RAEB-1	eine oder mehrere Linien betroffen, keine Auer-Stäbchen	5–9
refraktäre** Anämie mit Blastenüberschuss 2	RAEB-2	eine oder mehrere Linien betroffen, evtl. Auer-Stäbchen	10–19
5q-Anomalie(-Syndrom)		Teilverlust des langen Arms (q) von Chromosom 5	< 5
unklassifizierbares MDS	MDS-U	passt nicht in die anderen Gruppen	< 5

* Bei einem Blastenanteil > 20 % im KM oder im Blut liegt nach WHO-Definition eine AML vor.
** Refraktär bedeutet: ohne Blastenerhöhung im Knochenmark.

nen). Bei jüngeren Patienten kann eine allogene Knochenmark- bzw. Stammzelltransplantation durchgeführt werden. Bei Hochrisikopatienten ist eine intensive Polychemotherapie zu erwägen.

Prognose
Haupttodesursachen sind Infektionen und Blutungen. Die Erkrankungen neigen zum (oft tödlichen) Übergang in eine sekundäre AML. Multiple Prognose-Parameter beeinflussen das Überleben der Patienten (u. a. LDH, Alter und Zytogenetik) und sind abgebildet z. B. durch den Internationalen Prognose-Score (IPSS).

3.7 Gerinnungsstörungen

3.7.1 Übersicht

Das Gerinnungssystem des gesunden Menschen basiert auf einem fein regulierten System von Aktivatoren und Inhibitoren des Gerinnungs- bzw. des Fibrinolysesystems.
Störungen führen entweder zu einer verminderten Koagulabilität mit abnormen Blutungen (hämorrhagische Diathese) oder zur verstärkten Koagulabilität mit erhöhtem Thromboserisiko (**Thrombophilie**).

Einteilung
An der Blutstillung sind Blutplättchen, Gerinnungsfaktoren und das Gefäßendothel beteiligt. Entsprechend kommen als Ursachen einer Blutungsneigung folgende Mechanismen infrage:
- **thrombozytäre Störung** (in 60–80 %): typischerweise petechiale (flohstichartige) Blutungen sowie Haut- und Schleimhautblutungen
- **Koagulopathie:** durch einen Mangel an Gerinnungsfaktoren bedingte Blutungsneigung. Typisch sind Ekchymosen (kleinflächige Hautblutungen), Hämatome oder Gelenkeinblutungen.
- **Vasopathie:** durch eine pathologisch veränderte Gefäßstruktur bedingte Blutungsneigung. Typisch sind petechiale Blutungen in hydrostatisch belasteten Körperteilen bzw. nach Blutstauung (Rumpel-Leede-Test, ➤ 3.7.3).
- **kombinierte Störungen** der Blutgerinnung, also gemeinsames Vorliegen einer thrombozytären Störung, Koagulopathie und/oder Vasopathie

Man unterscheidet **angeborene** (z. B. Hämophilie) und **erworbene Störungen** (z. B. Morbus Werlhof). Darüber hinaus ist eine Einteilung in **Bildungsstörungen** (z. B. Thrombozytopenie nach Zytostatikatherapie) oder **Umsatzstörungen** (z. B. Verbrauchskoagulopathie) sinnvoll.

3.7.2 Physiologie der Blutstillung

Der komplexe Ablauf der Blutstillung (**Hämostase**) erfordert eine Interaktion zwischen Gefäßwand, Thrombozyten und plasmatischen Gerinnungsfaktoren. Im Normalzustand bildet das Gefäßendothel die Trennschicht zwischen den in der Gefäßwand vorkommenden natürlichen Gerinnungsaktivatoren und dem Blut. Wird die Gefäßwand verletzt und das Endothel durchbrochen, so wird die Gerinnung eingeleitet. Unter pathologischen Bedingungen kann es auch zu einer intravasalen Aktivierung der Gerinnung kommen.

Prinzipien der Blutstillung

Im Anschluss an die Verletzung des Endothels kommt es zu drei Prozessen, die letzten Endes alle der Blutstillung dienen:

Vasokonstriktion Tritt als Folge der Verletzung des Endothels auf und führt zur Drosselung der Blutzufuhr. Die Vasokonstriktion wird zum einen reflektorisch, zum anderen durch die von den Blutplättchen abgegebenen Mediatoren Serotonin, ADP und Thromboxan A_2 vermittelt (s. u.).

Thrombozytenpfropf Dieser weiße Thrombus bildet sich an der verletzten Stelle und dichtet die Gefäßwand provisorisch ab. Die Bildung verläuft mehrschrittig:
- Durch die Verletzung der Gefäßwand werden Kollagenfasern und andere Proteine wie Fibronektin freigelegt, an welche die Blutplättchen über ihre Oberflächenrezeptoren oder intermediäre Moleküle „andocken" (**Plättchenadhäsion**). Ein solches Intermediärmolekül ist z. B. der Von-Willebrand-Faktor (vWF), der die Adhäsion der Thrombozyten an das Kollagen der Gefäßwand vermittelt.
- Die Interaktion mit Zellwandkomponenten aktiviert die Blutplättchen, die zum einen ihre Form verändern, zum anderen auch Speicherstoffe (z. B. ADP, Serotonin, Von-Willebrand-Faktor, Platelet-derived Growth Factor und Faktor V) abgeben (**Plättchendegranulation**).
- Die abgegebenen Inhaltsstoffe fördern die Vernetzung der Blutplättchen durch das im Blut bereitliegende Fibrinogen (**Plättchenaggregation**) und aktivieren außerdem Fibroblasten, die plasmatische Gerinnung und glatte Muskelzellen.

Aktivierung der Gerinnungsfaktoren Die Gefäßverletzung aktiviert nicht nur die Thrombozyten, sondern auch die plasmatischen Gerinnungsfaktoren:
- Faktor I = Fibrinogen
- Faktor II = Prothrombin
- Faktor III = Gewebethrombokinase, Startpunkt des exogenen Gerinnungssystems
- Faktor IV = Kalzium
- Faktor V = Proaccelerin
- Faktor VI = aktivierter Faktor V
- Faktor VII = Prokonvertin
- Faktor VIII = Hämophilie-A-Faktor oder antihämophiles Globulin, zirkuliert im Blut als ein aus zwei Teilen bestehender Komplex: dem koagulatorisch wirkenden Faktor VIII:C (antihämophiles Globulin A) und dem für die Thrombozytenaggregation bedeutenden Faktor VIII:vWF (Von-Willebrand-Faktor oder vWF:Ag; > 3.7.5)
- Faktor IX = Hämophilie-B-Faktor
- Faktor X = Stuart-Prower-Faktor
- Faktor XI = Rosenthal-Faktor
- Faktor XII = Hageman-Faktor
- Faktor XIII = fibrinstabilisierender Faktor

Die kaskadenartige Aktivierung dieser Faktoren führt zur Bildung von Thrombin, das die im Blut gelöste Fibrin-Untereinheit Fibrinogen in das unlösliche Fibrin überführt. Dieses polymerisiert zwischen den Blutplättchen, wodurch es den Plättchenthrombus kontrahiert, stabilisiert und die Gefäßläsion dauerhaft verschließt. Hierdurch entsteht aus dem ursprünglichen Thrombozytenpfropf ein Thrombozyten-Fibrin-Gerinnsel (wegen des Einschlusses von Erythrozyten auch „roter Thrombus" genannt). Dieser Thrombus wird durch den fibrinstabilisierenden Faktor XIII vor vorzeitiger Thrombolyse geschützt.

Der Gerinnungsablauf wird unterteilt in die **primäre Blutstillung** (Bildung eines Thrombozytenpfropfes) und die **sekundäre Blutstillung** (Aktivierung der plasmatischen Gerinnungsfaktoren). Letztere Form wird auch mit dem traditionellen Begriff **Blutgerinnung** belegt.

Durch Freisetzung von **tPA** (Tissue-Plasminogen-Aktivator) aus Endothelzellen kann schon zum Zeitpunkt der primären Blutstillung auch das Fibrinolysesystem aktiviert werden.

Thrombozyten

Die Oberfläche der Thrombozyten ist mit spezifischen Rezeptoren ausgestattet, die Adhäsion, Aktivierung, Aggregation und Degranulierung vermitteln. Das Zytoplasma der Thrombozyten enthält verschiedene Adhäsions- und Aggregationsfaktoren, z. B. ADP, Von-Willebrand-Faktor, Faktor V, Plättchenfaktor-4. Der Inhalt der Granula wird nach Aktivierung freigegeben. Zusätzlich werden nach Aktivierung thrombozytenspezifische Prostaglandine gebildet und freigesetzt (Thromboxan A_2).

> **MERKE**
> Die durch eine thrombozytäre Zyklooxygenase katalysierte Bildung von Thromboxan A_2 kann durch ASS irreversibel gehemmt werden. Weitere Hemmstoffe der Thrombozytenaggregation Kasten in ➤ 3.7.4.

Plasmatische Blutgerinnung

Die plasmatische Blutgerinnung ist für die sekundäre Blutstillung verantwortlich und baut auf ein System von **Gerinnungsfaktoren** auf, die fast ausschließlich in der Leber gebildet werden (F VIII wird zusätzlich im Gefäßendothel synthetisiert).

Diese Faktoren liegen im Plasma in weit höheren Konzentrationen vor als für den Ablauf der Gerinnung erforderlich, sodass es bei Mangelerkrankungen meist erst nach Abfall der Faktorenaktivität auf wenige Prozent zu klinischen Symptomen kommt.

Die plasmatische Blutgerinnung kann durch Verletzung der Gefäßwand, aber auch durch Verletzung des Gefäßendothels aktiviert werden (➤ Abb. 3.16).

Aktivierung der Gerinnungskaskade

Die Gerinnungskaskade kann über zwei Wege aktiviert werden:

Extrinsisches System Nach größeren äußeren Verletzungen mit Einblutung in das umliegende Gewebe wird von dort Gewebethrombokinase (F III) freigesetzt. Diese aktiviert F VII, der mithilfe von Kalzium wiederum F X in seine aktive Form (Xa) umsetzt. Die Aktivierung erfolgt innerhalb von Sekunden.

Intrinsisches System Wird nur das Endothel geschädigt, beginnt die Gerinnung durch Umwandlung von F XII in seine aktive Form (➤ Abb. 3.16). Diese Kaskade ist länger und daher langsamer, aber empfindlicher. Auch dieses System führt letztlich zu einer Aktivierung von F X.

Inhibitoren des Gerinnungssystems

Das plasmatische Gerinnungssystem verfügt über mehrere „Bremssysteme", die in der Lage sind, die Blutgerinnung an mehreren Stellen abzuschwächen. Sie halten das Gleichgewicht gegenüber den gerinnungsfördernden Substanzen und verhindern die überschießende Blutgerinnung. Folgende Faktoren sind an der Gerinnungshemmung beteiligt:

- **Antithrombin** (AT; früher: Antithrombin III, ATIII): greift an zahlreichen Stellen der Gerinnungskaskade ein. Zentrale Bedeutung hat die Inaktivierung von Thrombin (Faktor IIa) und F Xa, gehemmt werden jedoch auch die Faktoren XIIa, XIa und IXa. Die Wirkung von AT wird durch Heparin massiv verstärkt.
- **Protein C (Vitamin-K-abhängig):** wird durch Thrombin aktiviert (zu Protein C_a). Dieses inaktiviert die Gerinnungsfaktoren F VIII und F V und zusätzlich den bei der Regulation der Fibrinolyse wichtigen Plasminogenaktivator-Inhibitor-1 (PAI_1).
- **Protein S (Vitamin-K-abhängig):** Kofaktor des Proteins C

Fällt einer der Inhibitoren aus, besteht ein erhöhtes Thromboserisiko. Pharmakologische Modulatoren der Gerinnung sind in ➤ Abb. 3.17 dargestellt.

Fibrinolyse

Das Fibrinolysesystem limitiert die Gerinnselbildung und baut die nach Wundverschluss funktions-

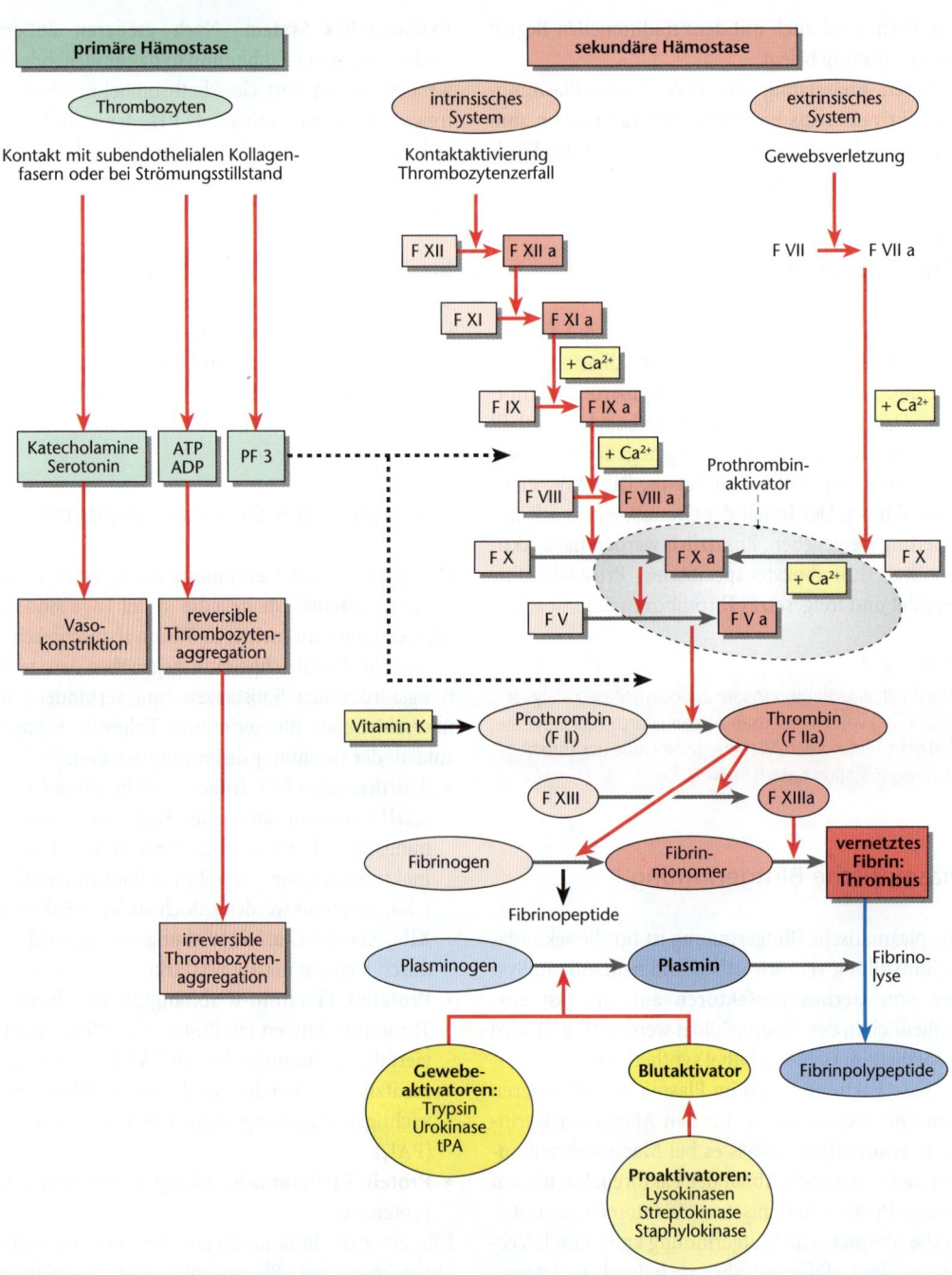

Abb. 3.16 Schema der Blutgerinnung. GT = Gewebsthromboplastin. [L106]

los gewordenen Blutgerinnsel ab. Durch letztere Funktion stellt es die Gefäßdurchlässigkeit sicher (> Abb. 3.18).

Aktivierung der Fibrinolyse

Analog zum Gerinnungssystem wird auch das Fibrinolysesystem über einen intrinsischen Pfad und einen extrinsischen Pfad aktiviert. Die intrinsische

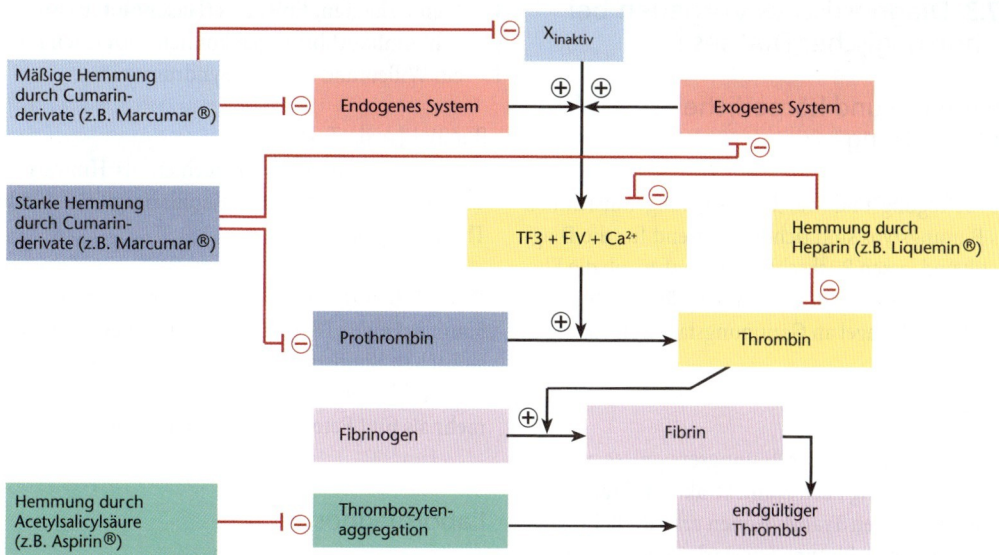

Abb. 3.17 Heparin, Cumarinderivate und ASS greifen an verschiedenen Stellen in die Gerinnungskaskade ein. TF3 = Tissue Factor (Gewebefaktor) 3; V = Faktor V. [A400]

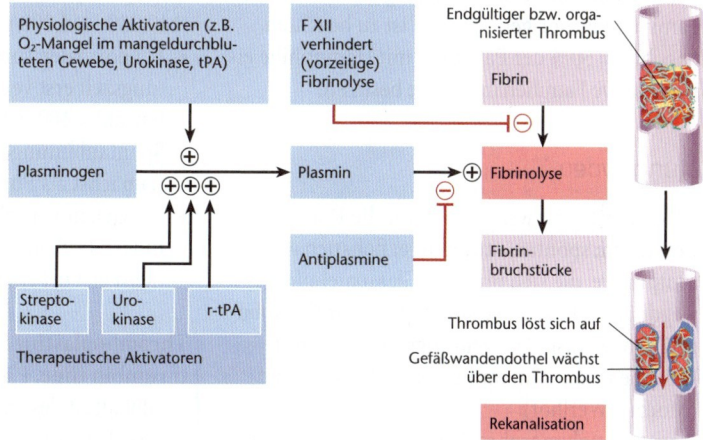

Abb. 3.18 Fibrinolyse: physiologische und therapeutische Aktivatoren und Inhibitoren. [A400]

Aktivierung erfolgt durch die gleichen Faktoren, welche die intrinsische Gerinnung aktivieren. Die extrinsische Fibrinolyse wird durch in der Gefäßwand vorkommende Plasminogenaktivatoren, z. B. den Gewebeplasminogen-Aktivator (engl. tissue-type plasminogen activator, tPA) sowie die in der Niere synthetisierte Urokinase in Gang gesetzt. Durch diese Aktivierung wird das natürlicherweise im Plasma vorkommende Plasminogen in Plasmin umgesetzt. Dieses bindet mit hoher Affinität an Fibrin und bewirkt die Proteolyse von Fibrin-Polymeren in kleinere Fragmente (**Fibrin-Spaltprodukte**), die von Makrophagen phagozytiert werden können.

Inhibitoren der Fibrinolyse (Antiplasmine)

Die Fibrinolyse ist durch spezifische Inhibitoren reguliert, welche die Bildung (Plasminogenaktivator-Inhibitor-1) und die Aktivität ($α_2$-Plasmin-Inhibitor) von Plasmin hemmen.

3.7.3 Diagnostisches Vorgehen bei hämorrhagischer Diathese

Anamnese und körperliche Untersuchung

Die Befragung und v. a. Untersuchung hinsichtlich des Blutungstyps sind richtungweisend für die Diagnostik und lassen Rückschlüsse darauf zu, ob die Blutungen vaskulärer oder thrombozytärer Natur sind oder ob ein Mangel an Gerinnungsfaktoren vorliegt.

Anamnese

- Zahl und Art früherer Blutungsereignisse: verstärkte Blutung nach Zahnextraktion, Trauma, Geburt? Waren Transfusionen erforderlich? Abnorme Monatsblutung (zu stark, zu lang, außerhalb der „Regel")?
- Eingenommene Medikamente, v. a. ASS und andere NSAR?
- Familienanamnese: Blutungsneigung bei anderen Familienangehörigen? Hierbei ist zu beachten, dass bis zu 50 % der Patienten mit Hämophilie eine negative Familienanamnese besitzen.

Blutungstypen

Der Blutungstyp ist wegweisend für die Diagnose:
- **Petechien:** spontan auftretende, flohstichartige Blutpunkte, die sich mit dem Glasspatel nicht wegdrücken lassen. Sie sind typisch für thrombozytäre oder vaskuläre Blutungsübel. Häufigste Ursache ist die Autoimmunthrombozytopenie (Morbus Werlhof).
- **Purpura:** polymorphes Exanthem, bestehend aus Petechien und kleinflächigen Hautblutungen (Ekchymosen). Eine Purpura weist auf eine vaskuläre und/oder thrombozytäre Blutungsursache.
- **Hämatome (Bluterguss):** Häufigste Ursache ist eine Störung der plasmatischen Gerinnung. Treten im frühen Kindesalter bei Jungen nach geringsten Belastungen großflächige Haut- oder Schleimhautblutungen (Sugillation oder Suffusion), Weichteilhämatome, ein retroperitoneales Hämatom oder Gelenkblutungen (Hämarthros) auf, ist eine Hämophilie A oder B hochwahrscheinlich. Bei älteren Leuten ist bei gleichem klinischem Bild dagegen ein Vitamin-K-Mangel anzunehmen.
- **Menorrhagien, Epistaxis (Nasenbluten) und Schleimhautblutungen** können Anzeichen für ein Willebrand-Jürgens-Syndrom sein.

Rumpel-Leede-Test
Test zum Auslösen von Petechien als Hinweis auf Vasopathien (erhöhte Kapillarfragilität) oder Thrombozytopenie.

Durchführung Blutstauung am Oberarm für 5 min auf einen Druck, der 10 mmHg über dem diastolischen Blutdruck liegt (Puls der A. radialis muss tastbar bleiben). Im positiven Fall Nachweis von mehr als fünf Petechien in der Ellenbeuge.

Labordiagnostik

Laborwerte zur Überprüfung der Blutgerinnung

Thrombozytenzahl Normal 140–440 × 10^9/l (140.000–440.000/µl).
- Bei normaler Thrombozytenfunktion ist die Blutungszeit erst verlängert, wenn die Thrombozytenzahl < 100 × 10^9/l beträgt.
- Spontanblutungen treten erst bei < 50 × 10^9/l auf (zunächst als Purpura nach Trauma).
- Die Gefahr von lebensbedrohlichen Spontanblutungen (z. B. intrazerebralen Blutungen) besteht meist erst bei einer Thrombozytopenie < 10 × 10^9/l.

Thromboplastinzeit (Quick-Wert) Engl.: **prothrombin time,** PT. Normal 70–120 %.
- Globaltest des **extrinsischen Systems** (➤ Abb. 3.19). Sie wird gemessen, indem dem Patientenplasma Thromboplastin (Tierhirnextrakt) und Kalzium zugesetzt werden.
- Pathologisch erniedrigt ist der Quick-Wert v. a. bei Mangel an F VII und F V sowie bei einer Störung der gemeinsamen Endstrecke der humoralen Gerinnung (F X, F II und Fibrinogen), z. B. im Rahmen eines Vitamin-K-Mangels und bei Lebererkrankungen.

> **MERKE**
> Bei Mangel an Faktor VIII, IX, XI und XII bleibt der Quick normal!

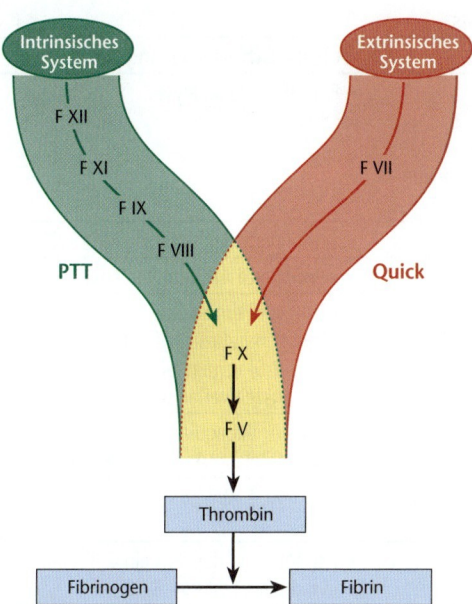

Abb. 3.19 Zuordnung der wichtigsten Gerinnungstests zu den Gerinnungsfaktoren. [L141]

INR Normal: 0,9–1,15. Da der Quick-Wert vom verwendeten Thromboplastin abhängt und damit laborabhängig ist, wird heute meist die INR (**International Normalized Ratio**) verwendet, die **laborunabhängig** ist. Dieser Test gibt die Prothrombin-Ratio^{ISI} wieder, also das Verhältnis der gemessenen zur normalen Prothrombinzeit, potenziert mit dem **International Sensitivity Index** (ISI), der durch Vergleich kommerzieller Thromboplastine mit einem WHO-Standard ermittelt wird.

Zielwert für die gerinnungshemmende Therapie einer unkomplizierten Beinvenenthrombose ist z. B. ein INR von 2–3 (bei älteren Patienten auch von 1,5–2). Bei rezidivierenden Thrombembolien ist dagegen ein INR-Wert von 3–4,5 anzustreben.

Partielle Thromboplastinzeit (PTT) Auch als aktivierte PTT (aPTT oder APTT) bezeichnet.
- Die PTT wird gemessen, indem dem Patientenplasma ein Oberflächenaktivator (Kaolin), ein Phospholipid (als Thrombozytenersatz) und Kalzium zugeführt werden. Der Normalwert ist stark methodenabhängig.
- Die PTT gilt als Globaltest des **intrinsischen Systems** (F XII, XI, IX und VIII) sowie der gemeinsamen Endstrecke (➤ Abb. 3.19). Bei Mangel an Faktor VII bleibt die PTT normal. Eine isoliert verlängerte PTT weist auf die in ➤ Tab. 3.13 zusammengefassten Erkrankungen hin.

MERKE

In der Praxis stellt eine Heparintherapie die häufigste Ursache für eine PTT-Verlängerung dar.

Thrombinzeit (TZ) Sie misst die Umwandlung von Fibrinogen in Fibrin durch Zugabe von Thrombin zu Testplasma und erfasst sowohl Fibrin-Polymerisationsstörungen (Anwesenheit von Fibrin-Spaltprodukten) als auch eine gesteigerte AT-Wirkung, z. B. im Rahmen einer Heparintherapie. Die Bestimmung dient z. B. der Überwachung einer Lysetherapie mit Urokinase oder Streptokinase oder einer Heparintherapie.

Fibrinogen Normal 6–12 mmol/l (2–4 g/l). Eine Erniedrigung wird meist im Rahmen einer Hyperfibrinolyse oder einer Verbrauchskoagulopathie festgestellt. Selten kommt eine angeborene Hypo-, Dys- oder Afibrinogenämie vor.

Blutungszeit Normal < 6 min. Die Blutungszeit ist ein relativ guter Globaltest zur Abschätzung eines intraoperativen Blutungsrisikos bei Thrombopathien.

Spezifische Tests Diese dienen der Bestätigung eines definierten Hämostasedefekts. Hierzu zählen z. B. die Bestimmung der Fibrin-/Fibrinogen-Spaltprodukte, Tests der Plättchenaggregation und Bestimmungen der Einzelfaktorenaktivitäten (➤ Abb. 3.19).

Die differenzialdiagnostische Zuordnung fassen ➤ Tab. 3.13 und ➤ Tab. 3.14 zusammen.

3.7.4 Thrombozytäre hämorrhagische Diathese

Übersicht

Die mittlere Lebensdauer von zirkulierenden Thrombozyten beträgt ca. 10 Tage. Etwa 40 % des Thrombozytenpools zirkulieren nicht, sondern werden in der Milz gespeichert. Im Bedarfsfall kann die

Tab. 3.13 Differenzialdiagnose pathologischer Gerinnungstests.

	Erkrankung	weitere Differenzierung durch
isoliert pathologischer Quick-Wert	Mangel an Faktor VII akuter Vitamin-K-Mangel Lebererkrankungen (wegen der kurzen Halbwertszeit von Faktor VII ist bei den beiden letzteren Erkrankungen zunächst v. a. dieser Faktor erniedrigt)	• Einzelfaktorenanalyse
isoliert verlängerte PTT	Hämophilie A	• verminderte Aktivität von Faktor VIII
	Hämophilie B	• verminderte Aktivität von Faktor IX
	Willebrand-Jürgens-Syndrom	• F VIII: vWF erniedrigt • Ristocetin-induzierte Plättchenaktivität (> 3.7.5) vermindert • Blutungszeit verlängert
	Lupus-Antikoagulans (> 12.9.2)	• Lupus-Antikoagulans-Test • Antikardiolipin-Antikörper-Bestimmung
	Mangel an anderen Gerinnungsfaktoren des intrinsischen Systems	• z. B. F XI, F XII
kombinierte Störung von Quick und PTT	Vitamin-K-Mangel	• F II, VII, IX und X, Protein C, Protein S • evtl. Koller-Test (> 3.7.5)
	Therapie mit Vitamin-K-Antagonisten, z. B. Marcumar®	• keine weiterführende Diagnostik
	Überheparinisierung	• Thrombinzeit > 100 s • PTT > 100 s • Quick ↓
	Lupus-Antikoagulans	• Lupus-Antikoagulans-Test • Antikardiolipin-Antikörper-Bestimmung
	disseminierte intravasale Gerinnung	> 3.7.7

Tab. 3.14 Differenzialdiagnosen bei hämorrhagischer Diathese mit normaler Thrombozytenzahl, PTT, Quick und Fibrinogen.

Bei dieser Konstellation	
sind ausgeschlossen	sind möglich
• Thrombozytopenie • klinisch relevante Hämophilie A und B • Vitamin-K-Mangel • hepatogene Koagulopathie (durch Lebersynthesestörung) • Verbrauchskoagulopathie	• Thrombozytopathie (Nachweis: induzierte Plättchenaggregation, Blutungszeitbestimmung) • von-Willebrand-Jürgens-Syndrom (Nachweis durch Bestimmung des vWF und des F VIII:C) • Dysfibrinogenämie (Nachweis: Thrombinzeit) • Vasopathie (> 3.7.6) • F-XIII-Mangel*

* Ein Mangel an F XIII (fibrinstabilisierendem Faktor) wird durch keinen Globaltest erfasst. Die Konzentration muss isoliert bestimmt werden.

Thrombozytopoese bis zum Fünffachen der Norm gesteigert werden.

Störungen können entweder quantitativer (Thrombozytopenie) oder qualitativer Art (Thrombozytopathie) sein. Häufig treten Thrombozytopathie und -penie gemeinsam auf.

Thrombozytopenie

MERKE
Eine Thrombozytopenie ist die häufigste Ursache einer hämorrhagischen Diathese.

Tab. 3.15 Differenzialdiagnose der Thrombozytopenie.

Ursache	Auslöser	Therapie
Bildungsstörung* (aplastische Störung)	• Knochenmarkschädigung (z. B. durch Zytostatika, Bestrahlung, Benzol, HIV-Infektion, Autoantikörper gegen Stammzellen) • Knochenmarkinsuffizienz (z. B. bei aplastischer Anämie, Osteomyelosklerose) • Knochenmarkinfiltration (z. B. bei Leukämie, Karzinommetastasen)	Gabe von Thrombozytenkonzentraten, Behandlung der Grundkrankheit, Gabe von Thrombopoetin
Reifungsstörung der Megakaryozyten*	• Mangel an Vitamin B_{12} und/oder Folsäure • als angeborener Defekt z. B. bei TAR-Syndrom (engl. thrombocytopenia with absent radius), Alport-Syndrom	➤ 3.3.4
gesteigerter Verbrauch**	Verbrauchskoagulopathie, z. B. bei Sepsis	➤ 3.7.7
	Medikamente*** (immunologisch vermittelt, daher potenziell fast alle Medikamente; häufiger u. a. durch Antibiotika, Ranitidin, Thiaziddiuretika, Chinidin)	Absetzen möglicher Auslöser, Erholung nach 7–10 Tagen zu erwarten
	Heparin*** (bei ca. 5 % der Patienten, die > 5 Tage heparinisiert werden)	Absetzen von Heparin
	autoimmun*** (Thrombozytenzerstörung durch Autoantikörper), v. a. idiopathisch (ITP) oder bei systemischem Lupus erythematodes, malignem Lymphom und HIV-Infektion	Behandlung der Grundkrankheit, bei ITP ggf. Glukokortikoide, Immunglobuline
	Posttransfusionsthrombozytopenie*** durch Induktion von Isoantikörpern (HLA-Antikörper)	Gabe von HLA-identischen Thrombozyten
vermehrte Sequestration bzw. Zerstörung**	in der Milz bei Splenomegalie (Hypersplenismus, ➤ 3.5.1)	Splenektomie
	Mikroangiopathie (Zerstörung in entzündlich veränderten Kapillaren) bei thrombotisch-thrombozytopenischer Purpura (TTP), hämolytisch-urämischem Syndrom (HUS)	Plasmapherese, evtl. Immunsuppression (Steroide und Heparin haben allerdings keinen sicheren Effekt)
	an Fremdkörpern, z. B. durch künstliche Herzklappen, Herz-Lungen-Maschine mit extrakorporalem Kreislauf; Dialysefilter	Thrombozytensubstitution
kombinierte Störungen	• z. B. bei Alkoholabusus und Leberschädigungen mit portaler Hypertension: Bildungsstörung, Reifungsstörung und vermehrter Abbau bei Hypersplenie • Verdünnungskoagulopathie nach Massivtransfusion	Weglassen der Noxe, Thrombozytengabe und/oder Gabe von Frischplasma

* mittleres Plättchenvolumen meist erniedrigt
** mittleres Plättchenvolumen meist erhöht
*** Diese Formen werden aufgrund des Entstehungsmechanismus auch als Immunthrombozytopenien zusammengefasst.

Sie basiert entweder auf einer **Bildungsstörung**, oder auf einer **Umsatzstörung** mit vermehrtem Verbrauch von Blutplättchen (➤ Tab. 3.15).

Pseudothrombozytopenie

Differenzialdiagnostisch gegenüber der „echten" Thrombozytopenie abzugrenzen ist die Pseudothrombozytopenie. Durch Plättchenverklumpung wird eine falsch niedrige Thrombozytenzahl in Blutproben vorgetäuscht, die in EDTA-beschichteten Röhrchen gesammelt werden.

Thrombozytopathien

Die Thrombozytopathie beschreibt eine **gestörte Thrombozytenfunktion;** in der Folge ist die primäre Blutstillung trotz oft normaler Thrombozytenzahlen verlangsamt. Eine Unterscheidung erfolgt in erworbene und angeborene Ursachen (➤ Tab. 3.16).

Diagnostik bei thrombozytär bedingter Gerinnungsstörung

Zur Diagnostik der thrombozytären Gerinnungsstörungen sind teilweise Labormethoden erforderlich, die oft nur Speziallabors zur Verfügung stehen.

Tab. 3.16 Differenzialdiagnose der Thrombozytopathie.

Ursache	Pathogenese
erworbene Thrombozytopathien (häufig)	
Medikamente (häufigste Ursache)	z. B. durch Hemmung der Zyklooxygenase sowie durch Veränderung der Plättchenoberfläche (etwa durch Dextran)
Niereninsuffizienz	durch Urämiegifte
myeloproliferative Syndrome	sekundäres Willebrand-Jürgens-Syndrom durch Veränderung der Rezeptoren für F VIII und vWF auf den Thrombozyten
Paraproteinämie (multiples Myelom, Morbus Waldenström)	verminderte Plättchenaggregation durch Coating (Überzug aus monoklonalen Paraproteinen auf der Plättchenoberfläche) bei hohen Paraproteinkonzentrationen
angeborene Thrombozytopathien (extrem selten)	
Störung der Plättchenadhäsion an der Gefäßwand	**Bernard-Soulier-Syndrom** Aufgrund eines Defekts des Plättchenglykoproteins Ib/IX ist die Bindung an den endothelständigen Von-Willebrand-Faktor gestört. **Klinik:** petechiale Blutungen. **Diagnostik:** deutlich verlängerte Blutungszeit, meist auch Thrombozytopenie. Die Ristocetin-induzierte Plättchenaggregation ist stark vermindert.
Störung der Plättchenaggregation	**Thrombasthenie Glanzmann-Naegeli** Defekt des Glykoprotein-IIb/IIIa-Komplexes (Bindungsstelle für Fibrinogen). Dadurch ist die Aggregation der Plättchen untereinander gestört. **Klinik:** petechiale Blutungen. **Labor:** normale Thrombozytenzahlen, Blutungszeit verlängert. Keine Plättchenaggregation durch ADP, Adrenalin, Kollagen, Thrombin und Thromboxan.
Störungen der Plättchensekretion	α- und δ-Storage-Pool-Disease: Störung der Freisetzung der Granulainhaltsstoffe durch ATP/ADP-Mangel
Aspirin-like defect	angeborener Zyklooxygenase-Mangel

Anamnese Abgeklärt werden sollten: Vorausgegangener Infekt? Vorerkrankungen? Medikamente?

Labor
- **Thrombozytenzählung** in EDTA- und ggf. in Zitrat-Blut (s. o.).
- **Beurteilung der Thrombozytengröße** im peripheren Blutausstrich: Große Thrombozyten sprechen für ein aktiviertes Knochenmark, d. h. eine kompensatorisch gesteigerte Neubildung (typisch für Umsatzstörungen oder vermehrte Sequestration). Eine **Thromboanisozytose** (ungleich große Thrombozyten) besteht z. B. bei myelodysplastischen Syndromen (➤ 3.6.7), bei myeloproliferativen Erkrankungen und angeborenen Thrombozytopathien.
- **Beurteilung der anderen Zellreihen** im peripheren Blut: Eine begleitende Anämie liegt bei vielen Bildungsstörungen sowie bei vermehrter Sequestration vor, eine Panzytopenie bei vielen Bildungsstörungen und systemischem Lupus erythematodes.
- **Beurteilung der Erythrozyten** im peripheren Blutausstrich: Schistozyten sprechen für mechanische Zerstörung bzw. Sequestration.
- **Knochenmarkpunktion:** Bei gesteigertem Thrombozytenabbau ist der Anteil von Megakaryozyten erhöht, bei gestörter Thrombopoese dagegen vermindert, z. B. bei Knochenmarkinfiltration durch ein Karzinom.
- **Vitamin B_{12} und Folsäure** sollten bestimmt werden, wenn die Knochenmarkuntersuchung eine Reifungsstörung zeigt (perniziöse Anämie, ➤ 3.3.4).
- Ursächliche Hinweise können auch **Thrombozytenantikörper** (bei V. a. Autoimmunthrombozytopenie) und **Plättchenfaktor-4** als Maß für den Thrombozytenumsatz geben (Erhöhung bei beschleunigtem Umsatz, Erniedrigung bei Bildungsstörung).
- **Thrombozytenfunktionstests:** Bleibt die Genese einer hämorrhagischen Diathese unklar und liegt eine normale Thrombozytenzahl vor, so kann die Funktion der Thrombozyten im Labor mittels spontaner und **induzierter Thrombozytenaggregation** sowie des **Thrombelastogramms** untersucht werden. Letzteres gibt einen Überblick über den Ablauf der endogenen Gerinnung und Fibrinolyse.

Pharma-Info

Thrombozytenfunktionshemmer

Zu den Thrombozytenfunktionshemmern zählen Acetylsalicylsäure (ASS), Thienopyridine, Dipyridamol und Inhibitoren des GPIIb/IIIa-Rezeptors.

Indikationen
- akutes Koronarsyndrom
- Sekundärprophylaxe nach Myokardinfarkt, TIA, ischämischem Apoplex, pAVK
- nach arteriellen gefäßchirurgischen oder interventionellen Eingriffen
- ASS: in höherer Dosierung als Antiphlogistikum, Antipyretikum und Analgetikum

Acetylsalicylsäure (ASS)

ASS bewirkt eine **irreversible Hemmung der Cyclooxygenase** und damit von Thromboxan A_2 in Thrombozyten → Verhinderung von Vasokonstriktion und Thrombozytenaggregation.
Pharmakokinetik HWZ 15 min. Nach Resorption erfolgt ein rascher Abbau durch Esterhydrolyse in Salicylsäure. In niedriger Dosierung (75–300 mg) wird ASS somit nicht systemisch wirksam, hemmt aber die Thrombozyten-Cyclooxygenase und damit die Thromboxansynthese. Aufgrund der irreversiblen Wirkung entspricht die Dauer des Effekts der Überlebenszeit von Thrombozyten (ca. 7–10 Tage). Die verlängerte Blutungszeit lässt sich bereits wenige Stunden nach Einnahme nachweisen.
Unerwünschte Arzneimittelwirkungen (Gastrointestinale) Blutungen. Bei schwerer Blutung können Thrombozytenkonzentrate verabreicht werden. Es gibt kein spezifisches Antidot.
Kontraindikationen Magen- und Darmulzera, Blutgerinnungsstörungen sowie (relativ) ein Patientenalter < 12 Jahre (Reye-Syndrom).

Thienopyridine

Hierzu gehören **Clopidogrel, Ticlopidin** und **Prasugrel**. Sie bewirken eine **irreversible Hemmung der ADP-induzierten Thrombozytenaktivierung** durch Bindung an den ADP-Rezeptor auf Thrombozyten. Clopidogrel ist ein Prodrug mit verzögerter Wirkung nach hepatischer Metabolisierung. Prasugrel wirkt schneller und stärker. Ticlopidin wird zunehmend seltener eingesetzt, da als schwere unerwünschte Arzneimittelwirkungen Agranulozytosen auftreten. **Indikationen** Vergleiche ASS.

Dipyridamol

Hemmung der Adenosinaufnahme in Erythrozyten mit lokal ↑ Adenosinkonzentration → Hemmung der Thrombozytenfunktion und Gefäßdilatation. In Kombination mit ASS zur Sekundärprävention nach ischämischem Schlaganfall und TIA.

Inhibitoren des GPIIb/IIIa-Rezeptors

Der Glykoprotein(GP)-IIb/IIIa-Rezeptor wird auf aktivierten Thrombozyten exprimiert und bindet u. a. Fibrinogen und den Von-Willebrand-Faktor. Dadurch kommt es zur Brückenbildung zwischen verschiedenen Thrombozyten mit Aggregation. Die Funktion des Rezeptors und damit die Thrombozytenaggregation wird gehemmt durch:
- Antikörper (**Abciximab**)
- kompetitive Antagonisten: **Eptifibatid (ringförmiges Peptid), Tirofiban**

Hauptindikation Akutes Koronarsyndrom (Kombination mit ASS und Heparin).
Komplikationen Blutungen und Thrombozytopenien. Bei Abciximab können zudem anaphylaktische Reaktionen bei wiederholter Anwendung auftreten.
[MP, CD]

Andere Untersuchungen Wenn ein Hypersplenismus (> 3.5.1) als Ursache vermutet wird, kann vor einer geplanten Splenektomie eine Thrombozytensequestrations-Szintigrafie mit ^{51}Cr-markierten Thrombozyten sinnvoll sein. Sie kann bei unklarer Umsatzstörung einen vermehrten Abbau in Leber und Milz nachweisen.

Idiopathische thrombozytopenische Purpura (ITP)

Synonyme Morbus Werlhof.

Ätiologie und Pathogenese

Gegen Infektionserreger gerichtete, mit Plättchenoberflächenantigenen kreuzreagierende Autoantikörper führen zu einem vermehrten Plättchenabbau im Monozyten-Makrophagen-System. Die Ursache der Autoantikörperbildung ist unbekannt. Ein *Helicobacter-pylori*-Befall des Magens könnte in manchen Fällen eine ursächliche Rolle spielen.

Klinik

Flohstichartige bis linsengroße (petechiale) Blutungen an Haut und Schleimhäuten treten meist erst ab einer Thrombozytenzahl $< 10 \times 10^9$/l auf. In schweren Fällen kommt es zu Nasenbluten, Menorrhagien, bis hin zu tödlichen zerebralen Blutungen. Die akute Form tritt meist bei Kindern nach einem bakteriellen oder viralen Infekt auf. Die chronische Form betrifft überwiegend Erwachsene (F : M = 3 : 1). Ein Infekt ist meist nicht zu erfragen.

Diagnostik

Das Blutbild zeigt eine isolierte Thrombozytopenie. Das Thrombozytenvolumen ist oft erhöht (> 10 fl). Im Knochenmark ist der Megakaryozytenanteil erhöht und „nach links" verschoben. Der Nachweis von IgG-Thrombozytenantikörpern gelingt in > 80 %, ist jedoch nicht spezifisch für eine ITP. Spezifischer ist der Nachweis von Antikörpern gegen thrombozytäre Oberflächenantigene.

Differenzialdiagnose

- Hypersplenismus (> 3.5.1): deutlich vergrößerte Milz mit meist milder Panzytopenie (bei ITP ist die Milzgröße normal und das restliche Blutbild unauffällig)
- Knochenmarkinsuffizienz: aplastische Störung mit Verminderung der Megakaryozyten im Knochenmark
- Verbrauchskoagulopathie: zusätzliche Verminderung plasmatischer Gerinnungsfaktoren (F I, AT bzw. Quick ↓, PTT ↑).
- sekundäre Thrombozytopenie, z. B. bei SLE oder HIV
- medikamentös induzierte Thrombozytopenie (> 3.7.4)

Therapie

Eine Therapie ist nur bei bedrohlichen Blutungen sowie bei Thrombozytopenien < $20 \times 10^9/l$ erforderlich, da Spontanremissionen relativ häufig sind. Bei positivem Befund für *Helicobacter pylori* der Magenschleimhaut wird eine probatorische antibiotische Eradikation eingeleitet (> 6.4.3).

Glukokortikoide Hemmen den Thrombozytenabbau, indem sie die Affinität der Milzmakrophagen gegenüber den von Antikörpern überzogenen Thrombozyten verringern und zusätzlich die Bindung von Antikörpern an die Thrombozytenmembran vermindern. Etwa 80 % sprechen auf eine Therapie mit Glukokortikoiden an.

Immunglobuline Bei bedrohlichen Thrombozytopenien mit deutlichen klinischen Zeichen der hämorrhagischen Diathese sollten 7S-Immunglobuline in hoher Dosis (1 g/kg KG) gegeben werden. Im Gegensatz zu Glukokortikoiden (Wirkungseintritt nach Tagen) wirken Immunoglobuline deutlich schneller. Durch sie soll die Sequestration von Thrombozyten gehemmt werden. Die Therapie ist teuer, jedoch in 90 % wirksam. Des Weiteren kann bei rhesuspositiven Patienten der gegen den Rhesusfaktor gerichtete Antikörper Anti-D gegeben werden. Dieser bindet Erythrozyten an die Makrophagen, sodass diese bereits „besetzt" sind und damit nicht mehr gegen Thrombozyten wirksam werden.

Splenektomie Ist die medikamentöse Therapie nicht ausreichend, kann eine Splenektomie indiziert sein. Der Erfolg einer Splenektomie lässt sich durch vorheriges Ansprechen auf eine Immunglobulintherapie vorhersagen.

Etwa 20 % erleiden behandlungsbedürftige **Rezidive nach einer Splenektomie.** Darauf erfolgt erneut eine Therapie mit Glukokortikoiden, ggf. auch Immunglobulinen oder Anti-D. Weitere Therapiemöglichkeiten bestehen in der Gabe von Immunsuppressiva oder auch des CD20-Antikörpers Rituximab.

Thrombozytentransfusionen werden nur als Ultima Ratio bei vital bedrohlichen Blutungen durchgeführt, da durch die Zufuhr von Fremdantigenen der Autoimmunprozess noch weiter angekurbelt werden kann und zusätzlich Antikörper gegen körpereigene Thrombozyten (Iso-Antikörper) gebildet werden können.

Prognose

In 70–80 % kommt es zur partiellen oder kompletten Remission. Die Letalität beträgt etwa 4 %, Hauptursache sind intrazerebrale Blutungen.

Arzneimittelbedingte thrombozytopenische Purpura

Ätiologie

Zugrunde liegt die Bildung von Fremdoberflächen entweder durch Anlagerung von Medikamenten bzw. Haptenen an die Thrombozytenmembran (Haptentyp). Eine weitere Erklärung ist die Veränderung der Plättchenoberflächenstruktur durch Medikamenten- oder Metaboliteneinwirkung (Autoimmuntyp). Beide Mechanismen haben einen verstärkten Thrombozytenabbau zur Folge. Auslösende Medikamente sind: Heparin, Chinidin, Chinin, Cotrimoxazol, Rifampicin, Paracetamol, Diclofenac, Paraaminosalicylsäure, Carbamazepin, Furosemid, Chlorothiazid, Hydrochlorothiazid, Cimetidin, Ranitidin und Procainamid.

Therapie
Die Therapie besteht im Weglassen aller potenziell auslösenden Medikamente.

Sonderform: heparininduzierte Thrombozytopenie (HIT)

Wegen des weit verbreiteten Einsatzes von Heparin im Krankenhaus ist die heparininduzierte Thrombozytopenie ein häufiges, durch die zunehmende Verwendung fraktionierter Heparine jedoch seltener gewordenes Krankheitsbild.

HIT Typ I (nichtimmunologische Form)
Ätiologie
Ursache ist eine vermehrte Thrombozytensequestration durch eine heparininduzierte Steigerung der Plättchenaggregation. Die HIT Typ I betrifft 1–5 % der mit unfraktioniertem Heparin behandelten Patienten, bei Behandlung mit niedermolekularem (fraktioniertem) Heparin ist die Zahl deutlich geringer.

Klinik
Häufigster Typ, früher Beginn, milde Form, keine Blutungsneigung, spontane Besserung.

Diagnostik
Labor: Typisch ist die milde Thrombozytopenie mit Werten um 100×10^9/l, die sich 2–4 Tage nach Beginn einer Heparintherapie entwickelt und sich nach 1–5 Tagen zurückbildet; die Heparintherapie sollte mit niedermolekularem Heparin fortgesetzt werden.

HIT Typ II (durch Antikörper bedingte Form)
Ätiologie
Ursache ist eine Immunreaktion mit Bildung von Antikörpern gegen einen Heparin-Protein-Komplex. Die Antikörper induzieren eine Plättchenagglutination. Sie betrifft ca. 1 % der Patienten, die mit unfraktioniertem Heparin i.v. behandelt werden. Fraktionierte (low molecular weight) Heparine sind 30-mal seltener auslösend. Bei 40 % der Patienten sind venöse oder auch arterielle Gefäßverschlüsse nachweisbar (White-Clot-Syndrom), Blutungen treten in etwa 5 % d. F. auf. 6–14 Tage nach Heparingabe fällt die Thrombozytenzahl auf $< 100 \times 10^9$/l. Nach Re-Exposition kann der Abfall innerhalb von Stunden auftreten.

Klinik
Später Beginn, schwere Thrombozytopenie und arterielle sowie venöse Thrombosen.

Diagnostik
Bei Verdacht auf eine HIT Typ II wird Heparin abgesetzt und als Screening ein Plättchenaggregationstest (PAT) durchgeführt. Als Bestätigungstest wird der heparininduzierte Plättchenaktivierungs-Assay (HIPAA) verwendet. Ist bei HIT Typ II eine weitere Antikoagulation zwingend, kann das nicht mit Heparin kreuzreagierende Antikoagulans Hirudin (z. B. Refludan®) verwendet werden. Die Letalität der HIT Typ II beträgt bis 25 %.

3.7.5 Koagulopathien

Übersicht
Gemeinsam ist den Koagulopathien die fehlende Aktivierbarkeit eines oder mehrerer Gerinnungsfaktoren. Dies ist zurückzuführen auf ein Fehlen (z. B. Afibrinogenämie), auf eine Verminderung (z. B. Hypofibrinogenämie) oder auf einen qualitativen Defekt (z. B. Dysfibrinogenämie) von Gerinnungsfaktoren.

Man unterscheidet angeborene und erworbene Ursachen. Zu den angeborenen Ursachen zählen die Hämophilien, A und B (➤ Tab. 3.17). Zu den erworbenen Ursachen zählen die Verbrauchskoagulopathie und der Vitamin-K-Mangel.

Therapie
Therapie der Wahl ist die gezielte Substitution des fehlenden Gerinnungsfaktors nach Analyse der Einzelfaktorenaktivität, evtl. auch die Substitution von Frischplasma.

Tab. 3.17 Vererbungsmodus der angeborenen Koagulopathien.

X-chromosomal-rezessiv	Hämophilie A (F-VIII-Mangel), Hämophilie B (F-IX-Mangel)
autosomal-dominant	Willebrand-Jürgens-Syndrom, Dysfibrinogenämie
autosomal-rezessiv	Mangel an F I, II, V, VII, X, XI, XII und XIII, Mangel an α_2-Antiplasmin, Präkallikrein, HMW-Kininogen

Hämophilien A und B

X-chromosomal-rezessiv vererbte Blutungsleiden mit Verminderung der F-VIII:C-Gerinnungsaktivität (Hämophilie A) bzw. FIX-Aktivität (Hämophilie B), die im Normalfall nur bei Männern klinische Auswirkungen zeigen. Die Klinik der beiden Formen ist identisch.

Mit einer Häufigkeit von 1 auf 5.000 männliche Neugeborene ist die Hämophilie A der häufigste Defekt der sekundären Hämostase (➤ 3.7.2); die Hämophilie B ist mit 1 : 15.000 männlichen Neugeborenen deutlich seltener.

Ätiologie
Das Gen für F VIII ist groß und besetzt etwa 0,1 % der Länge des X-Chromosoms. Mehrere Genmutationen sind beschrieben, in 50 % liegt eine Inversion des Introns 21 vor. Bis zu 30 % der Defekte sind auf Spontanmutationen zurückzuführen. Das Gen für F IX ist kleiner und liegt ebenfalls auf dem langen Arm des X-Chromosoms; auch hier kommen Spontanmutationen vor.

Klinik
Je nach Schweregrad treten bereits im frühen Kindesalter Blutungen auf, die im Missverhältnis zum auslösenden Trauma stehen:
- **Einblutungen in große Gelenke:** Die dadurch ausgelösten entzündlichen Veränderungen und nachfolgenden Reparaturprozesse können zur Invalidisierung führen.
- **Einblutungen in Muskulatur** und Weichteile: Gefahr des Kompartmentsyndroms mit Extremitätenverlust
- **abdominelle Blutungen:** „akutes Abdomen"
- **lang anhaltende Hämaturien:** Gefahr von Anämie bzw. postrenalem Nierenversagen durch Verlegung der ableitenden Harnwege
- **intrakranielle Blutungen** (über 10 % der Hämophilen sterben an intrakraniellen Blutungen)

Je nach Restaktivität der Gerinnungsfaktoren bei den betroffenen männlichen Patienten spricht man von schwerer (Aktivität < 1 %), mittelschwerer (1–5 %) oder leichter (5–15 %) Hämophilie bzw. von Subhämophilie (15–50 %).

Bei den lediglich heterozygot betroffenen Frauen (Konduktorinnen) liegt die Aktivität meist > 50 % und der Defekt hat selten Krankheitswert.

Diagnostik
Das Leitdiagnostikum ist die **isoliert verlängerte PTT** bei normaler Blutungszeit und normalem Quick-Wert. Die Bestimmung der Gerinnungsaktivität der Faktoren VIII und IX sichert die Diagnose.

Therapie
Gerinnungsfaktoren können i. v. substituiert werden, um Blutungen zu behandeln oder zu vermeiden. Eingesetzt werden Konzentrate aus den jeweils fehlenden Faktoren, bei Hämophilie B auch Prothrombin-Komplex-Konzentrat.
- Bei bereits eingetretenen Blutungen werden frühestmöglich Faktorkonzentrate gespritzt, wegen der kurzen HWZ von ca. 8 h etwa 3-mal täglich (Therapiedauer, ➤ Tab. 3.18). Die Konzentratdosis richtet sich nach der Schwere der Blutung.
- Bei Patienten mit leichten Blutungen und mittelschwerer bis leichter Hämophilie lassen sich die Blutungen auch durch das synthetische **ADH-Analogon DDAVP** beherrschen; es stimuliert das Gefäßendothel zur Ausschüttung des dort produzierten Faktors VIII.

Patienten mit schwerer Hämophilie und häufigen Blutungen werden regelmäßig **prophylaktisch substituiert**. Bei leichteren Verläufen erfolgt nur bei

Tab. 3.18 Beispiele für erforderliche Faktor-VIII-Aktivitäten.*

Blutungslokalisation	erforderliche Aktivität für ein Sistieren der Blutung	Therapiedauer in Tagen
spontan in Gelenk, Muskel	5–20 %	2
organbedrohende Blutung	20–40 %	5
Zahnextraktionen, kleine Operationen	20–40 %	5
intrakraniell, intrathorakal, gastrointestinal, große Operationen	80–100 % (nie unter 50 % abfallen lassen)	2–3 Wochen

* gilt im Prinzip für alle Gerinnungsfaktoren

spontanen Blutungen und geplanten Operationen eine Substitution.

Neben dem Risiko (gering) der Infektion durch verunreinigte Präparate sind weitere Risiken Unverträglichkeitsreaktionen sowie die Induktion von Hemmkörpern gegen die fehlenden Gerinnungsfaktoren (**Hemmkörperhämophilie**).

> **Patho-Info**
> **Hemmkörperhämophilie**
>
> Durch hemmende Autoantikörper gegen Gerinnungsfaktoren (meist F VIII) wird bei 10–20 % der Hämophilie-A- und bei 2–5 % der Hämophilie-B-Patienten eine Aktivitätsminderung von Gerinnungsfaktoren mit hämorrhagischer Diathese verursacht. Durch Plasma-Mischversuche kann der Hemmkörper diagnostiziert werden. Eine Fortführung der Substitution mit erhöhter Dosis kommt nur bei niedrigen Antikörpertitern in Betracht. Durch Bypassprodukte (teilaktivierte Prothrombin-Konzentrate mit aktiviertem F VII, IX und X) kann versucht werden, den Gerinnungsdefekt zu „umgehen". F-VIII-Präparate vom Schwein werden ebenfalls erfolgreich eingesetzt.
> [PB, FF]

von-Willebrand-Jürgens-Syndrom (vWS)

Überwiegend autosomal-dominant vererbte Blutungsneigung mit Verminderung oder qualitativem Defekt des Von-Willebrand-Faktors (vWF, > 3.7.2), eines gerinnungsunterstützenden Glykoproteins. Entsprechend der Funktion des vWF sind die humorale Gerinnung und die Thrombozytenfunktion beeinträchtigt.

> **Patho-Info**
> **Von-Willebrand-Faktor**
>
> **Struktur** Der Faktor VIII besteht aus einem Komplex aus folgenden zwei Teilen:
> - für die plasmatische Gerinnungsaktivität verantwortliches **F VIII:C**, dessen Mangel zur klassischen Hämophilie A führt
> - von-Willebrand-Faktor (vWF oder vWF:Ag): Wenn dieser an den F-VIII-Komplex gebunden ist, schreibt man auch: F VIII:vWF.
>
> **Funktion** Der in Endothelzellen und Megakaryozyten synthetisierte von-Willebrand-Faktor stabilisiert zum einen die Faktor-III-Aktivität. Zum anderen vermittelt er die Interaktion des F-VIII-Komplexes mit dem Endothel sowie die Plättchenadhäsion und -aggregation.
> Fehlt der vWF, sind sowohl die plasmatische Gerinnung (verminderte Gerinnungsaktivität des F-VIII-Komplexes)

als auch die Thrombozytenfunktion beeinträchtigt, wohingegen die Thrombozyten, wenn in gesundem Plasma getestet, einwandfrei funktionieren.

Diagnostik Der vWF kann direkt in einem Immunoassay erfasst werden; seine Funktion kann über die Ristocetin-induzierte Thrombozytenaggregation gemessen werden: Diese ist sowohl bei Verminderung des vWF als auch bei vWF-Funktionsstörungen vermindert, der Test wird deshalb z. T. als Screening-Test eingesetzt.
[PB, FF]

Einteilung

Genetisch ist die Erkrankung äußerst heterogen, mit teilweise quantitativen, teilweise qualitativen Veränderungen am vWF. Klinisch lassen sich dementsprechend mehrere Erscheinungsformen differenzieren. Aufgrund dieser unterschiedlichen Defekte am Faktor-VIII-Komplex werden drei Haupttypen des von-Willebrand-Jürgens-Syndroms unterschieden:
- **Typ I** (häufigste Form, 80 %): Der an sich intakte vWF ist quantitativ reduziert.
- **Typ II** (15 %): qualitativer Defekt des vWF mit gestörter Thrombozytenadhäsion. F VIII:C und vWF können vermindert oder normal sein. Es werden zwei Unterformen unterschieden:
  - Typ IIA ohne Thrombozytopenie
  - Typ IIB mit Thrombozytopenie
- **Typ III** (5 %): völliges Fehlen des vWF, daher meist schwere hämorrhagische Diathese mit Schleimhautblutungen

Das Willebrand-Jürgens-Syndrom ist die häufigste angeborene Gerinnungsstörung mit einer Inzidenz von etwa 1/1.000; leichte (subklinische) Formen kommen bei bis zu 1 % der Bevölkerung vor.

Klinik

Die Manifestation der Erkrankung ist sehr variabel. Häufig sind Haut- und Schleimhautblutungen (z. B. Epistaxis, Gingivablutungen, Ekchymosen) und Menorrhagien; petechiale Blutungen kommen v. a. bei den leichteren Formen vor. Oft fällt die Erkrankung durch verlängerte Blutungen nach Operationen (z. B. Zahnextraktion) auf. In schweren Fällen treten Einblutungen in die Gelenke (Hämarthros) und intramuskuläre Hämatome auf.

Die Ursachen für die Variabilität liegen zum einen in der Heterogenität des zugrunde liegenden Gendefekts, zum anderen daran, dass die vWF-Plasmakonzentration von Blutgruppe, systemischer Entzündungsaktivität (vWF ist ein Akute-Phase-Protein), Schwangerschaft und anderen Begleiterkrankungen abhängig ist.

Diagnostik
Auch die Laborbefunde sind variabel. Die PTT und die Blutungszeit sind meist verlängert, die Ristocetin-induzierte Plättchenaggregation ist oft stark vermindert. Der Willebrand-Faktor ist in Abhängigkeit vom Typ normal bis fehlend. Für die Unterscheidung der Subtypen ist die Multimer-Analyse mittels SDS-Elektrophorese notwendig.

Therapie
Wie bei den Hämophilien ist die medikamentöse Therapie bei akuter Blutung und zur Blutungsprophylaxe vor und nach Operationen angezeigt:
- **leichte Formen (vWF-Aktivität > 10 %):** Eine DDAVP-Gabe ist ausreichend (Wirkprinzip s. o. „Hämophilien A und B"). DDAVP wirkt v. a. bei Patienten mit Typ-I-Erkrankung. Nach dreitägiger Therapie lässt die Wirkung wegen Entleerung der Endothelreserven für vWF allmählich nach.
- Eine Ausnahme stellt der (seltene) Typ IIB dar, hier darf DDAVP nicht gegeben werden, da dies eine Thrombozytenaggregation auslösen könnte.
- **mittelschwere (vWF-Aktivität 1–10 %) und schwere (< 1 %) Formen:** Hier ist die Gabe von F-VIII-Hochkonzentraten notwendig.

> **MERKE**
> Thrombozytenaggregationshemmer und ASS sind beim von-Willebrand-Jürgens-Syndrom kontraindiziert!

Prothrombin-Komplex-Mangel

Die Faktoren des Prothrombin-Komplexes (Prothrombin, Faktoren VII, IX und X) werden Vitamin-K-abhängig hepatisch synthetisiert.

Der bei einem Mangel an Vitamin K auftretende Blutungstyp ähnelt dem bei Hämophilie. Aufgrund der Multimorbidität älterer Menschen ist bereits bei einem Quick-Wert < 10 % mit bedrohlichen Blutungen zu rechnen.

> **Patho-Info**
> **Aufgaben von Vitamin K bei der Gerinnung**
> **Aufnahme** Vitamin K ist ein fettlösliches Vitamin. Es wird überwiegend mit pflanzlicher Nahrung zugeführt (Vitamin K_1) bzw. im Darm von Mikroorganismen gebildet (Vitamin K_2) und im terminalen Ileum und Kolon resorbiert. Seine Resorption ist nur in Anwesenheit von Gallensäuren möglich.
> **Funktion** Für die Synthese der Faktoren des Prothrombin-Komplexes (F II, VII, IX, X) sowie der Inhibitoren Protein C und Protein S ist die Anwesenheit von Vitamin-K-Hydrochinon erforderlich.
> [PB, FF]

Ätiologie und Pathogenese
Faktoren des Prothrombin-Komplexes können aus drei Gründen erniedrigt sein:
- **eingeschränkte Syntheseleistung der Leber** aufgrund eines Leberparenchymschadens (z. B. Leberzirrhose)
- **gesteigerter Umsatz:** Bei der Verbrauchskoagulopathie kommt es zur Erniedrigung aller Gerinnungsfaktoren durch eine disseminierte Aktivierung der Gerinnung.
- **Vitamin-K-Mangel:**
  - verminderte Vitamin-K-Zufuhr mit der Nahrung
  - verminderte Produktion von Vitamin K_2 über Mikroorganismen durch eine längere breitbandantibiotische Therapie
  - gestörte Vitamin-K-Resorption infolge einer Fettmalabsorption (Pankreasinsuffizienz oder Gallensäuremangel, z. B. bei Verschlussikterus)
  - Medikation mit Vitamin-K-Antagonisten (z. B. Marcumar® oder Phenytoin)

Diagnostik
Diagnostisch richtungweisend ist der **erniedrigte Quick-Wert** bei nur gering verlängerter PTT durch die Verminderung von Faktor IX. Die Einzelfaktorenanalyse zeigt eine Erniedrigung aller Vitamin-K-abhängigen Faktoren (F II, VII, IX, X sowie Protein C und Protein S), während nicht-Vitamin-K-abhängige Faktoren normal sind.

Koller-Test Zur Differenzierung eines Leberparenchymschadens von anderen Ursachen: Bestimmung des Quick-Werts vor und nach i. v. Gabe von Vitamin K.
- Fehlender Anstieg des erniedrigten Quick-Werts spricht für eine Synthesestörung (Leberzirrhose)

- Ein Anstieg um > 30 % spricht dagegen für einen Vitamin-K-Mangel durch Malabsorption, gestörte Darmflora oder Verschlussikterus.

Therapie

Prinzip Bei bedrohlichen Blutungen werden die fehlenden Gerinnungsfaktoren substituiert. Sind die Blutungen nicht bedrohlich, wird Vitamin K gegeben, um damit die körpereigene Faktorenbildung zu steigern.

Bedrohliche Blutungen Substitution der fehlenden Gerinnungsfaktoren des Prothrombin-Komplexes (z. B. in Form von **PPSB** = **P**rothrombin II, **P**rokonvertin VII, **S**tuart-Prower-Faktor X, antihämophiles Globulin **B** [= F IX]).
Bei zusätzlicher Erniedrigung anderer Gerinnungsfaktoren, z. B. bei Leberparenchymschädigung (hepatogene Koagulopathie), ist der Ausgleich mittels **Fresh Frozen Plasma** (FFP) physiologischer. Zusätzlich sollte Vitamin K oral oder parenteral gegeben werden, da die Halbwertszeit von PPSB-Konzentraten begrenzt ist.

Nichtbedrohliche Blutung **Vitamin-K-Gabe.** Die Applikationsform richtet sich nach der Ursache der Verminderung des Prothrombin-Komplexes:
- In Abwesenheit einer Resorptionsstörung führt die Gabe von 20 mg Vitamin K p. o. zu einem Anstieg des Quick-Werts um ca. 30 % innerhalb von 12 h.
- Bei Resorptionsstörung (z. B. Verschlussikterus) muss Vitamin K parenteral gegeben werden.

Andere Gerinnungsfaktor-Mangelzustände

Faktor-XII-Mangel

Seltene autosomal-rezessive Erkrankung. Die Vorphase der Gerinnung ist extrem verlängert, **PTT** ist isoliert maximal verlängert. Der Faktor-XII-Mangel ist nicht durch Blutungskomplikationen, sondern durch thrombembolische Erkrankungen aufgrund einer mangelnden Aktivierung der Fibrinolyse gekennzeichnet. Therapeutisch ist evtl. eine Antikoagulation erforderlich.

Faktor-XIII-Mangel

Selten angeborene, häufiger erworbene Blutungsneigung infolge erhöhten Faktorenumsatzes (z. B. bei Colitis ulcerosa oder Verbrauchskoagulopathie). Gebildetes Fibrin wird nicht ausreichend quervernetzt und ist daher brüchiger; es kommt dadurch typischerweise zu Nachblutungen nach primär unauffälliger Blutstillung und zu Wundheilungsstörungen. Die Therapie besteht in der Substitution von Faktor-XIII-Konzentrat.

Hypo- und Afibrinogenämie

Seltene quantitative Synthesestörungen des Fibrinogens. Hämophilieähnliche Blutungen kommen vor.

3.7.6 Vaskuläre hämorrhagische Diathese

Erhöhte Blutungsneigung durch lokalisierte Gefäßwandveränderungen oder eine generell erhöhte Gefäßfragilität bei Strukturveränderungen der Gefäßwandschichten (z. B. Ehlers-Danlos-Syndrom) oder des Endothels (z. B. bei Vaskulitis).
Eine vaskulär bedingte hämorrhagische Diathese führt selten zu lebensbedrohlichen Blutungen. Die Thrombozyten und Gerinnungsfaktoren sind meist normal, bei ausgedehnten Gefäßfehlbildungen oder einer schweren Vaskulitis ist jedoch eine Verbrauchskoagulopathie (➤ 3.7.7) möglich.

Purpura Schoenlein-Henoch

Erworbene Hypersensitivitätsvaskulitis v. a. bei Kindern und (seltener) Jugendlichen. Die Ätiologie ist unklar: infektiös-allergisch (in 50 % d. F. Influenza A) oder medikamentös-allergisch. Pathogenetisch liegt eine Typ-III-Immunreaktion (Arthus-Typ) mit subendothelialen Ablagerungen von Immunkomplexen und Komplementaktivierung vor.

Klinik
Die klinischen Sypmtome treten i. d. R. 2–3 Wochen nach dem Infekt auf:
- hämorrhagische Effloreszenzen an den Streckseiten der Extremitäten und in Gelenknähe
- Fieber

- Schwellungen der großen Gelenke (ca. 70%)
- abdominelle Schmerzen (50–80%)
- Die Nieren sind in 30% d. F. betroffen; eine IgA-Nephritis ohne Proteinurie (gute Prognose) oder mit Proteinurie (schlechtere Prognose)
- Polyserositis (Pleuritis, Perikarditis)
- ZNS-Beteiligung (Kopfschmerzen, Verhaltensstörungen)

Diagnostik
Die Diagnose wird klinisch gestellt. Das Serum-IgA kann erhöht sein. Meist ist eine Erythrozyturie, seltener eine Proteinurie nachweisbar.

Therapie
Die Therapie ist symptomatisch, da die Erkrankung im Regelfall selbstlimitierend ist. Die Prognose ist gut, sofern sich keine chronische Glomerulonephritis entwickelt.

Hereditäre hämorrhagische Teleangiektasie

Synonym Morbus Osler-Rendu.

Autosomal-dominant vererbte Erkrankung mit starker Penetranz. Die Krankheit ist gekennzeichnet durch Gefäßerweiterungen und -brüche durch Verlust kontraktiler Elemente in der Gefäßwand.

Klinik, Diagnostik und Therapie
Es finden sich sternförmige Teleangiektasien (rote Farbe verschwindet nach Druck mit einem Glasspatel) am Übergang der Arteriolen und Venolen v. a. an Lippen, Zunge und Fingerspitzen, seltener in Lunge, Gastrointestinaltrakt und Leber.
Des Weiteren kommen petechiale Blutungen an Haut und Schleimhäuten. In der Lunge können sich arteriovenöse Fisteln mit konsekutiver Hypoxämie entwickeln. Der Rumpel-Leede-Test (➤ 3.7.3) ist negativ. Die Therapie ist Gegenstand von Studien.

Weitere

Kasabach-Merritt-Syndrom
In großen vaskulären Tumoren (Riesenhämangiomen) kann es zur Aktivierung der endogenen Gerinnung mit resultierender Thrombozytopenie und Verbrauchskoagulopathie kommen. Dies wird dann als Kasabach-Merritt-Syndrom bezeichnet. Wenn möglich, wird eine chirurgische Resektion oder Bestrahlung des betroffenen Hämangioms angestrebt.

Hippel-Lindau-Syndrom
Retinozerebellare Angiomatose mit Netzhautablösung infolge multipler, ein- oder beidseitig auftretender zystischer kapillärer Hämangiome. Ein Befall tritt auch in Kleinhirn, Rückenmark, Pankreas, Leber und Niere auf. Die Erkrankung wird zu den Phakomatosen gezählt und ist wahrscheinlich dominant erblich.

Ehlers-Danlos-Syndrom
Erbliche Störung der Kollagen-Histogenese mit Hyperelastizität der Haut und des Bindegewebes. Es kommt zu erhöhter Verletzlichkeit der Haut mit Hyper- bzw. Depigmentierung und Teleangiektasien besonders an den Extremitätenstreckseiten sowie Überstreckbarkeit der Gelenke. Oft kombiniert mit Herz- und Gefäßfehlbildungen.

Hereditäre Purpura simplex
Hauptsächlich Frauen betreffende, meist harmlose Purpura. Meist prämenstruell treten schmerzhafte, flächenhafte, aber harmlose Haut- und Schleimhautblutungen („Teufelsflecken") auf.

Stoffwechselbedingte Purpura
Eine Purpura kann z. B. bei Vitamin-C-Mangel (Skorbut: erhöhte Kapillarfragilität durch Kollagen-Synthesestörung), Diabetes mellitus und bei Morbus Cushing auftreten.

Purpura senilis
Häufige Störung mit kleinflächigen, harmlosen Hautblutungen (Ekchymosen) an Gesicht, Handrücken, Unterarmen und Beinen bei atrophischer Altershaut. Als Residuen bleiben braun pigmentierte Flecken.

Autoimmunerkrankungen bzw. Vaskulitiden

Beispielsweise bei systemischem Lupus erythematodes, Panarteriitis nodosa, Morbus Wegener, Sklerodermie, rheumatoider Arthritis.

Medikamentös induzierte Purpura

Das klinische Bild ist variabel. Bei Verdacht sollten die folgenden in Frage kommenden Medikamente abgesetzt werden:
- Schmerzmittel: z. B. ASS, Phenacetin
- Antiarrhythmika: z. B. Atropin, Digoxin, Chinidin
- Schlafmittel: z. B. Chloralhydrat, Barbiturate, Meprobamat
- Antibiotika: z. B. Penizilline, Piperacillin, Sulfonamide, Isoniazid, Chloramphenicol, Chinin
- Antidiabetika: z. B. Chlorpropamid, Tolbutamid
- Antihypertensiva: z. B. Furosemid, α-Methyldopa, Reserpin
- andere: Allopurinol, Cumarine, Östrogene, Arsenika, Goldsalze, Iodid, Quecksilber

3.7.7 Störungen des Fibrinolysesystems

Verbrauchskoagulopathie

Synonyme Disseminierte intravasale Gerinnung; engl. disseminated intravascular coagulation, **DIC**).

Bei der erworbenen Gerinnungsstörung stellt die Störung des Fibrinolysesystems nur einen Teil des Gesamtgeschehens dar.

Die DIC ist charakterisiert durch eine – von Entzündungsmediatoren eingeleitete – intravasale Blutgerinnung, die den thrombotischen Verschluss kleiner Gefäße bedingt und damit die Organperfusion beeinträchtigt. Gleichzeitig kommt es im Rahmen des gerinnungsinduzierten Verbrauchs von Thrombozyten und Gerinnungsfaktoren zu einer hämorrhagischen Diathese mit Blutungen (➤ Abb. 3.20).

Klinisch im Vordergrund stehen die oft ausgedehnten Blutungen. Thrombozyten, Quick-Test und PTT können zunächst noch normal sein, das Fibrinogen ist stark erniedrigt und die Fibrin-Spaltprodukte (D-Dimere) sind erhöht (➤ Tab. 3.19).

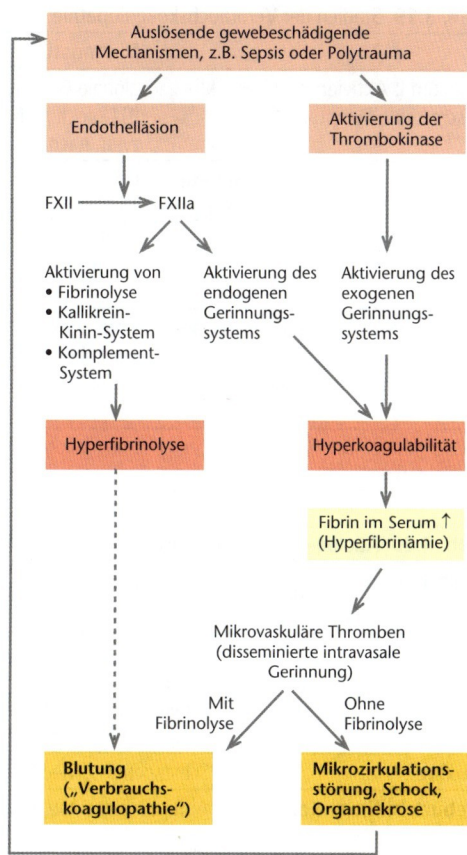

Abb. 3.20 Pathogenese der Verbrauchskoagulopathie. [L157]

Ätiologie und Pathogenese

Jede schwere Erkrankung mit Zusammenbruch der Gewebeintegrität (z. B. Trauma) oder jede systemische Entzündungsreaktion (z. B. Sepsis) kann eine DIC induzieren (➤ Tab. 3.20).

Lokal begrenzte Formen kommen bei Gefäßanomalien und eher **chronische Verläufe** („Smoldering DIC") bei Karzinomerkrankungen vor.

Bei der Aktivierung des Gerinnungssystems sind Gewebefaktoren (z. B. Freisetzung von Thrombokinase) und Zytokine (z. B. IL-6, Tumornekrosefaktor-α, etwa bei Sepsis) von Bedeutung.

Klinik

Eine Verbrauchskoagulopathie verläuft oft **lebensbedrohlich.** Das klinische Bild ist gekennzeichnet durch ein Nebeneinander von Blutungen des thrombozytären (v. a. Petechien, Schleimhautblutung, Blutung aus Stichkanälen) und plasmatischen Typs (Ek-

Tab. 3.19 Stadien der Verbrauchskoagulopathie.

	Diagnostik	Therapie
Stadium I: Aktivierungsphase (klinisch: keine Symptome)	globale Gerinnungsmarker (Quick, PTT) noch im Normbereich, Thrombozyten noch normal, AT leicht erniedrigt	Heparin 400 E/kg KG/d als Dauerinfusion
Stadium II: frühe Verbrauchsphase (klinisch: Blutungen, gestörte Organleistungen)	Fibrinogen ↓ Thrombozyten ↓ Gerinnungsfaktoren ↓, PPT ↑, AT ↓, Fibrin-Monomere ↑	AT-Ersatz durch FFP oder AT-Konzentrat bei deutlicher Gerinnungsstörung nach AT-Bestimmung (z. B. 6 Einheiten FFP oder 2 × 1.500 IE AT). Heparin umstritten
Stadium III: späte Verbrauchsphase und reaktive Fibrinolyse (klinisch: schwere Blutungen, schwere Organfunktionsstörungen)	Fibrinogen ↓ ↓ ↓ Thrombozyten ↓ ↓ ↓ Quick ↓ ↓, TZ ↑ ↑ ↑ Fibrin-Spaltprodukte (D-Dimere) ↑ ↑	Kein Heparin! Substitution mit AT, PPSB, FFP und Thrombozyten

AT = Antithrombin; FFP = Fresh Frozen Plasma (gefrorenes Frischplasma); TZ = Thrombinzeit; PPSB = Prothrombin-Komplex (Faktorkonzentrat, ➤ 3.7.5)

Tab. 3.20 Ätiologie der Verbrauchskoagulopathie.

Ursachen	Beispiele
akute Umsatzstörungen	
Sepsis	Grundsätzlich nicht erregerabhängig. Sonderformen: • Waterhouse-Friderichsen-Syndrom: bei Meningokokken-Meningitis auftretende Nebennierenrindenblutung und Verbrauchskoagulopathie (Purpura fulminans) • Toxic-Shock-Syndrom durch *Staphylococcus aureus* (➤ 12.7.1)
Toxine	Schlangenbiss, Medikamente, Drogen (z. B. Amphetamine)
geburtshilfliche Komplikationen	Abruptio placentae, Fruchtwasserembolie, verhaltener Abort
hämolytische Syndrome	Transfusionszwischenfälle, hämolytische Anämien, hämolytisch-urämisches Syndrom
Trauma, Gewebeverletzung	durch jede Form der Gewebeverletzung, inkl. Fettembolie, Organnekrosen (z. B. nekrotisierende Pankreatitis), ausgedehnte Weichteilverletzungen, postoperativ nach großen Operationen
chronische Umsatzstörungen	
Gefäßanomalien (oft lokal begrenzte Koagulopathie)	z. B. kongenitale zyanotische Herzvitien, Riesenhämangiom, hereditäre hämorrhagische Teleangiektasien, Aortenaneurysma
metastasierende Karzinome	v. a. Prostatakarzinom, Magenkarzinom, Pankreaskarzinom, maligne Erkrankungen des blutbildenden Systems

chymosen, gefolgt von nekrotisierenden Hämorrhagien an Akren und Druckstellen).

Diagnostik
Kein einzelner Laborwert kann eine DIC beweisen. Hinweisend sind eine Thrombozytopenie (empfindlichster Parameter) mit Nachweis von Fibrin-Monomeren oder Fibrin-Fibrinogen-Spaltprodukten wie etwa D-Dimeren. Fibrinogen und Antithrombin sind vermindert. Alle Gerinnungsfaktoren fallen in ihrer Aktivität ab, die Globaltests PTT, Quick und Thrombinzeit fallen entsprechend pathologisch aus. Der Schweregrad der DIC korreliert mit dem Ausmaß der Erniedrigung von AT, Fibrinogen und Thrombozyten.

Therapie
Die Behandlung der Verbrauchskoagulopathie ist schwierig. Das wichtigste Therapieprinzip ist die Behandlung der auslösenden Ursache. Ist dies erfolglos, müssen im Falle manifester Blutungen Plasmafaktoren (Fresh Frozen Plasma) und Blutplättchen ersetzt werden. Die Gabe von niedrig dosiertem Heparin zur Bremsung der Gerinnungsneigung

zeigt nur im Stadium I einen (moderaten) Effekt. Hohe Dosen von Antithrombinkonzentraten werden in schweren Fällen eingesetzt, um die Blutgerinnung zu hemmen, z. B. wenn die Antithrombinspiegel auf < 50 % der Norm abgefallen sind.

Pharma-Info
Fibrinolytika

Fibrinolytika aktivieren die Bildung von Plasmin aus Plasminogen. Plasmin
- spaltet das Fibrinnetzwerk in Bruchstücke (Thrombolyse),
- hemmt die Blutgerinnung durch Inaktivierung von Fibrinogen.

Die wichtigsten Fibrinolytika sind **Streptokinase, Urokinase, rtPA** (Alteplase), **Reteplase** und **Tenecteplase**. Streptokinase und Urokinase wirken systemisch, während die anderen Fibrinolytika vorzugsweise fibringebundenes Plasminogen aktivieren, also theoretisch nur im Thrombus wirken. Streptokinase wirkt erst nach Komplexbildung mit Plasminogen. Die anderen Substanzen sind direkte Plasminogenaktivatoren.

Indikation

Thrombolyse bei:
- frischem Myokardinfarkt
- schwerer Lungenembolie
- Mehretagen-Phlebothrombose
- akutem Verschluss peripherer Arterien
- ischämischem Schlaganfall

Nebenwirkungen
- (intrakranielle) Blutung
- Streptokinase: allergisch-anaphylaktische Reaktion durch Antikörperbildung

Kontraindikationen
- **absolute Kontraindikationen**
  - Schlaganfall in den letzten 6 Monaten; bei Zustand nach hämorrhagischem Schlaganfall immer kontraindiziert
  - Trauma, Operation oder Kopfverletzung in den letzten 3 Wochen
  - neurologische ZNS-Erkrankung
  - Magen-Darm-Blutung innerhalb des letzten Monats
  - bekannte Blutungsdiathese
  - dissezierendes Aortenaneurysma
- **relative Kontraindikationen**
  - TIA in den letzen 6 Monaten
  - orale Antikoagulation
  - Schwangerschaft
  - nicht komprimierbare Gefäßpunktionen
  - therapierefraktäre Hypertonie
  - aktives Ulkusleiden, floride Endokarditis, fortgeschrittene Lebererkrankung
  - traumatische Reanimationsmaßnahmen

Antidot

Die Antifibrinolytika **Aprotinin** und **Tranexamsäure** hemmen die plasminvermittelte Fibrinolyse und mindern die Gefahr schwerer Blutungen bei Fibrinolytika-Überdosierung oder bei Karzinomen. Aprotinin ist sofort, Tranexamsäure nach 2 h wirksam.

Nebenwirkungen Allergische Reaktionen, Mikrothrombenbildung.
[MP, CD]

3.8 Thromboseneigung (Thrombophilie)

Die prokoagulatorische Antwort auf eine Gefäßschädigung ist wichtig. Genauso wichtig sind die räumliche und zeitliche Begrenzung dieser Antwort durch inhibitorische Faktoren. Von denen drei von besonderer Bedeutung sind: Antithrombin (früher: Antithrombin III = ATIII), Protein C und Protein S.

Fällt einer der Inhibitoren aus, wird das Gleichgewicht zwischen prokoagulatorischen Faktoren und gerinnungshemmenden Einflüssen zugunsten der Gerinnung verschoben, wodurch das Thromboserisiko steigt. Die durch mangelnde Wirkung des **a**ktivierten **P**roteins **C** charakterisierte **APC-Resistenz** (s. u.) wird heute als die häufigste Ursache der Thrombophilie gewertet.

> **MERKE**
> Eine Thrombophilie ist etwa 10-mal häufiger als eine hämorrhagische Diathese.

Klinisch im Vordergrund stehen bei der Thrombophilie venöse oder arterielle Thrombosen, oft schon in früherem Lebensalter oder mit ungewöhnlicher Lokalisation (➤ 2.4.3).

Ätiologie
Angeborene Ursachen der Thrombophilie

Angeborene APC-Resistenz Etwa 90–95 % d. F. werden durch eine Punktmutation verursacht, bei der am Faktor V Arginin in der Position 506 durch Glutamin ersetzt ist (Faktor-V-Leiden). Hierdurch wird die Spaltung (und damit Inaktivierung) des Faktor-V-Moleküls durch APC verhindert.

Hereditäre Hyperhomozysteinämie Die Plasmahomozystein-Konzentration bei der homozygoten Form beträgt > 100 mmol/l (normal < 16 mmol/l) und führt durch die Thromboseneigung zu einem erhöhten Risiko für KHK, Schlaganfall und pAVK. Auch die heterozygote Form (Plasmahomozystein-Konzentration 16–25 mmol/l), die ca. 5 % der Bevölkerung betrifft, geht mit einer mäßigen Thrombophilie einher. Ursache ist eine Aktivierung der Endothelzelle durch die erhöhte Homocysteinkonzentration.

Antithrombinmangel Unterschieden werden ein quantitativer (Typ I: AT um etwa 50 % vermindert) und ein qualitativer Mangel (Typ II: Konfigurationsänderungen des Antithrombinmoleküls). Ein homozygoter Antithrombinmangel ist mit dem Leben nicht vereinbar (Typ I) bzw. führt schon beim Neugeborenen häufig zu thrombembolischen Komplikationen. Heterozygoter Antithrombinmangel zeigt sich durch venöse Thrombosen oft schon vor dem 25. Lebensjahr.

Prothrombin-G20210A-Mutation Diese führt zu einem erhöhten Prothrombinspiegel im Plasma und kann bei ca. 7 % aller Thrombosepatienten nachgewiesen werden.

Protein-C-Mangel Analog zum Defekt bei hereditärem Antithrombinmangel werden ein quantitativer (Typ I) und ein qualitativer Mangel (Typ II) unterschieden. Klinisch dominieren Thrombosen schon in der ersten Lebenshälfte.

Protein-S-Mangel Protein S ist ein Kofaktor des Proteins C. Beim Protein-S-Mangel werden drei Typen mit unterschiedlicher Aktivität des Proteins unterschieden.

Erworbene Inhibitormängel
Erworbene APC-Resistenz Sie wird durch Antikörper ausgelöst, welche die Wirkung von aktiviertem Protein C (APC) an seinen Substraten hemmen.

Nephrotisches Syndrom oder Enteropathie mit Eiweißverlust Es kann verlustbedingt zu einem sekundären Antithrombinmangel kommen. **Therapie:** Behandlung der Grunderkrankung, evtl. orale Antikoagulation.

Lupus-Antikoagulans- oder Antiphospholipidsyndrom Antikörper gegen gerinnungsaktive Phospholipide können nachgewiesen werden (➤ 12.9.2).

Vorübergehender, erworbener Mangel an Protein C und S Er kommt im Rahmen der DIC (➤ 3.7.7) sowie in der Initialphase der Therapie mit Marcumar® vor.

Diagnostik
Indikationen Eine weiterführende Abklärung ist indiziert bei tiefer Beinvenenthrombose, einer Lungenembolie oder arteriellen Thrombose bei Patienten < 45 Jahre, rezidivierenden Thrombosen, Thrombosen atypischer Lokalisation (z. B. intrakraniell), Thrombosen während der Schwangerschaft oder postpartal sowie bei rezidivierenden Spontanaborten. Auch eine positive Familienanamnese sollte eine Abklärung veranlassen.

Thrombophilie-Screening Ein Globaltest für Thrombophilie existiert nicht. In Kenntnis der möglichen Auslöser wird folgendes Minimalprogramm zusammengestellt:
- Globaltests der Gerinnung: Thromboplastinzeit, PTT, TZ, Thrombozytenzahl
- Einzeltests: funktioneller APC-Resistenz-Test, Lupus-Antikoagulans, AT, Protein C, Protein S, Fibrinogen, Homozystein im Plasma, bei entsprechender Klinik auch HIT-Diagnostik
- weiterführende Diagnostik in Speziallabors

Therapie
Eine prophylaktische Substitution kommt nur für Patienten mit angeborenem Antithrombinmangel und bei homozygotem Protein-C-Mangel in Frage. Bei nachgewiesenem Thrombophilierisiko durch angeborene Inhibitormängel (AT, Protein C und Protein S) kann nach dem ersten thrombembolischen Ereignis evtl. eine lebenslange orale Antikoagulation erforderlich sein.

Pharma-Info

Orale Antikoagulanzien (Vitamin-K-Antagonisten/Cumarinderivate)

Phenprocoumon und **Warfarin** hemmen die Reduktion von Vitamin-K in der Leber. Dadurch stören sie die posttranslationale γ-Carboxylierung der Faktoren II, VII, IX, X sowie der Proteine C und S und damit die Blutgerinnung → Quick-Wert ↓, INR ↑.

Indikation und Anwendung   Orale antikoagulatorische Langzeittherapie und -prophylaxe bei:
- Phlebothrombose und Lungenembolie,
- Schlaganfallprophylaxe bei Vorhofflimmern,
- künstlicher Herzklappe.

Die Therapiekontrolle erfolgt über den **Quick-Wert** (Synonyme: Thromboplastinzeit, Prothrombinzeit. Normal: 70 bis 130 %) bzw. zur besseren Vergleichbarkeit zwischen verschiedenen Laboren über den **INR-Wert** (International Normalized Ratio, normal 1,0. Zielwert 2,0–3,5).

Zu Therapiebeginn besteht eine erhöhte Thromboseneigung mit Gefahr von Hautnekrosen wegen der kürzeren HWZ des antithrombotischen Proteins C im Vergleich zu den anderen Vitamin-K-abhängigen Faktoren. Deshalb wird **überlappend mit Heparinen oder Fondaparinux** behandelt, bis der INR an 2 aufeinanderfolgenden Tagen im Zielbereich liegt. Dann wird die Gabe von Heparin oder Fondaparinux beendet.

Präoperativ müssen Cumarine einige Tage vorher durch niedermolekulares Heparin s. c. oder unfraktioniertes Heparin i. v. ersetzt werden. Am Operationstag selbst wird die Heparintherapie ausgesetzt und postoperativ wieder begonnen, dann überlappend mit Cumarinen. Nach Erreichen des Ziel-INR wird ausschließlich mit Cumarinen weitertherapiert.

Pharmakokinetik
- hohe Resorption (Hemmung z. B. durch Antazida)
- starke Metabolisierung durch Cytochrom P450 (v. a. CYP2C9):
  - erhöhter Abbau durch Enzyminduktoren wie Barbiturate, Carbamazepin, Cholestyramin, Griseofulvin oder Rifampicin
  - erniedrigter Abbau durch Enzymhemmer wie Allopurinol, Amiodaron, Erythromycin oder Metronidazol
- hohe Plasmaeiweißbindung
- gute Verteilung in Muttermilch; plazentagängig
- HWZ: Phenprocoumon 150 h, Warfarin 40 h
- verzögerter Wirkbeginn (3–5 Tage), weil die Neusynthese der Faktoren gehemmt wird
- Nach Absetzen ca. 7 Tage anhaltende Wirkung (5 Tage bei Warfarin). Antidot: Vitamin K (Wirkungsaufhebung nach ca. 12 h), Gerinnungsfaktoren (sofortige Wirkungsaufhebung)

Nebenwirkungen
- Blutungen
- Hautnekrosen („Marcumar-Nekrosen")
- Haarausfall

Kontraindikationen
- Schwangerschaft und Stillzeit: teratogen, insbesondere im 1. Trimenon
- prophylaktische Gabe von Vitamin K für Säuglinge bei absolut notwendiger Therapie der Mutter
- erhöhte Blutungsneigung
- Risiko für Hirnblutungen, v. a. bei Zustand nach frischem ischämischem Insult, Endokarditis, Sturzneigung und Hirnarterienaneurysma

[MP, CD]

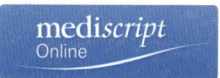

Und jetzt üben mit den passenden IMPP-Fragen:
http://www.mediscript-online.de/Fragen/
KiaAngstwurm_Kap03
(Anleitung s. Buchdeckel-Innenseite).

KAPITEL 4
Immunologie

Bearbeitet von Henrik Holtmann auf Grundlage des Kapitels im Basislehrbuch Innere Medizin, 4. A., Autoren: Matthias Braun und Herbert Renz-Polster

4.1	**Physiologie**	279
4.1.1	Spezifisches und unspezifisches Immunsystem	279
4.1.2	Phagozytäre Zellen	284
4.1.3	T-Lymphozyten	289
4.1.4	NK-Zellen	292
4.1.5	B-Lymphozyten	292
4.1.6	Komplementsystem	297
4.1.7	Zytokine und weitere Mediatoren	298
4.1.8	Oberflächenmoleküle	300
4.1.9	Immunologie im Umbruch	303
4.2	**Diagnostisches Vorgehen bei Immundefekten**	304
4.2.1	Handelt es sich um einen Immundefekt?	304
4.2.2	Kann der Immundefekt topografisch zugeordnet werden?	304
4.2.3	Labordiagnostik	305
4.3	**Immundefekte**	306
4.3.1	Primäre Immundefekte	306
4.3.2	Sekundäre Immundefekte	311
4.4	**Autoimmunerkrankungen**	312
4.4.1	Immunologische Toleranz	312
4.4.2	Pathogenese	312
4.4.3	Diagnostik	313
4.4.4	Therapie	314
4.5	**Allergische Erkrankungen**	314
4.5.1	Atopie	314
4.5.2	Allergische Grundphänomene	314
4.5.3	Epidemiologie und Pathogenese	315
4.5.4	Allergiediagnostik und -therapie	320
4.5.5	Unerwünschte Medikamentenwirkungen	323
4.6	**Transfusionsmedizin**	325
4.6.1	Blutgruppensysteme	325
4.6.2	Risiken einer Transfusion	326
4.6.3	Voruntersuchungen	327
4.6.4	Transfundierte Präparate	328
4.6.5	Transfusionsreaktion (immunologische Folgen von Bluttransfusionen)	330
4.6.6	Inkompatibilität von Leukozyten und Thrombozyten	331
4.7	**Transplantationsimmunologie**	332
4.7.1	Abstoßungsreaktionen	332
4.7.2	Graft-versus-Host-Reaktion	333
4.7.3	Vorbeugung der Abstoßungsreaktion	334

4 Immunologie

> **Prüfungsschwerpunkte**
>
> +++   Physiologie: unspezifische und spezifische Immunabwehr; Immunpathophysiologie
> ++   Transplantationsimmunologie: Organtransplantation, Knochenmarktransplantation; Transfusionsmedizin
> +   Primäre Immundefekte: zelluläre und humorale Immundefekte, kongenitale Phagozytosedefekte, Komplementdefekte

4.1 Physiologie

Gesundheit setzt die Fähigkeit des Organismus voraus,
- eine kontrollierte Immunantwort gegen körperfremde Stoffe zu produzieren (**Immunität**) und
- eine Immunantwort gegen körpereigene Stoffe zu hemmen (**Toleranz**).

Wo immer die Balance zwischen Immunität und Toleranz ins Wanken kommt, entsteht Krankheit.

Im Rahmen der Immunität werden nicht nur Bakterien, Viren, Parasiten und deren Stoffwechselprodukte (z. B. Toxine) erkannt und eliminiert, sondern auch transformierte (gealterte, infizierte oder neoplastisch veränderte) Körperzellen beseitigt.

MERKE

Antigene sind Moleküle, die mit den Trägern der Immunantwort (T-Zellen, B-Zellen bzw. Antikörper) biologisch wirksam reagieren können. Es sind zumeist Proteine und Kohlenhydrate. Lipide und Nukleinsäuren besitzen nur eine schwache Antigenität. Antikörper (**Ak**, Synonym: Immunglobuline [**Ig**]; ➤ 4.1.5) erkennen auf Antigenen kleine Abschnitte, die als **Epitope** oder **Determinanten** bezeichnet werden. Freie Epitope werden **Haptene** genannt. Sie reagieren mit Ak, rufen aber keine Immunantwort hervor. Es handelt sich um niedermolekulare Stoffe, die erst durch Fusion mit einem (meist körpereigenen) Proteinträger zum **Vollantigen** werden.
Man unterscheidet:
- **Autoantigene**: Ak und Antigen entstammen dem gleichen Individuum. Autologe Antigene können eine Immunreaktion hervorrufen und dadurch zur Autoimmunerkrankung führen (➤ 4.4.2).
- **Isoantigene**: Antigen und Ak stammen aus genetisch identischen Individuen. Dies beschreibt die Situation eineiiger Zwillinge. Aus immunologischer Sicht entspricht die autologe der **syngenen Situation**.
- **Alloantigene**: Dabei handelt es sich um Antigene, die bei Individuen einer Art in unterschiedlicher Form vorkommen.
- **Xenoantigene**: Die Antigene entstammen einem Individuum einer anderen Art als die Ak. Xenoantigene (**heterologe Antigene**, **Heteroantigene**) stellen die **stärksten Antigene** dar.
- **heterogenetische (heterophile) Antigene**: kreuzreaktive Antigene, die bei verschiedenen Spezies vorkommen, jedoch immunologisch ähnlich bzw. sogar identisch sind. Für die Entstehung der natürlichen Ak gegen die Blutgruppenantigene des ABO-Systems werden heterogenetische Antigene von Darmbakterien verantwortlich gemacht (➤ 4.6.1). Daneben können heterophile Antigene mikrobieller Herkunft zur Entstehung von Autoimmunerkrankungen führen (➤ 4.4.2).

Das Immunsystem besteht aus einem komplexen Netzwerk von **zellulären** und **humoralen Faktoren**, die sich wechselseitig regulieren. Darüber hinaus verfügt der Organismus auch über eine **nichtimmunologische Abwehr**, die seine Integrität durch physikalische und chemische Mechanismen schützt. Hierzu gehören:
- Enzyme, die Fremdmaterial spalten und inaktivieren wie Lysozym
- **Defensine** in Epithelzellen (Defensine sind Proteine mit mikrobiziden Eigenschaften; ➤ 4.1.1)
- Fettsäuren und Talgbeimengungen der Haut, die bakterizid und virustatisch wirken (**Säureschutzmantel der Haut**)
- Säurebarriere des Magen-Darm-Trakts (Magensaft)

Patho-Info

Lysozym

Dieses Protein (ein Enzym) ist u. a. ein menschliches Produkt und spaltet das Peptidoglykan (Synonyme: Murein, Zellwand) der Bakterien. Es findet sich in Exkreten (Nasensekret, Intestinalschleim [insbesondere des Ileums], Speichel, Schweiß, Tränenflüssigkeit und Zerumen) sowie im Blutplasma und in den Granula der PMN (➤ 4.1.2). [PB, FF]

4.1.1 Spezifisches und unspezifisches Immunsystem

Die Immunität ist zum Teil antigenunspezifisch (**unspezifische, angeborene Immunität**), zum Teil antigenspezifisch (**spezifische, erworbene oder adaptive Immunität**). Beide Systeme ergänzen sich und arbeiten sowohl mit humoralen als auch mit zellulären Komponenten.

Unspezifische Immunität im Überblick

Die unspezifische Immunität ist:
- die erste Linie der Abwehr.
- phylogenetisch älter als die spezifische Immunität.
- zur **unmittelbaren Immunantwort** befähigt.

- wird direkt aktiviert; das bedeutet, das Antigen wird als ganzes Protein erkannt und muss nicht vorher aufbereitet und zerlegt werden.
- schnell reagierend und nur gering spezifisch.
- führt häufig aufgrund der breitflächigen Aktivierung zur Gewebeschädigung des Wirtsorganismus.

Die unspezifische Immunantwort besteht aus humoralen Faktoren und unspezifischen Abwehrzellen.

Die unspezifische Immunität kann im Gegensatz zum spezifischen System:
- nichtlösliche Antigene und damit ganze Fremdorganismen erkennen und eliminieren.
- im Gegensatz zur spezifischen Immunität **kein** erregerspezifisches Gedächtnis entwickeln.

Humoral oder lokal wirkende Botenstoffe und Effektorproteine

- **Zytokine** des unspezifischen Systems (z. B. Interleukin-1 [IL-1] und IL-6 sowie Tumornekrosefaktor-α [TNF-α]) werden von Zellen der unspezifischen Immunität gebildet; aktivieren u. a. weitere Fress- und Entzündungszellen und gewährleisten die Kommunikation mit dem spezifischen Immunsystem.
- **Akute-Phase-Proteine** werden v. a. von der Leber nach Stimulation durch Zytokine gebildet und unterstützen die unspezifische Immunantwort.
- **Defensine**: Proteine, die in den Epithelzellen der Haut und Darmschleimhaut, aber auch in Immunzellen (v. a. in Neutrophilen und Makrophagen) gebildet werden und bei der Abtötung phagozytierter Bakterien helfen.
- **Interferon-α** (**INF-α**) wird von Granulozyten und Fibroblasten produziert und hemmt die Virusreplikation.
- **Komplementsystem** unterstützt die Elimination von Antigen-Antikörper-Komplexen (> 4.1.6).

> **Patho-Info**
> **Akute-Phase-Proteine**
> Heterogene, multifunktionelle Gruppe bioaktiver Proteine, deren Konzentration im Serum als Antwort auf entzündliche oder anderweitige Gewebeverletzung ansteigt. Ihre Produktion wird i. d. R. durch Zytokine induziert und findet in der Leber statt. Akute-Phase-Proteine wirken z. T. als **gewebeprotektive Substanzen** (Antiproteasen, Antioxidanzien), z. T. als **entzündliche Effektoren**

(z. B. Komponenten des Komplementsystems). Die wichtigsten sind:
- C-reaktives Protein (**CRP**, stärkster und schnellster Anstieg aller Akute-Phase-Proteine)
- bestimmte Komplementfaktoren (z. B. C3 und C4)
- Protease-Inhibitoren (z. B. α_1-Antitrypsin)
- Gerinnungsproteine (z. B. Fibrinogen)
- metallbindende Proteine (z. B. Coeruloplasmin, Ferritin)
- Bestandteile des Komplementsystems
- Haptoglobin
- Serum-Amyloid A

Ihnen gegenüber stehen ebenfalls in der Leber synthetisierte Proteine, deren Konzentrationen im Serum im Rahmen einer Akute-Phase-Reaktion nicht zu-, sondern deutlich abnehmen:
- Präalbumin und Albumin
- Antithrombin III
- Transferrin [PB, FF]

Zelluläre Komponenten der unspezifischen Immunität im Überblick

- mobile **neutrophile Granulozyten** (kleine Fresszellen; > 4.1.2)
- **Monozyten**, ortsständige (sessile) und mobile **Makrophagen** (große Fresszellen): Monozyten und Makrophagen werden unter dem Begriff **Monozyten-Makrophagen-System** zusammengefasst (**MMS**; > 4.1.2).
- **dendritische Zellen** (> 4.1.2)
- **Eosinophile** (> 4.1.2)
- **Basophile und Mastzellen** (> 4.1.2)
- **natürliche Killerzellen** (syn. **natürlichen Killer-Lymphozyten**, > 4.1.3)
- weitere Zellen: Neben Immunzellen im engeren Sinn wirken auch Zellen anderer Organsysteme bei der unspezifischen Abwehr mit: Endothelzellen, Fibroblasten, Thrombozyten, Keratinozyten. Diese Zellen bilden u. a. an Abwehr- und Entzündungsvorgängen beteiligte Zytokine, Selektine und Integrine (> 4.1.8).

Spezifische Immunität im Überblick

Die spezifische Immunität ist:
- die **zweite Linie** der Abwehr.
- phylogenetisch jünger und basiert auf antigenspezifisch arbeitenden Immunzellen (**T- und B-Lymphozyten**), von denen der Erwachsene ins-

gesamt etwa 10^{12} besitzt (und 10^9 neu bildet). Die gesamten 10^{12} Lymphozyten entsprechen einer Zellmasse von 1 kg.

Diese Zellen entfalten ihre Wirkung zu einem großen Teil über von ihnen produzierte humorale Mediatoren (**Immunglobuline** und **spezifische Zytokine**). Die wichtigsten Mitspieler des erworbenen Immunsystems (T-Lymphozyten) können intakte, nichtlösliche Antigene (z. B. Virusbestandteile, pathogene Zellen) nicht erkennen. Die Arbeit der spezifischen Immunität setzt daher eine Aufbereitung (**Prozessierung**) der Antigene voraus mit Zerlegung in lösliche Peptide. Diese Aufbereitung kann grundsätzlich in allen kernhaltigen Zellen geschehen, wird aber v. a. von den Zellen des unspezifischen Immunsystems geleistet.

Hauptort der Tätigkeit des spezifischen Immunsystems sind **sekundäre lymphatische Gewebe** (Lymphknoten, Milz und schleimhautassoziierte Lymphgewebe). Während das unspezifische Immunsystem auch beim ersten Antigenkontakt zuverlässig arbeitet, werden die Leistungen des spezifischen Immunsystems bei wiederholtem Antigenkontakt besser. Die spezifische Immunität hat zwei Effektorsysteme:

- über T-Lymphozyten vermittelte zelluläre Abwehr
- über B-Lymphozyten vermittelte humorale Abwehr (➤ Abb. 4.1). Dabei kann die humorale Abwehr bei den meisten Antigenen nur dann ihre Wirkung entfalten, wenn sie von T-Zellen unterstützt wird. Deshalb werden i. d. R. beide Abwehrsysteme gleichzeitig aktiviert.

Beide Systeme erhalten ihre Spezifität über Zelloberflächenrezeptoren, sie können damit nur durch das passende Antigen stimuliert werden. Die Wirkung beider Zellsysteme beruht auf einer durch Antigenkontakt eingeleiteten **klonalen Expansion**, in deren

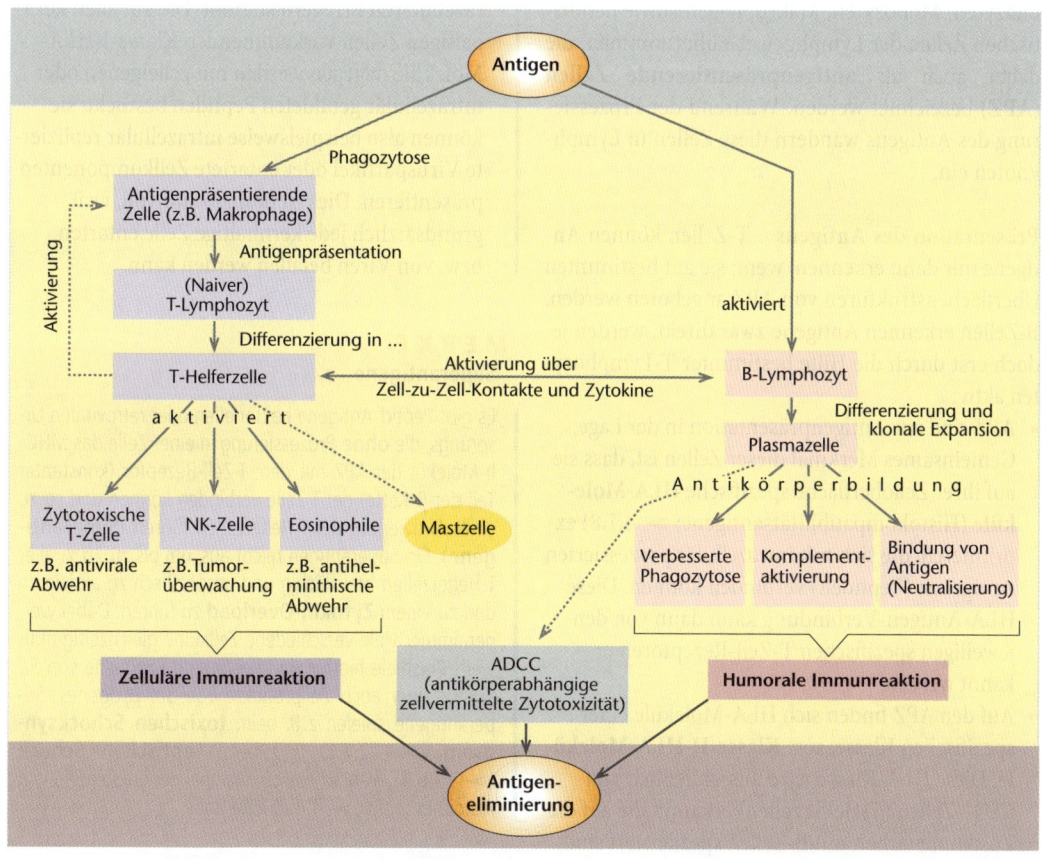

Abb. 4.1 Die spezifische Immunreaktion in der Übersicht. [L157]

Rahmen sich aus einer einzelnen antigenspezifischen Zelle rasch ein ganzer Klon identischer Zellen entwickelt.

Obwohl zellulärer und humoraler Arm der spezifischen Immunität zusammenwirken, hat jeder Arm seinen Aktionsschwerpunkt:
- zelluläre Abwehr: virale, mykobakterielle und Pilzinfektionen sowie Tumorabwehr, Transplantatabstoßung und verzögerte allergische Immunantwort
- humorale Abwehr: fast alle bakteriellen Infektionen

Schritte der spezifischen Immunreaktion:

Aufbereitung des Antigens Das spezifische Immunsystem erkennt lösliche, in einzelne Peptide zerlegte Ag. Komplexes Fremdmaterial wie Makroproteine, Virenbestandteile oder ganze pathogene Zellen müssen zuerst von anderen Zellen aufgenommen und aufbereitet werden. Dieser Schritt ([Pre-]Processing) wird in erster Linie von B-Lymphozyten, Monozyten, Makrophagen sowie dendritischen Zellen der Lymphgewebe übernommen, die daher auch als **antigenpräsentierende Zellen** (**APZ**) bezeichnet werden. Während der Prozessierung des Antigens wandern diese Zellen in Lymphknoten ein.

Präsentation des Antigens T-Zellen können Antigene nur dann erkennen, wenn sie auf bestimmten Oberflächenstrukturen von APZ angeboten werden. B-Zellen erkennen Antigene zwar direkt, werden jedoch erst durch die Hilfe bestimmter T-Lymphozyten aktiv:
- APZ sind zur Antigenpräsentation in der Lage. Gemeinsames Merkmal dieser Zellen ist, dass sie auf ihrer Zelloberfläche spezifische **HLA-Moleküle** (Histokompatibilitätsantigene; > 4.1.8) exprimieren, die sich mit intrazellulär prozessierten Antigenen (Peptiden) verbinden können. Diese HLA-Antigen-Verbindung kann dann von den jeweiligen spezifischen T-Zell-Rezeptoren erkannt werden.
- Auf den APZ finden sich HLA-Moleküle einer spezifischen Klasse, sog. **Klasse-II-HLA-Moleküle**. Diese HLA-Klasse wird ausschließlich von CD4$^+$-Zellen (T-Helferzellen) erkannt, die auf die Zusammenarbeit mit B-Zellen spezialisiert sind. Im Gegensatz dazu sind die **Klasse-I-HLA-Moleküle** auf allen kernhaltigen Körperzellen (und damit auch auf den APZ) vorhanden. APZ besitzen also zwei Klassen von HLA-Molekülen. Klasse-I-HLA-Moleküle haben Signalwirkung für CD8$^+$-Zellen (zytotoxische T-Zellen). CD8$^+$-Zellen können bedrohliche Zellen eliminieren.
- Diese Aufteilung ist sinnvoll: Sind Körperzellen z. B. durch Virusbefall oder maligne Entartung verändert, so ist eine vernichtende zytotoxische Immunreaktion gefragt. Durch APZ präsentierte extrazelluläre Antigene verlangen dagegen nach einer koordinierten und langfristig erinnerbaren Aktivierung des Immunsystems, die nur durch T-Helferzellen geleistet werden kann.
- Auch die Oberflächenausstattung mit HLA-Molekülen macht Sinn: Jede der beiden HLA-Klassen ist nämlich auf die Aufnahme und damit Präsentation unterschiedlicher Antigene spezialisiert: Die auf den APZ sitzenden Klasse-II-HLA-Moleküle bestücken sich mit phagozytierten Antigenen, d. h. mit Material, das von potenziellen extrazellulären Erregern stammt. Die auf allen kernhaltigen Zellen vorkommenden Klasse-I-HLA-Moleküle dagegen werden mit zelleigenen oder intrazellulär gebildeten Peptiden bestückt; sie können also beispielsweise intrazellulär replizierte Viruspartikel oder entartete Zellkomponenten präsentieren. Dies ist deshalb sinnvoll, weil grundsätzlich jede kernhaltige Zelle entarten bzw. von Viren befallen werden kann.

> **MERKE**
> **Superantigene**
>
> Es gibt Peptid-Antigene bakteriellen oder retroviralen Ursprungs, die **ohne** Prozessierung in einer Zelle das MHC-II-Molekül der APZ mit dem T-Zell-Rezeptor (konstanter Teil der β-Kette) der T-Zelle verbinden können und so zu einer Aktivierung der T-Helferzellen führen (**Superantigene**). Ein Superantigen reicht aus, um bis zu 20 % aller T-Helferzellen breitflächig und unspezifisch zu aktivieren und zu einem **Zytokin-Overload** zu führen. Dabei werden immer viele verschiedene Zellklone gleichzeitig aktiviert. Beispiele hierfür sind bestimmte Exotoxine von St. aureus oder auch Zellprodukte von Str. pyogenes. Superantigene spielen z. B. beim **toxischen Schocksyndrom** (> 12.7.1) und beim **septischen Schock** (> 12.6.1), wahrscheinlich auch bei der Entstehung von Autoimmunität (> 4.4.2) eine Rolle.

Aktivierung und Proliferation der Lymphozyten Die APZ sind in der Lage, T-Lymphozyten zu aktivieren. Durch Aktivierung differenzieren sich T-Zellen zu T-Helferzellen, die wiederum andere Zellen, insbesondere B-Zellen, aktivieren können. Letztere nehmen dadurch die Massenproduktion von Ak auf. Die Aktivierung der Lymphozyten umfasst im Einzelnen folgende Schritte:
- T-Zellen werden durch Kontakt mit APZ mit dem antigenspezifischen Rezeptor auf der T-Zell-Oberfläche aktiviert. Aus der naiven, d. h. noch nicht mit dem präsentierten Antigen in Kontakt gekommenen T-Zelle wird so eine **T-Helferzelle**. Sie teilt sich (**klonale Expansion**) und sezerniert lösliche Botenstoffe (Zytokine), die unter bestimmten Bedingungen (s. u.) die B-Zelle aktivieren, also zur Aufnahme der Antikörperproduktion veranlassen können.
- Im Lymphgewebe treten auch die B-Zellen in direkten Kontakt mit dem (nichtprozessierten) Antigen. B-Zellen können über ihre auf der Oberfläche verankerten Immunglobuline intakte Antigene erkennen; das Antigen wird dann internalisiert und prozessiert. Anschließend präsentiert auch die B-Zelle das Antigen.
- Die aktivierten T-Helferzellen erkennen die von den B-Zellen präsentierten Peptide und treten jetzt mit den B-Zellen in direkte Verbindung. Erst durch diese Zell-Zell-Verbindung wird die B-Zelle für die Wirkungen der von der T-Helferzelle sezernierten Zytokine empfänglich. Man nennt diese Verbindung auch ein **ko-stimulierendes Signal**; dieses macht die B-Zelle sozusagen „scharf". Diese Zell-Zell-Verbindungen laufen über spezifische, teilweise nur vorübergehend durch die Aktivierung exprimierte Oberflächenmoleküle (➤ 4.1.3 und Abb. 4.2).

Antigeneliminierung Sie kann zum einen durch Bindung des Antigens durch Ak erfolgen; zum anderen kann die T-Helferzelle auch andere Effektorzellen, z. B. natürliche Killerzellen oder **zytotoxische T-Zellen**, aktivieren und dadurch die Antigeneliminierung einleiten (➤ Abb. 4.1).

T-Zell-Arm der spezifischen Abwehr (zelluläre Abwehr)

Eine APZ bindet zunächst das Antigen, nimmt es intrazellulär auf und prozessiert es zu einem löslichen Antigen. Dieses wird dann intrazellulär an HLA-Moleküle gebunden und auf der Zelloberfläche exprimiert. Findet sich ein passender (d. h. antigenspezifischer) T-Lymphozyt, so wird dieser durch den Kontakt mit dem Antigen zur zellulären Differenzierung und Proliferation angeregt – sofern er ein ko-stimulierendes Signal erhält (s. o.). Hierdurch geht aus dem T-Lymphozyten ein ganzer Klon von T-Lymphozyten hervor, die je nach Signalgebung zytotoxische Funktion, Helferfunktion oder regulatorische Funktion haben können (➤ 4.1.3).

B-Zell-Arm der spezifischen Abwehr (humorale Abwehr)

Die humorale Abwehr wird durch **Antikörper** (**Immunglobulin**) vermittelt, die von ausdifferenzierten B-Lymphozyten (**Plasmazellen**) gebildet werden.

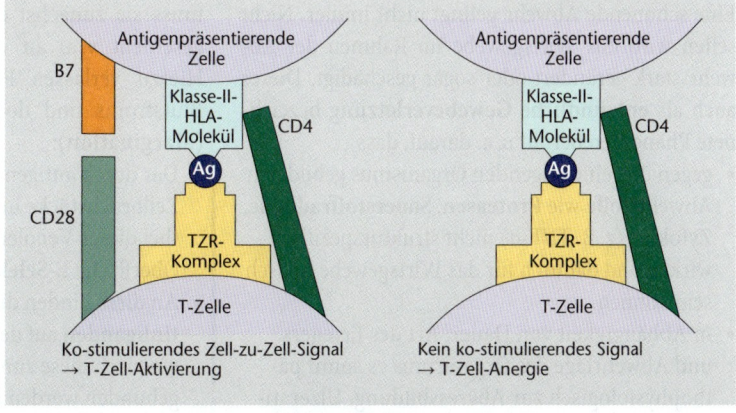

Abb. 4.2 Voraussetzungen der spezifischen Immunantwort: Der T-Zell-Rezeptor erkennt das über HLA-Moleküle auf der Oberfläche der APZ angebotene Antigen. Zu einer Stimulierung kommt es allerdings nur, wenn gleichzeitig ein ko-stimulierendes Signal durch Bindung, z. B. von B7 und CD28, gegeben wird (links). Ohne kostimulierendes Signal bleibt die Immunreaktion aus (**Anergie**). [L157]

B-Zellen benötigen keine APZ zur Stimulation, sind jedoch auf ko-stimulierende Signale von T-Zellen oder bestimmten Interleukinen angewiesen.

B-Lymphozyten besitzen auf ihrer Oberflächenmembran spezifische Immunglobuline, die jeweils auf ein Antigen spezialisiert sind (**B-Zell-Rezeptoren**, **BZR**). Bindet der B-Zell-Rezeptor ein solches Antigen, proliferiert und differenziert sich der Lymphozyt zu einer Plasmazelle. Diese Plasmazelle bildet und sezerniert dann eine große Zahl von identischen Immunglobulinen mit derselben Antigenspezifität, die sich jedoch strukturell verändern können (z. B. von IgM zu IgG). Die gebildeten Immunglobuline neutralisieren das Antigen (➤ 4.1.5).

> **MERKE**
> **Voraussetzungen der spezifischen Immunantwort**
> - Das Antigen muss zuvor intrazellulär vorprozessiert werden.
> - Das Antigen muss zusammen mit einem HLA-Molekül präsentiert werden.
> - Der Lymphozyt muss einen Antigenrezeptor besitzen, der zu dem präsentierten Antigen passt.
> - Der Lymphozyt muss gleichzeitig ein ko-stimulierendes Signal erhalten, und zwar entweder über Zytokine oder über einen durch spezifische Oberflächenmoleküle vermittelten Zell-Zell-Kontakt außerhalb der HLA-Domäne (➤ Abb. 4.2).

Folgen der Immunantwort

Idealerweise sollte die Immunabwehr:
- das eindringende Antigen eliminieren.
- das Wirtsgewebe unverändert zurücklassen.
- bei Verletzungen eine möglichst komplette Wundheilung einleiten.

Eine schonende Abwehr gelingt nicht immer. Nicht selten wird das Wirtsgewebe im Rahmen der Abwehr stark verändert oder sogar geschädigt. Dieses auch als **entzündliche Gewebeverletzung** bezeichnete Phänomen beruht u. a. darauf, dass
- gegen den eindringenden Organismus gebildeten Abwehrstoffe wie **Proteasen**, **Sauerstoffradikale**, Zytokine (z. B. TNF-α) nicht strukturspezifisch wirken und dadurch für das Wirtsgewebe toxisch sein können.
- in Abhängigkeit von Dauer, Art des Erregers und Abwehrlage des Organismus es somit pathophysiologisch zur Abszessbildung, Ulzeration, Granulombildung, Verkäsung und Narbenbildung, selten sogar zu systemischen oder tödlichen Schädigungen kommen kann (insbesondere bei fulminanter Sepsis mit gramnegativen Erregern mit unbalancierter Freisetzung an sich wirtsprotektiver Zytokine wie IL-1 und TNF-α; ➤ 4.1.7).

4.1.2 Phagozytäre Zellen

Die Phagozytose bezeichnet eine Form der **rezeptorvermittelten Endozytose mit intrazellulärem Abbau**. Insbesondere große Partikel binden an Rezeptoren von Phagozyten, die an bestimmten Bereichen der Phagozytenmembran konzentriert sind. Daraufhin wird das Partikel internalisiert und abgebaut. Innerhalb der Phagozyten unterscheidet man neutrophile, eosinophile und basophile Granulozyten, Mastzellen und die sog. **mononukleären Phagozyten** (Monozyten und Gewebemakrophagen) sowie dendritische Zellen (➤ Tab. 4.1).

Die Rolle der Eosinophilen, Basophilen und Mastzellen als Phagozyten tritt hinter ihrer Rolle als Zytokinproduzenten und damit Entzündungsamplifikatoren zurück, sodass die neutrophilen Granulozyten, Monozyten, Makrophagen und dendritische Zellen als **eigentliche phagozytäre Zellen** verbleiben.

Phagozytose

Blutstromemigration

Bevor eine Fresszelle phagozytotisch tätig wird, muss sie zunächst den Blutstrom verlassen. Dies geschieht v. a. an den **postkapillären Venolen**. Hierzu verlassen Phagozyten das Zentrum des Blutstroms und docken locker am Endothel an (**Margination**):
- Das durch antigene Bestandteile, körpereigene Zellbruchstücke und Zytokine aktivierte Endothel dieser Venolen präsentiert hierzu an seiner Oberfläche **E-Selektine**.
- An diese binden die **Integrine** und andere **Selektinliganden** auf den Oberflächen der Phagozyten, wodurch diese zunächst locker an das Endothel gebunden werden und auf ihm rollen.

Tab. 4.1 Phagozytäre Zellen im Überblick.

Zelltyp	zentrale Funktion	Aktivierung
neutrophile Granulozyten	• Identifizierung, Aufnahme und Abtötung von Erregern	• Von APZ ausgeschüttete Zytokine (Chemokine) veranlassen eine zielgerichtete Wanderung der Granulozyten ins Infektionsgebiet. • Dort werden sie durch Bindung des Antigens (oder der darauf haftenden Opsonine) an unspezifische Oberflächenrezeptoren aktiviert.
Monozyten und Gewebemakrophagen, dendritische Zellen	• Antigenpräsentation und damit T-Zell-Aktivierung • erste Kampfreihe in der Antigenabwehr: Aufnahme und Abtöten von Erregern (vor T-Zell-Aktivierung) • Effektorzellen der zellvermittelten Immunantwort: Beseitigung von Erregern und Tumorzellen sowie Vermittlung der Entzündungsreaktion (nach T-Zell-Aktivierung) • Wundheilung	• direkte Bindung von Bakterien oder anderen Mikroorganismen • Zytokine • Endotoxine • Entzündungsmediatoren
eosinophile Granulozyten	• Entzündungsamplifikation • Abtöten von größeren extrazellulären Organismen (z. B. Parasiten) durch Degranulation von toxischen Enzymen • allergische Spätantwort durch Ausschüttung von Lipidmediatoren (z. B. Leukotrienen)	• v. a. über von Mastzellen und TH_2-Zellen ausgeschüttete Zytokine
basophile Granulozyten Mastzellen	• IgE-vermittelte Hypersensitivitätsreaktion durch Degranulation • Abwehr von Parasiten	• Vernetzung membrangebundener IgE durch Antigene • Reaktion von Antikörpern mit rezeptorgebundenem IgE • gegen Rezeptoren gerichtete Ak • rezeptorunabhängig durch Produkte der Komplementkaskade

• Unter dem Einfluss weiterer Zytokine und antigener Bestandteile kommt es zur weiteren Expression von Adhäsionsmolekülen auf dem Endothel wie Intercellular Adhesion Molecule-1, **ICAM-1**; ➤ 4.1.8.

Schließlich werden verstärkt spezifische Integrine an der Oberfläche der Fresszellen exprimiert, wodurch diese fest an das Endothel binden (**Adhäsion**), durch das Endothel hindurchwandern, ohne es zu zerstören (**Diapedese**), und zum Ort der Entzündung migrieren können.

Chemotaxis

Die Granulozyten wandern entlang einem Konzentrationsgradienten in Richtung eines chemischen Anziehungsfaktors (**Chemokine**, Synonym: **Chemotaxine**, z. B. Komplementfaktor 5a, IL-8).

Antigenbindung

Die Bindung des Antigens erfolgt über Mannose-Fukose-, Fc-, Toll-like- oder Komplementrezeptoren (➤ 4.1.8) und führt zu einer Aktivitätszunahme (vermehrte Produktion von Sauerstoff- und Stickstoffradikalen, lysosomalen Enzymen, Zytokinen etc., s. u.)

Phagozytose

Die Zellen nehmen den Mikroorganismus ins Zellinnere auf und kapseln ihn im sog. **Phagosom** ab:
• **oxidativer Metabolismus (respiratory burst)**: Der Mikroorganismus wird nun durch Bildung von Sauerstoffradikalen wie H_2O_2 (über das Enzym Superoxiddismutase) zerstört. Diese reaktiven Sauerstoffspezies (**ROS**) sind in der Lage, Bakterienwände zu zerstören.
• Der Einsatz von **reaktiven Stickstoffmetaboliten** (aus der Aminosäure L-Arginin über das Enzym

NO-Synthase) führt außerdem zur bakteriellen Enzyminaktivierung.
Durch die anschließende Fusion des Phagosoms mit den enzymhaltigen **Lysosomen** zum **Phagolysosom** werden nun auch die Fremdpartikel enzymatisch weiter zerstört.

> **MERKE**
> **Opsonierung**
> Antigene, insbesondere Bakterien mit Polysaccharidhülle, werden leichter und schneller phagozytiert, wenn sie vorher durch Ak, Komplement oder andere Proteine (etwa CRP) markiert (**opsoniert**) werden. Durch diese Umhüllung des Antigens entstehen zusätzliche Bindungsstellen für die angreifenden Neutrophilen, die z. B. mit Fc-Rezeptoren für IgG und den Komplementfaktor C3b ausgestattet sind (➤ 4.1.8).
> Dies ist einer der Gründe, weshalb Individuen mit Antikörper- oder Komplementdefekten insbesondere durch bekapselte Bakterien wie Neisserien, *Haemophilus influenzae* oder Pneumokokken bedroht sind.

Neutrophile Granulozyten

Diese nach ihrem variabel geformten Zellkern auch als **polymorphonukleäre Granulozyten** (PMN, Synonyme: **Neutrophile**, **Mikrophagen**) bezeichneten Zellen wandern nach Aktivierung aktiv zu einem Infektionsherd, um dort Erreger zu identifizieren, aufzunehmen und abzutöten. Sie gehören **nicht** zu den APZ. Dies hat insofern Bedeutung, als manche Mikroben wie der mit einer Polysaccharidkapsel ausgestattete *Str. pneumoniae* die traditionellen APZ umgehen, weil sie wegen ihrer Tarnung von Makrophagen und dendritischen Zellen schlecht erkannt werden. Durch ihre Begegnung mit Granulozyten entsteht dann zwar eine Entzündungsantwort, jedoch fast keine spezifische Immunantwort und somit auch kein immunologisches Gedächtnis. Die Zellen enthalten zwei Typen von Granula, mit deren Hilfe die Zellen nach Phagozytose Partikel „zerlegen":
- **primäre (azurophile) Granula (20 % der Granula)**: enthalten u. a. verschiedene Hydrolasen, Lysozym, Myeloperoxidase, Elastase und kationische Proteine
- **sekundäre Granula**: enthalten hauptsächlich Lysozym und Laktoferrin

Monozyten und Makrophagen

Wenn Monozyten die Blutbahn verlassen und Gewebe besiedeln, werden sie als Makrophagen bezeichnet. Sie kommen entweder als **wandernde Makrophagen** vor, etwa im Rahmen von Entzündungsprozessen, wo Monozyten aus der Blutbahn chemotaktisch angelockt werden, oder aber als sesshafte (sessile) Makrophagen (Synonym: **Gewebemakrophagen**). Letztere sind, unterschiedlich spezialisiert, in allen Geweben vorhanden und werden folgendermaßen bezeichnet:
- in der Leber als Kupffer-(Stern-)Zellen
- in der Niere als Mesangiumzellen
- im Herz als Herzfehlerzellen
- im ZNS als Mikroglia
- im Knochen als Osteoklasten
- in der Lunge als Alveolarmakrophagen

Sie haben eine ähnliche Funktion wie die Neutrophilen, synthetisieren jedoch nur einen Bruchteil an mikrobiziden Enzymen (➤ Abb. 4.3):
- Phagozytose und Zerstörung von Antigenen (Mikroben, infizierte bzw. gealterte oder entartete Zellen). Sie dominieren deshalb die akute entzündliche Gewebeantwort.
- Wiederaufbau des zerstörten Gewebes bei der Wundheilung
- Antigenpräsentation und über **Abgabe ko-stimulierender Signale** Stimulierung der T-Lymphozyten (Elemente der frühen spezifischen Immunantwort)

Makrophagen erkennen eine mikrobielle Invasion an charakteristischen Molekülmustern:
- Lipopolysaccharide gramnegativer Bakterien
- Peptidoglykane grampositiver Erreger

Zur Identifikation dieser Moleküle bedienen sich die Zellen spezieller Rezeptoren (**pattern recognition receptors**) wie **Toll-ähnliche Rezeptoren** (TLR, ➤ 4.1.8) oder **CD14**.

Makrophagen produzieren daneben eine Reihe von Zytokinen (in diesem Fall als **Monokine** bezeichnet), welche
- die unspezifische Immunantwort (u. a. durch Induktion von Fieber) unterstützen (z. B. IL-1, IL-6, TNF-α).
- die Entzündungsreaktion anfeuern (z. B. durch Anlockung von neutrophilen Granulozyten und Produktionsinduktion von Akute-Phase-Proteinen über IL-1, IL-6, TNF-α).

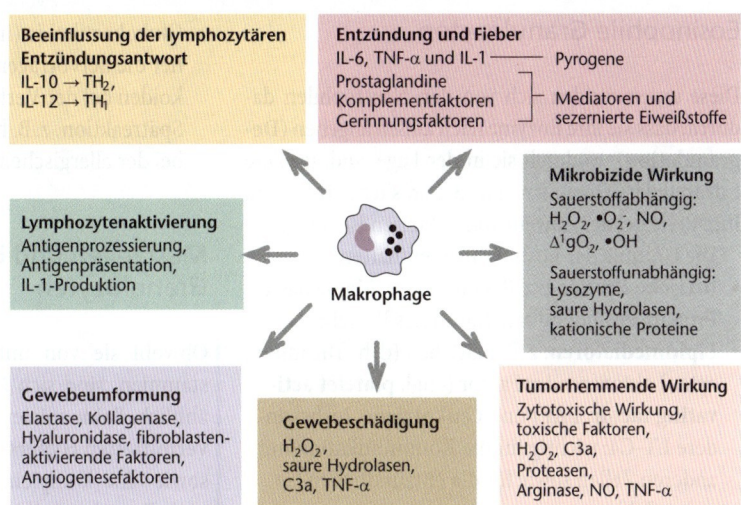

Abb. 4.3 Aufgaben der Makrophagen in der Immun- und Entzündungsantwort. [L157]

- die spezifische Immunantwort einleiten, indem sie ruhende T-Lymphozyten zu TH_1-Zellen aktivieren (IL-12, IL-18).

Der wichtigste sie wiederum aktivierende Reiz ist INF-γ aus TH_1-Zellen.

Dendritische Zellen

Diese histomorphologisch vielarmigen Funktionszellen werden im Knochenmark produziert und wandern über die Blutbahn zu den Körperoberflächen (Haut, Unterhaut, Mukosa und Submukosa). In der Haut werden sie **Langerhans-Zellen** genannt. Sie kommen jedoch auch in fast allen nichtimmunprivilegierten Geweben vor und bilden dort mit ihren langen Armen regelrechte Zellnetze (deshalb auch die Mitbezeichnung **interdigitierende dendritische Zellen**).

Dendritische Zellen dienen vor Ort v. a. der phagozytären Antigenaufnahme. Werden sie jedoch über ihre Oberflächenrezeptoren durch Kontakt mit mikrobiellen Molekülmustern (➤ 4.1.8) oder durch andere endogene Gefahrensignale (wie INF-α oder Hitzeschockproteine) stimuliert, so wandern sie in die Lymphknoten, wo sie ihre Antigene den T-Zellen (MHC-II-abhängig) präsentieren und so die spezifische **T-Zell-Aktivierung** einleiten.

Dendritische Zellen werden heute als die wichtigsten APZ angesehen und sind vielleicht die einzigen Zellen, die naive (d. h. noch nicht mit einem spezifischen Antigen in Kontakt gekommene) T-Lymphozyten stimulieren können.

Eine besondere Gruppe der dendritischen Zellen, die **follikulären dendritischen Zellen** (**FDC**), besiedelt primär die Lymphfollikel: FDC präsentieren Antigen-Antikörper-Komplexe (über Fc- oder Komplementrezeptoren) auf ihrer Zelloberfläche den B-Lymphozyten und können damit eine Rolle im Rahmen des immunologischen Gedächtnisses und der zusätzlich zu der durch T-Helferzellen erfolgenden MHC-II-abhängigen Stimulation spielen.

> **MERKE**
>
> **Hitzeschockproteine** (HSP) sind lösliche, ubiquitär vorkommende intrazelluläre Proteine, die in allen Organismen eine Vielzahl von Haushaltsfunktionen übernehmen (z. B. Entsorgung von Proteinen). Zellulärer Stress (z. B. durch hohe Temperaturen, daher auch der Name), Schwermetallexposition, Zelluntergang, Infektionen mit intrazellulären Erregern und Tumorwachstum führen zur Expression einzelner oder mehrerer Hitzeschockproteine (z. B. **Hsp-70** beim malignen Melanom, **gp-96** bei vielen Virusinfektionen).
>
> Durch ihre Fähigkeit zur Bindung an endogene Peptide kommt den HSP eine immunologische Markerfunktion zu: HSP überwachen ständig das gesamte Repertoire der intrazellulären Proteine und binden sich an abnorme Proteine, die dann an HLA-Moleküle zur Präsentation auf der Zelloberfläche weitergereicht werden. Hierdurch kommt ihnen eine Funktion bei der Vermittlung intrazellulärer Gefahrensignale zu (vergleichbar der Rolle, die z. B. Endotoxine oder andere mikrobielle Molekülmuster bei der Vermittlung von extrazellulären Gefahrensignalen spielen).

Eosinophile Granulozyten

Diese unterscheiden sich von den Neutrophilen dadurch, dass sie ihre Enzyme nach außen abgeben (**Degranulation**), wodurch sie in der Lage sind, größere extrazelluläre Organismen (z. B. Parasiten) abzutöten. Ihre Rolle bei der Abwehr von Bakterien ist gering.

Die Granula der Eosinophilen enthalten:
- **toxische Proteine**: z. B. Peroxidase, Major Basic Protein, eosinophiles kationisches Protein
- **Lipidmediatoren**: z. B. Plättchen (d. h. Thrombozyten) aktivierender Faktor (engl. **platelet activating factor**, PAF) und **Leukotriene**, insbesondere **LT-C4**: wichtig für die Kommunikation mit anderen Zellen sowie für die entzündlichen Gewebeeffekte
- **Zytokine und Chemokine**: haben proinflammatorische Eigenschaften und können weitere Immunzellen rekrutieren.

> **MERKE**
> Ein Teil der Proteine in den Granula der Eosinophilen können als sog. **Charcot-Leyden-Kristalle** ausfallen, die als Marker für allergische Erkrankungen im Gewebe (oder im Auswurf von Asthmatikern) gefunden werden können.

Wegen dieser entzündungs- und immunmodulierenden Ausstattung sind Eosinophile die entscheidenden zellulären Elemente bei der allergischen Immunantwort: Durch bestimmte, v. a. von Mastzellen und TH$_2$-Zellen (z. B. IL-4 und IL-5, ➤ 4.1.3) ausgeschüttete Zytokine findet eine starke Vermehrung und Rekrutierung der Eosinophilen in die jeweils betroffenen Schleimhäute statt. Kommt es dann vor Ort zur Begegnung mit dem spezifischen Ag, degranulieren die Eosinophilen und lösen durch den Inhalt ihrer Granula vielfältige, z. T. schädliche Gewebereaktionen aus (Auswahl):
- Desquamation des Luftwegepithels
- Störung der Zilienfunktion
- Schwellung und Entzündung (letztere ist z. B. durch das LT-C4 vermittelt)

Eosinophile besitzen aktivierende und modulierende Rezeptoren für:
- IgG, IgA, IgE
- Komplementfaktoren
- verschiedene Zytokine (z. B. IL-4, IL-5, s. o.) und Chemokine

- Glukokortikoide (intrazelluläre Rezeptoren): daher die hervorragende Wirkung von Glukokortikoiden bei der Verhinderung der allergischen Spätreaktion, z. B. beim Asthma bronchiale und bei der allergischen Rhinitis

Mastzellen und basophile Granulozyten

Obwohl sie von unterschiedlichen Zelllinien abstammen, sind sich Mastzellen und Basophile sehr ähnlich. Beide spielen eine zentrale Rolle in der **IgE-vermittelten Hypersensitivitätsreaktion** (➤ 4.5.3) sowie eine komplementäre Rolle bei **der Abwehr von Parasiten**. Ihre Rolle im Immungeschehen stützt sich auf ihre Fähigkeit zur Abgabe granula-assoziierter Mediatoren.

Mastzellen bauen weiterhin das (gewebetoxische) **Endothelin-1** ab, das bei vielen Entzündungsreaktionen (v. a. Sepsis) im Körper produziert wird.

Die Aktivierung von Mastzellen oder Basophilen führt zur Ausschüttung des Inhalts der Granula (Degranulierung) und erfolgt über:
- Antigene, die sich an membrangebundene IgE binden und diese vernetzen (die Zellen besitzen spezifische Rezeptoren für das Fc-Fragment des IgE; bekannteste und typische Form der Aktivierung)
- Antikörper, die mit rezeptorgebundenen IgE reagieren
- Antikörper, die gegen den Rezeptor selbst gerichtet sind
- IL-4, von TH$_2$-Zellen produziert
- (rezeptorunabhängig durch) Produkte der Komplementkaskade, bestimmte Mediatoren (z. B. Prostaglandine, Leukotriene), bestimmte chemische Substanzen, die Histamin direkt freisetzen können (**Histaminliberatoren**, etwa Morphium, Röntgenkontrastmittel, Dextrane) oder durch physikalische Reize (z. B. Kälteurtikaria durch kaltes Wasser)

> **Patho-Info**
> **Mediatoren der Mastzelle**
> Durch Aktivierung der Zelle werden abgegeben:
> - proinflammatorische Produkte: Histamin, Proteasen, Proteoglykane, Carboxypeptidase A lösen eine unspezifische Entzündungsreaktion mit erhöhter Gefäßpermeabilität und Anziehung von Entzündungszellen aus.

- Arachidonsäuremetaboliten (Prostaglandine und Leukotriene) fördern die Entzündungsreaktion (z. B. über die Gefäßdilatation, welche die Blutzufuhr zum Entzündungsherd steigert).
- Zytokine dienen der Verstärkung der Entzündungsantwort, indem sie zum einen die Rekrutierung von Eosinophilen, Lymphozyten und Phagozyten fördern, zum anderen die Produktion von Mediatoren in anderen Immunzellen anregen. Zytokine sind das Bindeglied zwischen der ursprünglichen allergischen Sofortreaktion und dem Entzündungsecho, das als sog. Spätphaseantwort etwa 4–8 h nach Allergenexposition auftritt und für den eigentlichen Gewebeschaden verantwortlich ist. [PB, FF]

MERKE
Histamin wird durch Decarboxylierung aus der Aminosäure Histidin hergestellt und in Vesikeln bis zur Abgabe gespeichert. Produzenten sind neben den Mastzellen basophile Granulozyten, Neurone und Keratinozyten der Haut. In Mastzellen z. B. wird das Histamin an Heparin gebunden gespeichert. Seine Wirkung entfaltet es über H_1- und H_2-Rezeptoren. Sein Abbau geschieht über Oxidasen zur Imidazolessigsäure, die über die Niere ausgeschieden wird.

4.1.3 T-Lymphozyten

T-Lymphozyten (T-Zellen) leiten sich von den **lymphoiden Stammzellen** des Knochenmarks ab, entwickeln sich jedoch im Thymus. Durch einen Prozess zufälliger molekularer Anordnung vorhandener Gensegmente werden dort Milliarden verschiedener Rezeptorstrukturen produziert, die nachfolgend durch positive und negative Selektion so ausgelesen werden, dass

- keine autoreaktiven, mit körpereigenen Strukturen reagierenden Zellen vorliegen.
- für praktisch jedes denkbare Antigen ein spezifischer Rezeptor vorhanden ist.

Bei der **Rearrangierung** der etwa 400 in variablen Regionen gelegenen T-Zell-Rezeptor-Gene leiten wiederum andere Gene, die sog. **rekombinationsaktivierenden Gene**, die Produktion der notwendigen Nukleasen und Ligasen ein.

MERKE
Defekte der rekombinationsaktivierenden Gene lösen einen schweren kombinierten Immundefekt (**severe combined immunodeficiency, SCID**; ➤ 4.3.1), aus.

T-Zell-Rezeptoren entstehen im **Streuschussprinzip**:
- Durch zufällige Arrangierung der die α- und β-Kette codierenden Gensegmente wird während der antigenunabhängigen T-Zell-Reifung im Thymus ein gewaltiger Pool von Rezeptoren produziert.
- Rezeptoren, die nicht auf körpereigene Zellen reagieren, dürfen den Thymus verlassen, die anderen (autoreaktiven) Zellen werden vernichtet.

T-Zellen sind im Unterschied zu den B-Zellen **nicht** in der Lage, unlösliche Vollantigene zu erkennen. Der T-Zell-Rezeptor erkennt lediglich antigene Peptide, die durch APZ, aber auch von den anderen kernhaltigen Körperzellen angeboten werden. Die antigenen Peptide können dabei aus zwei Quellen stammen:

- **endogener Pool** (innerhalb der Zellen anfallende Antigene): Endogene Fragmente werden von den auf allen kernhaltigen Zellen exprimierten Klasse-I-HLA-Molekülen präsentiert (➤ 4.1.1, ➤ 4.1.8); sie aktivieren zytotoxische $CD8^+$-Lymphozyten und werden von diesen eliminiert.
- **exogener Pool** (außerhalb der Zellen anfallende Antigene): Exogene Peptide werden von den ausschließlich auf APZ vorhandenen Klasse-II-HLA-Molekülen präsentiert und von $CD4^+$-Zellen erkannt. Diese leiten eine Immunantwort mit Beteiligung des B-Zell-Systems ein (➤ 4.1.8).

Einteilung

T-Lymphozyten sind strukturell durch die Expression des Oberflächenmarkers **CD3** definiert (zur CD-Klassifizierung: ➤ Tab. 4.5). Der größte Teil der T-Lymphozyten kommt in Milz, Lymphknoten, Knochenmark und Blut vor. T-Zellen bestehen aus mehreren Subpopulationen, die strukturell über die Expression der Oberflächenmarker **CD4** oder **CD8** definiert sind:

- Zwei Drittel der T-Zellen sind CD4-positiv.
- Ein Drittel ist CD8-positiv.
- 5 % exprimieren weder CD4 noch CD8 (sog. **Null-Zellen**; zum Teil sind dies γ/δ-**Zellen**).

Physiologischerweise stehen $CD4^+$- und $CD8^+$-Zellen in einem festen Verhältnis zueinander (**CD4/CD8-Quotient**: beträgt normalerweise **2–3 : 1**).

Patho-Info
Infektiologie

Ein **verminderter CD4/CD8-Quotient** liegt z. B. bei AIDS vor, weil hier das HI-Virus die CD4-Rezeptoren zu seinem Einstieg ins Zellinnere verwendet, sodass die CD4$^+$-Zellen der Infektion zum Opfer fallen. [PB, FF]

Nach ihrer Rolle im Immungeschehen werden die T-Zellen eingeteilt in:
- **immunantwortverstärkend** (**T-Helferzellen, CD4-positiv**): Sie verstärken zum einen die B-Zell-Funktion und damit die Antikörperproduktion, zum anderen die zytotoxische T-Zell-Funktion. Ihre weitere Einteilung erfolgt nach dem von ihnen sezernierten Zytokinmuster (➤ Abb. 4.4):
  - **TH$_0$(T-Helfer-0)-Zellen**: Vorläufer der TH$_1$- und TH$_2$-Zellen
  - **TH$_1$(T-Helfer-1)-Zellen**: Produktion von **IL-2, INF-γ** und **TNF-β**: dieses Zytokinmuster verursacht durch Stimulierung von Makrophagen (v. a. INF-γ) und zytotoxischen T-Zellen (v. a. IL-2) sowie durch Induktion der IgG-Bildung (v. a. INF-γ) eine gegen Krankheitserreger gerichtete Immunantwort. TNF-β fördert allgemein Entzündungsgeschehen, eine Granulomentstehung sowie die Hypersensitivitätsreaktion vom verzögerten Typ (➤ 4.5.3).

MERKE
Bei den meisten Autoimmunerkrankungen stehen TH$_1$-Zellen im Vordergrund.

  - **TH$_2$(T-Helfer-2)-Zellen**: insbesondere Produktion von proallergischen Zytokinen (**IL-4, IL-5, IL-9, IL-10** und **IL-13**): Dieses Muster verursacht eine humoral vermittelte allergische Antwort mit IgE-Produktion (IL-4) und Rekrutierung von Eosinophilen (IL-4, IL-5) sowie eine Mastzellaktivierung (IL-4): allergische Typ-I-Immunantwort (➤ 4.5.3). Ob sich eine aktivierte T-Zelle zu einer TH$_1$-Zelle oder einer TH$_2$-Zelle entwickelt, hängt von einer Vielzahl situativer und wirtsspezifischer Faktoren ab, z. B.:
    - genetische Faktoren: Atopisch veranlagte Individuen bevorzugen eine TH$_2$-Antwort.
    - Art des Antigens: Bakterien rufen normalerweise eine TH$_1$-, Parasiten eine TH$_2$-Antwort hervor.
  - während der Antigenpräsentation durch die jeweilige Immunzelle gebildete Zytokine; dies ist wiederum einer vielfältigen Regulation durch Gedächtniszellen und ko-stimulierender Einflüsse, etwa durch Endotoxin oder andere mikrobielle Molekülmuster, unterworfen.
  - reziproke Hemmung: Eine aktive TH$_1$-Antwort hemmt die TH$_2$-Antwort und umgekehrt (➤ Abb. 4.4). Der Mechanismus der reziproken Hemmung könnte den Effekt der Hyposensibilisierungstherapie (➤ 4.5.4) erklären. Ebenso könnte er den hemmenden Einfluss von Virusinfektionen in der Kindheit auf die Entwicklung atopischer Erkrankungen erklären (➤ 4.5.3).
- **immunantwortdämpfend** (**regulatorische T-Zellen, regulatory T-cells**): 10 % der CD4$^+$-T-Zellen haben eine wichtige dämpfende Funktion (z. B. zur Verhinderung einer autoimmunen Reaktion). Zusätzlich zu CD4 besitzt diese Gruppe die Oberflächenmarker **CD25** und **CD62L**. Regu-

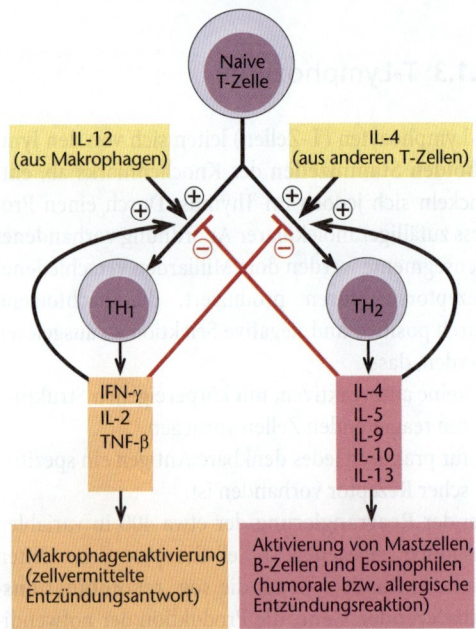

Abb. 4.4 TH$_1$- und TH$_2$-Antwort: Die naive (undifferenzierte) T-Zelle differenziert sich unter dem Einfluss von IL-12 und INF-γ zur TH$_1$-Zelle, unter dem Einfluss von IL-4 zur TH$_2$-Zelle. Die Differenzierung in die jeweils andere Richtung wird über die von den T-Zellen sezernierten Interleukine aktiv gehemmt. [L157]

latorische T-Zellen können auf teilweise noch unklarem Wege die Funktion anderer Immunzellen unterdrücken.
- **Zytotoxische T-Zellen** (**meist CD8-positiv**) wirken gegen extra- und intrazelluläre Bakterien bzw. gegen Fremdgewebe oder entartete Körperzellen. Diese Effektorzellen können an den Ort der Entzündung wandern, sich dort direkt an das Zielantigen binden und es zerstören. Die Zerstörung erfolgt dabei entweder durch **enzymatische Perforation** oder durch die über den TNF-α und -β oder den auf zytotoxischen T-Zellen exprimierten **Fas-Liganden** (**FasL**, Synonym: **CD95**) ausgelöste Induktion der programmierten Zelltodsequenz (**Apoptose**).
- Gewisse CD4-positiven Zellen spezialisieren sich nach der initialen Begegnung mit einem Antigen als Gedächtniszellen (**memory cells**, meist **CD-45RO-positiv**) und stellen dadurch eine rasche Immunantwort in der Zukunft sicher.

MERKE

Der Begriff der **Suppressorzelle** für die Regulatory T-Cells wird in der Literatur nur noch selten verwendet: Supprimierende Funktionen im Immunsystem können auch von Helferzellen sowie von zytotoxischen Zellen ausgeübt werden und die Existenz der früher postulierten, CD8-positiven und angeblich zur Helferzelle antagonistischen T-Suppressorzelle hat sich nicht bestätigt.

Aktivierung der T-Zelle

T-Zellen werden aktiviert, indem das von der APZ präsentierte Antigen mit dem antigenspezifischen T-Zell-Rezeptor in Verbindung tritt. Aus der ehemals naiven T-Zelle wird nun eine **T-Effektorzelle**, d. h. entweder eine Helferzelle oder eine zytotoxische T-Zelle.

Patho-Info

T-Zell-Rezeptor

Jeder T-Lymphozyt exprimiert einen individuellen Antigenrezeptor (**T-Zell-Rezeptor**, **TZR**). Über diesen kann die T-Zelle zur Differenzierung und klonalen Vervielfältigung veranlasst werden. Die Stimulierung ist antigenspezifisch und entsteht, wenn sich ein von APZ angebotenes Antigen an den T-Zell-Rezeptor bindet und die T-Zelle

gleichzeitig ein ko-stimulierendes Signal empfängt (> Abb. 4.2). Der TZR besteht aus:
- zwei Aminosäureketten (sog. **Dimeren**): Das Dimer ist die eigentliche **Antigenbindungsstelle** und besteht bei 90 % aus einer α- und β-Kette (**α/β-Zellen**), bei 10 % besteht eine γ/δ-Konfiguration. α/β-T-Zellen können eine Immunantwort nur initialisieren, wenn das Antigen von körpereigenen HLA-Molekülen präsentiert wird. Die Antigenpräsentation an γ/δ-TZR ist im Gegensatz zu den α/β-Zellen HLA-unabhängig (nicht HLA-restringiert) und scheint breit gegen alle möglichen Ag, darunter auch mykobakterielle Lipidantigene, wirken zu können. Ihr wird eine Rolle im Rahmen des angeborenen Immunsystems (z. B. Abwehr gegen die in vielen Mikroben gefundenen und stark kreuzreaktiven Hitzeschockproteine) sowie bei der Graft-versus-Host-Reaktion und der Entstehung von Autoimmunität zugesprochen.
- CD3-Komplex
- ein CD4- oder CD8-Molekül (je nach Subpopulation). γ/δ-T-Zellen tragen keines dieser beiden Moleküle.
- ein Kalzium-Kanal-Protein [PB, FF]

Zusammenarbeit von Immunzellen

Das Zusammenspiel der verschiedenen T-Zell-Subpopulationen untereinander und mit dem übrigen Immunsystem geschieht über:
- Zell-Zell-Kontakte: Die über den T-Zell-Rezeptor laufenden Zell-Zell-Kontakte führen erst dann zur Stimulierung der jeweiligen Zielzelle, wenn gleichzeitig ko-stimulierende Signale vorliegen (> Abb. 4.2). Diese werden v. a. über Oberflächenproteine (**Liganden**) vermittelt; die Liganden bilden eine vom T-Zell-Rezeptor unabhängige zweite Brücke. So können u. a. APZ ko-stimulierende Signale an T-Zellen abgeben (z. B. durch Ligation der Oberflächenproteine **B7-CD28**) oder T-Zellen ko-stimulierende Signale an B-Zellen geben (z. B. durch Verbindung des **CD40-Liganden** auf der T-Zelle mit dem **CD40** auf der B-Zelle).
- Zytokine (> 4.1.7): werden v. a. von CD4-Zellen gebildet und umfassen:
  - **immunregulatorische Zytokine**, z. B. **IL-2**, **IL-4**
  - **proinflammatorische Zytokine**, z. B. **INF-γ**, **IL-1**, **IL-5**, **IL-6**, **IL-10** und **IL-12**
  - **hämatopoetische Zytokine**, z. B. **IL-3**, **GM-CSF** (Granulozyten-Makrophagen-Kolonie-stimulierender Faktor)

4.1.4 NK-Zellen

NK-Zellen sind eine eigenständige Lymphozytengruppe (machen 5–10 % der Blutlymphozyten aus). Es handelt sich um **große, zytotoxische Lymphozyten**, die unspezifisch (nicht mithilfe spezifischer Antikörper) erregerinfizierte oder neoplastisch veränderte Zellen töten, indem sie deren programmierten Zelltod (Apoptose) einleiten. Insofern werden NK-Zellen zum **unspezifischen Abwehrsystem** gerechnet.

Daneben kommen ihnen auch Aufgaben im Bereich der spezifischen Abwehr zu (die zytotoxische Aktivität der Natural-Killer-Zellen wird um den Faktor 10–20 erhöht, wenn die Zielzellen mit Immunglobulinen markiert sind, die von den Immunglobulin-Rezeptoren auf der Oberfläche der NK-Zelle erkannt werden; Opsonierung, ➤ 4.1.2). Dadurch spielen NK-Zellen eine wichtige Rolle bei der antikörperabhängigen zellulären Zytotoxizität (engl. antibody dependent cellular cytotoxicity, **ADCC**; ➤ 4.1.5).

Sie werden aber auch aktiviert, indem sie Zellen erkennen, deren Oberfläche pathologisch verändert ist: Virusinfizierte oder tumoröse Zellen etwa exprimieren weniger oder keine HLA-Klasse-I-Moleküle, und dieses sog. **Missing Self** ist für die NK-Zelle ein **Kill-Signal**.

NK-Zellen erkennen nur ein eingeschränktes Antigenrepertoire, was ihre Effektivität im Vergleich zu einer antigenstimulierten zytotoxischen T-Zelle einschränkt. Sie können jedoch innerhalb von Minuten aktiviert werden, da es hierzu keiner Antigenphagozytose und Antigenpräsentation bedarf.

Eine Sonderform der NK-Zellen sind die **Natural-Killer-T-Zellen** (**NKT-Zellen**):
- Sie besitzen sowohl T-Zell-Rezeptoren als auch die für NK-Zellen typische Rezeptoren.
- Beide Rezeptortypen vermitteln teilweise antagonistische Signale: stimulierende Signale durch den T-Zell-Rezeptor, inhibitorische Signale durch die NK-Rezeptoren.
- Das Hybriddesign erlaubt den NKT-Zellen wahrscheinlich eine Regulierung der Autoimmunität sowie eine Steuerung der Immunantwort gegen Mikroben und Tumoren.

4.1.5 B-Lymphozyten

B-Lymphozyten (B-Zellen) leiten sich wie T-Zellen von den lymphoiden Stammzellen des fetalen Kochenmarks ab. Ihre Differenzierung zu B-Lymphozyten findet bei Vögeln in der **Bursa Fabricii**, einem lymphatischen Organ nahe der Kloake, statt (daher der Name B-Zelle). Säugetiere haben keine Bursa, hier findet die Differenzierung in der fetalen Leber und nach der Geburt im Knochenmark statt.

B-Lymphozyten treten im Blut zahlenmäßig hinter den T-Zellen zurück und sind strukturell durch die Expression der Oberflächenmarker **CD19** und **CD20** definiert. Der größte Teil der B-Zellen befindet sich im Knochenmark, in den Lymphknoten, der Milz und den lymphatischen Plaques des Darms.

B-Zellen wirken
- als Effektorzellen bei der Elimination von Antigenen (Antikörperproduktion).
- als antigenpräsentierende Zellen (untergeordnete Funktion).

Antigenerkennung und klonale Selektionstheorie

B-Lymphozyten mit unterschiedlicher Spezifität entwickeln sich **vor** dem Erstkontakt mit einem Antigen. Jede entstandene Zelle exprimiert Ig-Rezeptoren (sog. **B-Zell-Rezeptor**, **BZR**, membranständige IgM und IgD) einer einzigen Spezifität, mit denen sie extrazelluläre komplette Antigene erkennen und binden können. Daneben besitzen sie Oberflächenrezeptoren für Zytokine und Zell-Zell-Kontakte, über die sie hemmende und fördernde Einflüsse des T-Zell-Systems erfahren. Im Gegensatz zu den T-Zellen können die B-Zellen ganze Proteine erkennen; dies ist speziell für die Funktion der B-Zelle als antigenpräsentierende Zelle wichtig. Die generelle Antigenerkennung erfordert also keine Vorprozessierung durch APZ.

Der spätere Antigen-Erstkontakt führt zur selektiven Vermehrung (**klonale Expansion**) und Differenzierung der Zelle mit der passenden Spezifität (**klonale Selektion**) zu **B-Gedächtniszellen** und **antikörperproduzierenden Plasmazellen**. Da beim Zweitkontakt mit einem Antigen mehr spezifische Zellen (B-Gedächtniszellen) zur Verfügung stehen, fällt die Immunantwort nun deutlich schneller und stärker aus. Umgekehrt führt der Kontakt zwischen autoreaktiven B-Zell-Vorläufern und dem Autoantigen während einer frühen Phase der Embryonalentwicklung zur funktionellen Inaktivierung der erkennenden Zellen und damit zur Toleranz gegen das Selbst. Der Erstbeschreiber dieses Sachverhalts war **Burnet**.

Aktivierung und Antikörperproduktion

Zur Aktivierung (Aufnahme der spezifischen Antikörperproduktion) ist die Bindung eines Antigens an den B-Zell-Rezeptor in aller Regel nicht ausreichend. Erst mit Unterstützung einer aktivierten T-Zelle (T-Helferzelle) differenziert sich der B-Lymphozyt zur Plasmazelle.

> **Patho-Info**
> **Wege der B-Zell-Stimulation**
> **T-Zell-abhängige Stimulation** Typisch für die Stimulierung durch Proteinantigene. Ein Antigen wird durch das transmembranöse Immunglobulin der B-Zelle gebunden, in die Zelle aufgenommen und dort zu einzelnen Peptiden hydrolysiert, anschließend intrazellulär an Klasse-II-HLA gebunden, auf die B-Zell-Oberfläche geschleust und den CD4$^+$-Lymphozyten präsentiert. Die CD4$^+$-Zellen exprimieren nun ko-stimulierende Moleküle auf ihrer Oberfläche. Daneben spielen bei der Aktivierung auch von der T-Helferzelle produzierte Zytokine eine Rolle, für welche die B-Zelle wiederum Rezeptoren hat. So werden je nach dem begleitend sezernierten Zytokinmuster unterschiedliche Antikörperklassen produziert – deshalb werden im Verlauf einer Infektion zunächst v. a. IgM-, später dagegen v. a. IgG-Antikörper produziert (s. u.). Der zytokinbedingte Wechsel von IgM zu anderen Immunglobulinklassen wird **Isotyp-Switch** genannt.
> **T-Zell-unabhängige Stimulation** Die Zelle kann auch direkt durch Kontakt des Antigens mit dem transmembranösen B-Zell-Rezeptor stimuliert werden. Dieser Weg ist typisch für die Stimulierung durch Polysaccharide. Die Induktion von Gedächtniszellen ist dabei sehr schwach. Auch findet bei dieser Art der Stimulierung **kein** Isotyp-Switch statt, sodass lediglich (niedrig affines) IgM produziert wird. [PB, FF]

MERKE
Die für den Isotyp-Switch bei der T-Zell-abhängigen B-Zell-Stimulation erforderlichen Oberflächenkontakte sind z. B. bei einem durch Mutation des CD40L gekennzeichneten Immundefekt (**Hyper-IgM-Syndrom**) beeinträchtigt.

Allgemeiner Antikörperaufbau

Die Erläuterung des allgemeinen Aufbaus von Ak erfolgt am Beispiel des IgG-Antikörpers (s. u., ➤ Abb. 4.5):
- Er hat die Form eines Y.
- Je zwei identische schwere (H wie heavy) und leichte (L wie light) Ketten sind jeweils über Disulfidbrücken verbunden. Von den L-Ketten existieren zwei (κ, λ), von den H-Ketten fünf Formen (α, β, γ, δ und μ).
- In einem Antikörper kommen immer nur zwei gleiche L-Ketten vor. Analoges gilt für die H-Ketten. Die konstante Region der H-Ketten bestimmt die Antikörperklasse (z. B. CHμ für IgM).
- H- und L-Ketten bestehen je aus einem konstanten und einem variablen Teil. Der variable Anteil der H- und L-Ketten bildet zusammen die Antigen-Bindungsstelle (**Fab**, fragment antigen binding), die sich noch einmal in konstante, geringgradig variable und hypervariable Strukturbereiche untergliedert. Konstante und geringgradig variable Bereiche werden gemeinsam als **Rahmenbezirke** bezeichnet. Das Fc-Stück (**Fc**, fragment crystallizable) vermittelt beim intakten Antikörper verschiedene biologische Funktionen, z. B. aktiviert das Fc-Stück des IgG oder IgM das Komplementsystem.

Antikörperbildung

Für die genetische Vielfalt an Antikörpern sind Genrekombinationen (**Genrearrangements**) verantwortlich.

L-Kette

Die Gene für die L-Ketten bestehen aus drei verschiedenen Regionen:
- V (variable)
- J (joining)
- C (constant)

Die Genregionen für die κ-Kette befinden sich auf **Chromosom 2**, die für die λ-Kette auf **Chromosom 22**. Ein V-Gen-Segment verbindet sich mit einem J-Gen-Segment durch Rekombination. Das VJ-Gen-Segment wird anschließend mit dem C-Gen transkribiert.

H-Kette

Für die H-Ketten-Bildung gilt:
- Aus einem V-, D- (Diversity), J-Gen-Segment entsteht das VDJ-Gen, das anschließend mit dem C-Gen transkribiert wird (Genort für die H-Kette: **Chromosom 14**).
- Die C-Region der H-Kette bestimmt die Ak-Klasse.

Antikörpervielfalt

Insgesamt existieren ca. 40 verschiedene V- und fünf J-Transkripte sowohl für die κ- als auch für die λ-Kette. Am Genlokus für die H-Ketten existieren 50 V-, 27 D- und sechs J-Transkripte. Rechnet man alle Kombinationsmöglichkeiten, die sich hieraus ergeben, zusammen, so kommt man auf einen Wert von $1,6 \times 10^6$. Zusammen mit weiteren Variationsmöglichkeiten (Mutationen) ergibt sich ein Wert von ca. 10^{10}. Theoretisch sind also 10^{10} verschiedene B-Lymphozyten in unserem Körper vorhanden, da jede einzelne Zelle nur einen von den insgesamt 10^{10} verschiedenen Antikörpern bilden kann. Die Fähigkeit, einen weiteren Ak anderer Spezifität zu bilden, hat die B-Zelle dann durch das Genrearrangement verloren. Die Ak-Spezifität entwickelt sich **vor** dem Erstkontakt mit dem Antigen (s. o.). Jede entstandene Zelle exprimiert Rezeptoren einer einzigen Spezifität. Der spätere Erstkontakt mit dem Antigen führt zur selektiven Vermehrung (**klonale Expansion**) und Differenzierung der Zellen (**klonale Selektionstheorie**, s. o.). In jeder Zelle kommen nur ein einziges H-Ketten-Chromosom und ein einziges L-Ketten-Chromosom zum Rearrangement (**Allelenausschluss**). Die anderen Allele sind davon ausgeschlossen.

Antikörperklassen

Antikörperklassen im Überblick (➤ Tab. 4.2, ➤ Abb. 4.5):

IgM Pentamer aus fünf IgG-ähnlichen Untereinheiten, die durch eine **J-Kette** miteinander verbunden sind. Seine H-Kette ist das μ. Es besitzt zehn Valenzen zur Antigenbindung, von denen aus sterischen Gründen aber nicht alle gleichzeitig besetzt werden können. IgM hat folgende Aufgaben:
- Rezeptor auf naiven B-Zellen
- Neutralisierung (Verhinderung der schädlichen Wirkung des Antigens)
- Präzipitation (Vernetzung des löslichen Antigens)
- Agglutination (Vernetzung mehrerer Antigen-Antikörper-Komplexe)
- Aktivierung des Komplementsystems über den klassischen Weg
- wird als erstes Ig bei einem Infekt gebildet (frühe Immunantwort, Produktionsgipfel bei Erstkontakt nach etwa 5–7 Tagen). IgM zeigt deshalb einen **akuten Infekt** an.

IgG Prototyp eines Ak und taucht nach dem ersten Kontakt mit einem neuen Antigen etwa nach 10–14 Tagen im Serum auf. Es besitzt zwei Ag-Bindungsstellen und kommt in vier verschiedenen Allotypen vor: IgG_1–IgG_4. Das IgG hat folgende Funktionen:
- alle IgG: neutralisierend, präzipitierend, agglutinierend und aktivieren das Komplementsystem über den klassischen Weg. IgG sind noch nach Jahren nachweisbar und schützen vor einer erneuten Infektion.
- IgG_1 und IgG_3 wirken opsonisierend: Neutrophile Granulozyten und Gewebemakrophagen besitzen Rezeptoren (Fc-Rezeptoren) zur Bindung der Ag-$IgG_{1,3}$-Komplexe.
- IgG_2 und IgG_4 sind plazentagängig. Sie verleihen dem Ungeborenen Schutz, insbesondere gegenüber viralen Infekten, darüber hinaus schützen sie das Neugeborene/den Säugling aufgrund ihrer 3-monatigen Halbwertszeit (HWZ) auch postpartal.

IgA Kommt in den Allotypen IgA_1 und IgA_2 vor. Es existiert sowohl als **Monomer** wie auch als **Dimer**. Das Dimer besteht aus zwei IgG-ähnlichen Untereinheiten, die durch eine **J-Kette** und eine **sekretorische Komponente** (**S-Stück**) miteinander verbunden sind.
- Alle IgA wirken neutralisierend, präzipitierend und agglutinierend und aktivieren das Komplementsystem über den alternativen Weg.
- Die monomere Form des IgA findet sich im Serum.

- Das sekretorische IgA, das Dimer, bietet Schutz in den externen Körperflüssigkeiten gegen Oberflächeninfektionen (Tränenflüssigkeit, Tracheobronchialsekret, Muttermilch, den Magen-Darm-Takt bedeckenden Schleim). Das S-Stück ist dabei das Produkt der Epithelzellen, welche die Ak per Transzytose an die Oberfläche befördern.

IgE Ein Monomer. Es bindet an Fc-Rezeptoren auf Mastzellen, basophile und eosinophile Granulozyten und ist für allergische Reaktionen und die Abwehr von Parasiten verantwortlich.

IgD Ist als Oberflächen-Ig auf unreifen B-Zellen zu finden und hat vermutlich regulatorische Funktionen. Aktiv wird es **nicht** sezerniert.

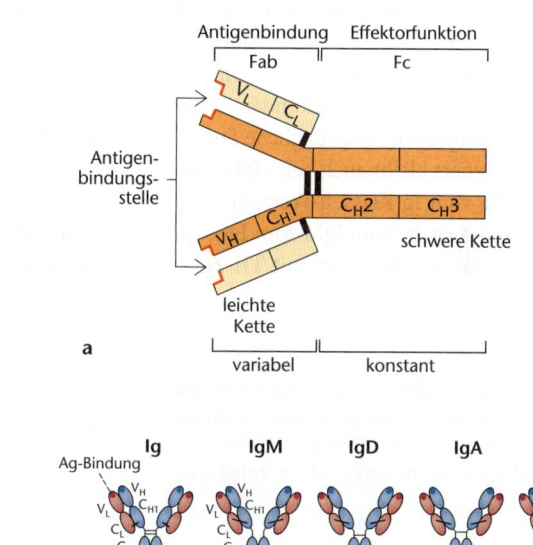

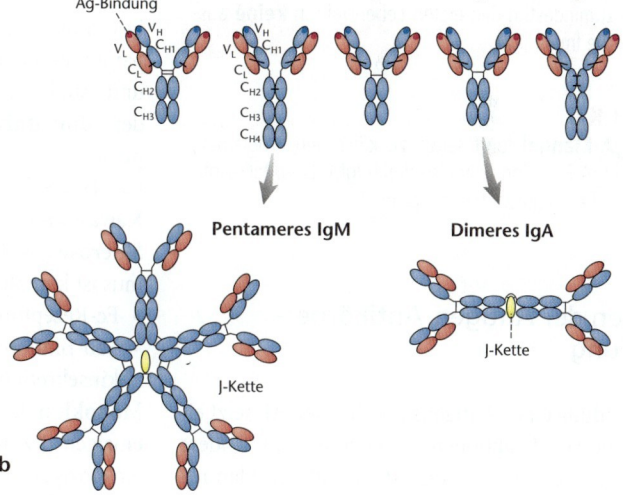

Abb. 4.5 Der Antikörperaufbau und die verschiedenen Antikörperklassen im Überblick. [R172/L106]

Tab. 4.2 Immunglobulinklassen.

	IgA	IgG	IgM	IgE	IgD
Subklassen	IgA_1, IgA_2	IgG_1–IgG_4	–	–	–
Molekulargewicht	160.000 D	150.000 D	950.000 D	190.000 D	175.000 D
% des Serum-Ig	5–15 %	75–85 %	5–10 %	0,003 %	0,3 %
Halbwertszeit in Tagen	6	23	5	2	3

Verlauf der Antikörperantwort

Wird ein Individuum erstmals mit einem Antigen konfrontiert, kommt es nach einiger Zeit unter geeigneten Bedingungen zu einer messbaren Ak-Produktion durch die Plasmazellen (**Primärantwort**). Die Ak-Konzentration im Blut steigt nach einer Latenzzeit von ca. 8 Tagen exponentiell an, erreicht dann ein Plateau und fällt anschließend wieder ab. Der Ak der Primärantwort ist das IgM. Bei einem Zweitkontakt mit demselben Antigen kommt es nach einer kurzen Latenzzeit zu einem stärkeren und länger dauernden Anstieg des Ak-Titers im Blut (**Sekundärantwort**). Der Ak der Sekundärantwort ist überwiegend das IgG. Die ursprüngliche Spezifität des IgM-Antikörpers bleibt auch beim IgG-Antikörper unabhängig vom Ig-Klassen-Wechsel erhalten. Der Ig-Klassen-Switch (vom IgM zum IgG, IgA oder IgE) kommt durch Interaktion mit TH-Zellen zustande (s. o.).

> **MERKE**
> Bakterien mit polysaccharidhaltigen Zellmembranen wie Pneumokokken hinterlassen aufgrund des fehlenden Isotyp-Switch bei der T-Zell-unabhängigen B-Zell-Stimulation zumindest in den ersten Lebensjahren **keine** ausreichende Immunität.

> **MERKE**
> Ein **IgA-Mangel** führt selten zu klinischen Problemen, da die IgA-Funktion teilweise durch IgM- bzw. IgG-Antikörper übernommen werden kann.

Folgen der Antigen-Antikörper-Bindung

Die Bindung eines Antigens durch einen Ak setzt eine Reihe von Reaktionen in Gang, die z. T. andere Komponenten des Immunsystems auf den Plan rufen und schließlich zur Eliminierung des Antigens führen. Eine Bindung zwischen Antigen und Ak führt zu:

- **Inaktivierung von Antigenen**: Mit Ak beladene Bakterien verlieren u. a. ihre Fähigkeit zur Gewebeadhäsion.
- **Phagozytoseerleichterung**: Mit Ak oder Komplement umhüllte Bakterien werden leichter durch Phagozyten aufgenommen (Opsonierung; ➤ 4.1.2).
- Eine ähnliche Form der Antigenelimination ist die Markierung von antigenen Zielzellen mit Ak, die danach von zytotoxischen Zellen oder NK-Zellen leichter erkannt und vernichtet werden können (**ADCC**).
- **allergische Sofortreaktion**: IgE-Moleküle, die über ihren Fc-Teil an Eosinophile, Basophile oder Mastzellen gebunden sind, werden durch Antigene kreuzvernetzt. Dies führt zur Ausschüttung von Histamin, Heparin und anderen biogenen Aminen, die das Vollbild der allergischen Sofortreaktion auslösen (➤ 4.5.3).
- **Ausfällung** als nichtlösliche Immunkomplexe und damit **Neutralisierung** des Antigens (gilt z. B. für Viren und mikrobielle Toxine)
- **Aktivierung des Komplementsystems** mit weiterer Schädigung des Eindringlings oder Auslösung einer unspezifischen Entzündungsreaktion

Therapie mit Antikörpern

Ig-Gemische, aus gepooltem Plasma gewonnene Präparate, enthalten intakte Moleküle aller Ig-Klassen und -subklassen und werden z. B. zur Behandlung der **idiopathischen thrombozytopenischen Purpura** (➤ 3.7.4), **beim Guillain-Barré-Syndrom** (➤ 19.4.8) bei **Myasthenia gravis** (➤ 19.4.6), beim **Kawasaki-Syndrom** (➤ 22.9.4) und bei **multipler Sklerose** (➤ 19.4.1) eingesetzt. Der Wirkmechanismus ist komplex und umfasst die Blockade von:

- Fc-Rezeptoren auf Makrophagen,
- Fab-Bindungsstellen und Einflüssen auf die Zytokinsekretion der Lymphozyten.

Monoklonale Antikörper (**mAk**) werden von einem einzigen B-Zell-Klon produziert und sind somit für ein einziges Antigen spezifisch. Etwa 30 verschiedene mAk sind derzeit im klinischen Einsatz, darunter:

- das gegen CD3 (auf Lymphozyten) gerichtete **Muromonab** (➤ 4.7.3),
- das gegen den IL-2-Rezeptor (CD25) gerichtete **Daclizumab** und
- das gegen TNF-α gerichtete **Infliximab**.

Gegen Oberflächenmoleküle von entarteten Lymphozyten gerichtete mAk zeigen erste, vielversprechende Erfolge bei der Behandlung bestimmter Lymphome und Leukämien. Gegen Wachstumsfaktoren gerichtete mAk werden bei der Therapie solider Tumoren erprobt. Nur ein einziger mAk hat sich bisher bei der Prophylaxe von Infektionskrankheiten bewährt (das gegen das **Respiratory Syncytial Virus** gerichtete **Palivizumab**). Durch Bindung von Toxinen oder Medikamenten können mAk auch als Vehikel zur zielgerichteten Applikation anderer Effektormoleküle eingesetzt werden, beispielsweise in der Therapie von Krebserkrankungen.

4.1.6 Komplementsystem

Das Komplementsystem ist eine teils zum spezifischen, teils zum unspezifischen Immunsystem gehörende Gruppe von ca. 30 Plasmaproteinen (> Abb. 4.6).

Die zumeist in der Leber synthetisierten Proteine werden durch enzymatische Kaskaden aktiviert, wodurch ein weites Spektrum immunaktiver und proinflammatorischer Moleküle entsteht, die u. a. folgende Funktionen übernehmen:
- Opsonierung (sog. **Opsonine**: Komplementfaktoren C3b, C4b)
- Induktion der Mastzelldegranulierung (sog. **Anaphylatoxine**: C3a, C4a, C5a); hierdurch steigt die Gefäßpermeabilität mit nachfolgender Einschwemmung von Entzündungszellen und Zytokinen. C5a ist das stärkste Anaphylatoxin.
- Aktivierung und Anlockung von Phagozyten und NK-Zellen (sog. **Chemoattraktoren** oder **Leukotaxine**: z. B. C3b, C5a)
- Bindung an Immunkomplexe (C3b)
- osmotische Lyse von Zielzellen (C5b–C9): Die Aktivierung der Proteinfaktoren am Ende der Komplementkaskade erzeugt einen äußerst bioaktiven Membranangriffskomplex, der eine Pore in die Zellmembran der Zielzelle setzt.

Das Komplementsystem:
- amplifiziert in erster Linie das unspezifische Immunsystem.
- wird u. a. durch Inhibitoren reguliert, die eine überschießende Komplementaktivierung verhindern, z. B. durch den **C1-Esterase-Inhibitor**.

Aktivierung des Komplementsystems:
- indirekt durch Antigen-Antikörper-Komplexe (**klassische Aktivierung**): setzt also die Funktion des spezifischen Immunsystems voraus.
- direkt durch Polysaccharid-Zellwandkomponenten des Antigens (**alternative Aktivierung**); diese phylogenetisch weitaus ältere Form der Aktivierung des Komplementsystems ist Teil des angeborenen Immunsystems.
- durch das sog. **Mannose-bindende Lektin** im Plasma (**Lektin-Arm**; nicht in > Abb. 4.6 dargestellt). Mannose-bindendes Lektin entsteht bei der Interaktion von mikrobiellen Kohlenhydraten mit APZ. Nach Bindung an mannosehaltige Oberflächen auf Bakterien (etwa an Peptidoglykane) aktiviert es Proteasen, die wiederum das Komplementsystem aktivieren.

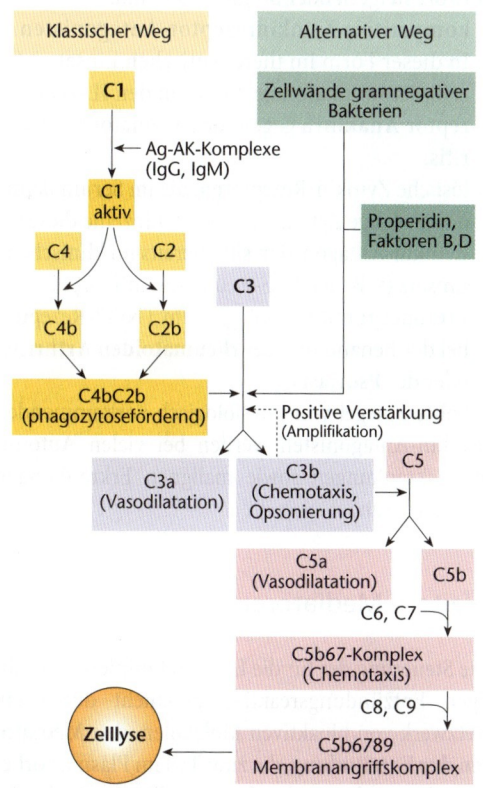

Abb. 4.6 Das Komplementsystem im Überblick. [L157]

Komplementfaktoren als Marker für Immunkomplexerkrankungen

Erkrankungen, bei denen eine große Anzahl von Antigen-Antikörper-Komplexen anfallen, führen zum Verbrauch von Komplementfaktoren. Dies kann im Labor gemessen werden und findet man u. a.
- bei vielen Autoimmunerkrankungen (z. B. SLE) oder
- im Rahmen akuter und chronischer Infektionen.

Zur quantitativen Erfassung des Komplementsystems werden im klinischen Alltag C3 und C4 bestimmt, da sie von allen Komplementfaktoren die höchsten Serumkonzentrationen aufweisen und daher am sichersten zu bestimmen sind.

4.1.7 Zytokine und weitere Mediatoren

Zytokine

Zytokine (➤ Tab. 4.3) sind eine heterogene Gruppe von Funktionsproteinen, welche die Aktivität anderer Immunzellen beeinflussen können Sie werden durch eine Vielzahl von Immun- und anderen Zellen nach Aktivierung oder Verletzung abgegeben, z. B. von B-Lymphozyten, T-Lymphozyten, Makrophagen und Epithelzellen. Ihre Wirkung erfolgt über Zelloberflächenrezeptoren (**Zytokin-Rezeptoren**). Sie regulieren weiterhin die endokrine Sekretion sowie ZNS-Funktionen (TNF-α löst z. B. Fieber aus). Die Zytokinfamilie besteht historisch bedingt aus vier Gruppen:
- Interleukine
- Interferone
- Tumornekrosefaktoren
- hämatopoetische Wachstumsfaktoren

Heute weiterhin hinzugerechnet werden:
- **TGF-β** (transforming growth factor β)
- **LIF** (leukemia inhibiting factor)
- **Eta-1** (Osteopontin)

Je nach Produktionsort werden die Zytokine auch bezeichnet als:
- Lymphokine (von Lymphozyten gebildet)
- Monokine (von Monozyten oder Makrophagen gebildet)

Aufgaben der Zytokine

Zytokine können Funktion und Genexpression ihrer Zielzellen im Rahmen des Immungeschehens beeinflussen:
- Vermittlung einer adäquaten (spezifischen) Immunantwort
- Vermittlung und Steuerung der entzündlichen Gewebeantwort (wichtige Rolle bei der Entstehung des septischen Schocks sowie bei Autoimmunerkrankungen)
- Induktion der Akute-Phase-Proteine, Entstehung von Fieber
- Chemotaxis
- Regulation der Hämatopoese
- Tumorregulation (Einflüsse auf Tumorprogression und -regression)

Zytokin-Antagonisten

Zytokin-Antagonisten nehmen an der Autoregulation des Immunsystems teil, indem sie die Immunantwort steigern oder bremsen. Sie sind:
- **kompetitive Zytokinrezeptor-Antagonisten**. In dieser Form im therapeutischen Einsatz ist z. B. der monoklonale Ak gegen den IL-1-Rezeptor **Anakinra** gegen die rheumatoide Arthritis.
- lösliche Zytokin-Rezeptoren, die im Serum dann das jeweilige Zytokin abfangen. Einzelne dieser Zytokin-Antagonisten sind bereits im klinischen Einsatz (z. B. der TNF-α- und -β-Antikörper **Eternacept** mit Homologie zum TNF-2-Rezeptor bei der Behandlung der **rheumatoiden Arthritis** oder der **Psoriasis**).

Erhöhte Spiegel von physiologisch vorkommenden Zytokin-Antagonisten werden bei vielen Autoimmunerkrankungen sowie malignen Erkrankungen nachgewiesen.

Weitere Mediatoren

Die Steuerung der für die Erregereliminierung wichtigen Entzündungsreaktion geschieht durch ein Netzwerk von bioaktiven Molekülen, den **Mediatoren der Entzündung**, die zum Teil im Plasma vorliegen, aber auch von den Immunzellen sowie den jeweiligen Gewebezellen (z. B. Endothel- oder Leber-

Tab. 4.3 Zytokine: Herkunft und Funktionen.

Zytokin	Herkunft (Auswahl)	Wirkung
IL-1	Makrophagen, dendritische Zellen, B-Zellen, NK-Zellen	• B- und T-Zell-Proliferation • Induktion der Expression von Adhäsionsmolekülen auf Endothelzellen • chemotaktischer Faktor für Makrophagen und Granulozyten • Verstärkung der Aktivität von Natural-Killer-Zellen • **Induktion von Fieber, Synthese von Akute-Phase-Proteinen, Produktion von Prostaglandinen**
IL-2	T-Zellen (insbesondere TH_1-Zellen)	• Wachstum aktivierter T- und B-Zellen • **Aktivierung von zytotoxischen $CD8^+$-T-Zellen**
IL-3	T-Zellen, Mastzellen	• Wachstum/Differenzierung hämatopoetischer Vorläuferzellen • Wachstum/Stimulierung von Mastzellen und Eosinophilen
IL-4	TH-Zellen, Mastzellen, insbesondere TH_2-Zellen	• Proliferation von aktivierten B-, T- und Mastzellen und deren Vorläufern • **Funktionshemmung von TH_1-Zellen und Makrophagen** • **Ig-Klassen-Wechsel von IgM auf IgG und IgE (Isotypen-Switch)**
IL-5	TH_2-Zellen, Mastzellen	• Proliferation aktivierter T- und B-Zellen • Proliferation von Eosinophilen • **Ig-Klassen-Wechsel von IgM auf IgA (Isotypen-Switch)**
IL-6	TH-Zellen, Monozyten, Mastzellen, dendritische Zellen	• Wachstum und Proliferation von B-Zellen und Leukozytenvorläufern • **Induktion der Akute-Phase-Proteine (z. B. CRP)**
IL-10	TH_2-Zellen, B-Zellen, Makrophagen	• Stimulierung der Immunglobulin-Produktion in B-Zellen • **Funktionshemmung von TH_1-Zellen und Makrophagen**
IL-12	B-Zellen, Makrophagen	• Aktivierung von Natural-Killer-Zellen • Differenzierung von TH_1-Zellen
TNF-α	Monozyten, NK-Zellen	• Toxizität gegen Tumorzellen • Induktion anderer an akuten Entzündungsreaktionen beteiligter Zellen zur Produktion von Zytokinen • Vermittlung der Gewebereaktion beim septischen Schock
TNF-β (Lymphotoxin)	$CD4^+$-T-Zellen	• Toxizität gegen Tumorzellen • Phagozytoseförderung
IFN-α	Leukozyten	• antivirale Aktivität • Expression von MHC-I-Antigenen; therapeutischer Einsatz bei **Hepatitis C** und beim **malignen Melanom**
IFN-β	Fibroblasten	• ähnlich wie INF-α; therapeutischer Einsatz z. B. bei **multipler Sklerose**
IFN-γ	TH_1-Zellen, NK-Zellen	• **Makrophagenaktivierung und Funktionshemmung von TH_2-Zellen** • ähnlich wie INF-α; therapeutischer Einsatz bei **chronischer Granulomatose** (➤ 4.3.1)
G-CSF*	Fibroblasten	• Stimulierung der neutrophilen Vorläuferzellen im Knochenmark
GM-CSF**	T-Zellen, Makrophagen	• Stimulierung der myelomonozytären Vorläuferzellen im Knochenmark • Verlängerung der Lebensdauer von Eosinophilen im Gewebe

* Granulocyte Colony stimulating Factor, ** Granulocyte Macrophage Colony stimulating Factor

zellen) gebildet werden (oft nach Stimulation durch Zytokine). Da sie eher Effektor- als Steuer- bzw. Kommunikationsfunktion haben, werden sie **nicht** zu den Zytokinen gezählt (➤ Tab. 4.4). Die zu den weiteren Mediatoren gerechneten Chemokine:
- haben chemotaktische Wirkung und steuern somit die Leukozytenwanderungen.
- binden über Chemokin-Rezeptoren (**chemotactic cytokine receptor**, **CCR**) an ihre jeweiligen Ziel-Leukozyten:
  - **Eotaxin** z. B. bindet an den auf Eosinophilen, Basophilen und TH_2-Zellen gefundenen Rezeptor **CCR-3** und rekrutiert damit für die allergische Reaktion wichtige Zellen.
  - **CCR-5** wird auf den bei nichtallergischen Entzündungen wichtigen TH_1-Zellen und Makrophagen gefunden; er wirkt zusammen mit dem Oberflächenmarker CD4 als Rezeptor für das Retrovirus **HIV-1**.

4.1.8 Oberflächenmoleküle

Auf der Membran der immunologisch aktiven Zellen sind zahlreiche Oberflächenmoleküle zu finden, die jeweils verschiedene Funktionen erfüllen:
- Identifizierung der körpereigenen Zellen untereinander
- Rezeptorfunktion für lösliche Botenstoffe. Über diese Oberflächenrezeptoren kommunizieren die Zellen des Immunsystems miteinander und erreichen so eine adäquate Immunantwort.

HLA-System

Jeder Mensch besitzt auf seinen Körperzellen ein individuelles Muster an Oberflächenmolekülen, das primär für die Erkennung prozessierter Antigene und damit auch für die Abstoßung genetisch unter-

Tab. 4.4 Übersicht über weitere Mediatoren.

Mediator	typischer Vertreter	Wirkung	Besonderheit
Chemokine	IL-8; RANTES**, MIP-1β***, Eotaxin	• werden am Ort der Entzündung von Leukozyten und Gewebezellen sezerniert • haben chemotaktische Wirkungen und steuern damit die Leukozytenwanderungen im Körper • aktivieren z.T. Immun- und Entzündungszellen	Menschen mit bestimmten Mutationen am Chemokin-Rezeptor CCR-5 sind teilweise oder gänzlich gegen HIV resistent.
Proteasen	Tryptase, Chymase	• v. a. von Granulozyten (insbesondere Mastzellen) abgegebene Funktionsproteine mit proteolytischer Aktivität • führen z. B. zur Auflösung von Interzellulärsubstanz	Die proteolytische Aktivität der Proteasen wird durch Antiproteasen (z. B. α_1-Antitrypsin) gezügelt. Gerät die Balance aus dem Gleichgewicht, entstehen entzündungsbedingte Gewebeschäden.
Prostaglandine und Thromboxane*	z. B. Thromboxan A_2, Prostaglandin E_1 (PGE_1) und Prostazyklin (PGI_2)	• Vasokonstriktion, Thrombozytenaggregation • proinflammatorische Wirkung durch Vasodilatation und erhöhte kapilläre Permeabilität • immunmodulierende und antientzündliche Wirkung durch Hemmung von T-Zellen sowie von IL-2 und anderen Entzündungsmediatoren (insbesondere Leukotrienen)	Prostaglandine und Thromboxane entstehen im **Zyklooxygenase-Weg** des Arachidonsäure-Metabolismus.
Leukotriene*	LT-A4, LT-B4, LT-C4, LT-D4, LT-E4	Mediatoren der Hypersensitivitätsreaktion: • Anlockung von Leukozyten • glattmuskuläre Kontraktion, Vasokonstriktion • Permeabilitätserhöhung der Kapillaren	entstehen im **Lipooxygenase-Weg** des Arachidonsäure-Metabolismus.
plättchenaktivierender Faktor (PAF)		• Vermittlung von Plättchenaggregation und Chemotaxis, glattmuskulärer Kontraktion und erhöhter Gefäßpermeabilität • Hypersensitivitätsreaktionen	PAF ist das einzige Phospholipid mit nennenswerten regulatorischen Eigenschaften; es wird von Neutrophilen, Makrophagen und Thrombozyten hergestellt.

Tab. 4.4 Übersicht über weitere Mediatoren. (Forts.)

Mediator	typischer Vertreter	Wirkung	Besonderheit
aktivierte O_2-Formen	Sauerstoffradikale	• Abwehr gegen Mikroorganismen • Gewebeschädigung bei der entzündlichen Reaktion	
vasoaktive Amine	Histamin	• erweitert die postkapillären Venolen und erhöht deren Permeabilität • induziert glattmuskuläre Bronchokonstriktion und fördert die bronchiale Schleimproduktion	v. a. in Mastzellen und Eosinophilen gespeichert
	Serotonin	• vasokonstriktiv sowie permeabilitätsfördernd • fördert Kollagensynthese und Fibrosierung	in Granula der Thrombozyten gespeichert
	Adenosin	• vielfältige, z. T. dosisabhängige Wirkungen im Entzündungsgeschehen	Spaltprodukt des ATP bei der Mastzelldegranulierung
Stickoxid (NO)		• Gehirn: modifiziert die synaptische Übertragung • Gefäßsystem: Vasodilatation • Makrophagen: Die zytotoxische Wirkung der Makrophagen ist teilweise auf die Synthese von NO zurückzuführen. • wahrscheinlich an den interzellulären Signalübertragungen beteiligt	wird heute u. a. therapeutisch als gefäßrelaxierendes Beatmungsgas bei der pulmonalen Hypertonie verwendet
Kinine	Bradykinin, Kallikrein	• Gefäßdilatation, Permeabilitätssteigerung • Vermittlung von Schmerz und Leukozytenmarginalisierung	an der unspezifischen Wirtsabwehr beteiligt (sog. **Kontaktsystem**)

* Zyklooxygenase-Produkte und Lipooxygenase-Produkte werden gemeinsam als Arachidonsäure-Abkömmlinge bzw. Lipidmediatoren bezeichnet.
** Regulated by Activation, normal T-cell expressed and secreted Chemokine
*** Macrophage inflammatory Protein 1β)

schiedlicher Gewebe verantwortlich ist. Die Art der Oberflächenmoleküle ist genetisch im **Major Histocompatibility Complex** (MHC, beim Menschen Chromosom 6q, s. u.) kodiert. Die Produkte der MHC-Gene werden beim Menschen HLA (human leucocyte antigen) oder MHC-Moleküle genannt. Die HL-Antigene sind aufgrund starker **Polymorphismen** des MHC von Mensch zu Mensch unterschiedlich (s. u.):
- **Klasse-I-HLA-Moleküle** (auf drei Genloci verteilt: **HLA-A, -B und -C**) werden auf allen kernhaltigen Zellen ständig exprimiert.
- **Klasse-II-HLA-Moleküle** (als **HLA-D** zusammengefasst und ebenfalls auf drei Genloci verteilt: **HLA-DR, -DQ, -DP**) werden v. a. auf APZ und oft nur zeitweilig (z. B. nach Antigenstimulation) exprimiert (neben den auch bei den APZ permanent exprimierten Klasse-I-HLA-Molekülen).

Aufbau und Polymorphismen

Das Klasse-I-HLA-Molekül besteht aus drei Domänen (α_1, α_2, α_3), die auf **Chromosom 6** codiert werden, und dem MHC-fremden β_2-Mikroglobulin (codiert auf **Chromosom 15**). Seine α_1- und α_2-Domäne bilden gemeinsam einen Spalt, in dem ein Peptidantigen mit einer Größe von 8–10 Aminosäuren präsentiert werden kann.

Das Klasse-II-HLA-Molekül besteht aus einer α_1- und einer α_2- sowie einer β_1- und einer β_2-Kette, die allesamt ausschließlich von Genen des MHC (**Chromosom 6**) codiert werden. Die α_1- und die β_1-Domäne des Klasse-II-Moleküls bilden gemeinsam einen Spalt, in dem ein Proteinantigen mit einer Länge von 10–20 Aminosäuren präsentiert werden kann.

HLA-Moleküle sind genetisch stark polymorph, d. h., sie sind durch eine Vielzahl unterschiedlicher Allele codiert. Dies erklärt, weshalb Individuen mit exakt demselben HLA-Typ selbst innerhalb von Familien nur schwer zu finden sind.

Funktion

Die HLA-Moleküle dienen den T-Zellen als Erkennungsmoleküle für aus dem Organismus zu entfernende Peptide und sind damit eine wichtige Voraussetzung für die immunologische Kompetenz (➤ 4.1.1, ➤ 4.1.3): Jedes HLA-Molekül enthält eine Antigenbindungsstelle für ein passendes Peptid (**Schlüssel-Schloss-Prinzip**):

- Klasse-I-HLA-Moleküle präsentieren von intrazellulären Proteinen abgeleitete Fragmente, z. B. von intrazellulären Bakterien, Viren oder Tumorantigenen abgeleitete Peptide.
- Klasse-II-HLA-Moleküle präsentieren von extrazellulären Proteinen abgeleitete Peptide, z. B. Fragmente extrazellulärer Bakterien, Parasiten oder von anderen Zellen ausgeschüttete Viruspartikel.

MERKE
Mittels MHC werden bekanntermaßen nur Proteinantigene präsentiert. Da TH-Zellen und zytotoxische T-Zellen Antigen nur in Verbindung mit einem MHC-Molekül erkennen können, bedeutet das auch, dass die Präsentation von Kohlenhydratantigenen T-Zell-unabhängig verläuft.

Der Austausch einer einzigen Aminosäure an einem kritischen Teil des HLA-Moleküls kann die immunologische Leistung eines Individuums beeinflussen. Beispiele:
- Individuen mit einem fehlenden Aspartat an Position 57 der DQ-β-Kette sind empfänglicher für einen **juvenilen Diabetes mellitus**.
- Assoziation von HLA-B_{27} mit dem **Morbus Bechterew**
- protektive Wirkung gegen bestimmte Infektionen (z. B. HLA-B_{53} bei Malaria)

Antigenrezeptoren

Die von den Lymphozyten zur Antigenerkennung exprimierten B- und T-Zell-Rezeptoren spielen im Rahmen der spezifischen Immunität eine herausragende Rolle (➤ 4.1.3, ➤ 4.1.5). Im Gegensatz zu diesen spezifischen Rezeptoren entwickeln sich die Antigenrezeptoren der unspezifischen Immunzellen nicht durch Rekombination vieler Allele, sondern sind fest kodiert. Diese sog. **mustererkennenden Rezeptoren** (engl. pattern recognition receptors, **PRR**) sind auf vielen APZ zu finden und erkennen die potenziellen Pathogene an bestimmten mikrobentypischen Markermolekülen (engl. pathogen-associated molecular patterns, **PAMP**), durch die sie aktiviert und damit zur Beeinflussung des T-Zell-Systems befähigt werden.

PAMP sind teilweise an der Oberfläche, teilweise auch im Zellinneren der Erreger gelegen. Es handelt sich z. B. um Lipopolysaccharide oder Peptidoglykane an der Zellwand extrazellulärer Erreger oder um bestimmte DNA-Sequenzen (**CpG-Motive**) bzw. doppelsträngige RNA bei intrazellulären Erregern. Da die Aktivierung durch PRR keine vorhergehende Antigenprozessierung und -präsentierung voraussetzt, kann das angeborene Immunsystem rasch arbeiten. Innerhalb der PRR unterscheidet man:

TLR Zum Beispiel TLR-2 und TLR-4: Diese auf Monozyten, Makrophagen und dendritischen Zellen vorkommenden Rezeptoren erkennen spezifisch Ag-Bestandteile und führen zur Aktivierung dieser Zellen. Derzeit sind zehn verschiedene TLR bekannt, die nach Bindung eines Antigens alle einen gemeinsamen Transduktionsmechanismus benutzen, in dessen Zentrum die Phosphorylierung des nukleären Transkriptionsfaktors NF-κB steht. Dieser reguliert die Produktion und Sekretion proinflammatorischer Zytokine (insbesondere TNF-α, IL-1 und IL-6) herauf.

Sezernierte Rezeptoren Zum Beispiel Mannosebindendes Lektin: werden nach Antigenkontakt sezerniert und binden als Opsonine an das Antigen, das dadurch leichter eliminiert wird. Mannose-bindendes Lektin ist auch an der Aktivierung des Komplementsystems beteiligt (➤ 4.1.6).

Endozytose vermittelnde Rezeptoren Zum Beispiel Mannose-Fukose-Rezeptor auf dendritischen Zellen und Makrophagen): Sie setzen nach Erkennung des Antigens die Phagozytose in Gang.

4.1 Physiologie

> **MERKE**
> Polymorphismen von Antigenrezeptoren (z. B. des Mannose-bindenden Lektins [MBL-Mangel]) gehen mit einer erhöhten Infektanfälligkeit einher.

Zell-Zell-Interaktions-Rezeptoren

Diese auch den **CD-Molekülen** zugerechneten Rezeptoren werden nach der CD-Klassifikation eingeteilt (von **Cluster of Differentiation**, ➤ Tab. 4.5). Durch die Bestimmung dieser Rezeptoren im Labor können spezifische Zelltypen identifiziert oder deren Aktivierungszustand festgestellt werden; hierdurch gelingt z. B. die Zuordnung von T-Lymphozyten zu den verschiedenen Lymphozytensubpopulationen. Die 150 bisher identifizierten Rezeptoren dienen der Kommunikation der Zellen des Immunsystems untereinander und spielen damit bei der Regulation der Immunantwort eine wichtige Rolle. Sie sind z. B.

- Antigenrezeptoren: Diese binden fremde Moleküle, die hierdurch als Antigen erkannt werden. So werden z. B. Kohlenhydrat- oder Lipid-Antigene (z. B. bestimmte bakterielle Kapselbestandteile) nicht über das HLA-System erkannt und präsentiert, sondern über **CD1-Rezeptoren**.
- Rezeptoren für Zytokine (Botenstoffe): Durch deren Bindung werden die verschiedenen Zellen des Immunsystems aktiviert oder gehemmt.
- Rezeptoren für Strukturmoleküle: Sie machen die Interaktion mit Umgebungszellen möglich. So gewinnen Leukozyten ihre Fähigkeit zur Adhäsion an die extrazelluläre Matrix sowie an andere Leukozyten durch **Zelladhäsionsmoleküle**. Diese sind die Voraussetzung für die Leukozytenmigration aus den Kapillaren in das Entzündungsgebiet (➤ 4.1.2).

> **Patho-Info**
> **Adhäsionsmoleküle**
> Viele der immunrelevanten Zellen patrouillieren in Blut- und Lymphbahnen. Bei Bedarf müssen sie rasch am Ort eines Entzündungsgeschehens andocken und in das betroffene Kompartiment wandern (➤ 4.1.2). Hierzu bedienen sie sich bestimmter Oberflächenrezeptoren (den Adhäsionsmolekülen), die teilweise auch bei der Phagozytose und bei der Eliminierung von Fremdzellen eingesetzt werden. Das Gefäßendothel verfügt ebenfalls über spezifische Adhäsionsmoleküle:
> - **Selektine** (z. B. E-Selektin auf Endothelzellen)
> - **Integrine** (z. B. LFA-1 auf Leukozyten)
> - **Immunglobulin-Superfamilien-Adhäsionsmoleküle** (z. B. ICAM-1 auf dendritischen Zellen und Lymphozyten, VCAM-1 auf Endothelzellen)
>
> Defekte in der Adhäsion, insbesondere von Leukozyten, können zu rekurrenten bakteriellen Infektionen führen. [PB, FF]

Weitere Rezeptoren

- **Fc-Rezeptoren**: Rezeptoren für das Fc-Stück von Ag-beladenen Ig-Molekülen
- **Komplementrezeptoren**: erkennen opsonierende Bestandteile der Komplementkaskade, die auf Antigen gebunden sind
- **Chemokinrezeptoren**: ➤ 4.1.7

4.1.9 Immunologie im Umbruch

Die Immunologie hat im letzten Jahrzehnt
- weit reichende Fortschritte in der Stammzellforschung und der Transplantationsmedizin erzielt.
- durch neue mAk Entzündungsprozesse beeinflusst (etwa durch das beim Morbus Crohn und bei der rheumatoiden Arthritis eingesetzte **Infliximab**, ein monoklonaler Ak gegen TNF-α).
- IgE-vermittelten Allergien entgegengewirkt (z. B. durch den IgE-Ak **Omalizumab**).
- erfolgreiche Versuche unternommen, das Tumorwachstum zu hemmen (z. B. durch den bei der ALL/CML eingesetzten Tyrosinkinase-Inhibitor **Imatinib**).

Tab. 4.5 Zellen des Immunsystems und ihre typischen Oberflächenrezeptoren.

Zelltyp	Oberflächenmarker
B-Lymphozyten	CD19 bis 23
Plasmazellen	CD19 bis 22, CD37
T-Lymphozyten	CD2, CD3
zytotoxische T-Zellen	CD2, CD3, CD8
Helferzellen	CD2, CD3, CD4
regulatorische T-Zellen	CD2, CD3, CD4, CD25,
Memory-Zellen	CD45RO
aktivierte T- und B-Zellen	CD25 = Interleukin-2-Rezeptor
Natural-Killer-Zellen	CD16, CD56

- Fortschritte im Verständnis der Pathogenese altbekannter Krankheiten erzielt (z. B. der Allergien, ➤ 4.5)

> **MERKE**
> Die begleitenden hämatologischen Erscheinungen bei einem Immundefekt werden dadurch erklärt, dass Lymphozyten und Phagozyten sowie die hämatopoetischen Vorläuferzellen von einer einzigen pluripotenten Stammzelle abstammen, sodass sich bei frühen Differenzierungsstörungen vielfältige hämatologische Auffälligkeiten ergeben können.

4.2 Diagnostisches Vorgehen bei Immundefekten

4.2.1 Handelt es sich um einen Immundefekt?

Eine genaue Anamnese beantwortet diese Frage. Darüber hinaus sind die mit einer HIV-Infektion verbundenen Risikofaktoren zu erruieren (Sexualverhalten, Drogenmissbrauch, erhaltene Blutprodukte). Auf einen Immundefekt weisen generell hin:
- ungewöhnliche Häufung von Infektionen
- ungewöhnliche oder ungewöhnlich verlaufende Infektionskrankheiten (z. B. unerklärte Bronchiektasen, Mastoiditis, Mundsoor, schwere chronische Sinusitiden, abszedierende Hauterkrankungen, gehäufte oder schwer verlaufende bakterielle Pneumonien, Osteomyelitiden)
- ungewöhnliche Erreger: Insbesondere Erkrankungen mit opportunistischen Erregern lenken den Verdacht auf einen Immundefekt. Auch Infektionen mit Erregern, gegen die eigentlich Impfschutz bestehen sollte, sind verdächtig.
- begleitende Autoimmunerkrankungen, Krebserkrankungen oder hämatologische Auffälligkeiten wie aplastische Anämie oder Thrombozytopenie
- ungewöhnliche körperliche Befunde bzw. Anamnese: kindliche Gedeihstörung (bei schweren Defekten häufigstes Leitsymptom), ungewöhnliche Hautbefunde wie Alopezie, nekrotisierende Abszesse, Teleangiektasien, Pyodermie, ungeklärte Säuglingstodesfälle in der Familie
- Fehlen oder deutliche Reduktion des lymphatischen Gewebes: fehlender Thymus oder fehlende Tonsillen bei Kindern, Fehlen von Lymphknoten bzw. ausbleibende Lymphknotenvergrößerung bei Infektionskrankheiten

4.2.2 Kann der Immundefekt topografisch zugeordnet werden?

Die Zuordnung zu einem Defekt der Phagozyten, B-Lymphozyten, T-Lymphozyten, Komplementsystem oder NK-Zellen gelingt durch:
- das klinische Bild: Defekte in den einzelnen Funktionsbereichen des Immunsystems produzieren teilweise spezifische Krankheitserscheinungen (➤ 4.3).
- den identifizierten Erreger: Da die einzelnen Arme des Immunsystems jeweils gegen unterschiedliche Erregergruppen gerichtet sind, kann die Keimidentifikation die Zuordnung des Immundefekts erleichtern (➤ Tab. 4.6).
- spezifische Laboruntersuchungen.

Tab. 4.6 Erregerspektrum bei den einzelnen Immundefekten.

betroffenes System	Erregerspektrum
T-Zellen	Pilze (v. a. *Pneumocystis carinii* und Candida), Mykobakterien (Tuberkulose und atypische Mykobakterien); gramnegative Bakterien; intrazelluläre Bakterien (z. B. Chlamydien); Viren
B-Zellen	grampositive Bakterien, Enteroviren, kapselhaltige Bakterien (Pneumokokken, *Neisseria meningitidis*, *Haemophilus influenzae*)
kombiniert (T + B)	wie bei T-Zell-Defekt
Phagozyten	extrazelluläre, nichtverkapselte, Katalase-positive Bakterien, z. B. *St. aureus* und *St. epidermidis*, *E. coli*, Klebsiella, Proteus, *Serratia marcescens* Pilze (besonders Candida und Aspergillus)
Komplement	Erreger mit Polysaccharidkapsel: Pneumokokken, *Neisseria meningitidis*, *Haemophilus influenzae*

4.2.3 Laberdiagnostik

Basislabor

- **Differenzialblutbild**: Bestimmung der Neutrophilenzahl (auffällig ist eine absolute Neutrophilenzahl von < 500/µl) und Bestimmung der Lymphozytenzahl (auffällig ist eine absolute Lymphozytenzahl von < 1.500/µl)
- **Immunglobuline**: Quantitativ bestimmt werden IgA, IgE, IgM, IgG. Bei besonderen Fragestellungen können auch die IgG-Subklassen (IgG_1, IgG_2, IgG_3, IgG_4) untersucht werden.
- **Komplement**: Ausgangstest der Komplementachse sind C3 und C4 sowie das sog. **CH50** (Synonym: **gesamthämolytisches Komplement**). Letzteres gibt die Gesamtaktivität des klassischen Komplementsystems wieder.

> **MERKE**
> Ig sind neben dem Albumin die häufigsten Serumproteine; liegt das Gesamteiweiß um weniger als 50 % über der Albuminkonzentration, so besteht der Verdacht auf einen quantitativen Immunglobulinmangel.

Weiterführende Diagnostik

Phagozytensystem

Neben Berechnung der Neutrophilenzahl (s. o.) kommen zwei Spezialuntersuchungen infrage:
- Überprüfung der bakteriziden Funktion der Neutrophilen mit dem **Nitroblau-Tetrazolium-Test** (vermindert bei der chronischen Granulomatose): Der gelbe Farbstoff Nitroblau-Tetrazolium wird von Neutrophilen aufgenommen und durch Einwirkung von Sauerstoffradikalen blau. Die Farbänderung korreliert mit der bakteriziden Enzymaktivität. Heute weitgehend durch die **flusszytometrische Bestimmung der Oxidationskapazität** (engl. oxidative burst) ersetzt.
- **Immunphänotypisierung** des entnommenen Blutes zur Bestimmung der Oberflächenmarker der Granulozyten (CD11, CD18): Einmischung monoklonaler, gegen die entsprechenden CD-Oberflächenstrukturen gerichteter Ak und anschließende flusszytometrischer Bestimmung der markierten Zellen (hierdurch können z. B. **Leukozytenadhäsionsdefekte** aufgedeckt werden).

T-Zell-System

Neben der Bestimmung der absoluten Lymphozytenzahl (> Tab. 4.7) werden folgende Verfahren angewendet:
- **Immunphänotypisierung** (Verfahren s. o.): Ein quantitativer Mangel einzelner Subpopulationen kann erkannt bzw. das zahlenmäßige Verhältnis der Subpopulationen untereinander festgestellt werden. Pathologisch: Verminderung der T-Zellen unter 60 % der Gesamtlymphozytenzahl, $CD4^+$-Zellen < 600/µl, CD4/CD8-Verhältnis < 1,0.
- **In-vivo-Untersuchung der T-Zell-Funktion**: Anamnese: Klagt ein Patient über Kontaktallergien (z. B. gegen Nickel), so spricht dies für eine intakte T-Zell-Funktion (funktionierende zellvermittelte verzögerte Hypersensitivitätsreaktion). Intradermale Hauttests mit Substanzen, denen der Patient mit Sicherheit bereits exponiert war (sog. **Recall-Antigene**).
- **In-vitro-Untersuchung der T-Zell-Funktion**: **T-Zell-Kulturen** durch bestimmte Antigene und Mitogene stimuliert und dann die Nukleotidaufnahme als Maß der antigenstimulierten Replikation gemessen (z. B. **Phytohämagglutinintest** [**PHA**] oder **Pokeweed-Mitogen-Test** [**PWM**] – hiermit kann zum Teil auch das Zusammenspiel mit den B-Lymphozyten einschließlich der Ig-Produktion gemessen werden).

Tab. 4.7 Normale Verteilung der Lymphozytensubpopulationen im Blut.

Oberflächenmarker	Lymphozytensubpopulation	Normbereich in %
CD3	T-Zellen	60–80
CD4	T-Helferzellen, regulatorische T-Zellen	45–60
CD8	zytotoxische T-Zellen	18–30
CD45RO	Memory-T-Helferzellen	nicht genau bekannt
CD4/CD8-Verhältnis		2–3 : 1
CD16	Natural-Killer-Zellen	5–15
CD20	B-Zellen	7–22

Außerdem ist in immunologischen Speziallabors auch die **quantitative Bestimmung sezernierter Zytokinmuster** möglich.

> **Patho-Info**
> **Funktionstest mit Recall-Antigenen**
>
> Zur funktionellen Überprüfung des Immunsystems dient eine Hauttestreaktion auf verschiedene **Impf- und Umweltantigene**. Dazu werden Antigene intrakutan appliziert,
> - gegen die ein weit verbreiteter Impfschutz besteht (Diphtherie-Toxin, Tetanus, Tuberkulin).
> - mit denen praktisch jedes Immunsystem natürlicherweise in Kontakt steht (Trichophyton, Candida, Proteus, Streptokokken-Antigen).
>
> Eine positive Reaktion zeigt sich als Hautinduration von mindestens 2 mm Durchmesser. Voraussetzung dafür ist der frühere Kontakt mit dem Antigen. Bei normaler Immunfunktion müssen mehrere der Recall-Antigene eine Induration hervorrufen.
> Der Test wird nach folgenden Kriterien interpretiert:
> - Eine positive Reaktion nach 20 min (Jucken, Rötung) entspricht einer IgE-vermittelten Typ-I-Reaktion nach Gell und Coombs; diese Frühreaktion tritt nur bei vorbestehender Typ-I-Allergie gegen die applizierten Antigene auf.
> - Eine positive Reaktion nach 24 h kommt durch IgG-Präzipitation bei Typ-III-Reaktion (➤ 4.5.3) zustande; sie ist nicht immer nachweisbar und besitzt keinen diagnostischen Wert.
> - Eine positive Reaktion nach 72 h wird durch die T-lymphozytär vermittelte Typ-IV-Reaktion (**DTH-Reaktion**; ➤ 4.5.3) ausgelöst und ist deshalb für die funktionelle Abklärung des T-Zell-Systems entscheidend. [PB, FF]

B-Zell-System

- quantitative Bestimmung der Ig und ihrer Subklassen (s. o.)
- **In-vivo-Untersuchung der B-Zell-Funktion**:
  - Bestimmung der Blutgruppenantikörper Anti-A und Anti-B. Können diese (bei einem Patienten, der nicht die Blutgruppe AB hat) nicht gemessen werden, so weist dies auf eine fehlende Antikörperproduktion hin (**orientierender Test**).
  - Bestimmung der antigenspezifischen Immunantwort nach Impfung mit z. B. Tetanus, Pneumokokken oder *Haemophilus influenzae* Typ B. Ist 4 Wochen nach der Testimpfung keine nennenswerte spezifische Ig-Antwort nachweisbar, so weist dies auf einen B-Zell-Defekt oder kombinierten T-/B-Zell-Defekt hin.
- **In-vitro-Untersuchung der B-Zell-Funktion**: z. B. durch PHA- und PWM-Test (s. o.) oder durch Messung der Antikörperproduktion in vitro bzw. des Antikörperisotyp-Switches (nur in Speziallabors ➤ 4.1.5).

Komplementsystem

Ist das CH50 erniedrigt, werden die einzelnen Komplementfaktoren bestimmt.

Weiteres

Ausschluss sekundärer Immundefekte:
- HIV-Status (➤ 12.16)
- Eiweißausscheidung im Urin (nephrotisches Syndrom mit Antikörperverlusten?)
- Eiweißausscheidung im Stuhl (Eiweißverlust-Enteropathie?)

4.3 Immundefekte

4.3.1 Primäre Immundefekte

Primäre, angeborene Immundefekte sind mit Ausnahme des klinisch meist bedeutungslosen isolierten **IgA-Mangels** selten (➤ Tab. 4.8). Die kumulative Prävalenz der klinisch relevanten primären Immundefekte liegt etwa bei 1/10.000 Personen. Zahlreiche Kompensationsmechanismen des Immunsystems sorgen dafür, dass nur relativ wenige Patienten mit Immundefekten tatsächlich erkranken. Einteilung der primären Immundefekte:
- Defekte der humoralen Immunabwehr: vorwiegender Befall der B-Zellen (etwa 50 %)
- Defekte der zellulären Immunabwehr: vorwiegender Befall der T-Zellen (etwa 10 %)
- kombinierte Immundefekte: Befall von T- und B-Zellen (etwa 25 %)
- Phagozytendefekte (etwa 15 %)
- Komplementdefekte (< 1 %)
- NK-Zell-Defekte (extrem selten)

4.3 Immundefekte

Die primären Immundefekte treten wegen der teilweise zugrunde liegenden Gewebedifferenzierungsstörungen nicht selten im Rahmen komplexer genetischer Syndrome auf, bei denen auch andere Organsysteme betroffen sind (z. B. Di-George-Syndrom, Down-Syndrom).

Tab. 4.8 Häufigkeiten einzelner Immundefekte.

Krankheit	Häufigkeit
selektiver IgA-Mangel	1/600
IgG_2- und IgG_4-Subklassen-Defekt	1/1.000
Di-George-Syndrom	1/70.000
Common variable Immunodeficiency (CVID)	1/70.000
Severe combined Immunodeficiency (SCID)	1/100.000
chronische Granulomatose	1/180.000
X-chromosomale Hypogammaglobulinämie	1/200.000

Klinik

Störungen des zellulären Immunsystems und die meisten humoralen Immundefekte (➤ Tab. 4.9) führen oft bereits im frühen Kindesalter zu schweren Infektionen und evtl. zum Tod der Säuglinge. Selten werden sie erst beim älteren Kind oder im Erwachsenenalter manifest.

T-Zell-Defekte und kombinierte T- und B-Zell-Defektimmunopathien

Da das T-Zell-System über die T-Helferzellen auch die B-Zellen reguliert, resultiert bei vielen der seltenen T-Zell-Defekte auch ein begleitender humoraler Immundefekt. Ursächlich werden neben Defekten der Gewebemigration bei der Embryogenese (z. B. beim Di-George-Syndrom) komplexe genetisch ver-

Tab. 4.9 Übersicht über Klinik und Diagnostik der primären Immundefekte (das NK-Zell-System ist wegen seiner geringen Bedeutung nicht aufgenommen).

	Phagozyten	T-Zellen	B-Zellen	Komplement
Immunfunktion	Entfernung der durch die physio-chemischen Barrieren gebrochenen Ag	• Abwehr gegen Viren, Pilze und opportunistische Erreger • fördernde oder hemmende Regulation der Immunantwort der anderen Komponenten des Immunsystems (v. a. der B-Lymphozyten)	Antikörperproduktion, dadurch zum einen direkte Erregereliminierung, zum anderen Mithilfe bei der Opsonierung	Opsonierung, Antigenlokalisierung und -vernichtung
Pathogenese des entsprechenden Immundefekts	• verminderte Produktion von Phagozyten • eingeschränkte Funktion der Phagozyten (verminderte Chemotaxis, Phagozytose, Adhäsion oder bakterizide Aktivität)	• verringertes spezifisches zytotoxisches Potenzial mit nachfolgender Erregerinvasion • inadäquate Immunregulation: Mangelnde T-Zell-Funktion führt häufig auch zur unzureichenden B-Zell-Funktion mit mangelnder Antikörperbildung.	Da die Stimulierung der B-Zellen u. a. von T-Zellen abhängig ist, kann eine defekte B-Zell-Funktion auch Defekte in anderen Immunbereichen (v. a. T-Zell-System) widerspiegeln.	
typische Krankheitsbilder	ernsthafte bakterielle oder mykotische Erkrankungen mit Abszessbildung an Körper-Umwelt-Grenzen (Lunge, MMS, Haut)	schwere virale Infektionen, opportunistische Infektionen (z. B. Pneumocystis-carinii-Pneumonie), Lymphopenie	wiederkehrende bakterielle Infekte an oder in der Nähe von Schleimhäuten (sinubronchiale Infekte), Sepsis, Osteomyelitis; Hautekzeme, Autoimmunerkrankungen	schwere bakterielle Infekte, Autoimmunerkrankungen, Angioödem (C1-Esterase-Mangel)
betroffene Organe	Haut, Peridontium, Lungen, Lymphknoten, Leber, Knochen	generalisierte Infektion (Sepsis), Schleimhäute	obere und untere Atemwege, Darm, Knochen	meist generalisiert
Diagnostik	➤ 4.2			

ankerte Differenzierungsstörungen der hämatopoetischen Stammzelle angenommen. Häufig kommt es zum Tod im frühen Kindesalter.

Di-George-Syndrom

Aufgrund einer **Mikrodeletion am Genort 22q11.2** kommt es zu einer **Fehlentwicklung der dritten und vierten Schlundtasche** mit Thymusaplasie, kombinierter T-Zell-Lymphopenie, Hypoparathyreoidismus, kraniofazialer Dysmorphie (inklusive des Fehlens eines Teils des Gehirns) sowie Herz- und Gefäßfehlern (z. B. einer Fallot-Tetralogie).

Therapie Knochenmark- und Thymustransplantation sowie symptomatisch Kalzium- und Vitamin-B-Gabe.

Severe combined Immunodeficiency (SCID)

Man unterscheidet zwei Formen: den **autosomal-rezessiven Typ Schweizer**, bei dem die B- und T-Zellen komplett fehlen, und den auf einem Adenosindesaminasemangel beruhenden **X-chromosomal-rezessiven Typ**, bei dem lediglich die T-Zellen fehlen. Das SCID ist der wohl **schwerwiegendste Immundefekt** überhaupt, mit tödlichem Ausgang schon in den ersten Lebensjahren. Klinisch stehen oft fulminant verlaufende Virusinfekte (Varizellen, CMV, Herpes simplex) sowie schwere Pilzinfektionen und Diarrhöen im Vordergrund. Der SCID kann durch allogene Knochenmarktransplantation geheilt werden.

Wiskott-Aldrich-Syndrom

Angeborener, **X-chromosomal-rezessiv** vererbter Defekt des T- und B-Zell-Systems, der sich in der Kindheit durch fehlende Antikörperbildung gegen Polysaccharidantigene und eine progredient ineffektive T-Zell-Funktion manifestiert. Zugrunde liegt eine Mutation des für die strukturelle Integrität des Zytoskeletts lymphoider Zellen bedeutsamen **WASP (Wiskott-Aldrich-Syndrom-Proteins)**; hierdurch sind die Zellmobilität und die Fähigkeit zur Ausbildung von Zell-Zell-Kontakten eingeschränkt. Klinisch stehen Infektionen mit kapselhaltigen Bakterien sowie opportunistische Infektionen im Vordergrund. Daneben bestehen ein neurodermitisähnliches Ekzem sowie eine Thrombozytopenie mit Gastrointestinalblutungen. Da sowohl B- als auch T-Zell-System jeweils nur partiell betroffen sind, ist der Verlauf weniger schwerwiegend als der des SCID.

Diagnostik Diagnostisch hilfreich sind die extrem kleinen Thrombozyten im Blutbild.

Therapie Knochenmarktransplantation, Splenektomie und symptomatisch Antibiotika.

Louis-Bar-Syndrom (Ataxia teleangiectatica)

Autosomal-rezessives Syndrom, das auf der Mutation einer Proteinkinase beruht. Es kommt zu einer progressiven zerebellären Ataxie, okulokutanen Teleangiektasien, einer T-Zell-Reduktion und einem Ig-Mangel.

Therapie Ig-Substitution.

Humorale Immundefekte

Bei diesen Defekten ist die Ig-Produktion der B-Zellen gestört. Pathogenetisch können jedoch auch Defekte im vorgeschalteten T-Zell-System wie eine Störung der T-Helferzellen zugrunde liegen. Da Ak nicht nur spezifische Mikroorganismen eliminieren, sondern zudem bei der Opsonierung (> 4.1.2) eine wichtige Rolle spielen, stehen klinisch Infektionen v. a. an den intestinalen und respiratorischen Schleimhäuten im Vordergrund.

Transitorische Hypogammaglobulinämie

Hierbei kommt es zu einer entwicklungsverzögerten Ak-Bildung (insbesondere IgG), die maximal bis zum 2. Lebensjahr besteht. Es wird eine familiäre Komponente vermutet, und diese Erkrankung tritt vermehrt bei Frühgeborenen auf. Gehäuft kommt es zu Infekten der Nasen- und Nasennebenhöhlen sowie der Lunge. Therapie: Antibiotika und in schweren Fällen Ig-Substitution.

Kongenitale Agammaglobulinämie Typ Bruton

Diese fast immer X-chromosomal vererbte Krankheit war der erste identifizierte primäre Immundefekt. Eine zugrunde liegende Mutation der Tyrosinkinase hat zur Folge, dass B-Zellen in einem unreifen Stadium stehenbleiben und kein Ig produzieren.

Klinik Rezidivierende virale und bakterielle Infekte der oberen Luftwege.

Therapie Die monatliche Ig-Substitution hat die ansonsten schlechte Prognose entscheidend verbessert.

Selektiver IgA-Mangel

Häufigster Immundefekt (Prävalenz 1/600), in der Mehrheit der Fälle symptomlos. Zugrunde liegt die Unfähigkeit bestimmter B-Lymphozyten, sich in Ig-produzierende Plasmazellen zu differenzieren. Die Erkrankung wird oft erst durch einen begleitenden IgG_2-Subklassen-Mangel manifest. Nicht selten sind Mitglieder derselben Familie von einem CVID betroffen, was eine gemeinsame (jedoch bisher nicht genauer identifizierte) pathogenetische Basis nahelegt.

Klinik Rezidivierende und chronische Schleimhautinfekte wie Mittelohrentzündungen, Nebenhöhlenentzündungen und Pneumonien sowie gehäufte und z. T. schwere Allergien. Auch Autoimmunerkrankungen (z. B. Zöliakie) und Tumoren treten gehäuft auf. Ohne begleitende klinische Symptome hat der Befund keine klinische Bedeutung.

Therapie Es dürfen **keine** Ig oder Blutprodukte gegeben werden, die IgA enthalten, da hierin enthaltenes IgA zur Sensibilisierung und Antikörperbildung gegen IgA führen kann. Bei wiederholter Gabe kann es zu schweren **anaphylaktischen Reaktionen** kommen.

IgG-Subklassen-Defekt

Wenn es überhaupt zu Symptomen kommt, dann am ehesten unter der häufigsten Form, dem IgG_2-Mangel. IgG_2 ist die Subklasse mit der höchsten Antikörperaktivität gegen bakterielle Polysaccharide, die besonders in kapselhaltigen Bakterien wie Pneumokokken und *Haemophilus influenzae* zu finden sind. Fehlt IgG_2 oder ist es defekt, kommt es besonders häufig zu Infektionen mit diesen Bakterien.

Klinik Chronische respiratorische Infekte; rezidivierende oder chronische Otitiden; daneben auch gehäuftes Auftreten von SLE, Typ-1-Diabetes sowie idiopathischer thrombozytopenischer Purpura.

Therapie Symptomatische Ig-Substitution und Antibiotika.

> **MERKE**
> Der Laborbefund einer IgG-Subklassen-Erniedrigung hat nur dann klinische Bedeutung, wenn tatsächlich klinische Zeichen eines Immundefekts vorliegen.

Common variable Immunodeficiency (CVID)

Dieser Defekt ist relativ häufig (common) und verläuft von Patient zu Patient sehr unterschiedlich (variable): Bei manchen Patienten ist allein die IgG-Fraktion der Immunglobuline reduziert, bei anderen IgG und IgA oder IgG, IgA und IgM. Dem Defekt liegen unterschiedliche Pathomechanismen zugrunde: Bei einem Teil sind die B-Zellen selbst quantitativ oder qualitativ gestört, bei anderen scheint die Zytokin-Produktion der T-Helferzellen reduziert zu sein.

Klinik Meist erst im Schulalter kommt es zu rezidivierenden Infekten, v. a. zu Pneumonien (typischerweise durch *Haemophilus influenzae*, Pneumokokken oder Staphylokokken); häufig treten Diarrhöen und Malabsorption auf (oft durch Lamblien verursacht). Daneben kommt es zum gehäuften Auftreten von SLE, chronischer Polyarthritis, idiopathischer thrombozytopenischer Purpura, granulomatösen Entzündungen, Amyloidosen und Malignomen, welche die Prognose limitieren.

Therapie Symptomatische Ig-Substitution und Antibiotika.

> **MERKE**
> Impfungen bei humoralen Immundefekten sind meist sinnlos, da **keine** Immunität aufgebaut werden kann (Diagnostik: ausbleibender Ak-Titeranstieg).

Phagozyten- bzw. Granulozytendefekte

Primäre Defekte der Phagozytenfunktion beruhen auf
- einer Störung des oxidativen Metabolismus der Phagozyten (häufiger).
- Störungen der Leukozytenadhäsion (Leukozytenadhäsionsdefekte).
- Störungen der Struktur der Lysosomen (**Chediak-Higashi-Syndrom**).

Sekundäre Defekte sind weitaus häufiger und werden im Zusammenhang mit Erkrankungen wie Diabetes mellitus, SLE, rheumatoider Arthritis, Mangelernährung und nach medikamentöser Immunsuppression/zytostatischer Therapie beobachtet.

Septische Granulomatose

Synonyme Chronische Granulomatose, CGD (engl. chronic granulomatous disease).

Meist X-chromosomal vererbte Störung des gp91-phox-Gens, die zu Defekten des oxidativen Metabolismus der Phagozyten führt (gestörte Funktion der NADPH-Oxidase und damit verminderte Bildung von H_2O_2 und Superoxidradikalen). Es sind dann nahezu ausschließlich Jungen betroffen. Ein Drittel der Patienten stirbt vor dem 7. Lebensjahr.

Klinik Rezidivierende eitrige Infekte mit Katalase-positiven Bakterien (*St. aureus*, Serratia, Klebsiella) und Hefepilzen (v. a. Aspergillen) sowie chronische Infektionen mit Abszessbildung u. a. an Haut und Knochen sowie Lymphadenopathie. Die T-Zell-Funktion bleibt intakt.

Diagnostik IgM, IgG und IgA sind wegen vermehrter B-Zell-Stimulation erhöht. Es besteht eine Leukozytose mit Neutrophilie. Die Diagnose kann z. B. durch den Nitroblau-Tetrazolium-Test bestätigt werden.

Therapie Lebenslange Antibiotikaprophylaxe; aggressive Therapie von Infektionen. Kommt ein Geschwister als Spender infrage, kann eine KMT erwogen werden (einzige Möglichkeit des Langzeitüberlebens). Die Gabe von INF-γ kann die bakterizide Aktivität der neutrophilen Granulozyten verstärken und das Risiko für opportunistische Infektionen senken.

Zyklische Neutropenie

Bei dieser autosomal-dominanten Erkrankung kommt es etwa alle 21 Tage zu einer 3–6 Tage anhaltenden Neutropenie mit evtl. begleitenden Mundentzündungen und Hautphlegmonen; in 10 % d. F. werden schwerwiegende systemische Infektionen gesehen. Zugrunde liegen **Mutationen des Elastase-Gens**. Warum hierdurch zyklische Schwankungen der Neutrophilenpopulation entstehen, ist unbekannt. Die Behandlung erfolgt durch Gabe von G-CSF.

Myeloperoxidasemangel

Sehr häufiger Defekt (Inzidenz 1/3.000 pro Jahr), der bei sonst Gesunden meist nicht klinisch manifest wird. Bei Patienten mit Diabetes mellitus können jedoch disseminierte Candida-Infektionen auftreten. Meistens handelt es sich um eine Zufallsdiagnose durch Geräte, die automatische Differenzialblutbilder erstellen und dabei die Neutrophilen über eine Peroxidase-Färbung erkennen:
- Bei Myeloperoxidase-Mangel zählt der Counter keine Neutrophilen, weil sie nicht angefärbt werden.
- Der gewöhnliche Ausstrich des Patientenblutes zeigt hingegen ein normales Bild.

Komplementdefekte

Mangel einzelner Komplementfaktoren

Ein primärer Komplementmangel ist schwierig vom sekundären (d. h. durch eine andere Grunderkrankung erworbenen) zu unterscheiden. So kann z. B. die Komplementerniedrigung bei SLE durch einen sekundären Komplementverbrauch oder einen primären Komplementdefekt mit nachfolgendem SLE bedingt sein.

Klinik Symptomatisch wird ein Komplementfaktormangel meist erst im Jugendalter: gehäuftes Auftreten von SLE und anderen Autoimmunerkrankungen, chronisch-rezidivierende, pyogene Infektionen, erhöhte Empfindlichkeit für Neisserien-Infektionen (Meningitis, Gonokokken-Arthritis), gehäufte Glomerulonephritiden. Auch können sich Komplementdefekte durch spontane Hämolyse äußern (**paroxysmale nächtliche Hämoglobinurie**)

Therapie Symptomatische Behandlung der jeweils auftretenden Erkrankungen.

Hereditäres angioneurotisches Ödem (heriditäres Quincke-Ödem)

Autosomal-dominant vererbter **Mangel des C1-Esterase-Inhibitors** (C1-INH), der die Aktivierung des ersten Komplementfaktors hemmt. Dies führt zu einer erhöhten postkapillären Gefäßpermeabilität.

Klinik Durch Trauma und Stress werden episodisch lokalisierte Ödeme (an Extremitäten, Gesicht, Luftwegen) ausgelöst; Ödeme im Gastrointestinaltrakt verursachen rezidivierende abdominale Schmerzen, Erbrechen und Durchfall. Die Hautödeme sind **nichtjuckend und relativ schmerzlos**. Das Anschwellen der Schleimhäute des Respirations- und Gastrointestinaltrakts kann zu schwerwiegenden Komplikationen führen (Asphyxie, Elektrolytverlust).

Diagnostik Die positive Familienanamnese bzw. die typische Klinik geben erste Hinweise auf die Diagnose. Labor: C2 und C4 sind erniedrigt, C3 und C1 normal. Die Konzentration des C1-INH ist um ca. 30 % erniedrigt (**Typ 1**) oder normal (**Typ 2**); bei letzterem Typ zeigt die funktionelle Prüfung des C1-Esterase-Inhibitors den Defekt an.

Therapie
- Anfall: Beobachtung, Intubation bei drohendem Larynxödem; evtl. **Androgene**, welche die Produktion des C1-INH zu stimulieren scheinen. Gabe von **isoliertem C1-Esterase-Inhibitor** in bedrohlichen Situationen.
- Prophylaxe: Vor Operationen und anderen Stresssituationen Gabe von gefrorenem Frischplasma, Fibrinolysehemmern (**Cave**: erhöht das Thromboserisiko) und evtl. Androgenen.

4.3.2 Sekundäre Immundefekte

Sekundäre, erworbene Immundefekte können in jedem Alter im Rahmen verschiedener Grunderkrankungen auftreten (> Tab. 4.10) und sind wesentlich häufiger als die primären. Die klinischen Sym-

Tab. 4.10 Sekundäre Immundefekte.

Ursache	Beispiel	vorwiegend betroffenes System
Ernährungsstörungen	generalisierte Mangelernährung	T-Zellen, Phagozyten
	Eisenmangel	T-Zellen, Phagozyten
	Zinkmangel	Thymus (T-Zell-Bildung ↓)
	Vitamin-A-Mangel	T-Zellen, sekretorisches IgA
	Vitamin-E-Mangel	T-Zellen
	Vitamin-C-Mangel	Phagozyten
	Überernährung	T-Zellen
Medikamente	Immunsuppressiva (Azathioprin, Methotrexat, Ciclosporin)	vorwiegend T-Zellen ↓, Knochenmarksuppression
	Zytostatika	Antikörpersynthese ↓, Makrophagen ↓, Knochenmarksuppression
	Glukokortikoide	Lymphopenie, IL-1 ↓, IL-2 ↓, IL-6 ↓
	zahlreiche Antibiotika	Antikörperproduktion ↓, Phagozytose ↓

Tab. 4.10 Sekundäre Immundefekte. (Forts.)

Ursache	Beispiel	vorwiegend betroffenes System
Tumoren	CLL, Morbus Waldenström	Ig ↓
	Morbus Hodgkin	T-Zellen ↓
Frühgeburt und Alter		T-Zellen; Phagozyten; Antikörperproduktion ↓
Stoffwechselstörungen	Diabetes mellitus	Phagozytose ↓
	Urämie	Funktionsstörung der Lymphozyten
	chronische Niereninsuffizienz	T-Zellen, Antikörperproduktion ↓
	chronische Leberinsuffizienz	T-Zellen, Antikörperproduktion ↓
Proteinverlust-Syndrome	nephrotisches Syndrom, exsudative Enteropathie, Verbrennungen	Ig ↓
virale Infektionen	HIV	z. B. $CD4^+$-T-Zellen ↓
	Rubellavirus	IgA ↓
	CMV und Masern	gedämpfte T-Zell-Antwort
Trauma	Verletzung	allgemeine Immunsuppression
	thermische Verletzung	Ig ↓
ionisierende Strahlen		Schädigung des lymphatischen Gewebes, T-Zellen ↓

ptome werden sowohl von der Grunderkrankung als auch von dem begleitenden Immundefekt bestimmt.

4.4 Autoimmunerkrankungen

Autoimmunerkrankungen betreffen etwa 5 % der Bevölkerung in den Industrieländern und sind von ihrer Pathogenese her noch immer schlecht verstanden. Sie sind charakterisiert durch eine Aktivierung von B- und/oder T-Zellen, ohne dass ein unmittelbarer Auslöser (z. B. eine Infektion) nachzuweisen ist.

4.4.1 Immunologische Toleranz

Immunologische Toleranz entwickelt sich im Laufe der Entwicklung des Immunsystems, indem
- autoreaktive, gegen körpereigene Strukturen reagierende, Zellklone pränatal im Thymus eliminiert werden (▶ Kap. 4.1.3; **zentrale Toleranz**).
- im späteren Leben supprimieren T-Regulatorzellen autoreaktive Zellen (**periphere Toleranz**).

Ein gewisses Maß an **autoreaktiver Potenz** bleibt erhalten und dient der lebenslangen physiologischen Selbstkontrolle des Immunsystems. Bei entsprechenden Gefahrensignalen kann die veranlagte Autoimmunität aktiviert werden.

4.4.2 Pathogenese

Genetische Faktoren

Bestimmte Autoimmunerkrankungen treten insbesondere beim Vorliegen bestimmter HLA-Typen auf (z. B. Morbus Bechterew bei HLA-B_{27}). Die Korrelation mit einem bestimmten HLA-Typ ist je nach Autoimmunerkrankung unterschiedlich stark. Möglicherweise werden Gene, die zur Autoaggression führen, parallel mit bestimmten HLA-Typen vererbt, oder das HLA-Molekül ist selbst für die Autoimmunität verantwortlich (z. B. durch molekulare Mimikry, s. u.).

Geschlechtsfaktoren, hormonelle Faktoren

Frauen sind von den meisten Autoimmunerkrankungen um ein Mehrfaches häufiger betroffen. Gründe hierfür sind nicht bekannt; man weiß jedoch, dass der hormonelle Status das Immunsystem beeinflusst. Ein direkter klinischer Zusammenhang besteht z. B. beim SLE, der während hormoneller Umstellungsphasen manifest werden kann (z. B. während einer Schwangerschaft). Außerdem könnte ein sog. **Mikrochimärismus** eine Rolle spielen: Fetale Zellen können im mütterlichen Organismus persistieren und so eine pathologische Autoreaktivität bedingen (diskutierter Mechanismus z. B. für die Sklerodermie).

Immundefekte

Assoziation zwischen bestimmten Immundefekten und Autoimmunität (z. B. IgA-Mangel und Zöliakie, Komplementdefekte und SLE). Auch macht das Immunsystem des älteren Menschen mehr Fehler: Wahrscheinlich durch die verminderte Aktivität der regulatorischen T-Zellen kommt es zu einer Fehlsteuerung/Permissivität gegenüber autoreaktiven Klonen. So finden sich mit zunehmendem Alter vermehrt **niedrigtitrige Autoantikörper**.

Infektionen

Infektionen werden als Auslöser vieler Autoimmunreaktionen diskutiert (z. B. für Typ-I-Diabetes oder multiple Sklerose). Vorstellbare Mechanismen sind:
- Freilegung von Autoantigenen
- Die infektionsbedingte Produktion von Zytokinen und ko-stimulierenden Molekülen verändert das lokale Gewebemilieu so, dass es Gefahrensignale aussendet und als fremd angegriffen wird.
- Superantigene (> 4.1.1) können durch eine breite T-Zell-Aktivierung das Immunsystem zu einer überschießenden Aktivität veranlassen (z. B. für *Morbus leprae* und das Epstein-Barr-Virus [**EBV**] diskutiert).
- Infektionen können die Autoimmunität über kreuzreagierende Antikörper auslösen. Zahlreiche Viren und Bakterien haben antigene Determinanten, die denen von Körperzellen ähneln. So können Antikörper, die zur Abwehr eines Mikroorganismus gebildet wurden, körpereigene Zellen fälschlicherweise als fremd erkennen und zerstören (**molekulares Mimikry**). Ein klassisches Beispiel ist das rheumatische Fieber, bei dem Antikörper gegen das Streptokokkenprotein M auch mit Myosin von Herzmuskelzellen reagieren.

Andere Umweltstoffe

Körpereigene Strukturen könnten auch durch nichtinfektiöse Bestandteile (Haptene, Medikamente) so verändert werden, dass eine Immunantwort gegen das ursprünglich tolerierte Antigen entsteht. Procainamid kann z. B. eine Lupus-ähnliche Erkrankung mit Bildung antinukleärer Antikörper auslösen.

4.4.3 Diagnostik

Das Beschwerdebild ist abhängig vom betroffenen Organ und dessen Befallsgrad.

Diagnostische Gemeinsamkeiten von Autoimmunerkankungen

Die Vielfältigkeit und die Tatsache, dass insbesondere im Anfangsstadium der Erkrankungen die Ausprägung der Symptome und die serologischen Autoimmunphänomene der Autoimmunerkrankungen wechseln können, erlaubt keinen einheitlichen diagnostischen Weg und erschweren die Diagnose.

Autoantikörper

Gegen körpereigene Strukturen gerichtete Ak. Autoantikörper können **organspezifisch** (z. B. gegen TSH-Rezeptoren gerichtete Antikörper bei Morbus Basedow) oder **organunspezifisch** (z. B. gegen Zellkerne gerichtete antinukleäre Ak [ANA] bei SLE) sein. Pathogenetisch können sie ursächlich relevant (z. B. ANCA [antineutrophile zytoplasmatische Ak] bei Wegener-Granulomatose) oder auch nur ein Begleitphänomen des autoimmunologischen Prozesses sein (z. B. Rheumafaktoren bei der rheumatoiden Arthritis). Sie sind für eine eindeutige diagnostische Zuordnung (mit wenigen Ausnahmen) **weder sensitiv noch spezifisch genug.**

MERKE
Selten korreliert die Titerhöhe des Autoantikörpers bei Autoimmunerkrankungen mit der Krankheitsaktivität (z. B. Doppelstrang-DNA-Antikörper beim SLE; ANCA bei der Wegener-Granulomatose), zumeist jedoch nicht.

Komplementerniedrigung

Häufige serologische Gemeinsamkeit von Autoimmunerkrankungen ist die Verminderung der Komplementfaktoren durch Komplementverbrauch bei Immunkomplexbildung während aktiver Krankheitsphasen. Daneben besteht eine polyklonale IgA- und IgG-Vermehrung durch eine (unspezifische) B-Zell-Stimulation.

Histologische Veränderungen

Im betroffenen Organ (z. B. Haut, Niere) kommt es zur Ablagerung von Immunglobulinen, Immunkomplexen sowie Komplement.

Sekundäre Immundefekte

Oft werden gestörte zelluläre Immunreaktionen mit erhöhter Infektanfälligkeit beobachtet.

4.4.4 Therapie

Gemeinsam ist diesen Erkrankungen die therapeutische Wirksamkeit von Immunsuppressiva und Glukokortikoiden. Säulen der Therapie sind:
- Substitution bei eingeschränkten Organleistungen, z. B. Schilddrüsenhormone
- entzündungshemmende Medikamente, z. B. NSAR, Glukokortikoide
- Immunsuppressiva, z. B. Methotrexat, Ciclosporin A
- immunmodulierende Substanzen, z. B. Antikörper gegen Zytokine wie TNF-α, IL-1

4.5 Allergische Erkrankungen

Die Besonderheit des Allergikers besteht darin, dass er auf Umweltantigene (**Allergene**), gegenüber denen der Körper eigentlich tolerant sein sollte, mit einer klinisch nachteiligen (und zusätzlich überschießenden) Aktivierung des Immunsystems reagiert.

4.5.1 Atopie

Als Atopie (griech. atopos = am falschen Ort, sonderbar) wird eine erbliche Bereitschaft des Organismus bezeichnet, auf zahlreiche Umweltantigene **spezifische IgE-Antikörper** zu bilden und dadurch an unterschiedlichen allergischen Typ-I-Krankheiten zu erkranken. Im Mittelpunkt steht die Induktion von antigenspezifischen T-Helferzellen vom TH_2-Typ (➤ 4.1.3). TH_2-Zellen stimulieren zum einen die IgE-Produktion und vermitteln zum anderen durch ihr proallergisches Zytokinmuster die Gewebeschädigung im Rahmen der allergischen Spätphase; so ist z. B. das von den TH_2-Zellen produzierte IL-5 für die Rekrutierung der Eosinophilen verantwortlich (➤ 4.1.2).

MERKE
Zum **Formenkreis der Atopien** gehören:
- allergisches Asthma bronchiale
- atopische Dermatitis (Neurodermitis)
- allergische Rhinitis und Konjunktivitis (im Volksmund Heuschnupfen genannt)
- Urtikaria
- IgE-vermittelte Nahrungs- und Arzneimittelallergien

4.5.2 Allergische Grundphänomene

Kreuzallergie

Viele Allergene weisen strukturell ähnliche Epitope auf, sodass Patienten häufig auf mehrere Allergene reagieren. Die Allergenverwandtschaft überschreitet dabei die Grenzen der biologischen Verwandtschaft:
- Eine Latexallergie ist oft mit einer Allergie gegen Bananen, Avocado oder Buchweizen assoziiert.
- Nicht selten kommt es auch zu Kreuzreaktionen zwischen inhalativen Allergenen (z. B. Pollen) und Allergenen in Nahrungsmitteln (z. B. Kernobst). Pollenallergien gehen deshalb nicht selten mit einem oralen allergischen Syndrom einher.

Längere Allergenkarenz kann zu einer Anhäufung spezifischer IgE-Antikörper führen, die dann bei Reexposition gleichzeitig verbraucht werden. Daher können bei Allergenprovokation nach Eliminationsdiäten schwere allergische Reaktionen auftreten.

Unspezifische Empfindlichkeit

Die durch die allergische Reaktion bedingten Entzündungsvorgänge machen die betroffenen Schleimhäute gegen andere, nichtallergene Reize empfindlicher. So kann ein durch eine bestimmte Pollenart bedingtes allergisches Asthma das Luftwegsepithel so stark schädigen, dass es auch durch andere Reize wie Zigarettenrauch, kalte Luft oder Parfüm zum Asthmaanfall kommt. Hierdurch wiederum wird das betroffene Gewebe empfindlicher für die Wirkungen des Allergens, d. h., es entsteht ein Teufelskreis, bei dem der ursprüngliche Auslöser oft nur noch schwer zu identifizieren ist. Selbst bei absoluter Allergenkarenz schwelt die Entzündungsreaktion in diesem Falle oft noch monatelang weiter. Dasselbe Phänomen wird (allerdings seltener) an den Nasenschleimhäuten und den Magen-Darm-Schleimhäuten bei der Nahrungsmittelallergie beobachtet.

4.5.3 Epidemiologie und Pathogenese

Eine Allergie kann sich in jedem Alter manifestieren, am häufigsten aber im Kindesalter. Man teilt die Allergien nach **Coombs und Gell** in vier Typen ein (➤ Tab. 4.11; ➤ Abb. 4.7):
- Die häufigsten allergischen Reaktionen sind Typ-I-Reaktionen (bis zu 25 % der deutschen Bevölkerung sind betroffen).
- Typen II und III finden sich nur in bestimmten selteneren klinischen Situationen.
- Das Kontaktekzem (Typ-IV-Reaktion) kommt bei ca. 0,5 % der Bevölkerung vor.

Tab. 4.11 Immunologische Reaktionen nach Coombs und Gell.

Reaktionstyp	Zeit bis zum Eintritt der Reaktion	betroffene Organe	Pathophysiologie	Krankheit (Beispiele)	typische Allergene
I: IgE-vermittelte Sofortreaktion	1–30 min, Spätphasenreaktion nach bis zu 8 h nach Allergenexposition	Grenzflächenorgane (Haut, Schleimhäute, Atemwege, Verdauungstrakt)	Mastzelldegranulation, Freisetzung vasoaktiver Mediatoren	Heuschnupfen, Asthma bronchiale, Urtikaria, Anaphylaxie	Pollen, Milben, Insektenproteine, Schimmelpilze, Tierhaare und -epithelien, Nahrungsbestandteile, Latex, Medikamente
II: Antikörper-(IgG-, IgM-)vermittelte zytotoxische Reaktion	5–8 h	Blutzellen, Nieren	Antikörper gegen Zelloberflächenantigene führen zu Zelllyse.	hämolytische Anämie, Rhesus-Inkompatibilität	bestimmte Medikamente, selten auch Insektenproteine und Nahrungsallergene
III: immunkomplexvermittelte Reaktion (IgG)	2–8 h	Haut, systemisch	Antigen-Antikörper-Komplex-Ablagerungen in verschiedenen Geweben, Entzündungsreaktion	Serumkrankheit, Glomerulonephritis, Hypersensitivitätsvaskulitis, allergische Alveolitis	Schimmelpilze, Bakterien, tierisches Protein, Milben, Chemikalien, Medikamente, organische Stäube
IV: zellvermittelte Reaktion	24–72 h	v. a. Haut, Lunge, Leber, Niere	Sensibilisierte T-Zellen bilden Zytokine, die Makrophagen oder NK-Zellen aktivieren und direkten Zellschaden verursachen.	Kontaktdermatitis	Metallverbindungen (z. B. Nickel), Kosmetika, Desinfektionsmittel, Harze, Gummiprodukte, Medikamente

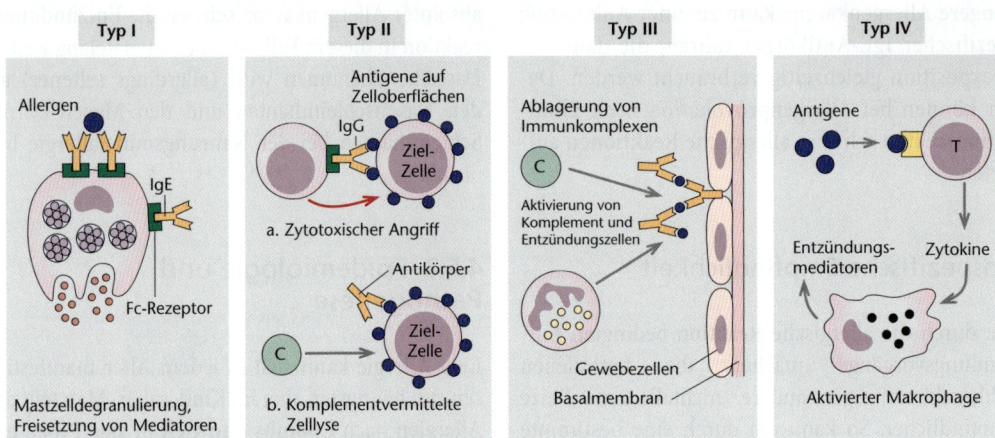

Abb. 4.7 Hypersensitivitätsreaktionen nach Coombs und Gell. [L157]

Ursächlich für alle Allergietypen sind:
- in 60 % d. F. Pollenallergene,
- in 15 % Milben- und Tierepithelallergene,
- in jeweils weniger als 5 % Nahrungsmittel und Medikamente.

Allergien sind in den westlichen Ländern insbesondere in den vergangenen 30 Jahren im Anstieg begriffen. Kinder aus kleinen Familien haben ein höheres Risiko, an Heuschnupfen zu erkranken, als solche aus großen Familien. Auch Kinder, die als Säuglinge und Kleinkinder einen Kindergarten besuchen, leiden später seltener unter Allergien. Innerhalb größerer Familien nimmt das Risiko linear mit der Geburtsfolge ab: Erstgeborene Kinder haben somit ein höheres Risiko als zweitgeborene etc. Kinder, die auf einem Bauernhof aufwachsen, sind weniger anfällig gegenüber allergischen Erkrankungen (insbesondere wenn auf dem Hof Tiere gehalten werden). Auch Kinder, die von Geburt an mit Haustieren (besonders Katzen) aufwachsen, haben ein geringeres Allergierisiko. Diese Beobachtungen unterstützen die 1986 von **David Strachan** vorgeschlagene Hygiene-Hypothese, nach der das Immunsystem bei seiner Reifung in den ersten Lebensjahren auf die Auseinandersetzung angewiesen ist mit:
- **Mikroben**: Kindliche Infektionskrankheiten scheinen das Immunsystem vor Atopie zu schützen. Weiterhin ist beim Menschen ein Zusammenhang zwischen Darmflora und Atopieneigung anzunehmen (allergische Kinder weisen eine spezifisch veränderte Darmflora auf).
- **mikrobiellen Produkte**: Die Wahrscheinlichkeit, an Allergien zu erkranken, korreliert in vielen Studien negativ mit dem Endotoxingehalt der häuslichen Umgebung (die Endotoxine gramnegativer Erreger werden z. B. in Staub und Tierfell gefunden).

Diese mikrobielle Stimulierung ist unter modernen Lebensbedingungen (Kleinfamilien, Stadtleben) wesentlich eingeschränkt. Die beobachtete zunehmende Allergieneigung könnte somit eine viel globalere Entzündungsneigung widerspiegeln. Hierfür sprechen auch:
- Parallel zu den Allergien sind in den letzten Jahrzehnten auch Autoimmunerkrankungen wie Typ-I-Diabetes und Colitis ulcerosa im Anstieg begriffen, deren epidemiologisches Risikoprofil mit dem der atopischen Erkrankungen stark überlappt (z. B. nimmt auch das Risiko für Typ-1-Diabetes mit abnehmender Geschwisterzahl zu).
- Ursprünglich wurde als Pathomechanismus für die Entstehung einer Atopie ein Ungleichgewicht innerhalb der T-Helferzell-Populationen angenommen (Überwiegen der proallergischen TH_2-Zellen). Immer mehr Experimente weisen jedoch auf einen viel weiter gehenden Kontrolldefekt bei Allergikern hin (abnorme Kontrolle von Entzündungsreaktionen durch regulatorische T-Zellen; ➤ 4.1.3).

Sensibilisierung und Erstkontakt

Voraussetzung für eine allergische Reaktion ist die **Sensibilisierung** (die immunpathologische Erstreaktion mit einem Ag), die ohne klinische Symptomatik und damit i. d. R. unerkannt verläuft. Die Dauer der **Sensibilisierungsphase** ist vom Allergietyp abhängig:
- bei den humoralen Reaktionen (Typen I–III) mindestens 7–10 Tage
- bei der Typ-IV-Reaktion sogar 2–3 Wochen

Bei der Sensibilisierung im Rahmen der Typ-I-Allergie werden vorwiegend T-Helferzellen vom TH_2-Typ (> 4.1.3) stimuliert, die wiederum eine überschießende Produktion von antigenspezifischem IgE durch B-Lymphozyten hervorrufen. Durch die Sensibilisierung des Organismus wird ein Antigen zu einem Allergen. Warum bestimmte, eigentlich harmlose Fremdproteine das Immunsystem auf die genannte Weise stimulieren, ist unklar. Folgende Faktoren spielen jedoch eine Rolle:
- **genetische Prädisposition**: besonders bei der IgE-vermittelten Typ-I-Reaktion entscheidend: während das familiär unbelastete Neugeborene eine 25-prozentige Wahrscheinlichkeit hat, in seinem Leben an einer atopischen Erkrankung zu erkranken (s. o.), hat das Neugeborene eines atopischen Elternteils eine 40-prozentige Wahrscheinlichkeit, die bei zwei betroffenen Elternteilen auf 60 % ansteigt.
- **Prädisposition des Immunsystems**: fehlende Stimulierung des Immunsystems durch Mikroben oder mikrobielle Produkte (s. o.).
- **Menge, Art, Dauer und Timing des Allergenkontakts**: Viele Umweltstoffe scheinen besonders während der immunologischen Entwicklungsphase im Säuglings- und Kleinkindalter, womöglich auch schon in der Fetalzeit zur (in vielen Fällen passageren) Sensibilisierung zu führen (v. a. bei Typ-I-Allergikern). Auch die Konzentration der Allergene kann in manchen Fällen eine Rolle spielen (z. B. bei niereninsuffizienten Patienten ist wegen der höheren Serum- und Gewebekonzentrationen zugeführter Umweltstoffe die Wahrscheinlichkeit der Sensibilisierung erhöht).

Folgekontakte

Beim zweiten Kontakt mit dem Allergen sind die spezifischen Antikörper bzw. sensibilisierten Lymphozyten bereits vorhanden, die allergische Reaktion läuft jetzt klinisch bemerkbar ab: Im Falle der Typ-I-Allergie vernetzen die Allergene die bereits auf den Mastzellen vorhandenen spezifischen IgE-Rezeptoren. Die Vernetzung mindestens zweier Rezeptoren durch IgE führt zur Destabilisierung der Mastzellmembran. Bei Überschreiten eines gewissen Schwellenwerts kommt es zur Degranulation der Mastzelle: Histamin, Serotonin, Leukotriene und Prostaglandine ($PG-D_2$) werden freigesetzt. Diese Mediatoren der allergischen Reaktion verursachen die klinische Symptomatik.

Immunologische Reaktionstypen nach Coombs und Gell im Detail

Coombs und Gell haben bereits 1967 vier jeweils stereotyp ablaufende allergische Reaktionstypen beschrieben (> Tab. 4.11; > Abb. 4.7). Obwohl als grobes Raster anwendbar, erklären sie nicht alle allergischen Phänomene (z. B. ist die klinisch eminent wichtige Spätphase der Typ-I-Reaktion [s. u.] in der ursprünglichen Einteilung nach Coombs und Gell **nicht** enthalten).

> **MERKE**
>
> Die Typen I–III nach Coombs und Gell sind antikörpervermittelt und werden deshalb als **humorale allergische Reaktionen** gegenüber der **zellulären Typ-IV-Reaktion** abgegrenzt. Die Immunvorgänge bei den humoralen Reaktionen beziehen z. T. jedoch auch zelluläre Elemente (T-Zell-Aktivierung) mit ein. Reaktionszeiten der Typen:
> - Typ I: **Minuten** (außer der Spätphasenreaktion von Typ I)
> - Typ II, Typ III (und die Spätphasenreaktion von Typ I): **Stunden**
> - Typ IV: **Tage**

Typ-I-Reaktion

Es ist die häufigste und **klassische Allergiereaktion**. Mastzellen und Basophile binden über ihre Fc-Rezeptoren spezifisches IgE. Durch die Begegnung mit dem passenden Allergen und dessen Bindung an diese IgE werden die **IgE kreuzvernetzt**. Hierdurch wird die Degranulierung der Mastzellen und Basophilen und damit die Freisetzung von Entzündungsmediatoren eingeleitet, welche die innerhalb von Sekunden bis wenigen Minuten auftretende **Frühphase** vieler allergischer Reaktionen begründet (sog. **Mediatorphase**). Sie zeichnet sich aus durch:

- erhöhte Gefäßpermeabilität (→ Ödemneigung), evtl. mit Relaxation der glatten Gefäßmuskulatur (→ Kreislaufschock)
- vermehrte Schleimproduktion an den Schleimhäuten
- Konstriktion der glatten Muskulatur der Bronchien (→ Bronchospasmus)
- Chemotaxis von Eosinophilen und Neutrophilen (→ Auslösung der Entzündungskaskade).

3–8 h nach dieser Frühphase schließt sich die **zellulär vermittelte Spätphase** an (sog. zelluläre Phase der Sofortreaktion, engl. late phase response, **LPR**). Sie wird durch die in der Frühphase von den TH$_2$-Zellen und Mastzellen freigesetzten Mediatoren (IL-4, IL-5, Leukotriene, PAF) induziert und führt zur bis zu tagelang anhaltenden Entzündungsreaktion und Gewebeschädigung. Sie ist klinisch beim allergischen Asthma von herausragender Bedeutung.

- Haut: Juckreiz, Rötung, Ödem- und Quaddelbildung (**Urtikaria**)
- Augen: Juckreiz, Konjunktivitis
- obere Luftwege: Pharyngitis, Laryngitis. Die bedrohlichste Form ist das **allergische Quincke-Ödem**, eine ausgeprägte Schwellung der oberen Luftwege, die bei Beteiligung der Epiglottis lebensgefährlich verlaufen kann.
- untere Luftwege: Bronchokonstriktion
- Gastrointestinaltrakt: abdominelle Koliken, Diarrhöen

Nach 3–8 h werden die Zeichen der Spätreaktion offensichtlich:

- Ödeme von Haut und Schleimhaut
- Hypersekretion eines zähen Bronchialschleims

Beim allergischen Asthma fallen die sich verstärkende Dyspnoe und andere Zeichen der unteren Atemwegsobstruktion auf; bei der Urtikaria kommt es zur Hautinduration und -rötung.

Klinische Beispiele:
- Rhinitis und Conjunctivitis allergica
- allergisches Asthma bronchiale
- allergische Urtikaria
- allergische Reaktionen gegen Arznei- und Nahrungsmittel sowie Insektengifte

Klinik
Es finden sich folgende Phänomene (s.a. ➤ Tab. 4.12):

Therapie
➤ Tab. 4.12

Tab. 4.12 Schweregradeinteilung und Therapie der allergischen Typ-I-Reaktion.

	Klinik	Therapie
Grad I (leichte Reaktion)	• leichte Allgemeinreaktion (Unruhe, Kopfschmerz) • auf Haut und Schleimhaut beschränkte Symptome (Juckreiz, Erythem, Quaddeln, Schleimhautschwellung)	• evtl. H$_1$-Antihistaminika • Überwachung
Grad II (ausgeprägte Reaktion)	• zusätzliche Kreislaufdysregulation (Tachykardie, Blutdruckabfall), evtl. Übelkeit und Erbrechen • beginnende Bronchospastik (Dyspnoe)	• zusätzlich Sauerstoffgabe über Nasensonde • rasche Volumenexpansion (z. B. Infusion von 0,5–2 l Ringer-Lösung) • Prednisolon i.v. • bei Bronchospastik inhalative β$_2$-Mimetika
Grad III (schwere Reaktion)	• zusätzlich Kreislaufschock • schwere Bronchospastik, Fieber, Schüttelfrost • Bewusstseinstrübung	• zusätzlich Katecholamine (Adrenalin i.v., Dopamin); • hoch dosiertes Prednisolon (i.v.) • rasche, hochvolumige Volumenexpansion
Grad IV (vital bedrohlich)	• Kreislaufstillstand • Atemstillstand	zusätzlich Reanimation

> **Patho-Info**
> **Anaphylaxie**
>
> Die Anaphylaxie ist eine allergiebedingte, vital bedrohliche systemische Akutreaktion. Sie ist die bedrohlichste Typ-I-Reaktion, kann jedoch auch bei der Typ-III-Reaktion auftreten.
> Im klinischen Alltag wird die Anaphylaxie besonders durch parenteral zugeführte Allergene wie **Medikamente**, **Röntgenkontrastmittel** oder **Insektengift** (z. B. Bienengift) ausgelöst.
> Die Therapie besteht in der raschen Volumenexpansion durch i. v. verabreichte Kristalloidlösungen sowie der Gabe von Adrenalin zur Unterbindung der Gefäßdilatation. [PB, FF]

Typ-II-Reaktion (antikörperabhängige zytotoxische Immunreaktion)

Auslösende Antigen sind solche Moleküle (z. B. Medikamente), die sich leicht an Zelloberflächen körpereigener Zellen oder auf Fremdzellen (z. B. infundierte Erythrozyten) binden. Die mit Antigen besetzten Zellen werden daraufhin als fremd erkannt:
- Sie werden entweder direkt durch zytotoxische Killerzellen vernichtet.
- Oder sie rufen eine humorale Immunreaktion hervor, bei der sich Ig (normalerweise IgG, seltener IgM) an das Antigen auf der Zelloberfläche binden:
  – Hierdurch werden die Phagozytose und Beseitigung erleichtert. Da es sich hier jedoch oft um nichtphagozytierbare Strukturen handelt, ist der Abwehrversuch frustran und Neutrophile/Makrophagen geben ihre lysosomalen Inhalte an die Umgebung ab, was zur Gewebeschädigung führt.
  – Daneben wird eine komplementvermittelte Zelllyse mit entsprechender Gewebeschädigung eingeleitet.

Klinik
- medikamenteninduzierte und autoimmune hämolytische Anämien
- **Myasthenia gravis** (➤ 13.4.6)
- Thrombopenien und Neutropenien bis hin zur Agranulozytose
- interstitielle Nephritiden (z. B. auch kombiniert mit Lungensymptomen: Hypersensitivitätsangiitis, Synonym **Goodpasture-Syndrom** [➤ 3.8.1])

> **MERKE**
> Typ-II-Reaktionen nach Coombs und Gell betreffen v. a. das hämatopoetische System.

Typ-III-Reaktion (immunkomplexvermittelte Reaktionen)

Immunkomplexbedingte Gewebeschäden treten auf, wenn sich intravasal eine sehr hohe Anzahl von Immunkomplexen bildet; dies geschieht z. B., wenn eine große Antigenmenge auf eine hohe Konzentration präformierter IgG- oder IgM-Antikörper trifft. Die große Menge der entstehenden Immunkomplexe kann nicht vollständig eliminiert werden und lagert sich folglich im Gewebe ab.

Die pathologische Reaktion beruht nicht auf der Immunkomplexbildung per se (diese ist ein physiologisches Phänomen der Immunabwehr), sondern auf dem überwältigenden, raschen Anfall an Immunkomplexen und deren Ablagerung im Gewebe.

Die Ablagerung der Immunkomplexe führt besonders an den Basalmembranen (z. B. von Haut und Niere) zur Komplementaktivierung mit nachfolgender Anlockung von granulozytären Entzündungszellen und entsprechender entzündlicher Gewebeschädigung (Aktivierung des unspezifischen Immunsystems): Es kommt zur Entzündungsreaktion mit nachfolgenden Gewebeschäden.

Klinik
- Glomerulonephritis beim SLE: Immunkomplexe (bestehend aus ANA und Zellkernbestandteilen) gelangen über das gefensterte Endothel der Glomeruluskapillaren in den Paravasalraum, wo sie z. B. mesangial oder an der Basalmembran abgelagert werden. Die Immunkomplexe binden Komplement; durch Chemotaxis wandern Entzündungszellen ein, welche die Immunkomplexe abräumen. Die nachfolgende Entzündungsreaktion verursacht eine entzündliche Veränderung der Glomerula mit Niereninsuffizienz, im schlimmsten Fall resultiert das Bild einer rapid-progredienten Glomerulonephritis (**RPGN**, ➤ 9.5.7).
- postinfektiöse Glomerulonephritiden (z. B. **Post-Streptokokken-Glomerulonephritis**)
- Hautausschläge (**kutane Arthus-Reaktion**)
- Arzneimittelfieber

- **Serumkrankheit** (Fieber und Gelenkentzündungen 4–21 Tage nach der Gabe von Serum, aber auch nach Insekten- und Schlangenbissen sowie nach Gabe von Antibiotika)
- interstitielle Pneumonien (z. B. **exogen-allergische Alveolitis**)
- allergische Vaskulitiden

Auch bei der Typ-III-Reaktion kann es zur Anaphylaxie kommen (sog. **Immunkomplexanaphylaxie**; s. o.).

Typ-IV-Reaktion (T-Zell-vermittelte Spätreaktion)

Synonym Delayed type hypersensitivity (**DTH-Reaktion**).

Diese Reaktion läuft prinzipiell nach dem Muster einer regulären T-Zell-Reaktion ab:
- Sensibilisierte T-Helferzellen (sog. **DTH-Lymphozyten**) erkennen ein spezifisches, via Antigenpräsentation angebotenes Allergen, wodurch sie aktiviert und zur Zytokinproduktion angeregt werden (z. B. IL-2, IFN-γ, MAF, TNF-β). Diese Zytokine leiten Entzündungsvorgänge mit starker Rekrutierung von Makrophagen und Monozyten ein.
- Aufgrund der zellulären Interaktionen ist diese Reaktion erst nach 24–72 h nachweisbar.

Klinik
- allergische Kontaktdermatitis
- Arzneimittelexanthem
- aerogenes Kontaktekzem
- Lymphogranuloma inguinale
- Hautreaktion nach Tuberkulin-Testung

Daneben treten Nephritiden, Hepatitiden sowie interstitielle Pneumonien auf (z. B. sind einzelne Komponenten der exogen-allergischen Alveolitis durch eine Typ-IV-Reaktion vermittelt).

Pseudoallergische Reaktionen

Wie bei der Typ-I-Reaktion kommt es bei den pseudoallergischen Reaktionen zur Histamin-Freisetzung aus Mastzellen. Die Degranulation der Mastzelle wird allerdings nicht durch IgE-Antikörper-Komplexe ausgelöst, sondern direkt durch eine pharmakologische Wirkung bestimmter Stoffe auf die Mastzellmembran, z. B. durch **Histamin-Liberatoren** in Nahrungsmitteln. Diese Reaktionen werden bei schweren Reaktionen auch als **anaphylaktoid** bezeichnet. Im Gegensatz zu echten Allergien handelt es sich bei pseudoallergischen Reaktionen um dosisabhängige Reaktionen, die **auch ohne** vorhergehende Sensibilisierung ablaufen können.

> **MERKE**
> Für einen selteneren Teil pseudoallergsicher Reaktionen ist eine Histaminaufnahme aus der Nahrung, kombiniert mit einer quantitativen/qualitativen enzymatischen Histaminabbaustörung (Diaminoxidase, Histamin-N-Methyltransferase), verantwortlich (**Histaminintoleranz**).

Klinik
Aufgrund der verschiedenen Triggermechanismen können sich pseudoallergische Reaktionen mit allen möglichen allergieartigen Phänomenen präsentieren, z. B. mit Urtikaria, Angioödem, Rhinitis/Konjunktivitis, asthmatypischen Symptomen, Erbrechen und Diarrhö, Kreislaufschock.

Therapie
Pseudoallergische Reaktionen werden wie echte Allergien behandelt (> Tab. 4.12).

4.5.4 Allergiediagnostik und -therapie

Anamnese

Die Anamnese als entscheidender Baustein der Allergiediagnostik versucht Leitsymptome wie Bronchokonstriktion, Niesattacken, Juckreiz, Hautrötung oder Quaddeln, Augenrötung, Augenjucken oder Diarrhö mit einer Allergenexposition zu korrelieren. Da die allergische Reaktion in variablem Zeitintervall nach Exposition auftreten kann und potenziell mehrere Allergene infrage kommen, sind eine sorgfältige und längerfristige Beobachtung des Patienten und eine detaillierte Nachfrage wichtig. Die Medikamentenanamnese ist außerdem stets zu berücksichtigen.

Allergensuche

Hauttests Einsatz bei Asthma, Rhinitis, Konjunktivitis, Nahrungsmittelallergien oder Medikamentenallergien. Wegen häufiger falsch positiver Resultate sind Hauttests nur im Zusammenhang mit der Anamnese interpretierbar.

Serologische Tests Weisen antigenspezifische IgE-Antikörper nach und werden entweder ergänzend zu Hauttests durchgeführt oder wenn ein Hauttest nicht eindeutig oder nicht möglich ist. Sie korrelieren gut mit Hauttests, sind jedoch weniger sensitiv (d. h., sie identifizieren nicht alle Allergene).

Provokationstests Das verdächtige Allergen wird nasal, konjunktival, gastrointestinal oder bronchial appliziert. Diese Tests sind bei Diskrepanz zwischen Klinik und Haut- bzw. serologischen Tests und damit zum Nachweis der Relevanz eines Allergens indiziert.

> **MERKE**
> Wegen Anaphylaxiegefahr sollte ein Provokationstest immer stationär durchgeführt werden.

Hauttestung

Eine Auswahl von Allergenen wird intradermal oder epidermal appliziert:

Prick-Test Eine allergenhaltige Testlösung wird auf die Haut getropft und mit einer Prick-Lanzette in die oberflächliche Hautschicht (**epidermal**) gestochen. Nach 15–30 min ist die Reaktion abzulesen, ein positiver Ausfall zeigt eine **Typ-I-Reaktion** an. Vorteil: kostengünstig und einfach durchzuführender Basistest.

Intrakutantest Synonym: **Intradermaltest**. Mit einer feinen Nadel wird die Antigenlösung in die Haut (Dermis) gespritzt, eine Quaddel wird gesetzt. Die mechanisch induzierte Quaddel muss von der immunologisch induzierten unterschieden werden, die sich durch die Antigen-Antikörper-Reaktion ausbildet und als Zeichen der Allergie mit Juckreiz und Rötung einhergeht. Eine positive Reaktion nach 15 bis 30 min zeigt eine **Typ-I-Reaktion** an; eine mögliche **Typ-III-Reaktion** zeigt sich erst nach 6–10 h. Die Intrakutangabe ist immunologisch wesentlich sensitiver als der Prick-Test; sie ist bei trotz negativen Prick-Tests fortbestehendem klinischem Verdacht angezeigt.

Epikutantest Bei V. a. Kontaktallergie wird das Allergen mit Vaseline vermischt auf die Haut aufgetragen und mit einem dichten Pflaster überklebt. Die Reaktion wird nach 72 h abgelesen, ein positiver Ausfall zeigt eine **Typ-IV-Reaktion** an.

Abhängig von der Applikationsart kommt das Allergen mit unterschiedlichen Zellen des Immunsystems in Kontakt, mit entsprechend unterschiedlichen allergischen Reaktionstypen. In Abhängigkeit vom Typ der allergischen Reaktion erscheint am Einwirkungsort des Allergens
- eine Rötung oder Quaddel (Typ I),
- zusätzlich eine Induration (Typ III) oder
- eine ekzematöse Hautveränderung (Typ IV).

Die Reaktionsformen sind nicht immer klar gegeneinander abzugrenzen.

Die Hauttestung ist:
- hoch sensitiv (wenige falsch negative Ergebnisse)
- nur mäßig spezifisch (relativ häufige falsch positive Ergebnisse)
- Ein positives Ergebnis beweist nicht, dass das Allergen klinisch relevant ist.
- Ein negativer Test schließt eine Allergie mit ziemlicher Sicherheit aus.

> **MERKE**
> Eingenommene Antihistaminika und Glukokortikoide können die Ergebnisse der Allergietestung verfälschen. Deshalb:
> - 48 h vor der Hauttestung keine Antihistaminika mehr einnehmen.
> - Glukokortikoide mit einer Dosis ≥ 20 mg pro Antigen (Prednison) sind nicht mit einem validen Testergebnis vereinbar.

Serologische Tests

Hierdurch werden:
- spezifische IgE-Antikörper gegen Allergene nachgewiesen (**Radioallergosorbent-Test, RAST**),
- seltener die Allergene selbst (**Radioimmunosorbent-Test, RIST**).
- Bei Zöliakie werden auch Ak vom IgA-Typ nachgewiesen (z. B. Gliadin-Antikörper).

Die im RAST gefundene Titerhöhe korreliert nicht zwingend mit dem klinischen Schweregrad oder der Relevanz einer Allergie. Sensitivität und Spezifität sind gering (geringe Spezifität: hoher RAST-Titer ohne klinisches Korrelat; geringe Sensitivität: niedriger RAST-Titer trotz klinischer Relevanz des Allergens).

Eine Erhöhung des Gesamt-IgE oder eine Eosinophilie im Blutbild haben nur grobe diagnostische Bedeutung; sie finden sich gehäuft bei Atopikern, lassen aber keine Rückschlüsse auf das auslösende Allergen zu.

Bei Asthmatikern weist eine IgE-Erhöhung differenzialdiagnostisch auf ein allergisches (extrinsisches) Asthma bronchiale hin. Bei infektinduziertem (intrinsischem) Asthma findet sich keine IgE-Erhöhung.

Antiallergische Therapie

Allergenkarenz

Wichtigstes Prinzip: lässt sich bei Medikamentenallergien leicht durchführen, ist bei Nahrungsmittelallergien jedoch problematisch. Auch Binnenallergene wie Hausstaubmilben sind schwierig zu vermeiden. Dasselbe gilt für saisonale inhalative Allergene (z. B. Gräser oder Pollen). Ist eine ausreichende Allergenkarenz nicht möglich, so besteht die Indikation zur medikamentösen Prophylaxe bzw. Hyposensibilisierung.

Medikamentöse Prophylaxe

Beim allergischen Asthma kommen **orale oder inhalative Cromone** (Cromoglycinsäure oder Nedocromil – beide nur schwach wirksam), **inhalative oder orale Glukokortikoide**, **orale Leukotrien-Antagonisten** sowie neuerdings auch ein subkutan zu applizierender mAk gegen IgE (**Omalizumab**, Xolair®) zum Einsatz. Der allergischen Rhinokonjunktivitis wird durch in die Nase oder auf die Bindehaut applizierte Cromoglycinsäure bzw. Glukokortikoide medikamentös vorgebeugt.

Hyposensibilisierung

Nur wirksam bei:
- Bienengiftallergie
- saisonaler Pollenallergie (mit oder ohne Asthma)
- Schimmelpilz- und Hausstaubmilbenallergie

Die Erfolgsquote liegt bei ca. 75%. Über einen Zeitraum von bis zu mehreren Jahren wird das Allergen subkutan in aufsteigender Dosierung appliziert. Der Wirkmechanismus ist nicht vollständig geklärt: Diskutiert werden:
- Induktion von IgG-Molekülen, welche die allergische Immunreaktion durch Abfangen der Allergene vor deren Kontakt mit IgE hemmen sollen
- Wahrscheinlicher ist jedoch eine komplexe Hemmung der lymphozytären TH_2-Antwort, z. B. über regulatorische Immunzellen (➤ 4.1.3).

Ob die weitaus leichter durchzuführende sublinguale Hyposensibilisierung genauso gut wirkt, ist noch nicht sicher.

Medikamentöse Therapie

Kommt es trotz vorbeugender Maßnahmen zu Symptomen, so kann durch die Gabe von H_1-**Antihistaminika** (➤ Pharma-Info) die histaminvermittelte Frühreaktion abgedämpft werden. **Glukokortikoide** können die nachfolgende entzündliche Spätreaktion bremsen. Auch **Leukotrien-Inhibitoren** können die Entzündungsreaktion beeinflussen, sie werden aber nur selten in der Akuttherapie, sondern eher zur Vorbeugung eingesetzt. Weitere Medikamente werden zur symptomatischen Behandlung der jeweiligen Organreaktionen eingesetzt, wie etwa β_2-Sympathomimetika zur Behandlung eines Bronchospasmus oder vasokonstriktorisch wirkende Medikamente wie **Xylometazolin** bei der allergischen Rhinitis.

Pharma-Info

Antihistaminika

Histamin wird v. a. von Mastzellen gebildet. Es ist außerdem ZNS-Transmitter und kommt in der Magenmukosa vor.

Die **Histaminrezeptoren** unterscheiden sich in Verteilung und Funktion:
- H_1-**Rezeptoren** in Lunge, Haut und Gefäßen sind für allergische Reaktionen verantwortlich: Juckreiz, Vasodilatation von Kapillaren, Bronchokonstriktion, Induktion von Erbrechen; Vestibularapparat→ Antagonisten („Antihistaminika"): antiallergisch, antiemetisch

- **H_2-Rezeptoren:** ↑ Säuresekretion im Magen. Positiv chrono- und inotrop am Herzen → Antagonisten: Magensäuresekretionshemmer
- **H_3-Rezeptoren:** ↓ Freisetzung von Histamin und anderer Neurotransmitter im ZNS (therapeutisch nicht genutzt)

H_1-Rezeptor-Antagonisten wirken über eine kompetitive H_1-Rezeptor-Blockade antiallergisch mit ↓ Ödembildung und ↓ Juckreiz. Sie sind:
- **ZNS-gängig**: Diphenhydramin, Dimenhydrinat, Clemastin, Promethazin, Doxylamin, Ketotifen → zusätzlich sedativ-hypnotisch und antiemetisch durch zentralen H_1- und ACh-Rezeptor-Antagonismus. Ketotifen wirkt zudem als Mastzellstabilisator.
- **nicht oder gering ZNS-gängig**: Cetirizin, Terfenadin, Loratadin, Azelastin

Indikationen
- **Allergie**: nicht-ZNS-gängige Präparate → keine Sedierung
- **Prophylaxe** von allergischer Rhinitis, Konjunktivitis
- **Pruritus**: Diphenhydramin, Promethazin
- **anaphylaktischer Schock**: H_1- und H_2-Rezeptor-Antagonisten i. v., zusätzlich Adrenalin und Glukokortikoide i. v., β_2-Mimetika inhalativ bei Luftnot, Volumensubstitution
- **Schlafstörungen**: ZNS-gängige Präparate wie Doxylamin, Diphenhydramin, Promethazin
- **Kinetosen, Emesis**: Diphenhydramin, Dimenhydrinat

Unerwünschte Arzneimittelwirkungen
- **anticholinerge Wirkungen**: Mundtrockenheit, trockene Haut, Mydriasis, Akkommodationslähmung, Tachykardie, Harnverhalt, Obstipation. Antidot bei Vergiftung: Physostigmin
- Sedation
- epileptischer Anfall
- Herzrhythmusstörungen, insbesondere beim CYP3A4-metabolisierten Terfenadin in Kombination mit Enzymhemmern

[MP, CD]

4.5.5 Unerwünschte Medikamentenwirkungen

15–30 % der hospitalisierten Patienten erleben unerwünschte Medikamentenwirkungen. Etwa 7 % aller Todesfälle in Deutschland stehen in kausalem Zusammenhang mit einer Arzneimitteleinnahme. Unerwünschte Arzneiwirkungen betreffen dabei v. a. ältere Patienten:

- Über 60-Jährige verbrauchen in Deutschland 54 % der verordneten Medikamente.
- Im Schnitt wird jeder einzelne über 60-Jährige mit mehr als drei Medikamenten dauerhaft behandelt.
- Nicht wenige ältere Patienten nehmen täglich 10–15 verschiedene Medikamente ein und das bei oft eingeschränkter Stoffwechsel- und Nierenfunktion.

Nur ein geringer Teil der unerwünschten Medikamentenwirkungen ist immunologisch vermittelt, für 80 % der unerwünschten Wirkungen sind die bekannten pharmakologischen Wirkungen des Medikaments verantwortlich:
- **Nebenwirkungen** (z. B. Durchfall durch Gabe von Antibiotika)
- **toxische Wirkungen** (klinische Erscheinungen bei Überdosierung) sowie Wechselwirkungen

20 % der unerwünschten Wirkungen beruhen nicht auf pharmakologischen Wirkungen des Medikaments. Man unterscheidet:
- **idiosynkratische (pseudoallergische) Reaktionen** (➤ 4.5.3): Sammelbegriff für nicht allergisch vermittelte unerwünschte Medikamentenreaktionen. Ein Teil dieser Reaktionen ist auf eine nicht-IgE-vermittelte Histaminausschüttung zurückzuführen (Beispiel: durch Morphium, Röntgenkontrastmittel oder Dextran ausgelöste Mastzelldegranulation). Einem anderen Teil liegt eine genetisch determinierte Empfindlichkeit zugrunde (Beispiel: durch Sulfonamide induzierte Hämolyse bei gleichzeitigem **G-6-P-Dehydrogenase-Mangel**) oder eine **Histaminintoleranz**.
- **Arzneimittelallergie**: allergisch vermittelte, weitgehend dosisunabhängige unerwartete Medikamentenreaktion (Beispiel: Anaphylaxie nach Penicillingabe). Neben den zumeist vorliegenden Typ-I-Reaktionen können auch Typ-III- oder Typ-IV-Reaktionen eine Rolle spielen. Eine Sonderform ist die medikamentös induzierte Autoimmunreaktion (s. u.).

Arzneimittelallergie

Ca. 6 % aller Medikamentenverordnungen werden von allergischen Nebenwirkungen begleitet. Die häufigste Manifestation ist die Hautreaktion, die bedrohlichste ist die Anaphylaxie.

> **MERKE**
> Bei Reexposition im Rahmen einer Penicillin-Allergie entwickelten 11,5 % einen anaphylaktischen Schock, 2 % mit letalem Ausgang.

Die Arzneimittelallergie setzt eine Sensibilisierung voraus, d. h., sie tritt erst nach wiederholter Medikamentengabe (selten auch bei lang dauernder Erstexposition, z. B. Dauerinfusion) auf. Manche Individuen sind gegen mehrere Medikamente derselben Substanzklasse allergisch, dies ist durch teilweise identische antigene Determinanten bedingt. Allergien können gegen praktisch jedes Medikament auftreten, die häufigsten allergieauslösenden Medikamente sind:
- Antibiotika: v. a. β-Lactam-Antibiotika, Sulfonamide, Nitrofurantoin
- Tuberkulostatika
- Antimalariamittel
- ASS, andere NSAR und Metamizol
- Antikonvulsiva, Neuroleptika
- Sulfonylharnstoffe
- Röntgenkontrastmittel
- Thyreostatika
- Antiseren und Impfstoffe
- andere: z. B. Griseofulvin, Streptokinase, Hydralazin, Methyldopa, Quinidin, Procainamid, Gold, Allopurinol, Penicillamin

Klinik
Arzneimittelallergien können sich an praktisch allen Organen manifestieren, im Vordergrund stehen die Hautreaktionen:
- **Haut**: je nach Reaktionstyp erythematöse, urtikarielle, ekzematöse oder makulopapulöse Effloreszenzen
- **systemische Manifestationen**: Arzneimittelfieber, Serumkrankheit (Lymphadenopathie, Myalgien, Arthralgien, Fieber, Nephritis, Neuritis und Dermatitis); anaphylaktische Reaktion
- **organbezogene Manifestationen**: z. B. Thrombozytopenie oder andere Zytopenien des hämatologischen Systems, interstitielle Pneumonitis, interstitielle Nephritis

Häufigere durch Arzneimittel bedingte allergische Krankheitsbilder und sie verursachende Medikamente:
- **anaphylaktischer Schock (Typ-I-Reaktion)**: typisch durch Penicilline, andere β-Lactam-Antibiotika, Allergenextrakte (etwa bei der Hyposensibilisierung), artfremde Seren (z. B. bei der Therapie von Schlangenbissen), Lokalanästhetika
- **Angioödem und Urtikaria (meist Typ-I-Reaktion)**: Aspirin und andere NSAR, ACE-Hemmer
- **Serumkrankheit (meist Typ-III-Reaktion)**: Penicilline und andere β-Lactam-Antibiotika, Sulfonamide, Thyreostatika, Dextrane, Thiazide, Streptomycin
- **hämatologische Manifestationen**: Hier können Immunkomplexreaktionen, Hämagglutination oder Autoantikörper eine Rolle spielen.
  - **Thrombozytopenie**: z. B. nach Rifampicin, Heparin, Thiaziden, Chinidin
  - **Leukopenie bzw. Agranulozytose**: z. B. nach Thyreostatika, Metamizol, Goldsalzen
  - **immunhämolytische Anämien**: z. B. durch Penicillin, Cisplatin, Quinidin, Chlorpromazin, Phenothiazine

Pathophysiologie
Bei vielen medikamenteninduzierten Reaktionen sind komplexe immunologische Mechanismen am Werk, die aus dem Rahmen der klassischen Reaktionsformen nach Coombs und Gell fallen. Hierzu gehören das **Stevens-Johnson-Syndrom** (➤ 28.27.2), das **Lyell-Syndrom** (Antibiotika, Phenytoin) (➤ 28.27.2, toxisch epidermale Nekrolyse) und das bei manchen Antiepileptika gesehene **Hypersensitivitätssyndrom** sowie das **Medikamentenfieber**.

Autoimmunreaktion durch Medikamente

Einige Arzneimittel können eine Autoantikörperbildung oder Autoimmunerkrankung (➤ Tab. 4.13) hervorrufen. Ursächlich diskutiert wird die Bindung an HLA-Rezeptoren, die hierdurch als Antigen erkannt werden und die Antikörperbildung verursachen. Häufig bleibt die Autoantikörperbildung asymptomatisch.

Diagnostik
Wichtigster Baustein der Diagnose ist die Anamnese (kann den zeitlichen Zusammenhang mit einer Medikamenteneinnahme aufdecken). Frühere Medikamentenreaktionen verdichten den Verdacht. Sichern lässt sich die Allergie durch Hauttestung (➤ 4.5.4)

Tab. 4.13 Medikamentös induzierte Autoimmunreaktionen.

Medikament	Antikörperspezifität	klinische Manifestation
Procainamid, α-Methyldopa	gegen Erythrozyten	hämolytische Anämie
Hydralazin	gegen Histone	SLE
Amiodaron	gegen Mikrosomen und Thyreoglobulin	Hyper-, Hypothyreose
D-Penicillamin	gegen interzelluläre Zementsubstanz	Pemphigus vulgaris

oder durch serologische Verfahren (RAST-Test, Coombs-Test bei Typ-II-Reaktion).

Therapie
Bei Verdacht auf eine Arzneimittelallergie muss das Arzneimittel sofort abgesetzt werden. Die weitere Therapie richtet sich nach dem Schweregrad der allergischen Reaktion (➤ Tab. 4.12).

4.6 Transfusionsmedizin

Die Übertragung vitaler, z. T. teilungsfähiger Blutzellen auf ein anderes Individuum wird als Transfusion bezeichnet (oft wird auch die Übertragung von Plasmakomponenten unter diesen Begriff gefasst). Trotz aller Sicherheitsvorkehrungen treten z. B. bei der Transfusion von Erythrozytenkonzentraten schwerwiegende Reaktionen noch immer in 43/100.000 Transfusionen auf. In Anbetracht dieser Risiken sollten Transfusionsprodukte so restriktiv wie möglich verabreicht werden.

4.6.1 Blutgruppensysteme

Es gibt mehr als 150 Blutgruppensysteme, die in ihrer Kombination dazu führen, dass kaum zwei Menschen dasselbe Antigenprofil tragen.

AB0-Blutgruppensystem

Synonym ABH-System.

Charakterisiert durch spezielle Glykoproteine oder -lipide, die in die erythrozytäre Membran eingelagert sind (als **Hämagglutinogene** bezeichnet). Gegen diese werden Ak produziert, die Agglutinine (**Hämagglutinine**). Es handelt sich v. a. um:

- Ak der Klasse IgM (seltener IgG), welche die Erythrozyten **direkt** agglutinieren können und Komplement aktivieren (**komplette Antikörper**)
- Die Gene für die Enzyme, die für die Zusammensetzung von A und B zuständig sind, finden sich auf **Chromosom 9**, die für die H-Substanz auf **Chromosom 19**.
- Ab einem Alter von wenigen Lebensmonaten verfügt jedes menschliche Individuum über Ak gegen die ihm unbekannten Bestandteile des AB0-Systems, selbst wenn es noch nie mit Fremdblut in Kontakt gekommen ist (der Säugling bildet Ak gegen heterogenetische Antigene von Bakterien der menschlichen Darmflora, die mit den Blutgruppenantigenen zumindest teilidentisch sind).
- Die Merkmale A und B werden autosomal-dominant gegenüber 0 und kodominant zueinander vererbt. Sechs genotypische Merkmale innerhalb des AB0-Systems (AA, A0, BB, B0, AB und 00) führen zu vier phänotypischen Merkmalen (A, B, AB und 0). Individuen der Blutgruppe A tragen das Merkmal A auf ihren Erythrozyten und Ak der Spezifität für B in ihrem Plasma. Träger der Blutgruppe B tragen das Merkmal B auf ihren Erythrozyten und Anti-A-Antikörper in ihrem Plasma. Menschen mit der Blutgruppe AB tragen beide Merkmale auf ihrer Oberfläche und entsprechend keine Ak gegen A und B in ihrem Plas-

Tab. 4.14 AB0-Blutgruppenverteilung für Deutschland.

Blutgruppe	Blutgruppenhäufigkeit der Bevölkerung (%)
A	ca. 43
B	ca. 12
AB	ca. 5
0	ca. 40

ma. Träger der Blutgruppe 0 tragen keine Merkmale für A und B auf ihren Erythrozyten. Sie besitzen die **H-Substanz**. In ihrem Plasma findet man Anti-A- und Anti-B-Antikörper. Häufigkeiten: > Tab. 4.14.
- Die seltene Nichtausprägung der H-Substanz bezeichnet man als **Bombay-Phänotyp**. Solche Menschen dürfen nur mit Blut transfundiert werden, das ebenfalls negativ für die H-Substanz ist, da es sonst zu schweren hämolytischen Zwischenfällen kommt.

Rhesus-System

Ursprünglich bei Rhesusaffen nachgewiesenes System (**Rh-System**). Man unterscheidet die wichtigen **Antigene C, c, D, E und e**. Sobald ein Merkmal für D nachweisbar ist, spricht man von einem **Rh-positiven Träger**. Die Gene für die Eigenschaften des Rh-Systems werden auf **Chromosom 1** vererbt. Etwa 85 % aller Bundesbürger sind Rh-positiv. Im Gegensatz zum AB0-System findet man Anti-D-Antikörper erst, wenn das Blut mit fremdem Blut in Kontakt gekommen ist (z. B. bei einer **D-inkompatiblen Transfusion** oder dem **Morbus haemolyticus neonatorum** [> 22.1.6]). Da die Anti-D-Antikörper, obwohl es sich um IgG handelt, nicht in der Lage sind, Komplement zu aktivieren, bezeichnet man sie als **inkomplette Antikörper**.

Weitere Blutgruppensysteme

Da es sich nur um schwache Alloantigene handelt und gegen sie nur selten Ak gebildet werden, sind sie im Vergleich zum AB0- und Rh-System eher unbedeutend und spielen nur eine Rolle, wenn es zu häufigen Bluttransfusionen an Risikopatienten kommt, bei denen eine auch nur schwache Hämolyse, bedingt durch die Produktion von Ak gegen diese Blutgruppensysteme, fatale Folgen haben kann. Beispiele: **Duffy-, Kell-, Kidd- und Lewis-System**.

4.6.2 Risiken einer Transfusion

Infektion

Das Infektionsrisiko durch Gabe von Blutprodukten ist zwar nicht hoch, wird jedoch oft unterschätzt. Zwar ist eine Testung des Spenders auf viele Erreger vorgeschrieben, die Antikörpertestung versagt jedoch in der sog. **diagnostischen Lücke nach frischer Infektion**, wo es noch nicht zu einer Antikörperbildung gekommen ist. Bei Plasmaprodukten (z. B. gefrorenes Frischplasma) werden Plasmabestandteile von vielen Spendern vermischt (**gepoolt**), was das Infektionsrisiko erhöht. Durch Pasteurisierung bei 60 °C und Viruselimination z. B. durch Ethanol-Präzipitation konnte das Infektionsrisiko von Plasmaprodukten deutlich gesenkt werden.

Das Restrisiko einer Transfusion für die Übertragung beträgt:
- HIV-Infektion: 1/1.000.000
- Hepatitis B: 1/50.000
- Hepatitis C: 1/1.000.000
- HTLV-Infektion: 1/5.500.000

___ **Patho-Info** ___
Testung von Blutspendern
Obligat:
- Anti-HIV-1 und -2
- Hepatitis-B-Antigen, Hepatitis-C-Antikörper
- TPHA-Test gegen Syphilis

Fakultativ: Zusätzlich wird gegen viele andere Erreger getestet, z. B. CMV (das Zytomegalievirus ist fast nur für immungeschwächte Patienten gefährlich). [PB, FF]

Bakterielle Kontamination

Eine seltene Gefahr stellt die bakterielle Besiedlung von Blutprodukten dar. Deshalb dürfen diese nur über definierte Zeitabstände gelagert werden, um eine exponentielle Vermehrung und damit klinisch relevante Kontamination zu verhindern. Erythrozytenprodukte werden bei 4 °C gelagert; die hierbei wachsenden Organismen sind selten invasiv, können jedoch Endotoxine bilden. Ein erhöhtes Risiko geht dagegen von den bei Raumtemperatur gelagerten Thrombozytenpräparaten aus.

Immunologische Transfusionsrisiken

Das Risiko, an einer immunologischen Transfusionsreaktion zu Tode zu kommen, ist größer als das Infektionsrisiko. Tödliche Transfusionszwischenfälle entstehen i. d. R. durch **Organisationsfehler (Konservenverwechslung)** und sind deshalb nur durch konsequente Beachtung der Transfusionsrichtlinien zu vermeiden.

Transfusionsreaktionen

Entweder durch Inkompatibilität oder durch Alloimmunisierung bedingt (➤ 4.6.5)

Sensibilisierung

Eine besondere Form des immunologischen Transfusionsrisikos ist die Zufuhr von vitalen Fremdlymphozyten, die bei späteren Transplantationen eine Abstoßungsreaktion hervorrufen können: Die in Konserven enthaltenen Lymphozyten und Monozyten führen zur Sensibilisierung des Empfängers gegenüber den Spender-HLA-Antigenen. Dieses Risiko kann durch die Verwendung leukozytenarmer (**leukozytendepletierter**) Präparate vermindert werden.

Graft-versus-Host-Reaktion

Bei extrem immunsupprimierten Patienten besteht die Gefahr, dass Spenderlymphozyten im Empfänger anwachsen (**Engraftment**) und eine Graft-versus-Host-Reaktion (GvHD; ➤ 4.7.2) auslösen. Dieses Risiko kann nur durch **Bestrahlung der Konserven** verhindert werden (Tötung der Leukozyten).

Weitere nichtimmunologische Risiken

Betreffen in erster Linie häufig transfundierte Patienten (mit > 100 Transfusionen, z. B. bei Hämoglobinopathien):
- **Hämosiderose** (Eisenüberladung): zunächst im retikuloendothelialen System (RES), später in allen möglichen Geweben; führt zur Zellfunktionsstörungen (**Diabetes mellitus, Leberzirrhose, Kardiomyopathie**)
- **Hypervolämie**: Gefährdet sind insbesondere Menschen mit einer Herz- oder Niereninsuffizienz (mögliche Folgen: Lungenödem, ARDS und Herzinfarkt).
- **Zitratintoxikation** (bei Massentransfusionen mit Erythrozyten möglich): Es kann zur Hypokalzämie und Hypomagnesiämie kommen (Zitrat bildet Komplexe mit Ca^{2+} und Mg^+).
- **Luft- und Mikroaggregatembolien**

Patho-Info

Vermeidung von Transfusionsrisiken
- Vermeidung von Abnahmeverwechslungen (Blutgruppe, Kreuzprobe)
- Vermeidung von Fremdtransfusionen (strenge Indikationsstellung, Eigenblutspende vor elektiven Operationen, Gabe von Erythropoetin z. B. bei Niereninsuffizienz)
- Verbesserung der Transfusionssicherheit durch erweitertes mikrobielles Screening, rigorose Spenderauswahl und standardisierte Organisationsabläufe [PB, FF]

4.6.3 Voruntersuchungen

Erste Maßnahme vor Transfusion von Blutprodukten: Bestimmung von Blutgruppen und -untergruppen von Spenderblutprodukten und Empfänger. Idealerweise sollten Spender und Empfänger dieselbe Blutgruppe besitzen; bestimmte Blutgruppen sind jedoch kompatibel, sodass auch andere Kombinationen vertretbar sind (➤ Tab. 4.15). Thrombozytentransfusionen sollten AB0-kompatibel sein.

Ein rhesusnegativer Empfänger darf nur rhesusnegatives Blut bekommen, da es sonst zur Sensibilisierung und damit Antikörperbildung kommt; ein Rhesuspositiver kann auch rhesusnegatives Blut bekommen.

Tab. 4.15 AB0-Kompatibilität bei Transfusionen.

Empfängerblutgruppe	kompatibel mit Spenderblutgruppe	kompatibel mit GFP* (➤ 4.6.4) der Spendergruppen
0	0	0, AB, A, B
A	A, 0	A, AB
B	B, 0	AB, B
AB	AB, A, B, 0	AB

*GFP = gefrorenes Frischplasma

Die notwendigen Voruntersuchungen vor einer Transfusion von Erythrozytenprodukten sind:

Blutgruppenbestimmung

Wichtigste Voraussetzung für die Gabe von Erythrozyten ist die Übereinstimmung der **Hauptblutgruppen** (**AB0 und Rhesusfaktor D**) zwischen Spender und Empfänger.

> **MERKE**
> Der AB-Rhesuspositive ist ein **Universalempfänger**, der 0-Rhesusnegative ein **Universalspender**.

Antikörpersuchtest

Nachweis von Ak gegen weitere Ag. Im **indirekten Coombs-Test** wird das Serum des Empfängers mit verschiedenen Testerythrozytenpräparationen vermischt. Die Agglutination beweist das Vorhandensein von opsonierenden Antikörpern gegen das jeweilige Testantigen. Sind im getesteten Blut Ak gegen **Kell-, Duffy-, Kidd- oder Lewis-Antigen (Nebenblutgruppenmerkmale)** vorhanden, dürfen die Erythrozyten der Konserve das jeweilige Antigen nicht aufweisen.

> **Patho-Info**
> **Direkter und indirekter Coombs-Test (Synonym: Antiglobulintest)**
> **Direkter Coombs-Test** Nachweis antikörperbeladener Erythrozyten. Auf Erythrozyten sitzen Oberflächenantigene, die bereits von spezifischen Ak besetzt sind. Die Antikörperbindung auf Erythrozyten muss nicht zwangsläufig zur Hämolyse führen (diese tritt z.T. nur nach Komplementbindung ein). Einsatz z.B. bei Verdacht auf **autoimmunhämolytische Anämien**.
> **Indirekter Coombs-Test** Nachweis nichtgebundener erythrozytärer Ak im Serum. Der Nachweis erfolgt mit Kaninchenerythrozyten, die mit humanem Immunglobulin reagieren (zweiter Testschritt). Die Verträglichkeitsprobe und der Antikörpersuchtest vor Transfusionen sind Beispiele für den indirekten Coombs-Test.
> [PB, FF]

Verträglichkeitsprobe

Synonym Kreuzprobe.

Die Kreuzprobe wird vor Bluttransfusionen in vitro mit abzentrifugierten Erythrozyten von Spender und Empfänger sowie entnommenem Plasma von Spender und Empfänger durchgeführt. Die Reaktion des Empfängerplasmas mit den Spendererythrozyten bezeichnet man als **Major-Reaktion**, die Reaktion des Spenderplasmas, das nur in begrenzter Menge vorliegt, mit den Empfängererythrozyten als **Minor-Reaktion**. Diese Testung muss bei wiederholten Transfusionen alle 3 Tage wiederholt werden und prüft neben dem AB0-System natürlich auch Unverträglichkeiten gegen alle anderen Blutgruppensysteme.

Bedside-Test

Unmittelbar vor der Transfusion vom transfundierenden Arzt als letzter Sicherheitscheck durchgeführt: Mittels Antisera gegen A und B wird die Blutgruppe des Empfängers erneut überprüft, um Verwechslungen auszuschließen.

4.6.4 Transfundierte Präparate

Bei Transfusionen von zellulären Blutprodukten handelt es sich streng genommen um **Gewebetransplantationen**.

Vollblut

Die Lagerung bei 4 °C ist zwar für die darin enthaltenen Erythrozyten optimal, für die anderen Fraktionen (insbesondere Thrombozyten) nicht, sodass eine mehr oder weniger ausgeprägte Schädigung unvermeidlich ist. Vollblut ist deshalb kein vollwertiger Ersatz für verlorenes Blutvolumen. Deshalb werden die zu substituierenden Blutbestandteile heute i.d.R. gezielt bzw. getrennt gegeben und die Vollblutkonserve bleibt nur noch wenigen Indikationen vorbehalten:
- nach fulminanter Hämolyse bei Fehltransfusion oder
- bei perakuten Blutverlusten (Trauma)

Hier kann eine Vollbluttransfusion zur Substitution zellulärer und plasmatischer Elemente, insbesondere der Gerinnungsfaktoren, indiziert sein.

Erythrozytenkonzentrat

Durch Zentrifugation einer Vollblutspende werden die zellulären Bestandteile konzentriert und Thrombozyten und Leukozyten durch Dichtezentrifugation weitgehend entfernt. Das so gewonnene Erythrozytenkonzentrat kann dann weiterbearbeitet werden:

Leukozytenarmes Erythrozytenkonzentrat Durch zusätzliche Filterungsverfahren kann der Bestandteil an Leukozyten und Thrombozyten weiter vermindert werden. Bei chronisch transfusionspflichtigen Patienten oder bei Transplantationskandidaten ist die Transfusion leukozytenarmer Konzentrate wichtig, um eine Sensibilisierung (z. B. gegen HLA-Antigene auf Leukozyten oder gegen Thrombozytenantigene) zu verhindern.

Gewaschenes Erythrozytenkonzentrat Mehrmaliges Waschen verringert die Menge an transfundiertem Fremdplasma und den darin enthaltenen Antikörpern.

Bestrahltes Erythrozytenkonzentrat Durch Bestrahlung können die nach Dichtezentrifugation noch verbliebenen Leukozyten zerstört werden, was die Gefahr der über transfundierte T-Zellen vermittelten Graft-versus-Host-Reaktion reduziert.

Indikationen

- symptomatische Anämien
- ein akuter Blutverlust von über 15 % des zirkulierenden Blutvolumens, bei nicht adaptierten Patienten Hb ≤ 8–9 mg/dl
- geringergradiger Blutverlust mit Zeichen einer inadäquaten Sauerstoffversorgung
- leukozytenarme Erythrozytenkonzentrate: vor geplanten Transplantationen (➤ 4.7) sowie bei chronischem Transfusionsbedarf (zur Verhinderung von Transfusionsreaktionen)
- **bestrahlte Erythrozytenkonzentrate**: z. B. für Empfänger von Stammzelltransplantationen, bei angeborenen Immundefektsyndromen, Morbus Hodgkin, intrauterinen Transfusionen
- **gewaschene Erythrozytenkonzentrate**: selten indiziert, z. B. bei IgA-Mangel oder nach anaphylaktischen Transfusionsreaktionen (bei schwerem IgA-Mangel könnte die Zufuhr schon geringer Mengen von IgA eine überschießende Antikörperbildung gegen IgA auslösen, weshalb gewaschene Konzentrate ohne Fremdplasma sicherer sind)

Thrombozytenkonzentrat

Ein **Einfach-Thrombozytenkonzentrat** wird aus einer AB0-kompatiblen Blutspende durch Dichtezentrifugation und Filtration gewonnen. 6–10 Konzentrate (von jeweils etwa 50 ml) werden zur Steigerung der Thrombozytenzahl um ca. 30.000/µl benötigt. Größere Thrombozytenmengen können als **Zellseparator-Thrombozytenkonzentrat** in 200 ml Plasma gegeben werden. Dem Spender wird durch eine Kanüle Vollblut entnommen, dieses wird zentrifugiert und alle Blutbestandteile, außer den Thrombozyten, werden wieder rücktransfundiert. So können größere Thrombozytenmengen entnommen werden; ein Phoresekonzentrat reicht zur Thrombozytensteigerung um ebenfalls 30.000/µl. Bei diesem Verfahren können evtl. auch **HLA-kompatible Thrombozyten** selektiert werden, was jedoch aufwendig und teuer ist. Notwendig sind solche HLA-kompatiblen Präparate nur bei chronischer Substitution, sensibilisiertem Empfänger und vor Transplantation zur Verhinderung einer HLA-Sensibilisierung.

Indikation

- bei manifester thrombozytopeniebedingter Blutungsneigung
- Thrombozytenzahlen unter 10.000/µl (z. B. bei toxischer Knochenmarkschädigung oder massivem Blutungsverlust)
- bei Leukämien mit Verdrängung der Thrombopoese
- Bei Immunthrombozytopenie muss evtl. chronisch substituiert werden (und dann stets HLA-kompatibel).

Der Erfolg ist jedoch oft durch die Bildung antithrombozytärer Antikörper begrenzt, die selbst bei HLA-kompatibler Transfusion auftreten können.

Plasmaprodukte

Gefrorenes Frischplasma

Eine Konserve aus **gefrorenem Frischplasma** (**GFP**; engl.: fresh frozen plasma, **FFP**) besteht aus ca. 200 ml Plasma mit physiologischer Konzentration an Gerinnungsfaktoren und Plasmaproteinen. Im Gegensatz zu den Gerinnungskonzentraten (PPSB, s. u.) beinhaltet GFP ausreichende Mengen an Antithrombin. GFP ist bis zu 3 Jahre lang haltbar; auf AB0-Kompatibilität ist zu achten (> Tab. 4.15).

Indikation
- klinisch relevanter Abfall von Gerinnungsfaktoren, z. B. nach Massentransfusion, bei Leberinsuffizienz oder Verbrauchskoagulopathie
- Der Einsatz von GFP als Volumenersatzmittel ist **nicht** gerechtfertigt (zu teuer, zu viele unerwünschte Wirkungen).

Kryopräzipitat

Wird GFP stehen gelassen, präzipitiert eine Lösung aus Fibrinogen, Faktor VIII und Von-Willebrand-Faktor. Dieses Produkt (**Kryopräzipitat**) wird manchmal zur zusätzlichen **Fibrinogensubstitution** gegeben.

Gerinnungsfaktorenkonzentrat (PPSB)

Angereicherte Gerinnungsfaktoren. PPSB steht für Prothrombin (Faktor II), Prokonvertin (Faktor VII), Stuart-Faktor (X), antihämophiler Faktor B (IX). Diese Faktoren werden auch als **Prothrombinkomplex** zusammengefasst. Eine Blutgruppenübereinstimmung zwischen Spender und Empfänger ist **nicht** notwendig.

Indikation
- bei Verbrauchskoagulopathie
- bei sekundärem Gerinnungsfaktormangel (z. B. bei Cumarin-Überdosierung, Malabsorption, akuter Hepatitis, Leberzirrhose)

Faktor VIII/Faktor IX

Substitution bei angeborenem Faktor-VIII-Mangel (Hämophilie A) oder Faktor-IX-Mangel (Hämophilie B). Es handelt sich um **gepoolte Gerinnungsfaktoren** von diversen Spendern. Bei der heute üblichen Hochreinigung sind die Faktorenpräparate fast ohne Begleitsubstanzen und das Infektionsrisiko ist gering.

4.6.5 Transfusionsreaktion (immunologische Folgen von Bluttransfusionen)

Inkompatibilität (Blutunverträglichkeit)

Unverträglichkeit von Blutbestandteilen, die ohne vorangegangene Sensibilisierung zu einer immunologischen Reaktion führt, da die Ak bereits bei jedem Menschen im Serum zirkulieren (AB0- und [bei vorsensibilisierten] Rh-Inkompatibilität). Es kommt zur **schweren hämolytischen Reaktion**.

Alloimmunisierung

Meist harmlose Transfusionsreaktion durch Antikörper des Empfängers gegen HLA-Antigene der mit transfundierten Leukozyten und Thrombozyten, gegen transfundierte **Minor-Antigene** (der Nebenblutgruppen) der Erythrozyten oder gegen Plasmaeiweiße. Es wird unterschieden zwischen:

- **hämolytische Reaktionen durch Antikörper gegen Minor-Blutgruppen-Antigene**: Bei jeder Transfusion besteht das Risiko der Sensibilisierung, da normalerweise Spender und Empfänger nur hinsichtlich ihrer A-, B- und D-(Rhesus-)Antigene (**Major-Antigene**) ausgetestet und in Deckung gebracht werden. Der Empfänger kann sich also gegen die Minor-Antigene sensibilisieren, am häufigsten gegen Lewis-Antigene. Die auf diesem Weg entstehenden Hämolysen sind mild und treten oft verzögert auf (Sensibilisierung und Folgereaktion können im Rahmen ein und derselben Transfusion stattfinden).
- **Allergische Reaktionen gegen Leukozyten- oder Thrombozyten-Antigene** sind meist mild und begrenzt; sie können durch Leukozytenfilter weitgehend verhindert werden.

- **Anaphylaktische Reaktionen gegen Plasmaeiweiße** sind selten, aber dann oft schwerwiegend (z. B. bei Patienten mit IgA-Mangel; ➤ 4.3.1).

Die Häufigkeit einer gravierenden oder letalen Transfusionsreaktion wird auf etwa 1/50.000 geschätzt. Sie ist fast immer durch eine nichtkompatible AB0-Transfusion oder die Gabe von rhesuspositivem Blut an einen rhesusnegativen Empfänger bedingt, was zu einer Sensibilisierung und damit Antikörperbildung mit nachfolgender intravasaler Hämolyse und Verbrauchskoagulopathie führen kann.

Klinik von Transfusionsreaktionen
- **Größere Hämolysereaktionen** führen zu Fieber, Schüttelfrost, Hämoglobinurie und Kopfschmerzen. Es folgen Dyspnoe und Kreislaufkollaps. In schwerwiegenden Fällen treten eine disseminierte intravasale Gerinnung und akutes Nierenversagen hinzu.
- **Kleinere Hämolysereaktionen** verlaufen oft unbemerkt oder führen zu einem moderaten, verzögerten Hämoglobinabfall sowie Fieber oder Gelbsucht; die Symptome treten oft erst 3–21 Tage nach Transfusion auf.
- Allergische Reaktionen gegen Thrombozyten und Leukozyten: Die betroffenen Patienten klagen über Fieber und Schüttelfrost. Selten treten Dyspnoe und pulmonale Infiltrate auf.
- Anaphylaktische Reaktionen zeigen sich durch eine akute Urtikaria und Bronchospasmus.

> **MERKE**
> **Fieber** bei Transfusionsreaktionen ist meist harmlos, kann jedoch hinweisen auf:
> • kontaminierte Blutkonserve
> • inkompatible Transfusion
> • Alloimmunisierung (Hypersensitivitätsreaktion)
> Tritt während der Transfusion Fieber auf, so sollten die Transfusion gestoppt, die Konserve mikrobiologisch untersucht sowie Spender- und Empfängerkompatibilität retrospektiv überprüft werden.

Diagnostik von Transfusionsreaktionen
Folgenden Zeichen sind zu prüfen:
- kardiovaskulärer Status und Nierenfunktion: Vitalzeichen, Kreatinin, Urinproduktion
- Zeichen der Hämolyse: Abfall des Haptoglobins, Anstieg von LDH und evtl. freiem Hämoglobin, erhöhtes Bilirubin
- Zeichen der Verbrauchskoagulopathie: Thrombozyten- und Fibrinogenabfall, Auftreten von Schistozyten, PTT ↑, INR ↑
- Zeichen der Immunreaktion: Kugelzellen (**Sphärozytose**; diese ist durch eine gestörte Erythrozytenmembranfunktion nach Antikörperbindung bedingt); direkter Coombs-Test; gezielte Antikörpertestung von Patient und Blutkonserve

Therapie von Transfusionsreaktionen
Erste und wichtigste Maßnahme: Abstellen der Transfusion. Bei schwerer Reaktion sind die Patienten intensivmedizinisch zu überwachen, die Therapie entspricht der einer Anaphylaxie (➤ Tab. 4.12). Wichtig: Blutkonserve nicht wegwerfen, sie wird auf möglicherweise übersehene Ak und bakterielle Kontamination getestet.

4.6.6 Inkompatibilität von Leukozyten und Thrombozyten

Thrombozyten besitzen AB0- und HLA-Antigene der Klasse I, Leukozyten zusätzlich Klasse-II-HLA-Antigene. Die in geringen Mengen in einem Erythrozytenkonzentrat verbleibenden Thrombozyten und Leukozyten können beim Spender eine HLA-Sensibilisierung hervorrufen. Folgen davon können bei wiederholten Transfusionen (insbesondere von Thrombozytenkonzentraten) sein:
- Vom Empfänger gebildete HLA-Antikörper mindern die Überlebenszeit der Thrombozyten.
- Durch die HLA-Sensibilisierung ist das Risiko einer Abstoßungsreaktion nach geplanter Transplantation (z. B. von Knochenmarkstammzellen) erhöht.

Klinik
Klinisch verläuft die Reaktion meist inapparent. Die von Ak besetzten Leukozyten und Thrombozyten werden in der Milz aus dem Blut entfernt. Transfusionen mit Blutplättchen bleiben jedoch ineffektiv; der gewünschte Anstieg der Thrombozytenzahl bleibt aus. Seltene Reaktionen sind:

Posttransfusionspurpura Eine Woche nach Transfusion kommt es zur Bildung von Ak gegen die Thrombozyten mit der Folge eines Thrombozytensturzes und Ausbildung einer hämorrhagischen Diathese.

TRALI (transfusion-related acute lung injury) Tritt v. a. innerhalb von 6 h nach Infusion von Thrombozytenkonzentraten (und FFP, s. o.) auf. Ak gegen HLA und insbesondere gegen **HNA** (human neutrophil antigens) führen zur Aktivierung und Agglutination von Granulozyten, die Lungenkapillaren verstopfen. Durch von ihnen ausgeschüttete Enzyme und Sauerstoffradikale kommt es zu einer Permeabilitätssteigerung der Lungenkapillaren (Lungenödem, Hypotonie, Fieber). Letalität: 10 % der Betroffenen.

4.7 Transplantationsimmunologie

Für eine erfolgreiche Transplantation müssen eine AB0-Kompatibilität und eine möglichst weitgehende Übereinstimmung der HLA-Antigene zwischen Empfänger und Spender bestehen. Eine vollständige Übereinstimmung ist aufgrund der Vielzahl der HLA-Allele extrem selten (bei Nichtverwandten: 1/300.000).

> **MERKE**
> Die auf allen kernhaltigen Körperzellen zu findenden **MHC-Klasse-I-Moleküle** sind bezüglich einer möglichen Abstoßung weniger wichtig als die **MHC-Klasse-II-Moleküle**. Daneben ist die quantitative Verteilung der HLA-Antigene auf der Zellmembran von Bedeutung: Parenchymatöse Organe (z. B. Niere, Leber) haben eine wesentlich höhere HLA-Antigen-Dichte; ihre Transplantation erfordert deshalb eine bessere Übereinstimmung zwischen Spender und Empfänger als die eines zellarmen Organs (z. B. die Kornea).

Die verbesserten Transplantationsergebnisse der letzten Jahre sind auf die Weiterentwicklung der Immunsuppression zurückzuführen. Eine erfolgreiche Transplantation ist hierdurch auch bei HLA-Inkompatibilität möglich geworden.

4.7.1 Abstoßungsreaktionen

Durch die Transplantation von Fremdorganen wird ein Teil der körpereigenen T-Lymphozyten durch die inkompatiblen HLA-Moleküle des Transplantats aktiviert. Dies erfolgt durch reguläre Prozessierung und Präsentation der HLA-Moleküle an die körpereigenen DTH-Zellen (➤ 4.5.3). Dadurch werden zwei immunologische „Todesspiralen" ausgelöst:
- DTH-Zellen setzen Zytokine frei (z. B. IL-2, TNF-α und INF-γ), die weitere Effektorzellen des unspezifischen Immunsystems aktivieren mit der Folge einer Entzündungsreaktion (**Typ-IV-Reaktion**).
- Das B-Zell-System wird zur Bildung von **Anti-HLA-Antikörpern** angeregt. Diese binden sich an das Fremd-HLA, was wiederum das Komplementsystem aktiviert und so zur Lyse der Fremdzellen führt (**Typ-II-Reaktion**).

Nach dem zeitlichen Auftreten wird eine Abstoßungsreaktion des Empfängers gegen das gespendete Organ unterteilt in (s. a. ➤ Tab. 4.16):

Hyperakute Abstoßung Ursache sind schon vorhandene Ak bei Blutgruppeninkompatibilität oder eine im Rahmen von Bluttransfusionen stattgefundene Sensibilisierung gegen MHC-Klasse-I-Antigene des Spenders (➤ 4.1.8). Pathogenetisch kommt es zur Bildung von Antigen-Antikörper-Komplexen, die wiederum das Komplementsystem aktivieren. Es kommt zur massenhaften Einwanderung von neutrophilen Granulozyten in das Transplantat; in den Kapillaren bilden sich Koagele, sodass das Organ nicht mehr vaskularisiert werden kann. Die hyperakute Abstoßung entspricht im weitesten Sinn einer Typ-II-Reaktion nach Coombs und Gell. Das Transplantat nimmt seine Funktion meist gar nicht erst auf.

Akute Abstoßung Pathogenetisch liegt eine zellvermittelte Überempfindlichkeitsreaktion (im weitesten Sinn eine Typ-IV-Reaktion nach Coombs und Gell) vor: INF-γ bewirkt im Transplantat eine verstärkte Expression von MHC-Antigenen. Bei nichtvollständiger HLA-Übereinstimmung werden hierdurch zytotoxische CD8+-T-Zellen des Empfängers aktiviert, welche die Transplantatzellen vernichten. Noch mehr als bei der hyperakuten Abstoßung

Tab. 4.16 Übersicht über Transplantatabstoßungsreaktionen.

	hyperakute Abstoßung	akute Abstoßung	chronische Abstoßung
Häufigkeit	wegen rigoroser Spenderauswahl selten (< 1 %)	häufig (50 %)	häufig (50 %); die Häufigkeit steigt mit der Zahl der akuten Abstoßungsreaktionen an.
Histopathologie	Thrombose, Blutung, Ansammlung von segmentkernigen Granulozyten	Leukozyteninfiltration, Ödem, Gewebenekrose	Leukozyteninfiltration, interstitielle Fibrose, Bildung einer Neointima in den Blutgefäßen
Beginn	Minuten bis Tage nach Transplantation	normalerweise innerhalb des 1. Jahrs nach Transplantation	normalerweise 5–10 Jahre nach Transplantation, kann jedoch schon Wochen nach der Transplantation auftreten
Pathologie	Endothelschaden, intraluminale Thrombosen, Gewebeinfarkte	T-Zell-Aktivierung durch Alloantigene des Transplantats; Gewebeinfiltration mit Gewebeschädigung	pathologische Gefäß- und Gewebeneubildung, andauernde Stimulation durch Zytokine, Chemokine und Gewebewachstumsfaktoren

kommt es zur Transplantatvaskulopathie. Eine Intensivierung der Immunsuppression ist notwendig, um das Transplantat zu retten.

Chronische Abstoßung Schleichend verlaufende Abstoßung. Ist für die meisten Organverluste verantwortlich: 6–7 % der Transplantate gehen jährlich ab dem 2. Jahr verloren (im 1. Jahr allein: 2–3 %). Der pathogenetische Mechanismus ist noch nicht genau geklärt, allerdings wird eine Typ-III-Reaktion nach Coombs und Gell als wahrscheinlich angesehen. Es kommt zur persistierenden perivaskulären Entzündung und Arteriosklerose im Organ. Die chronische Abstoßung lässt sich oft nur schwer durch eine immunsuppressive Therapie beeinflussen.

MERKE
Fehlende Übereinstimmung der HLA-DR-Antigene ist mit einer höheren Rate akuter Abstoßungen assoziiert, eine HLA-A- und HLA-B-Inkompatibilität führt eher zur chronischen Abstoßung.

Klinik
Funktionsverschlechterung des Transplantats sowie erhöhte Entzündungsparameter. Organspezifische Laborwerte sind erhöht, das Organ wird ödematös (Beispiel: sonografische Nierenvergrößerung). Klinisch unterscheiden sich die zeitlich unterschiedlichen Abstoßungsmechanismen **nicht**.

4.7.2 Graft-versus-Host-Reaktion

Eine Transplantationsreaktion des gespendeten Organs gegen den Empfängerorganismus ist möglich, wenn immunkompetente Zellen mit übertragen werden. Die immunologische Reaktion der mit transplantierten immunkompetenten Zellen gegen den Empfänger wird als Graft-versus-Host-Reaktion (engl. **graft versus host disease**, Abk. **GvHD**) bezeichnet.

Pathogenese
Bei jeder Transplantation werden Leukozyten in geringer Zahl mit übertragen, meist werden sie jedoch kurz nach der Transplantation vernichtet. Wird ein Transplantat mit einem hohen Gehalt an immunkompetenten Zellen (z. B. **Transplantation allogener Stammzellen**) in einen stark immunsupprimierten Empfänger eingepflanzt (z. B. bei Leukämie oder Knochenmarkaplasie bzw. -suppression), so können v. a. T-Lymphozyten aus dem Transplantat ausgeschwemmt werden und die lymphatischen Gewebe des Empfängers infiltrieren. Die eingewanderten Lymphozyten werden nun durch das unterschiedliche HLA-Muster der Zellen des Empfängers stimuliert und können prinzipiell alle Organe und Zellen angreifen. Eine (allerdings noch unklare) Rolle bei der GvH-Reaktion wird nicht-MHC-restringierten γ/δ-Lymphozyten zugeschrieben (➤ 4.1.3).

Meist tritt eine akute GvHD 1–4 Wochen nach Transplantation auf. Eine GvHD ist auch möglich nach Bluttransfusion bei Empfängern mit Immundefekt. Durch Transfusion leukozytendepletierter bzw. bestrahlter Konserven wird dies weitestgehend vermieden.

Klinik
Je nach Befall sind unterschiedlichste Erscheinungsformen möglich (Dermatitis, Hepatitis, Pneumonitis, Karditis, ZNS-Befall u. a.), und der Verlauf kann **perakut**, **akut** und **chronisch** verlaufen. Auch das Immunsystem des Empfängers kann Ziel der GvHD sein, was zusammen mit der bereits bestehenden medikamentösen Immunsuppression häufig zum vollständigen Zusammenbrechen der Infektabwehr führt.

4.7.3 Vorbeugung der Abstoßungsreaktion

Zur Vermeidung von Abstoßungsreaktionen muss die Immunreaktion des Empfängers gegen das Spenderorgan (ausgelöst durch HLA- und Blutgruppeninkompatibilitäten) unterdrückt werden (**Basisimmunsuppression**). Durch die optimierte Basisimmunsuppression hat sich die Transplantatüberlebenszeit deutlich verbessert.

> **Patho-Info**
> **Transplantatüberlebenszeit unter Immunsuppression**
>
> Nach 1 Jahr funktionieren 90 % aller transplantierten Nieren und Herzen; nach 10 Jahren noch 50 % der Nieren. Die 10-Jahres-Überlebensrate der Herztransplantierten liegt bei 40–50 %. Nach Lebertransplantation überleben 65 % die ersten 5 Jahre. Bei der kombinierten Herz-Lungen-Transplantation sind die Resultate ungünstiger: Die 3-Jahres-Überlebensrate beträgt 40 %. [PB, FF]

Die Immunsuppression ist während der gesamten Überlebenszeit des Transplantats notwendig. Das (schwer zu erreichende) Ziel ist es, die Abstoßungsreaktion zu unterdrücken und gleichzeitig die immunologische Abwehr von Infektionserregern zu erhalten. Die eingesetzten Medikamente finden sich in ➤ Tab. 4.17. Üblicherweise werden mehrere Medikamente zu einer **Zweifach- oder Dreifach-Immunsuppression** kombiniert (z. B. Ciclosporin, Mycophenolat-Mofetil und Kortikosteroide), um eine stärkere Immunsuppression bei gleichzeitig vermindertem Nebenwirkungsprofil zu erzielen.

Schwerwiegende Nebenwirkungen

Infektionen führen neben dem **Organversagen** (z. B. Herz, Lunge) am häufigsten zum Tode. Der immunsupprimierte Patient bleibt sein Leben lang anfällig gegen Infektionen, die bei Eintreten oft gravierende und protrahierte Verläufe nehmen. Differenzialdiagnostische Probleme bereiten Medikamentennebenwirkungen (z. B. nach Nierentransplantation: nephrotoxische Ciclosporinwirkung oder Abstoßungsreaktion) oder atypische Infekte (z. B. Zytomegalie-Infektion durch CMV-positives Transplantat).

Lebendimpfungen (z. B. Masern) sind unter Immunsuppression wegen der Infektionsgefahr kontraindiziert.

Therapie der Abstoßungsreaktionen

Kommt es trotz der vor der Transplantation eingeleiteten Immunsuppression zu einer Abstoßungsreaktion, ist vorübergehend eine stärkere Immunsuppression indiziert, um den Verlust des Transplantats zu vermeiden. Die therapeutischen Optionen gegen die Abstoßungsreaktion, einschließlich Graft-versus-Host-Reaktion (GvHD), beinhaltet ➤ Tab. 4.17:

- hoch dosiert Glukokortikoide, meist als i. v. Bolusgabe über 3–5 Tage (bzw. Steigerung der oralen Glukokortikoiddosis)
- gezielte Lymphozytenhemmung:
  - **Anti-Lymphozyten-Globulin** (**Anti-Thymozyten-Globulin**): Die enthaltenen polyklonalen Ak reduzieren die Zahl der zirkulierenden Lymphozyten bzw. der zellulären Immunreaktion (UAW: Serumkrankheit, anaphylaktischer Schock).
  - **Anti-CD3-Antikörper** (**Muromonab CD3, Orthoclone OKT3®**): Dieser führt zur schnellen Reduktion zirkulierender T-Lymphozyten.
  - humanisierte mAk gegen die α-Untereinheit des IL-2-Rezeptors (**Daclizumab, Basiliximab**): v. a. prophylaktisch zur Verhinderung der Abstoßung vor Nierentransplantationen eingesetzt

Tab. 4.17 Medikamentöse Immunsuppression nach Organtransplantation (Auswahl).

Substanz		Basisimmun-suppression	Abstoßungs-behandlung	Wirkungsweise
Kortikosteroide		+	+	• verminderte Transkription proinflammatorischer Zytokine • Hemmung von Entzündungsmediatoren (z. B. Thromboxan, Leukotrienen, Prostaglandinen) • Hemmung der Migration und Aktivierung von Neutrophilen und Makrophagen • Hemmung der Degranulierung von Eosinophilen • verminderte T-Zell-Proliferation nach Antigenstimulierung
Calcineurin-Inhibitoren	Ciclosporin	+	–	Durch Ciclosporin wird **Calcineurin** (ein Schlüsselenzym in der Signalkette des aktivierten T-Zell-Rezeptors) blockiert. Dadurch werden die T-Zellen gehemmt. Ciclosporin hat keinen Einfluss auf die normale Infektabwehr. Nebenwirkungen: Nephrotoxizität, schmales therapeutisches Fenster.
	Tacrolimus	+	+	wie Ciclosporin von Pilzen abgeleitet; gleiche Wirkungsweise wie Ciclosporin, aber stärker wirksam
Sirolimus (Rapamycin)		+	+	blockiert die **IL-2-vermittelte T-Zell-Proliferation**; v. a. in Kombination mit Calcineurin-Inhibitoren eingesetzt
Azathioprin		+	–	**Purin-Antagonist**; reduziert die Proliferation von T-Zellen nach Antigenpräsentation. B-Zellen und Makrophagen werden in geringerem Ausmaß ebenfalls beeinflusst.
Methotrexat*		+	–	**Folsäureantagonist**; reduziert die Proliferation von T-Zellen nach Antigenpräsentation. B-Zellen und Makrophagen werden in geringerem Ausmaß ebenfalls beeinflusst
Cyclophosphamid*		+	–	**Alkylierung und damit kovalente Bindung an DNA** mit breiter Unterdrückung der zellulären Immunität sowie der Antikörperproduktion
Mycophenolat-Mofetil		+	–	**hemmt die Synthese von Guanin-Nukleotiden** und damit v. a. die Proliferation von B- und T-Zellen (Lymphozyten verfügen über keinen alternativen Weg der Guanosin-Synthese); ersetzt heute wegen seiner spezifischeren Wirkung auf Lymphozyten das ältere Azathioprin
OKT-3-Antikörper		–	+	**monoklonaler Maus-Antikörper** gegen den CD3-Teil des T-Zell-Rezeptors → Depletion der T-Lymphozyten
Basiliximab, Daclizumab		+	–	**gentechnisch hergestellte Antikörper** gegen den IL-2-Rezeptor auf Lymphozyten; v. a. in der Nierentransplantation eingesetzt
Anti-Thymozyten- bzw. Anti-Lymphozyten-Serum		+	+	**polyklonale Antikörper**, die aus Pferd- oder Kaninchen-Antiseren gegen humane Thymozyten oder Lymphozyten gewonnen werden. Die Ak richten sich gegen eine Vielzahl von Lymphozytenantigenen. Da diese Antigene auch teilweise von anderen Blutzellen exprimiert werden, können vielfältige Nebenwirkungen auftreten.

* Diese Immunsuppressiva werden heute in der Transplantationsmedizin kaum noch verwendet.

- humanisierter monoklonaler Ak gegen CD20 (**Rituximab**): ebenfalls meist prophylaktisch vor Nierentransplantationen eingesetzt
- Steigerung oder Umstellen der Immunsuppressiva, z. B. Wechsel von Ciclosporin auf **Tacrolimus** (Synonym: **FK506**; ist stärker immunsuppressiv wirksam als Cyclosporin), Wechsel von einer Zweifach- auf eine Dreifach-Immunsuppression (Tacrolimus und Steroide erweitert durch Mycophenolat-Mofetil)

- UV-Licht: Die Bestrahlung mit UV-A, zusammen mit einem Photosensitizer wie **Psoralen**, wirkt immunsuppressiv und wird zur Therapie der Haut-GvHD eingesetzt (zusammen PUVA genannt). Bei viszeralen Manifestationen der GvHD kommt auch eine extrakorporale UV-A-Bestrahlung des Blutes (**Photopherese**) in Betracht.

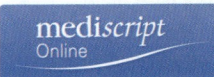

Und jetzt üben mit den passenden IMPP-Fragen:
http://www.mediscript-online.de/Fragen/KiaAngstwurm_Kap04
(Anleitung s. Buchdeckel-Innenseite).

KAPITEL 5

Lunge

Bearbeitet von Sylvère Störmann auf Grundlage des Kapitels im Basislehrbuch Innere Medizin, 4. A., Autoren: Jörg Braun und Herbert Renz-Polster

5.1	Anatomie und Physiologie	339
5.1.1	Anatomie	339
5.1.2	Physiologie	341
5.1.3	Leitsymptome und -befunde	347
5.1.4	Respiratorische Insuffizienz	350
5.1.5	Hyperventilationssyndrom	351
5.2	Diagnostik bei Lungenerkrankungen	351
5.2.1	Anamnese	352
5.2.2	Körperliche Untersuchung	352
5.2.3	Röntgen-Thorax	354
5.2.4	Andere bildgebende Verfahren	357
5.2.5	Lungenfunktionsdiagnostik	357
5.2.6	Bronchoskopie	361
5.2.7	Untersuchung der Blutgase	362
5.2.8	Diagnostik vor invasivem oder thoraxchirurgischem Eingriff	362
5.2.9	Chirurgische Diagnostik des Thorax	363
5.3	Erkrankungen der Atemwege	363
5.3.1	Akute Bronchitis	363
5.3.2	Chronische Bronchitis	364
5.3.3	Lungenemphysem	369
5.3.4	Asthma bronchiale	371
5.3.5	Bronchiektasen	380
5.3.6	Mukoviszidose (zystische Fibrose)	381
5.4	Infektiöse Lungenerkrankungen	383
5.4.1	Pneumonie	383
5.4.2	Lungenabszess	388
5.4.3	Tuberkulose	389
5.5	Interstitielle Lungenerkrankungen	397
5.5.1	Idiopathische Lungenfibrose (IPF)	399
5.5.2	Sarkoidose (Morbus Boeck)	400
5.5.3	Pneumokoniosen	403
5.5.4	Exogen-allergische Alveolitis (EAA)	404
5.5.5	Lungensequester	406
5.6	Schlafbezogene Atmungsstörungen	406
5.7	Störungen des „kleinen Kreislaufs"	409
5.7.1	Lungenembolie (LE)	409
5.7.2	Pulmonale Hypertonie und Cor pulmonale	417
5.8	ARDS	419
5.9	Neoplastische Lungenerkrankungen	420
5.9.1	Bronchialkarzinom	420
5.9.2	Andere thorakale Tumoren	425
5.10	Erkrankungen der Pleura	426
5.10.1	Pneumothorax	426
5.10.2	Pleuraerguss	428
5.10.3	Pleuritis	431
5.10.4	Pleuraempyem	431
5.10.5	Pleuramesotheliom	432

5 Lunge

> **Prüfungsschwerpunkte**
>
> +++ Tuberkulose, Pneumonie, Differenzialdiagnostik respiratorischer Symptome und Untersuchungsbefunde (Dyspnoe, Orthopnoe, Hämoptysen, Stimmfremitus, Auskultationsphänomene), Lungenembolie, Asthma bronchiale
>
> ++ Tumoren (Lungenkarzinom, insbesondere kleinzelliges, Pleuramesotheliom), chronische Bronchitis, (Spannungs-)Pneumothorax, Lungenfunktionsparameter, Lungenemphysem, exogen-allergische Alveolitis, Sarkoidose
>
> + Mukoviszidose, obstruktives Schlafapnoesyndrom, pulmonale Hypertonie

Die Lunge versorgt den Körper mit lebenswichtigem Sauerstoff und entsorgt das durch die auf Zellebene stattfindenden Verbrennungsvorgänge entstehende Kohlendioxid. Ihre große Bedeutung als lebensnotwendiges Organ wird durch die Tatsache reflektiert, dass in jedem Examen bei mindestens einem Fall eine Erkrankung des respiratorischen Systems im Mittelpunkt steht.

Die Lunge kann auf viele Arten geschädigt werden:
- **Infektionen und entzündliche Reaktionen** auf Umweltgifte sind häufige Krankheitsbilder, da die Lunge trotz ihrer Lage im Körperinneren noch immer eine Grenzfläche zur Außenwelt darstellt und dadurch in engen Kontakt mit Erregern und Umweltnoxen gerät.
- **Einschränkung des Gasflusses** (Atemwegsobstruktion): Das fein verästelte Bronchialsystem der Lunge mit etwa 23 Aufteilungen ist gegenüber entzündungs- oder anderweitig bedingten Verlegungen und Verengungen anfällig.
- **Dehnbarkeitsverlust mit Verminderung der austauschbaren Atemvolumina** (Lungenrestriktion): Das delikate Netzwerk von Membranen und Kapillaren, dessen dreidimensional-schwammartiger Aufbau durch eine fein ausbalancierte Eigenelastizität aufrechterhalten wird, kann durch Entzündungen, Vernarbungen und andere interstitielle Prozesse seine Dehnbarkeit verlieren.
- **Pumpversagen:** Die Lunge ist elastisch im Thorax „aufgehängt"; dieser stellt sozusagen eine Pumpe für die rhythmische Füllung des Lungenparenchyms dar. Diese Pumpe kann durch neurogene, muskuläre oder mechanische Prozesse ausfallen.
- **Neubildungen:** Als vierthäufigste Todesursache in Deutschland sind bösartige Neubildungen der Lunge ein wichtiges Gesundheitsthema und nicht zuletzt aufgrund vermeidbarer Ursachen wie dem Nikotinabusus von besonderer Bedeutung.

Hierbei handelt es sich teilweise um häufige Krankheitsbilder, die zur täglichen Routine des klinisch tätigen Arztes gehören. Ob Pneumonien im Rahmen multimorbiden Geschehens oder auch als Folge von Hospitalismus, COPD und Karzinome im Rahmen einer langjährigen Raucheranamnese oder reaktive Atemwegserkrankungen bei Belastung aus Beruf und/oder Umwelt: Lungenerkrankungen haben fächerübergreifende Relevanz und stellen auch einen bedeutenden Anteil des mündlich-praktischen Prüfungsteils dar.

5.1 Anatomie und Physiologie

5.1.1 Anatomie

Die Atemwege bestehen aus den oberen und unteren Luftwegen. Zu den oberen Luftwegen gehören Nase, Nasennebenhöhlen und Rachen. Zu den unteren Luftwegen gehören Kehlkopf, Luftröhre und Bronchien sowie deren Aufzweigungen bis zu den Alveolen. Die Trachea ist ein etwa 10–12 cm langer Kanal, der von nach dorsal offenen Knorpelringen gebildet wird. Er liegt nicht genau in der Mittellinie, sondern etwas nach rechts verschoben. An der Karina (lat. carina = Keil) teilt sich die Trachea in den rechten und linken Hauptbronchus auf; der rechte Hauptbronchus verläuft dabei steiler als der linke.

> **MERKE**
> Aus diesem Grund sind Aspirationen in das rechte Bronchialsystem – hier insbesondere in den Unterlappen – häufiger als in das linke.

Aufzweigung der Atemwege

Die beiden Lungenhälften sind nicht gleich aufgebaut: Die linke Lunge besteht aus Ober- und Unterlappen, während die rechte Lunge zusätzlich über einen Mittellappen verfügt. Unterteilt werden die Lappen in Segmente, von denen die rechte 10 und die linke Lunge 9 hat. Daher werden 55 % der Vitalkapazität von der rechten und nur 45 % von der linken Lunge erbracht.

Jeder **Lobärbronchus** teilt sich weiter in **Segment-** und **Subsegmentbronchien**. Nach etwa 23 Aufzweigungen sind die Alveolen erreicht (➤ Abb. 5.1). Die Bronchialwand enthält bis etwa zur siebten Aufteilung Knorpel und glatte Muskula-

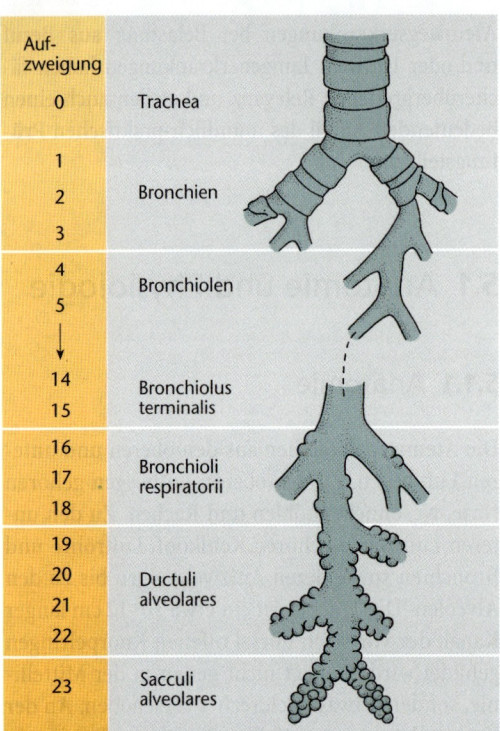

Abb. 5.1 Dichotome Aufzweigung der Atemwege. Die Ziffern links zeigen, bei welcher Aufzweigung die Strukturen jeweils zu finden sind. Nach 10–23 Aufzweigungen sind die Alveolen erreicht. [L157]

tur. In der Schleimhaut liegen zahlreiche zilientragende Epithelzellen sowie schleimproduzierende Becherzellen. Jenseits der siebten Aufteilung ist histologisch kein Knorpel mehr nachweisbar, die Muskelschicht und das Epithel werden dünner, auch Becherzellen verschwinden zunehmend: Die Luftwege werden nun **Bronchiolen** genannt. Zum Schluss teilen sich diese Bronchiolen innerhalb des **Azinus** (lat.: Weinbeere) in **respiratorische Bronchiolen**, die je etwa 200 **Alveolen** versorgen.

Alveolen

Die Lunge enthält etwa 300–400 Millionen Alveolen. Das die Alveolen auskleidende Epithel besteht aus großen, flachen Typ-I-Pneumozyten. Ihr extrem ausgezogenes Zytoplasma ermöglicht den eigentlichen **Gasaustausch**. Sie stammen von den kuboiden Typ-II-Pneumozyten ab, die ebenfalls in der Alveolarwand liegen. Diese sind nicht nur der Regenerationspool für die Typ-I-Pneumozyten, sondern produzieren zudem Surfactant.

Typ-I-Pneumozyten sind untereinander über *Tight Junctions* verbunden. Zusammen mit dem Endothel der Blutgefäße bilden sie die doppelschichtige **alveolo-endotheliale Barriere**, die die Alveolen gegen einen Flüssigkeitseinstrom aus dem Gefäßsystem abschottet. Ist die Barriere – z.B. durch eine schwere Entzündung – gestört, so resultiert ein kapilläres Leck mit Einstrom von Protein und Wasser in die Alveolen („alveolar flooding").

Alveolarmakrophagen

Jede Alveole wird von etwa 100 Alveolarmakrophagen bewohnt, die Makrophagenzahl kann aber erheblich schwanken (bei Rauchern kommen beispielsweise bis 10-mal mehr Makrophagen vor als bei Nichtrauchern). Alveolarmakrophagen stellen die residente Phagozytenpopulation im alveolären Kompartiment dar; sie bilden die erste zelluläre Abwehrfront in den Alveolen.

Alveolarfilm und Surfactant

Das alveoläre Epithel ist von einer dünnen Flüssigkeitsschicht, dem Alveolarfilm, bedeckt, in der sowohl Zellen als auch lösliche Substanzen enthalten sind. Dieser Alveolarfilm, der unter anderem mikrobizide Wirkung besitzt, ist seinerseits wiederum von Surfactant bedeckt, der die Oberflächenspannung der intraalveolären Flüssigkeit reduziert und so einen Kollaps der Alveolen verhindert.

Blutversorgung

Der **Pulmonalkreislauf** (oder „kleine Kreislauf") dient dem Gasaustausch. Das Lungen- bzw. Bronchialgewebe selbst wird über den systemischen Kreislauf versorgt, und zwar über die aus der Aorta entspringenden **Bronchialarterien**. Die das Gewebe versorgenden Bronchialkapillaren entleeren sich entweder in die **Bronchialvenen** (diese wiederum münden in die V. azygos) oder aber sie anastomosieren mit den Lungenvenen des kleinen Kreislaufs. Der so entstehende Rechts-links-Shunt erklärt, weshalb der pO_2 in den großen systemischen Arterien immer etwa 2 mmHg niedriger ist als der in den direkt mit der Alveolarluft equilibrierten Pulmonalkapillaren.

5.1.2 Physiologie

Der Gasaustausch zwischen der Alveolarluft und den Lungenkapillaren beruht auf einem passiven Diffusionsprozess, der durch die jeweiligen Partialdruckunterschiede der beiden Gase Sauerstoff und Kohlendioxid angetrieben wird. Der Gastransport durch den Bronchialbaum wird von der Thoraxpumpe beschleunigt, in die die Lungen „eingehängt" sind. Die Pumpe wird vom Zwerchfell, von den Interkostalmuskeln und – bei extremen Belastungen – auch von Teilen der Körpermuskulatur bedient. Sie schafft durch ihre muskuläre Aktion Luftdruckdifferenzen, durch die die Atemluft in den Alveolarraum ein- und ausströmt.

Atmung und Atmungsregulation

Atmung

Bei der Atmung bewegt sich Luft entlang einem Druckgefälle: Liegt der intraluminale Atemwegsdruck unterhalb des Atmosphärendrucks, strömt Luft in den Thorax ein (Einatmung); liegt er über dem Atmosphärendruck, strömt sie aus (Ausatmung) (➤ Abb. 5.2).

Die Inspiration ist somit ein aktiver Prozess, der durch die Abwärtsbewegung des Zwerchfells und die Bewegung der Rippen nach oben und außen durch die Interkostalmuskulatur zustande kommt. Die Exspiration hingegen erfolgt normalerweise passiv durch die Elastizität von Lunge und Thorax (Ausnahme: forcierte Exspiration).

Atemantrieb

Im Hirnstamm werden Inspiration und Exspiration so koordiniert, dass die Partialdrücke von Sauerstoff und Kohlendioxid im Blut nur wenig schwanken. Atemstimuli können in neurogene und chemische Faktoren unterteilt werden. Im Normalfall beruht die Steuerung der Atmung vor allem auf neurogenen Stimuli, die chemische Steuerung spielt vor allem bei schweren Atemstörungen und während des Nachtschlafs eine Rolle.

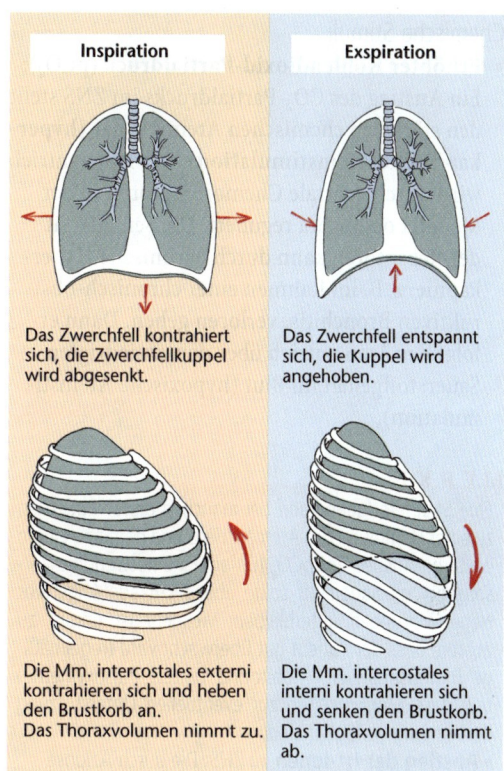

Abb. 5.2 Atemmechanik: Da die Lunge elastisch und selbst nicht aktiv beweglich ist, folgt sie passiv der Erweiterung und Verengung des Brustkorbs bei den Atembewegungen. [A400–190]

Neurogene Stimuli

Das Atemzentrum kann durch aus verschiedenen Körperregionen zusammenlaufende Nervenimpulse stimuliert werden, etwa durch Rezeptoren in den Muskeln und Gelenken, J-Rezeptoren der Lunge bzw. luminale pulmonale Rezeptoren. Auch direkt aktivierende Hirnregionen können atemstimulierend wirken, etwa bei sexueller Erregung oder beim Hyperventilationssyndrom (➤ 5.1.5).

> **MERKE**
> Bei Schädigung des Hirnstamms können schwere Störungen des Atemantriebs entstehen.

Chemische Stimuli
- **Erhöhter Kohlendioxid-Partialdruck** (pCO_2): Ein Anstieg des CO_2-Partialdrucks im ZNS stellt den stärksten chemischen Atemreiz dar (**hyperkapnische Atemstimulation**). Der Atemantrieb wird durch zentrale Chemorezeptoren in der Medulla oblongata reguliert. Die Sensitivität der Rezeptoren kann durch chronische Hyperkapnie, z. B. im Rahmen einer chronisch-obstruktiven Bronchitis, verloren gehen. Dann erfolgt der Atemantrieb über den erniedrigten Sauerstoffgehalt im Blut (hypoxische Atemstimulation).

MERKE
Eine Sauerstoffgabe kann bei manchen dieser Patienten zu einer Hemmung des Atemantriebs und damit zu einem weiteren Anstieg des pCO_2 führen. Eine notwendige Versorgung mit Sauerstoff sollte aber nicht aus Angst vor Nebenwirkungen unterbleiben; vielmehr ist darauf zu achten, dass der Patient gut überwacht wird (regelmäßige Blutgasanalysen, Monitoring mittels Pulsoxymetrie) und dass Möglichkeiten zur eventuellen Unterstützung der Atmung verfügbar sind.

- **Anstieg der H^+-Ionen** im ZNS: Die durch Azidose ausgelöste Atemstimulation zeigt sich durch Hyperventilation mit vermehrter Atemtiefe bei normaler oder erhöhter Atemfrequenz (sog. Kussmaul-Atmung).
- **Erniedrigter Sauerstoffpartialdruck:** Niedrige arterielle pO_2-Werte im Blut stimulieren periphere Chemorezeptoren im Glomus caroticum und in der Aorta. Dieser peripher ausgelöste Atemantrieb ist jedoch viel schwächer als die Stimulation durch den CO_2-Anstieg. Das Atemzentrum kann durch eine schwere Hypoxämie sowie durch Sedativa (z. B. Opiate, Alkohol) gehemmt werden.

Pathologische Atmungstypen
Klinisch wichtig ist die Unterscheidung pathologischer Atmungstypen (➤ Abb. 5.3):
- Die **Kussmaul-Atmung** ist z. B. bei metabolischer Azidose – typischerweise beim ketoazidotischen Koma im Rahmen einer diabetischen Entgleisung – zu beobachten. Durch die Hyperventilation mit beschleunigter und vor allem vertiefter Atmung wird der pCO_2 gesenkt und so eine respiratorische Kompensation der Azidose ermöglicht.

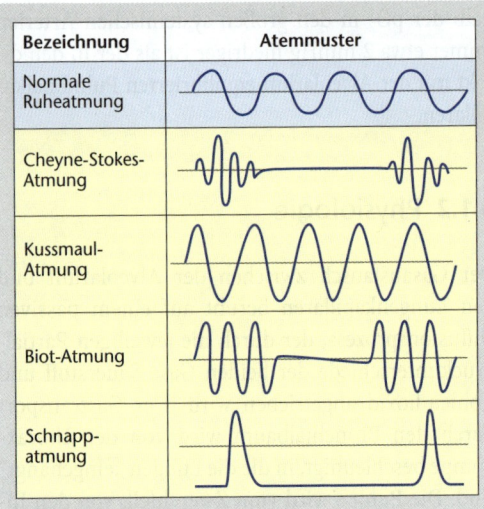

Abb. 5.3 Pathologische Atmungstypen. [A400]

- Die **Cheyne-Stokes-Atmung** ist typisch für die schwere Herzinsuffizienz und wird auch als **hypokapnische Apnoe** bezeichnet: Im Rahmen einer Bedarfshyperventilation wird CO_2 bis unter die Apnoeschwelle „abgeraucht" – erst wenn dann der pCO_2 wieder ansteigt, setzt die Atmung erneut ein.
- Die **Biot-Atmung** weist auf eine schwerwiegende ZNS-Störung hin.
- Die **Schnappatmung** tritt vor allem präfinal auf.

Aufgaben der Lunge

Die Lunge erfüllt drei Hauptaufgaben:
- Aufnahme von Sauerstoff ins Blut (Oxygenierung)
- Abgabe von Kohlendioxid aus dem Blut an die Atmosphäre
- Beteiligung an der Säure-Base-Regulation durch die Fähigkeit zur CO_2-Abgabe.

Alle diese Funktionen beruhen auf einem adäquaten Gasaustausch, der nur gewährleistet ist, wenn:
- alle Lungenabschnitte ungehindert ventiliert werden (adäquate **Ventilation**),
- die Gase ungehindert zwischen Alveolarraum und Blutgefäßsystem diffundieren können (adäquate **Diffusion**),

- alle Lungenabschnitte adäquat mit Blut versorgt sind (adäquate **Perfusion**).

Zu den weitergehenden Aufgaben der Lunge zählen etwa ihre Filterfunktion (Staubpartikel, Thromben) sowie ihre Beteiligung an der Blutdruckregulation (Angiotensin Converting Enzyme, ACE).

Ventilation

Dieser Begriff beschreibt den Gasfluss von der Außenwelt in die Alveolen und umgekehrt. Er besagt, wie gut der Alveolarraum „belüftet" wird. Das gebräuchliche Maß für die Ventilation ist das **Atemminutenvolumen** (Atemfrequenz × Atemzugvolumen). Ein Teil der eingeatmeten Luft verbleibt in Bereichen der Atemwege, die nicht am Gasaustausch beteiligt sind und als **Totraum** bezeichnet werden (etwa Trachea und Bronchien). Diese **Totraumventilation** macht normalerweise etwa ein Drittel des Atemminutenvolumens aus, kann jedoch bei manchen Erkrankungen – wie etwa beim Emphysem – deutlich höher sein.

Diffusion

Wie viel O_2 bzw. CO_2 aus den Alveolen ins Blut diffundiert oder umgekehrt, hängt von den Gaseigenschaften, der Diffusionsstrecke, der Gasaustauschfläche und den jeweiligen Konzentrationsgradienten ab.

- **Diffusionseigenschaften der Gase:** CO_2 diffundiert etwa 6-mal rascher und seine Löslichkeit im Blut ist 20-mal größer als die von O_2. Deshalb führen Diffusionsstörungen praktisch nie zu einer Hyperkapnie.
- **Höhe des Druckgradienten:** Der Druckgradient für ein bestimmtes Gas entspricht der Differenz zwischen den Partialdrücken in der Alveole und dem gemischt-venösen Blut in der Lungenkapillare. Je besser also die alveoläre Ventilation ist, desto größer sind die Druckgradienten von CO_2 und O_2.
- **Dicke der alveolokapillären Membran:** Diese ist beim Lungenödem (z. B. durch Linksherzinsuffizienz) und bei Bindegewebevermehrung (z. B. bei Lungenfibrose) erhöht. Entsprechend ist die Diffusion erschwert.
- **Größe der Diffusionsfläche:** Normal sind etwa 100 m^2. Die Diffusionsfläche ist beim Lungenemphysem und nach Lungenteilresektion verkleinert. Hierdurch verkürzt sich die Kontaktzeit von Blut und lufthaltiger Alveole (normal 0,3–0,5 Sekunden). Es resultiert eine Diffusionsstörung, obwohl die einzelne alveolokapilläre Einheit intakt ist.

Perfusion

Der dem Gasaustausch dienende **Lungenkreislauf** muss zu allen Zeiten das stark schwankende Herzzeitvolumen aufnehmen können, ohne dabei starke Druckschwankungen zuzulassen. Das pulmonale Gefäßbett ist deshalb dehnbar und arbeitet im Vergleich zum Systemkreislauf (der ja auch weit entfernte Körperabschnitte versorgen muss) auf niedrigem Druckniveau. Der Gefäßwiderstand im kleinen Kreislauf beträgt nur ein Zehntel des Widerstandes im Systemkreislauf. Der systolische Druck in der Pulmonalarterie entspricht dem systolischen rechtsventrikulären Druck und liegt bei rund 25 mmHg (3,3 kPa), der diastolische Druck in der Pulmonalarterie liegt bei 8 mmHg (1,1 kPa). Die aus den Lungenarterien hervorgehenden Arteriolen sind arm an glatter Muskulatur. Sie münden in breite, vielfältig anastomosierende, die Alveolen wie ein Korb umgebende Kapillaren. In ihnen herrscht ein Druck von knapp 10 mmHg (1,3 kPa).

Der **Lungengefäßwiderstand** und damit der Blutdruck in den Pulmonalarterien kann vor allem durch drei Faktoren erhöht werden:

- Durch Hypoxämie, Hyperkapnie oder Azidose kommt es zur zunächst reversiblen Vasokonstriktion der Lungengefäße und damit zu einer widerstandsbedingten Druckerhöhung.
- Bei Linksherzversagen oder Mitralklappenfehlern kommt es zum Rückstau von Blut in das Lungengefäßsystem und damit zu einer volumenbedingten Druckerhöhung.
- Lungenkrankheiten, die den Lungengefäßquerschnitt reduzieren (z. B. Lungenemphysem oder Lungenembolie), können ebenfalls zu einer widerstandsbedingten Druckerhöhung führen, die irreversibel sein kann.

Das Verhältnis von Ventilation (V) zu Perfusion (Q)

Entscheidend für einen effektiven Gasaustausch ist unter anderem die Abstimmung der Ventilation auf die Perfusion und umgekehrt. Werden etwa nichtventilierte Lungenanteile gut perfundiert, so strömt der in diese Regionen fließende Blutanteil desoxygeniert in die systemische Zirkulation zurück und vermindert so die Sauerstoff-Konzentration im arteriellen Blut. Umgekehrt kommt es durch Ventilation von nichtperfundierten Lungenanteilen zu einer erhöhten Totraumventilation (➤ Abb. 5.4). Die Lunge kann regionale Ventilations-Perfusions-Inhomogenitäten dadurch ausgleichen, dass die durch mangelnde Ventilation einzelner Lungenabschnitte entstehende lokale Hypoxie eine ebenso lokale Vasokonstriktion und damit eine Abnahme der Perfusion auslöst (hypoxische pulmonale Vasokonstriktion, sog. Euler-Liljestrand-Reflex). Hierdurch wird der Blutfluss in nicht oder weniger hypoxische Areale umverteilt.

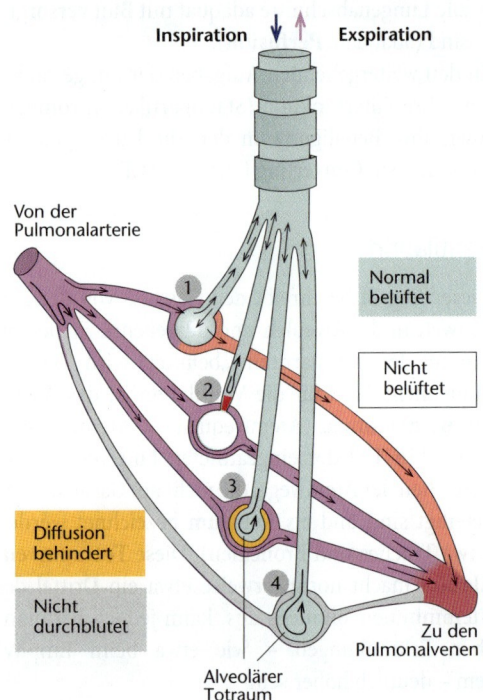

Abb. 5.4 Verteilungsstörungen in der Lunge. 1 = normal belüftete und durchblutete Alveole; 2 = Ventilationsstörung, z. B. bei Asthma bronchiale; 3 = Diffusionsstörung, z. B. bei Lungenfibrose; 4 = Perfusionsstörung, z. B. bei Lungenembolie. [L157]

Störungen der Lungenfunktion

Ventilationsstörungen

Ventilationsstörungen sind durch einen Abfall des Atemminutenvolumens definiert und können auf zwei völlig unterschiedlichen Wegen entstehen: durch **obstruktive** und durch **restriktive** Lungenerkrankungen. Ventilationsstörungen lassen sich durch bestimmte Lungenfunktionsuntersuchungen quantifizieren, z. B. Spirometrie, Bodyplethysmografie, Bestimmung der Diffusionskapazität und Blutgasanalyse.

Obstruktive Ventilationsstörungen
Hierbei ist der dem Gasfluss entgegengebrachte Widerstand in den Luftwegen erhöht. Eine solche Widerstandserhöhung entsteht durch Lumeneinengung oder -verlegung und wird deshalb als **obstruktive Ventilationsstörung** bezeichnet (➤ Tab. 5.1). Dabei ist bei intrathorakaler Obstruktion v. a. die Exspiration, bei extrathorakaler Obstruktion dagegen v. a. die Inspiration behindert.

Restriktive Ventilationsstörungen
Hierbei ist die Dehnbarkeit (Compliance) von Lunge oder Thorax so weit eingeschränkt, dass das Fassungsvolumen der Lunge (Vitalkapazität bzw. intrathorakales Gasvolumen) abfällt. Für den Verlust der Dehnbarkeit der Lunge können sowohl intra- als auch extrapulmonale Veränderungen verantwortlich sein (➤ Tab. 5.1). Aufgrund der zugrunde liegenden Pathomechanismen (z. B. interstitielle Entzündung) beeinträchtigen restriktive Prozesse häufig die Diffusionskapazität.

Diffusionsstörungen

Durch Veränderungen der Diffusion kann es ebenfalls zu Störungen der Lungenfunktion kommen. Typische Gründe hierfür sind die Verlängerung der Diffusionsstrecke (etwa bei interstitiellen Entzündungen oder einem Lungenödem), die Reduktion der Diffusionsfläche (etwa durch große Raumforde-

Tab. 5.1 Obstruktive und restriktive Atemstörungen.

obstruktive Erkrankungen		restriktive Erkrankungen	
der oberen Luftwege (oberhalb der Thoraxapertur)	der unteren Luftwege (unterhalb der Thoraxapertur)	den Thorax und Pleuraraum betreffend	die Lungen betreffend
• Atemwegsverlegung durch Tumoren oder Fremdkörper • Pseudokrupp • obstruktives Schlafapnoe-Syndrom • Epiglottitis	• Asthma bronchiale • chronisch-obstruktive Bronchitis • Fremdkörper der unteren Luftwege • Tracheitis	• Myasthenia gravis • Guillain-Barré-Syndrom • Pleuraerkrankungen (Pleuraerguss, Pleuraschwarte) • Pneumothorax • instabiler Thorax (z. B. durch Rippenserienbruch) • massive Fettsucht • Versteifung des Brustkorbs durch M. Bechterew oder schwere Kyphoskoliose • Zwerchfelllähmung	• interstitielle Lungenerkrankungen (z. B. Sarkoidose, Lungenfibrose) • Lungenödem, Pneumonie, Mukoviszidose • Ausfall eines Lungenanteils durch Atelektasen, Raumforderungen, Pneumonie, Lungenembolie, Lungenresektion • erhöhte Oberflächenspannung in den Alveolen (z. B. bei ARDS)

rungen oder bei Zustand nach Resektion) sowie die verminderte Diffusion durch kürzere Kontaktzeit bzw. herabgesetzte Transportkapazität. Aufgrund seiner Diffusionseigenschaften ist der Kohlendioxid-Transport vom Blut in die Alveolen praktisch nie durch Diffusion limitiert.

Perfusionsstörungen

Reine Perfusionsstörungen sind im Vergleich zu den anderen Störungen relativ selten. Sie treten bei allen Einschränkungen der Lungenstrombahn auf, z. B. bei Lungenembolie sowie bei allen Lungenerkrankungen mit Veränderung der interstitiellen Architektur wie z. B. Emphysem oder Lungenfibrose.

Sauerstofftransport im Blut

Gelöster und an Hb gebundener Sauerstoff

Sauerstoff löst sich relativ gut im Plasma. Wie viel Sauerstoff dabei in Lösung geht, hängt vom jeweils herrschenden Sauerstoffpartialdruck ab. Plasma enthält bis zu 3 ml gelösten Sauerstoff/l Blut. Diese Menge ist viel zu gering, um den Sauerstoffbedarf des Körpers zu decken, der schon in Ruhe 250 ml Sauerstoff pro Minute benötigt. Aus diesem Grund verfügt der Körper über komplexe O_2-Transportmoleküle, die Hämoglobine. Diese können pro Gramm bis zu 1,34 ml Sauerstoff binden, sodass das Blut nun 75-mal mehr Sauerstoff transportieren kann. Das Sauerstoffangebot (DO_2) kann durch Multiplikation des arteriellen Sauerstoffgehalts, der wiederum von der Hämoglobin-Konzentration und der Sauerstoffsättigung abhängt, mit dem Herzminutenvolumen berechnet werden. Hämoglobin-Wert und Herzzeitvolumen stellen damit wesentliche Faktoren der Sauerstoffversorgung dar.

Veränderungen der Affinität des Hb

Die Affinität des Sauerstoffs zum Hämoglobin ist vom jeweiligen Partialdruck abhängig und wird üblicherweise als Dissoziationskurve grafisch dargestellt (SaO_2 im Verhältnis zum pO_2). In Abhängigkeit von der biochemischen Zusammensetzung des Blutes kann sich hierbei die Hb-Affinität des Sauerstoffs nach rechts oder nach links verschieben. Erhöht sich die Affinität zwischen den beiden Molekülen, so verschiebt sich die Kurve nach links, erniedrigt sich die Affinität, so verschiebt sich die Kurve nach rechts.

- **Rechtsverschiebung der Kurve:** Die Affinität nimmt ab bei Azidose, Hyperkapnie, hoher Körpertemperatur und hohen erythrozytären Konzentrationen an 2,3-Diphosphoglycerat (2,3-DPG). Hierdurch ist die O_2-Abgabe an das Gewebe erleichtert.

- **Linksverschiebung der Kurve:** Die Affinität nimmt zu bei Alkalose, niedrigem pCO$_2$, niedriger Körpertemperatur und niedrigen erythrozytären Spiegeln von 2,3-DPG. Hierdurch ist die O$_2$-Aufnahme in der Lungenstrombahn erleichtert.

Dementsprechend kann für einen pO$_2$ von 60 mmHg (8 kPa) einmal eine Sauerstoffsättigung von 95 % und ein andermal eine solche von 70 % gemessen werden.

Kohlenmonoxidvergiftung

Die Kohlenmonoxidvergiftung ist weltweit die häufigste zum Tode führende unbeabsichtigte Vergiftung. Das geruchlose Kohlenmonoxid (CO) hat eine 250-fach größere Affinität zum Hämoglobin als Sauerstoff und senkt damit die Sauerstoffsättigung konzentrationsabhängig. Normalerweise sind 2 % (bei Rauchern bis 10 %) des Hämoglobins mit CO gesättigt (**Carboxyhämoglobin**, HbCO). Schon bei HbCO-Spiegeln von 15 % können die grippeähnlichen Symptome der Kohlenmonoxidvergiftung auftreten: Kopfweh, Schwindel, Übelkeit. Bei Spiegeln über 25 % treten Koma, Krampfanfälle, bei vorbestehender KHK auch Herzinfarkte auf. Die Soforttherapie erfolgt durch Maskenbeatmung mit 100 % Sauerstoff. Trotz Behandlung treten bei 40 % der Vergifteten längerfristige ZNS-Störungen auf (Gedächtnisstörungen, kognitive Defekte, Bewegungsstörungen).

> **MERKE**
>
> Die Sauerstoffspannung (pO$_2$) wird durch Kohlenmonoxid nicht verändert, sodass eine Blutgasanalyse ohne Messung der Sauerstoffsättigung eine CO-Vergiftung nicht aufdecken kann. Auch die Pulsoxymetrie ist unzuverlässig, da sie die Sauerstoffsättigung grob überschätzt. Bei Verdacht auf CO-Vergiftung wird deshalb das HbCO im Blut spektrophotometrisch bestimmt (sog. CO-Oxymetrie).

Pulmonale Abwehrmechanismen

Viele Lungenerkrankungen entstehen durch das Versagen der pulmonalen Abwehrmechanismen, die die Lunge des Gesunden vor Partikeln und Fremdorganismen schützen. Die pulmonalen Abwehrmechanismen können in mechanische, zelluläre und humorale Faktoren unterteilt werden.

Mechanische Barrieren

Mehr als 90 % der Partikel, die größer als 10 μm im Durchmesser sind (z. B. Gräserpollen), werden bereits in der Nase oder im Nasopharynx abgefangen. Die Stimmritze und die Epiglottis stellen eine effektive Barriere dar, die aber z. B. durch Intubation oder im Rahmen von neurologischen Erkrankungen durchbrochen werden kann. Partikel von 5–10 μm erreichen die großen Atemwege, und nur Partikel mit einem Durchmesser von 1–5 μm gelangen in die peripheren Atemwege und Alveolen. Der Hustenreflex entfernt Partikel, die die Stimmritze überwunden haben, sehr effektiv. Dieser Reflex ist nur schwer zu unterdrücken, was die tiefe Sedierung erklärt, die benötigt wird, um den Hustenreflex etwa bei der Intubation auszuschalten.

Muköziliäre Clearance

Die Atemwege sind von einer etwa 5 μm dicken Schleimschicht bedeckt, die über den Zilien der Bronchialepithelien schwimmt. Der Schleim wird von Becherzellen und Schleimdrüsen, die v. a. in den großen Atemwegen nachweisbar sind, sezerniert. Durch diese Schleimschicht wird zum einen ein direkter Kontakt zwischen Partikeln und der Zelloberfläche vermieden, zum anderen ein ständiger Transport aus der Lunge ermöglicht. Dieser Prozess wird auch als **muköziliäre Clearance** bezeichnet. **Zigarettenrauch** lähmt die Zilien und behindert so die muköziliäre Clearance; gleichzeitig bewirkt Zigarettenrauch eine vermehrte Sekretion von Schleim, der jedoch nicht weitertransportiert werden kann und so ideale Kulturbedingungen für Bakterien bietet. Dies resultiert in einer bronchopulmonalen Kolonisation; gleichzeitig wird die Kontaktzeit zu karzinogenen Substanzen verlängert. Beim **Syndrom der immotilen Zilien** (z. B. Kartagener-Syndrom) ist der Tubulusapparat in den Zilien gestört, sodass die koordinierte Beweglichkeit und die Schlagfrequenz der Zilien beeinträchtigt sind. Bei der **Mukoviszidose** wird dagegen primär ein pathologisch zähes Sekret gebildet, zusätzlich werden durch die chronische Entzündung die zilientragenden Zellen zerstört.

Humorale Abwehrmechanismen der Lunge

- **Laktoferrin** wird u. a. von epithelialen Zellen in den großen Atemwegen sezerniert und wirkt bakterizid.
- **IgA** stellt in den Atemwegen wie auch im Gastrointestinaltrakt das wichtigste Immunglobulin dar. Es liegt überwiegend in dimerer Form als sekretorisches IgA vor.
- **Proteasen** werden von pulmonalen Phagozyten freigesetzt und wirken stark bakterizid. **Antiproteasen** wie das α_1-Antitrypsin schützen den Organismus vor überschießender Proteasenaktivität.
- **Komplementfaktoren** dienen der Opsonierung von Mikroorganismen und der Aktivierung von inflammatorischen Zellen wie z. B. Phagozyten und Lymphozyten.
- **Surfactant** ist Voraussetzung für die Belüftung der distalen Abschnitte der Lunge.

Zelluläre Abwehrmechanismen der Lunge

- Die **Alveolarmakrophagen** bilden die residente Phagozytenpopulation im pulmonalen Kompartiment; jede Alveole wird dabei von etwa 100 Zellen „bewohnt".
- **Neutrophile Granulozyten** können zum einen hoch toxische Sauerstoff-Radikale generieren. Zum anderen sind in den Granula dieser Zellen eine Reihe von gewebetoxischen Substanzen gespeichert, wie z. B. Elastase, Laktoferrin und Myeloperoxidase. Neben den potenten mikrobiziden Wirkungen können diese Substanzen auch körpereigene Strukturen schädigen. So können z. B. sekundäre Bronchiektasen durch einen Überschuss an Elastase entstehen.
- **Pulmonale Lymphozyten** bilden das bronchusassoziierte Lymphsystem (bronchus-associated lymphoid tissue, BALT). Sie können z. B. bei Sarkoidose vermehrt sein (lymphozytäre Alveolitis) und dann eine Gewebeschädigung bewirken.
- Die in **eosinophilen Granulozyten** enthaltenen toxischen Proteine können Parasiten abtöten, die aber heute kaum mehr eine Rolle spielen. Dafür vermitteln und verstärken die ebenfalls enthaltenen proinflammatorischen Lipidmediatoren (z. B. Leukotriene) die Entzündungsreaktion beim allergischen Asthma.

5.1.3 Leitsymptome und -befunde

Luftnot

Luftnot (**Dyspnoe**) ist definiert als subjektives Empfinden, die Atemtätigkeit steigern zu müssen. Eine Dyspnoe kann ständig, anfallsweise, saisonal oder örtlich gehäuft (z. B. am Arbeitsplatz) auftreten. Auslöser sind z. B. Nebel, Staub, Rauchen oder körperliche Belastung (➤ Tab. 5.2).

Dyspnoeformen

Die Dyspnoe kann in vielen Formen auftreten, die wertvolle Hinweise bei der ätiologischen Abklärung geben können.

- **Belastungsdyspnoe:** Atemnot bei körperlicher Betätigung
- **Ruhedyspnoe:** Atemnot in Ruhe
- **Orthopnoe**: verstärkte Atemnot im Liegen. Der Patient sitzt mit aufrechtem Oberkörper; hierdurch wird Flüssigkeit aus der Lunge in die Peripherie umverteilt, das Zwerchfell tritt tiefer (oft bei Linksherzinsuffizienz). Durch Fixieren des Schultergürtels, z. B. durch Festhalten an einer Stuhllehne, wird zusätzlich die Atemhilfsmuskulatur mobilisiert (oft bei obstruktiver Lungenerkrankung).
- **Funktionelle Dyspnoe:** Atemnot ohne organische Ursachen; sie tritt in Ruhe auf und wird bei Belastung „vergessen".

> **MERKE**
> Bei organischer Ursache verschlechtern sich die Beschwerden dagegen meist bei Belastung.

Zeichen der Dyspnoe

- **Tachypnoe** (Atemfrequenz > 20/min)
- **Tachykardie** (durch erhöhten Sympathikotonus)
- Einsatz der Atemhilfsmuskulatur (**Orthopnoe**), suprasternale, interkostale und epigastrische Einziehungen
- Angst
- ggf. Zeichen der Hypoxämie: periphere oder zentrale Zyanose, später Eintrübung und Bradykardie.

Tab. 5.2 Ursachen der Dyspnoe (Beispiele).

Lunge und Atemwege	obere Luftwegsobstruktion	z. B. Pseudokrupp
	untere Luftwegsobstruktion	z. B. Asthma
	Erkrankungen des Lungenparenchyms	z. B. Lungenfibrose, Pneumonie, Atelektasen
Pleuraerkrankungen		Pneumothorax, großer Pleuraerguss, Pleuramesotheliom
Erkrankungen der „Atempumpe"	neuromuskuläre Erkrankungen	z. B. Guillain-Barré-Syndrom
	thorakale Störungen	z. B. Rippenserienfraktur
Herz		z. B. Linksherzinsuffizienz, Rechtsherzinsuffizienz
ZNS		Enzephalitis, zentrale Regulationsstörung (z. B. bei Hirnmassenblutung)*
vermehrter Sauerstoffbedarf		z. B. körperliche Anstrengung, Fieber
vermindertes Sauerstoffangebot	verminderte Sauerstoffaufnahme	z. B. große Höhe
	verminderte Sauerstofftransportkapazität	z. B. Anämie, Kohlenmonoxidvergiftung
andere		psychogene Hyperventilation, Aszites, Zwerchfellhochstand (etwa in der Schwangerschaft), metabolische Azidose

* Vorsicht: Diese Erkrankungen können auch zu einer Hypoventilation ohne Dyspnoe führen!

Husten

Husten ist ein höchst komplizierter Fremdreflex, an dem gleich mehrere Hirnnerven beteiligt sind. Er gehört zu den mechanischen Schutzfaktoren der Lunge und ist überlebensnotwendig. Zu unterscheiden ist der trockene **Reizhusten** vom **produktiven Husten** mit weißlichem, gelbem oder blutigem **Auswurf**. Husten kann Atemnot, Schlafstörungen, Herzrhythmusstörungen („Hustensynkope"), Kopfschmerzen und Rippenfrakturen verursachen.

Differenzialdiagnose des Hustens

Akuter Husten
- akute Bronchitis
- Pneumonie: bei Beteiligung der Pleura kann der Husten mit Thoraxschmerzen einhergehen
- Pneumothorax: trockener Reizhusten als Ausdruck der pleuritischen Reizung
- Fremdkörperaspiration
- Sekretabfluss in die Luftwege im Rahmen von akuten Erkältungskrankheiten („post-nasal drip")
- Keuchhusten: Husten in Attacken, oft mit „Aufziehen" am Ende der Attacke, z. T. mit Auswürgen eines zähen Schleims.

Chronischer Husten
- chronische Bronchitis: meist Raucher; Husten mit Auswurf über mindestens drei Monate innerhalb von zwei Jahren (gemäß WHO-Definition)
- obstruktive Atemwegserkrankung: etwa Asthma bronchiale
- Bronchialkarzinom: meist Raucher; evtl. Hämoptysen
- Bronchiektasen: „maulvoller", übel riechender Auswurf, v. a. morgens
- Tuberkulose: Gewichtsverlust, Nachtschweiß
- Asthma cardiale: durch die chronische Stauung im Rahmen einer Linksherzinsuffizienz bedingte bronchiale Hyperreagibilität
- Sinusitis mit Sekretablauf in die Luftwege
- Stimmbanddysfunktion (vocal cord dysfunction): anfallsartige Atemnot durch paradoxe Adduktion der Stimmbänder bei der Einatmung
- „post-viraler Husten": Husten kann nach einer banalen Erkältungskrankheit vier bis sechs Wochen anhalten; hierbei empfiehlt sich zum Aus-

schluss einer bronchialen Hyperreagibilität eine Provokationstestung
- gastroösophagealer Reflux: häufig Sodbrennen
- habitueller Husten („psychogener Husten"): Vor allem bei Jugendlichen und jungen Frauen kann Husten zur Gewohnheit werden
- selten: Arzneimittelnebenwirkungen (z. B. ACE-Hemmer, β-Blocker), Lungenfibrose (trockener Husten).

Bluthusten

Eine Sonderform des Hustens ist der **Bluthusten** (**Hämoptyse**). Das Blut stammt dabei aus den Bronchialarterien oder den Bronchialvenen. Ursachen können sein:
- Lungenerkrankungen (Blutungsquelle sind die **Bronchialarterien**): bronchopulmonaler Infekt (hämorrhagische Bronchitis oder Pneumonie), Bronchialkarzinom, Lungenembolie, Tuberkulose, Fremdkörperaspiration, Bronchiektasen, pulmorenales Syndrom (Goodpasture-Syndrom). Auch bei starkem Husten kann es zu einer Blutbeimischung im Sekret kommen.
- Herzerkrankungen (Blutungsquelle sind die **Bronchialvenen**): Herzklappenvitien (z. B. Mitralstenose mit Rückwärtsversagen und Lungenstauung), Herzinsuffizienz
- hämorrhagische Diathese (selten).

Meist handelt es sich um Blutbeimischungen zum Sputum. Massive Blutungen („Blutsturz") sind selten (etwa bei in ein größeres Gefäß eingewachsenem Bronchialkarzinom, Tuberkulose oder Bronchiektasen).

Brustschmerzen

Vom Atmungssystem ausgehende Schmerzen treten auf bei:
- Pleuritis: atmungsabhängig, einseitig, „Höllenschmerz"
- Lungenembolie: Schmerzen v. a. bei Inspiration, trockener Husten, meist Dyspnoe, „Todesangst"
- Pneumothorax: atmungsabhängig, meist plötzlich auftretene Dyspnoe
- Bronchialkarzinom: Brustschmerzen erst bei Pleurabeteiligung

Lungenödem

Ein Lungenödem kann auf mehreren Wegen entstehen:
- durch erhöhten hydrostatischen Druck im Lungenkapillarbett bei erhöhten linksventrikulären Drücken bei **Linksherzversagen** oder Mitralklappenfehler oder erhöhtem arteriellem Gefäßdruck in der Lungenstrombahn (Rarefizierung der arteriellen oder kapillären Strombahn, z. B. bei chronisch-obstruktiven Lungenerkrankungen, interstitiellen Lungenerkrankungen, Mukoviszidose oder Sarkoidose)
- durch erhöhte Durchlässigkeit der Lungenkapillaren (*capillary leak*), etwa durch Entzündungsmediatoren (Infektionen, ARDS), Toxine (Heroin), Reizgase oder Histaminfreisetzung (Anaphylaxie)
- durch erniedrigten onkotischen Gefäßdruck

Je nach dem im Interstitium herrschenden Druck bleibt das Ödem entweder auf den Zellzwischenraum beschränkt (**interstitielles Ödem**) oder bricht durch die Alveolarmembran mit nachfolgendem **alveolärem Ödem**.

Hypoxämie und Hypoxie

Bei der **Hypoxämie** liegt der Sauerstoffpartialdruck oder die Sauerstoffsättigung im arteriellen Blut unter dem Normbereich. **Hypoxie** dagegen beschreibt eine Unterversorgung der Zelle mit Sauerstoff. Da im Blut etwa 4-mal mehr Sauerstoff transportiert wird, als tatsächlich auf Zellebene extrahiert wird, führt eine isolierte leichte oder sogar mittelschwere Hypoxämie zu keiner Einschränkung der Zellfunktionen und wird kurz- und mittelfristig gut toleriert; langfristig können nachteilige Effekte wie pulmonale Hypertonie und Cor pulmonale auftreten. Bei der Hypoxie dagegen kommt es zu akuten ZNS-Störungen bis hin zum Koma, myokardialen Funktionsstörungen mit Auswurfschwäche, pulmonaler Hypertonie oder Arrhythmien sowie Nieren-, Leber- und Darmfunktionsstörungen. Als Kompensationsmechanismus zur Erhöhung des arteriellen Sauerstoffgehalts durch Erhöhung des Hämoglobingehalts kann es zur Polyglobulie mit rheologischen Störungen kommen.

Pathogenese der Hypoxämie

Eine Hypoxämie kann durch verschiedene Pathomechanismen entstehen:
- erniedrigte Sauerstoff-Konzentration in der Atemluft (etwa in großer Höhe)
- Ventilations-Perfusions-Inhomogenitäten (etwa bei Pneumonie, Atelektasen, ARDS, Mukoviszidose oder interstitiellen Lungenerkrankungen)
- Hypoventilation (etwa bei Erschöpfung der Atempumpe)
- Diffusionsstörungen (etwa bei schwerem Lungenödem, Pneumonie oder interstitiellen Entzündungen)
- Störungen des Hämoglobins (etwa bei erniedrigter Sauerstoffsättigung des Hämoglobins bzw. erniedrigter Hämoglobin-Konzentration)
- Rechts-links-Shunt im Herz oder in den großen Gefäßen (selten): Hierdurch kommt es zu einer Beimischung von venösem Blut in das arterielle Gefäßsystem.

Hyperkapnie

Die Höhe des pCO_2 im Blut ist durch zwei Faktoren bestimmt:
- **CO_2-Produktion:** Diese ist abhängig vom Energieumsatz des Körpers sowie – klinisch weniger relevant – von der Nahrungszusammensetzung.
- **Alveoläre Ventilation:** Bei unveränderten Stoffwechselbedingungen korreliert der pCO_2 im Blut linear mit der alveolären Ventilation – wird die alveoläre Ventilation halbiert, so verdoppelt sich der pCO_2 und umgekehrt.

Ein erhöhter pCO_2 ist ein potenter Atemstimulus. Bei sehr hohen Partialdrücken (> 90 mmHg) jedoch kann eine Atemdepression bis hin zu Apnoe und genereller Bewusstseinseinschränkung oder auch Koma auftreten. Zusätzlich kann die **akute Hyperkapnie** zu folgenden Problemen führen:

- erniedrigter pH-Wert des Blutes mit nachfolgender Zellfunktionsstörung (Herzarrhythmien, myokardiale Depression),
- inadäquate Vasodilatation mit weiteren Einschränkungen der Hämodynamik sowie möglicher Ausbildung eines Hirnödems.

Die Zeichen der **chronischen Hyperkapnie** sind unspezifisch und oft von den Erscheinungen der Grundkrankheit überlagert: v. a. morgendliches Kopfweh und Abgeschlagenheit.

Pathogenese der Hyperkapnie

Eine Hyperkapnie entsteht fast ausschließlich durch eine eingeschränkte alveoläre Ventilation, denn ein erhöhter CO_2-Anfall kann bei normaler Lungenfunktion problemlos „abgeatmet" werden. Die alveoläre Ventilation kann auf zwei Wegen beeinträchtigt sein:

- durch erniedrigtes **Atemminutenvolumen** als Folge von erniedrigter Atemfrequenz (z. B. bei Überdosis von Narkotika, Hirnstammschädigung) bzw. erniedrigtem Atemzugvolumen (etwa bei Schwäche der Atemmuskulatur oder bei anderen restriktiven Lungen- oder Thoraxerkrankungen),
- durch einen erhöhten **Totraum** als Folge von (relativ) vergrößertem anatomischem Totraum oder erhöhtem alveolärem Totraum bei Ventilations-Perfusions-Inhomogenitäten (etwa bei Schock oder Lungenembolie).

MERKE
Bei der Hyperkapnie entwickelt sich immer auch eine sekundäre Hypoxämie: Mit jedem mmHg Anstieg des pCO_2 fällt der alveoläre pO_2 um etwa 1 mmHg.

5.1.4 Respiratorische Insuffizienz

Als respiratorische Insuffizienz wird die Unfähigkeit des Atmungssystems bezeichnet, den Bedarf des Körpers nach Sauerstoff und/oder nach CO_2-Ausscheidung zu befriedigen. Sie kann mit oder ohne Atemnot auftreten.

Unterschieden werden:
- **hypoxische Insuffizienz** (auch als **respiratorische Partialinsuffizienz** bezeichnet): Hier ist pri-

mär die O_2-Aufnahme (Oxygenierung) gestört, etwa bei Pneumonie, Atelektasen, interstitiellen Lungenerkrankungen oder bei ARDS.
- **respiratorische Globalinsuffizienz:** Hier sind sowohl die Oxygenierung als auch die CO_2-Ausscheidung betroffen, etwa bei neuromuskulären Erkrankungen oder bei obstruktiven Lungenerkrankungen.

Die Zeichen der Ateminsuffizienz sind je nach Ursache sehr unterschiedlich. Die folgenden Zeichen können, müssen jedoch nicht auftreten: erhöhte Herzfrequenz, erhöhte Atemfrequenz, Zyanose (bei schwerer Hypoxämie), Blässe (bei begleitender Azidose), Dyspnoe, Angst und Erregungszustände (bei Hyperkapnie oder Hypoxie) – später ein eingeschränkter Bewusstseinszustand und Multiorganversagen.

MERKE
Eine Sauerstoffgabe kann in seltenen Fällen bei Globalinsuffizienz zu einem Atemstillstand führen, da der erniedrigte pO_2 der letzte Atemantrieb ist. Diese Gefahr wird in der Praxis oft überschätzt.

5.1.5 Hyperventilationssyndrom

Eine Hyperventilation besteht, wenn das Maß der Ventilation das der CO_2-Produktion übersteigt und somit eine respiratorische Alkalose entsteht (Abfall des pCO_2 auf unter 35 mmHg bzw. 4,6 kPa). Der Körper gleicht durch eine Hyperventilation etwa eine metabolische Azidose aus (z. B. bei diabetischem Koma, Urämie oder Salicylat-Intoxikation) und auch bei schwerer Hypoxie (z. B. Höhenkrankheit, Schock oder Sepsis) reagiert der Körper mit einer „Bedarfshyperventilation". Eine inadäquate Hyperventilation ist häufig durch **psychische Ursachen** bedingt. Hier kommt es durch Schmerzreize, Angst oder andere psychische Belastungen zu einer inadäquaten, d. h. von den chemischen Atemstimuli und den Bedürfnissen der Säure-Base-Homöostase abgekoppelten, Steigerung des Atemminutenvolumens mit raschem Abfall des pCO_2 und entsprechendem Anstieg des pH-Werts (respiratorische Alkalose). Die Patienten sind sich des Auslösers manchmal gar nicht bewusst.

Klinik
Führt die Hyperventilation zu klinischen Symptomen, spricht man vom Hyperventilationssyndrom. Im Vordergrund steht die gesteigerte Atmung („Marathonlauf in Ruhe"). Im Zuge der respiratorischen Alkalose tritt ein Abfall des ionisierten Kalziums ein, der sich in typischen Parästhesien (Kribbeln, Ameisenlaufen) oder Hypästhesien (v. a. an den Akren und perioral) äußert. In Extremfällen entwickelt sich eine Tetanie mit **Pfötchenstellung** der Hände (**karpopedaler Spasmus**). Es können auch Koma oder Krampfanfälle auftreten. Häufig bestehen auch Panik, Zittern, Schwindel, Kopfschmerzen, Brustschmerzen, Tachykardie und Herzklopfen. Es kann zur Bewusstlosigkeit kommen. Der „typische" Patient mit einem psychogenen Hyperventilationssyndrom ist nervös und ängstlich und klagt oft auch über andere funktionelle Beschwerden, wie z. B. Spannungskopfschmerzen, Herzklopfen, Magen-Darm-Probleme und Schlafstörungen.

Diagnostik
Der Auskultationsbefund ist normal. In der **Blutgasanalyse** sind pCO_2 und Bikarbonat erniedrigt, pO_2 und pH meist erhöht. Bei respiratorischer Partialinsuffizienz ist eher an eine Bedarfshyperventilation zu denken (ARDS, Schock, Lungenembolie).

Therapie
Beruhigung und Aufklärung des Patienten über die Harmlosigkeit seiner „Erkrankung" reichen oft aus. Zusätzlich kann der Patient aufgefordert werden, über einen vor den Mund gehaltenen Plastikbeutel „rückzuatmen", was über eine CO_2-Anreicherung zum Ausgleich der respiratorischen Alkalose und damit zum Verschwinden der Symptome führt.

5.2 Diagnostik bei Lungenerkrankungen

In der pneumologischen Diagnostik müssen häufig einzelne „Puzzlestücke" zusammengesetzt werden: Es ist nicht ungewöhnlich, dass für eine Diagnose neben Inspektion, Auskultation, Perkussion und Palpation weitere Modalitäten wie Funktionsdiagnostik (z. B. Spirometrie), Bildgebung (Röntgen, CT), Endoskopie (Bronchoskopie) und chemische Analysen (Labor, Blutgasanalyse) eingesetzt werden müssen.

5.2.1 Anamnese

Da ein erheblicher Anteil der Bevölkerung Substanzen ausgesetzt ist, die für die Lunge potenziell toxisch sind, ist eine entsprechend weitgefächerte Anamnese nötig.

Beruf und Umgebung

Bei diesem Teil der Anamnese werden berufs- und umweltassoziierte Noxen abgefragt; die Fragen werden je nach Verdachtsdiagnose weiter detailliert bzw. ergänzt:
- **Berufsanamnese:** z. B. Bergbau (Silikose, Koniose), Asbest-Exposition, Landwirtschaft/Viehzucht (interstitielle Lungenerkrankungen durch volatile Allergene), Bäcker (Mehlstaublunge)
- **Hobbys:** Haustiere, z. B. Hunde, Katzen, Pferde (allergisches Asthma), Papageien und Wellensittiche (Psittakose), Kaninchen (Tularämie), Schafzucht (Q-Fieber)
- **Wohnung:** feuchte Wände, Luftbefeuchter, Klimaanlage, Teppiche, Heizungssystem (alles potenzielle Noxen bei Asthma bronchiale)

Persönliche Noxen

- **Zigaretten:** Zur Risikoeinschätzung wird der Konsum in *pack years* angegeben: Zahl der täglich gerauchten Zigaretten in Packungen multipliziert mit den Jahren, in denen der Patient geraucht hat.
- **Alkohol:** erhöhtes Risiko für Infekte mit Pneumokokken, Klebsiellen, Tuberkulose
- **Drogen:** z. B. toxisches Lungenödem oder Lungenabszess bei intravenösem Heroin-Abusus
- **Medikamente:** z. B. Pneumonitis durch Methotrexat, Bronchospasmus durch ASS oder β-Blocker, Husten durch ACE-Hemmer

Vorerkrankungen

- z. B. Tuberkulose (Reaktivierung im Rahmen konsumierender Erkrankungen), Keuchhusten und Masern als Kind (erhöhtes Bronchiektaserisiko), Rheuma-Anamnese (Lungenbeteiligung bei Kollagenosen)
- Fragen nach atopischen Manifestationen: z. B. Konjunktivitis, Heuschnupfen, Neurodermitis, Urtikaria (häufig mit Asthma assoziiert)
- Familienanamnese: α_1-Antitrypsin-Mangel, zystische Fibrose (Mukoviszidose), Asthma
- Auslandsaufenthalte: heute v. a. Fernreisen mit erhöhtem Risiko z. B. für Malaria

5.2.2 Körperliche Untersuchung

Allein die körperliche Untersuchung kann bereits Informationen liefern, die richtungsweisend für die Diagnose sind. So kann ein Koma auf eine CO_2-Retention oder eine Hypoxämie zurückzuführen sein. Braunfärbung von Zeige- und Mittelfinger verraten den schweren Raucher. Uhrglasnägel sind oft Ausdruck einer chronischen Hypoxie, treten jedoch auch paraneoplastisch bei Bronchialkarzinom und bei systemischen Entzündungsprozessen auf. Typische Untersuchungsbefunde sind in ➤ Tab. 5.3 zusammengefasst.

Inspektion

- Atemfrequenz (normal 12–16/min)
- inspiratorische Einziehungen: z. B. bei Aspiration
- Atmungstyp: z. B. Kussmaul-Atmung bei metabolischer Azidose
- Hautfarbe: rot-purpur bei Polyzythämie, kirschrot bei CO-Vergiftung, blau-lila bei Zyanose (periphere bzw. zentrale Zyanose)
- eingeschränkte oder seitendifferente Thoraxbeweglichkeit
- Thoraxdeformitäten: z. B. Trichterbrust, Skoliose der Brustwirbelsäule, Gibbus, Fassthorax (vergrößerter anterior-posteriorer Durchmesser)

Palpation und Perkussion

Mit Palpation, Perkussion und Auskultation werden an der Körperoberfläche Hinweise auf darunter liegende Lungenprozesse „abgefragt".

- Der **Klopfschall** ist z. B. über einem Pleuraguss oder verdichtetem Lungengewebe (Pneumonie, Atelektase) gedämpft. Ein hypersonorer Klopfschall ist etwa beim Lungenemphysem nachweisbar.
- Die **Atmungsverschieblichkeit** der Lungengrenzen beträgt normalerweise ≥ 1 Interkostalraum und ist seitengleich. Eine einseitig herabgesetzte Atmungsverschieblichkeit weist auf einen Zwerchfellhochstand, eine symmetrische Verminderung z. B. auf ein Lungenemphysem hin.
- Bei der Untersuchung des **Stimmfremitus** palpiert der Arzt die Thoraxwand mit breitbasig aufgelegten Händen, während der Patient „99" sagt. Spürbare Seitendifferenzen basieren auf dem Prinzip, dass tiefe Frequenzen durch lufthaltige Alveolen abgefiltert, bei pathologischem Infiltrat dagegen verstärkt fortgeleitet werden.

Auskultation

Atemgeräusch

- **vesikulär:** leises „Rauschen", nur bei der Inspiration (Normalbefund)
- **Bronchialatmen:** „schärferes", hochfrequentes, oft auch im Exspirium hörbares Atemgeräusch, wie es dicht über dem Tracheobronchialbaum physiologischerweise gehört wird. Bei Infiltration oder Lungenfibrose wird das in den Bronchien entstehende Atemgeräusch bis zur Brustwand fortgeleitet und damit auch über normalerweise „vesikulär" klingenden Lungenabschnitten hörbar.
- **abgeschwächt:** beispielsweise bei Erguss oder verminderter Entfaltung (Atelektase)
- **fehlend:** etwa bei Pleuraerguss oder bei großem Pneumothorax

Nebengeräusche

Nebengeräusche werden – obwohl sie keineswegs immer „rasseln" – historisch auch als „Rasselgeräusche" („RG") bezeichnet und weiter differenziert in:

- **kontinuierliche Nebengeräusche** (= „trockene Rasselgeräusche"): Giemen und Brummen. Diese Geräusche weisen auf Sekret in den großen Luftwegen oder eine Atemwegsobstruktion hin (Asthma bronchiale, COPD). **Giemen** ist ein pfeifendes, v. a. exspiratorisches Geräusch, **Brummen** dagegen ein tieffrequentes in- oder exspiratorisches Geräusch.

> **MERKE**
> Ein weiteres, vom Giemen abzugrenzendes Nebengeräusch ist der Stridor, der sich ebenfalls als hochfrequentes Pfeifen bemerkbar macht. Im Gegensatz zum Giemen entsteht er aber an den oberen (extrathorakalen) Luftwegen und ist meist inspiratorisch.

- **Diskontinuierliche Nebengeräusche** (= „feuchte Rasselgeräusche") sind v. a. inspiratorisch zu hören; sie sind durch Sekret bzw. Flüssigkeit in den kleinen Luftwegen bzw. Alveolen bedingt. Unterschieden werden grobblasige (tieffrequente) Rasselgeräusche bei Flüssigkeit in den Luftwegen (z. B. akutes Lungenödem) von feinblasigen (hochfrequenten) Rasselgeräuschen bei Flüssigkeit in Bronchiolen und Alveolen (z. B. chronische Linksherzinsuffizienz mit Lungenstauung).
- **Sklerophonie** (Entfaltungsknistern): trockenes „Knisterrasseln", mit Crescendo-Charakter typisch für Lungenfibrose
- **Pleurareiben** (atmungssynchrones Geräusch, das wie Lederknarren oder Knirschen im Schnee klingt) weist auf eine Pleuritis sicca hin

Stimmphänomene bei der Auskultation

Von **Bronchophonie** wird gesprochen, wenn hohe Frequenzen, die normalerweise bei der Auskultation nicht hörbar sind, bei einer Verdichtung des dazwischen liegenden Lungengewebes auskultierbar werden. Hierzu lässt man den Patienten z. B. „66" stimmlos zischen. Dasselbe Phänomen liegt der **Pectoriloquie** (der bei der Auskultation hörbaren Übertragung von Flüstertönen) zugrunde. Die **Egophonie** nutzt ein ähnliches Prinzip: Der Patient sagt immer wieder „i", bei Infiltration des Lungengewebes hört der Arzt ein deutliches „e".

Tab. 5.3 Vergleich typischer physikalischer Lungenbefunde.

Diagnose	Perkussionsbefund	Stimmfremitus	Auskultation	
			Atemgeräusch	Nebengeräusche
kardiale Stauung (z. B. bei Linksherzinsuffizienz)	normal oder Dämpfung	normal oder verstärkt	normal	feuchte RG bei der Einatmung (oft spätinspiratorische, feinblasige, eher „nichtklingende" RG)
pneumonisches Infiltrat	(leichte) Dämpfung	normal oder verstärkt*	verstärkt (Bronchialatmen)	feuchte RG bei der Einatmung (oft frühinspiratorische, „klingende" RG)
Pleuraerguss	(starke) Dämpfung, aber lageveränderlich	abgeschwächt bis fehlend	abgeschwächt bis fehlend	oft feuchte RG im Grenzbereich (bei Pleuritis im Anfangsstadium evtl. Pleurareiben)
große Atelektase	Dämpfung	abgeschwächt	abgeschwächt bis fehlend	keine
Bronchitis	normal	normal	normal oder leicht abgeschwächt	trockene RG, evtl. auch feuchte, grobblasige, nichtklingende RG bei Ein- und Ausatmung
Pneumothorax	hypersonor, tympanitisch	abgeschwächt bis fehlend	fehlendes Atemgeräusch, bei geringergradigen Formen abgeschwächt oder sogar normal	keine
Asthma bronchiale (im Anfall)	hypersonor	normal oder symmetrisch abgeschwächt	abgeschwächt, Ausatmung verlängert	trockene RG (Giemen, Brummen), v. a. exspiratorisch
Lungenemphysem	hypersonor	symmetrisch abgeschwächt	abgeschwächt	keine

* Liegen gleichzeitig Pleuraergüsse vor, so kann der Stimmfremitus auch abgeschwächt sein.

5.2.3 Röntgen-Thorax

Die Thoraxübersichtsaufnahme im Stehen ist eine unverzichtbare Basisuntersuchung bei der Abklärung von Lungenerkrankungen. Beim posterior-anterioren Strahlengang (➤ Abb. 5.5) liegt das ventral gelegene Herz dem Film näher und stellt sich daher weniger vergrößert dar als in der anterior-posterioren Aufnahme. Die Aufnahme erfolgt während maximaler Inspiration. Zur genaueren Lokalisation einer Veränderung sowie zum Nachweis retrokardialer und retrosternaler Prozesse wird zusätzlich eine Seitaufnahme angefertigt (➤ Abb. 5.6).

Normalbefund

Die röntgenologisch sichtbare Lungenzeichnung ist beim Lungengesunden überwiegend durch Gefäße bedingt. Im Stehen nimmt der Gefäßdurchmesser infolge des hydrostatischen Drucks von kranial nach kaudal zu, weshalb die Lungenunterfelder normalerweise eine stärkere Gefäßzeichnung aufweisen. Die Bronchien sind nur in ihren zentralen, hilusnahen Abschnitten als Aufhellungen erkennbar. Die Interlobärspalten sind nur sichtbar, wenn sie tangential getroffen werden, deshalb ist der schräg verlaufende große Lappenspalt nur in der Seitaufnahme zu erkennen. Das rechte Zwerchfell steht infolge der Anhebung durch die Leberkuppel höher als das linke.

Verschattungen

Flächige Verschattungen sind auf Infiltrate oder Atelektasen zurückzuführen. Am häufigsten sind Infiltrate bei einer Pneumonie, wo sie meist einseitig vorkommen. Eine beidseitige, symmetrische Verschattung wird am häufigsten im Rahmen einer Lungenstauung bei Linksherzinsuffizienz gesehen. **Rundherde** dagegen sind schärfer begrenzt und ha-

5.2 Diagnostik bei Lungenerkrankungen

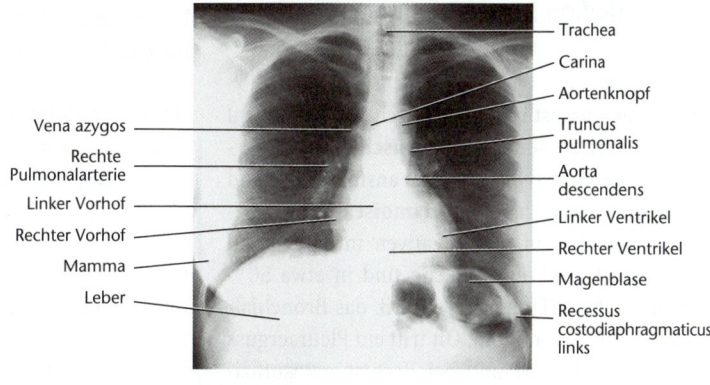

Abb. 5.5 Röntgennativaufnahme des Thorax im posterior-anterioren Strahlengang (p. a. Aufnahme). [E283]

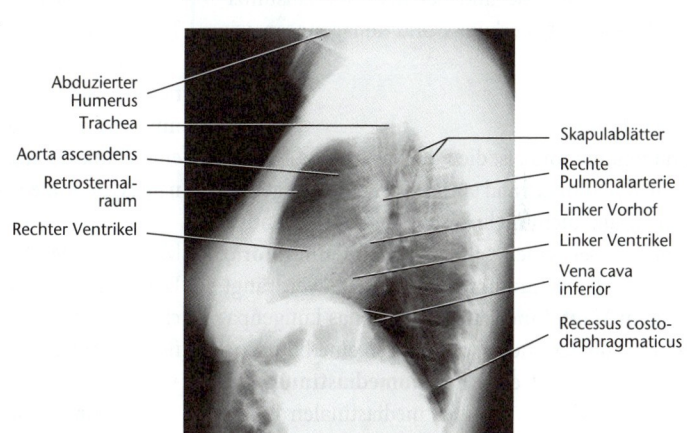

Abb. 5.6 Röntgennativaufnahme des Thorax im seitlichen Strahlengang. [E283]

ben runde Konturen. Da sich hinter einem Rundherd ein maligner Tumor verbergen kann, ist eine rasche diagnostische Klärung zwingend.

Alveoläre Verschattungen
Infiltrate sind durch einen verminderten Luftgehalt der Alveolen bedingt und stellen sich als diffuse, fleckig-wolkige Verschattungen mit unscharfer Begrenzung dar. Typisch ist ein **Aerobronchogramm**: Dabei heben sich die lufthaltigen Bronchien vom umgebenden Infiltrat ab. Da Infiltrate durch Exsudation von Flüssigkeit in die Alveolen entstehen, sind sie typischerweise mit einer **Volumenzunahme** des betroffenen Lungenareals verbunden. Alveoläre Verschattungen kommen z. B. bei Pneumonie oder bei exogen-allergischer Alveolitis vor.

Atelektasen sind dagegen luftärmere Lungenareale, die durch einen Verschluss des zuführenden Bronchus entstehen. Sie zeichnen sich durch eine **Volumenverminderung** mit konkaver Begrenzung der Verschattung aus. Das Mediastinum wird zur kranken Lungenseite hin verzogen und das Zwerchfell steht auf der betroffenen Seite höher als auf der gesunden.

Interstitielle Verschattungen
Sie sind durch verdickte (z. B. flüssigkeitsgefüllte) interlobuläre Septen bedingt und auf dem Röntgenbild netzförmig (retikulär) oder streifig strukturiert. Je nach Verlauf und Lage spricht man von:
- **Kerley-A-Linien:** dünne, streifige Verdichtungen in den Lungenoberfeldern, die radiär von den Hili in die Oberfelder verlaufen; diese sind weniger spezifisch für eine Lungenstauung.
- **Kerley-B-Linien:** horizontale, in den lateralen Anteilen der Lungenunterfelder gelegene, etwa 1 cm lange „Striche". Sie sind ein wichtiger Hinweis auf das Vorliegen einer chronischen Lungenstauung im Rahmen einer Linksherzinsuffizienz.
- **Kerley-C-Linien:** sehr seltene, spinnwebenartige, oft hilär gelegene Linien

Andere häufige Röntgenbefunde

Pleuraerguss
Der Pleuraerguss ist röntgenologisch ab etwa 300 ml sichtbar. Meist ist der **kostophrenische Winkel** verschattet. Der konkav nach lateral ansteigende Rand des Ergusses wird als **Ellis-Damoiseau-Linie** bezeichnet und ist auf den negativen intrapleuralen Druck zurückzuführen. Ursache sind in etwa 50 % der Fälle maligne Tumoren, wie z. B. das Bronchial- und das Mammakarzinom. Oft tritt ein Pleuraerguss bei Pleuropneumonie und bei Rechtsherzinsuffizienz, seltener bei Tuberkulose und Kollagenosen, wie z. B. dem SLE, auf.

Pneumothorax
Beim Pneumothorax ist die Pleura visceralis erkennbar von der Thoraxwand entfernt und die Lungengefäßzeichnung nicht mehr bis an die Thoraxwand zu verfolgen. Bei einem **Spannungspneumothorax** wird das Mediastinum zur Gegenseite verdrängt. Bei einem **Mantelpneumothorax** ist das Lungenparenchym von der Thoraxwand durch eine Luftsichel getrennt. Selten ist ein **Pneumomediastinum**, das im Röntgen-Thorax an einer mediastinalen Luftsichel zu erkennen ist.

> **MERKE**
> Bei einer Atelektase wird das Mediastinum zur kranken Seite gezogen, bei einem Spannungspneumothorax dagegen auf die gesunde Seite gedrückt. Führt ein Pleuraerguss zu einer Mediastinalverschiebung auf die gesunde Seite, spricht man von einem raumfordernden Erguss. Ursache ist meist ein Malignom.

Rundatelektasen
Die Rundatelektase ist eine rundlich erscheinende, pleuraständige Atelektase (kollabiertes Lungenareal), die häufig als Folge einer entzündlichen Pleurareaktion bei Asbestexposition auftritt. Aufgrund ihrer runden Konfiguration ist sie im Röntgenbild nicht sicher von einer Raumforderung zu unterscheiden und bedarf einer weitergehenden Abklärung.

Bullae
Bei einer Bulla handelt es sich um einen mit Luft gefüllten und mit einer dünnen Wand ausgekleideten Raum innerhalb der Lunge. Bullae können bei Ruptur zum Spannungspneumothorax führen.

Hilusverbreiterung
Eine Hilusverbreiterung kann zum einen durch eine hiläre **Lymphknotenvergrößerung** bedingt sein, eine einseitige Vergrößerung ist meist auf ein Bronchialkarzinom zurückzuführen. Ursache einer symmetrischen Vergrößerung (bihiläre Lymphadenopathie) können u. a. eine Sarkoidose, ein malignes Lymphom, Metastasen oder ein Bronchialkarzinom sein. Bei zusätzlicher Verkalkung liegt häufig eine Tuberkulose oder eine Silikose vor.

Zum anderen kann eine Hilusverbreiterung **gefäßbedingt** sein, entweder durch eine Lungenstauung mit Erweiterung der zentralen Lungengefäße infolge einer Linksherzinsuffizienz oder durch eine pulmonale Hypertonie wie z. B. beim Cor pulmonale.

Mediastinalverbreiterung
Die Mediastinalverbreiterung hat vier Hauptursachen: Struma, Lymphom, Tumor sowie obere Einflussstauung.
- Eine Verbreiterung des **vorderen, oberen Mediastinums** ist meist auf eine retrosternal eintauchende Struma zurückzuführen, die Diagnose wird durch die Schilddrüsenszintigrafie gestellt. Andere Ursachen sind Lymphome (z. B. M. Hodgkin: „schornsteinartige" Mediastinalverbreiterung), Lymphknotenmetastasen, Thymom.
- Im **hinteren, oberen Mediastinum** sind neurogene Tumoren zu finden.
- Im **vorderen, unteren Mediastinum** können Teratome und Dermoidzysten lokalisiert sein; diese können auch Zähne, Knochen oder Kalk enthalten.

Seltene Ursachen einer Mediastinalverbreiterung sind das thorakale Aortenaneurysma, Perikarddivertikel sowie eine Zwerchfellhernie mit „Upside-down-Magen". Eine rechtsseitige Mediastinalverbreiterung schließlich kann durch eine erweitertete V. azygos oder eine atypisch absteigende Aorta verursacht sein.

> **Chirurgie-Info**
> Thymome stehen in Zusammenhang mit der Autoantikörperproduktion bei **Myasthenia gravis**. Eine Thymektomie kann den Krankheitsverlauf positiv beeinflussen. [AS]

Vermehrte Strahlentransparenz

Eine vermehrte Strahlentransparenz der Lunge ist auf eine Rarefizierung der Gefäßzeichnung zurückzuführen. Die häufigste Ursache ist das Lungenemphysem. Eine einseitige Transparenzvermehrung kann bei akuter Lungenembolie mit A.-pulmonalis-Hauptstammverschluss, selten bei einseitiger Gefäßhypoplasie (Swyer-James-Syndrom) oder Lungenzysten nachweisbar sein.

Bei pulmonaler Hypertonie sind die peripheren Abschnitte der Lunge durch die Kaliberverengung der Gefäße vermehrt strahlentransparent, während die zentralen, hilusnahen Regionen bei normalem Kaliber verdichtet erscheinen (sog. „**Kalibersprung**"). Im Gegensatz hierzu besteht insgesamt eine vermehrte Gefäßzeichnung bei Rezirkulationsvitien mit Links-rechts-Shunt (z. B. Vorhofseptumdefekt).

5.2.4 Andere bildgebende Verfahren

- **Computertomografie (CT):** Wichtige Einsatzgebiete der CT sind: Staging bei einem Bronchialkarzinom, Ausschluss von Metastasen, morphologische Charakterisierung von Rundherden. Zur Beurteilung des Mediastinums werden die Gefäße durch intravenöse Kontrastmittelgabe kontrastiert; sie sind dann besser z. B. gegen die mediastinalen Lymphknoten abgrenzbar. Mittels Spiral-CT („**High-Resolution-CT**") können Atmungsartefakte reduziert und so die Auflösung verbessert werden. Als sog. **Angio-CT** (Spiral-CT mit Kontrastmittelgabe) wird die CT heute als Diagnostik der Wahl zum Nachweis zentraler Lungenembolien eingesetzt.
- **Kernspintomografie (MRT):** Sie findet vor allem zur Abklärung unklarer mediastinaler Prozesse und zur Beurteilung der großen thorakalen Gefäße Anwendung.
- **Sonografie:** Die Sonografie ist unverzichtbar zur Diagnostik und gezielten Punktion von Pleuraergüssen, die bereits ab 30 ml Volumen nachgewiesen werden können.
- **Angiografie:** Die Pulmonalis-Angiografie wird fast immer in Subtraktionstechnik durchgeführt (**d**igitale **S**ubtraktions**a**ngiografie, DSA). Hauptindikation ist der Nachweis einer Lungenembolie, andere Einsatzgebiete sind der Nachweis von Angiomen und die Lokalisation der Blutungsquelle bei Hämoptysen.
- **Lungenperfusionsszintigrafie:** Hierbei werden ^{99m}Tc-markierte Mikrosphären (Durchmesser 10–40 µm) intravenös injiziert, wodurch etwa jede 10.000. Lungenkapillare embolisiert wird. Die Aktivitätsverteilung über der Lunge spiegelt also die regionale Blutverteilung in der Lunge wider. Sie dient insbesondere dem Ausschluss einer Lungenembolie sowie zur präoperativen Funktionsbeurteilung der Lunge vor einer geplanten Resektion.
- **Inhalationsszintigrafie (Ventilationsszintigrafie):** Hierbei werden ^{99m}Tc-markierte Millimikrosphären (Durchmesser um 200 nm) eingesetzt, die als Aerosol eingeatmet werden. Die Inhalationsszintigrafie gibt damit die regionale Verteilung der Atmung wieder. Sie wird meist unmittelbar vor der Perfusionsszintigrafie durchgeführt; hierdurch können Ventilations-Perfusions-Inhomogenitäten diagnostiziert werden. Letzteres ermöglicht die Abgrenzung einer primären Perfusionsstörung (Lungenembolie) von sekundären Veränderungen (z. B. Vasokonstriktion infolge Minderbelüftung).

5.2.5 Lungenfunktionsdiagnostik

Die physikalischen Eigenschaften der Lunge (Dehnbarkeit des Lungengewebes oder Leitfähigkeit der Bronchien) ändern sich im Krankheitsfall; hierdurch verändern sich wiederum einfach zu messende Lungenfunktionen wie z. B. der Luftfluss am Mund oder das maximale Fassungsvolumen der Lunge. Folgende Verfahren der Lungenfunktionsdiagnostik stehen zur Verfügung:

- Durch die **Spirometrie** werden ein- und ausgeatmete Atemvolumina bzw. die dabei entstehenden Atemflüsse bestimmt.
- Durch die **Plethysmografie** werden intrathorakale Volumina über Druckveränderungen in einer geschlossenen Umgebungskammer bestimmt.
- Intrathorakale Volumina können aber auch durch die Ein- und Ausatmung inerter Gasgemische bestimmt werden, deren Verdünnung ausgewertet wird (**Gasverdünnungstests**).
- Der Widerstand in den Luftwegen kann über einfache Druckwandler bestimmt werden (**Widerstandsmessung**).

- Darüber hinaus kann durch die Einatmung von im Blut löslichen Gasen (z. B. Kohlenmonoxid) das Ausmaß der maximal möglichen Diffusion in die Blutbahn bestimmt werden (Bestimmung der **Diffusionskapazität**).

Die Sollwerte sind von Geschlecht, Alter sowie Körpergröße abhängig und können z. B. Tabellen der EGKS (Europäische Gesellschaft für Kohle und Stahl) entnommen werden.

Spirometrie

Bei der Spirometrie misst ein kleines Messgerät (**Spirometer**) Volumenänderungen bei Ein- und Ausatmung. Die modernen Geräte berechnen zusätzlich den Luftfluss (Volumenänderung pro Zeiteinheit).

- Als **Vitalkapazität** (vital capacity, **VC**) bezeichnet man das maximal mobilisierbare Lungenvolumen. Es setzt sich aus exspiratorischem Reservevolumen, Atemzugvolumen und inspiratorischem Reservevolumen zusammen (➤ Abb. 5.7). Die Vitalkapazität ist damit ein Maß für die Atembreite. Erniedrigte Werte finden sich bei restriktiver Ventilationsstörung (z. B. Lungenfibrose, Pleuraerguss, neuromuskuläre Erkrankungen) sowie bei Zunahme des Residualvolumens im Rahmen obstruktiver Erkrankungen (z. B. Lungenemphysem).
- Die Einsekundenkapazität (**FEV$_1$**) bezeichnet das maximale innerhalb der ersten Sekunde der Exhalation auszuatmende Volumen (**f**orciertes **e**xspiratorisches **V**olumen in der **1**. Sekunde). Beurteilt wird vor allem der auf die Vitalkapazität bezogene Wert (sog. **Tiffeneau-Wert** = FEV$_1$/VC × 100 [%]). Der Normalwert beträgt ≥ 75 %, bei älteren Patienten ≥ 70 %. Das FEV$_1$ ist der wichtigste Parameter für eine Obstruktion der unteren (intrathorakalen) Atemwege. Es ist dementsprechend eingeschränkt bei obstruktiven Atemwegserkrankungen wie Asthma oder Emphysem.

MERKE
Auch bei restriktiven Lungenerkrankungen (wie etwa der Lungenfibrose) ist das FEV$_1$ vermindert; hier ist jedoch gleichzeitig die Vitalkapazität wegen der eingeschränkten Dehnbarkeit der Lunge vermindert, sodass der Tiffeneau-Wert normal ist.

- Der **Atemspitzenstoß** (peak expiratory flow, PEF) bezeichnet den maximal bei der Ausatmung zu erzielenden Luftfluss. Der **Peak Flow** kann auch ambulant mit kleinen Handgeräten gemessen werden, was bei der Heimkontrolle des Asthmas genutzt wird.

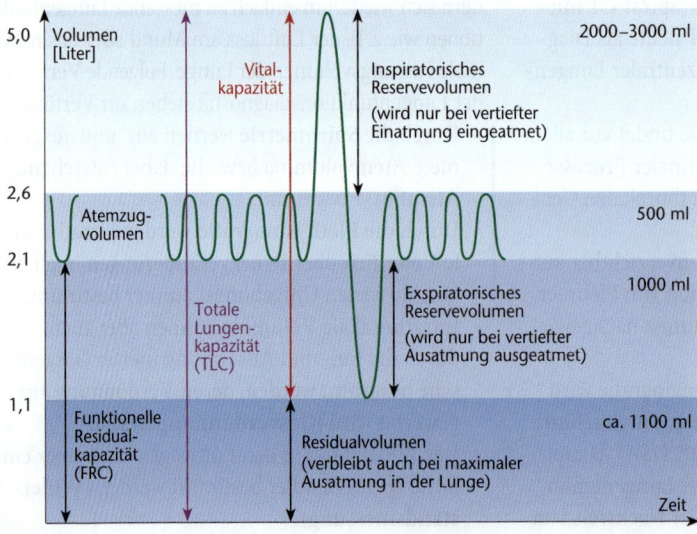

Abb. 5.7 Atemvolumina und -kapazitäten des Gesunden bei Ruheatmung und vertiefter Ein- und Ausatmung. Die Summen aus mehreren Atemvolumina werden als Atemkapazitäten bezeichnet. [A400]

Darstellung der Atemvolumina bzw. des Atemflusses

Die Volumina bzw. Kapazitäten werden bei der Spirometrie kontinuierlich registriert und können damit in ein **Volumen-Zeit-Diagramm** aufgetragen werden. Da auch der Gasfluss ermittelt wird, kann hier jedem ausgeatmeten Volumen ein bestimmter Fluss zugeordnet und die Messwerte als **Fluss-Volumen-Diagramm** ausgegeben werden (➤ Abb. 5.8). Aufgetragen wird der exspiratorische Fluss (y-Achse, nach oben) und der inspiratorische Fluss (y-Achse, nach unten) über das Volumen (x-Achse). Der Fluss ist kurz nach Beginn der Exspiration am höchsten (Atemspitzenstoß, Peak Flow) und nimmt danach kontinuierlich ab.

Diese Abnahme ist bei Atemwegsobstruktion (z. B. Asthma bronchiale, COPD) verstärkt, sodass eine Einsenkung der normalerweise „hinkelsteinartigen" Kurve zu sehen ist (Scooping). Entsprechend ist der maximale (oder forcierte) exspiratorische Fluss bei 50 % der VC (sog. MEF 50 bzw. FEF 50) vermindert. Ein weiterer, oft angegebener Wert ist das FEF 25–75, der forcierte exspiratorische Fluss zwischen 25 % und 75 % des ausgeatmeten Volumens. Letzterer Wert ist ein gutes Maß für eine Obstruktion der kleineren Luftwege. Einen exspiratorischen Kollaps der Atemwege aufgrund einer bronchialen Wandinstabilität bei Lungenemphysem erkennt man oft an einem frühexspiratorischen Knick mit anschließendem flacherem Kurvenverlauf.

Bronchospasmolyse-Test

Diese Untersuchung deckt auf, inwieweit eine Einschränkung der maximalen Atemflüsse durch die Gabe von inhalativen Bronchospasmolytika (z. B. Salbutamol) reversibel ist. Hierzu wird bei vermindertem FEV_1 ein inhalatives β_2-Sympathomimetikum gegeben und die Spirometrie wiederholt. Der Test ist positiv, wenn sich die Einsekundenkapazität um > 15 % des Ausgangswertes ändert. Dies deutet auf eine mit einer reversiblen Verengung der intrathorakalen Luftwege einhergehende Erkrankung hin (typischerweise Asthma).

Inhalativer Provokationstest

Ist eine Obstruktion nicht nachweisbar und besteht dennoch klinisch der Verdacht auf eine obstruktive Ventilationsstörung mit hyperreagiblem Bronchialsystem (z. B. Asthma im symptomfreien Intervall),

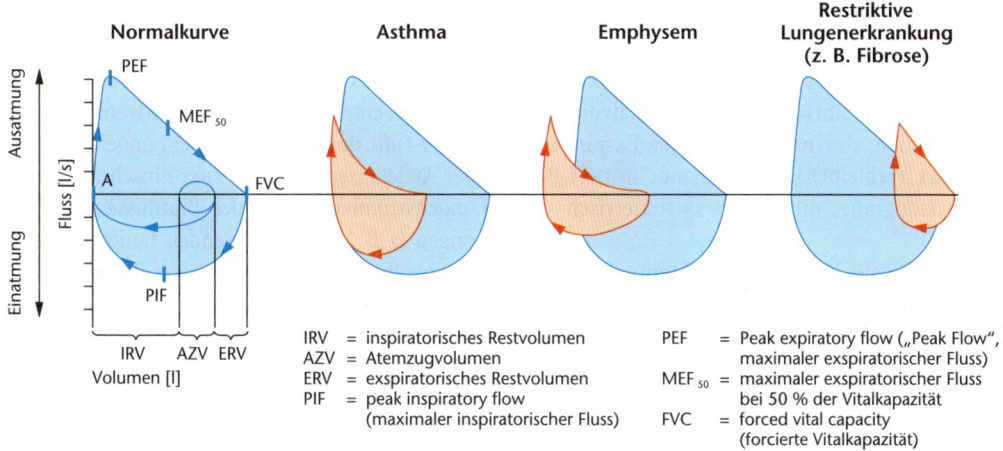

Abb. 5.8 Pathologische Fluss-Volumen-Kurven. Links: normale Fluss-Volumen-Kurve mit inspiratorischem (negativer Teil der Kurve) und exspiratorischem (positiver Teil der Kurve) Schenkel. Man erkennt in der Mitte die Atemschleife der Ruheatmung, gefolgt von einer tiefen Einatmung. Am Punkt A beginnt die forcierte Ausatmung. **Rechts:** pathologische Fluss-Volumen-Kurven. Die Verschiebung der Fluss-Volumen-Kurve nach links zeigt eine leichte (Asthma) bzw. schwere (Emphysem) Lungenüberblähung an. Die Verschiebung der Kurve nach rechts bei den restriktiven Lungenerkrankungen spiegelt das verminderte Residualvolumen wider. Typisch für die obstruktiven Lungenerkrankungen (Asthma und Emphysem) ist die „durchhängende" Atemkurve. [O522]

so kann eine inhalative Provokation mit einem Parasympathomimetikum (z. B. Metacholin oder Acetylcholin) durchgeführt werden. Patienten mit einem **hyperreagiblen Bronchialsystem** reagieren bereits auf geringe Konzentrationen dieser Substanzen mit einer Obstruktion.

Bodyplethysmografie

Die Bodyplethysmografie (Synonym: **Ganzkörperplethysmografie**) beruht auf dem Boyle-Mariotte-Gesetz, nach dem das Produkt aus Druck und Volumen konstant ist. Zur Messung sitzt der Patient in einer etwa 1 m³ großen Kammer, die nur über das Mundstück mit der Außenwelt verbunden ist. Bei normaler Atmung wird das Mundstück am Ende einer normalen Ausatmung kurz verschlossen; die Messperson atmet nun gegen den Widerstand aus und ein, wodurch die in der Lunge „gefangene" Luft komprimiert und dekomprimiert wird. Die dadurch ausgelösten Änderungen des Kammerdrucks korrelieren mit dem **intrathorakalen Luftvolumen**. Dieses kann über das Boyle-Mariotte-Gesetz aus den gemessenen Druckänderungen berechnet werden. An dem Mundstück kann auch, wie bei der einfachen Spirometrie, der Atemfluss (als Volumen pro Zeiteinheit) gemessen und daraus können die aus- oder eingeatmeten Luftvolumina wie Vitalkapazität und FEV_1 berechnet werden. Das intrathorakale Gasvolumen (ITGV; Volumen, das nach normaler Exspiration im Thorax verbleibt) und das Residualvolumen (RV; Volumen, das nach maximaler Exspiration im Thorax verbleibt) lassen sich nur mittels Bodyplethysmografie, nicht aber spirometrisch ermitteln.

Darüber hinaus kann auch der **Atemwegswiderstand (Resistance)** bestimmt werden; hierfür werden die bei der Unterbrechung des Atemflusses am Mundstück entstehenden Druckänderungen ausgewertet.

MERKE
Da die Messung während der normalen Atmung erfolgen kann, ist die Ganzkörperplethysmografie weitgehend unabhängig von der Mitarbeit des Patienten.

Resistance

Die Resistance (oder ihr Kehrwert, die Leitfähigkeit = **Conductance**) ist der empfindlichste Obstruktionsparameter bei Ruheatmung (➤ Tab. 5.4). Sie bezeichnet den Druck, der aufgewendet werden muss, um im Mund eine Änderung der Atemströmung von 1 l/s zu bewirken. Die Maßeinheit der Resistance ist dementsprechend kPa/(l/s); der Normwert bei Erwachsenen ist ≤ 0,3 kPa/(l/s).

Diffusionskapazität

Die Diffusionskapazität entspricht dem Verhältnis der Sauerstoffaufnahme in einer bestimmten Zeit zur Sauerstoff-Partialdruckdifferenz zwischen Alveolarraum und Lungenkapillaren, d. h. dem O_2-Volumen, das pro Minute und pro mmHg Druckunterschied ins Blut diffundiert. Aus methodischen Gründen wird für diesen Test nicht O_2, sondern Kohlenmonoxid verwendet. Nach dem Testgas wird der Test auch **DLCO** genannt (**D**iffusionskapazität der **L**unge für **CO**).

Interpretation

Die CO-Aufnahme ist erniedrigt bei Verdickung des Interstitiums (Diffusionsstörung, z. B. bei Lungenfibrose), bei einer Rarefizierung der Alveolen (Abnahme der Diffusionsfläche, z. B. bei Lungenemphysem oder Atelektasen) und bei einer Einschränkung der Lungenstrombahn bzw. des Blutflusses durch die Lungen (z. B. bei rezidivierenden Lungenembolien, Herzinsuffizienz oder pulmonalem Bluthochdruck); diese Formen von Ventilations- und Perfusionsinhomogenitäten gehen mit einer erniedrigten Diffusionskapazität einher. Bei Lungenblutungen und

Tab. 5.4 Typische Lungenfunktionsbefunde.

	VC	RV	FEV_1	FEV_1/VC	Resistance
Obstruktion	n/↓	n/↑	↓	↓	↑
Restriktion	↓	↓	↓	n	n
Emphysem	n/↓	↑	↓	↓	↑

-stauung kann eine erhöhte Diffusionskapazität gemessen werden.

5.2.6 Bronchoskopie

Die Bronchoskopie wird heute meist mit einem fiberoptischen **flexiblen Bronchoskop** nach Rachenanästhesie und Sedierung durchgeführt. Sie ermöglicht die Inspektion der Atemwege bis in die Subsegmentbronchien, die bronchoalveoläre Lavage, die Entnahme von Gewebeproben (endo- oder transbronchiale Biopsie) sowie Interventionen wie das Absaugen von Bronchialschleim oder Blut bis hin zur Laserkoagulation endobronchialer Tumoren.

Für bestimmte Fragestellungen und Interventionen (z. B. Fremdkörperentfernung oder Laserung bei zentralem Bronchialkarzinom) ist die **starre Bronchoskopie** überlegen; sie wird in Narkose mit einem weitlumigen, rohrartigen, durch den Mund vorgeschobenen Instrument durchgeführt.

Indikationen zur Bronchoskopie

Diagnostische Indikationen
- V. a. Bronchialkarzinome: histologische Sicherung, Lokalisation, Einschätzung der anatomischen Operabilität
- interstitielle Lungenerkrankungen: diagnostische Zuordnung und Einschätzung der Aktivität durch BAL
- Pneumonie nach erfolgloser antibiotischer Vorbehandlung oder bei immunsupprimierten Patienten: Bronchialsekret, BAL, geschützte Mikrobürste (ermöglicht die kontaminationsfreie Gewinnung von Sekreten), evtl. transbronchiale Biopsie für mikrobiologische Untersuchungen
- chronischer Husten: Inspektion (Tumorausschluss)
- Hämoptysen: Inspektion (Blutungsquelle)
- Atelektasen: Inspektion (Verlegung des Bronchus?)
- Pleuraerguss unklarer Ätiologie: Tumornachweis, mikrobiologische Diagnostik

Therapeutische Indikationen
- Extraktion von Fremdkörpern (erfordert in der Regel starres Bronchoskop)
- Absaugen von Aspiraten und vermehrten Sekreten, z. B. bei Atelektase („mucoid impaction")
- lokale Blutstillung bei Hämoptysen
- Lasertherapie bei stenosierenden zentralen Bronchialkarzinomen, endobronchiale Strahlentherapie (Brachytherapie, im Klinikjargon „Afterloading"), endobronchiale Implantation eines „Stents" (= Drahtgitterhülse, die das bronchiale Lumen offen halten soll)
- therapeutische Lavage bei alveolärer Proteinose (sehr seltene Erkrankung unbekannter Ätiologie, bei der die Alveolen allmählich mit einem proteinreichen Exsudat ausgefüllt werden)

Bronchoalveoläre Lavage

Bei der bronchoalveolären Lavage (BAL) werden 100–200 ml Kochsalzlösung durch das Bronchoskop in distale Luftwege instilliert und danach wieder abgesaugt. Sie dient z. B. dem Keimnachweis mittels

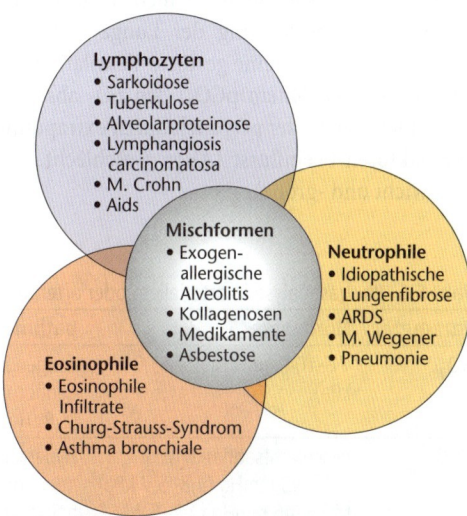

Abb. 5.9 Differenzialdiagnose der BAL. Je nach dominierender Zellpopulation ist eine Zuordnung zu verschiedenen Krankheitsgruppen möglich, wobei Überschneidungen nicht selten sind. [L157]

quantitativer Kultur (ein nachgewiesener Keim ist bei $\geq 10^4$ cfu/ml mit großer Wahrscheinlichkeit pathogen). Durch die Zelldifferenzierung ist eine Unterscheidung in lymphozytäre (z. B. Sarkoidose) und granulozytäre Alveolitiden (z. B. idiopathische Lungenfibrose) möglich (➤ Abb. 5.9). Mithilfe der Immunzytologie können die Lymphozyten weiter differenziert werden.

5.2.7 Untersuchung der Blutgase

Einschätzung der Oxygenierung

Eine der Aufgaben der Lunge ist die Oxygenierung des Blutes, also die bestmögliche Übertragung des atmosphärischen Sauerstoffs ins Blut. Es muss aber berücksichtigt werden, dass die Oxygenierung nur ein einzelner Faktor in der Sauerstoffversorgung der Körperzellen ist. Weitere Faktoren sind das Herzminutenvolumen, die kapilläre Perfusion, die Hämoglobin-Konzentration des Blutes und die Sauerstoff-Affinität des Hämoglobins. Entsprechend schwierig ist es, die Oxygenierung klinisch zu beurteilen. Der pO_2 kann invasiv über die **Blutgasanalyse** aus arteriellem Blut (daher oft auch als paO_2 beschrieben) gemessen werden (➤ Tab. 5.5). Bei der Interpretation des pO_2 muss berücksichtigt werden, dass dieser Messwert nicht in jedem Fall die Oxygenierungsleistung der Lunge widerspiegelt: Zum einen lässt eine gestörte Ventilation (mit entsprechend erhöhtem pCO_2) den pO_2 absinken, zum anderen wird der pO_2 auch durch extrapulmonale Faktoren beeinflusst (Alter, Geschlecht, Körpergewicht und -größe).

Einschätzung der CO_2-Eliminierung

Auch für die CO_2-Eliminierung gilt, dass klinische Zeichen unverlässlich sind. Da ein erhöhter pCO_2 die Atmung stimuliert, liegt zumindest bei akuten Formen oft eine Hyperventilation vor. Bei sehr hohen Partialdrücken bzw. schnellem Anstieg ist aber eine Atemdepression bis hin zu Apnoen und genereller Bewusstseinseinschränkung zu beobachten. Der pCO_2 kann ebenfalls über die Blutgasanalyse gemessen werden. Der arterielle pCO_2 ist dabei ein lineares Maß für die alveoläre Ventilation (wenn die alveoläre Ventilation auf die Hälfte absinkt, verdoppelt sich der pCO_2).

5.2.8 Diagnostik vor invasivem oder thoraxchirurgischem Eingriff

Bei allen invasiven Untersuchungen gilt, die Indikation sowie diagnostische bzw. therapeutische Konsequenz sorgfältig abzuwägen und ggf. weniger belastende, alternative Untersuchungen in Betracht zu ziehen.

Vor jedem thoraxchirurgischen Eingriff ist eine umfassende Diagnostik zur präoperativen Funktionserfassung, Risikoabschätzung sowie OP-Planung notwendig. Hierzu gehören:
- Anamnese und körperliche Untersuchung
- Bildgebung (Röntgen Thorax, Thorax-CT, ggf. MRT, Ultraschall)
- Bronchoskopie mit bronchoalveolärer Lavage und ggf. Biopsieentnahme
- Perfusions-/Ventilationsszintigrafie

Tab. 5.5 Blutgasanalyse in arteriellem oder arterialisiertem Kapillarblut.

Parameter	Normwert*	pathologisch ↓ bei	pathologisch ↑ bei
pO_2	71–104 mmHg (9,5–13,9 kPa)	Lungenerkrankungen (z. B. Lungenfibrose), Herzkrankungen (z. B. Herzinsuffizienz), Schock	Hyperventilation
pCO_2	geschlechtsabhängig: F 32–43 mmHg (4,3–5,7 kPa) M 35–46 mmHg (4,7–6,1 kPa)	Hyperventilation, z. B. psychogen oder kompensatorisch bei metabolischer Azidose	Ausdruck der alveolären Hypoventilation, z. B. bei chronisch-obstruktiver Bronchitis

* Die angegebenen Normwerte beziehen sich auf Meereshöhe. Der atmosphärische Druck etwa auf 1.500 m Höhe beträgt lediglich 650 mmHg (86,5 kPa), sodass der maximale arterielle pO_2 nach der alveolären Gasgleichung bei einem $paCO_2$ von 40 mmHg (5,3 kPa) bestenfalls 86 mmHg (11,4 kPa) betragen kann.

Chirurgie-Info
Präoperative Risikoabschätzung

Bei größeren thoraxchirurgischen Eingriffen sind zur Abschätzung des Risikos die sorgfältige Operationsplanung sowie die präoperative Lungenfunktionsprüfung entscheidend, um postoperativ eine ausreichende Lebensqualität gewährleisten zu können. Im Prinzip wird hierbei die Abnahme der Lungenfunktion infolge des Eingriffs abgeschätzt. Wesentliche Funktionsparameter sind die **FEV**$_1$ sowie die **Diffusionskapazität** (TLCO), die je nach Eingriff bestimmte Mindestwerte nicht unterschreiten dürfen, da sonst eine unzureichende postoperative Leistungsfähigkeit bzw. erhöhte Mortalität zu erwarten ist (funktionelle Inoperabilität). Bei grenzwertiger Lungenfunktion liefern die **Perfusions- und Ventilationsszintigrafie** zusätzliche Hinweise, inwiefern der zu entfernende Lungenabschnitt belüftet und durchblutet ist. Zusätzlich kann die **Spiroergometrie** bei grenzwertigen Befunden eine Entscheidung zur Operation stützen.

Klinischer Fall

Bei einem 62-jährigen Patienten mit vorbekannter COPD wird ein nichtkleinzelliger Tumor im Segment 6 der linken Lunge festgestellt mit einer solitären Lymphknotenmetastase ipsilateral (T2 N1 M0). Die FEV$_1$ (0,9 l = 28 % vom Soll) und die Diffusionskapazität (48 % vom Soll) sind deutlich eingeschränkt. In der Szintigrafie zeigt sich eine Ungleichverteilung von Perfusion und Ventilation mit vorwiegend funktionalen Arealen im Unterlappen der linken Lunge (etwa 65 % der Perfusion und Ventilation). Auch die Spiroergometrie zeigt eine verminderte Sauerstoffaufnahme mit einer V'O$_2$ von 11,2 ml/min/kg. In der interdisziplinären Tumorkonferenz wird der Patient als inoperabel eingestuft und ein chemotherapeutischer Behandlungsbeginn festgelegt.
[AS]

5.2.9 Chirurgische Diagnostik des Thorax

Chirurgie-Info
Chirurgische Thorakoskopie

Die Thorakoskopie wird zur Beurteilung der Pleurahöhle und Durchführung minimal-invasiver Eingriffe (Probenentnahme, Pleurodese, Lungenteilresektionen) genutzt. Man spricht hierbei auch von der sogenannten VATS (= video-assisted thoracoscopic surgery). Im Unterschied zur „internistischen Thorakoskopie" wird bei der „chirurgischen Thorakoskopie" eine Vollnarkose durchgeführt und mehrere statt eines einzelnen Zugangs genutzt. Dadurch können zusätzliche Instrumente in den Brustraum eingebracht werden. Hierbei wird ein Pneumothorax induziert, sodass Thorakoskop und Instrumente in die Pleurahöhle eingeführt werden können, ohne die Lunge zu verletzen. Im Gegensatz zur Laparoskopie ist keine zusätzliche Gasinsufflation nötig.

Mediastinoskopie

Mit der Mediastinoskopie können mediastinale Lymphknoten und Tumoren dargestellt und ggf. biopsiert werden. Unterschieden werden die anteriore und kollare Mediastinoskopie:
- **anteriore Mediastinoskopie**: vorderes Mediastinum, vor allem zur Diagnostik von Thymomen und malignen Lymphomen; Zugang von parasternalen Interkostalräumen,
- **kollare Mediastinoskopie**: prä- und paratracheales Mediastinum bis zur Carina, vor allem zur Diagnostik von Lymphknotenmetastasen sowie entzündlichen Lymphknotenvergrößerungen; Zugang vom Jugulum her.

Zu den Komplikationen zählen vor allem Gefäß- und Nervenverletzungen (V. cava, V. azygos, A. pulmonalis, Truncus brachiocephalicus, N. vagus, N. recurrens), gelegentlich auch Verletzungen benachbarter Organe (Ösophagus, Schilddrüse).
[AS]

5.3 Erkrankungen der Atemwege

5.3.1 Akute Bronchitis

Die Bronchitis ist die häufigste Erkrankung der unteren Atemwege; oft ist sie begleitet von einer Tracheitis (Tracheobronchitis). Die Hauptverursacher sind Adeno-, Myxo- (Influenza-, Parainfluenza-), ECHO- und Rhinoviren, seltener Pertussis, Parapertussis, Mykoplasmen und *Chlamydia pneumoniae*. Obwohl zumeist infektiös bedingt, kann eine akute Bronchitis auch durch Reizstoffe (z. B. Ozon, Rauchinhalation, Aspiration von Magensaft) ausgelöst werden. Eine Entzündung der Bronchialschleimhaut tritt auch bei Asthma auf.

Der Begriff „**Bronchiolitis**" bezeichnet dagegen eine Entzündung der kleinen und kleinsten Bronchien. Die infektiöse Bronchiolitis wird bei Säuglingen beobachtet. Der Begriff **Bronchiolitis obliterans** ist dagegen eine pathologische Klassifikation und bezeichnet die bei manchen interstitiellen Lungenerkrankungen oder im Rahmen der Graft-versus-Host-Reaktion nach Lungentransplantation auftretende Entzündung und Zerstörung der Bronchiolen.

Klinik

Im Vordergrund stehen – oft nach vorausgegangener oberer Luftwegsentzündung – akut einsetzender Husten mit Auswurf, der zunächst schleimig, zäh, glasig, später gelb- bzw. grün-eitrig und bisweilen hämorrhagisch ist, sowie atmungs- bzw. hustenabhängige Brustschmerzen. Fieber und Erkältungssymptome wie Schnupfen, Halsschmerzen und Gliederschmerzen können den Husten begleiten.

> **MERKE**
> Die Dauer des Hustens wird oft unterschätzt: Bei den meisten Patienten dauert der Husten drei Wochen, bei 25 % sogar einen Monat oder länger.

Komplikationen

Eine bakterielle Superinfektion, meist durch Staphylokokken, Pneumokokken, *Moraxella catarrhalis* und *Haemophilus influenzae* verursacht, kann aufgrund der gestörten mukoziliären Clearance auftreten und auch das Lungengewebe einbeziehen. Im letzteren Fall wird von einer deszendierenden Entzündung gesprochen; klinisch treten dann die Zeichen einer Bronchopneumonie auf.

Diagnostisches Vorgehen

Die Diagnose wird aufgrund der typischen Klinik gestellt. Die wichtigsten Differenzialdiagnosen des Hustens sollten dabei bedacht werden – insbesondere Asthma, Pneumonie, Fremdkörperaspiration und Sinusitis. Auskultatorisch finden sich evtl. trockene, beidseitige Rasselgeräusche (Brummen), meist ist der Befund jedoch normal. Ein Röntgen-Thorax bringt keine spezifischen Befunde und ist deshalb nur bei zweifelhafter Diagnose (z. B. Ausschluss einer Pneumonie) indiziert.

Die deszendierende Superinfektion einer Virusbronchitis äußert sich mit den Zeichen der Bronchopneumonie. Eine erhöhte Sekretmenge oder „eitrige" Sekretfarbe allein können zwar auf eine bakterielle Superinfektion hinweisen, sind aber keine verlässlichen Zeichen (Eiter ist das Produkt einer von neutrophilen Granulozyten dominierten Immunreaktion und damit keineswegs spezifisch für bakterielle Entzündungen).

Therapie

Die Therapie der akuten Bronchitis erfolgt rein symptomatisch. Solange keine chronische Lungenerkrankung besteht und keine Pneumonie vorliegt, ist Zuwarten die richtige Strategie. Randomisierte Doppelblindstudien konnten weder einen Effekt von antibiotischer Therapie noch einen von Expektoranzien oder Antitussiva nachweisen. Fieber oder „eitriges" Sputum allein sind keine Indikationen für eine antibiotische Behandlung. Der drei (bis vier) Wochen anhaltende Husten gehört zum Krankheitsbild. Ein persistierender Husten kann durch eine bronchiale Hyperreagibilität verursacht sein, hier ist ein Versuch mit inhalativen Glukokortikoiden sowie Bronchodilatatoren zu erwägen.

5.3.2 Chronische Bronchitis

Wie viele andere Krankheitsprozesse, die an sich ein zeitliches Kontinuum darstellen, wird auch die Bronchitis aus Gründen der besseren Handhabung in eine akute und eine chronische Form unterteilt. Sie wird chronisch genannt, wenn Husten und Auswurf an den meisten Tagen von je mindestens drei Monaten in zwei aufeinanderfolgenden Jahren bestehen.

Die chronische Bronchitis ist nicht nur ein zeitliches, sondern auch ein pathogenetisches Kontinuum:

- Sie ist zunächst lediglich durch eine Schleimhautschädigung ohne Obstruktionszeichen gekennzeichnet (**einfache chronische Bronchitis, „Raucherhusten"**). Hierbei besteht vor allem Husten mit schleimig-weißem Auswurf.
- Anschließend kommt es zunehmend zur bronchialen Obstruktion (**chronisch-obstruktive Lungenerkrankung, COPD**) mit produktivem Husten.
- Zuletzt folgt die irreversible Dilatation der peripheren Luftwege (**obstruktives Emphysem**).

Die chronische Bronchitis mit ihren Unterformen ist die häufigste chronische Lungenerkrankung und die häufigste Ursache des Cor pulmonale sowie der respiratorischen Insuffizienz. Etwa 20 % aller Männer

Tab. 5.6 Schweregrade der chronisch-obstruktiven Lungenerkrankung nach der Lungenfunktion.

1 (leicht)	mit oder ohne Husten bzw. Auswurf	$FEV_1 \geq 80\%$	$FEV_1/VK < 70\%$
2 (mäßig schwer)		FEV_1 50–80%	
3 (schwer)		FEV_1 30–50%	
4 (sehr schwer)	Stadium 4, wenn eine der beiden Kombinationen zutrifft	$FEV_1 \leq 30\%$	$FEV_1/VK < 70\%$
		$FEV_1 < 50\%$ + chronisch respiratorische Insuffizienz	

sind daran erkrankt, das Geschlechterverhältnis Männer : Frauen beträgt 3–4 : 1.

Die reguläre chronische Bronchitis überlappt sich klinisch, jedoch nicht pathogenetisch mit der sog. Stauungsbronchitis (dem durch Gefäßstauung bedingten Husten, evtl. mit Atemwegsobstruktion, bei Linksherzinsuffizienz).

Die chronisch-obstruktive Lungenerkrankung wird nach GOLD (Global Initiative for Chronic Obstructive Lung Disease) und Deutscher Atemwegsliga in vier Schweregrade unterteilt (> Tab. 5.6).

MERKE
Die COPD wird definiert als gesteigerte Entzündungsantwort auf inhalative Noxen mit einer progredienten obstruktiven Atemwegseinschränkung. Damit ist schon in der Definition die enge Verknüpfung mit der häufigsten Suchterkrankung, dem inhalativen Zigarettenrauchen, betont.

Ätiologie
Die Hauptursache der chronischen Bronchitis ist das **Zigarettenrauchen**: Jeder zweite Raucher über 40 Jahre leidet an einer chronischen Bronchitis („Raucherhusten", M : F = 3 : 1); über 90% der COPD-Patienten sind Raucher oder Ex-Raucher. Andere Ursachen sind Luftverschmutzung (v. a. Nitrosegase, SO_2), seltener ein $α_1$-Antitrypsin-Mangel, eine Mukoviszidose, ein Kartagener-Syndrom (Situs inversus, Bronchiektasen, Hypoplasie der Nasennebenhöhlen, meist Infertilität) und ein IgA-Mangel. Die letzteren Erkrankungen präsentieren sich oft mit schweren Verläufen schon in jüngeren Jahren.

Pathogenese
In der Frühphase der einfachen chronischen Bronchitis imponiert eine durch bronchiale Entzündung ausgelöste Hypertrophie der Bronchialschleimhaut mit vermehrter und gestörter Schleimsekretion (**Dyskrinie**) durch hypertrophische Schleimdrüsen. Die Funktionsstörung des Flimmerepithels behindert das Abhusten (**gestörte mukoziliäre Clearance**). Durch rezidivierende Infekte mit den entsprechenden Entzündungsreaktionen entwickelt sich eine **bronchiale Hyperreagibilität** mit Atemwegsobstruktion. Diese Prozesse münden in einen Teufelskreis mit Zerstörung des Flimmerepithels, Atrophie der Bronchialschleimhaut und Bronchuskollaps bei forcierter Exspiration.

Im Rahmen der entzündungsbedingten Reparaturvorgänge werden – v. a. aus neutrophilen Granulozyten – gewebetoxische Substanzen wie z. B. Elastase oder Matrixmetalloproteasen freigesetzt. Diese können die Alveolarsepten vor allem im Bereich des zuführenden Bronchiolus zerstören. Morphologisch resultiert daraus ein zentroazinäres **Lungenemphysem** mit zunehmender respiratorischer Partialinsuffizienz.

Klinik
Da die einfache Bronchitis sowie die chronisch-obstruktive Bronchitis nach klinischen Kriterien definiert werden, das Emphysem jedoch morphologisch, ist eine klinische Unterscheidung nicht immer möglich.

Praktisch alle Patienten klagen über Husten, zähen Auswurf, vor allem am Morgen, sowie rezidivierende bronchiale Infekte. Zusätzlich bestehen meist
- Zeichen der **Atemwegsobstruktion:** Belastungsdyspnoe, Engegefühl, nächtlicher Husten,
- Zeichen der **respiratorischen Insuffizienz:** Tachypnoe, Dyspnoe, periphere oder zentrale Zyanose,
- Zeichen der **Hyperkapnie:** Tremor und Unruhe, venöse Dilatation (rote „Kaninchenaugen"), später Somnolenz und Hirndruckzeichen,
- Zeichen des **Cor pulmonale:** im Spätstadium untere und obere Einflussstauung, symmetrische Beinödeme, Zyanose.

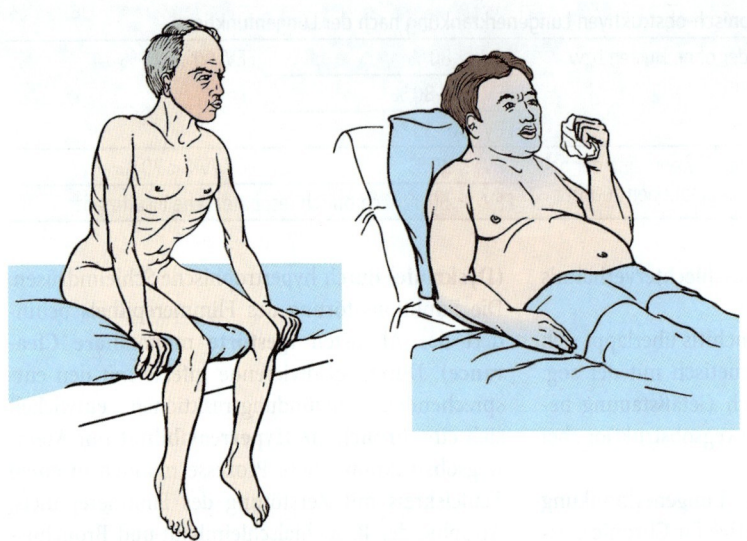

Abb. 5.10a Links: Pink Puffer: Typisch sind die ausgeprägte Dyspnoe und eine zunehmende Kachexie. **Rechts:** Blue Bloater. Charakteristische Merkmale sind das Übergewicht, die „Antriebsarmut" und die Zyanose. [E437]

Bei der Inspektion fallen eine Zyanose, Uhrglasnägel und – bei Vorliegen eines Lungenemphysems – ein sog. **Fassthorax** auf: Der Thorax ist dabei in Inspirationsstellung fixiert und der anterior-posteriore Durchmesser ist vergrößert. Oft setzt der Patient eine sog. **Lippenbremse** ein: Das Ausatmen gegen die fast geschlossenen Lippen erhöht den intrabronchialen Druck und vermindert so den exspiratorischen Kollaps der Luftwege.

Klinische Extreme
Bei schweren Formen der COPD mit obstruktivem Lungenemphysem wird klinisch in zwei Typen unterschieden:
- **Pink Puffer:** kachektischer „Kämpfer" mit Atemnot und relativ normalen Blutgas-Werten – evtl. respiratorische Partialinsuffizienz: In der Blutgasanalyse ist der pO_2 erniedrigt, der pCO_2 meist normal oder als Ausdruck der Hyperventilation erniedrigt (➤ Abb. 5.10a).
- **Blue Bloater:** zufriedener zyanotischer „Dicker" ohne Atemnot, jedoch mit respiratorischer Globalinsuffizienz (pO_2 ↓, pCO_2 ↑).

Die meisten Patienten weisen eine Krankheitsmanifestation zwischen diesen Extremen auf. Welche Faktoren eher die eine oder die andere Symptomengruppe bedingen, ist nicht klar.

Komplikationen
Aufgrund der chronischen Hypoxämie entsteht eine sekundäre Polyglobulie. Die chronische Hypoxämie bewirkt eine pulmonale Hypertonie mit chronischer Rechtsherzbelastung und schließlich die Ausbildung eines Cor pulmonale. Eine Dekompensation ist meist durch eine Infektexazerbation v. a. im Herbst und Winter bedingt. Auslöser einer Infektexazerbation sind häufig *Haemophilus influenzae*, Pneumokokken, seltener *Staphylococcus aureus*, *Pseudomonas aeruginosa*, *Moraxella catarrhalis* oder Mykoplasmen. Virale Auslöser sind v. a. Rhinoviren, Influenzavirus A und B sowie RS-Viren (respiratory syncytial virus, RSV).

Im Rahmen von rezidivierenden bronchopulmonalen Infekten können sekundäre Bronchiektasen entstehen, die zur weiteren Chronifizierung beitragen.

Diagnostisches Vorgehen
Klinische Untersuchung
Bei Lungenblähung sind ein hypersonorer Klopfschall, eine verminderte Atmungsverschieblichkeit der Lungengrenzen sowie eine verkleinerte absolute Herzdämpfung nachweisbar. Auskultatorisch werden trockene Rasselgeräusche (Giemen und Brummen), seltener feuchte Rasselgeräusche gehört (➤ Tab. 5.7).

Tab. 5.7 Unterscheidungsmerkmale zwischen Emphysem und einfacher bzw. obstruktiver Bronchitis.

	chronische Bronchitis	chronisch-obstruktive Lungenerkrankung	Emphysem
typisches Alter	> 35	> 45	> 50
Dyspnoe	keine	bei Infekt	bei Belastung
Husten	regelmäßig, produktiv	regelmäßig, produktiv oder trocken	selten
Allgemeinzustand (AZ)	subjektiv nicht beeinträchtigt	bei Exazerbation beeinträchtigt	häufig Gewichtsabnahme („pulmonale Kachexie")
Zyanose	fehlt	meistens	regelmäßig
Fassthorax	fehlt	beginnend	ausgeprägt
Klopfschall	sonor	sonor	hypersonor
Atemgeräusch	vesikulär	vesikulär, Brummen und Giemen	abgeschwächt, meist kein Giemen, verlängertes Exspirium bei forcierter Atmung
FEV_1	normal	erniedrigt, nach Bronchospasmolyse Besserung	erniedrigt, keine Besserung nach Bronchospasmolyse
Residualvolumen	normal	reversibel erhöht	irreversibel erhöht

Labor

- Ein **Sputum-Gram-Präparat** ist nur verwertbar, wenn ≥ 25 Neutrophile und ≤ 2 Plattenepithelien pro Gesichtsfeld nachweisbar sind (ansonsten handelt es sich im Wesentlichen um Speichel). Auch bei optimaler Technik sind Spezifität und Sensitivität einer Sputumkultur gering.
- Im **Blutbild** sind häufig eine sekundäre Polyglobulie und vor allem bei Infektexazerbation und Rauchern eine Leukozytose nachweisbar.
- Ein Hinweis auf einen $α_1$-Antitrypsin-Mangel kann sich aus der **Serumelektrophorese** ergeben, die dann eine fehlende $α_1$-Fraktion zeigt. Bei entsprechendem klinischem Verdacht sollte jedoch der $α_1$-Antitrypsin-Spiegel (= $α_1$-Protease-Inhibitor) bestimmt werden.
- Die **Blutgasanalyse** ist nur im fortgeschrittenen Stadium mit respiratorischer Insuffizienz sinnvoll und zeigt ggf. eine Hyperkapnie und eine kompensierte respiratorische Azidose und/oder Hypoxämie.

Lungenfunktion

Bei einfacher chronischer Bronchitis bestehen meist nur diskrete Veränderungen und evtl. ein hyperreagibles Bronchialsystem. Bei Obstruktion ist das FEV_1 erniedrigt und die Resistance erhöht. Bei Emphysem sind Residualvolumen und thorakales Gasvolumen erhöht. Die Diffusionskapazität ist durch Rarefizierung der Alveolen und die dadurch verkleinerte Diffusionsfläche erniedrigt. Die altersabhängige Abnahme der FEV_1 (physiologischerweise etwa 20 ml pro Jahr) ist bei COPD auf etwa 120 ml jährlich erhöht.

Bildgebende Verfahren

Der **Röntgen-Thorax** dient in erster Linie dem Ausschluss eines Bronchialkarzinoms oder einer Pneumonie. Nur in 50 % sind pathologische Veränderungen zu erkennen, z. B. Zeichen des Lungenemphysems und/oder eine interstitielle Zeichnungsvermehrung als Ausdruck der chronischen Entzündung. Bei fortgeschrittener Erkrankung können die zentralen Anteile der Pulmonalarterien als Hinweis auf eine pulmonale Hypertonie verbreitert sein.

Das **EKG** zeigt ggf. Rechtsherzbelastungszeichen (Cor pulmonale) oder Hinweise auf eine KHK (Rauchen ist ein gemeinsamer Risikofaktor für COPD und KHK).

> **MERKE**
> Bei chronischem Husten muss immer auch an Bronchialkarzinom, Tuberkulose und Fremdkörperaspiration gedacht werden.

Therapie

Da es sich bei der COPD meist um eine chronisch-progressive Erkrankung handelt und zudem nur wenige Patienten auf die auslösende Noxe verzichten können, ist die Therapie oft frustrierend. Im positiven Sinne sollte sie als konsequent und langfristig betrachtet werden. Die medikamentöse Dauertherapie richtet sich nach der Schwere der Erkrankung (> Tab. 5.8). Die Therapie stützt sich auf die folgenden Prinzipien:

- Am wichtigsten ist die ständige Ermutigung, mit dem **Rauchen aufzuhören**: Rauchkarenz ist die einzige Möglichkeit, den progredienten Verlust an Lungenfunktion zu bremsen!
- Die **antiobstruktive Therapie** ist zum einen symptomatisch wirksam, kann zum anderen aber auch Exazerbationen verhindern. Hier kommen einerseits **inhalative Anticholinergika und β_2-Agonisten** zum Einsatz, deren lang wirksame Formen den kurz wirksamen überlegen sind. **Inhalative Kortikosteroide** reduzieren die Zahl der Exazerbationen und damit der Krankenhauseinweisungen. Die Gabe von **Theophyllin** ist umstritten. Systemische (z. B. oral verabreichte) **Kortikosteroide** sind nur im Rahmen einer Infektexazerbation von gesichertem Wert. Die Dauertherapie ist nicht sinnvoll und sollte wegen der häufigen Nebenwirkungen (z. B. Osteoporose) immer wieder kritisch hinterfragt werden.
- Bei persistierender Hypoxämie (pO_2 unter 55 mmHg – bei Rechtsherzbelastung schon unter 60 mmHg) ist eine **Sauerstoff-Langzeittherapie** angezeigt. O_2 wird in der Regel als Heimtherapie über Nasenkanüle über mindestens 15 Stunden pro Tag gegeben – die Überlebensrate hypoxämischer Patienten ist direkt proportional zur Stundenzahl, während der O_2 appliziert wird.
- Insbesondere bei Hyperkapnie ist die nächtliche **intermittierende Selbstbeatmung** über eine Nasen- oder Nasen-Mund-Maske eine wichtige Therapieoption, die allerdings die Bereitschaft zur Rauchkarenz und gute Compliance voraussetzt. Die Beatmung ermöglicht eine nächtliche Erholung der Atempumpe und damit eine effizientere Atmung am Tag.
- Sinnvolle Techniken der **Atemphysiotherapie** sind z. B. die Atemgymnastik zum Training der Atemmuskulatur, Klopfmassagen und die Vibrationspfeife zur Förderung der Expektoration, Atmen gegen „Lippenbremse" bei Emphysem.

Tab. 5.8 Stufentherapie der COPD.

GOLD-Schweregrad	Therapie
1	bedarfsweise Inhalation von kurz wirksamen Anticholinergika und/oder β_2-Agonisten
2	inhalative Dauertherapie mit lang wirksamen Anticholinergika oder lang wirksamen β_2-Agonisten ggf. Kombination von beiden Wirkgruppen
3	zusätzlich Therapie mit inhalativen Glukokortikoiden, möglichst in fixer Kombination mit lang wirksamen β_2-Agonisten; bei fehlender Besserung Versuch mit zusätzlichem Theophyllin
4	zusätzlich evtl. Sauerstoff-Langzeittherapie und nächtliche Heimbeatmung

- Die Pneumokokken- und die Influenza-**Schutzimpfung** reduzieren erwiesenermaßen die Mortalität und sollten daher immer angeboten werden.
- Bei Polyglobulie mit einem Hämatokriten ≥ 55 % können vorsichtige **Aderlässe** vorgenommen werden; diese reduzieren die Rechtsherzbelastung.
- Bei Therapieresistenz einer chronisch-obstruktiven Bronchitis ist eine bronchoalveoläre Lavage mit mikrobiologischer Aufarbeitung zu erwägen. Bei Keimnachweis kann eine gezielte antibiotische Eradikation versucht werden.

Therapie bei Exazerbationen

Der typische COPD-Patient erlebt im statistischen Mittel 1,3 Exazerbationen pro Jahr, bei denen er unter vermehrter Atemnot, Husten und Auswurf (evtl. eitrig) leidet. Etwa die Hälfte der Exazerbationen ist durch bakterielle Infektionen bedingt (meist durch *Haemophilus influenzae, Moraxella catarrhalis* oder Pneumokokken). Neben der Intensivierung der Atemphysiotherapie und der inhalativen Therapie mit Bronchodilatatoren wird vor allem bei eitrigem Sputum, vermehrter Sputummenge und vermehrter Dyspnoe antibiotisch behandelt, z. B. mit einem Cephalosporin der zweiten oder dritten Generation oder mit Amoxicillin + Clavulansäure.

> **MERKE**
> Nach antibiotischer Vorbehandlung muss auch mit gramnegativen Problemkeimen (z. B. *Pseudomonas aeruginosa*, Serratia, Klebsiellen) und Pilzen gerechnet werden.

Die Gabe von oralen Glukokortikoiden über 5–10 Tage verkürzt den Krankenhausaufenthalt und ist bei der Infektexazerbation ebenso wichtig wie die antibiotische Therapie. Liegt eine hyperkapnische Dekompensation vor, lässt sich die Situation zusätzlich durch eine nichtinvasive Beatmung (stationär oder als Heimbeatmung) verbessern.

Prognose
Die einfache chronische Bronchitis hat nach Rauchkarenz eine gute Prognose.
Ist das FEV_1 auf ≤ 25 % der Norm reduziert und besteht eine Hyperkapnie, liegt die Fünfjahresüberlebensrate unter 35 %, da meist eine Rechtsherzinsuffizienz vorliegt.

5.3.3 Lungenemphysem

Das Lungenemphysem ist definiert als irreversible Erweiterung der terminalen Bronchiolen und Alveolen infolge einer Destruktion der Alveolarsepten. Die Folgen sind:
- Hypoxämie durch vergrößerten alveolären Totraum (erhöhtes Residualvolumen) und verminderte Gasaustauschfläche,
- pulmonale Hypertonie durch Rarefizierung der Lungengefäße,
- Cor pulmonale als Folge der pulmonalen Hypertonie.

Beim **zentriazinären (= zentrilobulären) Emphysem** sind die Alveolarsepten besonders im Bereich des zuführenden Bronchiolus rarefiziert, wie es typischerweise bei der chronisch-obstruktiven Bronchitis zu sehen ist. Beim **panazinären (= panlobulären) Emphysem**, z. B. als Folge eines $α_1$-Antitrypsin-Mangels, sind alle Alveolarsepten gleichmäßig rarefiziert.
Davon zu unterscheiden ist ein **Narbenemphysem (= vikariierendes Emphysem)**, das Folge einer „Dehnung" von Alveolen durch narbige Schrumpfung umliegender Lungenbezirke ist.

Ätiologie und Pathogenese
Zerstörung der Alveolarsepten ist Folge eines **Proteasen-Antiproteasen-Ungleichgewichts:** Durch neutrophile Granulozyten werden normalerweise Proteasen (v. a. Elastase) in den Alveolen freigesetzt, die wiederum durch Antiproteasen (v. a. $α_1$-Antitrypsin) inaktiviert werden. Kommt es durch einen Infekt zu einer vermehrten Proteasenfreisetzung und sind gleichzeitig die Antiproteasen – z. B. durch Oxidation mittels Zigarettenrauch – vorgeschädigt, resultiert ein Übergewicht der Proteasen, die dann Lungengerüststrukturen, wie z. B. die Alveolarwände, ungehindert „andauen". Ursache ist meist eine COPD, seltener das Asthma bronchiale bzw. berufliche Noxen. Bei 1–2 % der Emphysemfälle ist ein angeborener **Mangel an $α_1$-Antitrypsin** verantwortlich.

Klinik
Der Patient klagt über ausgeprägte Belastungsdyspnoe bei lange bestehender chronischer Bronchitis („Raucherhusten"). Besonders nach Infekten wird vermehrt eitriges Sputum produziert und die Dyspnoe verstärkt sich (sog. **Infektexazerbation**). Ist das Emphysem ausgeprägt, ist der Thorax in Inspirationsstellung fixiert und bildet einen sog. **Fassthorax**.

Diagnostisches Vorgehen
Die Verdachtsdiagnose wird klinisch gestellt, ein Röntgen-Thorax bestätigt das Emphysem. Zur Quantifizierung des Emphysems dient die Lungenfunktionsuntersuchung und ggf. ein High-Resolution-CT. Die ätiologische Zuordnung erfolgt durch die Anamnese (Zigarettenkonsum, Beruf, familiäre Belastung) und eine $α_1$-Antitrypsin-Serumbestimmung.

Inspektion
- Schlüsselbeingruben durch geblähte Pleurakuppen ausgefüllt,
- periphere oder zentrale Zyanose sowie Uhrglasnägel häufig nachweisbar,
- Sahli-Venenkranz: vermehrte Hautvenenzeichnung im Verlauf der unteren Thoraxapertur, die möglicherweise durch eine obere Einflussstauung im Rahmen des Cor pulmonale bedingt ist.

Lungenperkussion und -auskultation
- Perkussion: hypersonorer Klopfschall; tief stehende, kaum atmungsverschiebliche Lungengrenzen; verkleinerte absolute Herzdämpfung,
- Auskultation: Atem- und Herzgeräusche abgeschwächt.

Röntgenbefund

> **Radio-Info**
>
> **Bildgebung des Lungenemphysems (> Abb. 5.10b)**
>
> - **pulmonale Überblähung:** Zwerchfelltiefstand, steilgestelltes, kleines Herz, Verbreiterung der Interkostalräume, vergrößerter Sagittaldurchmesser
> - **Parenchymalteration:** erhöhte Transparenz mit Rarefizierung der peripheren Lungengefäßzeichnung bei betonten zentralen Gefäßen (Kalibersprung), Bullae (luftgefüllte Hohlräume mit rundlicher Transparenzerhöhung)
> - **CT:** unscharf begrenztes Areal mit luftäquivalenten Dichtewerten, destruierte oder verlagerte Bindegefäßsepten und Gefäße
> [MW]

Lungenfunktionsuntersuchung
- Totalkapazität erhöht; Residualvolumen ≥ 40 % der Totalkapazität bzw. ≥ 2 l; Vitalkapazität und FEV_1 sind dagegen erniedrigt
- Fluss-Volumen-Kurve: exspiratorischer Knick als Ausdruck eines Bronchialkollaps bei forcierter Exspiration
- Blutgasanalyse: respiratorische Partial- oder Globalinsuffizienz
- Hämatokrit: oft durch reaktive Polyglobulie erhöht

Therapie
Konservative Maßnahmen
Im Vordergrund stehen die Behandlung der Grundkrankheit und die antibiotische Therapie pulmonaler Infekte.
Weitere Maßnahmen sind:
- **Atemtherapie** zur Verbesserung der Atmungsfunktion: z. B. Zwerchfellatmung und Atmen gegen Widerstand („Lippenbremse")
- **Diuretika** bei Rechtsherzinsuffizienz (Herzglykoside sind dagegen von fraglichem Wert, weil

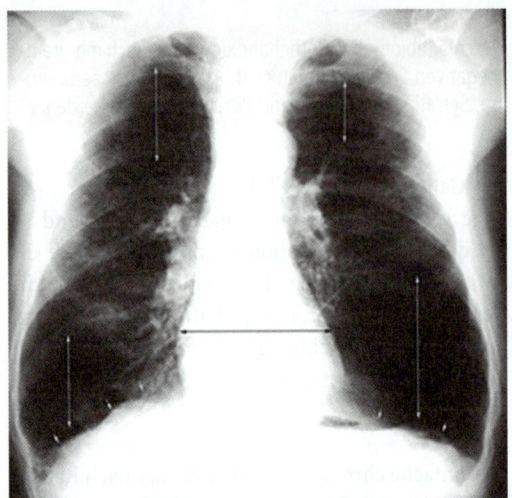

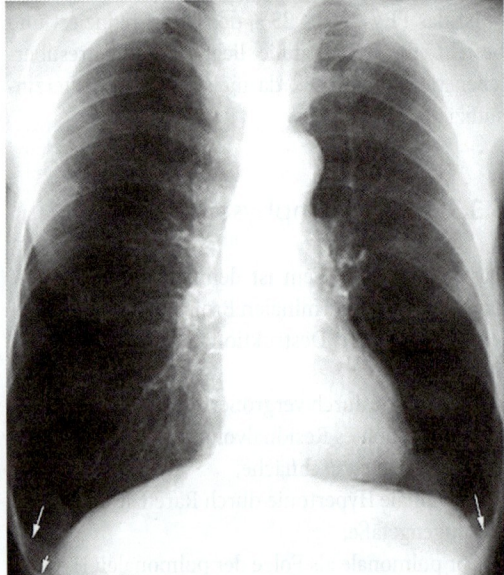

Abb. 5.10b Röntgenbefunde bei Emphysem und Asthma im Vergleich. Oben: P. a. Thoraxaufnahme eines Patienten mit Lungenemphysem: tief stehende, abgeflachte Zwerchfellhälften (kleine weiße Pfeile). Wegen der Rarefizierung der Lungengefäße ist die Transparenz der Lunge in den Oberfeldern sowie basal beidseits vermehrt (weiße Pfeile). Schlanker, median gelegener Kardiomediastinalschatten („Tropfenherz"; schwarzer Pfeil).
Unten: P. a. Thoraxaufnahme eines Patienten mit Asthma bronchiale: Durch die Überblähung der Lunge sieht man ein nach unten gedrücktes, flachbogiges Zwerchfell mit nach kaudal gewölbten Ansatzstellen (Pfeile). Alle Lungenbereiche sind wegen der eng gestellten peripheren Lungengefäße dunkler (tranzparenzvermehrt); die Mediastinalkonturen sind unauffällig. [M514]

die therapeutische Breite bei Hypoxie herabgesetzt ist)
- **Sauerstoff-Langzeittherapie** über mehr als 18 h täglich verbessert bei pulmonaler Hypertonie die Prognose und ist bei einem paO$_2$ ≤ 60 mmHg (8 kPa) indiziert.
- **Aderlass** bei Polyglobulie kann die Rechtsherzbelastung vermindern.
- **Nächtliche intermittierende Heimbeatmung** kann bei Hyperkapnie lebensverlängernd sein.

Chirurgische Maßnahmen
- **Bullektomie:** Emphysemblasen (Bullae) können funktionstüchtiges Lungengewebe zusammendrücken. Durch die Entfernung solcher Blasen (Bullektomie) können die Lungenfunktion und teilweise auch die Prognose verbessert werden.
- **Volumenreduktionschirurgie:** Etwa 25 % der äußeren, emphysematösen Anteile des Lungengewebes, die sowieso nicht mehr am Gasaustausch teilnehmen, werden dabei entfernt. Dies fördert die Dehnbarkeit der Lunge, verbessert die mechanische Atmungsfunktion und vermindert das intrapulmonale Shuntvolumen. Weil die chirurgische Volumenreduktion nur bei wenigen Patienten das Leben verlängert und die nach der Operation gesehene Verbesserung der Lungenfunktion oft nicht lange anhält, ist das Verfahren umstritten und nur bei inhomogenem Emphysem sinnvoll.
- **Lungentransplantation:** Sie kann bei Patienten ≤ 60 Jahre erwogen werden. Die Einjahresüberlebensrate beträgt etwa 60 %.

5.3.4 Asthma bronchiale

Asthma ist die mit Abstand häufigste chronisch-entzündliche Erkrankung des Menschen überhaupt. Asthma ist definiert als anfallsweise Atemnot durch reversible Obstruktion der unteren Luftwege. Die Obstruktion wird dabei durch entzündliche Schleimhautschwellung, glattmuskuläre Bronchokonstriktion sowie Dyskrinie (Hypersekretion zähen Schleims) ausgelöst. Zusätzlich kann es bei länger bestehendem Asthma zu einer strukturell fixierten Obstruktion kommen („airway remodeling").

Epidemiologie
Die Prävalenz des Asthma bronchiale ist im internationalen Vergleich sehr variabel: Die niedrigsten Zahlen bei Erwachsenen sind mit 2–3 % in Deutschland, Österreich, Spanien und Italien anzutreffen (M : F = 1 : 1,2), während sie in den englischsprachigen Ländern Großbritannien, Neuseeland und Australien mit 8–12 % viermal so hoch sind. Die **Erkrankungshäufigkeit** hat in den letzten 40 Jahren stark zugenommen. Die **Asthmamortalität** ist mit etwa 0,5–3/100.000 Einwohner gering, hat jedoch in den letzten Jahren in den meisten Ländern zugenommen. Die Ursache hierfür ist unklar.

Ätiologie
Unterschieden wird das exogen-allergische Asthma vom nichtallergischen Asthma. Mischformen sind allerdings häufig, und ein allergisches Asthma entwickelt sich oft im mittleren Lebensalter zu einem nichtallergischen. Eine genetische Basis besteht vor allem für das allergische Asthma, folgt jedoch keinem klaren Muster.

Beim **exogen-allergischen Asthma** (extrinsic asthma; etwa 50 %, v. a. bei Jugendlichen) liegt eine IgE-vermittelte allergische Sofortreaktion mit nachfolgender zellulär vermittelter Spätreaktion vor (late phase reaction). Mögliche Allergene sind Hausstaubmilben, Tierschuppen (v. a. Katzen, Hunde, Pferde), Schimmelpilze, Blütenpollen und berufsbedingte Noxen (z. B. Mehlstaub). Das exogen-allergische Asthma bronchiale tritt häufig zusammen mit Heuschnupfen oder atopischem Ekzem auf. Oft ist eine positive Familienanamnese zu erfragen: Leiden beide Eltern an einer atopischen Erkrankung, sind etwa 60 % der Kinder ebenfalls Atopiker.

MERKE
Patienten mit exogen-allergischem Asthma reagieren häufig auch auf nichtallergische Reize (wie Anstrengung, Zigarettenrauch, Kaltluft, Lachen, Weinen, Parfüm etc.).

Das **nichtallergische Asthma** (intrinsic asthma) wird durch eine Vielzahl von nichtallergenen Umweltnoxen ausgelöst:
- Virusinfekte der oberen und unteren Luftwege (**Infektasthma**),
- körperliche Anstrengungen (anstrengungsinduzierter Bronchospasmus),

- kalte Luft, manchmal auch warm-feuchte Luft,
- Stress und Emotionen (Lachen, Weinen),
- Inhalationsnoxen: Zigarettenrauch, Ozon, Nitrosegase, Schwefeldioxid, arbeitsplatzassoziierte Irritanzien (z. B. Chlorgase, Metallsalze, Parfüm).

Beim **medikamenteninduzierten Asthma** kommen als auslösende Faktoren vor allem Analgetika und β-Blocker in Betracht. Beim **analgetikainduzierten Asthma bronchiale** sind ASS und andere nichtsteroidale Antiphlogistika an der Auslösung einer Atemwegsobstruktion beteiligt. Diese Medikamente führen bei etwa 10–20 % der Asthmatiker (überwiegend bei nichtallergischem Asthma) zu einer Bronchokonstriktion über eine Hemmung der Zyklooxygenase und damit des bronchodilatatorisch wirkenden Prostaglandin-E_2. Es handelt sich hierbei um eine **pseudoallergische Reaktion**, denn sie ist nicht spezifisch für die auslösende Substanz. Damit ist auch keine „Sensibilisierung" nötig, d. h. die Erkrankung ist nicht erworben. Leukotrien-Antagonisten stellen aufgrund ihres Wirkmechanismus eine kausale Therapie des analgetikainduzierten Asthmas dar. β-**Blocker** bewirken bei Asthmatikern häufig eine Bronchokonstriktion durch Hemmung der β-Rezeptor-vermittelten Bronchodilatation. β-Blocker (einschließlich Augentropfen) sind daher bei Asthmatikern kontraindiziert.

Beim **anstrengungsinduzierten (exercise induced) Asthma** tritt typischerweise nach körperlicher Belastung Atemnot mit thorakalem Engegefühl und trockenem Reizhusten auf. Pathophysiologisch führt eine Mastzelldegranulation zur Atemwegsobstruktion; auslösend wirkt der erhöhte Luftfluss durch den Bronchialbaum, das anstrengungsinduzierte Asthma tritt deshalb meist auch bei Lachen und Weinen oder angstbedingter Hyperventilation auf. Betroffen sind häufig Kaltluftsportarten (z. B. Skilanglauf) sowie Sportarten mit häufigen Belastungsspitzen (z. B. Fußball). Therapeutisch werden $β_2$-Sympathomimetika eingesetzt (Einnahme 5–30 min vor der Belastung), als neuerer Therapieansatz auch Leukotrien-Antagonisten.

Bei Befall z. B. mit Ascaris oder Echinokokken kann durch Allergene des Wurmkörpers oder Stoffwechselprodukte der Parasiten ein sogenanntes „**Wurmasthma**" ausgelöst werden.

Reflux von Magensäure im Rahmen einer gastroösophagealen Refluxkrankheit kann ein Asthma bronchiale auslösen oder verstärken, entweder durch chronische Aspiration von Magensaft mit bronchialer Entzündungsreaktion oder durch eine – durch die Säurewirkung im Ösophagus oder Pharynx bedingte – reflektorische Vagusreizung mit nachfolgender Bronchialverengung.

Eine **Sinusitis** kann über einen (bisher nur postulierten) „sinubronchialen Reflex" oder über intrinsische Mukosafaktoren ein Asthma auslösen oder verstärken.

Pathogenese
Zur Atemwegsobstruktion kommt es zum einen durch die entzündungsbedingte Schwellung, zum anderen durch eine abnorme Schleimproduktion und des Weiteren durch die glattmuskuläre Bronchokonstriktion. Darüber hinaus kann es als Folge der chronischen Entzündungsprozesse zu einem Umbau der Luftwegsmatrix kommen, wodurch die Obstruktion teilweise irreversibel wird („airway remodeling").

Atemwegsentzündung
Beim Asthma steht die Atemwegsentzündung im Mittelpunkt, die sich histopathologisch als „abgehäutetes" Epithel, Kollagenablagerungen unter der Basalmembran sowie Schwellung und Infiltration der Bronchialwand mit Entzündungszellen zeigt. Diese umfassen u. a. eosinophile Granulozyten, Immunglobuline E und Lymphozyten (überwiegend vom TH_2-Subtyp, die vor allem Interleukin-4 und -5 produzieren). Beim allergischen Asthma zeigt sich oft die Eosinophilie im Labor. Die asthmatische Entzündung verläuft in zwei Phasen:

Unmittelbare Hypersensitivitätsreaktion („Sofortreaktion"). Die Sofortreaktion erreicht ihr Maximum etwa 20 Minuten nach Allergenkontakt und bessert sich spontan innerhalb einer Stunde. Diese Phase ist durch Gabe von inhalativen $β_2$-Sympathomimetika rasch reversibel, während die Inhalation eines Glukokortikoids keinen Effekt hat.

Die Sofortreaktion wird ausgelöst, indem das jeweils relevante Antigen an ein spezifisches IgE auf der Zelloberfläche von Mastzellen oder Basophilen bindet und so zu einer Freisetzung von Entzündungsmediatoren führt (z. B. Histamin, Tryptase, Leukotriene, Prostaglandine und TNF-α). Auch eosinophile Granulozyten können IgE an der Zelloberfläche binden. Nach Aktivierung setzen sie u. a. eosinophiles kationisches Protein (ECP) und Leukotriene frei.

Durch die Wirkung der Mediatoren kommt es zur Stimulation der glatten Muskulatur und der Schleimdrüsen sowie zur erhöhten Durchlässigkeit der Kapillaren mit nachfolgender Schleimhautschwellung. Die unmittelbare Hypersensitivitätsreaktion kann auch durch IgE-unabhängige Mastzelldegranulierung, etwa durch kalte Luft, bakterielle oder virale Bestandteile oder chemische Irritanzien, ausgelöst werden.

Allergische Spätphase („Spätreaktion"). Bei etwa 60 % der Patienten treten 4–8 Stunden nach Allergenkontakt erneut Symptome einer Atemwegsobstruktion auf, die bis zu 12 Stunden anhalten können. Diese Spätreaktion kann durch die längerfristige Anwendung von Glukokortikoiden und evtl. auch Leukotrien-Inhibitoren vermindert werden.

Die Spätphase stellt sozusagen die entzündliche Verstärkung der initialen allergischen Reaktion dar. Sie entsteht dadurch, dass die bei der ursprünglichen Degranulierung von Mastzellen und Eosinophilen freigesetzten Entzündungsmediatoren die Rekrutierung von Leukozyten (Basophile, Eosinophile, Neutrophile) und Makrophagen einleiten sowie gewebeständige Zellen (Alveolarmakrophagen, Gefäßendothelzellen und Fibroblasten) aktivieren. Hierdurch wird eine „zweite Welle" von Entzündungsmediatoren produziert, mit nachfolgender entzündlicher Gewebereaktion.

Bronchiale Hyperreagibilität

Bei fast allen Asthmatikern besteht eine erhöhte glattmuskuläre Empfindlichkeit gegenüber verschiedenen bronchokonstriktorischen Reizen, wie kalter Luft, Rauch, körperlicher Aktivität, Ozon oder SO_2. Diese ist durch inhalative Provokation (z.B. mit Metacholin oder Histamin) auch im symptomfreien Intervall objektivierbar. Die Schwere eines Asthmas korreliert direkt mit dem PC_{20}, also der Konzentration des Provokations-Cholinergikums, bei der das FEV_1 um 20 % abfällt. Die bronchiale Hyperreagibilität ist meist Folge einer chronischen Atemwegsentzündung, tritt aber bisweilen auch isoliert auf (z.B. beim reinen anstrengungsinduzierten Asthma). Sie wird teilweise auch bei anderen entzündlichen Krankheitsbildern der Bronchien beobachtet, z.B. im Rahmen einer akuten Bronchitis.

Klinik und Verlauf

Asthma ist eine „episodische" (chronisch-remittierende oder chronisch-intermittierende) Erkrankung. Obwohl der Patient oft nur minimale Symptome zeigt, ist die zugrunde liegende Atemwegsentzündung und Hyperreagibilität auch im Intervall nachweisbar.

Asthmaexazerbation

Der Asthmaanfall ist gekennzeichnet durch eine plötzlich auftretende Atemnot mit dem typischen **exspiratorischen Giemen** („Pfeifen"); das Exspirium ist verlängert. Zu Beginn des Anfalls besteht oft lediglich ein Hustenreiz und der Patient klagt über ein Engegefühl in der Brust.

Im Anfall nimmt der Patient typischerweise eine sitzende Position ein und stützt seine Arme auf, um die Atemhilfsmuskulatur besser verwenden zu können (**Orthopnoe**). Er ist aufgrund des erhöhten Sympathikotonus tachykard und meist ängstlich. Unter großer Anstrengung wird oft spärliches, zähes Sputum produziert. Bei grün-gelblichem Sputum liegt eine – meist viral bedingte – Infektexazerbation vor.

Bei einem schweren Asthmaanfall (➤ Tab. 5.9) besteht **Ruhedyspnoe**, nach jedem Wort muss geatmet werden („Sprechdyspnoe"). Die Patienten sind unruhig bis hin zur Panik und haben typischerweise eine Tachypnoe > 30/min sowie ein **abgeschwächtes Atemgeräusch** („silent chest").

Akutkomplikationen

Lebensgefahr besteht bei zunehmender Erschöpfung, Bradykardie und Eintrübung, die auf eine Hypoxämie und Hyperkapnie zurückzuführen sind. Spätestens jetzt muss assistiert beatmet werden.

Besteht die Symptomatik trotz therapeutischer Maßnahmen länger als 24 Stunden, liegt ein **Status asthmaticus** vor, der immer einen Notfall darstellt: Fast alle Asthmatiker, die an ihrer Erkrankung versterben, ersticken im Status. Pro Jahr sterben in Deutschland etwa 5.000 Asthmatiker an ihrer Krankheit.

Weitere Komplikationen sind Pneumothorax und Pneumomediastinum, die sich z.B. durch rasch zunehmende Atemnot mit einseitig abgeschwächtem Atemgeräusch und gegebenenfalls mit einem Hautemphysem äußern können.

Tab. 5.9 Schweregradeinteilung des akuten Asthmaanfalls (modifiziert nach Expert Panel Report II, National Institute of Health, USA, Update 2002).

	leicht	mäßig	schwer	drohender Atemstillstand
Symptome				
Dyspnoe	beim Gehen	beim Reden	in Ruhe	in Ruhe
Körperhaltung	kann liegen	bevorzugt Sitzen	sitzt aufrecht (Orthopnoe)	Orthopnoe oder erschöpfungsbedingtes Liegen
spricht in	Sätzen	kurzen Sätzen	Worten	stumm, evtl. Stöhnen
Bewusstseinslage	normal	evtl. agitiert	agitiert	benommen oder verwirrt
Befunde				
Atemfrequenz	leicht erhöht	erhöht, aber < 25/min	stark erhöht (> 25/min)	stark erhöht, oft > 30/min, evtl. auch verlangsamt
Einsatz der Atemhilfsmuskulatur, suprasternale Einziehungen	nein	häufig	meist	paradoxe Atmung
Giemen	oft nur endexspiratorisch	laut, während des gesamten Exspiriums	normalerweise laut, z. T. biphasisch (in Ein- und Ausatmung)	wegen stark verminderten Luftflusses fehlend
Puls	< 100/min	100–120/min	> 110/min	bradykard
apparative Diagnostik				
Peak Flow [%]*	> 80 %	50–80 %	< 50 %	< 50 %, Messung oft nicht möglich
pCO_2	< 42 mmHg (5,6 kPa)	< 42 mmHg (5,6 kPa)	≥ 42 mmHg (5,6 kPa)	hyperkapnisch

* Angabe in % des persönlichen Bestwertes

Tab. 5.10 Schweregradeinteilung des Asthma bronchiale.

Schweregrad	Symptome	Peak Flow oder FEV_1 im Intervall
intermittierend	intermittierende Symptome < 1×/Woche, nächtliche Symptome ≤ 2×/Monat; im Intervall beschwerdefrei	≥ 80 %, Variabilität* im Tagesverlauf < 20 %
geringgradig persistierend	Symptome < 1 ×/d, > 1×/Woche, nächtliche Symptome > 2×/Monat	≥ 80 %, Variabilität* im Tagesverlauf 20–30 %
mittelgradig persistierend	Symptome jeden Tag, nächtliche Symptome > 1 ×/Woche; Anfälle beeinträchtigen Schlaf und körperliche Aktivität	60–80 %, Variabilität* im Tagesverlauf 20–30 %
schwergradig persistierend	ständige Symptome, häufig auch nachts; häufige Anfälle; Einschränkung der körperlichen Aktivität	≤ 60 %, Variabilität* im Tagesverlauf > 30 %

* Spanne zwischen schlechtestem und bestem Wert.

Symptome im Intervall
Häufig sind Asthmatiker im Intervall beschwerdefrei. Eine persistierende Belastungsdyspnoe und nächtlicher Husten weisen auf ein schweres Asthma hin (➤ Tab. 5.10).

MERKE
Husten kann über lange Zeit das einzige Asthmasymptom sein und wird oft als „chronische Bronchitis" fehlgedeutet.

Diagnostisches Vorgehen

Diagnostik im Asthmaanfall

Die Diagnose der Asthmaexazerbation wird klinisch gestellt. Schon die typische Haltung und das exspiratorische Pfeifen lenken den Verdacht auf einen Asthmaanfall. Wichtig sind die Einschätzung des Schweregrades sowie die nach Behandlung der akuten Phase einsetzende Abklärung der Ursachen.

Bei der **körperlichen Untersuchung** müssen folgende Fragen geklärt werden:
- Bestehen Zeichen der **Ateminsuffizienz**? Für eine respiratorische Insuffizienz sprechen vor allem eine Zyanose, eine eingeschränkte Bewusstseinslage (Lethargie, Stupor, Koma), eingeschränkte Atemexkursionen sowie Angst oder Erregungszustände. Eine Blutgasanalyse sowie die kontinuierliche Messung der Sauerstoffsättigung sind beim schweren Asthmaanfall unerlässlich.
- Wie stark ist die **Dyspnoe**? Diese Frage kann durch Messung von Atem- und Pulsfrequenz sowie durch Beobachtung der Sprache und der Atmungsanstrengung beantwortet werden. Starke Dyspnoe besteht, wenn zwischen einzelnen Worten Luft geholt wird (sog. „Sprechdyspnoe"), wenn die Atemhilfsmuskulatur eingesetzt wird, wenn supraklavikuläre, interkostale und/oder subkostale Einziehungen sichtbar sind und wenn exspiratorisches Stöhnen hörbar ist.

Erst dann werden die Atmung und die Lunge genauer untersucht: Bei der **Perkussion** fällt ein hypersonorer Klopfschall durch die Lungenblähung auf; die Lungengrenzen sind nach unten verschoben. Bei der **Auskultation** hört man ein verlängertes Exspirium sowie trockene Rasselgeräusche (Giemen und Brummen) meist über beiden Lungen. Bei sehr schwerer Obstruktion kann das Atemgeräusch vermindert sein (*„silent lung"*). Eventuell ist ein **Pulsus paradoxus**, d. h. ein Abfall des systolischen Blutdrucks während der Inspiration um ≥ 10 mmHg (1,3 kPa), nachweisbar. Eine Tachykardie besteht praktisch immer; bei schweren Anfällen besteht auch. Die Messung der **Sauerstoffsättigung (SaO$_2$)** mittels Pulsoxymetrie kann zur Verlaufskontrolle hilfreich sein, ist jedoch isoliert betrachtet zur Einschätzung des Schweregrades einer Exazerbation nutzlos. Eine Messung des **Atemspitzenstoßes (PEF)** ist mithilfe einfacher Messgeräte möglich und hilft bei der Einschätzung des Schweregrades: Bei einem Abfall unter 50 % des Normwertes ist von einem schweren Anfall auszugehen. Die **„Peak-Flow"**-Messung ist sehr gut zur Verlaufsbeurteilung geeignet („Fieberthermometer des Asthmatikers"). Der **Röntgen-Thorax** dient dem Ausschluss von Komplikationen (z. B. Pneumothorax) und von möglichen auslösenden Lungenerkrankungen (z. B. Pneumonie). Stets werden die Zeichen der Lungenblähung gesehen (vermehrt strahlentransparente Lunge mit tief stehenden Zwerchfellen und schmaler Herzsilhouette). Die **Blutgasanalyse (BGA)** ist im Intervall oft normal. Im Anfall zeigt sich meist eine pO$_2$-Erniedrigung, da durch inhomogene Ventilation ein Ventilations-Perfusions-Mismatch entsteht; der pCO$_2$ ist aufgrund der Hyperventilation meist ebenfalls erniedrigt. Ist er erhöht, so liegt entweder ein schwerer Asthmaanfall mit Einschränkung der Ventilation oder eine chronisch-obstruktive Bronchitis vor. Das **EKG** zeigt im Anfall oft Zeichen der Rechtsherzbelastung, wie eine Rechtsdrehung der Herzachse (z. B. Indifferenztyp bei vorbestehendem Linkstyp), ein P-pulmonale oder einen Rechtsschenkelblock.

Intervalldiagnostik

Die Diagnose des Asthmas stützt sich auf drei Pfeiler: den anfallsartigen („episodischen") Charakter der Erkrankung, den Nachweis einer zumindest partiellen Reversibilität der Atemwegsobstruktion sowie den Ausschluss alternativer Diagnosen.
- **Anamnese:** Symptome und ihre zeitlichen Charakteristika (Dauer, Häufigkeit, Variabilität im Tages- und Jahresverlauf), Auslöser (inkl. detaillierter Umgebungsanamnese), Rekapitulation der gesamten „Asthma-Karriere" (Alter bei Diagnosestellung, Verlauf, asthmabedingte Krankenhausaufenthalte), derzeitige Therapie, Begleiterkrankungen (z. B. gastroösophageale Refluxkrankheit, chronische Sinusitis), Familiengeschichte.
- **Lungenfunktion:** Nachweis einer manifesten Obstruktion (vermindertes FEV$_1$, oft mit erhöhtem Residualvolumen und damit insgesamt erhöhter Lungenkapazität = Volumen pulmonum auctum). Die Obstruktion ist zumindest teilweise reversibel (positiver Bronchospasmolyse-Test).
- **Labor:** Bestimmung des Gesamt-IgE sowie der für die verdächtigten Allergene spezifischen IgE-Fraktionen (z. B. als RAST: **R**adio**a**llergo**s**orbent-**T**est).

- **Allergietestung:** z. B. mittels Prick-Test oder Intrakutantest.
- **Sputumuntersuchung:** Im Sputum von Asthmatikern lassen sich oktaedische Charcot-Leyden und Curschmann-Spiralen (helikal gewundene Schleimfäden) nachweisen.

Differenzialdiagnose
Das Asthma bronchiale ist zwar die häufigste Form der Atemwegsobstruktion, seine Klinik ist jedoch keineswegs spezifisch. Differenzialdiagnostisch müssen deshalb andere Ursachen der Obstruktion der unteren Atemwege sowie „Chamäleons" erwogen werden.
- **Exazerbation einer COPD:** immer Vorgeschichte einer chronischen Bronchitis mit Husten und Auswurf; fast immer Raucher mit langer Vorgeschichte einer pulmonalen Beeinträchtigung; in der Lungenfunktion Obstruktion mit fehlender (oder nur geringer) Reversibilität im Bronchospasmolyse-Test.
- **Stimmbanddysfunktion** (vocal cord dysfunction, VCD): Es handelt sich um ein vor allem bei jüngeren Frauen anfallsartig auftretendes Krankheitsbild, das durch eine paradoxe Adduktion der Stimmbänder bei der Einatmung (seltener bei der Ausatmung) gekennzeichnet ist. Durch den anfallsartigen Charakter, den oft in den Thorax fortgeleiteten Stridor, die begleitende Dyspnoe, den oft auftretenden Husten und die häufige Auslösung durch körperliche Aktivität wird es leicht als Asthma verkannt. Differenzialdiagnostisch kann ein Globusgefühl die Unterscheidung zum Asthmaanfall erleichtern. Typisch sind die normale Sauerstoffsättigung im Anfall sowie der Kontrast einer als lebensbedrohlich erlebten Atemnot bei weitgehenden Normalbefunden in der Lungenfunktion (insbesondere die Abwesenheit einer bronchialen Hyperreagibilität). Die Diagnose erfolgt durch direkte Laryngoskopie. Im Anfall zeigt die spirometrische Fluss-Volumen-Kurve eine charakteristische Abflachung des inspiratorischen Schenkels. Die Behandlung erfolgt durch logopädische Übungen.

MERKE
Etwa 10 % der „therapieresistenten Asthmafälle" sind durch VCD bedingt.

- **Asthma cardiale** (Atemnot bei Patienten mit Linksherzinsuffizienz und drohendem Lungenödem): typische Anamnese, auskultatorisch feuchte RG
- **Lungenembolie:** meist kein Giemen; oft liegt eine tiefe Beinvenenthrombose vor
- **Fremdkörperaspiration:** oft typische Vorgeschichte, einseitige Überblähung im Röntgen-Befund
- **selten:** chronische eosinophile Pneumonie, Churg-Strauss-Syndrom, Karzinoidsyndrom, Inhalation von Chemikalien, angeborene mukoziliäre Dysfunktion, Tracheomalazie, Mukoviszidose, α_1-Antitrypsin-Mangel, Kompressionen der Trachea oder der Hauptbronchien durch mediastinale Raumforderungen oder Gefäßringe

Therapie
Nicht adäquat behandeltes Asthma stellt eine schwere Behinderung für den Patienten dar und kann zur „strukturellen Fixierung" der ursprünglich reversiblen Atemwegsobstruktion führen. Asthma sollte deshalb mit der nötigen Aggressivität und Therapiefreude angegangen werden.

Allgemeine Maßnahmen
- **Patientenschulung:** Dies ist die wichtigste Therapiesäule. Die heute in qualitätsgesicherten Programmen angebotene Patientenschulung hat u. a. folgende Inhalte: Allergenvermeidung, Symptomerkennung, Selbstmessung des Atemspitzenstoßes mit Peak-Flow-Meter, Vorgehen bei drohendem oder eingetretenem Asthmaanfall.
- **Allergenkarenz** ist beim allergischen Asthma oberstes Gebot und dennoch mit einigen Problemen behaftet: Auf ein Haustier zu verzichten ist zwar wenig aufwendig und auch klinisch effektiv, fällt vielen Patienten aber schwer. Dagegen ist die Vermeidung von Hausstaub aufwendig, hat sich aber in vielen Studien als klinisch wenig effektiv erwiesen. Bei berufsbedingtem Asthma lässt sich meist ein Arbeitsplatzwechsel nicht umgehen.

- **Hyposensibilisierung** bei identifiziertem Allergen: Hierbei werden die auslösenden Allergene über viele Monate bis zu drei Jahre lang in ansteigender Konzentration unter die Haut gespritzt. Eine Indikation besteht nur bei jungen Patienten und kurzer Erkrankungsdauer. Erfolge sind vor allem bei Pollenallergie, evtl. auch bei Sensibilisierung gegen Hausstaubmilben zu verzeichnen. Tödliche Asthmaanfälle oder ein anaphylaktischer Schock sind möglich, daher sind bei den Behandlungen immer **Notfallmedikamente** bereitzuhalten.
- **Rauchkarenz** ist imperativ, wird jedoch selten eingehalten („Heroinentzug ist einfacher als Nikotinentzug").
- **weitere Therapieelemente:** Kontrolle des Körpergewichts, körperliches Training zur Verbesserung der Belastbarkeit, Vermeidung bzw. konsequente Therapie bronchialer Infekte, Sanierung der Nasennebenhöhlen bei sinubronchialem Syndrom (Sinusitis mit Asthma), Behandlung einer bestehenden allergischen Rhinitis, jährliche Influenza-Impfung, Pneumokokken-Impfung, Varizellen-Impfung bei bisher nicht erkrankten Personen.

Medikamentöse Therapie

Die **Akuttherapie** dient der Beherrschung der akuten Obstruktion, während die **Dauertherapie** im Intervall der Anfallsprophylaxe und der Verhinderung des *airway remodeling* dient. Bei der medikamentösen Therapie gilt: Lieber eine Stufe zu hoch beginnen als eine Stufe zu niedrig („**Step-down**"-Ansatz). Außerdem sind regelmäßige Therapiekontrollen erforderlich: Jeder Patient sollte einen **schriftlichen Handlungsplan** für die tägliche Therapie sowie für Notfälle haben. Wirkt die Therapie nicht, muss die Diagnose überdacht werden (z. B. Ausschluss einer gastroösophagealen Refluxkrankheit, eines sinubronchialen Syndroms oder einer Stimmbanddysfunktion, Einnahme bronchokonstriktorischer Medikamente).

Stets sollte die **inhalative Behandlung** bevorzugt werden. Sie wirkt besser und hat weniger systemische Nebenwirkungen, da nur etwa 10 % der oralen Dosis nötig sind. Zur Inhalation stehen drei Applikationsarten zur Verfügung:

- **Dosieraerosole** (metered dose inhalers, **MDI**) sind wie ein Spray zu betätigen. Durch eine Vorschaltkammer („Spacer": eine Art Verlängerung des Mundstücks) wird die Deposition des Medikaments in den Lungen verbessert und die Gefahr einer Besiedelung des Mundes mit *Candida albicans* (die bei der Anwendung inhalativer Kortikosteroide sonst nicht selten ist) reduziert. Bei Dosieraerosolen ist es wichtig, langsam und tief zu inhalieren und dann den Atem über 5–10 Sekunden anzuhalten.
- **Pulverinhalatoren** (dry powder inhalers, **DPI**): Der Patient „saugt" das (treibmittelfreie) Trockenpulver ein. Eine Vielzahl von Applikatoren mit unterschiedlichen Wirkmechanismen steht zur Verfügung. Wichtig bei Pulverinhalatoren: kräftige und tiefe Inhalation, dann langes Anhalten des Atems über 5–10 Sekunden.
- **Vernebler** (engl. nebulizer): Das Medikament wird in einer Kochsalzlösung mittels Druckluft „nass vernebelt" (d. h. in ein Aerosol verwandelt). Die Druckluft wird dabei entweder von einem Kompressor erzeugt (Düsenvernebler) oder per Ultraschall (Ultraschallvernebler). Trotz weitaus längerer Inhalationsdauer (10–15 min) ist die Lungendeposition durch Vernebelung nicht besser als bei einem Dosieraerosol mit Spacer. Wichtig: langsame und tiefe Atmung während der Behandlung.

Die verwendeten Medikamente zählen in zwei Gruppen:

- **Kontrollmedikamente** („Controller"): Diese zur kausalen Therapie eingesetzten, auf langfristige Wirkung abzielenden Medikamente (v. a. inhalative Glukokortikoide) kontrollieren die Entzündung.
- **Bedarfsmedikamente** („Reliever"): Sie dienen der symptomatischen Erleichterung, indem sie die glatte Muskulatur entspannen (β_2-Sympathomimetika und Parasympatholytika).

Jeder Patient sollte diesen Unterschied verstehen, da Kontrollmedikamente im Gegensatz zu den Bedarfsmedikamenten wegen der langsamen und langfristigen Wirkung regelmäßig eingenommen werden müssen („an guten wie an schlechten Tagen").

Glukokortikoide hemmen die Entzündungsreaktion, u. a. durch die Beeinflussung der Zytokinproduktion sowie der Migration und Aktivierung von

Entzündungszellen. Die inhalativen Glukokortikoide haben bei Normaldosierung nur einen geringen, jedoch nachweisbaren systemischen Effekt. Ihre lokale relative glukokortikoide Potenz ist mit 30.000 (Budesonid) bis 90.000 (Fluticason) extrem hoch. Einzige Nebenwirkungen bei niedriger bis mittlerer Dosierung sind Mundsoor und Heiserkeit. Diese Nebenwirkungen lassen sich meist durch konsequentes Mundspülen nach der Inhalation und durch Verwendung von Dosieraerosolen mit Inhalierhilfe (Spacer) oder von Pulverinhalatoren reduzieren. Bei langjährigem Gebrauch wurden jedoch auch bei inhalativen Glukokortikoiden Auswirkungen auf die Knochenmineralisation beobachtet. Bei hohen inhalierten Dosen (z. B. > 500 bis 1.000 µg Fluticason/Tag) kann es zur Unterdrückung der Nebennierenrindenfunktion kommen.

β_2-**Sympathomimetika** führen zur Bronchodilatation durch Erschlaffung der Bronchialmuskulatur und erleichtern so rasch die Atmung im Asthmaanfall. Allerdings wird durch diese symptomatische Therapie die meist zugrunde liegende Atemwegsentzündung nicht beeinflusst. Daher sollte die Anwendung zunächst symptomorientiert erfolgen („bei Bedarf"). Die lang wirksamen β-Mimetika (z. B. Salmeterol oder Formoterol) sind vor allem als Zusatztherapie bei schwerem Asthma hilfreich.

Pharma-Info

β_2-Sympathomimetika

Wirkstoffe:
- Salbutamol (z. B. Sultanol®)
- Fenoterol (Berotec®, Partusisten®)
- Reproterol (Bronchospasmin®)
- Terbutalin (z. B. Bricanyl®)
- Formoterol (z. B. Oxis Turbohaler®, lang wirksam)
- Salmeterol (z. B. Serevent Dosieraerosol®, lang wirksam)

Wirkungsmechanismus und Eigenschaften:
Stimulation der β_2-Rezeptoren bewirkt eine Erschlaffung der Bronchial- und in höheren Dosen auch der Uterusmuskulatur sowie eine Gefäßerweiterung mit konsekutivem Absinken des diastolischen Blutdrucks. Die Freisetzung von Mediatorsubstanzen aus den Mastzellen wird unterdrückt und die muköziliäre Clearance im Bronchialsystem gesteigert. Die Adenylatcyclase wird aktiviert (→ cAMP ↑, → Glykogenolyse und Lipolyse ↑).

Indikationen: Asthma bronchiale, COPD, Tokolyse (Fenoterol).

Nebenwirkungen
- vorwiegend kardial, obwohl am Herzen β_1-Rezeptoren vorherrschen: Tachykardie, ventrikuläre Rhythmusstörungen, Angina pectoris
- Schwindel, Unruhe, Tremor, Übelkeit
- in hohen Dosen Hypokaliämie

Kontraindikationen bei systemischer Anwendung:
- absolut: Cor pulmonale, hypertroph-obstruktive Kardiomyopathie, Hyperthyreose
- relativ: Tachykardie, frischer Herzinfarkt, KHK, Blutzuckerentgleisung.

Wechselwirkungen: Schilddrüsenhormone, trizyklische Antidepressiva und Halothan steigern die arrhythmogene Wirkung von β_2-Sympathomimetika.

Klinische Anwendung
Alle Dosieraerosole haben den Nachteil, dass nur ein relativ geringer Anteil in die Lunge gelangt, während der größere Teil geschluckt wird. Immer sind daher eine gründliche Anleitung und ggf. auch die Verwendung von Inhalierhilfen („Spacer") notwendig. Letztere sind bei der Verwendung von Pulverinhalatoren allerdings nicht erforderlich. Die orale Gabe sollte in der Erwachsenenmedizin heute nicht mehr erfolgen. Lang wirksame β_2-Sympathomimetika sollten immer nur ergänzend zu inhalativen Glukokortikoiden eingesetzt werden. [MP, CD]

Parasympatholytika wirken über eine Blockade der Acetylcholin-Rezeptoren am postganglionären parasympathischen Neuron. Kurz wirksame Substanzen sind z. B. Ipratropium oder Oxitropium; als lang wirksames Parasympatholytikum steht Tiotropium zur Verfügung. Da Parasympatholytika insgesamt weniger wirksam sind als β_2-Sympathomimetika und auch hinsichtlich der kardiovaskulären Nebenwirkungen keine Vorteile bringen, werden sie heute eher selten eingesetzt. Hauptnebenwirkungen sind Tachykardie, Mundtrockenheit sowie (selten) ein Harnverhalt.

Theophyllin hemmt kompetitiv Adenosinrezeptoren und in hohen Konzentrationen unspezifisch die Phosphodiesterase. Dabei wirkt es mild bronchodilatatorisch und verbessert die muköziliäre Clearance. Außerdem wirkt es schon in geringer Konzentration entzündungshemmend. Die geringe therapeutische Breite des Medikaments erfordert eine individuelle Dosisanpassung. Bei toxischen Serumspiegeln kann es zu zerebralen Krampfanfällen kommen.

Leukotrien-Modifikatoren wirken z. T. als Leukotrienrezeptor-Antagonisten (z. B. Montelukast = Singulair®). Sie unterdrücken die Amplifizierung der unmittelbaren Hypersensitivitätsreaktion, klinisch wirken die Medikamente jedoch nur bei einer Minderheit von Patienten, sodass der Stellenwert dieser Substanzgruppe umstritten bleibt. Die Nebenwirkungen sind gering (evtl. Kopfschmerzen und Durchfall).

Anti-IgE-Antikörper: Seit Neuerem steht ein rekombinanter, monoklonaler, gegen IgE gerichteter Antikörper (Omalizumab = Xolair®) zur Therapie des schweren allergischen Asthmas zur Verfügung. Er wird alle 4 Wochen subkutan injiziert und kann die Zahl der Asthmaanfälle reduzieren; einigen Patienten ermöglicht das Medikament auch eine Dosisreduktion der inhalativ eingenommenen Glukokortikoide.

Intervalltherapie nach Stufenplan

Der antiobstruktiven Dauertherapie sollte ein Stufenplan mit klaren Kriterien zugrunde liegen, der sich an der Schweregradeinteilung des Asthma bronchiale orientiert.

- **Stufe 1** (intermittierendes Asthma): keine Dauertherapie, sondern lediglich ein inhalatives, rasch wirksames $β_2$-Sympathomimetikum zur Anwendung bei Bedarf
- **Stufe 2** (geringgradig persistierendes Asthma): inhalatives Glukokortikoid in niedriger Dosierung, zusätzlich rasch wirksames inhalatives $β_2$-Sympathomimetikum bei Bedarf
- **Stufe 3** (mittelgradig persistierendes Asthma): inhalatives Glukokortikoid in niedriger bis mittlerer Dosierung plus ein lang wirksames inhalatives $β_2$-Sympathomimetikum (ggf. als Kombination)
- Als Alternative, ggf. auch zusätzliche Optionen kommen in Betracht:
  - Monotherapie mit einem inhalativen Glukokortikoid in hoher Dosierung
  - zusätzlicher Leukotrien-Antagonist (Montelukast)
  - zusätzliches retardiertes Theophyllin
  - zusätzliches retardiertes orales $β_2$-Sympathomimetikum (nur in Ausnahmefällen)
  - immer zusätzlich: kurz wirksames inhalatives $β_2$-Sympathomimetikum bei Bedarf
- **Stufe 4** (schwergradig persistierendes Asthma): inhalative Glukokortikoide in hoher Dosierung plus lang wirksames inhalatives $β_2$-Sympathomimetikum plus eine oder mehrere der folgenden Kombinationen:
  - retardiertes Theophyllin
  - systemische Glukokortikoide (intermittierend oder dauerhaft) in der niedrigsten noch effektiven Dosis
  - immer zusätzlich: kurz wirksames inhalatives $β_2$-Sympathomimetikum bei Bedarf

Therapie des Asthmaanfalls

- **O_2-Gabe** über Nasensonde (Größenordnung 2–4 l/min)
- ausreichende, aber v. a. bei älteren Patienten nicht zu reichliche **Flüssigkeitszufuhr**
- systemische Gabe von **Glukokortikoiden:** 25–50 mg Prednison (beim mittelschweren Anfall) bzw. 50–100 mg (im schweren Anfall), bis 4-mal täglich; bei längerer Therapiedauer sollte auch eine Osteoporoseprophylaxe erfolgen.
- **Bronchodilatation** mit hoch dosierten, kurz wirksamen $β_2$-Sympathomimetika, bevorzugt inhalativ (z. B. Salbutamol: 2–4 Hübe aus einem Dosieraerosol mit Spacer; ggf. nach jeweils 10–15 min wiederholen). Die gleichzeitige Gabe inhalativer Parasympatholytika kann additiv wirken. Reicht die inhalative bronchodilatorische Therapie nicht aus, so kann zusätzlich ein systemisches $β_2$-Mimetikum (Terbutalin subkutan) oder Reproterol bzw. Salbutamol langsam i. v. angewendet werden.
- **Theophyllin i. v.:** Wird bereits mit $β_2$-Sympathomimetika behandelt, so ist nur wenig zusätzliche Wirkung (sehr wohl aber Nebenwirkungen) zu erwarten; daher ist Theophyllin nur bei mangelndem Ansprechen auf die bronchodilatorische Initialtherapie zu erwägen.
- In schwersten Fällen kann die Gabe von **Magnesiumsulfat** (2 g i. v.) eine zusätzliche Bronchienerweiterung bewirken. Auch Ketamin kommt beim Status asthmaticus zum Einsatz.

Verlauf und Prognose

Akutkomplikationen sind selten, aber schwerwiegend (akute respiratorische Insuffizienz über Pneumothorax bis hin zum Tod). Risikofaktoren für asthmabedingte Todesfälle sind mehr als zwei asthmabedingte Krankenhausaufnahmen in der Vorgeschichte oder Intubation bzw. Aufenthalt in der Intensivstation im vorausgegangenen Jahr.

Längerfristige Komplikationen ergeben sich oft bei langfristiger Einnahme oraler Glukokortikoide (z. B. Osteoporose, Minderwuchs bei Kindern, Bluthochdruck). Eine seltene, aber wichtige Komplikation bei Asthma ist die allergische bronchopulmonale Aspergillose (ABPA), eine gegen den ubiquitären Pilz *Aspergillus fumigatus* gerichtete endobronchiale Allergie. Dieser Pilz setzt sich in den entzündlich geschädigten Bronchien fest und kann so zu einer Sensibilisierung führen.

Der **natürliche Verlauf** ist unzureichend untersucht: Kindliches Asthma heilt in etwa 50 % aus, bei Erwachsenen werden in 20 % der Fälle Spontanremissionen, in 40 % Verbesserungen mit zunehmendem Alter gesehen. Etwa 10 % entwickeln ein schweres, steroidpflichtiges Asthma. Selbst nach jahrelang bestehender endobronchialer Entzündung kann durch konsequente Therapie eine normale Lungenfunktion erreicht werden.

5.3.5 Bronchiektasen

Als Bronchiektase wird eine irreversible Ausweitung der Bronchien bezeichnet, die durch nekrotisierende Entzündungen meist in der Kindheit entsteht; neben diesen erworbenen Formen liegen seltener angeborene Krankheiten mit gestörter Bronchialreinigung zugrunde. In 50 % der Fälle sind Bronchiektasen bilateral und meist in den basalen Lungenabschnitten gelegen.

Ätiologie

Bronchiektasen können angeboren sein oder auf erworbenen Krankheiten mit verminderter mukoziliärer Clearance beruhen. Häufig bleibt der Auslöser unbekannt. Zu den angeborenen Ursachen gehören Mukoviszidose, ziliäre Dyskinesie (z. B. Kartagener-Syndrom) und IgA-Mangel. Als erworbene Ursachen kommen bakterielle Pneumonien, Masernpneumonien, Keuchhusten, Tuberkulose, Bronchitis, interstitielle Lungenerkrankungen und Aspiration in Betracht.

Klinik

Bronchiektasen manifestieren sich mit der klassischen Trias Husten, Auswurf und Atemnot. Eher selten, aber gern in Büchern und Examensfragen genannt ist ein „maulvolles, übel riechendes" (gelegentlich auch als „bechervoll" bzw. „eine Tasse voll" quantifiziert) Sputum. Nicht selten hingegen sieht man Hämoptysen (potenziell sogar einen lebensbedrohlichen „Blutsturz") und rezidivierende Pneumonien. Sekundär entstehen Trommelschlägelfinger. Sind Kinder betroffen, können sie im Wachstum zurückbleiben.

Komplikationen

Diese umfassen vor allem Lungenabszesse, Pleuraempyem, Sepsis, septische Metastasen (v. a. im ZNS) sowie eine Amyloidose als Folge der chronischen Entzündung.

Diagnostisches Vorgehen

Das hochauflösende CT ist die beste Methode zum Nachweis von Bronchiektasen. Eine Bronchografie ist allenfalls noch vor einer operativen Resektion indiziert. Eine quantitative Bestimmung der Immunglobuline dient dem Ausschluss eines IgA-Mangels. Die Bronchoskopie mit Keimidentifizierung (hier sollte man auch an atypische Mykobakterien denken) durch eine BAL erlaubt eine gezielte antibiotische Therapie.

Therapie

Lokal begrenzte Bronchiektasen werden, wenn möglich, reseziert. Eine Antibiotikatherapie sollte möglichst nach Keimidentifikation gezielt und über einige Wochen durchgeführt werden. Daneben sind Lagerungsdrainage mit Klopfmassage sowie Atemgymnastik hilfreich.

> **MERKE**
>
> Der Nachweis von *Pseudomonas aeruginosa* oder *Staphylococcus aureus* in der Lunge sollte an eine strukturelle oder funktionelle Lungenschädigung (z. B. Bronchiektasen, Mukoviszidose, ziliäre Dyskinesie) denken lassen.

5.3.6 Mukoviszidose (zystische Fibrose)

Die autosomal-rezessiv vererbte Mukoviszidose ist eine häufige Erbkrankheit von Kaukasiern. Einer von 20 Kaukasiern ist heterozygot und damit Merkmalsträger; erkrankt sind etwa 1 : 3.000. Bei Nicht-Kaukasiern ist die Erkrankung selten.

In Lunge und Pankreas wird ein pathologisch zäher Schleim produziert, der vor allem Bronchiolen und Pankreasgänge verstopft und so zu rezidivierenden Infektionen der unteren Atemwege und zu exokriner Pankreasinsuffizienz führt. Die mediane **Lebenserwartung** beträgt mittlerweile etwa 40 Jahre; die in den letzten Jahren gestiegene Überlebensdauer ist jedoch zum Teil auch darauf zurückzuführen, dass zunehmend leichte Formen (die sich z. B. ausschließlich als männliche Infertilität oder chronische Sinusitis äußern) diagnostiziert werden.

Pathogenese
Zugrunde liegen Punktmutationen auf dem langen Arm von Chromosom 7. Etwa 1.000 Genmutationen sind derzeit beschrieben, davon macht allein die ΔF508-Mutation 75 % der Fälle aus. Es resultiert ein fehlendes oder defektes zellmembranständiges Regulatorprotein (cystic fibrosis transmembrane regulator, CFTR), das primär einen Chlorid-Kanal darstellt. Auf nach wie vor ungeklärtem Weg führt dieser Defekt zu einem abnormen Salz- und Wassergehalt im Sekret von exokrinen Drüsenzellen – in den betroffenen Organen (v. a. Lunge, Pankreas, Leber) werden also pathologisch zähe Sekrete sezerniert, die schwelende Entzündungsprozesse auslösen und, im Fall der Lunge, die Keimbesiedelung begünstigen.

Klinik
Der klinische Verlauf ist je nach zugrunde liegendem Gendefekt äußerst variabel und kann von der „bloßen" Infertilität bis hin zu schweren Lungenveränderungen reichen. In > 90 % liegt eine exokrine Pankreasinsuffizienz vor. Eine zusätzliche endokrine Pankreasinsuffizienz kommt ebenfalls häufig vor und sollte durch regelmäßige Kontrollen überprüft werden. Lebensbegrenzend ist fast immer der Lungenbefall.

Frühestes Leitsymptom, aber mit 10 % relativ selten ist der **Mekoniumileus** des Neugeborenen. Darüber hinaus kommt es zu folgenden Organveränderungen:

- **Lunge:** rezidivierende bronchopulmonale Infekte im Kindesalter, chronische Bronchitis, Bronchiektasen, Kolonisation und rezidivierende Infekte durch *Staphylococcus aureus*, *Pseudomonas aeruginosa*, aber auch schwer zu behandelnde Keime wie *Burkholderia cepacia* oder *Stenotrophomonas maltophilia*. Die chronische Lungenerkrankung führt schließlich zur respiratorischen Insuffizienz und zum Rechtsherzversagen.
- **Gastrointestinaltrakt:** exokrine, später durch fibrotischen Umbau des Pankreas auch endokrine Pankreasinsuffizienz mit Entwicklung eines Diabetes mellitus. Im Vordergrund steht das Malassimilations-Syndrom mit Steatorrhö; in etwa 10 % der Fälle tritt auch eine chronische Hepatitis auf, die in eine Leberzirrhose übergehen kann. Klinische Folgen wie Mangelernährung und Vitaminmangel können und müssen durch entsprechende Substitution verhindert werden.
- **obere Luftwege:** rezidivierende Sinusitis durch abnorme Sekretion des Nebenhöhlenepithels sowie Nasenpolypen
- **Azoospermie:** Unfruchtbarkeit des Mannes durch frühzeitige Obliteration des Vas deferens
- **Wachstumsretardierung** und Gewichtsverlust infolge der exokrinen Pankreasinsuffizienz und der chronischen Lungenerkrankung

Daneben liegt im Schweiß eine erhöhte Salzkonzentration vor, was klinisch weniger bedeutsam ist, jedoch bei der Diagnostik genutzt wird.

Diagnostisches Vorgehen
Die Diagnose wird meist im Kindesalter durch einen Schweißtest gestellt (Pilocarpin-Iontophorese: Cl^--Gehalt des Schweißes > 60 mmol/l). Patienten mit milderen Verläufen erreichen bisweilen undiagnostiziert das Erwachsenenalter. Daher sollte etwa bei Nachweis von *Pseudomonas aeruginosa* in den Atemwegen, chronischen Sinusitiden mit Nasenpolypen oder männlicher Infertilität auch an die Diagnose Mukoviszidose gedacht werden. Atypische Formen gehen oft mit einem normalen oder nicht eindeutigen Schweißtest einher und können dann über eine Genanalyse diagnostiziert werden.

Therapie
Die Therapie ist aufwendig und setzt ein erhebliches Engagement vonseiten des Patienten voraus, denn im fortgeschrittenen Stadium kann sie bis zu sechs Stunden am Tag in Anspruch nehmen. Die frühe Intervention im Kindesalter verbessert wahrscheinlich die Prognose. Lebenserwartung und Lebensqualität sind wie bei den meisten chronischen Erkrankungen dadurch bestimmt, wie „intakt" und unterstützend das soziale Umfeld des Patienten ist und wie tragfähig dessen psychosoziale Ressourcen sind.

Die Therapieprinzipien der Mukoviszidose umfassen:
- **Atemtherapie und Schleimlösung:** Atemgymnastik, z. B. Lagerungsdrainage mit Klopfmassage oder Vibrationsweste. Medikamentös kann der Schleim durch Inhalation von rekombinanter humaner Desoxyribonuklease-I (rhDNase, Dornase alpha) gelöst werden, wodurch die Viskosität des Bronchialsekrets vermindert wird.
- **Antibiotika:** bei pulmonalen Exazerbationen gezielte Therapie nach Antibiogramm, entweder oral oder parenteral. Der Nachweis von *P. aeruginosa* erfordert oft eine Kombinationstherapie mit zwei nach Antibiogramm wirksamen Antibiotika. Die prophylaktische Gabe von Antibiotika ist umstritten, hat sich jedoch zumindest für Patienten mit chronischer Pseudomonas-Besiedelung der Atemwege bewährt.
- **antiobstruktive Therapie,** z. B. mit inhalativen Sympathomimetika
- **Ernährung:** Die Kost sollte hochkalorisch und fettreich sein. Fettlösliche Vitamine werden täglich oral substituiert. Ein Ausgleich der Mangelernährung kann die Lungenfunktion über eine Muskelkräftigung verbessern. Bei chronischer Mangelernährung ist eine nächtliche Sondenernährung über eine perkutane Magensonde hilfreich, die oft jahrelang beibehalten wird.
- **orale Substitution von Pankreasenzymen** mit den Mahlzeiten (bei exokriner Pankreasinsuffizienz)
- **Sauerstoff-Langzeittherapie** bei Hypoxämie zur Verhinderung einer pulmonalen Hypertension

Komplikationen
Schwere Komplikationen treten vor allem im Endstadium auf und sind dann zumeist die direkten Todesursachen (in Klammern sind jeweils die Therapiemöglichkeiten angegeben):
- respiratorische Insuffizienz (O_2-Langzeittherapie, Heimbeatmung)
- Hämoptysen bis hin zum tödlichen Blutsturz (Embolisation des blutenden Gefäßes, evtl. Lungenteilresektion)
- Pneumothorax (Drainage)
- allergische bronchopulmonale Aspergillose (Glukokortikoide zur Unterdrückung der Entzündungsreaktion)
- Besiedelung mit atypischen Mykobakterien (antibiotische Therapie)
- Diabetes mellitus (Insulin-Therapie)
- Leberzirrhose (Lebertransplantation)
- Auszehrung (künstliche Ernährung über eine Magensonde)

> **Chirurgie-Info**
>
> **Lungentransplantation**
>
> Bei stark fortgeschrittenen Erkrankungen der Lunge kann eine Lungentransplantation indiziert sein (➤ Kap. 17). Allgemeine Faktoren hierzu beinhalten die deutliche respiratorische Insuffizienz mit einer schwer eingeschränkten Lebensqualität sowie eine infauste Prognose mit nur wenigen Monaten weiterer Lebenserwartung.
>
> **Indikationen**
> Erkrankungen, die typischerweise zur Indikation einer Lungentransplantation führen:
> - Mukoviszidose (zystische Fibrose)
> - Bronchiektasenerkrankung
> - chronisch obstruktive Lungenkrankheit (COPD)
> - $α_1$-Antitrypsinmangel mit Lungenemphysem
> - Lungenfibrose
> - pulmonale Hypertonie
> - seltenere Erkrankungen der Lunge (Sarkoidose, Histiozytose X, Lymphangioleiomyomatose)
>
> **Kontraindikationen**
> Absolute Kontraindikationen:
> - schwere Systemerkrankungen, Sepsis
> - Malignome
> - generalisierte Arteriosklerose
> - therapierefraktäre Gerinnungsstörungen
> - Nikotin-, Drogen-, Alkoholabusus
> - mangelnde Compliance
>
> Relative Kontraindikationen:
> - Herzinsuffizienz
> - chronisches Nierenversagen
> - Leberinsuffizienz
>
> [AS]

5.4 Infektiöse Lungenerkrankungen

5.4.1 Pneumonie

Die Pneumonie ist in den Industrieländern die häufigste letale Infektionserkrankung. In Deutschland werden etwa 200.000–250.000 Neuerkrankungen jährlich gezählt.

Eine Pneumonie wird meist durch Bakterien, seltener durch Viren und Pilze ausgelöst. Virale Pneumonien bei immunkompetenten Patienten verlaufen in der Regel mild (eine Ausnahme ist das 2003 erstmals beschriebene, durch Corona-Viren bedingte schwere akute respiratorische Syndrom, SARS). Schwere Krankheitsverläufe sind jedoch durch bakterielle Superinfektion, z. B. nach Influenza-Pneumonie, möglich. Pilzpneumonien treten nur bei abwehrgeschwächten Patienten auf. Im Folgenden werden daher vor allem bakterielle Pneumonien besprochen.

Einteilung
Die Einteilung folgt verschiedenen Kriterien:

Einteilung nach Vorerkankungen
- **primäre Pneumonie:** ohne prädisponierende Vorerkrankungen. Die häufigsten Erreger sind Pneumokokken (30–60 %), *Haemophilus influenzae* und respiratorische Viren (z. B. Adenovirus, Influenza A und B, Parainfluenza). Weitere Erreger: *Moraxella catarrhalis* sowie „atypische" Pneumonieerreger (z. B. Mykoplasmen, Legionellen, Chlamydien)
- **sekundäre Pneumonie:** bei prädisponierenden Vorerkrankungen wie Linksherzinsuffizienz, chronisch-obstruktiver Bronchitis, Bettlägerigkeit („hypostatische Pneumonie"), Sekretstau (z. B. poststenotische Pneumonie bei Bronchialkarzinom, Bronchiektasen, Fremdkörpern) oder Immunschwäche (z. B. Alkoholismus, Diabetes mellitus). Erreger sind meist *Haemophilus influenzae*, Pneumokokken, Klebsiellen, Staphylokokken und gramnegative Keime.
- **opportunistische Pneumonie:** bei stark immungeschwächten Patienten, z. B. durch AIDS, Polychemotherapie, Agranulozytose. Die opportunistischen Erreger führen bei normaler Abwehrlage nur sehr selten zu einer Infektion. Erreger sind z. B. Pilze (z. B. Candida, Aspergillus, *Pneumocystis jirovecii*), Viren (z. B. Zytomegalie-, Herpes-simplex-, Herpes-zoster-Virus) sowie atypische Mykobakterien.

Einteilung nach Infektionsort
- **ambulant erworbene Pneumonie** („zu Hause erworben"): Erreger wie bei der primären Pneumonie (Pneumokokken, *Haemophilus influenzae, Chlamydia pneumoniae, Mycoplasma pneumoniae*, Legionellen, pneumotrope Viren)
- **nosokomiale Pneumonie** (im Krankenhaus erworben): Prädisponiert sind Patienten im hohen Alter, Intensivpatienten (z. B. durch Beatmung, Magensonde) sowie Patienten nach Aspiration. Das Keimspektrum ist sehr breit, oft werden *Staphylococcus aureus* oder gramnegative Bakterien nachgewiesen (v. a. *E. coli*, Klebsiellen, Proteus, Serratia, *Pseudomonas aeruginosa*). Die Erreger sind häufiger antibiotikaresistent.

Einteilung nach Röntgenbefund
Je nach Lokalisation und Abgrenzbarkeit sowie evtl. begleitendem Pleuraerguss werden die folgenden Begriffe verwendet:
- **Lobärpneumonie:** scharf begrenztes, typischerweise auf einen Lappen beschränktes Infiltrat
- **Bronchopneumonie:** eher diffuse, lappenübergreifende Veränderungen
- **Pleuropneumonie:** pneumonisches Infiltrat mit begleitendem Pleuraerguss

Einteilung nach klinischem Verlauf
Die atypische Pneumonie wird gegen die typische Pneumonie abgegrenzt.

Pathophysiologie
Eine Pneumonie resultiert aus einem Missverhältnis zwischen bakterieller Kolonisation und Clearance der Bakterien durch den Organismus. Eine **Aspiration** von oropharyngealen Sekreten stellt die Hauptursache pulmonaler Infektionen dar. Mikroaspirationen kommen bei 50 % der Gesunden und 70 % der Patienten mit eingeschränkter Bewusstseinslage vor. Die Keimkonzentration ist mit etwa 10^8 Anaerobiern und 10^7 aeroben Bakterien pro ml Aspirat hoch.

Unter bestimmten Voraussetzungen können die aspirierten Keime die Atemwege kolonisieren. Eine direkte **Tröpfcheninfektion** von Mensch zu Mensch ist dagegen bei Mykoplasmen und Chlamydien der häufigste Infektionsweg. Legionellen werden insbesondere durch Aerosole (z. B. Whirlpool, Dusche) übertragen.

Klinik

Die klinischen Befunde hängen vom Immunstatus des Patienten und von der Virulenz des Erregers ab. So zeigt ein immunkompetenter junger Patient, der an einer Pneumokokkenpneumonie erkrankt, häufig einen typischen Krankheitsverlauf, d. h., er erkrankt plötzlich und mit hohem Fieber („typischer Verlauf"), während sich ein Patient, der z. B. nach einer schweren Operation abwehrgeschwächt ist, über mehrere Tage klinisch verschlechtert, bis dann Fieber und Husten auftreten („atypischer Verlauf"). Aufgrund des hohen Anteils polymorbider und meist älterer Patienten im Krankenhaus ist heute der atypische Verlauf häufiger als der typische.

Typische Pneumonie
Der typische Pneumonieverlauf zeichnet sich aus durch **plötzlichen Beginn** mit Schüttelfrost, hohem Fieber, Luftnot und Tachykardie, aber eher selten mit Husten und Auswurf. Bei atemabhängigem Thoraxschmerz ist von einer Begleitpleuritis auszugehen: Die Schmerzen verschwinden, wenn ein Pleuraerguss hinzutritt („feuchte" Pleuritis). Im Röntgen-Thorax ist meist eine Lappen- oder Segmentbegrenzung nachweisbar; Erreger sind oft Pneumokokken. Der „klassische" Verlauf in vier Stadien ist aufgrund der frühzeitigen Antibiotikatherapie heute kaum noch zu sehen:

- **Anschoppung** (1. Tag): auskultatorisch „Crepitatio indux" (Rasselgeräusche: Alveolen enthalten noch Luft)
- **rote Hepatisation** (2.–3. Tag): fibrinreiches Exsudat füllt die Alveolen aus; Klopfschall gedämpft, Stimmfremitus verstärkt, Bronchialatmen
- **grau-gelbe Hepatisation** (4.–8. Tag): verstärkter Leukozyteneinstrom
- **Lysis** (nach dem 8. Tag): Lösung, Abhusten des eitrigen Auswurfs; auskultatorisch Crepitatio redux (Alveolen enthalten wieder Luft)

Die Rekonvaleszenz dauert in der Regel vier bis zwölf Wochen.

Atypische Pneumonie
Der atypische Pneumonieverlauf ist gekennzeichnet durch grippeähnlichen, **langsamen Beginn** mit Kopf- und Gliederschmerzen und meist nur leichtem Fieber sowie evtl. Reizhusten (meist ohne Auswurf). Radiologisch besteht oft ein frappierender Unterschied zwischen negativem Auskultationsbefund und deutlichen Veränderungen im Röntgen-Thorax (z. B. beidseitige Infiltrate). Der fehlende Auskultationsbefund hat zum Begriff der **zentralen Pneumonie** geführt, da die „Eindringtiefe" von Perkussion und Auskultation maximal 5 cm beträgt und der Lungenmantel bei atypischer Pneumonie nicht mit betroffen sein muss.

Komplikationen

Durch kontinuierliche oder hämatogene Keimverschleppung kann es zu Otitis media, Meningitis sowie septischem Schock kommen. Lungenabszesse treten vor allem bei Staphylokokken- sowie Klebsiellen-Infektionen auf. Ein begleitender (parapneumonischer) Pleuraerguss ist häufig und kann in ein Pleuraempyem übergehen.

Mortalität

Die Mortalität der ambulant erworbenen Pneumonie liegt unter 0,5 %, wenn keine Risikofaktoren vorliegen. Bei einer schweren Grunderkrankung und weiteren Risikofaktoren beträgt sie jedoch bis zu 30 %. Im Krankenhaus erworbene Pneumonien machen etwa 20 % der nosokomialen Infektionen aus.

Die Einführung der Antibiotika hat die Mortalität nicht gesenkt. Die dramatisch verbesserte Prognose bei jungen Patienten (Letalität unter 0,5 %, im Vergleich zu etwa 95 % um 1900) ist durch eine erhöhte Erkrankungsrate und Sterblichkeit bei alten Patienten mehr als ausgeglichen worden. Die prognostischen Risikofaktoren ambulant erworbener Pneumonien, die mit einer erhöhten Mortalität einhergehen, werden unter dem Akronym **CURB65** zusammengefasst:

- Verwirrung (**c**onfusion)
- Harnstofferhöhung > 7 mmol/l (**u**rea)
- Atemfrequenz > 30/min (**r**espiratory rate)
- **B**lutdruck < 90/60 mmHg
- Alter > **65** Jahre

Bei 0–1 zutreffenden Punkten beträgt die Mortalität < 1,5 %, bei 2 Punkten 9 % und bei 3–5 Punkten 22 %. Es sollte abgewogen werden, ob eine ambulante Betreuung ausreichend oder eine stationäre Aufnahme mit möglicher intensivstationärer Betreuung erforderlich ist.

Diagnostisches Vorgehen
Die Diagnostik dient zum einen der Sicherung der Diagnose, zum anderen der Einschätzung des Schweregrads und damit der Prognose. Des Weiteren können ursächliche Erkrankungen aufgedeckt werden (z. B. Herzinsuffizienz, Immundefekt, Bronchialkarzinom). Eine rationale Diagnostik beinhaltet die folgenden Schritte:

Bestehen Zeichen der Ateminsuffizienz?
Wie bei den meisten Lungenerkrankungen ist dies die vordringlich zu beantwortende Frage. Sie kann klinisch (durch Zeichen der Ateminsuffizienz) und laborchemisch (durch die Blutgasanalyse) geklärt werden.

Liegt tatsächlich eine Lungenentzündung vor?
Die Diagnose einer Pneumonie kann häufig klinisch gestellt werden, wird aber radiologisch bewiesen (➤ Tab. 5.11): Klingende Rasselgeräusche bei einem klinisch kranken Patienten mit Fieber sichern die Diagnose einer Pneumonie. Gerade bei interstitiellen Pneumonien kann der körperliche Untersuchungsbefund jedoch unauffällig sein! Das Röntgenbild zeigt das Ausmaß des Infiltrats und gibt Hinweise auf eventuelle Begleiterkrankungen, z. B. Herzinsuffizienz, Bronchialkarzinom (➤ Abb. 5.11).

Gibt es Hinweise auf Entzündungsaktivität und den Erreger?
Im **Blutbild** besteht vor allem bei bakterieller Pneumonie eine Leukozytose mit stabkernigen Granulozyten („Linksverschiebung") und toxischen Granulationen. Besonders bei schwerem Verlauf oder bei Immunsuppression ist aber auch eine Leukopenie möglich. Die BSG ist oft stark beschleunigt, das CRP vor allem bei bakterieller Pneumonie stark erhöht, bei allerdings geringer Sensitivität. Ein **Erregernachweis** ist für die Therapieplanung (Wahl des Antibiotikums) hilfreich, gelingt jedoch nur in 50 % der Fälle. Bei schwerer ambulant erworbener Pneumo-

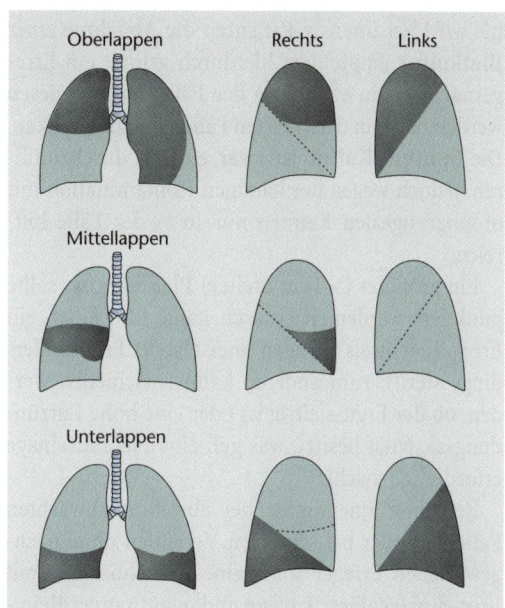

Abb. 5.11 Lokalisation der Lobärpneumonie im Röntgenbild. Dargestellt sind jeweils die a. p. Projektion und die dazugehörigen seitlichen Projektionen. [L157]

Tab. 5.11 Radiologische Kennzeichen von Pneumonien.

	Merkmale im Röntgenthorax
Lobärpneumonie	großflächige, homogene Verschattung mit positivem Bronchopneumogramm; scharf begrenzt auf Lappen/Segment; evtl. begleitender Pleuraerguss
Bronchopneumonie	multifokaler Befall mit konfluierenden Fleckschatten
Interstitielle Pneumonie	streifige, netzartige Zeichnung, meist beidseitig symmetrisch hilifugal verlaufend; zusätzliche unscharf begrenzte kleinfleckige Schatten durch Exsudationen. Pleuraergüsse fehlen meist
Pneumocystis-Pneumonie	früh interstitielle Zeichnungsvermehrung, milchglasartige Eintrübung; später dominieren fleckförmige bis flächige Infiltrate. Pleuraergüsse fehlen meist
Pilzpneumonie	homogener Rundschatten bevorzugt innerhalb von präformierten Höhlen (Aspergillom); halbmondförmige Luftsammlung zwischen Infiltrat und Höhlenwand
Lungenabszess	rundliche Verschattung, ggf. Luft-Flüssigkeitsspiegel

nie wird bei Intensiv-Patienten die Abnahme einer **Blutkultur** empfohlen; hierdurch gelingt ein Erregernachweis in etwa 20 % der Fälle. Nachgewiesen werden dabei in den meisten Fällen Pneumokokken. Die **Sputum-Kultur** ist zwar einfach durchzuführen, jedoch wegen der häufigen Kontamination mit oropharyngealen Keimen nur in ⅓ der Fälle hilfreich.

Ein größerer (> 1 cm breiter) **Pleuraerguss** sollte punktiert werden. Hierdurch kann zum einen ein Erregernachweis gelingen (meist ist der Erguss allerdings steril); zum anderen kann entschieden werden, ob der Erguss eitrig ist oder eine hohe Entzündungsaktivität besitzt, was ggf. eine Pleuradrainage erforderlich macht.

Bei einer Pneumonie bei abwehrgeschwächten Patienten oder bei schweren Verläufen ohne nachgewiesenen Erreger sollte eine Bronchoskopie mit **bronchoalveolärer Lavage** und quantitativer Keimkultur durchgeführt werden, da das volle Spektrum der möglichen Erreger durch eine empirische Antibiotikatherapie nicht abzudecken ist. Die Sensitivität dieses Verfahrens bezüglich des Erregernachweises beträgt etwa 60–80 %.

Differenzialdiagnose
- Eine **Infarktpneumonie** nach Lungenembolie ist schwierig abzugrenzen. Bei entsprechendem Verdacht kann eine Perfusions-Ventilations-Szintigrafie durchgeführt werden.
- Eine **Atelektase** (z. B. durch Fremdkörperaspiration oder Bronchialkarzinom) lässt sich meist radiologisch vermuten (Volumenverlust) und erfordert häufig eine Bronchoskopie zur Abklärung.
- Das **Lungenödem** bessert sich nach diuretischer Therapie viel schneller als eine Pneumonie.
- Bei **ARDS** liegt immer eine auslösende Noxe vor.
- **Autoimmunerkrankungen** wie z. B. der M. Wegener oder das Goodpasture-Syndrom gehen meist mit einer zusätzlichen Nierenbeteiligung einher, sodass ein „nephritisches Sediment" mit Proteinurie und glomerulärer Erythrozyturie vorliegen.

> **MERKE**
> Bei Nichtansprechen auf die Therapie an Tuberkulose, Legionellen und Bronchialkarzinom denken.

Therapie
Diese stützt sich auf (unspezifische) Allgemeinmaßnahmen und (möglichst spezifische) antibiotische Therapie.
- **Allgemeinmaßnahmen** werden je nach Beschwerdebild bei allen Pneumonieformen veranlasst: ausreichend Flüssigkeit, ggf. Sauerstoffgabe, bei hohem Fieber Bettruhe und Thromboembolieprophylaxe, Fiebersenkung evtl. mit Antipyretika.
- **antibiotische Therapie:** Oft ist der Erreger bei Therapiebeginn unbekannt, sodass das Antibiotikum zunächst in der Regel empirisch („kalkuliert") gewählt wird. Ist der Erreger bekannt, so wird gezielt, d. h. „so eng wie möglich", behandelt. Die empirische Wahl wird von der Abwehrlage (immunkompetent vs. immunsupprimiert) und vom Typ der Pneumonie beeinflusst (zu Antiinfektiva ➤ Kap. 12).
- Ein begleitender Pleuraerguss bildet sich oft von selbst zurück, kann jedoch den Krankheitsverlauf trotz adäquater antibiotischer Therapie verlängern und bisweilen auch zur Bildung von Pleuraschwarten führen. Ein Pleuraerguss sollte durch eine **Pleuradrainage** abgeleitet werden, wenn er so groß ist, dass er zu einer Mediastinalverlagerung mit Gefahr der Einflussstauung führt, die diagnostische Punktion eine makroskopisch eitrige Flüssigkeit (Empyem) zutage fördert oder im Punktat Bakterien nachgewiesen werden oder die Flüssigkeit anderweitig auf eine höhere entzündliche Aktivität schließen lässt.

Ausgewählte Pneumonieformen

Aspirationspneumonie

Vor allem bei Patienten mit Bewusstseinsstörungen, Schluckstörungen und Ösophagusveränderungen können Sekrete aus Magen oder Ösophagus, aber auch dem Mundraum in die Lunge aspiriert werden. Die Magensäure ruft eine endobronchiale Entzündungsreaktion hervor und bereitet den Weg für eine bakterielle Superinfektion. Das Keimspektrum zeigt typischerweise eine Mischinfektion mit Anaerobiern. Zu den Risikofaktoren zählen Schluckstörungen, Bettlägerigkeit, Bewusstseinsstörungen (etwa bei Alkoholismus, Substanzabusus, Schädel-Hirn-Trauma, Krampfanfall); die Einnahme von Protonenpumpeninhibitoren wird als Risikofaktor diskutiert. Als **Mendelson-Syndrom** wird eine Aspirationspneumonie bezeichnet, bei der durch die Magensäure ein lungenödemähnliches Bild induziert wird.

Klinik
Nach einer Latenz von 2–12 h entsteht ein Bronchospasmus mit vermehrter Sputumproduktion, Dyspnoe, Zyanose und evtl. Schock. Das Röntgenbild ist initial oft unauffällig, später zeigen sich Infiltrate v. a. rechts basal (Aspiration im Stehen) oder dorsal (Aspiration im Liegen). Oft ist dann auch eine Atelektase nachweisbar. Beim Mendelson-Syndrom steht klinisch das Lungenödem bzw. ARDS im Vordergrund.

Therapie
Initial wird das Aspirat möglichst weitgehend bronchoskopisch abgesaugt und mikrobiologisch untersucht. Danach wird die Therapie mit Breitspektrumantibiotika wie Amoxicillin und β-Laktamase-Inhibitor, Sauerstoffgabe und ggf. Beatmung begonnen.

Legionellen-Pneumonie

Diese erstmals 1976 nach einem Kriegsveteranentreffen (und deshalb als „Legionärskrankheit") beschriebene Erkrankung kann epidemisch auftreten und ist mit einer Letalität von etwa 15 % bei vorher Gesunden und bis zu 50 % bei vorbestehenden Herz-/Lungenerkrankungen behaftet. Die Übertragung erfolgt durch Inhalation legionellenhaltiger Aerosole, z. B. aus Warmwasseranlagen im Krankenhaus.

Klinik
Legionellen können zwei Krankheitsbilder hervorrufen:
- **Pontiac-Fieber** (erstmaliger Ausbruch in Pontiac, USA): mit grippeähnlichen Beschwerden ohne Pneumonie, gute Prognose
- **Pneumonie:** meist „atypischer" Verlauf mit Fieber, Kopfschmerzen und trockenem Husten; häufig auch Magen-Darm-Beschwerden

Diagnostik
Nachweis von Legionellen-Antigenen im Urin.

Therapie
Makrolid-Antibiotika (z. B. Clarithromycin) in Kombination mit Rifampicin, alternativ z. B. Levofloxacin.

Pharma-Info

Makrolide

Azithromycin, Clarithromycin, Erythromycin (Prodrug: Erythromycinestolat) und **Roxithromycin** wirken bakteriostatisch. Sie binden an die ribosomale 50S-Untereinheit und verhindern ein Weiterrücken des bakteriellen Ribosoms an der mRNA. Sehr gut verträglich, auch in der Schwangerschaft und bei Kindern. Das Wirkspektrum umfasst grampostive und einige gramnegative Keime wie Helicobacter (→ Eradikationstherapie), Legionellen (→ atypische Pneumonie) und Haemophilus, außerdem Mykoplasmen und Chlamydien. Neben Infektionen mit den genannten Erregern wird es als Alternative bei Penicillinallergie verwendet, z. B. bei Infekten der oberen Atemwege. Erythromycin wird außerdem als Prokinetikum eingesetzt.

Pharmakokinetik
- Metabolismus über **Cytochrom P450** (CYP3A4-Inhibition) und biliäre Elimination
- kurze HWZ bei Erythromycin (2 h) und Clarithromycin (5 h), länger bei den anderen Substanzen

Nebenwirkungen
- Herzrhythmusstörungen: Torsade-de-pointes-Tachykardie
- Rhabdomyolysen bei Kombination mit Statinen

[MP, CD]

Mykoplasmen-Pneumonie

Mycoplasma pneumoniae ist der häufigste Erreger einer ambulant erworbenen Pneumonie im Jugendalter.

Klinik
Meist Bronchitis, nur in etwa 10 % Pneumonie, welche meist „atypisch" verläuft. Allerdings sind letale Verläufe beschrieben.

Diagnostik
Antikörpernachweis mittels KBR; ein Titeranstieg um das 4-Fache innerhalb von 2 Wochen ist beweisend. Oft können Kälteagglutinine nachgewiesen werden.

Therapie
Makrolid-Antibiotika (z. B. Clarithromycin) oder Tetrazyklin.

Q-Fieber

Durch Rickettsien *(Coxiella burnetii)* verursachte Zoonose, die häufig durch Schafzecken auf Schafe, Rinder und Haustiere übertragen wird. Die Infektion erfolgt meist im Beruf durch Inhalation kontaminierter Stäube; sie wird erleichtert durch die hohe Kontagiosität des widerstandsfähigen Erregers, der lange infektiös bleibt. Gefährdet sind vor allem Landwirte, Schäfer, Tierärzte und Schlachthofarbeiter. Die Erkrankung ist meldepflichtig.

Klinik
In 30–70 % asymptomatischer oder grippeähnlicher Verlauf; im Fall einer symptomatischen Erkrankung akuter Beginn, hohes Fieber, Kopf- und Gliederschmerzen, trockener Husten und typischerweise eine relative Bradykardie.

Diagnostik
Durch Berufsanamnese und Antikörpernachweis. Differenzialdiagnostisch muss an andere Pneumonien, Typhus, Fleckfieber, „Grippe", Leptospirose, Tularämie, Malaria und Ornithose gedacht werden.

Therapie
Tetrazykline (z. B. Doxycyclin).

Komplikationen
Granulomatöse Hepatitis, Meningitis, Myo-/Perikarditis. Eine Endokarditis kann auch noch Jahre nach der Infektion auftreten!

Pharma-Info

Tetrazykline

Tetracyclin, Doxycyclin und **Minocyclin** binden an die Interphase der ribosomalen Untereinheiten mit Hemmung der Aminoacyl-tRNA-Anlagerung. Sie wirken bakteriostatisch und haben ein breites Wirkungsspektrum auf grampositive und gramnegative Keime, Mykoplasmen und Chlamydien (intrazelluläre Erreger). Jedoch wirken sie nicht auf Pseudomonas und Proteus.
Anwendung u.a. bei Pneumonie, Syphilis, Borreliose (Frühphase), Gonorrhö, Chlamydien- und Mykoplasmeninfektion.

Pharmakokinetik
- ↓ Resorption durch Antazida, Milch und Eisen: keine gleichzeitige Einnahme!
- Elimination durch renale (Tetracyclin) bzw. biliäre Elimination. **Doxycyclin** wird sowohl renal als auch biliär ausgeschieden (letzteres also über die Fäzes).

Nebenwirkungen
- Zahnverfärbungen
- Verzögerungen des Knochenwachstums: nicht in Schwangerschaft/Stillzeit sowie bei Kindern!
- Fototoxizität, daher ist eine Sonnenexposition zu vermeiden!
[MP, CD]

Ornithose (Psittakose)

Durch Papageien, Wellensittiche und andere Vögel übertragene Infektion mit *Chlamydia psittaci*.

Klinik
„Atypische Pneumonie".

Diagnose
Haustiere? Erreger- und Antikörpernachweis.

Therapie
Tetrazykline (z. B. Doxycyclin), Infektquelle sanieren: Papagei abschaffen.

Pneumocystis-jirovecii-Pneumonie

Durch ubiquitär vorkommenden Pilz ausgelöste Pneumonie bei immunsupprimierten Patienten, insbesondere bei HIV-Infektion.

Klinik
Trockener Husten, zunehmende Dyspnoe, evtl. Fieber.

Diagnostik
Mikrobiologischer Nachweis aus BAL, anamnestisch bekannte HIV-Erkrankung, interstitielles Infiltrat im Röntgen-Thorax, LDH-Anstieg.

Therapie
Hoch dosiertes Cotrimoxazol über 3 Wochen zur Akuttherapie, bei HIV-Patienten mit niedriger T-Helferzahl auch prophylaktische Cotrimoxazol-Therapie. Alternative ist Pentamidin.

5.4.2 Lungenabszess

Ein Lungenabszess ist ein nekrotisches Areal der Lunge mit eitrigem Inhalt. Meist tritt er als Komplikation einer Aspirationspneumonie – z. B. bei Alkoholikern, aber auch bei Patienten mit Schluckstörungen – auf; in beiden Fällen sind häufig Anaerobier der Mundhöhlenflora nachweisbar und häufig ist der Zahnstatus desolat. Seltener entwickelt sich ein Abszess bei „regulärer" Pneumonie, nach Lungenembolie mit sekundärer Infarktpneumonie sowie bei poststenotischer Pneumonie oder bei Bronchiektasen. Erreger sind dann meist Staphylokokken, Klebsiellen, Enterobakterien und Anaerobier.

Klinik

Überraschenderweise ist der Verlauf oft mild und chronisch. Typisch sind subfebrile Temperaturen und eine sog. **B-Symptomatik** (Gewichtverlust, Nachtschweiß, Leistungsknick) sowie Husten. Lebensbedrohliche Hämoptysen kommen vor.

> **MERKE**
> Auswurf entsteht nur bei Anschluss des Abszesses an einen Drainagebronchus. Faul riechender (putrider) Auswurf ist typisch für aspirationsbedingte Abszesse (anaerobe Mischflora).

Komplikationen entstehen durch den Durchbruch des Abszessinhalts in die Pleurahöhle (Pleuraempyem bzw. Pyopneumothorax), durch die Ausbildung einer broncho-pleuralen Fistel (Verbindung der Luftwege mit dem Pleuraraum mit resultierendem Pneumothorax) sowie durch Ausstreuung septischer Emboli in Lunge und ZNS.

Diagnostisches Vorgehen

Die Entzündungsparameter (Blutbild, BSG, CRP, Procalcitonin) können weitgehend unauffällig sein. Die Diagnose erfolgt meist mittels Röntgen-Thorax oder Thorax-CT. Hilfreich für die Therapie ist der Erregernachweis mittels Sputumkultur, Blutkultur oder durch Bronchoskopie.

Differenzialdiagnostisch muss an eine nekrotische Einschmelzung bei Tuberkulose („Kaverne") oder Bronchialkarzinom sowie an einen Pilz- oder Amöbenabszess gedacht werden.

Therapie

Längerfristige (4–6 Wochen) Antibiose, wenn möglich nach Antibiogramm. Bei anaeroben Abszessen (putrider Auswurf) wird mit Clindamycin, Metronidazol oder Chinolonen der vierten Generation behandelt. Bei peripherer Lage kann der Abszess sonografiegestützt punktiert werden. Ist der Abszess in die Pleurahöhle eingebrochen, wird eine Thoraxdrainage (> 5.10.2) angelegt.

> **Chirurgie-Info**
> Wenn es bei der konservativen Therapie einer Pneumonie zu schwer behandelbaren Residualzuständen (etwa Abszess) kommt, kann eine Resektion indiziert sein, wenn unter Ausschöpfung konservativer Maßnahmen kein Behandlungserfolg zu erwarten ist. Insbesondere bei immunsupprimierten Patienten kann es infolge pneumonischer Komplikationen zur OP-Indikation kommen.
> [AS]

5.4.3 Tuberkulose

Die Tuberkulose entsteht fast immer durch die Infektion mit *Mycobacterium tuberculosis*, selten durch *M. africanum* oder *M. bovis*. *M. tuberculosis* ist ein ungewöhnlicher Erreger, der evolutionsbiologisch wahrscheinlich aus einem Vorfahren von *M. bovis* entstanden ist; er koexistiert seit Jahrtausenden mit dem Menschen. Dies könnte die außergewöhnlichen Toleranzmechanismen erklären, die dafür sorgen, dass nur wenige der infizierten Menschen manifest erkranken. Durch die ebenfalls ungewöhnliche Art der Antigenpräsentation bieten Impfstrategien bisher allenfalls einen 70-prozentigen Schutz.

Etwa ein Drittel der Menschheit ist mit dem Erreger infiziert, und nur ein Drittel der Betroffenen hat Zugang zu adäquater medizinischer Versorgung. Zwei Millionen Menschen sterben jährlich an Tuberkulose, die damit nach AIDS weltweit die häufigste auf eine Infektionserkrankung zurückzuführende Todesursache ist. Die Tatsache, dass der Erreger antibiotisch schwer zu behandeln ist und seine Ausbreitung durch Armut gefördert wird, stellt eine große Herausforderung für das Gesundheitswesen vieler Entwicklungsländer dar. Eine effektive Behandlung steht zwar zur Verfügung und ist mit etwa 1–5 US-Dollar pro gewonnenem gesundem Lebensjahr extrem günstig. Dennoch ist sie für die meisten Betroffenen unerschwinglich, und die Industrieländer zeigen bisher wenig Interesse, das Tuberkuloseprogramm der WHO mit mehr finanziellen Mitteln auszustatten.

Bei allen Lungenerkrankungen muss Tuberkulose differenzialdiagnostisch erwogen werden: Sie kann geheilt werden! Zu den Risikogruppen gehören fehlernährte Personen (Mangelernährung, Alkohol- und

Drogenabhängigkeit), sozial benachteiligte Schichten, immunsupprimierte Patienten (medikamentös oder krankheitsbedingt immunsupprimiert, HIV), alte Menschen sowie früher Tuberkulose-Erkrankte (Gefahr der Reaktivierung). Erkrankung und Tod sind meldepflichtig.

Die derzeitige Inzidenz der Tuberkulose in Deutschland liegt bei 15/100.000 Einwohner pro Jahr und damit höher als in den 1980er Jahren prognostiziert. Gründe hierfür sind u. a. die AIDS-Epidemie, die Einwanderung aus Ländern der Zweiten und Dritten Welt sowie der Alkoholismus.

Pathogenese
Übertragungsweg
Die Tuberkulose ist eine aerogene Infektion, die durch Tröpfchen oder infektiöse Stäube (z. B. beim Bettenmachen) übertragen wird. Ausgehustete Tröpfchen von erkrankten Patienten haben eine „Reichweite" von etwa fünf Metern!

Es wird geschätzt, dass etwa 30 % der exponierten Personen infiziert werden, d. h. eine Tuberkulose entwickeln (deren Manifestation dann zu 90 % auf die Ausbildung eines Primärkomplexes mit Hautkonversion beschränkt bleibt). Die Effektivität der Übertragung hängt dabei von der Zahl der Bazillen, der Dauer des Kontakts, den räumlichen Bedingungen (erhöhte Übertragung bei rezirkulierter Luft und Mangel an UV-Licht) sowie der Resistenzlage des Exponierten ab.

Eigenschaften und Gewebereaktion
M. tuberculosis ist ein unbewegliches, säurefestes Stäbchen, das in mononukleären Phagozyten persistieren kann und dadurch humoralen Abwehrmechanismen entgeht. Durch das langsame Wachstum und durch Glykolipide der Zellwand ist es ausgesprochen widerstandsfähig gegen Antibiotika und andere chemische oder biochemische Noxen („säurefest"). Die für die Tuberkulose typische Granulombildung stellt den (meist erfolgreichen) Versuch des infizierten Organismus dar, den Infektionsherd zu begrenzen. Je nach Inokulationsdosis und Immunkompetenz des Patienten werden folgende Reaktionsformen unterschieden:
- **exsudative Form:** Exsudation und verkäsende Nekrose, gefolgt von Erweichung und Kavernenbildung. Nach Anschluss an einen Ableitungsbronchus wird die Nekrose abgehustet. Zur initialen exsudativen Antwort wird auch der Primärkomplex gerechnet.
- **produktive Form:** Tuberkulombildung, gefolgt von Vernarbung und Verkalkung. Das Tuberkulom ist histologisch durch einen Epitheloidzellsaum mit Langhans-Riesenzellen um eine zentrale Verkäsung gekennzeichnet.

Klinik
Es gibt keine spezifische Klinik der Tuberkulose. Hinter praktisch jeder Lungenerkrankung kann sich eine Tuberkulose verbergen. Die **primäre**, d. h. im Anschluss an die Erstinfektion auftretende, Tuberkulose ist bei der überwiegenden Zahl der Betroffenen asymptomatisch oder wird als grippaler Infekt verkannt. Die meisten tuberkuloseinfizierten Menschen erkranken (wenn sie überhaupt erkranken) erst später an einer **postprimären Tuberkulose**.

Primär-Tuberkulose
Fünf bis sechs Wochen nach der Infektion bildet sich ein **Primärherd** aus, der histologisch einem Granulom aus Epitheloidzellen und Langhans-Riesenzellen mit zentraler Verkäsung entspricht. Durch lymphogene Ausbreitung greift die Infektion auf den dazugehörigen regionalen Lymphknoten über. Der Primärherd und der „mitreagierende" Lymphknoten (bei pulmonaler Tuberkulose meist ein Hilus-LK) werden zusammen als **Primärkomplex** bezeichnet. Beide heilen über Wochen und Monate meist vollständig aus, wobei sie jedoch oft vernarben und verkalken und somit persistierende radiologische Spuren hinterlassen (kalkdichte Rundschatten, typischerweise in den Lungenspitzen).

Der Primärherd liegt meist in der Lunge (90 %) und hier meist subpleural oder in den Lungenoberfeldern. Selten kann er in Tonsillen oder im Magen-Darm-Trakt liegen.

Im Röntgen-Thorax zeigt sich der Primärkomplex (solange er noch nicht ausgeheilt ist) meist nur durch den (einseitig) geschwollenen Hiluslymphknoten; der parenchymale Primärherd ist nur selten zu sehen und zeigt sich dann als lokale Verschattung. Der geschwollene Hiluslymphknoten kann einen zuführenden Bronchus komprimieren, wodurch eine Atelektase entsteht (meist im Mittellappen, sog. **Mittellappen-Syndrom**).

> **MERKE**
> Differenzialdiagnostisch muss bei geschwollenen Hilus-LK an ein Bronchial-Ca, Metastasen oder ein malignes Lymphom gedacht werden.

In der Regel ist das „Auf- und Abblühen" eines Primärkomplexes die einzige Manifestation der Primär-Tuberkulose, die der Patient selbst in der Regel jedoch nicht wahrnimmt. Seltener treten Fieber, Husten oder Nachtschweiß auf und die Erkrankung wird dann als Grippe fehlgedeutet. In einigen Fällen entwickelt sich ein Erythema nodosum.

Als Ausdruck der Immunreaktion des Körpers entwickelt sich mit der Ausbildung des Primärkomplexes eine positive und meist lebenslang persistierende **Tuberkulin-Reaktion** („Hautkonversion").

Bei einer Minderheit der Infizierten heilt der Primärkomplex nicht aus und die Primär-Tuberkulose verläuft **kompliziert**; solche Verläufe treten z. B. bei Säuglingen und Kleinkindern auf oder sind Folge einer schweren Immunschwäche oder einer großen Zahl und hohen Virulenz des Erregers. Folgende komplizierte Verläufe sind möglich:

- **lokale Ausbreitung:** Die Primärläsion kann sich ausbreiten, endobronchial in andere Lungenteile gelangen und dort Pneumonien, Atelektasen, Bronchialverengungen oder Bronchiektasen verursachen.
- **hämatogene Ausbreitung:** Dabei entsteht meist eine Pneumonie, es kann jedoch auch zur **Miliartuberkulose** kommen.
- **lymphogene Ausbreitung:** Hierdurch können andere Lymphknoten befallen werden, sodass eine bisweilen ausgedehnte Lymphknoten-Tuberkulose entsteht.

Komplikationen der Primär-Tuberkulose

Die **Miliartuberkulose** entsteht aus der hämatogenen bzw. lymphohämatogenen Streuung von Tuberkelbazillen aus dem Primärkomplex in verschiedene Organe, v. a. in die Lunge selbst. Sie tritt meist in den ersten sechs Monaten nach der Inkubation als Komplikation einer Primär-Tuberkulose bei Säuglingen und Kindern bzw. immungeschwächten Erwachsenen auf. Der Beginn der Erkrankung ist meist akut, oft mit hohem Fieber und schwerem Krankheitsgefühl. Das Röntgen-Thorax kann zunächst noch unauffällig sein, bis die unzähligen miliaren (lat. *milia* = Hirsekorn) Fleckschatten sichtbar werden. Da die Miliartuberkulose in 50% der Fälle von einer **tuberkulösen Meningitis** begleitet ist, ist eine Lumbalpunktion notwendig. Eine Augenhintergrunduntersuchung kann Tuberkel in der **Chorioidea** zeigen. Nur die frühzeitige, intensive und zunächst parenterale Kombinationschemotherapie kann bei Miliartuberkulose lebensrettend sein.

Eine **Pleuritis exsudativa** entsteht meist per continuitatem aus pleuranahen Herden; seltener entwickelt sie sich hämatogen. Sie kann (selten) auch im Rahmen einer postprimären Tuberkulose auftreten. Die Diagnose wird durch eine Pleurapunktion gestellt, bei der ein Exsudat mit erniedrigtem Zuckergehalt und erhöhten Adenosin-Desaminasen (ADA) gewonnen wird. Typisch ist auch der hohe Lymphozytenanteil im Erguss. Tuberkelbakterien lassen sich jedoch nur selten nachweisen.

Bei geschwächter Immunabwehr droht die meist tödliche **Landouzy-Sepsis**, eine septisch verlaufende Primär-Tuberkulose.

Postprimär-Tuberkulose

Als Postprimär-Tuberkulose (**chronische Tuberkulose**) wird jede Form der Tuberkulose bezeichnet, die auftritt, wenn sich bereits – erkennbar durch den positiven Tuberkulin-Test – eine Immunität gegen Mykobakterien ausgebildet hat. Damit kann frühestens fünf bis sechs Wochen nach der Primärinfektion von einer Postprimär-Tuberkulose gesprochen werden. In aller Regel ist die Postprimär-Tuberkulose allerdings ein spätes Ereignis: Nur in 5% tritt sie innerhalb der ersten zwei Jahre nach einer Infektion auf.

In der Regel ist die Postprimär-Tuberkulose auf die **Reaktivierung** einer durchgemachten Primär-Tuberkulose zurückzuführen. Zu einer solchen endogenen Reinfektion kommt es häufig bei Resistenzminderung. Seltener ist die **Superinfektions-Tuberkulose**, die eine exogene Reinfektion darstellt und bei Immunsupprimierten klinisch wie eine Postprimär-Tuberkulose verlaufen kann (bei Immunkompetenten frischt die Reinfektion in der Regel lediglich die Immunität wieder auf).

Die chronische Lungen-Tuberkulose ist meist die Folge einer hämatogenen oder lymphogenen Aussaat des ehemaligen Primärkomplexes in andere Lungenteile. Sie zeigt sich vor allem durch apikale Herde, weil die höhere Sauerstoffspannung in den

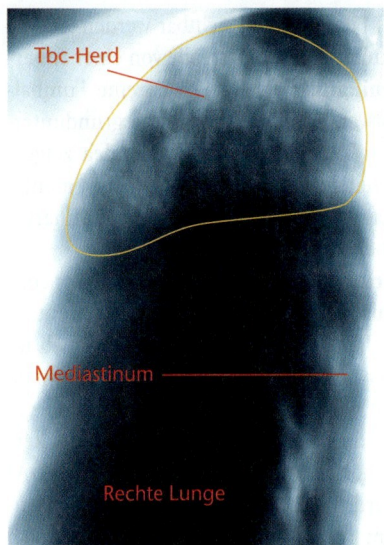
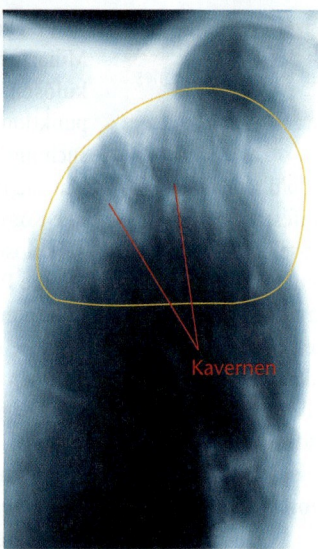

Abb. 5.12 Oberlappen-Tuberkulose mit Kavernenbildung. Die beiden Aufnahmen zeigen einen Tuberkulose-Herd im rechten Oberlappen im zeitlichen Verlauf. Durch entzündliche Einschmelzung des Lungengewebes bilden sich Kavernen, deren Wände durch Kalkeinlagerungen im Röntgenbild sichtbar werden. [T197]

Lungenspitzen eine Vermehrung der Bakterien fördert. Im Röntgenbild zeigen sich als erster Hinweis auf eine Reaktivierung unscharfe, kleine, infra- oder supraklavikuläre Flecken (**„Simon-Spitzenherde"**) oder ein ausgedehnteres „weiches", ebenfalls infra- oder supraklavikulär gelegenes sog. **Assmann-Frühinfiltrat**. Diese Reaktivierungsherde heilen unter spezifischer Therapie meist ab.

Der weitere Verlauf bei ausbleibender Therapie ist gekennzeichnet durch eine langsame Ulzeration des Reaktivierungsherdes, der nun Anschluss an einen Ableitungsbronchus finden kann und damit die endobronchiale Ausstreuung einleitet. Tuberkelbakterien sind nun im Sputum mit hoher Wahrscheinlichkeit nachweisbar – der Patient (bzw. die Tuberkulose) ist **„offen"** und damit potenziell infektiös. Über Jahre kann es durch endobronchiale Ausbreitung zur Zerstörung und **Kavernisierung** immer größerer Lungenanteile kommen (> Abb. 5.12). Bei Arrosion einer Bronchialarterie treten **Hämoptysen** (Bluthusten) bis hin zum früher oft tödlichen „Blutsturz" (**Hämoptoe**) auf. Eine weitere seltene Komplikation ist der Pneumothorax. Selten kann der Kehlkopf oder gar der Magen-Darm-Trakt durch endoluminale Streuung mit einbezogen werden.

Nicht selten verläuft allerdings auch die Postprimär-Tuberkulose völlig asymptomatisch. Meist bestehen unspezifische Symptome wie Husten (rund 40 %), Gewichtsverlust, Müdigkeit, Temperaturerhöhung, Nachtschweiß (je etwa 30 %), Fieber, Dyspnoe oder Hämoptysen. Atemabhängige Schmerzen sprechen für eine Pleuritis.

Die körperliche Untersuchung ist selten richtungsweisend. In Ausnahmefällen finden sich trockene oder feuchte Rasselgeräusche, sehr selten „amphorisches Atmen" über großen Kavernen. Hierunter wird ein in- und exspiratorisches Atemgeräusch wie beim Anblasen einer Flasche verstanden.

Extrapulmonale Tuberkulose
Die Tuberkulose kann jedes Organsystem betreffen und eine Vielzahl von Symptomen auslösen. Meist ist die extrapulmonale Tuberkulose das Resultat einer lymphohämatogenen Verbreitung einer pulmonalen Tuberkulose, seltener handelt es sich um eine Primärläsion. Kleinkinder und Immungeschwächte (z. B. AIDS-Patienten) sind häufiger von extrapulmonalen Formen betroffen.

- **Nebenniere:** Eine Nebennieren-Tuberkulose tritt meist beidseitig auf und war früher eine häufige Ursache des M. Addison (Nebennierenrindeninsuffizienz).
- **ZNS:** Ein ZNS-Befall äußert sich z. B. in Form einer tuberkulösen Meningitis. Der Liquorbefund zeigt dabei typischerweise eine Eiweißhöhung, eine mittelgradige Zellvermehrung („Pleozytose" mit etwa 100–500/3 Zellen, überwiegend Lymphozyten) und einen stark erniedrigten Liquorzucker.

- **Knochen und Gelenke:** In der Wirbelsäule sind typischerweise je zwei Vertebrae betroffen (**Spondylitis tuberculosa**). Die Diagnose wird mittels CT oder konventioneller Tomografie gestellt. Eine Sonderform ist der **Senkungsabszess**, ein im Knochen entstehender Abszess, der durch die Eigenschwere des Eiters entlang vorbestehenden Bahnen absinkt (meist als Iliopsoas-Abszess).
- **Niere:** Eine Nierenbeteiligung tritt frühestens fünf Jahre nach Infektion auf und kann sich über die Ureteren zu Blase und Geschlechtsorganen ausbreiten. Typisch ist eine Hämaturie mit steriler Pyurie. Die Diagnose wird durch Urinkultur und Ausscheidungsurogramm gestellt.
- **Perikard:** Folgen der Perikardbeteiligung sind ein Perikarderguss oder eine konstriktive Perikarditis.
- **Bauchraum:** Durch Darmbeteiligung kommt es zu Erbrechen und Durchfall sowie Gewichtsverlust. Die Peritonealtuberkulose äußert sich mit Bauchschmerzen bis hin zum akuten Abdomen.
- **Lymphknoten:** Die Lymphknoten-Tuberkulose tritt fast immer als Komplikation der Primär-Tuberkulose auf. Betroffen sind oft **Halslymphknoten** (dies auch durch *M.-bovis*-Infektion, z. B. nach Genuss von unpasteurisierter Milch) oder es besteht eine generalisierte Lymphadenopathie. Diese macht meist eine Lymphknotenexstirpation erforderlich, um ein malignes Lymphom auszuschließen.
- **Haut:** Bei der Hauttuberkulose kommt es zur Granulombildung in kleinen Papeln. Klinisch ist diese Form durch wenig Beschwerden geprägt. Die **Tuberculosis verrucosa cutis** zeigt sich durch Hautblüten, warzenähnliche Hautirritationen. Als schwere Form der Hauttuberkulose gilt der **Lupus vulgaris**: Sie kommt vor allem bei Frauen vor und manifestiert sich an Händen und Gesicht mit schuppig-entzündlichen Herden, die narbig verheilen und zu ausgeprägten Defekten führen können.

Diagnostisches Vorgehen

Die Diagnose der Tuberkulose ist nicht einfach zu stellen, da keiner der verfügbaren Tests ausreichend sensitiv und spezifisch ist. Deshalb muss ein Patient bei hohem Ausgangsverdacht auch bei einer „negativen" Testung behandelt werden!

Diagnostische Strategie

Der Weg zur Diagnose folgt folgender Strategie: Bei anamnestisch und klinisch begründetem Verdacht auf eine Tuberkulose wird zunächst ein **Tuberkulin-Test** durchgeführt. Ein positives Resultat beweist die stattgehabte Auseinandersetzung des Körpers mit *M. tuberculosis* bzw. eine BCG-Impfung. Ein negativer Tuberkulin-Test macht eine aktive Lungentuberkulose unwahrscheinlich, schließt sie jedoch nicht aus (negativer Test bei Immunsuppression oder bei frischer Infektion).

Der nächste wegweisende diagnostische Schritt ist die **Röntgen-Thoraxaufnahme**, die die Diagnose einer Tuberkulose dann unterstützt, wenn typische Veränderungen vorliegen. Da jedoch die meisten Veränderungen keineswegs spezifisch sind und auch ein negativer Röntgenbefund eine Tuberkulose nicht ausschließt, muss stets der direkte **Erregernachweis** zur Sicherung der Diagnose angestrebt werden.

Wesentlich ist schließlich die Interpretation der Untersuchungsergebnisse im Hinblick auf die mutmaßliche **Aktivität der Tuberkulose-Erkrankung**:
- positiver Erregernachweis im Direktpräparat („offene Lungentuberkulose"),
- Kaverne mit Ableitungsbronchus im Röntgen-Thorax,
- Pleuraerguss,
- Größenänderung eines Herdes im Verlauf.

Diagnostische Einzelschritte

- **Anamnese:** Diese umfasst Fragen zu Exposition, durchgemachter Tuberkulose (z. B. „im Krieg"), sozioökonomischem Status, Fernreisen sowie Erkrankungsrisiko (z. B. Alkoholabhängigkeit, HIV-Infektion).
- **Intrakutan-Test:** Hierzu werden zunächst 10 Einheiten eines Tuberkulinreagens (meist „purified protein derivate", **PPD**) intrakutan auf die Volarseite des linken Unterarms appliziert (**Mendel-Mantoux-Test**). Fällt der Test negativ aus, wird bei weiterbestehendem Verdacht ein Intrakutan-Test mit zunächst 100 Einheiten gereinigten Tuberkulins angeschlossen. Der Mendel-Mantoux-Test ist **positiv**, wenn nach 72–96 Stunden ein tastbares Knötchen von mindestens 10 mm Durchmesser nachweisbar ist; bei Risikogruppen wird bereits ein Durchmesser ≥ 5 mm als positiv gewertet. Bei einem **negativen Test** mit 100 IE ist

das Vorliegen einer Tuberkulose unwahrscheinlich. Ausnahmen von dieser Regel sind eine Immunschwäche (AIDS, immunsuppressive Therapie), frische Infektion (≤ 6–8 Wochen zurückliegend) oder hochakute Verläufe (z. B. Miliar-Tuberkulose, tuberkulöse Meningitis).

MERKE
Der Test wird erst drei bis acht Wochen nach Erstinfektion positiv.
Ein positiver Test ist häufig (bei 70-Jährigen etwa 37 %); er beweist lediglich eine abgelaufene Auseinandersetzung des Immunsystems mit Mykobakterien und kann damit nicht zwischen ausgeheilter bzw. inaktiver und einer noch immer bestehenden (aktiven) Infektion oder auch einer BCG-Impfung unterscheiden.

- **Röntgen-Thorax** in zwei Ebenen: Die Röntgenaufnahme ist eine oft wegweisende, jedoch weder spezifische noch ausreichend sensitive Untersuchung, da sich die Befunde mit denen anderer Lungenerkrankungen überschneiden bzw. trotz Infektion nicht immer nachweisbar sind. Im positiven Fall können entweder der Primärkomplex (vergrößerter Hiluslymphknoten + lokale Verschattung) oder die klassischen Veränderungen der Postprimär-Tuberkulose (Simon-Spitzenherde, Assmann-Infiltrat) gesehen werden. Weitere (unspezifische) Befunde bei der Tuberkulose sind Verschattung, Verkalkung, Kaverne, Pleuraerguss oder Rundherd (Tuberkulom). Alte (abgeheilte) Veränderungen sind oft verkalkt und werden dann als „harte" Infiltrate gegenüber den „weichen", unscharf begrenzten Infiltraten abgegrenzt, die eher auf eine frische Infektion hinweisen.

MERKE
Entscheidend sind oft der Vergleich mit Voraufnahmen sowie eine genauere Bildgebung durch das Thorax-CT.

- **Bakteriennachweis:** Dieser ist zum endgültigen Beweis der Diagnose grundsätzlich anzustreben, gelingt aber bei Weitem nicht immer (Sensitivität je nach Verfahren 35–75 %). Der Nachweis erfolgt meist aus **Sputum, Bronchial- bzw. Trachelsekret**. Weitere mögliche Nachweismaterialien sind Pleuraexsudat, Magensekret, Liquor und Urin. Bei fehlendem Auswurf kann ein „provoziertes Sputum" nach Inhalation von 1,2-prozentiger Kochsalzlösung gewonnen werden. Zur schnellen Beurteilung der Infektiosität ist auch eine mikroskopische Untersuchung zum Nachweis bzw. Ausschluss säurefester Stäbchen durchzuführen. Bei negativem Ausfall und weiterbestehendem Verdacht folgen die **invasive Diagnostik** mittels Bronchoskopie und Gewinnung von Bronchialsekret bzw. die Pleurapunktion oder Thorakoskopie mit Biopsie. Bei AIDS-Patienten werden zusätzlich **Blutkulturen** angelegt, da eine hämatogene Streuung häufiger ist als bei immunkompetenten Patienten. Der mikroskopische Bakteriennachweis gelingt nach Anreicherung mittels **Ziehl-Neelsen-** oder **Immunfluoreszenzfärbung mit Auramin**. Ein negativer Befund schließt eine offene Lungentuberkulose nicht aus; bei positiver Färbung muss eine Verwechslung z. B. mit atypischen Mykobakterien erwogen werden. Erst die positive **Kultur** ermöglicht die Zuordnung zum *M.-tuberculosis*-Stamm (also den „typischen" Mykobakterien) und beweist eine aktive Lungentuberkulose. Die Kultur ermöglicht darüber hinaus eine Resistenztestung. Die Anzuchtverfahren sind allerdings zeitaufwendig und dauern etwa 4–8 Wochen. Das Antibiogramm benötigt weitere 4–6 Wochen. Mittels neuerer Keimnachweisverfahren (z. B. Bactec®-System) kann die Dauer auf minimal 10 Tage verkürzt werden. Bestimmt wird dabei die Aufnahme radioaktiv markierter Fettsäuren in Mykobakterien. Der **Nachweis von Mykobakterien-DNA** mittels einer Polymerasekettenreaktion (PCR), die Ergebnisse innerhalb von 48 Stunden liefert, zeichnet sich durch hohe Sensitivität und Spezifität aus. Allerdings kann dieses Verfahren naturgemäß nicht zwischen einer abgelaufenen Entzündung, bei der noch wenige Mykobakterien verblieben sind, und einer aktiven Infektion unterscheiden, daher ist die klinische Bedeutung der PCR für die Tuberkulose-Diagnostik gering. Serologische Methoden und Tierversuche sind selten hilfreich. Der γ-**Interferon-Test** ist ein neues Testverfahren zur Diagnostik der Tuberkulose. Es beruht auf der In-vitro-Stimulation von spezifischen Gedächtniszellen durch

Antigene von *M. tuberculosis*. Erkennen die Gedächtniszellen im hinzugegebenen Testmaterial die entsprechenden Antigene, so produzieren sie vermehrt Interleukine und γ-Interferon, die im Überstand gemessen werden können.

Therapie
Eine Heilung wird unter idealen Umständen in über 97 % der Fälle erreicht! Jede aktive Tuberkulose ist behandlungspflichtig.

Um eine Resistenzentwicklung zu verhindern, muss immer eine Kombinationsbehandlung mit drei bis vier Antituberkulotika initiiert werden. Patienten mit „offener" Tuberkulose und solche mit Mehrfachresistenz oder fraglicher Compliance werden stationär behandelt. Patienten mit offener Tuberkulose werden dabei so lange isoliert, bis drei konsekutive Sputumuntersuchungen negativ sind. Die Therapie muss über mindestens sechs Monate fortgesetzt werden, die Einnahme sollte auch im ambulanten Bereich von Gesundheitspersonal überwacht werden (direct observed therapy, **DOT**).

Pharma-Info
Antituberkulotika

Wirkstoffe
- Isoniazid (z. B. Isozid®) = INH: bakterizid durch Interferenz mit Nikotinsäure; liquorgängig
- Rifampicin (z. B. Eremfat®) = RMP: bakterizid durch Hemmung der RNA-Synthese. Einsatz auch bei Staphylokokken-infizierten Endoprothesen und künstlichen Herzklappen sowie zur Umgebungsprophylaxe bei Meningokokken-Meningitis (für 2 d). Bewirkt eine Enzyminduktion von Cytochrom P450. UAW: Hepatotoxizität
- Ethambutol (z. B. Myambutol®) = EMB: bakteriostatisch durch Hemmung der Zellwandsynthese
- Pyrazinamid (z. B. Pyrafat®) = PZA: bakterizid durch Interferenz mit Nikotinsäure
- Streptomycin (i. v.) (z. B. Strepto-Fatol®) = SM: bakterizid
- Protionamid: 2. Wahl bei Tbc-Resistenz gegen o. g. Substanzen sowie bei Lepra

Die **Kurzzeittherapie** wird in der Regel über 2–3 Monate mit einer Viererkombination aus Isoniazid + Rifampicin + Pyrazinamid + Ethambutol oder Streptomycin durchgeführt (Initialphase), gefolgt von einer 4-monatigen Therapie mit Isoniazid + Rifampicin (Stabilisierungsphase).

Die **Langzeittherapie** besteht aus der oben beschriebenen Viererkombination über 2–3 Monate, gefolgt von einer 7- bis 10-monatigen Therapie mit Isoniazid und Rifampicin.

Bei Niereninsuffizienz müssen Ethambutol und Streptomycin reduziert werden, bei Leberinsuffizienz Pyrazinamid und Rifampicin.

Wirkungsmechanismus und Eigenschaften
- **INH:** stärkstes Antituberkulotikum; wirkt bakterizid auf proliferierende Bakterien (genauer Mechanismus nicht bekannt); wird durch Acetylierung in der Leber metabolisiert und reichert sich nach Umwandlung zu Isonicotinsäure im Zytoplasma der Bakterien an
- **RMP:** wirkt bakterizid auf proliferierende Keime durch Hemmung der DNA-abhängigen RNA-Polymerase; nur langsame Resistenzentwicklung der Erreger
- **PZA:** wirkt bakterizid (genauer Wirkmechanismus nicht bekannt); schnelle Resistenzentwicklung bei Monotherapie
- **EMB:** wirkt dosisabhängig bakteriostatisch (15 mg/kg KG) oder bakterizid (25 mg/kg KG) durch Blockade der RNA-Synthese
- **SM:** Aminogykosidantibiotikum aus *Streptomyces griseus*; wirkt bakterizid auf proliferierende Keime, indem es die Anlagerung falscher tRNS-Aminosäure-Komplexe auslöst, wodurch falsche Proteine hergestellt werden. Keine enterale Resorption

Indikationen
Behandlung der Tuberkulose, stets in Kombination.

Nebenwirkungen
- **INH:** Polyneuropathie; Ko-Medikation mit Pyridoxin (Vitamin B_6) kann dem Auftreten einer Polyneuropathie bei INH-Medikation entgegenwirken. Selten allergische Reaktionen; Hepatitis < 1 %; ZNS-Störungen und erhöhte Krampfbereitschaft
- **RMP:** induziert Leberenzyme (Vorsicht v. a. bei i. v. Drogenabusus und oraler Kontrazeption), Transaminasenanstieg; selten Thrombozytämie, Rotfärbung von Körpersekreten (Vorsicht bei Kontaktlinsen),

- **PZA:** Transaminasenanstieg, Fotosensibilisierung, Harnsäureanstieg; selten Gichtanfall, Allopurinol kann einen exzessiven Harnsäureanstieg, v. a. bei Pyrazinamid-Medikation, verhindern
- **EBM:** dosisabhängige Neuritis nervi optici mit irreversiblen Sehstörungen (Retrobulbärneuritis), Farbenblindheit, Visusverlust und zentralem Skotom
- **SM:** irreversible Schädigung des N. vestibularis (v. a. bei älteren Patienten) mit Gleichgewichtsstörungen und Hörminderung; Niereninsuffizienz; allergische Reaktionen. nephro- und ototoxisch. Tritt in Muttermilch über.

Kontraindikationen
- **EMB:** Nierenschäden, Neuritis nervi optici und Optikusatrophie,
- **SM:** Niereninsuffizienz, Schwerhörigkeit. Bei Patienten, die mit anderen Aminoglykosid-Antibiotika vorbehandelt wurden, sollte ein therapiefreies Intervall von mindestens 3 Wochen eingehalten werden, um toxische Kumulationseffekte zu vermeiden.

Wechselwirkungen
- **INH/RMP:** Leberenzyminduktion (dadurch verminderte Wirksamkeit von Cumarin-Derivaten, Theophyllin, Glukokortikoiden, oralen Kontrazeptiva u. a.),
- **SM:** Verstärkung der Oto- und Nephrotoxizität durch stark wirkende Diuretika.

Klinische Anwendung
- Aufgrund rascher Resistenzentwicklung wird die Akuttherapie immer zunächst als **Vierfachkombination** begonnen. Zeigt das Antibiogramm, dass keine Resistenzen vorliegen, kann auf eine Dreifachtherapie umgestellt werden (etwa INH + RMP + PZA).
- Die **Gesamtdauer** der Therapie beträgt mindestens sechs Monate, bei komplizierten Verläufen (Immunsuppression bei AIDS, Rezidive, tuberkulöse Meningitis, Verwendung von „Reservemitteln") länger (oft bis zwei Jahre).
- Die **Standardtherapie** (Initialtherapie) besteht aus INH + RMP + PZA + EBM für zwei Monate (Initialphase), gefolgt von INH + RMP über vier Monate (Stabilisierungsphase). Der Patient wird danach zwei Jahre lang überwacht (regelmäßige Sputumkontrollen).
- **Kombinationspräparate** (etwa INH + RMP oder INH + RMP + PZA) stehen zur Verfügung.
- Antituberkulotika werden aufgrund der langsamen Teilungskinetik der Mykobakterien nur **einmal täglich** gegeben (morgens oder abends); zur Erzielung von synergistischen Spitzenspiegeln werden alle Medikamente zusammen eingenommen.
- Um **Nebenwirkungen** rasch zu erkennen, werden regelmäßig Leberwerte (bei INH, RMP, PZA), Nierenwerte und Hörfunktion (SM) bestimmt bzw. ophthalmologische Kontrollen bei EMB-Medikation durchgeführt.
[MP, CD]

Resistenzen
10 % der Tuberkulose-Stämme sind in Deutschland gegen ein Tuberkulostatikum resistent (Einfachresistenz), 2 % sind gegen mehrere Tuberkulostatika resistent. Von einer **Multiresistenz** (multi drug resistance, MDR) spricht man, wenn ein Erreger mindestens gegen INH und RMP resistent ist. Eine **extreme Resistenz** (extreme drug resistance, XDR) liegt vor, wenn der Erreger gegen mindestens drei Tuberkulostatika resistent ist; sie ist vor allem in Osteuropa ein zunehmendes Problem. Multiresistente Stämme entstehen durch Mutationen oder werden aus Wildstämmen durch eine inadäquate Therapie oder durch fehlende Compliance des Patienten selektiert. Eine Multiresistenz verschlechtert die Heilungsrate der Tuberkulose auf etwa 50 %. Das Problem der Multiresistenz kann durch eine effektive Therapie und Überwachung der Medikamenteneinnahme fast immer vermieden werden. Die hierfür erforderlichen logistischen Voraussetzungen sind jedoch in vielen sozial zerrütteten Ländern nicht gegeben.

Prophylaxe
Entscheidend ist die Expositionsprophylaxe, die vor allen Dingen durch die frühzeitige Behandlung infizierter Patienten zu erreichen ist.
- **Umgebungsuntersuchung:** Da die M.-tuberculosis-Infektion ausschließlich von Mensch zu Mensch übertragen wird, kommt der Umgebungsuntersuchung (§§ 25 und 26 IfSG) besondere Bedeutung zu. Untersucht werden nahe Verwandte und andere Personen, die mit dem Patienten im Haushalt leben oder mit ihm arbeiten. Das Screening-Programm besteht aus einem Tuberkulin-Test und einem Röntgenbild der Lungen. Bei Kindern, die nicht geimpft worden sind und einen positiven Tuberkulin-Test

aufweisen, muss von einer Infektion ausgegangen und eine Therapie begonnen werden. Bei sicher exponierten Kindern im ersten Lebensjahr sollte eine Chemoprophylaxe mit INH für 6 Monate durchgeführt werden. Hierzu existieren auf Länderebene teilweise unterschiedliche Regelungen.

- Eine aktive Immunisierung mittels **BCG-Impfung** (Bacille Calmette-Guérin; ein Lebendimpfstoff aus attenuierten, von *M. bovis* abgeleiteten Tuberkelbakterien) ist möglich, jedoch umstritten. Während frühere Studien einen relativen Immunschutz von etwa 70 % für die Dauer von 5–15 Jahren zeigten, konnte eine große Feldstudie in Indien eine Wirkung des Impfstoffs nicht belegen. Dieses anscheinende Paradox bleibt weiterhin ungeklärt und hat zu Spekulationen geführt, ob der von den ursprünglichen, inzwischen verloren gegangenen Kulturen abgeleitete Impfstoff besser wirksam war als der heutige BCG-Impfstoff. Eine Impfung ist in Deutschland nur noch bei hohem Expositionsrisiko indiziert (z. B. für Mitarbeiter in Obdachlosenheimen).
- Eine **Chemoprophylaxe** kommt in Betracht, wenn eine neu auftretende positive Tuberkulinreaktion vorliegt oder wenn bei gezielten Untersuchungen ein positiver Hauttest entdeckt wird: Diese Befunde werden bei Risikopatienten (z. B. HIV-Infektion, Immunsuppression, Diabetes mellitus, Alkoholabhängigkeit) auch ohne radiologischen Nachweis eines Primärkomplexes als Zeichen einer Primärinfektion gewertet und prophylaktisch mit INH über 9 Monate behandelt. Bei gesunden Patienten kann unter Röntgenüberwachung zugewartet werden. Wenn eine Kontaktperson eines Tuberkulose-Patienten unter einem Jahr alt oder immunsupprimiert ist, wird eine Therapie mit INH eingeleitet – bleibt der Hauttest 3 Monate lang negativ, so kann das Medikament abgesetzt werden.

Atypische Mykobakteriosen

Zur Gattung der Mykobakterien gehören neben den typischen Tuberkulose-Erregern eine ganze Reihe weiterer Keime, die auch als **nichttuberkulöse bzw. atypische Mykobakterien** bezeichnet werden. Insbesondere bei immunschwachen Patienten können sie zu Infektionen führen, die teilweise von der typischen Tuberkulose nicht zu unterscheiden sind. Es kommt je nach Erreger zu Infektionen von Lunge bzw. Haut sowie zur Lymphadenopathie. Typische Vertreter sind *Mycobacterium avium* (an AIDS denken!) und *Mycobacterium ulcerans* (Buruli-Ulkus). Zur Diagnose erfolgt der Erregernachweis aus Blut-, Stuhl-, Urin- oder Biopsieproben.

5.5 Interstitielle Lungenerkrankungen

Interstitielle Lungenerkrankungen (ILE) sind eine heterogene Gruppe schwer zu klassifizierender parenchymaler Lungenerkrankungen mit oft schweren, therapierefraktären Verläufen, die akut oder chronisch sein können. Pathogenetisch steht im Mittelpunkt eine nicht infektionsbedingte Entzündung des Lungenparenchyms mit oder ohne nachfolgende Fibrosierung. Unter den etwa 100 beschriebenen ILE hat die **Sarkoidose** einen Anteil von 50 %; weitere relativ häufige Formen sind die exogen-allergische Alveolitis, die Gruppe der Pneumokoniosen sowie die idiopathische Lungenfibrose.

Die interstitiellen Lungenerkrankungen kommen entweder als **idiopathische Formen** unbekannter Ätiologie (sog. idiopathische interstitielle Pneumonien) oder als **sekundäre Formen** mit bekanntem Auslöser vor. Die **Biopsie** ist in der Regel der wichtigste diagnostische Schritt, da sie in vielen Fällen eine ätiologische Zuordnung erlaubt und oft die Therapie beeinflusst.

Ätiologie
Bekannte Ursachen sind inhalative Noxen (z. B. verschiedene Stäube oder Aerosole), Medikamente, Bestrahlungstherapie sowie das ARDS. Interstitielle Lungenerkrankungen entwickeln sich auch häufig bei anderen Grunderkrankungen, wie z. B. bei Kollagenosen oder chronisch-entzündlichen Darmerkrankungen.

Pathogenese
Zugrunde liegt eine chronische Entzündung des Lungenparenchyms mit oder ohne nachfolgende

Zerstörung und Bindegewebevermehrung (Fibrose) der Lungenmatrix. Die Entzündung betrifft primär entweder die Alveolen (Alveolitis) oder die Blutgefäße (Vaskulitis). In vielen Fällen ist der auslösende Mechanismus der Entzündung bekannt. Endzustand fibrosierender Verläufe ist die **Wabenlunge** (honey comb lung), die durch geschrumpfte und vernarbte Alveolen mit „vikariierender" (lat. vicarius = Stellvertreter) Aufweitung verbliebener Lufträume gekennzeichnet ist (sekundäres Emphysem).

Einteilung
Bei etwa der Hälfte aller interstitiellen Lungenerkrankungen lässt sich keine auslösende Ursache feststellen. Sie werden unter dem Begriff der **idiopathischen interstitiellen Pneumonien** zusammengefasst und gegenüber den interstitiellen Lungenerkrankungen bekannter Ätiologie (**sekundäre ILE**) abgegrenzt.

Die erste Gruppe wird seit Neuestem ausschließlich nach pathologisch-anatomischen Kriterien eingeteilt (Klassifikation nach ATS/ERS, ➤ Tab. 5.12). Diese Klassifikation erlaubt Aussagen hinsichtlich Prognose und Therapie und hat sich daher durchgesetzt. Wichtigster Vertreter dieser Gruppe ist die **idiopathische Lungenfibrose** (interstitial pulmonary fibrosis, IPF).

Klinik
Die klinischen Manifestationen sind je nach Krankheit äußerst variabel. Gemeinsames Merkmal der ILE ist eine mehr oder weniger stark ausgeprägte restriktive Ventilationsstörung, meist mit Erniedrigung der Diffusionskapazität. Bei ungünstigen (fibrosierenden) Verläufen kann die respiratorische Insuffizienz mit pulmonaler Hypertonie und Cor pulmonale lebensbegrenzend sein.

Histologie
Die Histologie bei ILE ist sehr heterogen. Beobachtet wird eine meist diffuse, evtl. auch mosaikartig verteilte parenchymale Schädigung, die unterschiedliche Formen annehmen kann: Häufig finden sich eine Alveolitis (mit oder ohne begleitende interstitielle Zellvermehrung), eine granulomatöse Entzündung (z.B. Sarkoidose, Berylliose) oder eine Vaskulitis (z.B. M. Wegener).

Die alveolären Veränderungen können wiederum eine Vielzahl von histopathologischen Formen annehmen (➤ Tab. 5.12), z.B. die einer usual interstitial Pneumonia (UIP) oder einer desquamative interstitial Pneumonia (DIP). Die histopathologischen Formen sind jedoch keineswegs spezifisch für eine bestimmte ILE.

Tab. 5.12 Einteilung der idiopathischen interstitiellen Pneumonien nach ATS/ERS Consensus Statement.

Klinische Diagnose	Histologie	charakteristischer HR-CT-Befund	Klinik und Prognose
IPF (interstitial pulmonary fibrosis)	UIP (usual interstitial pneumonia)	Honigwabenlunge mit Traktionsbronchiektasen	Alter über 50 J., chron. Verlauf, schlechte Prognose (MÜZ 2,8 Jahre), Genaueres ➤ 5.5.1
NSIP (nonspecific interstitial pneumonia)	NSIP	Milchglas, unregelmäßige Linienmuster	Alter zwischen 40 und 50 J., Verlauf und Prognose sehr variabel
COP (cryptogenic organizing pneumonia)	OR (organizing pneumonia)	fleckige Konsolidierungen und/oder Knoten	Alter etwa 55 J., gutes Ansprechen auf Steroide, MÜZ etwa 15 J.
AIP (acute interstitial pneumonia)	DAD (diffuse alveolar damage)	Milchglas mit fokaler (lobulärer) Aussparung	Alter etwa 50 J., 50 % Fieber, MÜZ 1,5 Monate!
DIP (desquamative interstitial pneumonia)	DIP	Milchglas, netzartige Linienmuster	vornehmlich Raucher zwischen 40 und 50 J., gute Prognose bei Raucherkarenz
RB-ILD (respiratory bronchiolitis-associated interstitial lung disease)	RB (respiratory bronchiolitis)	Verdickung der Bronchialwände, Milchglas (fleckig)	vornehmlich Raucher zwischen 40 und 50 J., gute Prognose bei Raucherkarenz
LIP (lymphoid interstitial pneumonia)	LIP	zentrilobuläre Knötchen, Milchglas	Alter etwa 50 J., meist Frauen, MÜZ > 10 Jahre
MÜZ = mittlere Überlebenszeit			

Diagnostisches Vorgehen

Obwohl sich oft schon aus der Anamnese wichtige Anhaltspunkte ergeben, endet die Diagnostik fast immer bei der Lungenbiopsie, da diese wertvolle Informationen zur Verlaufbeurteilung beisteuern kann.

- **Anamnese:** Berufsanamnese, Umweltanamnese (Hobby, Haustiere, Wohnung), Medikamente
- **Auskultation und Perkussion:** ➤ Tab. 5.3
- **Lungenfunktionsuntersuchung:** Ausmaß der restriktiven Ventilationsstörung, evtl. verminderte Diffusionskapazität
- **Rö-Thorax und HR-CT** ermöglichen eine morphologische Einschätzung des Schweregrades, jedoch nur selten eine ätiologische Zuordnung
- **Labor:** Rheumafaktor, ANA und andere Autoantikörper (bei V. a. Autoimmunerkrankungen); Nachweis auslösender Typ-III-Allergene im Blut (bei V. a. exogen-allergische Alveolitis); ACE und Lysozym (unspezifisch erhöht bei Sarkoidose)
- **bronchoalveoläre Lavage:** Nur die wenigsten ILE lassen sich durch die Lavage sicher diagnostizieren, sie kann jedoch die Differenzialdiagnose einengen. Ein Normalbefund schließt eine aktive Erkrankung weitgehend aus.
- **Biopsie:** transbronchial während der Bronchoskopie, transthorakal (blind oder thorakoskopisch) oder nach Mini-Thorakotomie: Histologie, ggf. Nachweis von Stäuben (z. B. Asbestfasern).

Therapie

Trotz der ätiologischen Vielfalt dieser Erkrankungsgruppe sind die Behandlungsansätze recht einförmig:

- wenn möglich, Expositionsprophylaxe (z. B. bei exogen-allergischer Alveolitis),
- v. a. bei desquamative interstitial Pneumonia und Histiocytosis X ist schon die Rauchkarenz oft effektiv,
- Glukokortikoide bei Nachweis von Entzündungsaktivität im Biopsat (z. B. Infiltration mit Lymphozyten) oder in der bronchoalveolären Lavage,
- evtl. zusätzliche Immunsuppression (z. B. mit Azathioprin oder Cyclophosphamid),
- konsequente Therapie von pulmonaler Hypertonie und Cor pulmonale,
- Behandlung der chronischen respiratorischen Insuffizienz im Endstadium der Lungenerkrankung (end-stage lung) mit Sauerstoff-Langzeittherapie,

intermittierender Heimbeatmung und evtl. Lungentransplantation.

5.5.1 Idiopathische Lungenfibrose (IPF)

Während früher unter diesem Begriff eine heterogene Gruppe idiopathischer Pneumonien mit unterschiedlicher Histologie verstanden wurde, ist die IPF seit 2000 als eigenständige Lungenerkrankung mit charakteristischen klinischen, radiologischen und vor allem histologischen Veränderungen definiert. Histologisches Erkennungsmerkmal ist die sog. usual interstitial Pneumonia (UIP).

Die IPF ist eine chronische Lungenfibrose, die meist progredient verläuft und therapeutisch nur schwer zu beeinflussen ist. Es handelt sich um eine Ausschlussdiagnose, d. h. bevor die Diagnose gestellt werden darf, müssen beispielsweise eine Sarkoidose oder eine exogen-allergische Alveolitis ausgeschlossen sein. Die Ätiologie ist unbekannt.

Klinik

Leitsymptome sind Belastungsdyspnoe und unproduktiver Husten. Die meisten Patienten weisen Uhrglasnägel und Trommelschlägelfinger auf. Mit fortschreitender Erkrankung kommt es zu Gewichtsverlust („pulmonale Kachexie") und zunehmendem Leistungsknick. Es resultiert schließlich ein pulmonaler Hypertonus mit Cor pulmonale.

Diagnostisches Vorgehen

- **Körperliche Untersuchung:** ➤ Tab. 5.13
- **Lungenfunktion:** restriktive Ventilationsstörung, meist mit respiratorischer Partialinsuffizienz

Tab. 5.13 Lungenfibrose und Lungenemphysem im Vergleich.

	Lungenfibrose	Lungenemphysem
Atmung	Behinderung der tiefen Inspiration („Restriktion")	Behinderung der forcierten Exspiration (durch bronchialen Kollaps)
Perkussion	hoch stehende Lungengrenzen	hypersonorer Klopfschall, tief stehende Lungengrenzen
Auskultation	inspiratorisches Knisterrasseln („Sklerophonie")	abgeschwächtes Atemgeräusch

- **bronchoalveoläre Lavage:** oft (leider nicht für die IPF spezifische) Vermehrung der neutrophilen und eosinophilen Granulozyten
- **transbronchiale Biopsie** unter Durchleuchtung: Sie zeigt im positiven Fall eine usual interstitial Pneumonia (UIP).
- **Röntgen-Thorax:** retikulonoduläre Zeichnungsvermehrung vor allem in den Unterfeldern, evtl. Wabenlunge
- **HR-CT:** milchglasartige Verschattungen (diese sind Ausdruck der Alveolitis und therapeutisch beeinflussbar) und Fibroseareale mit Bronchiektasen (therapeutisch nicht beeinflussbar)

Therapie
Keine der bisher vorgeschlagenen Therapien hat einen nachweisbaren Einfluss auf den Verlauf, jedoch alle haben leider meist gravierende Nebenwirkungen. Therapieversuche sollten deshalb mit Zurückhaltung unternommen werden. Eingesetzt werden Glukokortikoide in Kombination mit Azathioprin oder Cyclophosphamid.

Prognose
Die Erkrankung verläuft progredient bis hin zur respiratorischen Insuffizienz, der Verlauf ist jedoch von Patient zu Patient sehr unterschiedlich. Die Lebenserwartung nach Diagnosestellung beträgt etwa 3 Jahre. Eine Lungentransplantation kommt wegen häufiger Mehrfacherkrankungen nur für wenige Patienten infrage und ist, wie bei anderen Lungenerkrankungen auch, keinesfalls ein Jungbrunnen – die durchschnittliche Überlebenszeit nach Transplantation liegt aufgrund häufiger Komplikationen bei 5–10 Jahren.

5.5.2 Sarkoidose (Morbus Boeck)

Die Sarkoidose ist eine häufige granulomatöse Systemerkrankung, die meist junge Erwachsene betrifft. Eine genetische Prädisposition wird vermutet. Etwa 5 % der Sarkoidosefälle treten familiär gehäuft auf. Die Prävalenz beträgt 10–40/100.000 Einwohner, mit einem Häufigkeitsgipfel zwischen dem 20. und 40. Lebensjahr. Frauen sind etwas häufiger betroffen. Die Histologie zeigt nichtverkäsende, epitheloidzellige Granulome mit Langhans-Riesenzellen und einem Lymphozytensaum. Bei fast allen Patienten liegt eine Störung der T-Zell-Funktion vor, die sich unter anderem in einem (meist) negativen Tuberkulin-Test ausdrückt.

Ätiologie
Die Ätiologie der Sarkoidose ist unbekannt. Aufgrund der saisonalen Häufung wird immer wieder ein infektiöser Auslöser diskutiert, ohne dass hierfür überzeugende Daten vorliegen. Die Inzidenz ist regional sehr unterschiedlich: In Nordeuropa tritt die Erkrankung häufig auf, während sie in Mittelmeerländern und in Afrika selten ist, sodass auch eine genetische Disposition zu vermuten ist.

Klinik
Die Sarkoidose kann akut (30 %) oder chronisch (70 %) mit jeweils unterschiedlicher Prognose verlaufen:

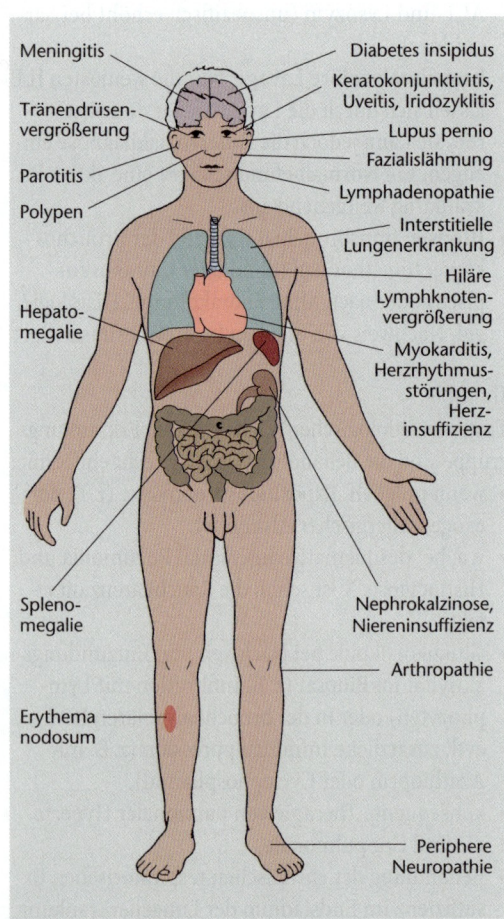

Abb. 5.13 Extrapulmonale Manifestationen der Sarkoidose. [L157]

- **akuter Verlauf:** Leistungsknick, Fieber, Gelenkbeschwerden und Erythema nodosum. Häufig sind auch ein trockener Husten und Belastungsdyspnoe. Die Prognose dieser Form ist ausgezeichnet: In über 95 % der Fälle kommt es zur Spontanremission innerhalb von Monaten. Bei einem kleinen Teil der Patienten kann sich jedoch eine progrediente Lungenfibrose entwickeln.
- **chronische Sarkoidose:** Verlauf über Monate mit langsam zunehmender Belastungsdyspnoe und Reizhusten. Bei etwa 50 % der Patienten verbleiben (meist leichte) Dauerschäden wie z. B. eine restriktive Ventilationsstörung.

Praktisch jedes Organ kann von der Sarkoidose betroffen sein (➤ Abb. 5.13). In 90 % der Fälle sind Lymphknoten (meist Hiluslymphknoten) betroffen, in 70 % das Lungenparenchym.

Ein typisches Muster des Organbefalls und damit eine jeweils spezifische Symptomenkonstellation findet sich beim Löfgren-Syndrom und beim Heerfordt-Syndrom:

- **Löfgren-Syndrom:** typische Trias aus akuter Sprunggelenksarthritis, Erythema nodosum und bihilärer Lymphadenopathie (bevorzugt bei jungen Frauen)
- **Heerfordt-Syndrom:** Fieber, Uveitis anterior, Parotitis und Fazialisparese („Febris uveoparotidea").

Extrapulmonale Manifestationen der Sarkoidose
- **Knochen und Gelenke:** Arthralgien, zystische Veränderungen der Fingerknochen (Ostitis multiplex cystoides Jüngling)
- **Haut:** Erythema nodosum (blaurote, erhabene, druckschmerzhafte subkutane Knoten, meist an der Streckseite der Unterschenkel), Hautsarkoidose („Lupus pernio")
- **Auge:** am häufigsten Uveitis, seltener Iridozyklitis; Tränendrüsenbefall (Parinaud-Syndrom)
- **ZNS:** Encephalitis granulomatosa (selten); sehr selten Fazialisparese oder Diabetes insipidus
- **Herz:** Rhythmusstörungen durch Granulome im Reizleitungssystem (häufigste Ursache für plötzliche Todesfälle bei Sarkoidose); Myokarditis oder restriktive Kardiomyopathie (5 %)
- **Leber und Milz:** granulomatöse Entzündung, zweithäufigste Manifestation, keine Relevanz
- **Niere:** Hyperkalzurie und Hyperkalzämie (durch Freisetzung von Kalzitriol aus aktivierten Makrophagen in Granulomen), interstitelle Nephritis

Diagnostisches Vorgehen
Bei Verdacht auf Sarkoidose werden zunächst ein **Röntgen-Thorax** und eine **Lungenfunktionsuntersuchung** (restriktive Ventilationsstörung?) durchgeführt. Sind beide unauffällig, ist eine Sarkoidose mit über 90-prozentiger Wahrscheinlichkeit ausgeschlossen. Die Bestätigung der Diagnose erfordert eine Bronchoskopie mit **bronchoalveolärer Lavage** und ggf. transbronchialer **Biopsie**. Die Aktivität der Krankheit im Therapieverlauf wird klinisch sowie durch Lungenfunktionsuntersuchungen und Röntgen-Thorax eingeschätzt. Die bronchoalveoläre Lavage ist oft hilfreich, während die Bestimmung von Laborwerten wie z. B. Serum-ACE nur bei deutlich pathologischen Werten die Therapieentscheidung beeinflusst. Ferner sollten zum Ausschluss der Beteiligung weiterer Organe (Leber, Augen, Niere ...) weitere Untersuchungen durchgeführt werden (Labor, Augenuntersuchung ...).

Röntgen-Thorax
Im Röntgen-Thorax können bei Sarkoidose eine Reihe von auffälligen Befunden auftreten, die jedoch nicht immer vorhanden sein müssen (➤ Abb. 5.14). Entsprechend dem Röntgenbefund kann die Sarkoidose in vier Stadien eingeteilt werden:

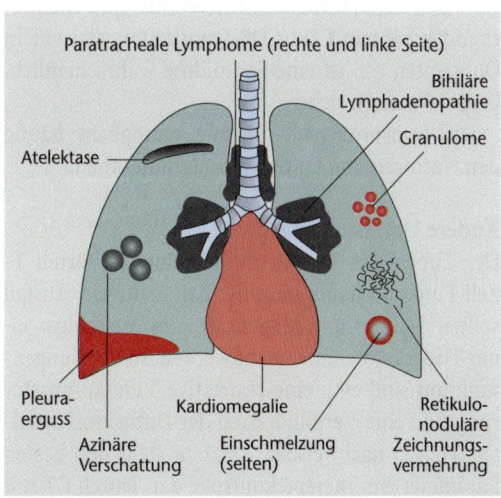

Abb. 5.14 Mögliche Röntgenveränderungen bei Sarkoidose. [L157]

> **Radio-Info**
> **Radiologische Stadien der Sarkoidose**
> - **Stadium 0:** unauffälliger Röntgen-Thorax bei isoliertem extrapulmonalem Befall
> - **Stadium I:** beidseitig polyzyklisch, symmetrisch vergrößerte Hili infolge einer intrathorakalen Lymphadenopathie, unauffälliges Lungenparenchym (Spontanremission in 70 %)
> - **Stadium II:** interstitielle Zeichnungsvermehrung mit netzförmigem, radikulärem oder feinnodulärem Muster v. a. perihilär und in den Mittelfeldern, evtl. Rückgang der Lymphadenopathie. (Spontanremission in 40 %)
> - **Stadium III:** Ausbildung einer Lungenfibrose mit irreversibler Lungenfunktionsminderung
> [MW]

Labor
Im Labor ist die BSG nur bei der akuten Form beschleunigt, CRP meist nur mäßig erhöht oder normal. Evtl. besteht eine Leukopenie (meist durch Lymphopenie). Das IgG ist in 50 % der Fälle erhöht; eine Hyperkalzämie und Hyperkalzurie sind in etwa 15 % nachweisbar.

ACE (Angiotensin Converting Enzyme) kann erhöht sein. Dieser Parameter ist, wie alle Laboruntersuchungen, nicht spezifisch für die Diagnose Sarkoidose; er kann jedoch zur Therapiekontrolle dienen.

Bronchoskopie mit BAL und Biopsie
Die bronchoalveoläre Lavage zeigt typischerweise eine lymphozytäre Alveolitis mit Erhöhung der CD4-Zell-Zahl (T-Helferzell-Alveolitis) und entsprechend erhöhtem **CD4/CD8-Quotienten**. Bei einem Quotienten ≥ 5 ist eine Sarkoidose wahrscheinlich, bei ≥ 10 nahezu sicher.

Die transbronchiale Biopsie ermöglicht häufig den Nachweis von Epitheloidzellgranulomen.

Andere Untersuchungen
Der Tuberkulin-Test ist infolge einer gestörten T-Zell-Funktion häufig negativ. Bei positivem Ausfall sollten Sputum und Magensaft zum Ausschluss einer Tuberkulose untersucht werden. In der Lungenfunktion sind evtl. eine restriktive Ventilationsstörung und eine Verminderung der Diffusionskapazität (DL_{CO-}) nachweisbar, Letztere stellt den besten Parameter zur Therapiekontrolle dar. Durch CT mit Kontrastmittel kann die bihiläre Lymphadenopathie nachgewiesen werden und können bestimmte Differenzialdiagnosen (z. B. Bronchialkarzinom) abgegrenzt werden. Ein HR-CT kann den Lungenparenchymbefall detailliert nachweisen.

Differenzialdiagnose
- **Stadium I:** Hiluslymphknoten-Tuberkulose (ggf. Kavernen, Verkalkungen, positiver Tuberkulin-Test), Bronchialkarzinom (einseitig), mediastinale Metastasen, M. Hodgkin und Non-Hodgkin-Lymphom (meist asymmetrisch, selten Lungenbeteiligung)
- **Stadium II:** interstitielle Lungenerkrankungen anderer Ätiologie (z. B. Silikose → Berufsanamnese), Miliartuberkulose, Pneumonie (v. a. atypische Pneumonien), Lymphangiosis carcinomatosa, Alveolarzellkarzinom
- **Stadium III:** Lungenfibrose anderer Ätiologie

Therapie
Glukokortikoide sind fast immer wirksam. Aufgrund der häufigen Spontanremissionen (d. h. Heilung ohne Therapie) und häufiger Nebenwirkungen der Steroidbehandlung ist die Entscheidung für eine Therapie oft schwierig. Indikationen für eine Glukokortikoid-Therapie bestehen bei extrapulmonalem Befall (z. B. von Augen, ZNS, Herz), Hinweisen auf einen aktiven Krankheitsprozess (Hyperkalzämie, Stadium II mit zunehmender Lungenfunktionseinschränkung, zunehmende Röntgenveränderungen) bzw. ausgeprägter klinischer Symptomatik (z. B. Löfgren-Syndrom mit beeinträchtigender Arthritis). Bei asymptomatischen Patienten im Stadium I wird in Anbetracht der sehr hohen Spontanremissionsrate auf eine Behandlung verzichtet. Immer gilt aber: Wird nicht behandelt, muss eine engmaschige Kontrolle erfolgen: z. B. Lungenfunktion mit Diffusionskapazität alle 3 Monate, Röntgen-Thorax alle 6–12 Monate.

MERKE
Die Sarkoidose ist oft nicht behandlungspflichtig, aber immer kontrollbedürftig.

Prognose
Meist ist der Verlauf günstig. In 20–30 % der Fälle kommt es zur bleibenden Lungenfunktionseinschränkung, in 10 % zur Progression mit Lungenfibrose, in weniger als 5 % treten tödliche Komplikationen auf (z. B. plötzlicher Herztod oder terminale

Lungenfibrose mit respiratorischer Insuffizienz und Cor pulmonale).

5.5.3 Pneumokoniosen

Bei Pneumokoniosen kommt es durch Speicherung von anorganischem Staub im Lungengewebe zur Lungenfibrose. Sie stellen die häufigsten zur Invalidität führenden pulmonalen Berufskrankheiten dar und sind bei begründetem Verdacht meldepflichtig.

Gefährlich sind v. a. Quarz (SiO_2, **Silikose**), metallische Kieselsäureverbindungen (Asbest, Talkum, Kaolin: zusammengefasst als **Silikatosen**) und Beryllium (**Berylliose**). Dagegen führt eine Inhalation z. B. von Kohle (**Anthrakose**), Eisen (**Siderose**), Schwerspatstaub (**Barytose**) oder Aluminium zu inerten (benignen) Pneumokoniosen meist ohne Krankheitswert. Am häufigsten sind Mischstaubpneumokoniosen.

Die radiologische Klassifizierung erfolgt anhand der **ILO-Klassifikation** (International Labour Organization): Einteilung der rundlichen Fleckschatten nach:
- **Lokalisation:** Oberfeld, Mittelfeld, Unterfeld
- **Größe:** A (0–5 cm), B (> 5 cm), C (größer als rechtes Lungenoberfeld)

Silikose

Die häufigste Pneumokoniose, die vor allem Arbeiter in Bergwerken, Metallhütten und Walzwerken betrifft, ist die Silikose. Sie wird durch kristallinen Quarz mit einer Korngröße ≤ 5 μm ausgelöst (alveolengängiger Feinstaub). Eine jahrelange Exposition ist nötig; die Symptome treten meist mit einer Latenz von 10–15 Jahren auf.

Pathophysiologie

Die inhalierten SiO_2-Kristalle werden von Alveolarmakrophagen aufgenommen, erweisen sich für diese jedoch als „unverdaulich": Der Alveolarmakrophage geht zugrunde und setzt dabei nicht nur den Quarz, sondern auch Proteasen und fibroblastenaktivierende Stoffe frei, die zur granulomatösen Neubildung von Bindegewebe führen. Die ausgeprägte Schrumpfungstendenz führt zu einem perifokalen Narbenemphysem.

Klinik

Die Silikose verläuft zunächst meist asymptomatisch; nach Jahren entwickelt sich eine zunehmende Belastungsdyspnoe bis hin zur terminalen respiratorischen Insuffizienz. Begleitende obstruktive Störungen (z. B. als chronisch-obstruktive Bronchitis) stehen klinisch oft im Vordergrund.

Komplikationen sind: erhöhte Infektanfälligkeit, obstruktive Atemwegserkrankungen, pulmonale Hypertonie mit Cor pulmonale, rezidivierender Pneumothorax durch platzende Emphysemblasen in der Nachbarschaft schrumpfender Lungenareale.

Sonderformen

In 10 % kommt es zur **Silikotuberkulose**, die ebenfalls als Berufserkrankung anerkannt ist. Das Risiko, an einer Tuberkulose zu erkranken, ist bei Patienten mit Silikose im Vergleich zu Normalpersonen etwa 20-fach erhöht. Selten ist das **Caplan-Syndrom**: rheumatoide Arthritis in Kombination mit einer Silikose.

Diagnostisches Vorgehen

Diagnostisch wegweisend sind die Arbeitsplatzanamnese und der Röntgen-Thorax. Das HR-CT und die Lungenfunktion dienen zur Quantifizierung des Parenchymbefalls und der Funktionseinschränkung. Die Bronchoskopie sichert die Diagnose und dient der Differenzialdiagnose.

- **Berufsanamnese:** meist jahrelange Quarzexposition, z. B. unter Tage im Kohlebergbau, im Tunnelbau, in der Keramikindustrie, als Sandstrahler, in Metallhütten und Walzwerken
- **Röntgen-Thorax:** diffuse retikuläre (netzartige) Verschattungen v. a. in den Mittelfeldern; im Hilusbereich z. T. verkalkte Lymphknoten („**Eierschalenhilus**")
- **HR-CT:** evtl. 2–5 mm kleine Knötchen zentrilobulär und subpleural sowie pleurale Pseudoplaques (Differenzialdiagnose Asbestose); typisch ist ein fokales zentrilobuläres Emphysem; bei schwerem Verlauf konfluierende, irregulär begrenzte, verkalkende Verdichtungen meist in Mittel- und Oberfeld; hiläre Lymphadenopathie, pathognomonischer „Eierschalen"-Kalk
- **Lungenfunktion:** restriktive Ventilationsstörung, häufig auch obstruktive Störungen

- **Bronchoskopie mit BAL:** Nachweis von Silikaten in Alveolarmakrophagen; transbronchiale Biopsie zum Nachweis von z. B. vernarbten Granulomen

Therapie

Aufgrund der obstruktiven Komponente der Beschwerden ist eine konsequente **antiobstruktive Therapie** angezeigt. Die **Rauchkarenz** ist ebenso wichtig wie bei der COPD. Bronchopulmonale Infekte werden frühzeitig antibiotisch behandelt. Der Fibrosierungsprozess selbst ist therapeutisch nicht zu beeinflussen.

Asbestose

Asbest ist der wichtigste Vertreter der **faserförmigen Silikate** (SiO_2-haltige Verbindungen). Blauasbest (Krokydolith) ist gefährlicher als Weißasbest (Chrysotil, 90 % des geförderten Asbestes). Das pathogene Potenzial ist abhängig von Größe und Form der Fasern: Insbesondere Fasern mit einem Längen-Breiten-Verhältnis von über 3 : 1 und einer Länge $\geq$ 5 µm können nicht phagozytiert werden („frustrane Phagozytose") und führen zur Lungenfibrose (**Lungenasbestose**, v. a. pleurobasal und subpleural). Asbestnadeln können bis in den Pleuraraum oder sogar in den Peritonealraum penetrieren und auch hier eine Fibrose bewirken (**Pleuraasbestose**, bei lokalisiertem Befall sog. „Pleuraplaques"). Durch berufliche Asbestexposition bedingte Erkrankungen sind als Berufskrankheiten BK 4103–4105 sowie 4114 anerkannt.

Komplikationen

Oft erst über 30 Jahre nach Exposition kann ein **Bronchialkarzinom** (aller histologischen Formen, v. a. bei Rauchern) oder **Pleuramesotheliom**, seltener auch ein Peritonealmesotheliom auftreten.

Diagnostisches Vorgehen

Wie bei der Silikose sind Arbeitsplatzanamnese und Röntgen-Thorax diagnostisch wegweisend. Die anderen Verfahren dienen der Diagnosebestätigung, der Beurteilung des Schweregrades und der differenzialdiagnostischen Abgrenzung.

- **Rö-Thorax**: bis handtellergroße Pleurafibrose („**Pleuraplaques**"), evtl. begleitender Pleuraerguss; basal betonte Lungenfibrose, „**Zottenherz**" (unscharfe Herzkontur durch benachbartes fibrotisch verändertes Lungenparenchym), Verkalkungen
- **HR-CT:** empfindlichstes Verfahren zum Nachweis einer pulmonalen oder pleuralen Fibrose
- **Lungenfunktion:** restriktive Ventilationsstörung
- **Bronchoskopie und bronchoalveoläre Lavage** (evtl. mit transbronchialer Biopsie) erlauben den lichtmikroskopischen Nachweis von mit Protein umhüllten Asbestfasern (**Asbestkörperchen**).
- **Thorakoskopie (bei Pleuraerguss):** Der fiberoptische Zugang zum Pleuraraum ermöglicht zum einen die Diagnose mittels Pleurabiopsie, zum anderen die Behandlung des Ergusses durch eine Talkum-Pleurodese (die entzündliche Wirkung des Talkums führt zur „Verklebung" der Pleurablätter).

> **MERKE**
> Der Nachweis von Pleuraverdickungen und thorakalen Schmerzen bei positiver Berufsanamnese spricht mit hoher Wahrscheinlichkeit für ein Pleuramesotheliom: Pleuraplaques sind dagegen schmerzlos.

Therapie

Wie bei der Silikose kann der Fibrosierungsprozess nicht beeinflusst werden. Deshalb ist die Expositionsprophylaxe entscheidend.

5.5.4 Exogen-allergische Alveolitis (EAA)

Durch Inhalation organischer Stäube (> Tab. 5.14) kommt es bei entsprechend disponierten Personen zur akuten Entzündungsreaktion, bisweilen auch zu chronischen Fibrosierungsprozessen.

Pathogenese

Der EAA liegt eine durch **organische Stäube** ausgelöste Immunreaktion zugrunde, die häufig (aber nicht immer) mit dem Nachweis von Typ-III-Allergenen (Immunkomplexen) einhergeht. Über das unspezifische Immunsystem, z. B. die Komplementkaskade, werden sekundär Entzündungszellen im alveolären Kompartiment rekrutiert („Alveolitis", oft

Tab. 5.14 Häufige Allergene als Auslöser einer exogenen allergischen Alveolitis und zugehörige Krankheitsbezeichnungen.

Krankheitsbezeichnung	Allergene
Farmerlunge	thermophile Aktinomyzeten in schimmeligem Heu
Bagassose	*Thermoactinomyces sacchari* in schimmeligem Zuckerrohr
Champignonpflückerlunge	*Micropolyspora faeni* in Pilzkulturen (Kompost)
Luftbefeuchterlunge	thermophile Bakterien in Klimaanlagen
Waschmittellunge	*Bacillus subtilis* (bakterielle Waschmittelenzyme)
Malz- und Papierarbeiterlunge, allergische Aspergillose	Pilzsporen: *Aspergillus fumigatus, A. clavatus, A. niger* in schimmeliger Gerste, Malz, Papier
Ahornrindenschälerkrankheit, Suberose	*Cryptospora corticale*
Paprikaspalterlunge	Schimmelpilze
Käsewascherlunge	*Penicillium frequentans, P. casei*
Taubenzüchter- und Vogelhalterlunge	Serumproteine von Tauben, Hühnern und Sittichen
Kürschnerlunge	Staub von Pelztierhaaren bei der Fellverarbeitung
Kornkäferkrankheit	Antigene des Weizenrüsselkäfers in Weizenmehl
Holzarbeiter- und Waldarbeiterlunge	Sägemehl von Eichen, Zedern
Kaffeearbeiterlunge	Kaffeebohnenextrakte in Röstereien
Chemiearbeiterlunge	Isozyanate (allergisches Asthma ist dabei allerdings häufiger als EAA!), Phthalsäureanhydrid

mit Granulombildung). Durch wiederholte Antigenexposition entwickelt sich entweder eine akute Pneumonitis (bei kurzer Exposition und hoher Allergenmenge) oder eine langsam fortschreitende, meist herdförmige Fibrosierung (bei langer Exposition und geringer Allergenmenge). Durch Schrumpfung der Narbenfelder entsteht ein sekundäres Emphysem und damit im Endstadium das Bild einer Wabenlunge.

Klinik
Die EAA kann entweder akut oder aber chronisch-progredient verlaufen:
- **akuter Verlauf:** 6–8 Stunden nach Allergenkontakt kommt es zu Fieber, Husten, Auswurf, Tachypnoe, Dyspnoe. Bei der Untersuchung finden sich eine zentrale Zyanose sowie ein inspiratorisches Knisterrasseln über beiden Lungen (Differenzialdiagnose zur meist einseitigen Pneumonie).
- **chronisch-progredienter Verlauf:** Entwicklung einer Lungenfibrose mit zunehmender respiratorischer Insuffizienz bis hin zum Endstadium mit Cor pulmonale

Diagnostisches Vorgehen
Der Verdacht auf eine EAA stützt sich auf die Trias aus typischer Klinik, Allergenexposition (Berufsanamnese) und Röntgen-Thorax. Durch Nachweis von präzipitierenden Antikörpern gegen das vermutete Allergen kann die Diagnose weiter erhärtet werden.
In Zweifelsfällen kommt die inhalative Exposition mit gleichzeitiger Lungenfunktionsmessung infrage; diese ist jedoch risikoreich.
- **Röntgen-Thorax:** vermehrte streifige, z. T. fleckige Lungenzeichnung v. a. in den Mittelfeldern. Die Röntgenveränderungen sind im Akutstadium nur schwer von denen bei Pneumonie zu unterscheiden.
- **HR-CT:** Selbst bei unauffälligem Röntgen-Thorax kann das CT bereits milchglasartige Infiltrate nachweisen.
- **Bronchoskopie mit BAL** zur Differenzialdiagnose: lymphozytäre Alveolitis vom T-Suppressor-/zytotoxischen Typ; der CD4/CD8-Quotient ist erniedrigt ($\leq 1{,}2$). Nach akuter Exposition ist auch eine Vermehrung neutrophiler Granulozyten und CD4-positiver Lymphozyten möglich.

> **MERKE**
> Die Diagnose einer EAA wird durch die Zusammenschau aller diagnostischen Verfahren gestellt; ein einzelner Befund ist nicht beweisend.

Differenzialdiagnose
Das akute Stadium muss gegen das Asthma bronchiale (hier beginnen die Beschwerden unmittelbar nach Allergenkontakt) sowie die Pneumonie abge-

grenzt werden. Im chronischen Stadium sind interstitielle Lungenerkrankungen anderer Ätiologie zu bedenken.

Therapie
In der akuten Phase werden Glukokortikoide gegeben. Daneben steht die symptomatische Therapie von Infektionen, Obstruktion und Rechtsherzinsuffizienz im Vordergrund.

Ohne strikte Allergenkarenz und antiinflammatorische Behandlung hat die EAA eine schlechte Prognose. Auch bei Allergenkarenz kann eine progressive Lungenfibrose entstehen, die den Einsatz von Immunsuppressiva (z. B. Azathioprin) notwendig macht.

5.5.5 Lungensequester

Als Lungensequestration wird eine kongenitale Lungenfehlbildung bezeichnet, bei der ein zusätzlicher Lungenlappen ohne Anschluss an das Bronchialsystem angelegt und somit unbelüftet ist. Er wird eigenständig, also unabhängig von der Restlunge, mit Blut versorgt.

Chirurgie-Info

Lungensequestration

Lungensequestrationen können Ausgangspunkt rezidivierender pulmonaler Infekte sein und werden daher v. a. bei bestehender Symptomatik meist reseziert. Asymptomatische Lungensequestrationen bleiben meist unentdeckt und somit unbehandelt.
[AS]

5.6 Schlafbezogene Atmungsstörungen

Schlafbezogene Atmungsstörungen (**SBAS**) oder **Schlafapnoen** sind meist durch eine Obstruktion der oberen Luftwege bedingt. Zu diesen **obstruktiven schlafbezogenen Atmungsstörungen** gehören das „obstruktive Schnarchen" und die obstruktive Form des Schlafapnoe-Syndroms.

Seltener sind schlafbezogene Atmungsstörungen nicht obstruktiv bedingt (sog. **nichtobstruktive schlafbezogene Atmungsstörungen**). Letzteren liegt entweder die zentrale Form des Schlafapnoe-Syndroms zugrunde oder aber die bei vielen chronischen Lungenerkrankungen nachts verstärkt auftretende alveoläre Hypoventilation. Sie kommt dadurch zustande, dass die „Atempumpe" während des Schlafs weniger effektiv arbeitet. Betroffen sind v. a. Patienten mit COPD sowie mit neuromuskulären Störungen. Ferner haben etwa 50 % der Patienten mit einer Herzinsuffizienz eine Schlafapnoe.

Schnarchen ist häufig (jede vierte Frau und fast jeder zweite Mann schnarchen regelmäßig). Während die Nachteile für den Bettpartner evident sind, wird der Schnarcher nur dann gesundheitlich beeinträchtigt, wenn seine Atmung häufiger und für längere Zeit komplett verlegt wird (Apnoe) oder zumindest stark eingeschränkt ist (Hypopnoe). Unter einer **Apnoe** wird eine Atempause von mehr als 10 Sekunden verstanden. Apnoen können – in geringer Zahl – auch im normalen Schlaf vorkommen. Als **Hypopnoe** wird eine über mindestens 10 Sekunden eingeschränkte Atmung bezeichnet (Reduktion der Atmungsamplitude um mehr als 50 %).

Mehr als 5 Apnoen und/oder Hypopnoen pro Stunde Schlaf werden als pathologisch angesehen (man spricht dann von einem **Apnoe/Hypopnoe-Index** von > 5). Treten mehr als 10 Apnoen und/oder Hypopnoen pro Stunde auf und leidet der Patient an Tagesmüdigkeit, wird von einem **Schlafapnoe-Syndrom (SAS)** gesprochen.

Viele Schnarcher sind tagsüber müde und funktionell eingeschränkt, ohne dass sie die Apnoe-Kriterien für ein SAS erfüllen. Ihr Leiden wird als **„obstruktives Schnarchen"** (heavy snoring, **oberes Atemwegsresistenz-Syndrom**) bezeichnet. Es wird angenommen, dass die durch das Schnarchen vermehrten nächtlichen Atemanstrengungen die Schlafarchitektur so stark stören, dass Tagesmüdigkeit resultiert.

Von einem SAS betroffen sind 4 % der Erwachsenen über 40 Jahre, mindestens 5-mal mehr Männer als Frauen. Die Häufigkeit nimmt mit dem Alter deutlich zu. Ursächlich sind Gewichtszunahme und eine im Alter zunehmende muskuläre Hypotonie. Es wird geschätzt, dass über ein Drittel der über 60-Jährigen an einem Schlafapnoe-Syndrom leiden.

Ätiologie und Pathogenese

Ursachen

Der obstruktiven Form liegt ein durch anatomische und/oder funktionelle Faktoren begünstigter **Kollaps der oberen Luftwege** zugrunde. Die Hauptfaktoren sind überschüssiges Fettgewebe und Alkohol. 80 % der Patienten mit OSAS sind übergewichtig. Eine durch Alkohol und Schlafmittel induzierte Muskelrelaxation kann verstärkend oder auch für sich allein auslösend wirken. Weitere Risikofaktoren sind ein „dicker", gedrungener Hals, Makroglossie, Hypertrophie der Rachenmandeln, ein nach hinten versetzter Unterkiefer (Retrognathie) sowie Anomalien des Gesichtsschädels. Veränderungen der Nase (Septumdeviation, Nasenpolypen, Hypertrophie der Nasenmuscheln, Hypertrophie der Gaumenmandeln) können in manchen Fällen eine verstärkende Rolle spielen.

Pathogenese

Durch die Apnoe steigt der arterielle pCO_2 zeitweilig an; sekundär fällt auch der arterielle pO_2. Dies löst eine verstärkte (allerdings oft frustrane) Atemarbeit aus. Schließlich führt eine **sympathikotone Aufwachreaktion** („Micro-Arousal") zur Unterbrechung des Tiefschlafs und dadurch zur „Fragmentierung" des Nachtschlafs. Die Aufwachreaktion bleibt dabei meist unbewusst und die Atmung setzt nach Tonisierung der Rachenmuskulatur mit einem lauten Schnarchgeräusch wieder ein.

Folgen

Folge der sympathikotonen Reaktion mit Katecholaminausschüttung sind eine **arterielle Hypertonie** und nächtliche hypoxiebedingte Herzrhythmusstörungen. Letztere können auch ohne Einschränkung der Sauerstoffsättigung entstehen, da schon die intrathorakalen Druckschwankungen allein (ob im Rahmen eines OSAS oder beim „obstruktiven Schnarchen") den Sympathikotonus erhöhen. Die nächtliche Hypoxie und Hyperkapnie kann zur pulmonalarteriellen Vasokonstriktion führen; eine dauerhafte pulmonale Hypertonie ist jedoch fast nur bei gleichzeitiger COPD zu beobachten. Durch den ständig unterbrochenen Tiefschlaf ist der Patient **tagsüber müde** und in seiner Verhaltenssteuerung beeinträchtigt.

> **MERKE**
> Die obstruktive Schlafapnoe ist die bei weitem häufigste Ursache der (sekundären) arteriellen Hypertonie.

Klinik

Zum Arztbesuch führt meist der Ehepartner, der über lautes Schnarchen mit Atemstillständen und ggf. Impotenz des Gatten klagt, während der Patient selbst oft erstaunlich wenig Klagen vorbringt:

- lautes Schnarchen mit nächtlichen Atempausen (für die Diagnose eines obstruktiven Schlafapnoe-Syndroms obligat),
- Zeichen der exzessiven Tagesschläfrigkeit: Einschlafneigung bei monotonen Tätigkeiten,
- fakultative Begleitsymptome: Konzentrationsschwäche, Gedächtnisstörungen, depressive Verstimmung, morgendliche Kopfschmerzen, morgendliche Mundtrockenheit, Impotenz,
- fakultative Begleiterkrankungen: arterieller Hypertonus, Herzrhythmusstörungen, KHK, Herzinsuffizienz.

Bei genauem Nachfragen offenbaren sich jedoch häufig Symptome und **Einschränkungen des täglichen Lebens:** Leistungsknick, Konzentrationsstörungen, morgendliche Kopfschmerzen und Mundtrockenheit, Nachtschweiß, Depressionen, Verhaltensstörungen (z. B. aggressives Verhalten), Impotenz. Häufig sind auch tagsüber auftretende sog. **imperative Schlafanfälle:** Der Patient „nickt" bei unpassender Gelegenheit (z. B. am Steuer oder bei der Vorlesung) ein. Durch diesen sog. „Sekundenschlaf" ist das Unfallrisiko um das Fünffache erhöht!

Bei 50 % der Patienten besteht eine **arterielle Hypertonie**; seltener finden sich Zeichen einer Linksherzinsuffizienz, die sich als Folge der sympathikoton bedingten Hypertonie entwickeln kann. Eine Zyanose kann auf eine reaktive Polyglobulie zurückgeführt werden. Insbesondere Patienten mit vorbestehender COPD können eine pulmonale Hypertonie mit Rechtsherzinsuffizienz (Cor pulmonale) entwickeln (sog. **Overlap-Syndrom**).

Einteilung

Das Schlafapnoe-Syndrom kann in zwei Formen mit jeweils eigener Pathogenese auftreten:

- **obstruktive Form** (sog. **obstruktive Schlafapnoen, OSAS**, etwa 90 % der Schlafapnoen): Ein Tonusverlust der Pharynxmuskulatur oder eine

anderweitige anatomische Einengung bedingt trotz mess- und sichtbarer Atemanstrengung (Kontraktion der abdominalen und thorakalen Atemmuskulatur) eine Unterbrechung des Luftstroms. Begünstigt wird diese Form der Apnoe durch Adipositas, Alkohol, Sedativa sowie anatomische Faktoren.
- **zentrale Form:** Hierbei kommt es zum periodischen Ausfall des Atemantriebs durch eine verminderte Stimulierbarkeit der Chemorezeptoren. Thorakale und abdominale Atembewegungen sind im Gegensatz zur obstruktiven Form nicht vorhanden. Häufigste Ursache ist die Herzinsuffizienz (Cheyne-Stokes-Atmung). Angeborene Formen kommen (selten) vor und haben selbst die griechische Mythologie befruchtet (**„Undines Fluch"**).

Mischformen sind häufig, da bei länger bestehendem OSAS auch der Atemantrieb leidet.

Diagnostisches Vorgehen

Die Verdachtsdiagnose wird durch die Anamnese gestellt. Der Ausschluss eines SAS kann mittels ambulanten Monitorings zu Hause erfolgen; der Nachweis, die Quantifizierung und die Therapieplanung mittels CPAP-Maske erfordern jedoch eine Untersuchung im Schlaflabor.

Die Diagnose stützt sich auf folgende Elemente:
- **Eigen-** und **Fremdanamnese:** Hierzu werden am besten standardisierte Fragebögen verwendet, allen voran die Epworth Sleepiness Scale, bei der vom Patienten die Wahrscheinlichkeit, in 8 vorgegebenen Situationen einzuschlafen, auf einer Skala von 0 bis 3 angegeben wird und die Summe darauf hinweist, ob eine behandlungsbedürftige Schlafstörung vorliegen könnte.
- **ambulantes Schlafapnoe-Monitoring:** nächtliche Registrierung der Sauerstoffsättigung und Aufzeichnung des nasalen Luftflusses sowie der Thorax- und Bauchatemexkursionen. Aus der Registrierung wird der Apnoe/Hypopnoe-Index errechnet (Zahl der Apnoen und/oder Hypopnoen pro Schlafstunde).
- **Polysomnografie** im Schlaflabor: Hier wird zusätzlich ein EEG mit Elektrookulogramm zur Schlafstadienfestlegung abgeleitet. Zusammen mit den Atemflussmessungen an Mund und Nase ermöglicht dies eine Unterscheidung zwischen obstruktiven und zentralen Schlafapnoen mit genauer Quantifizierung und Zuordnung zu den verschiedenen Schlafstadien. Diese Untersuchung stellt den Goldstandard dar.
- Die **HNO-ärztliche Abklärung** erfolgt zum Ausschluss einer mechanischen Obstruktion in den oberen Atemwegen, die eine operative Therapie notwendig machen kann.
- **Laboruntersuchungen** sind unspezifisch: Blutbild und Blutgasanalyse sind normal, eventuell zeigt sich eine Polyglobulie. Zeigen sich eine Polyglobulie oder Zeichen der respiratorischen Globalinsuffizienz, so sind diese in der Regel durch eine gleichzeitig bestehende COPD bedingt. Eine TSH-Bestimmung dient dem Ausschluss einer Hypothyreose. Die Lungenfunktionsuntersuchung dient zum Ausschluss einer Obstruktion, das EKG zeigt ggf. Zeichen der Linksherzhypertrophie, Rechtsherzbelastung oder Rhythmusstörungen.

Therapie

Behandelt werden sowohl das obstruktive Schlafapnoe-Syndrom als auch das „obstruktive Schnarchen". Die persönlichen Lebensgewohnheiten sind die entscheidenden Hebel bei der Therapie. Das SAS unterscheidet sich darin nicht von den meisten anderen chronischen „Zivilisationskrankheiten". Leider sind gerade diese Verhaltensweisen aber oft schwer zu ändern. Dennoch sollte jeder Patient motiviert werden: Eine deutliche Gewichtsreduktion kann ein SAS entscheidend bessern oder gar völlig beseitigen!
- **Veränderung der Lebensgewohnheiten:** Gewichtsreduktion; Meiden aller verstärkenden Faktoren wie Rauchen, Alkohol, Schlafmittel; Verbesserung der „Schlafhygiene": ruhiger, dunkler Raum, Schlafen in Seitenlage, regelmäßiger Schlafrhythmus, ausreichende körperliche Aktivität während des Tages.
- Bei Obstruktion im HNO-Bereich evtl. **operative Korrektur:** z. B. Adenoidektomie, Tonsillektomie, Korrektur einer Septumdeviation.
- Bei Erfolglosigkeit und einem Apnoe/Hypnoe-Index von > 10/h (insbesondere wenn die Ereignisse mit einem Abfall der Sauerstoffsättigung um mindestens 4 % verbunden sind) kommt die zu Hause durchgeführte kontinuierliche nächtliche Applikation von **CPAP** (**C**ontinuous **P**ositi-

ve **A**irway **P**ressure) über eine Nasenmaske infrage. Der kontinuierlich – während der In- und Exspiration – auf demselben Niveau applizierte Druck (meist 6–10 mbar) wirkt dem Kollaps der oberen Atemwege entgegen („pneumatische Schienung"). Manche Geräte passen den zur Schienung benötigten Druck automatisch an (sog. automatische nCPAP-Geräte). In speziellen Fällen (etwa bei begleitender Herzinsuffizienz) kann der Druck auch je nach Atemphase (In- oder Exspiration) variiert werden (sog. **BiPAP** = **Bi**-level **P**ositive **A**irway **P**ressure) oder der Druck je nach Atemanstrengung des Patienten phasenabhängig augmentiert werden (sog. **PPAP** = **P**roportional **P**ositive **A**irway **P**ressure).

- Toleriert ein Patient keine nächtliche Maskenbeatmung, kann durch Gebissschienen aus Kunststoff versucht werden, ein Zurücksinken des Unterkiefers im Schlaf zu verhindern. Hierdurch lässt sich die Problematik allerdings nur in begrenztem Maß behandeln. Typische Probleme der Beatmung sind Druckstellen am Maskenrand, ausgetrocknete Schleimhäute (kann durch Luftbefeuchtung vermieden werden) und generelle Non-Compliance.

Verlauf und Prognose
Ist die nächtliche Beatmung erfolgreich, so fällt der Blutdruck am Tag um etwa 10 mmHg. Die beim schweren OSAS wegen häufigerer Schlaganfälle, Herzinsuffizienz und Unfällen stark erhöhte Mortalität sinkt auf Normalniveau.

Sonderform: Pickwick-Syndrom
Dieses auch als **Obesitas-Hypoventilations-Syndrom** bezeichnete Syndrom beinhaltet eine schwere nächtliche Hypoventilation, die durch den extremen Zwerchfellhochstand sowie den thorakalen „Fettpanzer" bedingt ist. Ein obstruktives Schlafapnoen-Syndrom kann hinzutreten. Klinisch zeigen sich eine hochgradige Adipositas, Hypoxie und Hyperkapnie (respiratorische Globalinsuffizienz) mit konsekutiver Polyglobulie und Somnolenz. Die Patienten „schlafen" mitunter mehr als 18 Stunden pro Tag.

Therapiert wird das Pickwick-Syndrom, wenn möglich, durch Gewichtsreduktion und nächtliche nichtinvasive Beatmung.

5.7 Störungen des „kleinen Kreislaufs"

5.7.1 Lungenembolie (LE)

Die Lungenembolie ist ein embolischer Verschluss einer Lungenarterie durch einen Thrombus, der sich meist aus den tiefen Bein- oder Beckenvenen, seltener aus dem rechten Herzen oder der V. cava superior löst. Außer Blutthromben können selten auch Fett, Luft oder ein Fremdkörper zur Embolie führen. Die **Letalität** der Lungenembolie beträgt etwa 5–10 %.

Ätiologie
Hauptursache der Lungenembolie ist eine tiefe Beinvenenthrombose (90 %); seltener stammen die Thromben aus dem rechten Herzen oder aus der V. cava superior (z. B. bei ZVK). Risikofaktoren für eine Lungenembolie sind also die Risikofaktoren der tiefen Beinvenenthrombose: Immobilisation, langes Sitzen (z. B. Transatlantikflug), Schwangerschaft (die Lungenembolie ist heute die häufigste Todesursache bei Schwangeren!), postoperativ und Tumoren (z. B. Prostata-, Kolon-, Rektum- und Ovarialkarzinom). Die Thromben lösen sich häufig beim ersten Aufstehen nach Immobilisation, morgens oder beim Gang zur Toilette.

Pathogenese
Anstieg des Lungengefäßwiderstandes
Die plötzliche Verlegung z. B. eines A.-pulmonalis-Hauptastes führt zum akuten Anstieg des Lungengefäßwiderstandes und zur akuten Rechtsherzbelastung, ggf. mit Kreislaufschock. Neben dieser mechanischen Komponente kommt es in dem betroffenen pulmonalen Gefäßbett durch Freisetzung vasokonstriktorischer Mediatoren (z. B. Thromboxan oder Serotonin aus Thrombozyten) zu einer weiteren Widerstandserhöhung.

Rechtsherzbelastung

Das an niedrige Drücke adaptierte rechte Herz kann auf die plötzliche Druckerhöhung nur begrenzt mit einer Kontraktilitätssteigerung reagieren: Es kommt zur Rechtsherzdilatation und -insuffizienz. Da das linke Herz nur das Volumen auswerfen kann, das ihm vom rechten Herzen zugetragen wird, fällt das Herzzeitvolumen ab. Kann dies durch periphere Vasokonstriktion nicht mehr ausgeglichen werden, resultiert ein Blutdruckabfall mit Schock.

Ventilations-Perfusions-Verteilungsstörung

Intrapulmonal kommt es zu einer Zunahme der alveolären Totraumventilation. Die betroffenen Lungenareale sind belüftet, jedoch nicht perfundiert. Dennoch ist der pCO_2 in der Regel aufgrund einer reaktiven Hyperventilation nicht erhöht, oft sogar erniedrigt. Dagegen liegt häufig ein verminderter pO_2 vor, der durch sekundäre Atelektasen und die verminderte rechtsventrikuläre Auswurfleistung bedingt ist.

Lungeninfarkt

Vor allem bei gleichzeitig bestehender Linksherzinsuffizienz oder ausgedehnter Embolie kann es zu einer Nekrose (Infarkt) des physiologischerweise ja nicht über die Lungenarterien, sondern über die Bronchialarterien versorgten Lungengewebes kommen. Durch die Verlangsamung des Blutstroms in den Bronchialarterien entsteht – obwohl das Blut das Infarktareal noch erreicht – eine Minderversorgung des Infarktareals mit Sauerstoff (**hämorrhagischer Infarkt**; im Gegensatz zum ischämischen Infarkt, wie er sich z. B. im Myokard ereignet). Nachfolgend kann es zur **Infarktpneumonie** kommen (➤ Abb. 5.15).

Klinik

Die Schwere des Krankheitsbildes hängt vom Ausmaß der Gefäßobliteration und von der Geschwin-

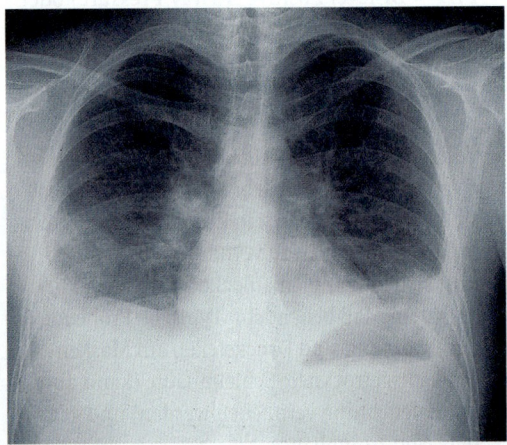

Abb. 5.15 Infarktpneumonie. Im Rahmen einer schweren Lungenembolie mit hämorrhagischem Lungeninfarkt hat sich beidseits eine Pneumonie mit Pleuraerguss entwickelt. Das Herz ist verbreitert, die Pulmonalis-Gefäße sind betont. [M104]

Tab. 5.15 Schweregrade der Lungenembolie (nach Grosser).

Schweregrad	Klinik	arterieller Blutdruck	mittlerer Pulmonalarteriendruck	pO_2	Gefäßverschluss
I mäßiggradige LE	leichte Dyspnoe, thorakaler Schmerz	normal	normal bis 20 mmHg (2,6 kPa)	etwa 80 mmHg (10,6 kPa)	periphere Äste
II schwere LE	akute Dyspnoe, Tachypnoe, Tachykardie, thorakaler Schmerz	normal	16–25 mmHg (2, 1–3,3 kPa)	70 mmHg (9,3 kPa)	Segmentarterien
III massive LE	akute, schwere Dyspnoe, Zyanose, Unruhe, Synkope, thorakaler Schmerz	erniedrigt	25–30 mmHg (3, 3–4 kPa)	60 mmHg	ein Pulmonalarterienast
IV fulminante LE	zusätzlich Schocksymptomatik, evtl. Herz-Kreislauf-Stillstand	Schock	≥ 30 mmHg (4 kPa)	≤ 60 mmHg (8 kPa)	Pulmonalis-Hauptstamm oder mehrere Lappenarterien

digkeit ihres Entstehens ab (➤ Tab. 5.15). Die Embolie des Pulmonalis-Hauptstamms kann bis zum Herzstillstand führen, rezidivierende kleine Lungenembolien können dagegen ohne Symptome („klinisch stumm") eine über Jahre zunehmende Einschränkung des Gefäßbetts und damit eine pulmonale Hypertonie bedingen.

Liegt eine größere Embolie vor, setzen die Beschwerden akut ein:
- **Klassische Zeichen** sind die plötzlich einsetzende Atemnot, Synkope und atemabhängiger Thoraxschmerz.
- Oft bestehen Tachykardie, Tachypnoe, Husten (evtl. blutig), Beklemmung und Todesangst.
- Bei massiver Embolie entwickeln sich Zyanose, Hypotonie, Zeichen der oberen Einflussstauung (gestaute Halsvenen, erhöhter ZVD), evtl. Schock bis hin zum Herz-Kreislauf-Stillstand.
- Ggf. finden sich Zeichen der Phlebothrombose.

Diagnostisches Vorgehen

Ziele der Diagnostik sind der Ausschluss bzw. Nachweis einer Lungenembolie sowie ggf. die Einschätzung ihres Schweregrades. Für die klinische Praxis eignet sich insbesondere der diagnostische Algorithmus der Deutschen Gesellschaft für Angiologie (➤ Abb. 5.16).

Anamnese und körperliche Untersuchung

Beides dient bei der Einschätzung der hämodynamischen Situation (Vitalzeichen), evtl. auch dem Ausschluss anderer Ursachen (z. B. Asthma), reicht aber zur definitiven Diagnose einer LE nicht aus. Der Befund bei der Auskultation ist meist normal! Wichtig sind Anamnese und Untersuchung zur Einschätzung der Wahrscheinlichkeit einer Lungenembolie (➤ Tab. 5.16).

Basisdiagnostik

Der **Röntgen-Thorax** dient vor allem dem Ausschluss anderer Ursachen einer plötzlich aufgetretenen Dyspnoe (z. B. Pneumothorax, Atelektase, Pleuraerguss). Die Lungenembolie selbst verursacht nur selten sichtbare Veränderungen wie z. B. Zwerchfell-

Tab. 5.16 Klinische Wahrscheinlichkeit einer Lungenembolie (LE) nach Wells 1998.

Klinische Charakteristik	Score
klinische Zeichen einer tiefen Beinvenenthrombose (TVT)	3,0
LE wahrscheinlicher als eine andere Diagnose	3,0
Herzfrequenz > 100/min	1,5
Immobilisation oder OP in den vergangenen 4 Wochen	1,5
frühere TVT oder LE	1,5
Hämoptyse	1,0
Krebserkrankung (aktiv oder in den vergangenen 6 Monaten)	1,0
Score < 2,0: Wahrscheinlichkeit für LE gering	
Score 2,0–6,0: Wahrscheinlichkeit für LE mittel	
Score > 6,0: Wahrscheinlichkeit für LE hoch	

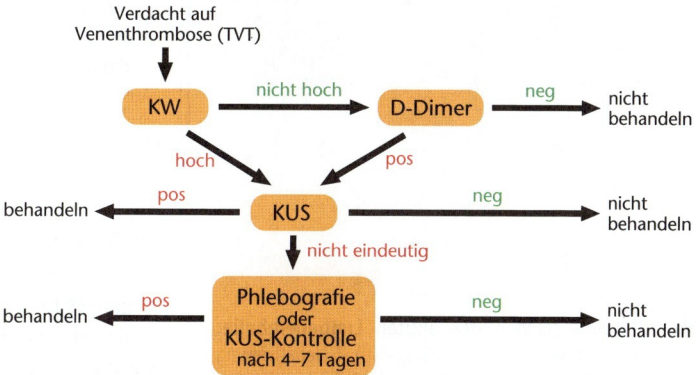

Abb. 5.16 Vorgehen bei Verdacht auf Lungenembolie beim hämodynamisch stabilen Patienten (modifiziert nach Deutsche Gesellschaft für Angiologie, AWMF-Leitlinie 2010). [O522]

KW = Klinische Wahrscheinlichkeit
KUS = Kompressionsultraschall der Beinvenen

hochstand, Kalibersprung der Gefäße, periphere Aufhellungszone hinter dem Gefäßverschluss (**Westermark-Zeichen**), Pleuraerguss oder Lungeninfarkt.

Im EKG (> Abb. 5.17) bestehen typischerweise Zeichen der akuten Rechtsherzbelastung wie z.B. $S_I Q_{III}$-**Typ**, Rechtsdrehung des Lagetyps, inkompletter Rechtsschenkelblock, Verschiebung des R/S-Umschlags nach links, ST-Hebung oder T-Negativierung in V_1 und V_2, P pulmonale, Sinustachykardie, Vorhofflimmern. Der Vergleich mit einem Vor-EKG zeigt ggf. eine Änderung des Lagetyps. Nicht selten ist das EKG aber bis auf eine Sinustachykardie unauffällig.

Die **Blutgasanalyse** zeigt eine Hypoxie bei Hyperventilation (pO_2 ↓, pCO_2 ↓); dieser Befund ist aber ebenfalls weder spezifisch noch sensitiv!

D-Dimere entstehen als Endprodukte bei der Proteolyse von Fibrinnetzen und zeigen damit eine Fibrinolyse an. Der **D-Dimer-Schnelltest** ermöglicht eine erste diagnostische Aussage und sollte deshalb möglichst rasch durchgeführt werden: Patienten mit einem geringen Risiko für eine Lungenembolie (> Tab. 5.16) und mit einem negativen D-Dimer-Test haben mit großer Wahrscheinlichkeit keine Lungenembolie, sodass hier auf weitere Nachweisuntersuchungen verzichtet werden kann. Ein erhöhter Wert weist eine aktive Fibrinolyse nach, die typisch für die Lungenembolie ist, aber auch bei einer Vielzahl von entzündlichen und malignen Erkrankungen auftritt und somit keine sichere (positive) Diagnose erlaubt. Der positiv prädiktive Wert einer D-Dimer-Bestimmung ist daher von der Klinik des Patienten abhängig.

Die **Sonografie der Beinvenen** (als Duplexuntersuchung unter Kompression der Vene) ist zum Nachweis einer tiefen Beinvenenthrombose als Emboliequelle insbesondere bei positivem D-Dimer-Test indiziert. Zeigt sich nämlich eine Venenthrombose bei positivem D-Dimer-Test, so kann die Diagnose LE als gesichert gelten und auf weitere bildgebende Verfahren eventuell verzichtet werden.

> **MERKE**
> Wird eine tiefe Beinvenenthrombose nicht nachgewiesen, kann der Thrombus zum einen komplett in die Lungen gewandert sein, zum anderen kommen auch andere Emboliequellen in Betracht, z.B. das Iliaka-Stromgebiet oder auch – sehr selten – die obere Extremität.

Die **Ventilations-Perfusions-Szintigrafie** oder das **Spiral-CT** kommen zum Einsatz, wenn eine LE weder durch den D-Dimer-Test noch durch die Sonografie der Beinvenen ausgeschlossen bzw. bestätigt werden kann.

> **Radio-Info**
> **Bildgebung der Lungenembolie**
> - **CT-Angiografie:** Pulmonal-arterielle Thromben lassen sich bis auf dem Niveau der Subsegmentarterien als hypodense Kontrastmittelaussparungen im Gefäßlumen darstellen (> Abb. 5.18a). Primäres bildgebendes Verfahren, insbesondere bei klinisch instabilen Patienten
> - **Perfusions-Ventilations-Szintigrafie:** keilförmiger Ausfall im Perfusionsbild, der im Ventilationsszintigramm nicht zu sehen ist
> [MW]

- Die **Ventilations-Perfusions-Szintigrafie** (> Abb. 5.18b) ist einfach durchzuführen. Ein negatives Ergebnis schließt eine signifikante LE praktisch aus, ein eindeutig positiver Befund weist die LE nach. Allerdings: Pathologische Be-

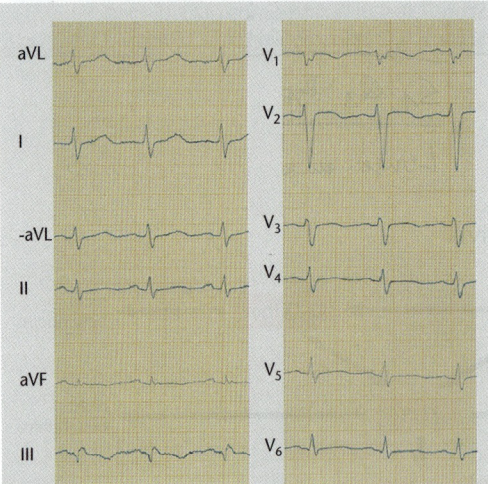

Abb. 5.17 EKG-Zeichen der akuten Lungenembolie: tiefes S in I und tiefes Q in III (sog. $S_I Q_{III}$-Typ), T-Negativierung in V_1–V_3, S bis V_6, Tachykardie. Weitere EKG-Zeichen (die bei diesem EKG fehlen): P pulmonale, neu aufgetretener Rechtsschenkelblock. [M180]

5.7 Störungen des „kleinen Kreislaufs"

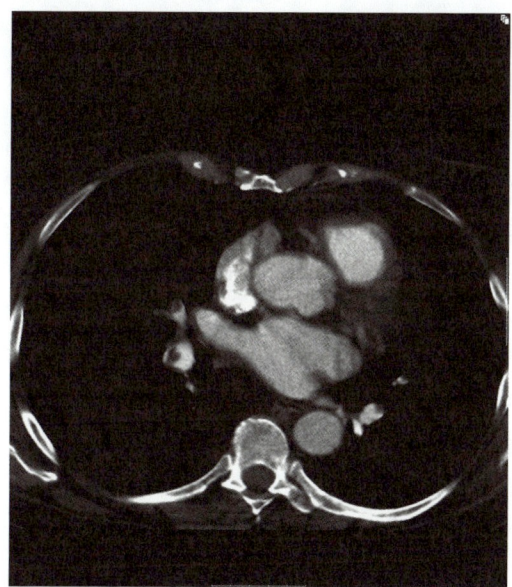

Abb. 5.18a CT-Angiografie mit Nachweis einer Lungenembolie in einer Unterlappensegmentarterie rechts. [M104]

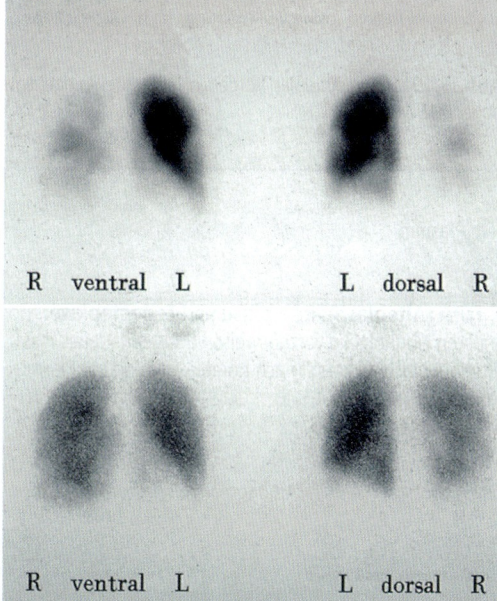

Abb. 5.18b Perfusions-Ventilations-Szintigramm desselben Patienten wie in Abb. 5.15. Man erkennt das ausgeprägte Perfusions-Ventilations-Mismatch: Die rechte Lunge wird ventiliert (unten), aber kaum perfundiert (oben). [M104]

funde können auch bei anderen Lungenerkrankungen vorliegen, z. B. bei Emphysem, Pneumonie oder Atelektase, sodass die Szintigrafie im Falle eines positiven Befundes durch weitere bildgebende Verfahren ergänzt werden muss.

- Das **Spiral-CT** nach vorheriger Kontrastmittelgabe (**Angio-CT**) ist rascher und spezifischer als die Szintigrafie. Bei unauffälligem Befund ist eine zentrale Lungenembolie mit großer Wahrscheinlichkeit ausgeschlossen.
- Eine Alternative zum Spiral-CT (v. a. bei Schwangeren) ist das **Angio-MRT**. Eine Pulmonalis-Angiografie ist weitaus aufwendiger und invasiver und wird heute immer seltener durchgeführt.

Die **Echokardiografie** ist zur Einschätzung der Schwere, jedoch nicht zur Diagnosestellung geeignet. Gesucht wird nach Zeichen der Rechtsherzbelastung (Dilatation, paradoxe Septumbewegung, Trikuspidalinsuffizienz); damit ist auch eine Abschätzung des Pulmonalarteriendrucks möglich.

Labor

Da der Lungenembolie eine Thrombophilie zugrunde liegen kann, sollten Quick, PTT, TZ und Antithrombin bestimmt werden (erhöhtes Thromboserisiko u. a. bei APC-Resistenz und bei Protein-C- und -S-Mangel). Das myokardiale **Troponin-T** kann bei schweren Embolien erhöht sein, wenn es durch eine erhöhte Wandspannung im Rahmen der Druckerhöhung im kleinen Kreislauf zur Myokardnekrose kommt: Ein erhöhter Wert zeigt somit ein erhöhtes Mortalitätsrisiko an.

> **MERKE**
> Die Thrombophilie-Diagnostik sollte zur Ursachenforschung vor Antikoagulation durchgeführt werden, da sie unter der therapeutischen Antikoagulation nur eingeschränkt aussagekräftig ist.
> Eine Lungenembolie kann Folge einer Thrombophilie bei malignen Tumoren sein. Daher ist insbesondere bei älteren Patienten eine Tumorsuche zu erwägen.

Differenzialdiagnose

Die Differenzialdiagnose ist wegen der sehr variablen klinischen Präsentation der Lungenembolie breit. Stets müssen Herzinfarkt, Pleuritis, Pneumonie sowie eine Aortendissektion bedacht werden. Steht die plötzliche Dyspnoe im Vordergrund, so ist auch an ein Asthma, einen Spontanpneumothorax oder ein Lungenödem zu denken.

Therapie der Akutphase

Vorrangiges Therapieziel ist, eine kurzfristige Re-Embolie zu vermeiden (> Abb. 5.19).

Hierzu erfolgt die Vollheparinisierung über 4–10 Tage. Außerdem sind akut oft eine Sedierung und Schmerzbekämpfung sowie Sauerstoffgabe, evtl. auch Intubation und Beatmung notwendig. Eine absolute Bettruhe über einige Tage ist indiziert, um ein Rezidiv zu vermeiden. Aufgrund des hohen Spontanlysepotenzials der Lunge ist eine Fibrinolyse nur bei massiver Lungenembolie (Stadien III und IV) und Fehlen absoluter Kontraindikationen angezeigt. Als Ultima Ratio kommt eine Notfallembolektomie in einer thoraxchirurgischen Abteilung in Betracht.

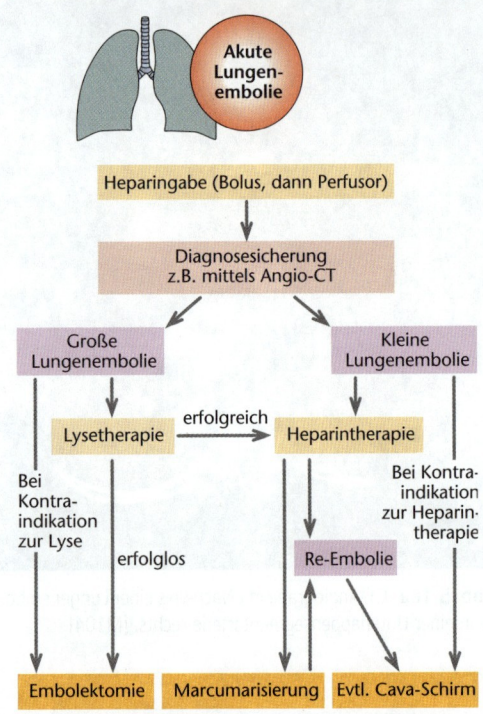

Abb. 5.19 Therapeutisches Vorgehen bei akuter Lungenembolie. [L157]

Pharma-Info

Blutgerinnung – Fibrinolytika

Fibrinolytika aktivieren die Bildung von Plasmin aus Plasminogen. Plasmin
- spaltet das Fibrinnetzwerk in Bruchstücke (Thrombolyse),
- hemmt die Blutgerinnung durch Inaktivierung von Fibrinogen.

Die wichtigsten Fibrinolytika sind **Streptokinase, Urokinase, rtPA (Alteplase), Reteplase** und **Tenecteplase**. Streptokinase und Urokinase wirken systemisch, während die anderen Fibrinolytika vorzugsweise fibringebundenes Plasminogen aktivieren, also theoretisch nur im Thrombus wirken. Streptokinase wirkt erst nach Komplexbildung mit Plasminogen. Die anderen Substanzen sind direkte Plasminogenaktivatoren.

Indikationen

Thrombolyse bei:
- frischem Myokardinfarkt
- schwerer Lungenembolie
- Mehretagen-Phlebothrombose
- akutem Verschluss peripherer Arterien
- ischämischem Schlaganfall

Unerwünschte Arzneimittelwirkungen
- (Intrakranielle) Blutung
- Streptokinase: allergisch-anaphylaktische Reaktion durch Ak-Bildung

Kontraindikationen
- **absolute Kontraindikationen**
  – Schlaganfall in den letzten 6 Monaten. Bei Z. n. hämorrhagischem Schlaganfall immer kontraindiziert
  – Trauma, Operation oder Kopfverletzung in den letzten 3 Wochen
  – neurologische ZNS-Erkrankung

- Magen-Darm-Blutung innerhalb des letzten Monats
- bekannte Blutungsdiathese
- dissezierendes Aortenaneurysma
- **relative Kontraindikationen**
  - TIA in den letzten 6 Monaten
  - orale Antikoagulation
  - Schwangerschaft
  - nicht komprimierbare Gefäßpunktionen
  - therapierefraktäre Hypertonie
  - aktives Ulkusleiden, floride Endokarditis, fortgeschrittene Lebererkrankung
  - traumatische Reanimationsmaßnahmen

Antidot
Die Antifibrinolytika **Aprotinin** und **Tranexamsäure** hemmen die plasminvermittelte Fibrinolyse und mindern die Gefahr schwerer Blutungen bei Fibrinolytika-Überdosierung oder bei Karzinomen. Aprotinin ist sofort, Tranexamsäure nach 2 h wirksam. **UAW:** allergische Reaktionen, Mikrothrombenbildung.

Blutgerinnung – Antikoagulanzien
Zu den Antikoagulanzien zählen Vitamin-K-Antagonisten, Antithrombin-Aktivatoren, direkte Thrombin-Inhibitoren und Faktor-X_a-Inhibitoren.

Vitamin-K-Antagonisten/Cumarinderivate
Phenprocoumon und **Warfarin** hemmen die Reduktion von Vitamin K in der Leber. Dadurch stören sie die posttranslationale γ-Carboxylierung der Faktoren II, VII, IX, X sowie der Proteine C und S, und damit die Blutgerinnung → ↓ Quick-Wert, ↑ INR.

Indikationen und Anwendung
Orale antikoagulatorische Langzeittherapie und -prophylaxe bei:
- Phlebothrombose und Lungenembolie
- Schlaganfallprophylaxe bei Vorhofflimmern
- künstlicher Herzklappe

Die Therapiekontrolle erfolgt über den **Quick-Wert** (Syn. Thromboplastinzeit, Prothrombinzeit. Normal: 70–130 %), bzw. zur besseren Vergleichbarkeit zwischen verschiedenen Laboren über den **INR-Wert** (International Normalized Ratio, normal 1,0. Zielwert 2,0–3,5).
Zu Therapiebeginn besteht eine ↑ Thromboseneigung mit Gefahr von Hautnekrosen wegen der kürzeren HWZ des antithrombotischen Proteins C im Vergleich zu den anderen Vitamin-K-abhängigen Faktoren. Deshalb wird **überlappend mit Heparinen oder Fondaparinux** behandelt, bis der INR an zwei aufeinanderfolgenden Tagen im Zielbereich liegt. Dann wird die Gabe von Heparin oder Fondaparinux beendet.
Präoperativ müssen Cumarine einige Tage vorher durch niedermolekulares Heparin s.c. oder unfraktioniertes Heparin i.v. ersetzt werden. Am OP-Tag selbst wird die Heparintherapie ausgesetzt und postoperativ wieder begonnen, dann überlappend mit Cumarinen. Nach Erreichen des Ziel-INR wird ausschließlich mit Cumarinen weitertherapiert.

Pharmakokinetik
- Hohe Resorption (Hemmung z. B. durch Antazida)
- Starke Metabolisierung durch Cytochrom P450 (v. a. CYP2C9):
  - ↑ Abbau durch Enzyminduktoren wie Barbiturate, Carbamazepin, Cholestyramin, Griseofulvin oder Rifampicin
  - ↓ Abbau durch Enzymhemmer wie Allopurinol, Amiodaron, Erythromycin oder Metronidazol
- Hohe Plasmaeiweißbindung
- Gute Verteilung in Muttermilch. Plazentagängig
- HWZ: Phenprocoumon 150 h, Warfarin 40 h
- Verzögerter Wirkbeginn (3–5 d), weil die Neusynthese der Faktoren gehemmt wird.
- Nach Absetzen ca. 7 d anhaltende Wirkung (5 d bei Warfarin). Antidot: Vitamin K (Wirkungsaufhebung nach ca. 12 h), Gerinnungsfaktoren (sofortige Wirkungsaufhebung).

Unerwünschte Arzneimittelwirkungen
- Blutungen
- Hautnekrosen („Marcumar-Nekrosen")
- Haarausfall

Kontraindikationen
- Schwangerschaft und Stillzeit: teratogen, insbesondere im 1. Trimenon
- Prophylaktische Gabe von Vitamin K für Säuglinge bei absolut notwendiger Therapie der Mutter
- ↑ Blutungsneigung
- Risiko für Hirnblutungen, v. a. bei Z. n. frischem ischämischem Insult, Endokarditis, Sturzneigung und Hirnarterienaneurysma

Antithrombin-Aktivatoren: Heparine und Heparinoide

Die Wirkung besteht in einer Komplexbildung mit Antithrombin (AT, früher Antithrombin III) mit ↑ blutgerinnungshemmender Wirkung desselben. Die Wirkstoffe unterscheiden sich im Ausmaß ihrer Wirkung auf die Faktoren X_a und II_a (Thrombin).
- Unfraktioniertes Heparin (UFH): hemmt Faktor X_a und II_a gleichermaßen ($X_a = II_a$)
- Niedermolekulare Heparine (NMH) auf **-parin**, z. B. Certoparin, Enoxaparin, Tinzaparin: hemmen Faktor X_a stärker als II_a ($X_a > II_a$)
- Fondaparinux: hemmt **nur Faktor X_a**

Indikationen sind Thromboseprophylaxe (s. c.) und therapeutische Antikoagulation v. a. bei Lungenembolie und Thrombose (UFH kontinuierlich i. v., NMH 1–2× tgl. s. c., Fondaparinux 1× tgl. s. c.). UFH und NMH dürfen in Schwangerschaft und Stillzeit eingesetzt werden.
Eine medikamentöse Thromboseprophylaxe erfolgt z. B. bei Immobilisation, orthopädischen Operationen oder schwerer internistischer Erkrankung (1. Wahl: NMH).

Pharmakokinetik (➤ Tab. 5.17)

Unerwünschte Arzneimittelwirkungen
- Blutungen
- Heparininduzierte Thrombozytopenie Typ 1 (frühzeitig, leicht, reversibel) und Typ 2 (HIT-2, nach etwa 1 Woche, schwer), meist unter UFH-Therapie, sehr selten bei NMH, gar nicht bei Fondaparinux. Wiederholte Kontrollen der Thrombozytenzahl notwendig!
- Osteoporose bei Langzeitanwendung mit UFH, seltener bei NMH
- Haarausfall

Direkte Thrombininhibitoren und Faktor-X_a-Inhibitoren

Faktor X_a bzw. Thrombin werden direkt gehemmt, also ohne Komplexbildung mit Antithrombin. HIT-Reaktionen kommen nicht vor. Wichtigste UAW: Blutungen. Wirkstoffe sind:
- **Parenterale Thrombininhibitoren**: Hirudinpräparate (z. B. Lepirudin), Argatroban, Hirudine bilden 1:1-Komplexe mit Thrombin. Einsatz: antithrombotische Therapie bei HIT-2 (i. v.). Therapiekontrolle über PTT.
- **Orale Thrombininhibitoren**: Dabigatran. Aktuell nur zur Thromboseprophylaxe bei orthopädischen OPs zugelassen. Keine Therapiekontrolle nötig.
- **Orale Faktor-X_a-Inhibitoren**: Rivaroxaban. Einsatz vgl. Dabigatran. Auch hier ist keine Therapiekontrolle nötig.
[MP, CD]

Tab. 5.17 Pharmakokinetik von unfraktioniertem Heparin (UFH), niedermolekularen Heparinen (NMH) und Fondaparinux.

	UFH	NMH	Fondaparinux
Elimination	v. a. durch das RES (retikuloendotheliale System): Anwendung bei Niereninsuffizienz möglich	renal. Keine Anwendung bei schwerer Niereninsuffizienz! Ansonsten aber bevorzugt gegenüber UFH (keine kontinuierliche i. v. Gabe und keine täglichen PTT-Kontrollen nötig, weniger UAW)	
HWZ	1,5–2 h	je nach Substanz 2–4 h	15–20 h
Therapiekontrolle	PTT (partielle Thromboplastinzeit, normal 35–40 s). ↑ unter Therapie	keine PTT-Verlängerung. Bei Bedarf Anti-Faktor-X_a-Aktivitäts-Bestimmung: ↑ unter Therapie	
Antidot	Protamin. Sofortige Antagonisierung durch Salzbildung mit Heparin (also kein kompetitiver Antagonist)		kein Antidot bekannt

Therapie und Prophylaxe nach der akuten Phase
Überlappend zur **Vollheparinisierung** sollte am 2.–5. Tag mit einer **oralen Antikoagulation** („Marcumarisierung") begonnen werden. Diese wird nach der ersten Lungenembolie über mindestens 6 Monate fortgesetzt. Ohne Rezidivprophylaxe wären in diesem Zeitraum in über 30 % der Fälle Rezidive zu erwarten. Nach einem Lungenembolierezidiv ist meist eine lebenslange Antikoagulation notwendig.

Der Nutzen eines sog. **Cava-Schirmes**, eines in die V. cava inferior eingebrachten Netzes, das Emboli abfangen soll, ist umstritten: Einer gesenkten Rezidivembolierate stehen häufige Komplikationen (z. B. Blutung, Thrombosen) gegenüber; die Gesamtmortalität bleibt unbeeinflusst.

Die wichtigste **Prophylaxe** der Lungenembolie ist die Verhinderung einer tiefen Beinvenenthrombose. Besonders Risikopatienten müssen deshalb nach Operationen frühzeitig mobilisiert und mit Low-Dose-Heparin s. c. behandelt werden (hiermit wird bereits einige Stunden vor OP begonnen).

5.7.2 Pulmonale Hypertonie und Cor pulmonale

Bei gesunden Menschen beträgt der mittlere Blutdruck in der Lungenschlagader (Pulmonalarterie) nicht mehr als 20 mmHg (2,7 kPa). Steigt er auf mehr als 25 mmHg in Ruhe oder 30 mmHg unter Belastung an, wird von einer **pulmonalen Hypertonie** gesprochen. Sie ist unmittelbar mit einem zweiten Problem verknüpft, der Gefahr eines **Cor pulmonale**. Durch den Hochdruck in den vom rechten Herzen kommenden Pulmonalarterien wird das rechte Herz infolge der erhöhten Nachlast belastet, da es gegen einen erhöhten Widerstand anpumpen muss. Mit der Zeit hypertrophiert es und wird bei kontinuierlicher Überbeanspruchung insuffizient (Cor pulmonale). Ein Cor pulmonale kann bei massiven Drucksteigerungen im kleinen Kreislauf (etwa bei einer massiven Lungenembolie) akut auftreten.

> **MERKE**
> Der Begriff Cor pulmonale sollte nur verwendet werden, wenn der Rechtsherzinsuffizienz tatsächlich eine Erkrankung der Lunge oder der Pulmonalgefäße zugrunde liegt. Die häufigste Ursache der Rechtsherzinsuffizienz ist die Linksherzinsuffizienz.

Ätiologie und Pathogenese
Der pulmonalen Hypertonie liegt eine Verengung und später Rarefizierung der Widerstandsgefäße der Lunge zugrunde. Die Schädigung verläuft über die **Trias hypoxische Vasokonstriktion, Mikrothrombosen und Remodeling** der Gefäße (Intimafibrose, Endothelwucherung, später kompletter fibrotischer Umbau). Diese Kaskade wird durch ein Ungleichgewicht unter den **gefäßaktiven Effektoren** in Gang gesetzt (den protektiven Faktoren Prostazyklin, Adrenomodulin und NO stehen dabei die potenziell schädigenden Faktoren Thromboxan, Serotonin und Endothelin entgegen).

Die Schädigung wird meist durch andere Erkrankungen eingeleitet:
- **pulmonale Vorerkrankungen:** Typische Vorerkrankungen sind das fortgeschrittene Lungenemphysem, rezidivierende Lungenembolien und eine fortgeschrittene Lungenfibrose. Bei diesen Erkrankungen besteht eine chronische Hypoxämie, die eine Vasokonstriktion der Pulmonalarterien bewirkt (hypoxisch-ischämische Vasokonstriktion). Diese Vasokonstriktion ist anfangs – z. B. durch Sauerstoffgabe – reversibel. Mit zunehmender Fibrose des Pulmonalarterienhauptstamms und progredienter Rarefizierung der Lungengefäße wird die Druckerhöhung im kleinen Kreislauf allerdings irreversibel.
- **kardiale Vorerkrankungen:** Die Mitralstenose oder -insuffizienz bewirkt einen Blutrückstau mit vermehrter Rechtsherzbelastung. Auch Herzvitien mit Links-rechts-Shunt führen über eine Volumenbelastung zu einer pulmonalen Hypertonie, die so weit gehen kann, dass es zur Shuntumkehr im Lungengefäßsystem kommt (**Eisenmenger-Reaktion**).
- **andere Ursachen:** Seltenere Ursachen für eine sekundäre pulmonale Hypertonie sind das Schlafapnoe-Syndrom oder die Einnahme bestimmter Medikamente wie z. B. zentral wirksame

Sympathomimetika (Appetitzügler). Weitere Ursachen sind in der WHO-Klassifikation aufgeführt.

Einteilung

Die pulmonale Hypertonie wurde klassischerweise in **primäre** und **sekundäre Formen** eingeteilt. Nachdem sich aber gezeigt hat, dass sich viele sekundäre Formen histopathologisch und in ihrem Ansprechen auf bestimmte Medikamente wie primäre Formen verhalten, wurde von der **WHO 2003** eine neue Klassifikation in fünf Gruppen vorgenommen:
- pulmonalarterielle Hypertonie (PAH)
- pulmonale Hypertonie bei Erkrankungen des linken Herzens
- pulmonale Hypertonie bei Lungenerkrankung und/oder Hypoxie
- pulmonale Hypertonie aufgrund chronischer Thrombembolien
- Verschiedenes (Sarkoidose, Histiozytose X, Lymphangioleiomyomatose etc.)

Klinik

Eine pulmonale Hypertonie kann lange asymptomatisch bleiben und erst bei besonderer hämodynamischer Belastung (z. B. Schwangerschaft) klinisch mit einer Rechtsherzinsuffizienz fassbar werden. Erste Zeichen der Rechtsherzinsuffizienz sind oft Beinödeme und eine langsam zunehmende Luftnot bei Belastung, die sich jedoch – im Gegensatz zur Orthopnoe bei Linksherzinsuffizienz – nicht beim Aufrichten bessert. Schwindel weist auf ein linksventrikuläres Vorwärtsversagen mit arterieller Hypotonie hin. Übelkeit ist meist durch eine Stauungsgastritis als Folge der unteren Einflussstauung bedingt. Häufig besteht eine Nykturie.

Wegweisende Zeichen der Rechtsherzinsuffizienz sind:
- **Ödeme** in den abhängigen Körperpartien: im Stehen in den Beinen, bei Bettlägerigkeit am Rücken (sog. **Anasarka**)
- **obere Einflussstauung:** jugular-venöser Puls bei 45° Oberkörperneigung oberhalb der Klavikel sichtbar
- **untere Einflussstauung:** Hepatomegalie (bei akuter Stauung schmerzhaft durch Kapselspannung), Aszites und Stauungsgastritis
- **periphere Zyanose** und ggf. **Zeichen der Hyperkapnie:** Tremor, Venendilatation („Kaninchenaugen"), Somnolenz

Diagnostisches Vorgehen

Die Diagnose „pulmonale Hypertonie" wird regelhaft verspätet gestellt. Erst bei manifester Rechtsherzinsuffizienz fällt die Erkrankung aufgrund der nun allfälligen klinischen Zeichen auf. Ziele der weiterführenden Diagnostik sind der Nachweis der Grundkrankheit (bei Ausschluss einer solchen liegt eine primäre pulmonale Hypertonie vor) und eine exakte Quantifizierung der Hypertonie mittels Echokardiografie oder Rechtsherzkatheter.

Die diagnostischen Schritte im Einzelnen:
- **Auskultation:** lauter und evtl. fixiert (d. h. atmungsunabhängig) gespaltener 2. Herzton über der Pulmonalklappe; bei Cor pulmonale mit Dilatation des rechten Ventrikels Zeichen der Trikuspidal- und evtl. auch der Pulmonalklappeninsuffizienz
- **Blutgasanalyse:** meist Hypoxämie durch Perfusions-Ventilations-Inhomogenitäten und erniedrigtes Herzzeitvolumen mit pathologischem Sauerstoffabfall unter Belastung
- **EKG:** Zeichen der Rechtsherzbelastung; diese sind jedoch meist Späterscheinungen – stets mit Vor-EKG vergleichen!
- **Röntgen-Thorax**

> **Radio-Info**
> - Zeichen einer **pulmonalarteriellen Hypertonie** und des Cor pulmonale in der Thoraxübersichtsaufnahme sind dilatierte zentrale Pulmonalarterien, abrupte Kalibersprünge mit gefäßarmer Lungenperipherie („amputierter Hilus"), Rechtsverbreiterung des Herzens mit Ausfüllung des Retrosternalraums.
> - [MW]

- **Echokardiografie:** Sie ist auch in früheren Stadien bereits aussagekräftig; als Befunde werden ggf. eine rechtsventrikuläre Hypertrophie und Dilatation mit paradoxer Septumbewegung erhoben. Bei höhergradiger Hypertonie liegt praktisch immer eine Trikuspidalinsuffizienz vor, hieraus kann der pulmonalarterielle Druck quantifiziert werden.
- **Rechtsherzkatheter:** Dieses Verfahren erlaubt eine exakte Quantifizierung und die Messung der Druckerhöhung im rechten Ventrikel und in der A. pulmonalis in Ruhe sowie unter Belastung. Die Reversibilität einer Druckerhöhung kann durch Sauerstoffgabe sowie eine Akutbehandlung mit Nitro-Präparaten, Kalzium-Antagonisten oder

Prostazyklinen geprüft werden. In den meisten Fällen kann heute auf den Rechtsherzkatheter verzichtet werden, denn die Echokardiografie reicht oft zur Diagnosestellung aus.

Therapie
Die Therapie des pulmonalen Hochdrucks ist schwierig und wird von speziellen Zentren koordiniert. Mögliche Ansatzpunkte sind:
- **Allgemeinmaßnahmen:** Körperliche Schonung, Nikotinverzicht und die Reduzierung eines vorhandenen Übergewichts auf Normalgewicht sind unverzichtbar.
- **Sauerstoff-Langzeittherapie:** Eine dauerhafte und konsequente (> 16 Stunden pro Tag) Sauerstoffgabe bei Patienten mit Hypoxie kann in einigen Fällen zu einer Besserung des pulmonalen Hochdrucks führen.
- **Therapie der begleitenden Herzinsuffizienz:** z. B. mit Diuretika
- konsequente Therapie der zugrunde liegenden Erkrankung, insbesondere der COPD
- **Antikoagulation** mit Cumarinen bei rezidivierender Lungenembolie sowie bei den primären Formen (EPAH und FPAH)
- spezifische **drucksenkende medikamentöse Therapie:**
  - **Kalzium-Antagonisten:** Zwar hat sich diese Substanzklasse nur bei einer Minderheit als effektiv erwiesen, sie ist im positiven Fall aber eine relativ nebenwirkungsarme Option.
  - Der **Phosphodiesterase-5-Inhibitor** Sildenafil (Viagra®) hat an den pulmonalarteriellen Gefäßen eine moderat drucksenkende Wirkung.
  - **Prostazyklin-Derivate** können parenteral (intravenös oder subkutan), oral und inhalativ angewendet werden. Letztere Form wird wegen der geringeren Nebenwirkungen bevorzugt (Iloprost = Ventavis®).
  - Der **Endothelinrezeptor-Antagonist** Bosentan (Tracleer®) wird oral eingenommen.
  - Zur Behandlung der akuten pulmonalen Hypertonie im Rahmen intensivmedizinisch versorgter Lungenerkrankungen (z. B. nach massiver Aspiration) kann **Stickoxid (NO)**, ein extrem wirksamer Vasodilatator, dem Beatmungsgas beigemischt werden.

In verzweifelten Fällen ist die **Lungentransplantation** die einzige Rettung (Patienten unter 55 Jahren; Fünfjahresüberlebensrate 50 %).

5.8 ARDS

Das ARDS (**A**cute **R**espiratory **D**istress **S**yndrome) ist die schwerwiegendste Form der akuten alveolären Schädigung (acute lung injury, ALI) in einer vormals normalen Lunge; es entsteht durch eine diffuse Entzündungsreaktion und manifestiert sich vor allem durch **Hypoxämie**, bilaterale **Lungeninfiltrate** und ein nichtkardiogenes **Lungenödem**.

Bisweilen tritt das ARDS isoliert auf, oft ist es jedoch Teil einer den ganzen Körper betreffenden unspezifischen Entzündungsantwort mit Multiorganversagen (systemic inflammatory response syndrome, **SIRS**). Die Mortalität beträgt 40–75 %.

Pathogenese
Die Reaktion der Lunge auf eine schwere Schädigung verläuft stereotyp in vier Phasen:
- **Exsudative Phase:** Der auslösende Schädigungsprozess führt zur gesteigerten Kapillarpermeabilität mit interstitiellem Lungenödem.
- **Einstrom neutrophiler Granulozyten:** Hierdurch kommt es zur Freisetzung von Sauerstoff-Radikalen, Proteasen und Entzündungsmediatoren.
- **Entzündungsreaktion mit kapillärem Leck:** Hieraus resultiert ein alveoläres Lungenödem (alveolar flooding) mit Einstrom eines proteinreichen Exsudates in die Alveolen. Dieses wiederum führt zur Inaktivierung von Surfactant, nachfolgenden Mikroatelektasen und damit zum intrapulmonalen Rechts-links-Shunt mit Hypoxie.
- **Defektstadium:** Durch Proliferation von Fibroblasten und Endothelzellen entwickelt sich eine Fibrose mit verlängerter Diffusionsstrecke und einer zunehmenden Perfusionsverschlechterung mit respiratorischer Insuffizienz. Eine vollständige Restitutio ad integrum ist möglich, meist verbleibt jedoch ein Defektzustand.

Auslöser
Direkte Lungenschädigung
- Aspiration von Magensaft, Süß- oder Salzwasser (rund 35 % dieser Patienten entwickeln ein ARDS)
- Pneumonie (etwa 10 % der Patienten mit Beatmungspneumonie entwickeln ein ARDS)
- Lungenkontusion
- Inhalationsverletzung (z. B. Rauchvergiftung)
- Schädigung durch hohe Sauerstoff-Konzentrationen (z. B. bei der maschinellen Beatmung).

Indirekte Schädigung durch primär extrapulmonale Prozesse
- Schock jeder Genese
- Sepsis (knapp 25 % entwickeln ein ARDS)
- Trauma: z. B. Polytrauma, Schädel-Hirn-Trauma, Fettembolie, Verbrennungen
- disseminierte intravasale Gerinnung, z. B. durch Massentransfusionen, Pankreatitis, Urämie, Coma diabeticum (ungefähr 20 % dieser Patienten entwickeln ein ARDS).

Klinik
Das ARDS ist immer ein schweres Krankheitsbild, das innerhalb von Stunden zur Beatmungspflichtigkeit führen kann, jedoch auch häufig während einer Beatmung entsteht. Klinisch treten 12–96 Stunden nach dem schädigenden Ereignis zunehmende Dyspnoe, Tachypnoe und Hypoxämie sowie häufig ein Multiorganversagen auf. Fieber oder Hypothermie können vorliegen; Rasselgeräusche können trotz ausgedehnter Infiltrate im Röntgenbild fehlen.

Komplikationen
Komplikationen sind **Pneumonie** und **Sepsis**: Beide können sowohl ein ARDS auslösen als auch infolge eines ARDS entstehen. Häufig resultiert ein **Multiorganversagen** mit weiterer Steigerung der Mortalität. **Atelektasen** treten im Rahmen des sekundären Surfactant-Mangels auf.

Diagnostisches Vorgehen
Die Diagnose stützt sich auf klar definierte Kriterien:
- akutes Lungenödem, das nicht durch Linksherzversagen erklärt werden kann,
- bilaterale Infiltrate im Röntgenbild („**Schmetterlingsfigur**", später „**weiße Lunge**"),
- schwerwiegend eingeschränkte Oxygenierung: Dieses Kriterium ist erfüllt, wenn der Quotient aus arteriellem pO_2 und der fraktionellen Konzentration des eingeatmeten Sauerstoffs (FiO_2) unter 200 liegt. Beispiele: pO_2 = 100 mmHg, FiO_2 = 1,0 (= 100 %), Quotient = 100. pO_2 = 120 mmHg, FiO_2 = 0,75 (= 75 %), Quotient = 160.

Die wichtigsten **Differenzialdiagnosen** sind Linksherzversagen, Pneumonie sowie Lungenembolie (bei dieser ist das Röntgenbild im Gegensatz zum ARDS meist normal).

Therapie
Die Therapie des ARDS erfordert meist einen beträchtlichen intensivmedizinischen Aufwand:
- **Bekämpfung der Ursachen:** Die auslösende Ursache wird konsequent behandelt (z. B. Schockbekämpfung, Sepsisbekämpfung, Korrektur einer disseminierten intravasalen Gerinnung).
- **schonende Beatmung:** Frühzeitige Beatmung mit **PEEP** (positive end-expiratory pressure) – jedoch bei möglichst niedrigen Atemmitteldrücken, um die noch intakte Alveolarmasse („baby lung") nicht weiter zu schädigen. Aus dem gleichen Grund sollte eine volle Ventilation der Lunge nicht erzwungen werden (sog. **permissive Hyperkapnie**, hierbei werden pCO_2-Erhöhungen bis über 100 mmHg bzw. 13,3 kPa toleriert).
- **unterstützende Therapie** durch Low-Dose-Heparin, Lagerung (Wechsel von Bauch-, Rücken- und Seitenlagerung), genaue Flüssigkeitsbilanzierung mit dem Ziel der Vermeidung hoher zentralvenöser Gefäßdrücke

Glukokortikoide sind allenfalls im fibroproliferativen Spätstadium der Erkrankung wirkungsvoll. In schwersten Einzelfällen kann die extrakorporale Membranoxygenierung (ECMO) erwogen werden.

5.9 Neoplastische Lungenerkrankungen

5.9.1 Bronchialkarzinom

Das Bronchialkarzinom ist ein vom Bronchialepithel ausgehender bösartiger Lungentumor. Er ist heute der häufigste maligne Tumor und bedingt 25 % aller

Krebstodesfälle. Männer erkranken zurzeit noch deutlich häufiger als Frauen (Ausnahme: Adeno-Ca), die Inzidenz bei Frauen steigt jedoch in den letzten Jahren aufgrund des zunehmenden Hangs zum inhalativen Rauchen steil an. Der Häufigkeitsgipfel liegt im 55.–65. Lebensjahr, 5 % der Patienten sind jünger als 40 Jahre.

Ätiologie
Hauptrisikofaktoren für die Entwicklung eines Bronchialkarzinoms sind inhalative Noxen:
- **Zigarettenrauchen** (*private pollution*) ist weitaus der wichtigste Faktor. Das Risiko ist dabei in Abhängigkeit von Intensität und Dauer (quantifiziert in den sog. Pack Years) etwa 20-fach erhöht. Nur 15 % der Patienten, die an einem Bronchialkarzinom erkranken, haben nie geraucht. Auch Passivrauchen erhöht das Risiko.
- **Umweltfaktoren** (*common pollution*): Kanzerogene Arbeitsstoffe sind z. B. Asbest, Arsen- und Chromverbindungen, Nickel, polyzyklische Kohlenwasserstoffe (z. B. Benzopyren), Dichlordiethylsulfid (Lost), Bischlormethylether (BCME) und radioaktive Stoffe. Auch Feinstäube, die z. B. durch Dieselmotoren ohne Partikelfilter freigesetzt werden, haben ein beträchtliches kanzerogenes Potenzial. Nur etwa 5 % aller Bronchialkarzinome sind allerdings durch Umweltfaktoren bedingt.

Andere Risikofaktoren sind z. B. die Tuberkulose („Narbenkarzinom") und genetische Faktoren (etwa zwei- bis dreifach erhöhtes Risiko bei maligner Erkrankung eines Elternteils).

Klinik
Erste Symptome sind häufiges Husten (evtl. mit blutigem Auswurf), rezidivierende Pneumonien, Atemnot und atmungsabhängiger („pleuritischer") Brustschmerz. Müdigkeit, Appetitlosigkeit und Gewichtsverlust können hinzutreten.

Erst wenn der Tumor über die Organgrenzen hinausgewachsen ist, treten weitere und meist spezifischere Symptome hinzu, die oft auf eine Nervenarrosion zurückzuführen sind:
- **Heiserkeit** durch N.-recurrens-Parese
- **Horner-Syndrom** (Miosis, Ptosis, Enophthalmus) durch Läsion des Truncus sympathicus, z. B. im oberen Halsganglion im Grenzstrang (Ganglion stellatum)
- ipsilateraler **Zwerchfellhochstand** durch N.-phrenicus-Parese
- **Pleuraerguss:** meist malignes Exsudat durch Pleurabefall (Pleuritis carcinomatosa)
- Vor allem beim kleinzelligen Bronchial-Ca sind darüber hinaus **paraneoplastische Syndrome** zu beobachten, also Reaktionen an anderer Stelle im Körper auf vom Tumor produzierte Substanzen:
  - Syndrom der inadäquaten ADH-Sekretion (SIADH) durch Sekretion ADH-ähnlicher Substanzen
  - Hyperkalzämie, z. B. durch Sekretion parathormonähnlicher Substanzen
  - Cushing-Syndrom (Stammfettsucht, Diabetes mellitus, Hypertonie) durch ACTH-ähnliche Substanzen
  - proximal betonte Myopathie der Extremitäten (Lambert-Eaton-Syndrom), Polyneuropathie
  - Polymyositis, Dermatomyositis, Acanthosis nigricans
  - Thrombophlebitis migrans, Phlebothrombose
  - Trommelschlägelfinger und Uhrglasnägel

Die Symptome des Patienten hängen auch von der Geschwindigkeit der Tumorentwicklung ab: Patienten mit kleinzelligem Bronchialkarzinom (sehr kurze Tumorverdopplungszeit von 20–50 Tagen) sind in der Regel bei Diagnosestellung symptomatisch (Leistungsknick, rasche Gewichtsabnahme, Lokalsymptome), während Patienten mit langsam wachsendem Plattenepithelkarzinom trotz lokal fortgeschrittenen Tumors häufig verblüffend wenige Symptome aufweisen. Umgekehrt haben Patienten mit Plattenepithelkarzinom häufig Uhrglasnägel, die sich über Monate und Jahre bilden können – beim rasch wachsenden Kleinzeller fehlt hierfür die Entwicklungszeit!

Pancoast-Tumor
Eine Sonderform des Bronchialkarzinoms ist der Pancoast-Tumor, ein in der Lungenspitze liegender Tumor, der in die Thoraxwand (häufig in die erste Rippe oder den 1. BWK) einwächst und durch Nervenreizung typische Schulterschmerzen verursacht. Ein Horner-Syndrom und/oder eine Armschwellung (durch Lymphödem bzw. venöse Abflussbehinderung bedingt) können hinzutreten. Meist handelt es sich um ein Plattenepithelkarzinom.

Staging

Der Progress der Tumorerkrankung wird wie üblich mittels TNM-Klassifikation erfasst (➤ Tab. 5.18) und in Stadien eingeteilt (➤ Tab. 5.19). Dieses Staging ist die Grundlage der Therapieplanung sowie der Prognoseabschätzung.

Histologie

Die histologische Sicherung dient vor allem der Therapieentscheidung: Kleinzellige Bronchialkarzinome reagieren rasch auf eine Chemotherapie, während bei nichtkleinzelligen Karzinomen eine Operation die wichtigste Therapieoption darstellt.

Die meisten Karzinome sind Plattenepithelkarzinome, klein- oder großzellige Karzinome oder Adenokarzinome (➤ Tab. 5.20). Sehr selten (knapp 1 %) sind Alveolarzellkarzinome: vom Alveolarepithel ausgehende, diffus wachsende Adenokarzinome mit geringer Neigung zu invasivem Wachstum und Metastasierung.

Diagnostisches Vorgehen

Die Diagnostik dient
- der **Lokalisierung**: Röntgen-Thorax, CT (➤ Abb. 5.20),
- der histologischen **Klassifikation**: Bronchoskopie, Thorakoskopie, Mediastinoskopie, transthorakale Punktion,

Tab. 5.18 TNM-Klassifikation des nichtkleinzelligen Bronchialkarzinoms (nach TNM-Klassifikation 2009).

T_x	positive Zytologie
T_0	kein primärer Tumor entdeckt
Tis	Carcinoma in situ
T_1	≤ 3 cm, keine Invasion von Karina oder Pleura (T1a ≤ 2 cm, sonst T1b)
T_2	≥ 3 cm, Ausdehnung bis zum Hilus (T2a ≤ 5 cm, sonst T2b)
T_3	≥ 7 cm oder Infiltration von Brustwand, Zwerchfell, Perikard, mediastinaler Pleura; Atelektase
T_4	Infiltration von Mediastinum, Herz, Trachea, Speiseröhre, großen Gefäßen oder maligner Pleura-/Perikarderguss
N_0	keine regionalen Lymphknotenmetastasen
N_1	ipsilateraler Hiluslymphknotenbefall
N_2	ipsilaterale mediastinale Lymphknoten befallen
N_3	kontralaterale hiläre oder mediastinale Lymphknoten sowie supraklavikuläre Lymphknoten befallen
M_0	keine Fernmetastasen
M_1	Fernmetastasen (v. a. Leber, Nebennieren, Knochen, ZNS) einschließlich extrathorakale Lymphknotenmetastasen
G_1–G_4	Einteilung in gut differenziert (G_1) bis undifferenziert (G_4)

Das **kleinzellige Bronchialkarzinom** wird häufig vereinfacht klassifiziert in:
- Limited Disease (etwa 35 % bei Diagnosestellung): Begrenzung auf eine Lungenhälfte, ohne Befall des Mediastinums oder extrathorakaler Lymphknoten und ohne Pleuraerguss,
- Extended Disease (rund 65 %): alle anderen Stadien.

Tab. 5.19 Stadieneinteilung des nichtkleinzelligen Bronchialkarzinoms nach UICC 2009.

Stadium	T	N	M
0	Tis	0	0
Ia	1	0	0
Ib	2a	0	0
IIa	1, 2a	1	0
	2b	0	0
IIb	2b	1	0
	3	0	0
IIIa	1–2	2	0
	3	1–2	0
	4	0–1	0
IIIb	4	2	0
	jedes T	3	0
IV	jedes T	jedes N	1

Tab. 5.20 Histologie des Bronchialkarzinoms (nach WHO).

Histologie	Häufigkeit (%)	Therapie	Metastasierung
Plattenepithel-Ca	30–40	OP, Ra, Ch	früh
kleinzelliges Ca (oat cell carcinoma)	25–30	Ch, Ra, OP	sehr früh
großzelliges Ca	10–15	OP, Ra, Ch	früh
Adeno-Ca	15–20	OP, Ch	spät

OP = Operation; Ra = Radiotherapie (Bestrahlung); Ch = Chemotherapie

- dem Ausschluss von **Fernmetastasen**: Sonografie des Abdomens, Skelettszintigrafie, CT des Kopfes,
- der Feststellung der **Operabilität**: Lungenfunktion, Lungenperfusions-Ventilations-Szintigrafie.

Radio-Info
Bildgebung des Bronchialkarzinoms

- Röntgen-Thoraxaufnahme und CT sind bildgebende Verfahren der Wahl.
- **zentrales Bronchialkarzinom:** RTx: häufig Atelektasen, seltener poststenotische Pneumonie oder „air trapping". CT: weichteildichte, unscharfe Raumforderung mit Bronchusalteration
- **peripheres Bronchialkarzinom:** RTx: Rundschatten mit unscharfer Kontur und Corona radiata, Rigler-Nabelzeichen (Gefäßhilus), exzentrische Einschmelzungen; das periphere Adenokarzinom kann ein entzündliches pneumonisches Infiltrat imitieren. CT: unscharf begrenzte periphere Rundherde mit radiärer Streifenzeichnung
- **Lungenmetastasen:** ggf. multiple, scharf begrenzte Lungenrundherde

[MW]

Röntgen-Thorax und CT
Entscheidend ist oft der Vergleich mit alten Röntgenbildern, um neu aufgetretene Raumforderungen besser erkennen zu können. Das Thorax-CT mit Kontrastmittel zeigt die genaue Tumorausdehnung und ggf. mediastinale Lymphknotenmetastasen (➤ Abb. 5.21).

Bronchoskopie
Die flexible Bronchoskopie kann ein endobronchiales Tumorwachstum nachweisen und dient der Histologiegewinnung mittels Biopsie. Gelegentlich ist bereits zytologisch der Nachweis maligner Zellen möglich. Darüber hinaus erlaubt die Bronchoskopie die Beurteilung des mediastinalen Lymphknotenstatus (bei Befall der mediastinalen LK ist die Karina

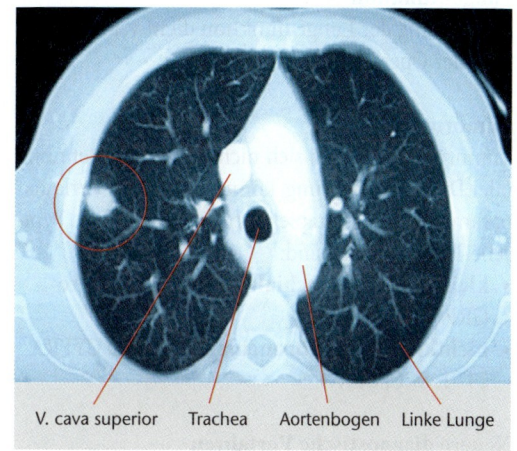

Abb. 5.21 Peripheres Bronchialkarzinom in der CT des Thorax. [T197]

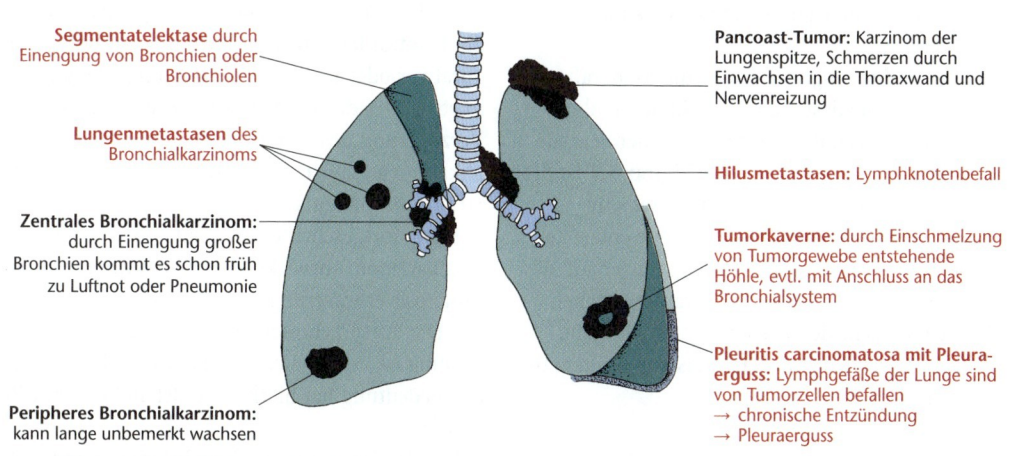

Abb. 5.20 Mögliche Befunde beim Bronchialkarzinom. [L215]

meist aufgespreizt). Eine flexible Bronchoskopie kann in lokaler Betäubung durchgeführt werden; sie ist daher für den Patienten wenig belastend und kann auch zur Verlaufsbeurteilung eingesetzt werden.

Daneben sind bronchoskopische interventionelle Verfahren wie z. B. Laserbehandlung, Stent-Einlage oder endobronchiale Strahlentherapie (sog. Brachytherapie bzw. „Afterloading") möglich; hierzu ist allerdings oft die starre Bronchoskopie erforderlich.

Lungenfunktion
Die Prüfung der Lungenfunktion dient v. a. der Prüfung der Operabilität.

Tumormarker
Tumormarker eignen sich nicht zur Früherkennung oder Diagnosesicherung, können aber gute Verlaufsparameter zur Therapiekontrolle darstellen. Typische Tumormarker sind:
- **kleinzelliges Bronchialkarzinom**: NSE, Pro-GRP
- **nichtkleinzelliges Bronchialkarzinom**: CYFRA 21-1, SCC, CEA

Neuere diagnostische Verfahren
- Die **Positronenemissionstomografie (PET)** stellt Zellen mit erhöhter Stoffwechselaktivität dar und zeichnet sich durch hohe Sensitivität bei relativ guter Spezifität aus – zurzeit sind Tumoren ab einem Durchmesser von etwa 1–2 cm nachweisbar. Die Untersuchung ist teuer, die Kostenübernahme durch die Kassen kann schwierig sein.
- Bei der **Endosonografie** erfolgt die sonografische Darstellung mediastinaler Lymphknoten über den Ösophagus mit der Möglichkeit der Feinnadelpunktion. Im Vergleich zum Thorax-CT ist die Methode hoch spezifisch und hoch sensitiv.
- **Fluoreszenzbronchoskopie:** Maligne entartete Zellen weisen ein Autofluoreszenzmuster auf, das sich von gesunden Zellen in charakteristischer Weise unterscheidet. Die Fluoreszenzbronchoskopie ist geeignet zum Nachweis von Frühkarzinomen.

Therapie
Die Histologie ist ausschlaggebend für die Wahl der Therapie (> Tab. 5.20).

Nichtkleinzelliges Bronchialkarzinom (NSCLC)
Zunächst muss die **Operabilität** geprüft werden:
- **Deutlich erhöhtes perioperatives Risiko: Funktionelle Inoperabilität** besteht bei $FEV_1 \leq 1,5 l$ und VK ≤ 30 % des Sollwerts, respiratorischer Globalinsuffizienz in Ruhe und schweren Begleiterkrankungen (z. B. ausgeprägte Herzinsuffizienz oder schwere KHK). In Zweifelsfällen kann die Spirometrie unter Belastung (Spiroergometrie) zur Klärung hilfreich sein. Vor der OP sollte die einwandfreie Perfusion des verbleibenden Parenchyms nachgewiesen und die postoperative Lungenfunktion (z. B. mittels Perfusionsszintigrafie) kalkuliert werden.
- **Anatomische Inoperabilität** besteht bei Fernmetastasen, kontralateralen Lymphknoten- oder Lungenmetastasen, Nachweis organüberschreitenden Wachstums (durch obere Einflussstauung, Rekurrensparese, Phrenikusparese, Horner-Syndrom, malignen Pleura- oder Perikarderguss, Pancoast-Tumor), Einwachsen in den Hauptstamm der Pulmonalarterien oder Erreichen der Karina (Mindestabstand 1–2 cm).

Bei Operabilität wird eine **Lobektomie** oder eine **Pneumektomie** durchgeführt; bei schlechter Lungenfunktion ist oft nur eine **Teil- oder Segmentresektion** möglich. Postoperativ verbessert eine adjuvante Chemotherapie die Prognose: Die Fünfjahresüberlebensrate steigt von 40 % auf etwa 45 %.

Bei Inoperabilität bleibt als therapeutische Option die **fraktionierte Bestrahlung** mit etwa 60 Gy mit kurativer oder palliativer Zielsetzung. Heilung wird in etwa 10 % der Fälle erzielt, meist jedoch nur eine Verzögerung des Tumorwachstums. Zu den Komplikationen zählen die Strahlenpneumonitis und Strahlenösophagitis.

Beim fortgeschrittenen nichtkleinzelligen Bronchialkarzinom bewirkt die **Chemotherapie** eine Prognoseverbesserung bei verbesserter Lebensqualität. Die Ansprechraten liegen bei etwa 30 %, eine Heilung ist jedoch nicht zu erwarten. Eine wesentliche Bedeutung hat hierbei die Behandlung mit Platinsalzen.

Der 2005 zugelassene **Tyrosinkinasehemmer** Erlotinib (Tarceva®) erhöht beim fortgeschrittenen nichtkleinzelligen Bronchialkarzinom die Überlebenswahrscheinlichkeit nach 12 Monaten von 21,5 % auf etwa 31 %.

Kleinzelliges Bronchialkarzinom (SCLC)
Das kleinzellige Bronchialkarzinom wird primär chemotherapeutisch behandelt:
- **Kombinationschemotherapie:** Remissionsraten von 60–90 % (Limited Disease, > Tab. 5.18) bzw. 30–80 % (Extensive Disease) mit 4–6 Zyklen in 3- bis 4-wöchigem Abstand.
- Bei Limited Disease werden meist eine **Herdbestrahlung** mit etwa 30 Gy sowie eine prophylaktische Schädelbestrahlung angeschlossen.

In seltenen Fällen ist auch bei kleinzelligem Bronchialkarzinom eine Operation mit nachfolgender (adjuvanter) Chemotherapie möglich.

Prognose
Insgesamt schlecht. Nur $1/3$ der Patienten mit nichtkleinzelligem Karzinom sind operabel. Die Überlebenszeit für Patienten mit kleinzelligem Karzinom beträgt ohne Therapie 7–14 Wochen, nach Chemotherapie 8–12 Monate (Extensive Disease) bzw. 12–16 Monate (Limited Disease). Kann ein Bronchialkarzinom operiert werden, liegt die 1-Jahres-Überlebensrate immerhin bei 75 %, die 5-Jahres-Überlebensrate bei 50 %.

Chirurgie-Info

Chirurgische Therapie des Lungenkarzinoms

In der chirurgischen Therapie des Lungenkarzinoms muss zwischen kleinzelligen und nichtkleinzelligen Karzinomen unterschieden werden.

Kleinzelliges Lungenkarzinom
Das kleinzellige Lungenkarzinom kann durch eine Operation oft kaum beeinflusst werden. Resektionen sind nur in den Stadien I und II sinnvoll. Die Primärtherapie besteht in der Chemotherapie und meist auch Radiotherapie.

Nichtkleinzelliges Lungenkarzinom
Die radikale Operation stellt die einzige kurative Therapieform beim nichtkleinzelligen Lungenkarzinom dar. Die operative Versorgung richtet sich nach dem Tumorstadium. Bei bestehender funktioneller Operabilität erfolgt
- in den Stadien I und II eine kurative Resektion,
- im Stadium IIIa eine Operation nach neoadjuvanter Therapie (ggf. mit postoperativer Radiotherapie des Mediastinums),
- im Stadium IIIb eine Radiochemotherapie mit ggf. anschließender Operation bei gutem Ansprechen (Downstaging).
- Im Stadium IV können palliative Eingriffe erwogen werden, allerdings sind die Patienten in den seltensten Fällen operabel.

Operativ ist mindestens eine Lappenresektion erforderlich (Lobektomie). Eventuell kann eine Bilobektomie oder gar eine Pneumonektomie erforderlich sein.
Bei Infiltration eines Bronchus oder peribronchialen Gewebes müssen zusätzlich zur Lappenresektion auch die betroffenen Bronchusabschnitte entfernt und die Enden reanastomosiert werden (Manschettenresektion).
[AS]

5.9.2 Andere thorakale Tumoren

- **Karzinoid:** semimaligner Tumor, der meist Frauen zwischen 30 und 60 Jahren betrifft. Durch die Sekretion von biogenen Aminen, wie z. B. Serotonin, kann ein sog. **Karzinoidsyndrom** ausgelöst werden: plötzliche Hautrötung (Flush), Durchfall, Bronchokonstriktion und evtl. eine Endokardfibrose im rechten Herzen. Die Diagnose erfolgt durch Bestimmung von 5-Hydroxy-Indolessigsäure und Serotonin im 24-Stunden-Urin.
- **Bronchialadenom:** Altersgipfel 30–40 Jahre. Der Tumor geht aus Bronchialwanddrüsen hervor und ist meist benigne.
- **Papillom:** von Bronchialepithelzellen ausgehendes, zunächst endobronchial wachsendes, oft blumenkohlartiges Geschwür. Der durch Infektion mit dem humanen Papillomavirus (HPV) entstehende Tumor wächst bei Jugendlichen oft diffus, bei Erwachsenen dagegen meist solitär. Übergang in malignes Wachstum ist möglich. Die Therapie erfolgt durch bronchoskopische Laserung.
- **Zylindrom** (adenoid-zystisches Karzinom): meist zentral wachsend und lokal rezidivierend. Der Tumor neigt zur Metastasierung mit perineuraler Ausbreitung, daher hat er eine schlechte Prognose.
- **Mesenchymale Tumoren:** Fibrom, Leiomyom (5-mal häufiger bei Frauen), Lipom (9-mal häufiger bei Männern), Retikulozytom, Angiom, Chondrom, Osteom, neurogene Tumoren, Teratom.

Klinik und Therapie
Alle diese thorakalen Tumoren bleiben meist asymptomatisch. Bei zentraler Lokalisation kommt es evtl. zu Atemwegsobstruktion, Husten, Hämoptysen und poststenotischer Pneumonie. Bei malignem Wachstum entspricht die Symptomatik der des Bronchialkarzinoms. Eine Resektion ist immer anzustreben.

Chirurgie-Info

Lungenparenchymresezierende Eingriffe

Keilresektion
Als Keilresektion wird eine nichtanatomische, keilförmige Entfernung eines Lungenteils ohne Rücksichtnahme auf Segmentgrenzen bezeichnet. Dieses Resektionsverfahren wird v.a. bei peripheren Metastasen, Lungenbiopsien oder auch unklaren Tumoren angewandt (➤ Abb. 17.14).

Segmentresektion
Im Gegensatz zur Keilresektion erfolgt die Segmentresektion entlang den anatomischen Grenzen eines Lungensegmentes. Sie wird im Vergleich zur Keilresektion nur noch selten durchgeführt. Indikationen: bei eingeschränkter Lungenfunktion als parenchymsparender Eingriff bei frühen Lungenkarzinomen (T1) oder Metastasen (➤ Abb. 17.14).

Lobektomie
Als Lobektomie wird die Resektion eines Lungenlappens entsprechend den anatomischen Grenzen bezeichnet. Unter **Bilobektomie** versteht man die Entfernung zweier Lungenlappen. Indikationen: Hauptindikation ist das Bronchialkarzinom. Seltener werden Lobektomien bei gutartigen, auf einen Lappen beschränkten Erkrankungen wie z.B. Lungensequester, Bronchiektasen oder traumatischer Läsion eines Lungenlappens durchgeführt (➤ Abb. 17.14).

Manschettenresektion
Bei der Manschettenresektion wird zusätzlich zur Lobektomie ein Teil eines Hauptbronchus mit nachfolgender Anastomose der Bronchusenden durchgeführt. Indikation: Mitbeteiligung des Hauptbrochus am tumorösen Geschehen (➤ Abb. 17.14).

Pneumonektomie
Die Pneumonektomie beschreibt die komplette Entfernung einer Lunge. Sie kann in kurativer Intention beim zentralen Bronchialkarzinom indiziert sein. Voraussetzung für eine Pneumonektomie ist eine gesunde, ausreichend funktionstüchtige zweite Lunge. Werden zusätzlich zur Lunge bei umschreibender Tumorinfiltration Nachbarstrukturen (Perikard, Pleura, Zwerchfell) mit entfernt, spricht man von einer erweiterten Pneumonektomie (➤ Abb. 17.14).
[AS]

5.10 Erkrankungen der Pleura

5.10.1 Pneumothorax

Beim Pneumothorax handelt es sich um eine Luftansammlung zwischen Pleura visceralis und parietalis, einhergehend mit einem Kollaps der Lunge, die bei Wegfall des negativen intrapleuralen Drucks ihrer Eigenelastizität folgt. Voraussetzung für die Entstehung eines Pneumothorax ist eine Verbindung zwischen Atemwegen und Pleuraraum (**innerer Pneumothorax**, z.B. Spontanpneumothorax) oder eine Verletzung der Thoraxwand (**äußerer Pneumothorax**). Unterschieden werden (➤ Abb. 5.22):
- **Spontanpneumothorax** ohne vorbestehende Lungenerkrankung: Meist sind gesunde, schlanke, groß gewachsene Männer zwischen 20 und 40 Jahren betroffen, Raucher 100-mal häufiger als

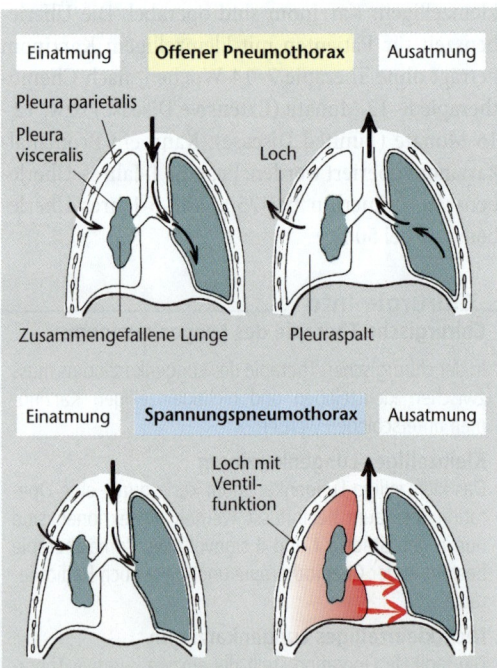

Abb. 5.22 Verschiedene Formen des Pneumothorax: Beim äußeren Pneumothorax tritt die Luft durch einen Brustwanddefekt in den Pleuraspalt ein und bei Ausatmung des Patienten wieder aus (Pendelluft). Im Gegensatz dazu kann beim Spannungspneumothorax die in den Pleuraspalt eindringende Luft nicht mehr entweichen. Der entstehende Überdruck im Pleuraraum der kranken Seite verdrängt das Herz und komprimiert die gesunde Lunge. [A400]

Nichtraucher. Als Ursache wurde die Ruptur angeborener oder erworbener subpleuraler Emphysemblasen vermutet; nach neuerer Auffassung liegen jedoch entzündliche Veränderungen an den kleinen Atemwegen zugrunde, die beobachteten „Blasen" wären demnach nur die Spitze des Eisbergs. Ein Pneumothorax tritt rechts etwas häufiger auf. Nach dem ersten Spontanpneumothorax kommt es in etwa 30 % zu einem Rezidiv, nach dem zweiten sogar in etwa 60 %. Daher wird nach dem zweiten Spontanpneumothorax eine Operation empfohlen.
- Ein **symptomatischer (sekundärer) Pneumothorax** tritt als Komplikation einer anderen Lungenerkrankung auf, z. B. bei Asthma, Lungenfibrose, *Pneumocystis-jirovecii*-Pneumonie, Abszess mit bronchopleuraler Fistel, ARDS, Bronchialkarzinom oder Tuberkulose.
- Ein **traumatischer Pneumothorax** ist meist iatrogen bedingt, z. B. durch Biopsie, Pleuradrainage, Subklaviakatheter, „Quaddeln", Überdruckbeatmung oder Reanimation. Andere Ursachen sind eine Rippenfraktur sowie perforierende Thoraxwandverletzungen.
- Bei einem **Spannungspneumothorax** dringt während der Inspiration Luft in den Pleuraspalt, die während der Exspiration nicht wieder entweichen kann. Ein solcher **Ventilmechanismus** kann bei innerem oder äußerem Pneumothorax entstehen. Durch eine Verdrängung des Herzens und des übrigen Mediastinums zur gesunden Seite (➤ Abb. 5.23) kommt es zu einer Einflussstauung, die aufgrund des verminderten venösen Rückstroms zum Herzen zum akuten Kreislaufversagen führen kann.
- Ein **Pneumomediastinum (Mediastinalemphysem)** durch Übertritt von Luft in das Mediastinum und Ausbreitung v. a. nach kranial (Gesicht, Hals) ist selten; die Luft kann dann evtl. unter der Haut gefühlt werden (**Hautemphysem**). Ursache ist ein Leck in Trachea, Bronchien oder Ösophagus.

MERKE
Beim Mediastinalemphysem kann sich zusätzlich eine akute Mediastinitis entwickeln, die lebensbedrohlich ist.

Klinik und Diagnostik
Meist ist ein initiales Schmerzereignis zu erfragen, später klagt der Patient häufig über einen Reizhusten, hustenabhängige, meist lokalisierte Pleuraschmerzen und evtl. über Dyspnoe. Beim Spannungspneumothorax entwickeln sich häufig zunehmende Atemnot, Tachykardie und Schock. Bei der Untersuchung ist ein hypersonorer Klopfschall bei abgeschwächtem Atemgeräusch und fehlendem Stimmfremitus diagnostisch wegweisend. Die Diagnose wird durch **Röntgen-Thorax im Stehen und bei Exspiration** gesichert. Im weiteren Verlauf kann ein Thorax-CT evtl. Emphysemblasen nachweisen.

Therapie
Bei kleinem Spontanpneumothorax ist **Bettruhe** oft ausreichend, der Patient soll dabei möglichst flach liegen. Ist die Lunge im Röntgen-Thorax weniger als daumenbreit von der Thoraxwand entfernt, resorbiert sich die eingedrungene Luft meist innerhalb weniger Tage.

Die Resorption kann durch Sauerstoffatmung (z. B. über eine Maske) beschleunigt werden. Sauerstoff kann im Gegensatz zu Stickstoff ins Blut aufgenommen werden; somit wird der Pneumothorax umso schneller resorbiert, je mehr Sauerstoff er enthält.

Bei symptomatischem Pneumothorax, größerer Luftmenge (> 15 % des Hemithoraxvolumens) oder

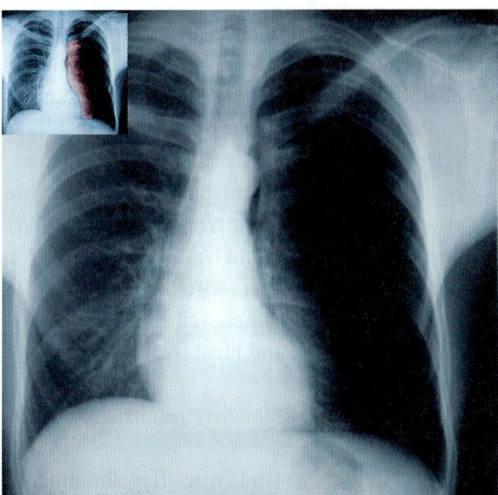

Abb. 5.23 Spannungspneumothorax links: Die linke Lunge ist vollständig kollabiert und grenzt sich am linken Herzrand als Verschattung ab (im Einschub rosa eingefärbt). Herz und Mediastinum sind zur gesunden Seite hin verdrängt. [T197]

bei persistierender bronchopleuraler Fistel muss durch eine **Thoraxdrainage**, evtl. auch durch eine einfache Aspiration die Luft entfernt werden.

Wiederkehrende Pneumothoraces müssen evtl. durch Laserung oder Klammerung der Pleuraoberfläche, evtl. auch durch lokale Verklebung der beiden Pleurablätter (**Pleurodese**, z. B. durch Instillation von Talkum) versorgt werden. Dies kann heute minimalinvasiv durchgeführt werden (sog. video-assisted thoracoscopic surgery, **VATS**).

Chirurgie-Info
Bullaresektion
Die Bullaresektion beschreibt eine Entfernung blasig erweiterter, meist apikaler Alveolen, die Ursache von Spontanpneumothoraces sein können. Dies wird heute oftmals in VATS-Technik durchgeführt.
[AS]

Prognose
Wegen der häufigen Rezidive wird eine körperliche Schonung über Monate nach dem Ereignis empfohlen.

MERKE
Fliegen und Gerätetauchen nach einem Pneumothorax gehen mit einem erhöhten Risiko einher.

Chirurgie-Info
Thoraxdrainage
Bei der Anlage einer Thoraxdrainage unterscheidet man im Wesentlichen zwischen Drainage in Monaldi- bzw. Bülau-Technik:

Monaldi-Drainage
Die Monaldi-Drainage wird beim Spannungspneumothorax genutzt. Sie wird im **2. ICR** in der **Medioklavikularlinie** gesetzt. Ihr Lumen ist meist etwas kleiner als das der Bülau-Drainage.

Bülau-Drainage
Die Bülau-Drainage wird bei Hämato- und Pneumothorax, Pleuraerguss, als Zieldrainage (z. B. Empyem) sowie zur postoperativen Drainage genutzt. Sie wird im **4. bis 5. ICR** in der **mittleren bis vorderen Axillarlinie** gesetzt.

Durchführung
Über eine kleine Hautinzision wird mit dem Finger stumpf bis in den Pleuraspalt präpariert und darüber der Drainageschlauch eingelegt. Die Drainage wird anschließend sicher fixiert (etwa mit einer Tabaksbeutelnaht).

Anschließend wird üblicherweise die Drainage an einen Sog (etwa mit −20 bis −25 cmH$_2$O) angeschlossen. Um den Rückfluss von Luft zu verhindern, bedient man sich des sogenannten Wasserschlossprinzips: Der Schlauch endet in einer Flasche mit Flüssigkeit, sodass Luft entweichen, aber nicht zurückfließen kann.

Merkhilfe
M**o**naldi = **o**ben (2. ICR), **i**nnen (Medioklavikularlinie)
B**ü**lau = **u**nten (4.–5. ICR), **a**ußen (vordere bis mittlere Axillarlinie)
[AS]

5.10.2 Pleuraerguss

Ätiologie
Viele körperliche Störungen können zu einem Pleuraerguss führen, relativ häufig sind jedoch nur drei Prozesse:
- In etwa 50 % ist ein Pleuraerguss durch **maligne Prozesse** bedingt, v. a. durch ein Bronchialkarzinom, seltener durch ein Pleuramesotheliom, Mammakarzinom, Nierenzellkarzinom und Ovarialkarzinom.

MERKE
Jeder Pleuraerguss muss diagnostisch geklärt werden, da Ergüsse in etwa 50 % durch maligne Tumoren verursacht werden.

- In etwa 30 % ist eine bakterielle Pneumonie (**parapneumonischer Erguss**) bzw. eine Tuberkulose ursächlich. Erscheint der Erguss makroskopisch eitrig, wird er als **Empyem** bezeichnet. Weist die Laboranalyse des parapneumonischen Ergusses auf eine hohe entzündliche Aktivität hin (pH < 7,1, Glukose < 40 mg/dl, LDH > 1.000 IE/l) oder werden Bakterien im Gram-Präparat oder in der Kultur nachgewiesen, wird der Erguss als „**kompliziert**" bezeichnet, weil er häufiger zu längeren Verläufen und Pleuraverklebungen führt.
- 10 % sind auf eine Rechtsherzinsuffizienz zurückzuführen.

Seltenere Ursachen sind eine Hypalbuminämie (z. B. bei Leberzirrhose oder nephrotischem Syndrom), ein subphrenischer Abszess („sympathischer Pleuraerguss"), eine akute Pankreatitis (Erguss links) oder der Erguss im Rahmen einer Polyserositis (bei rheumatologischen Systemerkrankungen vorkommende Entzündung der serösen Körpermembranen mit Aszites, Gelenkergüssen, Pleura- und Perikarderguss). Auch bei stärkerem Aszites oder Peritonealdialyse kann gelegentlich Flüssigkeit durch präformierte Zwerchfelllücken in den Pleuraraum gelangen (meist links). Ein Pleuraerguss kann auch eine peripher gelegene Lungenembolie begleiten.

Zu den Sonderformen des Pleuraergusses gehören:
- Ein **Hämatothorax** (Hämatokrit der Ergussflüssigkeit > 50 % des Blutwertes) ist traumatisch bedingt (Ruptur eines intrathorakalen Gefäßes).
- Ein **Chylothorax** entsteht durch Extravasation von Lymphe aus dem Ductus thoracicus oder seinen Zuflussgefäßen. Er kann traumatisch bedingt sein (z. B. Verletzung großer Lymphgefäße bei thoraxchirurgischen Eingriffen) oder – häufiger – durch ein malignes Lymphom entstehen; andere Ursachen (Leberzirrhose, Tuberkulose, Filariose, „idiopathisch") sind selten.
- Der extrem seltene **Pseudochylothorax** zeichnet sich durch seinen hohen Cholesteringehalt aus und entsteht im Rahmen chronischer Ergüsse, z. B. bei rheumatologischen Erkrankungen oder Tuberkulose.

Klinik
Je nach Ergussmenge tritt eine Dyspnoe auf, die bei langsamer Entwicklung erst bei großer Ergussmenge in Erscheinung tritt. Bei Empyem bestehen häufig Fieber oder subfebrile Temperaturen. Bei der Untersuchung fallen lokal (meist basal) verminderte Atemgeräusche und eine Dämpfung bei der Perkussion auf. Eine asymmetrische Thoraxexpansion bei der Einatmung (**Hoover-Zeichen**) ist selten. Durch Kompression des Lungengewebes kann es zur Kompressionsatelektase kommen.

> **MERKE**
> Atmungsabhängige thorakale Schmerzen oder ein Pleurareiben weisen auf eine Pleuritis sicca und sind bei Pleuraerguss meist nicht mehr vorhanden.

Diagnostisches Vorgehen
- **körperliche Untersuchung:** Der Nachweis eines Pleuraergusses gelingt bei einer Ergussmenge > 1 Liter anhand der basalen Klopfschalldämpfung und des abgeschwächten Atemgeräusches.
- **Röntgen-Thorax:** Der Erguss ist ab etwa 300 ml sichtbar: Ein nichtgekammerter Erguss läuft in Seitenlage nach kranial aus und zeigt sich als homogene, lateral ansteigende Verschattung (**Ellis-Damoiseau-Linie**); diese entsteht durch den negativen Druck im Pleuraspalt (➤ Abb. 5.24).
- Die **Sonografie** ist das empfindlichste Verfahren (Nachweis ab 10–20 ml), das außerdem die meist erforderliche Punktion erleichtert.
- Bleibt die Ursache unklar, kann die Diagnose häufig durch eine **Thorakoskopie** geklärt werden: Nach Anlegen eines Pneumothorax wird die parietale und viszerale Pleura mit einem starren Rohr inspiziert, ggf. können Biopsien entnommen werden.

Bei Nachweis eines Pleuraergusses müssen zwei Fragen beantwortet werden:

Erstens: Ist eine Pleurapunktion notwendig?
- Jeder Pleuraerguss sollte aus diagnostischen Gründen punktiert werden („Zwischen Arzt und Diagnose liegt manchmal nur die Haut.").
- Bei sehr kleinem Erguss (unter daumenbreit auf dem Standardröntgenbild) liegt jedoch ein ungünstiges Risiko-Nutzen-Verhältnis vor, sodass die therapeutischen Konsequenzen vor einer Punktion kritisch hinterfragt werden müssen.
- Bei Herzinsuffizienz kann auf eine Punktion verzichtet werden, wenn der Pleuraerguss beidseitig

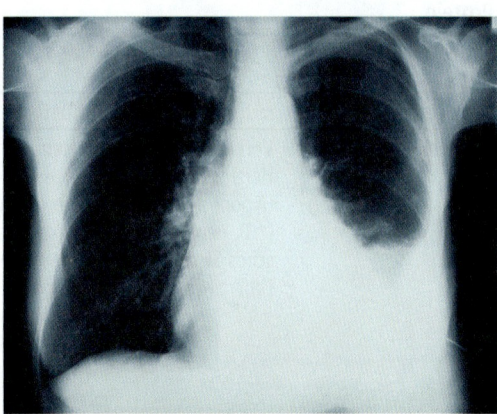

Abb. 5.24 Pleuraerguss links im Röntgen-Thorax. Typisch ist das seitliche Ansteigen der glatt begrenzten Verschattung (Ellis-Damoiseau-Linie). [T170]

auftritt und der Patient weder Schmerzen noch Fieber hat.
- Besteht schwere Atemnot oder eine Mediastinalverdrängung, muss der Erguss auch aus therapeutischen Gründen punktiert werden.

Zweitens: Gibt es Hinweise auf die Ätiologie?
Aussehen und Konsistenz des punktierten Ergusses ergeben erste Hinweise:
- **Blutig:** Ein Erguss erscheint schon bei kleinen Blutbeimischungen (z. B. 1 ml!) blutig und weist dann auf ein Bronchialkarzinom, eine Tuberkulose oder Lungenembolie hin (Hämatokrit oft < 1%). Auch eine traumatische Punktion mit Gefäßverletzung lässt den Erguss blutig erscheinen. Ein echter Hämatothorax ist selten.
- **milchig:** Chylothorax oder Pseudochylothorax
- **eitrig:** Empyem
- **klar und zähflüssig:** maligne, tuberkulös oder parapneumonisch

Jedes Punktat wird darüber hinaus im Labor analysiert. Die erste Frage lautet, ob es sich um ein Transsudat oder ein Exsudat handelt (> Tab. 5.21). Ein **Transsudat** erfordert keine weitere diagnostische Abklärung, therapiert wird die Grundkrankheit (Herzinsuffizienz oder Hypoalbumin-

ämie). Liegt ein **Exsudat** vor, sollte die Ursache stets geklärt werden. Das gewonnene Punktat wird dazu hämatologisch (Differenzialzellbild, Hämatokrit), klinisch-chemisch (pH-Wert, Protein, Glukose, Triglyzeride, Cholesterin, LDH und Amylase), zytologisch (Nachweis maligner Zellen) und mikrobiologisch (Gram-Präparat, aerobe und anaerobe Kultur, Tuberkulose und Pilze) untersucht. Ist nach diesen Untersuchungen die Ursache des Ergusses nicht klar, sollte eine Thorakoskopie mit **Pleurabiopsie** (Histologie) durchgeführt werden.

MERKE
Zu den Ursachen von Pneumothoraces und -ergüssen sowie Emphysemen zählen vor allem auch traumatologische Vorgänge wie das stumpfe und perforierende Thoraxtrauma sowie die Bronchusruptur mit Mediastinalemphysem. Verletzungen von Gefäßen wie der A. thoracica interna treten häufig als Komplikation iatrogener Eingriffe auf und führen zum Hämatothorax.

Therapie
Diese besteht in der Heilung der Grundkrankheit; eine therapeutische Punktion bzw. Drainage des Ergusses ist bei Dyspnoe und komplizierten Ergüssen angezeigt. Hierbei kann es bei zu schneller Entlas-

Tab. 5.21 Unterscheidung Transsudat und Exsudat.

	Transsudat	Exsudat
Eiweiß	≤ 30 g/l	≥ 30 g/l
Quotient Protein$_{Erguss}$/Protein$_{Serum}$	≤ 0,5	≥ 0,5
Quotient LDH$_{Erguss}$/LDH$_{Serum}$		≥ 0,6
spezifisches Gewicht	< 1,016	> 1,016
Anmerkungen	Vorkommen: Herzinsuffizienz, Hypoproteinämie (z. B. nephrotisches Syndrom, Leberzirrhose)	mit Neutrophilie: akute Entzündung, z. B. bei Pleuropneumonie, Tuberkulose, Lungenembolie, Pleuritis exsudativa und Pleuraempym (> 5.10.4) mit Vermehrung der Lymphozyten: chronische Entzündung, z. B. bei Tuberkulose oder abheilender viraler Pleuritis Bei malignem Erguss ist der Quotient LDH$_{Erguss}$/LDH$_{Serum}$ häufig ≥ 1. Eosinophilie ≥ 10 % ist meist eine Reaktion auf Blut oder Luft im Pleuraspalt. Liegt beides nicht vor, müssen seltenere Ursachen wie z. B. eine Asbestose, Echinokokkose, ein Churg-Strauss-Syndrom oder eine Medikamentennebenwirkung erwogen werden. mit erhöhter Amylase: bei Pankreatitis, aber auch bei Ösophagusruptur oder malignem Erguss mit erhöhten Triglyzeriden (meist > 110 mg/dl = 2 mmol/l): Chylothorax mit erhöhtem Cholesterin (> 200 mg/dl = 5,2 mmol/l): Pseudochylothorax

tung durch eine gesteigerte Kapillarpermeabilität zum Reexpansionsödem kommen. Bei malignem Erguss kommt eine Pleurodese (Pleuraverklebung) mit Talkum in Betracht.

Chirurgie-Info

Pleurodese
Die Pleurodese beschreibt eine Verödung des Pleuraspaltes. Dies kann medikamentös-chemisch oder chirurgisch-mechanisch erfolgen. Bei der **medikamentös-chemischen Pleurodese** wird durch Instillation von Talkumpulver (am häufigsten), Bleomycin, Doxycyclin oder Tetrazyklin eine fibrinöse Pleuritis ausgelöst, die zu einer Verklebung beider Pleurablätter führt. Als chirurgisch-mechanische Pleurodese werden dagegen die videothorakoskopische Abrasio sowie die offen-chirurgische Pleurektomie bzw. Dekortikation bezeichnet. Indikationen: rezidivierende Pneumothoraces, rezidivierende Pleuraergüsse (maligne/benigne).

Dekortikation
Als Dekortikation bezeichnet man die Entfernung eines z. B. durch ein Pleuraempyem entstandenen Schwielensackes mitsamt der beteiligten viszeralen und parietalen Pleura.
[AS]

5.10.3 Pleuritis

Meist tritt eine Rippenfellentzündung sekundär bei Pneumonie, Tuberkulose, Lungeninfarkt oder Bronchialkarzinom auf. Ist der Röntgen-Thorax unauffällig, liegt dagegen häufig eine primäre Pleuritis, z. B. bei Coxsackie-B-Virusinfektion (M. Bornholm), eine Lungenembolie oder eine rheumatologische Systemerkrankung (z. B. SLE) vor.

Klinik
Der Patient klagt über „höllische", atmungsabhängige Schmerzen („Teufelsgrippe"), oft hat er dabei Fieber. Auskultatorisch ist bei **Pleuritis sicca** (Pleuritis ohne Erguss) ein Pleurareiben nachweisbar, das manchmal sogar gefühlt werden kann. Die Schmerzen und das Pleurareiben verschwinden, wenn sich – wie es meistens der Fall ist – im Verlauf ein Erguss bildet (**Pleuritis exsudativa**).

Diagnostisches Vorgehen
Wichtig ist, eine Tuberkulose mittels Tuberkulin-Test, Sputum- und Magensaftuntersuchung auszuschließen. Darüber hinaus werden die Entzündungsparameter im Blut bestimmt. Röntgen-Thorax und Sonografie dienen dem Nachweis sekundärer Ursachen und der Quantifizierung eines evtl. begleitenden Pleuraergusses. Ggf. sind virusserologische Untersuchungen und eine Autoantikörperdiagnostik notwendig.

5.10.4 Pleuraempyem

Unter einem Pleuraempyem wird ein makroskopisch eitriger Erguss mit oder ohne Erregernachweis im Pleuraspalt verstanden. Meist tritt es nach bakterieller Pneumonie auf. Weitere Ursachen sind der Lungenabszess, selten auch Ösophagusperforation oder penetrierende Thoraxverletzung (auch als Komplikation einer Pleurapunktion).

Erreger sind entsprechend *Streptococcus pneumoniae*, *Staphylococcus aureus*, Gruppe-A-Streptokokken, seltener *Pseudomonas aeruginosa*, *E. coli* und Anaerobier.

Klinik
Meist geben die Patienten Fieber, Husten, Nachtschweiß und Gewichtsabnahme an. Besonders unter Antibiotikatherapie können die Symptome aber mild sein.

Diagnostisches Vorgehen
Die Verdachtsdiagnose ergibt sich oft im Röntgen-Thorax. Auskunft über Ergussmenge und -konsistenz wie auch über evtl. bestehende Septierungen kann der transthorakale Ultraschall geben. Die gesamte Ausdehnung zeigt sich am besten im CT. Die Pleurapunktion ist zur Bestätigung der Diagnose und zur Erregersuche unerlässlich.

Therapie
Die Therapie besteht in der Anlage einer großlumigen Pleuradrainage und systemischer Antibiotikatherapie. Gekammerte und zu Fibrinschichten organisierte Empyeme müssen oft thorakoskopisch abgetragen werden. Auch die Instillation von fibrinolytischen Substanzen (Streptokinase, tPA, Urokinase) durch die Thoraxdrainage kann versucht werden;

die Effektivität dieser sog. Lysetherapie für das Pleuraempyem wird jedoch neuerdings bezweifelt. Liegt bereits eine Vernarbung (Verschwartung) vor, ist eine offene Abtragung nach Thorakotomie nicht zu umgehen (sog. Dekortikation).

5.10.5 Pleuramesotheliom

Das Pleuramesotheliom ist ein diffus wachsender Tumor der **parietalen Pleura**, der lokal in Lunge, Thoraxwand und benachbarte Organe einwächst.

> **MERKE**
> Eine Asbestexposition ist in ≥ 90 % der Fälle vorausgegangen. Das Pleuramesotheliom ist deshalb eine meldepflichtige Berufserkrankung. Eine berufliche Exposition ist häufig bei Schlossern, Schweißern, Spenglern, Elektrikern, Installateuren, Dachdeckern, Maurern, Bauarbeitern, Ofenmaurern, Kraftfahrzeugtechnikern und Fliesenlegern.

Klinik
Zwischen Exposition und dem Auftreten klinischer Symptome vergehen oft mehrere Jahrzehnte. Mit Beginn der Symptome beträgt die Lebenserwartung wegen des aggressiven Tumorwachstums noch etwa 12–18 Monate. Im Vordergrund stehen eine zunehmende Luftnot, atmungsabhängige Thoraxschmerzen und Gewichtsverlust. Bei der Untersuchung findet sich ein einseitig abgeschwächtes Atemgeräusch mit Klopfschalldämpfung wie bei Pleuraerguss und Pleuraschwarte (letztere sind jedoch meist schmerzlos!). Eine Metastasierung tritt, wenn überhaupt, dann erst spät auf, v. a. in Leber, Knochen und Nieren.

Diagnostisches Vorgehen
Die Diagnose ist schwierig zu stellen. Im Röntgen-Thorax sind pleurale Verdickungen, meist mit begleitendem Pleuraerguss, zu sehen. Im Thorax-CT sind oft zusätzlich benigne asbestbedingte Veränderungen zu erkennen, wie z. B. Pleuraplaques und Lungenfibrose. Erstere lassen sich auch mittels Thoraxsonografie erkennen. In der Lungenfunktionsprüfung kommt es zur progredienten Restriktion.

Die Diagnose wird mittels Thorakoskopie mit Biopsie oder über eine Mini-Thorakotomie gesichert. Eine Bronchoskopie mit bronchoalveolärer Lavage dient zum Nachweis von Asbestfasern in Alveolarmakrophagen.

Therapie
Aufgrund des langsamen Wachstums ist das Pleuramesotheliom therapeutisch kaum beeinflussbar, allerdings können bei einseitigem Auftreten und frühzeitiger operativer Intervention mittels Pleuraresektion vergleichsweise gute Ergebnisse mit medianen Überlebenszeiten von rund 18 Monaten erzielt werden. Bei fortgeschrittenen Tumoren ist die Chemotherapie mit Cisplatin und Pemetrexed Mittel der Wahl mit Überlebenszeiten von etwa 12 Monaten. Aufgrund der infausten Prognose steht die palliative Therapie im Vordergrund: Behandlung der Schmerzen sowie der Rechtsherz- und der respiratorischen Insuffizienz.

> **MERKE**
> Entscheidend ist die Expositionsprophylaxe durch Verzicht auf asbesthaltige Arbeitsstoffe und den Einsatz von Arbeitsschutzanzug und Feinstaubfilter.

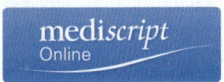

Und jetzt üben mit den passenden IMPP-Fragen:
http://www.mediscript-online.de/Fragen/
KiaAngstwurm_Kap05
(Anleitung s. Buchdeckel-Innenseite).

KAPITEL 6
Gastroenterologie

Bearbeitet von Moritz Pompl auf Grundlage der Kapitel im Basislehrbuch Innere Medizin, 4. A., Autoren: Andreas Brüning (Kap. 6.1 bis 6.7), sowie Andreas Brüning, Roland Preuss und Peter Wellhöner (Kap. 6.8 bis 6.10)

6.1	**Anatomie und Physiologie des Magen-Darm-Trakts** 435	6.4.3	Gastritis 457
6.1.1	Anatomie des Magen-Darm-Trakts 435	6.4.4	Gastroduodenale Ulkuskrankheit („peptisches Ulkus") 460
6.1.2	Physiologie des Magen-Darm-Trakts 436	6.4.5	Sonderform Zollinger-Ellison-Syndrom (Gastrinom) 466
		6.4.6	Maligne Magentumoren 466
		6.4.7	Gutartige Tumoren des Magens ... 470
6.2	**Diagnostik bei gastrointestinalen Erkrankungen** 438	6.5	**Dünn- und Dickdarm** 471
6.2.1	Anamnese 438	6.5.1	Leitsymptom Diarrhö 471
6.2.2	Körperliche Untersuchung 439	6.5.2	Leitsymptom Obstipation 473
6.2.3	Apparative Diagnostik und Funktionstests 440	6.5.3	Leitsymptom Blut im Stuhl 474
		6.5.4	Reizdarmsyndrom (Colon irritabile, Reizkolon, spastisches Kolon) 475
6.3	**Ösophagus** 442	6.5.5	Malassimilationssyndrome 476
6.3.1	Anatomie und Physiologie 442	6.5.6	Nahrungsmittelunverträglichkeiten und -allergien 482
6.3.2	Leitsymptome bei Ösophaguserkrankungen 443	6.5.7	Dünndarm- und Dickdarmdivertikel 482
6.3.3	Funktionelle Motilitätsstörungen des Ösophagus 444	6.5.8	Dünn- und Dickdarmtumoren 485
6.3.4	Ösophagusdivertikel 446	6.5.9	Kolorektales Karzinom 488
6.3.5	Refluxkrankheit 448	6.5.10	Appendizitis 494
6.3.6	Nichtrefluxbedingte Ösophagitis ... 450	6.5.11	Ischämische Darmerkrankungen ... 496
6.3.7	Hiatushernien 451	6.5.12	Chronisch entzündliche Darmerkrankungen (CED) 498
6.3.8	Ösophaguskarzinom 452	6.5.13	Strahlenkolitis 504
6.3.9	Adenokarzinom des ösophagogastralen Übergangs (AEG) 453	6.6	**Erkrankungen des Anorektums** 505
6.3.10	Weitere Ösophaguserkrankungen .. 454	6.6.1	Anatomie und Physiologie 505
6.4	**Magen und Duodenum** 456	6.6.2	Perianale Erkrankungen 505
6.4.1	Anatomie und Physiologie 456	6.6.3	Erkrankungen des Analkanals 507
6.4.2	Leitsymptome bei Magen- und Duodenalerkrankungen 456	6.6.4	Erkrankungen des Rektums 509

6 Gastroenterologie

6.7	**Gastroenterologische Notfälle** 510	
6.7.1	Akutes Abdomen 510	
6.7.2	Mechanischer Ileus 513	
6.7.3	Paralytischer Ileus 515	
6.7.4	Peritonitis 515	
6.7.5	Gastrointestinalblutung 517	
6.8	**Leber** 519	
6.8.1	Anatomie und Physiologie 519	
6.8.2	Diagnostik bei Lebererkrankungen 520	
6.8.3	Pathophysiologische Reaktionen der Leber 523	
6.8.4	Leitsymptome 526	
6.8.5	Hepatitis 529	
6.8.6	Toxisch bedingte Leberschäden ... 538	
6.8.7	Cholestatische Lebererkrankungen . 540	
6.8.8	Leberzirrhose und ihre Komplikationen 542	
6.8.9	Stoffwechselkrankheiten der Leber . 548	
6.8.10	Leberbeteiligung bei Allgemeinerkrankungen 549	
6.8.11	Lebertumoren 551	
6.8.12	Lebertransplantation (Leber-TX) ... 555	
6.8.13	Traumatische Leberläsion 556	
6.9	**Gallenblase und Gallenwege** ... 557	
6.9.1	Anatomie und Physiologie 557	
6.9.2	Gallenblasensteine (Cholezystolithiasis) 558	
6.9.3	Akute Cholezystitis 560	
6.9.4	Choledocholithiasis und Cholangitis 561	
6.9.5	Gallenblasenpolypen und -adenome 563	
6.9.6	Gallenblasenkarzinom 563	
6.9.7	Gallengangskarzinom (Cholangiokarzinom) 563	
6.10	**Pankreas** 564	
6.10.1	Anatomie und Physiologie 564	
6.10.2	Diagnostik 565	
6.10.3	Akute Pankreatitis 566	
6.10.4	Chronische Pankreatitis 568	
6.10.5	Pankreaskarzinom 570	
6.10.6	Endokrin aktive Tumoren 572	
6.10.7	Pancreas divisum, Pancreas anulare, ektopes Pankreasgewebe 573	
6.10.8	Pankreasruptur 574	

Prüfungsschwerpunkte

+++ Dysphagie (Ursachen, Therapie, Refluxkrankheit), gastroduodenales Ulkus (*Helicobacter pylori*), Colitis ulcerosa (Indikation für medikamentöse/chirurgische Therapie, Spätfolge: Ca), glutensensitive Enteropathie (morphologische Schäden, Getreidearten, sekundärer Laktasemangel, Folsäuremangel, AK gegen Endomysium), kolorektales Karzinom (Pathogenese, genetische Risiken: HNPCC), Hämochezie-Meläna (Ursachen), Durchfall (Cholera-Erreger, Staphylokokken-Enterotoxin); Hepatitis (Serologie, Therapie), Leberzirrhose (Ursachen, Folgen), Syntheseleistung der Leber und deren Störungen (Laborparameter, Gerinnungsstörungen), HCC (Ursachen, AFP), Ikterus (Ursachen), Gallensteine, Courvoisier-Zeichen, Störungen der endokrinen und exokrinen Pankreasfunktionen (Diabetes mellitus, akute Pankreatitis)

++ Barrett-Ösophagus; Achalasie, Zenker-Divertikel (Bildgebung); Morbus Crohn (Bildgebung, Komplikationen), Reizdarmsyndrom, pseudomembranöse Kolitis, Karzinoidsyndrom (Symptome, Diagnose), Blut im Erbrochenen (Ursachen, Ösophagusvarizen, Mallory-Weiss-Syndrom), Ileus: paralytisch-mechanisch-spastisch; Autoimmunhepatitis (Symptome, Labor: ANA, SMA), Fettleberhepatitis, Morbus Wilson, Pankreaskarzinom (CT, paraneoplastisch: Thrombophlebitis migrans)

+ Divertikulitis, Hiatushernien: (Formen, Bildgebung), Siegelringzellkarzinom des Magen; Echinokokkose (CT), Amöben-Leberabszess (Symptome), Gallenblasenempyem, PSC (assoziiert mit Colitis ulcerosa)

6.1 Anatomie und Physiologie des Magen-Darm-Trakts

6.1.1 Anatomie des Magen-Darm-Trakts

Bezug zum Peritoneum
Im Bauchraum werden intra-, retro- und extraperitoneale Organe unterschieden:
- **Intraperitoneale Organe** sind vollständig von Peritoneum viscerale umhüllt und über ein Mesenterium beweglich an der hinteren Bauchwand fixiert: Leber, Gallenblase, Milz, Magen, Pars superior duodeni, Jejunum, Ileum, Caecum, Appendix vermiformis, Colon transversum, Colon sigmoideum. Über das Mesenterium als elastische Peritoneumduplikatur findet die Versorgung mit Lymph- und Blutgefäßen sowie Nerven statt.
- (Sekundär) **retroperitoneale Organe** haben nur an der Vorderseite Kontakt zum Peritoneum: Pankreas, Duodenum (außer Pars superior), Colon ascendens und descendens, Rektum (bis Flexura sacralis).
- **Extraperitoneale Organe** (syn. primär retroperitoneal) liegen komplett außerhalb des Peritonealraums: Niere, Nebenniere, Ureter, Ductus thoracicus, Grenzstrang, V. cava inferior, Aorta abdominalis.

Beim embryonalen „Eindrehen" der Verdauungsorgane entstehen Mesenterialduplikaturen (z. B. Lig. gastrocolicum, großes und kleines Netz) und teilweise abgeschlossene Rezessus (z. B. Bursa omentalis) innerhalb der Bauchhöhle.

Arterielle Blutversorgung
Die Verdauungsorgane des Bauchraums werden über drei große, ventral aus der Bauchaorta abzweigende Arterienstämme versorgt (➤ Abb. 6.1):
- **Truncus coeliacus:** Seine drei Äste versorgen Leber, Gallenblase, Magen, Pankreas und Duodenum.
- **A. mesenterica superior:** Kleinere Äste versorgen Duodenum, Magen und Pankreas; der arkadenförmig verzweigte Hauptteil versorgt den ganzen Dünndarm sowie den Dickdarm bis zum Querkolon nahe der linken Flexur.
- **A. mesenterica inferior:** Sie versorgt die untere Hälfte des Dickdarms sowie mit ihrem Endast,

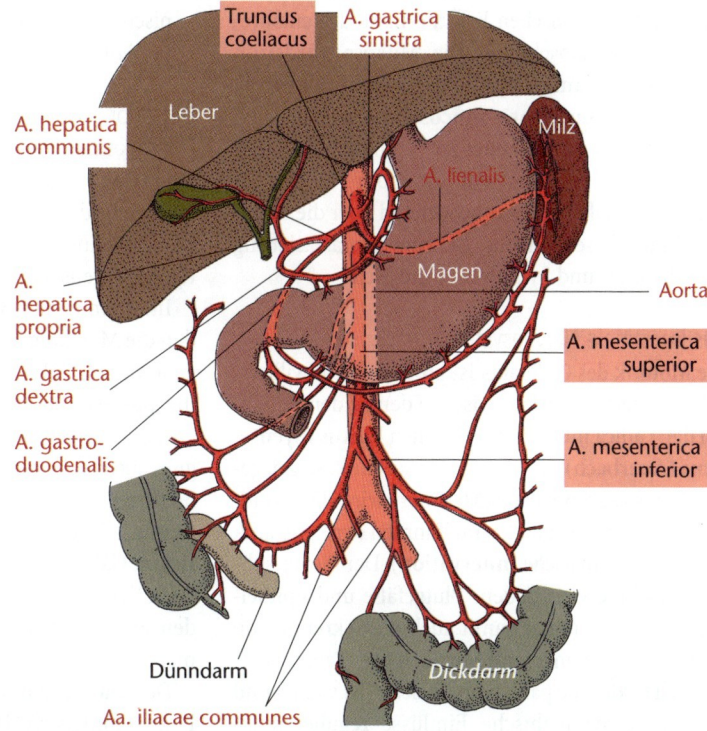

Abb. 6.1 Arterielle Blutversorgung der Abdominalorgane (ohne Abbildung der Nieren). [L190]

der A. rectalis superior, den größten Teil des Rektums.
Das Rektum wird zusätzlich über kleinere Arterien aus der A. iliaca interna und der A. pudenda interna versorgt.

Venöse Blutversorgung und Pfortadersystem
Die Bauchorgane sammeln ihr venöses, nährstoffreiches Blut im Pfortadersystem zur Einspeisung in die Leber. Wie bei der arteriellen Versorgung macht auch hier das mittlere und untere Rektum eine Ausnahme: Dieser Teil gibt sein Blut über die Vv. iliacae direkt in die V. cava inferior ab. Rektal applizierte Medikamente gelangen so ohne Leberpassage in den großen Kreislauf.

Lymphatische Versorgung
Ein Großteil der Nahrungsfette wird über die Lymphgefäße des GI-Trakts aufgenommen und über den **Ductus thoracicus** an die Blutzirkulation weitergeleitet. Bei einer Obstruktion bildet sich triglyzeridhaltiger, sog. chylöser Aszites.

Wandaufbau des Darmrohrs
Die Darmwand besteht einheitlich aus **Mukosa, Submukosa, Muskularis** und **Serosa**, mit Anpassung an die spezifischen Erfordernisse des entsprechenden Darmabschnitts. Die Mukosa wiederum setzt sich aus **Lamina epithelialis, Lamina propria** und **Lamina muscularis mucosae** zusammen. Erst die Lamina propria mucosae enthält Blut- und Lymphgefäße. Infiltriert ein Karzinom von der Lamina epithelialis mucosae ausgehend über die Basalmembran diese Schicht, ist eine Metastasierung über die Blut- und Lymphwege möglich.

Das intestinale Nervensystem
Die Motorik des GI-Trakts ist großenteils unwillkürlich gesteuert. Über den zwischen den beiden Schichten der Tunica muscularis gelegenen **Plexus myentericus** (**Auerbach**) und den in der Submukosa gelegenen **Plexus submucosus** (**Meißner**) wird die Motilität der glatten Muskulatur im Rahmen der Peristaltik reguliert (**intrinsische Innervation**). Der Plexus submucosus innerviert zudem Blutgefäße und Epithelzellen und beeinflusst damit auch die Sekretion von Verdauungsenzymen und Muzinen (➤ Tab. 6.1).

Auch fördernde parasympathische (N. vagus) und hemmende sympathische Einflüsse regulieren im Rahmen der **extrinsischen Innervation** Muskeltätigkeit und Sekretion. Über den **N. vagus** laufende Afferenzen sind im Zusammenspiel mit dem ZNS für die koordinierte motorische Funktion von Ösophagus und proximalen Magen sowie für den Defäkationsreflex von Bedeutung.

6.1.2 Physiologie des Magen-Darm-Trakts

Transport, Durchmischung, Speicherung
Die autoregulative Motilität des Magen-Darm-Trakts umfasst im Rahmen der mechanischen Verdauung:
- **Segmentationsbewegungen:** (stehende Wellen) → Durchmischung des Darminhalts, optimaler Kontakt von Darmwand und Speisebrei
- **peristaltische Kontraktionen:** (propulsive Wellen) → Weitertransport des Speisebreis von oral nach anal
- **Akkommodationsreflex:** Speicherung größerer Volumina ohne Erhöhung des intraluminalen Drucks in proximalem Magen, Colon ascendens und Rektum durch ↓ Muskeltonus
- **tonische Dauerkontraktionen** (**Spasmus**): typisch für die Sphinkteren (Pylorus, Ileozökalklappe, Anus).

Digestion, Absorption, Sekretion, Flüssigkeitskonservierung
Digestion bedeutet mechanische und chemische Zerlegung der Nahrung in resorbierbare Moleküle. Die Zerkleinerung dient dabei auch dem Abbau antigener Eigenschaften der Nahrung.

Im Rahmen der **Absorption** (= Resorption) werden die Moleküle in die Blut- oder Lymphbahn aufgenommen. Hauptaufnahmemechanismen sind die **passive Permeation** durch die Darmmukosa (vor allem Na^+ und Wasser) und der energieabhängige, **aktive Transport** (Glukose, Galaktose, Aminosäuren, Phosphate, Vitamine, kurzkettige Fettsäuren). Hauptabsorptionsorte sind Jejunum und Ileum. Gallensalze und Vitamin B_{12} werden im distalen Ileum resorbiert. Kurzkettige Fettsäuren werden auch noch im tieferen Dickdarm aufgenommen.

Der Dünndarm kann zudem über eine Na^+-K^+-Pumpe mittels cAMP und cGMP Wasser und Elektrolyte sezernieren. Das Choleratoxin aktiviert über eine ADP-Ribosylierung des G-Rezeptors die Adenylatzyklase (➤ 12.10.2). Das hitzelabile *E.-coli*-Toxin aktiviert ebenfalls die Adenylatzyklase. Beides führt zu schweren sekretorischen Durchfällen. Die Sekretion kann außerdem durch intestinale Hormone wie das Vasoactive intestinal Peptide (vasoaktives intestinales Peptid, VIP, ↑ beim Karzinoidsyndrom, ➤ 6.5.8), Laxanzien und dekonjugierte Gallensäuren aktiviert werden. Eine passive Sekretion kann zudem durch Veränderungen am epithelialen Schlussleistennetz, z. B. bei pseudomembranöser Kolitis, ausgelöst werden.

Im GI-Trakt werden täglich ca. 10 l Flüssigkeit umgesetzt: 2 l von außen zugeführte Flüssigkeit, 1 l Speichel, 2 l Magensekret, 2 l Gallen-/Pankreassekret sowie 3 l vom Dünndarm sezernierte Flüssigkeit. Hiervon werden 96 % im Dünndarm und 3 % im Dickdarm resorbiert. Mit dem Stuhl wird 1 % (ca. 100 ml) ausgeschieden.

Biochemische Funktion
Das Zottenepithel des Dünndarms besteht aus absorptiven **Enterozyten** sowie vereinzelt aus schleimproduzierenden **Becherzellen.** Es wird innerhalb von 3–6 Tagen durch mitotisch aktive Enterozyten-Vorläuferzellen erneuert, die in den Krypten sitzen. Dort befinden sich zudem **endokrine Zellen, Paneth-Zellen** sowie weitere Becherzellen.

Im Kolon fehlen die Zotten. In den Kolonkrypten finden sich Becherzellen.

Neben den Becherzellen tragen Magendrüsen (mit Beleg-, Haupt- und Nebenzellen) sowie Mundspeicheldrüsen, Pankreas und Leber maßgeblich zur Sekretion bei. Die Sekretionsvorgänge liefern die Verdauungsenzyme und den vor Selbstverdauung schützenden Muzinfilm.

Der Plexus submucosus steuert im Rahmen der **nervalen Regulation** die Drüsen der Darmwand über die cholinergen bzw. die peptidergen Transmitter Dynorphin bzw. VIP. Außerhalb der Wand des GI-Trakts liegende exokrine Drüsen werden durch Sympathikus und Parasympathikus reguliert u. a. über Acetylcholin, Noradrenalin, VIP und Cholezystokinin (CCK).

Die **humorale Steuerung** erfolgt über APUD-Zellen (Amine-Precursor Uptake and Decarboxylation) im Mukosaepithel, die u. a. Gastrin, Sekretin, CCK, GIP (Glucose-dependent Insulin-releasing Peptide) bilden.

Diese werden entweder in das Blut abgegeben (**endokrine** Wirkung), wirken direkt auf ihre Nachbarzellen ein (**parakrine** Wirkung) oder dienen als Neurotransmitter des Darmnervensystems (**neurokrine** Wirkung). Durch ihre stimulierende bzw. hemmende Wirkung auf glatte Muskulatur und sezernierende Zellen steuern sie Sekretion, Verdauung und Motilität der Darmwand (➤ Tab. 6.1).

Immunologische Funktion
Der GI-Trakt ist vielen potenziell antigen wirkenden Substanzen wie Mikroorganismen, Eiweißen und Enterotoxinen ausgesetzt. Zur Antigenabwehr werden Keime im Schutzfilm der Schleimhaut immobilisiert und durch die Magensalzsäure abgetötet. Eiweiße werden ausgefällt und enzymatisch verdaut. Außerdem findet im **darmassoziierten Gewebe** (**GALT, Gut-associated lymphatic Tissue**) Antikörperbildung statt: 75 % aller AK-produzierenden Zellen des Körpers sind in der Darmschleimhaut lokalisiert (Peyer-Plaques und Basalmembran). Die meisten dieser Zellen sind zur Bildung von sekretorischem IgA befähigt und spielen v. a. bei der Abwehr von Viren eine wichtige Rolle.

Bakterien im Darm
Die bakterielle Besiedelung des GI-Trakts ist vor allem auf Ileum und Kolon beschränkt (10^{11}–10^{12} Keimen/ml), darunter *Bacteroides fragilis, E. coli,* Klebsiellen und Enterobacter, welche u. a. Vitamin K und Ammoniak (→ hepatische Enzephalopathie bei Leberzirrhose, ➤ 6.8.8) synthetisieren. Die Darmflora bildet sich in den ersten Lebenstagen durch den Kontakt mit dem mütterlichen Vaginaltrakt sowie anderen Umgebungsquellen aus und ist entscheidend für die Entwicklung eines gesunden Immunsystems. Im späteren Leben hängt die Zusammensetzung der Darmflora von den aufgenommenen Keimen und probiotischen Nahrungsbestandteilen ab. Eine **Antibiotikatherapie** kann die Darmflora beeinträchtigen und zur pseudomembranösen Kolitis durch *Clostridium difficile* führen (→ Stuhluntersuchung auf *C. difficile* und dessen Toxin, Behandlung mit Metronidazol oder Vancomycin).

Tab. 6.1 Übersicht über die sekretionssteuernden Peptide.

	Gastrin	Cholezystokinin	Sekretin	GIP	Histamin
Bildungsort	G-Zellen (⅔ im Magenantrum, ⅓ in der Duodenalmukosa lokalisiert)	I-Zellen der Duodenal- und Jejunumschleimhaut	S-Zellen der Duodenum- und Jejunumschleimhaut	K-Zellen des gesamten Dünndarms	endokrine Zellen der tubulären Magendrüsen (sog. ECL-Zellen)
Wirkung	• ↑ HCl-Sekretion der Belegzellen des Magens • ↑ Peristaltik durch Wirkung auf die Muskulatur des Magenantrums • trophische Wirkung auf die Epithelien von Magen und Duodenum	• ↑ Gallenblasenkontraktion und gleichzeitige Öffnung des Sphincter Oddi (→ Gallensaftausschüttung) • ↑ Pepsinogenbildung in den Hauptzellen des Magens, jedoch • ↓ HCl-Sekretion	• Stimulierung der Pankreasgänge zur Bildung eines alkalischen, bikarbonatreichen Sekrets • ↓ Magenentleerung durch Hemmung der Magenmuskulatur • ↑ Alkalisierung der Galle im Gallengangsystem • ↓ Salz- und Wasserresorption in der Gallenblase	• ↑ Insulinfreisetzung aus den B-Zellen des Pankreas • ↓ HCl-Sekretion und der motorischen Aktivität des Magens	• ↑ Sekretion von HCl bzw. von Pepsinogenen nach Bindung an die H_2-Rezeptoren der Beleg- und Hauptzellen
Stimulation der Sekretion durch	• Nahrungspeptide • bestimmte Aminosäuren im Magenlumen • vagale Afferenzen • hohe Katecholaminkonzentrationen im Serum • Gallensäuren	• freie Fettsäuren • Peptide • bestimmte Aminosäuren • Glukose im Duodenallumen	• sauren Chymus (Magen-pH < 3)	• Glukose • Fett • Aminosäuren • niedriger pH-Wert im oberen Dünndarm	• vagale Stimulation
Hemmung der Sekretion durch	Magensaft-pH ≤ 3 Sekretin, Somatostatin, GIP	Trypsin			

6.2 Diagnostik bei gastrointestinalen Erkrankungen

6.2.1 Anamnese

Kardinalsymptome bei Magen-Darm-Erkrankungen
- **Bauchschmerzen** (viszeraler vs. somatischer Schmerz, ➤ Tab. 6.2).
- **Appetitveränderungen,** Abneigung gegen Nahrungsmittel, Nahrungsunverträglichkeiten
- **Übelkeit und Erbrechen:** Häufigkeit, Konsistenz, Beimengungen von Galle, Hämatin, Blut, zeitlicher Zusammenhang mit der Nahrungsaufnahme
- **Stuhlveränderungen:** Konsistenz, Farbe (entfärbter Stuhl bei Cholestase), Häufigkeit, Zeitpunkt des letzten Stuhlgangs, Beimengungen (z. B. Blutauflagerungen, Teerstuhl, Fettauflagerungen, Schleimbeimengungen), Geruch und Menge (fauler Geruch und voluminöser Stuhl bei Malabsorption)

Weiterführende Anamnese
- **Urogenitalsystem:** Menstruation, Symptome von „Geschlechtskrankheiten", Harnwegserkrankungen
- **Fieber**
- **Medikamenteneinnahme:** vor allem fragen nach NSAR, ASS, Antikoagulanzien
- **Vorerkrankungen:** KHK (Arteriosklerose → Angina mesenterialis), Herzrhythmusstörungen (Mes-

Tab. 6.2 Charakterisierung von Bauchschmerzen.

	Viszeraler Schmerz	Somatischer Schmerz
Schmerzcharakter	dumpf, quälend, nagend, wellenförmig, krampf- oder kolikartig	scharf, brennend, kontinuierlich, zunehmender Dauerschmerz
Lokalisierbarkeit	schlecht, oft in der Mittellinie; häufig Projektion in andere Körperregionen (fortgeleiteter Schmerz)	gut
Begleiterscheinungen	Patient versucht Schmerz durch Lageänderung zu lindern	Ruhe- und Schonhaltung des Patienten
Pathomechanismus	nimmt seinen Ausgang von den Baucheingeweiden; wird ausgelöst durch Dehnung und Entzündung der viszeralen Hüllen (z. B. Leber-, Milzkapsel, Wände von Hohlorganen)	nimmt seinen Ausgang vom parietalen Peritoneum und den Mesenterialwurzeln, tritt also bei Mitbeteiligung des Peritoneums oder der Mesenterialansätze auf (peritonealer Schmerz)
Beispiele	Gallenkolik, Obstipation, Leberstauung bei Rechtsherzinsuffizienz	Perforation eines Hohlorgans, Peritonitis, Blutungen in den Bauchraum

enterialinfarkt), Alkoholismus (Pankreatitis), Diabetes mellitus (Pseudoperitonitis), psychosomatische Erkrankungen (Anorexia nervosa, Bulimie)
- **Voroperationen:** postoperative Verwachsungen, Dumping-Syndrom nach Magenresektionen, Blind-Loop-Syndrom oder Ileus durch Narbenzüge (Brideileus)
- **Schwangerschaft:** Übelkeit, Erbrechen. Extrauteringravidität → akutes Abdomen
- **Familienanamnese:** Magen-Darm-Beschwerden bei familiärem Mittelmeerfieber, Thalassämie, Sichelzellanämie, Porphyrie oder erblicher Polyposis
- **Fernreisen:** „mitgebrachte" Tropenkrankheiten
- **metabolische Entgleisungen:** Porphyrie, Ketoazidose
- **Schmerzlokalisation:** Obwohl der viszerale Schmerz in der Regel schlecht lokalisierbar ist, können den einzelnen Organen wegen der Head-Verschaltung typische Schmerzlokalisationen zugeordnet werden: Schmerzafferenzen aus der Haut und den inneren Organen sind z. T. mit denselben Ursprungsneuronen der Schmerzbahn verbunden. Erregung dieser Neurone wird daher als Hautschmerz (fehl-)interpretiert.

6.2.2 Körperliche Untersuchung

Zur Untersuchung des Abdomens ist ein entspannter Bauch Voraussetzung → warme Hände? Warmes Stethoskop? An gynäkologische Befunde wie Gravidität, Extrauteringravidität, Ovarialtorsion und sexuell übertragene Erkrankung bzw. andrologische Befunde wie Hodentorsion oder Epididymitis muss gedacht werden; ggf. Überweisung.

Einschätzung der Kreislaufsituation
Bei „akutem Abdomen" muss auf Zeichen einer Sepsis, von Blutverlusten oder Extravasation von Flüssigkeit in die freie Bauchhöhle (Third Space) geachtet werden → Kontrolle von Puls, Blutdruck, bei schwerkranken Patienten evtl. Messung von zentralem Venendruck (ZVD) und Urinausscheidung.

Inspektion
- OP-Narben, geblähtes Abdomen (z. B. bei Ileus)?
- **Leberhautzeichen** (> 6.8.2), Venenzeichnung (z. B. bei portaler Hypertension mit Umgehungskreislauf)?
- **Hernien** an Leiste, Schenkel, Hoden, Labien, Nabel bzw. Mittellinie?
- seitliche Vorwölbungen (ausladende Flanken z. B. bei Aszites)?
- evtl. sichtbare **Peristaltik** bei mechanischem Ileus
- Blaufärbung um den Nabel (= **Cullen-Zeichen,** z. B. bei Pankreatitis, Extrauteringravidität, abdomineller Blutung)?
- **ungewöhnliche Pulsation**?, sichtbare Pulsation bei schlanken Menschen physiologisch; bei sicht- oder fühlbarem, pulsierendem Tumor im Oberbauch Verdacht auf Bauchaortenaneurysma

Auskultation
Darmgeräusche über allen vier Quadranten? → Normalbefund: ca. 5–30 „Klick- und Gurgelgeräusche"/min. Pathologisch sind metallisch klingende,

„hochgestellte" **Darmgeräusche** (bei mechanischem Ileus), **„Totenstille"** bei paralytischem Ileus, plätschernde Geräuschkaskaden (z. B. bei Durchfall) und Gefäßgeräusche bei Bauchaortenaneurysma oder Nierenarterienstenose.

Perkussion
- **Größe** von Leber und Milz
- **freie Flüssigkeit** in der Bauchhöhle (z. B. Aszites): wechselnde Dämpfung bei Umlagerung?
- tympanitischer **Klopfschall:** Meteorismus oder Ileus

Palpation
Von der Peripherie zum Schmerzzentrum hin! Beim Gesunden sind meist Leberunterrand und Colon descendens (linker Unterbauch) tastbar, ebenso die gefüllte Blase über dem Schambein. Die Milz ist normalerweise nicht zu tasten.
- **Druckschmerz?**, **muskuläre Abwehrspannung?**, „Loslass-Schmerz" und Auslösung eines Schmerzes durch vorsichtiges Beklopfen der Bauchwand (beides positiv bei peritonealer Reizung)
- **Größe** von Leber und Milz (Palpation im kleinen Becken beginnen, um starke Vergrößerung nicht zu übersehen), Pulsationen?, ungewöhnliche Tumoren?, am häufigsten verhärtete Stuhlmassen im Bereich des Kolonrahmens getastet → Abgrenzung gegenüber malignen Raumforderungen
- Untersuchung der **Bruchpforten** (Nabel, Leiste, Oberschenkel, Skrotum/Labien)
- bei Verdacht auf freie Flüssigkeit (z. B. Aszites): **Wellenschlagphänomen, Perkussion mit wandernder Grenze der Dämpfung bei Seitlagerung?**

Rektale Untersuchung
- **Analkanal:** Sphinktertonus, Stenosen (z. B. bei Morbus Crohn), Resistenzen (z. B. bei Karzinom oder thrombosierten Hämorrhoiden)
- **Ampulla recti:** fixierte, indurierte Schleimhaut bzw. tastbarer Tumor (bei Karzinom), Druckschmerz im Douglas-Raum (z. B. bei Appendizitis); Douglas-Vorwölbung und -fluktuation (bei intraperitonealer Eiter- oder Flüssigkeitsansammlung); Beurteilung der Prostata (verstrichener Sulkus bei Prostataadenom, harte Konsistenz und höckerige Oberfläche bei Prostatakarzinom); bei Frauen anterior meist Cervix uteri tastbar

- **Rückzug des Fingers:** prompter, suffizienter Analverschluss?, Blut am Fingerling → Hinweis auf Hämorrhoiden, Analfissur, chronisch entzündliche Darmerkrankungen (CED), Rektumkarzinom, Polypen oder Mesenterialinfarkt

Gynäkologische/andrologische Untersuchung
Bei Unterbauchbeschwerden müssen gynäkologische (z. B. Gravidität, Extrauteringravidität, Ovarialtorsion, sexuell übertragene Erkrankung) bzw. andrologische (z. B. Hodentorsion, Epididymitis) Befunde ausgeschlossen werden; ggf. Überweisung.

Labor
Vgl. spezielle Krankheitsbilder.

6.2.3 Apparative Diagnostik und Funktionstests

Einen Überblick über die **bildgebende Diagnostik** am GI-Trakt gibt ➤ Tab. 6.3:

Radio-Info

Differenzialdiagnosen extraluminaler Luft in der Abdomenübersichtsaufnahme
- **freie Luft**:
  – häufige Ursachen: Organperforation/-ruptur, physiologisch bis 14 Tage nach Bauchoperationen
  – retroperitoneal: streifige Aufhellung am lateralen Psoasrand
  – intraperitoneal: unter Zwerchfell (im Stehen), zwischen Leber, Zwerchfell und lateraler Bauchwand (in Linksseitenlage)
- **Luft in der Darmwand (Pneumatosis intestinalis**): häufige Ursachen:
  – ischämische Darmnekrosen
  – Entzündungen und Abszesse
  – posttraumatisch
  – Volvulus und Invagination
  – nekrotisierende Enterokolitis (bei Früh-/Neugeborenen)
- **Luft im Gallengangssystem:** häufige Ursachen:
  – Steinperforation bei Konkrementen
  – Tumoren
  – Cholezystitis
  – postoperativ/postinterventionell nach ERCP
- **Luft im kleinen Becken:** häufige Ursachen:
  – Douglas-Abszess
  – Kolon-Becken-Fistel

[MW]

6.2 Diagnostik bei gastrointestinalen Erkrankungen

Tab. 6.3 Übersicht der wichtigsten bildgebenden Verfahren am Magen-Darm-Trakt.

Verfahren	Vorteile	Nachteile
Ultraschall	nichtinvasiv, keine Strahlenbelastung, wichtigste abdominelle „Übersichtsuntersuchung"	schlechte Visualisierung bei Gasüberlagerung (Darmrohr!)
Endoskopie	hervorragende Darstellung von Schleimhautdetails, gleichzeitig Biopsieentnahme sowie Intervention (Polypenabtragung, Blutstillung) möglich	teuer, invasiv; große Teile des Dünndarms bei konventionellen Verfahren nicht einsehbar
Leeraufnahme des Abdomens	stellt Gasverteilung, Spiegelbildungen (Ileus?), freie Luft (Perforation? → Indikation zur Laparotomie) und Verkalkungen dar (➤ Abb. 6.2)*	keine Information über Organ- und Schleimhautprozesse
Kontrastmitteldarstellung im Einfachkontrast („Breischluck")	zeigt grobe intraluminale anatomische Defekte sowie Motilität	stellt oberflächliche Mukosaveränderungen unzureichend dar
Kontrastmitteldarstellung im Doppelkontrast	gut zur Darstellung von Ulzera und Tumoren	übersieht manche oberflächlichen Schleimhautläsionen, keine sicheren Aussagen zur Dignität möglich
Kolon-Kontrastmitteleinlauf	zeigt intraluminale Tumoren, Polypen, Fisteln, Divertikel und grobe Schleimhautveränderungen	unangenehm für den Patienten, übersieht oberflächliche Läsionen; Perforationsgefahr
CT	hervorragende anatomische Definition inklusive Retroperitoneum und größerer Gefäße; Darstellung der Darmwanddicke	teuer, Strahlen- und Belastung mit Kontrastmittel (KM), keine Aussagen über Mukosa, Darmrohr oft schlecht darstellbar
MRT	hervorragende anatomische Darstellung inklusive Darmwanddicke und Perfusionsverhältnissen, keine Strahlenbelastung	teuer, nicht überall verfügbar
Angiografie	kann Blutungsquelle bei akuter Blutung lokalisieren; diagnostisch z. B. bei Panarteriitis nodosa	invasives Verfahren mit hoher KM-Belastung, stellt nur stärkere Blutungen (> 0,5 ml/min) dar

* Eine „Luftansammlung" zwischen Zwerchfell und Leber findet sich auch beim Chilaiditi-Syndrom: Interposition der Flexura coli dextra zwischen Leber und Zwerchfell mit Druckgefühl und kolischen Schmerzen.

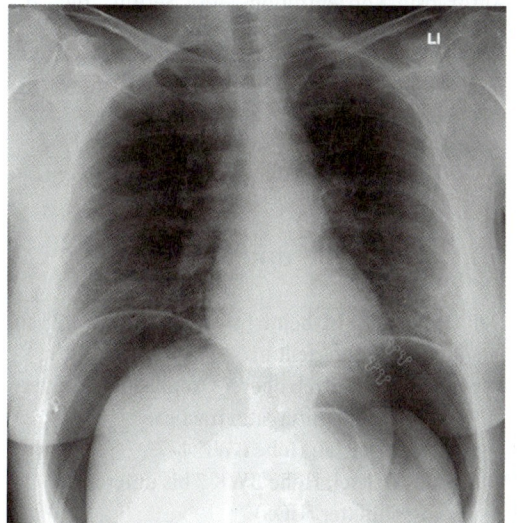

Abb. 6.2 Röntgenbild (im Stehen) eines Patienten mit Perforation des GI-Trakts: deutliche Luftsicheln unter den Zwerchfellkuppeln. [E355]

Funktionsuntersuchungen

Langzeit-pH-Metrie
Transnasal wird eine pH-Elektrode im unteren Ösophagus platziert, über die der pH-Wert alle 4–6 s über 24 h gemessen und in einem transportablen Aufzeichnungsgerät gespeichert wird. **pH-Werte** ≤ 4 sind Hinweise auf einen Reflux, müssen jedoch gegenüber physiologischen Refluxereignissen durch das Langzeit-pH-Profil abgegrenzt werden.

Manometrie
Über mehrlumige Katheter werden **Druckschwankungen** bei Ruhedruck, Spontanmotorik und Peristaltik nach Wasserschlucken z. B. zur Abklärung einer Dysphagie oder Achalasie an mehreren Punkten im Ösophagus registriert, bei Bedarf kontinuierlich über 24 h. Die Manometrie kann auch am Rektum angewendet werden, z. B. zur Abgrenzung einer chronisch-habituellen Obstipation gegenüber einer ganglionären Störung wie Morbus Hirschsprung.

Atemtests (H$_2$- oder CO$_2$-Exhalationstests)

Bestimmt wird die **Zuckerverwertung** (z. B. Laktose, Fruktose, Glukose) und damit die Funktion des oberen Dünndarms über eine Messung des H$_2$ in der Ausatemluft innerhalb 3 h nach oraler Gabe des zu untersuchenden Zuckers.

- Bei **Malabsorption** im Dünndarm gelangt der betreffende Zucker ins Kolon und steigert dort die H$_2$-Produktion. Das H$_2$ diffundiert via Blutgefäßsystem in die Lunge und wird abgeatmet. So steigt z. B. bei Laktasemangel oder bei Laktoseintoleranz die H$_2$-Exhalation nach Gabe von Laktose an.
- Bei **bakterieller Überwucherung** des Dünndarms steigt die H$_2$-Produktion unmittelbar nach Gabe von Glukose oder Laktulose an, da die Zucker schon im Dünndarm von den Bakterien verstoffwechselt werden → „Frühpeak" bei der H$_2$-Exhalationsmessung.
- Zur Bestimmung der **orozökalen Transitzeit** des Speisebreis wird der nichtresorbierbare Zucker Laktulose eingesetzt. Erst mit Eintritt der Fäzes in das bakterienreiche Kolon kommt es zur H$_2$-Bildung.

Weitere Exhalationstests umfassen den ^{13}**C-Exhalationstest** zum *Helicobacter-pylori*-Nachweis (Eradikationskontrolle nach Ulcus-Triple-Therapie) oder der **Glykocholat-Atemtest** zum Nachweis eines Gallensäureverlustes.

Stuhlfettbestimmung

Messung des **unresorbierten Fettanteils** (normal ≤ 6 g/d) im Stuhl zur Diagnostik einer Steatorrhö bei Verdacht auf Malabsorption. Der Stuhl wird bei standardisierter Diät mit täglicher Fettzufuhr von 100 g über 3 d gesammelt.

D-Xylose-Test

Messung der **Funktionsfähigkeit des oberen Dünndarms:** Xylose wird im oberen Dünndarm über das Glukose-Transportsystem absorbiert und im Organismus kaum verstoffwechselt. Nach oraler Gabe von 25 g D-Xylose wird die absorbierte D-Xylose-Konzentration in Serum und Urin bestimmt.

Dünndarmbiopsie

Durch Biopsien im Rahmen einer Gastroduodenoskopie können Schleimhautveränderungen wie Zottenatrophie (z. B. bei glutensensitiver Enteropathie), Infektionen (z. B. *Tropheryma whippelii* → positive PAS-Reaktion; atypische Mykobakterien) oder eine mikrobielle Besiedlung (Amöben, Lamblien) des Duodenums nachgewiesen werden.

Schilling-Test

Messung der **Funktionsfähigkeit des Ileums.** Nach oraler Gabe von radioaktiv markiertem Vitamin B$_{12}$ (Strahlenbelastung!) wird im 24-Stunden-Urin die ausgeschiedene Menge desselben gemessen. Eine ↓ Ausscheidung spricht für eine Resorptionsstörung im unteren Ileum, setzt allerdings den Ausfall von mindestens 80 cm Länge voraus.

Selen-Homotaurocholat-Test (SeHCAT)

Alternative zum Schilling-Test zur **Abklärung der Ileumfunktion.** Nach oraler Gabe einer synthetischen, Technetium-markierten Gallensäure (Selen-Homotaurocholsäure) wird die aufgenommene Gallensäure mittels Ganzkörperzähler gemessen. Wie Vitamin B$_{12}$ werden Gallensäuren im unteren Ileum aufgenommen. Eine ↓ Aktivität deutet auf eine Resorptionsstörung im terminalen Ileum hin.

Endogene α$_1$-Antitrypsin-Clearance

Zum **Nachweis eines Proteinverlusts** über den Darm, z. B. bei Verdacht auf exsudative Enteropathie. Dabei wird aus der Menge des normalerweise nur in geringsten Mengen im Stuhl vorhandenen α$_1$-Antitrypsins (Akute-Phase-Protein) und der α$_1$-Antitrypsin-Konzentration im Serum die α$_1$-Antitrypsin-Clearance berechnet.

6.3 Ösophagus

6.3.1 Anatomie und Physiologie

Der Ösophagus ist beim Erwachsenen etwa 25 cm lang und wird unterteilt in:
- **proximales Drittel:** oberer Ösophagussphinkter (OÖS) bis Höhe Bifurcatio tracheae
- **mittleres Drittel:** Höhe BWK 4–7
- **distales Drittel:** Höhe BWK 7 bis unterer Ösophagussphinkter (UÖS)
- Er weist **drei Engstellen** auf:
  - OÖS, ca. 15 cm ab Zahnreihe (Ringknorpelenge)
  - Aortenenge ca. 25 cm ab Zahnreihe, gebildet durch Bifurcatio tracheae und Aortenbogen

– Zwerchfellenge ca. 40 cm ab Zahnreihe beim Durchtritt der Speiseröhre durch den Hiatus oesophageus

Der **OÖS** wird durch den M. cricopharyngeus und den M. constrictor pharyngis gebildet. Er besteht aus glatter und quergestreifter Muskulatur und schließt den Ösophagus gegen den Rachen ab. Bei Insuffizienz kann Nahrung in den Bronchialbaum aspiriert werden.

Der **UÖS** (Kardia) schließt mit seiner verdickten Ringmuskulatur den Ösophagus zum Magen ab. Eine Insuffizienz führt zum Säurereflux aus dem Magen in den unteren Ösophagus und kann das nicht säureresistente Plattenepithel schädigen.

Der Wandaufbau gleicht dem anderer Abschnitte des GI-Trakts, allerdings fehlt die Tunica serosa, sodass sich Perforationen, Penetrationen, entzündliche und neoplastische Prozesse rasch in die Umgebung ausbreiten können.

Die Stellung des Ösophagus zum Magenfundus wird als His-Winkel bezeichnet.

Schluckakt und Peristaltik Der Schluckakt ist ein komplexer Vorgang aus willkürlichen und unwillkürlichen Elementen (u. a. Beteiligung der Hirnnerven V, VII, IX, X, XII) und beginnt mit der Hebung des weichen Gaumens, sodass eine Regurgitation in die Nase verhindert wird. Die Stimmbänder schließen sich und die Epiglottis faltet sich über den Kehlkopfeingang. Dann kontrahiert sich der M. constrictor pharyngis, gleichzeitig erschlafft der OÖS. Mit Eintritt des Speisebolus in den Ösophagus wird die primäre Peristaltik ausgelöst, d. h. unwillkürliche Kontraktionen, die den Bolus weiterbefördern. Noch bevor der UÖS erreicht ist, erschlafft dieser und lässt den Bolus in den Magen passieren. Durch die passierende Speise wird die Ösophagusschleimhaut zudem sensibel gereizt, was eine sekundäre Peristaltik mit progressiven Kontraktionen im thorakalen Teil des Ösophagus zur Folge hat, die der Selbstreinigung dienen (**ösophageale Clearance**).

6.3.2 Leitsymptome bei Ösophaguserkrankungen

Dysphagie

Subjektiv empfundene Schluckstörung bei:
- **gestörtem Eintritt** der Nahrung in den Ösophagus mit Husten, Würgen und Regurgitation ("Einschluckstörung", selten), typisch für neurologische und muskuläre Störungen sowie das Zenker-Divertikel
- **unzureichendem Transport** im Ösophagus selbst (häufig):
  – mechanische Obstruktion: Ösophaguskarzinom, peptische Stenose durch Refluxösophagitis, retrosternale Strumen, Mediastinaltumoren, Gefäßanomalien wie Aortenaneurysma oder A. lusoria
  – neuromuskuläre Störungen: Achalasie, Apoplex, Hirnstammlähmungen, ösophageale Motilitätsstörungen, Polymyositis, Sklerodermie, multiple Sklerose (MS), Myasthenia gravis, Myopathie
  – Zenker-Divertikel (➤ 6.3.4)

Von der Dysphagie unterschieden werden muss das sog. **Globusgefühl** (Globus pharyngis), ein meist psychogenes chronisches Kloß-, Druck- oder Trockenheitsgefühl im Halsbereich.

Odynophagie

Schmerzhafter Schluckakt, z. B. bei Soor-Ösophagitis, Ösophagusverätzungen (auch durch Medikamente, z. B. Tetrazyklin!)

Regurgitation

Zurücklaufen oder -würgen von Nahrung durch Passageunterbrechung (z. B. peptische Stenosen, Karzinom) oder bei neuromuskulären Motilitätsstörungen (z. B. Achalasie, aber auch bei pharyngoösophagealen „Einschluckstörungen", s. o.) sowie bei Divertikeln, in denen sich Speisebrei verfängt und vor allem nachts wieder freigegeben wird.

Sodbrennen (lat. Pyrosis)

Brennende retrosternale Schmerzen, typischerweise bei Refluxerkrankung. 10 % der Erwachsenen sind betroffen.

Foetor ex ore, Halitosis

Unter Foetor ex ore wird über Mundgeruch, unter Halitosis ein übler Geruch der Atemluft verstanden.

Foetor ex ore weist neben Nahrungseinflüssen hin auf:
- Erkrankungen der Zähne bzw. Gingiva oder mangelnde Zahnhygiene
- bakterielle Fehlbesiedlung oder Entzündungen des Mund- und Rachenraums (z. B. Tonsillitis)
- verminderten Speichelfluss, z. B. als Folge eines Sjögren-Syndroms oder bei Therapie mit Anticholinergika

Halitosis lässt sich zurückführen auf:
- Erkrankungen des Verdauungstrakts mit Stase des Nahrungsbreis (z. B. Ösophagusdivertikel, Achalasie, Ileus)
- Erkrankungen der Lunge (z. B. Bronchitis)
- Stoffwechselstörungen: Azetongeruch bei diabetischer Ketoazidose, Harngeruch bei Urämie, Geruch nach roher Leber bei Leberkoma

Nichtkardialer Brustschmerz

Ösophagusschmerzen können zu Thoraxschmerzen führen, die myokardial bedingten Brustschmerzen gleichen. Zur Unterscheidung erfolgt eine **kardiologische Diagnostik** (u. a. Belastungs-EKG, Bestimmung myokardialer Enzyme).

6.3.3 Funktionelle Motilitätsstörungen des Ösophagus

Achalasie

Durch Degeneration des distalen ösophagealen Plexus myentericus (Inzidenz 1 : 100.000/Jahr, Gipfel 30.–60. Lj.) kommt es zu einer ↓ oder fehlenden schluckreflektorischen Erschlaffung des UÖS. Dieser zeigt einen ↑ Ruhedruck und erschlafft bei der Nahrungspassage nicht ausreichend. Gleichzeitig ist die physiologische propulsive Peristaltik im unteren Ösophagus herabgesetzt. In der Folge entwickelt sich dort eine Hypertrophie der Ringmuskulatur. Von der **primären Form** mit unklarer Genese wird die **sekundäre Form** unterschieden, z. B. bei Adenokarzinomen des ösophagogastralen Übergangs (AEG, ➤ 6.3.9), Lymphom, Lungenkarzinom, Chagas-Krankheit, Amyloidose, Sarkoidose, Morbus Parkinson u. a.

Klinik
Über Jahre sich entwickelnde Dysphagie (feste und flüssige Nahrung), Regurgitation und retrosternaler Druck oder Schmerz. Durch die Retention der Speisen entsteht eine **prästenotische Ösophagitis** (Karzinomrisiko ↑). Oft entwickeln die Patienten Manöver, um die Ösophagusentleerung zu fördern, z. B. Strecken des Halses oder Durchstrecken des Rückens.

Komplikationen
Gewicht ↓. Gefürchtet sind **nächtliche bronchopulmonale Aspirationen** mit (rezidivierenden) Aspirationspneumonien. Das Risiko zur Entwicklung eines **Ösophaguskarzinoms** ist 30fach erhöht → Kontrollendoskopien alle 1–2 Jahre.

Diagnostik
Mit einem „Röntgenbreischluck" kann die Engstellung des Ösophagusausgangs mit oberem Megaösophagus („Sekt-" oder „Weinglasform") dargestellt werden (➤ Abb. 6.3). Die **Endoskopie** zum Ausschluss eines Malignoms ist obligat. Als Goldstandard gilt die **Manometrie** des unteren Ösophagus (fehlende Peristaltik, ↑ Ruhedruck, mangelnde Erschlaffung des unteren Ösophagussphinkters beim Schluckakt).

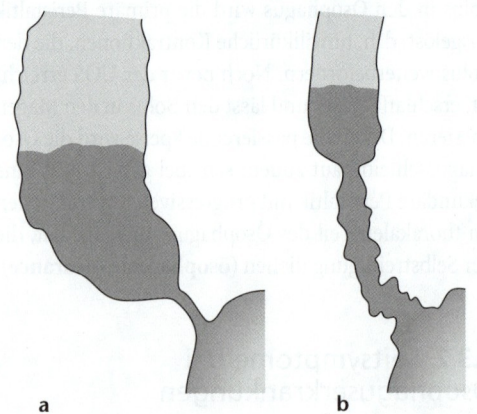

Abb. 6.3 Typische Kardiaformen in der Röntgendarstellung. [L106]

a) Achalasie
b) Ösophagus- und Kardiakarzinom.

Radio-Info
Ösophaguspathologien im Röntgenbreischluck

Ausgetretenes oder aspiriertes bariumhaltiges KM verursacht schwere Entzündungsreaktionen. Deshalb muss bei einem Verdacht auf Schluckstörungen, ösophagotracheale Fisteln mit Aspirationsgefahr oder Perforation wasserlösliches, jodhaltiges KM verwendet werden.
- **Achalasie:** „sektglasartig" verformte, dilatierte Speiseröhre mit distal liegender, glatter, symmetrisch konischer Enge
- **Ösophagusdivertikel:** KM-gefüllte Aussackung des Ösophagus (z. B. Zenker-Divertikel dorsal der zervikalen Speiseröhre)
- **Zwerchfellhernie:** Verlagerung des kontrastierten Magenfundus neben die Speiseröhre in den Thorax
- **Ösophaguskarzinom:** fixierte, unregelmäßig konturierte Enge

[MW]

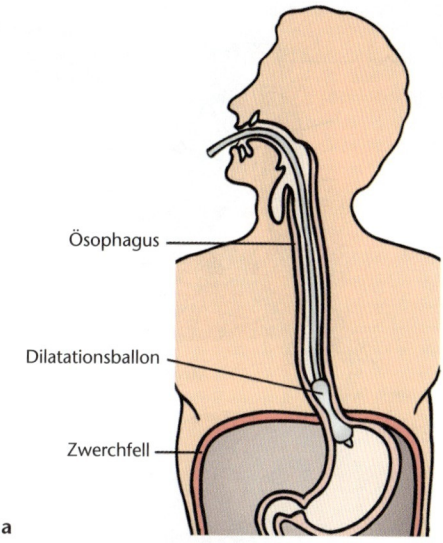

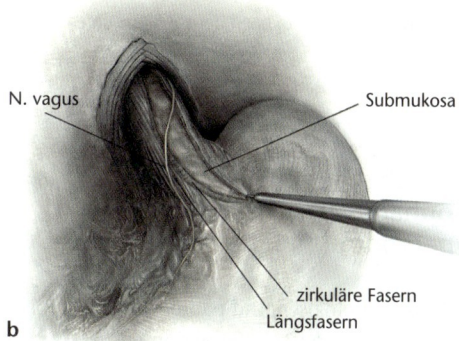

Therapie
Primär konservativ mit **Kalziumantagonisten** oder **Nitraten** sowie kleinen Mahlzeiten. Der UÖS kann mittels **Ballonkatheter** erweitert werden, die langfristige Erfolgsrate liegt aber nur bei 40–60 %. In 2–3 % kommt es dabei zu einer Ösophagusperforation. Deshalb ist eine Röntgenkontrolle nach einer Bougierung, einer Dilatation, mit wasserlöslichem (!) Kontrastmittel obligat.

Die Injektion von **Botulinustoxin** in den UÖS führt für 3–12 Monate zu einer Besserung der Symptome. Sie muss regelmäßig wiederholt werden und kommt vor allem für alte oder multimorbide Patienten infrage, denen invasivere Methoden nicht zugemutet werden sollen.

Nach mehreren erfolglosen Dilatationsversuchen oder Rezidiv ist die Operation indiziert.

Abb. 6.4 a, b Achalasietherapie.
a) Pneumatische Dilatation [E567]
b) Extramuköse Ösophagektomie nach Gottstein-Heller. [F292]

Chirurgie-Info
Achalasie

Indikation
Die Verfahrenswahl wird zwischen pneumatischer Dilatation und Myotomie noch immer kontrovers diskutiert. Derzeit scheint die laparoskopische Myotomie nach Gottstein-Heller hinsichtlich Symptomverbesserung und Refluxkontrolle überlegen zu sein. Vorausgegangene pneumatische Dilatationen (➤ Abb. 6.4a) können zudem die Operation erschweren. Daher sollte v. a. bei Patienten < 30 Jahren und fortgeschrittener Achalasie die Indikation zur Operation gestellt werden.

Operationsverfahren
Die chirurgische Therapie der Achalasie besteht in der heutzutage laparoskopisch durchgeführten **extramukösen Ösophagokardiomyotomie nach Gottstein-Heller** (➤ Abb. 6.4b). Bei diesem Verfahren werden die Serosa und alle Muskelschichten der Kardia mit Fortsetzung auf ca. 1–2 cm im Bereich des proximalen Magens in Längsrichtung bis auf die Schleimhaut gespalten, die Lamina muscularis bleibt intakt. Zur Verhinderung einer Refluxösophagitis und Deckung des Defektes wird die Myotomie mit einer **Antirefluxmaßnahme** (partielle Fundoplastik nach Thal, Dor oder seltener 360°-Fundoplastik nach Nissen-Rossetti, ➤ Abb. 6.4c) kombiniert.
[AS]

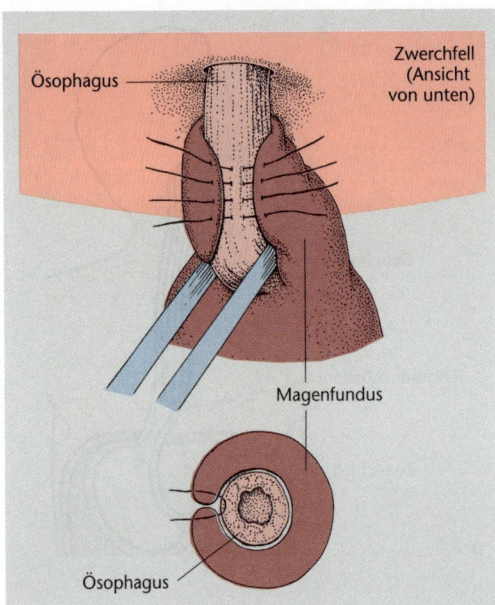

Abb. 6.4c Fundoplicatio: oben der OP-Situs, unten im Querschnitt. [L190]

Idiopathischer diffuser Ösophagusspasmus und hyperkontraktiler Ösophagus

Bei beiden ätiologisch und pathogenetisch unklaren Krankheitsbildern ist die Funktion des UÖS im Gegensatz zur Achalasie normal.

Beim **diffusen Ösophagusspasmus** treten neben regelrechten peristaltischen Kontraktionen schluckinduziert oder spontan nichtperistaltische/simultane Kontraktionen des Ösophagus auf. Dies stört den Nahrungstransport und verursacht Schmerzen.

Beim **hyperkontraktilen Ösophagus** ist die reguläre Peristaltik zwar erhalten, Druckamplitude und -dauer sind aber ↑↑ („Nussknackerösophagus").

Klinik und Diagnostik

Starke, teils nahrungsunabhängige retrosternale Schmerzen (DD: Angina pectoris!) und Dysphagie (vor allem bei schlecht gekauter Nahrung und heißen/kalten Speisen).

Die Diagnostik umfasst:
- **Röntgenbreischluck mit Durchleuchtung:** Für den diffusen Ösophagusspasmus ist der Befund des „Korkenzieherösophagus" typisch, beim Nussknackerösophagus gibt es keine spezifischen Veränderungen.
- **Manometrie:** Sie dient zum Ausschluss einer Achalasie und zur sicheren Unterscheidung beider Erkrankungen.
- **Endoskopie:** Sie wird zum Ausschluss einer Refluxkrankheit als häufige Ursache für Motilitätsstörungen durchgeführt.

Therapie

Konservativ: langsames Essen, gutes Kauen, Meiden von zu heißen und zu kalten Speisen. Therapieversuch mit Nifedipin oder Nitroglyzerin. Orale Gabe von Pfefferminzöl, ggf. Injektion von Botulinustoxin.

Sekundäre Motilitätsstörungen

Motorische Dysfunktionen des Ösophagus treten auch im Rahmen generalisierter Erkrankungen auf, z. B. bei progressiver systemischer Sklerodermie in 80–90 %. Zugrunde liegt eine Atrophie der glatten Muskulatur, die zur ösophagealen Hypoperistaltik sowie zu Funktionsstörungen des UÖS mit Reflux und nachfolgenden narbigen Ösophagusstrikturen führt. Dysphagie und Aspirationsneigung folgen im Verlauf.

Hypoperistaltische Schluckbeschwerden treten auch bei weiteren **Kollagenosen** (Sharp- und CREST-Syndrom, Lupus erythematodes, ➤ 11.9) sowie bei **Amyloidose** oder **Polyneuropathie** (z. B. im Rahmen eines Diabetes mellitus) auf.

Für Motilitätsstörungen können zudem primäre **Muskelerkrankungen** (z. B. Muskeldystrophien) oder **Erkrankungen des ZNS** ursächlich sein.

Therapie: Behandlung der Grunderkrankung und des häufig begleitenden Refluxes. Motilitätsfördernde Medikamente (z. B. Domperidon) können die Beschwerden lindern.

6.3.4 Ösophagusdivertikel

Wandaussackungen des Ösophagus (➤ Abb. 6.5). Betroffen sind meist ältere Patienten.

Pathologisch unterschieden werden Traktions- und Pulsionsdivertikel.

Traktionsdivertikel (echte Divertikel, 20 % der Fälle) sind Ausstülpungen der gesamten Ösophagus

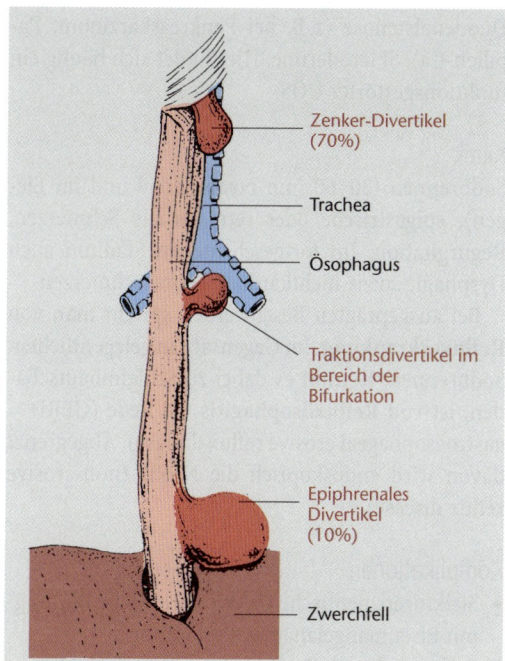

Abb. 6.5 Lokalisation der Ösophagusdivertikel. [L190]

wand. Sie befinden sich häufig im mittleren Ösophagusabschnitt als parabronchiale Divertikel durch kongenitale Persistenz ösophagobronchialer Gewebebrücken oder aufgrund entzündlicher, narbig ausheilender Prozesse der ösophagealen, bifurkalen oder paratrachealen Lymphknoten. Meist Zufallsbefund nach dem 40. Lj. ohne klinische Bedeutung, Therapie nur bei Symptomatik.

Bei **Pulsionsdivertikel** (falsche Divertikel, Pseudodivertikel, 80 % der Fälle) stülpen sich Schleimhaut und Submukosa bei erhöhtem intraluminalem Druck an Schwachstellen der Ösophaguswand durch eine Muskellücke aus. Ursachen können funktionelle oder mechanische Passagehindernisse sein.

Häufigste Form ist das meist linksseitige **Zenker-Divertikel** (auch zervikales oder Hypopharynxdivertikel, 70 % der Fälle) in der Pharynxhinterwand, im Bereich der anatomischen Muskellücke (Killian-Dreieck) oberhalb der Pars horizontalis des M. cricophyaryngeus (OÖS).

Weiterhin finden sich in 10 % der Fälle **epiphrenische Divertikel** als meist linkslaterale Ausstülpung im distalen Ösophagus. Ursächlich können Achalasie, diffuser Ösophagusspasmus oder postoperative Störungen nach OPs im ösophagogastralen Übergang sein.

Klinik
Beim **Zenker-Divertikel** schleichender Beginn mit Fremdkörpergefühl, Dysphagie und Mundgeruch. Vor allem nachts wird retinierte Nahrung regurgitiert (Aspirationsgefahr ± Pneumonie!). Weitere Komplikationen sind Blutung, Fistelbildung und Perforation. **Epiphrenische Divertikel** selbst sind symptomlos. Die zugrunde liegende Motilitätsstörung führt aber zu Dysphagie, Regurgitation und retrosternalen Schmerzen. **Traktionsdivertikel** sind meist asymptomatisch. Bei Entzündungen (Divertikulitis) kommt es zur Dysphagie, selten zu Fistelbildung oder Perforation. Hustenreiz kann bei Verwachsungen mit der Trachea auftreten.

Diagnostik
Diese umfasst:
- **„Röntgenbreischluck":** Nachweis des Divertikels meist links paravertebral. Wegen der Aspirationsgefahr muss das KM wasserlöslich sein!
- **Manometrie** zum Ausschluss einer Motilitätsstörung
- evtl. **Endoskopie; cave:** erhöhte Perforationsgefahr!

Therapie

Chirurgie-Info

Divertikel der Speiseröhre

Zenker-Divertikel (Pulsionsdivertikel)
Unabhängig vom Brombart-Stadium und vom aktuellen Beschwerdebild ist das Vorhandensein des Zenker-Divertikels bereits die Indikation zur Therapie. Bei Patienten in gutem Allgemeinzustand und mit guter Lebenserwartung ist die chirurgische Abtragung (Divertikulektomie) mit extramuköser **Myotomie des oberen Ösophagussphinkters** Methode der Wahl. Dabei wird über eine Inzision am Vorderrand des M. sternocleidomastoideus das Divertikel aufgesucht. Kleine Divertikel können ggf. belassen und parallel zum Hypopharynx nach oben an der prävertebralen Faszie fixiert werden (Divertikulopexie). Größere Divertikel werden mittels Linearstapler abgetragen. Auf jeden Fall erfolgt die Spaltung der horizontal unterhalb des Divertikels verlaufenden Fasern des **M. cricopharyngeus.** Die Mukosa wird dabei streng geschont (extramuköse Myotomie). Besonders bei älteren, komorbiden Patienten sollte die transorale, endoluminale Schwellenspaltung zwischen Divertikelhals und oberem Ösophagussphinkter mit dem flexiblen Endoskop als weniger invasives Alternativverfahren in Erwägung gezogen werden. Nachteil des an sich schonenderen Verfahrens ist die hohe Rezidivneigung, die Gefahr des

Auslösens einer Mediastinitis mit den bekannten schwerwiegenden Folgen, die auf große Divertikel (Brombart III–IV) beschränkte Anwendbarkeit sowie das Erschweren des ggf. notwendigen späteren chirurgischen Vorgehens.

Traktionsdivertikel
Die Indikation zur operativen Therapie besteht nur bei Beschwerden sowie bei Verbindung zum Bronchialsystem oder zum Mediastinum. Über eine rechtsseitige Thorakotomie wird das Divertikel abgetragen. Etwaige fibröse Stränge oder Fisteln werden dabei durchtrennt.

Epiphrenisches Divertikel
Auch hier ist die Indikation zur chirurgischen Versorgung nur bei symptomatischen (Schmerzen, Blutung) größeren Divertikeln zu stellen. Über eine linksseitige Thorakotomie (ggf. auch minimal-invasiv) erfolgen die Divertikelabtragung, distale Myotomie des Ösophagus und anschließende Fundoplicatio.
[AS]

6.3.5 Refluxkrankheit

Durch einen inadäquaten Antirefluxmechanismus bedingter Reflux von aggressivem Mageninhalt in den Ösophagus mit konsekutiver Schleimhautreizung (20 % der Bevölkerung!). Das Refluat besteht meist aus Salzsäure, kann sich aber als alkalischer Reflux auch aus Galle und Pankreassekret mit besonders schweren Schleimhautschäden bei geringer Symptomatik zusammensetzen.

Ätiologie und Einteilung
Bei der **primären Refluxkrankheit** (80 %) sind Wohlstandsfaktoren ursächlich: ↑ intraabdomineller Druck durch Adipositas, sitzende Tätigkeit, enge Kleidung, behinderte Darmtätigkeit durch Bewegungsmangel und ballaststoffarme Ernährung sowie Genussmittel mit konsekutiver ↑ Säureproduktion (Kaffee, Alkohol, Nikotin, Schokolade, Fette) sind wichtige begünstigenden Faktoren. Auch Medikamente tragen zur Refluxentstehung bei (z. B. Nitrate, Kalziumantagonisten, β-Adrenergika, Anticholinergika). Hiatushernien treten in 90 % der schweren Refluxfälle auf. Scheinbar behindern diese die ösophageale Clearance, mit konsekutiv verlängerter Säureeinwirkung.

In 20 % ist die Refluxkrankheit **sekundär**, d. h. auf eine Grundkrankheit bzw. auf Schwangerschaft (Östrogen- und Gestageneinfluss) zurückzuführen: postoperativer Reflux (nach Kardiomyotomie, Gastrektomie u.a.), Kardiakarzinom, Pylorusstenose,
Duodenalstenose (z. B. bei Pankreaskarzinom, Papillen-Ca), Sklerodermie. Hier findet sich häufig ein funktionsgestörter UÖS.

Klinik
Sodbrennen (30–60 min postprandial und im Liegen), epigastrische oder retrosternale Schmerzen, Regurgitation. Im fortgeschrittenen Stadium auch Dysphagie sowie nichtkardiale Thoraxschmerzen.

Bei ausgeprägten Beschwerden spricht man von **Refluxerkrankung,** im Gegensatz zu gelegentlichem Sodbrennen. Kommt es dabei zu Schleimhautschäden, ist von **Refluxösophagitis** die Rede (GERD = gastroesophageal erosive reflux disease). Abgegrenzt davon wird endoskopisch die NERD (non-erosive reflux disease).

Komplikationen
- Strikturen, peptische Ulzera, chronische Blutung mit Eisenmangelanämie, Perforation
- Asthma, chronische Bronchitis, chronische Laryngitis mit Heiserkeit; Koronarspasmen als Folge der säurebedingten Vagusstimulierung
- Barrett-Ösophagus (syn. Endobrachyösophagus): Umwandlung des zerstörten Plattenepithels im distalen Ösophagus in weniger widerstandsfähiges, metaplastisches Zylinderepithel mit Becherzellen. 40fach erhöhtes Risiko für die Bildung eines Adenokarzinoms!

> **MERKE**
> **10er-Regel:** 10 % der Patienten mit Reflux haben eine Refluxösophagitis, 10 % davon entwickeln einen Barrett-Ösophagus, 10 % davon ein Adenokarzinom!

Diagnostik
In unkomplizierten Fällen sind Anamnese und Klinik zur Diagnosestellung ausreichend. In allen anderen Fällen erfolgen **Endoskopie und Biopsie** mit makroskopischer Stadieneinteilung einer Ösophagitis sowie Malignomausschluss (➤ Abb. 6.6). Histologisch finden sich oberflächliche Koagulationsnekrosen im nichtverhornenden Plattenepithel, eine Verbreiterung der Basalzellschicht sowie eine Verlängerung der Bindegewebspapillen mit Hyperämie (Kapillarektasie). Mittels **Langzeit-Ösophagus-pH-Metrie** (abnorm, wenn pH < 4 während ≥ 7 % der Zeit) und **Röntgenbreischluck** (anatomische Regelwidrigkeiten wie Strikturen oder Ringe?) können Aussagen

über einen evtl. vorhandenen Reflux getroffen werden (➤ Tab. 6.4). Häufig besteht keine Korrelation zwischen endoskopischem Befund und Beschwerden.

Therapie
Allgemeinmaßnahmen sind:
- Gewichtsreduktion
- Vermeidung von großen, fetten und stark gesalzenen Mahlzeiten
- faser- und eiweißreiche Ernährung
- regelmäßige körperliche Bewegung
- Verzicht auf Nikotin, Schokolade, Alkohol, säurehaltige Medikamente, Kaffee
- nachts erhöhte Oberkörperlagerung

Außerdem erfolgt eine Säureblockade durch **Protonenpumpenblocker** (PPI, ➤ 6.4.4 Pharma-Info). Die Refluxneigung kann dadurch nicht geheilt werden, aber die Refluxösophagitis. Die Therapie muss über Jahre durchgeführt werden, z. B. als **Step-down-Schema:** Beginn mit relativ hohen Dosen (1–2× Standarddosis für 2–4 Wochen), langsame Reduktion, ggf. Weiterführung als Bedarfstherapie. Eine Kontrollendoskopie mit Biopsieentnahme wird bei Barrett-Ösophagus ohne Nachweis einer intraepithelialen Metaplasie nach einem Jahr, bei weiterem Negativbefund alle 2–3 Jahre empfohlen.

Operative Therapie ➤ Chirurgie-Info

Chirurgie-Info
Refluxösophagitis

Standardtherapie der Refluxösophagitis ist die konservative Therapie. Patienten, deren Beschwerden trotz suffizienter konservativer Therapie bestehen bleiben oder bei denen die Refluxösophagitis nicht abheilt, sollten der operativen Therapie zugeführt werden. Methode der Wahl ist die **laparoskopische hintere Hiatoplastik** zur Reparation der zugrunde liegenden Hiatushernie mit **Fundoplicatio nach Nissen** (360°-Manschette) bzw. mit posteriorer partieller Teilmanschettenbildung nach Toupet (270°, Hemifundoplicatio). Ein offen chirurgisches Vorgehen findet nur noch selten Anwendung. Jedoch führt die bei konservativer Therapie notwendige PPI-Langzeitbehandlung mit ihren Nebenwirkungen wie z. B. Pneumonierisiko, verminderte Wirkung von Clopidogrel sowie dem vermehrten Vorkommen von *Clostridium difficile* verursachter Diarrhö immer wieder zu kontroversen Diskussionen um eine möglicherweise notwendige großzügigere Indikationsstellung zur laparoskopischen Operation.

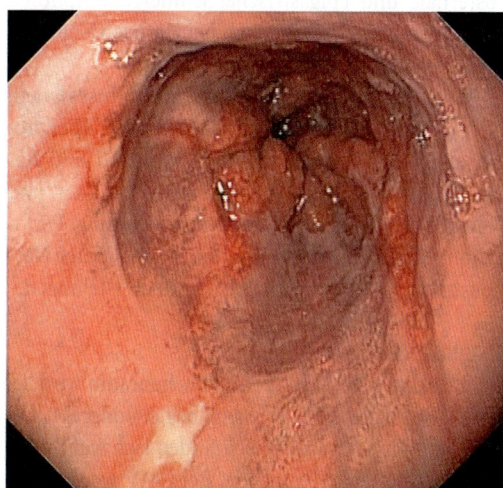

Abb. 6.6 Endoskopischer Befund bei Refluxösophagitis: erythematöse Schleimhautläsionen, die aber noch nicht konfluieren (Stadium II nach Savary und Miller, ➤ Tab. 6.4). [O558]

Tab. 6.4 Stadieneinteilung GERD (nach Savary und Miller, mod. nach Sievert und Ottenjahn).

Stadium	Endoskopischer Befund	Therapie	Verlaufskontrolle
0	normale Schleimhaut, jedoch abnorme Histologie	konservativ	
I	einzelne, nicht konfluierende Schleimhauterosionen in erythematöser Schleimhaut	konservativ + PPI	nach 8 Wochen; OP, wenn > 6 Monate Therapieresistenz
II	konfluierende, jedoch nichtzirkuläre Schleimhautläsionen mit Erosion	konservativ + PPI	nach 8 Wochen; OP, wenn > 6 Monate Therapieresistenz
III	zirkuläre, erosive Schleimhautläsionen	konservativ + PPI	nach 3 Monaten OP, wenn keine Besserung
IV	Komplikationen: Stenose, Ulkus, Barrett-Ösophagus	Bougierung + PPI bei multimorbiden Patienten OP bei jungen Patienten	bei Verdacht auf Barrett-Ösophagus jährlich, dann alle 2–3 Jahre

Komplikationen
Zu den typischen Komplikationen der Fundoplicatio (mit oder ohne Hiatoplastik) zählen **Dysphagie** sowie das **Gas-Bloat-Syndrom** (Behinderung des Aufstoßens und Erbrechens, Blähungsgefühl im Oberbauch).

Sonderfall Barrett-Ösophagus
Die Therapie des Barrett-Ösophagus erfolgt in Abhängigkeit des Schweregrades der intraepithelialen Neoplasien (IEN). Liegt keine oder eine Low-Grade-IEN ohne mukosale Erhabenheit vor, sollten eine konsequente konservative Therapie der Refluxerkrankung sowie regelmäßige endoskopische Kontrollen erfolgen. Bei Low-Grade-IEN mit mukosaler Erhabenheit oder High-Grade-IEN sollte eine endoskopische Mukosaresektion durchgeführt werden.
[AS]

6.3.6 Nichtrefluxbedingte Ösophagitis

Ätiologie
Am häufigsten sind:
- **infektiöse Ursachen:** durch *Candida albicans* bei Resistenzminderung (z. B. bei Leukämie, Diabetes mellitus, immunsuppressiver Therapie mit Glukokortikoiden oder Zytostatika, Immundefekten, Alkoholismus, Breitbandantibiotika); bei AIDS-Patienten werden Infektionen mit Zytomegalie- (CMV), Varicella-Zoster- (VZV) oder Herpes-simplex-Viren (HSV) beobachtet.
- **mechanisch irritative, thermische** und **chemische Ursachen:** Reizung durch Bestrahlung, Alkoholismus, Verbrennungen, Sonden; Ulzerationen durch „stecken gebliebene" Arzneimittel (besonders bei Tetrazyklinen, Bisphosphonaten, NSAR, KCl, Eisensulfat, Quinidin, Zidovudin, Antibiotika), Stenosen bei Plattenepithelkarzinom des Ösophagus; außerdem bei Verätzungen mit Säuren und Laugen durch versehentliches Trinken z. B. von Haushaltsreinigern (in > 80 % der Fälle Kinder ≤ 10 Lj.) oder in suizidaler Absicht; der Magen wird im Gegensatz zum Ösophagus durch einen laugenbedingt hervorgerufenen Kardiaspasmus weniger geschädigt als bei der Säureverätzung, die zu einer oberflächlichen Koagulationsnekrose mit Schorfbildung führt und bei der kein Kardiaspasmus ausgelöst wird

MERKE
Säuren führen zu Koagulationsnekrosen, **Laugen** zu tief greifenden Kolliquationsnekrosen, d. h. Verflüssigung des Gewebes, die eine weitere Penetration in die Organwand begünstigt.

- **eosinophile Ösophagitis:** Sie betrifft besonders Kinder/Jugendliche. Wahrscheinlich liegt eine allergische Reaktion gegen Nahrungsbestandteile zugrunde. Histologisch finden sich eosinophile Granulozyten in der Ösophagusschleimhaut.

Klinik
Appetitlosigkeit, Odynophagie und Dysphagie, retrosternale und epigastrische Schmerzen. Aphthen im Lippen- und Mundbereich bei Herpes-Ösophagitis. Chorioretinitis bei CMV-Infektion.
Für die **Verätzung** sind Rötung und diffuses Ödem oder weißliche Schleimhautbeläge typisch. Hier treten auch Verätzungen von Lippen, Mund und Rachen, Thoraxschmerzen, Dysphagie, Würgen und Salivation auf. **Komplikationen** sind Blutung, Perforation, Mediastinitis, Peritonitis, Sepsis, später Narbenstrikturen (↑ Karzinomrisiko) und Fistelungen.

Diagnostik
Bei Inspektion von Mund- und Rachenraum wird bei **Soor-Ösophagitis** in 75 % ein begleitender Mundsoor gefunden. Endoskopisch finden sich weiß-gelbliche, gut haftende Stippchen. Bei **CMV** werden wenige große, flache, oberflächliche Ulzerationen gesehen, bei **Herpes** viele kleine und tiefe Ulzerationen. Bei den **mechanisch irritativen Formen** werden u. a. lokale Schwellung, Rötung oder Blutung gesehen.
- bei Verdacht auf Verätzung: **Röntgen-Thorax** ± wasserlösliches Kontrastmittel → Perforationszeichen (freie Luft, Mediastinalemphysem)?
- frühzeitige **Endoskopie:** Beurteilung von Lokalisation (auch Magen betroffen?) und Ausmaß der Organschädigung; bei Verdacht auf Candida-Ösophagitis erfolgt eine Biopsie mit Pilzkultur bzw. eine zytologische Untersuchung. Bei Verätzungen werden histopathologisch Grade I–III unterschieden:
  – Grad I: Ödeme, Hyperämie der Schleimhaut. Prognose gut, Ausheilung ohne Folgen
  – Grad II: Zerstörung der Mukosa, Schädigung bis zur Muskularis. Ausheilung über Narbengewebe
  – Grad III: Nekrose alles Wandschichten, Perforation

Therapie
- bei **Soor-Ösophagitis:** Fluconazol p. o.
- bei **Herpes-Ösophagitis:** Aciclovir p. o. oder i. v.
- bei **CMV-Ösophagitis:** Ganciclovir i. v.
- bei **Ösophagusverätzung:** Intensivüberwachung, Analgetika, hoch dosierte Kortikoide (Verhinderung der Narbenbildung), Antihistaminika und Antibiotika
- bei **Perforation:** OP (transmediastinale Ösophagusdissektion); Ernährung erfolgt über Gastrostoma

Bei **Spätkomplikationen** (z. B. Narbenstriktur) wird der stenosierte Abschnitt vorsichtig bougiert, ggf. reseziert und durch ein Darmsegment ersetzt. **Kontraindiziert** sind Magenspülung, der Versuch einer Neutralisation und die Gabe von Emetika.

6.3.7 Hiatushernien

Der Hiatus oesophageus ist eine Schwachstelle des Zwerchfells, durch den sich Anteile des Magens als Hernien in den Thoraxraum verlagern können. Hiatushernien sind die häufigsten Zwerchfellhernien. Zwei Typen werden unterschieden, wobei Mischformen häufig sind (➤ Abb. 6.7):
- **Gleithernien** (axiale Hernien, 90 % der Fälle, 50 % der Menschen > 50 Jahre) sind klinisch oft unbedeutend. Die Kardia und ggf. weitere Magenanteile verlagern sich entlang der Ösophagus-Korpus-Achse durch das Zwerchfell in den Brustkorb. Reflux wird begünstigt (in 10 % besteht gleichzeitig eine Refluxkrankheit).
- **Paraösophagealhernien** stellen 10 % aller behandlungsbedürftigen Zwerchfellhernien und sind komplikationsträchtig. Die Kardia behält ihre physiologische Position im Hiatus, Magenteile treten seitlich davon in den Brustraum. Die Extremvariante ist der **Upside-down-Magen.** Sie sind häufig asymptomatisch, gehen teils aber mit Dysphagie, Aufstoßen und „Herzbeklemmung" nach dem Essen einher. Es kann zu Erosionen und Ulzerationen der Magenschleimhaut im Bereich des hernierten Magens mit chronischer Blutungsanämie kommen. Ein akuter Notfall – oft auch mit akuter Blutung und ggf. Nekrose von Gewebe – ist die Strangulation oder Inkarzeration der Hernie. Reflux wird **nicht** begünstigt.

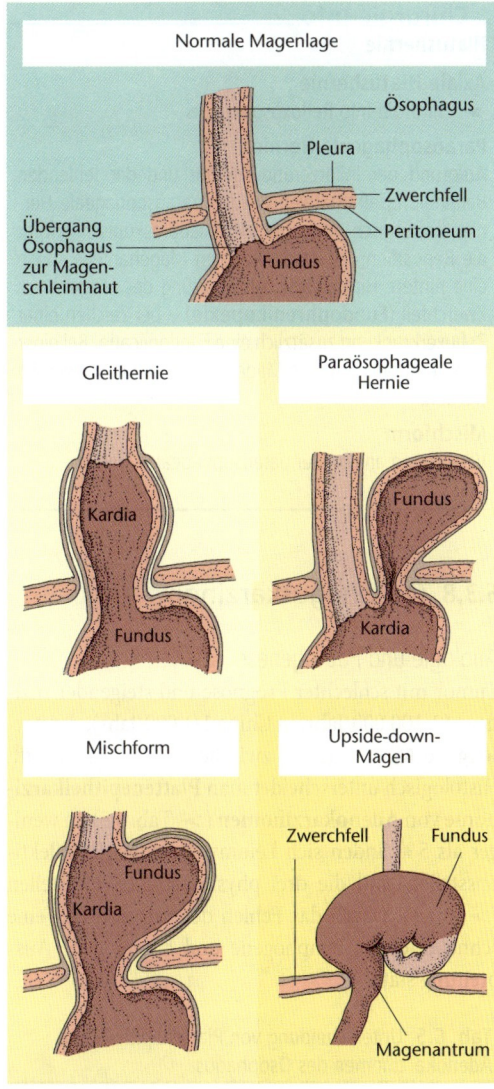

Abb. 6.7 Formen der Hiatushernie. [L190]

Diagnostik
Röntgenbreischluck mit Durchleuchtung in Kopftieflage, Endoskopie.

Therapie
Gleithernien werden nur bei begleitender Refluxkrankheit therapiert (➤ 6.3.5, in therapierefraktären Fällen evtl. Fundoplicatio). Nach transabdomineller Reposition erfolgt eine Gastropexie (Magenfixierung) an der vorderen Bauchwand, eine größere Hernienlücke wird mit Einzelnähten verschlossen.

Chirurgie-Info
Hiatushernie

Axiale Hiatushernie
➤ Chirurgie-Info Refluxösophagitis

Paraösophageale Hernie
Aufgrund der Inkarzerationsgefahr und der fehlenden Behandlungsalternativen werden paraösophageale Hernien chirurgisch versorgt. Meist laparoskopisch erfolgt die Reposition der intrathorakalen Magenanteile sowie eine hintere Hiatoplastik mit Fixierung des Magens am Zwerchfell (**Fundophrenikopexie**) – bei Zeichen einer Refluxerkrankung zusätzlich eine Fundoplicatio. Bei einer Inkarzeration kann eine Magen(teil)resektion notwendig werden.

Mischform
Versorgung analog der paraösophagealen Hernie.
[AS]

6.3.8 Ösophaguskarzinom

Ätiologie und Pathogenese
Tumor mit schlechter Prognose und steigender Inzidenz (3/100.000/Jahr, in China 1/1.000/Jahr), der vorwiegend Männer (5 : 1) zwischen 50.–70. Lj. betrifft. Histologisch unterscheidet man **Plattenepithelkarzinome** von **Adenokarzinomen** (➤ Tab. 6.5), in weniger als 5 % finden sich Leiomyosarkome. Prädilektionsstellen sind die drei physiologischen Engstellen (➤ 6.3.1). Durch das Fehlen der Serosa findet eine schnelle lokale, lymphogene und hämatogene Ausbreitung statt.

MERKE
Die **lymphogene Metastasierung** ist abhängig von der Lage des Karzinoms zur Trachealbifurkation: Oberhalb der Bifurkation (suprabifurkal) findet man Metastasen in zervikalen und supraklavikulären Lymphknoten. Infrabifurkale Karzinome können sich nach distal bis zum Truncus coeliacus ausbreiten. Karzinome im mittleren Drittel metastasieren in beide Richtungen. **Hämatogene Metastasierung** erfolgt vor allem in Leber, Lunge, Knochen und Gehirn.

Klinik
„Stummes Karzinom": Symptome treten meist erst auf, wenn alle Wandschichten betroffen sind. **Leitsymptom** ist die langsam sich entwickelnde Dysphagie zuerst bei festen, später auch bei flüssigen Speisen. Außerdem können Odynophagie, retrosternale Schmerzen, Regurgitation und Aspirationsneigung bestehen. Häufig ↓ Gewicht. Tumorbedingte Arrosion des N. recurrens führt zu Heiserkeit bis hin zur Aphonie. Durch Tumorwachstum in den Tracheobronchialbaum können ösophagotracheale Fisteln mit Husten beim Schlucken und Pneumonien entstehen, bei Tumorwachstum ins Mediastinum kommt es zu Rücken- oder Thoraxschmerzen, ein Horner-Syndrom tritt bei Befall des Halssympathikus auf.

Diagnostik
- **Röntgen-Thorax:** verbreitertes Mediastinum?
- **Barium-Breischluck:** „angefressene" Randstrukturen? Stenosen?
- **Endoskopie mit Biopsie:** Karzinomnachweis? Histologie?

Wurde die Diagnose durch diese Untersuchungen erhärtet, erfolgt das Staging mit der Frage nach Operabilität des Patienten (➤ Tab. 6.6). Notwendige Untersuchungen sind:

Tab. 6.5 Unterscheidung von Plattenepithel- und Adenokarzinomen des Ösophagus.

	Plattenepithelkarzinome	Adenokarzinome
Risikofaktoren	• Alkohol- und Nikotinabusus • Aflatoxine (Schimmelpilzgifte, z. B. in Nüssen) • weitere: Nitrosamine, Achalasie, Strikturen nach Verätzungen, Plummer-Vinson-Syndrom (Schleimhautschädigung durch Eisenmangel)	Barrett-Ösophagus bei chronischem gastroösophagelem Reflux
Lokalisation	vor allem oberes und mittleres Ösophagusdrittel	vor allem im unteren Ösophagusdrittel
Besonderheiten	günstigere Prognose als Adenokarzinom	in der westlichen Welt ↑ Häufigkeit

Tab. 6.6 Klassifikation der Ösophaguskarzinome.

Stadium	TNM-Klassifikation	Tumorausdehnung
I	T1 N0 M0	begrenzt auf Lamina propria und Submukosa
IIA	T2 N0 M0 T3 N0 M0	Tumor infiltriert Muscularis propria Tumor infiltriert Adventitia
IIB	T1–2 N1 M0	Befall regionaler Lymphknoten
III	T3–4 N1 M0	Infiltration extraösophagealer Strukturen
IV	M1	Fernmetastasen

- **Abdomensonografie:** Lebermetastasen?
- **Endosonografie:** Wandinfiltration, T-Stadium
- **CT-Thorax** und **-Abdomen:** Darstellung des Tumors, Lungen- und Lebermetastasen

Zur Einschätzung der **Prognose** ist die Lokalisation von Bedeutung: 25 % liegen im oberen, 50 % im mittleren und weitere 25 % im unteren Drittel. Am ungünstigsten ist die Prognose bei Tumoren im oberen Drittel aufgrund der anatomischen Lagebeziehungen zu Aorta und Trachea.

Befindet sich der Patient in einem operablen Stadium, müssen Lungenfunktion, EKG und Echokardiografie folgen.

Therapie

Ein Großteil der Patienten wird **palliativ** zur Sicherstellung der Nahrungspassage und Vermeidung von Rekurrensschädigung oder tracheobronchialer Fistelbildung behandelt (Strahlen-, Lasertherapie, Bougierung, Stenting, PEG = perkutan endoskopische Gastrostomie).

Eine **kurative R0-Resektion** ist selten und nur bei Abwesenheit von Fernmetastasen und Nichtbeteiligung entfernter Lymphknoten möglich.

--- **Chirurgie-Info** ---

Ösophaguskarzinom

Die Therapieentscheidung basiert auf der Histologie und der Tumorausbreitung.

Plattenepithelkarzinom
In den Stadien T1/T2 sollte eine primäre Resektion, in den Stadien T3/T4 eine Resektion nur im Falle des Ansprechens auf die in diesen Fällen durchzuführende neoadjuvante Radiochemotherapie erfolgen.

Adenokarzinom (Barrett-Karzinom)
Auch beim Adenokarzinom sollte eine primäre Resektion in den Stadien T1/T2 erfolgen. Bei fortgeschrittener anatomischer Ausbreitung (T3/T4) sollte eine neoadjuvante Chemotherapie durchgeführt werden. Im Falle des Ansprechens sollte die Chemotherapie beendet und dann die Operation, ansonsten sofort die chirurgische Versorgung erfolgen.

Operationsverfahren
Die chirurgische Therapie kann in zwei Abschnitte unterteilt werden: die Ösophagusresektion und die Wiederherstellung der Speisepassage. Bei Patienten ohne neoadjuvante Radiotherapie wird über einen abdominothorakalen Zugang (2-Höhlen-Eingriff) eine einzeitige **subtotale Ösophagektomie mit Mediastinektomie und Lymphadenektomie** (mindestens 6 LK) sowie die Rekonstruktion der Nahrungspassage durch Bildung eines Schlauchmagens (ggf. alternativ durch Implantation eines Koloninterponats, seltener eines Dünndarminterponats) durchgeführt. Nachteile eines Darminterponats sind der starke Foetor ex ore und drei notwendige Anastomosen. Zur Verringerung der perioperativen Morbidität und Mortalität erfolgt bei Patienten, die neoadjuvant mittels Radiochemotherapie vorbehandelt wurden, die Rekonstruktion in einem zweiten Eingriff (zweizeitiges Vorgehen).

Palliation
Eine kurative Behandlung ist nicht mehr möglich bei Vorliegen von Fernmetastasen oder Einbruch des Tumors in das Bronchialsystem. Neben allgemeinen palliativen Maßnahmen wie z. B. der schmerzadaptierten Analgesie ist in der Regel eine **endoskopische Stentimplantation** und/oder eine **PEG-Sonde** zur Aufrechterhaltung der Ernährung notwendig.

OP-Komplikationen sind Nahtinsuffizienz mit Mediastinitis, Interponatnekrosen, Blutung, Fistel, Pneumonie, ARDS und Rekurrensparese.
[AS]

Prognose

Die 5-Jahres-Überlebensrate (5-JÜR) liegt unter 10 %, bei mit kurativem Ziel operierten Patienten um 20 %. Bei nicht operablen Karzinomen beträgt die mittlere Überlebenszeit nach Diagnosestellung nur 9 Monate. Die Prognose bei Sitz im unteren Drittel ist günstiger als im oberen Drittel. Die Prognose der Plattenepithelkarzinome ist günstiger als die der Adenokarzinome.

6.3.9 Adenokarzinom des ösophagogastralen Übergangs (AEG)

Die Inzidenz des AEG verdoppelt sich in der westlichen Welt alle 5–10 Jahre! Nach anatomisch topo-

Tab. 6.7 Adenokarzinom des ösophagogastralen Übergangs (AEG).

Typ	Haupttumormasse	Therapie
I (= Adenokarzinom des distalen Ösophagus)	bis 5 cm oberhalb der Kardia	vgl. Ösophaguskarzinom
II („Kardiakarzinom")	im Bereich der Kardia	vgl. proximales Magenkarzinom
III („subkardiales Magenkarzinom")	bis 5 cm unterhalb der Kardia	vgl. proximales Magenkarzinom

grafischen Gesichtspunkten werden **drei Gruppen** unterschieden (nach Siewert, ➤ Tab. 6.7), dabei ist die Lage der Haupttumormasse zur Kardia des Magens entscheidend. Präoperativ wird die Diagnose endoskopisch gestellt.

> **Chirurgie-Info**
> **AEG, Barrett-Karzinom**
> **Therapeutische Strategie**
> Die Auswahl der Therapie richtet sich auch beim AEG nach den Prognosefaktoren, dem Allgemeinzustand des Patienten sowie der Frage, ob eine R0-Resektion möglich ist.
> Eine primäre Resektion sollte in den Stadien T1/T2 erfolgen. Bei fortgeschrittener anatomischer Ausbreitung (T3/T4) sollte eine neoadjuvante Chemotherapie durchgeführt werden. Im Falle des Ansprechens sollte die Chemotherapie beendet und dann die Operation, ansonsten sofort die chirurgische Versorgung erfolgen. Im Falle vorhandener Fernmetastasen oder Peritonealkarzinose bleibt auch hier nur die suffiziente Palliation.
>
> **Operationsverfahren**
> Die Wahl des Operationsverfahrens richtet sich nach dem Typ des Adenokarzinoms sowie der anatomischen Ausbreitung (Tumorstadium):
> - **Typ I:** subtotale abdominothorakale Ösophagektomie mit proximaler Magenresektion mit radikaler Lymphadenektomie sowie Rekonstruktion mittels Magenschlauchbildung und intrathorakaler Anastomose
> - **Typ II + III:** transhiatal erweiterte Gastrektomie mit Lymphadenektomie und Rekonstruktion mittels Roux-Y-Ösophagojejunostomie
> - **Frühkarzinom:** transabdominelle limitierte Resektion des distalen Ösophagus und des proximalen Magens [AS]

6.3.10 Weitere Ösophaguserkrankungen

Ösophagusperforation

Meist **iatrogen** durch diagnostische oder therapeutische Eingriffe (Ösophagoskopie, Bougierung, Einführen einer Magensonde) auf Höhe des krikoösophagealen Übergangs. Seltener nach Schuss- oder Stichverletzungen.

Klinik
Dysphagie, Dyspnoe, Schmerzen bei Druck auf das Sternum und beim Schlucken, Fieber und bei großem Blutverlust evtl. Schockzeichen mit Tachykardie und Hypotension. Manchmal ist ein Mediastinal- oder Hautemphysem der Halsweichteile nachweisbar. **Komplikationen** sind Sepsis, Mediastinitis, Pneumonie, Pleuraempyem.

Diagnose
- Röntgen-Thorax: freie Luft im Mediastinum?
- Röntgen mit wasserlöslichem KM: Austritt in die Pleurahöhle?

Therapie
Bei minimalen Symptomen, kleiner Perforation sowie intakter Pleura und intaktem Mediastinum erfolgt die Anlage einer **Magensonde** zum permanenten Absaugen von Magensäure. Zudem PPI und hoch dosierte Antibiotika, Nahrungskarenz mit parenteraler Ernährung, CT-gesteuerte Mediastinaldrainage und ggf. Stenteinlage.

OP bei frischen, längeren Rissen (> 3 cm) des Ösophagus: Nach der Thorakotomie wird die perforierte Stelle mit resorbierbarem Nahtmaterial übernäht. Bei alten, „verschleppten" Perforationen mit nachfolgender Mediastinitis wird ausgiebig drainiert und der Ösophagus durch Anlage eines Gastrostomas ruhig gestellt. Abhängig vom intraoperativen Befund können transmediastinale Ösophagektomie, Blindverschluss des Magens, Anlegen einer zervikalen Speichelfistel und Mediastinal-/Pleuradrainage notwendig werden.

Spontane (emetogene) Ösophagusperforation (Boerhaave-Syndrom)

Ätiologie
Seltene, spontane Ösophagusruptur aller Wandschichten durch akute Druckbelastung (Erbrechen, Würgen), in 90 % im unteren Drittel subdiaphragmal links dorsolateral. Betroffen sind vor allem Alkoholiker ab dem 50. Lj. Es treten akut Schmerzen im Thorax- und Oberbauch auf, seltener sind Hautemphysem und Hämatemesis.

Diagnose
- Anamnese: explosionsartiges Erbrechen?
- Röntgen-Thorax: Pneumothorax?
- Röntgen mit bariumfreiem KM
- CT: freie Luft im Mediastinum?
- Endoskopie: Beurteilung der Läsionen

Komplikationen sind Schock, Sepsis und Mediastinitis.

Therapie

--- Chirurgie-Info ---
Boerhaave-Syndrom

Die Diagnose Boerhaave-Syndrom stellt eine **absolute Operationsindikation** dar. Kleinere Rupturen können transabdominell übernäht und anschließend durch eine Fundoplicatio oder einen gestielten Zwerchfelllappen gedeckt werden. Bei größeren Rupturen kann eine Ösophagektomie notwendig werden. Eine hoch dosierte Antibiotikatherapie sowie initiale postoperative Nahrungskarenz sind ebenso wie die suffiziente Drainage von Pleurahöhle und Mediastinum notwendig.

Zervikale Mediastinitis

Ätiologie
Die zervikale Mediastinitis ist eine lebensbedrohliche und schnell fortschreitende Erkrankung. Ursache sind insbesondere Ösophagusperforationen (z. B. Boerhaave-Syndrom), Infektionen im Kopf-Hals-Bereich, fortgeleitete Entzündungen sowie Herzthoraxoperationen (postoperative Mediastinitis).

Leitsymptome
Fieber, Schüttelfrost, Atemnot (Verlegung der Atemwege!), Thoraxschmerzen, Heiserkeit, Schwellungen im Halsbereich besonders nach thoraxchirurgischen Eingriffen oder beim Boerhaave-Syndrom sollten immer an eine zervikale Mediastinitis denken lassen.

Therapie
Umgehende Sanierung der Infektionsherde sowie Anlage einer Saug-Spüldrainage.
[AS]

--- Chirurgie-Info ---
Zwerchfellruptur

Zwerchfellrupturen (➤ Abb. 6.8) entstehen v. a. durch stumpfe, manchmal auch durch spitze Gewalt. Durch das Eindringen abdomineller Organe in den Brustkorb kann es zu einer akuten **kardiorespiratorischen Insuffizienz** kommen. In diesen Fällen muss die Zwerchfellruptur umgehend operativ mittels Reposition der Organe, Zwerchfellvernähung und Anlage einer Throraxdrainage versorgt werden. In der Akutsituation erfolgt dies meist über einen abdominellen Zugang. Zusätzlich werden mögliche Begleitverletzungen ausgeschlossen. Oftmals treten jedoch nur minimale Symptome auf, sodass viele der Zwerchfellrupturen erst im Verlauf oder auch gar nicht erkannt werden. In diesen Fällen sollte die chirurgische Versorgung elektiv erfolgen. Dies geschieht meist über einen thorakalen Zugang.
[AS]

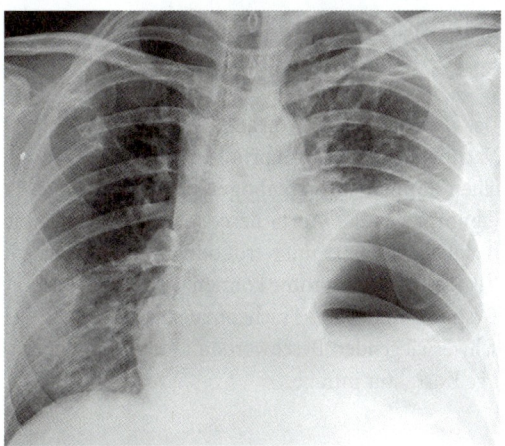

Abb. 6.8 Zwerchfellruptur links mit Verlagerung der abdominalen Organe in den Brustkorb. [E568]

Mallory-Weiss-Syndrom

Longitudinale, bis 4 cm lange, nichtpenetrierende Mukosaeinrisse („inkomplettes Boerhaave-Syndrom") am ösophagokardialen Übergang (auch in der Magenschleimhaut der Kardia) nach starkem Erbrechen. Klinisch zeigt sich eine obere GI-Blutung mit Hämatemesis. Die Blutung kommt oft spontan zum Stillstand; teils wird eine endoskopische Blutstillung oder eine operative Therapie erforderlich.

Angeborene Ösophagusveränderungen

Eine **unvollständige oder fehlende Anlage** des Ösophagus wird als Ösophagusatresie bezeichnet (➤ 22.14.2).

Schleimhautfalten (z. B. sog. Schatzki-Ring in der Magenkardia) oder Membranen aus Plattenepithel („Webs") können das Ösophaguslumen einengen. Sie können angeboren sein, auf eine Refluxerkrankung zurückgehen oder durch Schleimhautschädigung bei Eisenmangel zurückzuführen sein (Plummer-Vinson-Syndrom, selten). Symptome sind Dysphagie und Bolusobstruktion. Als therapeutische Optionen steht eine Dilatation mit Bougies/Ballonsonde oder die endoskopische Auftrennung der Schleimhautfalten mit Laser- oder Diathermieschneider zur Verfügung.

Einengung durch Aortenbogenanomalien

Der Ösophagus kann von außen durch fehlangelegte Nachbarstrukturen komprimiert werden, z. B. durch einen **doppelten Aortenbogen** oder eine **A. lusoria** (abnorm aus der Aorta descendens entspringende A. subclavia dextra mit retro- oder präösophagealem Verlauf). Als **Symptome** können Dysphagie, Stridor, Dyspnoe und evtl. Tracheomalazie auftreten. Bei schwerwiegenden Beschwerden kommt eine operative Korrektur infrage.

Fremdkörper im Ösophagus

Betroffen sind v. a. Kinder, geistig Kranke und demente Patienten. Fremdkörper (z. B. Gräten, Nadeln, Reißzwecken, Münzen, Zahnprothese oder Spielzeug) bleiben häufig an den drei physiologischen Engstellen stecken (➤ 6.3.1). Klinisch stehen Schmerzen und Mediastinitis bei Perforation im Vordergrund. Die **Diagnose** wird durch Anamnese, Röntgen (Fremdkörper teils kontrastgebend) und Ösophagoskopie gestellt. **Therapeutisch** erfolgt die endoskopische Fremdkörperentfernung, bei Misserfolg oder bei Perforation die Extraktion nach transthorakaler Ösophagotomie.

6.4 Magen und Duodenum

6.4.1 Anatomie und Physiologie

Der **Magen** wird in die 5 Abschnitte Kardia, Fundus, Korpus, Antrum und Pylorus unterteilt. Hier wird die Nahrung gesammelt und unter Säureeinfluss desinfiziert und denaturiert, bevor sie zur enzymatischen Verdauung in die distalen Darmabschnitte weitergegeben wird. Das anschließende **Duodenum** gliedert sich in Pars superior (intraperitoneal), descendens, horizontalis und ascendens (alle retroperitoneal).

Pro Stunde werden 60–90 ml **Magensaft** (enthält u. a. Säure und Schleim) gebildet, der den für die Aufnahme von Vitamin B_{12} im terminalen Ileum unerlässlichen Intrinsic-Faktor enthält.

Die **Magensäureproduktion** erfolgt in den Parietalzellen (= Belegzellen) des Magenfundus und -korpus. Sie wird über die H^+/K^+-ATPase („Protonenpumpe") durch Acetylcholin, Gastrin und Histamin stimuliert.

Acetylcholin wird aus den Nervenendigungen des N. vagus freigesetzt, welcher in der **zephalen (vagalen) Phase** durch Sinneseindrücke und Erregung der Geschmacksrezeptoren gereizt wird und die Belegzellen zur Gastrinfreisetzung stimuliert. In der **gastralen Phase** kommt es über Magendehnung und chemische Reizung zur Gastrin- und Histaminfreisetzung. Mit dem Eintritt des Speisebreis in das Duodenum (**intestinale Phase**) wird die Magensäureproduktion durch die in Duodenum und Jejunum gebildeten GIP, Cholezystokinin, VIP und Sekretin gehemmt (➤ Tab. 6.1). Der in Beleg- und Nebenzellen produzierte Schleim schützt das Oberflächenepithel.

Die Schleimhauthomöostase wird durch ein Gleichgewicht zwischen aggressiven und defensiven Faktoren gewährleistet. **Aggressive Faktoren/Risikofaktoren** sind:
- Helicobacter pylori
- Magensäure und Pepsin
- gallensäurehaltiger Duodenalsaft
- Medikamente (Kortikoide, NSAR)
- Nikotin
- körperlicher und seelischer Stress
- familiäre Disposition

Defensive Faktoren sind:
- gut durchblutete und ausreichende Bildung von Magenschleim
- intakte Motilität
- humorale protektive Faktoren wie Prostaglandine

6.4.2 Leitsymptome bei Magen- und Duodenalerkrankungen

Dyspeptische Beschwerden

Unspezifische, mit der Nahrungsaufnahme verbundene Oberbauchbeschwerden wie Völle-, Druck- oder Krampfgefühl im Epigastrium, evtl. mit Übelkeit und Schluckauf. In 50 % bestehen **organische Ursachen** wie gastroösophagealer Reflux, ösophageale Motilitätsstörung, Ulkuskrankheit, Gastritis, verzögerte Magenentleerung, Magenkrebs, Schwangerschaft oder Gallensteine. Auch Alkohol, Kaffee und

Medikamente (Eisen, Erythromycin, NSAR, Theophyllin, Digoxin) spielen eine Rolle. Selten ursächlich sind Gallenwegsentzündungen, Laktoseintoleranz, Duodenitis durch bakterielle Überwucherung oder Parasiteninfektion, chronische Pankreatitis, Pankreaskarzinom, Hepatitis oder Schilddrüsenerkrankungen.

In 50 % lässt sich **keine Organerkrankung** nachweisen (funktionelle Dyspepsie, „Reizmagen", funktionelles Abdominalsyndrom [FAB]). Psychische Faktoren können eine Rolle spielen. Wichtig sind hier Aufklärung und Beruhigung des Patienten („kleine Psychotherapie").

Diagnostik
- Anamnese: Medikamente? Genussmittel?
- klinische Untersuchung
- **Basislabor:** BB, BSG, ALT, AST, γGT, AP, α-Amylase, Lipase, Urinstatus)
- Abdomensonografie
- Gastroduodenoskopie mit Biopsie: Gastritis? Duodenitis? Ösophagitis? Ulkus? Karzinom? *Helicobacter-pylori*-Besiedelung?
- evtl. H_2-Atemtest, pH-Metrie, Manometrie
- ggf. „Unterbauchabklärung" (z. B. durch Koloskopie)
- **Red Flags:** ↓ Gewicht, Leistungsknick, Blut-/Hämatinbeimischungen in Stuhl oder Erbrochenem, begleitende Anämie, rasch progrediente oder therapierefraktäre Beschwerden

Therapie
Nach **Ausschluss organischer Ursachen**:
- Nikotin- und Alkoholverzicht
- PPIs probatorisch
- Prokinetika bei Völlegefühl
- verdauungsfördernde Tees
- Karminativa
- psychosomatische Betreuung

Bei **Spasmen** Gabe von Spasmolytika und Schmerzmitteln, z. B. Butylscopolamin (Buscopan) 20 bis 40 mg akut i. v. oder i. m. plus 1 g Metamizol (Novalgin) i. v., Weiterbehandlung mit Buscopan rektal oder oral 3–5×10 mg/d. Wegen unsicherer Resorption nicht zur Oralbehandlung akuter Koliken geeignet.

Übelkeit und Erbrechen

Das **Brechzentrum** in der Area postrema im Hirnstamm kann direkt über cholinerge (vagale), 5-HT_3-Rezeptor-reiche Fasern stimuliert werden (z. B. bei peritonealer Reizung), aber auch indirekt über die umgebende Triggerzone (über 5-HT_3- und dopaminerge D_2-Rezeptoren, z. B. bei Alkohol) oder über ZNS-Einflüsse wie ↑ Hirndruck, Entzündungen und vestibuläre Störungen.

Diagnostik
Diese umfasst:
- **Anamnese:** Begleitsymptome wie Drehschwindel, Diarrhö, morgendliches Erbrechen (bei gesteigertem Hirndruck)
- **klinische Untersuchung** inklusive neurologischem Status
- Abdomensonografie, Labor, Röntgen-Leeraufnahmen bei Verdacht auf Ileus

Therapie
Ggf. nasogastrische Ablaufsonde. Sedativa (z. B. Benzodiazepine) verstärken die Wirkung der spezifischen Antiemetika (➤ Tab. 6.8).

6.4.3 Gastritis

Die Magenschleimhautentzündung wird erst durch den histologischen Nachweis von Schleimhautschäden gesichert. Man **unterscheidet** akute und chronische Gastritiden, ätiologisch außerdem Typ A (autoimmun), B (bakteriell durch *H. pylori*) und C (chemisch, z. B. durch Alkohol, NSAR). Daneben existieren Sonderformen (➤ Tab. 6.9).

Akute Gastritis

Akute dyspeptische Beschwerden, ggf. mit Bluterbrechen/Teerstuhl. **Auslöser** sind:
- Medikamente/toxische Substanzen: NSAR, Alkohol, Chemotherapie
- akute Strahlenschäden, Hitze
- toxinbildende Bakterien (z. B. Staphylokokken → Symptombeginn innerhalb von 2–3 h durch thermostabile Exotoxine!), Norovirus

Tab. 6.8 Antiemetika.

Gruppe	Beispiele	Einsatz bei	UAW	Kontraindikation	Wirkmechanismus
Dopamin-D_2-Rezeptor-Antagonisten	Phenothiazine, Butyrophenone, **Metoclopramid** (MCP, Paspertin), **Domperidon** (Motilium)	Gastroenteritis, Urämie, post-OP bei paralytischem Ileus; (keine Wirkung bei Kinetosen)	extrapyramidalmotorische Störungen (insbesondere Metoclopramid; durch gleichzeitige Gabe von Biperiden vermeidbar); Gynäkomastie, Galaktorrhö	Metoclopramid passiert die Hirnschranke und ist bei Parkinson ungeeignet (hier Domperidon-Gabe!)	D_2- und 5-HT_3-Rezeptor-Antagonisten, Agonismus an präsynaptischen Serotonin- (5-HT_4-)Rezeptoren → Freisetzung von ACh ↑ → propulsive Peristaltik ↑ Anregung der → prograden Motilität des oberen GI-Trakts
Histamin-H_1-Rezeptorant-Agonisten (Antihistaminika)	Promethazin, Meclozin, **Dimenhydrinat**	Kinetosen, Hyperemesis gravidarum	Sedierung	Epilepsie, Eklampsie, Frühgeborene	
Muskarinrezeptor-Antagonisten (Anticholinergika)	**Scopolamin**	Kinetosen	Sedierung, parasympatholytische Symptome wie Harnverhalt (**cave:** Patienten mit Prostatahyperplasie!)		Hemmung von Acetylcholin → Erschlaffung der glatten Muskulatur; im Gegensatz zu Atropin nicht ZNS-gängig.
Serotonin-(5-HT_3)-Rezeptor-Antagonisten	**Ondansetron, Tropisetron**	zytostatikainduziertes Erbrechen (vor allem in der Frühphase wirksam, in der Spätphase zusätzlich Glukokortikoide ± D_2-Antagonisten)	Kopfschmerzen, Obstipation		Hemmung der 5-HT_3-Rezeptoren
Cannabinoide (in Deutschland keine Zulassung)	Nabilon, Dronabinol				
Substanz-P-(NK_1)-Rezeptor-Antagonisten	Aprepitant	zytostatikainduziertes Erbrechen	GI-Störungen, Müdigkeit, Anämie		Wirkung über NK_1-Rezeptoren im Bereich des Nucleus tractus solitarii
Neuroleptika	Droperidol, **Triflupromazin**, Perphenazin	zentral bedingtes Erbrechen			D_2, H_1, m

- Stress auch als Begleitphänomen bei schweren Krankheitsbildern (MOF, Sepsis, Verbrennungen) oder OPs; Prophylaxe durch PPI

Wichtig für die Diagnose sind:
- **Endoskopie:** ödematöse Schleimhaut, Erythem, Erosionen, Blutungen
- **Histologie:** Infiltration der Lamina propria mit neutrophilen Granulozyten

Therapie: Patient bleibt in Akutsituation nüchtern, Flüssigkeit i. v., PPI; Eruierung der auslösenden Noxe.

Chronische Gastritis

Typ A (Autoimmungastritis, 2 %)

Assoziation zu HLA-B8 und -DR-3 sowie zu anderen Autoimmunkrankheiten wie Thyreoiditis. In 80 % führt eine chronische *Helicobacter-pylori*-Infektion zur **Autoantikörperbildung** gegen die Protonenpumpe der Parietalzellen und gegen den Intrinsic-Faktor, der für die Aufnahme von Cobalamin

Tab. 6.9 Sonderformen der Gastritis.

	Ätiologie	Klinik	Diagnostik	Therapie	Komplikationen
Morbus Ménétrier (Riesenfaltengastritis)	HP?, TGFα?	Dyspepsie, enterale Eiweißverluste	Endoskopie, Histologie → Riesenfalten, foveoläre Hyperplasie	Eradikationstherapie; in schweren Fällen Magenresektion	Entartungsrisiko; exsudative Gastroenteropathie
eosinophile Gastritis	unklar	Dyspepsie; Assoziation mit Asthma, Urtikaria	Biopsie: eosinophile Infiltrate, evtl. im gesamten GI-Trakt („eosinophile Gastroenteritis")	Glukokortikoide oral; Cromoglicinsäure	
lymphozytäre Gastritis	unklar	Dyspepsie	Endoskopie: „pockenartige" Schleimhaut, Erosionen	keine spezifische	
Morbus-Crohn-Gastritis	➤ 6.5.12				
AIDS-Gastropathie	HIV-Infiltration der Schleimhaut	atrophische Gastritis mit Hypochlorhydrie und verzögerter Magenentleerung → therapierefraktäres Erbrechen			

(Vitamin B_{12}) im terminalen Ileum essenziell ist. Die Parietalzellen in Fundus und Korpus atrophieren, in der Folge entsteht eine Achlorhydrie mit reaktiver Hypergastrinämie. Dies führt in 5 % zu einer Hyperplasie der enterochromaffinen Zellen der Magenschleimhaut mit Bildung multizentrischer Karzinoide. Langfristig folgt eine Atrophie der gesamten spezifischen Magendrüsen. Auf dem Boden dieses „atrophischen Drüsenkörpers" können sich Neoplasien (z. B. Adenokarzinom) entwickeln, deshalb erfolgt mindestens einmal jährlich eine Kontrollendoskopie. **Histologisch** findet sich ein lymphozytäres und plasmazelluläres Infiltrat in der Lamina propria.

Typ B (bakteriell)

Häufigste Form der Gastritis (bis 40 % der Bevölkerung sind besiedelt) durch *Helicobacter pylori* (HP), ein gramnegatives, ureasebildendes, spiralförmiges, begeißeltes Bakterium, das vor allem in den Magenkrypten lebt und zu Entzündung der darunter liegenden Epithelzellschicht (beginnend im Antrum → Antrumgastritis) führen kann. Allerdings wird angenommen, dass manche Stämme einen zytoprotektiven Effekt haben, z. B. gegen die Entwicklung eines Barrett-Ösophagus! Deshalb erfolgt nicht automatisch eine Eradikationstherapie bei Nachweis von HP.

Wie bei Typ A kommt es zur Atrophie der Magendrüsen mit Hypochlorhydrie. **Komplikationen** sind Ulkuskrankheit (90 % aller Duodenal- und 70 % der Magenulzera sind HP-bedingt!), karzinomatöse und lymphomatöse Entartung sowie Typ-A- und Riesenfaltengastritis (➤ Tab. 6.9).

Diese Komplikationen sowie eine gleichzeitige NSAR-Einnahme sind unstrittige Indikationen für eine Eradikationstherapie.

Typ C (chemisch irritativ)

50 % der NSAR-Langzeitbehandelten weisen eine erosive Gastritis auf.

Weitere Formen

- **hypertensive Gastropathie:** bei portalem Hypertonus, Rechtsherzbelastung
- **direkte Schleimhautschädigung** durch Hitze, Strahlung, Korrosiva
- **Sonderformen** ➤ Tab. 6.9

Klinik

Meist symptomarm. Dyspepsie, ggf. obere GI-Blutung mit Hämatemesis oder Meläna.

Bei **Typ-A-Gastritis** können sich durch ↓ Intrinsic-Faktor mit konsekutivem Vitamin-B_{12}-Mangel eine perniziöse Anämie mit neurologischen Störungen (funikuläre Spinalerkrankung! Symptome: Störungen der Sensibilität, Schmerzempfindung, brennende Dysästhesie Hand/Fuß bis zu Paresen und Koordinationsstörung) entwickeln.

Bei länger bestehender **chronischer Gastritis** kann es zur intestinalen Metaplasie der Magenschleimhaut mit Verlängerung der Krypten und Vermehrung der Becherzellen kommen. Man unterscheidet den enteralen Typ (Dünndarm-Typ) mit Paneth-Körnerzellen und den enterokolischen Typ (Dickdarm-Typ).

Diagnostik
Bei allen Typen wird eine Endoskopie mit Biopsien durchgeführt.

Bei Typ B: Bis auf die Serologie kann eine PPI-Therapie falsch negative Ergebnisse für alle genannten Verfahren vortäuschen! Ggf. PPIs mehrere Tage vor Diagnostik absetzen! Möglichkeiten des **HP-Nachweises** sind:
- **Ureasenachweis:** Eine endoskopisch gewonnene Magenbiopsie wird in ein harnstoffhaltiges Medium eingebracht. Bei Anwesenheit von HP kommt es zu einem Farbumschlag durch Umwandlung von Harnstoff in Ammoniak.
- **^{13}C-Harnstoff-Atemtest:** Oral aufgenommener ^{13}C-Harnstoff wird nur in Anwesenheit der HP-eigenen Urease gespalten und über die Lunge als $^{13}CO_2$ abgeatmet (Messung in der Atemluft). Zum nichtinvasiven Screening (Sensitivität > 95 %) und als Erfolgskontrolle nach Eradikationstherapie geeignet.
- **histologischer Nachweis:** Bei akuter Typ-B-Gastritis finden sich granulozytäre Infiltrate in Lamina propria und Epithel, bei chronischer Gastritis lymphozytäre und plasmazelluläre Infiltrate in den basalen Anteilen der Lamina propria („Gänsehautgastritis"). Bei Typ C sind eine polypöse Vergrößerung des Faltenreliefs und eine ödematöse Auflockerung der Lamina propria typisch.
- **Serologie** (AK-Nachweis): Bleibt nach Eradikation lange falsch positiv.

Therapie
Diese richtet sich nach dem Typ der Gastritis:
- **Typ A:** HP-Eradikation (vgl. Typ B) bei positivem HP-Befund, Behandlung der perniziösen Anämie

- **Typ B:** Eine spontane Heilung ist nicht zu erwarten. Deshalb Triple-Therapie über 7 Tage nach französischem (Clarithromyzin 2× 500 mg, Amoxicillin 2× 1 g, PPI 2× Standarddosis) oder italienischem Schema (Metronidazol statt Amoxicillin). Es zeigt sich eine zunehmende Resistenz gegen Metronidazol. In > 90 % wird HP so dauerhaft eradiziert. Nach 6–8 Woche Kontrollendoskopie mit Biopsie, alternativ ^{13}C-Harnstoff-Atemtest.
- **Typ C:** NSAR meiden, falls unvermeidbar: Kombination mit PPI und Einnahme zu den Mahlzeiten. Alkoholabstinenz!

6.4.4 Gastroduodenale Ulkuskrankheit („peptisches Ulkus")

Ein Ulkus bezeichnet einen gutartigen, umschriebenen (5 mm bis zu 3 cm) und – im Unterschied zur oberflächlichen Erosion – bis mindestens in die Muscularis mucosae reichenden Substanzverlust der Magen- oder Duodenalschleimhaut. Etwa 10 % der Bevölkerung erkranken im Laufe ihres Lebens an einem Ulkus, bei ↑ Inzidenz im Alter. Das Ulcus duodeni ist dabei 5-mal häufiger als das Ulcus ventriculi und tritt häufiger bei Personen mit Blutgruppe 0 auf. Das Verhältnis m : w ist 1 : 1 beim Ulcus ventriculi, beim Duodenalulkus 3,5 : 1. Ulzera treten meist einzeln, aber auch multipel auf, bei jüngeren Patienten tief sitzend, bei älteren häufig hoch sitzend. Prädilektionsstellen für Magenulzera sind das (präpylorische) Antrum und die kleine Kurvatur, für Duodenalulzera die Vorderwand des Bulbus duodeni (➤ Abb. 6.9).

> **MERKE**
> Distalere Ulzera können auf ein Zollinger-Ellison-Syndrom hinweisend sein. Abnorme Lokalisationen sind malignomverdächtig. 10 % der Magenulzera sind exulzerierte Magenkarzinome! Deshalb wird jedes Ulcus ventriculi (aber nicht jedes Ulcus duodeni) biopsiert!

Pathogenetisch liegt eine gestörte Schleimhauthomöostase zugrunde: Ätiologisch ungeklärte Hypersekretion von Magensäure und Pepsin (entscheidender Faktor für Ulcus duodeni), NSAR (↓ Zyklooxygenase), HP, seltener Motilitätsstörungen des

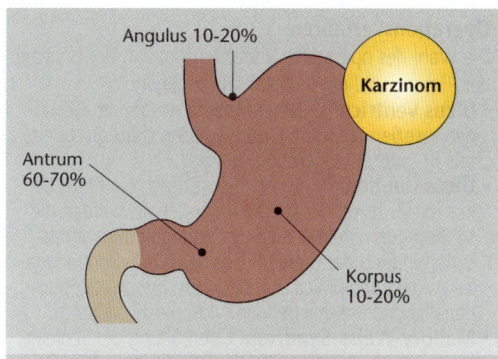

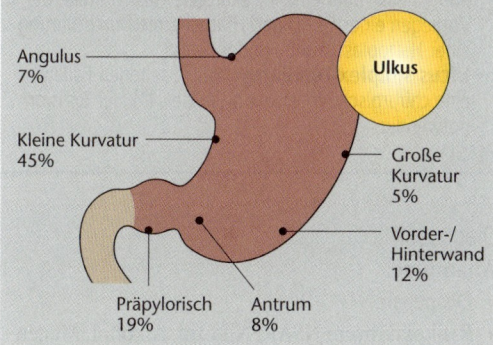

Abb. 6.9 Typische Lokalisationen von Magenulzera und Magenkarzinomen im Vergleich. [L157]

Magens oder Grunderkrankungen (Zollinger-Ellison-Syndrom, Refluxösophagitis).

Formen
- **akutes Ulkus** („Stressulkus"): Auftreten im Rahmen der erosiven Gastritis (➤ 6.4.3) als akuter Zusammenbruch der Schleimhautfunktion bei großen OPs, Verbrennungen, lebensbedrohlichen Erkrankungen. Daneben gibt es auch das sog. Ulcus simplex Dieulafoy. Dieses wird durch eine meist spontane Arrosion eines abnorm submukös verlaufenden arteriellen Gefäßes (aneurysmatische Gefäßfehlbildung meist aus der A. gastrica sinistra) verursacht.
- **chronisches Ulkus = gastroduodenale Ulkuskrankheit:** Meist durch *Helicobacter pylori* oder NSAR (Diclofenac, Piroxicam, Naproxen etc.) bedingt. Seltener sind Hypersekretionssyndrome (z. B. Gastrinome, G-Zell-Hyperplasie), Morbus Crohn, virale oder bakterielle Infektionen, vaskuläre Insuffizienz, Bestrahlung, duodenale Obstruktion (z. B. Pancreas anulare) Ursachen.

Klinik
In 80 % bestehen nagende, periodisch und nahrungsabhängig auftretende epigastrischen Schmerzen sowie Dyspepsie. Uncharakteristische oder asymptomatische Verläufe (vor allem bei NSAR-bedingtem Ulkus) kommen vor und werden teils erst durch Komplikationen auffällig. Eine Differenzierung zwischen Ulcus ventriculi (eher postprandiale Beschwerden) und Ulcus duodeni (eher Nüchternschmerz) ist anhand der Symptomatik nicht sicher möglich.

Komplikationen
- **Ulkusperforation** (Durchbruch in die Bauchhöhle): Tritt bei 5 % der Betroffenen, insbesondere im Rahmen NSAR-bedingter Ulzera, auf. **Symptome** sind ein „akutes Abdomen" – oftmals aus völliger Gesundheit heraus – mit heftigen meist Oberbauchschmerzen, Zeichen der Peritonitis (Abwehrspannung, Druckschmerzhaftigkeit), evtl. Blutdruckabfall und Tachykardie. **Diagnose:** Röntgen-Thorax im Stehen oder Röntgen-Abdomen mit Thorax in Linksseitenlage (freie Luft unter der Zwerchfellkuppel bzw. zwischen Leber und Diaphragma?), im Zweifelsfall Endoskopie. **Therapeutisch** erfolgt bei freier Luft eine sofortige chirurgische Intervention.

Chirurgie-Info

Peptische Ulkusperforation

Verfahrenswahl
Innerhalb weniger Stunden nach Ulkusperforation kommt es zunächst durch Austritt von Magen- und Duodenalsekret, später durch Keimbesiedelung zu einer Peritonitis. Diese verläuft umso dramatischer, je länger die Perforation besteht. Ziel der operativen Therapie ist daher der möglichst rasche Verschluss der Perforationsstelle.
- Perforierte Ulzera im **Magenbereich** werden zur späteren histologischen Untersuchung (Magenkarzinom!) spindelförmig **längs exzidiert und quer vernäht**.
- **Pylorusnahe** Ulzera werden mittels **Erweiterungspyloroplastik nach Heineke-Mikulicz** behandelt.
- Bei **Duodenalulzera** ist eine einfache Übernähung ausreichend.

Ggf. ist auch eine laparoskopische Versorgung mittels Übernähung und Anbringen eines Omentum-Patches möglich.

Nachbehandlung
Konsequente *Helicobacter-pylori*-Eradikation und Säureblockade (PPI).
[AS]

- **Ulkuspenetration:** „Gedeckte" Perforation, Eindringen des Ulkus in ein anderes Organ (Pankreaskopf, Lig. hepatoduodenale bzw. linker Leberlappen).
- **Ulkusblutung (Forrest-Stadien** ➤ 6.7.5, Tab. 6.17): Mit 50 % häufigste Ursache der oberen GI-Blutung, insbesondere bei älteren Patienten (NSAR-Einnahme!). Mortalität 10 %! Die **Therapie** ist in der Regel konservativ: endoskopische Unterspritzung mit NaCl- oder Adrenalin-Lösung, u. U. auch mit Fibrinkleber, wegen Rezidivgefahr auch nach spontaner Hämostase (Forrest IIa/b), die in ca. 80 % eintritt. Alternativ endoskopische **Clip-Anlage** mit PPI-Gabe bei sichtbarem Gefäßstumpf und ggf. *Helicobacter-pylori*-Eradikation. Eine **operative Intervention** erfolgt bei endoskopisch nicht stillbarer Blutung (< 10 %). Bei einem Ulcus duodeni der Hinterwand kommt eine Rezidivblutung trotz Clip häufig vor und sollte immer mit dem Chirurgen besprochen werden! Ein Ulcus ventriculi an der kleinen Kurvatur ist verdächtig auf ein malignes Ulkus. Blutende Ulzera (Forrest-Stadium I) haben eine ungünstigere Prognose bezüglich Rezidivblutung als nichtblutende Ulzera.
- **Magenausgangs-/Duodenalstenose** in ≤ 5 % durch intrapylorische Ulzera und rezidivierende Geschwüre im Bulbus duodeni bedingte Komplikation mit chronisch rezidivierendem Erbrechen, Übelkeit, Völlegefühl, epigastrischen Schmerzen und Gewichtsverlust. **Diagnose:** Röntgenbreischluck, Endoskopie. **Therapie:** hoch dosierte PPI, evtl. mit Eradikationstherapie, Magensonde zur Entlastung; ggf. OP.

Chirurgie-Info

Gastroduodenale Blutung

Indikation zur Operation
Eine **Notoperation** ist in der Regel nur aufgrund via Endoskopie oder Embolisation nicht stillbarer gastroduodenaler Blutungen bzw. bei Kreislaufinstabilität indiziert. Die Indikation zum Notfalleingriff sollte zudem nach Gabe von 6 Konserven innerhalb 24 Stunden gestellt werden. **Frühelektiv** sollten jene Patienten operiert werden, die ein hohes Rezidivblutungsrisiko haben. Zu diesen zählen Patienten mit großen Ulzera im Bereich der Bulbushinterwand (A. gastroduodenalis) sowie mit mehr als 2 cm großen Ulzera im Bereich der kleinen Kurvatur oder proximal im Bereich der Magenhinterwand. Zudem sollte Patienten mit Malignitätsverdacht oder bei endoskopisch unsicher gestellten Forrest-Ia-Blutungen zum operativen Eingriff geraten werden.

Operationsverfahren
Die Wahl des operativen Verfahrens ist von der Ursache der Blutung und deren Lokalisation abhängig.
- **Ulcus ventriculi:** Kleinere Ulzera werden im Gesunden reseziert. Größere Ulzera werden chirurgisch mittels BI- oder BII-Operation versorgt.
- **Ulcus duodeni:** Meist ausgelöst durch ein tiefes Ulkus mit Arrosion der A. gastroduodenalis werden diese Blutungen über eine Längsduodenotomie mittels Unterbindung der drei Zuflüsse der A. gastroduodenalis, A. gastroepiploica dextra und A. pancreaticoduodenalis) und anschließender Pyloroplastik versorgt.
- **Mallory-Weiss-Syndrom:** Übernähung der Schleimhauteinrisse über eine infrakardiale Gastrotomie. Bei Vorliegen einer GERD und Hiatushernie Durchführung einer Hiatoplastik und Fundoplicatio.
- **Ulcus simplex Dieulafoy:** Nur in seltenen Fällen ist eine chirurgische Intervention mittels lokaler Exzision notwendig.

[AS]

Diagnostik

Anamnese:
- Dyspepsie
- Risikofaktoren: NSAR, Nikotin, Alkohol, Magengeschwüre in der Verwandtschaft, Begleitkrankheiten
- Alarmsymptome: Teerstühle, Gewichtsverlust, Leistungsknick → Magenkarzinom?
- rektale Untersuchung → Teerstuhl?
- Labor: Hb, bei Verdacht auf Zollinger-Ellison-Syndrom ↑ Gastrinspiegel?

Eine **Endoskopie mit Biopsien** ist indiziert bei allen Patienten > 45 Jahre und bei Alarmsymptomen. Bei jüngeren Patienten zunächst Therapie wie bei Dyspepsie, dann ggf. Endoskopie bei Beschwerdepersistenz. Ein *Helicobacter-pylori*-**Nachweis** erfolgt bei jedem nachgewiesenen Ulkus durch eine entsprechende Untersuchung des Biopsats zur ätiologischen Zuordnung und Verlaufskontrolle (➤ 6.4.3)!

MERKE
> 95 % der Patienten mit Duodenalulzera und 50 % der Patienten mit Magenulzera sind HP-infiziert.

Differenzialdiagnosen
Bei verzögerter Ulkusheilung, wiederkehrenden Ulzera, dem Vorliegen multipler oder sehr großer Ulzera und ungewöhnlicher Ulkuslokalisation ist an die folgenden Differenzialdiagnosen zu denken.

- weitergehende Einnahme von NSAR, Non-Compliance
- antibiotikaresistente HP-Stämme
- Hyperparathyreoidismus
- Morbus Crohn (dann entsprechende Therapie!)
- HSV-Infektion
- Karzinom
- Magenlymphom
- Zollinger-Ellison-Syndrom
- G-Zell-Hyperplasie mit Hypergastrinämie durch gestörte Feedback-Hemmung der Gastrinsekretion

Therapie
- **Allgemeinmaßnahmen:** Verzicht auf Nikotin (↑ Magensäuresekretion), NSAR und Alkohol; bei NSAR-Pflichtigkeit hoch dosierte PPI-Gabe
- **Säuresenkung** (> Pharma-Info): Das Ziel ist die Anhebung des pH im Magen- bzw. Duodenalsaft von Werten um 1 auf pH > 4. PPI werden über eine Woche verabreicht – meist als Teil der HP-Eradikationstherapie. Bei NSAR-assoziierten Ulzera wird wegen der schlechteren Abheilung länger behandelt: etwa 4 Wochen bei Duodenalulzera und 8 Wochen bei Magenulzera.
- **Eradikation** von *Helicobacter pylori* (UAW: pseudomembranöse Kolitis bei Therapieschema ohne Metronidazol)

Hierdurch lassen sich fast alle Ulzera konservativ ausheilen.

Bei **Ulcus ventriculi** erfolgt nach 6–8 Wochen in der Regel eine Kontrollgastroskopie mit Biopsien und Verifizierung der erfolgreichen *Helicobacter-pylori*-Eradikation. Bei **Ulcus duodeni** sind Karzinome sehr selten, deshalb ist der ^{13}C-Harnstofftest nach 6–8 Wochen zur Erfolgskontrolle ausreichend.

Zur Rezidivprophylaxe nehmen Patienten mit zwingender NSAR-Therapie langfristig PPI in Kombination.

Chirurgische Ulkustherapie > Chirurgie-Info

___ **Chirurgie-Info** ___
Ulcus ventriculi

Indikation
Aufgrund der heute suffizienten konservativen Therapie ist eine elektive chirurgische Therapie des Magenulkus selten notwendig. Indikationen stellen Malignomverdacht, die Prävention drohender Komplikationen (Perforation, Magenausgangsstenose, Blutung), fehlende Compliance und/oder hoher Leidensdruck des Patienten aufgrund ausbleibender Heilung oder häufiger Rezidive bei Therapieresistenz dar.

Operationsverfahren
Je nach Lokalisation und Ausdehnung des Magenulkus wird eine Antrektomie oder eine ⅔-, ⅘- oder andere subtotale Gastrektomie durchgeführt. Zur Wiederherstellung der Passage dienen die Rekonstruktionstechniken Billroth I, Billroth II oder Roux-Y.

Ulcus duodeni
Die Indikation zur chirurgischen Therapie kann nur bei Versagen der konservativen Therapie gestellt werden. Insbesondere an der Hinterwand des Bulbus duodeni kommt es häufiger zu Rezidiven, sodass nicht selten operiert wird. Als Operationsverfahren stehen die selektiv gastrische Vagotomie und die proximal gastrische Vagotomie ggf. in Kombination mit einem Drainageverfahren (Pyloroplastik, Duodenoplastik), zur Auswahl.

Peptische Magenausgangsstenosen
Operative Therapie mittels Pyloroplastik. Diese wird oft in Kombination mit einem Vagotomieverfahren durchgeführt.
[AS]

___ **Chirurgie-Info** ___
Nichtresezierende magenchirurgische Operationsverfahren

Pyloroplastik
Die Pyloroplastik dient der Erweiterung des Magenausgangs und somit der Drainage von Mageninhalt. Die klassische Form ist die **Pyloroplastik nach Heineke-Mikulicz** (> Abb. 6.10a), bei der eine Längsinzision und anschließende Quervernähung der Pylorusregion erfolgen.

Proximale gastrische Vagotomie
Als proximale gastrische Vagotomie wird die Durchtrennung der für die Versorgung der säureproduzierenden Magenanteile verantwortlichen Vagusäste bezeichnet. Vorteil gegenüber der selektiven gastrischen Vagotomie ist dabei die nur geringe Beeinträchtigung der Magenentleerung. Indikation: Ulcus duodeni (> Abb. 6.10b).

Selektive gastrische Vagotomie
Bei diesem Verfahren werden sämtliche zum Magen führende Äste der Nn. vagi durchtrennt. Dabei werden die Rr. hepatopylorici sowie der R. coeliacus geschont. Indikation: Ulcus duodeni (> Abb. 6.10b).

Eine Vagotomie wird heutzutage wegen der sehr effektiven Behandlung der Ulkuserkrankung mit PPI bzw. Antibiotika und der erheblichen Nebenwirkungen wie Magenentleerungsstörung oder Dumping-Syndrom nur noch sehr selten durchgeführt!

Resezierende magenchirurgische Operationsverfahren

Billroth I (BI)
Resektion der distalen ⅔ des Magens und Wiederherstellung der Speisebreipassage durch **Gastroduodenostomie** in End-zu-End-Technik. Diese Art der Resektion bewirkt eine Aufhebung der antralen Gastrinproduktion sowie eine Minimierung der säureproduzierenden Belegzellen. Dies reduziert die Säureproduktion um 80 %.

Billroth II (BII)
Distale ⅔-Resektion des Magens mit Wiederherstellung der Passage durch eine **Gastrojejunostomie** (End-zu-Seit-Anastomose). Dabei wird der Duodenalstumpf blind verschlossen. Zur Vermeidung des permanenten Kontakts von Gallen- und Duodenalsekret mit der Magenmukosa wird zusätzlich eine laterolaterale Enterostomie (Braun-Fußpunktanastomose) angelegt. Das Verfahren kommt bei Ausschluss einer BI-Resektion wegen anatomischer Gegebenheiten zur Anwendung (➤ Abb. 6.10c). Eine mögliche **Spätkomplikation** v. a. nach Billroth-II-OP ist das Magenstumpfkarzinom (➤ 6.4.6 Chirurgie-Info).

Antrektomie
Die Antrektomie beschreibt eine distale Hemigastrektomie (distale Resektion von 30–50 % des Magens). Oft wird sie in Kombination mit einer Vagotomie durchgeführt. Sie ist v. a. bei distalen, intra- oder präpylorischen chronischen Ulzera des Magens indiziert.

Gastrektomie
Unter Gastrektomie versteht man die komplette Resektion des Magens. Die Passage wird meist durch Rekonstruktion nach Roux-Y (zur Vermeidung eines alkalischen Refluxes) als Ösophagojejunostomie mit oder ohne Ersatzmagenbildung (Pouch) wiederhergestellt. Alternativ kann eine Jejunuminterposition mit oder ohne Pouchanlage erfolgen.

Roux-Y-Rekonstruktion
Bei dieser Rekonstruktionstechnik der Passage nach partieller oder vollständiger Gastrektomie erfolgt eine Gastrojejunostomie in End-zu-End-Technik. Der Duodenalstumpf wird blind verschlossen. 40 cm aboral der Gastrojejunostomie wird das aborale Duodenalende mit dem Jejunum in End-zu-Seit-Technik anastomosiert. [AS]

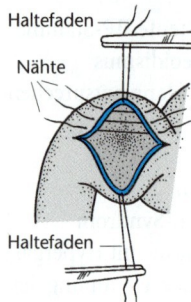
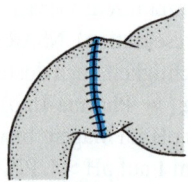

Abb. 6.10a Pyloroplastik nach Heineke-Mikulicz. [L157]

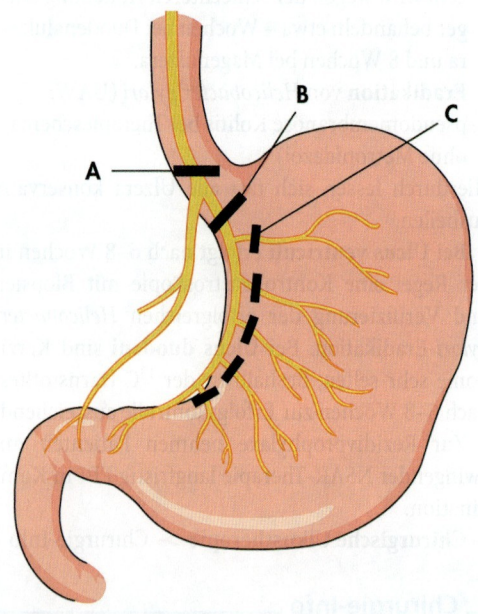

Abb. 6.10b Vagotomie. [E375]
A Trunkuläre Vagotomie
B Selektive Vagotomie
C Proximale gastrische Vagotomie

Pharma-Info

Säuresenkende Medikamente

Wirkstoffe
- **Antazida:** Aluminiumhydroxid, Magnesiumhydroxid, Magnesiumtrisilikat
- **schleimhautprotektive Substanzen:** Sucralfat, Misoprostol, kolloidales Wismut
- **Anticholinergika:** Pirenzepin
- **H_2-Rezeptor-Antagonisten:** Cimetidin, Ranitidin, Nizatidin, Famotidin
- **Protonenpumpenhemmer** (**PPI**): Omeprazol, Lansoprazol, Pantoprazol, Esomeprazol (Nexium®)

Wirkungsmechanismus und Eigenschaften
- **Antazida** binden übermäßig produzierte Magensäure durch Neutralisation.
- **schleimhautprotektive Substanzen:**
  - Misoprostol fördert als Prostaglandin-E_1-Analogon die Schleim- und Bikarbonatsekretion und wirkt dadurch schleimhautprotektiv.
  - Sucralfat ist ein komplexes, aluminium- und sulfathaltiges Zuckersalz. Es bildet eine visköse Schutzschicht durch Komplexbildung mit Proteinen des Ulkusgrunds.
  - Kolloidales Wismut bildet ebenfalls einen auf dem Ulkusgrund fest aufsitzenden Belag und stimuliert die Prostaglandinbildung, zusätzlich ↓ der HP-Konzentration (Reservetherapeutikum mit antibiotischer Wirkung in der HP-Eradikation).
- **Anticholinergika:** Blockade von M_1-Cholinorezeptoren
- **H_2-Rezeptor-Antagonisten** hemmen die durch Histamin, Pentagastrin und Insulin stimulierte Magensäuresekretion. Neben der HCl-Produktion sinkt die Pepsinsekretion.
- **PPI** hemmen irreversibel die Protonenpumpe (H^+/K^+-ATPase) im Magen. Dadurch wird die Magensäureproduktion vollständig unterdrückt.

Indikationen
- **Antazida** und **H_2-Rezeptor-Antagonisten:** probatorisch bei dyspeptischen Beschwerden.
- **schleimhautprotektive Substanzen:** Speziell Sucralfat hat eine Indikation bei nichtsäurebedingten Ulzerationen, z. B. Anastomosenulzera bei Z. n. Magen(teil)resektion. Teilweise noch zur Prävention von NSAR-Ulzera eingesetzt.
- **PPI:** Ulcus ventriculi et duodeni, Refluxösophagitis, Zollinger-Ellison-Syndrom.

Nebenwirkungen
- **Antazida** und **schleimhautprotektive Substanzen:** Obstipation (Aluminium, Sucralfat), Diarrhö (Magnesium, Misoprostol, Wismut), Kopfschmerzen und Benommenheit (Misoprostol) sowie Hypermagnesiämie und daraus resultierende Herzrhythmusstörungen und Muskelschwäche
- **H_2-Rezeptor-Antagonisten:** Schwindel, Kopfschmerzen, Übelkeit, Diarrhö, Obstipation, Transaminasenanstieg, Überempfindlichkeitsreaktionen
- **PPI:** Schwindel, Kopfschmerzen, Diarrhö (durch das Fehlen der bakteriziden Magensäure kann es zur bakteriellen Überwucherung des oberen Magen-Darm-Trakts kommen), erhöhtes Pneumonierisiko (Aspiration bakterienhaltigen Magensaftes bei Intensivpatienten), Obstipation, Meteorismus, Transaminasenanstieg, selten Blutbildveränderungen

Kontraindikationen
- **Misoprostol:** Schwangerschaft (Uteruskontraktionen!)
- **H_2-Rezeptor-Antagonisten und PPI:** strenge Indikationsstellung in der Schwangerschaft

Wechselwirkungen
- **Antazida:** ↓ Resorption von Marcumar®
- **PPI** in hohen Dosen und **Cimetidin** hemmen Cytochrom-P450-abhängige Reaktionen; hierdurch wird der Abbau von oxidativ biotransformierten Benzodiazepinen, Lidocain, Carbamazepin, Phenytoin, Nifedipin und Theophyllin verlängert (gilt nicht für andere H_2-Rezeptor-Antagonisten).
- **PPI:** Bei dialysepflichtiger Niereninsuffizienz muss die Dosis um 50 % reduziert werden.

Klinische Anwendung
Die niedrigpotenten säuresenkenden Medikamente aus der Gruppe der Antazida sowie schleimhautprotektive Substanzen werden im Zeitalter der 7-tägigen Ulkustherapie nur noch selten angewandt. PPI sind den H_2-Antagonisten vor allem beim NSAR-assoziierten Ulkus überlegen.
[MP, CD]

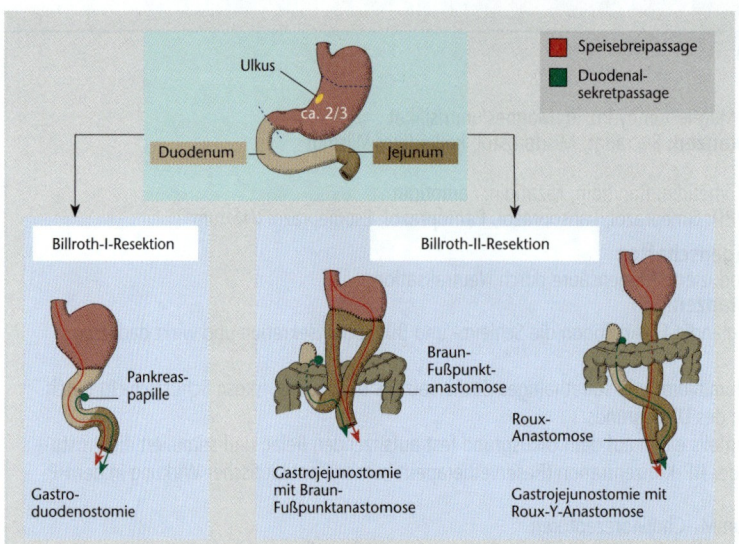

Abb. 6.10c Billroth-Operationen. [L190]

Prognose und Verlauf

Rezidive sind mit 1–2 % selten geworden. 10 % der Ulzera sind **therapierefraktär**, d. h. nach 8 Wochen (Duodenalulkus) bzw. 12 Wochen (Magenulkus) noch nicht abgeheilt. Gründe sind Non-Compliance, Zigarettenrauchen, weitergehende NSAR-Einnahme, Gastrinome oder resistente HP-Stämme. **Therapie:** wiederholte HP-Eradikation – evtl. mit „eskaliertem" Schema nach kultureller Resistenzbestimmung.

Die jährliche Komplikationsrate des unbehandelten Ulkus für Blutung und Perforation bzw. Penetration liegt bei 2 %, die jährliche Ulkusmortalität bei 5/100.000 Einwohner. Tödliche Komplikationen betreffen meist Männer > 70 Jahre.

6.4.5 Sonderform Zollinger-Ellison-Syndrom (Gastrinom)

Seltener, in 60 % maligner, gastrinproduzierender Tumor. In 75 % im Pankreas und in 20 % im Duodenum lokalisiert. Häufig tritt der Tumor multipel auf. 25 % sind im Rahmen des MEN-1-Syndroms mit anderen endokrinen Tumoren assoziiert. Metastasen in der Leber sind typisch. In < 1 % für die Ulkuskrankheit ursächlich. Diagnostisch hinweisend sind das **erhöhte Serum-Gastrin,** Ulzera an ungewöhnlichen Stellen (z. B. mittleres/distales Duodenum, Jejunum), positive Familienanamnese oder das Vorliegen anderer endokriner Tumoren.

Klinik, Diagnose und Therapie

Schwerwiegende, therapierefraktäre Ulkuskrankheit, wässrige Diarrhö und Steatorrhö (Inaktivierung der Lipase durch HCl), schwerer gastroösophagealer Reflux.

Histologisch findet sich eine glanduläre Hyperplasie von Beleg- und Hauptzellen. Die **Therapie** besteht in der vollständigen Tumorresektion, welche jedoch nur in 25 % gelingt.

6.4.6 Maligne Magentumoren

Adenokarzinom des Magens („Magenkarzinom")

Inzidenz in Deutschland 15/100.000/Jahr; in Japan und China 6-mal häufiger: m : w = 2 : 1. Das mittlere Alter bei Diagnosestellung ist 63 Jahre. Lokalisation meist im Antrum-/Pylorusbereich und in kleiner Kurvatur, zunehmend auch in der Kardia. Die Ausbreitung verläuft **infiltrativ** über Magenwand, Serosa und Peritoneum mit Abtropfmetastasen in Netz, Mesenterium oder Ovarien (sog. **Krukenberg-Tumor**), infiltrierend in das Pankreas, hämatogen **metastasierend** in Leber, Lunge, Milz, Kolon, Knochen und lymphogen in den Ductus thoracicus.

Die Stadieneinteilung und die TNM-Klassifikation sind in den ➤ Tab. 6.10 und ➤ Tab. 6.11 dargestellt.

Tab. 6.10 Stadieneinteilung des Magenkarzinoms (UICC).

Stadium	T	N	M
0	Tis	N0	M0
IA	T1	N0	M0
IB	T2	N0	M0
	T1	N1	M0
IIA	T3	N0	M0
	T2	N1	M0
	T1	N2	M0
IIB	T4a	N0	M0
	T3	N1	M0
	T2	N2	M0
	T1	N3	M0
IIIA	T4a	N1	M0
	T3	N2	M0
	T2	N3	M0
IIIB	T4b	N0–1	M0
	T4a	N2	M0
	T3	N3	M0
IIIC	T4b	N2–3	M0
	T4a	N3	M0
IV	jedes T	jedes N	M1

Tab. 6.11 TNM-Klassifikation des Magenkarzinoms.

T-Primärtumor	
Tis	Carcinoma in situ
T1a	Lamina propria oder Muscularis mucosae
T1b	Submukosa
T2	Muscularis propria
T3	Subserosa
T4a	Perforation der Serosa
T4b	Nachbarstrukturen
N – regionäre Lymphknoten	
N1	1–2 Lymphknoten
N2	3–6 Lymphknoten
N3a	7–15 Lymphknoten
N3b	> 15 Lymphknoten
M – Fernmetastasen	
M0	keine Fernmetastasen
M1	Fernmetastasen vorhanden

Ätiologie
- Helicobacter-pylori-Besiedlung (4- bis 6faches Risiko)
- Nahrung (Nitrosamine)

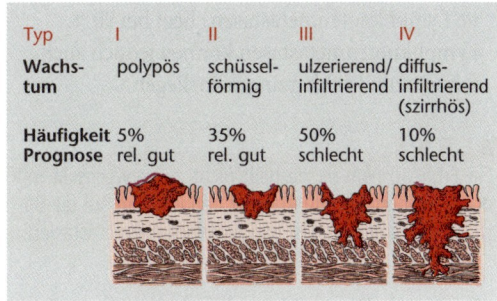

Abb. 6.11 Klassifikation des fortgeschrittenen Magenkarzinoms nach Borrmann. Diese Klassifikation unterscheidet vier Wachstumstypen. [L157]

- Magenadenome und intestinale Metaplasie (z. B. bei Gastritis Typ A)
- Alkoholkonsum, Zigarettenrauchen
- Morbus Ménétrier
- Z. n. Billroth-II-Operation (Refluxkrankheit des Resektionsmagens)

In 10 % treten **familiäre Häufungen** auf, z. B. hereditäres nichtadenomatöses Polyposis-Syndrom (HNPCC), Hereditary diffuse gastric Cancer (HDGC).

Klinik
Häufig verläuft das Magenkarzinom bis ins Spätstadium **asymptomatisch,** evtl. bestehen dyspeptische Beschwerden, Leistungsknick oder Appetitlosigkeit.

Später ↓ Gewicht, Oberbauchschmerzen und Anämie (Müdigkeit und Schwäche), bei Magenausgangsstenose evtl. Erbrechen, bei Lokalisation am Mageneingang (selten) evtl. Dysphagie. Selten kommt es durch Tumorulzeration zur oberen Intestinalblutung mit Hämatemesis oder Meläna.

Histologie
Magenkarzinome sind histologisch zu 95 % **Adenokarzinome** (intestinaler oder diffuser Typ, auch papilläre, tubuläre, muzinöse Adenokarzinome oder Siegelringzellkarzinome). Seltener sind Plattenepithel-, kleinzellige oder undifferenzierte Karzinome. Prognostisch und klinisch wichtiger als der Zelltyp sind Ausbreitung und Wuchsform (➤ Abb. 6.11).

Ausbreitung und Wuchsform
Unterschieden werden Frühkarzinom und fortgeschrittenes Magenkarzinom:
- **Frühkarzinom** (4–7 %): Auf Mukosa und Submukosa begrenzt (keine Infiltration der Muscularis propria, T1-Tumor). Die 5-JÜR (mit oder oh-

ne Lymphknotenmetastasen) liegt bei 90 %. Lymphknotenmetastasen können jedoch auch schon beim Frühkarzinom vorliegen.

MERKE
Ein Frühkarzinom ist deshalb nicht zu verwechseln mit dem Carcinoma in situ, das per definitionem auf die Basalmembran begrenzt ist und praktisch nie metastasiert.

- **Fortgeschrittenes Magenkarzinom** (überschreitet die Submukosa): Dieses wird nach der Wachstumsform weiter unterteilt in einen **intestinalen Typ** (ins Lumen wuchernd, oft polypös, manchmal ulzerierend) und einen **diffusen Typ** (infiltratives, nichtpolypöses Wachstum). Mischformen sind häufig und sollten als diffus klassifiziert werden. Je infiltrativer das Wachstum verläuft, desto schlechter ist die Prognose.

Diagnostik
Typisch, aber erst im Spätstadium auftretend sind der **Virchow-Lymphknoten** (linksseitiger, supraklavikulärer, metastatisch vergrößerter Lymphknoten) sowie der evtl. im Unterbauch tastbare **Krukenberg-Tumor** (ovarielle Abtropfmetastasen).

Das **Labor** ist unspezifisch. Die Tumormarker CEA, CA-19-9 und CA-72-4 können als Verlaufsparameter eingesetzt werden. Ein positiver Haemoccult® kann zur Entdeckung des Tumors führen.
- **Tumornachweis:** Gastroskopie mit multiplen Biopsien. Bei undifferenzierten oder kleinzelligen Karzinomen kann oft erst die immunhistologische Untersuchung eine klare Abgrenzung zum Lymphom erbringen.
- **Staging:** Endosonografie, CT-Abdomen ± CT-Thorax. Zur Metastasensuche Röntgen-Thorax und Oberbauchsonografie. Bei V. a. Knochenmetastasen erfolgt eine Skelettszintigrafie.
- **Genetisches Screening** ist indiziert, wenn ≥ 2 erstgradige Verwandte an diffusem Magenkarzinom leiden (davon einer jünger als 50 Jahre) oder wenn sich insgesamt ≥ 3 Erkrankte in der Familie finden (erst- oder zweitgradig, unabhängig vom Alter).

Radio-Info
Magenmalignome in der Bildgebung
- **CT:** Umschriebene oder unregelmäßig begrenzte Wandverdickung mit streifiger Infiltration in das umliegende Fettgewebe. Die Schnittbildgebung in Kombination mit dem **PET** eignet sich außerdem zur Darstellung von Metastasen in den regionären Lymphknoten und Organen (Leber, Lunge, Nebenniere).
- **Magen-Darm-Passage** (veraltet, aber trotzdem gerne gefragt): Irreguläre Ulzerationen, unregelmäßige/abrupt abbrechende Magenfalten, polypoider oder zirkulär wachsender, ulzerierter Tumor, fehlende Peristaltik.
[MW]

Therapie
Ein operatives Vorgehen erfolgt bei kurativer Zielsetzung (ca. 30 %).

Chirurgie-Info
Magenkarzinom

Operative Therapie
Die vollständige Resektion des Malignoms ist Grundvoraussetzung eines kurativen Therapieansatzes. Operative Eingriffe, die in einer R1- oder R2-Situation enden, sind allenfalls palliative Maßnahmen und verbessern die Prognose nicht. Das Ausmaß der Resektion sowie der ggf. notwendigen adjuvanten oder neoadjuvanten Therapie werden entsprechend dem vorliegenden Tumorstadium festgelegt.
- **Magenfrühkarzinom (Stadium Ia):** Magenfrühkarzinome vom intestinalen Typ mit einem Durchmesser < 2 cm können ggf. durch eine limitierte Resektion behandelt werden. Verfahren sind die endoskopische Mukosaresektion sowie die kombinierte endoskopische-laparoskopische Magenwandresektion.
- **Stadium Ib–IIIa:** Patienten dieser Tumorstadien sollten je nach Lokalisation des Tumors und Klassifikation nach Lauren mittels transhiatal erweiterter Gastrektomie (distales Magendrittel), totaler Gastrektomie (mittleres Magendrittel) oder subtotaler Gastrektomie (proximales Magendrittel) behandelt werden. Prinzipiell gilt: Tumoren vom intestinalen Typ müssen mit einem Sicherheitsabstand von 5 cm, Tumoren vom diffusen Typ mit einem Sicherheitsabstand von 8 cm reseziert werden. Damit ergibt sich für den diffusen Typ bei Tumoren des mittleren und proximalen Drittels die Notwendigkeit der Gastrektomie. Tumoren des distalen Drittels können ggf. durch eine subtotale Gastrektomie behandelt werden. Zusätzlich ist eine Entfernung der regionären Lymphknoten notwendig. Standard ist die sogenannte **D2-Lymphadenektomie**, bei der die regionären Lymphknoten der Kompartimente I (LK-Stationen 1–6 direkt am Magen) und II (LK-Stationen 7–11) erfolgt. Je nach intraoperativem Befund kann die Erweiterung der Lymphadenektomie ggf. mit Resektion der Milz bei Milzhilusbefall notwendig werden.
- **palliative chirurgische Therapie:** Die palliative Therapie dient auch hier der Verbesserung der Lebensqualität. Beispiele für palliative chirurgische Maßnahmen sind die Gastroenterostomie (➤ Abb. 6.12a, b) bei Magenausgangsstenose oder die Gastrektomie bei akuter Tumorblutung.
[AS]

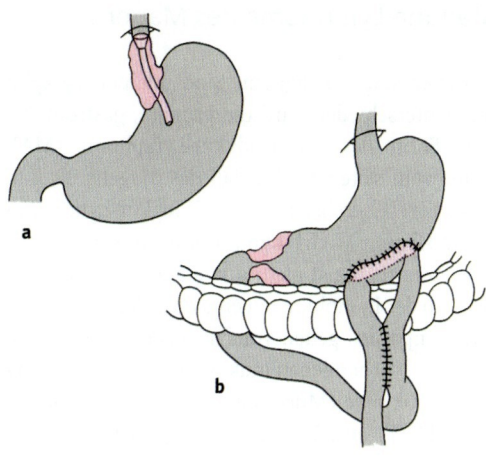

Abb. 6.12 a, b Palliative chirurgische Therapie beim Magenkarzinom. [L239]
a) Endösophagealer Tubus
b) Gastroenterostomie.

- **Perioperative Chemotherapie:** In den klinischen Stadien II und III eines Magenkarzinoms sollte eine perioperative (präoperativer Beginn mit postoperativer Fortsetzung) mit 5-Fluorouracil (5-FU) und einem auf Platin basierenden Chemotherapeutikum durchgeführt werden. Dies führt laut aktueller Studienlage zu einem Downstaging und zu einer längeren Überlebenszeit.
- **Neoadjuvante Therapie:** Bei lokal fortgeschrittenen, primär nichtoperablen Tumorstadien ohne Fernmetastasierung kann eine präoperative Radio-/Chemotherapie versucht werden, um doch noch einen operablen Befund zu erreichen. Da dies in Studien noch nicht abschließend untersucht ist, kann eine präoperative Radio-/Chemotherapie nicht als Standardtherapie empfohlen werden.
- **Adjuvante Therapie:** Adäquat D2-lymphadenektomierte Patienten mit R0-Resektion des Magenkarzinoms sollten nicht standardmäßig postoperativ mittels Radiochemotherapie behandelt werden. Bei nicht vollständig erfolgter D2-Lymphadenektomie kann sie jedoch bei nicht neoadjuvant vorbehandelten Patienten nach interdisziplinärer Tumorboardentscheidung durchgeführt werden. Eine adjuvante Chemotherapie kann derzeit nicht eindeutig empfohlen, wohl aber als individuelles Behandlungsangebot bei Patienten mit hohem Rezidivrisiko diskutiert werden. Auch sonstige adju-

vante Therapien im Sinne von Immuno-/Immunochemo- und Antikörpertherapien sollten nur im Rahmen klinischer Studien durchgeführt werden.
70 % der Patienten kommen in einem Stadium zur Vorstellung, in dem nur noch **palliativ operiert** werden kann. Das Ziel ist dabei, Obstruktionen und Tumorblutungen zu verhindern.

Die **Chemotherapie** wird palliativ zur Verlangsamung des Tumorwachstums eingesetzt, hat jedoch kaum Einfluss auf die Prognose. Andere palliative Maßnahmen (Stent-Anlage, Gastrojejunostomie, Thermoablation von Leberherden) können zur Verbesserung der Lebensqualität der Patienten indiziert sein.

Chirurgie-Info
Erkrankungen nach Magenoperationen
Frühkomplikationen
Zu den Frühkomplikationen nach magenchirurgischen Eingriffen zählen unter anderem die Duodenalstumpfinsuffizienz (nach BII), Anastomoseninsuffizienzen mit Peritonitis und Sepsis, intestinale Nachblutungen, Diarrhö, postoperative Magenatonie und Nekrosen im Bereich der kleinen Kurvatur nach proximaler gastrischer Vagotomie.

Dumping-Syndrom
Das Dumping-Syndrom beschreibt eine starke vegetative Reaktion auf eine zu schnelle Magenentleerung nach Gastrektomie. Es ist nach BII-Rekonstruktionen im Vergleich zu BI-Operationen häufiger und ausgeprägter. Man unterscheidet entsprechend dem zeitlichen Auftreten der Beschwerden nach der Mahlzeit Früh- und Spätdumping.
- **Frühdumping:** Binnen 30 Minuten nach kohlenhydratreicher Nahrungsaufnahme kommt es, ausgelöst durch einen intravasalen Volumenmangel, zu Übelkeit, Schwindel, Tachykardie, Schwitzen und Blutdruckabfall. Ursächlich ist der zu schnelle Abstrom des hyperosmolaren Nahrungsbreis mit konsekutivem Einstrom intravasaler Flüssigkeit in das Darmlumen zum Konzentrationsausgleich. Die **Therapie** besteht in häufigen kleinen Mahlzeiten, ggf. der Gabe von Spasmolytika. Bei Therapieresistenz ggf. Umwandlung BII in BI.
- **Spätdumping:** Bedingt durch den zu raschen Abstrom des kohlenhydratreichen Nahrungsbreis aus dem Magen und gleichzeitiger rascher Absorption großer Mengen Kohlenhydrate, kommt es zu einer überschießenden Insulinausschüttung. Diese führt ca. 2–3 Stunden nach Nahrungsaufnahme zu einer ausgeprägten Hypoglykämie mit den typischen Symptomen: Übelkeit, Tachykardie, Schwindel und ggf. Synkope. Die **Therapie** erfolgt mit zwischenmahlzeitlicher Kohlenhydrataufnahme 2–3 Stunden nach der Hauptmahlzeit.

Schlingensyndrome
- **Syndrom der zuführenden Schlinge:** Das Afferent-Loop-Syndrom ist gekennzeichnet durch morgendliches oder spätprandiales Erbrechen größerer Mengen Galle,

postemetischer Symptombesserung, Inappetenz und Völlegefühl. Ausgelöst durch eine Stenose in der zuführenden Schlinge nach **BII-Rekonstruktion ohne Braun-Fußpunktanastomose,** kommt es zu einem Galle- und Pankreassekretstau. **Therapie:** Umwandlung BII in BI oder Anlage einer Braun-Fußpunktanastomose.
- **Syndrom der abführenden Schlinge:** Die durch eine Anastomosenstenose oder Abknickung der abführenden Schlinge ausgelöste Entleerungsstörung führt zu Appetitlosigkeit, Völlegefühl und Emesis großer Mengen Galle und unverdauter Speisereste. **Therapie:** Umwandlung BII- in BI- oder in Roux-Y-Rekonstruktion.
- **Syndrom der blinden Schlinge:** Das Blind-Loop-Syndrom wird durch die Besiedelung ausgeschalteter Darmanteile mit Kolonbakterien verursacht. Dadurch kann es zu unspezifischen Beschwerden (Blähungen, Diarrhö), Fettabsorptionsstörungen (Steatorrhö), Mangelernährung mit Gewichtsverlust und megaloblastärer Anämie kommen. **Therapie:** antibiotischer Therapieversuch, bei Persistenz Resektion der ausgeschalteten Schlinge.

Postvagotomiesyndrom
Das Postvagotomiesyndrom beschreibt gastrale Entleerungsstörungen mit Völlegefühl, Übelkeit, Regurgitationen und selten auch Erbrechen nach proximaler gastrischer Vagotomie.

Postoperative Refluxösophagitis
Ausgelöst durch Säure- oder alkalischen Reflux kommt es zu den typischen Beschwerden einer Refluxösophagitis nach Magenresektionen. **Therapie:** PPI, Sucralfat, ggf. operative Revision.

Anastomosenulkus
Meist in der anastomosennahen Dünndarmschleimhaut lokalisiert, wird es durch eine unzureichende Säurereduktion (inkomplette Vagotomie, belassener Antrumrest etc.) oder auch durch ein Zollinger-Ellison-Syndrom ausgelöst. **Therapie:** Behandlungsversuch mit PPI, Sucralfat, ggf. auch Eradikation von *H. pylori*. Bei Persistenz – insbesondere bei gestörter Perfusion der Anastomosenregion – operative Revision.

Stumpfkarzinom
Aufgrund einer chronischen atrophischen Stumpfgastritis kommt es zu einer intestinalen Metaplasie, die zu den fakultativen Präkanzerosen zählt. **Therapie der Wahl** ist die Restgastrektomie mit Lymphadenektomie.

Anämie
Ausgelöst durch Eisen-, Vitamin-B_{12}- oder Folsäuremangel nach (Teil-)Gastrektomie entwickelt sich eine Anämie, die durch Substitution der fehlenden Substanzen einfach therapiert werden kann.
[AS]

Prognose
Das fortgeschrittene Magenkarzinom hat nach Operation eine 5-JÜR von 20 %, das Magenfrühkarzinom dagegen von 80–90 %.

Maligne Lymphome des Magens

3 % aller Magenmalignome sind maligne Lymphome. Unterschieden wird die primäre, gastrointestinale Form des Non-Hodgkin-Lymphoms (MALTom) vom seltenen Mitbefall des Magens im Rahmen eines generalisierten Non-Hodgkin-Lymphoms.

MALTome/MALT-Lymphome vom B-Zell-Typ als häufigste, meist niedrig maligne Form eines außerhalb der Lymphknoten entstehenden Non-Hodgkin-Lymphoms gehen vom normalerweise im Magen nicht vorhandenen mukosaassoziierten lymphatischen Gewebe (Mucosa-associated lymphatic Tissue, MALT) aus. Die Entwicklung dieses Gewebes wird wahrscheinlich durch *Helicobacter pylori* gefördert. Meist ist der Verlauf milde, eine diffuse Ausbreitung und Knochenmarkbefall kommen jedoch vor. Klinisch präsentieren sich die MALTome ähnlich wie das Adenokarzinom.

Therapeutisch sprechen insbesondere Frühformen auf eine *Helicobacter pylori*-Eradikation an; in bestimmten Stadien ist dies therapeutisch ausreichend. Ansonsten wird in Abhängigkeit vom Stadium eine Kombination aus Operation, Chemotherapie und Bestrahlung eingesetzt. Die 5-JÜR beträgt je nach Typ und Ausbreitung 50–90 %.

Andere Malignome des Magens (außer Karzinom und Lymphom) sind selten. U. a. kommen vor: gastrointestinale Stromatumoren (GIST), Schwannome, Leiomyosarkome, Kaposi-Sarkome, Gastrinome (neuroendokriner Tumor) und Magenmetastasen anderer Malignome.

6.4.7 Gutartige Tumoren des Magens

Selten und vor allem durch Komplikationen (Ulzeration, Blutung, Eisenmangelanämie, Obstruktion) klinisch auffällig. Sie werden bei 1 % der Obduktionen und als Zufallsbefund im Rahmen der Endoskopie gefunden. Unterschieden werden **epitheliale und mesenchymale Tumoren. Diagnostik und Therapie** erfolgen endoskopisch mit Biopsie (ggf. Knopfloch- oder Schlingenbiopsie). Evtl. Endosonografie mit Punktion. Alle präkanzerösen Läsionen (insbesondere alle Adenome) werden entfernt, z. B. mit der Hochfrequenzdiathermieschlinge.

Epitheliale Tumoren („**Magenpolypen**") kommen in unterschiedlichen histologischen Formen vor:
- fokale Hyperplasie der Schleimhaut
- hyperplasiogener Polyp (typischer Magenpolyp) mit umstrittener Entartungstendenz
- Magenadenom (echte Neoplasie und damit Präkanzerose): maligne Entartung in 20%
- flaches Adenom mit schwerer Dysplasie (seltene präkanzeröse Läsion): kann in ein Frühkarzinom des Magens übergehen
- Polypen im Rahmen der Polyposissyndrome des Gastrointestinaltrakts (➤ 6.5.8, Tab. 6.13).

Mesenchymale Tumoren sind gutartige Wucherungen der subepithelial gelegenen Wandschichten: Leiomyome, gastrointestinale Stromatumoren, Neurinome, Myofibrome, Neurofibrome.

6.5 Dünn- und Dickdarm

6.5.1 Leitsymptom Diarrhö

10 l Flüssigkeit werden pro Tag in den Magen-Darm-Trakt eingespeist, wovon 8,5 l im Dünndarm resorbiert werden. Im Dickdarm wird der Stuhl weiter bis auf 100 ml Flüssigkeit/d eingedickt.

Als grobe Arbeitsdefinition der Diarrhö gelten Stuhlentleerungen > 3-mal/Tag oder eine ungeformt bis wässrige Stuhlkonsistenz. Die weniger als 2–3 Wochen dauernde **akute Diarrhö** wird gegenüber der > 2–3 Wochen anhaltenden **chronischen Diarrhö** abgegrenzt. Abhängig von der Ursache unterscheidet man:

- **osmotische Diarrhö:** durch übermäßige Zufuhr an nicht absorbierten hypertonen Substanzen (Abführmittel, „Kaugummi"-Diarrhö durch Xylit/Sorbit, durch Laktose bei Laktasemangel, der häufigsten intestinalen Mangelerkrankung).
- **sekretorische Diarrhö:** aktive Sekretion von Flüssigkeit und Elektrolyten aus den Krypten durch Beeinflussung der Ionenkanäle an der Zellmembran; Integrität der Enterozyten bleibt erhalten; mögliche Auslöser:
  - Erreger wie Norwalk- und Rotavirus, *Giardia lamblia* und *Cryptosporidium*
  - präformierte Enterotoxine: *Staphylococcus aureus, Bacillus cereus, Clostridium perfringens* (ubiquitäre Keime)
  - im Darm produzierte Enterotoxine (*Escherichia coli, Vibrio cholerae*)
  - Laxanzien
  - Gallensäuren (chologene Diarrhö) und Fettsäuren
  - endokrine Tumoren (z. B. durch VIPom)
- **entzündliche/exsudative Diarrhö:** im Rahmen entzündlicher Prozesse mit Schädigung der Darmmukosa, häufig mit Blutverlusten, Bauchschmerzen, Fieber und ↓ Gewicht; neben CED kann es durch Shigellen, Salmonellen, *Campylobacter*, Yersinien, *Aeromonas* oder enteroinvasive *Escherichia coli* (EIEC) sowie seltener durch Viren (Zytomegalie) oder Amöben zu einer direkten Schleimhautinvasion kommen; außerdem zytotoxinbedingte Schädigung möglich (enterohämorrhagischen *E. coli* [EHEC], *Clostridium difficile, Vibrio parahaemolyticus*).
- **durch Motilitätsstörungen bedingte Diarrhö:** durch erhöhte Dünn- oder Dickdarmmotilität und dadurch verminderte Wasserresorption, durch eine verlangsamte Dünndarmmotilität mit bakterieller Überwucherung und Malabsorptionssyndrom; mögliche Auslöser: sympathische Stimulation (Aufregung, „Angstschiss"), Phäochromozytom und Karzinoidsyndrom, Hyperthyreose, Z. n. Vagotomie oder Magenresektion oder eine diabetische Neuropathie

Diagnoseprinzipien bei chronischer Diarrhö
- **Hinweis auf osmotische Prozesse:** ↓ Stuhl-pH, erhöhte osmotische Lücke, ↓ Stuhlvolumen durch Fasten, kein nächtlicher Stuhlgang
- **Hinweis auf sekretorische Prozesse:** ↑ Stuhlvolumina (Stuhlgewicht > 1.000–1.500 g/Tag), häufig mit wässriger Konsistenz, kein Rückgang des Stuhlvolumens durch Fasten, auch nächtliche Durchfälle
- **Hinweis auf entzündliche Prozesse:** Leukozyten im Stuhl; Blut- und Schleimbeimengungen, Abdominalschmerzen, evtl. Fieber und ↓ Gewicht
- **Hinweis auf Motilitätsstörungen:** systemische Grunderkrankungen (z. B. Diabetes mellitus, Hyperthyreose) oder vorhergehende Abdominalchirurgie

Akute Diarrhö

Akute Diarrhöen sind oft von Bauchschmerzen und Erbrechen begleitet. Weltweit erkranken 4 Milliarden Menschen/Jahr an Diarrhö, ca. 7,5 Millionen (v. a. Kinder) sterben an den Folgen. Die akute Diarrhö wird vor allem durch Dehydratation und Elektrolytentgleisungen gefährlich. **Hauptursachen** sind Infektionen durch Bakterien oder deren Toxine (ETEC als typischer Erreger der Reisediarrhö, Cholera), Viren, Protozoen und Medikamente (Laxanzien, Antibiotika). Auch Nahrungsmittelintoleranz (insbesondere beim Kind), vegetativer „Angstschiss" und Intoxikationen wie Arsen kommen als Auslöser infrage.

Chronische Diarrhö

Ursachen
Ursächlich sind:
- **Malassimilationssyndrom** (> 6.5.5): z. B. durch Erkrankungen der Dünndarmschleimhaut (Sprue, Morbus Crohn), Dünndarmresektion, lymphatische Obstruktion, bakterielle Überwucherung des Dünndarms oder Pankreasinsuffizienz
- **chronische Darminfektionen:** z. B. mit *Giardia lamblia*, *Entamoeba histolytica*, *Cyclospora*, Nematoden – bei schwerer Immunsuppression (v. a. bei AIDS) auch *Microsporidia*, Zytomegalievirus, *Mycobacterium-avium*-Komplex, *Cryptosporidium*, *Isospora belli*
- **CED:** Morbus Crohn, Colitis ulcerosa, kollagene Kolitis (> 6.5.12)
- **Laxanzienmissbrauch:** meist bei Frauen in den mittleren Lebensjahren. Die Laxanzieneinnahme wird vielfach abgestritten. Bei der Einnahme von Anthrachinonen kann in der Sigmoidoskopie eine Pseudomelanosis coli (pigmentierte Mukosa) nachgewiesen werden. Es finden sich braunschwarze Pigmentablagerungen in den Makrophagen.
- **Nahrungsmittelintoleranzen:**
  - Enzymmangel: z. B. Laktasemangel (primär oder sekundär, z. B. nach schweren akuten Durchfallerkrankungen als „postenteritischer Durchfall")
  - nahrungsmittelinduzierte Enteropathien: z. B. als Typ-IV-Allergie bei der Kuhmilchproteinintoleranz des Säuglings oder als Autoimmungeschehen bei der Zöliakie (> 6.5.5)
  - sorbitinduzierte Diarrhö (der Zuckeraustauschstoff Sorbit kann eine osmotische Diarrhö auslösen)
- **obstruierende Tumoren:** Diarrhö oft im Wechsel mit Obstipation
- **hormonaktive Tumoren:** Karzinoid, Hyperthyreose, VIPom, Gastrinom, Glukagonom (> 6.10.6)
- **Kurzdarmsyndrom** (> 6.5.5).

Diagnose
Anamnese und Befund
Sie stützen sich auf:
- AZ, Begleitsymptome?
- ↓ Gewicht, Fieber, Abgeschlagenheit? → Verdacht auf entzündliche Diarrhö, Tumorerkrankung
- mit der Nahrungsaufnahme fluktuierende Symptome? → Verdacht auf Disaccharidasemangel
- fehlende nächtliche Symptome? → Verdacht auf osmotisch oder durch abnorme Motilität bedingte Diarrhö, z. B. ein Malassimilationssyndrom oder ein Colon irritabile; in diesen Fällen verbessert sich die Diarrhö in der Regel auch durch Fasten
- nächtliche Diarrhö/Inkontinenz? → Verdacht auf sekretorisches bzw. entzündliches Geschehen; Fasten hat kaum Einfluss auf das Stuhlvolumen.
- erfolgreicher Auslassversuch über 2 Wochen? → Verdacht auf Laktasemangel oder sorbitinduzierte Diarrhö

Untersuchung des Stuhls
Es wird **geachtet** auf:
- Blut- oder Schleimbeimengungen, auch okkult? → Verdacht auf entzündliche Diarrhö, Tumor
- glänzende, voluminöse, stinkende Stühle? → Verdacht auf Fettmalabsorption
- breiig-schaumige „Gärungsstühle"? → Verdacht auf Kohlenhydratmalabsorption
- vermehrt Leukozyten? → Verdacht auf infektiöse Durchfallerkrankungen, CED
- Mikroorganismen in mikroskopischer Untersuchung, Stuhlkultur, Gram-Färbung? → infektiöse

Ursachen; bei Verdacht auf Cholera: Stuhlmikroskopie, Stuhlkultur
- ↓ Stuhl-pH-Wert bei Kohlenhydratmalabsorption: Kohlenhydrate werden durch die Darmbakterien in kurzkettige Fettsäuren verwandelt, welche den Stuhl-pH < 6 erniedrigen
- ↑ osmotische Lücke durch überschüssige osmotisch aktive Substanzen im Darmlumen? → Verdacht auf osmotische Diarrhö oder Laxanzienmissbrauch; normaler Stuhl ist serumisoton (≈ 290 mOsmol/kg ± 50 mOsmol/kg)
- Bestimmung von Magnesium, Phosphat, Sulfat und Phenolphthalein bei Verdacht auf Laxanzienabusus

Labor und bildgebende Verfahren
Sie sind zum Erkennen eines Entzündungsprozesses/Malassimilationssyndroms notwendig: Blutbild (Hb und MCV), Serum-Elektrolyte, BSG, Ferritin, Albumin (Marker für eventuelle enterale Eiweißverluste), Quick (Marker für die Vitamin-K-abhängigen Gerinnungsfaktoren und damit die Fettresorption), β-Karotin (ebenfalls Marker für die fettabhängige Vitaminresorption), evtl. Vitamin-B_{12}-Spiegel (Marker für die Absorption im terminalen Ileum); bei Verdacht auf endokrin ausgelöste Diarrhö entsprechende Hormone im Serum nachweisen (z. B. VIP).

In 20 %, insbesondere bei Verdacht auf entzündliche Prozesse, sind aufwendigere radiologische Untersuchungen, endoskopische Untersuchungen sowie Funktionstests nötig.

6.5.2 Leitsymptom Obstipation

Die **Definition** lautet: ≤ 2 Stuhlgänge/Woche oder mit exzessivem Aufwand oder Schmerzen verbundene Defäkation. **Ursachen** sind:
- „chronisch habituelle Obstipation": durch faserarme Kost, mangelnde Flüssigkeitsaufnahme und Bewegung, bei Immobilität
- **medikamentös induzierte Form:** aluminiumhaltige Antazida, Anticholinergika, Opiate
- **Elektrolytstörungen:** mit ↓ Erregbarkeit der glatten Muskulatur, z. B. Hypokaliämie, Hyperkalzämie, Hypomagnesiämie
- **verringerte Kolontransitzeit („inertes Kolon"):** ätiologisch und pathogenetisch unklar, v. a. Frauen betroffen; evtl. Teilaspekt des Colon irritabile
- **organische Darmerkrankungen mit Lumenobstruktion:** Strikturen und Stenosen, z. B. bei Karzinom oder CED; karzinomverdächtig sind zunehmender Durchmesserschwund des Stuhls („Bleistiftstühle"), ↓ Gewicht und Hämatochezie
- **Analerkrankungen:** Fissuren oder schmerzhaften Hämorrhoiden führen zu Defäkationsunterdrückung; funktionelle Defäkationsstörungen bei nichtrelaxierendem Beckenboden und innerem Rektumprolaps (beim Pressen prolabiert die Rektumwand ins Lumen)
- **ganglionäre Motilitätsstörungen:** Morbus Hirschsprung (fehlender Auerbach-Plexus in bestimmten Darmabschnitten)
- **neurogene Störungen:** mit Motilitätsverlangsamung, z. B. diabetische autonome Neuropathie
- **endokrine Ursachen:** z. B. Hypothyreose

Diagnostik
Diese umfasst:
- **Anamnese:** Bewegungsmangel? Flüssigkeitszufuhr? Medikamente? Begleiterkrankungen?
- **okkultes Blut** im Stuhl?
- **Labor:** Blutbild, TSH, Elektrolyte

Bei unauffälligen Befunden, Abwesenheit von „Warnzeichen" und Patienten ≤ 45 Jahren (sonst Ausschluss Kolonkarzinom) wird mit der Therapie begonnen. Bei Therapieresistenz schließen sich an:
- Bestimmung der **Kolontransitzeit:** Abschätzung mittels Röntgenleeraufnahme an Tag 7 nach Schlucken von 10 röntgendichten Ringen über 6 Tage
- **Defäkografie:** Videodarstellung der Defäkation im seitlichen Strahlengang
- **rektale Manometrie**

Bei älteren Patienten mit Verdacht auf Kolonkarzinom muss eine **Koloskopie** erfolgen!

Therapie
Diese umfasst:
- **Allgemeinmaßnahmen:** faserreiche Kost (evtl. zusätzlich Kleie, Leinsamen), Flüssigkeit mit den Mahlzeiten, Bewegung, prompte Defäkation bei Stuhldrang
- **medikamentöse Behandlung:** Polyethylenglykol-haltiges Präparat, Laktulose (auch prophylaktisch bei Opiattherapie)
- orale oder nasogastrische **Einläufe** mit Elektrolytlösung zur Aufweichung der Stuhlmassen

- evtl. Einsatz darmirritierender und damit sekretorisch wirkender (z. B. Bisacodyl, Rizinusöl, Natriumpicosulfat und Anthrachinonpräparate) bzw. osmotischer **Laxanzien** (z. B. Magnesiumzitrat)
- **rektale Einläufe** mit Bisacodyl, Glyzerin, Wasser oder Ölpräparaten; diese werden oft gleichzeitig mit oralen Laxanzien gegeben
- bei langsamer Kolontransitzeit: **motilitätsfördernde Medikamente** (z. B. Metoclopramid oder Domperidon)

Pharma-Info

Laxanzien

Wirkstoffe
- Polyethylenglykol (PEG)
- Magnesiumsulfat = Bittersalz; Natriumsulfat = Glaubersalz
- Laktulose
- Bisacodyl
- Natriumpicosulfat
- Rizinusöl
- anthrachinonhaltige Medikamente (Sennesblätter, Rhabarberwurzelstock, Aloe, Faulbaumrinde)
- Leinsamen

Wirkungsmechanismus und Eigenschaften
- **osmotisch wirkende Laxanzien** (Magnesiumsulfat, Natriumsulfat, Laktulose): ↓ Resorption von Wasser aus dem Darm → dünnflüssige Darmentleerung Laktulose wird neben ihrer Funktion als Laxans auch bei Leberinsuffizienz zur ↓ Ammoniakresorption und zum Vermeiden einer hepatischen Enzephalopathie eingesetzt: bakterielle Metabolisierung im Dickdarm zu Acetat und Laktat → ↓ pH-Wert im Darm → ↓ Ammoniakresorption.
- **antiresorptiv und hydragog** („wassertreibend") wirkende Laxanzien (Bisacodyl, Natriumpicosulfat, Rizinusöl, Anthrachinon-Derivate): ↓ Natrium- und Wasserresorption durch Blockade der Na^+/K^+-abhängigen ATPase, zugleich ↑ Sekretion von Elektrolyten und Wasser ins Darmlumen; Glukuronidierung von Bisacodyl nach Resorption und Ausscheidung über die Galle wieder in den Darm, dort Wirkung nach 6–8 h (nach rektaler Gabe schneller!); Anthrachinone in der Schwangerschaft kontraindiziert!
- **quellende Laxanzien** (Leinsamen, Weizenkleie): ↑ intraluminales Volumen mit ↑ Peristaltik, Voraussetzung: ausreichender Flüssigkeitshaushalt; typisch bei Divertikulose

Indikationen
- Darmentleerung vor Untersuchungen oder operativen Eingriffen
- zur Erleichterung der Stuhlentleerung bei schmerzhaften Analfissuren
- bei Therapie mit obstipierend wirkenden Opiaten
- nur in Ausnahmefällen bei chronischer Obstipation

Nebenwirkungen
- Ileus bei unzureichender Flüssigkeitszufuhr
- bei chronischer Einnahme:
  - Kaliumverlust: führt wiederum verstärkt zu Obstipation, der oft mit einer erhöhten Dosis an Laxanzien begegnet wird (Circulus vitiosus!)
  - Natriumverlust: führt zu **sekundärem Hyperaldosteronismus** (Pseudo-Bartter-Syndrom) mit gegenregulatorischer ↑ Wasser- und Natriumreabsorption und ↑ Kaliumausscheidung in der Niere
- Laktulose: Flatulenz, Meteorismus
- PEG-haltige Lösungen haben sich relativ als am nebenwirkungsärmsten erwiesen und werden derzeit als Wirkprinzip bevorzugt.
- **Pseudomelanosis coli** durch Melaninablagerungen

Kontraindikationen
- Ileus
- Laktulose: Galaktoseintoleranz

[MP, CD]

6.5.3 Leitsymptom Blut im Stuhl

Unphysiologische intestinale Blutverluste (≥ 4 ml/d) treten als **Meläna** (Teerstuhl) oder frische Blutung (**Hämatochezie**) bzw. als makroskopisch nicht sichtbare, **okkulte Blutung** auf.

Okkulte Blutung

Die okkulte Blutung kann verschiedene Ursachen haben, z. B. Nasen- oder Zahnfleischbluten, Refluxösophagitis, Gastritis, Ulkuskrankheit, Karzinome, CED, Divertikulitis, NSAR- oder Antikoagulanzieneinnahme. Eine Eisenmangelanämie kann auftreten. Der Nachweis erfolgt über eine **Teststreifenuntersuchung des Stuhls** (z. B. Haemoccult®). Diese Methode wird auch als Screeningverfahren beim kolorektalen Karzinom eingesetzt. Bei positivem Nachweis werden jüngere Patienten mit Oberbauchbeschwerden einer Gastroduodenoskopie mit Biopsien unterzogen. Bei negativem Befund folgt eine Koloskopie. Bei andersartigen Beschwerden und Patienten ≥ 45 Jahren wird eine Koloskopie durchgeführt. Eine Alternative ist der Kolonkontrasteinlauf in Kombination mit einer Rektosigmoidoskopie. Ist keine Blutungsquelle zu finden, schließen sich ein Röntgenbreischluck mit Magen-Darm-Passage (Schleimhautläsionen bei Crohn? Dünndarmdivertikel?) oder andere Untersuchungsverfahren an (MRT-Sellink, Kapselendoskopie, Angiografie, Dünndarm-Enteroskopie).

Meläna (Teerstuhl) und Hämatochezie
Teerstühle entstehen durch bakterielle und metabolische Zersetzung von mindestens 50 ml Blut über wenigstens 5–8 h und sind schwarz, glänzend und klebrig. Deshalb spricht Teerstuhl für eine obere GI-Blutung, kommt aber bei langsamer Darmpassage in 10 % auch bei Blutungen aus Dünn- und Dickdarm vor. Schwarze Stühle entstehen zudem bei oraler Aufnahme von Eisen-, Kohle- und Wismutpräparaten sowie von Blaubeeren und Spinat.

Hämatochezie beschreibt den peranalen Abgang frischen (roten) Bluts und kommt sowohl bei der unteren GI-Blutung (am häufigsten bei Hämorrhoiden und Divertikeln) als auch bei massiver Blutung (→ Kreislaufinstabilität, Schock!) oder schneller Darmpassage nach oberer GI-Blutung vor.

Chirurgie-Info

Maligne Dünndarmtumoren

Adenokarzinome
Duodenal lokalisierte Adenokarzinome werden mittels **partieller Duodenopankreatektomie** nach Kausch/Whipple oder modifiziert nach Traverso/Longmire reseziert. Lediglich kleine antimesenterielle Tumoren können mittels Teilresektion des Duodenums kurativ behandelt werden.

Neuroendokrine Tumoren
Vorgehen entsprechend Adenokarzinom.

Lymphome
Vollständige Resektion entsprechend Adenokarzinom. Bei fortgeschrittenem Tumorleiden auch Resektion einzelner Stenosen während der Chemotherapie zur Verhinderung eines Ileus.

Gastrointestinale Stromatumoren (GIST)
Bei diesen Tumoren erfolgt die Resektion des Primärtumors en bloc mit den ggf. mitbefallenen Nachbarstrukturen.
[AS]

6.5.4 Reizdarmsyndrom (Colon irritabile, Reizkolon, spastisches Kolon)

Symptomenkomplex aus chronisch intermittierenden Bauchschmerzen und Stuhlveränderungen ohne fassbare organische Ursache (typischerweise 30.–40. Lj.; w : m = 2 : 1). 50 % der Patienten mit Magen-Darm-Beschwerden und 20 % der Bevölkerung leiden an einem Reizdarmsyndrom! Ätiologisch und pathogenetisch werden Störungen der Motilität, verändertes intestinales Reizempfinden und psychosoziale Faktoren diskutiert.

Klinik
Intermittierende, oft krampfartige Unterbauchschmerzen, die sich nach Stuhlentleerung bessern und durch Stress verschlimmern. Häufig sind Blähungen, Völlegefühl und Stuhlunregelmäßigkeiten (Diarrhö und Obstipation, auch im Wechsel, teils mit Schleimabgang). Der Nachtschlaf ist in der Regel nicht beeinträchtigt. Begleitend sind depressive Verstimmungen oder Angstgefühle sowie urologische und gynäkologische Beschwerden.

Diagnose
„Beladene" Anamnese bei unauffälliger körperlicher Untersuchung (z. T. diffuse, jedoch nicht ausgeprägte Druckschmerzhaftigkeit des Unterbauchs). Organische Ursachen müssen ausgeschlossen werden (z. B. kolorektales Karzinom, CED, Erkrankungen mit chronischer Obstipation [➤ 6.5.2], Erkrankungen mit chronischer Diarrhö [➤ 6.5.1], Endometriose, Laktasemangel).

Diagnosekriterien (modifizierte Rom-Kriterien) sind insgesamt mindestens 3 Monate anhaltende chronische oder rezidivierende abdominelle Schmerzen oder Missempfindungen in den letzten 12 Monaten, die nach dem Stuhlgang abnehmen und/oder begleitet sind von einer Änderung der Stuhlfrequenz (Diarrhö, Obstipation) und/oder -konsistenz (breiig, wässrig, schafskotartig). Die Veränderungen können dabei nicht durch strukturelle oder biochemische Abweichungen erklärt werden.

> **MERKE**
> **Blutnachweis im Stuhl** (okkult oder makroskopisch), ↓ Gewicht, Leistungsknick, nächtliche Diarrhö oder Fieber sind bis zum Beweis des Gegenteils Hinweis auf eine organische Ursache und schließen die Diagnose eines Reizdarmsyndroms aus.

Diagnostik
Diese umfasst:
- **Labor:** Blutbild, BSG, Elektrolyte, Leberenzyme ± Albumin und TSH
- **Stuhluntersuchungen:** auf okkultes Blut, pathogene Keime, Parasiten und Würmer
- **Sigmoidoskopie/Koloskopie**

- **Abdomensonografie**
- **bei Diarrhö:** 24-h-Stuhl-Sammlung mit Volumenbestimmung (> 300 g/d) bzw. Bestimmung der Kolontransitzeit bei Obstipation

Therapie

Langfristig profitieren nur 30 % der Patienten; > 80 % berichten über eine symptomatische Besserung durch Placebo. Im Vordergrund der Therapie stehen **Allgemeinmaßnahmen** bei guter Arzt-Patienten-Beziehung und Aufklärung der Gutartigkeit ohne endgültige Heilungsmöglichkeit (Förderung einer realistischen Therapieerwartung). Faserreiche Kost, kleinere, häufigere Mahlzeiten, Kaffeeabstinenz und Meiden blähender Nahrungsmittel (Bohnen, Zwiebel, Kohl, Bier etc.) kann hilfreich sein. Eine laktosefreie Diät kann für einige Wochen versucht werden. Auch Bewegung, Entspannungsübungen, autogenes Training und Sozialkontakte tragen zur Beschwerdebesserung bei.

Die **medikamentöse Therapie** ist meist wenig hilfreich. Eingesetzt werden Spasmolytika (z. B. Butylscopolamin) oder Muskelrelaxanzien (Mebeverin). Beim obstipationsdominanten Typ werden Faserzusätze (Leinsamen, Plantago-afra-Samenschalen, Kleie) oder PEG-Präparate, beim diarrhödominanten Typ Loperamid verordnet. Antidepressiva werden bei Angstzuständen eingesetzt.

6.5.5 Malassimilationssyndrome

Oberbegriff für Störungen von Digestion und Absorption im Dünndarm. Es können selektiv bestimmte Disaccharide oder auch mehrere Nährstoffgruppen betroffen sein.

Störungen der Digestion (Maldigestion)

Durch ↓ **enterale Konzentration an Pankreasenzymen** kommt es zu Steatorrhö (bei chronischer Pankreatitis, Mukoviszidose, Pankreaskarzinom oder Gastrinom → ↓ Aktivität der Pankreaslipasen im Rahmen des niedrigen pH-Werts im Duodenum). Auch ein **Mangel an Gallensäuren** führt wegen der gestörten Mizellenbildung zu einer Fettaufnahmestörung. **Ursächlich** für den Gallensäuremangel sind:
- Cholestase durch Gallengangsobstruktion (➤ 6.9.2) oder biliäre Zirrhose (➤ 6.8.7)
- Dekonjugation von Gallensäuren im Darmlumen, z. B. aufgrund bakterieller Überwucherung, massiver Übersekretion von Magensäure oder gallensäurebindender Medikation
- Gallensäureverlust, z. B. bei Erkrankungen/Resektion des terminalen Ileums mit Unterbrechung des enterohepatischen Kreislaufs für Gallensalze

Störungen der Absorption (Malabsorption)

Ordnungsgemäß durch pankreatische Enzyme und Gallensäuren für die Aufnahme vorbereitete Nahrungsbestandteile können nicht resorbiert werden. Ursachen sind:
- ↓ **Resorptionsfläche:** Kurzdarmsyndrom, ausgedehnter Morbus Crohn
- **Schleimhautschädigung:** *Giardia lamblia*, tropische Sprue, CED, Strahlenenteritis, bakterielle Überwucherung; Lymphome, Magenkarzinome, familiäre Polyposis, villöse Adenome, Amyloidose; Zottenatrophie bei Zöliakie, Nahrungsmittelallergien, postenteritisch
- **Disaccharidasestörungen:** Laktasemangel, unspezifisch sekundär bei Zöliakie oder postenteritisch
- **Transportdefekte der Mukosazellen:** A-β-Lipoproteinämie mit gestörtem Fetttransport, Hartnup-Krankheit und Zystinurie mit gestörtem Aminosäuretransport sowie seltene Transportstörungen für Monosaccharide
- **Störung der enteralen Durchblutung:** bei Angina intestinalis und schwerer Rechtsherzinsuffizienz

Obstruktion von Lymphgefäßen

Chylomikronen können nicht aufgenommen werden, es resultieren Steatorrhö und enterale Proteinverluste. **Ursächlich** sind:
- angeborene Lymphangiektasie
- chronische kardiale Stauung, Morbus Whipple

- Darmlymphome
- Kaposi-Sarkome
- Sarkoidose
- retroperitoneale Fibrose

Klinik der Malassimilationssyndrome
Über Monate entwickelt sich die **typische Trias** aus chronischer Diarrhö, ↓ Gewicht und Mangelerscheinungen („Malassimilationssyndrom"; ➤ Tab. 6.12). Typische Erkrankungen, die mit Malassimilationssyndrom einhergehen s. u.

Diagnostik
Diese umfasst:
- **Stuhluntersuchung**
- **Labor:** Anämie; ↓ Albumin, Cholesterin, Gesamteiweiß, Kalzium, Ferritin und Eisen im Serum. ↑ Prothrombinzeit bzw. ↓ Quick (Vitamin-K-Mangel). Evtl. werden niedrige Serumspiegel für Vitamin B_{12}, Folsäure, β-Karotin und Zink gefunden. Evtl. ↑ AP durch erhöhten Knochenumsatz bei Kalzium- oder Vitamin-D-Mangel. ↑ Cholestaseparameter (γGT, AP, Bilirubin) weisen auf eine Lebererkrankung hin (dann Sonografie!). Bei Verdacht auf Sprue werden Anti-Transglutaminase-AK gefunden.
- **Unterscheidung Maldigestion – Malabsorption:** Fettstühle sprechen für Störungen der Digestion, Entzündungszeichen (Fieber, Blut im Stuhl, ↑ CRP und BSG), Gärungsstühle sowie Eisen- oder Vitamin-B_{12}-Mangel (Anämie) für Malabsorption. Bei Verdacht auf exokrine Pankreasinsuffizienz können die Bestimmung der pankreatischen Elastase im Stuhl und die Stuhlfettbestimmung hilfreich sein. Sonografie, Endosonografie und CT werden bei der Frage nach Pankreaskarzinom oder chronischer Entzündung eingesetzt. Bei Verdacht auf Erkrankungen des Dünndarms können neben einer Gewebeentnahme mit mikrobiologischer Untersuchung der D-Xylose-Test als Screeningtest für die Absorptionsleistung des proximalen Dünndarms, die H_2-Atemtests (Glukose, Laktose, Laktulose) sowie der Laktosetoleranz-Test eingesetzt werden. Der SeHCAT-Test kann einen gesteigerten enteralen Verlust von Gallensäuren nachweisen.
- **Röntgenologische Verfahren** (meist MRT-Sellink) können Wandveränderungen wie Fisteln, Wandverdickungen oder Strikturen bei Morbus Crohn darstellen.

Therapie
Diese umfasst:
- **parenterale Substitution** der fettlöslichen Vitamine sowie von Vitamin B_{12} und Eisen; selten ausschließlich parenterale Ernährung indiziert (z. B. bei Kurzdarmsyndrom oder bei akutem Morbus-Crohn-Schub).
- bei exokriner Pankreasinsuffizienz: orale Substitution der **exokrinen Enzyme**
- bei gestörter Fettverdauung: **fettreduzierte Diät** mit sog. mittelkettigen Triglyzeriden; diese müssen weder emulgiert noch über Mizellen transportiert werden.
- bei Störungen der Kohlenhydratabsorption: **glutenfreie Diät** bei Zöliakie, **kuhmilchfreie Diät** bei Laktasemangel
- bei Fisteln oder bakteriell überwucherten Blindsäcken: **Antibiose** ± operative Korrektur
- bei sekundären Nierensteinen: **oxalsäurearme Diät** (Meiden von Kakao, Cola, Schokolade, Roter Bete, Rhabarber); zusätzlich Gabe von Kalzium und Colestyramin zur Bindung von Oxalsäure im Darm zu Kalziumoxalat

Glutensensitive Enteropathie (nichttropische Sprue, einheimische Sprue, Zöliakie)

HLA-DQ2- und -DQ8-assoziierte Autoimmunerkrankung mit Überempfindlichkeit gegenüber dem Weizenkleberprotein Gluten (in **Weizen, Gerste, Roggen** und **Hafer**). Es kommt zu Zottenreduktion und vermehrter Kryptentiefe typischerweise im proximalen Dünndarm. Der Dickdarm ist nie betroffen. Bei einer Prävalenz von 1/150 sind vor allem Kinder, aber auch Erwachsene mit einem Manifestationsgipfel im 3. und 4. Lebensjahrzehnt betroffen. Die Glutensensitivität hält lebenslang an, nur im Kindesalter können transiente Formen vorkommen. Zugrunde liegt die Bildung von Autoantikörpern gegen eine ubiquitäre, körpereigene Gewebetransglutaminase (tTG). Dieses normalerweise zytoplasmatische Enzym wird freigesetzt und deaminiert das im Gluten enthaltene Gliadin, welches in seiner veränderten Form nunmehr CD4-T-Zellen aktiviert, die eine Ent-

Tab. 6.12 Die Symptome der Malassimilation im Überblick.

Symptom/Befund	Mangelerscheinung	Pathomechanismus	Klinische Beispiele
Durchfall	(↑ Wassergehalt)	osmotische Diarrhö: osmotische Wirkung nicht verdauter Nahrungsbestandteile	Laktasemangel
		chologene Diarrhö: Reizung der Mukosa durch Gallensäuren	Resektion des terminalen Ileums
		Fettsäurediarrhö: Reizung der Mukosa durch nichtabsorbierte Fettsäuren	bakterielle Überwucherung des Dünndarms
Steatorrhö	Fettgehalt > 7 g/d → lehmartige, klebrige, glänzende, scharf riechende Stühle bei ↓ Fettresorption mit Mangel an: • Vitamin A: Nachtblindheit, Sicca-Syndrom, Trockenheit der Haut und Schleimhäute, Hyperkeratosen • Vitamin D: Rachitis, Osteomalazie • Vitamin E: Anämie, neurologische Störungen • Vitamin K: hämorrhagische Diathese, erniedrigter Quick	↓ Aktivität pankreatischer Lipasen	Pankreasinsuffizienz (Mukoviszidose, Pankreatitis, Pankreaskarzinom), Gastrinom
		↓ luminale Konzentration von Gallensäuren	Cholestase, Blind-Loop-Syndrom, bakterielle Überwucherung
		Störung der Fettabsorption durch Mukosaschädigung im Jejunum (selten)	Morbus Crohn
		lymphatische Obstruktion	Lymphangiektasie
Blähungen		Vergärung der unverdauten Kohlenhydrate im Darmlumen („voluminöse, schaumige Gärungsstühle")	Disaccharidasemangel, z. B. Laktasemangel
↓ Gewicht		Kalorienverlust durch nicht verdaute Nahrung, Nahrungseinschränkung zur Vermeidung von Unverträglichkeitsreaktionen	vor allem bei Pankreasinsuffizienz (Mukoviszidose, Pankreatitis oder Pankreaskarzinom)
Kalziummangel	→ Tetanie, Parästhesien, neuromuskuläre Störungen, enterogene Osteopathie mit Knochenschmerzen, Wirbelzusammenbrüchen, Immobilität	↓ Kalziumresorption bei Mukosaschädigung	Zöliakie
		Kalkseifenbildung im Darmlumen bei Störungen der Fettverdauung	Gallensäureverlustsyndrom
Eiweißmangel	evtl. mit hypoproteinämischen Ödemen (↑ α_1-Antitrypsin im Stuhl?)	enteraler Eiweißverlust	exsudative Enteropathie, z. B. Morbus Ménétrier
Blutungsneigung		↓ Absorption fettlöslicher Vitamine	Cholestase, seltener bei Pankreasinsuffizienz
Nierensteine		↑ Aufnahme von Oxalat als Folge einer ↓ Konzentration an Kalziumionen im Darmlumen	Pankreasinsuffizienz, Cholestase, Gallensäurenverlustsyndrom
Gallensteine		lithogene Galle bei ↓ Aktivität der Gallensäuren in der Gallenflüssigkeit	Pankreasinsuffizienz, Cholestase, Gallensäurenverlust-Syndrom
Eisenmangel	→ mikrozytäre Anämie, Glossitis, Mundwinkelrhagaden (Cheilose), Koilonychie (Hohlnägel)	↓ Eisenaufnahme bei Schädigung der Jejunumschleimhaut	Zöliakie
B_{12}-Mangel, Folsäuremangel	→ makrozytäre Anämie, Glossitis, periphere Neuropathie	↓ Vitamin-B_{12}-Aufnahme bei Schädigung der Schleimhaut des terminalen Ileums	Morbus Crohn

zündungsreaktion gegen die Darmmukosa auslösen und unterhalten.

Klinik

Die Patienten haben ein **gestörtes Allgemeinbefinden** mit Übellaunigkeit, Schwäche und ↓ Gewicht sowie breiigem, vergorenem, teils fettigem Stuhlgang und schmerzhaftem Meteorismus. **Spätzeichen** sind Ödeme, Tetanie, Blutungsneigung, Rhagaden der Mundwinkel, Zungenbrennen, rachitische Deformierungen und Neuropathien.

> **MERKE**
> In 10 % der schweren Fälle tritt begleitend eine Dermatitis herpetiformis Duhring auf (juckende, papulovesikuläre Hautveränderung an den Streckseiten der Extremitäten sowie an Körperstamm, Hals und im Haarbereich, ➤ 28.18.1 ➤ 22.14.7).

Diagnostik

Hochsensitive serologische Marker sind **Anti-Transglutaminase-AK** und **Anti-Endomysium-AK**. Zum Ausschluss einer Sprue reicht der negative Antikörpertest. Die positive Diagnosebestätigung wird durch **Dünndarmbiopsie** gestellt, welche eine zottenlose/zottenreduzierte Dünndarmschleimhaut mit Vertiefung der Krypten sowie Infiltration der Lamina propria mit Lymphozyten und Plasmazellen zeigt. Im **Labor** können Eisenmangelanämie, Vitamin-B_{12}- und Kalziummangel, ↓ β-Karotin sowie ein ↓ Quick gefunden werden. Die **Stuhlfettbestimmung** kann eine Fettmalabsorption nachweisen. Ein H_2-Atemtest deckt eine einhergehende Laktoseintoleranz auf.

Therapie

Eliminationsdiät mit glutenfreier Nahrung! Erlaubt sind Mehlprodukte aus Reis, Sojabohnen, Mais und Hirse oder speziell gereinigte Weizenstärke. Da wegen der Zottenatrophie meist eine begleitende Laktoseintoleranz vorliegt, sollte zunächst auch auf Milchzucker verzichtet werden. Die glutenfreie Diät muss lebenslang beibehalten werden. Nur im Kindesalter, in dem auch transiente Formen der Sprue vorkommen, ist nach Jahren der Therapie eine probatorische Glutenbelastung mit Kontrollbiopsien gerechtfertigt.

Verlauf und Prognose

Zottenatrophie und Antikörpertiter (Verlaufskontrolle!) bilden sich bei strenger Diät zurück, in der Regel mit völliger Beschwerdefreiheit. Selten ergeben sich trotz Diät refraktäre Sprue-Verläufe, die auf eine Glukokortikoidtherapie ansprechen. Dünndarmulzera können sich ausbilden (DD Morbus Crohn, Lymphome!). Nach längerer Erkrankungsdauer wird mit einer Latenz von ca. 20 Jahren in 10 % das Auftreten maligner Tumoren, insbesondere von **T-Zell-Lymphomen**, beobachtet.

Tropische Sprue

Auf die Tropen beschränktes Malassimilationssyndrom mit meist nur diskreter Veränderung des Zottenreliefs. Vermutlich liegt eine Besiedlung des Dünndarms mit enteropathogenen Keimen zugrunde (*E.-coli*-Stämme, Klebsiellen, *Enterobacter*-Stämme). Die **Symptomatik** ähnelt der bei einheimischer Sprue, kann aber mit akuten fieberhaften Diarrhöen beginnen. Sie tritt mit einer Latenz von bis zu 2 Jahren (!) nach Tropenaufenthalt auf. **Therapie:** Tetrazykline, Folsäure.

Morbus Whipple

Selten! Vorwiegend Männer zwischen 30. und 60. Lj. sind betroffen. Auslöser ist *Tropheryma whippelii*, ein wahrscheinlich ubiquitär vorkommendes, intrazelluläres, Aktinomyzeten-ähnliches Bakterium.

Klinik

Fieber, Lymphknotenschwellungen, Abdominalschmerzen, unblutiger Durchfall und ↓ Gewicht. Enterale Proteinverluste können eine Hypalbuminämie mit Ödembildung auslösen. Neben dem GI-Trakt können Gelenke (migratorische Arthritis, Rheumafaktor-negativ), Lunge (chronischer Husten), Herz (Myokarditis, Endokarditis) und seltener auch das ZNS (Demenz, Krampfanfälle, Hirnnervenausfälle) befallen sein. Die Gelenksymptomatik geht der intestinalen Symptomatik oft voraus.

Diagnose

Biopsie aus dem oberen Dünndarm: Gewebeinfiltration mit Makrophagen, die körnige oder sichelförmige Plasmaeinschlüsse enthalten (sickle-form particle-containing cells = SPC-Zellen, mit PAS-positiven Granula).

Therapie
Intravenöse, liquorgängige **Antibiotika,** gefolgt von einer 12-monatigen Gabe von Trimethoprim/Sulfamethoxazol. Hierunter heilt die Erkrankung in den meisten Fällen aus. Unbehandelt führt sie zum Tod.

Gallensäureverlustsyndrom

Die mit der Galle sezernierten Gallensäuren werden im terminalen Ileum zu 90 % rückresorbiert (enterohepatischer Kreislauf der Gallensäuren, ➤ 6.9.1). 5–10 % werden enteral ausgeschieden und durch Neubildung in der Leber ersetzt. Durch ↓ Resorptionsfläche im terminalen Ileum (Morbus Crohn, Z. n. Ileumresektion) oder Überwucherung des Dünndarms mit Dekonjugation der Gallensäuren durch Bakterien kann es zum Gallensäureverlust kommen. Durch die sekretionssteigernde Wirkung der Gallensäuren im Dickdarm folgt eine wässrige, chologene Diarrhö. Übersteigt der enterale Gallensäureverlust die Resynthesekapazität der Leber (z. B. bei Resektion von ≥ 1 m Ileum), tritt zusätzlich eine Störung der Fettdigestion mit Fettsäurediarrhö auf. Aufgrund der ↑ Lithogenität der Galle kann es zur Cholesterinsteinbildung in den Gallenwegen kommen, außerdem können sich in der Niere aufgrund der Hyperabsorption von Oxalsäure Oxalatsteinen bilden.

Diagnostik
Nachweis der Fettverdauungsstörung durch **Stuhlfettbestimmung.** Im Zweifelsfall wird der Gallensäureverlust mittels ^{14}**C-Glykocholat-Atemtest** nachgewiesen: ↑ $^{14}CO_2$-Abatmung durch ↑ bakterielle Dekonjugation radioaktiv markierter Gallensäure.

Therapie
Diese umfasst:
- primär **orale Austauscherharze**, z. B. Colestyramin → Bindung von Gallensäuren → Reduktion der sekretionssteigernden Wirkung im Dickdarm im Stadium der chologenen Diarrhö
- bei bereits vorliegender Steatorrhö sind Ionenaustauscherharze kontraindiziert, da sonst Verstärkung der Steatorrhö durch weitere Reduktion der emulgierenden Gallensäuren, daher **fettreduzierte Diät** mit mittelkettigen Triglyzeriden empfohlen, medikamentöse **Substitution der fettlöslichen Vitamine** (ADEK).
- bei bakterieller Übersiedelung: orale **Antibiotika**

Enterales Eiweißverlustsyndrom (exsudative Enteropathie)

Überbegriff für Krankheiten mit ↑ intestinalem Verlust von Serumproteinen und Ausbildung generalisierter Ödeme. **Ursächlich** sind Stauungen der Lymphgefäße und Mukosaschädigungen (s. o.) oder Permeabilitätsstörungen der Schleimhautkapillaren (z. B. bei Morbus Ménétrier, Zöliakie, Infektion mit Parasiten, Amyloidose, systemischem Lupus erythematodes, allergischer Enteropathie, eosinophiler Gastroenteritis).

Diagnostik
Hypoalbuminämie und ↓ Gesamteiweiß, ↑ α_1-Antitrypsin im Stuhl. Bei lymphatischer Obstruktion werden wegen des Verlustes an Lymphflüssigkeit häufig eine Lymphozytopenie sowie ↓ γ-Globuline im Serum und ein niedriges Serum-Cholesterin gesehen.

Therapie
Behandlung der Grunderkrankung! Symptomatisch können eine Fettrestriktion und der Austausch von langkettigen durch mittelkettige Triglyzeride das Lymphsystem entlasten und die Proteinaufnahme verbessern. Bei umschriebenem Befall ist eine Resektion des befallenen Segments möglich.

Bakterielle Überwucherung des Dünndarms

Bei bakterieller Überwucherung zeigt die Aspiration von Dünndarmsaft ≥ 10^6/ml *E. coli* oder *Bacteroides fragilis*. Patienten sind meist asymptomatisch. Bei schwerem Befall treten wässrige Diarrhöen, Steatorrhö und Vitamin-B_{12}-Mangel mit megaloblastärer

Anämie sowie neurologischen Zeichen oder anderen Folgeerscheinungen des Malassimilationssyndroms auf.

Zur Überwucherung kommt es beim Blind-Loop-Syndrom (> 6.4.6, Chirurgie-Info), bei Dünndarmstrikturen, multiplen Divertikeln, Morbus Crohn, gestörter Motilität (z. B. bei autonomer Neuropathie bei Diabetes sowie bei Sklerodermie) und bei Achlorhydrie (z. B. bei Typ-A-Gastritis) sowie nach Therapie mit PPIs.

Die Bakterien dekonjugieren Gallensäuren (→ inadäquate Mizellenformation). Die dekonjugierten und nicht enterohepatisch recycelten Gallensäuren gelangen ins Kolon und führen zu **sekretorischer Diarrhö** und **Steatorrhö**.

Zudem nehmen die Bakterien kompetitiv Vitamin B_{12} auf und führen zu einer direkten Schleimhautschädigung mit Einschränkung v. a. der Kohlenhydratabsorption.

Die **Diagnose** erfolgt durch Kultur eines Dünndarmaspirats. Verschiedene H_2-Atemtests mit mäßiger Spezifität werden angewendet.

Die Überwucherung wird bei Rezidivneigung **therapeutisch** durch Breitspektrumantibiotika bekämpft (z. B. Ciprofloxacin, Cephalosporine). Wenn möglich, sollte eine operative Sanierung des zugrunde liegenden anatomischen Problems erfolgen.

Kurzdarmsyndrom

Die komplette Entfernung des Dünndarms ist nicht mit dem Leben vereinbar. Durch die Adaptationsfähigkeit innerhalb 6–18 Monaten mit ↑ Absorption im verbleibenden Abschnitt sind aber 100 cm Restdünndarm ausreichend. Allerdings kann es zum proximalen, distalen oder globalen Kurzdarmsyndrom kommen.

Beim **proximalen Kurzdarmsyndrom** kommt es durch Entfernung von ≥ 50 % des Jejunums (Gesamtlänge ca. 2 m) zum Malassimilationssyndrom mit osmotischer Diarrhö, Steatorrhö und ↓ Gewicht. Kalzium- und Eisenaufnahme sowie die Aufnahme fettlöslicher Vitamine sind gestört (Folgen > Tab. 6.12).

Werden > 50 cm Ileum entfernt (**distales Kurzdarmsyndrom**), so resultieren eine spezifische Malabsorption für Gallensäuren mit chologener Diarrhö und Steatorrhö (Gallensäureverlustsyndrom) sowie ein Vitamin-B_{12}-Mangel. Durch ↑ Resorption von Oxalsäure aus dem Darm bilden sich Nierensteine (sekundäre Oxalose).

Nach Resektion von > 75 % des Dünndarms kommt es im Rahmen des **globalen, schweren Kurzdarmsyndroms** zu erheblichen Mangelerscheinungen (Blutungsneigung, Anämie, Tetanie, Osteopathie) und eingeschränkter Lebenserwartung.

Komplikationen
Wie beim Gallensäureverlustsyndrom kommt es durch die Dekompensation des enterohepatischen Kreislaufs der Gallensäuren zur übersättigten Galle mit Bildung von **Cholesterinsteinen** (> 6.9.2) sowie durch die ↓ Kalziumaufnahme mit nachfolgender Oxalsäure-Hyperabsorption zu **Nierensteinen**. Diese sekundäre Oxalose kann zu chronischer Niereninsuffizienz führen.

Therapie
In der Frühphase nach Darmresektionen wird zunächst **parenteral hochkalorisch ernährt.** Bereits in den ersten Tagen erfolgt ergänzend oral oder enteral eine **Nährstoffbelastung,** um eine Mukosaatrophie zu verhindern. Fette werden als mittelkettige Triglyzeride gegeben, Milch wird wegen eines meist bestehenden sekundären Laktasemangels vermieden. Kalzium, Magnesium, Eisen, Zink und Phosphat und die Vitamine A, D, E, K, B_{12} und Folsäure sowie essenzielle Fettsäuren werden substituiert. Säurehemmer und evtl. Octreotid zur Verhinderung ↑ Flüssigkeitssekretion werden gegeben.

Die Umstellung auf **zunehmend normale Ernährung** mit vielen kleinen Mahlzeiten wird durch isoosmolare Getränke und Vitamin- und Mineraliensubstitution ergänzt. Zusätzlich eingesetzt werden Loperamid zur ↓ Motilität und ↑ Nahrungskontaktzeit sowie Pankreasenzyme und Protonenpumpenhemmer. Die Diarrhö kann durch Gabe von Colestyramin und Octreotid reduziert werden. Ist ein Umstieg auf eine normale Ernährung nicht möglich, kann unterstützend über eine perkutane Magensonde elementare Nährlösung appliziert werden. In Extremfällen ist eine langfristige parenterale Ernährung erforderlich. In lebensbedrohlichen Fällen wird eine Dünndarmtransplantation durchgeführt.

6.5.6 Nahrungsmittelunverträglichkeiten und -allergien

Nahrungsmittelallergie

Vorkommen meist im Säuglingsalter als Typ-I-Allergie, gehäuft bei atopischen Kindern. Die Prävalenz im Erwachsenenalter liegt bei 1,5 %. **Symptome** treten meist unmittelbar nach der Nahrungsaufnahme auf und bestehen in Übelkeit, Erbrechen, Durchfall und Hautrötung.

Eine mögliche Sonderform stellt die **eosinophile Gastroenteritis** dar, bei der sich neben einer Bluteosinophilie auch eosinophile Infiltrate der Darmwand zeigen. Es kann sich ein schweres Krankheitsbild mit ↓ Gewicht, Anämie und weiteren Zeichen der Malassimilation oder auch der exsudativen Enteropathie entwickeln. **Therapie:** Eliminationsdiät (die fraglich auslösenden Nahrungsmittel werden weggelassen) sowie (langfristige) Glukokortikoidgabe. Ergänzend kommt in therapierefraktären Fällen Cromoglicinsäure zum Einsatz.

Pseudoallergische Reaktionen

Es kommt, wie bei der Typ-I-Reaktion, zur **Histaminfreisetzung** aus Mastzellen. Die Degranulation der Mastzelle wird allerdings nicht durch IgE-Antikörperkomplexe ausgelöst, sondern direkt durch eine pharmakologische Wirkung, z. B. durch Histaminliberatoren in Erdbeeren und Tomaten, vasoaktive Substanzen wie Serotonin in Walnüssen oder Histamin in Sauerkraut, Käse und Wein. Auch durch Lebensmittelzusätze wie Tartrazin und Glutamat in Sojasaucen werden pseudoallergische Reaktionen ausgelöst.

Spezifische Nahrungsmittelintoleranzen

Durch Enzymmangel oder spezifische Defekte (z. B. Zöliakie) ausgelöst.

Die **Laktoseintoleranz** betrifft 10 % der deutschen Bevölkerung. Der zugrunde liegende Laktasemangel kann primär (= erblich) oder sekundär durch Schleimhautschädigung (z. B. bei Enteritis oder Zöliakie) auftreten. Manifestationszeitpunkt ist die Kindheit/Jugend. Sekundäre Formen können aber in jedem Lebensalter auftreten. Symptome sind Blähungen und unspezifische abdominelle Missempfindungen, Durchfälle und krampfartige Bauchschmerzen. Die Diagnose wird mittels H_2-Atemtest mit Laktose gestellt. Therapie ist eine laktosearme Kost (eine Restaktivität an Laktase ist meist erhalten).

Andere Intoleranzen (z. B. Saccharase-Isomaltase-Mangel, Trehalasemangel, Glukose-Galaktose-Intoleranz) sind selten.

Unspezifische Nahrungsmittelintoleranzen

Diese kommen im Rahmen des **Malassimilationssyndroms** (➤ 6.5.5) vor und zeigen sich als Störungen der Fettverdauung mit Steatorrhö oder Störungen der Kohlenhydratverdauung mit osmotischer Diarrhö und Blähungen. Auch das **Dumping-Syndrom** ist eine Form der Nahrungsmittelintoleranz.

Funktionelle Nahrungsmittelunverträglichkeiten

Größte Gruppe der Nahrungsmittelunverträglichkeiten. Auf dem Boden **funktioneller Störungen** (Colon irritabile, Dyspepsiesyndrom) kommt es zu Unverträglichkeiten gegen „alles und jedes".

Einige Nahrungsmittel sind auch für Gesunde unverträglich: Hülsenfrüchte führen durch ihren Gehalt an unverdaulicher Raffinose und Stachyose zu Meteorismus und Flatulenz. Der Zuckeraustauschstoff Sorbit wird ebenfalls praktisch nicht resorbiert und führt zur Kaugummi-Diarrhö. Auch Fruktose wird nur langsam aufgenommen und kann zu osmotischen Unverträglichkeiten führen (Süßmost-Diarrhö).

6.5.7 Dünndarm- und Dickdarmdivertikel

Dünndarmdivertikel

Meist im Duodenum lokalisierte, asymptomatische **Pseudodivertikel,** d. h., lediglich die Mukosa stülpt sich durch darunter liegende Wandschichten nach außen. 3 % der Bevölkerung sind betroffen. Seltene **Komplikationen** sind Darmverschluss sowie Entzündung mit nachfolgender Bildung von Fisteln, Perforationen, Abszedierungen und Peritonitis. Bei parapapillärer Lokalisation kann es durch Papillenstenose zur Pankreatitis kommen. Eine bakterielle Fehlbesiedlung kommt vor und kann sich als Malassimilationssyndrom äußern.

Eine durch seine Neigung zur Ulzeration klinisch bedeutsame Sonderform ist das etwa 80 cm proximal der Ileozökalklappe lokalisierte **Meckel-Divertikel** als Rest des fetalen Ductus omphaloentericus (Dottergang), der sich bei 2 % der Bevölkerung findet. In 75 % kommt hier salzsäuresezernierende Magenmukosa (= heterotope Magenschleimhaut) vor. Komplikationen sind peptische Ulzera mit Blutungs- und Perforationsgefahr, Invagination und die Meckel-Divertikulitis (DD Appendizitis!).

Diagnostik
Röntgenuntersuchung im Doppelkontrastverfahren. Mukosahaltige Meckel-Divertikel können durch intravenöse Gabe von ^{99m}Tc-Pertechnetat markiert und szintigrafisch dargestellt werden. Zukünftig evtl. Kapselendoskopie oder totale Enteroskopie.

Therapie

> **Chirurgie-Info**
> **Meckel-Divertikel**
>
> Meckel-Divertikel sind meist **asymptomatisch.** Trotzdem sollte ein im Rahmen eines anderen Baucheingriffs entdecktes Meckel-Divertikel in Längsrichtung reseziert und der Defekt quer vernäht werden. Dies trifft natürlich auch im Falle des Auftretens der möglichen Komplikationen wie Blutung, Ulzerationen, Perforation, Meckel-Divertikulitis oder mechanischen Ileus (Invagination) zu.
> [AS]

Dickdarmdivertikel: Divertikulose und Divertikulitis

Dickdarmdivertikel sind meist asymptomatische („falsche") Pseudodivertikel an den Durchtrittsstellen der Gefäße. Sie werden bei 50 % der Patienten ≥ 50 Jahren zufällig gefunden, meist im Sigma im Rahmen einer Koloskopie oder eines Kolonkontrasteinlaufs. Liegen multiple Divertikel vor, so spricht man von **Divertikulose,** sind die Divertikel entzündet, von **Divertikulitis.** Bei echten Divertikeln stülpt sich die gesamte Darmwand aus, bei „falschen" nur Mukosa und Submukosa (➤ Abb. 6.13a).

Klinik
Bei der **Divertikulose** können wie beim Reizdarm-Syndrom (➤ 6.5.4) unregelmäßige Stuhlgewohnheiten, chronische Obstipation oder diffuse Abdominalschmerzen – teils auch kolikartig – auftreten. Häufig findet sich ein Druckschmerz im linken Unterbauch sowie ein verdickter palpabler „Strang" (Sigmoid und Colon descendens).

Die **Divertikulitis** zeigt sich durch ziehende, linksseitige, teils in den Rücken ausstrahlende Unterbauchschmerzen mit Druckschmerzhaftigkeit und Abwehrspannung („Linksappendizitis"). Bisweilen lässt sich eine Resistenz tasten. Oft ↓ Darmgeräusche. Bei der digital rektalen Untersuchung lässt sich evtl. eine Schmerzhaftigkeit des Douglas-Raums auslösen. Gleichzeitig bestehen oft Fieber, Appetitlosigkeit, Übelkeit und Erbrechen sowie Verstopfung oder teils blutige Diarrhöen.

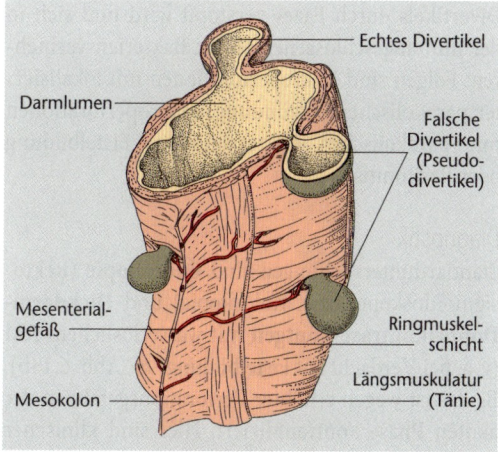

Abb. 6.13a Echte und falsche Kolondivertikel. [L190]

Komplikationen der Divertikulitis
- in 10–20 % **peranale Blutung** (Divertikulitis = häufigste Ursache der schweren unteren GI-Blutung!), meist von einem einzelnen Divertikel ausgehend und in 80 % spontan sistierend
- **Abszessbildung** mit schweren Schmerzen, hohem Fieber und einer palpablen, druckschmerzhaften Resistenz im linken Unterbauch; Nachweis mittels Ultraschall und CT; zunächst antibiotische Behandlung, später chirurgische Drainage
- **Perforation** mit generalisierter Peritonitis (➤ 6.7.1)
- **Fistelbildung**, z. B. in Blase (mit Dysurie, Pneumaturie), Ureteren, Uterus oder Vagina (mit Ausfluss) sowie Darm oder Bauchwand; Therapie: i. d. R. chirurgisch
- **Obstruktion** mit Ileussymptomatik durch Bildung von Strikturen und durch entzündliche Stenosen

Ätiologie und Pathogenese
Ursächlich sind wahrscheinlich **chronische Druckerhöhungen** im Kolon, Zökum und Rektum, z. B. durch chronische Obstipation. Auch die teils altersbedingte, degenerative Veränderung der Darmwand mit ↓ Dehnungsfähigkeit und Veränderungen des Kollagens sowie faserarme Kost spielen eine Rolle.

Zur **Divertikulitis** kommt es, wenn der Hals eines Divertikels durch Fäzes verstopft wird und sich in der nun abgeschlossenen Höhle Bakterien vermehren. Folgen sind Mikroperforationen mit lokalisierter parakolischer Entzündung, Makroperforationen mit parakolischer Abszessbildung, Fistelbildung oder Peritonitis.

Diagnostik
Standarduntersuchungen sind **Endoskopie** (Rektosigmoidoskopie bzw. Koloskopie) und **Dickdarm-Doppelkontrast-Röntgen** mit wasserlöslichem KM (v. a. bei Verdacht auf Fistelbildung, ➤ Abb. 6.13b). Beides ist wegen erhöhter Perforationsgefahr in der akuten Phase kontraindiziert. Hier sind klinischer Befund, Labor (Entzündungszeichen) und Darmsonografie zur Diagnosestellung meist ausreichend. Es kann ergänzend eine Röntgenleeraufnahmen (freie Luft? Ileus?) erfolgen. Bei schweren Verläufen CT (Abszessbildung?).

Wichtige **Differenzialdiagnosen** sind Morbus Crohn, Kolonkarzinom, Appendizitis und ischämische Kolitis.

Therapie
Die **Divertikulose** wird durch **faserreiche Kost** behandelt, die den intraluminalen Druck im Sigma und damit auch die Unterbauchschmerzen reduziert. Ergänzend Gabe von Laxanzien und Spasmolytika.

Eine **Divertikulitis** wird im Schub konservativ durch **Breitbandantibiotika** (z. B. Metronidazol 2–3 × 400 mg und Ciprofloxacin 2 × 500 mg tgl.) behandelt. Bei drohendem Ileus können Nahrungskarenz und parenterale Ernährung notwendig werden. Stuhlregulierende Maßnahmen (z. B. Makrogol-Präparate) oder eine vorübergehende Ernährung mit dünndarmresorbierbarer Sondenkost zur Ruhigstellung des Dick- und Enddarms werden eingesetzt. Bei starken Schmerzen wird Pethidin eingesetzt, das kaum spasmogen wirkt.

In 20 % ist im akuten Verlauf eine **Resektion des betroffenen Darmanteils** erforderlich.

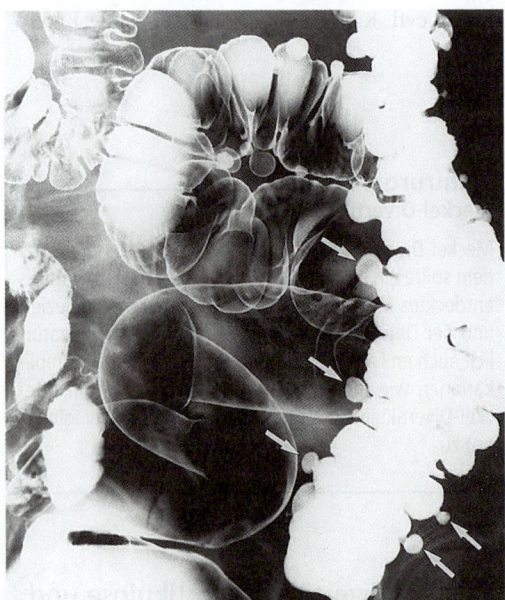

Abb. 6.13b Sigmadivertikulose im Kolondoppelkontrasteinlauf. [E283]

Chirurgie-Info
Sigmadivertikulitis
Operationsindikation
Die Divertikulitis wird entsprechend des vorliegenden Stadiums nach Hansen und Stock behandelt.
- **Stadium 0** (**Divertikulose**): keine chirurgische Therapie erforderlich.
- **Stadium I** (**unkomplizierte Divertikulitis**): Die unkomplizierte Divertikulitis wird konservativ mittels Antibiotikatherapie, Nahrungskarenz, parenteraler Ernährung sowie volumenbilanzierter Infusionstherapie und schmerzadaptierter Analgesie behandelt. Bei immunsupprimierten Patienten kann eine operative Therapie erwogen werden.
- **Stadium II** (**komplizierte Divertikulitis**): Die komplizierte Divertikulitis stellt eine absolute Operationsindikation dar. Patienten mit Peridivertikulitis oder phlegmonöser Divertikulitis (**Stadium IIa**) sollten frühelektiv operiert werden. Patienten mit gedeckt perforierter Divertikulitis und ggf. Abszessbildung (**Stadium IIb**) können bei deutlichem Ansprechen auf die Behandlung zunächst konservativ behandelt und dann frühelektiv chirurgisch versorgt werden. Ggf. sind auch eine CT-gesteuerte Drainagenanlage und Operation im Intervall zu erwägen. Freie Perforationen und/oder das Vorliegen einer Peritonitis (**Stadium IIc**) sollten umgehend zur notfallmäßigen Operation führen.
- **Stadium III** (**chronisch rezidivierende Divertikulitis**): Im Falle einer rezidivierenden Divertikulitis sollte die Indikation zur Operation individuell in Abhängigkeit vom Leidensdruck des Patienten sowie der Schwere der Schübe und ggf. auftretenden Komplikationen wie Stenosen- oder Fistelbildung gestellt werden.

Operationsverfahren
Standardverfahren ist die offene oder laparoskopisch gestützte Sigmaresektion mit Bildung einer Deszendorektostomie als End-zu-End-Anastomose. Bei einer eitrigen oder gar kotigen Peritonitis ist im Falle der noch zu verantwortenden Anastomosenbildung diese mittels vorgeschalteter Stomaanlage zu schützen. Bei **kotiger Peritonitis** ist eher eine offene Sigmaresektion als **Diskontinuitätsresektion nach Hartmann** (> Abb. 6.14), bei **eitriger Peritonitis**, wenn möglich, eine **Deszendorektostomie mit protektivem Stoma anzustreben**.
[AS]

Prognose
Rezidive kommen bei einem Drittel der konservativ behandelten Patienten vor. Die Schwere der Symptome nimmt mit der Zeit zu. Nicht selten muss der betroffene Abschnitt trotz Ernährungsumstellung im Intervall reseziert werden.

MERKE
Es besteht kein ↑ Risiko zur Entwicklung eines Kolonkarzinoms.

6.5.8 Dünn- und Dickdarmtumoren

Gutartige Dünndarmtumoren

Nur 3 % der **gastrointestinalen Neoplasien** finden sich im Dünndarm, oft als Zufallsbefund. Davon sind 75 % gutartige Adenome, Leiomyome oder Lipome. Die meisten verursachen keine oder nur unspezifische Symptome wie rezidivierende krampfartige Bauchschmerzen, intestinale Blutungen oder Invagination. Multiple Tumoren kommen im Rahmen der Polyposissyndrome vor (> Tab. 6.13).

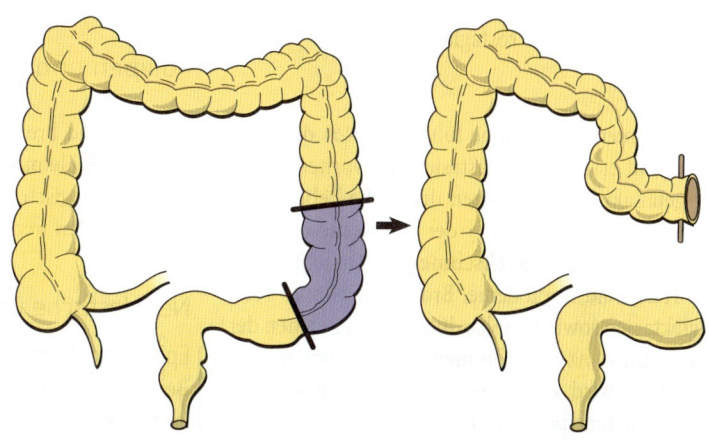

Abb. 6.14 Diskontinuitätsresektion nach Hartmann: Bei der Hartmann-Resektion wird keine Anastomose zwischen zwei Darmanteilen gebildet, sondern das orale Ende als Stoma ausgeleitet und das aborale Darmstück (meist Rektum) blind verschlossen. [L106]

Maligne Dünndarmtumoren

Sehr selten, meist Adenokarzinome, Leiomyosarkome, maligne Lymphome oder Kaposi-Sarkome (bei AIDS). Lymphome können primär vom darmassoziierten lymphatischen Gewebe ausgehen oder sekundär im Rahmen eines systemischen Non-Hodgkin- oder Hodgkin-Lymphoms den Dünn- oder Dickdarm betreffen. B-Zell-Lymphome exprimieren dabei charakteristischerweise CD20-Antikörper. Karzinome und maligne Lymphome werden gehäuft bei einheimischer Sprue und bei Morbus Crohn beobachtet. Symptome sind Blutungen, Ileus sowie allgemeiner körperlicher Verfall. Die Diagnose wird häufig spät gestellt, entsprechend schlecht ist die Prognose.

Karzinoid

In 70 % der Fälle solitärer, maligner, meist verdrängend, jedoch nicht infiltrativ wachsender epithelialer Tumor. In 90 % ist der zu den **neuroendokrinen Tumoren** (NET) des gastropankreatischen Systems gehörende Tumor im GI-Trakt lokalisiert (typischerweise Appendix, Ileum und Rektum). Bei extraintestinalen Karzinoiden handelt es sich meist um Bronchialkarzinome.

In Rektum oder Appendix gelegene Karzinoide **metastasieren** erst im Spätstadium (ab 1,5–2 cm Größe), im Dünndarm gelegene Karzinoide kommen multipel vor und metastasieren dagegen früh. Karzinoide ≥ 2 cm Durchmesser metastasieren in 80 %.

Ausgangsgewebe sind die neuroendokrinen enterochromaffinen Zellen des APUD-Systems (➤ 6.1.2). Der Tumor produziert vasoaktive Substanzen wie Serotonin, Katecholamine, Bradykinin und Histamin sowie Prostaglandine.

Klinik
Die sezernierten Hormone führen bei 4 % der Patienten und erst nach Metastasierung (vorher Abbau der gefäßaktiven Substanzen durch die Leber) zum Karzinoidsyndrom mit der typischen Trias **Flush – Diarrhö – Bauchschmerzen.** Daneben können Hals- und Kopfödeme, Bronchospasmus, Teleangiektasien sowie Endokardfibrose mit Zeichen der Herzinsuffizienz vorkommen. Die Hormonausschüttung wird durch Stress, Alkohol und Nahrungsaufnahme provoziert.

Diagnostik
Häufig **Zufallsbefund** (bei Proktoskopie und bei 0,3 % der Appendektomien). **Wegweisend** ist die ↑ Urinausscheidung des Serotoninmetaboliten 5-Hydroxyindolessigsäure (24-h-Sammelurin). Ein normaler Befund schließt ein Karzinoidsyndrom zu 99 % aus. Serotonin kann auch im Serum nachgewiesen werden.

Bei positivem Urinbefund erfolgt die Tumorsuche durch Endoskopie, Sonografie (Lebermetastasen?), Endosonografie, Angio-CT sowie Angiografie der Mesenterialarterien, ggf. auch MR-Angiografie und Somatostatinrezeptor-Szintigrafie. Als **Tumormarker** eignet sich wie bei allen NET das Chromogranin A.

Therapie
Wenn möglich, chirurgisch (➤ 6.5.3, Chirurgie-Info). Bei Inoperabilität oder Metastasen kann durch das Somatostatinanalogon **Octreotid** die Hormonsekretion gehemmt werden. Zur Linderung der Durchfälle können symptomatisch Serotoninantagonisten (z. B. Cyproheptadin oder Methysergid) oder Serotoninsynthesehemmer (Parachlorphenylalanin) eingesetzt werden. Bei inoperablen Lebermetastasen erfolgt evtl. die Chemoembolisation nach Katheterisierung der zuführenden Gefäße oder eine palliative zytostatische Therapie mit Streptozotocin und Fluorouracil.

Prognose
Die **5-JÜR** aller Dünndarmkarzinoide liegt bei 60 %, die der lokalisierten Dünndarmkarzinoide bei 85 %. Bei 25 % der Patienten mit Karzinoid treten im Verlauf andere primäre Karzinome des GI-Trakts auf → engmaschige Nachsorge.

Polypen und Polyposen des Dickdarms

Polypen sind breitbasig, gestielt oder zottig (villös) über die Schleimhautoberfläche erhabene Strukturen. Histologisch können unterschiedliche Typen unterschieden werden.

Neoplastische Polypen (in 75 %)

Epitheliale Adenome (Präkanzerosen)
Bei 30 % der Erwachsenen jenseits des 50. Lebensjahres. 3 % der Adenome enthalten invasives Karzi-

nomgewebe und können zu kolorektalen Karzinomen entarten. Dieses **Entartungspotenzial** besteht nur bei Adenomen und korreliert mit:
- der Größe: Karzinomhäufigkeit bei Adenomen ≤ 1 cm liegt bei ≈ 1 %, bei Adenomen ≥ 2 cm bei ≈ 50 %
- dem Aufbau (**tubulär, villös** und **tubulo-villös**)
- und dem Grad der Dysplasie

Adenome im Rahmen **bestimmter erblicher Syndrome** entarten praktisch immer. Die Entartung läuft vom Adenom über die epitheliale Dysplasie zum Karzinom (sog. **Adenom-Karzinom-Sequenz**). 3 % der Adenome sind bei Entdeckung bereits karzinomatös entartet, d. h., die Muscularis mucosae ist infiltriert.

Villöse Adenome sind oft Solitärgeschwülste und haben mit 40 % das höchste Entartungsrisiko (tubuläre Adenome: 5 %). Mehr als 50 % der Adenome treten multipel auf (meist tubuläre Adenome). Finden sich mehr als 50–100 Polypen, so spricht man von einer **Polyposis.** Dieser liegen meist erbliche Tumorsyndrome zugrunde (➤ Tab. 6.13).

Nichtepitheliale Formen (submuköse Polypen)
Gewebeansammlungen unter der Schleimhaut mit Vorwölbung ins Lumen, z. B. Lipome, Fibrome, Hämangiome, lymphoide Polypen.

Nichtneoplastische Polypen (20 %)

Hyperplastische Polypen („hyperplasiogene Polypen") sind kleine (< 5 mm), im Rektum lokalisierte Schleimhautverdickungen physiologischen Gewebes ohne Entartungstendenz.

Entzündliche Polypen, sog. Pseudopolypen aus entzündlichem Granulationsgewebe, kommen z. B. bei CED vor.

Hamartome kommen durch atypische Ausdifferenzierung von Keimmaterial zustande. Sie haben für sich kein ↑ Malignitätsrisiko. Da sie jedoch häufig mit Adenomen assoziiert sind, ist das Malignitätsrisiko insgesamt ↑. Vorkommen bei juveniler Polyposis und Peutz-Jeghers-Syndrom (➤ Tab. 6.13).

Klinik
Meist **asymptomatisch**. Selten Ulzerationen mit Blutverlusten und Eisenmangelanämie oder Obstipation. Insbesondere bei schleimbildenden villösen Adenomen kann es zum Schleimabgang mit Wasser-, Kalium- und Eiweißverlusten kommen.

Ätiologie und Pathogenese
Im Rahmen der **Adenom-Karzinom-Sequenz** kommt es zu einer Akkumulation bestimmter Mutationen, die schließlich zur Neoplasie und zur malignen Transformation führen. Großteils geschieht dies wohl spontan, evtl. spielen bestimmte Umgebungs- und Ernährungseinflüsse eine Rolle (vgl. Ätiologie des Kolonkarzinoms ➤ 6.5.9). Eine gesicherte genetische Disposition (wichtige DD!) findet sich in 5 % der Fälle (➤ Tab. 6.13).

Diagnostik
Meist **Zufallsbefund** im Rahmen einer Sigmoidoskopie, Koloskopie oder Kolonkontrasteinlauf. Eine Vorsorgekoloskopie sollte ab dem 55. Lj. erfolgen. Wegweisend kann auch ein positiver Haemoccult®-Test sein, z. B. im Rahmen von Vorsorgeuntersuchungen.

50 % der Adenome lassen sich durch **Sigmoidoskopie** erreichen, 95 % durch **Koloskopie.** Wird in der Koloskopie ein Adenom gefunden, muss das gesamte Kolon auf weitere Adenome abgesucht werden („Ein Polyp kommt selten allein").

Bei Verdacht auf FAP muss neben dem genetischen Screening auch bei jüngeren Patienten eine Koloskopie erfolgen.

Therapie und Prognose
Kleinere und/oder gestielte Polypen werden während der diagnostischen Koloskopie mit der Zange oder der elektrischen Schlinge abgetragen. Polypen mit einem Durchmesser von ≥ 3 cm, vor allem auch villöse Adenome, werden operativ entfernt.

Chirurgie-Info

Hereditäre Kolonkarzinome

Familiäre adenomatöse Polyposis
Patienten mit nachgewiesener FAP sollten, wenn möglich, nach Abschluss der Pubertät wann immer möglich kontinenzerhaltend prophylaktisch proktokolektomiert werden, da zu nahezu 100 % mit einem Kolonkarzinom im Laufe des Lebens zu rechnen ist.

HNPCC
Eine prophylaktische Proktokolektomie oder Kolektomie wird derzeit nicht empfohlen.
[AS]

Tab. 6.13 Erbliche Polyposissyndrome des Kolons.*

Syndrom	Histologie und Malignitätsrisiko	Manifestationsort	Erbgang
hereditäres nichtadenomatöses Polyposissyndrom (HNPCC), syn. Lynch-Syndrom (➤ 23.12.27)	sporadische, frühzeitige, oft flache Adenome; frühzeitige kolorektale Karzinome	vor allem rechtsseitiges Kolon, aber auch Papillenkarzinome, gynäkologische und urologische Neoplasien	familiäre Häufung entsprechend Amsterdam- und Bethesda-Kriterien; Nachweis einer Mikrosatelliteninstabilität
familiäre Polyposis coli (FAP) und Gardner-Syndrom (➤ 23.12.27)	Adenome (bis zu mehreren tausend) → obligate Präkanzerose! Genträger können molekulargenetisch diagnostiziert werden; Mutationen des APC-Gens bedingen eine phänotypische Variante der FAP mit gleichzeitigen Knochen- und Weichteiltumoren (= Gardner-Syndrom)	Kolon, Duodenum; bei ⅔ assoziiert mit kongenitaler Hypertrophie des retinalen Pigmentepithels (wichtig im Rahmen des Angehörigenscreenings); vermehrt Osteome, Weichteiltumoren, Schilddrüsentumoren	Defekt an Chromosom 5 (> 300 beschriebene Mutationen am sog. APC-Gen); Erbgang autosomal-dominant
attenuierte FAP	im Vergleich zur FAP wesentlich weniger Adenome (< 100), aber auch ↑ Malignitätsrisiko bei ähnlichem Gendefekt	wie bei FAP	wie bei FAP
familiäre juvenile Polyposis	Hamartome; da diese von Adenomen begleitet werden, ist das Entartungsrisiko > 10 %	vor allem Kolon, selten Dünndarm oder Magen	autosomal-dominant
Peutz-Jeghers-Syndrom	Hamartome; da diese von Adenomen begleitet werden, ist das Entartungsrisiko leicht ↑ (2–3 %); extraintestinale Karzinome (Brust, Gonaden) treten gehäuft auf	ganzer GI-Trakt (v. a. Dünndarm); extraabdominal: Pigmentflecken der Lippen, der Mundschleimhaut sowie perioral	autosomal-dominant mit variabler Penetranz

* Sehr seltene erbliche Polyposissyndrome sind das **Turcot-Syndrom** (Kolonpolypose und ZNS-Tumoren) und das **Cowden-Syndrom** (Hamartome des Magen-Darm-Trakts und der Haut).
Ein nichterbliches Polyposissyndrom mit ↑ Entartungsrisiko (ca. 5 %) ist das **Cronkhite-Canada-Syndrom** (zystische Degeneration der Darmmukosa, bräunliche Hautverfärbung, Alopezie).

> **MERKE**
> Jeder Polyp muss komplett entfernt und histologisch aufgearbeitet werden! Die alleinige Biopsie ist unzuverlässig.

Bei rechtzeitiger kompletter Entfernung der Polypen ist die **Prognose** gut. Nach Abtragung erfolgt nach 3 Jahren eine Kontrollkoloskopie. Dies ist auch bei gestielten Polypen mit nachgewiesenem Carcinoma in situ, aber unauffälligem Polypenstiel ausreichend. Ist die Kontrollendoskopie unauffällig, so reicht ein Kontrollintervall von 5 Jahren.

6.5.9 Kolorektales Karzinom

Lange asymptomatisches, in > 95 % solitär wachsendes **Adenokarzinom**. 6 % der Bevölkerung entwickeln im Laufe des Lebens ein kolorektales Karzinom, bei zunehmender Inzidenz und steigender Häufigkeit im Alter. In 25 % ist das Karzinom zum Zeitpunkt der Diagnosestellung bereits metastasiert.

Die geografische Verteilung entspricht derjenigen der Kolonpolypen und deutet bei deutlichem Nord-Süd-Gefälle (in Entwicklungsländern ist das Kolonkarzinom sehr selten) auf die ätiologische Bedeutung **zivilisationsabhängiger Umweltfaktoren** hin.

Klinik

Müdigkeit, Leistungsknick und Schwäche sind oft Folge der **Tumoranämie** und/oder der beginnenden **Kachexie**. Teerstühle, **Änderung der Stuhlgewohnheiten** mit sichtbarem oder okkultem Blut oder **Unterbauchschmerzen** treten spät auf und sind abhängig von der Tumorlokalisation (Blutbeimengungen eher bei distaler, Teerstühle bei proximaler Lokalisation). Ein akutes Abdomen und mechanischer Ileus treten bei stenosierendem kolorektalem Karzinom als Spätsymptome auf.

Lokalisation und Tumorausbreitung

Die **Ausbreitung** erfolgt kontinuierlich durch Infiltration von Blase, Ureteren, Prostata, Uterus und Ovarien, hämatogen mit Leber- und sekundären Lungenmetastasen sowie lymphogen. Letzteres erfolgt entlang der versorgenden Blutgefäße zu den regionalen Lymphknotenstationen. **Hochsitzende Karzinome** (> 8 cm von der Anokutanlinie) metastasieren lediglich zu den paraaortalen Lymphknoten. Solche in der **mittleren Etage** (4–8 cm von der Anokutanlinie) metastasieren zusätzlich nach lateral in die Beckenlymphknoten. **Tief sitzende Karzinome** (0–4 cm von der Anokutanlinie) metastasieren zusätzlich in die inguinalen Lymphknoten und haben damit die schlechteste Prognose.

MERKE
Verteilungsregel für kolorektales Karzinom: Rektum (ca. 60 %) > Sigma (ca. 20 %) > Zökum/Colon ascendens (ca. 10 %) > übriges Kolon (ca. 10 %).

Histologie

95 % sind **Adenokarzinome:** davon 80 % differenziert, 10 % schleimbildend, 10 % undifferenziert/anaplastisch. Sie entwickeln sich fast immer aus primär gutartigen Adenomen. 5 % sind **Plattenepithelkarzinome** des Analkanals, Leiomyosarkome, maligne Karzinoide, maligne Melanome sowie Kaposi-Sarkome des GI-Trakts bei AIDS.

Ätiologie und Pathogenese

In 5–7 % finden sich genetische Syndrome wie das HNPCC und die FAP (> Tab. 6.13).

Im Rahmen der **Adenom-Karzinom-Sequenz** treten schrittweise Mutationen an Protoonkogenen und Tumorsuppressorgenen (z. B. APC-Gen, RAS-Onkogen, p53-Gen) auf, die die Entwicklung von gesunder Schleimhaut über das Adenom bis hin zum Karzinom hervorrufen. Risikofaktoren sind:
- **Alter:** deutlich steigende Inzidenz nach dem 40. Lj.; in 90 % nach dem 50. Lj.
- große (> 1 cm) und multiple kolorektale **Adenome**
- kolorektales Karzinom in der **Familienanamnese** (in 25 % der Fälle; Risiko 2- bis 3fach erhöht)
- **Colitis ulcerosa:** Risiko 5fach erhöht; auch bei Sprue und Z. n. Brustkrebs erhöhtes Risiko
- **familiäre Adenopolyposis coli:** Karzinomrisiko 100 %, Vererbung autosomal-dominant, Veränderungen am APC-Gen auf Chromosom 5p21, Therapie: Proktokolektomie
- hoher Konsum tierischer Fette und niedriger Ballaststoffanteil der Nahrung (vermutlich durch ↑ Kontaktzeit der Darmmukosa mit potenziellen Kanzerogenen oder durch bestimmte Bakterien)

MERKE
Am häufigsten entstehen kolorektale Karzinome aus Adenomen.

Einteilung
Zur Einteilung > Tab. 6.14.

Tab. 6.14 Dukes- und UICC-Klassifikation des Kolonkarzinoms (modifiziert nach Astler und Coller).

Dukes-Stadium	TNM	Definition	UICC-Stadium	5-J-ÜR*
A	T1	Tumor auf Mukosa und Submukosa begrenzt	I	> 95 %
B	T2	Invasion der Muscularis mucosae	I	> 90 %
B	T3, T4	komplette Penetration der Muscularis propria, lokale Infiltration der Umgebung	II	70–90 %
C	jedes T, N+	Lymphknotenbefall, unabhängig vom Primarius	III	40–75 % je nach N-Stadium
D	jedes T, M+	Fernmetastasen	IV	< 30 %

* 5-Jahres-Überlebensrate

Diagnostik
Diese umfasst:
- **körperliche Untersuchung:** palpable Masse im Unterbauch bzw. rektal digital; auskultatorisch evtl. hochgestellte Darmgeräusche bei Obstruktion
- **okkulter Blutnachweis:** auch als Screeningmethode geeignet
- **Koloskopie:** Nachweismethode der Wahl zum direkten Nachweis des Tumors mit bioptischer Abklärung; Doppelkontrastuntersuchung des Kolons indiziert, wenn Koloskopie nicht vollständig möglich
- T- und N-Stadium werden mittels **transrektaler Sonografie** und **CT** beurteilt; zur Metastasensuche Sonografie und CT-Abdomen/Leber sowie **Röntgen-Thorax** in 2 Ebenen
- **Tumormarker:** karzinoembryonales Antigen (CEA) zur Verlaufsbeurteilung; Normalisierung von präoperativ ↑ Werte nach Tumorentfernung und Anstieg bei Rezidiven
- **Labor:** präoperativ neben Routinelabor Bestimmung von AP, LDH und absoluter Leukozytenzahl

Therapie
Basis der kurativen Therapie des **Kolonkarzinoms** ist die vollständige Resektion des Tumors.

Chirurgie-Info

Kolonkarzinom

OP-Indikation
Sofern keine **Kontraindikationen** wie allgemeine Inoperabilität des Patienten oder kurative Inoperabilität des Tumors (z. B. bei diffuser Peritonealkarzinose oder Einbruch in die großen Gefäße) bestehen, ist die Operationsindikation gegeben. Auch im Notfall (mechanischer Ileus) sollte die Resektion des jeweiligen Darmabschnitts nach onkologischen Prinzipien erfolgen. Bei noch möglicher R0-Resektion sollte eine Multiviszeral- oder Metastasenresektion durchgeführt werden.

Kurative Therapie
Grundvoraussetzung der kurativen Therapie ist die **R0-Resektion** und somit eine radikale En-bloc-Resektion des tumortragenden Darmsegments unter Mitnahme der mesokolischen Lymphknoten (mindestens 12) und der dazugehörigen Lymphbahnen. Das Ausmaß der Darmresektion ist dabei von der genauen Tumorlokalisation, dem dadurch definierten Lymphabflussgebiet sowie dem Versorgungsgebiet der notwendigerweise zu resezierenden zentralen Gefäße des tumortragenden Darmabschnitts abhängig. Beidseitig des Tumors ist bei der Resektion ein Mindestabstand von 10 cm einzuhalten. Befindet sich der Tumor zwischen zwei zentralen Gefäßen, so müssen beide und auch der durch sie versorgte Darmabschnitt reseziert werden. Die Wiederherstellung der Darmkontinuität erfolgt, soweit möglich, als End-zu-End-Anastomose. Je nach Tumorlokalisation ergeben sich also folgende Operationsverfahren:
- **Colon-ascendens-Karzinom:** Regeleingriff ist die **Hemikolektomie** rechts. Dabei wird der von den Aa. ileocolica und colica dextra versorgte Kolonabschnitt reseziert. Zusätzlich erfolgt eine radikuläre Durchtrennung der beiden Gefäße und Resektion derselben bis zu ihrem Ursprung. Auch der entsprechende Mesokolonanteil wird entfernt. Die Wiederherstellung der Passage erfolgt mittels End-zu-End-Ileotransversostomie. Im Falle eines Zökumkarzinoms sollten 10 cm Ileum mit entfernt werden (➤ Abb. 6.15a).
- **Karzinome der rechten Flexur** und **des proximalen Colon transversum:** Bei diesen Tumoren erfolgt i. d. R. eine **erweiterte Hemikolektomie rechts.** Hierbei wird zusätzlich die A. colica media am Ursprung der A. mesenterica superior zentral ligiert. Die distale Resektionsgrenze liegt dementsprechend nahe der linken Flexur (➤ Abb. 6.15b).
- **Karzinome des mittleren Transversumdrittels:** Bei Tumoren in der Mitte des Colon transversum (sehr selten!) erfolgt eine Transversumresektion mit der zentralen Ligatur der A. colica media situationsabhängig unter Mitresektion der Flexuren. Wiederherstellung der Passage mit End-zu-End-Aszendodeszendostomie (➤ Abb. 6.15c).
- **Karzinome des distalen Transversumdrittels** und **der linken Kolonflexur:** Es erfolgt eine **erweiterte Hemikolektomie links** mit Entfernung der Lymphabfluss- und Versorgungsgebiete von A. colica media und A. mesenterica inferior (linkes Querkolon, Colon descendens und Colon sigmoideum). Gleichwertig ist die abgangsnahe Ligatur der A. colica sinistra bei Erhalt des Stammes der A. mesenterica inferior. Hierdurch bleibt die A. rectalis superior erhalten, wodurch das distale Sigma belassen werden kann. Wiederherstellung der Passage mit End-zu-End-Transversosigmoidostomie (➤ Abb. 6.15d).
- **Karzinome des Colon descendens** und **proximalen Sigmas:** Regeleingriff ist die **Hemikolektomie links** mit radikulärer Unterbindung der A. mesenterica inferior. Die distale Resektionsgrenze am Darm liegt im oberen Rektumdrittel. Die linke Flexur wird in der Regel mit reseziert, sodass die Wiederherstellung der Darmkontinuität mittels Transversorektostomie in End-zu-End-Technik erfolgt (➤ Abb. 6.15e).
- **Tumoren des mittleren** und **distalen Sigmas:** Tumoren in diesem Bereich werden durch eine (radikale) **Sigmaresektion** kurativ operiert. Die A. mesenterica inferior wird zentral oder distal des Abgangs der A. colica sinistra unterbunden. Wiederherstellung der Passage durch Deszendorektostomie (➤ Abb. 6.15f).

Resektable Leber- und Lungenmetastasen sollen von erfahrenen Operateuren reseziert werden.

> **Palliative chirurgische Therapie**
> Im Fall eines kurativ **inoperablen Kolonkarzinoms** kann zur Vermeidung eines Ileus oder anderer Tumorkomplikationen eine lokale Tumorresektion oder auch ein palliatives Umleitungsverfahren notwendig werden. Zu den palliativen Bypassverfahren zählen Ileotransversostomie (> Abb. 6.15 g), Aszendosigmoidostomie und Transversodeszendostomie, [AS]

Beim Kolonkarzinom ist im **Stadium UICC III** – sofern keine Kontraindikationen bestehen – eine adjuvante Chemotherapie indiziert. Hierfür werden Oxaliplatin-haltige Substanzen in Kombination mit 5-FU/Folinsäure (z. B. FOLFOX 4) eingesetzt. Therapie der 2. Wahl stellt die Monotherapie mit Fluoropyrimidinen dar. Im **UICC-Stadium II** ohne Risikofaktoren (Tumoreinriss, Notfalloperation, T4-Stadi-

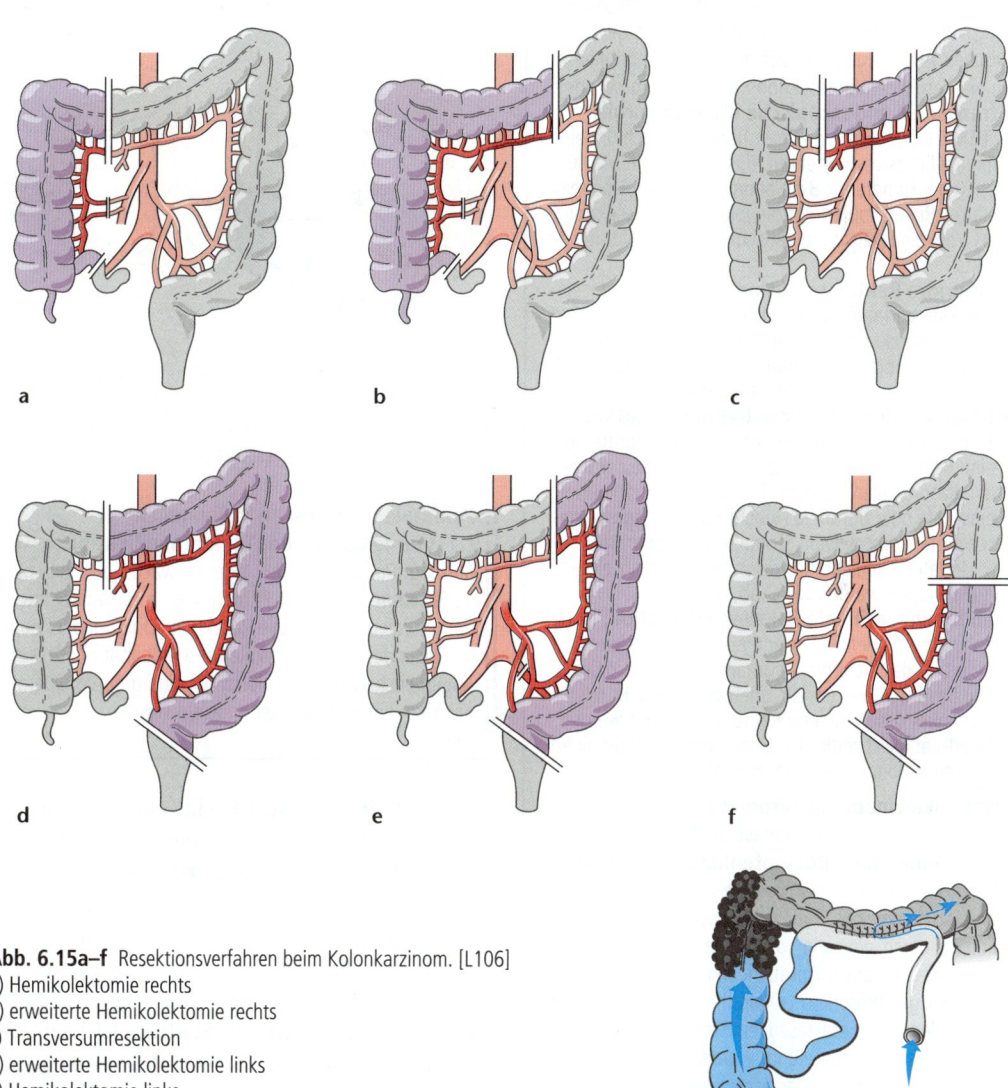

Abb. 6.15a–f Resektionsverfahren beim Kolonkarzinom. [L106]
a) Hemikolektomie rechts
b) erweiterte Hemikolektomie rechts
c) Transversumresektion
d) erweiterte Hemikolektomie links
e) Hemikolektomie links
f) Sigmaresektion.
g) Die Ileotransversostomie als Beispiel für ein palliatives Bypassverfahren bei inoperablen Kolontumoren. [L106]

um) kann eine adjuvante Chemotherapie als Monotherapie mit Fluoropyrimidinen, mit Risikofaktoren sollte sie erfolgen.

Auch bei **Rektumkarzinomen** ist die R0-Resektion die Grundlage der kurativen Therapie.

Chirurgie-Info
Rektumkarzinom

Rektumkarzinom ohne Fernmetastasen
Unter kurativer Zielsetzung sollte entsprechend des präoperativen Stagings eine neoadjuvante Radiochemotherapie in den UICC-Stadien II und III der operativen Sanierung vorgeschaltet werden. In Abhängigkeit der anatomischen Ausbreitung und der genauen Tumorlokalisation werden folgende Resektionsverfahren angewendet:
- **transanale endoskopische Mikrochirurgie (TEM)**: Bei diesem Verfahren handelt es sich um ein minimalinvasives Verfahren, das im Stadium uT1, G1–2, L0 bei Tumoren < 3 cm angewandt wird. Über ein starres Rektoskop erfolgt die lokale Tumorresektion als Vollwandexzision mit anschließender Naht des Defekts.
- **anteriore Rektumresektion:** Dieses kontinenzerhaltende Verfahren wird in Kombination mit der partiellen mesorektalen Exzision (TME) bei Tumoren im oberen Rektumdrittel genutzt. Die Anastomose erfolgt als End-zu-End-Deszendorektostomie.
- **tiefe/ultratiefe anteriore Rektumresektion:** Bei Tumoren im mittleren und unteren Rektumdrittel folgt eine Rektumresektion in Kombination mit einer totalen mesorektalen Exzision. Je nach Tumorhöhe erfolgt eine tiefe oder ultratiefe Anastomose mit ggf. vorgeschaltetem protektivem Stoma. Dieses kann nach 3 Monaten bei nicht insuffizienter Anastomose zurückverlagert werden (➤ Abb. 6.16).
- **abdominoperineale Rektumexstirpation:** Ist der Sphinkter mit befallen oder eine Anastomosierung aufgrund des nicht mehr vorhandenen Sicherheitsabstandes von 1,5–2 cm zur Linea dentata nicht möglich, muss das komplette Rektum exstirpiert werden. Es erfolgt gleichzeitig die Anlage eines endständigen Deszendostomas (➤ Abb. 6.17a).

Rektumkarzinom mit Fernmetastasen
Für das primär schon fernmetastasierte Rektumkarzinom liegen **keine Standardempfehlungen** vor. In Abhängigkeit vom Ausmaß der Metastasierung sowie des Allgemeinzustands des Patienten muss abgewogen werden, ob durch eine ein- oder zweizeitige chirurgische Therapie ein kurativer Ansatz noch möglich ist. Ggf. sollte bei fortgeschrittenem Lokaltumor und prinzipiell gut resektablen Fernmetastasen eine neoadjuvante Radiochemotherapie durchgeführt werden, um im weiteren Verlauf Tumor und Metastasen operieren zu können.

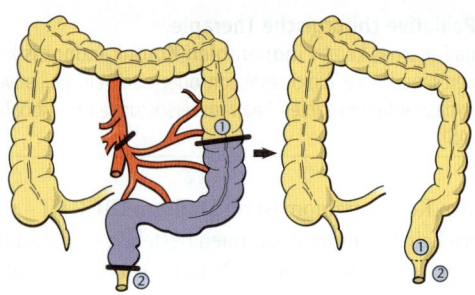

Abb. 6.16 Tiefe anteriore Rektumresektion mit Bildung einer Deszendorektostomie. [L106]

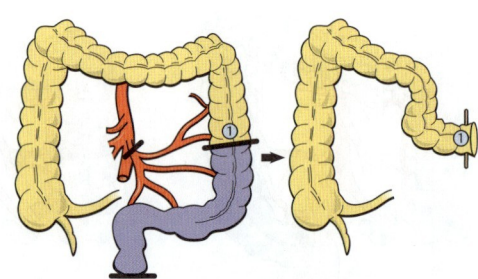

Abb. 6.17a Abdominoperineale Rektumexstirpation: Sigma-, Rektum- und Anusresektion inklusive Sphinkterapparat unter stammnaher Ligatur der A. mesenterica inferior. Anlage eines endständigen definitiven Deszendostomas. [L106]

Palliative chirurgische Maßnahmen
Zur **Vermeidung von Tumorkomplikationen** wie Blutung, Perforation, Ileus oder Einwachsen in knöcherne Strukturen kann der Primärtumor in palliativer Intention reseziert werden. Die Resektion erfolgt dabei knapp im Gesunden. Besteht lokale Irresektabilität oder ist der Allgemeinzustand zu schlecht für eine größere Operation, kann ein Anus praeter angelegt werden.
[AS]

In den **Stadien II und III** sollte eine neoadjuvante Radio- oder Radiochemotherapie durchgeführt werden. Auch zur Tumorgrößenreduktion von T4-Tumoren oder bei nicht ausreichendem Abstand des Tumors von der mesorektalen Faszie kann eine präoperative Radiochemotherapie durchgeführt werden. Eingesetzt wird hierzu 5-Fluorouracil mit oder ohne Folinsäure. Im **UICC-Stadium IV** kann eine systemische Kombinationschemotherapie eingesetzt werden.

Adjuvante Therapie

Falls keine neoadjuvante Radio-(Chemo-)Therapie vorangegangen ist, sollte bei UICC-Stadium II oder III sowie R1-Resektionen oder bei intraoperativem Tumoreinriss eine **adjuvante Radiochemotherapie** (5-FU-Monotherapie) durchgeführt werden. Nach neoadjuvanter Radio-(Chemo-)Therapie ist eine **adjuvante Chemotherapie** unabhängig vom letztendlichen Tumorstadium indiziert. Primär irresektable singuläre Metastasen können mittels intensivierter Kombinationschemotherapie ggf. verkleinert und sekundär reseziert werden.

Auch im Falle von resektablen Leber- und Lungenmetastasen kann eine neoadjuvante und adjuvante Chemotherapie in begründeten Fällen indiziert sein. Für lokale Verfahren (Radiofrequenzablation, Lasertherapie etc.) ist der Nutzen, bezogen auf das Gesamtüberleben, (noch) nicht nachgewiesen.

Palliative Therapie

Eine palliative, systemische Chemotherapie ist bei **generalisiertem Tumorleiden** und **Irresektabilität** gemeinsam mit dem Patienten zu erwägen. Patienten mit Organkomplikationen, Tumorsymptomatik oder raschem Progress erhalten je nach Allgemeinzustand dabei eine intensivierte Kombinationstherapie (z. B. FOLFOX: Folinsäure, 5-FU und Oxaliplatin, FOLFIRI: Folinsäure, 5-FU+ Irenotecan). Patienten ohne Komplikationen, Beschwerden oder schwerer Komorbidität eine Monotherapie (5-FU).

> **MERKE**
> - **Kolonkarzinom:** adjuvante Chemotherapie UICC-Stadium III, teils auch UICC-Stadium II
> - **Rektumkarzinom:**
>   - neoadjuvante Radio-(Chemo-)Therapie in den UICC-Stadien II und III
>   - adjuvante Radiochemotherapie UICC II und III, Tumoreinriss oder T4-Stadium ohne vorherige neoadjuvante Therapie
>   - adjuvante Chemotherapie nach vorangegangener neoadjuvanter Therapie unabhängig vom Tumorstadium
> - **generell:** in der palliativen Situation in Abhängigkeit von Patientenwunsch und Zustand systemische Chemotherapie zur Lebensqualitätsverbesserung indiziert

Chirurgie-Info
Anus praeternaturalis

Als Anus praeternaturalis wird die **künstliche Ausleitung eines Darmteils aus der Bauchdecke** bezeichnet. Dies kann im Rahmen schwerer Entzündungen oder Tumoren notwendig werden. Es gibt verschiedene Enterostomiearten (➤ Abb. 6.17b). Mögliche **Komplikationen** der Anus-praeter-Anlage sind Prolaps, Retraktion, parastomale Hernie, Nekrose, Hautmazeration (v. a. beim Ileostoma), Siphonbildung mit Entleerungsstörungen sowie das Kurzdarmsyndrom.
[AS]

Nachsorge

Rezidive treten nach Resektion in 30 % und meist in den ersten 2 Jahren auf. Das **Nachuntersuchungsprogramm** umfasst deshalb neben Anamnese und Untersuchung:
- halbjährlich: CEA-Kontrollen, Sonografie des Abdomens

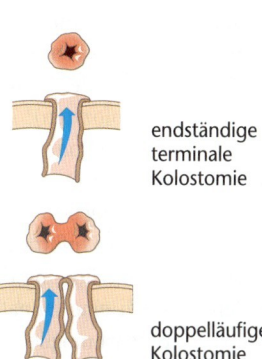
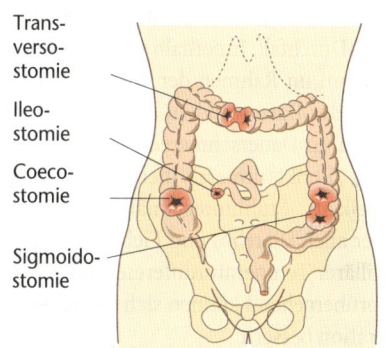

Abb. 6.17b Formen der Anus-praeter-Anlage. [L106]

- jährlich: Röntgen-Thorax
- in zweijährigen Abständen: Koloskopie

Prognose und Vorsorge

Ausbreitung und Metastasierung sind abhängig von Histologie und Lokalisation (s. o.). Bei rechtzeitiger Entdeckung haben die differenzierten Formen eine günstigere Prognose als die undifferenzierten. Stadienabhängige Überlebensraten > Tab. 6.14.

Von den gesetzlichen Kassen finanzierte **Früherkennungsprogramme** jährlich ab dem 40. Lebensjahr umfassen die Inspektion des Anus mit rektaler Austastung sowie ab dem 50. Lebensjahr einen fäkalen **Okkultbluttest** (Haemoccult®-Test), mit dem 50 % der Kolorektalkarzinome erkannt werden. Ist dieser Test positiv, wird eine Koloskopie veranlasst. Ab dem 56. Lebensjahr werden **Koloskopien** (zweimal in 10-jährigem Abstand) angeboten (Senkung des Risikos um 75–90 %!), die aber nur von einem kleinen Teil der Bevölkerung angenommen werden.

Risikopatienten werden häufiger durch Koloskopie überwacht. Hochrisikogruppen (z. B. FAP) werden durch Vorsorgeprogramme oft schon im zweiten Lebensjahrzehnt überwacht.

6.5.10 Appendizitis

7 % der Bevölkerung mit einem Gipfel zwischen 10. und 20. Lj. erkranken einmal im Leben an einer akuten Appendizitis. Bei Kleinkindern und Alten können atypische, oligosymptomatische Verläufe mit Perforationsgefahr auftreten.

Klinik

Anfangs dominieren viszerale Schmerzen im Mittel- oder Oberbauch, Übelkeit, Erbrechen, Verstopfung oder Durchfall. Innerhalb von 8–12 Stunden kommt es dann im Rahmen der bakteriellen Durchwanderung der Darmwand zu somatischen, genau lokalisierbaren Dauerschmerzen im rechten Unterbauch (sog. „Punktschmerz", meist am **McBurney-Punkt**). Übelkeit, Stuhlunregelmäßigkeiten (Obstipation, aber auch Diarrhö) und Fieber bis 38,5 °C bei rektal axillärer Temperaturdifferenz von ≥ 1 °C treten auf. Vorübergehend können sich die Schmerzen bei Perforation bessern.

Atypische Präsentationen

Die exakte Lokalisation des „Punktschmerzes" hängt von der anatomischen Lage der Appendix ab. Bei **Beckenlage** wird der Schmerz im linken Unterbauch wahrgenommen, oft verbunden mit Harn- oder Stuhldrang durch Irritation der Blasen- oder Sigmoidalwand und schmerzhafter rektaler/vaginaler Untersuchung. Bei **retrozökaler Lage** ist der Schmerz oft weniger intensiv und schlecht lokalisierbar, häufig besteht ein rechtsseitiger Flankenschmerz, der durch Beugung in der Hüfte ausgelöst werden kann (**Psoas-Zeichen**).

Bei **alten Menschen** sind die Symptome oft minimal und diffus, in der Schwangerschaft wird der Schmerz wegen der durch den Uterus verschobenen Lage der Appendix oft periumbilikal oder im rechten Oberbauch lokalisiert.

Komplikationen

- in 20 % **gedeckte Perforation** mit Bildung eines perityphlitischen Infiltrats: klinische Zeichen > 36 h anhaltende Schmerzen, hohes Fieber und peritonitische Reizung; Infiltrat kann 3–5 Tage nach Symptombeginn als palpabler Tumor tastbar sein; häufig Abszessbildung durch eitrige Einschmelzung des Infiltrats
- **freie Perforation** mit Peritonitis
- **septische Thrombophlebitis** des Pfortadersystems (Pylephlebitis) mit hohem Fieber, Schüttelfrost, evtl. Ikterus; sehr selten

Ätiologie und Pathogenese

Diskutiert werden eingeklemmte Kotsteine, Strangulationen oder Schwellungen der Lymphfollikel bzw. der Schleimhaut mit Retention von Darminhalt. Durch die **Obstruktion** erhöht sich der intraluminale Druck mit venöser Stauung in der Appendixwand, Thrombosen der Wandgefäße und nachfolgender Infektion der Schleimhaut (im Resektat neutrophile Granulozyten). Die Schleimhautentzündung breitet sich per continuitatem durch die Appendixwand aus und erreicht nach 48 h die Serosa. Die **weitere Ausbreitung** erfolgt durch Gewebeinfiltration (perityphlitisches Infiltrat), als eitrige Peritonitis oder als eitrige Entzündung der Pfortadergefäße (Pylephlebitis). Auch eine hämatogene bzw. lymphogene Ausbreitung ist möglich.

Diagnostik
Die Diagnose ist allein durch **Anamnese/körperliche Untersuchung** zu stellen. Labor, Sonografie und CT bleiben Zweifelsfällen vorbehalten.
- Schmerzauslösung durch Husten oder Provokationsmanöver?
- Druck-/Klopfempfindlichkeit am McBurney-/Lanz-Punkt; **McBurney-Punkt** liegt im rechten Unterbauch auf einer gedachten Linie zwischen Spina iliaca anterior superior und Bauchnabel nach einem Drittel von der Spina ausgehend; **Lanz-Punkt** befindet sich auf der Verbindungslinie zwischen den beiden Spinae iliacae anteriores superiores zwischen rechtem und mittleren Drittel.
- Loslassschmerz (**Blumberg-Zeichen**): langsames Eindrücken und plötzliches Loslassen des linken Unterbauchs führt zu rechtsseitigem Unterbauchschmerz.
- **Rovsing-Zeichen:** Eindrücken des linken Unterbauchs und Verschieben der Hand entlang des Kolonrahmens
- **Psoas-Schmerz** (engl.: psoas sign): Patient in Rückenlage beugt Hüftgelenk gegen Widerstand → Schmerzen im rechten Unterbauch, typischerweise bei retrozökaler Lage der Appendix
- rektale und vaginale Untersuchung schmerzhaft?: bei Beckenlage evtl. einzig pathologischer Befund
- ggf. Verlaufsbeobachtung unter stationären Bedingungen bei Unklarheit → „Somatisierung" des Schmerzes innerhalb von 12 h
- **Labor:** mäßig erhöhte Leukozytenzahl im Blut (unspezifisch)
- **Abdomensonografie:** vermehrte Echogenität der entzündlich veränderten Wandschichten; typisch ist das sog. **Target-Zeichen** im Querschnittbild, bei dem Lumen und Appendixwand eine schießscheibenförmige Struktur bilden
- **CT-Abdomen:** evtl. Umgebungsödem bzw. -abszess nachweisbar

Wichtigste **Differenzialdiagnosen** sind:
- gynäkologische Ursachen:
  - akute Salpingitis bzw. Adnexitis
  - Torsion einer Ovarialzyste, Extrauteringravidität, Mittelschmerz: meist akuter Schmerzbeginn ohne vorausgehenden Viszeralschmerz
- akute Ileitis terminalis bei **Morbus Crohn:** ↓ AZ mit Stuhlveränderungen
- Infektionen mit **Yersinien** → mesenteriale Lymphadenitis mit „Pseudoappendizitis"
- unspezifische **mesenteriale Lymphadenitis** bei viraler Gastroenteritis: Druckschmerz meist weniger lokalisiert, ausgeprägte Diarrhö und Erbrechen
- entzündetes **Meckel-Divertikel:** klinisch von der Appendizitis nicht zu unterscheiden

Therapie und Prognose
Möglichst frühzeitig **Appendektomie** (i. d. R. laparoskopisch). Deren Mortalität liegt bei früher Indikationsstellung unter 0,1 %, nach Perforation bei 1 %, bei alten Menschen bis 15 %.

Chirurgie-Info
Appendizitis

Die Therapie der Appendizitis ist chirurgisch und besteht in der Appendektomie. Die Entfernung der Appendix vermiformis kann dabei offen chirurgisch oder laparoskopisch erfolgen. Vorteile der laparoskopischen Technik sind das reduzierte Auftreten von Wundinfekten sowie kürzere stationäre Verweildauer.
- **Konventionelle Appendektomie:** Nach dem Hautschnitt (Wechselschnitt, teils auch Pararektalschnitt) erfolgt eine Durchtrennung der Externusaponeurose, des M. obliquus internus und des Peritoneums im Faserverlauf. Anschließend wird die Appendix aufgesucht, skelettiert und schließlich reseziert. Teilweise gestaltet sich das Auffinden der Appendix vermiformis schwierig. Der Operateur kann sich in diesem Fall an der **Taenia libera** des Colon ascendens orientieren. Der Appendixstumpf wird mittels Tabaksbeutelnaht versenkt. Die Operation wird mit dem schichtweisen Wundverschluss beendet (➤ Abb. 6.18a).
- **Laparoskopische Appendektomie:** Beginn der Operation mittels Platzierung der 3 benötigten Trokare. Zuerst wird dabei der Optiktrokar über eine infraumbilikale Minilaparotomie eingeführt (höhere Sicherheit im Vergleich zur Punktionstechnik). Die weiteren Trokare werden dann nach einer explorativen Laparoskopie unter Sicht in Punktionstechnik im rechten und linken Unterbauch platziert. Im weiteren Verlauf erfolgen Darstellung und Skelettierung der Appendix und schließlich das basisnahe Absetzen des Wurmfortsatzes mittels **Roeder-Schlinge** oder **Endo-GIA** (endoskopischer Stapler).

Komplikationen
Zu den spezifischen Komplikationen der Appendektomie zählen Douglas-, parakolischer und periappendizitischer Abszess (➤ Abb. 6.18b), Appendixstumpfinsuffizienz, Stumpfappendizitis, Ileus, Bauchdeckenabszess und im Falle des laparoskopischen Vorgehens intraabdominelle Verletzungen durch die Trokare.
[AS]

Chirurgie-Info

Laparoskopie

Die Laparoskopie bezeichnet ein **minimalinvasives Verfahren** in der Abdominalhöhle. Über eine Minilaparotomie oder durch Direktpunktion mittels einer Verres-Kanüle wird CO_2 in die Bauchhöhle insuffliert und so ein Pneumoperitoneum erzeugt. Nach Einbringen der benötigten Anzahl von Trokaren als Arbeitskanäle kann die eigentliche Operation beginnen.

Pathophysiologische Veränderungen

Das Pneumoperitoneum führt v. a. durch Erhöhung des intraabdominellen Drucks und der Resorption des Kohlendioxids mit nachfolgender Azidose zu zahlreichen pathophysiologischen Folgen.

- **kardiale** und **hämodynamische Auswirkungen:** Bedingt durch die Kombination von Pneumoperitoneum, Anästhesie und Lagerung des Patienten kommt es zu:
  - Anstieg ZVD
  - Anstieg mittlerer arterieller Druck
  - Herzfrequenzerhöhung
  - Anstieg pulmonaler und peripherer Gefäßwiderstand
  - Reduktion des Herzzeitvolumens mit konsekutiver Minderdurchblutung der Zielorgane
  - Verschlechterung der Kontraktilität
- **pulmonale Folgen:** Aus der CO_2-Resorption resultiert eine Hyperkapnie mit Azidose. Durch die Zwerchfellverlagerung nach kranial steigt auch der intrathorakale Druck. Dies führt zu höheren Beatmungsdrücken, basalen Atelektasen, Verringerung der funktionellen Residualkapazität und der Compliance. Besonders bei kardiopulmonal vorgeschädigten Patienten kann dies zur Hypoxämie führen.
- **immunologische Folgen:** Das Ausmaß der systemischen Reaktion auf das Operationstrauma scheint bei laparoskopischen Eingriffen im Vergleich zu konventionellen Verfahren geringer zu sein.

Kontraindikationen der Laparoskopie

Laparoskopische Eingriffe sind kontraindiziert bei dekompensierten kardiopulmonalen Erkrankungen (Herzinsuffizienz, COPD) sowie im Vollbild eines Ileus. Auch bei ausgeprägten Verwachsungen, Schwangerschaft (3. Trimenon) und im Säuglingsalter ist die Laparoskopie kontraindiziert. Tumorchirurgische Eingriffe erfolgen zunehmend laparoskopisch.

Komplikationen

Zu den spezifischen Komplikationen eines laparoskopischen Eingriffs zählen neben den Trokarverletzungen (Darm, große Gefäße) auch die Ausbildung eines Hautemphysems, eines Pneumothorax sowie einer Gasembolie. Intraabdominelle Verwachsungen scheinen seltener zu sein.

[AS]

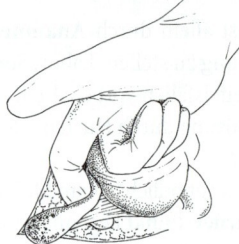

Luxation

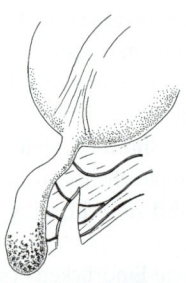

Skelettierung

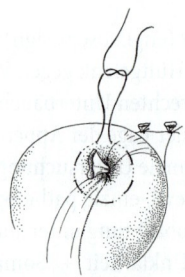

Versenkung des Stumpfes durch Tabaksbeutelnaht

Abb. 6.18a Konventionelle Appendektomie. [L190]

6.5.11 Ischämische Darmerkrankungen

Typischerweise bei **alten Menschen** mit kardialen oder angiologischen Vorerkrankungen (Herzinsuffizienz, absolute Arrhythmie, Herzklappenfehler, thrombogener Aortenbogen) und entsprechender, meist kardialer Emboliequelle.

Eine **transmurale Ischämie** hat eher einen akuten, eine **nichttransmurale Ischämie** einen chronischen Verlauf. Je nach betroffenem Versorgungsgebiet führt die Ischämie entweder zum arteriellen Mesenterialinfarkt des Dünndarms (meist mit transmuraler ischämischer Gangrän, akuter Ver-

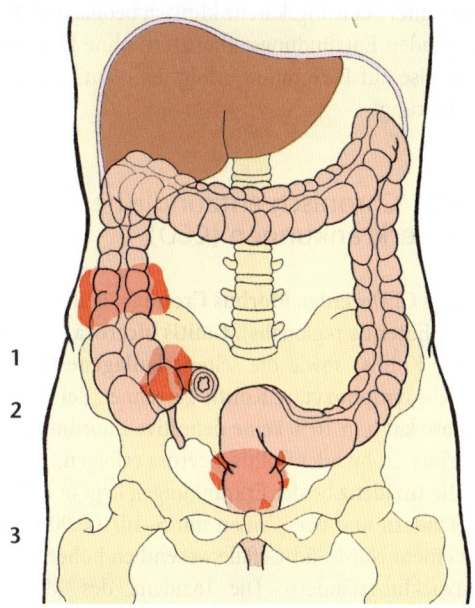

Abb. 6.18b Abszesse als Komplikationen der akuten Appendizitis. [L239]
1) Parakolischer Abszess
2) Periappendizitischer Abszess
3) Douglas-Abszess.

lauf) oder zur lokalen ischämischen Schleimhautschädigung (meist des Kolons: ischämische Kolitis). Venöse Verschlüsse haben häufiger einen chronischen Verlauf.

Akuter Mesenterialinfarkt

Meist durch einen **Gefäßverschluss der A. mesenterica superior**, in 10–15 % auch der V. mesenterica superior. Letalität 80 %. Zugrunde liegen kardiale Thrombosen oder Thromboembolien bzw. Verschlüsse aufgrund lokaler Arteriosklerose (> 2.3.5). Es kann auch eine **Non-occlusive Disease** (NOD) vorliegen, bei der sich in der Diagnostik kein Verschluss nachweisen lässt. Bei diesen Patienten führt eine diffuse Arteriosklerose zusammen mit schlechten Kreislaufverhältnissen – z. B. bei Dehydratation und Hypotonie – zur regionalen Darmischämie.
- In der **Frühphase** kommt es zu starken Kontraktionen der glatten Muskulatur des Darmrohrs mit heftigen viszeralen Schmerzen und Übelkeit, Erbrechen sowie Kreislaufdepression.
- Nach einem **symptomarmen Intervall** von 4 Stunden folgen Darmatonie, Wandödem und Nekrose, die sich klinisch durch dünne, teils blutige Stühle äußern.
- Im **Spätstadium**, spätestens nach 24 Stunden, entwickeln sich die Zeichen einer schweren Peritonitis (> 6.7.1).

Diagnostik
Im **Labor**: Entzündungszeichen, Laktatazidose durch Gewebenekrose. In der **Röntgenübersicht** können sich Zeichen des paralytischen Ileus zeigen.
Diagnostisch wegweisend ist die **Angiografie** der Mesenterialgefäße (meist CT- oder MR-Angiografie). Die Duplexsonografie ist als weniger sensitives, aber rascheres Verfahren hilfreich (vor allem bei venösen, weniger bei arteriellen Verschlüsse).

Therapie
In der Frühphase nach Möglichkeit **Embolektomie**. Bei (meist) eingetretener Infarzierung wird das entsprechende Segment reseziert. Es finden sich petechiale Einblutungen mit Wandödem und Blutübertritt ins Lumen, da der betroffene Darmabschnitt über Kollateralen – wenn auch nicht ausreichend – durchblutet wird.

Mesenterialvenenthrombose

Das **klinische Bild** kann bei akutem Verlauf dem akuten Mesenterialinfarkt entsprechen. Bei chronischem Verlauf und nichttransmuraler Ischämie sind abdominelle Schmerzen und Diarrhöen typisch. Eine **Heparinisierung** unter engmaschiger Überwachung kann den Progress der Thrombose aufhalten. Bei fortschreitender Ischämie wird eine **Resektion** erforderlich.

Angina abdominalis

Chronisch verlaufende arterielle Perfusionsstörung, vor allem des Dünndarms, aufgrund von Arteriosklerose, Vaskulitiden und anderen Gefäßerkrankungen. Die **führenden Symptome** sind Bauchschmerzen und Diarrhö, teils mit Zeichen der Malassimilation. Die Symptome beginnen im Laufe der ersten Stunde nach einer Nahrungsaufnahme und halten einige Stunden lang an (klassische Angina abdominalis). Symptome treten in der Regel erst auf, wenn signifikante Stenosen von zwei der drei großen darmversorgenden Arterien (Truncus coeliacus, A. mesenterica superior, A. mesenterica inferior) vorliegen. Erst dann reicht eine meist vorhandene Kollateralisation nicht mehr aus.

Diagnostik: Angiografie. **Therapeutisch** erfolgt bei symptomatischer Angina eine Thrombendarteriektomie bzw. bei stärkerer Ausprägung (Dauerschmerz bis hin zu Ileus und Darmgangrän) eine Bypass-OP, evtl. mit Segmentresektion. Allerdings ist das OP-Risiko der häufig komorbiden Patienten hoch.

Ischämische Kolitis

Durchblutungsstörung mit sekundärer Schleimhaut- bzw. Darmwandentzündung durch Verschluss der Mesenterialgefäße. Beschränkung auf kleinere Kolonsegmente bzw. auf die Kolonschleimhaut mit Bevorzugung der linken Kolonflexur bei insuffizienter **Riolan-Anastomose.** Diese Anastomose zwischen Aa. mesentericae superior und inferior ist bei älteren Menschen häufig durch arteriosklerotische Schädigung insuffizient. Meist ist der auslösende Verschluss diagnostisch nicht fassbar und es liegt das Bild einer **Non-occlusive Disease** (NOD) vor.

Der Verlauf ist meist **chronisch,** im Vordergrund stehen postprandiale Bauchschmerzen und teils blutige Diarrhöen. Im Gegensatz zum Dünndarmbefall kommt es nie zu einem Malassimilationssyndrom.

Bei den selteneren **akuten Verläufen** treten Schmerzen im Bereich der linken Flexur auf, verbunden mit blutigen Stühlen, Übelkeit, Erbrechen, später evtl. Fieber und Leukozytose.

Diagnostik

Mittel der Wahl ist die **Koloskopie;** hier zeigen sich ödematöse Schleimhautbezirke mit Einblutungen, später dunkelrote bis schwarze Mukosaabschnitte bzw. Ulzerationen.

Therapie

Meist bilden sich die Beschwerden über Wochen spontan zurück. Bei Hinweisen auf **Perforation** oder **Infarkt** (peritonitische Zeichen) muss der betroffene Darmabschnitt **reseziert** werden. Sonst wird unter Nahrungskarenz klinisch beobachtet. Bei steigenden Entzündungsparametern ohne klinische Hinweise auf Perforation erfolgt eine antibiotische Abdeckung.

6.5.12 Chronisch entzündliche Darmerkrankungen (CED)

Zu den CED werden **Morbus Crohn** (= Ileitis terminalis, Enteritis regionalis), **Colitis ulcerosa** (= ulzerative Kolitis) sowie die seltene **kollagene Kolitis** und die **lymphozytäre Kolitis** gerechnet. Bei Erstdiagnose kann in 10 % keine definitive Zuordnung zu Morbus Crohn oder Colitis ulcerosa erfolgen.

Die **Inzidenz** beider Erkrankungen liegt in Industrieländern und bei Weißen mit 5–10/100.000/Jahr bei einem Nord-Süd-Gefälle wesentlich höher als in Entwicklungsländern. Die Inzidenz des Morbus Crohn ist steigend und korreliert mit dem Konsum von Zigaretten, wohingegen die Colitis ulcerosa invers mit dem Rauchen korreliert. Der Hauptmanifestationsgipfel liegt zwischen 20. und 40. Lj., ein zweiter Gipfel zwischen 60. und 70. Lj. Beide Erkrankungen wurden lange als psychosomatisch angesehen. Heute geht man aber davon aus, dass es sich um primär organische Erkrankungen handelt, die – wie praktisch alle chronischen Erkrankungen – psychosomatische Folgen haben kann.

Ätiologie und Pathogenese

Man nimmt an, dass es sich um eine bei genetisch empfänglichen Individuen stattfindende, durch Umweltfaktoren ausgelöste Entgleisung des Immunsystems handelt.

- **Genetische Faktoren** liegen nahe, da sich ein familiäres Erkrankungsrisiko findet und genetische Subpopulationen (z. B. Aschkenasim-Juden) vermehrt betroffen sind. Genetische Polymorphismen und Mutationen scheinen eine Rolle zu spielen.
- **Immunologische Faktoren:** Die physiologische Toleranz des darmassoziierten Immunsystems gegenüber der Darmflora scheint gestört zu sein mit der Folge einer Entzündungsreaktion.
- **Umweltfaktoren:** NSAR können zu Krankheitsschüben führen; Rauchen (s. o.).

Zur Differenzierung zwischen Morbus Crohn und Colitis ulcerosa ➤ Tab. 6.15.

Tab. 6.15 Abgrenzung von Morbus Crohn und Colitis ulcerosa.

	Colitis ulcerosa	Morbus Crohn
Lokalisation	Beginn stets im Rektum, auf das Kolon beschränkt (selten Backwash-Ileitis mit Befall des terminalen Ileums)	kann gesamten Verdauungstrakt befallen (⅓ Kolon, ⅓ Kolon und Ileum, ⅓ Ileum; selten proximalerer Befall inklusive Magen und Mund)
endoskopisches Aussehen	kontinuierliche Entzündung; unscharf begrenzte, flache Ulzerationen, Pseudopolypen	diskontinuierliche Entzündung (Skip Lesions); scharf begrenzte, tiefe Ulzerationen mit Fibrinbelag („Schneckenspur"), Pflastersteinrelief
Histologie	auf Schleimhaut und Submukosa begrenzt; Kryptenabszesse; entzündliches Infiltrat der Lamina propria	transmuraler Befall; nichtverkäsende Granulome (pathognomonisch, aber selten), entzündliches Infiltrat der Darmwand
Klinik	schleimig blutige Durchfälle, Tenesmen; keine perianalen Erscheinungen	Bauchschmerzen und Durchfälle (nur selten blutig); perianale Erscheinungen
Verlauf	oft akuter Beginn, Verlauf in Schüben, teilweise mit kompletten Remissionen; seltener chronisch kontinuierlicher Verlauf	oft schleichender Beginn, Verlauf in Schüben mit oft inkompletten Remissionen
extraintestinale Manifestationen (➤ Abb. 6.19)	seltener als bei Morbus Crohn, sklerosierende Cholangitis kommt vor, Arthritis, Spondylitis, PSC (2–10 %!)	in 50 %!, sklerosierende Cholangitis kommt selten vor; Arthritis (25 %), Erythema nodosum, Aphthen, Auge (7 %): Iritis, Keratitis
Komplikationen	toxisches Megakolon, schwere Blutungen, Kolonkarzinom	Fisteln, Stenose, Abszesse, Strikturen
Therapie	operative Resektion ist kurativ (wenn auch Ultima Ratio)	keine operative Heilung möglich; OP bei Komplikationen

Morbus Crohn

Das Krankheitsbild ist sehr variabel. Prägend sind die granulomatösen, entzündlichen Veränderungen aller Wandschichten mit konsekutiven Aphthen, Ulzerationen, Strikturen, Abszessen und Fisteln an der Darmwand sowie Subileus- und Ileuszuständen (➤ Abb. 6.19). Die Veränderungen sind als **Skip Lesions** diskontinuierlich im gesamten Magen-Darm-Trakt zu finden. Die Schleimhaut zwischen den Läsionen schwillt durch eine entzündliche Umgebungsreaktion polsterartig an, sodass das Schleimhautrelief **„pflastersteinartig"** aussieht. Die enteralen Lymphknoten sind geschwollen und entzündlich verändert. Fisteln können sich zwischen Darmschlingen, perianal, zum Mesenterium, zur Harnblase, zur Scheide oder zur Bauchhaut entwickeln. Durch Mikroperforationen entstehen intra- oder retroperitoneale Infiltrate oder Abszesse mit Fieber, Schüttelfrost und tastbarem Tumor. Es besteht ein 2,5fach erhöhtes Risiko für das (allerdings insgesamt sehr seltene) **Dünndarmkarzinom**.

Extraintestinale Immunprozesse, die den intestinalen Manifestationen vor allem bei jungen Patienten vorausgehen können, betreffen 50 % der Patienten (➤ Abb. 6.19). **Allgemeinbeschwerden** (↓ Gewicht, Anorexie, Schwäche, Fieber), Abdominalschmerzen, Blähungen und Durchfall mit okkulten Blutverlusten beginnen meist schleichend, teils aber auch fulminant und sind u. a. auf ein Malassimilationssyndrom bei massivem Dünndarmbefall zurückzuführen.

> **MERKE**
> An Morbus Crohn denken bei:
> - Diarrhöen, besonders in Kombination mit Gewichtsabnahme
> - rezidivierenden rechtsseitigen, krampfartigen Unterbauchschmerzen
> - Konglomerattumor im rechten Unterbauch
> - intraabdominellen Abszessen
> - Analfisteln

Colitis ulcerosa

Die **Krankheitszeichen** sind weniger variabel als beim Morbus Crohn und verlaufen schubweise mit teils jahrelangen Remissionsphasen. Hauptsymptom ist der blutige, schleimige Durchfall (bis 20-mal/Tag), der im Gegensatz zum Reizdarmsyndrom auch nachts auftritt. Begleitend treten Abdominalbeschwerden sowie Allgemeinsymptome (↓ Gewicht, Übelkeit, Appetitlosigkeit, Fieber) auf. Durch Verluste an Blut und entzündlichem Exsudat können eine Anämie und eine Hypoproteinämie entstehen.

Die **Entzündungsreaktion** beschränkt sich vor allem in Form von Kryptenabszessen auf die Schleimhaut, unter Umständen kommt es zum praktisch kompletten Schleimhautverlust (➤ Abb. 6.20). Die Mukosa ist makroskopisch gerötet und neigt zu Blutungen. Bei schweren Verläufen kommt es zu nichttransmuralen Ulzerationen. Abheilende Mukosa kann sich vollständig regenerieren, häufiger jedoch resultiert eine Schleimhautatrophie mit Rarefizierung der Krypten oder isoliert wachsendem entzündlichem Granulationsgewebe („Pseudopolypen"). Bei langjährigem Verlauf treten **Epitheldysplasien** (Präkanzerosen) auf.

Die entzündlichen Veränderungen breiten sich kontinuierlich vom Rektum her oralwärts aus, d. h., sie überspringen im Gegensatz zum Morbus Crohn keine gesunden Schleimhautstrecken.

Extraintestinale Krankheitszeichen sind seltener als beim Morbus Crohn. Fast alle mit der Colitis ulcerosa verbundenen extraintestinalen Erscheinungen verschwinden nach Kolektomie.

Komplikationen der Colitis ulcerosa bei langjährigem Befall sind das oft multifokale Kolonkarzinom (bei chronischer Pankolitis Risiko nach 20 Jahren ca. 50 %, daher ab 8 Krankheitsjahren jährliche Kontrollkoloskopie mit Stufenbiopsien), Gallengangskarzinome (mit PSC assoziiert), Perforation mit Peritonitis sowie das toxische Megakolon. Hier kommt es durch ein Übergreifen der Entzündung auf das Darmnervensystem mit Darmparalyse zur Erweiterung des Kolons, Durchwanderungsperitonitis mit septischen Temperaturen und Schock. Es besteht Perforationsgefahr. Ist der Zustand intensivmedizinisch unter Gabe von Glukokortikoiden

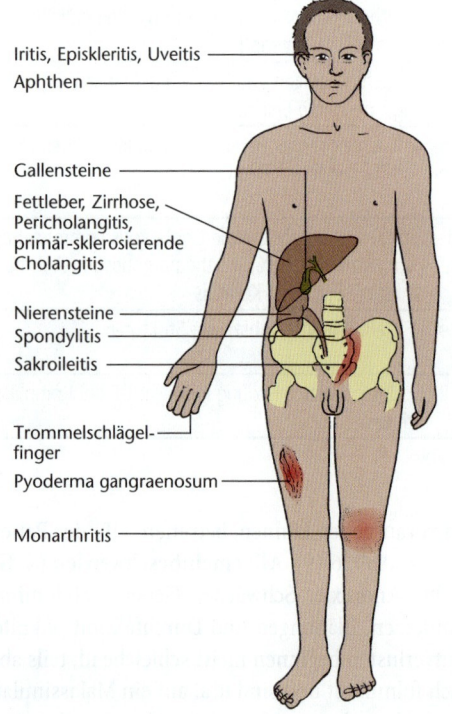

Abb. 6.19 Extraintestinale Manifestationen von Morbus Crohn und Colitis ulcerosa. [L157]

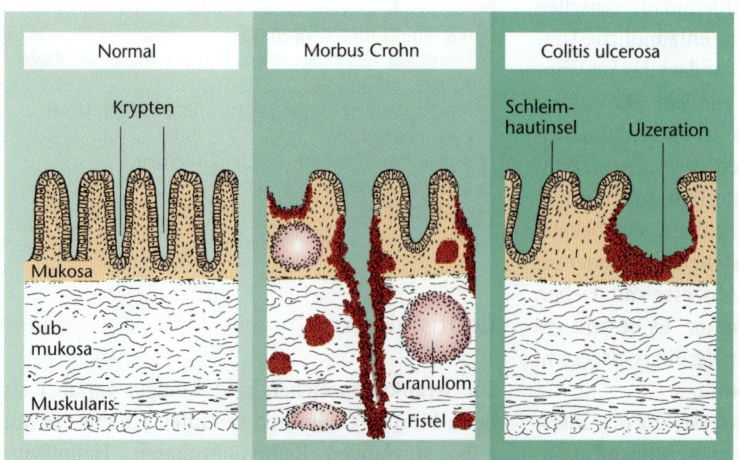

Abb. 6.20 Histologie von Morbus Crohn und Colitis ulcerosa im Vergleich. Während die Ulzerationen bei der Colitis ulcerosa auf Mukosa und Submukosa begrenzt sind, erreichen sie beim Morbus Crohn auch tiefe Wandschichten und führen häufig zur Fistelbildung. [L190]

und Antibiotika nicht beherrschbar, muss der befallene Darmabschnitt reseziert werden.

Diagnostik
Morbus Crohn
- **Anamnese/körperliche Untersuchung:** Druckschmerzhaftigkeit/palpabler Konglomerattumor aus Darmschlingen oder Abszess im rechten Unterbauch?, Aphthen der Mundschleimhaut?, perianale Veränderungen (Analrhagaden, perianale Fisteln, Abszesse)?, rektale Untersuchung: Blut am Fingerling, tastbare Wandveränderungen?
- **Endoskopie:** Beurteilung und Biopsieentnahme im gesamten Kolon und terminalen Ileum sowie im oberen Magen-Darm-Trakt bis zum unteren Duodenalknie; makroskopische und histologische Befunde sind oft typisch (s. o.).
- **Sonografie:** verdickte Darmabschnitte (im Duplex-Mode auch Zeichen der Hyperämie)? Stenosen? Darmmotilitätsstörungen? Abszesse? Konglomerattumoren?
- **Röntgenkontrastdarstellung und MRT:** ergänzend zur Endoskopie für die Darstellung des gesamten Dünndarms, z. B. bei Stenoseverdacht oder Hinweisen auf Malassimilationssyndrom; bei **MRT-Sellink** Darstellung des Dünndarms samt Umgebung ohne Strahlenbelastung nach KM-Gabe über eine Sonde, alternativ: **konventionelle Sellink-Untersuchung** (Dünndarmröntgen, relativ hohe Strahlenbelastung); typische Befunde: Verengungen mit ulzeriertem Schleimhautrelief („Pflastersteinrelief"), Nachweis innerer Fisteln, polypoide bzw. aphthoide Schleimhautveränderungen, Wechsel zwischen normaler und entzündlich veränderter Schleimhaut (Skip Lesions) sowie Pseudodivertikel (➤ Abb. 6.21); Röntgendarstellung des Kolons (**Kolonkontrasteinlauf**) sinnvoll, wenn endoskopisch Kolonanteile nicht erreichbar oder bei gezielter Suche nach Fisteln im Kolonbereich; MRT des kleinen Beckens sehr sensitive Untersuchung zum Fistelnachweis in dieser Region
- **CT-Abdomen:** Nachweis von Konglomerattumoren oder Abszessen
- **Endosonografie:** teilweise zum Fistel- und Abszessnachweis in der Rektumregion und im kleinen Becken genutzt
- **Laborparameter** zur Einschätzung der Entzündung und zur Verlaufskontrolle: ↑ BSG, Leukozytose, ↑ CRP; evtl. ↓ Hb und Zeichen der Malassimilation (↓ Vitamin B$_{12}$, Folsäure, Vitamin D, Kalzium, Magnesium und Zink)

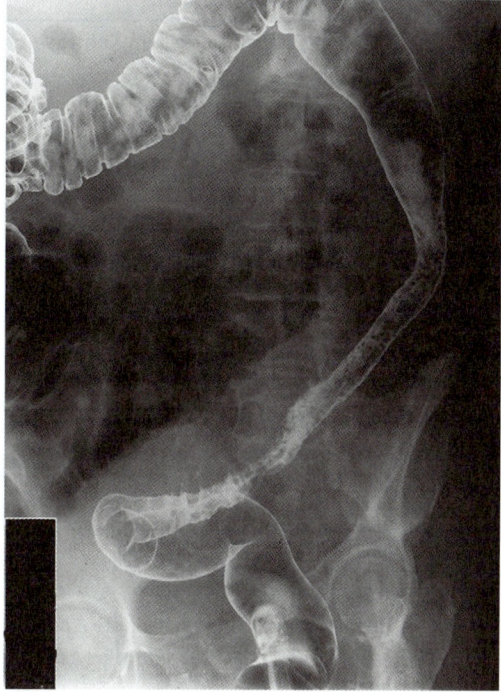

Abb. 6.21 Morbus Crohn im Kolonkontrasteinlauf: Langstreckige Stenosierungen, typisches Pflastersteinrelief. Oft sind auch Fistelbildungen, Pseudodivertikel und Ulzerationen zu sehen. [E569]

Colitis ulcerosa
- **Anamnese/körperliche Untersuchung:** druckschmerzhafter Unterbauch/Kolonrahmen?, geblähtes Abdomen? Blässe (Anämie)?, rektale Untersuchung: Blut am Fingerling?
- **Endoskopie mit Biopsieentnahme:** Rektumbefall (obligat)?
- **Sonografie:** verdickte Darmabschnitte (im Duplex-Mode auch Zeichen der Hyperämie)?
- **Kolonkontrasteinlauf:** nur ausnahmsweise erforderlich; im Frühstadium Schleimhautgranulationen, im Spätstadium Schleimhautulzerationen und Pseudopolypen sowie ein Haustrenschwund („Fahrradschlauch")
- **Labor:** Entzündungsaktivität?, Verlaufsbeurteilung?, Anämie?, in 70 % Nachweis von antineutrophilen zytoplasmatischen Antikörpern (pANCA, ➤ 11.4)

Radio-Info
Morbus Crohn und Colitis ulcerosa im Kontrastmitteleinlauf

(veraltete Methode, trotzdem gerne gefragt)

Morbus Crohn
- segmentärer Befall, vom terminalen Ileum ausgehend, mit antegrader Ausbreitungstendenz
- aphthöse Ulzera
- Pflastersteinrelief, Pseudodivertikel
- Fisteln und Stenosen häufig

Colitis ulcerosa
- kontinuierlicher Befall, vom Rektum ausgehend, mit retrograder Ausbreitungstendenz
- flache Ulzera
- Pseudopolypen
- Verlust der Haustrierung, Ausbildung eines starren, engen Darmrohrs („Fahrradschlauch")
- Fisteln und Stenosen selten

[MW]

Differenzialdiagnosen
- bei akuten Unterbauchschmerzen: akute Appendizitis, Yersinien-Lymphadenitis, Meckel-Divertikulitis
- chronische periumbilikale oder epigastrische Beschwerden ± wässriger Diarrhö: Colon irritabile, Dyspepsie, Laktoseintoleranz, Ulkusleiden
- bei blutigen Durchfällen: infektiöse Kolitis z. B. durch EHEC, *Campylobacter*, Salmonellen oder Shigellen (Zweitbiopsien, wiederholte Stuhlkulturen!)
- rektale und extraabdominelle Manifestationen: Fissuren, Hämorrhoiden, Kollagenosen, chronische Infektionen
- seltene Differenzialdiagnosen: **kollagene Kolitis** und **lymphozytäre Kolitis**. Dabei handelt es sich um ätiologisch ungeklärte Kolitisformen vor allem bei Frauen mittleren Alters. Klinisch steht die breiige oder wässrige Diarrhö im Vordergrund. Während für die kollagene Kolitis segmentale Verdickungen des subepithelialen Kollagenbands typisch sind, imponiert die lymphozytäre Kolitis (engl.: microscopic colitis) durch ↑ intraepitheliale Lymphozyten. Möglicherweise stellen beide Formen nur verschiedene Ausprägungen einer Erkrankung dar. Da das endoskopische Bild normal erscheint, wird die Diagnose ausschließlich durch Biopsie gestellt. Therapeutisch wird mit Aminosalizylaten und Budesonid, evtl. auch mit Glukokortikoiden behandelt. Symptomatisch kann auch der Motilitätshemmer Loperamid eingesetzt werden.

Therapie
Morbus Crohn ist unheilbar. Die Colitis ulcerosa dagegen kann durch Kolektomie „geheilt" werden, da sie außerhalb des Kolons nicht vorkommt.

Die **konservative Therapie** baut bei beiden Formen auf denselben Medikamenten auf (➤ Pharma-Info) und beruht auf drei Pfeilern:
- Behandlung des **akuten Schubs** mit hoch dosierten Glukokortikoiden (bevorzugt p. o.) und evtl. Aminosalizylaten, ± Immunsuppressiva
- **Dauerbehandlung** zur Verhinderung von Rückfällen mit Aminosalizylaten und mit Immunsuppressiva (Azathioprin) bei therapierefraktärem oder kortikoidabhängigem Verlauf
- vorrangig bei therapierefraktärem oder fistelndem Morbus Crohn Einsatz von **Immunmodulatoren**, speziell TNF-α-Antikörper wie Infliximab

Eine begleitende Psychotherapie hilft, den Krankheitsdruck zu ertragen.

Pharma-Info
Konservative Therapie der CED

5-Aminosalizylate (5-ASA, Mesalazin oder Mesalamin)
Sie unterdrücken die Prostaglandin- und Leukotriensynthese und blockieren die chemotaktische Rekrutierung von Entzündungszellen. 5-ASA-Präparate kommen sowohl im akuten Schub als auch bei der Dauertherapie der Colitis ulcerosa zum Einsatz. Sie können rektal als Klysma oder als Schaumpräparate gegeben werden. Bei Befall von Colon ascendens und transversum müssen die Salizylate oral gegeben werden; bei Proktitis reichen Zäpfchen aus.

Glukokortikoide
Z. B. Prednisolon i. v., oral oder rektal. Im akuten Schub, v. a. wenn 5-ASA-Präparate nicht ausreichen. Wichtig ist eine Osteoporoseprophylaxe mit Kalzium und Vitamin D! Als neueres topisch an der Darmschleimhaut wirksames Glukokortikoid mit hoher hepatischer Abbaurate und daher geringen systemischen Nebenwirkungen hat sich Budesonid bewährt. „Ausschleichen" über 1–2 Monate!

Immunsuppressiva
Wirkstoffe wie Azathioprin, 6-Mercaptopurin (6-MP, der aktive Metabolit von Azathioprin nach Umwandlung durch das Enzym Thiopurinmethyltransferase) und evtl. auch Methotrexat können im therapierefraktären oder kortikoidabhängigen Fall zum „Ablösen" der Glukokortikoide und zur Remissionserhaltung eingesetzt werden. Azathioprin hemmt als Antimetabolit die Purinsynthese und DNA-Replikation.

Ciclosporin A und Tacrolimus werden bei schwerer Colitis ulcerosa als Alternative zur Kolektomie zur Remissionsinduktion eingesetzt. Während Ciclosporin A und Tacrolimus rasch wirken, tritt die Wirkung von Azathioprin und 6-MP erst nach 4–6 Monaten ein.
UAW: Knochenmarkdepression sowie Pankreatitis bei Azathioprin bzw. 6-MP; Nierenversagen und Hypertonus bei Ciclosporin A und Tacrolimus. Allopurinol führt zu ↓ Abbau von Azathioprin! Bei gleichzeitiger Gabe: Reduktion von Azathioprin auf 25 %!

Immunmodulatoren
Infliximab bei Morbus Crohn. Durch eine dreimalige Infusion (hohe Kosten!) lässt sich bei vielen gegenüber konventioneller Immunsuppression refraktären Patienten (30–40 %) die Krankheitsaktivität für 6 Wochen bis 6 Monate deutlich vermindern, oft sogar eine komplette Remission induzieren. In bestimmten Fällen wird auch eine Dauertherapie mit Infusionen in z. B. 8-wöchentlichen Abständen durchgeführt.
UAW: Sepsis, Tuberkuloseinfektionen/-reaktivierungen. Kontraindikation: aktive Tuberkulose, Herzinsuffizienz NYHA-Stadium III–IV!

Antibiotika und Probiotika
Bei Abszessen oder zur Veränderung der Darmflora, v. a. bei Morbus Crohn. Im akuten Schub kann z. B. mit Ciprofloxacin eine bakterielle Superinfektion behandelt werden. Bei Fistelleiden kommt Metronidazol zusammen mit parenteraler Ernährung und Azathioprin zum Einsatz.
Bei Colitis ulcerosa wird die Darmflora durch probiotische Keime (z. B. Laktobazillen oder *E. coli* Nissle) manipuliert.
[MP, CD]

Morbus Crohn kann wegen des möglichen Befalls des gesamten GI-Trakts nie ganz operativ behoben werden und tritt häufig an den Exzisionsstellen wieder auf. Zudem kommt es zu postoperativen Adhäsionen und Strikturen. Allerdings ist die operativ induzierte Remission oft dauerhafter als die medikamentöse. 80 % der Crohn-Patienten benötigen im Verlauf eine chirurgische Intervention, v. a. zur Exzision von Fisteln, zur Drainage von Abszessen sowie zur Exzision einer Stenose oder zur Strikturoplastik.

— Chirurgie-Info —
Morbus Crohn

Die **Indikation zur operativen Behandlung** eines Crohn-Patienten sollte in Abhängigkeit der Symptomatik, des OP-Risikos sowie der vorausgehenden medikamentösen Therapie gestellt werden. Da der gesamte Magen-Darm-Trakt befallen sein kann, ist eine Heilung im Gegensatz zur Colitis ulcerosa durch operative Maßnahmen nicht möglich. Zu den **operativ zu therapierenden Komplikationen** der Crohn-Erkrankung zählen:
- Stenosen mit Obstruktionssymptomatik (➤ Abb. 6.22)
- Abszesse und Fisteln (enterokutane, innere, perianale)
- selten vorkommende Karzinome

Notfallindikationen sind:
- Perforation
- Blutung
- toxische Kolitis

Beim **juvenilen Morbus Crohn** kann zudem die Resektion des erkrankten Darmabschnittes zur Vermeidung der wachstumshemmenden Kortisontherapie indiziert sein. Eine Stomaanlage wird am häufigsten zur Ausschaltung eines massiv entzündeten Darmabschnitts angelegt. Die chirurgische Therapie erfolgt gemäß dem Leitsatz: „So wenig wie möglich, so viel wie nötig." Wenn möglich, sollten die Eingriffe minimalinvasiv erfolgen.
[AS]

Die **chirurgische Therapie** erfolgt als Proktokolektomie (mit ileoanaler Pouchanlage) und ist bei Colitis ulcerosa kurativ, jedoch kann postoperativ eine Pouchitis auftreten.

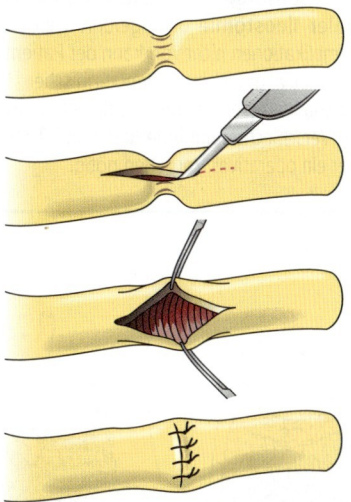

Abb. 6.22 Strikturoplastik bei Stenose: Längsinzision der Striktur und quere Vernähung. [L106]

Chirurgie-Info
Colitis ulcerosa

OP-Indikation
Die Indikation zur operativen Therapie sollte bei Versagen oder Komplikationen der medikamentösen Therapie, Auftreten von Highgrade-Dysplasien und Karzinomverdacht gestellt werden. **Notfallindikationen** stellen Komplikationen wie das toxische Megakolon, Perforation oder Blutung dar.

Operationstechniken
Therapie der Wahl ist die **Proktokolektomie mit ileoanaler Pouchanlage (J-Pouch,** ➤ Abb. 6.23). Nach vollständiger Entfernung des Kolons und des Rektums erfolgt die Bildung eines Reservoirs aus dem terminalen Ileum. In der Notfallsituation kommt z. B. bei Blutung oder Perforation die subtotale Kolektomie mit terminaler Ileostomie oder ileorektaler Anastomose als deutlich weniger invasiver Eingriff infrage. Aufgrund des obligaten Rektumbefalls ist dieses Verfahren allerdings weniger als Elektiveingriff geeignet. Ältere Verfahren sind die Proktokolektomie mit endständigem Stoma oder mit Kock-Pouch. Beide Verfahren werden nur noch selten angewandt.

Postoperative Komplikationen
Zu den spezifischen postoperativen Komplikationen zählen die Anastomoseninsuffizienz mit ggf. Sepsis, Pouchitis sowie Dünndarmstenosen durch Adhäsionen.

Toxisches Megakolon
Bei Vorliegen eines toxischen Megakolons sollte notfallmäßig bei Blutung, Perforation oder zunehmender Darmdistention sowie schlechtem Allgemeinzustand des Patienten eine **subtotale** oder **totale Kolektomie mit terminaler Ileostomie** durchgeführt werden. Liegen diese Komplikationen nicht vor, kann der Patient aggressiv konservativ unter intensivmedizinischer Kontrolle 7 Tage behandelt werden. Bei ausbleibender Besserung oder gar Verschlechterung innerhalb von 72 Stunden ist auch hier ein operatives Vorgehen nötig.
[AS]

Verlauf und Prognose
Bei **Morbus Crohn** sind akute Exazerbationen seltener als bei Colitis ulcerosa. Dafür sind die Remissionen meist inkomplett.

Im Rahmen der **Colitis ulcerosa** bestehen meist chronisch rezidivierende Verläufe mit 4–8-wöchigen Schüben und symptomfreien Intervallen von Monaten bis Jahren. In 5 % akut fulminante Verläufe mit ausgedehntem Kolonbefall, massiven Blutungen und drohender Perforation. Bei langjährigem aktivem Verlauf müssen die Malignitätsrisiken beachtet werden (s. o.). Bei schweren Verläufen mit PSC kann die Lebererkrankung führend sein.

Die Lebenserwartung ist kaum eingeschränkt. Oft nimmt die Aktivität der Erkrankung im höheren Lebensalter ab.

6.5.13 Strahlenkolitis

Bei gynäkologischen Tumoren (Kollum-, Korpus-, Ovarialkarzinom) oder bei Prostata- und Blasenkarzinomen kommt es im Rahmen der standardmäßigen Strahlentherapie vor allem an der Rektumvorderwand und im Sigma zu dosisabhängigen Strahlenschäden (meist ab 40–50 Gy). Auch andere Kolonabschnitte oder das Ileum können betroffen sein.

Die **akute Schädigung** zeigt sich innerhalb der ersten zwei Wochen. Sie ist charakterisiert durch Übelkeit, Erbrechen, krampfartige Bauchschmerzen und evtl. blutige Diarrhöen und ist relativ bald wieder rückläufig.

Symptome der **chronischen Strahlenkrankheit** (6 Monate bis mehrere Jahre nach Exposition) sind Völlegefühl, Tenesmen, Stuhldrang, Gefühl der unvollständigen Entleerung sowie Blut- und Schleim-

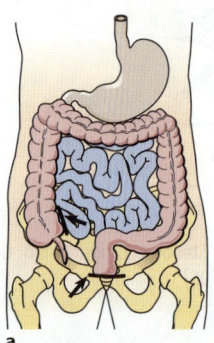
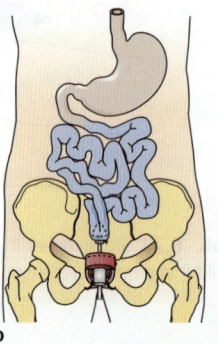
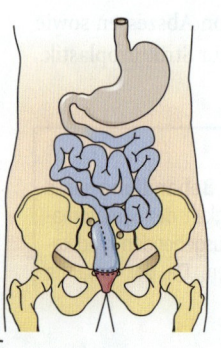

Abb. 6.23 Proktokolektomie mit ileoanaler Pouchanlage. [L106]

a) Zunächst erfolgt die Entfernung des Kolons.

b) Anschließend wird aus den aboralen 30 cm des terminalen Ileums ein J gefaltet (J-Pouch), aufgetrennt und beide Schenkel werden miteinander verbunden.

c) Zuletzt wird der J-Pouch mit dem Analkanal verbunden.

abgang. Die Schleimhaut ist ödematös geschwollen und blutet leicht; in schweren Fällen liegen Erosionen und Ulzerationen vor. Später kommt es zur Schleimhautatrophie mit bis in die Submukosa reichender Fibrosierung. Komplizierend treten Fisteln und Stenosen auf.

Konservativ wird mittels Stuhlregulierung (> 6.5.2), Glukokortikoiden und Mesalazin therapiert, je nach Ausbreitung auch in Form von Klysmen. Die Symptomkontrolle ist aber oft unbefriedigend. Bei Komplikationen (Fisteln, Stenosen) ist eine Resektion erforderlich.

6.6 Erkrankungen des Anorektums

6.6.1 Anatomie und Physiologie

An der Defäkation sind im Zusammenspiel zwischen willkürlicher und unwillkürlicher Motorik der **M. sphincter ani internus** (unwillkürlich, Dauertonus), **M. sphincter ani externus** (willkürlich über den N. pudendus innerviert) sowie die **Beckenbodenmuskulatur** mit dem M. puborectalis (unwillkürlich, ringförmig den mittleren Teil des inneren Analsphinkters als „Puborektalschlinge" umfassend) und dem M. levator ani (willkürlicher Analverschluss nach Defäkation) beteiligt. Daneben wird der Verschluss durch die **Schleimhautpolster** an der Linea dentata (Corpus cavernosum recti mit Plexus haemorrhoidalis) aufrechterhalten (> Abb. 6.24).

Die Defäkation wird durch **Dehnung der Ampulla recti** und Relaxation des inneren Sphinkters eingeleitet. Der externe Sphinkter kann, davon unabhängig, entspannt (Defäkationseinleitung) oder kontrahiert werden (Defäkationsunterdrückung).

Unterstützt wird die Defäkation durch drucksteigernde willkürliche Prozesse wie Kontraktion des Beckenbodens und der Bauchmuskulatur sowie Exspiration bei gleichzeitigem Glottisschluss („Bauchpresse"). Die beschriebenen Prozesse können mittels rektaler Manometrie gemessen werden.

6.6.2 Perianale Erkrankungen

Pruritus ani und Analekzem

Die empfindliche Haut der Perianalregion reagiert auf vielfältige Noxen durch ekzematöse, juckende Veränderungen. Ursachen sind z. B. Durchfallerkrankungen, Oxyuren, Hämorrhoiden, Kontaktallergien, Fisteln sowie mangelnde Analhygiene. Kratzen kann zu nässenden, eiternden Läsionen mit bakterieller und mykotischer Superinfektion führen.

Therapie
Beseitigung der Grundkrankheit. Bei **Oxyuriasis**: Mebendazol p. o. Daneben sind die Säuberung nach jedem Stuhlgang und evtl. Abtupfen mit adstringierenden Lösungen, antimikrobielle Salben, Sitzbäder mit desinfizierenden Zusätzen sowie die Einlage von Salbenläppchen indiziert. Evtl. dermatologische Behandlung.

Perianalthrombose (= Analvenenthrombose)

Vor allem bei jungen Erwachsenen häufige Entzündung mit Thrombosierung des externen venösen Hä-

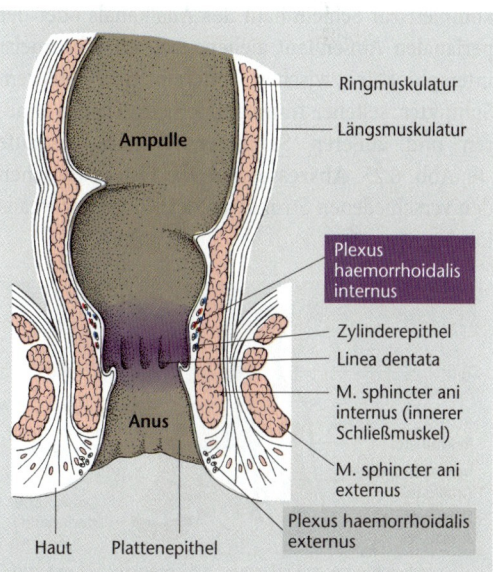

Abb. 6.24 Topografie des Anorektums. Der Plexus haemorrhoidalis internus oberhalb der Linea dentata ist Teil des Verschlussorgans. [L190]

morrhoidalplexus unterhalb des anokutanen Übergangs. Es entsteht ein schmerzhafter, livider, praller Knoten. Dieser ist von Epidermis überzogen und kann so von prolabierten Hämorrhoiden (> 6.6.3) unterschieden werden. **Auslöser** sind Durchfälle, unphysiologisches Sitzen (Fahrradfahren) oder starkes Pressen. Die **Therapie** besteht in der Stichinzision in Lokalanästhesie und Ausräumung der Thrombose. Nach Abheilung können sog. Mariksen (hypertrophe Hautfalten nach Überdehnung) verbleiben.

Analabszess und Analfistel

Meist gehen Abszesse und Fisteln von Abflussstörungen bzw. Entzündungen der schleimproduzierenden Proktodealdrüsen an der Linea dentata aus. Seltener können – vor allem bei Morbus Crohn – Ulzerationen der Rektumschleimhaut zugrunde liegen.

Klinik
Schmerzen, insbesondere während der Defäkation und beim Sitzen, sowie nässende Eiter- und Stuhlsekretionen aus Fistelöffnungen. Fieber und Inappetenz sind häufig.

Lokalisation und Verlauf
Fisteln können inkomplett sein (Blindsäcke) oder komplett zur Schleimhaut des Analkanals oder der perianalen Außenhaut ziehen. Sie verlaufen meist intersphinktär zwischen innerem und äußerem Sphinkter, seltener transsphinktär durch den inneren und äußeren Sphinkter. Weitere Verläufe > Abb. 6.25. **Abszesse** sind wie Fisteln zwischen den verschiedenen Strukturen des Kontinenzorgans lokalisiert.

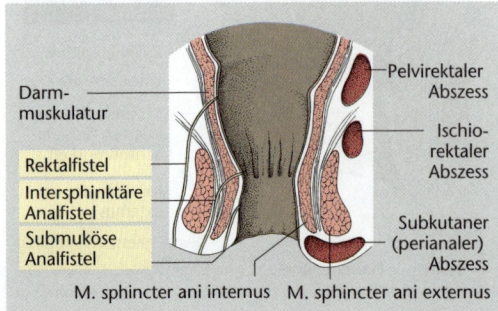

Abb. 6.25 Schematische Darstellung der Analfisteln und Analabszesse. [L190]

Diagnostik
- **digital-rektale Austastung:** Blut oder Eiter am Fingerling? Fistelmündungen tastbar?
- **Koloskopie:** Ausschluss von Morbus Crohn, Divertikulitis, Malignom
- **Proktoskopie:** Sondierung der Fisteln mit Farbstoffinjektion

Tastuntersuchung und Proktoskopie können beim Abszess durch Schmerzen schwierig oder unmöglich sein. Ergänzend ist evtl. eine CT oder eine (Endo-)Sonografie sinnvoll. Bei Fisteln ist häufig die **MRT** das sensitivste Verfahren. Oft kann erst intraoperativ das volle Ausmaß eines Fistelsystems erfasst werden.

Therapie
Die einzig **kurative Therapie** ist die operative Abszess- bzw. Fistelspaltung mit offener Wundbehandlung und Drainage. Die Wundheilung kann Monate dauern. Äußere Fisteln beim Morbus Crohn kommen bei hohem Rezidivrisiko manchmal durch rein medikamentöse Therapie zur Ausheilung.

Chirurgie-Info

Anorektale Fisteln und Abszesse

Sowohl Abszesse als auch anorektale Fisteln stellen eine **Operationsindikation** dar. **Abszesse** im anorektalen Bereich müssen exzidiert und die Wunde drainiert werden. Es folgt eine offene Wundbehandlung. Ist der Fistelgang präoperativ nicht diagnostiziert worden, sollte auf eine Suche in der akuten Phase aufgrund möglicher Verletzungen verzichtet und stattdessen 6 Wochen später eine proktologische Untersuchung durchgeführt werden. Bei präoperativ bereits lokalisierter, intersphinktärer **Fistel** wird der Gang auch im Akutstadium gespalten, wenn die Fistelmündung nicht oberhalb der Linea dentata liegt. Andernfalls wird der Fistelgang mittels eines Platzhalters bei transsphinktärem Verlauf oder höherer Mündung drainiert und offen gehalten. Die eigentliche chirurgische Therapie der Fistel erfolgt erst im Intervall.

Operationsprinzip

Nur die **vollständige Entfernung** des entzündlichen Fokus und des kompletten Fistelgangs schützt vor einem Rezidiv. Die Fistel wird je nach Lage gespalten und der Gang ausgekürettiert. Teilweise erfolgt auch eine Exzision des Fistelgangs mit anschließender Sphinkternaht und Verschiebelappenplastik. Generell sollte dringlichst auf den Kontinenzerhalt geachtet werden. Weniger invasivere Methoden sind die Fibrinklebung und der Fistelplug (Einbringen biologischen Materials, der die Fistel verstopft). [AS]

6.6.3 Erkrankungen des Analkanals

Hämorrhoiden

Der **Plexus haemorrhoidalis** im Corpus cavernosum ist ein von der A. rectalis superior gespeister Schwellkörper und wichtiger Teil des Verschlussorgans. Eine Vergrößerung des Plexus wird als Hämorrhoidalerkrankung („innere Hämorrhoiden") bezeichnet. Hämorrhoiden sind bei 80 % der > 30-Jährigen nachweisbar. Ätiologische Faktoren sind eine erbliche Disposition sowie sitzende Lebensweise, chronische Obstipation und Adipositas. Die internen Hämorrhoiden wölben sich im Bereich der Linea dentata an den Eintrittsstellen der Äste der A. rectalis superior typischerweise bei 3, 7 und 11 Uhr in Steinschnittlage vor. Abgegrenzt werden die inneren Hämorrhoiden von den plattenepithelüberzogenen und aus der unteren Hämorrhoidalvene gespeisten „äußeren" Hämorrhoiden.

Klinik
Unkomplizierte interne Hämorrhoiden verursachen erst durch Entzündung, Inkarzeration, Ruptur, Thrombosierung oder durch Störung der Schließfunktion Beschwerden. Anorektale Blutungen, Analekzeme mit Afterbrennen und Nässen, Jucken (Pruritus ani) und Hitzegefühl treten auf. Bei **prolabierten Hämorrhoiden** kommt es zu Nässen, Schleim- und Stuhlabgang und Fremdkörpergefühl.

Im Verlauf prolabieren die internen Hämorrhoiden durch den Analausgang. Dies wird in 4 Grade eingeteilt:
- **Grad I:** lokale Vergrößerung
- **Grade II + III:** Prolaps während der Bauchpresse, jedoch spontan (Grad II) oder manuell (Grad III) reversibel
- **Grad IV:** beständiger Prolaps

Externe Hämorrhoiden machen nur bei Thrombosierung Beschwerden.

Diagnostik
- Anamnese
- Analinspektion: bläuliche, derbknotige Vorwölbungen
- anal-rektale Untersuchung: tastbare Knoten, oft erhöhter Sphinktertonus
- Proktoskopie; bei unklaren Befunden evtl. Koloskopie (Kolon-Ca? Crohn?).

Nichtprolabierte interne Hämorrhoiden können im Gegensatz zu den externen Hämorrhoiden bei der rektalen Inspektion nicht gesehen werden.

Differenzialdiagnosen
Bei **Papillitis und Kryptitis** entzünden sich Analpapillen und Krypten am inneren Analring – z. B. bei Durchfällen oder Proktitis – und führen zu einem brennenden Defäkationsschmerz. Die entstehenden Läsionen sind im akuten Stadium hochrot und prolabieren nicht. Beim **Analprolaps** kommt es zum Schleimhautprolaps, welcher im Gegensatz zum Hämorrhoidalprolaps konzentrisch ist (➤ 6.6.4, ➤ Abb. 6.27).

Therapie
Neben **Allgemeinmaßnahmen** wie Stuhlregulierung, Gewichtsreduktion und körperlicher Betätigung sind **Lokalmaßnahmen** wichtig: Analhygiene, antiphlogistische Salben, Suppositorien, Sitzbäder. Bei stärkeren Beschwerden kommt eine chirurgische Behandlung in Betracht.

> **Chirurgie-Info**
>
> **Hämorrhoiden**
>
> Die Therapie des Hämorrhoidalleidens erfolgt in Abhängigkeit vom Stadium der Erkrankung. In den Stadien I und II geht man eher nicht operativ, in den Stadien III und IV meist operativ vor.
>
> **Nichtoperative Verfahren**
> - **Regulation des Stuhls:** Zur Stuhlregulation werden sogenannte Stuhlweichmacher (Laxoberal®, Obstinol® etc.) verwendet. Der Patient wird zusätzlich aufgefordert, sich ballaststoffreich zu ernähren und auf eine ausreichende Flüssigkeitsaufnahme zu achten.
> - **Salbenanwendungen:** Die genutzten Salben enthalten meist Anästhetika, Kortikoide, Antiseptika oder Antiinflammatorika und dienen der Symptomlinderung.
> - **Sklerosierung:** Bei der Sklerosierung werden gewebereizende Substanzen der Hämorrhoide submukös eingebracht. Diese führen zu einer entzündlichen Reaktion und konsekutiv zu einer submukösen Fibrose mit Verringerung der Blutzufuhr in die Hämorrhoide.
> - **Gummibandligatur:** Über ein Proktoskop wird die Basis einer Hämorrhoide in einen Applikator eingesaugt und dann ein kleiner Gummiring übergestülpt. Dies führt zur Abschnürung der Schleimhautportion mit Fibrosierung des zuführenden Gefäßes. Indikation: Hämorrhoiden Grad II.

- **Infrarotkoagulation:** Unter proktoskopischer Sicht wird mithilfe eines Infrarotkoagulationsgeräts im Bereich einer Hämorrhoide über Hitzeapplikation eine Koagulationsnekrose verursacht. Diese heilt innerhalb weniger Wochen ab. Die Blutzufuhr zur Hämorrhoide wird unterbrochen. Indikation: v. a. Hämorrhoiden Grad I.
- **Kryochirurgie:** Unter proktoskopischer Sicht wird durch Kälteapplikation auf ein Hämorrhoidalkissen dieses abgetragen.

Operative Verfahren
- **Hämorrhoidektomie:** Bezeichnet die Entfernung der Hämorrhoidalknoten. Die Operationswunde kann dabei ganz oder teilweise verschlossen, aber auch offen gelassen werden. Indikation: kompliziertes Stadium II (Blutung), Stadien III+IV. Verfahren: offene **Hämorrhoidektomie nach Milligan-Morgan,** submuköse Hämorrhoidektomie nach Parks.
- **Staplerhämorrhoidopexie nach Longo:** Mittels eines zirkulären Staplers werden die Hämorrhoidalkissen exzidiert und die Mukosa gleichzeitig nach oral gerafft.
- **Doppler-sonografisch gesteuerte Hämorrhoidalarterienligatur** (**HAL**): Die Doppler-sonografisch aufgesuchten zuführenden Gefäße zu den Hämorrhoiden werden gezielt umstochen. Indikation: Hämorrhoiden Grad II.

[AS]

Analfissur

Schmerzhafter, längs verlaufender **Einriss der Analkanalhaut** bis zur Linea dentata, teils mit krampfartig ↑ Sphinktertonus und Fibrosierung des Schließmuskels. Typische Lokalisation ist die hintere Kommissur.

Klinik
- Defäkationsschmerzen
- hellrote Blutauflagerungen auf dem Stuhl und Sphinkterkrampf
- häufig mit schmerzbedingter chronischer Obstipation

Ätiologie und Pathogenese
Erschwerte Defäkation bei Obstipation, anale Sexualpraktiken. Die Entstehung wird durch Schleimhautentzündungen/-läsionen begünstigt (Hämorrhoiden, Kryptitis, Morbus Crohn).

Diagnostik
Rektale Untersuchung (oft erst nach Lokalanästhesie oder unter Sedierung möglich).

Therapie

> **Chirurgie-Info**
> **Analfissur**
>
> Das primäre Ziel in der Behandlung der akuten und auch der chronischen Analfissur ist die Beherrschung der teils sehr starken lokalen Beschwerden. Dies gelingt bei der akuten Analfissur häufig **konservativ** mit lokalen Anästhetika, Sitzbädern in Kamillelösung, Stuhlregulierung sowie der topischen Anwendung von Nitroglyzerin und Kalziumantagonisten. Im Falle der chronischen Analfissur sollte vor der Operation ein konservativer Behandlungsversuch erfolgen (topische Applikation Nitroglyzerin/Kalziumantagonisten, Botulinustoxin-Injektion). Zu den **chirurgischen Verfahren** zählen die **Fissurektomie** mit Entfernung der Vorpostenfalte und der Analpapille sowie die **laterale Sphinkterotomie.** Zu den möglichen Komplikationen zählen Kontinenzstörungen (Aufklärung!).
> [AS]

Analkarzinom

Plattenepithelkarzinome im Analkanal oder am Analrand sind selten. **Klinisch** fallen sie durch Juckreiz, Blutung, Schmerzen, Fremdkörpergefühl und Stuhlunregelmäßigkeiten auf. In 15 % werden die Leistenlymphknoten befallen. Lokal findet eine Infiltration von Prostata, Sphinkter, Harnblase und Vagina statt. Eine hämatogene Metastasierung in Leber, Niere und Knochen ist selten. Die **Therapie** erfolgt nur in frühen Stadien durch kontinenzerhaltende Operation, ansonsten durch kombinierte Radiochemotherapie. Die 5-JÜR liegt stadienabhängig bei 50–80 %.

> **Chirurgie-Info**
> **Analkarzinom**
>
> Sofern es sich nicht um Adenokarzinome handelt, ist die **Standardtherapie die kombinierte Radiochemotherapie.** Nur frühe Analrandkarzinome (T1–2) werden primär lokal sphinktererhaltend mit Sicherheitsabstand reseziert. Tritt nach erfolgter Radiochemotherapie eine Progression ein, sollte die Indikation zur abdominoperinealen Resektion (APR) gestellt werden. Adenokarzinome des Analkanals sollten wie tief sitzende Rektumkarzinome behandelt werden.
> [AS]

Stuhlinkontinenz

Man unterscheidet primäre und sekundäre Störungen. **Ursachen** der primären Störung ➤ Abb. 6.26. Bei der **sekundären Störung** kommt es im Rahmen einer Obstipation bakterienbedingt zu dünnflüssigem Stuhl vor dem Hindernis, sodass es zur Überlaufenkopresis kommen kann.

Die **Einteilung** erfolgt nach Klinik und Anamnese:
- Schweregrad I: Stressinkontinenz, Verschmutzung der Wäsche
- Schweregrad II: Kontrollverlust für Winde und flüssigen Stuhl
- Schweregrad III: Kontrollverlust für breiigen Stuhl
- Schweregrad IV: komplette Inkontinenz (für alle Stuhlformen).

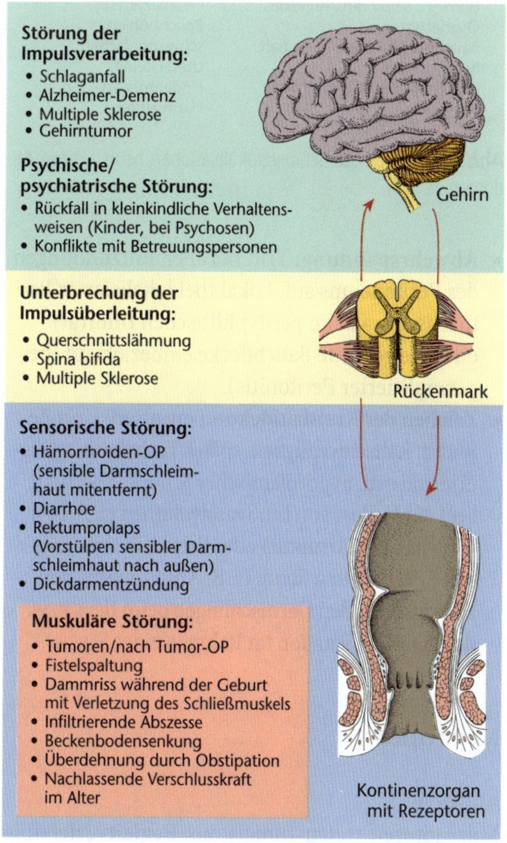

Diagnostik
Diese umfasst:
- klinische Untersuchung mit manueller Überprüfung des Sphinktertonus
- Proktoskopie/Rektoskopie
- bei V. a. **neurogene Störung:** Sphinktermanometrie (➤ 6.2.3), EMG sowie Defäkografie (Röntgendarstellung des Defäkationsvorgangs).

Therapie
- Muskeltraining, Elektrostimulation der Sphinkteren, Biofeedbacktraining
- Stuhlregulation, ↓ Gewicht (insbesondere bei Rektumprolaps)

Bei konservativ nicht beeinflussbarer **schwerer Inkontinenz** wird eine operative Rekonstruktion der Sphinktermuskulatur oder Sphinkterplastik; bei Rektumprolaps die Verbesserung der Angulation und Straffung des Beckenbodens durchgeführt.

6.6.4 Erkrankungen des Rektums

Rektumprolaps

Durch Schwäche des Beckenbodens und damit des Sphinkterapparats – häufig bei Kindern oder älteren, mehrgebärenden Frauen – kommt es zum **Vorfall aller Wandschichten** des Rektums, evtl. bis zum Sigmoid.

Klinik
- Nässen
- Stuhlinkontinenz
- durch sekundäre Ulzerationen evtl. Blut- und Schleimabgang

Diagnostik
Bei der **Inspektion** ist das ausgestülpte Rektum mit zirkulärer Anordnung der Schleimhaut sichtbar. Bei der **Proktoskopie** und **Rektoskopie** stellen sich Ulzerationen und eine gerötete Schleimhaut dar. Beim isolierten Analprolaps ist die Schleimhaut dagegen radiär gefältelt (➤ Abb. 6.27).

Therapie
Im **akuten Stadium** wird das Rektum manuell reponiert. Kinder werden praktisch immer konservativ behandelt, während bei Erwachsenen meist eine

Störung der Impulsverarbeitung:
- Schlaganfall
- Alzheimer-Demenz
- Multiple Sklerose
- Gehirntumor

Psychische/psychiatrische Störung:
- Rückfall in kleinkindliche Verhaltensweisen (Kinder, bei Psychosen)
- Konflikte mit Betreuungspersonen

Unterbrechung der Impulsüberleitung:
- Querschnittslähmung
- Spina bifida
- Multiple Sklerose

Sensorische Störung:
- Hämorrhoiden-OP (sensible Darmschleimhaut mitentfernt)
- Diarrhoe
- Rektumprolaps (Vorstülpen sensibler Darmschleimhaut nach außen)
- Dickdarmentzündung

Muskuläre Störung:
- Tumoren/nach Tumor-OP
- Fistelspaltung
- Dammriss während der Geburt mit Verletzung des Schließmuskels
- Infiltrierende Abszesse
- Beckenbodensenkung
- Überdehnung durch Obstipation
- Nachlassende Verschlusskraft im Alter

Abb. 6.26 Ursachen der Stuhlinkontinenz. [L190]

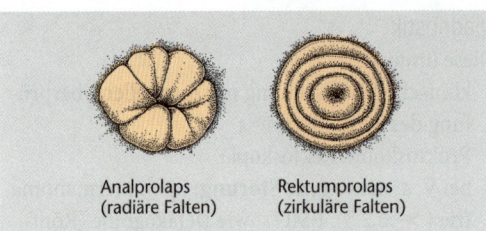

Abb. 6.27 Schleimhautrelief bei Rektumprolaps und Analprolaps. [L157]

operative Therapie erforderlich ist, da der Prozess sonst rezidiviert oder progredient ist.

--- Chirurgie-Info ---
Rektumprolaps

Das Verfahren der Wahl ist heute die **Resektionsrektopexie nach Frykman und Goldberg**.

Analprolaps

Die Therapie des zirkulären Analprolapses erfolgt **entsprechend der Hämorrhoidaltherapie**, also via Hämorrhoidektomie nach Milligan-Morgan oder durch eine Staplerhämorrhoidopexie nach Longo. [AS]

6.7 Gastroenterologische Notfälle

6.7.1 Akutes Abdomen

Ätiologisch unklare abdominelle Akutsituation mit starken **Bauchschmerzen, Abwehrspannung** und **Kreislaufdekompensation** bis hin zum Schock, häufig begleitet von Erbrechen und Fieber.

Klinik
Meist gehen die Bauchschmerzen zunächst von dem betroffenen Organ selbst aus (**viszeraler Schmerz**) und sind dumpf, kolikartig und schwer lokalisierbar. Wird im Verlauf das Peritoneum mit befallen, so tritt der peritoneale, **somatische Schmerz** („hell", klar lokalisierbar, dauerhaft) in den Vordergrund (➤ Abb. 6.28). Zudem können Übelkeit und Stuhlerbrechen (Miserere) v. a. beim mechanischen Ileus auftreten.

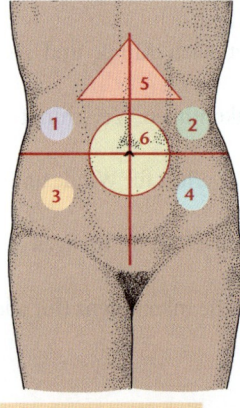

1 Rechter Oberbauch
Hepatitis, Leberzirrhose, Lebertumor, Leberruptur, Gallensteine, Cholezystitis, Ulcus duodeni, Nephrolithiasis, Pyelonephritis, subphrenischer Abszess, Basale Pneumonie

2 Linker Oberbauch
Milzruptur, Pankreatitis, Ulcus ventriculi, Ulcus duodeni, Colitis, Nephrolithiasis, Pyelonephritis, Herzinfarkt, Angina pectoris, subphrenischer Abszess, Basale Pneumonie

5 Epigastrisch
Hiatushernie, Ösophagitis, Ulcus ventriculi, Magentumor, Herzinfarkt, Angina pectoris

6 Periumbilikal
Pankreatitis, Appendizitis, Aortenaneurysma, Meckel-Divertikel

3 Rechter Unterbauch
Appendizitis, Ileitis (Morbus Crohn), Hernien, Salpingitis/Adnexitis, Ovarialzysten, Bauchhöhlenschwangerschaft, Ileus, Uretersteine, Leistenhernie, Hodentorsion, Harnverhalt

4 Linker Unterbauch
Leistenhernien, Divertikulitis, Kolontumor, Salpingitis/Adnexitis, Ovarialzysten, Bauchhöhlenschwangerschaft, Uretersteine, Hodentorsion, Harnverhalt

Abb. 6.28 Typische Schmerzlokalisationen beim akuten Abdomen. [L157]

- **Abwehrspannung:** Tritt bei allen Entzündungen des Peritoneums auf. Lokal (bei lokalisierter Peritonitis, etwa beim perityphlitischen Infiltrat) oder die gesamte Bauchdecke einbeziehend (bei generalisierter Peritonitis).
- **Zeichen der Kreislaufdekompensation:** Unruhe, Blässe, Kaltschweißigkeit, später Tachykardie, Oligurie und evtl. hypovolämischer Schock. Zugrunde liegt ein Verlust von Intravasalvolumen (z. B. Blutverluste bei Milzruptur) oder Extrazellularflüssigkeit in den dritten Raum (z. B. Ansammlung von Flüssigkeit in den Darmschlingen beim Ileus bzw. durch Gefäßdilatation im Rahmen einer Sepsis).

Milzruptur

Ätiologie
Milzrupturen treten zumeist als **Begleitverletzung** bei Polytrauma oder im Rahmen eines stumpfen

Bauchtraumas (z. B. Faustschlag in linken Oberbauch, Sturz von Leiter) auf. Es werden **einzeitige** von **zweizeitigen Rupturen** unterschieden. Bei letzteren kommt es initial zur Ausbildung eines subkapsulären Hämatoms und nach einem Intervall (Stunden bis Tage, gelegentlich Wochen) zu einem Riss der Organkapsel. Besonders im Rahmen von linksseitigen Rippenfrakturen in Milzhöhe sollte immer eine Milzverletzung ausgeschlossen werden. Auch spontane Rupturen sind v. a. im Rahmen eines Hyperspleniesyndroms möglich.

Klinik
Bei einzeitigem Riss kommt es unmittelbar zu **starken Schmerzen im linken Oberbauch** mit initial lokalisiertem und später generalisiertem Peritonismus. Die Phrenikusreizung kann zu linksseitigen Schulter- und Armschmerzen führen (**Kehr-Zeichen**). Der starke Blutverlust führt zu Anzeichen eines hämorrhagischen Schocks: Tachykardie, Hypotonie, Blässe, Schwindel, Bewusstseinsstörungen, Kaltschweißigkeit.

Diagnostik
Vor allem bei polytraumatisierten Patienten Nachweis von freier Flüssigkeit und der Milzruptur in Form einer **FAST-Sonografie** (**F**ocussed **A**bdominal **S**onography for **T**rauma) des Abdomens oder im Rahmen der **standardisierten Computertomografie** (Polytrauma-Protokoll).

> **Chirurgie-Info**
>
> **Milzruptur**
>
> **Indikation**
> Aufgrund der weit reichenden Folgen einer Splenektomie wird die Milzruptur wann immer möglich **konservativ** oder zumindest **organerhaltend therapiert**. Grundvoraussetzungen für das konservative Vorgehen sind der Ausschluss einer hilären Mitbeteiligung, die Möglichkeit einer intensivmedizinischen Überwachung sowie die unter minimaler Flüssigkeitssubstitution und Erythrozytenkonzentratgabe vorhandene Kreislaufstabilität. Sind diese Voraussetzungen nicht erfüllt, muss die Indikation zur **notfallmäßigen Laparotomie** gestellt werden. Ggf. kommt bei anhaltender Blutung, aber mittels moderater Volumen- und Erythrozytensubstitution gut aufrechtzuerhaltener Kreislaufstabilität eine **angiografische Embolisation** zur Blutstillung infrage.
>
> **Operationsverfahren**
> Die Exploration der Milz erfolgt über eine in der Regel **mediane Laparotomie**. Auch die chirurgische Therapie richtet sich nach der Kreislaufstabilität. Bei stabilen oder stabilisierbaren Patienten mit kontrollierbarer Blutung ist eine milzerhaltende Blutstillung mittels Argonbeamer-Verschorfung, Aufbringen von Kollagenvlies, Fibrinklebung oder Mesh-Wrapping oder zumindest nur eine Pol- oder Segmentresektion anzustreben. Andernfalls muss insbesondere bei Hilusverletzungen eine Splenektomie erfolgen.
> [AS]

Pathogenese
➤ Tab. 6.16

Diagnostik
Klinische Einschätzung der Kreislaufsituation! Frühzeitige Einbeziehung eines Chirurgen! Meist ist die Diagnose **klinisch** zu stellen:
- sichtbare Peristaltik? „Darmsteifungen" (bei mechanischem Ileus)
- Abwehrspannung (Peritonitis)?
- lokale Raumforderungen? z. B. „tastbarer Strang" bei Divertikulitis
- inkarzerierte Hernie?, z. B. Leisten- oder Schenkelhernien
- pathologische Auskultationsbefunde?, z. B. „Totenstille" als Hinweis auf paralytischen Ileus
- rektal axilläre Temperaturdifferenz (↑ bei Appendizitis)?

> **MERKE**
> Bestandteil der klinischen Untersuchung im Rahmen eines akuten Abdomens ist **immer** die digital rektale Untersuchung zum Ausschluss eines Rektumprozesses.

Bildgebende Verfahren
Sie sind ergänzend und umfassen:
- **Röntgen-Abdomenübersicht** im Stehen oder in Linksseitenlage (➤ Abb. 6.29): Flüssigkeitsspiegel weisen auf Ileus hin, Verkalkungen z. B. auf Gallen- oder Nierensteine. Freie Luft unter dem Zwerchfell oder in den Gallengängen spricht für die Perforation eines Hohlorgans.
- **Abdomensonografie:** freie Flüssigkeit im Bauchraum? Auffälligkeiten an Pankreas Niere, Gallenwegen? Leber und Milz intakt? Adnexe struktu-

Tab. 6.16 Pathomechanismen des akuten Abdomens (mit Angabe der Häufigkeit).

Pathomechanismus	Vorzugsweise betroffene Bauchorgane	Typische Erkrankungen
Perforation eines Hohlorgans	Magen, Darm, Gallenblase	Ulcus ventriculi oder duodeni
Obstruktion eines Hohlorgans	Niere, Galle, Darm (Stenosen, Adhäsionen, Strangulationen)	Nierensteine, Gallensteine, mechanischer Ileus, z. B. durch stenosierende Tumoren, Briden nach vorangegangener OP (10 %), inkarzerierte Hernien, Invagination, Volvulus
intraabdominelle Entzündungen	Appendix, Sigmadivertikel, Gallenblase, Pankreas	Peritonitis (5 %), Appendizitis (55 %), Divertikulitis, Pankreatitis (5 %), Cholezystitis (15 %)
Ruptur eines parenchymatösen Organs mit nachfolgender Peritonitis	Leber, Milz, Niere	Bauchtrauma, CMV, EBV, durch massive Splenomegalie
vaskulär ischämische Erkrankungen	Darm, Mesenterium	Mesenterialinfarkt, ischämische Kolitis, Panarteriitis nodosa
vaskulär hämorrhagische Erkrankungen (Blutungen in die Bauchhöhle)	Aorta, alle Bauchgefäße	traumatische Massenblutung, rupturiertes Bauchaortenaneurysma
extraabdominelle Erkrankungen Pathomechanismen sind u. a.: • Schmerzfortleitung (z. B. bei Hinterwandinfarkt) • Kapseldehnungsschmerz (z. B. durch gestaute Leber bei akuter Rechtsherzinsuffizienz) • biochemisch irritative Einflüsse (sog. Pseudoperitonitis: z. B. bei diabetischer Ketoazidose, Porphyrie, Urämie, Blei-Intoxikationen)	Lunge, Herz, Stoffwechsel, Wirbelsäule, andere	Hinterwandinfarkt, akute Rechtsherzinsuffizienz (z. B. nach Lungenembolie); basale Pleuritis/Pneumonie; Spondylarthritis, Tbc, Wirbelkörperfrakturen; diabetische Ketoazidose, Addison, Porphyrie, hämolytische Krise bei Sichelzellanämie; Intoxikationen (z. B. mit Blei); Infektionen (Zoster), Kollagenosen; Purpura Schoenlein-Hennoch, familiäres Mittelmeerfieber; gynäkologische Erkrankungen (Extrauteringravidität, Adnexitis); Hodentorsion; Hämatom des M. rectus abdominis, retroperitoneale Blutung (Antikoagulanzientherapie!)

rell unauffällig? Hinweise auf perityphlitischen Abszess oder Appendizitis? Retroperitoneale Flüssigkeit?
- **CT-Abdomen:** Sie ist dem Ultraschall v. a. bei adipösen Patienten und Darmobstruktion (→ Gasüberlagerung im Ultraschall) überlegen. Zur Abklärung nach Abdominaltrauma (Ruptur parenchymaler Organe?) sowie bei fraglicher lokaler Abszessbildung (perityphlitischer Abszess?). Ischämie, Darmwandverbreiterung?
- **Röntgen-Thorax in zwei Ebenen:** Pneumonie? Pleuraerguss? Zwerchfellhochstand bei subphrenischem Abszess? Subphrenische Luftsichel?

Labor
- ↑ Amylase/Lipase (→ Pankreatitis)?
- ↑ Leber- und Cholestaseenzyme?
- ↑ Laktat bei Darmnekrosen

↑ Leukozyten und ↑ CRP/Prokalzitonin können auf **bakteriell entzündliche** Ursachen hinweisen. Hb- und/oder Hämatokritveränderungen können einen Hinweis auf eventuelle **Blutverluste** geben, normale Werte schließen Blutverluste jedoch nicht aus. Da das akute Abdomen evtl. eine chirurgische Therapie erfordert, werden stets die Blutgruppe („Kreuzblut") sowie Gerinnungsparameter und Elektrolyte mit bestimmt. Zudem Glukose und Nierenwerte zum Ausschluss einer Pseudoperitonitis. Bei Aszites wird zwischen Transsudat und Exsudat unterschieden (➤ 6.8.4), außerdem wird auf Bakterien untersucht und eine Zytologie angefertigt. Bei spontan bakteriellem Aszites finden sich meist > 500 Leukozyten/μl Punktatflüssigkeit, der Keimnachweis ist oft negativ.

Weitere Untersuchungen
EKG zum Ausschluss eines Herzinfarkts. Bei **speziellem Verdacht** weiterhin:
- Angiografie (bei V. a. Mesenterialinfarkt, Panarteriitis nodosa)
- gynäkologisches Konsil zum Ausschluss von Adnexitis, Extrauteringravidität u. a.
- i. v. Urografie (z. B. bei V. a. Uretersteine)

Ultima Ratio bei unsicheren Befunden ist die **Laparoskopie** bzw. explorative Laparotomie. Weitere **endoskopische Abklärung** ist erst indiziert, wenn zumindest die Perforation eines Hohlorgans weitgehend (z. B. röntgenologisch) ausgeschlossen ist. Dann kann eine Ösophagogastroduodenoskopie zur Diagnose eines penetrierenden Ulkus oder eine ERCP zur Sanierung einer Choledocholithiasis indiziert sein.

Therapie

Basismaßnahmen sind Infusionstherapie, Legen einer Magensonde (Magendekompression), suffiziente Analgesie (bei Nierenkolik keine Sphinkterspasmus auslösenden Opioide, sondern z. B. Metamizol und Pethidin) sowie antiemetische Therapie (z. B. Metoclopramid, Ondansetron). Die **weitere Therapie** richtet sich nach der Ursache des akuten Abdomens. Sind nach klinischer Einschätzung Hohlorganperforation, Darmischämie und Sepsis sicher ausgeschlossen, kann bei unklarer Ursache unter **engmaschiger Beobachtung** zugewartet werden. Der Patient bleibt wegen einer evtl. erforderlichen OP nüchtern. Bei drohenden Komplikationen muss unverzüglich eine Entscheidung zur Operation getroffen werden.

> **MERKE**
> **Absolute OP-Indikationen** beim akuten Abdomen sind:
> - massive, endoskopisch nicht stillbare Blutung
> - akute Appendizitis
> - schwerer mechanischer Ileus
> - generalisierte Peritonitis (z. B. bei Perforation)
> - Mesenterialgefäßverschluss
> - Organruptur mit schwerwiegender Blutung.

6.7.2 Mechanischer Ileus

Unterbrechung der Darmpassage durch Okklusion oder Strangulation als lebensgefährliche Komplikation vieler Abdominalerkrankungen. In 75 % ist der Dünndarm, in 25 % der Dickdarm betroffen. Eine Ileussymptomatik ist ein **chirurgischer Notfall** („Über einem Ileus darf die Sonne nicht untergehen"). Durch die Passageunterbrechung kommt es zunächst zur Hypermotorik mit ↑ Dilatation sowie Stase des Darminhalts proximal der Stenose mit ↑ intraluminalem Druck und Gasbildung, auch in der Darmwand. Es folgen interstitielle Flüssigkeitsverluste mit Hypovolämie, Schock und Nierenversagen. Außerdem kommt es zu Bakterienpenetration in die Darmwand mit Einschwemmung von Toxinen in die Blutbahn, später auch zu bakterieller Besiedelung des Peritoneums (sog. Durchwanderungsperitonitis). Infolge der Dilatation und Strangulation der Blutversorgung kann es zur Darmwandgangrän, ebenfalls mit Durchwanderungsperitonitis, kommen.

Mit zunehmender Dauer geht der mechanische Ileus durch die peritoneale Beteiligung in einen paralytischen Ileus über.

Ursachen

Zum mechanischen Ileus kommt es durch:
- **äußere Verlegung,** typischerweise durch Briden (sog. Bridenileus): Briden sind Adhäsionen und Verwachsungen nach vorausgegangenen OP (z. B. nach Appendektomie, Hysterektomie) oder nach Peritonitis. Äußere Verlegung durch von Nachbarorganen ausgehende Tumoren oder Zysten sind selten.
- **innere Verlegung:** Durch Darmtumoren (60 % der Dickdarmileus-Fälle), Fremdkörper, Kotsteine, Mekonium bei Neugeborenen sowie Gallensteine. Auch innere Einengungen durch embryonal bedingte Atresien (Neugeborene und Säuglinge) oder Stenosen (entzündlich bei Divertikulitis, narbig bei ischämischer Kolitis) können Ursache einer Darmokklusion sein.
- **Strangulation (vor allem im Dünndarm):** Bei inkarzerierten Hernien, Volvulus oder Invagination (teleskopartige Einstülpung eines Darmsegments in ein tiefer gelegenes Darmsegment). Bei der Strangulation wird die mesenteriale Blutversorgung unterbrochen (zunächst venöse Stauung, später arterielle Okklusion). Neben der Behinderung der Darmpassage kommt es zur ischämischen Darmwandgangrän und Durchwanderungsperitonitis.

Diagnostik

Klinische Untersuchung

Gespanntes, geblähtes Abdomen mit lokal ↑ Darmgeräuschen (gegen die Obstruktion arbeitende Peristaltik), oft auch mit metallisch klingenden, „hochgestellten" Darmgeräuschen (Passage von Darminhalt unter Druck). Bei Druck auf die Bauchdecken können evtl. Plätschergeräusche ausgelöst werden. Teils ist die ↑ Darmperistaltik durch die Bauchdecken sichtbar.

Abwehrspannung und **Loslassschmerz** zeigen den Übergang zur Peritonitis an und sind ein Zeichen für dringenden Operationsbedarf. Stets müssen die Bruchpforten untersucht sowie eine rektale Untersuchung durchgeführt werden (Blut am Fingerling?, z. B. bei ischämischer Kolitis). Bei der **Inspektion des Abdomens** fällt eine Operationsnarbe (bei Bridenileus) auf.

Röntgenleeraufnahme (Abdomenübersicht)

Im Stehen, bei schwerkranken Patienten auch in halbsitzender Position oder in Linksseitenlage. Es zeigen sich gedehnte Darmschlingen proximal der Obstruktion. Die erweiterten und mit Luft gefüllten Darmanteile sind an multiplen Flüssigkeitsspiegeln mit darüber liegenden „Luftkappen" zu erkennen (➤ Abb. 6.29).

Beim Gallensteinileus sind evtl. lufthaltige Gallenwege (Aerobilie) als Folge einer Besiedelung mit gasbildenden Bakterien zu erkennen. Eine Perforation lässt sich an einer subphrenischen Luftsichel erkennen.

Weitere Untersuchungen

- **Röntgen-Kolonkontrasteinlauf:** bei V. a. auf Dickdarmverschluss mit wasserlöslichem KM → Divertikulitis, Karzinom?
- **Sonografie:** kann ausgetretenen Darminhalt nach Perforation nachweisen. Die Beurteilung der parenchymatösen Bauchorgane ist dabei oft durch Luftüberlagerung erschwert. Bei Invagination ist evtl. das sog. „Kokardenphänomen" darstellbar (zielscheibenartige Darstellung der ineinandergeschobenen Darmanteile).
- **CT-Abdomen mit Kontrastmittel und rektaler Füllung:** Goldstandard für die Lokalisation

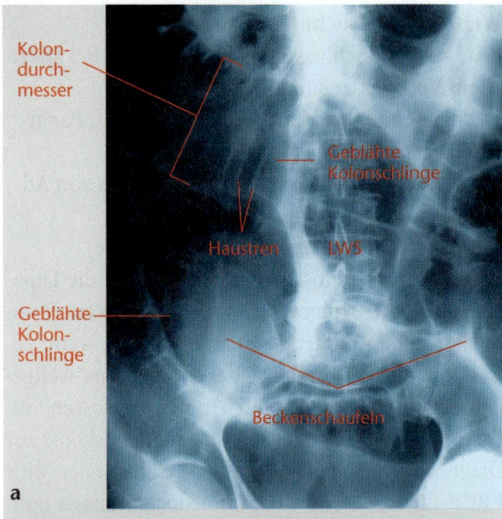
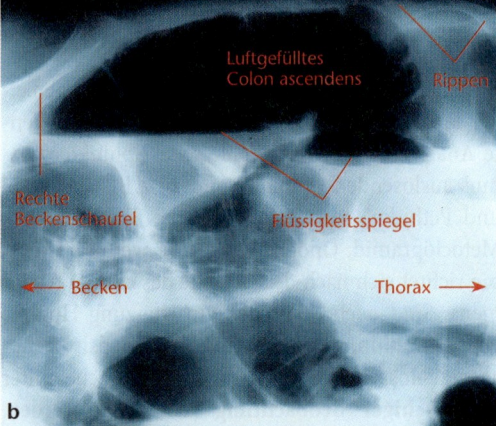

Abb. 6.29 Abdomenübersicht bei mechanischem Ileus. [T170]

a) Aufnahme im Stehen: Die Kolonschlingen sind mit Luft gefüllt und massiv gedehnt.

b) Aufnahme im Liegen: geblähte Darmschlingen und Flüssigkeitsspiegel.

Therapie

Chirurgie-Info

Ileus

Therapieziel ist die Wiederherstellung der Darmpassage durch Aufhebung der Ursache des Passagestopps. Eine **Notfallindikation** zur Operation ergibt sich bei absolutem Passagestopp sowie dringendem Verdacht auf Peritonitis, Strangulation des Darms oder mesenterialer Ischämie.

Nach sicherem Ausschluss dieser Ileusursachen kann bei inkompletten Passagestörungen und paralytischem Ileus eine **konservative Therapie** mittels nasogastraler Sonde, Durchführung einer Gastrografin®-Passage, Flüssigkeits- und Elektrolytsubstitution sowie motilitätssteigernder Medikamente (Neostigmin, Erythromycin) unter engmaschiger Kontrolle des Patienten begonnen werden. Zudem kann eine Darmdekompression mittels einer endoskopisch platzierten, transnasal eingeführten Intestinalsonde (Dennis-Sonde) versucht werden.

Bei ausbleibender Besserung innerhalb 48 Stunden oder gar klinischer Verschlechterung ist umgehend eine **explorative Laparotomie,** ggf. auch Laparoskopie zu initiieren. Das weitere Vorgehen richtet sich dann nach der Ursache des Passagestopps sowie dem intraabdominellen Befund. Desinvagination, Bridenlösung, Perforationsübernähung, **Entfernung von Gallensteinen (bei Gallensteinileus**) oder Bezoaren sowie Resektion von nekrotischen Darmanteilen sind nur einige Verfahren, die angewendet werden. Ggf. ist auch eine Stomaanlage notwendig. Der speziellen Therapie des Ileus sollten natürlich die beim akuten Abdomen nahezu immer durchzuführenden Basismaßnahmen vorausgehen (➤ 6.7.1). [AS]

MERKE

Über einem Ileus darf die Sonne nicht auf- oder untergehen, ohne dass eine Exploration des Abdomens stattgefunden hat oder eine deutliche Stabilisierung des Patienten durch konservative Therapie erreicht wurde.

6.7.3 Paralytischer Ileus

Funktionelle Unterbrechung der Darmpassage durch Lähmung der Darmmotorik mit nachfolgender Stase des Darminhalts, Gasbildung und ↑ Flüssigkeitssekretion in den Darm. Es kann zur Durchwanderungsperitonitis kommen.

Ursachen
- **„toxisch":** Folgezustand nach diffuser Peritonitis (s. u.)
- **reflektorisch:** bei operativen Eingriffen im Bauchraum (häufigste Ursache), aber auch bei jeder schweren abdominellen Organerkrankung, z. B. bei Pankreatitis, Gallen-, Nieren-, Harnleitersteinkoliken, akuter Appendizitis, toxischem Megakolon; selten auch bei Pleuritis oder nach stumpfem Brust- und Bauchtrauma
- **metabolisch:** Elektrolytstörungen und metabolische Entgleisungen (z. B. Hypokaliämie, Hyperkalzämie, Urämie, diabetisches Koma, Sepsis)

Diagnostik
Bei der klinischen Untersuchung zeigt sich ein stark aufgetriebenes, druckempfindliches Abdomen. Liegt eine Peritonitis zugrunde, sind die Bauchdecken gespannt. Stuhl- und Windverhalt sowie Singultus sind häufig. Erbrechen tritt im Gegensatz zum mechanischen Ileus selten und meist erst spät auf. Jegliche Zeichen von Darmaktivität fehlen („Totenstille"). Die **Abdomenleeraufnahme** zeigt Flüssigkeitsspiegel in allen Darmabschnitten (stark geblähte und gedehnte Dünn- und Dickdarmabschnitte). Weitere Diagnostik ➤ 6.7.1.

Therapie
Bei zugrunde liegender Peritonitis **operatives,** bei paralytischem Ileus ohne Peritonitis **konservatives** Vorgehen. Die konservative Behandlung umfasst die Korrektur von Wasser- und Elektrolytverlusten, die Gabe von peristaltikfördernden Medikamenten (z. B. Metoclopramid, Neostigmin, Pyridostigmin) oder Schwenkeinläufe zur Anregung der Dickdarmperistaltik. Eine postoperative Darmparalyse kann bis zum 7. postoperativen Tag normal sein. Ihr wird mit frühzeitiger Mobilisierung, frühenteraler Ernährung und Ausgleich eventueller Elektrolytentgleisungen begegnet.

6.7.4 Peritonitis

Eine generalisierte oder umschriebene Entzündung des Peritoneums (Peritonitis) verläuft meist hochakut. Chronische Entzündungen des Bauchfells kommen vor bei Tuberkulose, rheumatischen Prozessen (Polyserositis) oder Lymphogranulomatose (Morbus Hodgkin). In der Regel liegt dann ein begleitender Aszites vor.

Einteilung
Nach Ursache der Peritonitis wird eine primäre, sekundäre und tertiäre Form unterschieden.
- **primäre Peritonitis:** sogenannte spontane Peritonitis (sehr selten), v. a. im Kindesalter; Infektion nicht von intraabdominellem Organ ausgehend, sondern durch hämatogene oder lympho-

gene Streuung ausgelöst; z. B. Pneumokokken-Peritonitis, Tbc-Peritonitis, unter Immunsuppression, beim nephrotischen Syndrom, bei Leberzirrhose oder Lupus erythematodes; Therapie zumeist konservativ
- **sekundäre Peritonitis:** häufigste Form; Bauchfellentzündung von intraabdominellem Organ ausgehend, z. B. Hohlorganperforation (perforiertes Ulcus duodeni), Durchwanderungsperitonitis bei Ileus, intrakanikulär aszendierend, postoperativ bei Anastomoseninsuffizienz. Appendizitis, Divertikulitis
- **tertiäre Peritonitis:** Peritonitis infolge einer Superinfektion/Spätbesiedelung einer primären oder sekundären Peritonitis mit z. B. Pilzen oder Hospitalkeimen

Generalisierte Peritonitis

Klinik

Dieses lebensgefährliche Krankheitsbild wird bestimmt von **bretthartiger Abwehrspannung** der Bauchdecken, **Schmerzen, Kreislaufdekompensation** durch Sequestration von Flüssigkeit und Toxinämie sowie **paralytischem Ileus**. Fieber und Aszites können vorhanden sein.

Akutkomplikationen sind Schock und Sepsis. Langfristig treten Verklebungen mit Briden und mechanischem Ileus auf.

Meist liegt eine vorbestehende Organerkrankung des GI-Trakts zugrunde. Primäre Entzündungen sind selten (z. B. Pneumokokken-Peritonitis bei Leberzirrhose, spontan bakterielle Peritonitis bei Leberzirrhose). Die Peritonitis kann auf drei Wegen entstehen:
- **bakterielle Entzündung** nach Perforation eines infizierten Hohlorgans (z. B. perforierte Appendix) oder nach Durchwanderung von Bakterien und deren Toxinen durch die Darmwand (z. B. bei mechanischem Ileus, nach Invagination, Volvulus, Hernieninkarzeration oder Mesenterialinfarkt)
- **chemische Irritation,** z. B. durch Darminhalt, Blut oder Galle nach Perforation eines Abdominalorgans. Oft kommt es dabei zusätzlich zur Superinfektion.
- **Irritation durch Stoffwechselprodukte** (selten), z. B. im Rahmen einer Porphyrie oder einer diabetischen Ketoazidose (**„Pseudoperitonitis"**).

Diagnostik
➤ 6.7.1

Therapie
Diese umfasst:
- **initiale Stabilisierung:** parenterale Flüssigkeitstherapie, Breitbandantibiotika, nasogastrische oder nasojejunale Sonde
- **chirurgische Behandlung**
- bei spontaner bakterieller Peritonitis oft systemische **Antibiose** ausreichend

---

Chirurgie-Info

Peritonitis

Voraussetzung für die erfolgreiche Behandlung der sekundären, tertiären und quartären Peritonitis ist die **Sanierung des intraabdominellen Infektionsherds.** Es wird daher eine explorative Laparotomie durchgeführt und die jeweilige **Ursache** (z. B. Anastomoseninsuffizienz, intraabdomineller Abszess, perforierte Sigmadivertikulitis, perforiertes Magenulkus) behoben. Zusätzlich wird das Exsudat entfernt, die Bauchhöhle ausgiebig lavagiert (gespült) sowie ggf. eine Darmdekompression durchgeführt und es werden Drainagen angelegt. Eine intensivmedizinische Behandlung mit initial kalkulierter, später an das Antibiogramm angepasster Antibiotikatherapie ist essenziell.

Bei der **kalkulierten Antibiotikatherapie** gilt es, ein sehr breites Spektrum aus gramnegativen (*E. coli, Enterobactericeae, Pseudomonas aeruginosa* etc.), grampositiven (v. a. Enterokokken, Streptokokken) und anaeroben Bakterien (*Bacteroides* spp., Clostridien, Fusobakterien) abzudecken. Dies gelingt mit Antibiotika wie z. B. Piperacillin + Tazobactam, Ampicillin + Sulbactam, Gentamycin + Clindamycin, Cefotaxim + Metronidazol, Imipenem, Meropenem, Tobramycin + Clindamycin, Aztreonam + Clindamycin oder Cefoxitin.

Bereits intraoperativ sollte das weitere operative Vorgehen festgelegt werden. Eine programmierte Relaparotomie (**Etappenlavage**) nach 24–72 Stunden ist z. B. bei unzureichender Infektfokussanierung notwendig. Die Etappenlavage wird bei annähernd sauberem intraabdominellem Befund beendet. Alternativ kann auch das Prinzip der **Relaparotomie nach Bedarf** angewendet werden. Bei diesem erfolgt die erneute Bauchhöhleninspektion bei Infektionspersistenz oder -rezidiv sowie bei klinischer Verschlechterung.
[AS]

Lokalisierte Peritonitis

Bei jeder Entzündung eines Organs des Bauchraums kann die Durchwanderung von Bakterien oder Toxinen zur lokalen Mitreaktion des Bauchfells führen, evtl. mit Verklebungen und Abszessbildung. **Beispiele** sind:
- Abszess im Douglas-Raum des kleinen Beckens (sog. Douglas-Abszess, z. B. bei Adnexitis oder bei Appendizitis)
- perityphlitischer Abszess bei Appendizitis
- lokalisierte Pelviperitonitis bei Adnexitis
- lokale Peritonitis bei gedeckter Ulkusperforation

Klinik
Umschriebener Spontan- und Druckschmerz mit lokaler Abwehrspannung. Der Kreislauf ist im Gegensatz zur diffusen Peritonitis primär nicht betroffen.

Komplikationen
Übergang in eine diffuse Peritonitis.

Therapie
Lokale Peritonitisherde können durch **Antibiotika** (z. B. Kombination aus Ciprofloxacin oder Ceftriaxon und Metronidazol) zur Abheilung gebracht werden. Meist muss jedoch die zugrunde liegende Organerkrankung **chirurgisch** saniert werden.

6.7.5 Gastrointestinalblutung

Man unterscheidet obere und untere GI-Blutungen:
Obere GI-Blutungen (oberhalb der Flexura duodenojejunalis = Treitz-Band) stammen aus Ösophagus, Magen, Duodenum. Diese sind 9-mal häufiger als untere GI-Blutungen und für > 90 % der hämodynamisch kritischen Blutungen verantwortlich! Das Blut kann – je nach Verweildauer im Magen – schwarzbraun („kaffeesatzartig", durch Hämatinbildung infolge des Kontakts mit dem sauren Magensaft) oder rot sein.
Ursachen sind:
- erosive Ösophagitis (5 %)
- Varizen (15 %)
- Barrett-Ulkus
- Mallory-Weiss-Syndrom (5–10 %)
- Magen- oder Duodenalulkus (50 %)
- Magen-Ca
- akute Gastritis mit Erosionen (20 %)

Untere GI-Blutungen (unterhalb der Flexura duodenojejunalis) haben ihren Ursprung im Jejunum, Ileum, Kolon, Rektum. Der überwältigende Teil ist anorektal und im Sigma lokalisiert. **Ursachen** sind:
- Meckel-Divertikel
- Zökumkarzinom
- Angiodysplasie (DD bei fehlenden Tumorzeichen, v. a. bei Patienten über 60. Lj.)
- ischämische Kolitis
- Karzinom
- Polypen, Divertikel
- ulzerative Kolitis
- Morbus Crohn
- infektiöse Kolitis
- pseudomembranöse Kolitis
- rektales Ulkus
- Analfissuren, Hämorrhoiden (häufig)

Ösophagusvarizenblutung

Ösophagusvarizen sind **dilatierte submuköse Venen,** die sich bei portaler Hypertension entwickeln (➤ 6.8.3). Sie ziehen teils als Fundusvarizen bis in den Magen. Das Risiko einer Blutung lässt sich durch die Einnahme nichtselektiver Betablocker auf 50 % reduzieren. Dennoch entwickelt ein Drittel der Patienten mit Ösophagusvarizen eine Blutungskomplikation mit einer 5-JÜR < 50 %. Die Mortalität der akuten Blutung über alle Child-Stadien der Leberzirrhose (➤ 6.8.8, ➤ Tab. 6.23) liegt bei 30–40 %! Das Blutungsrisiko korreliert mit Varizengröße und Schwere der ursächlichen Lebererkrankung, aber nur schwach mit dem Pfortaderdruck.

Eine **Gradeinteilung** der Varizen erfolgt **nach Paquet**:
- Grad I: Ausdehnung knapp über das Schleimhautniveau
- Grad II: ≤ ⅓ Lumendurchmesser, durch Luftinsufflation nicht komprimierbar
- Grad III: ≤ 50 % des Lumendurchmessers bzw. Berührung der Varizen untereinander
- Grad IV: lumenausfüllend, bis in das obere Ösophagusdrittel reichend

Außerdem gibt es kompressionsbedingte **„Downhill-Varizen"** im oberen Ösophagusdrittel, z. B. bei Mediastinaltumoren.

Chirurgie-Info

Ösophagusvarizenblutung

Eine notfallmäßige chirurgische Blutstillung bei Ösophagusvarizenblutung ist sehr selten notwendig. Voraussetzung ist die gut erhaltene Leberfunktion. Verfahren wie die **Devaskularisierungsoperation** oder die **chirurgische Shuntanlage** (z. B. portokavaler Shunt) sind notfallmäßig allenfalls dann indiziert, wenn trotz endoskopischer und medikamentöser Behandlung kein Sistieren der Blutung erreicht werden kann und die Platzierung eines transjugulären portosystemischen Shunts nicht möglich ist.
[AS]

Ulkusblutung

Die akute Ulkusblutung wird **nach Forrest** in verschiedene Stadien **eingeteilt** (➤ Tab. 6.17). Die Ulzera sind großenteils durch die Einnahme von NSAR und/oder durch Helicobacterinfektion bedingt.

Klinik der GI-Blutung

Hämatochezie, Teerstuhl bzw. „Hämatemesis", teils mit Zeichen der Kreislaufdekompensation. Schmerzen treten nur bei mit Wandschädigungen verbundenen Blutungen auf (z. B. penetrierendes oder perforierendes Ulkus). Evtl. bestehen Übelkeit und Erbrechen.

Diagnostik der GI-Blutung

In 85 % sistiert die GI-Blutung spontan innerhalb von 48 Stunden (bei unteren GI-Blutungen häufiger als bei oberen!). Da es in 25 % zu Rezidiven kommt

Tab. 6.17 Einteilung der akuten Ulkusblutungen (modifiziert nach Forrest).

Stadium	Kennzeichen
I	Zeichen der akuten Blutung
Ia	spritzende, arterielle Blutung
Ib	diffuse Sickerblutung
II	Zeichen der vor Kurzem stattgehabten Blutung
IIa	Läsion mit sichtbarem Gefäßstumpf (hohes Rezidivrisiko)
IIb	Läsion mit Koagelauflagerung
IIc	hämatinbedeckte Läsion
III	Läsion ohne Blutungszeichen bei positiver Blutungsanamnese

(ebenfalls meist innerhalb der ersten 48 Stunden), muss dennoch jede Blutung genau abgeklärt werden.

- **Zeichen der Kreislaufdekompensation:** Bewusstsein? Hautperfusion? Pulsfrequenz? Arterieller Blutdruck? Eine orthostatische Hypotonie (↓ systolischer Blutdruck beim Aufstehen um > 15–20 mmHg bei gleichzeitig ↑ Herzfrequenz um > 15–20 Schläge pro Minute) deutet auf einen Blutverlust von > 15–20 % des Intravasalvolumens hin. Der Hämatokritwert ist ein schlechter Indikator für akute Blutverluste, da die Äquilibrierung des intravaskulären Blutvolumens mit der Extravasalflüssigkeit bis zu 72 Stunden dauert.

- **Wo liegt die Blutungsquelle?:** Bei Zeichen einer chronischen Lebererkrankung (Leberhautzeichen, Splenomegalie) liegen der Blutung meist Ösophagusvarizen oder ein Ulkus zugrunde. In der Endoskopie sind „Red Spots" bzw. „Red Colour Signs" (oberflächliche Gefäßektasien) ein Hinweis auf Varizen. Die Einnahme von NSAR macht eine Ulkusblutung wahrscheinlich. Ist der Blutung heftiges Würgen vorausgegangen, so ist an ein Mallory-Weiss-Syndrom (➤ 6.3.10) zu denken.

Der nächste Schritt zur Lokalisation der Blutungsquelle ist die sofortige **endoskopische Notfalldiagnostik** des oberen GI-Trakts. Bei massiven Blutungen, die endoskopisch nicht klärbar sind, kann eine selektive Arteriografie oder eine intraoperative Enteroskopie erforderlich werden. Bei stabilen Kreislaufverhältnissen kann eine Kapselendoskopie oder eine Radionuklidsequenzszintigrafie mit ^{99m}Tc-markierten Erythrozyten oder Albumin sinnvoll sein. Eine notfallmäßig durchgeführte Koloskopie ist wegen der schwierigen Darmreinigung nur begrenzt aussagefähig und wegen ↑ Perforationsgefahr riskant.

Therapie der GI-Blutung

Volumenersatz! Blutkonserven! Der initiale Zielhämatokrit ist 25–30 %. Eine Koagulopathie muss ausgeschlossen bzw. entsprechend behandelt werden (z. B. durch Vitamin-K-Gabe). Zur besseren Beurteilung der Blutungsintensität wird eine Magensonde gelegt. PPI-Gabe, z. B. Pantoprazol 2–3×/d 40 mg i. v. Die **definitive Blutstillung** erfolgt je nach Blutungsquelle dann konservativ, endoskopisch oder chirurgisch (➤ 6.4.4, Chirurgie-Info Gastroduodenale Blutung).

- **Varizenblutung:** Therapiemethoden der Wahl sind die endoskopische Gummibandligatur von Ösophagusvarizen bzw. die Sklerosierung von Varizen im Bereich des Magenfundus (intra- und/oder paravariköse Injektion eines sklerosierenden Mittels). In 80 % kann die Blutung initial medikamentös durch die Gabe von Terlipressin oder Somatostatinanaloga gestoppt werden (↓ Pfortaderdruck). Bei massiver, anderweitig nicht stillbarer Blutung muss zur initialen Blutstillung eine Ballonkompression mit der Senkstaken-Blakemore-Sonde bei Ösophagusvarizen bzw. mit der Linton-Nachlas-Sonde bei Fundusvarizen durchgeführt werden. Um Schleimhautnekrosen zu vermeiden, müssen die Ballonsonden regelmäßig entblockt werden! Rezidivblutungen sind sowohl nach Sklerosierung als auch nach Ballontamponade häufig, sodass oft mehrfach endoskopiert werden muss. Lässt sich die Blutung endoskopisch nicht beherrschen oder kommt es zu Blutungsrezidiven, so kann der Pfortaderdruck durch interventionelle (oder chirurgische) Dekompressionsverfahren gesenkt werden, z. B. durch TIPS (portosystemisches Shunt-Verfahren, ▶ 6.8.8).
- **Ulkusblutung:** In 80 % sistiert eine Ulkusblutung innerhalb weniger Stunden spontan. Die spritzende arterielle Blutung (Forrest Ia) wird endoskopisch versorgt (Unterspritzung des Geschwürs mit Adrenalin oder Fibrinkleber). Bei Erfolglosigkeit muss sofort operiert werden (Ulkusumstechung oder Teilresektion). Sickerblutungen (Forrest Ib) sowie Forrest-II-Blutungen werden endoskopisch unterspritzt, sichtbare Gefäße am Ulkusgrund (Forrest IIa) werden dabei mit einem Clip verschlossen.
- **Untere GI-Blutung:** Meckel-Divertikel und Karzinome werden reseziert, CED meist konservativ behandelt. Vorgehen bei Hämorrhoiden und Fissuren ▶ 6.6.3.

Verlauf und Prognose
Die **Gesamtletalität** bei GI-Blutungen liegt bei 8–10 %. Prognostisch ungünstige Kriterien sind Lebensalter > 60 Jahre, initialer Hb-Wert < 6–7 g/dl (3,7–4,3 mmol/l), initialer Konservenverbrauch > 6 Beutel/24 h, schwere Begleiterkrankungen sowie kurzfristige Rezidivblutungen.

6.8 Leber

6.8.1 Anatomie und Physiologie

Die Gefäßversorgung der Leber wird zu 25 % arteriell über den Truncus coeliacus, zu 75 % über venöse Splanchikusgefäße und die Pfortader mit Blut versorgt. Arterielle und venöse Gefäße vereinigen sich in den Periportalfeldern. Hier verlaufen auch die interlobulären Gallengänge (**Glisson-Trias**, ▶ Abb. 6.30).

Funktionen der Leber
- **Kohlenhydratstoffwechsel:** Glykogensynthese, Glykogenolyse, Gluconeogenese; Speicherung von Glykogen (Glykogengehalt der Leber: ≈ 80 g); Aufrechterhaltung eines konstanten Blutzuckerspiegels
- **Proteinstoffwechsel:** Synthese von Albumin (12 g/d), Transportproteinen (z. B. Transferrin, Coeruloplasmin), Akute-Phase-Proteinen (z. B. CRP), Gerinnungsfaktoren (→ Blutungsneigung bei Leberinsuffizienz!), Komplementfaktoren, Cholinesterase (Markerenzym für die Lebersyntheseleistung), α_1-Antitrypsin, α-Fetoprotein. Auch der Proteinabbau erfolgt vorwiegend in der Leber unter Bildung von Ammoniak.
- **Fettstoffwechsel:** Bildung freier Fettsäuren, Lipolyse, Synthese von Cholesterin (Abgabe ins Blut als VLDL-Partikel) und Phospholipiden. Atherogene LDL-Partikel können dagegen dem Blutstrom entzogen werden. Das in ihnen enthaltene Cholesterin wird in Gallensäuren umgewandelt und über die Gallenwege ins Duodenum ausgeschieden.
- **Speicherung** der Vitamine A, D, E sowie B_{12}
- **Biotransformation:** „Entgiftung" von Fremdstoffen („First-Pass-Effekt"), Inaktivierung (z. B. Steroidhormone oder Glukagon) bzw. Aktivierung von Hormonen (z. B. Thyroxin → Trijodthyronin)
- **Exkretionsfunktion:** Ausscheidung „gallepflichtiger" Stoffe, z. B. Bilirubin, Gallensäuren, Cholesterin, Phospholipide, Steroidhormone, Thyroxin, viele Medikamente
- **Harnstoffsynthese:** Das im Eiweißkatabolismus anfallende neurotoxische Ammoniak (NH_3) wird in ungiftigen Harnstoff umgewandelt („Harnstoffzyklus") und über die Nieren ausgeschieden. Zur Hyperammonämie kommt es bei Ausfall der Leberfunktion, bei Umgehung der Leber durch Kollateralen zwischen Pfortadersystem und Kör-

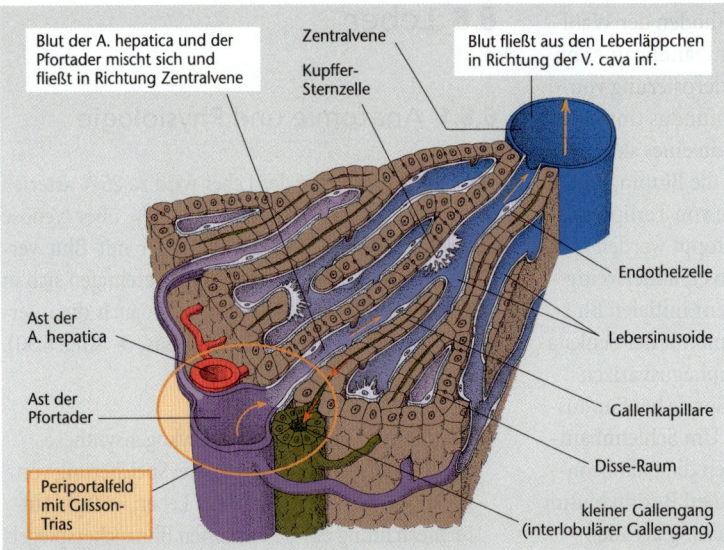

Abb. 6.30 Lebersinusoide, Disse-Raum, Gallenkapillaren. Kupffer-Zellen gehören zum Monozyten-Makrophagen-System. Zwischen Endothelzellen und Hepatozyten liegt der Disse-Raum (zum Stoffaustausch für Flüssigkeit, aber nicht für Zellen durchlässig). Die Mikrovilli-reichen Hepatozyten trennen den Disse-Raum von den Gallenkapillaren. Hepatische Sternzellen (Ito-Zellen) speichern Vitamin A und sind nach Stimulierung durch TGF-β_1 maßgeblich an der Kollagenbildung bei Leberzirrhose beteiligt. Im Zentrum des Leberläppchens wird das Blut über die Zentralvene in die V. cava inferior abgeleitet. Die interlobulären Gallengänge als Zusammenfluss der Gallenkapillaren vereinigen sich an der Leberpforte zum Ductus hepaticus. Mit dem Ductus cysticus mündet er als Ductus choledochus an der Papille in das Duodenum. [L190]

perkreislauf (portosystemischer Kollateralkreislauf, künstlich angelegte portokavale Shunts) oder bei angeborenen Enzymstörungen.
- **immunologische Funktion:** Beteiligung an der unspezifischen Abwehr durch Makrophagen (Kupffer-Zellen), Produktion von Komplementfaktoren und Akute-Phase-Proteinen
- **Regulation des Säure-Base-Haushalts** über die pH-abhängige leberspezifische Harnstoffsynthese unter Bikarbonatverbrauch (bei metabolischer Azidose → ↓ Harnstoffsynthese → ↑ Bikarbonat)
- **Verdauungsfunktion:** Emulgierung von Lipiden im Dünndarm durch Bildung von Mizellen mit Gallensäuren. Diese aktivieren auch die Pankreaslipase. Nach der Dekonjugation der Gallensäuren durch Bakterien werden 90 % im terminalen Ileum rückresorbiert („enterohepatischer Kreislauf"). Nur ca. 0,5 g/d werden über den Stuhl ausgeschieden und müssen neu synthetisiert werden. Gallensäureverlustsyndrom ➤ 6.5.5.

Leberenzyme
- **Transaminasen** weisen auf Zellmembranfunktionsstörungen (GPT = ALT) bzw. Zelluntergang (GOT = AST) hin. Das Verhältnis von GOT/GPT (**De-Ritis-Quotient**) ist normalerweise < 1. Bei alkoholbedingten Leberschäden und Lebermetastasen ist das Verhältnis > 1.

MERKE
- **G**O**T** = **M**it**o**chondrien → wird vor allem bei Zelluntergang freigesetzt

- **Cholinesterase** (ChE): Indikator für die Lebersyntheseleistung
- **γGT** und **alkalische Phosphatase** (AP): ↑ bei Cholestase

6.8.2 Diagnostik bei Lebererkrankungen

Anamnese
Diese umfasst Fragen zu:
- Alkoholkonsum
- Lebererkrankungen (frühere Episoden von „Gelbsucht"?)

- berufsbedingten Noxen (Tetrachlorkohlenstoff, Vinylchlorid, Phosphor)
- Medikamenten (Tetrazykline, Methotrexat, INH, Rifampicin, Azathioprin)
- Bluttransfusionen
- Auslandsaufenthalten
- sexueller Promiskuität (Übertragung von Virushepatitiden)
- Drogenmissbrauch
- Vorerkrankungen (z. B. Diabetes mellitus mit Fettleber, Krebserkrankungen mit Lebermetastasierung)
- familiären Stoffwechselstörungen (z. B. Morbus Wilson, $α_1$-Antitrypsin-Mangel).

Abgefragt werden zudem: ↓ Gewicht (Tumor?), ↑ Gewicht (Herzinsuffizienz, Aszites?), ↑ Bauchumfang, Appetitlosigkeit/Völlegefühl (z. B. bei Cholezystolithiasis), Farbe von Stuhl und Urin zur Differenzialdiagnose bei Ikterus, Ödeme (durch Hypalbuminämie sowie Salz- und Wasserretention), ↑ Blutungsneigung, Teerstühle und Bluterbrechen.

Körperliche Untersuchung

- **Inspektion:**
  - „Leberhautzeichen" bei Leberzirrhose: Spider-Nävi, Weißnägel, Lackzunge, Hautatrophie („Geldscheinhaut"), Palmarerythem, Caput medusae, Striae, Petechien, „Bauchglatze", Gynäkomastie (durch ↓ Abbau von Östrogenen).
  - **Ikterus:** Serum-Bilirubinwert > 1,5 mg/dl bzw. > 26 mmol/l
  - „Flapping Tremor": grobschlägiges Zittern der Hände bei hepatischer Enzephalopathie
  - **Kratzeffloreszenzen** bei Pruritus
  - **Xanthome/Xanthelasmen** als Folge ↑ Cholesterinkonzentrationen bei Cholestase
  - **Hautblutungen** (Ekchymosen) als Zeichen einer Gerinnungsstörung
  - **Foetor hepaticus:** leberartiger Mundgeruch bei akutem Leberversagen
  - **weitere:** Ödeme, ↑ Bauchumfang, Hodenatrophie, Gynäkomastie, Dupuytren-Kontraktur, Kayser-Fleischer-Kornealring (bei Morbus Wilson), Bewusstseinsstörungen (z. B. bei hepatischer Enzephalopathie)
- **Perkussion:** Lebergröße (auch auskultatorisch) in der Medioklavikularlinie ≈ 12 cm?, ↑ 12 cm bei akuter Entzündung oder bei Herzinsuffizienz; ↓ 12 cm bei zirrhotischer Schrumpfung; Aszitesprüfung: laterale Dämpfung, „Wellenschlag-Phänomen"
- **Palpation:** Leberunterrand tastbar? Konsistenz? Druckschmerz/Abwehrspannung? Palpation der Milz?

Labor und Funktionstests

- **Transaminasen** (GPT = ALT, GOT = AST) und **De-Ritis-Quotient.** Bei Zellnekrose außerdem ↑ Glutamat-Dehydrogenase (GLDH)
- Syntheseleistung der Leber: **Albumin, Cholinesterase, Cholesterin** und **Gerinnungsfaktoren** (Quick) sind ↓ bei Leberschaden. Die Unterscheidung zwischen Vitamin-K-Mangel- bzw. leberschadenbedingter Gerinnungsstörung erfolgt durch den Koller-Test (i. v. Gabe von Vitamin K). Vitamin-K-abhängig sind die Faktoren II, VII, IX, X sowie Protein C und S. ↓ Vitamin K bei Malabsorption, Verschlussikterus oder Antibiose (gestörte Darmflora). ↓ Faktor V: nur bei schwerem Leberschaden. Koller-Test: Anstieg von Quick nach Gabe von intravenösem Vitamin K.
- Entgiftungsfunktion: Bilirubin und Ammoniak im Serum ↑?
- Bei Cholestase: ↑ γGT (Vorkommen in Leber, Niere, Pankreas), ↑ AP. Die AP ist bei Leber-, Gallenwegs- und Knochenerkrankungen erhöht.
- **Serum-Elektrophorese:** Bei chronischen Lebererkrankungen besteht eine Hypalbuminämie (↓ α-Fraktion) und eine Hypergammaglobulinämie (↑ und breite γ-Fraktion aufgrund ↑ Immunglobulinbildung in der Milz durch gastrointestinale Antigene, die bei ↓ Leberfunktion unzureichend eliminiert werden). Die PBC geht mit ↑ IgM einher, Cholestase mit ↑ IgA. Bei alkoholischen Leberschäden ↑ IgG und ↑ IgA, bei chronisch-aggressiver Hepatitis lediglich ↑ IgG.
- **α-Fetoprotein (AFP):** ↑ bei hepatozellulärem Karzinom, aber auch bei Hepatitis, Leberzirrhose und embryonalen Tumoren.
- **Virusserologie:** Antikörperuntersuchungen auf Hepatitis A–E und andere Viren, Virus- bzw. Antigennachweis bei Hepatitis B und C
- **immunologische Diagnostik:** ANA (antinukleäre Antikörper), Anti-SMA (Antikörper gegen Smooth-Muscle-Antigen), Anti-LKM (Liver-Kidney-Microsomes-Antikörper) und Anti-SLA/LP (Antikörper gegen Soluble-Liver-Antigen/Liver-Pancreas-Antigen) finden sich bei autoimmuner

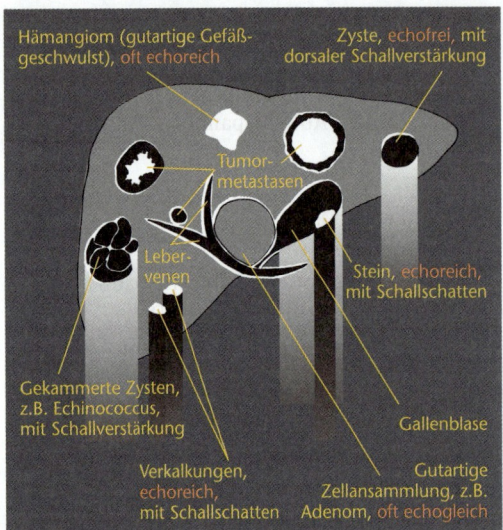

Abb. 6.31 Schematische Darstellung typischer Leberbefunde in der Sonografie. [L215]

Hepatitis. AMA (antimitochondriale Antikörper) sind pathognomonisch bei PBC (in 90 %).

Bildgebende Verfahren
- **Sonografie** (> Abb. 6.31): Lebergröße, Leberparenchymstruktur (Vergleich zu Niere und Milz), Nachweis herdförmiger Prozesse wie Adenome oder Hämangiome (häufig echoreich), Zysten (echofrei mit Schallverstärkung) oder Metastasen. Beurteilung der intra- und extrahepatischen Gallenwege und der Gallenblase sowie von Leberstauung und intraabdominellen Veränderungen (z. B. Splenomegalie, Aszites). Die Kontrastmittel-Sonografie gewinnt zunehmend an Bedeutung bei der Diagnostik von Adenomen, HCC, FNH.
- **Doppler-Sonografie:** Der Fluss in der Pfortader korreliert umgekehrt proportional mit dem Ausmaß der portalen Hypertension. Im Extremfall ist eine Flussumkehr in der Pfortader erkennbar. Die rekanalisierten Umbilikalvenen können dargestellt werden.
- **Endosonografie:** detailgenau, Möglichkeit zur Feinnadelpunktion mit histologischer Untersuchung.
- **CT:** Bei unklarem Sonografiebefund und zum Staging bei malignen Erkrankungen. Bei diffusen Lebererkrankungen ist meist ein Nativ-Scan ausreichend. Fokale Läsionen lassen sich nach KM-Gabe häufig besser darstellen.
- **MRT:** Mittel der Wahl zum Nachweis von Hämangiomen; auch zur Darstellung von Abszessen, Metastasen und Eisenablagerungen. Die Magnetresonanz-Cholangiopankreatografie (**MRCP**) dient der nichtinvasiven Darstellung des biliären Systems.
- **Szintigrafie:** Die **hepatobiliäre Sequenzszintigrafie** mit ^{99m}Tc-HIDA-Verbindungen erlaubt Aussagen über die hepatobiliäre Funktion und die Galleabflussverhältnisse und dient der Differenzierung von solitären Leberherden. Mit der **Leberperfusionsszintigrafie** mit ^{99m}Tc-Pertechnetat-markierten Erythrozyten lassen sich der Erythrozytenabbau (Blutpool-Szintigrafie) und Perfusionsverhältnisse vor lokaler Chemotherapie sowie Hämangiome darstellen. Die fokal noduläre Hyperplasie lässt sich durch die biliäre Ausscheidung der Trägersubstanz vom Adenom – bei dem wegen fehlender Gallengänge die Ausscheidung unterbleibt – differenzieren.

Invasive Verfahren
- **Angiografie:** Die direkte Arteriografie der A. hepatica dient der präoperativen Gefäßdarstellung und dem Nachweis von gefäßreichen Tumoren. Bei der indirekten Splenoportografie wird KM in die A. mesenterica superior injiziert und der Abfluss über die V. portae dokumentiert (z. B. vor großen Oberbaucheingriffen)
- **ERCP** (> Abb. 6.32): Bei der endoskopischen retrograden Cholangiopankreatografie wird über die Papilla Vateri der Ductus choledochus sondiert und retrograd KM injiziert → Darstellung der extra- und intrahepatischen Gallenwege und des Pankreasgangs. Wichtigste Indikation ist die Differenzierung und Behandlung einer posthepatischen Cholestase (Spaltung der Papille mit Gallensteinextraktion bzw. Stenting bei obstruierendem Tumor). Komplikation: häufig leichte, in 1 % schwere Pankreatitis.
- **PTC** (**perkutane transhepatische Cholangiografie**): indiziert, wenn ERCP nicht möglich oder unklar. Perkutane Injektion von KM in einen intrahepatischen Gallengang. Komplikationen sind in 5 % gallige Peritonitis, arteriovenöse Fistel und Fehlpunktion der Pfortader oder Lebervene.
- **Leberpunktion** mit histopathologischer Untersuchung: Bei diffusen Leberparenchymerkrankungen als „**Leberblindpunktion**" oder als sonografiegesteuerte **Leberstanzbiopsie** bzw. **Feinnadel-**

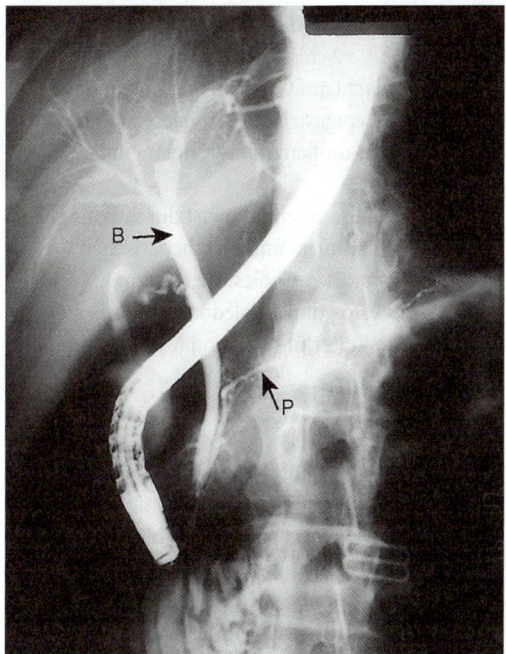

Abb. 6.32 Normale ERCP. Pankreasgang (P) und Gallenwege (B) stellen sich regelrecht dar. [E570]

punktion bei umschriebenen Leberläsionen. Bei alten Menschen ist physiologischerweise eine braungelbe Pigmentierung der Leber festzustellen. Dabei handelt es sich um die sog. Lipofuszinose, die beim Abbau von Lipoproteinen zelleigener Organellen entsteht. Diese tritt in früherem Lebensalter auch bei kachektischen Patienten und unter Analgetikaabusus auf.
- **Laparoskopie:** bei unklaren Befunden von Sonografie, CT/MRT und transkutaner Leberbiopsie. Beurteilung der Makromorphologie und Biopsieentnahmen. Vorteil: hohe diagnostische Sicherheit durch gezielte Biopsatgewinnung.

6.8.3 Pathophysiologische Reaktionen der Leber

Verfettung

Oft asymptomatisch, teils mit uncharakteristischen Oberbauchbeschwerden. Nach histologischem Schweregrad wird eingeteilt in:
- **Leberverfettung:** histologisch nachweisbare Verfettung von > 5 % der Hepatozyten
- **Fettleber** (Steatosis hepatis): Verfettung von > 50 % der Hepatozyten
- **Fettleberhepatitis:** bei chronischem Alkoholabusus (alkoholische Steatohepatitis, ASH), aber auch ohne Alkoholabusus als nichtalkoholische Steatohepatitis (NASH, in 75 % bei übergewichtigen Frauen, in 33 % mit manifestem Diabetes mellitus). 6× ↑ Risiko für **Leberzirrhose** und 4× ↑ Risiko für **hepatozelluläres Karzinom;** großtropfige Verfettung mit histologisch nachweisbaren portalen und lobulären Entzündungsinfiltraten ± Mallory-Körperchen; dabei handelt es sich um hyaline Filamentaggregate im Zytoplasma vor allem bei ASH, aber auch bei PBC und Morbus Wilson

Ätiologie/Pathogenese
Ungleichgewicht zwischen Fettaufnahme bzw. -synthese und Ausschleusung von VLDL. Die Fettleber ist reversibel, aber empfindlich gegenüber Noxen, und tritt auf bei:
- metabolischem Syndrom (mit Insulinresistenz und Diabetes mellitus, Hyperlipoproteinämie und Adipositas)
- chronischem Alkoholismus
- Eiweißmangel (z. B. Unterernährung bei Kwashiorkor mit ↓ Synthese von Lipoproteinen)
- Medikamenteneinnahme (Glukokortikoide, Tetrazykline, Methotrexat)
- langfristiger parenteraler Ernährung
- Schwangerschaft
- jejunoilealem Bypass

Diagnose
In der **Sonografie** (Sensitivität ca. 90 %, Spezifität 80 %) Hepatomegalie mit vermehrter Echodichte des Leberparenchyms im Vergleich zu den normalerweise isointensen Nieren. Unklar ↑ Leberwerte. Bei einfacher Fettleber ↑ γGT. Bei Fettleberhepatitis kommt es zusätzlich zu ↑ Transaminasen (GPT höher als GOT).

In Zweifelsfällen wird die Diagnose durch eine histologische Klärung gesichert. In 35 % finden sich Fibrose oder Zirrhose.

Therapie
Diese umfasst:
- **Alkoholabstinenz,** körperliche Aktivität, ↓ Gewicht

- Ursodeoxycholsäure: verbessert die Laborparameter, aber keine histologische Veränderung
- Metformin, Pioglitazon: günstiger Effekt bei zusätzlichem Diabetes mellitus Typ 2

Sonderfall Reye-Syndrom

Schwere akute Enzephalopathie und fettige Degeneration der viszeralen Organe unklarer Genese. Betroffen sind Kinder zwischen 4. und 12. Lj. Als Auslöser scheinen Virusinfektionen sowie ASS eine Rolle zu spielen. Klinisch steht die Enzephalopathie mit Krampfanfällen und zunehmendem Koma im Vordergrund. Letalität bis 50 %.

Cholestase

„Rückstau" von gallepflichtigen Substanzen ins Blut. Man unterscheidet **intrahepatische Cholestase** („nichtobstruktive Cholestase") und **posthepatische Cholestase** („obstruktive Cholestase"). Leitsymptome sind **Ikterus, Braunverfärbung des Urins** und **entfärbter, „lehmfarbener" Stuhl** sowie **Pruritus**. Weitere Symptome sind Xanthelasmen (durch ↓ Cholesterinexkretion), Steatorrhö, Meteorismus, ↓ Gewicht, Inappetenz und ↓ Resorption der fettlöslichen Vitamine E, D, K, und A („Edeka") mit Vitaminmangelerscheinungen. Als Spätfolge einer fortbestehenden Cholestase kann sich eine biliäre Zirrhose entwickeln.

Diagnostik

- **Labor:** ↑ konjugiertes (direktes) Bilirubin, ↑ alkalische Phosphatase (AP), ↑ γGT; bei kompletter Cholestase kein Urobilinogen im Urin, da dieses eine enterale Deglukuronidierung von Bilirubin voraussetzt
- **intrahepatische Cholestase:** wegen der noch erhaltenen biliären Ausscheidung von Gallensäuren meist kein Juckreiz oder entfärbter Stuhl; oft begleitet von Leberzellstörung mit Zeichen der Entzündung, Fibrose oder Zirrhose und ↑↑ Transaminasen, ↓ Albumin oder ↑ Prothrombinzeit; Anamnese: Auslandsaufenthalt, intravenöser Drogenkonsum, Blutübertragungen, vorbestehende Lebererkrankung, Alkoholismus?
- **extrahepatische Cholestase:** Juckreiz und Stuhlentfärbung durch völlige Obstruktion des Galleflusses; ↑ Serum-Transaminasen (< 5- bis 10fach); AP ≥ 2- bis 3fach ↑; Anamnese: klinischer Verdacht auf Gallensteine, Cholangitis? ↓ Gewicht, epigastrische Schmerzen (Verdacht auf Pankreaskopfkarzinom, Cholangiokarzinom)?

Die Unterscheidung gelingt meist durch **Sonografie:** Erweiterung der intra- und extrahepatischen Gallenwege bei obstuktiver Cholestase, evtl. mit Nachweis einer Cholezysto- und Choledocholithiasis bzw. eines Tumors. Weiterführend sind MR-Cholangiografie oder ERCP.

Therapie

Bei **obstruktiver Cholestase** wird das Abflusshindernis endoskopisch (z. B. Papillotomie mit nachfolgender Steinextraktion oder Stenteinlage) oder chirurgisch beseitigt (z. B. Entfernung eines Pankreaskopftumors).

Bei **nichtobstruktiver Cholestase** wird der Auslöser eliminiert bzw. die verursachende Grundkrankheit behandelt.

Entzündung (Hepatitis)

Auslöser sind virale und nichtvirale Infektionen, Autoimmunerkrankungen, Medikamente (z. B. Paracetamol, Tetrazykline, Methotrexat) sowie toxische Substanzen (z. B. Alkohol). Durch entzündliche Infiltration und Ödem mit konsekutiver Kapselspannung entwickelt sich eine schmerzhafte Hepatomegalie. Infolge der gestörten Leberzellintegrität werden intrazelluläre Enzyme ins Blut freigesetzt (GOT, GPT, GLDH). Durch eine intrahepatische Abflussbehinderung der Galle steigen γGT und AP an.

Fibrose, Zirrhose

Fibrose bezeichnet eine Bindegewebsvermehrung bei erhaltener Läppchenstruktur. Bei der **Zirrhose** kommt es zusätzlich zu Leberzellnekrosen und Zerstörung der regulären Läppchenstruktur mit Leberinsuffizienz und portaler Hypertension durch Zerstörung der Gefäßstrombahn. Jeder längerfristige schädigende Einfluss (Entzündung, Cholestase, Verfettung) kann einen fibrotischen Umbau mit nachfolgender Zirrhose induzieren.

Die Regeneration des Lebergewebes erfolgt unkoordiniert in Form von **Regeneratknoten.** Diese können **mikronodulär** (Regeneratknotengröße < 3 mm, v. a. bei chronischem Alkoholismus), **makronodulär** (Regeneratknotengröße 3 mm bis 3 cm, v. a. bei Virushepatitis) sowie **gemischtknotig** sein, wobei kein sicherer Rückschluss von der Morphologie auf die Ätiologie möglich ist.

Akutes (fulminantes) Leberversagen

Extremverlauf der hepatischen Zellschädigung mit Nekrosen durch Entzündungen (akute Virushepatitis, ASH, Cholangitis) und Aufnahme hepatotoxischer Substanzen (z. B. Paracetamol, INH, Halothan, Tetrachlorkohlenstoff, Pilzgifte). Beim Reye-Syndrom und akuter Schwangerschaftsfettleber kommt es zu einer massiven feintropfigen Leberverfettung mit Ausfall der Zellfunktion.

Klinik
Das akute Leberversagen ist definiert durch die **Kombination** aus:
- akuter Leberfunktionsstörung mit Ikterus und Gerinnungsstörung
- hepatischer Enzephalopathie durch ↑ Ammoniak (NH_3): bei Ausfall von > 75 % der Leberzellen mit ZNS-Symptomen bis hin zum Koma, teils mit Hirnödem
- Ausschluss einer vorbestehenden chronischen Lebererkrankung

Das Zeitintervall zwischen Auftreten von Ikterus und enzephalopathischen Symptomen bestimmt die prognostische Unterteilung in **fulminantes** (7 Tage), **akutes** (4 Wochen) und **subakutes Leberversagen** (> 4 Wochen). Eine vorbestehende chronische Lebererkrankung muss dabei ausgeschlossen sein, sonst spricht man von **akut-auf-chronischem** Leberversagen (acute on chronic). Begleitende Komplikationen sind **Hypoglykämie** durch Ausfall der hepatischen Glykogenolyse und Glukoneogenese, **GI-Blutung** durch Abfall von Gerinnungsfaktoren und stressbedingte Ulzeration der Magenschleimhaut sowie portale Hypertension.

Zudem treten eine **respiratorische Insuffizienz** bei interstitiellem Lungenödem durch ↑ Gefäßpermeabilität und Ausbildung intrapulmonaler Shunts (sog. hepatopulmonales Syndrom ➤ 6.8.8) sowie **Infektionen** auf (gestörte Kupffer-Zellen, ↓ Komplementsystem).

Diagnostik
↑ Transaminasen und Ikterus (akute Lebererkrankung), ZNS-Symptome, Zeichen des Leberversagens (↑ Prothrombinzeit, NH_3-Anstieg, ↓ Albumin). Der schnellste Indikator ist die Abnahme des Vitamin-K-abhängigen Gerinnungsfaktors VII, der eine HWZ von nur 5–6 h hat.

Therapie
Intensivmedizinische Betreuung mit Behandlung der auslösenden Faktoren sowie der Enzephalopathie und des Hirnödems mit **eiweißreduzierenden Maßnahmen** und oraler Gabe **verzweigtkettiger Aminosäuren.** Diese verhindern die Aufnahme neurotoxischer Aminosäuren in das ZNS durch Konkurrenz um den aktiven Transport über die Blut-Hirn-Schranke. Mit **Ornithin i. v.** erreicht man eine Verbesserung der Harnstoffsynthese und der Ammoniakelimination. In ⅔ der Fälle erholt sich die eigene Leber nach der akuten Phase. Teils muss eine Lebertransplantation (Leber-TX) erfolgen (➤ 6.8.12).

Portale Hypertension

Zugrunde liegt eine prä-, intra- oder posthepatische Einschränkung der portalen Flussbahn und damit ein ↑ Gefäßwiderstand im Pfortadersystem (Druck > 6 mmHg).

Klinik
Hypervolämie der Splanchnikusgefäße → ↑ Transsudation mit **Aszitesbildung.** Es kommt zu Verlangsamung oder sogar Umkehr des Blutflusses in der Pfortader, mit Ausbildung von Kollateralkreisläufen zwischen V. portae und den Vv. cavae inferiores und superiores:
- **Ösophagus-** und **Fundusvarizen** mit portaler Gastropathie durch Blutstau in der Magenschleimhaut sowie Varizenrupturen ab 12 mmHg Pfortaderdruck.
- **Venenkonvolute** im Bereich des Rektums (V. iliaca → Plexus haemorrhoidalis → V. cava inferior)
- **Caput medusae:** umbilikale Kollateralen durch Wiedereröffnung der im Lig. teres hepatis gelegenen V. umbilicalis

- **splenorenale Shunts** im Bereich von Milz und Niere (venöse Kurzschlussverbindungen zwischen Milz- und linker Nierenvene) mit nachfolgender Proteinurie.

Ätiologie
Ursachen der portalen Hypertension sind:
- **prähepatischer Block** vor Eintritt der Pfortader in die Leber bei:
  - Thrombose der V. lienalis oder der V. portae bei Pankreatitis, Peritonitis, myeloproliferativem Syndrom, Paraneoplasie
  - septische Thrombose bei Nabelschnurinfektion des Neugeborenen
  - Pfortaderkompression oder Infiltration durch Tumoren
  - Trauma
- **intrahepatischer Block** (in 75 %) mit Verengung vor, in oder hinter den Sinusoiden:
  - präsinusoidaler Block: bei PBC, Morbus Wilson und Schistosomiasis
  - sinusoidaler Block: bei chronisch aktiver Hepatitis und Leberzirrhose
  - postsinusoidaler Block (häufigster Blocktyp): bei Leberzirrhose durch Hindernis in den Zentralvenen und mittelgroßen Lebervenen
- **posthepatischer Block:** bei chronischer Rechtsherzinsuffizienz (Cirrhose cardiaque mit „Muskatnussleber") und beim **Budd-Chiari-Syndrom** mit schlechter Prognose; bei letzterem kommt es zu einem Verschluss der großen Lebervenen im Rahmen einer Thrombose, durch Tumorkompression bzw. -infiltration oder durch angeborene Gefäßveränderungen; auch bei hämatologischen Systemerkrankungen wie der Polycythaemia vera und unter oraler Kontrazeption wird das Budd-Chiari-Syndrom beobachtet. 30 % der Fälle sind idiopathisch. Klinisch finden sich Oberbauchbeschwerden, Zeichen der Leberzirrhose, ausgeprägte Ösophagusvarizen und Aszitesbildung.

Diagnostik
In der **Sonografie** fallen Splenomegalie, Aszites und Leberzirrhose auf. Die **Duplex-Sonografie** beweist den ↓ oder retrograden Fluss in der Pfortader. Die **Gastroskopie** zeigt evtl. Ösophagus- und Fundusvarizen sowie die portale hypertensive Gastropathie.

6.8.4 Leitsymptome

Ikterus

Gelbfärbung von Haut, Schleimhäuten, Organen und Serum durch ↑ Bilirubinspiegel im Blut. Zugrunde liegt ein Missverhältnis zwischen dem Anfall von Bilirubin im Stoffwechsel, der Aufnahme und Glukuronidierung von Bilirubin in der Leber sowie dessen Ausscheidung über das Gallesystem. Als „falschen Ikterus" bezeichnet man hingegen medikamentös oder diätetisch (z. B. durch Karotten) bedingte Farbstoffablagerungen in der Haut.

Bilirubinstoffwechsel
Täglich fallen ca. 300 mg Bilirubin an. Dieses entsteht zu 80 % aus Häm durch Abbau des Hämoglobins im retikuloendothelialen System (RES) und in der Milz, zu 20 % aus Leberenzymen und Myoglobin. Bilirubin wird albumingebunden in die Leber transportiert („indirektes", nichtwasserlösliches und damit weder über Urin noch Galle ausscheidbares Bilirubin).

Nach der Aufnahme in die Leberzelle erfolgen **Glukuronidierung** (Schlüsselenzym: UDP-[Uridindiphosphat]-Glukuronyl-Transferase) und Ausscheidung des jetzt wasserlöslichen Bilirubindiglukuronids über die Galle in den Darm. Nur bei ↑ Plasmaspiegeln wird dieses „direkte" oder „konjugierte Bilirubin" auch über den Urin ausgeschieden. Ist die biliäre Ausscheidung des Bilirubins gestört, läuft das direkte Bilirubin aus den Hepatozyten ins Plasma über und wird reversibel an Albumin gebunden. Der gebundene Teil wird erst nach Katabolismus des Albumins (HWZ 14–20 Tage) ausgeschieden. Deshalb kann ein auf einer direkten Hyperbilirubinämie beruhender Ikterus nach Behebung der Ursachen noch längere Zeit bestehen.

Im terminalen Ileum und Kolon wird das Bilirubin durch bakterielle Enzyme deglukuronidiert und in die **Urobilinogene** (Urobilinogen und Sterkobilinogen bzw. deren Abbauprodukte Urobilin und Sterkobilin) umgewandelt. 20 % davon wird wieder resorbiert und über die Pfortader zur Leber transportiert (**enterohepatischer Kreislauf**). Kommt es im Rahmen einer Leberschädigung zur eingeschränkten Exkretion der Urobilinogene über die Galle oder fallen Urobilinogene bei starker Bilirubinüberproduktion vermehrt an, so erscheinen diese in höherer Konzentration im Urin (→ Braunfärbung des Urins).

Ätiologie und Pathogenese
Prähepatischer Ikterus ("Überproduktionsikterus")
↑ Anfall indirekten Bilirubins aus dem Blutabbau mit Überschreitung der hepatischen Konjugations- und Sekretionskapazität, z. B. bei Hämolyse, Resorption großer Hämatome oder bei Störung der Erythropoese mit Untergang von Erythrozyten im Knochenmark (sog. Shunt-Hyperbilirubinämie, z. B. bei perniziöser Anämie).

Intrahepatischer Ikterus
Störung im Bereich der Hepatozyten mit:
- **Störung der Bilirubinaufnahme** in die Zelle bei Morbus Meulengracht (> 6.8.9) oder durch Medikamente (z. B. Rifampicin oder Röntgen-KM)
- **Störung der Konjugation** bei angeborenen Glukuronidierungsdefekten mit ↓ UDP-Glukuronyl-Transferase-Aktivität (Morbus Meulengracht, Crigler-Najjar-Syndrom); Sonderform: **Neugeborenenikterus** durch physiologisch ↑ Bilirubinanfall und physiologische Unreife der UDP-Glukuronyl-Transferase

Störung der Bilirubinausscheidung von der Zelle in die intrahepatischen Gallengänge (sog. intrahepatische Cholestase): bei akuter oder chronischer Hepatitis, dekompensierter Zirrhose, Stauungsleber bei Rechtsherzinsuffizienz, Infiltration durch maligne Zellen, bei Sepsis und postoperativ, bei PBC, selten auch bei familiären Exkretionsstörungen (Dubin-Johnson-Syndrom, Rotor-Syndrom, > 6.8.9), Schwangerschaftscholestase oder medikamenteninduziert (z. B. durch Phenothiazine oder orale Kontrazeptiva).

> **MERKE**
> - Störung vor der Glukuronidierung → Aufstau von indirektem, unkonjugiertem Bilirubin
> - Störung nach der Glukuronidierung → Aufstau von direktem, konjugiertem Bilirubin
> - Bei schweren Lebererkrankungen sind oft mehrere Schritte gestört, sodass sowohl direktes als auch indirektes Bilirubin erhöht ist.

Posthepatischer Ikterus
Durch **partiellen** oder **kompletten Verschluss** der extrahepatischen Gallenwege (sog. extrahepatische Cholestase) bei Gallensteineinklemmung, Pankreaskopfkarzinom, Gallengangtumoren, chronischer Pankreatitis mit Gallengangkompression oder Gallengangstrikturen → direktes Bilirubin ↑.

Diagnostisches Vorgehen bei Ikterus
Finden sich Hinweise auf Hämolyse, Leberzellstörung oder Cholestase (> Tab. 6.18)? Überwiegend indirektes Bilirubin lässt einen hämolytischen, vorwiegend direktes Bilirubin einen cholestatischen Prozess vermuten. Begleitende Hinweise auf **Hämolyse** sind Anämie, ↑ Retikulozytenzahl, ↓ Haptoglobin, freies Hämoglobin im Serum, ↑ LDH und Splenomegalie. Hinweise auf **Cholestase** sind dunkler Urin, Stuhlentfärbung durch fehlende biliäre Exkretion von Sterkobilin und Urobilin; Juckreiz durch Rückstau von Gallensäuren ins Blut; zusätzlich ↑ Transaminasen und ↑ AP und γGT als Cholestaseparameter.

Der cholestatische Ikterus wiederum kann intra- oder extrahepatisch bedingt sein. Für **extrahepatische Cholestase** sprechen Juckreiz und Stuhlentfärbung, da es hier zu einer völligen Obstruktion des Galleflusses kommt. Anamnestisch weisen rezidivierende Oberbauchschmerzen mit Übelkeit auf Gallensteine hin, ↓ Gewicht und epigastrische Schmerzen auf ein Pankreaskopfkarzinom. ↑ Serum-Transaminasen (< 5–10× über oberer Norm), ↑ AP meist ≥ 2–3×.

Für **intrahepatische Cholestase** sprechen Risikofaktoren wie Auslandsaufenthalt, intravenöser Drogenkonsum, Blutübertragungen, vorbestehende Le-

Tab. 6.18 Differenzialdiagnose des Ikterus.

	Prähepatisch	Intrahepatisch	Posthepatisch
Ursache	Hämolyse	Parenchymschäden	Cholestase
Serumwerte:			
• indirektes Bilirubin	↑↑	normal bis ↑	(↑)
• direktes Bilirubin	normal	↑↑	↑↑
• GOT und GPT	normal	↑↑	↑
• AP und γGT	normal	↑	↑↑
Urin:			
• Bilirubin	–	↑	↑
• Urobilinogen	↑	↑↑	–
• Urinfarbe	normal	dunkel	dunkel
Stuhlfarbe	dunkel	hell bis dunkel	hell
Juckreiz	nein	evtl.	ja

bererkrankungen oder Alkoholismus. Labor: ↑↑ Serum-Transaminasen (≥ 10–15× über oberem Normbereich), ↑ AP (< 2- bis 3fach), ↓ Albumin, ↑ Prothrombinzeit. Hepatitisserologie und Autoantikörperbestimmung (z. B. antimitochondriale Antikörper bei PBC, hier auch Juckreiz!) geben spezifische Hinweise.

Dunkler Urin ist bei allen cholestatischen Ikterusformen möglich.

Die **Sonografie** ermöglicht den Nachweis einer posthepatischen Ursache des Ikterus (erweiterte Gallengänge mit „Doppelflintenphänomen"?, Gallengangsteine? Pankreaskopf- oder Gallengangkarzinom?). Als **Doppelflintenphänomen** bezeichnet man dabei die als zweites Lumen neben den Pfortaderästen sich darstellenden intrahepatischen Gallengänge. Bei unklarer Ursache sind **CT-Abdomen**, **MRT** und **ERCP** hilfreich. Selten ist eine **Leberbiopsie** indiziert.

Aszites

Pathologische Ansammlung von Flüssigkeit in der freien Bauchhöhle mit ↑ Gewicht und ↑ Bauchumfang, Meteorismus und Atembeschwerden. Mit 80 % **häufigste Ursache** ist die dekompensierte Leberzirrhose (2-JÜR(-1) 50 %). **Weitere Ursachen** sind:
- maligner Aszites bei Peritonealkarzinose, Peritonealmesotheliom, HCC oder massiver Lebermetastasierung durch ↑ Kapillarpermeabilität, ↑ Lymphproduktion bzw. Lymphabflussbehinderung
- Infektionen: bakteriell, tuberkulös, HIV, Pilzerkrankung
- portale Hypertension bei Rechtsherzinsuffizienz, konstriktiver Perikarditis, Budd-Chiari-Syndrom, Pfortaderverschluss (z. B. durch Thrombose), Leberzirrhose, Lebermetastasen
- Hypalbuminämie bei nephrotischem Syndrom, Mangelernährung und exsudativer Enteropathie
- andere Erkrankungen wie Pankreatitis, familiäres Mittelmeerfieber, Polyserositis im Rahmen des SLE, Vaskulitis, eosinophile oder granulomatöse Peritonitis, Erkrankungen der Ovarien

Der Aszites entsteht als **Transsudat** (bei intaktem Peritoneum durch ↑ hydrostatischem oder ↓ kolloidosmotischem Druck und damit bei allen Formen der portalen Hypertension) oder als **Exsudat** (Peritoneum erkrankt, z. B. bei entzündlichen oder malignen Prozessen). **Sonderformen** sind chylöser Aszites (bei Lymphabflussstörung), pankreatischer Aszites (bei Unterbrechung der Pankreasgänge), galliger Aszites (Gallenwege) oder harnhaltiger Aszites.

Diagnostisches Vorgehen

Die klinische Untersuchung kann Aszitesmengen ab 500 ml, die Sonografie ab 100 ml nachweisen. Bei unklarer Genese erfolgt eine Aszitespunktion mit klinisch chemischer, zytologischer und mikrobiologischer Untersuchung.

Zur Unterscheidung zwischen Transsudat und Exsudat ist der Proteingehalt im Aszites (Transsudat < Exsudat) weniger aussagekräftig als der **Serum-Aszites-Albumin-Gradienten** (**SAAG**) (Serum-Albuminkonzentration ÷ Aszites-Albuminkonzentration). Durch portale Hypertension entstehende Aszitesformen haben einen SAAG von ≥ 1,1; alle anderen Formen von < 1,1.

Weiterhin sind bei chylösem Aszites die Triglyzeride oft > 1.000 mg/dl. Bei pankreatischem Aszites ↑ Amylase. Bei malignem Aszites ist das Cholesterin oft > 45 mg/dl und das CEA > 2,5 ng/ml. Hier fallen maligne Zellen und Leukozyten bei der zytologischen Untersuchung auf.

Leberfunktionsparameter im Serum (Albumin, Cholinesterase, Quick-Wert), Serum-Elektrolyte (Hyponatriämie? Hypokaliämie?), Retentionswerte (eingeschränkte Nierenfunktion?) sowie Natrium- und Proteinausscheidung im 24-h-Sammelurin (hepatorenales Syndrom? Ausschluss eines nephrotischen Syndroms) werden bestimmt. Die Endoskopie des oberen GI-Trakts charakterisiert das Ausmaß von Ösophagusvarizen. Bei ätiologisch unklarer Lebererkrankung erfolgt eine Leberbiopsie.

Hepatomegalie

Größenzunahme der Leber (> 12 cm in der Medioklavikularlinie) als unspezifisches Zeichen einer Lebererkrankung mit Spannungsgefühl und Druckschmerz im rechten Oberbauch sowie Inappetenz. **Häufigste Ursache** ist die Fettleber. **Andere Ursachen** sind:
- Hepatitis
- Leberstauung: Auftreten bei allen Erkrankungen, die zu einem Blutstau in oder hinter der Leber führen, z. B. Lebervenenthrombose, rezidivierende

Lungenembolien, Pericarditis constrictiva, chronische Rechtsherzinsuffizienz, Budd-Chiari-Syndrom; histologisch bei voller Ausprägung Bild der „Muskatnussleber" (➤ 6.8.3); zudem beim Verschluss eines intrahepatischen Pfortaderasts und gleichzeitiger Stauungsleber sog. Zahn-Infarkt als hyperämischer Pseudoinfarkt der Leber
- Tumoren
- Glykogenosen oder Lipidspeicherkrankheiten
- Morbus Wilson, Hämochromatose
- α_1-Antitrypsin-Mangel
- extramedulläre Hämatopoese bei schwerwiegender Knochenmarkinsuffizienz

Neben Anamnese und klinischer Untersuchung tragen Sonografie (diffuse oder lokalisierte Prozesse? Kardiale Stauung?), Labor (Hepatitiden?, Grunderkrankungen, die zu einer Fettleber führen? Speichererkrankungen?) und Leberpunktion oder Laparoskopie mit histologischer Untersuchung zur Ursachenklärung bei.

6.8.5 Hepatitis

Fokale oder disseminierte Entzündung der Leber mit hepatozellulären Nekrosen und Infiltration des Lebergewebes mit Entzündungszellen aufgrund zahlreicher zellschädigender Einflüsse (➤ Abb. 6.33). Extrem variabler Verlauf: schleichend bis hin zum akuten Leberversagen! Die Einteilung erfolgt nach dem **klinischen Verlauf** (akute Hepatitis: ≤ 6 Monate, chronisch: > 6 Monate), nach der **Ätiologie** (infektiös, toxisch, autoimmun, hereditär) oder nach **histologischen** Kriterien.

Akute Virushepatitis

Weltweit verbreitete **systemische Virusinfektion** durch Hepatitis-A-, -B-, -C-, -D- oder -E-Viren (➤ Tab. 6.19) mit einer diffusen, nichteitrigen Entzündung der Leber. Auch andere Viren können die Leber mitbefallen: EBV, *Herpes-simplex-*, *Varicella-Zoster-*, Zytomegalie- oder weitere Hepatitisviren (Hepatitiden F und G) sowie Röteln- (Röteln-Embryopathie), Gelbfieber-, Adeno-, Entero-, ECHO-, Lassa-, Marburg- oder Ebola-Viren.

Die **Entzündungsreaktion** ist außer beim direkt zytotoxischen HCV immunologischer Natur: CD8+-

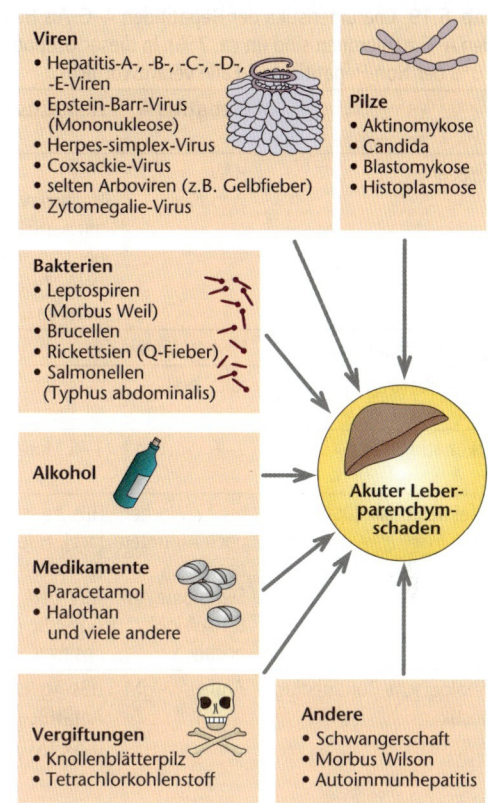

Abb. 6.33 Ätiologie der akuten Hepatitis. Häufigste Ursachen sind alkoholische Steatohepatitis (ASH) und **Virushepatitiden**. [L157]

T-Zellen erkennen an der Oberfläche der Hepatozyten exprimierte Virusantigene und zerstören die Zelle oder setzen die immunmodulatorischen Substanzen Interferon-γ und Tumornekrosefaktor-α frei, die die Entzündungsreaktion unterhalten. Letztere führt im chronischen Verlauf zur Leberzirrhose. Die extrahepatischen Manifestationen sind immunkomplexvermittelte Entzündungsreaktionen.

Klinik
Eine ätiologische Zuordnung zur Hepatitisform aufgrund der Klinik ist nicht möglich. Das **Prodromalstadium** dauert Tage bis Wochen mit Übelkeit, Erbrechen, Inappetenz, Fieber, Oberbauchschmerzen, Arthralgien bzw. Myalgien und Störungen des Geschmacks- und Geruchsempfindens (Raucher entwickeln eine Aversion gegen Zigaretten!). Danach beginnen **leberspezifische Symptome** (Dauer 2–8 Wochen): Leberdruckschmerz durch Hepatomegalie, Ikterus, Entfär-

Tab. 6.19 Charakteristika der Hepatitiden A–G. Als Hepatitis F werden Formen bezeichnet, die nicht den Hepatitiden A–E zuzuordnen sind (in ca. 7 %). In dieser Gruppe wurde Hepatitis G als eigenständiges Virus identifiziert (für 10 % der Non-Hepatitis-A–E-Fälle verantwortlich).

	Hepatitis A	Hepatitis B	Hepatitis C	Hepatitis D	Hepatitis E	Hepatitis G
Erreger	HAV Picornavirus	HBV Hepadnavirus mit partiell doppelsträngiger DNA, 7 HBV-Genotypen (A–G)	HCV Flavivirus	HDV Viroid	HEV Calicivirus	GBV-C, HGV Flavivirus
bevorzugte Jahreszeit	Herbst/Winter	–	–	–	„Regenzeit"	–
Hauptübertragungsweg	fäkal oral	parenteral, sexuell, perinatal	parenteral	parenteral, sexuell	fäkal oral	parenteral, sexuell
Inkubationszeit	2–6 Wochen	1–6 Monate	2–10 Wochen	4–7 Wochen	2–8 Wochen	unklar
Infektiositätsindikator(en)	bis 12 Wochen nach Auftreten der ersten Symptome Anti-HAV-IgM positiv	HBs-Ag (s = surface), HBe-Ag (e = envelope), HBV-DNA und Anti-HBc-IgM positiv (c = core)	HCV-RNA-Nachweis	unklar	unklar	unklar
serologische Routinediagnostik	Anti-HAV-IgM	HBs-Ag, HBe-Ag, Anti-HBc-IgM, (HBV-DNA)	Anti-HCV (erst nach 3–6 Monaten positiv), HCV-RNA	Anti-HDV-IgM	Antigennachweis mittels ELISA	HGV-RNA-Nachweis mittels PCR
Immunitätsindikator	Anti-HAV-IgG positiv	Anti-HBs-Ag > 10 IE/l	unbekannt	unbekannt	unbekannt	–
fulminanter Verlauf	0,2 %	1 %	< 1 %	2–10 %	bei Schwangeren bis 20 %	unklar
chronischer Verlauf	keiner	5–10 %	ca. 55 %	bis 70 %	keine	unklar
Prognose	im Kindesalter gut, mit zunehmendem Alter schlechter	mit zunehmendem Alter schlechter	mäßig	oft schlecht	gut (Ausnahme: Schwangere)	–
Impfung	passiv und aktiv	passiv und aktiv	nicht möglich	Schutz durch Impfung gegen Hepatitis B	nicht möglich	–

bung des Stuhls sowie Juckreiz durch Gallensäureablagerungen in der Haut. Mit Beginn der **ikterischen Phase** bessert sich meist das Befinden der Patienten. In 20 % treten Splenomegalie und Lymphknotenschwellungen im Halsbereich auf. Typischerweise bei Hepatitis B werden extrahepatische Erscheinungen infolge einer Immunkomplexbildung beobachtet: makulopapulöses Exanthem, Polyarthritis, Panarteriitis nodosa, membranöse oder membranoproliferative Glomerulonephritis, Guillain-Barré-Syndrom, Kryoglobulinämie. Direkt virusinduzierte Manifestationen sind extrem selten: Pankreatitis, Myokarditis und aplastische Anämie (durch Hepatitiden B und C).

Mögliche Verlaufsformen sind:
- **anikterischer Verlauf:** bis 50 % der Hepatitiden (vor allem Hepatitis C), teils auch komplett inapparent (Verwechslung mit Grippe)
- **cholestatischer Verlauf:** bei 5 % (meist bei Hepatitis A, auch bei Hepatitis B) kommt es über 6–12 Wochen zur Entfärbung des Stuhls und Dunkelfärbung des Urins infolge intrahepatischer Cholestase; ↑↑ Bilirubin, γGT und AP. ↓↓ AZ
- **fulminante Hepatitis:** bei > 50 % HBV verantwortlich; schwere nekrotisierende Leberentzündung mit histologisch „brückenbildenden" Nekrosen und progredientem Leberversagen innerhalb von Wochen; sonografisch kleine und im Verlauf schrumpfende Leber; Letalität 60–80 %!; häufig Leber-TX indiziert (➤ 6.8.12).
- **chronische Hepatitis:** entwickelt sich bei persistierender Entzündungsreaktion (mit ↑ Transaminasen > 6 Monate) aus der akuten B-, C- oder D-Hepatitis; Persistenz der Hepatitis B auch ohne Entzündungsreaktion oder ↑ Transaminasen möglich (asymptomatische Träger)
- **rezidivierende Hepatitis:** bei 20 % Auftreten eines Rezidivs nach scheinbarer Ausheilung; ähnliche Symptome wie bei akuter Hepatitis; DD: Neuinfektion durch andere Erreger, Reaktivierung durch Immunsuppression, toxische Schäden (z. B. durch Alkohol)

Histologie
Proliferation der Kupffer-Zellen, Einzelzellnekrosen (**Councilman-Bodies**), ballonierte Hepatozyten sowie lymphozytäre und makrozytäre Infiltrationen. In den Hepatozyten ist vermehrt abgelagertes Gallepigment nachzuweisen. Findet man brückenbildende Nekrosen, liegt eine fulminante Hepatitis vor.

Diagnostik
Transaminasenanstieg auf 400–4.000 U/l mit De-Ritis-Qutient < 1 (GPT > GOT). ↑↑ Gesamtbilirubin im Serum (bis zu 400 μmol/l). Dabei sind direktes und indirektes Bilirubin etwa zu gleichen Anteilen betroffen. ↑ Serum-Eisen durch Eisenfreisetzung aus den Hepatozyten. Die BSG ist normal bis leicht erhöht. Die Elektrophorese zeigt ↑ Gammaglobuline. Bei fulminantem Verlauf Zeichen der Leberinsuffizienz mit verminderter Synthese (↓ ChE, Albumin und Quick-Wert) und Entgiftung (↑ NH_3).

Gesichert wird die Diagnose durch den **Nachweis von Antikörpern gegen Hepatitisviren** bzw. deren Bestandteile in der Serologie. Die Kenntnis des zeitlichen Auftretens der verschiedenen Antikörper für die Interpretation ist insbesondere bei der Hepatitis B entscheidend. Eine Virämie lässt sich durch Direktnachweis von Virusgenom mittels PCR nachweisen (Möglichkeit der Frühdiagnostik vor Antikörperbildung sowie Verlaufsbeurteilung).

Die **sonografischen Befunde** sind unspezifisch bei normaler oder ↓ Echogenität, vergrößerter Leber sowie evtl. vergrößerten Leberhilus-Lymphknoten. Bei chronischer Hepatitis evtl. Zirrhosezeichen.

Da sich eine Autoimmunhepatitis (s. u.) klinisch nicht abgrenzen lässt, werden zudem antinukleäre Antikörper (ANA), antimitochondriale Antikörper (AMA), Lebermembran-Antikörper (LMA), Liver-Kidney-Microsomes-Antikörper (LKM-AK, teils auch bei HCV und HDV ↑) und Soluble-Liver-Antigen/Liver-Pancreas-Antigen-Antikörper (SLA/LP) bestimmt.

Therapie
40 % der klinisch manifesten Virushepatitiden sind behandlungsbedürftig. Eine stationäre Behandlung ist nur bei starkem Krankheitsgefühl mit heftigem Erbrechen sowie bei schwerwiegenden Leberfunktionsstörungen erforderlich. **Alkoholkarenz** und das **Meiden hepatotoxischer Medikamente** sind essenziell! Bei starkem Juckreiz werden Antihistaminika eingesetzt. Spezifische antivirale Therapien sind nur für die akute Hepatitis C zugelassen. Bei fulminantem Verlauf kann häufig nur eine „High-Urgency"-Leber-TX das Leben des Patienten retten.

> **MERKE**
> - Glukokortikoide sind kontraindiziert, da sie die Viruselimination verhindern und chronische Verläufe begünstigen.
> - Erkrankung und Tod durch Virushepatitis sind meldepflichtig.

Chronische Hepatitis

Laborchemische und histopathologische Leberveränderungen im Sinne einer Hepatitis > 6 Monate. Am häufigsten führt die **Hepatitis C** zur chronischen Virushepatitis, daneben auch HBV- und HDV-Hepatitis, Autoimmunhepatitis sowie alkoholische und medikamentöse Hepatitis. Auch die hepatischen Stoffwechselstörungen (α_1-Antitrypsin-Mangel, Hämochromatose, Morbus Wilson) verlaufen wie eine primär chronische Hepatitis.

Im Gegensatz zur akuten Hepatitis ist das auslösende Agens oft nicht mehr nachweisbar, und in der Regel ist eine Leberbiopsie zur Klärung indiziert.

Klinik

Neben **asymptomatischen Verläufen** gibt es **symptomatische Verläufe.** Dabei beklagen die Patienten ↓ Leistung, Müdigkeit, Appetitlosigkeit, Leberdruckschmerz, Arthralgien und intermittierenden Durchfall. Akute entzündliche Schübe mit Ikterus, Hepatomegalie und Splenomegalie kommen vor. Leberhautzeichen, sekundäre Amenorrhö, Hodenatrophie, Gynäkomastie und Bauchglatze sind typisch. Leberzirrhose (v. a. bei Alkoholabusus und Hepatitis C) und HCC sind häufige Komplikationen.

Immunkomplexbildung führt zu **extrahepatischen Begleiterkrankungen** wie Kryoglobulinämie, Panarteriitis nodosa, membranöser Glomerulonephritis, Polyarthritis, makulopapulösen Hauterscheinungen (Lichen ruber, Gianotti-Syndrom), Uveitis oder Autoimmunthyreoiditis.

Diagnostik

Anamnese (Alkohol, Medikamenteneinnahme), Labor und ERCP/MRCP dienen der Ursachenklärung. Die **Sonografie** weist umschriebene Leberveränderungen und Komplikationen einer chronischen Hepatitis bzw. Leberzirrhose nach.

Sind histologisch Mottenfraßnekrosen nachweisbar, weist dies auf eine chronisch aktive Hepatitis hin (➤ Abb. 6.34).

> **MERKE**
> Mottenfraßnekrosen sprechen für eine chronisch aktive Hepatitis!

Die **histologische Klassifikation** (➤ Tab. 6.20) dient der Diagnose einer Hepatitis sowie zu Aussagen über Chronizität, Ätiologie (z. B. Nachweis von Virusantigenen), entzündlicher Aktivität mit Bestimmung des Gewebeschadens (Grading) und Ausmaß der Fibrose (Staging). Bei Grading und Staging erfolgt die Einteilung nach Desmet (Staging: keine Fibrose, ge-

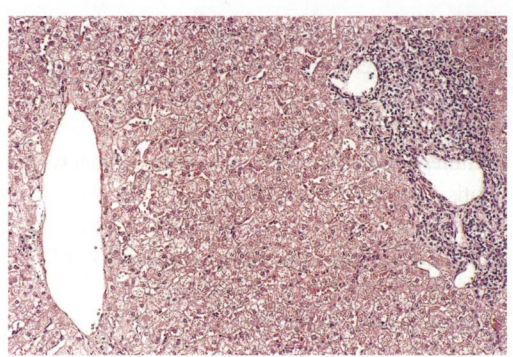

Abb. 6.34 Typisches histologisches Bild einer chronisch aktiven Hepatitis mit lymphozellulärer Infiltration der Portalfelder (dunkle Zellen). Schreitet die Entzündung fort und penetrieren die Lymphozyten die Grenzlamelle des Portalfelds in Richtung Parenchym, so spricht man von „Mottenfraßnekrosen". [E571]

ring-, mittel-, hochgradige Fibrose und Zirrhose; Grading: minimal, gering-, mittel-, hochgradig).

Im **Labor** liegen die Transaminasen bei 100 bis 300 U/l, GPT > GOT (bei manifester Zirrhose meist GOT > GPT). Bei entzündlichen Schüben ↑ Bilirubin, ↑ γGT, ↑ AP. Durch die Milzvergrößerung kann es zu Hypersplenismus mit Leuko- und Thrombozytopenie kommen. In späten Stadien finden sich alle Zeichen der Leberzirrhose mit ↓ Synthesekapazität und Entgiftungsfunktion. Weitere Differenzialdiagnostik ➤ Tab. 6.21.

Therapie

Meidung lebertoxischer Substanzen! Weitere Therapie vgl. spez. Krankheitsbilder.

Hepatitis A

HAV ist für 20 % aller Virushepatitiden verantwortlich und wird fäkal oral übertragen. Gefährdet sind v. a. Reisende in südliche Länder mit schlechter Lebensmittelhygiene (Leitungswasser, Eiswürfel, Rohkost, ungekochte Meeresfrüchte!). *„Cook it, peel it or forget it!"* Die **Inkubationszeit** beträgt 2–6 Wochen. In 50 % verläuft die Infektion asymptomatisch, v. a. im Kindesalter. Ansonsten kommt es nach einer bis zu zweiwöchigen Prodromalphase zur klinischen Manifestation der **akuten Virushepatitis** (s. o.). Die höchste Kontagiosität besteht 1–2 Wochen vor Ausbruch des Ikterus und hält bis 12 Wochen nach Krankheitsbeginn an.

Tab. 6.20 Histologische Differenzialdiagnose der chronischen Hepatitis.

Erkrankung	Charakteristische Zeichen
Autoimmunhepatitis	deutliche plasmazelluläre Infiltration
primär biliäre Zirrhose	lymphozytäre und granulomatöse Infiltration der Gallengänge; Duktopenie
primär sklerosierende Cholangitis	fibröse, obstruierende Cholangitis, Duktopenie
Autoimmuncholangitis	lymphozytäre und granulomatöse Infiltration der Gallengänge; Duktopenie
chronische Virushepatitis	• Milchglas-Hepatozyten • Immunperoxidase-Anfärbung von HBs- und HBc-Antigen bei Patienten mit chronischer Hepatitis B • noduläre Infiltrate bei Patienten mit chronischer Hepatitis C • evtl. Steatosis hepatis bei Infektion mit Hepatitis-C-Virus Genotyp 3
chronische medikamenteninduzierte Hepatitis	keine eindeutigen histologischen Unterscheidungsmerkmale
α_1-Antitrypsin-Mangel	intrazytoplasmatische Einschlüsse
Morbus Wilson	ausgeprägte Kupferablagerungen
granulomatöse Hepatitis	zahlreiche auffällige Granulome
Graft-versus-Host-Reaktion	lymphozytäre und granulomatöse Infiltration der Gallengänge; Duktopenie
alkoholische Fettleberhepatitis	Steatosis hepatis; perisinusoidale Entzündung und Fibrose; Mallory-Körperchen
nichtalkoholische Fettleberhepatitis	glykogenierte Zellkerne; Steatosis hepatis; perisinusoidale Entzündung und Fibrose; Mallory-Körperchen

Tab. 6.21 Labor zur Differenzialdiagnostik der chronischen Hepatitis.

Labor	Erkrankung
HBs-Ag, Anti-HBs-AK, Anti-HBc-AK, HBe-Ag, Anti-HBe-AK, Hepatitis-B-DNA	chronische Hepatitis B
Anti-HCV-AK, HCV-RNA (PCR)	chronische Hepatitis C
Anti-HDV-AK	chronische Hepatitiden D und B
ANA, Anti-LKM-AK, LMA, SLA	chronische Autoimmunhepatitis
AMA, Immunglobulinvermehrung	primär-biliäre Zirrhose (➤ 6.8.7)
Ferritin	Hämochromatose (➤ 8.7)
Kupfer, Coeruloplasmin	Morbus Wilson (➤ 8.8)
α_1-Antitrypsin	α_1-Antitrypsin-Mangel (➤ 5.3.2, ➤ 6.8.9)

Diagnostik
Die **Anti-HAV-IgM-AK** sind 2–4 Wochen nach Infektion nachweisbar und beweisend für eine frische Infektion. Einige Tage später treten IgG-AK auf, die lebenslang persistieren können (➤ Abb. 6.35).

Therapie
Eine spezifische Therapie existiert nicht. Kleinkinder und stuhlinkontinente Personen werden isoliert; sonst sind allgemeine hygienische Maßnahmen ausreichend. Leberbelastende Nahrungsmittel wie Alkohol, Fette und Eiweiße werden reduziert.

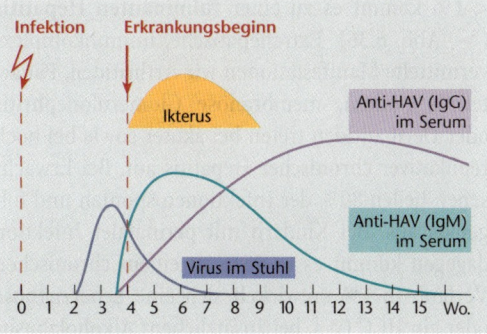

Abb. 6.35 Hepatitis-A-Serologie. [A400]

Eine wirksame Prophylaxe besteht in der frühzeitigen Impfung vor Reisebeginn bzw. bei medizinischem Personal und Kanalarbeitern als aktive Impfung mit einem Totimpfstoff. Es resultiert ein Impfschutz von 90–95 % für die ersten 5 Jahre.

Prognose
Die Hepatitis A heilt innerhalb von drei Monaten folgenlos aus. Chronische Verläufe kommen nicht vor.

Hepatitis B

Weltweit häufigste Virushepatitis mit perinataler, parenteraler und sexueller Übertragung. Die Inkubationszeit beträgt 1–6 Monate. 2 Mrd. Menschen machen während ihres Lebens eine Hepatitis-B-Infektion durch, 5 % sind chronisch infiziert. Das Virus ist verantwortlich für mehr als 300.000 Fälle eines hepatozellulären Karzinoms (HCC) jährlich. In Deutschland beträgt die Inzidenz 35/100.000/Jahr (Prävalenz 0,5 %, in China und Zentralafrika bis 20 %). Besonders infektionsgefährdet sind Empfänger von Blutprodukten (z. B. Hämophilie → Faktor-VIII-Substitution), Dialysepatienten, Kinder HBs-Ag-positiver Mütter, i. v. Drogenabhängige und medizinisches Personal. Das Risiko einer Ansteckung nach Nadelstichverletzung mit infektiösem Material beträgt 30 %. HBV selbst ist nicht zytopathogen, sondern die Entzündung und Leberzellschädigung werden ausschließlich durch die Immunreaktion des Wirtes bestimmt.

Klinik und Verlauf
Häufig asymptomatisch. Das typische Bild der **akuten Hepatitis** zeigen nur 30 % der Infizierten, in < 1 % kommt es zu einer **fulminanten Hepatitis** (> Abb. 6.36). Extrahepatische, immunkomplex-vermittelte Manifestationen wie Arthritiden, Panarteriitis nodosa, membranöse Glomerulonephritis oder Dermatitiden treten bei akuter sowie bei hoch replikativer chronischer Hepatitis auf. Bei Erwachsenen heilen 80 % der Infektionen spontan und folgenlos aus. Bei Kindern mit perinataler Infektion dagegen kommt es in 95 % zu einem chronischen Verlauf. In 1 % entwickelt sich eine Leberzirrhose oder ein HCC (v. a. bei zusätzlichem Alkoholabusus und Hepatitis-C-Infektion).

Beim **chronischen Verlauf** unterscheidet man drei Phasen:
- **Immuntoleranz** mit hoher Viruslast (HBV-DNA > 100.000 Kopien/ml, s. u.) und geringer Entzündung (Transaminasen niedrig/normwertig); hohe Infektiosität!
- **Immunreaktion** und Viruselimination mit Serokonversion von HBe-Ag, Bildung von Anti-HBe-Antikörpern und aktiver Entzündung, die zur Viruseradikation notwendig ist (↑ Transaminasen, histologische Zeichen von Aktivität und Fibrosierung); hohe Infektiosität!; gleiche extrahepatische Manifestationen wie bei akuter HBV-Infektion. Heilung bei erfolgreicher Elimination von HBs-Ag; keine Heilung: Restaktivität
- **Restaktivität:** geringe Rest-Viruslast (HBV-DNA < 100.000 Kopien/ml), normwertige Transaminasen; chronischer HBs-Ag-Trägerstatus, Symptomfreiheit, geringe Infektiosität. Exazerbationen in das vorangegangene Stadium sind möglich, bei 50 % Entstehung einer Leberzirrhose innerhalb von zehn Jahren und bei 10 % eines HCC

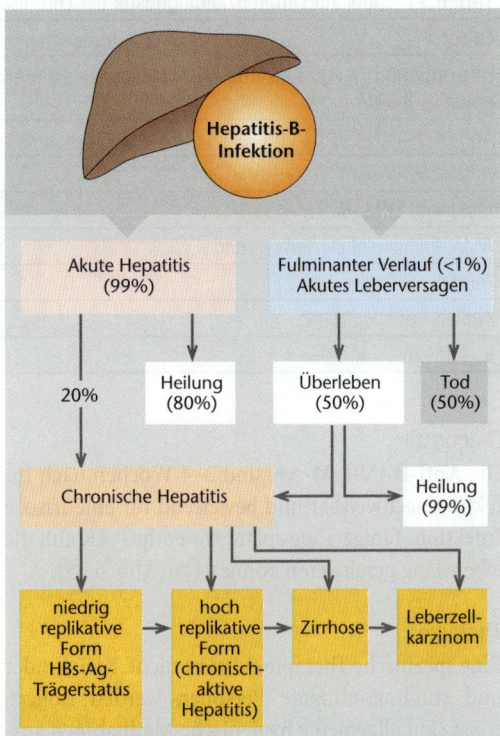

Abb. 6.36 Verlaufsformen der HBV-Infektion beim Erwachsenen (bei Kinder deutlich höherer Anteil an chronischen Verläufen). [L157]

Diagnostik

Für die **akute Infektion** beweisend ist der Nachweis von Anti-HBc-IgM (in 100 % vorhanden) in Verbindung mit HBs-Ag im Serum. 10 % der Patienten sind allerdings HBs-Ag-negativ. In diesem Fall beweist ein positiver Nachweis von HBV-DNA zusammen mit HBe-Ag die akute Infektion. Der HBV-DNA-Titer in der PCR korreliert mit dem Ausmaß der Infektiosität und der Virusreplikation und ist bei unkompliziertem Verlauf nur 8 Wochen nachweisbar. Die PCR wird zudem zur Therapiekontrolle und zur Klärung der Infektiosität bei Patienten, die HBs-Ag-positiv, aber HBe-Ag-negativ sind, eingesetzt. HBe-Ag wird während der Replikation ins Plasma sezerniert und ist deshalb ein Marker für die Infektiosität. Nach Verschwinden von HBe- und HBs-Ag kommt es zum Auftreten von Anti-HBe- und Anti-HBs-Antikörpern (Hinweis auf unkomplizierten Verlauf). Anti-HBe- und Anti-HBs-Antikörper bleiben lebenslang positiv (➤ Abb. 6.37).

Bei **chronischer Infektion** (keine Ausheilung innerhalb von 6 Monaten) persistiert HBs-Ag bei negativen Anti-HBc-IgM-Antikörpern entweder ohne HBe-Ag und niedrigem HBV-DNA-Titer < 100.000 Kopien/ml (niedrig replikative Form, „HBs-Ag-Trägerstatus") oder mit Nachweis von HBe-Ag und hohen HBV-DNA-Titern (hoch replikative Form). Die Bildung von Anti-HBe-AK und Anti-HBs-AK bleibt aus.

> **MERKE**
> • HBs-Ag, HBe-Ag und Anti-HBc sind sowohl bei der akuten (Anti-HBc in der Spätphase) als auch bei der chronischen Hepatitis erhöht!

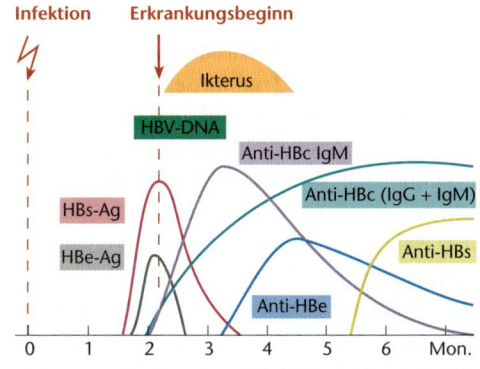

Abb. 6.37 Serologie der akuten Hepatitis B. [A400]

Infektiosität Von einer Ansteckungsfähigkeit muss ausgegangen werden, wenn HBs-Ag (v. a. > 40 µg/ml), HBe-Ag oder IgM-Anti-HBc-Antikörper nachgewiesen werden. In Zweifelsfällen kann der positive Nachweis von HBV-DNA die Infektiosität beweisen.

Therapie

Keine Isolation nötig, das Pflegepersonal braucht aber einen ausreichenden Impfschutz! Eine Interferontherapie ist bei **akutem Verlauf** aufgrund der guten Spontanprognose bei Erwachsenen nicht indiziert.

Bei **chronischer Hepatitis B** wird bei der niedrig replikativen Verlaufsform aufgrund des geringen Zirrhoserisikos nicht therapiert. Viruslast und Transaminasen müssen zur Erkennung akuter Exazerbationen regelmäßig kontrolliert werden. Bei der hoch replikativen Verlaufsform mit ↑ Risiko für Zirrhose und HCC wird mit dem Immunmodulator Interferon-α 1×/Tag oder 3×/Woche über 4–6 Monate therapiert (Ansprechrate 40 %). UAW der Interferontherapie sind grippeähnliche Symptome, Thrombo- und Leukopenie, Haarausfall, Kopfschmerzen und Appetitverlust. Therapieziel ist das Verschwinden von HBe-Ag und Reduktion der HBV-DNA. Persistiert das HBe-Antigen unter Interferon-α-Therapie für > 8 Wochen, spricht dies für ein Therapieversagen. Es wird dann (zusätzlich) mit Lamivudin, Adefovir oder Tenofovir behandelt (Nukleosidanaloga zur Suppression der Virusreplikation). Die Resistenzentwicklung unter Lamivudin-Therapie beträgt aber 20 %/Jahr. Bei fortschreitendem chronischem oder akut-auf-chronischem Leberversagen bzw. bei Non-Respondern ist die Leber-TX in Erwägung zu ziehen.

Prophylaxe

Bei Nadelstichverletzung oder Schleimhautkontakt mit HBs-Ag-positivem Material sowie zur Übertragungsprophylaxe bei Neugeborenen von HBs-Ag-positiven Müttern erfolgt eine Kombination aus passiver (Hepatitis-B-Hyperimmunglobulin) und aktiver Impfung. Eine **aktive Grundimmunisierung** wird von der STIKO (Ständige Impfkommission) bei allen Säuglingen und bei Risikogruppen (s. o.) empfohlen. Die aktive Impfung erfolgt in drei Dosen mit einem gentechnologisch hergestellten Impfstoff (HB-Vax®, Engerix®), evtl. mit Titerkontrollen von Anti-HBs 4–6 Wochen nach der letzten Impfung. Ein sicherer Impfschutz liegt bei Titern über 50 IE/l vor.

Hepatitis C

3 % der Weltbevölkerung sind chronisch mit HCV infiziert. 6 Genotypen und 30 Subtypen wurden identifiziert (Genotypen 1, 2 und 3 v. a. in Europa und USA, Typ 4 in Afrika). Der in Deutschland häufigste Genotyp 1b spricht auf die Therapie mit Interferon schlechter an als die Typen 2 und 3. HCV hat einen direkten schädigenden Effekt auf die Leberzellen. Die **Übertragung** erfolgt parenteral, nicht jedoch über die Muttermilch. Das **Infektionsrisiko** bei Nadelstichverletzung liegt bei 2 %. Risikogruppen s. Hepatitis B. Die **Inkubationszeit** beträgt 1–6 Monate.

Klinik und Verlauf

Häufig asymptomatisch. Nur in 25 % kommt es vor allem 6–7 Wochen (2–26 Wochen) nach Infektion zu einer relativ **milden akuten Hepatitis** mit typischer Klinik und ↑ Transaminasen. **Extrahepatische Manifestationen** mit autoimmunologischen Begleitphänomenen wie gemischter Kryoglobulinämie, Sjögren-Syndrom oder membranoproliferativer Glomerulonephritis sind häufig. In > 70 % entwickelt sich eine chronische Hepatitis, teils mit Leberzirrhose (30 % nach 20–30 Jahren) und HCC (1 bis 3 %). ↑↑ Risiko bei Begleitfaktoren wie Alkoholabusus, ↑ Alter oder Koinfektion mit Hepatitis B oder HIV. Fulminante Verläufe sind selten.

Diagnostik

Nachweis von **Anti-HCV-Antikörpern** und **HCV-RNA** mittels PCR sichern die Diagnose. Dabei sollte auch die HCV-Genotyp-Bestimmung erfolgen. Genotypen 2 und 3 haben eine gute, Genotypen 1, 4, 5 und 6 eine schlechtere Prognose. Anti-HCV-positive Patienten sind potenziell kontagiös, die Antikörper kommen aber auch bei alkoholischer Leberzirrhose und PBC vor (Ursache unklar) → im Zweifel HCV-RNA-Bestimmung!

Therapie

Keine Isolation notwendig. Wegen des ↑↑ Risikos der Chronifizierung wird innerhalb von 4 Monaten über 24 Wochen mit Interferon-α therapiert. Dies verhindert den chronischen Verlauf in > 85 %. Eine Schutzimpfung existiert nicht. Prophylaktisch wird gegen HAV und HBV geimpft (bei Superinfektion in bis zu 40 % akutes Leberversagen!).

Bei **chronischer Hepatitis C:** pegyliertes Interferon (Pegasys®, PegIntron®) 1× wöchentlich s. c. in Kombination mit Ribavirin (z. B. Copegus®, Rebetol®) p. o. 1×/Tag für 24 (Genotypen 2 und 3, in 75 % erfolgreich) bzw. 48 Wochen (Genotyp 1 und andere, bei Typ 1b in 50 % erfolgreich). Für Therapieerfolg sprechen sich normalisierende Transaminasen und das Verschwinden von HCV-RNA im Blut. Nach Therapie und normalen Transaminasen erfolgt alle 6–12 Monate eine Laborkontrolle.

Hepatitis D

HDV wird parenteral, sexuell und perinatal übertragen und nur bei zusätzlicher HBV-Infektion klinisch apparent. Die **Inkubationszeit** beträgt bei einer Simultaninfektion mit HBV 4–8 Wochen, bei Superinfektion (erst HBV, dann HDV) 7–26 Wochen. In 2 % kommt es zu einem akut fulminanten, in 90 % zu einem chronischen Verlauf. Endemiegebiete sind Mittelmeerraum, Mittlerer Osten, Rumänien und Südamerika.

Diagnostik

Nachweis von **Anti-HDV-IgM** und **Anti-HBc-IgM** oder **HBs-Antigen.** Persistierende Anti-HDV-Titer von > 1 : 5.000 weisen auf einen chronischen Verlauf hin.

Therapie

Interferonbehandlung über ein Jahr (geringe Erfolgsrate). Lamivudin und Ribavirin zeigen keine Wirkung. Zurzeit wird die Kombination von pegyliertem Interferon mit Adefovir überprüft.

Hepatitis E

HEV ist in Asien und Afrika endemisch und wird fäkal oral (meist über Trinkwasser) übertragen. Die Infektiosität ist gering, die **Inkubationszeit** beträgt 3–6 Wochen. Betroffene haben eine leichte Hepatitis. Fulminante Verläufe treten unklarerweise vor allem bei schwangeren Frauen im letzten Trimenon auf (Letalität bis 20 %). Chronische Verläufe sind nicht beschrieben.

Die **Diagnose** wird bei akuter Hepatitis mittels Nachweis von IgM-Antikörpern gegen HEV gesichert. IgG-Antikörper persistieren lebenslang und zeigen eine Immunität an. Eine spezifische **Thera-**

pie existiert nicht. Bei fulminantem Verlauf Leber-TX.

> **MERKE**
> Erkrankung und Tod an Hepatitiden A, B, C, D und E sind laut Bundesseuchengesetz namentlich meldepflichtig!

Pharma-Info

Behandlung der viralen Hepatitiden

Interferon (IFN)
Glykoproteine der Klassen α, β (beides Typ I) und γ (Typ II) mit:
- **antiviraler Wirkung** durch Induktion des Enzyms 2,5-Oligoadenyl-Synthetase
- **Immunmodulation** durch Induktion der Expression von Oberflächenantigenen (Histokompatibilitätsantigene der Klassen I und II sowie Fc-Rezeptoren); zusätzlich Aktivierung der Zytokinsynthese (Interleukin-1 und -2, Tumornekrosefaktor), dadurch Stimulierung von Makrophagen, Killerzellen und zytotoxischen T-Zellen, die Viren eliminieren können
- **antiproliferativer Wirkung** durch Herunterregulieren von Protoonkogenen

Durch Verbindung des Interferonmoleküls mit einer Polyethylenglykol-Kette (PEG-IFN) wird der Abbau verlangsamt und der Wirkspiegel gleichmäßig hoch gehalten → bessere Wirksamkeit, eine Injektion/Woche ausreichend.
- **UAW:** grippeähnliche Symptome, Abgeschlagenheit, Appetitlosigkeit, ↓ Gewicht, Schlafstörungen, Haarausfall, Diarrhö, Knochenmarkdepression, Infektionen (HWI, Bronchitis, Sinusitis), Depression, Reizbarkeit
- **KI:** Autoimmunhepatitis, chronischer Alkohol- oder Drogenabusus (Complianceprobleme), Autoimmunerkrankungen (z. B. Thyreoiditis), psychiatrische Erkrankungen (bei Depression evtl. Kombination mit Serotonin-Wiederaufnahme-Hemmern), Schwangerschaft, Stillzeit, hämorrhagische Diathese; bei dekompensierter Leberzirrhose weitere Verschlechterung der Leberfunktion durch IFN-Therapie möglich

Nukleosidanaloga
- **Ribavirin** (z. B. Copegus®, Rebetol®) → Therapie der chronischen Hepatitis C mit 40 % Heilungsraten; cave: Niereninsuffizienz → ab Kreatinin-Wert > 2,0 mg/dl kontraindiziert.
- **Lamivudin** (Epivir®, Zeffix®) → Therapie der chronischen Hepatitis B; hemmt Polymerase und führt nach kompetitivem Einbau in die Hepatitis-DNA zu einem Kettenabbruch der DNA; im Gegensatz zu IFN auch bei dekompensierter Leberzirrhose und Schwangerschaft einsetzbar; resistente Mutationen sind bekannt

Nukleotidanaloga
- **Adefovir** (Hepsera®) → Abbruch der DNA-Synthese; Einsatz bei Lamivudin-resistenter HBV

[MP, CD]

Autoimmunhepatitis (AIH)

20 % der chronischen Hepatitiden werden durch AIH verursacht. Sie gehört mit primär biliärer Zirrhose (PBC) und primär sklerosierender Cholangitis (PSC) zu den **autoimmunen Lebererkrankungen.** Zwischenformen (PBC mit positiven AMA-Titern und AIH bzw. PSC + AIH) kommen in 20 % als „Overlap-Syndrome" vor.

Die AIH zeichnet sich durch T-Zell-vermittelte Entzündungsvorgänge mit Plasmazellinfiltraten und Fibrosierung sowie humoral vermittelte autoimmune Begleitphänomene aus. Die **Prävalenz** beträgt 1/10.000 mit zwei Altersgipfeln (10.–30. und 40. bis 50. Lj.). In 65 % sind die Patienten HLA-B8-, -DR3- und -DR4-positiv. Neben dieser genetischen Disposition findet sich eine Bevorzugung des weiblichen Geschlechts.

Klinik
Asymptomatische, aber auch **fulminante Verläufe** kommen vor. Typisch ist eine frühzeitig ↓ Leberfunktion mit Ikterus, ↓ Gewicht, Übelkeit, Amenorrhö, Hepatosplenomegalie, Arthralgien und Fieber. Im Verlauf kommt es undulierend zu Spontanremissionen und akuten Hepatitisschüben. Neben den Overlap-Syndromen bestehen gleichzeitig extrahepatische Autoimmunerkrankungen wie Colitis ulcerosa, Sjögren-Syndrom, Vitiligo, Autoimmunthyreoiditis, Kryoglobulinämie, hämolytische Anämie mit positivem Coombs-Test oder Polyserositis.

Diagnostik
Ausschlussdiagnose, die letztlich erst durch das Ansprechen auf die immunsuppressive Therapie zu beweisen ist! Neben ↑ Transaminasen, ↓ Albumin, ↓ Quick, negativer Hepatitisvirus-Serologie und Hypergammaglobulinämie (IgG) in der Elektrophorese erleichtern folgende Kriterien die Diagnostik:
- **Hauptkriterien**
  - Hypergammaglobulinämie mit vorwiegend ↑ IgG
  - Nachweis von Autoantikörpern (ANA, SLA/LP, SMA oder LKM)
  - typische Histologie (➤ Tab. 6.20)
  - negative Virusserologie
- **Nebenkriterien**
  - weibliches Geschlecht
  - Anamnese autoimmuner Begleiterkrankungen
  - Familienanamnese autoimmuner Erkrankungen

– Nachweis von HLA-B8, -DR3 oder -DR4
– unauffälliger ERCP-Befund

Bei Erfüllung von 4 Hauptkriterien gilt die Diagnose der AIH als gesichert, bei 3 Hauptkriterien als wahrscheinlich.

Anhand der Antikörper lassen sich **Typ 1** und **Typ 2** unterscheiden. Typ 1 ist die häufigste Form mit ANA und Anti-SMA oder Anti-SLA/LP. Typ 2 betrifft fast ausschließlich junge Frauen und zeigt Anti-LKM.

Therapie und Prognose

Immunsuppressive Therapie über mindestens 3–4 Jahre mit **Azathioprin und Prednisolon**. Auch Ciclosporin A und Mycophenolat werden eingesetzt, bei Overlap-Syndrom zusätzlich Ursodeoxycholsäure. **Ziel** ist die Normalisierung von Transaminasen und Immunglobulinen. Nach drei Monaten sollten die Transaminasen auf weniger als das Doppelte der Norm abfallen, sonst muss die Diagnose überprüft werden. Das Ansprechen auf die Therapie beweist nachträglich die richtige Diagnose. Nach Ausschleichen muss im Rezidivfall dauerhaft immunsupprimiert werden. Bei Therapieversagen Leber-TX.

MERKE
Unter Interferontherapie, die aufgrund der Fehldiagnose einer chronischen Virushepatitis begonnen wird, kommt es zur massiven Verschlechterung einer AIH!

Ohne Therapie schreitet die Erkrankung fort und hat eine hohe Mortalität. Bei immunsuppressiver Therapie beträgt die 10-JÜR > 90 %. Die 5-JÜR nach Leber-TX liegt bei 80–90 %. In > 40 % wird jedoch eine Rekurrenz der AIH in der transplantierten Leber beobachtet.

6.8.6 Toxisch bedingte Leberschäden

Alkoholbedingte Lebererkrankung

Chronischer Alkoholabusus ist in Mitteleuropa, Nord- und Mittelamerika die häufigste Ursache von Leberschäden mit den drei Stadien:
- **Fettleber (Steatosis hepatis)**
- **alkoholischer Steatohepatitis (ASH)**
- **mikronoduläre Leberzirrhose**

Fettleber und ASH sind potenziell reversibel. Die toxische Grenze des Alkoholkonsums beträgt bei Männern 60 g/Tag, bei Frauen 20 g/Tag. In 0,3 l Bier sind 15 g, in 0,2 l Wein 20 g Alkohol enthalten.

Die schädigende Wirkung des Alkohols ist auf die ↑ Stoffwechselprodukte zurückzuführen:
- **Alkoholdehydrogenase:** ↓ Fettsäureoxidation und ↑ NADH/H$^+$ mit ↑ Triacylglyzerinsynthese → Fettleber
- **Acetaldehyd:** ↑ Zytokinproduktion mit ↑ Produktion von extrazellulärer Matrix, ↑ reaktive Sauerstoffspezies mit Lipidoxidation → fibrotischer Umbau des Lebergewebes

Klinik

Bei der alkoholischen **Fettleber** finden sich Oberbauchbeschwerden und eine druckschmerzhaft vergrößerte Leber. Bei **ASH**: akute Exazerbation mit Appetitlosigkeit, Oberbauchbeschwerden, Erbrechen, ↓ Gewicht, Leberhautzeichen, Ikterus (in 50 %), Fieber und Splenomegalie. Weitere Komplikationen sind Aszites, Durchfälle, Begleitpankreatitis sowie das hepatorenale Syndrom. Infolge Vitamin-B$_1$-Mangels kommt es selten zur lebensbedrohlichen Wernicke-Enzephalopathie (Augenmuskelparesen, Ataxie, Halluzinationen, Erregungszustände, aber auch Apathie).

Histologie

Zunächst entsteht eine (rückbildungsfähige) Leberzellverfettung mit Proliferation des endoplasmatischen Retikulums. Bei fortgesetztem Alkoholabusus folgt die **„Maschendrahtfibrose"** mit entzündlicher Infiltration und ↑ Fibrosierung von der Zentralvene bis zum Periportalfeld. In den Hepatozyten finden sich hyaline **Mallory-Körperchen.** Über die Leberfibrose entsteht dann das Vollbild der kleinknotigen Leberzirrhose mit frühzeitiger Entwicklung einer portalen Hypertension.

Diagnostik

Diese umfasst:
- Anamnese, Klinik, **Sonografie** (Leber vergrößert und echoverdichtet)
- **Labor:** ↑ γGT; ↑ AP, evtl. ↑ Transaminasen (De-Ritis-Quotient > 1, also GOT > GPT), Hyperbilirubinämie, ↓ Serum-Albumin, ↓ Quick, Makrozytose (MCV > 95 fl, aufgrund von Mangelernährung wie Folsäuremangel), Leukozytose; in

der Elektrophorese ↑ γ-Globuline und vor allem ↑ IgA; ↑ CDT (Carbohydrate-deficient Transferrin): bei Alkoholkonsum > 50–80 g/d >7 Tage.
- evtl. **Leberhistologie**

Therapie und Prognose
Alkoholabstinenz! Meiden hepatotoxischer Medikamente!

Hochkalorische (2.500 kcal/Tag) parenterale Ernährung unter adäquater Flüssigkeits-, Elektrolyt- und Vitaminzufuhr. V. a. Vitamin B_1 (Thiamin → Wernicke-Enzephalopathie!) und Folsäure müssen ergänzt werden.

Die **Krankenhausletalität** der alkoholischen Fettleberhepatitis beträgt 30 %. Die weitere Prognose hängt von der Fortsetzung des Alkoholmissbrauchs ab: Ausheilung bei strenger Alkoholkarenz vs. Leberzirrhose bei fortgesetztem Alkoholismus mit den lebensbedrohlichen Komplikationen Leberkoma, GI-Blutungen, hepatorenalem Syndrom und Infektionen.

Sonderfall Zieve-Syndrom

Alkoholtoxischer Leberschaden mit der **Trias** Hepatitis, milde hämolytische Anämie und Hyperlipidämie. Die Patienten sind aufgrund der hepatischen Cholestase und der Hämolyse ikterisch und haben oft rechtsseitige Oberbauchschmerzen. **Labor:** ↑ Transaminasen, ↑ Cholestaseparameter, ↑ LDH, ↑ Retikulozyten. Das Serum ist aufgrund ↑↑ Triglyzeride milchig. Im Knochenmark finden sich Schaumzellen. Unter strikter Alkoholkarenz verschwinden die Symptome innerhalb von 4 Wochen. Eine spezifische Therapie existiert nicht.

Medikamentöse Leberschäden und Intoxikationen

Bei allen Leberfunktionsstörungen ist an eine mögliche Medikamententoxizität zu denken!
- **Obligate Hepatotoxine** führen dosisabhängig und reproduzierbar über einen direkten zytotoxischen Effekt mit Nekrose zu einer Leberschädigung (z. B. Paracetamol, Tetrazykline, Methotrexat).
- **Fakultative Hepatotoxine** (z. B. Halothan, Chlorpromazin, Antikonzeptiva, Anabolika) führen dosisunabhängig bei nur einem kleinen Prozentsatz der Exponierten zu Leberschäden (Idiosynkrasie) durch toxische Metaboliten und eine immunvermittelte Zellschädigung.

Paracetamol wirkt ab 5 g hepatotoxisch (fatale Verläufe ab 20 g, Einnahme teils in suizidaler Absicht!). Es wird nach Metabolisierung glutathiongebunden im Urin ausgeschieden. Übersteigt die eingenommene Dosis die vorhandene Glutathion-Kapazität, kommt es durch toxische Metaboliten zu einer akuten Leberzellnekrose.

Klinik
Man unterscheidet **drei Verlaufsformen** (➤ Tab. 6.22). Von einem klinisch signifikanten Schaden wird ausgegangen bei ↑ GPT (ALT) > 3fach der Norm, ↑ AP > 2fach der Norm oder ↑ Bilirubin > 2fach der Norm (assoziiert mit ↑ AP oder ↑ GPT).

Bei der **zytotoxischen (hepatitischen) Verlaufsform** steht die ↑ GPT (ALT) mit einhergehender Fettleber und akuter oder selten fulminanter Hepatitis im Vordergrund. Übelkeit, Inappetenz, Oberbauchbeschwerden und Fatigue kommen vor. Bei fulminanten Verläufen (Paracetamol, Halothan, Isoniazid) kann sich das ganze klinische Spektrum des akuten Leberversagens mit rapidem Anstieg der Transaminasen, Ikterus, Hypoglykämie und metabolischer Azidose präsentieren. Im Rahmen der Paracetamolvergiftung wird der Gipfel der Leberzellschädigung an Tag 2–4 erreicht.

Tab. 6.22 Typische Verlaufsformen medikamenteninduzierter Lebertoxizität.

Zytotoxische Verlaufsform (GPT-Erhöhung)	Mischtyp (GPT- und AP-Erhöhung)	Cholestatische Verlaufsform (GOT-, AP-, Bilirubin-Erhöhung)
• Allopurinol • Baclofen • Halothan • INH • Ketoconazol • MTX • NSAR • Omeprazol • Paracetamol • Valproinsäure • Statine • Tetrazyklin • antiretrovirale Substanzen	• ACE-Hemmer • Amitriptylin • Azathioprin • Carbamazepin • Phenobarbital • Phenytoin • Sulfonamide • Cotrimoxazol • Verapamil	• Amoxicillin/Clavulansäure • anabole Glukokortikoide • Chlorpromazin • Clopidogrel • Phenothiazin • trizyklische Antidepressiva

Bei vorherrschender **intrahepatischer Cholestase** (AP und Bilirubin ↑) findet sich ein Ikterus mit Juckreiz sowie evtl. Fieber und Schmerzen im rechten Oberbauch.

Diagnostik
Sorgfältige **Medikamentenanamnese** unter Einschluss möglicher Nahrungsergänzungsstoffe und frei verkäuflicher Arzneien! Klinik, Leberhistologie (vor allem zum Ausschluss anderer Lebererkrankungen, ➤ Tab. 6.20).

Therapie und Prognose
Bei **Paracetamolvergiftung:** Antidottherapie mit N-Acetylcystein (Fluimucil) i. v. möglichst innerhalb 8 h nach Vergiftung. Die Prognose ist – sofern die Phase des akuten Leberversagens überlebt wird – gut und der Leberschaden heilt vollständig aus.

Immer gilt: Absetzen des möglicherweise auslösenden Medikaments! Wenn mehrere Medikamente oder andere Noxen (Ethanol, gewerbliche Substanzen) als Auslöser infrage kommen, muss zusätzlich eine sichere (stationäre) Alkoholkarenz und evtl. ein Arbeitsplatzwechsel angestrebt werden.

Knollenblätterpilzvergiftung

Die Giftstoffe α-**Amanitin** und **Phallotoxine** in Knollenblätterpilzen sind kochfest. Wenige Gramm eines frischen Pilzes können tödlich sein. Nach 6–24 Stunden Latenz kommt es zu kolikartigen Bauchschmerzen und Diarrhö, dann zu einer akuten Leberzellnekrose mit Transaminasenanstieg, Ikterus sowie akutem Leber- und Nierenversagen. Weitere Komplikationen sind Blutungen und Coma hepaticum (➤ 6.8.8) im Rahmen des Leberversagens.

Die **Diagnose** wird durch die Anamnese sowie den Zeitungspapier-Test vermutet (verdächtiges Pilzstück fest auf Zeitungspapier drücken, 6 ml 20-prozentige Salzsäure zugeben → positiv bei Blauverfärbung) und durch Nachweis des Toxins erhärtet. Die intensivmedizinische **Therapie** umfasst die Giftelimination sowie eine i. v. Antidottherapie mit Silymarin (Legalon SIL®) und die hoch dosierte Gabe von Penicillin. Beides hemmt die Aufnahme von α-Amanitin in die Leberzelle.

6.8.7 Cholestatische Lebererkrankungen

Primär biliäre Zirrhose (PBC)

Die PBC ist eine chronische nichteitrige, destruierende Cholangitis vorwiegend der kleinen intrahepatischen Gallenwege mit Übergang in eine biliäre Zirrhose. In 90 % sind Frauen > 40. Lj. betroffen. **Häufige Assoziation** zu anderen Autoimmunerkrankungen wie Sjögren-Syndrom (70 %), Sklerodermie, CREST-Syndrom, systemischem Lupus erythematodes, Polymyositis, rheumatoider Arthritis (40 %) oder Autoimmunthyreoiditis (20 %). Die **Prävalenz** beträgt 40–80/100.000 Einwohner, die **Inzidenz** 5/100.000/J.

Klinik
Lange asymptomatisch mit Zufallsbefund eines ↑ γGT, dann jahrelanger Pruritus mit einsetzendem Ikterus, Fatigue und xanthomatösen Ablagerungen (Ellenbogen, Handlinien, Handinnenflächen, Achillessehne, Ober- und Unterlider). Melanin-Einlagerungen führen bei unbekannter Pathogenese zu einer Dunkelverfärbung der Haut. Weitere **Komplikationen** sind Steatorrhö, Vitaminmangel für fettlösliche Vitamine, Osteoporose und Gallensteine. Im Spätstadium der Erkrankung finden sich die typischen Zeichen der Leberzirrhose.

Diagnostik
Erster Hinweis ist ein ↑ γGT bei sonografisch unauffälligen intra- und extrahepatischen Gallenwegen (DD Gallensteine). Spezifisch ist der serologische **AMA-Nachweis** (Anti-M2-Antikörper, in 95 %). Antikörper gegen Gallengänge lassen sich in 75 % nachweisen. Zudem finden sich im Verlauf eine ↑ AP, ↑ GOT (AST), ↑ Bilirubin (Spätstadium), Hypercholesterinämie und ↑ IgM (↑ γ-Globulin-Fraktion in der Serum-Elektrophorese). Die ERCP ist unauffällig. Die im Zweifelsfall – z. B. bei negativen AMAs – durchgeführte **Leberbiopsie** zeigt 4 histologische Stadien:
- **Stadium I:** fokale entzündliche Infiltrate mit Lymphozyten, Monozyten und epitheloidartigen Granulomen im Bereich der kleinen Gallengänge der Portalfelder
- **Stadium II:** Gallengangsproliferation mit Pseudogallengängen

- **Stadium III:** zusätzlich perilobuläre Fibrose, Mottenfraßnekrosen und Untergang kleiner Gallengänge
- **Stadium IV:** manifeste biliäre Zirrhose (kleinknotig), die sich makroskopisch als dunkelgrüne Leber darstellt

Therapie und Prognose

Ursodeoxycholsäure (lebenslang!) steigert die biliäre Ausscheidung von Gallensäuren. **Budesonid, Methotrexat** und **Colchicin** werden zusätzlich eingesetzt. Übergangsformen zwischen PBC und autoimmuner Hepatitis profitieren von der **additiven Immunsuppression** mit Glukokortikoiden und Azathioprin. Gegen den **Juckreiz** kommen Colestyramin und fettlösliche Vitamine i. m. zum Einsatz, alternativ Naltrexon oder Metronidazol bzw. Rifampicin als Enzyminduktoren des Gallensäurenabbaus. Ein Nichtansprechen auf die Therapie oder ein Krankheitsrezidiv sind verdächtig auf ein Overlap-Syndrom (➤ 6.8.5).

Im **Spätstadium** (Serum-Bilirubin > 6 mg/dl) ist eine Leber-TX als einzig kurative Therapieoption indiziert.

Der beste prognostische Parameter ist die Serum-Bilirubinkonzentration. Bei normalen Werten beträgt die mittlere Überlebenszeit 12 Jahre, bei Werten zwischen 1–6 mg/dl bis 6 Jahre und über 6 mg/dl 2 Jahre. In 5 % entwickelt sich ein HCC. Die 10-JÜR nach Leber-TX liegt bei 70–90 % mit einem Wiederauftreten der Erkrankung in 20 %.

Primär sklerosierende Cholangitis (PSC)

Chronisch entzündliche und fibrosierende Destruktion der intra- und extrahepatischen Gallenwege mit Cholestase und Leberzirrhose. Vermutlich **autoimmune Genese. Prävalenz** 5–10 pro 100.000; m : w = 3 : 1. Das Hauptmanifestationsalter liegt bei 25 bis 45 Jahren. ↑ Prävalenz bei Menschen mit HLA-B8 und HLA-DR3.

Klinik

Anfangs häufig symptomlos mit ↑ AP und ↑ γGT, **später** Müdigkeit, Ikterus und Juckreiz. Es kommt zu kompletten Gallenwegsverschlüssen mit biliärer Zirrhose und chronischem Leberversagen. Häufige **Komplikation** sind bakterielle Cholangitiden. In 70–90 % ist die PSC mit Colitis ulcerosa, seltener mit Morbus Crohn assoziiert. Umgekehrt haben 5–10 % aller Colitis-Patienten eine PSC.

Diagnostik

↑ AP und ↑ γGT, später ↑ Bilirubin und Hypercholesterinämie, bei negativen AMAs. IgM ist in 50 %, Autoantikörper gegen antineutrophile zytoplasmatische Antikörper (**p-ANCA**) in 85 % unspezifisch erhöht. Die **ERCP** als Goldstandard zeigt ein charakteristisches „Perlenschnur"-Bild mit irregulären, 0,5–2 cm langen Strikturen und divertikelartigen Erweiterungen der intra- und evtl. auch extrahepatischen Gallenwege (➤ Abb. 6.38). Auch die nichtinvasive **MRCP** zeigt diese Veränderungen mit einer Sensitivität von 90 %.

Bei Patienten mit Colitis ulcerosa und ↑ AP liegt in 90 % eine PSC vor, sodass hier eine ERCP indiziert ist. **Histologisch** findet sich ein periportales, entzündliches Ödem mit zwiebelschalenartiger Fibrose um die Gallengänge und narbiger Zerstörung derselben. Es bilden sich Mottenfraßnekrosen und Bindegewebssepten mit zirrhotischem Umbau der Leber.

> **MERKE**
> - primär biliäre Zirrhose: AMA ↑ (Anti-M2-Antikörper)
> - primär sklerosierende **C**holangitis: p-AN**C**A ↑

Therapie und Prognose

Immunsupressiva (z. B. Methotrexat, Ciclosporin A, Azathioprin) zeigen keine Wirkung. Die Behandlung

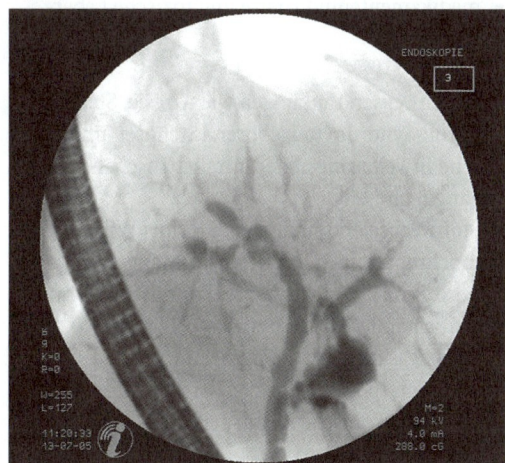

Abb. 6.38 ERCP-Befund bei PSC. Kaliberschwankungen und Stenosierungen der intrahepatischen Gallenwege. [M181]

ist primär symptomatisch mit Linderung von Ikterus und Juckreiz durch **Ursodeoxycholsäure** 20 mg/kg/d und **Naltrexon**. Bei hochgradigen Gallengangsstenosen erfolgt eine **endoskopische Ballondilatation ± Stenting** mit begleitender Antibiose zur Verhütung einer bakteriellen Superinfektion der veränderten Gallengänge. Ultima Ratio ist die **Leber-TX** (5-JÜR 75–85 % mit 20 % Wiederauftreten der PSC).

Der alleinige intrahepatische Befall hat eine ausgezeichnete Langzeitprognose, während die mittlere Überlebensdauer bei kombiniertem Befall der intra- und extrahepatischen Gallenwege nur 4–10 Jahre beträgt. Das Risiko zur Entwicklung eines **cholangiozellulären Karzinoms** beträgt bis 30 %, v. a. bei begleitender Leberzirrhose und Colitis ulcerosa. Auch das Risiko eines kolorektalen Karzinoms ist erhöht.

6.8.8 Leberzirrhose und ihre Komplikationen

Die Leberzirrhose ist das **irreversible Endstadium** der fibrösen Vernarbung mit Zerstörung der Läppchen- und Gefäßstruktur, entzündlicher Fibrose, Ausbildung bindegewebiger Septen und Regeneratknotenbildung. In Industrieländern sind **Alkoholabusus** (50 %) und **chronische Virushepatitis** (20 bis 25 %, v. a. HCV) die häufigsten Ursachen. In Afrika und Asien ist die chronische Virushepatitis mit 90 % führend. **Seltenere Ursachen** sind:
- Autoimmunhepatitis
- medikamenteninduzierte und toxische Leberschäden
- PBC
- Gallenwegserkrankungen wie Atresie, Stenose, Caroli-Syndrom (angeborene Stenosen und zystische Erweiterungen der intrahepatischen Gallengänge) und PSC
- Stoffwechselerkrankungen: Morbus Wilson, Hämochromatose, $α_1$-Antitrypsin-Mangel, Glykogenose Typ IV, Galaktosämie, Fruktoseintoleranz, Tyrosinämie, Mukoviszidose
- kardiovaskuläre Erkrankungen wie Budd-Chiari-Syndrom (posthepatischer Verschluss der Lebervenen), chronische Rechtsherzinsuffizienz, Pericarditis constrictiva
- sehr selten: Schistosomiasis, Leberegel; jejunoilealer Bypass

Die **alkoholische Zirrhose** entsteht über die Zwischenstadien Fettleber und Fettleberhepatitis. Endstadium ist die kleinknotige Leberzirrhose (Knoten kleiner als 3 mm). Die meisten anderen Ursachen der Leberzirrhose führen zu makronodulären oder gemischtknotigen Regeneraten (von 3–30 mm Größe). Allerdings erlaubt die **Zirrhosemorphologie** keinen sicheren Rückschluss auf die Ätiologie. Der Lobus caudatus der Leber ist bei gleichzeitiger Schrumpfung des rechten Leberlappens oft relativ vergrößert.

Klinik
Hepatozelluläre Funktionsstörung und Pfortaderhochdruck sind die wesentlichen Konsequenzen. Durch die **Funktionsstörung** kommt es zu ↓ Leistung, ↓ Gewicht, Ikterus, Leberhautzeichen, Gynäkomastie, Hodenatrophie, Menstruations- bzw. Potenzstörungen, Foetor hepaticus, onkotischen Ödemen als Folge der Hypalbuminämie und Zeichen der hepatischen Enzephalopathie. ↑ HCC-Risiko. Die **portale Hypertension** führt zu Druckgefühl im Oberbauch, Aszites (dann evtl. auch ↑ Gewicht), spontaner bakterieller Peritonitis, hepatorenalem Syndrom, Splenomegalie (evtl. Hypersplenismus mit Thrombozytopenie), Caput medusae und Ösophagusvarizenblutung. Die Leber ist palpatorisch derb vergrößert, später – bei zunehmender zirrhotischer Schrumpfung – klein.

Diagnostik
- **Labor:** ↓ Cholinesterase, ↓ Gerinnungsfaktoren, ↓ Quick, ↓ Albumin. Erhöht sind GOT, GPT, γGT, Bilirubin und evtl. NH_3. Durch ↓ Harnstoffsynthese kommt es zur metabolischen Alkalose. Die weitere Labordiagnostik umfasst immunologische und virologische Parameter sowie Kupfer, Eisen und $α_1$-Antitrypsin zum Ausschluss angeborener Stoffwechselerkrankungen.
- In der **Sonografie** ist das Echomuster inhomogen mit abgerundetem Leberrand und unregelmäßiger Leberoberfläche, teils lassen sich Aszites und Splenomegalie darstellen (➤ Abb. 6.39). Die intrahepatischen Portal- und Lebervenen sind rarefiziert.
- Mithilfe der **Duplexsonografie** kann der Pfortaderfluss bestimmt und eine Pfortaderthrombose nachgewiesen werden.
- Eine **Leberbiopsie,** idealerweise unter laparoskopischer Sicht, erfolgt nur bei uneindeutigen indirekten Kriterien für eine Zirrhose.

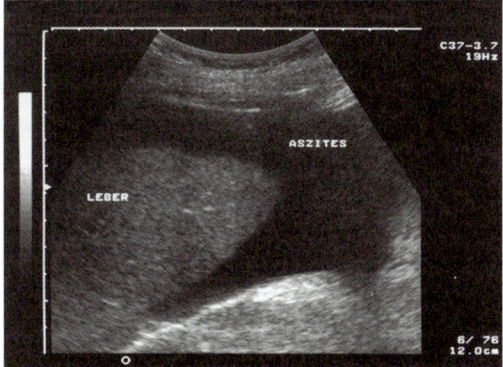

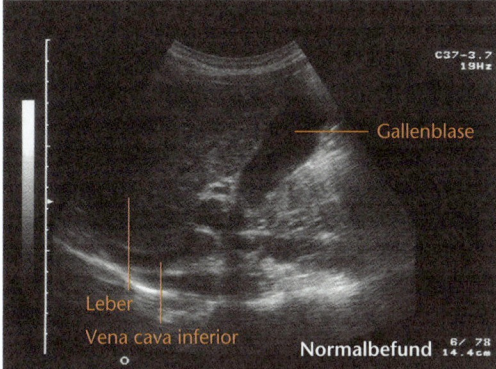

Abb. 6.39 Sonografischer Aspekt einer zirrhotischen und einer normalen Leber. [M181]

Tab. 6.23 Child-Pugh-Score zur Prognoseabschätzung bei Leberzirrhose.

	1 Punkt	2 Punkte	3 Punkte
Albumin in g/l	> 35	28–35	< 28
Aszites	fehlend	gering	ausgeprägt
Bilirubin in mg/dl (μmol/l)	< 2 (≤ 34)	2–3 (34–51)	> 3 (≥ 51)
Quick-Wert	> 70	40–70	< 40
Enzephalopathie	keine	leicht	Präkoma, Koma

Ergebnis:
Child A: 5–6 Punkte, Child B: 7–9 Punkte, Child C: 10 bis 15 Punkte
Letalität nach einem Jahr bei Child A gering, bei Child B 20–40 %, bei Child C 40–60 %

Therapie und Prognose

Meiden von Alkohol und hepatotoxischen Medikamenten bei eiweiß- (1 g/kg täglich) und kalorienreicher (2.000–3.000 kcal täglich) Ernährung mit Substitution von Folsäure und fettlöslichen Vitaminen. Bei **dekompensierter Zirrhose** mit drohender hepatischer Enzephalopathie ist eine Eiweißreduktion angezeigt.

Eine **spezifische Therapie** erfolgt mit Immunsuppressiva bei AIH oder mit Virustatika bei chronischer Virushepatitis. Bei Hämochromatose vermindern wiederholte Aderlässe den Körpereisenbestand, bei Morbus Wilson wird Kupfer mithilfe des Chelatbildners D-Penicillamin eliminiert. Ultima Ratio: Leber-TX.

Zur prognostischen Einschätzung und stadiengerechten Therapie dient der **Child-Pugh-Score** (➤ Tab. 6.23). Wichtig sind die Aufklärung des Patienten über Komplikationen (Gerinnungsstörungen, Infekte → rechtzeitige Arztkonsultation!) und die Unterstützung zur Organisation einer Suchttherapie/Selbsthilfegruppen (Suizidgefahr bei mangelndem sozialem Umfeld!).

Aszites

50 % der Zirrhosepatienten entwickeln innerhalb von 10 Jahren Aszites mit ↑ Bauchumfang und Meteorismus. Nur 30–40 % dieser Patienten überleben die nächsten fünf Jahre. Zur Pathogenese ➤ Abb. 6.40.

Aszites lässt sich **klinisch** ab 500 ml, **sonografisch** ab 100 ml nachweisen, typischerweise im Morrison-Pouch zwischen Leber und rechter Niere. Auch im **CT** stellt sich Aszites eindeutig dar. Ätiologisch unklarer Aszites muss unter sonografischer Kontrolle punktiert und analysiert werden.

Massiver Aszites führt über einen Zwerchfellhochstand zur Behinderung der Atmung und zur Refluxösophagitis. Aufgrund des ↑ intraabdominellen Drucks entwickeln sich Nabel-, Leisten- und Zwerchfellhernien. Bei **Spannungsaszites** (gespannte Bauchhaut bei massivem Aszites) treten Schmerzen hinzu.

Therapie

Bei geringem Aszites (**Gewichtszunahme bis 3 kg**) genügen Kochsalz- und Flüssigkeitsrestriktion (3 bis 6 g/d bzw. 1 l/d) mit täglichem Wiegen und Flüssigkeitsbilanzierung. Bei > **3 kg Gewichtszunahme** werden zusätzlich Diuretika gegeben: Spironolacton 100–200–400 mg/d, evtl. kombiniert mit Furosemid 20–80–160 mg/d. Wegen der gleichzeitig bestehenden portalen Gastropathie wird die parenterale Applikation bevorzugt. Evtl. zusätzliche Gabe eines Thiaziddiuretikums.

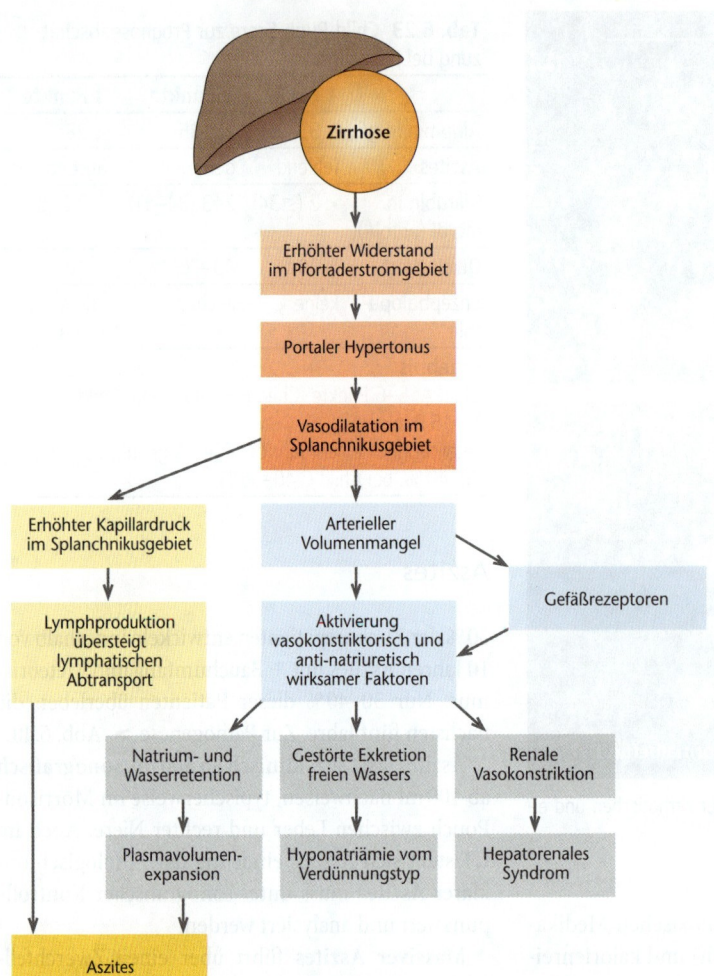

Abb. 6.40 Pathogenese von Aszites, Verdünnungshyponatriämie und hepatorenalem Syndrom bei Leberzirrhose. [L141]

Therapieziel: ↓ Gewicht von 1 kg/d bei Aszites mit peripheren Ödemen, bei alleinigem Aszites 0,5 kg/d. Eine **therapeutische Aszitespunktion** ist gerechtfertigt bei Spannungsaszites mit Bauchschmerzen und/oder erschwerter Atmung bzw. diuretikarefraktärem Aszites (400 mg/d Spironolacton + 160 mg/d Furosemid ohne ausreichende Aszitesmobilisierung bzw. Absetzen der Therapie wegen UAW, 10 % der Fälle). Um die Gefahr einer Organverletzung zu minimieren, wird am Monro-Punkt im Unterbauch punktiert. Er liegt im linken Abdomen auf der Verbindungslinie zwischen Nabel und Spina iliaca anterior superior im äußeren Drittel. 4–6 l/d können unter i. v. Infundierung von 6–8 g/l Albumin (alternativ Haemaccel® 3,5 % 150 ml/l Punktat) abgelassen werden. Zum Ausschluss einer spontanen bakteriellen Peritonitis kann eine **diagnostische Aszitespunktion** erfolgen.

MERKE
Zu raschvor Ausschwemmen kann eine hepatische Enzephalopathie bis hin zum Leberkoma verschlechtern sowie zu Elektrolytstörungen (z. B. Hyponatriämie und Hypokaliämie) und hepatorenalem Syndrom führen.

Die Natriumausscheidung im 24-h-Urin wird 2×/Woche kontrolliert. Bei Rückgang < 10 mmol/l droht ein hepatorenales Syndrom. Ebenso werden die Elektrolyte im Serum 2×/Woche kontrolliert.
Alternativen sind:
- Anlage eines **peritoneovenösen Shunts** nach Le-Veen oder Denver zwischen Peritonealhöhle und

V. cava superior; Komplikationen: Infektion (25 %), Verschluss des Shunts (30 %), Gerinnungsstörungen mit Hyperfibrinolyse oder DIC
- **TIPS** (transjugulärer intrahepatischer portosystemischer Shunt): radiologisch platzierter Stent zwischen Lebervenen und Pfortaderästen; in Kombination mit Diuretika Beseitigung des Aszites bei zwei Dritteln der Patienten; Komplikation: Stentverschluss, Auftreten bzw. Verschlechterung einer hepatischen Enzephalopathie

Spontane bakterielle Peritonitis

Im Rahmen eines Aszites bei Leberzirrhose kommt es in 10 % durch Darmwandpenetration von Darmbakterien ohne Hohlorganperforation zu einer bakteriellen Peritonitis. Auslösend sind meist gramnegative (*E. coli, Proteus* oder Klebsiellen), seltener – v. a. nach Aszitespunktion – grampositive Keime wie Staphylokokken oder Streptokokken. In 10 % werden Anaerobier nachgewiesen. **Klinisch** dominieren abdominelle Schmerzen, Fieber, ↓ Darmgeräusche und ↓ Nierenfunktion.

Diagnostisch entscheidend sind der Nachweis von neutrophilen Granulozyten (> 250/ml) und der mikrobiologische Nachweis von Bakterien im Aszitespunktat. **Therapie:** initial mit Cephalosporinen (z. B. Ceftriaxon i. v.) und einer zusätzlichen anaerobierwirksamen Substanz (z. B. Metronidazol i. v.), später nach Antibiogramm. Angesichts von 70 % Rezidiven/Jahr ist bei Risikopatienten eine prophylaktische Therapie mit einem Gyrasehemmer p. o. indiziert. Prognose: 1-JÜR 14 %.

Portale Hypertension und obere GI-Blutung

> 50 % der Leberzirrhosepatienten entwickelt aufgrund der portalen Hypertension **gastroösophageale Varizen,** 30 % davon erleiden eine GI-Blutung mit 30 % Letalität. Ohne Rezidivprophylaxe kommt es in ⅔ der Fälle im ersten Jahr zu einer Rezidivblutung. Die obere GI-Blutung ist meist auf Ösophagusvarizen, in je 20 % aber auch auf Magenfundusvarizen oder eine hypertensive Gastropathie zurückzuführen. **Weitere Blutungsquellen** sind Ulzera, erosive Gastritiden und ein Mallory-Weiss-Syndrom.

Diagnostik
Duplexsonografie zur Bestimmung von Fließrichtung und Flussgeschwindigkeit in der Pfortader. Eine **Gastroskopie** ist obligat zur Beurteilung von Ösophagusvarizen sowie von Fundusvarizen und portaler Gastropathie.

Therapie
Durch Vasokonstriktion im Splanchnikusgebiet senken nichtkardioselektive **Betablocker** (z. B. Propranolol) den Pfortaderdruck um 20–40 % und dienen der Primär- und Sekundärprophylaxe von Ösophagusvarizenblutungen. Isosorbitmononitrat und Spironolacton senken ebenfalls den portalen Druck. Bei akuter Blutung (➤ 6.7.5) kommen Terlipressin, Somatostatin oder Octreotid, Gummibandligatur, Sklerosierung der Varizenstränge, **Senkstaken-Blakemore-Sonde** (Doppelballonsonde) oder Linton-Nachlas-Sonde (Einballonsonde) zum Einsatz.

Der transjuguläre intrahepatische portosystemische Shunt (**TIPS**) ist ein Verfahren, bei dem unter radiologischer Kontrolle eine Verbindung zwischen hepatischen und portalen Venen geschaffen wird. Indikationen sind portale Hypertension, therapierefraktärer Aszites und hepatorenales Syndrom. Leberfunktion und hepatische Enzephalopathie können sich dadurch verschlechtern. KI: Bilirubin > 5 mg/dl, Enzephalopathie (> Stadium 1), Herzinsuffizienz.

Shunt-Operationen mit Anlage eines portokavalen, mesokavalen oder splenorenalen Shunts sind möglich. Komplikationen: hepatische Enzephalopathie, Verschlechterung der Leberfunktion, Operationsletalität 5–10 %. Eine kurative Therapie ist die **Leber-TX.**

Hepatische Enzephalopathie

Bei akutem Leberversagen, portosystemischem Shunt oder Dekompensation einer chronischen Lebererkrankung (bei 30–70 % der Leberzirrhotiker) kann dieses komplexe, potenziell reversible neuropsychiatrische Syndrom auftreten. Es ist auf eine Anreicherung von neurotoxischen Substanzen zurückzuführen, die aus dem Darm aufgenommen und normalerweise durch die intakte Leber eliminiert werden, v. a. Ammoniak, Mercaptan, Fettsäu-

ren und Gamma-Aminobuttersäure (GABA). **Auslöser** sind:
- GI-Blutungen: Abbau des eiweißreichen Bluts durch Darmbakterien mit Resorption von Aminosäuren als NH_3-Quelle
- Eiweißexzess („Steak mit Milch")
- Obstipation: ↑ enterale Resorption von Bakterienprodukten
- Infektion oder Sepsis
- Diuretika (z. B. bei Aszites) und Sedativa; großvolumige Aszitespunktion.

Klinik
➤ Abb. 6.41

GABA führt im ZNS zu einer Hyperpolarisation mit ↓ Erregbarkeit, die sich klinisch als Angstdämpfung, Sedierung und Schlaf äußert. Ammoniak wird im ZNS zu Glutamin abgebaut. Dieses reichert sich in den Gliazellen an und führt zu einer Zellschwellung. Bei raschem Entstehen – v. a. bei akutem Leberversagen – kann so ein Hirnödem mit Koma und Zeichen des ↑ Hirndrucks im Vordergrund stehen (Kopfschmerzen, Hypertonie, Erbrechen, Augenmuskellähmungen, Mydriasis mit erloschener Lichtreaktion).

Diagnostik
Typische neuropsychiatrische Klinik (➤ Abb. 6.41), Zeichen einer Leberinsuffizienz.

- **Labor:** Cholestasezeichen, ↓ Syntheseparameter, ↑ Ammoniak und Bilirubin; Bestimmung von Blutbild und Gerinnungsstatus bei GI-Blutung; Elektrolyte und Kreatinin bei Oligo- oder Anurie; Blutzucker, BGA und Laktat bei Koma und Schock
- **Sonografie:** Zeichen der Leberzirrhose/portalen Hypertension, evtl. maligne Leberinfiltration
- **EEG:** diffuse Hirnleistungsstörung

Wichtige DDs sind Hypoglykämie, subdurales Hämatom, Wernicke-Enzephalopathie, Drogen- oder Medikamentenintoxikation sowie Meningoenzephalitis.

Therapie
Beseitigung auslösender Faktoren (GI-Blutung, Infektionen, hepatotoxische Medikamente). Diuretika, Sedativa und Tranquilizer absetzen! Kalium-, Zink- und Thiamin-(Vitamin-B_1-)Mangel oder eine metabolische Azidose müssen ausgeglichen werden. Es erfolgt eine **Darmreinigung** mit Laktulose (s. u.): Neben der abführenden Wirkung verschiebt es den intestinalen pH mit ↓ Aktivität proteolytisch aktiver Bakterien. **Darmsterilisation** durch orale Gabe nichtresorbierbarer Antibiotika (z. B. Vancomycin). Das **Nahrungseiweiß** wird auf 1 g/kg KG reduziert, bei schweren Verläufen initial für 3 Tage auf 20–30 g Gesamteiweiß/Tag.

Die orale Zufuhr **verzweigtkettiger Aminosäuren** (Leucin, Isoleucin, Valin) hemmt den Proteinabbau und fördert eine positive Stickstoffbilanz. **l-Ornithin-l-Aspartat** (Hepa-Merz®) **i. v.** fördert den Ammoniakabbau und kann eine akute hepatische Enzephalopathie bessern. Kurzfristig kann die wiederholte Gabe des Benzodiazepinantagonisten Flumazenil hilfreich sein. Stressulkusprophylaxe mit PPIs. Ultima Ratio: **Leber-TX.**

Ein **Hirnödem** wird bei normaler Nierenfunktion mit Volumenentzug durch Mannit, bei ↓ Nierenfunktion durch Hämofiltration behandelt.

Hepatorenales Syndrom

Hämodynamisch bedingtes funktionelles Nierenversagen durch ätiologisch unklare renale Vasokonstriktion im Rahmen einer fortgeschrittenen Lebererkrankung. **Auslöser** sind eine zu rigorose Therapie eines Aszites durch Diuretika oder Punktion, eine spontane bakterielle Peritonitis bzw. Sepsis oder GI-Blutungen. Die Nierenfunktion normalisiert sich nach erfolgreicher Therapie des Leberversagens.

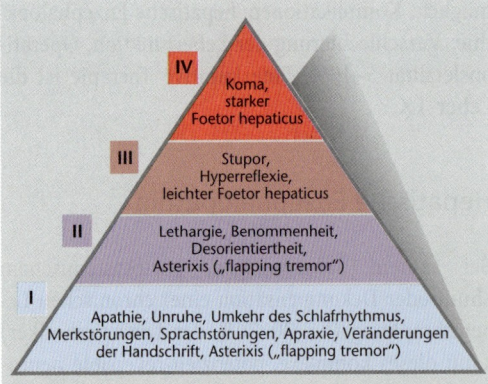

Abb. 6.41 Stadien der hepatischen Enzephalopathie. Im Anfangsstadium typisch ist die sog. konstruktive Apraxie, bei der die Nachzeichnung einfacher Diagramme nicht mehr gelingt. Flapping Tremor (Asterixis) bezeichnet ein grobschlägiges Zittern der Hände. Selten treten Parkinson-ähnliche Bilder oder Paraparesen auf. [L157]

Es gibt zwei Verlaufsformen. Bei der **akuten, schweren Form (Typ I)** kommt es innerhalb einer Woche zu einer Oligoanurie mit Kreatininwerten > 2,5 mg/d. Fast immer bestehen ein therapierefraktärer Aszites und eine arterielle Hypotonie bei ↓ Intravasalvolumen trotz Hypervolämie. Später folgt eine Urämie.

Bei der **schleichenden, chronischen Form (Typ II)** besteht eine stabile Einschränkung oder nur langsame Verschlechterung der Nierenfunktion.

Diagnostik
Alle der folgenden **Hauptkriterien** müssen zur Diagnose des hepatorenalen Syndroms erfüllt sein:
- ↓ GFR (Serum-Kreatinin > 1,5 mg/dl, Kreatinin-Clearance < 40 ml/min)
- kein Anhalt für hämodynamischen Schock, persistierende bakterielle Infektion, Dehydratation oder Therapie mit nephrotoxischen Substanzen
- keine Verbesserung der Nierenfunktion (Abfall des Serum-Kreatinins um 1,5 mg/dl oder ↑ Kreatinin-Clearance auf > 40 ml/min) nach Absetzen von Diuretika und Volumengabe
- Proteinurie < 500 mg/d
- unauffälliger Ultraschallbefund der Nieren (kein Harnstau, unauffälliges Nierenparenchym)

Zusatzkriterien sind:
- Urinvolumen < 500 ml/d
- Urin-Natrium < 10 mmol/l
- Urinosmolalität > Plasmaosmolalität
- Urin-Erythrozyten < 50 pro Gesichtsfeld
- Verdünnungshyponatriämie (Serum-Natrium < 130 mmol/l, Früh- und Warnsymptom!)

Wegen der erhaltenen Tubulusfunktion ist die Natriumrückresorption beim hepatorenalen Syndrom nicht gestört und die **Spontanurin-Natriumkonzentration** ist < 10 mmol/l. Beim akuten Nierenversagen anderer Genese beträgt sie dagegen > 40 mmol/l. **Differenzialdiagnostisch** muss ein akutes zirkulatorisches, medikamententoxisches oder septisches Nierenversagen ausgeschlossen werden.

Therapie und Prognose
Absetzen von Diuretika und NSAR. Beim Typ I müssen die Patienten häufig vorübergehend **dialysiert** werden. Durch die Gabe von Terlipressin oder Ornipressin wird versucht, die periphere und splanchnische Vasodilatation zu korrigieren, ohne dabei die intrarenale Vasokonstriktion zu verstärken.

Durch gleichzeitige Albuminsubstitution wird das intravasale Volumen angehoben. In Einzelfällen ist eine TIPS-Anlage erfolgreich. Ultima Ratio: Leber-TX.

MERKE
Prophylaxe des hepatorenalen Syndroms Wird ein Aszites behandelt, sind regelmäßig Natriumausscheidung und Serum-Kreatinin zu kontrollieren. Bei Absinken des Urin-Natriums oder Anstieg des Serum-Kreatinins müssen Diuretika vorübergehend abgesetzt werden.

Die **Letalität** des Typs I beträgt 80–90 %, das mediane Überleben ohne Therapie < 1 Monat. Die **Prognose** des Nierenversagens wird durch die Prognose der Lebererkrankung bestimmt.

Hepatopulmonales Syndrom

Durch ↑ intrapulmonales Shunt-Volumen ausgelöste Hypoxämie (PaO_2 < 70 mmHg, arterioalveoläre Sauerstoffdifferenz > 20 mmHg) bei Patienten mit schwerer akuter oder chronischer Hepatopathie ohne pulmonale oder kardiale Erkrankung. Zugrunde liegt eine generelle **pulmonale Vasodilatation** bei Unfähigkeit der Leber zur Entfernung vasodilatierender Substanzen – v. a. Stickoxid (NO) – aus dem Blut. Dem ↑ Blutfluss durch die Lungenkapillaren (↑ Lungenperfusion) steht eine unveränderte Lungenventilation gegenüber, sodass ein gestörtes Ventilations-Perfusions-Verhältnis bei funktionellem intrapulmonalem Shunt resultiert.

Klinik
Hyperventilation und **Dyspnoe** im Stehen, die sich im Liegen bessert (vgl. kardiale Dyspnoe: Dyspnoe bessert sich im Stehen!). Zeichen der Lebererkrankung.

Diagnostik
Eine **vergleichende BGA** im Liegen und im Stehen deckt einen Abfall des PaO_2 im Stehen und eine ↑ arterioalveoläre Sauerstoffdifferenz auf (AaO_2 > 20 mmHg in Raumluft). Die intrapulmonalen Shunts lassen sich durch ein thorakales oder transösophageales **Kontrastmittel-Echokardiogramm** (cave bei Ösophagusvarizen!) nachweisen: Nichtlungengängiges Echokontrastmittel lässt sich bei intrapulmonalen Shunts innerhalb von etwa 6 Herzschlä-

gen nach i. v. Injektion im linken Ventrikel nachweisen. Die **Lungenperfusionsszintigrafie** mit Nukliden, die eine gesunde Lunge nicht passieren, weist aufgrund der Shunts auch in extrapulmonalen Organen Radioaktivität nach.

Therapie
Symptomatisch durch **kontinuierliche Sauerstoffgabe**. Eine medikamentöse Therapie existiert nicht. Die **Leber-TX** ist die einzige kurative Therapie. Unbehandelt liegt die Mortalität in drei Jahren bei 40 %.

Leberzellkarzinom (HCC)

➤ 6.8.11

6.8.9 Stoffwechselkrankheiten der Leber

Bei den Stoffwechselerkrankungen der Leber handelt es sich um erbliche Störungen einzelner metabolischer Reaktionen, in deren Folge Schädigungen der Leber und/oder extrahepatischer Gewebe auftreten, z. B. **Hämochromatose** (häufigste angeborene Stoffwechselkrankheit der Leber mit Speicherung von Eisen in den Hepatozyten) und Kupferspeicherkrankheit (**Morbus Wilson**) (➤ 8.7, ➤ 8.8).

Familiäre Hyperbilirubinämiesyndrome

Bei den familiär vererbbaren Hyperbilirubinämien unterscheidet man unkonjugierte (↑ indirektes Bilirubin) und konjugierte Hyperbilirubinämien (↑ direktes Bilirubin).

Unkonjugierte Hyperbilirubinämie
Icterus intermittens juvenilis
Syn.: Morbus Meulengracht, Morbus Gilbert
Autosomal-dominant vererbte Störung der Bilirubinaufnahme in die Leberzelle sowie ↓ Konjugation von Bilirubin durch ↓ UDP-Glukuronyl-Transferase. 5 % der Bevölkerung sind (heterozygot) betroffen (m : w = 4 : 1). Manifestation um das 20. Lj. mit Kopfschmerzen, Müdigkeit oder depressiver Verstimmung. Durch Fasten, Stresssituationen, Infektionskrankheiten und Alkoholexzess können ikterische Krisen ausgelöst werden. Selten kann auch eine Narkose Auslöser sein und darf dann nicht mit einem toxischen Leberversagen durch Halothan verwechselt werden.

Für die **Diagnose** ist ein leichter Ikterus mit ↑ indirektem Bilirubin (1–3 mg/dl) bei sonst unauffälligem Labor wegweisend. Eine Hämolyse muss ausgeschlossen werden. Die Diagnose kann durch den **Fasten-Test** (48-stündige Kalorienreduktion auf 400 kcal/d mit 2- bis 3fachem Anstieg des unkonjugierten Bilirubins) oder den **Nikotinsäure-Test** bestätigt werden (i. v. Gabe von 50 mg Nikotinsäure führt zum 2- bis 3fachen Bilirubinanstieg). Alternativ kommt ein Barbituratversuch infrage (↓ Bilirubin nach 100 mg Phenobarbital p. o.). Leberbiopsie mit Histologie: nur bei unklaren Befunden, mikroskopisch unauffällig bei ↓ UDP-Glukuronyl-Transferase-Aktivität im Lebergewebe.

Eine **Therapie** ist nicht nötig. Die **Prognose** ist gut.

Crigler-Najjar-Syndrom
Vollständiges Fehlen (Typ I) oder ↓↓ Aktivität (Typ II) der Bilirubin-UDP-Glukuronyl-Transferase durch sehr seltene (< 1/1.000.000) **autosomal-rezessiv** vererbte Mutation am UGT1A1-Gen. Beim **Typ I** mit schlechter Prognose kommt es unmittelbar postpartal zu einem schweren Ikterus. Durch tägliche UV-Licht-Therapie lässt sich ein Teil des unkonjugierten Bilirubins in ein wasserlösliches und damit nierengängiges Isomer umwandeln. Kalziumkarbonatgabe steigert den Effekt durch Verringerung des enterohepatischen Kreislaufs. Im Verlauf lässt die Wirksamkeit nach und die Kinder müssen meist noch vor der Pubertät lebertransplantiert werden.

Bei **Typ II** liegen die Serum-Bilirubinwerte bei 6–25 mg/dl, in Stresssituationen bis 40 mg/dl. Die Prognose ist günstig. Phenobarbital als hepatischer Enzyminduktor senkt den Bilirubinspiegel, eignet sich aber nicht als Langzeittherapeutikum. Als kausale Therapie kommt eine Leber-TX oder Hepatozytentransplantation infrage.

Konjugierte Hyperbilirubinämie
Dubin-Johnson-Syndrom
Benigner Ikterus durch seltene intermittierende Hyperbilirubinämie (2–5 mg/dl, 60 % direktes Bili-

rubin), häufig bei Frauen nach Schwangerschaft oder Einnahme oraler Kontrazeptiva. Im Urin lässt sich ↑ Koproporphyrin I nachweisen. **Diagnose:** laparoskopisch/histologisch bei dunkler Leberpigmentierung durch ein zentroazinär eingelagertes braunschwarzes Pigment. Keine Therapie nötig.

Rotor-Syndrom
Seltene familiäre, **asymptomatische Hyperbilirubinämie** (2–5 mg/dl, vorwiegend direktes Bilirubin bei Ausscheidungsstörung). Keine Therapie nötig.

Idiopathische rezidivierende Cholestase (Summerskill-Tygstrup-Syndrom)
Seltener, autosomal-rezessiv vererbter, intermittierender intrahepatischer **Verschlussikterus**. Eine Besserung der Cholestase lässt sich durch Ursodeoxycholsäure p. o. erreichen.

$α_1$-Antitrypsin-Mangel

$α_1$-Antitrypsin (Syn: $α_1$-Protease-Inhibitor, $α_1$-PI) wird in der Leber synthetisiert und macht in der Elektrophorese 85 % der $α_1$-Globuline aus. Bei der **homozygoten Form** vom Phänotyp Pi-ZZ kommt es schon im Kindesalter zu einer neonatalen Hepatitis mit prolongiertem Ikterus, Hepatosplenomegalie und Minderwuchs. Bei **Erwachsenen** (häufigster Manifestationszeitpunkt) steht die Ausbildung eines Lungenemphysems im Vordergrund. 10–20 % der Patienten entwickeln eine Leberzirrhose.

Diagnose
Bestimmung von $α_1$-**Antitrypsin im Serum.** In der **Leberhistologie** finden sich hepatozelluläre Einschlüsse, Riesenzellen, Mottenfraßnekrosen, portale Fibrose und schließlich Zirrhose. Verwandte ersten Grades sollten ebenfalls auf einen $α_1$-Antitrypsin-Mangel untersucht werden!

Therapie
Behandlung des Lungenemphysems. Bei den schweren homozygoten Formen wird rekombinantes $α_1$-Antitrypsin intravenös substituiert und evtl. lebertransplantiert.

6.8.10 Leberbeteiligung bei Allgemeinerkrankungen

Eine Leberbeteiligung kommt bei vielen Erkrankungen vor (➤ Tab. 6.24).

Tab. 6.24 Erkrankungen mit Leberbeteiligung.

Beteiligung bei	Merkmale
Herzinsuffizienz	akute oder chronische Stauungsleber; ↑ LDH, GOT, GPT und Bilirubin; Sonografie: gestaute Lebervenen, Aszites; zunehmende Fibrose, selten Leberzirrhose (Cirrhose cardiaque)
Schockleber	↓ Leberdurchblutung → zentrolobuläre Nekrosen mit Transaminasen > 1.000 U/l; meist reversibel bei Minderdurchblutung < 12 h
rheumatische Erkrankungen	bei SLE, rheumatoider Arthritis, Polymyalgia rheumatica und Panarteriitis nodosa → Hepatitis, Cholestase bei Sarkoidose: granulomatöse Hepatitis
hämatologische Systemerkrankungen	durch Infiltration der Leber → ↑ Leberwerte, Exkretionsstörung, Ikterus, Leberinsuffizienz
Colitis ulcerosa	in 6 % mit PSC einhergehend
systemische Amyloidosen	Hepatomegalie durch Ablagerungen von Amyloidfibrillen mit Oberbauchschmerzen und ↑ Leberenzymen
postoperativer Ikterus	durch Hämolyse, Hypoxie, medikamentös induzierte Hepatitiden (z. B. nach Halothan), chirurgische Komplikationen
Hepatopathie bei total parenteraler Ernährung	1–3 Wochen nach Beginn → ↑ Cholestaseparameter und Transaminasen, Verfettung der Leber; Sonografie: Sludge-gefüllte, weiße Gallenblase; Therapie: enterale Ernährung, Darmsterilisation
Präklampsie/HELLP-Syndrom	➤ 21.5.3, ➤ 21.5.4

Infektionen

Virusinfektionen

> 6.8.5

Spirochätosen
Bei kongenitaler **Lues** kommt es zur diffusen interstitiellen Hepatitis, bei der erworbenen Lues im Sekundärstadium zur granulomatösen Hepatitis und im Tertiärstadium zu Verkäsungen durch Gummen. Das **Rückfallfieber** (durch *Borrelia recurrentis*) kann zu schwerem Ikterus führen (Therapie: Tetrazykline). Bei **Leptospirose** (Morbus Weil) treten Ikterus, Hämorrhagien und Nephritis auf.

Amöbiasis
Nach fäkal oraler Infektion des Dickdarms durch *Entamoeba histolytica* und nachfolgender Amöbenruhr ist der Leberabszess ist die häufigste extraintestinale Manifestation. Der Abszess kann sich auch noch Monate bis Jahre nach Infektion entwickeln.
- **Klinik:** Druckgefühl im rechten Oberbauch, Fieber, ↑ AP, Leukozytose
- **Diagnose:** Sonografie, CT-Abdomen, Nachweis von Antikörpern
- **Therapie:** Metronidazol, bei drohender Abzessruptur eventuell Drainage erforderlich

Pyogener Leberabszess
Entsteht durch Einschwemmung von *E. coli, Klebsiella pneumoniae,* Enterokokken und Staphylokokken aus dem Pfortadersystem, z. B. nach Appendizitis, oder durch direkte Keiminvasion, z. B. bei Pericholezystitis.
- **Klinik:** Oberbauchschmerzen, Fieber, Linksverschiebung im Blutbild, ↑ BSG, ↑ CRP
- **Diagnose:** Sonografie, CT-Abdomen
- **Therapie:** > Chirurgie-Info

Chirurgie-Info
Leberabszess

Die Therapie des nicht gekammerten Leberabszesses erfolgt primär mittels CT- oder sonographisch gestützter **Punktion** und **Drainage** sowie einer **Antibiotikatherapie**. Bei klinischer Verschlechterung oder ausbleibender Besserung sowie gekammerten, multifokalen oder sehr ausgedehnten Abszessen ist das operative Vorgehen indiziert. Über eine Laparotomie wird der Abszess unter Antibiotikaschutz ausgeräumt und drainiert. Selten ist eine Leberteilresektion notwendig.
[AS]

Wurmerkrankungen
Selten kommt es durch Aszension von *Ascaris lumbricoides* zu einem Gallengangverschluss mit posthepatischem Ikterus, Hepatitis oder Abszessbildung.
Therapie: Mebendazol p. o.

Echinokokkose
Die Finne des Hundebandwurms (*Echinococcus granulosus*) führt zu solitären Leberzysten, die etwa 1 cm pro Jahr wachsen. Der Befall mit Fuchsbandwurm (*Echinococcus multilocularis*) führt durch infiltratives Wachstum zu wabenartigen Zysten in der Leber.
- **Klinik:** Schmerzen im rechten Oberbauch, Cholangitis, portale Hypertension.
- **Diagnostik:** Darstellung der (verkalkten) Zysten mittels Abdomenleeraufnahme, Sonografie (> Abb. 6.42) und CT-Abdomen; Punktion kontraindiziert: Verschleppung der Eier in die Peritonealhöhle!
- **Therapie:** chirurgische Zystenentfernung in toto, zusätzlich Mebendazol

Die **Prognose** von *Echinococcus granulosus* ist gut, die von *Echinococcus multilocularis* schlecht (30 % 10-JÜR) (> 12.19.1).

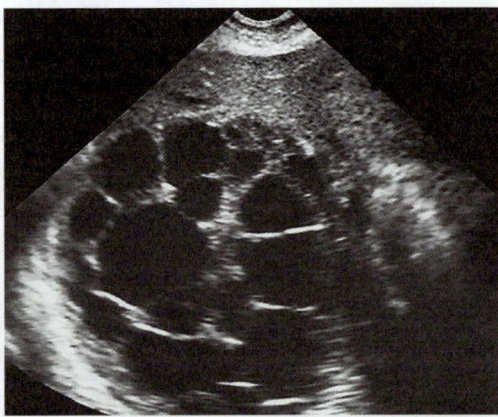

Abb. 6.42 Echinokokkose in der Sonografie. Typisch für die Infektion mit *Echinococcus multilocularis* (Fuchsbandwurm) sind mehrfach gekammerte, wabenartige Leberzysten mit sklerosiertem Randsaum. [E363]

Parasitenerkrankungen

Schistosoma mansoni und *Schistosoma japonicum* sind die **häufigste Ursache** der Leberzirrhose in den Tropen! Sie dringen durch die Haut in die Blutbahn ein, legen ihre Eier in den intrahepatischen Pfortaderästen ab und lösen eine granulomatöse Entzündung mit portaler Hypertension bei intrahepatischem Block aus.
- **Labor:** Bluteosinophilie (60%), ↑ AP, ↑ γGT
- **Diagnose:** Nachweis der Schistosomeneier im Stuhl bzw. Rektumbiopsat, Granulome in der Leberbiopsie, AK gegen Schistosomen im Blut
- **Therapie:** Praziquantel

Auch der Leberegel *Fasciola hepatica* infiziert die Leber.
- **Komplikationen:** Ikterus, Gallengangsteine, selten Cholangiokarzinom.
- **Therapie:** Praziquantel

Weitere Leberinfektionen

Auch Brucellose, Tuberkulose, Pilzinfektionen mit *Candida* oder mit *Cryptococcus neoformans*, Malaria, Leishmaniose, Babesiose, Zystizerkose (Schweinebandwurm), Toxokariasis (Hundeaskariden) und Strongyloidiasis können die Leber befallen.

6.8.11 Lebertumoren

Meist **benigner Zufallsbefund** bei asymptomatischen Patienten. Komplikationen benigner Tumoren sind Ruptur und Blutung.

Für ein **malignes Geschehen** sprechen B-Symptomatik, Aszites und Ikterus. Am häufigsten sind Metastasen bei Bronchial-, Mamma- oder kolorektalem Karzinom. Bei vorbestehender Leberzirrhose kann ein HCC ursächlich sein.

> **Radio-Info**
>
> **Radiologische Diagnosekriterien solider Lebertumoren**
>
> **Benigne solide Tumoren**
> **Hämangiom**:
> - Sonografie: gut abgrenzbare, echoreiche, homogene Raumforderung mit dorsaler Schallverstärkung (Ausnahme: atypische Hämangiome sind echoarm)
> - CT:
>   – nativ: hypodens, homogene Raumforderung
>   – Irisblendenphänomen: frühes Randenhancement mit später zunehmender zentraler Anreicherung (➤ Abb. 6.44a, b)
>
> **Fokal noduläre Hyperplasie** (➤ Abb. 6.43):
> - Sonografie: runde bis ovale, scharf begrenzte Raumforderung, homogen echoarm bis echogleich
> - CT: kräftige, früharterielle KM-Anreicherung mit zentralem hypodensem Areal (Gefäßnidus)
>
> **Maligne solide Tumoren**
> **Hepatozelluläres Karzinom (HCC)**:
> - Sonografie:
>   – schlecht abgrenzbare, echoinhomogene Raumforderung, evtl. zentrale Nekrosen
>   – Differenzierung zu Metastasen ist sonografisch schwierig
> - CT/MRT: inhomogenes KM-Verhalten, oft Nekrosen und Fettanteile
>
> **Metastasen**:
> - Sonografie: unscharfe Raumforderung, echoreich bis echoarm, meist inhomogenes Reflexmuster, teils auch zystisch oder mit Verkalkungen
> - CT: meist hypodense Raumforderung mit uneinheitlichem Dichteverhalten nach KM-Gabe
>
> [MW]

Gutartige Lebertumoren

Leberhämangiom

Häufigster gutartiger, solitär oder multipel auftretender **Lebertumor** (➤ Abb. 6.44a, b), v. a. bei Frauen mittleren Alters (w : m = 5 : 1). Evtl. leicht ↓ AZ, meist aber symptomloser Zufallsbefund in der Sonografie als echoreicher Herd. Aufgrund ihrer Assoziation zu Pubertät, Schwangerschaft und Einnahme von oralen Antikonzeptiva ist ein hormoneller Einfluss wahrscheinlich. MRT oder Szintigrafie mit markierten Erythrozyten dienen der

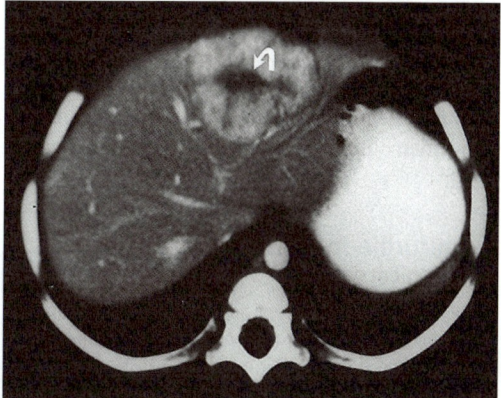

Abb. 6.43 Fokal-noduläre Hyperplasie (FNH) mit zentraler KM-Aussparung (Pfeil). [E572]

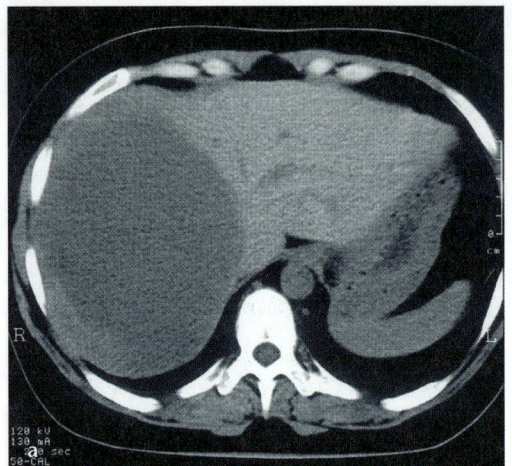

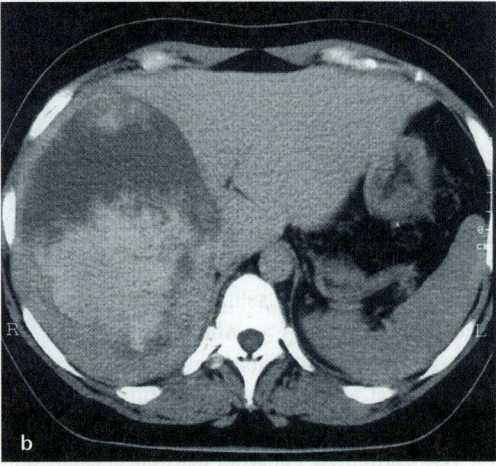

Abb. 6.44a,b Riesenhämangiom der Leber im CT.
a) Vor KM-Applikation stellt sich das Hämangiom als hypodense Raumforderung dar. [B159]
b) Nach KM-Injektion färbt sich der Tumor von der Peripherie her an (das charakteristische „Irisblendenphänomen"). [O158]

Abgrenzung zu anderen Tumoren. Eine Therapie ist nur bei Blutungen durch Ruptur oder bei Beschwerden durch Größe und Lage des Hämangioms nötig.

Chirurgie-Info

Hämangiom der Leber

Einer Therapie bedürfen nur große kavernöse Hämangiome oder solche, die mit dem Auftreten von Symptomen einhergehen. Als Verfahren stehen **Embolisation** oder **Resektion** zur Verfügung.
[AS]

Fokal noduläre Hyperplasie (FNH)

Zweithäufigster benigner Lebertumor (w : m = 5 : 1). Pathogenetisch handelt es sich um die Hyperplasie einer angeborenen vaskulären Malformation. Diese tritt gehäuft bei Frauen unter **oraler Kontrazeption** auf. Die Diagnose wird sonografisch (radiäre Anordnung der Gefäße und **zentrale, sternförmige Narbe**), mit KM-CT, MRT und evtl. Leberfunktionsszintigrafie gestellt. Im CT reichert sich i. v. verabreichtes KM in der früharteriellen Phase schnell im Tumor an und wird dann portalvenös schnell ausgewaschen (sog. biphasisches Enhancement). Nur bei Symptomatik wird reseziert.

Leberzelladenom

Seltene, benigne, solitäre oder multiple **Proliferation von Hepatozyten** bei Frauen zwischen 20 und 40 Jahren mit Assoziation zur Einnahme oraler Kontrazeptiva bei entsprechender genetischer Disposition. Einblutungen oder Nekrosen führen zu heftigen Abdominalschmerzen. Eine Ruptur mit lebensbedrohlicher Blutung kommt in 10 % vor.

Diagnose
KM-Sonografie, KM-CT, MRT. Die Abgrenzung zur FNH erfolgt durch die Leberfunktionsszintigrafie mit ^{99m}Tc-markierten Lidocain-Derivaten (↓ Speicherung in der Frühphase durch fehlende Gallengänge).

Therapie
Absetzen der Hormontherapie. Bei weiterem Wachstum bzw. sehr großen Adenomen (> 10 cm, maligne Entartung?) erfolgt eine chirurgische Resektion. Bei Schwangerschaft besteht ein ↑ Rupturrisiko.

Adenomatöse Hyperplasie

Syn.: makroregenerative Knoten

Seltene Knoten nach Lebernekrosen oder bei Leberzirrhose. Die Diagnostik erfolgt durch Sonografie und CT. Die Therapie ist umstritten. Es handelt sich um eine Präkanzerose für ein HCC.

Peliosis hepatis

Erweiterung der Sinusoide mit Ausbildung von Blutzysten im Leberparenchym bei Einnahme oraler Kontrazeptiva und Glukokortikoide. Im Rahmen von AIDS wird die Erkrankung durch die Rickettsienart *Bartonella henselae* ausgelöst, welche auch für die Katzenkratzkrankheit verantwortlich ist.

Laparoskopisch finden sich dunkelblaue Flecken unter der Leberkapsel. Seltene Komplikationen sind Ruptur und Blutung.

Caroli-Syndrom

Autosomal-rezessiv vererbte Erkrankung mit unregelmäßig sackartig aufgeweiteten intrahepatischen Gallenwegen und multiplen Gallengangsteinen sowie gehäuft mit polyzystischen Nieren. Rezidivierende Cholangitiden führen zu Fieber und Schmerzen im rechten Oberbauch.

Leberzysten

In 5 % der Sonografien (echofrei, rund, scharf abgegrenzt, distale Schallverstärkung) als Zufallsbefund. **Angeborene Leberzysten** treten solitär oder multipel, z. B. im Rahmen der autosomal-dominanten polyzystischen Nierenerkrankung vom adulten Typ, auf (der infantile Typ wird autosomal-rezessiv vererbt). Nur bei Einblutung, Zysteninfektion oder Cholestasezeichen haben sie krankhafte Bedeutung. **Diagnose:** Sonografie, CT. **Erworbene Zysten** – z. B. nach Traumen oder Echinokokkuszysten – sind differenzialdiagnostisch abzugrenzen.

> **Radio-Info**
>
> **Radiologische Differenzialdiagnosen zystischer Lebererkrankungen**
>
> **Leberzyste:**
> - Sonografie: echofrei, glatte Begrenzung, dorsale Schallverstärkung
> - Schnittbildgebung: runde/ovale Läsionen mit wasseräquivalenter Dichte, kein KM-Enhancement
>
> **Echinokokkuszyste:**
> - Sonografie: solitäre oder multiple Zysten mit Wandverkalkung
> - Schnittbildgebung: Wandenhancement nach KM-Gabe
>
> **Biliom:**
> - Sonografie: echofreie, intrahepatische oder perihepatische homogene Flüssigkeitsansammlung ohne klare anatomische Zuordnung
> - Schnittbildgebung: intrahepatisch/perihepatischer Nachweis von Gallenflüssigkeit (0–50 HE)
>
> **Leberabszess:**
> - Sonografie: inhomogene, echoarme Binnenstruktur, unscharf konturiert
> - Schnittbildgebung: inhomogene, hypodense Läsion, kräftiges randständiges KM-Enhancement, ggf. Gaseinschlüsse
>
> [MW]

Maligne Lebertumoren

Primäres Leberzellkarzinom (hepatozelluläres Karzinom, HCC)

In 90 % entsteht das HCC auf dem Boden einer **Leberzirrhose** durch chronische Hepatitis (Risiko bei HCV 65 %, bei HBV 50 %, bei Hämochromatose 35 %, bei alkoholinduzierter Zirrhose 25 %). **Seltenere Ursachen** sind PBC, Morbus Wilson und Aflatoxine von *Aspergillus flavus* in Nüssen, Weizen, Reis und Sojabohnen. **Inzidenz** in Deutschland 4/100.000, in Afrika und Asien 150/100.000. Jährlich entwickeln 5 % der Leberzirrhotiker ein HCC. Zugrunde liegt eine regenerative Proliferation bei veränderter Genexpression nach Leberzelluntergang.

Klinik

Im Vordergrund stehen Oberbauchschmerzen, ↓ Gewicht, Hepatosplenomegalie, Ikterus und Juckreiz. Häufig finden sich **paraneoplastische Syndrome** wie Hyperkalzämie, Gynäkomastie, Pubertas praecox (bei neonataler Hepatitisinfektion), Hypercholesterinämie, Hypertriglyzeridämie, Hypoglykämie, Makroglobulinämie, Erythrozytose, Dysfibrinogenämie und hämolytische Anämie.

Diagnose

Werte > 300–400 ng/ml von α-**Fetoprotein (AFP)** als Tumormarker sind hoch verdächtig für ein HCC. Es besteht aber keine Korrelation zwischen AFP-Serumspiegel und Tumorgröße bzw. Prognose. Die Sensitivität beträgt 40–60 %, die Spezifität 70–90 %. Weiterhin finden sich ↑ Transaminasen, ↑ AP, ↑ γGT und ↑ Bilirubin sowie ↓ Quick und ↓ Albumin.

Sonografie ± KM, Farbduplex-Sonografie, CT, MRT und Angiografie stehen als **bildgebende Ver-**

fahren zur Verfügung. Im Zweifelsfall erfolgt eine sonografisch gesteuerte **Feinnadelpunktion** zur histologischen Sicherung. Prognostisch hat das seltene fibrolamelläre HCC eine Sonderstellung mit einem Altersgipfel zwischen dem 20. und 40. Lj. Daneben gibt es solide, pseudoglanduläre, szirrhöse und trabekuläre Wachstumsformen.

Therapie und Prognose

> **Chirurgie-Info**
> **Hepatozelluläres Karzinom**
>
> **Indikation**
> **Ziel** der chirurgischen Intervention ist die R0-Resektion. Die Indikation sollte in Abhängigkeit der anatomischen Ausbreitung und Lage des Tumors, der Anzahl der Tumorherde, der Lebervorschädigung (Leberzirrhose) sowie des Allgemeinzustands des Patienten gestellt werden.
>
> **Verfahren**
> - **Resektion:** Leberteilresektionen als Lebersegmentresektion, Lobektomie oder Hemihepatektomie werden bei Patienten mit frühem oder fortgeschrittenem HCC ohne oder mit Child-A-Zirrhose durchgeführt (➤ Abb. 6.44c). Ggf. wird bei Child-A-Zirrhotikern anschließend eine Rescue-Lebertransplantation durchgeführt. Häufige Komplikation bei Leberteilresektionen: Biliom (= intraabdominelle Galleansammlung).
> - **Transplantation:** Eine Lebertransplantation kommt v. a. bei Patienten mit Leberzirrhose als kuratives Verfahren infrage. Bei Auftreten eines Rezidivs nach primärer Resektion kann eine sogenannte Rescue-Transplantation erfolgen.
> - **In-situ-Ablation:** Bei der In-situ-Ablation werden Tumorherde durch Radiofrequenzablation oder laserinduzierte Thermotherapie zerstört. Dieses Verfahren wird v. a. bei frühen Stadien des HCC und vorhandener Leberzirrhose durchgeführt.
>
> [AS]

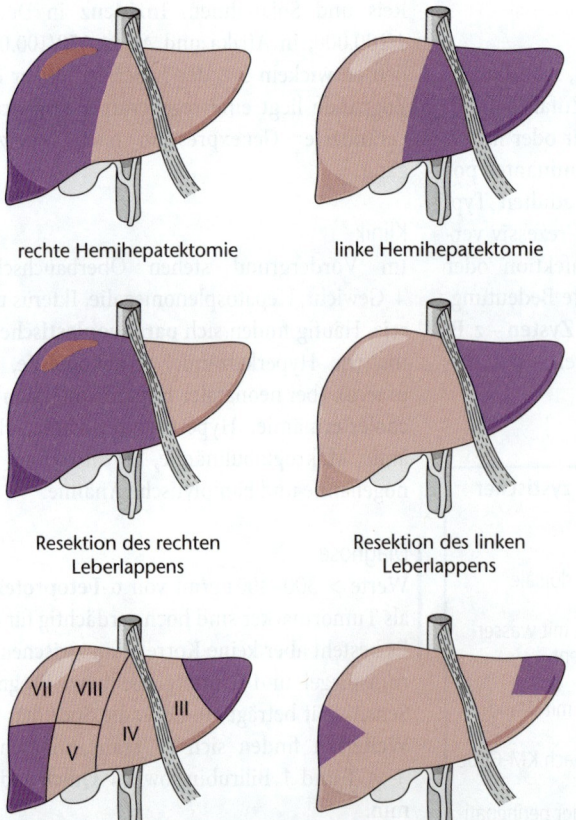

Abb. 6.44c Operative Therapie des Leberzellkarzinoms. [L106]

Zur präoperativen Tumorverkleinerung kommt eine **transarterielle Chemoembolisation** (TACE) des Tumors mit Lipidol + Chemotherapeutikum über die A. hepatica zum Einsatz. **Interventionelle Alternativen** sind die perkutane Alkoholinjektion unter Ultraschallkontrolle (PEI = Percutanous Ethanol Injection) oder die intraarterielle Hochfrequenzablation (RFTA).

Die **Prognose** ist bei häufiger okkulter intrahepatischer Metastasierung bzw. Multilokularität zum Diagnosezeitpunkt schlecht.

Wichtig ist die **Primärprävention:** Impfung gegen Hepatitis B, Prävention der Hepatitis C, Therapie der chronischen Virushepatitis! Bei Leberzirrhotikern sollten alle 6 Monate eine Sonografie und die Bestimmung des α-Fetoproteins erfolgen.

Weitere seltene Lebertumoren

- **Hämangiosarkom:** maligner mesenchymaler Tumor mit Erkrankungsgipfel zwischen 50. und 60. Lj. und schlechter Prognose; Ätiologie: Vinylchlorid, Arsen, Thorotrast, im Rahmen des Kaposi-Sarkoms bei AIDS
- **weitere:** Hepatoblastom (maligner embryonaler Tumor bei Kindern), Leiomyosarkom, Fibrosarkom, Rhabdomyosarkom

Lebermetastasen

95% aller Lebertumoren sind Metastasen. Meist sind Bronchial-, Mamma- und kolorektales Karzinom ursächlich. Metastasen sind oft symptomlos, bei zentralem Sitz ist ein Ikterus möglich. Erhöht sind γGT, AP und die Tumormarker AFP, CEA und Ca 19–9. Die Diagnose erfolgt durch Sonografie, Angio-CT, MRT sowie ultraschallgesteuerte Feinnadelbiopsie und Stanzbiopsie (➤ Abb. 6.45).

Bei **Solitärmetastasen** kann eine chirurgische Resektion erwogen werden. Eine weitere Therapiemaßnahme besteht in der Perfusion mit Zytostatika über einen in die A. hepatica eingelegten Katheter.

6.8.12 Lebertransplantation (Leber-TX)

Indikationen
Dazu gehören:
- chronische Lebererkrankungen mit Bilirubin > 10 mg/dl, Albumin < 2,25 g/l, Quick < 30%, hepatischer Enzephalopathie, therapierefraktärem Aszites, progredienter Katabolie, hepatorenalem Syndrom, biliärer Septikämie
- fulminantes, akutes Leberversagen durch Virushepatitis, Medikamente oder Intoxikation, ab einem Bilirubinspiegel > 20 mg/dl, Quick < 20%, mit fortgeschrittener hepatischer Enzephalopathie oder bei zunehmendem hepatorenalem Syndrom

Kontraindikationen
Zu den **absoluten KI** zählen:
- Sepsis
- metastasierende Erkrankung
- fortlaufender Alkohol- und Drogenabusus
- AIDS

Relative KI sind:
- Alter > 60 Jahre
- Pfortaderthrombose
- chronische Niereninsuffizienz

Außer bei akutem Leberversagen ohne zugrunde liegende chronische Lebererkrankung ist eine **Wartezeit** von 1–2 Jahren zu beachten! Eine generelle Indikation zur Aufnahme auf die Warteliste besteht bei:
- Child-Pugh-Score ≥ 7
- therapierefraktärem Aszites
- Varizenblutung durch portale Hypertension
- spontaner bakterieller Peritonitis im Verlauf

Spender und Empfänger müssen die gleiche Blutgruppe haben, HLA-Kompatibilität ist wünschenswert. Es gibt folgende Möglichkeiten:

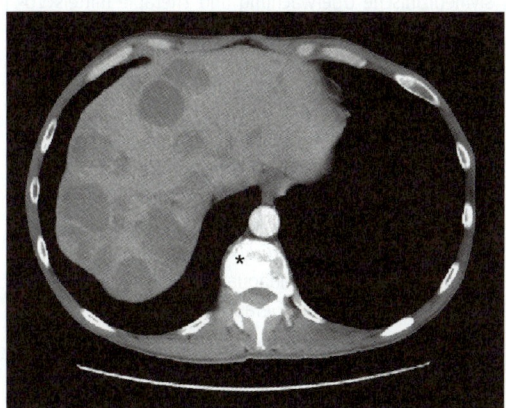

Abb. 6.45 Lebermetastasen im CT. [F293]

- **orthotope Leber-TX** (Standard): Die körpereigene Leber wird entfernt und durch die Leber eines verstorbenen Spenders ersetzt.
- **auxiliäre Leber-TX:** Zusätzlich zur eigenen Leber wird eine Leber oder werden Leberteile transplantiert bei fulminantem Leberversagen und angeborenen Stoffwechselerkrankungen.
- **Hepatozytentransplantationen:** Aus einer Spenderleber, die z. B. aufgrund anatomischer Gegebenheiten nicht für eine Transplantation geeignet ist, werden dem Empfänger aufbereitete Hepatozyten infundiert.
- **Stammzelltransplantation:** Therapieform der Zukunft?
- Die Spenderleber kann mittels **Split-Technik** in zwei Teile geteilt werden, sodass zwei Empfänger profitieren können. Bei der **Lebersegment-Lebendtransplantation** wird dem Spender (meist Elternteil) der linke Leberlappen reseziert und dem Empfänger (Kind) transplantiert.

Nachsorge
Lebenslange immunsuppressive Therapie mit Ciclosporin oder Tacrolimus, Prednisolon und Mycophenolat, evtl. Azathioprin. 1-JÜL 80 %, 5-JÜL 60 %.

Komplikationen
- OP-bedingte **Leckage** der Gallengangsanastomose
- **akute Abstoßungen** (in 50–80 %) mit rascher Funktionsverschlechterung und Leberenzymanstieg; gutes Ansprechen auf hoch dosierte Glukokortikoidtherapie oder Gabe von monoklonalen Antikörpern (OKT3)
- **chronische Abstoßungen** in 5 %: langsam progrediente Funktionsverschlechterung mit schlechter Prognose
- **Infektionen** (aufgrund der Immunsuppression) mit opportunistischen Erregern wie CMV oder *Pneumocystis jiroveci*
- **Rekurrenz der Grunderkrankung** im Transplantat, z. B. Hepatitis B

6.8.13 Traumatische Leberläsion

Ätiologie
Leberrupturen entstehen zumeist durch stumpfe Traumen des rechten Oberbauches (z. B. im Rahmen eines Polytraumas) und können mit rechtsseitigen Zwerchfellrupturen vergesellschaftet sein. Am häufigsten ist der rechte Leberlappen betroffen.

Klinik
Rechtsseitige Oberbauchschmerzen bis zur Abwehrspannung, Schulterschmerz (Phrenikus), ggf. Zeichen eines akuten Blutverlustes (Schocksymptomatik). Ähnlich der Milzverletzung kann es auch bei der Leber zu einer zweizeitigen Ruptur mit hämorrhagischem Schock nach vorausgehender Bildung eines subkapsulären Hämatoms kommen.

Komplikationen
Leberabszess, Blutung, Hämobilie (Blutung aus Papilla Vateri durch Fistelung zwischen Gallenwegen und Gefäßsystem), Leberinsuffizienz, gallige Peritonitis

Diagnostik
Abdomensonografie (freie Flüssigkeit?, Leberruptur?, subkapsuläres Hämatom?), CT-Abdomen, ggf. Röntgen-Abdomenübersicht (Zwerchfellhochstand, Zwerchfellruptur?), Labor.

Therapie

Chirurgie-Info

Traumatische Leberläsion

Operationsindikation
Die Erfolgsquote der **konservativen Therapie** bei Leberverletzungen nach stumpfem Bauchtrauma liegt bei ca. 85 %. Insbesondere oberflächliche Leberläsionen und subkapsuläre Hämatome (Grade I–II nach Moore) werden zunehmend konservativ behandelt. Unter engmaschiger sonografischer Kontrolle erfolgt dabei eine intensivmedizinische Überwachung und Therapie mittels Volumensubstitution und Erythrozytenkonzentratgaben. Auch eine **angiografische Embolisation** ist möglich. Die Indikation zur Operation sollte in Abhängigkeit der Kreislaufinstabilität und Schwere der Leberverletzung gestellt werden. Sofern es die Kreislaufsituation zulässt, sollte hierfür eine Computertomografie durchgeführt werden. Eine **absolute Operationsindikation** liegt bei kreislaufinstabilen oder nicht stabilisierbaren Patienten (persistierender Blutdruck < 90 mmHg und Herzfrequenz > 130/min trotz adäquater Volumengabe) sowie bei Verletzungen großer Gefäße vor.

Intraoperatives Vorgehen
Nach medianer Laparotomie wird als initiale Maßnahme ein **perihepatisches Packing** (Tamponade mittels Bauchtüchern) durchgeführt. Dies soll diffuse venöse

Blutungen, die mittels Ligaturen oder Umstechungen kaum kontrollierbar sind, stoppen. Kommt die Blutung durch das Packing nicht zum Stehen, folgt das sog. **Pringle-Manöver.** Bei diesem wird das Lig. hepatoduodenale, welches sowohl die A. hepatica propria als auch die V. portae enthält, abgeklemmt. Versagen diese Maßnahmen, ist häufig eine Läsion der retrohepatischen V. cava oder den Vv. hepaticae Ursache der Blutung. Intraoperativ kann zudem eine angiografische Embolisation erfolgen.

Komplikationen nach Leberverletzungen
Komplikationen nach stattgehabten Leberverletzungen sind besonders **bei höherem Schweregrad der Verletzung** und **starkem Transfusionsbedarf** häufig. Zu diesen zählen:
- Hämobilie
- perihepatische Abszesse
- Gallelecks
- Lebernekrosen

[AS]

6.9 Gallenblase und Gallenwege

6.9.1 Anatomie und Physiologie

Anatomie der Gallenblase und der Gallenwege

Die mit der Leberunterseite verwachsene **Gallenblase** ist ca. 9 cm lang, hat ein Füllungsvolumen von ca. 50 ml und wird in Fundus, Körper und Hals eingeteilt. Letzterer geht in den 3–5 cm langen, mit spiralförmigen Schleimhautfalten (Ventilfunktion) ausgekleideten Ductus cysticus über, der im Ductus choledochus mündet. Die Gallenblasenwand ist 1–2 mm dick und besteht aus drei Schichten:
- einschichtig hochprismatische **Schleimhaut** mit Hauptzellen und endokrinen Zellen zur Eindickung der Blasengalle
- **Muskelschicht** zur Entleerung der Gallenblase
- **Adventitia** (Peritoneum)

Rechter und linker Ductus hepaticus vereinigen sich zum Ductus hepaticus communis und dieser wiederum mit dem Ductus cysticus zum **Ductus choledochus** (physiologischer Durchmesser sonografisch 2–6 mm), welcher schließlich in der Papilla duodeni major ins Duodenum mündet. Etwas oberhalb der Mündung des Ductus choledochus mündet in der Papilla duodeni minor der nicht immer angelegte Ductus pancreaticus accessorius. Die den Ductus choledochus umschließende Muskelschicht bildet an der Mündung den Sphincter Oddi. Dieser wirkt als Ventil mit Verhinderung von Duodenalreflux und peristaltischer Gallenausschüttung in das Duodenum bei Nahrungsaufnahme (funktionelle Stenose für kleinere Gallensteine und Gallenblasengrieß!).

Die **Blutversorgung** erfolgt über die A. cystica und über kleinere Blutgefäße aus der Leber. Da das venöse Blut über die V. cystica in die Pfortader abströmt, manifestieren sich Gallenblasenkarzinome neben der Peritonealkarzinose frühzeitig durch Lebermetastasen. Die **Lymphgefäße** ziehen zu den Lymphknoten in der Leberpforte.

Parasympathische **Nervenfasern** führen zur Gallenblasenkontraktion (ebenso Parasympathomimetika wie Nikotin → vor sonografischer Gallenblasenuntersuchung nicht rauchen!). Wesentlicher Stimulus ist aber das Hormon **Cholezystokinin,** das von enterochromaffinen Zellen des Dünndarms bei Kontakt mit fetthaltiger Nahrung sezerniert wird und innerhalb von 2–3 min zur Gallenblasenkontraktion und Erschlaffung des Sphincter Oddi führt.

Physiologie

Die **Gallenblase** füllt sich bei Nahrungskarenz über den Ductus cysticus, konzentriert die Galle und gibt sie während der Nahrungsaufnahme ins Duodenum ab. Dort emulgiert die **Galle** Nahrungsfette und macht sie damit fettspaltenden Enzymen besser zugänglich (→ Fettstuhlbildung bei Störung). 95 % der Gallensäuren werden rückresorbiert (25 % passiv im gesamten Darm, 75 % aktiv ausschließlich im terminalen Ileum) und über die Pfortader zurück zur Leber geführt (enterohepatischer Kreislauf der Gallensäuren). Bei Morbus Crohn oder anderen Darmerkrankungen kann es zum Gallensäureverlustsyndrom mit Fettresorptionsstörung und Steatorrhö kommen (> 6.5.5). Außerdem ist die Galle durch ↓ Gallensäurekonzentration ↑ lithogen.

Nach **Cholezystektomie** kommt es zu einem ständigen Fluss kleiner Gallemengen in das Duodenum. Die Lebensqualität ist unter Verzicht auf sehr fettreiche Mahlzeiten nicht beeinträchtigt.

6.9.2 Gallenblasensteine (Cholezystolithiasis)

10–15 % der Bevölkerung sind betroffen, Frauen 2–3-mal häufiger als Männer. ↑ Häufigkeit mit ↑ Alter. Nur 10 % der Steinträger entwickeln innerhalb von 5 Jahren Symptome, davon müssen 50 % operiert werden. Man unterscheidet verschiedene Steinarten (> Tab. 6.25). **Cholesterinsteine** und **gemischte Steine** sind in der westlichen Welt am häufigsten (80 %). Cholesterin wird durch Galle in Lösung gehalten. Bei ↑ Cholesterinsynthese, ↓ Gallensäuren oder ↓ Phosphatidylcholin (Lezithin) besteht die Gefahr der Steinbildung. Das Risiko korreliert mit dem ↓ HDL-Cholesterin- und dem ↑ Triglyzeridspiegel. **Pigmentsteine** kommen in Asien gehäuft vor.

> **MERKE**
> Ältere, hellhäutige (fair) adipöse Frauen, die mehrere Kinder zur Welt gebracht haben, erfüllen viele Risikofaktoren der Cholesterinsteinbildung: **„fourty, fair, fat, female, fertile, family"**. „Family" beschreibt die erbliche Belastung.

Klinik
„Stumme Gallensteine" in 75 %. Sonst Völlegefühl, Blähungen, Übelkeit und Erbrechen bis hin zur **akuten Gallenkolik** durch Steinpassage in den Ductus cysticus mit plötzlichem Beginn, palpabler prallgefüllter Gallenblase und Schmerzausstrahlung in das rechte Schulterblatt. Bei gleichzeitigem Ikterus muss an einen **Choledochusstein** gedacht werden (kein Ikterus bei Sitz im Ductus cysticus).

Komplikationen
- **akute Cholezystitis, Gallenblasenempyem:** Oberbauchschmerzen, starkes Krankheitsgefühl, Fieber, Schüttelfrost, Leukozytose, sonografisch verdickte und dreigeschichtete Gallenblasenwand
- **chronische Cholezystitis:** Völlegefühl, Übelkeit; Schmerz bei tiefer Palpation der Gallenblase; sonografisch verdickte, fibrosierte Gallenblasenwand
- **Gallensteinperforation:** biliäre Peritonitis bei Perforation in die freie Bauchhöhle mit hoher Letalität; Gallensteinileus (Dünndarmileus) bei Per-

Tab. 6.25 Gallensteine.

	Cholesterinsteine	Gemischte Steine	Schwarze Pigmentsteine	Braune Pigmentsteine
Zusammensetzung	Cholesterin	Cholesterin (> 50 %) und Pigment	Kalziumbilirubinat > 50 %, Cholesterin	Bilirubinpigment ca. 50 %, Cholesterin
Morphologie	gelbgraue Solitärsteine, glatte Oberfläche, kristallin, Bruchfläche radiärstrahlig	multiple Steine, höckerige Oberfläche, auf der Bruchfläche jahresringartiges Muster	schwarz, multipel, hart	braun, weich, zerbrechlich
Häufigkeit	80 %		20 %	
wichtigste Ursachen	• Adipositas, metabolisches Syndrom, fettreiche Ernährung • weibliche Geschlechtshormone (↑ Cholesterinaufnahme aus der Nahrung) • Schwangerschaft (u. a. ↑ Östrogen) • Ileumerkrankung • höheres Alter • Gallenblasenhypokontraktilität (bei Schwangerschaft, parenteraler Ernährung, Fasten, Neuropathie) • genetische Faktoren: z. B. Mutation des ABCB4-Gens (Low Phospholipid-associated Cholelithiasis, LPAC) • Medikamente: Fibrate → ↑ Cholesterinsekretion; Ciclosporin A hemmt kanalikuläre Gallensäuren-Exportpumpe		• genetische Faktoren • chronische Hämolyse • Leberzirrhose • höheres Alter	• bei Gallenblaseninfektion: bakterielle Hydrolyse des konjugierten Bilirubins • Assoziation mit Gallengangsstrikturen, sklerosierender Cholangitis und Caroli-Syndrom
Röntgendichte	15 %	60 %	60 %	60 %
Therapie	• akut bei nachgewiesenem Stein im Gallengang • im Intervall (ca. 6–8 Wochen) nach Gallenkolik und weiteren Steinen in der Gallenblase oder bei rezidivierenden Entzündungen		wie bei Cholesterinsteinen	Galle oft nicht steril, evtl. Cholezystektomie zur Fokussanierung

foration in Duodenum oder Kolon mit Luft im Gallenwegssystem (Aerobilie) in der Abdomenleeraufnahme
- **Verschlussikterus** und **bakterielle Cholangitis** bei Verlegung des Ductus choledochus
- **Gallenblasenhydrops** durch Zystikusverschluss: große starre Gallenblase, Druck im rechten Oberbauch → narbige Veränderung der Gallenblasenwand mit Kalkeinlagerung und Ausbildung einer **Porzellangallenblase** (Präkanzerose!, in 20 % Gallenblasenkarzinom); Therapie: Cholezystektomie
- **akute biliäre Pankreatitis** bei Verschluss des Ductus hepaticopancreaticus

Diagnostik

Abgrenzung Gallenkolik – Gallenblasenentzündung – Komplikationen!
- **Anamnese:** Schmerzcharakter (Koliken, frühere Episoden, Dauerschmerz, Auftreten nach fettreicher Mahlzeit?), entfärbter Stuhl?
- **körperliche Untersuchung**:
  – Vorwölbung an der Bauchwand?
  – positives **Murphy-Zeichen** (inspiratorischer Stopp aufgrund plötzlicher Schmerzen bei Palpation der Gallenblase)?
  – Ikterus (→ Gallenwegsverschluss → ERCP mit Papillotomie)?
  – Fieber und Schüttelfrost (Cholezystitis, Cholangitis)?
- **Labor:** Leukozytose und ↑ CRP bei komplizierender akuter Cholezystitis; ↑ γGT, ↑ AP und Hyperbilirubinämie bei Steinwanderung in die Gallenwege; bei Pankreatitis ↑ Lipase
- **Oberbauchsonografie:** Cholezystolithiasis? (echostarke Reflexe mit dorsaler Schallauslöschung, Nachweis gelingt in > 85 %, ➤ Abb. 6.46a), Zeichen einer Cholezystitis, Gallengang- und/oder Pankreasgangerweiterung, Gallengangskonkremente?

Therapie
- **Gallensteinkolik:** Schmerztherapie mit N-Butylscopolamin und Metamizol, alternativ mit Pethidin. Da Nahrung über Cholezystokinin zur GB-Kontraktion führt, bleiben Patienten nüchtern, bei parenteraler Flüssigkeitssubstitution!
- Gallensteinentfernung nach Abklingen der akuten Symptomatik

---

Chirurgie-Info

Mirizzi-Syndrom

Das Mirizzi-Syndrom beschreibt eine **Stenose im Bereich des Ductus hepaticus.** Ursächlich hierfür ist eine starke entzündliche Reaktion auf einen im Bereich der cholezystohepatischen Mündung eingeklemmten Stein (Mirizzi I). Kommt es im weiteren Verlauf zu einer Fistelbildung zwischen Gallenblase und Ductus hepaticus, wird dies als Mirizzi II bezeichnet.

Therapie
Die chirurgische Therapie besteht in der **Entfernung des inkarzerierten Steins** und der **Cholezystektomie.** Dies kann laparoskopisch (oftmals sehr schwierig) oder offen-chirurgisch erfolgen.
[AS]

Chirurgie-Info

Cholezystolithiasis

Indikation
Die Indikation zur Cholezystektomie sollte bei **symptomatischer Cholezystolithiasis** sowie bei **asymptomatischer Cholezystolithiasis** im Fall von multiplen kleinen Steinen, bei häufig in Länder mit ungenügender medizinischer Versorgung reisenden Steinträgern oder Patienten gestellt werden, die sich aufgrund ihrer Adipositas einer Operation unterziehen.
Die Cholezystektomie erfolgt laparoskopisch. Die konventionelle Cholezystektomie wird nur noch in Ausnahmefällen durchgeführt, z. B.:
- als Begleiteingriff bei Laparotomie
- bei Tumorverdacht im Bereich der Gallenblase
- bei Mirizzi-Syndrom (s. o.) oder cholezysto-/cholangioenteraler Fistel
- bei Kontraindikation der Laparoskopie).

Laparoskopische Cholezystektomie
Die laparoskopische Entfernung der Gallenblase ist die **Standardmethode** bei akuter Cholezystitis und Cholezystolithiasis. Über 4 kleine Inzisionen werden die Trokare eingeführt (➤ Abb. 6.46b). Nach Freipräparation des Calot-Dreiecks werden der Ductus cysticus und die A. cystica mittels Clips legiert. Dabei ist strengstens auf eine Schonung des Ductus hepaticus communis und der A. hepatica propria zu achten. Anschließend erfolgt die schrittweise Auslösung der Gallenblase aus dem Gallenblasenbett. Extraktion der Gallenblase in einem Bergebeutel.

Konventionelle Cholezystektomie
Über einen rechtsseitigen Rippenbogenrandschnitt erfolgt die Cholezystektomie. Bei gleichzeitiger Choledocholithiasis erfolgen eine Längsspaltung des Choledochus (Choledochotomie), Entfernung der Konkremente und Choledochusrevision. Weiterhin wird eine T-Drainage in den Choledochus eingelegt.
[AS]

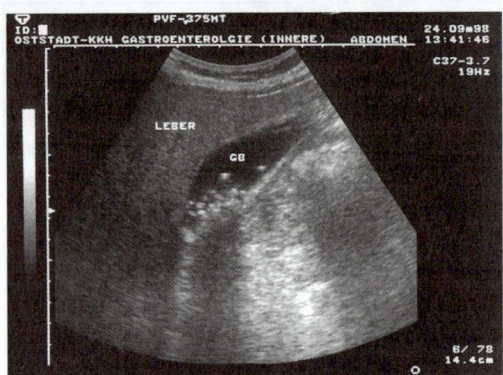

Abb. 6.46a Sonografischer Befund bei Cholezystolithiasis mit multiplen, wenige Millimeter großen Konkrementen, die sich im Gallenblasenhals sammeln. Die Morphologie der Gallenblasenwand ist unauffällig, es liegen keine Zeichen einer Cholezystitis (Verdickung, Dreischichtung) vor. GB: Gallenblase. [M181]

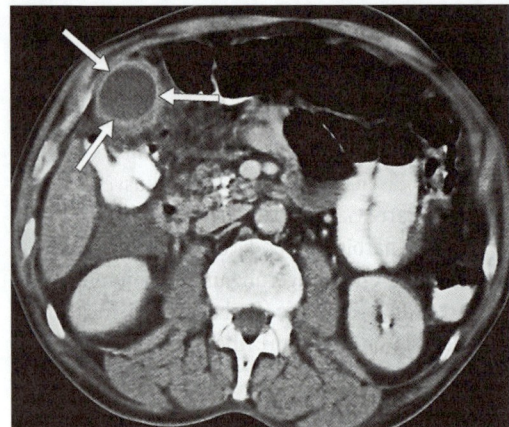

Abb. 6.47 Akute Cholezystitis im KM-CT. Die Gallenblase ist vergrößert, die Gallenblasenwand ist verdickt und reichert Kontrastmittel an (Pfeile). Das benachbarte Gewebe ist entzündlich aufgelockert. [E573]

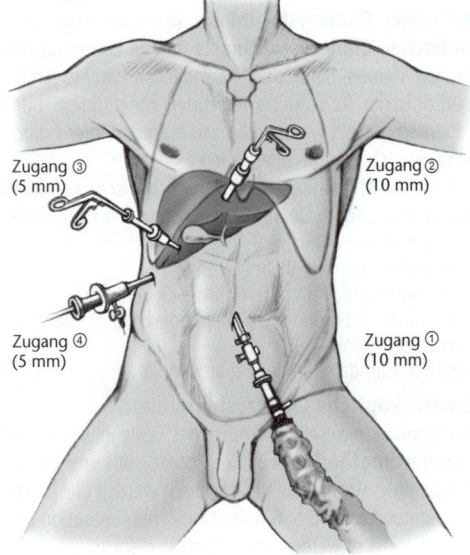

Abb. 6.46b Laparoskopische Cholezystektomie: Trokarplatzierung. [L108]

- Die **Litholyse** stellt bei Wunsch des Patienten oder bei Kontraindikationen zur OP eine Alternative für Steine unter 2 cm Durchmesser dar. Ursodeoxycholsäure und Chenodesoxycholsäure p. o. bewirken die Auflösung von Cholesterinsteinen und eine ↓ Lithogenität der Gallensäuren. Die 5-J.-Rezidivrate nach Lyse beträgt 40–50 %.
- **ESWL (extrakorporale Stoßwellenlithotripsie)**: Fragmentierung von Gallensteinen mit Spontanabgang. Die besten Resultate werden bei Steinen < 2 cm erzielt. Die Fragmente führen in 5 % zu Koliken und notwendiger Notfalloperation, deshalb nur bei nicht operablen oder nicht operationswilligen Patienten eine Alternative.

6.9.3 Akute Cholezystitis

Primär abakterielle, sekundär aber häufig mit Enterokokken, *E. coli* und Klebsiellen infizierte Gallenblase als Komplikation der Cholezystolithiasis (➤ Abb. 6.47).

Klinik
Ähnlich einer **Gallenblasenkolik,** evtl. mit vorangegangenen Episoden. Aus einem anfänglich lokalen Oberbauchschmerz mit druckempfindlicher Gallenblase sowie Übelkeit und Erbrechen entwickelt sich ein diffuser Schmerz mit Ausstrahlung zwischen beide Schulterblätter. Zudem Fieber und Schüttelfrost als Zeichen systemischer Beteiligung.
Komplikationen sind:
- **Gallenblasenempyem:** durch Verschluss des Ductus cysticus und bakterieller Infektion → drohende gramnegative Sepsis!
- **Gallenblasengangrän:** Überdehnung der Gallenblasenwand mit Ischämie und fokaler Nekrose → Perforationsgefahr!; bei **Perforation** in die freie Bauchhöhle: Mortalität 60 %!; sofortige chirurgische Intervention!
- **Gallensteinileus:** bei Perforation in das Duodenum

Diagnostik
- **Oberbauchsonografie:** Gallenblasensteine, charakteristische Dreischichtung der Gallenblasenwand bei Entzündung.
- **Labor:** ↑ GOT, ↑ GPT, ↑ Bilirubin, ↑ γGT, ↑ AP, ↑ CRP, ↑ Leukozyten erhärten die Diagnose. Bei älteren Menschen kann eine Leukozytose fehlen. Die Laborwerte dienen auch der Verlaufskontrolle und sollten sich unter Therapie rasch verbessern.

Therapie
Nahrungskarenz und Schmerzbehandlung mit nichtspasmogen wirkenden Opiaten. Außerdem kalkulierte **systemische Antibiose** i. v. nach Abnahme von Blutkulturen z. B. mit Ceftriaxon oder einem anderen gallengängigen Antibiotikum (Fluorochinolon, Ampicillin/Sulbactam) mit passendem Keimspektrum. Hierdurch werden auch postoperative bakterielle Komplikationen minimiert.

Chirurgie-Info

Cholezystitis

Akute Cholezystitis
Die akute Cholezystitis sollte frühelektiv, möglichst innerhalb von 72 Stunden nach Diagnosestellung, mittels **laparoskopischer Cholezystektomie** behandelt werden. Ist dies nicht möglich, sollte bei Fehlen von Komplikationen zunächst eine konservative Behandlung, im Intervall dann eine elektive Cholezystektomie erfolgen. Notfallmäßig muss bei Gallenblasenempyem, -gangrän, -perforation oder biliärer Peritonitis operiert werden.

Chronische Cholezystitis
Kurative Behandlung ist die elektive **laparoskopische Cholezystektomie**.
[AS]

MERKE
Verdacht auf Gangrän, Perforation, Gallensteinileus oder Gallenblasenempyem sind Indikationen zur sofortigen OP!

6.9.4 Choledocholithiasis und Cholangitis

In 15–30 % liegt bei Cholezystolithiasis gleichzeitig eine **Choledocholithiasis,** also Gallensteine im Gallengangssystem, vor. Gallengangsteine können auch direkt im Gangsystem entstehen und sind somit auch bei Z. n. Cholezystektomie möglich! Neben asymptomatischen Spontanabgängen führen Gallengangsteine zu kolikartige Schmerzen, Übelkeit und Erbrechen. Durch Gangverschluss kommt es zu Cholestase und Ikterus, entfärbtem Stuhl und dunklem Urin. Oft entwickelt sich im Verlauf der Erkrankung eine **Cholangitis.** Neben Steinen sind auch Tumoren oder Stenosen nach Hepatikojejunostomie ursächlich. Durch hämatogene Einwanderung von *E. coli*, Klebsiellen oder Enterokokken aus dem Darm ins Gangsystem entsteht ein schweres Krankheitsbild, das durch die **Charcot-Trias** geprägt ist: Fieber und Schüttelfrost, Oberbauchschmerz sowie Ikterus. Die Cholangitis ist also primär bakteriell, während die Cholezystitis primär abakteriell ist, mit sekundärer bakterieller Besiedlung.

Diagnostik
Diese beinhaltet:
- **Labor:** ↑ AP, ↑ γGT, ↑ Bilirubin, mäßig ↑ GOT und GPT; bei Cholangitis außerdem Leukozytose und ↑ CRP
- ➤ Radio-Info

Radio-Info

Bildgebende Verfahren bei Choledocholithiasis

Die **Sonografie** erbringt den Nachweis von Gangdilatationen, häufig kann auch direkt ein Konkrement in den Gallenwegen aufgespürt werden.
Bei der **endoluminalen Sonografie** können über einen endoskopischen Schallkopf im Duodenum das gesamte Gallenwegssystem und das Pankreas mit hoher Auflösung beurteilt werden. Der Vorteil gegenüber der konventionellen Sonografie liegt in der fehlenden Überlagerung durch Darmgase und der gleichzeitigen Möglichkeit einer Feinnadelbiopsie tumorverdächtiger Areale. Die Endosonografie ist hilfreich bei der Differenzialdiagnose von Gallengangsverschlüssen, da sie gleichermaßen Konkremente und Tumoren mit hoher Sensitivität darstellen kann. Sie ist beim Staging von Pankreas- oder Gallengangskarzinomen das Verfahren der ersten Wahl geworden.
Mittel der Wahl zur Diagnostik und gleichzeitigen Therapie von Gangobstruktionen ist die **ERCP.** Bei der ERCP wird der Gallengang endoskopisch sondiert und Kontrastmittel in den Ductus choledochus injiziert. Eine anschließende Röntgenaufnahme lässt Gallengangsteine als Aussparung erkennen (➤ Abb. 6.48a). Da sich besonders bei älteren Patienten mit Gallenblasensteinen in 30 % zusätzlich Gallengangsteine finden, ist die ERCP vor Cholezystektomie obligat. Die ERCP bietet den Vorteil gleichzeitiger therapeutischer Interventionsmöglichkeiten wie:

- Schlitzung der Papille (Sphinkterotomie; erleichtert den Steinabgang durch den Sphincter Oddi)
- Greifen intraduktaler Steine mittels eines Körbchens (> Abb. 6.48b)
- „Säuberung" des Gangs mittels Ballondurchzug
- mechanische Lithotripsie bei großen impaktierten Steinen mittels einer Schlinge, die um den Stein gelegt wird und diesen zerdrückt. (Bei großen Gallengangsteinen kann vor der ERCP alternativ eine perkutane Stoßwellenlithotripsie [ESWL] durchgeführt werden.)
- Einlage eines Stents, um Strikturen oder tumorbedingte Impressionen zu überbrücken

Sowohl Erfolgs- als auch Komplikationsraten der ERCP sind stark abhängig von der Erfahrung des Untersuchers. Die häufigsten akuten Komplikationen sind die Pankreatitis (5 %) und Blutungen nach Sphinkterotomie (2 %). Langzeitkomplikationen sind Rezidive von intraduktalen Steinen, narbige Papillenstenosen und aszendierende Cholangitiden durch Zerstörung des natürlichen Verschlussmechanismus an der Papille. Aus diesem Grund wird die Indikation zur Sphinkterotomie bei jungen Patienten zunehmend kontrovers diskutiert und auf alternative Verfahren wie die Ballondilatation des Sphinkters zurückgegriffen.

Die **perkutane transhepatische Cholangiografie** (PTC) ist eine diagnostische Alternative zur ERCP, insbesondere bei widrigen anatomischen Verhältnissen, wie sie zum Beispiel bei Patienten nach einer Billroth-II-Operation vorliegen. Bei der PTC wird – sonografisch gesteuert – ein dilatierter intrahepatischer Gallengang transkutan punktiert und der Ductus choledochus anterograd mit Kontrastmittel gefüllt. Das Blutungsrisiko ist bei dieser Untersuchung höher als bei der ERCP.

Weitere, nicht routinemäßig angewandte bildgebende Verfahren sind die **Computertomografie** mit ähnlicher Sensitivität wie die transabdominelle Sonografie und zunehmend die **MR-Cholangiopankreatografie** (MRCP), die eine dreidimensionale Darstellung des extrahepatischen Gallengangsystems erlaubt und insbesondere bei Patienten hilfreich ist, die aufgrund von Voroperationen (z. B. Billroth II) für eine ERCP oder Endosonografie nicht infrage kommen. Kleinere Steine (< 4 mm) werden allerdings möglicherweise übersehen und Verengungen des Gangsystems überbewertet.
[MW]

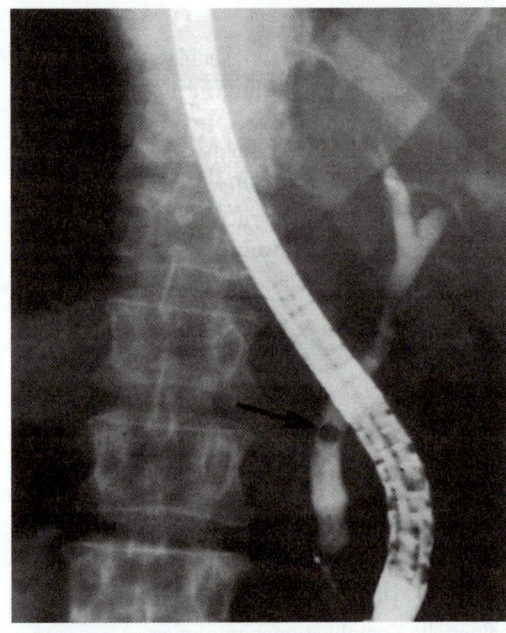

Abb. 6.48a Singulärer Choledochusstein (Pfeil) in der ERCP. [E531]

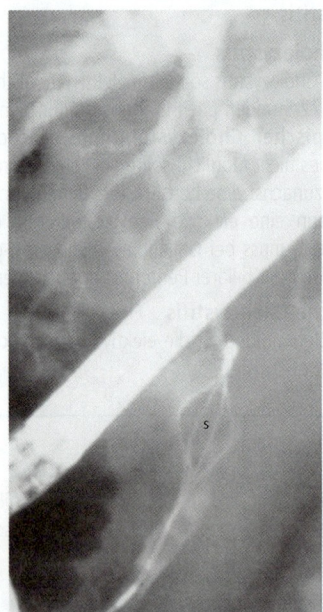

Abb. 6.48b Gallensteinentfernung aus dem Ductus choledochus mittels Dormia-Körbchen. [E574]

Wichtige **DD** sind Cholangiokarzinom, Gallengangsstriktur und Pankreaskopfkarzinom. Bei einem Tumor führt die Lokalisation im Bereich des Ductus cysticus zu einem schmerzlosen Gallenblasenhydrops. Ein Verschluss an der Bifurkation zum Ductus hepaticus communis (**Klatskin-Tumor**) zeigt eine Kombination aus cholestatischem Ikterus und leerer kleiner Gallenblase. Ein Tumor der Papilla Vateri zeigt neben dem cholestatischen Ikterus zusätzlich gestaute extrahepatische Gallenwege mit prall gefüllter Gallenblase.

Therapie
ERCP mit Steinentfernung bzw. Cholezystektomie mit Choledocholithotomie.

Antibiose mit Ceftriaxon (40 % Ausscheidung über die Galle); alternativ Mezlocillin, Piperacillin oder Ciprofloxacin.

> **Chirurgie-Info**
> **Choledocholithiasis**
> Die Therapie der Choledocholithiasis erfolgt primär endoskopisch mittels ERCP und **Papillotomie**. Die Papille wird dabei gespalten, die Steine aus den Gallenwegen entfernt. Im Verlauf sollte dann eine **Cholezystektomie** erfolgen. Gelingt die endoskopische Steinentfernung auf diesem Wege nicht, erfolgt eine konventionelle Cholezystektomie mit Choledochusrevision und T-Drainagen-Anlage. Bei Operationsunfähigkeit kann eine orale Gallensäuretherapie (= systemische Lyse mit Ursodeoxycholsäure) oder eine extrakorporale Stoßwellenlithotripsie versucht werden. [AS]

6.9.5 Gallenblasenpolypen und -adenome

Gallenblasenpolypen sind symptomlose, gutartige Tumoren der Gallenblasenschleimhaut mit geringem Entartungspotenzial. Meist Zufallsbefund in der Sonografie. Bei Ablösung von der Gallenblasenwand können sie Koliken verursachen → Indikation zur Cholezystektomie.

Adenome sind singulär und symptomfrei. Ein signifikantes Entartungsrisiko besteht bei > 10 mm. Adenome < 10 mm werden halbjährlich sonografisch kontrolliert.

6.9.6 Gallenblasenkarzinom

Seltener, bösartiger Tumor mit schlechter Prognose. Man unterscheidet Adeno- (viel häufiger) und Plattenepithelkarzinome. Ein bekannter **Risikofaktor** ist die Porzellangallenblase (20 % Entartung). Häufig besteht ein schmerzloser Ikterus mit diffusen Oberbauchbeschwerden, ↓ Gewicht und ↓ AZ.

Diagnostik
Sicherheit kann letztlich nur durch operative Entfernung und Histologie gewonnen werden!
- palpabler harter Tumor im rechten Oberbauch
- Labor: Cholestasezeichen
- Sonografie, CT-Abdomen/MRT → Tumorausdehnung, Infiltration anderer Organe

Therapie
Es existiert **kein kurativer Ansatz!** Lymphogene Metastasierung bzw. Infiltration anderer Organe sind bei Diagnosestellung fortgeschritten. Bei bereits in der Bildmorphologie erkennbaren Fernmetastasen oder Organinfiltration wird von einer Cholezystektomie abgesehen.

> **Chirurgie-Info**
> **Malignome der Gallenblase und Gallenwege**
>
> **Gallenblasenkarzinome**
> Die Möglichkeit der kurativen chirurgischen Therapie wird durch die anatomische Ausbreitung bestimmt.
> - **Carcinoma in situ** und **T1-Tumoren:** Cholezystektomie (ohne Wandverletzung!) ist ausreichend (oftmals Zufallsbefund bei Cholezystektomie).
> - **T2-Tumoren:** Cholezystektomie mit Resektion eines ca. 3 cm breiten, an das Gallenblasenbett angrenzenden Leberparenchymstreifens oder Resektion der Lebersegmente IVb und V und Lymphadenektomie. Weiterhin erfolgt die Resektion des Ductus cysticus, ggf. auch des Ductus hepatocholedochus (dann mit Anlage einer biliodigestiven Anastomose).
> - **T3-/T4-Tumoren:** Sind nicht mehr kurativ therapierbar. In diesen Fällen erfolgt eine **palliative** Ableitung der Galle.
>
> **Gallenwegskarzinom**
> Die chirurgische Therapie – sofern ein kurativer Ansatz noch möglich ist – erfolgt entsprechend der Lokalisation des Tumors.
> - **proximales Drittel:** Es erfolgen eine Cholezystektomie und Resektion der extrahepatischen Gallenwege. Bei Leberinfiltration ist ggf. bei noch vorhandener Operabilität eine Hemihepatektomie notwendig. Die Galleableitung erfolgt über eine biliodigestive Anastomose (➤ 6.10.5 Chirurgie-Info).
> - **mittleres/distales Drittel:** Hier lokalisierte Tumoren werden in kurativer Intention mittels partieller Duodenopankreatektomie nach Kausch-Whipple chirurgisch versorgt.
> [AS]

6.9.7 Gallengangskarzinom (Cholangiokarzinom)

Langsam entlang der Gallenwege wachsendes, spät metastasierendes **Adenokarzinom** vor allem nach dem 60. Lj. mit schlechter Prognose. **Prädisponierende Faktoren** sind:
- chronische Cholangitis
- Colitis ulcerosa
- PSC
- Infektionen mit Trematoden (*Clonorchis sinensis*)

Die **Klinik** wird bestimmt durch:
- schmerzlosen Ikterus mit Juckreiz
- Leberversagen mit Cholangiosepsis
- starke Tumorkachexie

Prädilektionsstellen sind der Zusammenfluss des linken und rechten Ductus hepaticus (**Klatskin-Tumor**) und der Zusammenfluss von Ductus cysticus und Ductus hepaticus communis.

Diagnostik

↑ Cholestaseparameter und ↑ CA 19–9. In der **Sonografie** imponieren intrahepatische dilatierte Gallengänge und eine kollabierte Gallenblase. Die **Obstruktion** kann mittels Endosonografie, ERCP der Gallenwege oder PTC dargestellt werden. Jede fixierte KM-Aussparung des Gallengangs ist tumorverdächtig. Eine endosonografisch gesteuerte **Feinnadelbiopsie** oder die laparoskopische **Biopsie** sichern die Diagnose.

Therapie und Prognose

Bei Sitz im oberen Drittel des Gallengangssystems (in 60 %) besteht Inoperabilität. Bei distalerem Sitz und frühzeitiger Diagnosestellung wird palliativ oder kurativ operiert. Hier beträgt die mittlere Überlebenszeit 24 Monate.

Chirurgie-Info

Cholangiozelluläres Karzinom (CCC)

Das CCC wird aufgrund der meist fehlenden Leberzirrhose und damit der langen Symptomfreiheit oft erst im lokal fortgeschrittenen Stadium diagnostiziert. Chirurgisch werden – sofern eine R0-Resektion noch möglich ist – **erweiterte Leberteilresektionen** durchgeführt. Aufgrund der hohen Rezidivrate und damit der schlechten Prognose kommt eine Lebertransplantation eher nicht infrage. Ausnahmen bilden lediglich sehr kleine, ausschließlich in der Leber lokalisierte, jedoch aufgrund ungünstiger Lage und/oder vorhandener Leberzirrhose nicht resezierbare CCCs.
[AS]

Bei **palliativem Ansatz** kann die Galle dauerhaft und schnell mittels ERCP und Gallengangs-Stenting abgeleitet werden. Dadurch bildet sich der Ikterus zurück und die mediane Überlebensrate verlängert sich auf fünf Monate. Zudem kommt eine photodynamische Therapie zum Einsatz. Liegt der Tumor weiter proximal oder ist die ERCP nicht durchführbar, so kann die Galle mittels perkutaner transhepatischer Drainage ausgeleitet werden.

6.10 Pankreas

6.10.1 Anatomie und Physiologie

Das Pankreas liegt **retroperitoneal** in Höhe LW 2 und entwickelt sich aus ventraler und dorsaler Anlage. Der Ductus pancreaticus mündet in 75 % gemeinsam mit dem Ductus choledochus an der Papilla Vateri ins Duodenum. Der Ductus pancreaticus accessorius (= Ductus Santorini) als Ausführungsgang der hinteren Pankreasanlage mündet meist in den Ductus pancreaticus, kann aber auch oberhalb der Papilla Vateri an der Papilla duodeni minor ins Duodenum münden.

Bei einer **Pankreatitis** können sich Nekrosen und Ergüsse über die Bursa omentalis in die freie Bauchhöhle fortpflanzen. Bevorzugt ziehen Nekrosestraßen aber ins Retroperitoneum bis in die Nieren- und die Psoasloge.

Das regenerationsfähige Pankreas hat endokrine und exokrine Funktionen. Die **endokrine Funktion** wird von den im exokrinen Gewebe verstreuten Langerhans-Inseln mit ihren A-Zellen (Glukagon), B-Zellen (Insulin) und D-Zellen (Somatostatin) übernommen. Glukagon erhöht den Glukosespiegel im Serum. Insulin senkt den Glukosespiegel im Serum und wirkt anabol. Somatostatin hemmt die Sekretion von Insulin und Glukagon. Zudem wird pankreatisches Polypeptid gebildet, das Gallefluss, Darmmotilität und exokrine Pankreassekretion hemmt.

Die **exokrine Funktion** besteht in der nahrungsabhängigen Produktion von 2 l/d alkalischen Pankreassafts (pH 8,5). Neben Wasser, Bikarbonat und (Pro-)Enzymen (➤ Tab. 6.26) werden in geringer Menge AP, karzinoembryonales Antigen (CEA) und CA 19–9 sezerniert. CEA und CA 19–9 dienen als Tumormarker. Bereits in der zephalen und gastralen Phase der Nahrungsaufnahme kommt es, vermittelt durch den N. vagus, zu einer gesteigerten Pankreassekretion. Während der intestinalen Phase wird die Duodenalschleimhaut gereizt. Diese setzt Cholezystokinin (Pankreozymin) und Sekretin frei. Sekretin stimuliert v. a. die Wasser- und Bikarbonatsekretion im Pankreas, Pankreozymin die Enzymsekretion.

Tab. 6.26 Pankreasenzyme und ihre Funktion.

Enzym	Funktion
in aktiver Form sezernierte Enzyme	
α-Amylase	spaltet Stärke und Glykogen zu Oligo- und Disacchariden
Lipase	spaltet Esterbindungen, z. B. Triglyzeride zu Monoglyzeriden und Fettsäuren
Phosphodiesterasen: Deoxyribonuklease, Ribonuklease	spalten Nukleinsäuren in Oligonukleotide
Sterinesterhydrolase	spaltet Sterine, z. B. Cholesterin
in inaktiver Form sezernierte Enzyme (im Duodenum durch Enzyme der Duodenalschleimhaut aktiviert)	
Endopeptidasen: Trypsin, Chymotrypsin, Elastase, Kallikrein	spalten Proteine
Exopeptidasen: Carboxypeptidasen A und B, Aminopeptidase	spalten Aminosäuren von den Endabschnitten der Proteine ab
Phospholipasen A und B	spalten Phospholipide, Lecithin, Kephalin

6.10.2 Diagnostik

Hinweise auf eine **exokrine Funktionsstörung** sind ↓ Gewicht und Steatorrhö. Auf eine **endokrine Störung** weisen ein pathologischer Glukosetoleranztest/ ↑ Nüchternblutzucker oder ein manifester Diabetes mellitus hin.

Labor
↑ α-Amylase (> 4-Fache der Norm) und ↑ Lipase (bis 80fach) weisen auf eine akute Pankreatitis oder den akuten Schub einer chronischen Pankreatitis hin und steigen 5–6 h nach Beginn der Erkrankung. Im fortgeschrittenen Stadium einer chronischen Pankreatitis sind beide Enzyme erniedrigt. Wiederanstieg oder fehlender Abfall beider Enzyme weisen auf eine Pankreaspseudozyste hin.

α-**Amylase** bleibt bei akuter Pankreatitis 2–5 Tage, bei chronischer Pankreatitis mehrere Wochen erhöht. Eine Erhöhung bis auf das 3-Fache der Norm findet sich auch nach ERCP und beim akuten Abdomen. Sie ist billiger und schneller zu bestimmen als die Lipase, ist aber unspezifischer.

Die pankreasspezifischere und sensitivere **Lipase** bleibt bei akuter Pankreatitis Tage bis Wochen erhöht. Eine 12- bis 15fache Erhöhung findet sich nach ERCP, eine bis 5-fache Erhöhung bei akutem Abdomen. Falsch positive Erhöhungen (2–3-Fache der Norm) werden bei fortgeschrittener Niereninsuffizienz, diabetischer Ketoazidose, Triglyzeridämie, Paraproteinämie bei Plasmozytom und postoperativ beobachtet.

Trypsin, Pankreaselastase 1 und **Phospholipase A_2** sind z. T. sensitiver für Gewebeschädigung und spezifischer als die α-Amylase oder Lipase.

Funktionstests
Funktionstests erfassen die exokrine Pankreasfunktion und werden v. a. für die Diagnostik und Verlaufskontrolle der chronischen Pankreatitis eingesetzt:
- **Elastase 1 im Stuhl:** ↓ bei exokriner Funktionsstörung (normal > 200 mg/dl); bei Pankreasenzymsubstitution zur Verlaufsbeurteilung geeignet; verdünnungsbedingt falsch negativ bei Diarrhö; auch Bestimmung von Chymotrypsin im Stuhl möglich
- **Pankreolauryl-Test:** Pankreolauryl p. o. wird durch Pankreasesterasen gespalten, Bestimmung der Abbauprodukte in Urin oder Serum; Alternative zur Elastasebestimmung im Stuhl bei flüssigem Stuhlgang
- **Stuhlgewicht und Fettgehalt des Stuhls:** bei Fettausscheidung > 7 g/d → ↓ exokrine Leistung auf < 25 %
- **Sekretin-Pankreozymin-Test** (Sekretin-Cholezystokinin-Test oder Sekretin-CCK-Test): Über eine doppelläufige Duodenalsonde wird kontinuierlich der Magensaft abgesaugt, während über das zweite Lumen fraktioniert Duodenalsekret vor und nach Stimulation mit Sekretin und Pankreozymin i. v. gewonnen wird.

Bildgebende Verfahren
Sonografie
- **Abdomensonografie:** Beurteilung von Pankreasgröße und -struktur, Verlaufsbeurteilung mit Erkennen von Komplikationen (Aszites, Nekrosestraßen, Pseudozystenbildung), Beurteilung der Gallenwege und des Ductus pancreaticus
- **Endosonografie:** Beurteilung von Tumoren (Staging), entzündlichen Prozessen, Steinlokalisation und zystischen Läsionen

Endoskopische **Feinnadelpunktionen** ermöglichen einen Keimnachweis bei Verdacht auf infizierte Pankreasnekrosen oder -pseudozysten sowie eine Gewebeuntersuchung bei unklarer Dignität.

CT, MRT
- **ergänzend** zu Sonografie und Endosonografie (Pankreasgröße und -struktur)
- bei unzureichender sonografischer Beurteilbarkeit
- zur Erfassung von **Organveränderungen** und **extrapankreatischer Nekrosen;** durch KM-Gabe Unterscheidung zwischen ödematösen und nekrotischen Arealen möglich, da letztere nicht durchblutet sind
- **präoperativ** zum Staging bei Pankreaskarzinom
- **nur CT:** zur Nadelführung bei Feinnadelpunktionen und bei perkutaner Blockade des Plexus coeliacus zur Schmerzbehandlung

ERCP und ERC
Die endoskopische retrograde Cholangio(pankreato)-grafie erlaubt die Beurteilung des Pankreas (Karzinom?) und des **Pankreasgangs** (Wandunregelmäßigkeiten bei entzündlicher Veränderung, Steine, Stenosen). **Komplikation:** Auslösen oder Verstärken einer Pankreatitis. Bei vermuteter biliärer Ursache einer Pankreatitis werden die Gallenwege deshalb möglichst selektiv ohne Darstellung des Pankreasgangs durchgeführt (ERC).

MRCP
Die Darstellung von Gallenwegen und Pankreasgangsystem mit MRCP (**M**agnet**r**esonanz-**C**holangio**p**ankreatografie) kann mit einem Oberbauch-MRT kombiniert werden. Keine Interventionsmöglichkeit.

Abdomenübersicht
Vor allem differenzialdiagnostisch zum Erkennen von Ileuszeichen bei akutem Abdomen.

Angiografie
Zur Lokalisation von endokrinen Tumoren und Gefäßanomalien.

6.10.3 Akute Pankreatitis

Häufigste Ursachen sind Choledocholithiasis, exzessiver Alkoholgenuss und voluminöse, fettreiche Mahlzeiten. **Seltener** ursächlich sind: Medikamente, ERCP, Infektionen (Mumps, Hepatitis), Pankreaskarzinome, Sprue und CED mit Papillenstenose, autoimmune oder hereditäre Pankreatitiden, primärer Hyperparathyreoidismus (Hyperkalzämie), schwere Hypertriglyzeridämie oder ein stumpfes Bauchtrauma mit Freisetzung autodigestiver Substanzen. In 25 % bleibt die Ursache unklar. Akut rezidivierende oder chronisch progressive Rezidive sind häufig.

Bei **leichten Formen** entwickelt sich ein Ödem des Pankreasparenchyms, in **schweren Fällen** kommt es zusätzlich zu einer ungesteuerten Enzymfreisetzung, vor allem von Trypsinogen, mit teils schwerwiegenden Komplikationen (s. u.).

Klinik
Abrupt einsetzender, viszeraler, gürtelförmiger **Oberbauchschmerz** mit Übelkeit und Erbrechen. Bei biliärer Genese können gleichzeitig kolikartige Schmerzen bestehen. Ein **Ikterus** deutet auf einen Gallengangsverschluss im Bereich des Pankreaskopfes hin. Begleitende **AZ-Veränderungen** reichen von Fieber bis zu Schockzeichen.

Eine prall elastische Bauchdeckenspannung (Gummibauch) und Meteorismus sind charakteristisch. Ein bretthartier Bauch mit Klopfschmerz sowie Fieber und starker Leukozytose sprechen für bakteriell superinfizierte Nekrosen. In 10–20 % entwickelt sich eine hämorrhagisch nekrotisierende Pankreatitis mit petechialen Blutungen/Hämorrhagien periumbilikal (**Cullen-Zeichen**) oder in den Flanken (**Grey-Turner-Zeichen**). Weitere Komplikationen sind:
- **Selbstverdauung** des Pankreas vor allem durch Lipasen bis zur vollständigen Zerstörung, makroskopisch mit „kalkspritzerartigen" Flecken, histologisch mit sog. Lipophagengranulomen (Lipidzysten in Schaumzellen), Cullen-Zeichen
- retroperitoneale **Nekrosen** (**Grey-Turner**), seltener Nekrosen in Mediastinum, Herz und Gehirn
- **Gerinnungsstörungen** als Schockfolge oder als direkte Wirkung proteolytischer Enzyme
- Im Verlauf Bildung von **Pankreaspseudozysten** (in 30–50 %) mit Einblutung und Kompression der Gallenwege. Bis > 20 cm Durchmesser. Anhaltende Schmerzen und hohe oder wieder ansteigende Serum-Amylasespiegel trotz Therapie sprechen für eine Pseudozyste. Nachweis: Sonografie oder CT. Große Zysten ohne Zeichen einer

Remission sollten perkutan oder pergastral drainiert bzw. mittels Zystojejunostomie nach sechs Wochen operiert werden.
- **Strikturen** des Pankreasgangs oder Ductus choledochus mit weiteren Pankreatitiden und Galleaufstau (evtl. Pankreatojejunostomie nötig)
- **paralytischer (Sub-)Ileus** (↓/fehlende Darmgeräusche?) als Folge der peritonitischen Reizung mit Flüssigkeitsverlust in den Darm und evtl. Schock
- **Hyperglykämie:** Meist vorübergehend durch ↑ Glukagonsekretion. Bei nekrotisierender Pankreatitis entwickelt sich ein pankreopriver Diabetes mellitus durch B-Zell-Untergang.
- **Hypokalzämie** durch Bindung von Kalzium in Fettgewebsnekrosen (→ peritonitische Reizung → Aszites) und Hypalbuminämie. Die Hypokalzämie kann zu tetanischen Krämpfen führen.
- **Herzrhythmusstörungen** durch Hypokalzämie ± Hypokaliämie
- **ARDS, Pleura- und Perikardergüsse** sowie Aszites als Reizergüsse
- **intraabdominelle Blutung** aus Erosionen oder Ulzera in den Magen-Darm-Trakt, in eine Pseudozyste oder durch Arrosion größerer Gefäße in die freie Bauchhöhle
- **Hypovolämie** bis hin zum Schock, durch Aszites, Blutung, Erbrechen, Ileus und vasoaktive Substanzen und dann prärenales Nierenversagen
- **SIRS** und **Multiorganversagen** (akutes Nierenversagen, ARDS, DIC, septischer Schock) mit hoher Letalität

Einteilung (Atlanta-Klassifikation)
Diese dient der Identifizierung von Patienten, die von einem schwerwiegenden Verlauf bedroht sind. Eingeteilt wird in:
- **leichte Pankreatitis:** mäßige Schmerzen, Enzymanstieg, geringe abdominelle Symptomatik; Letalität 1 %
- **schwere Pankreatitis:** lokale Komplikationen (lipolytische Nekrosen, Abszess, Pseudozyste) und/oder Organkomplikationen an einem oder mehreren extrapankreatischen Organen (akutes Nierenversagen, ARDS, DIC u. a.)

Zur Abschätzung der Schweregrade werden auch der APACHE II- und der Ranson-Score herangezogen.

Außerdem haben **CRP** und **Pankreaselastase 1** (als Marker der exokrinen Funktion) prognostische Bedeutung. CRP-Werte < 100 mg/l innerhalb der ersten 24–48 h sprechen für einen leichten, höhere Werte für einen schweren Verlauf.

Diagnostik
Neben der **typischen Klinik** sind im Serum CRP, α-Amylase > 4× und Lipase bis 80× erhöht. Außerdem finden sich ↑ Leukozyten und bei schwerem Verlauf ↑ LDH, ↑ Blutzucker, ↓ Kalzium und ↓ Laktat (Azidose). GPT, GOT, γGT, AP und Bilirubin sind bei biliärer Genese erhöht. **Bestimmt werden** zudem Pankreaselastase 1 (zusammen mit CRP für die Prognose wichtig), Hämatokrit (Flüssigkeitstherapie), BGA (drohende respiratorische Insuffizienz, Azidose), Blutgerinnung (DIC?) und Kreatinin (akutes Nierenversagen).

> **MERKE**
> Die Erniedrigung des Serum-Kalziums korreliert im Gegensatz zu den Lipasewerten mit Schwere und Prognose der Pankreatitis!

Die **Sonografie** zeigt Ödem, Aszites, Nekrosen, Pseudozysten, Gallen(wegs)steine und Galleaufstau. Ein **CT-Abdomen** ± KM erfolgt bei unklaren Sonografiebefunden und präoperativ (> Abb. 6.49); bei schweren Verläufen auch als Verlaufskontrolle (Ausmaß der Nekrosen, Pseudozystenbildung, Gasbildung im Gewebe als Zeichen bakterieller Superinfektion?). Das **Röntgen-Thorax** zeigt evtl. einen

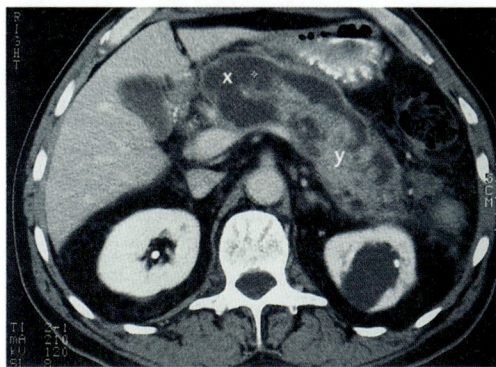

Abb. 6.49 Akute Pankreatitis im KM-CT. Im Kopfbereich sind partielle Nekrosen zu erkennen, Korpus und Schwanz zeigen noch normal durchblutete Parenchymanteile. x: Nekrosen im Kopf; y: noch durchblutete Areale in Korpus und Schwanz. [M187]

linksseitigen Pleuraerguss durch Reizung der Pleura basale Atelektasen sowie evtl. Zeichen des Lungenversagens/ARDS. Bei V. a. biliäre Ursache wird eine **ERC** ohne Darstellung des Pankreasgangs durchgeführt, evtl. mit Drainierung, Gallensteinentfernung oder Papillotomie.

Wichtige **DD** der akuten Pankreatitis sind Magen-Darm-Ulkus, Cholezystitis und Cholelithiasis, Mesenterialinfarkt, Reizmagen und Reizdarm, Herzinfarkt (typischerweise Hinterwand), basale Pneumonie/Pleuritis, akute Porphyrie, chronische Bleivergiftung oder ketoazidotisches Koma.

Therapie
Intensivmedizinische Betreuung mit „Ruhigstellung" des Pankreas, Schmerzbekämpfung und Vermeiden/Behandeln von Schock und Komplikationen.
- **Pankreas ruhig stellen:** initial orale Nahrungs- und Flüssigkeitskarenz bei parenteraler Ernährung und Flüssigkeitssubstitution, frühzeitiger Wiederbeginn einer enteralen Ernährung über Jejunalsonde; durch zu lange Nahrungskarenz droht eine Mukosaatrophie!; bei rezidivierendem Erbrechen Legen einer Magensonde; PPI-Gabe
- **Schmerzbekämpfung:** Metamizol (Novalgin®) oder gering spasmogene Opiate wie Buprenorphin (Temgesic®), Pethidin (Dolantin®) oder Pentazocin (Fortral®); evtl. Periduralkatheter
- **Schock und Komplikationen vermeiden:** 3–5 l/d parenterale Flüssigkeitszufuhr, gesteuert nach ZVD oder Hämatokrit (Einstellung auf 30–35 %); frühzeitige systemische Antibiose mit Imipenem oder Ciprofloxacin plus Metronidazol i. v. bei schwerkranken Patienten mit Fieber über 38 °C und ↑ CRP. Bei V. a. biliäre Obstruktion **ERC** mit Beseitigung des Abflusshindernisses (Papillotomie, Steinentfernung und evtl. Drainageeinlage) innerhalb von 24 Stunden; Heparinisierung zur Thrombose- und DIC-Prophylaxe
- **Operation:** hohe Letalität → Indikationen (zurückhaltend stellen!) sind nicht beherrschbare Komplikationen, infizierte Nekrosen und infizierte Pankreaspseudozysten; Nekrosen ausräumen und Durchführung einer Bauchspülung (Lavage) insbesondere der Bursa omentalis, evtl. mehrmals an aufeinanderfolgenden Tagen mit temporärem Bauchdeckenverschluss; bei Komplikationen, die den Pankreaskopf betreffen, ggf. Pankreaskopfresektion mit Y-Roux-Anastomose

6.10.4 Chronische Pankreatitis

Fortschreitende Entzündung des Pankreas mit irreversiblen Schäden und Verkalkungen, meist bei **chronischem Alkoholkonsum.** Ursächlich sind die toxische Wirkung des Alkohols und die ↑ Proteinsekretion des Pankreas mit Verlegung kleinerer Pankreasgänge durch Eiweißniederschläge. Die chronische Pankreatitis kann mit akuten Schüben (chronisch rezidivierend) oder chronisch progredient verlaufen. Weitere **Risikofaktoren** und **Ursachen** sind Pankreasgang- und Papillenobstruktion bei Vernarbung, Tumor oder chronischer Entzündung, hereditäre Störungen (z. B. Punktmutation im Gen des kationischen Trypsinogens, PRSS1), Autoimmunprozesse, Rauchen, primärer Hyperparathyreoidismus, Hyperlipidämie, Mukoviszidose und chronischer Eiweißmangel. 25 % sind idiopathisch.

Klinik
Rezidivierende Oberbauchschmerzen mit Ausstrahlung in den Rücken, oft nach Nahrungsaufnahme. ↓ Gewicht, Steatorrhö und Mangelerscheinungen sind Zeichen der exokrinen Insuffizienz. Übelkeit, Erbrechen, Diabetes mellitus (endokrine Insuffizienz), Ikterus und Verkalkungen kommen vor. Akute Schübe gleichen klinisch der akuten Pankreatitis. **Komplikationen** sind Pankreaspseudozysten (> Abb. 6.50), Pankreas- und Gallengangstrikturen, Duodenalstenosen, Milzvenenthrombosen, GI-Blutungen und Pankreaskarzinom.

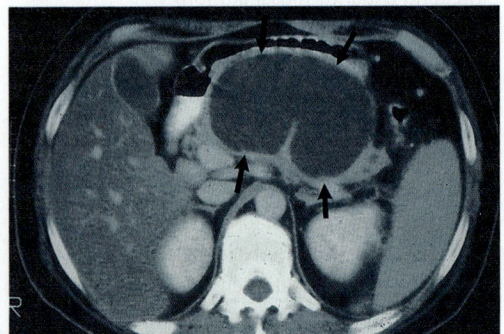

Abb. 6.50 Pankreaspseudozyste im CT (schwarze Pfeile). [E575]

Chirurgie-Info

Pankreaspseudozyste

Bei **Komplikationen** wie Verdrängung, Fistelung, Blutung, Infektion oder unklarer Dignität großer Pseudozysten sollte die Indikation zur interventionellen oder operativen Therapie gestellt werden.

Interventionelle Therapie

Die interventionelle Entlastung einer Pankreaspseudozyste kann mittels perkutaner oder endoskopischer Drainage erfolgen. Die **perkutane Entlastung** erfolgt mittels CT- oder sonografisch gestützter Punktion mit Drainagenanlage. Sie ist bei der Akuttherapie von Infektion und peripankreatischen Flüssigkeitsansammlungen indiziert. Die **endoskopische Drainage** kann durch Erzeugung einer Verbindung der Pseudozyste mit dem Gastrointestinaltrakt (Zystoenterostomie, z.B. als Pseudozystojejunostomie, -duodenostomie oder -gastrostomie) oder dem Pankreasgang (transpapilläre Drainage) erfolgen. **Prinzip:** Unter endoskopischer Kontrolle wird eine Verbindung zwischen Pseudozyste und dem Ableitungsorgan geschaffen und mithilfe kleiner Plastikstents offen gehalten.

Operative Therapie

Über eine mediane Laparotomie oder quere Oberbauchlaparotomie werden Pankreas und Pseudozyste dargestellt. Es folgen die **Pseudozysteneröffnung** und anschließend die definitive Drainage mittels Zystogastrostomie, Zystoduodenostomie oder Zystojejunostomie mit einer Y-Roux-förmigen Jejunumschlinge. Alternativ kommt bei wenigen Patienten eine **Pseudozystenresektion** bei fehlender Drainagemöglichkeit infrage. Je nach Lokalisation kann sehr selten eine Pankreasteilresektion oder gar eine partielle Duodenopankreatektomie nach Whipple oder duodenumerhaltende Pankreaskopfresektion notwendig werden.
[AS]

Diagnostik

Häufig steht ein akuter Schub am Anfang einer chronischen Pankreatitis (→ Sonografie, ↑ α-Amylase, ↑ Lipase). Als **Screening für die exokrine Funktion** eignet sich die Stuhlelastase. Weitere **bildgebende Diagnostik:** Endosonografie ± Feinnadelpunktion bei Verdacht auf Tumor (➤ Abb. 6.51), ERCP (➤ Abb. 6.52), evtl. CT-Abdomen und PET zur Erfassung der Stoffwechselaktivität eines Tumors.

Radio-Info

Chronische Pankreatitis in der Bildgebung

- **Sonografie:** höckerig konturiertes Organ mit einem inhomogenen, groben Schallmuster, Verkalkungen (feine, streifenförmige, hyperreflexive Zonen im Parenchym), Pseudozysten
- **CT:** Veränderungen von Organkontur, Verkalkungen des Parenchyms, narbige und zystische Veränderungen, Pankreasgangveränderungen mit Stenosen
- **ERCP/MRCP:** perlschnurartigen Dilatationen und Einengungen des Pankreasgangs, intraduktale Steine

[MW]

Therapie

Lebenslange Alkoholkarenz und Vermeiden pankreastoxischer Medikamente (u.a. Diuretika, Azathioprin, Aminosalizylate, Steroidhormone, Valproat, Didanosin u.v.m.)! **OP-Indikationen** sind Kompressionen benachbarter Organe, Karzinomverdacht und schwere Schmerzzustände. **Abflussbehinderungen** durch Gallensteine werden mittels Papillotomie, Steinextraktion

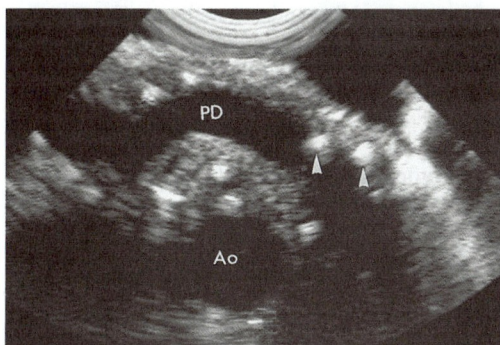

Abb. 6.51 Chronische Pankreatitis in der Endosonografie. Die Schallsonde liegt der dorsalen Magenwand an. Dargestellt ist ein Pankreas mit inhomogenem Parenchym und vereinzelten kleinen Verkalkungen (Pfeile). Der Pankreasgang (PD) ist unregelmäßig verbreitert. Ao: Aorta. [E363]

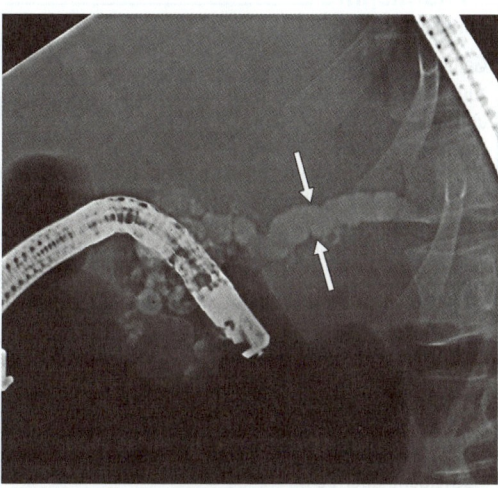

Abb. 6.52 Chronische Pankreatitis in der ERCP. Der Pankreasgang ist erweitert und geschlängelt (Pfeile). [E573]

oder Stenting beseitigt. Evtl. wird zusätzlich eine **extrakorporale Lithotripsie** durchgeführt.

Häufig verschwinden durch die Behebung der Stenose auch die Schmerzen! Bei **Schmerzpersistenz** erfolgt eine medikamentöse Schmerztherapie, evtl. auch invasiv (z. B. perkutane, CT-gesteuerte Blockade des Plexus coeliacus). Ultima Ratio: Teilresektion des Pankreas. Auch die orale Gabe von Pankreasenzymen kann durch Hemmung der Pankreassekretion schmerzlindernd wirken.

Akute Schübe werden wie eine akute Pankreatitis behandelt (➤ 6.10.3).

Bei **exokriner Insuffizienz** werden fehlende Pankreasenzyme substituiert, vor allem Lipase (s. u.). Die Dosierung richtet sich nach der Stuhlfrequenz und dem Fettgehalt, der bei weniger als 15 g/d liegen sollte. Die Nahrung wird angepasst: kleine kohlenhydrat- und eiweißreiche Mahlzeiten, kein Alkohol, Fettreduktion (< 100 g/d, mittelkettige Triglyzeride), Substitution der fettlöslichen Vitamine (A, D, E, K) einmal monatlich i. m. und von Kalzium, Eisen und Magnesium. Bei Teilresektionen und guter Verdauung reicht eine vitaminhaltige Ernährung.

Die **endokrine Insuffizienz** tritt meist nach der exokrinen Insuffizienz auf. Bei langsamem Verlauf der chronischen Pankreatitis kann der Diabetes mellitus diätetisch gut eingestellt werden. Ein insulinpflichtiger Diabetes mellitus ist schwierig zu behandeln. Oft muss kurz wirksames Insulin > 5×/d gegeben werden.

Pharma-Info

Pankreasenzyme

Gemisch aus Lipase, Amylase, Proteasen und Pankreatin zum Ersatz der durch das Pankreas produzierten Verdauungsenzyme. Oral zugeführte Pankreasenzyme müssen durch galenische Maßnahmen vor frühzeitiger Inaktivierung im Magen geschützt werden.
- **Indikationen:** exokrine Pankreasinsuffizienz, Z. n. Magenresektion
- **UAW:** Schleimhautentzündungen, allergische Reaktionen
- **KI:** akute Pankreatitis, akute Schübe chronischer Pankreaserkrankungen
- **klinische Anwendung:** bei totalem Ausfall der Pankreasfunktion ausreichend hoch dosieren, z. B. 40.000–80.000 Einheiten Lipase/d; Anpassung nach klinischen Kriterien (Stuhlfrequenz, Stuhlmenge, Fettbeimischung) oder der im Labor gemessenen Fettausscheidung über 72 h

[MP, CD]

6.10.5 Pankreaskarzinom

Adenokarzinom, das vom Gangepithel, seltener vom Azinusepithel ausgeht und zu 70 % im Pankreaskopf lokalisiert ist. Altersgipfel 60.–80. Lj. **Risikofaktoren** sind Rauchen, chronische oder genetisch bedingte rezidivierende Pankreatitis, bestimmte chemische Noxen sowie angeborene Faktoren (z. B. bei HNPCC, ➤ Tab. 6.13). Der Tumor geht mit Mutationen der Onkogene **K-ras** oder **p53** einher. Die mittlere Überlebenszeit beträgt 6 Monate, die 5-JÜR ≈ 2 %. Tumoren im Pankreaskörper und -schwanz haben bei später Symptomatik eine besonders ungünstige Prognose.

Klinik
Im Frühstadium treten im Gegensatz zum Spätstadium keine oder nur geringe uncharakteristische Beschwerden auf. **Erstsymptome** sind gürtelförmige Oberbauchschmerzen, Druck- oder Völlegefühl, ↓ Gewicht und Ikterus (bei Pankreaskopfkarzinom). **Weitere Zeichen** sind:
- Courvoisier-Zeichen: tastbar vergrößerte, schmerzlose Gallenblase als Zeichen eines chronischen Gallestaus
- Steatorrhö, Diabetes mellitus
- Aszites
- Phlebitiden und Phlebothrombosen durch Druck des Tumors (z. B. auf die Milzvene) bzw. in entfernteren Venen als **Thrombophlebitis migrans** durch veränderten Proteinstoffwechsel und den Einfluss von freigesetzten Pankreasenzymen auf die Blutgerinnung. Die Thrombophlebitis migrans tritt auch bei anderen malignen Tumoren als paraneoplastisches Syndrom auf, ist aber bei Pankreas-Ca besonders häufig.

Diagnostik
Sonografie, CT-Abdomen (➤ Abb. 6.53) und **ERCP** dienen der Beurteilung der Ausdehnung und damit der Abschätzung der Operabilität. Die Endosonografie ist im Pankreaskopfbereich dem CT im Nachweis von Ausdehnung und Lymphknotenbefall überlegen, gleichzeitig kann eine Feinnadelbiopsie die Diagnose sichern (➤ Abb. 6.54). In der ERCP zeigen sich das sog. **Double-Duct-Sign** (gleichzeitige Stenose im Pankreasgang und Ductus choledochus mit prästenotischer Dilatation) sowie Gangabbrüche oder -unregelmäßigkeiten. In Einzelfällen

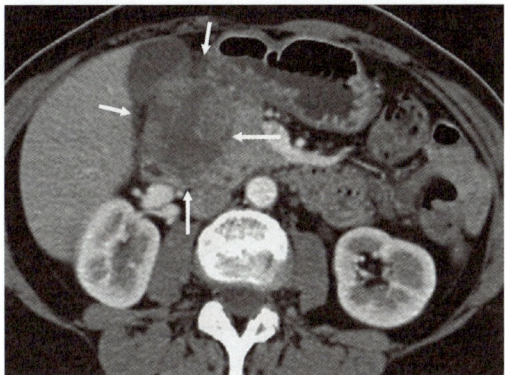

Abb. 6.53 Pankreaskopfkarzinom im CT (Pfeile). [F294]

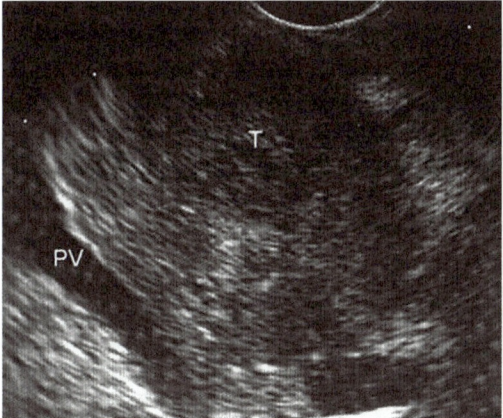

Abb. 6.54 Echoarmes und irregulär begrenztes Pankeaskarzinom in der Endosonografie. T: Tumor; PV: Vena portae. [F295]

kann die Aktivität im **PET** zwischen malignen und benignen Veränderungen unterscheiden. Im Zweifelsfall wird eine explorative Laparotomie erforderlich.

Unspezifische Hinweise im **Labor** sind ↑ BSG oder Anämie. Die Tumormarker CA 19–9 und CEA sind weder sensitiv noch spezifisch genug für die Erstdiagnose, dienen aber der Verlaufsbeurteilung.

> **MERKE**
> Der Tumormarker CA 19–9 ist erhöht bei:
> - **Pankreas-Ca (90 %)**
> - **Cholangiokarzinom (70 %)**
> - Magenkarzinom (40 %)
> - Kolonkarzinom (35 %)
> - nichtmalignen Erkrankungen des GI-Trakts: Pankreatitis, Cholangitis
> - Nikotinabusus

Therapie
Nur bei einer geringen Anzahl regionaler Lymphknotenmetastasen in Bildgebung und Operationssitus sowie bei operablem Tumor sind **kurative Maßnahmen** sinnvoll. **Chirurgische Therapie:** Sind die lokalen großen Gefäße infiltriert (oft erst intraoperativ festgestellt), gilt der Tumor als nichtresektabel.

> **Chirurgie-Info**
> **Pankreaskarzinom**
>
> **Indikation zur Operation**
> Ziel der Operation mit kurativer Intention ist die radikale Tumorresektion (R0).
> - **Lokal resezierbare Tumoren** werden daher auch im Falle einer venösen Infiltration oder Beteiligung von Nachbarorganstrukturen, ggf. als Multiviszeralresektion, reseziert. Im Anschluss erfolgt eine adjuvante Chemotherapie.
> - Besteht **lokale Irresektabilität** (Infiltration der arteriellen Viszeralgefäße) oder ist eine Resektion aufgrund patientenbezogener Faktoren (Allgemeinzustand, Begleiterkrankungen) nicht möglich, kann eine neoadjuvante Radiochemotherapie mit der Intention des Down-Stagings versucht werden. Ggf. kann im Verlauf reseziert werden.
> - Bei **anhaltender Irresektabilität** ist ggf. auch eine palliative Operation im Sinne einer biliodigestiven Anastomose (s. u.) und Gastroenterostomie zur Wiederherstellung der Darm- und Gallenflüssigkeitspassage indiziert. Je nach Patientenwunsch wird eine palliative Chemotherapie durchgeführt.
> - Bei Vorliegen von **Fernmetastasen** oder **Peritonealkarzinose** sollten Biopsien entnommen und nach Diagnosesicherung eine palliative Chemotherapie durchgeführt werden.
>
> **Operationsverfahren**
> Die Verfahrenswahl erfolgt nach Lokalisation des Tumors:
> - **Pankreaskopfkarzinom:** pyloruserhaltende Pankreaskopfresektion (partielle Pankreatikoduodenektomie, Whipple-Operation), bei Pylorusbeteiligung klassische Whipple/Kausch-Operation (➤ Abb. 6.55).
> - **Korpus- oder Kaudakarzinom:** Pankreasschwanzresektion (Pankreaslinksresektion).
>
> [AS]

Nach totaler Pankreasentfernung müssen Insulin und Verdauungsenzyme substituiert werden, nach Teilresektion ist die Restaktivität meist ausreichend.
Palliative Maßnahmen dienen dem Erhalt von Gallen- und Nahrungspassage mittels endoskopischen Stentings, meist in den Ductus choledochus, gelegentlich auch ins Duodenum. Alternative ist u. U. eine palliative Operation (Letalität 10 %!),

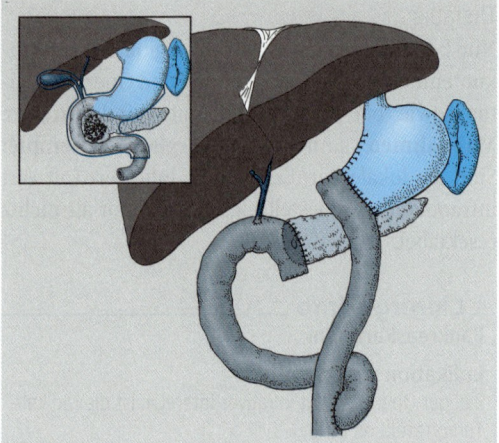

Abb. 6.55 Klassische Whipple-Operation. Die Operation nach Kausch-Whipple ist eine partielle Duodenopankreatektomie. Entfernt werden en bloc das rechtsseitige Pankreas mit dem Duodenum, Gallenblase sowie der distale Choledochus und die distalen ⅔ des Magens. Die Mobilisation des Duodenums erfolgt dabei mittels des **Kocher-Manövers**. Die Darmpassage wird mittels Pankreatikojejunostomie (End-zu-End), Hepatikojejunostomie (End-zu-Seit) sowie Gastrojejunostomie mit Braun-Fußpunktanastomose wiederhergestellt. [L190]

z. B. eine biliodigestive Anastomose oder Gastroenterostomie. Chemotherapien mit Gemcitabin ± 5-Fluorouracil oder Kombinationstherapien mit Strahlentherapie zeigen partielle Remissionen bei nicht belegter Verlängerung des Überlebens. Es erfolgt eine palliative Schmerz- und Ernährungstherapie.

Chirurgie-Info
Biliodigestive Anastomose

Die biliodigestive Anastomose (➤ Abb. 6.56) dient der **Wiederherstellung des Gallenabflusses.** Häufig erfolgt sie als Hepatiko(choledocho)jejunostomie mit einer Roux-Y-Jejunumschlinge. Dabei wird der Ductus hepaticus mit einer ausgeschalteten Jejunumschlinge in End-zu-Seit-Technik verbunden. Alternativ ist eine Anastomose mit dem Duodenum möglich. Indikationen sind:
- iatrogene Verletzung des Ductus choledochus
- in palliativer Intention beim Gallengangskarzinom
- sklerosierende Cholangitis

Röntgenologischer Befund nach biliodigestiver Anastomose: Aerobilie (perlschnurartige Luftansammlung in den Gallenwegen)
[AS]

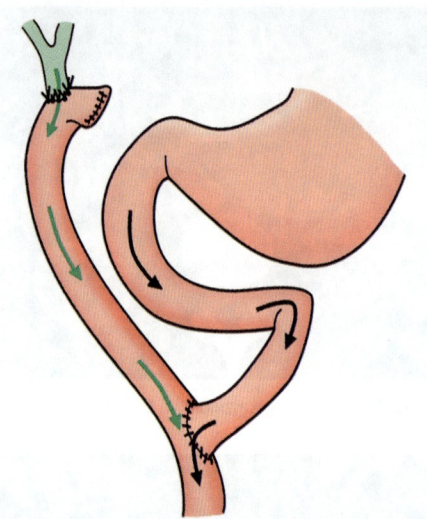

Abb. 6.56 Biliodigestive Anastomose (Choledochojejunostomie). [L239]

6.10.6 Endokrin aktive Tumoren

Seltene, kleine (< 2 cm) und **meist gutartige Tumoren** mit endokriner Wirkung. Die **Diagnose** wird klinisch und laborchemisch mit Bestimmung der entsprechenden Hormone gestellt. Konventionelle Sonografie und CT können nur ≈ 40 % der Tumoren lokalisieren. Das empfindlichste Verfahren ist die Endosonografie.

Insulinom

Häufigster endokriner Pankreastumor mit Produktion von Insulin und anderen Hormonen. In 90 % gutartig und solitär. 5 % liegen außerhalb des Pankreas.

Klinik
Führend sind **Hypoglykämien** besonders morgens oder nach körperlicher Anstrengung. Die Symptome reichen von vegetativen Erscheinungen infolge einer reaktiven Katecholaminausschüttung (Blässe, Herzrasen, Zittern, Durchfall) bis zu Verwirrtheitszuständen, psychotischen Symptomen, epileptischen Anfällen oder Koma. Teils schildern die Patienten Heißhunger und starke Gewichtszunahme oder -abnahme. Hinweisend kann auch ein pathologischer

oraler Glukosetoleranztest sein, da die Hyperinsulinämie die Insulinsekretion der B-Zellen hemmt.

Diagnostik

Nachweis einer Hypoglykämie und **Hyperinsulinämie,** evtl. mittels stationären Fastenversuchs über 1–2 Tage bei gleichzeitiger Bestimmung des C-Peptids zum Ausschluss exogen zugeführten Insulins (> 8.1). Gelingt die **Tumorlokalisation** mit Sonografie, CT, Angiografie, Endosonografie, MRT oder Insulinbestimmung aus selektiv kanülierten Gefäßen nicht, ist eine operative Exploration evtl. mit intraoperativer Sonografie zu erwägen.

Wichtige **DD** sind Angstattacken, Hyperventilationszustände, Phäochromozytom und Karzinoid.

Therapie

Chirurgische Tumorentfernung. Bei Inoperabilität wird das **Somatostatinanalogon Octreotid** zur ↓ Insulinsekretion und konsekutivem Anstieg des Blutzuckerspiegels eingesetzt. Dadurch können die hypoglykämiebedingten Symptome kontrolliert werden. Selten wird eine Chemotherapie notwendig, z. B. bei Metastasierung.

Gastrinom (Zollinger-Ellison-Syndrom)

> 6.4.5

VIPom (Verner-Morrison-Syndrom)

In je 25 % handelt es sich um Nicht-B-Inselzell-Adenome und -Karzinome, in je 20 % um eine Inselzellhyperplasie oder ein kleinzelliges Bronchialkarzinom. Gelegentlich treten Mischformen mit Karzinoid und Phäochromozytom auf. Ca. 50 % der VIPome zeigen ein **malignes Wachstumsverhalten**. Die Tumoren produzieren vasoaktives intestinales Polypeptid (VIP). Dadurch kommt es zu **w**ässrigen **D**urchfällen, **H**ypokaliämie und **H**ypo- oder **A**chlorhydrie (WDHH- oder WDHA-Syndrom). Daneben bestehen meist eine bikarbonatverlustbedingte metabolische Azidose, Dehydratation sowie Hyperkalzämie und -glykämie. Die **Diagnose** wird anhand der Laborkonstellation und durch ↑ VIP-Serumspiegel gestellt. **Therapie:** 30 % der Patienten können durch Resektion des Tumors geheilt werden. Ist eine Tumorentfernung nicht möglich, kann eine Therapie mit Octreotid oder eine Chemotherapie versucht werden.

Glukagonom

Seltener glukagonproduzierender Pankreastumor mit **Erythema necroticans migrans** besonders an den Beinen und in der Leistenregion. **Weitere Symptome** sind nichtinsulinpflichtiger Diabetes mellitus, Anämie. **Diagnose** mittels ↑ Serum-Glukagon. Ist eine operative Entfernung nicht möglich, wird eine Chemotherapie versucht.

Somatostatinom

Meist maligner Tumor mit Sitz im Pankreas, seltener in der Dünndarmwand. Bei Diagnosestellung meist metastasiert. Typische Symptome der ↑ Somatostatinsekretion sind Motilitätsstörungen mit gestörter Magenentleerung und Gallenblasenkontraktion (Steinbildung) sowie Störungen des Hormonstoffwechsels (Diabetes mellitus und Fettstühle). **Diagnostisch** wegweisend ist der ↑ Somatostatinspiegel. Die **Therapie** erfolgt mittels Resektion.

6.10.7 Pancreas divisum, Pancreas anulare, ektopes Pankreasgewebe

Pancreas divisum

Bei 2–7 % aller Menschen verschmelzen dorsale und ventrale Pankreasanlage nicht komplett. Es verbleiben **zwei getrennte Gangsysteme** mit Ductus Wirsungianus für die kleinere ventrale Pankreasanlage (drainierend über die Major-Papille) und Ductus Santorini für die größere dorsale Pankreasanlage (drainierend über die Minor-Papille). Meist asymptomatisch; in Einzelfällen aber mit chronischer Pankreatitis einhergehend. In diesen Fällen ist eine endoskopische Therapie mit Sphinkterotomie der Minor-Papille und evtl. Stenteinlage indiziert.

Pancreas anulare

Sehr **seltene ringförmige Ummauerung des Duodenums** mit Pankreasgewebe. Ursache ist eine embryonale Fehlentwicklung, bei der die ventrale Anlage teils dorsal und teils ventral wandert. Meist tritt im Kleinkindalter galliges Erbrechen auf, es kann zum Ileus kommen.

> **Chirurgie-Info**
> **Embryonale Fehlentwicklungen**
>
> **Pancreas anulare**
> Durch die Ummauerung des Duodenums kann es zum Ileus kommen. Daher ist die Indikation zur operativen Therapie zu stellen. Diese erfolgt mittels **Duodeno-Duodenostomie** oder **Duodeno-Jejunostomie**. Der Pankreasgang darf aufgrund der Gefahr der Pankreasfistelbildung nicht durchtrennt werden.
> [AS]

Ektopes Pankreasgewebe

Wird im gesamten Magen-Darm-Trakt und besonders in einem Meckel-Divertikel gefunden. Meist asymptomatisch, teils Ulzerationen und Blutungen. Die **Diagnose** wird i. d. R. histologisch am Operationspräparat gesichert.

6.10.8 Pankreasruptur

Ätiologie
Pankreasrupturen werden zumeist durch **stumpfe Bauchtraumen** (klassisches Unfallgeschehen: Sturz auf Fahrradlenker) verursacht. Das Pankreas wird dabei gegen die Wirbelsäule gedrückt und gequetscht. Oftmals sind auch andere intraabdominelle Organe verletzt. Man unterscheidet 5 Schweregrade (American Association for the Surgery of Trauma, AAST):
- **Grad I:** geringgradige Kontusion oder oberflächliche Parenchymverletzung ohne Gangbeteiligung
- **Grad II:** ausgedehnte Kontusion oder Parenchymverletzung ohne Gewebeverlust oder Gangbeteiligung
- **Grad III:** distale Ruptur oder Gangbeteiligung
- **Grad IV:** proximale Ruptur oder Parenchymverletzung mit Ampullenbeteiligung
- **Grad V:** massive Zertrümmerung des Pankreaskopfes

Klinik
Zunächst oftmals symptomfreies Intervall, dann akutes Abdomen mit Schmerzausstrahlung in Rücken und Schultern. Im weiteren Verlauf paralytischer Ileus.

Diagnostik
Anamnese, Abdomensonografie, CT-Abdomen, Labor: Serum-Amylase, Lipase.

Therapie

> **Chirurgie-Info**
> **Traumatische Pankreasruptur**
>
> Die Verfahrenswahl richtet sich nach der Schwere der Verletzung. **Ziel der operativen Therapie** ist Blutstillung, Wiederherstellung des Sekretabflusses sowie Abtragung avitaler Drüsenanteile. Je nach Läsion werden rekonstruktive oder resezierende Verfahren angewandt. Leichtere Verletzungen können ggf. auch konservativ oder interventionell behandelt werden.
>
> **Komplikationen nach Pankreasruptur**
> Zu den möglichen Komplikationen zählen Pankreasfisteln, Pankreatitis, Pseudozysten, Pankreasinsuffizienz und Blutungen.
> [AS]

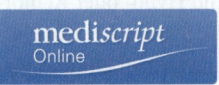

Und jetzt üben mit den passenden IMPP-Fragen:
http://www.mediscript-online.de/Fragen/KiaAngstwurm_Kap06
(Anleitung s. Buchdeckel-Innenseite).

KAPITEL 7

Endokrinologie

Bearbeitet von Kathrin Feyl auf Grundlage des Kapitels im Basislehrbuch Innere Medizin, 4. A., Autoren: Boris Bätge, Christoph Dodt und Herbert Renz-Polster

7.1	Anatomie, Physiologie, Biochemie	577
7.1.1	Hormonklassen	577
7.1.2	Hormontransport	577
7.1.3	Hormonwirkung	577
7.1.4	Hormonregulation	577
7.1.5	Rhythmik der Hormonsekretion	578
7.2	Krankheitsentstehung	578
7.3	Diagnostische Prinzipien	579
7.3.1	Erkennen der klinischen Verdachtsmomente	579
7.3.2	Aufdecken der abnormen Hormonsekretion	580
7.3.3	Lokalisation der Endokrinopathie	581
7.4	Schilddrüse	581
7.4.1	Anatomie und Physiologie	581
7.4.2	Diagnostisches Vorgehen bei Schilddrüsenerkrankungen	582
7.4.3	Struma	585
7.4.4	Hyperthyreose	588
7.4.5	Hypothyreose	594
7.4.6	Thyreoiditis	596
7.4.7	Schilddrüsenmalignome	597
7.5	Kalziotrope Hormone und metabolische Knochenerkrankungen	600
7.5.1	Grundlagen	600
7.5.2	Hyperparathyreoidismus (HPT)	602
7.5.3	Hypoparathyreoidismus	605
7.5.4	Renale Osteopathie	606
7.5.5	Osteomalazie und Rachitis	607
7.5.6	Osteoporose	608
7.5.7	Morbus Paget	611
7.6	Erkrankungen von Hypothalamus und Hypophyse	612
7.6.1	Anatomie und Physiologie	612
7.6.2	Pathogenese	613
7.6.3	Störungen der ADH-Sekretion	613
7.6.4	Hypophysenvorderlappeninsuffizienz	615
7.6.5	Hormonaktive Hypophysentumoren	617
7.6.6	Hormoninaktive Hypophysentumoren	622
7.6.7	Erkrankungen des Hypothalamus	623
7.7	Erkrankungen der Nebenniere	623
7.7.1	Anatomie und Physiologie	623
7.7.2	Nebennierenrindeninsuffizienz	627
7.7.3	Überfunktionssyndrome der Nebennierenrinde	629
7.7.4	Phäochromozytom	632
7.7.5	Inzidentalom und Karzinom	633
7.8	Polyglanduläre Störungen	633
7.8.1	Multiple endokrine Neoplasien (MEN)	633
7.8.2	Autoimmunes polyglanduläres Syndrom (APS)	634

7.9	Störungen der ovariellen Funktion 634		7.10	Störungen der testikulären Funktion 635	
7.9.1	Hirsutismus 634		7.10.1	Hypogonadismus beim Mann 635	
			7.10.2	Gynäkomastie 636	

Prüfungsschwerpunkte

+++ Hyperthyreose, hormonaktive Hypophysenvorderlappentumoren, Nebennierenrindeninsuffizienz, Schilddrüsenkarzinome, endokrinologische Labordiagnostik

++ Osteoporose, Hyperkortisolismus (Cushing-Syndrom), Hyperparathyreoidismus, Hypothyreose, Struma, Hyperaldosteronismus, Thyreotiden

+ Diabetes insipidus, MEN, Phäochromozytom, Hypophysenvorderlappeninsuffizienz, Osteomalazie, Hypoparathyreoidismus

7.1 Anatomie, Physiologie, Biochemie

7.1.1 Hormonklassen

Endokrine Hormone gehören verschiedenen biochemischen Klassen mit entsprechend unterschiedlichen Eigenschaften an (➤ Tab. 7.1). Da Polypeptide im Verdauungstrakt zerlegt werden, können diese Hormone im Gegensatz zu anderen nicht oral substituiert werden (Beispiel: Insulin).

7.1.2 Hormontransport

Viele Hormone (v. a. Steroide und Schilddrüsenhormone) werden in der Blutzirkulation zum einen an spezifische Bindungsproteine mit hoher Affinität (z. B. thyroxinbindendes Globulin für die Schilddrüsenhormone, kortisolbindendes Globulin für das Kortisol), zum anderen an unspezifische Proteine mit niedriger Affinität (v. a. Albumin) gebunden.

> **MERKE**
> Da die **biologische Aktivität** von dem ungebundenen („freien") Hormonanteil (oft < 1 %) ausgeht, wird – wo immer möglich – der **freie Anteil** direkt bestimmt (etwa das „freie" T_4).

7.1.3 Hormonwirkung

Hormone wirken an extrazellulären oder intrazellulären Rezeptoren:
- Steroidhormone und Schilddrüsenhormone sind membrangängig und wirken über **intrazelluläre Rezeptoren.**
- Peptidhormone können die Zellmembran nicht passieren und wirken daher über **extrazelluläre Rezeptoren.**

7.1.4 Hormonregulation

- **Feedback:** Im Hypothalamus produzierte Releasing-Hormone (z. B. TRH) bewirken die Sekretion der Hypophysenhormone (z. B. TSH), die wiederum die periphere Hormondrüse (z. B. Schilddrüse) zur Produktion des peripheren Hormons (z. B. T_3 und T_4) veranlassen (➤ Abb. 7.1). Die Konzentration der peripheren Hormone wird von Hypophyse und Hypothalamus gemessen. Bei erhöhten Konzentrationen wird die Abgabe der hypophysären Hormone und der hypothalamischen Releasing-Hormone gebremst (sog. **negatives Feedback**). Bei der Steuerung des Menstruationszyklus spielt das **positive Feedback** eine Rolle (➤ 21.1.4).
- **Anzahl und Sensitivität der Hormonrezeptoren:** Durch längere Einwirkung erhöhter Hor-

Tab. 7.1 Die drei Hormonklassen.

Klasse	Hormon	Hauptbildungsort
Aminosäure-Abkömmlinge	Thyroxin und Trijodthyronin	Schilddrüse
	Adrenalin und Noradrenalin	Nebennierenmark
Peptidhormone	Oxytocin, Adiuretin (ADH) Releasing-Hormone Inhibiting-Hormone	Hypothalamus
	Insulin	B-Zellen des Pankreas
	Wachstumshormon, Prolaktin, TSH, ACTH, FSH, LH	Hypophysenvorderlappen
	Kalzitonin	C-Zellen der Schilddrüse
	Parathormon (PTH)	Nebenschilddrüse
Steroidhormone	Aldosteron, Kortisol	Nebennierenrinde
	Östrogene und Progesteron	Ovarien
	Testosteron	Hoden

monkonzentrationen kann es (z. B. bei Insulin, Katecholaminen, Angiotensin II) zu einer Verminderung oder erniedrigten Sensitivität der Hormonrezeptoren an den Zielgeweben kommen (sog. **Down-Regulation**). Diese hat v. a. beim Insulin erhebliche klinische Bedeutung (sog. Insulinresistenz, > 8.1). Im umgekehrten Falle (d. h. bei chronisch erniedrigten Hormonspiegeln) kann es durch Erhöhung der Rezeptordichte oder -sensitivität zur verstärkten peripheren Hormonwirkung kommen (**Up-Regulation**).
- **neurogene Einflüsse:** Diese erfolgen entweder über das ZNS oder über das autonome Nervensystem:
  - **Steuerung durch das ZNS:** Viele Hormondrüsen – insbesondere aber die Nebenniere und die Keimdrüsen – sind über die hypothalamisch-hypophysäre Achse neurogenen Einflüssen ausgesetzt. Der Hypothalamus spielt hier eine wichtige Rolle als Mittler zwischen Umwelt und Innenwelt sowie zwischen ZNS und Körper. Er ist u. a. an der Regulation von Durst, Hunger und Körpertemperatur beteiligt, vermittelt aber auch den zirkadianen Rhythmus, den Menstruationsrhythmus sowie die Effekte von körperlicher Bewegung, Stress und Emotionen.
  - **Steuerung durch das autonome Nervensystem:** Die Sekretion der „Stresshormone" (v. a. Katecholamine) wird darüber hinaus auch über das autonome Nervensystem beeinflusst.

7.1.5 Rhythmik der Hormonsekretion

Nur wenige Hormone haben **konstante** Gewebe- bzw. Serumspiegel (z. B. Schilddrüsenhormone). Dies liegt einerseits an einer kontinuierlichen Sekretion der Schilddrüsenhormone, andererseits an ihrer langen Halbwertszeit (T_4: ca. 7 Tage).

Andere Hormone werden dagegen **in Pulsen** abgegeben: LH, FSH und ACTH werden beispielsweise in etwa 2-stündigen Pulsen sezerniert. Die TSH-Sekretion erfolgt ebenfalls pulsatil, wobei eine zirkadiane Rhythmik erkennbar ist (nachts höhere TSH-Spiegel als tagsüber).

Darüber hinaus folgt die Sekretion vieler Hormone biologischen Rhythmen: zirkadianer Rhythmus der ACTH-Sekretion sowie der GH-Sekretion, 28-tägiger Rhythmus der Gonadotropine LH und FSH. Dabei spielen z. T. exogene und endogene Faktoren (Licht, Temperatur, Schlaf, Stress) eine Rolle.

7.2 Krankheitsentstehung

Sowohl die gesteigerte als auch die verminderte Hormonsekretion kann zu endokrinologischen Erkrankungen führen. Auslösend hierfür kann eine Vielzahl von Pathomechanismen sein.
- **Tumoren** in Hormondrüsen sind meist gutartig. Sie können entweder aus dem endokrinen Funktionsgewebe entstehen (z. B. Schilddrüsenadenom) und führen dann meist zu einer Überfunktion; sie können aber auch das interstitielle Gewebe betreffen (z. B. bestimmte Schilddrüsenkarzinome) und dann u. U. durch verdrängendes Wachstum eine Unterfunktion auslösen. Über- und Unterfunktion können bei multifunktionellen Drüsen (Hypophyse) auch koexistieren, indem

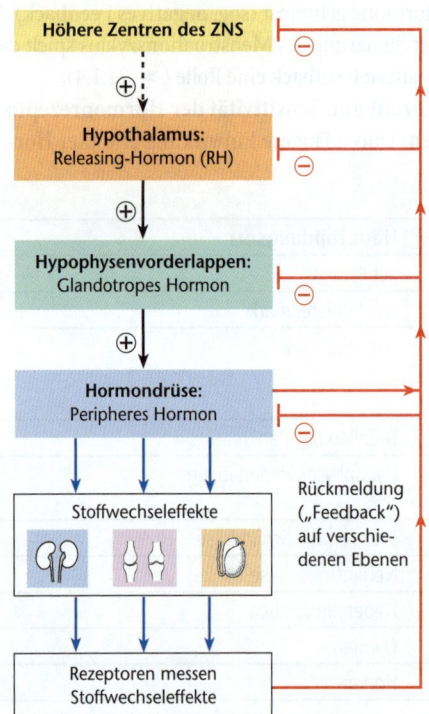

Abb. 7.1 Hierarchie der Hormonregulation. [L190]

ein hormonproduzierendes Adenom durch lokale Verdrängung die Sekretionsleistung des angrenzenden Funktionsgewebes beeinträchtigt. Sonderformen: paraneoplastische Syndrome (➤ 5.9.1) und multiple endokrine Neoplasien (MEN, ➤ 7.8.1).
- **Entzündungen** von Hormondrüsen sind entweder durch Infektionen bedingt (selten, z. B. bakterielle Thyreoiditis) oder durch Autoimmunprozesse. Die mit der autoimmunen Stimulation verbundene Entzündung kann selten zur (transienten) Überfunktion des Organs führen, häufiger ist die Unterfunktion durch Gewebeschädigung und Vernarbung. Eine Sonderform ist der Morbus Basedow, bei dem die produzierten Antikörper die Schilddrüse dauerhaft stimulieren und zur Schilddrüsenüberfunktion führen.
- **Ausfall des übergeordneten Hormons:** In der Folge kommt es zur Unterfunktion der von diesem Hormon stimulierten Drüse. So führt der Ausfall der hypophysären TSH-Produktion zur (dann als sekundär bezeichneten) Hypothyreose.

MERKE
- **primäre** Störung: Störung der Hormondrüse (d. h. des peripheren Hormons)
- **sekundäre** Störung: Störung auf der Ebene der Hypophyse (d. h. des glandotropen Hormons)
- **tertiäre** Störung: Störung auf der Ebene des Hypothalamus (d. h. des Releasing-Hormons)

Als **autonome Störung** wird eine von der physiologischen Feedback-Hemmung abgekoppelte Sekretion bezeichnet (z. B. „autonomes" Schilddrüsenadenom).

- **Enzymdefekte:** Die Biosynthese vieler Hormone läuft über mehrere enzymatisch katalysierte Schritte. Ist eines der Enzyme defekt, so kommt es zum Mangel des zu bildenden Hormons und zum Aufstau der Vorstufen. Klassischer Vertreter dieser Gruppe ist das v. a. in der Pädiatrie bedeutsame adrenogenitale Syndrom.
- **Rezeptoranomalien:** Ein seltener, aber pathogenetisch wichtiger Mechanismus ist die Resistenz der Hormonrezeptoren. Hierdurch kann ein Hormon trotz normaler oder gar erhöhter Plasmaspiegel keine biologische Wirkung erzielen. Beispiele sind die testikuläre Feminisierung, der Typ-2-Diabetes (➤ 8.1) sowie die familiäre Schilddrüsenhormonresistenz.

7.3 Diagnostische Prinzipien

Die Diagnostik bei Endokrinopathien stützt sich auf drei Schritte, die in dieser Reihenfolge durchzuführen ist:
1. Erkennen der klinischen Verdachtsmomente
2. Aufdecken der abnormen Hormonsekretion, Bildung diagnostischer Paare
3. Lokalisation der Endokrinopathie

7.3.1 Erkennen der klinischen Verdachtsmomente

Endokrinopathien können zu Beginn klinisch weitgehend unauffällig verlaufen. Dies liegt einerseits daran, dass sich Hormonstörungen mit vielfältigen, oft diffusen und schlecht lokalisierbaren Beschwerden präsentieren, zum anderen beginnen die Erkrankungen oft schleichend und schreiten nur langsam fort.

Neben Allgemeinsymptomen rufen Endokrinopathien v. a. Veränderungen des Körperbaus, der Haut und der Geschlechtsmerkmale bzw. -funktion hervor (➤ Tab. 7.2).

Tab. 7.2 Häufige Symptome bei Endokrinopathien.

	Symptome	Verdacht
Allgemeinsymptome	• Müdigkeit, Schwäche, Depression • Appetitveränderungen • Angst, Palpitationen, Tremor • Veränderungen des Durstgefühls, Polydipsie, Polyurie • Veränderungen des Wärmeempfindens	• Anämie? Hypothyreose? • Hyper/Hypothyreose? Cushing-Syndrom? • hypophysäre Erkrankung? • Schilddrüsenfunktion?
Körperbau	• Körpergröße (Hochwuchs, Kleinwuchs) • Körpergewicht (Gewichtsverlust, Adipositas)	• Akromegalie? Wachstumshormon? • Diabetes mellitus?

Tab. 7.2 Häufige Symptome bei Endokrinopathien. (Forts.)

	Symptome	Verdacht
Haut	• Veränderungen von Dermis und Epidermis (veränderte Textur und Pigmentierung, Trockenheit, Schwitzen) • Veränderungen der Haare und Hautanhangsgebilde (Haarausfall, Dünnerwerden der Haare, Hirsutismus, Onycholyse)	• Morbus Addison? Hyper-/Hypothyreose? • Hypogonadismus?
Geschlechtsorgane	• Veränderungen von Libido und Potenz • Veränderungen der Pubertät (Pubertas praecox oder Pubertas tarda)	• Hypogonadismus?
Fertilitätsstörungen	• Zyklusstörungen (Oligo- und Amenorrhö) • Veränderungen des Brustgewebes: Gynäkomastie, Galaktorrhö, Brustatrophie	• Prolaktinom?

7.3.2 Aufdecken der abnormen Hormonsekretion

Basalspiegel

Trotz ihrer extrem niedrigen Konzentrationen im Blut stehen für fast alle Hormone empfindliche Labortests (meist Immunoassays) zur Verfügung. Dabei sollten folgende Punkte berücksichtigt werden:
- Es sollten möglichst die **freien Hormonfraktionen** bestimmt werden, da die Konzentration der an Plasmaeiweiße gebundenen Hormone im Krankheitsfall fluktuieren und irreführend sein kann.
- **diagnostische Paare:** TSH – fT$_3$, ACTH – Kortisol, LH/FSH – Testosteron/Östrogen etc.
- **physiologische Schwankungen** der Hormonspiegel: Nur Hormone mit stabiler Sekretion und langer Halbwertszeit (z. B. Schilddrüsenhormone) können unabhängig von Abnahmezeit und -bedingungen interpretiert werden. Die Spiegel anderer Hormone sind tageszeit- (z. B. Kortisol), menstruationszyklus- (z. B. Östradiol), nahrungs- (z. B. Insulin) und positionsabhängig (z. B. Renin). Standard für die Blutabnahme und damit auch für die Normalwerte ist die morgendliche Bestimmung.
- **Abhängigkeit von externer Stimulation:** Alle „Stresshormone" (Katecholamine, Prolaktin, GH, ACTH, Kortisol) werden durch externe Stressfaktoren beeinflusst.

Provokationstests

Die Interpretation von Basalspiegeln ist aus oben genannten Gründen schwierig. Hinzu kommt, dass geringgradige Hormonstörungen oft keine signifikanten Änderungen der Basalspiegel bewirken, sondern sich evtl. nur an einer Abflachung der Spitzenspiegel zeigen. Durch endokrinologische Provokationstests können die Unterschiede zwischen Normalzustand und Krankheitszustand akzentuiert werden. Diese nutzen die natürlichen Stimulations- und Feedback-Mechanismen des Körpers aus.

> **MERKE**
> **Stimulationstests** bringen eine Drüsenunterfunktion stärker zum Vorschein, **Suppressionstests** dagegen eine Überfunktion bzw. autonome Produktion.

- **Stimulationstests:** Die Stimulation eines Hormons durch ein übergeordnetes Hormon deckt die verminderte Sekretionskapazität der gestörten oder geschädigten Drüse auf. Beispiele:
  - **ACTH-Test:** Bei der primären Nebenniereninsuffizienz bleibt nach ACTH-Gabe der zu erwartende Anstieg des Serumkortisols aus.
  - **Insulin-Hypoglykämietest:** Insulin führt zu einer deutlichen Senkung des Blutzuckerspiegels, was eine Stressreaktion mit Ausschüttung von Kortisol, ACTH und Wachstumshormonen zur Folge hat. Dieser Test wird zur Abklärung der Hypothalamus-Hypophysen-Nebennierenrinden-Achse und der Wachstumshormonsekretion durchgeführt.
- **Suppressionstests:** Die Gabe eines peripheren Hormons unterdrückt normalerweise durch den negativen Feedback-Mechanismus die Sekretion des vorgeschalteten glandotropen oder Releasing-Hormons. Unterbleibt die Suppression, so muss eine autonome (d. h. vom Feedback-Mechanis-

mus abgekoppelte) Drüsensekretion oder ein ektoper hormonproduzierender Tumor angenommen werden. Beispiel:
- **Dexamethason-Hemmtest:** Beim Morbus Cushing (ACTH-produzierender Hypophysentumor) bleibt nach Gabe eines synthetischen Steroidhormons (Dexamethason) die erwartete Suppression der hypophysären ACTH-Produktion aus.

7.3.3 Lokalisation der Endokrinopathie

MERKE
Vor einer Lokalisationsdiagnostik sollte immer die endokrinologische Labordiagnostik abgeschlossen sein!

Hier kommen die bildgebenden Verfahren zum Einsatz, wobei die vorangeschaltete Funktionsdiagnostik meist schon einen konkreten Verdacht auf den Ort der Störung ergibt:
- **Ultraschall:** v. a. bei der Schilddrüsendiagnostik eingesetzt
- **CT:** zur Darstellung der intraabdominellen Drüsen (z. B. Ovarien, Nebenniere)
- **MRT:** v. a. zur Abklärung intrakranieller Tumoren geeignet (Kraniopharyngeom, Sellatumoren)
- **nuklearmedizinische Untersuchungen:** z. B. ^{123}Jod-Szintigrafie zur Lokalisation einer ektopen Schilddrüse

7.4 Schilddrüse

Schilddrüsenerkrankungen manifestieren sich in:
- **Funktionsstörungen:** gestörte Sekretion der Schilddrüsenhormone mit entweder Überfunktion (**Hyperthyreose**) oder Unterfunktion (**Hypothyreose**)
- **Strukturveränderungen:** entweder als Vergrößerung der gesamten Schilddrüse (diffuse Struma) oder fokal als (benigne oder maligne) Knoten

7.4.1 Anatomie und Physiologie

Anatomie

Die schmetterlingsförmige Drüse besteht aus zwei durch den **Isthmus** verbundenen **Seitenlappen.** Sie liegt in enger Nachbarschaft zu Trachea, Halsgefäßen, N. recurrens und N. vagus.

Das Schilddrüsengewebe besteht aus **Follikeln,** die von einem einschichtigen kubischen Follikelepithel ausgekleidet sind und einer Basalmembran aufsitzen. Zwischen den Basalmembranen liegen die **parafollikulären Zellen,** von denen einige als Kalzitonin-sezernierende **C-Zellen** besondere sekretorische Aufgaben haben. In den Follikeln liegt das von den Thyreozyten gebildete Thyreoglobulin, ein jodiertes Glykoprotein, in dessen Verbund die Biosynthese von T_3 und T_4 stattfindet.

Physiologie

Zentrale Aufgabe der Schilddrüse ist die Synthese und Sekretion der Schilddrüsenhormone **Trijodthyronin (T_3)** und **Thyroxin (T_4).** Beide werden aus der Aminosäure Tyrosin durch Anlagerung von elementarem Jod gebildet. T_4 enthält vier Jod-Atome, T_3 dagegen nur drei.
- T_3 hat eine Halbwertszeit von etwa 1 Tag und ist das biologisch bei weitem aktivere Hormon (es ist etwa 5-mal aktiver als T_4). Es wird im Gegensatz zum T_4 nur in geringen Mengen in der Schilddrüse selbst gebildet, kann jedoch auch peripher, z. B. in der Leber, mithilfe des Enzyms Dejodase aus T_4 gebildet werden (sog. **Konversion,** hierfür ist lediglich die Abspaltung eines Jod-Atoms notwendig). Fast das gesamte T_3 ist proteingebunden, nur 0,4 % des T_3 zirkulieren in der biologisch aktiven, freien Form (fT_3).
- T_4 hat eine längere Halbwertszeit (ca. 7 Tage) und nur 0,04 % zirkulieren in der freien Form (fT_4). Obwohl T_4 auch gering eigene Wirkungen hat, kommt ihm v. a. eine Pro-Hormonfunktion zu, d. h., es ist eine Hormonvorstufe, aus der das am Zellkern aktive Hormon T_3 gebildet wird.

T_3 und T_4 werden in der Schilddrüse im **Thyreoglobulin** gespeichert und bei Bedarf in die Blutbahn abgegeben. Die Proteinbindung im Blut erfolgt v. a. an ein spezifisches **thyroxinbindendes Globulin (TBG),** aber auch an Albumin und Präalbumin. Nur der verbleibende freie Anteil des Hormons ist biologisch aktiv und nimmt an der Rückkoppelungsregulation teil.

> **MERKE**
> Im Rahmen der Diagnostik sollten, wenn möglich, die **freien Hormone** (fT$_3$ und fT$_4$) bestimmt werden.

Die biologische Wirkung der Schilddrüsenhormone ist sehr vielfältig (➤ Abb. 7.2).

Jod-Aufnahme

Jodid wird von den Thyreozyten aktiv mithilfe eines speziellen Transportsystems (des Natrium-Jodid-Symporters) aufgenommen, zu elementarem Jod oxidiert (**Jodination**) und daraufhin in Tyrosin eingebaut (**Jodisation**). Der Tagesbedarf des Erwachsenen an Jod liegt bei 200 µg.

Hypothalamisch-hypophysärer Regelkreis

Synthese und Sekretion von T$_3$ und T$_4$ unterliegen dem stimulierenden Einfluss des im Hypophysenvorderlappen (HVL) produzierten **TSH** (**T**hyreo**i**dea-**s**timulierendes **H**ormon) oder Thyreotropins, dessen Sekretion durch das im Hypothalamus produzierte **TRH** (**T**hyreotropin-**R**eleasing-**H**ormon) reguliert wird. Die freien Schilddrüsenhormone wiederum haben einen hemmenden Einfluss auf die TSH-Sekretion, womöglich auch auf die TRH-Sekretion (negativer Feedback-Mechanismus).

TSH stimuliert auch das Wachstum der Schilddrüsenzellen selbst, wodurch es nach längerer Einwirkung hoher TSH-Konzentrationen zur Struma (s. u.) kommt.

7.4.2 Diagnostisches Vorgehen bei Schilddrüsenerkrankungen

Anamnese

- Größenveränderung der Schilddrüse, Druck- oder Kloßgefühl, Heiserkeit, Dyspnoe, Stridor
- Schilddrüsenerkrankungen in der Familie (insbesondere Struma)
- Medikamente, Ernährung (jodiertes Salz? Fisch?), Kontrastmittelapplikation in den letzten Monaten (die damit verbundene Jodzufuhr kann eine latente Hyperthyreose manifest werden lassen)
- Symptome einer Schilddrüsenüberfunktion oder -unterfunktion (➤ 7.4.4 und ➤ 7.4.5)

Körperliche Untersuchung

Die Schilddrüse wird immer am sitzenden Patienten untersucht:
- **Inspektion** des Halses (sichtbare Struma?)
- **Palpation** der Schilddrüse: von vorne mit beiden Daumen bzw. von hinten mit den übrigen Fin-

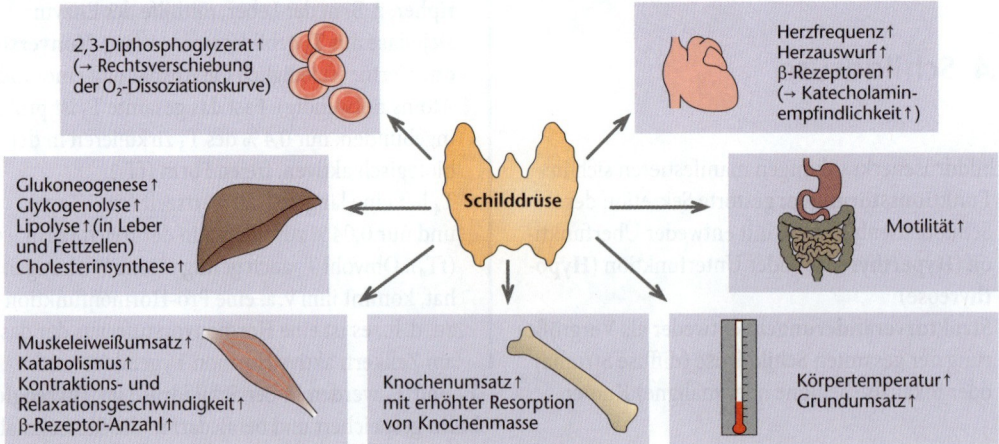

Abb. 7.2 Wirkung der Schilddrüsenhormone auf die Zielorgane. [L157]

gern beider Hände; Patienten schlucken lassen, sodass die Schilddrüse dem Untersucher über die Finger gleitet. Die Schilddrüse ist immer schluckverschieblich, auch wenn sie vergrößert ist (Abgrenzung von nichtthyreoidalen Schwellungen).
- ggf. **Auskultation:** Bei stark vaskularisierter Struma (etwa bei Morbus Basedow) kann ein „**Schwirren**" zu hören sein.
- **Allgemeinuntersuchung:** Haut (Myxödem: ➤ 7.4.5, Feuchtigkeit, Haartextur), Herz-Kreislauf-System (Herzrhythmusstörungen, Bradykardie/Tachykardie, Hypertonie/Hypotonie), Augen (Exophthalmus bei Morbus Basedow mit endokriner Orbitopathie; ➤ 7.4.4)

Abklärung der Schilddrüsenfunktion

Bestimmung des basalen TSH

Das basale, d. h. nicht durch Stimulationsverfahren angeregte TSH ist der empfindlichste Parameter zur Beurteilung der Schilddrüsenfunktion. Dieser Wert kann selbst dann schon eine Funktionsstörung der Schilddrüse anzeigen, wenn die peripheren Schilddrüsenhormone noch im Normbereich liegen (sog. latente Funktionsstörung). Kommt es zusätzlich zur Normabweichung der peripheren Schilddrüsenhormone, spricht man von manifester Funktionsstörung. Je nach Lokalisation der Störung unterscheidet man primäre (Schilddrüse) von sekundären (Hypophyse) oder tertiären (Hypothalamus) Schilddrüsenstörungen, wobei sekundäre und tertiäre sehr selten sind (➤ Tab. 7.3).

Tab. 7.3 Typische Laborkonstellationen bei Funktionsstörungen der Schilddrüse.

TSH*	fT_4, fT_3	Diagnose
↓	↑	(manifeste) Hyperthyreose
↓	normal	(latente) Hyperthyreose
↑	↓	(manifeste) Hypothyreose
↑	normal	(latente) Hypothyreose
↑	↑	sekundäre oder tertiäre Hyperthyreose
↓	↓	sekundäre oder tertiäre Hypothyreose

* Normbereich 0,4–4 mU/l

Bestimmung der peripheren Schilddrüsenhormone

Heute werden fast nur noch die freien Hormonwerte (fT_3 und fT_4) bestimmt, da Abweichungen der Gesamtkonzentration nicht immer Rückschlüsse auf eine Hyper- oder Hypothyreose zulassen. Eine erhöhte Gesamtkonzentration der peripheren Schilddrüsenhormone kann auch auf eine Erhöhung des TBG (z. B. oder Schwangerschaft) zurückzuführen sein, ohne dass eine Hyperthyreose vorliegt. Umgekehrt kann die Gesamtkonzentration bei Leberzirrhose oder nephrotischem Syndrom erniedrigt sein (vermindertes TBG), ohne dass eine Hypothyreose vorliegt.

TRH-Test

Dieser Stimulationstest, bei dem die TSH-Spiegel vor und nach i. v. Gabe von TRH bestimmt werden, wird heute nur noch in Ausnahmefällen durchgeführt, z. B. bei Verdacht auf sekundäre bzw. tertiäre Schilddrüsenfunktionsstörungen. Der TRH-Test ist hoch positiv (überschießende TSH-Antwort auf TRH-Gabe) bei primärer Hypothyreose, negativ bei sekundärer und positiv bei tertiärer Hypothyreose.

Ätiologische Abklärung und bildgebende Verfahren

Sonografie

Die Sonografie (➤ Abb. 7.3) ist unverzichtbare Routinemethode für:
- **Strukturveränderungen,** z. B. zur Abklärung von Schilddrüsenknoten (solide oder zystische Veränderungen?)
- **Echomuster,** z. B. charakteristische Echoarmut bei Autoimmunthyreoiditis
- Bestimmung der **Schilddrüsenvolumina:** oberer Grenzwerte bei Frauen 18 ml, bei Männern 25 ml
- Steuerung der Feinnadelbiopsie (s. u.)

Mithilfe der farbcodierten Duplexsonografie (FKDS) kann die Durchblutung des Schilddrüsengewebes beurteilt werden (z. B. Hypervaskularisation bei Morbus Basedow).

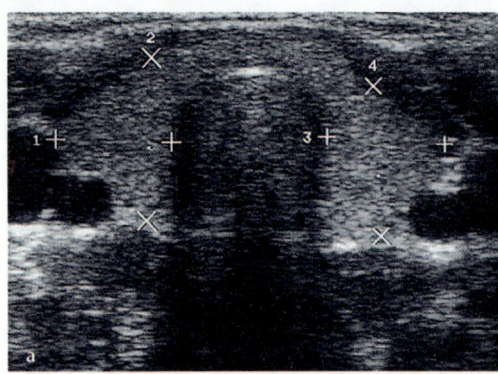

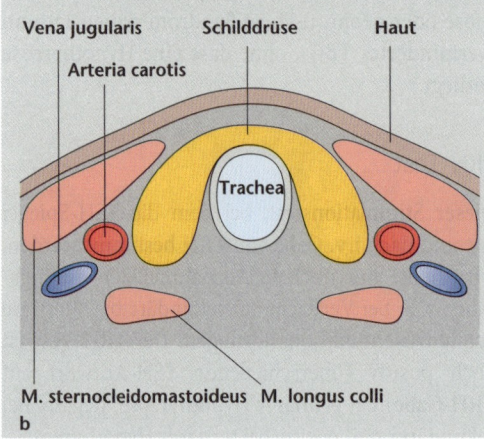

Abb. 7.3 Sonografie der Schilddrüse: Normalbefund (a) und dessen schematische Darstellung (b). Zur Volumenbestimmung müssen die Längs- und Querdurchmesser in zwei Ebenen ermittelt werden (weiße Kreuzchen). [M103/L157]

Szintigrafie

Funktionell aktive Follikelzellen nehmen neben stabilem Jod auch verschiedene andere radioaktive Substanzen auf. Daher sind eine Aussage über den Funktionszustand des Schilddrüsenparenchyms sowie eine Lokalisation funktionsgestörter Areale möglich („Funktionstopografie"). Meist wird die quantitative Szintigrafie mit ^{99m}**Technetium-Pertechnetat** (^{99m}TcO$_4$) durchgeführt, bei der die Radionuklidaufnahme (indirektes Maß der Jodaufnahme) gemessen wird.

MERKE

Typische Befunde sind:
- **kalter Knoten** (> Abb. 7.4a-a) ohne nennenswerte Speicherung (z. B. Zyste, Schilddrüsenkarzinom)
- **warmer Knoten** (> Abb. 7.4a-b) mit im Vergleich zur normal belegten Umgebung stärkerer Speicherung (z. B. „autonomes Adenom" = unifokale Autonomie)

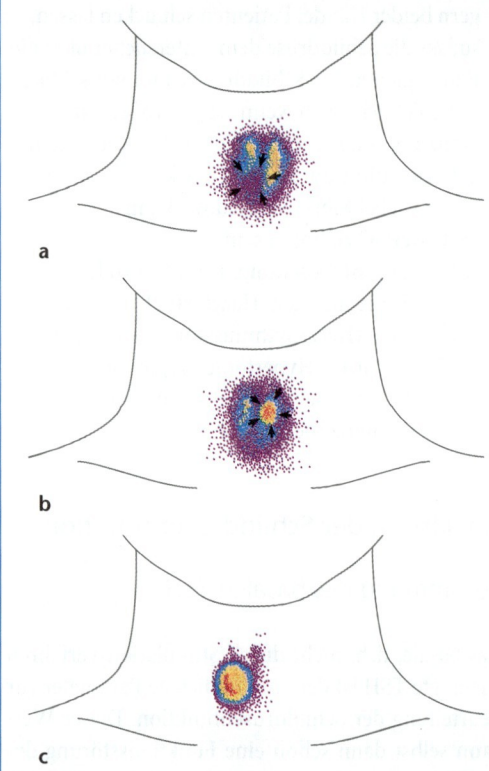

Abb. 7.4A Befunde der Schilddrüsenszintigrafie [L106]
a) Kalter Knoten im rechten Schilddrüsenlappen: Im Bereich des Knotens speichert sich kein Technetium, während das übrige Schilddrüsengewebe eine normale Technetium-Aufnahme zeigt.
b) Warmer Knoten (sog. kompensiertes autonomes Adenom) im linken Schilddrüsenlappen: Im Bereich des Adenoms reichert sich das Technetium intensiv an, das übrige Gewebe speichert noch im normalen Umfang.
c) Heißer Knoten (sog. dekompensiertes autonomes Adenom) im rechten Schilddrüsenlappen: Während das Adenom intensiv Technetium aufnimmt, ist die Speicherung im Restgewebe unterdrückt.

- **heißer Knoten** (> Abb. 7.4A, a–c) mit intensiver Speicherung bei subnormaler Speicherung des übrigen Schilddrüsengewebes (z. B. dekompensiertes autonomes Adenom)
- **diffuse Mehrspeicherung** (z. B. bei disseminierter Autonomie)

Szintigrafisch kalte, sonografisch echoarme, nichtzystische Knoten sind malignitätsverdächtig und müssen abgeklärt werden (Szintigrafie und ggf. Feinnadelpunktion).

Suppressionsszintigramm

Geringgradige Autonomien können sich sowohl dem laborchemischen als auch dem szintigrafischen Nachweis entziehen, insbesondere bei disseminierter Autonomie. Zum Ausschluss und ggf. zur Quantifizierung der Autonomie ist deshalb die Szintigrafie unter medikamentös supprimiertem TSH indiziert (durch Gabe von Thyroxin über mehrere Wochen). In der Suppressionsszintigrafie stellt sich dann nur noch autonomes Gewebe dar und kann durch die Bestimmung der Radionuklidaufnahme quantifiziert werden.

Feinnadelbiopsie (Aspirationszytologie)

Diese wird zur zytologischen Klärung einer fokalen Läsion durchgeführt (Adenom? Thyreoiditis? Zyste? Karzinom?). Die Punktion sollte stets unter Sonografiekontrolle erfolgen.

Schilddrüsenautoantikörper

Die autoimmune Entzündung der Schilddrüse ist eine der häufigsten Ursachen einer Schilddrüsenfunktionsstörung (z.B. Hashimoto-Thyreoiditis, Morbus Basedow). Bestimmt werden können Autoantikörper gegen verschiedene antigene Bestandteile der Schilddrüse:
- **TRAK** (Autoantikörper gegen TSH-Rezeptor): finden sich in über 90 % beim Morbus Basedow
- **TPO-AK** (Autoantikörper gegen thyreoidale Peroxidase): erhöht bei Hashimoto-Thyreoiditis (in etwa 90 %), teilweise auch beim Morbus Basedow
- **TgAK** (Thyreoglobulin-Antikörper): erhöht bei Hashimoto-Thyreoiditis, unspezifisch

7.4.3 Struma

Als Struma wird grundsätzlich jede Vergrößerung der Schilddrüse bezeichnet, unabhängig von ihrer Konsistenz oder einer möglicherweise gleichzeitig bestehenden Funktionsstörung.

Über 200 Mio. Menschen leiden weltweit unter einer Struma, so auch ca. 15 % der Deutschen. Dabei bestehen aufgrund der unterschiedlichen geologischen Gegebenheiten starke regionale Unterschiede (geringere Prävalenz in Küstenregionen durch Fischverzehr). In den letzten Jahren hat sich in Deutschland die Jodversorgung durch die Einführung von jodiertem Salz im Haushalt und in der Lebensmittelindustrie sowie durch Jodid-Zusätze zum Kraftfutter der Milchkühe deutlich gebessert.

Ätiologie und Pathogenese

Die häufigste Form ist die Struma durch endemischen Jodmangel (**„endemische Struma"**). Betroffen sind v.a. die Bewohner von Gebirgsregionen, aber auch Menschen mit erhöhtem Jodbedarf (z.B. während der Wachstumsphase, Schwangerschaft und Laktation). Durch den endemischen alimentären Jodmangel entsteht eine Hyperplasie und Hypertrophie der Thyreozyten. Klinisch besteht in den ersten Jahren eine diffuse Schilddrüsenvergrößerung (**Struma diffusa**), später kommt es durch regressive und degenerative Veränderungen oft zum knotigen Gewebeumbau (Knotenkropf, **Struma nodosa**).

> **MERKE**
> **Jodmangel** kann neben der Struma auch eine **thyreoidale Autonomie** auslösen, sodass bei manchen Patienten in der Struma autonome Knoten vorliegen (s.u.).

Neben dem Jodmangel können weitere Mechanismen eine „**nichtendemische**" oder „**sporadische Struma**" bedingen: Morbus Basedow, Schilddrüsenentzündungen, maligne Tumoren (Schilddrüsenkarzinom, Lymphom), strumigene Substanzen (bestimmte Kohlsorten, Thiocyanate, Lithium etc.), Jodverwertungsstörungen, Hormonresistenz.

Klinik

Häufig bestehen keine Beschwerden und der Arzt wird wegen kosmetischer Bedenken aufgesucht. Größere Strumen können Druck- oder Kloßgefühl im Hals verursachen, später können Schluckbeschwerden und ein Gefühl der Luftnot auftreten.

Die Konsistenz der Struma ist je nach Ätiologie, Stadium und Ausprägung variabel:
- **weich** und **symmetrisch:** oft bei Jodmangel, aber auch bei Morbus Basedow
- **knotig:** z.B. bei autonomen Adenomen, im Spätstadium des Jodmangels oder bei Hashimoto-Thyreoiditis
- **schmerzhaft** und **hart:** bei akuter oder subakuter Thyreoiditis

- **schmerzlos** und **hart:** bei Schilddrüsenkarzinom
- **eisenhart** (sog. Riedel-Struma, ➤ 7.4.6)

Diagnostik
- Feststellung der **Stoffwechsellage** durch Bestimmung des TSH (➤ Tab. 7.4)
- Quantifizierung der **Schilddrüsenvergrößerung** mittels Sonografie (s. o.). Wenn eine disseminierte Autonomie in der Szintigrafie ausgeschlossen ist, so können evtl. auch durch eine Computertomografie retrosternale oder thorakale Strumaanteile erfasst werden. Die normale Größe der Schilddrüse ist allerdings von der endemischen Jodversorgung abhängig (die Schilddrüsen deutscher Kinder sind im Schnitt doppelt so groß wie die skandinavischer Kinder).
- **ätiologische Zuordnung** durch Sonografie (z. B. Echoarmut bei Entzündung), Szintigrafie (bei V. a. Autonomie oder Malignität) und ggf. Bestimmung der Schilddrüsenantikörper (Ausschluss einer Hashimoto-Thyreoiditis oder eines Morbus Basedow) bzw. Feinnadelbiopsie

Therapie
Die endemische Struma kann auf drei Wegen therapiert werden: medikamentös, operativ oder nuklearmedizinisch.

Medikamentöse Therapie Durch die medikamentöse Therapie lässt sich die Schilddrüse um etwa 30–40 % verkleinern. Wichtig ist ein frühzeitiger Therapiebeginn. Bei lange bestehenden, bereits regressiv umgebauten Strumen ist diese Therapieform wirkungslos. Auch autonomes Schilddrüsengewebe spricht i. d. R. nicht mehr darauf an. Folgende antihyperplastischen Substanzen stehen zur Verfügung:

Tab. 7.4 Mögliche Schilddrüsenfunktion bei Struma.

Stoffwechsellage	Vorkommen
euthyreot	endemische Struma, kompensierte Schilddrüsenautonomie
hyperthyreot	Morbus Basedow, dekompensierte Schilddrüsenautonomie, Thyreoiditis im Anfangsstadium
hypothyreot	Thyreoiditis im Spätstadium (hier ist die Schilddrüse allerdings eher klein), strumigene Substanzen, Jodverwertungsstörungen (oft auch euthyreot)

- **Jodid** beseitigt den intrathyreoidalen Jodmangel und dadurch die kompensatorische Hyperplasie. Diese Therapie wird heute bei der euthyreoten Struma ohne Autonomie bevorzugt. Die substituierte Jodid-Dosis beträgt etwa 200 µg/d beim Erwachsenen und 100 µg/d bei Kindern.
- Führt die Jodid-Therapie nach 6–12 Monaten nicht zum gewünschten Erfolg, wird zusätzlich **L-Thyroxin** verabreicht, das die der Hypertrophie zugrunde liegenden TSH-Produktion bremst. In der Schwangerschaft ist diese Therapieform Mittel der Wahl. Die individuell richtige Substitutionsdosis wird durch Kontrolle der Schilddrüsenwerte ermittelt – angestrebt wird ein niedrig normales TSH bei normalen fT_3- und fT_4-Werten.

Pharma-Info
Schilddrüsenhormone
- Steigern den Grundumsatz:
  - Glukoneogenese ↑, Glykogenolyse ↑, Lipolyse ↑
  - Thermogenese ↑, Aktivität der Na^+-K^+-ATPase ↑, Sauerstoffverbrauch ↑
  - Wachstumshormone ↑, Knochenwachstum ↑, ZNS-Entwicklung (Neugeborenen-Screening!) ↑
- Verstärkung der Wirkung von Katecholaminen: β-Rezeptor-Zahl ↑

T_3 (Trijodthyronin) ist dabei 5-mal stärker wirksam als T_4 (Thyroxin), besitzt aber eine HWZ von nur 1 Tag. Deshalb wird zur Therapie **L-Thyroxin (Levothyroxin)** mit guter oraler Bioverfügbarkeit bevorzugt (HWZ 1 Woche). T_4 wird zu T_3 dejodiert.

Indikationen
- Hypothyreose: einschleichende Dosierung mit 25 bis 50 µg/d für 6 Wochen, dann je nach TSH-Wert Erhaltungsdosis mit 100–150 µg/d. Ziel: TSH im Normbereich. Vorsicht bei kardialen Vorerkrankungen!
- Rezidivprophylaxe nach Strumaoperation
- Struma diffusa ohne Autonomie
- Zustand nach Thyreoidektomie bei Schilddrüsenkarzinom: in TSH-suppressiver Dosierung, um jeglichen Wachstumsstimulus von TSH auf maligne Zellen zu unterdrücken

Nebenwirkungen Bei Überdosierung kommt es zur **Hyperthyreosis factitia** mit:
- Tremor, Schlaflosigkeit
- Gewichtsverlust, Schwitzen
- Palpitationen, Sinustachykardie, Vorhofflimmern, Angina pectoris mit Myokardinfarktgefahr
- Osteoporose
- Hyperglykämie

Jodid
Wird zur Synthese der Schilddrüsenhormone benötigt. In hoher Dosierung wirkt es kurzfristig als Thyreostatikum und reduziert bei radioaktiven Unfällen die Anreicherung von radioaktivem Jod in der Schilddrüse (s. u.).
Indikationen
- Struma diffusa. Bei lange bestehenden Strumen müssen vor Therapiebeginn autonome Areale ausgeschlossen werden (Gefahr der Induktion einer Hyperthyreose!).
- Strumaprophylaxe bei jungen Patienten, in der Schwangerschaft und nach Strumaoperation
- hoch dosiert als Thyreostatikum

Kontraindikationen
- Hyperthyreose
- Autonomie
- Autoimmunthyreoiditis: Jod stimuliert die Autoimmunität der Schilddrüse.

[MP, CD]

Subtotale Strumektomie Sie ist bei großen Knotenstrumen, v. a. bei mechanischen Komplikationen, wie einer Tracheomalazie, oder bei Malignomverdacht, indiziert. Dabei werden i. d. R. beide Schilddrüsenlappen subtotal reseziert, d. h. unter Belassung eines möglichst noch ausreichend funktionstüchtigen Geweberests der dorsalen Kapsel zum Schutz der Nebenschilddrüse. Postoperativ ist eine Rezidivprophylaxe mit Jodid, bei nicht ausreichendem Restgewebe auch eine Substitution mit L-Thyroxin erforderlich.

Radiojodtherapie Der Therapieeffekt tritt erst nach ca. 3–6 Monaten ein, eine Volumenreduktion um 50 % ist möglich. Mögliche Nebenwirkung ist eine substitutionspflichtige Hypothyreose.

Die Therapie der nichtendemischen Strumaformen folgt jeweils spezifischen Ansätzen, sie ist in den entsprechenden Abschnitten besprochen.

Chirurgie-Info

Benigne Erkrankungen der Schilddrüse

Operationsindikation
- Malignitätsverdacht
- lokale Beschwerden z. B. durch Tracheaverlagerung
- dystope Lage
- konservativ nicht beherrschbare Hyperthyreose

Präoperative Diagnostik Neben der Basisdiagnostik (TSH, fT_3, fT_4, zervikale Sonografie) ist unbedingt eine laryngoskopische Untersuchung der Stimmlippenfunktion notwendig. Zudem sollte eine Bestimmung des Kalzium- und – bei knotigen Schilddrüsenveränderungen – Kalzitoninwerts erfolgen. Zur Operationsplanung können ggf. eine Szintigrafie sowie eine weiterführende Bildgebung mittels nativem MRT oder CT (bei retrosternaler Struma) notwendig werden. Eine Feinnadelpunktion ist präoperativ empfehlenswert bei suspekten Knoten, tumorverdächtigen Halslymphknoten sowie lokal infiltrativem Wachstum.

Operationsverfahren Ziel der Operation ist die vollständige Entfernung des pathologisch veränderten Gewebes. Rezidive sollten aufgrund des deutlich erhöhten Operationsrisikos möglichst vermieden werden. Resektionsformen sind (➤ Abb. 7.4B):
- **Enukleation:** Resektion eines Knotens entlang seiner Kapsel
- **Knotenexzision:** Entfernung eines Schilddrüsenknotens mit einem Randsaum gesunden Gewebes
- **subtotale Hemithyreoidektomie (Lappenresektion):** Schilddrüsenlappenteilentfernung mit einem Parenchymrest von 1–4 ml
- **fast-totale Hemithyreoidektomie:** Schilddrüsenlappenteilentfernung mit einem Parenchymrest < 1 ml
- **Hemithyreoidektomie:** vollständige Schilddrüsenlappenresektion
- **beidseits subtotale Resektion:** beinahe vollständige Schilddrüsenentfernung mit beidseitigen Parenchymresten von 1–4 ml
- **fast-totale Thyreoidektomie:** beinahe vollständige Schilddrüsenentfernung mit einem Parenchymrest von < 2 ml
- **Thyreoidektomie:** vollständige Schilddrüsenentfernung inklusive des Isthmus sowie des Lobus pyramidalis

Zur Optimierung des kosmetischen Ergebnisses wurden auch zahlreiche minimalinvasive Operationsverfahren entwickelt. Sie gelten jedoch nicht als Standardverfahren.

Verfahrenswahl
- **Solitärknoten:** Knotenresektion, subtotale oder totale Hemithyreoidektomie, bei Malignitätsverdacht grundsätzlich Hemithyreoidektomie
- **Knotenstruma:** Thyreoidektomie oder fast-totale Thyreoidektomie bei beidseitigen multinodulären Veränderungen
- **Hyperthyreose:** Die Verfahrenswahl erfolgt bei uni-/multifokaler Autonomie entsprechend der Verfahrenswahl bei Solitärknoten/Knotenstruma. Wird beim Morbus Basedow die Indikation zur Operation gestellt, hat eine Thyreoidektomie zu erfolgen.

Spezifische Komplikationen
- Läsion des N. laryngeus recurrens
- Hypoparathyreoidismus (durch Entfernung oder Devaskularisation der Epithelkörperchen)
- Nachblutung mit nachfolgender Dyspnoe
- Tracheaverletzung

Nachbehandlung Schilddrüsenhormonsubstitution, laryngoskopische Stimmbandkontrolle, zervikale Sonografie nach drei Monaten, Bestimmung der Kalziumkonzentration am 1. und 2. Tag oder bei Auftreten von Symptomen.

[AS]

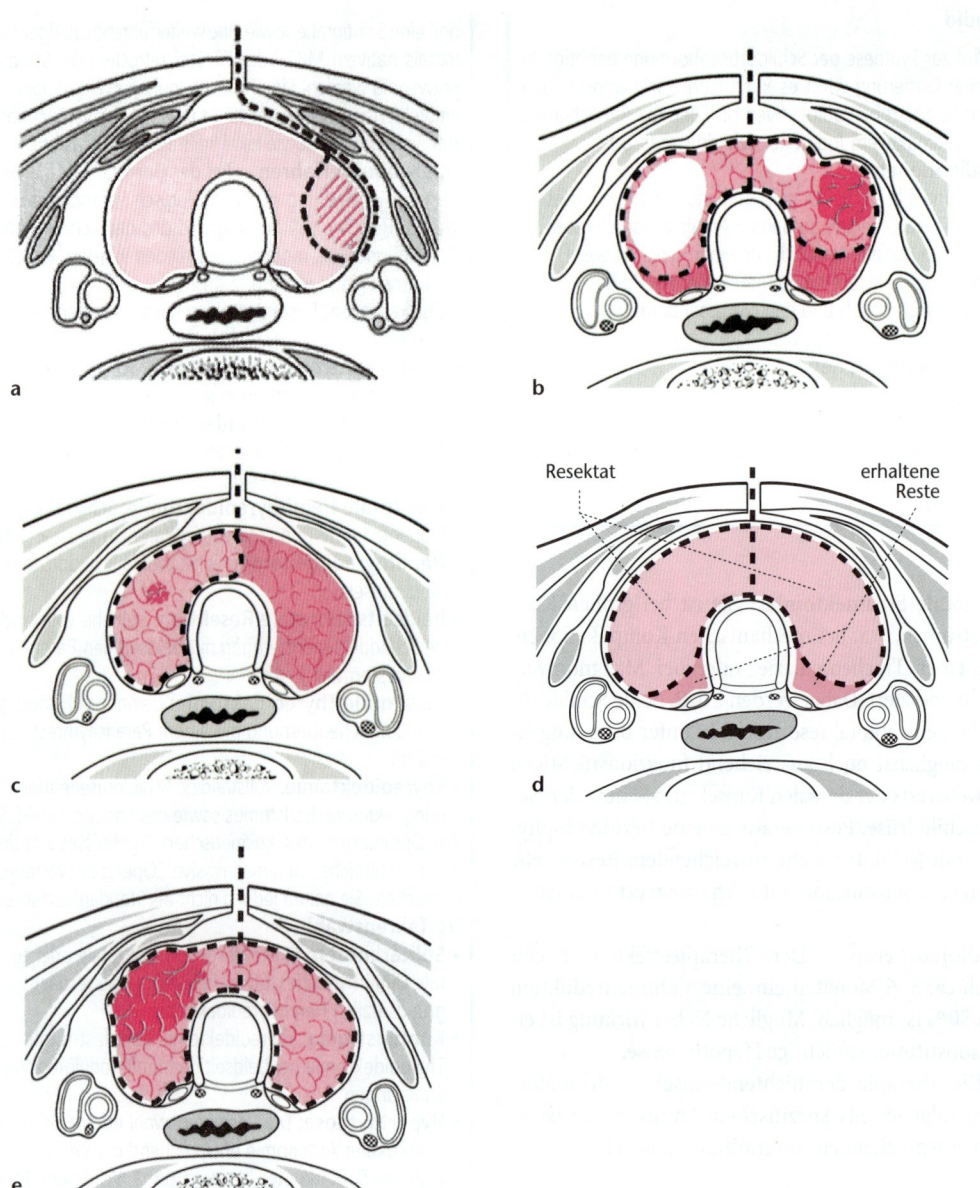

Abb. 7.4B Operative Standardverfahren der Schilddrüse: (a) Knotenexstirpation, (b) partielle Resektion bei Knotenstruma, (c) Hemithyreoidektomie, (d) subtotale Resektion bei Morbus Basedow, (e) totale Thyreoidektomie. [L239]

Prophylaxe

Der tägliche Bedarf an Jodid von **180–200** µg bei Jugendlichen und Erwachsenen kann in Jodmangelgebieten (zu denen größere Teile Mitteleuropas gehören) über die normale Nahrungsaufnahme meist nicht gedeckt werden. Von größerer Bedeutung ist die industrielle Verwendung von Jodsalz in Fertigprodukten wie Backwaren und Konserven. Eine Prophylaxe mit Jodid-Tabletten wird generell während der Schwangerschaft und der Stillzeit empfohlen.

7.4.4 Hyperthyreose

Die Hyperthyreose ist durch einen Überschuss von Schilddrüsenhormonen an den Zielorganen gekenn-

Tab. 7.5 Ursachen der Hyperthyreose.

Häufigkeit	Ursachen
häufig (ca. 90 %)	• funktionelle Autonomie der Schilddrüse • immunogene Hyperthyreose: Morbus Basedow
weniger häufig	• subakute Thyreoiditis (Quervain-Thyreoiditis) • postpartale Thyreoiditis • Hyperthyreosis factitia • Hashimoto-Thyreoiditis mit transienter hyperthyreoter Phase zu Beginn
sehr selten	• metastatisches Schilddrüsenkarzinom • TSH-produzierender hypophysärer Tumor • hypophysäre Resistenz gegen die peripheren Schilddrüsenhormone (unterbrochene Feedback-Hemmung) • ektope Bildung von Schilddrüsenhormon (Struma ovarii) • Blasenmole (das im Trophoblasten produzierte HCG hat dieselbe α-Untereinheit wie TSH und damit TSH-ähnliche Wirkungen)

MERKE

Häufige Ursachen einer Hyperthyreose sind die **funktionelle Autonomie** und der **Morbus Basedow**.

Funktionelle Autonomie

Hierbei handelt es sich um eine TSH-unabhängige, d. h. dem hormonellen Regelkreis entzogene und damit nicht mehr bedarfsgerechte Schilddrüsenhormonproduktion. Die Auslöser der autonomen Entwicklung sind unbekannt, Jodmangel spielt aber eine wichtige Rolle. Auf molekularer Ebene konnten inzwischen somatische aktivierende Mutationen in Molekülen des TSH-Signaltransduktionswegs nachgewiesen werden.

Je nach Verteilungsmuster der autonomen Bezirke im Szintigramm unterteilt man in **unifokale** („autonomes Adenom"), **multifokale** und **disseminierte** Autonomie. Eine hyperthyreote Stoffwechsellage entwickelt sich dann, wenn die autonome Zellmasse so groß ist, dass die autonom produzierte Hormonmenge den körperlichen Bedarf übersteigt oder eine externe Jodzufuhr die Bildung von extensiven Mengen an T_4 oder T_3 ermöglicht.

MERKE

Durch exogene Jodzufuhr kann eine **latente Hyperthyreose** manifest werden. Wichtig: Der Patient muss auf die **Gefahren einer Jod-Applikation** (v. a. durch Kontrastmittel) hingewiesen werden. Vor Applikation von iodhaltigem Kontrastmittel sollte die Funktion der Schilddrüse geklärt sein!

Morbus Basedow (Graves-Krankheit)

Es handelt sich um eine Multisystemerkrankung **autoimmuner Genese**. Zugrunde liegen stimulierende Antikörper gegen den TSH-Rezeptor und andere Körpergewebe, die in über 80 % d. F. nachweisbar sind (TSH-R-AK = TRAK). TRAK sind plazentagängig, sodass auch der Fetus manifest erkranken kann. Der Immunprozess wird möglicherweise durch ein Infektionsgeschehen in Gang gesetzt. Für eine genetische Prädisposition sprechen die familiäre Häufung sowie die Assoziation mit bestimmten HLA-Typen. F : M = 5 : 1. Die durch die Autoimmunreaktion ausgelösten Entzündungsvorgänge zeigen sich u. a. in einer lymphozytären Infiltration des Organs und in einer Dauerstimulation des TSH-Rezeptors (→ Hyperthyreose). In etwa 70 % d. F. treten zusätzlich Antikörper gegen die thyreoidale Peroxidase auf

zeichnet und spiegelt eine bedarfsübersteigende Funktionslage der Schilddrüse wider („Überfunktion"). Je nach Schweregrad wird unterschieden:

- **latente (subklinische) Hyperthyreose:** Die peripheren Schilddrüsenwerte sind noch im Normalbereich, TSH ist aber supprimiert.
- **manifeste Hyperthyreose:** Die peripheren Schilddrüsenwerte sind erhöht, klinische Symptome liegen (meist) vor.
- **thyreotoxische Krise (Thyreotoxikose):** lebensbedrohliche Verschlimmerung der hyperthyreoten Stoffwechsellage

Die Hyperthyreose ist häufig. Frauen sind 5-mal häufiger betroffen als Männer. Bei jüngeren Patienten liegt der Hyperthyreose typischerweise ein Morbus Basedow zugrunde, während sich bei älteren Patienten eher eine Autonomie bei Struma nodosa findet.

Ätiologie und Pathogenese

Sie ist in aller Regel auf eine Störung der Schilddrüse, extrem selten der übergeordneten Steuerzentren (sekundäre und tertiäre Überfunktion) zurückzuführen. Verschiedene Erkrankungen können zu einer Hyperthyreose führen (➤ Tab. 7.5).

(**TPO-AK**), die wahrscheinlich ohne funktionelle Bedeutung sind.

Klinik
Die Symptome resultieren aus der Wirkung der Schilddrüsenhormone (> Abb. 7.5) und können sehr unterschiedlich ausgeprägt sein:
- **Hypermetabolismus:** Schweißneigung mit Wärmeintoleranz, Gewichtsverlust
- **erhöhte Katecholaminempfindlichkeit** des Herzens (adrenerge Stimulation): z. B. Tachykardie, Rhythmusstörungen (häufig Vorhofflimmern), Palpitationen, evtl. Herzinsuffizienz
- Wirkung auf **Haut, Nerven- und Muskelgewebe:** Diarrhö, Haarausfall, Myopathie, warme Peripherie, evtl. Palmarerythem. Weitere charakteristische Zeichen sind feinschlägiger Fingertremor sowie betonte und beschleunigte Reflexe (z. B. Achillessehnenreflex).
- **psychische Symptome:** Unruhe, Nervosität bis hin zur Psychose, selten aber auch Adynamie und Müdigkeit

Latente Hyperthyreose
Eine Schilddrüsenautonomie führt zunächst nur zur Suppression der TSH-Ausschüttung (und damit zum Wegfallen der im „normalen" Schilddrüsengewebe stattfindenden Hormonproduktion), ohne dass es zur Erhöhung der peripheren Hormonspiegel kommt. Trotz normaler Hormonwerte kann eine latente Hyperthyreose jedoch symptomatisch werden, typischerweise durch phasenweises Herzrasen (meist kurz nach dem Zubettgehen). Vorhofflimmern ist häufiger bei latenter Hyperthyreose als bei Euthyreose.

Morbus Basedow
- **Schilddrüse:** entzündliche Vergrößerung (Struma), Hyperthyreose mit Stimulation des TSH-Rezeptors durch Antikörper (TSH-Rezeptor-AK)
- **endokrine Orbitopathie** (bei 50 %): ein- oder beidseitige entzündliche Schwellung der retrobulbären Orbitastrukturen mit **Exophthalmus,** Lidretraktion, Konvergenzschwäche (**Möbius-Zeichen**), fehlender Oberlidsenkung bei Blicksenkung (**Gräfe-Zeichen**), weißem, über der Hornhaut sichtbarem Sklerenstreifen (**Dalrymple-Zeichen**), seltenem Lidschlag (**Stellwag-Zeichen**) (> Abb. 7.6). In fortgeschrittenen Stadien können Sehnervkompression und Augenmuskelstörungen hinzukommen (Doppelbilder, Gesichtsfeld- und Visuseinschränkungen).
- **zirkumskriptes Myxödem** an Tibia oder Vorfuß (umschriebene Hautverdickung ohne Dellenbildung auf Druck)

> **MERKE**
> Die Schwere der Orbitopathie korreliert nicht mit der Schilddrüsenfunktion. Sie kann den anderen Manifestationen des Morbus Basedow vorangehen oder nachfolgen oder selten auch isoliert auftreten. Raucher sind 8-mal häufiger betroffen als Nichtraucher.

Die in der Erstbeschreibung erwähnte Kombination von Struma, Exophthalmus und Tachykardie wird auch als **Merseburger Trias** bezeichnet.

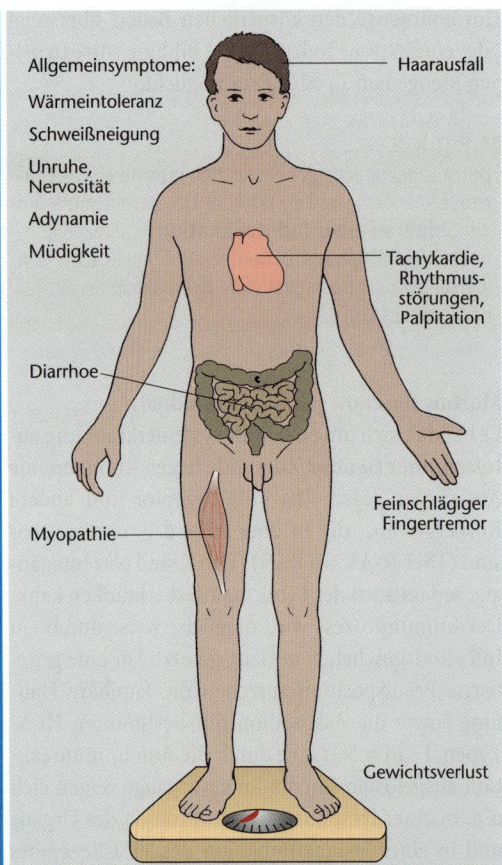

Abb. 7.5 Symptomenspektrum bei Hyperthyreose. [L157]

Die Krankheit kann mit anderen Autoimmunerkrankungen wie Vitiligo, atrophischer Gastritis, Myasthenia gravis, Nebennierenrindeninsuffizienz oder SLE assoziiert sein.

Diagnostik

Feststellung der Stoffwechsellage Es werden das basale TSH und anschließend die freien Schilddrüsenhormone bestimmt (➤ Abb. 7.7).

Ätiologische Abklärung Sie erfolgt durch:
- **Anamnese:** exzessive Jodaufnahme (z. B. Röntgenkontrastmittel oder jodhaltige Medikamente wie Amiodaron)
- **Befund:** Augenbeteiligung oder zirkumskriptes Myxödem werden nur bei Morbus Basedow gesehen.
- **Schilddrüsensonografie**
- **Schilddrüsenantikörper:** Ausschluss bzw. Bestätigung eines Morbus Basedow oder einer Autoimmunthyreoiditis

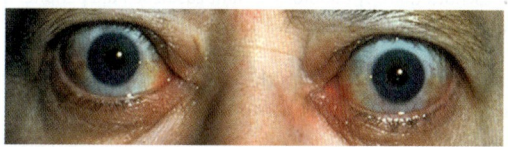

Abb. 7.6 Exophthalmus bei endokriner Orbitopathie bei Morbus Basedow. Auffallend sind neben den hervortretenden Bulbi der starre Blick und die zurückgezogenen Oberlider. [T127]

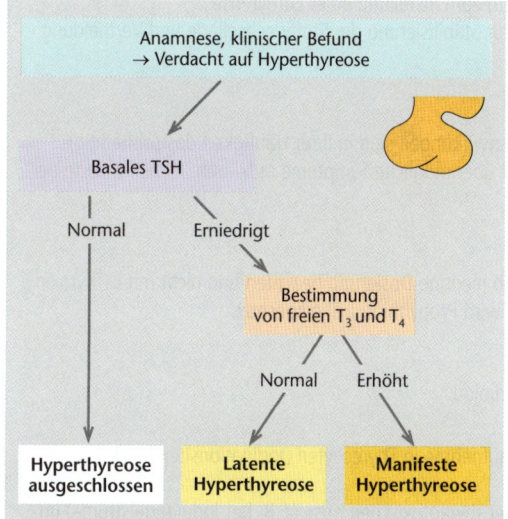

Abb. 7.7 Diagnostisches Vorgehen bei Verdacht auf Hyperthyreose. [L157]

- ggf. **Szintigrafie:** Diese kann v. a. eine Autonomie nachweisen, teilweise auch die diagnostische Zuordnung erleichtern (verminderte Tc-Aufnahme bei Thyreoiditis).

Befunde bei Morbus Basedow

Die Sonografie zeigt typischerweise eine diffuse Echoarmut (dunkles Organ) des gesamten Schilddrüsenparenchyms. Auf die quantitative Szintigrafie kann bei typischem sonografischem Bild verzichtet werden. Bei differenzialdiagnostischen Schwierigkeiten, z. B. bei fehlender endokriner Orbitopathie, kann die Antikörperdiagnostik bei der Abgrenzung gegen eine disseminierte Autonomie helfen. Der Nachweis von TSH-R-AK und von TPO-AK im Serum spricht für Morbus Basedow. Ein Ultraschall oder MRT der Orbita kann die Schwellung der Augenmuskeln nachweisen.

Befunde bei funktioneller Autonomie

Autonome Areale können nur szintigrafisch diagnostiziert werden. Sofern nicht ohnehin ein supprimiertes TSH vorliegt (funktionell relevante Autonomie), ist ein Szintigramm unter medikamentöser TSH-Suppression erforderlich (➤ 7.4.2 und ➤ Abb. 7.4a). Sonografisch zeigen sich bei fast allen Patienten mit uni- oder multifokaler Autonomie auch strukturelle Inhomogenitäten, typischerweise eine Struma nodosa.

Therapie

Die Wahl der Therapie hängt von der zugrunde liegenden Ursache und dem Alter des Patienten ab.

Medikamentöse Therapie Sie ist beim Morbus Basedow wegen der häufigen Spontanremissionen der zunächst eingeschlagene Weg, bei funktioneller Autonomie dagegen kommt sie nur überbrückend zum Einsatz, um die Voraussetzung zur definitiven Therapie (Strumaresektion oder Radiojod-Therapie) zu schaffen. Zum Einsatz kommen Substanzen aus der Gruppe der **Thionamide** (Thioharnstoff-Derivate) sowie seltener **Natriumperchlorat.** Wegen des verzögerten Wirkungseintritts von Thyreostatika ist initial oft eine symptomatische Therapie mit β-Blockern (zur Verminderung der Tachykardie) und ggf. Sedativa (zur Linderung von Unruhe und Angstgefühlen) erforderlich. Der **Morbus Basedow** wird typischerweise für 1 Jahr thyreostatisch behandelt, bevor ein Auslassversuch gewagt wird. Bei 50 % der Patienten kommt es prompt zum Rezidiv (bei jungen Patienten und bei Rauchern sogar noch häufiger), das dann operativ bzw. mit Radiojod-Therapie behandelt wird.

MERKE
Thyreostatika sind relativ nebenwirkungsreich. Regelmäßige Kontrollen sind unerlässlich. Da die Nebenwirkungen dosisabhängig sind, muss möglichst niedrig dosiert werden.

Operative Therapie Sie besteht i. d. R. in der **subtotalen Thyreoidektomie** bzw. **Strumektomie** und ist die bei funktioneller Autonomie bevorzugte Option, insbesondere bei jungen Patienten mit großen Strumen oder Knotenstrumen. Vorher wird eine Euthyreose durch etwa 6-wöchige Gabe von Thyreostatika angestrebt. Bei jodinduzierter Hyperthyreose bei funktioneller Autonomie erfolgt ggf. auch eine sofortige OP, da hier leicht eine thyreotoxische Krise (s. o.) entstehen kann. Als Folge der OP kann sich in Abhängigkeit von der Größe des Restgewebes eine Hypothyreose entwickeln (TSH-Kontrollen!). Weitere **Komplikationen:** Rekurrensparese durch Läsion des N. recurrens und parathyreoprive Tetanie durch versehentliche Mitentfernung von Nebenschilddrüsen (➤ 7.5.3).

Pharma-Info

Schwefelhaltige Thyreostatika/Thioharnstoff-Derivate
- Propylthiouracil (PTU)
- Thiamazol (lange HWZ, starke Wirkung)
- Carbimazol (Prodrug vom Thiamazol)

Sie hemmen als **Jodisationshemmer** die Oxidation von Jodid in Jod und dessen Einbau an Tyrosinreste des Thyreoglobulins. In der Folge werden weniger Schilddrüsenhormone ausgeschüttet. Propylthiouracil hemmt zusätzlich die periphere Dejodierung von T_4 zu T_3. Der Wirkeintritt erfolgt mit 1 Woche Latenz.

Indikationen
- Hyperthyreose bei Morbus Basedow (für 1 Jahr, dann Operation im Rezidivfall). Zusätzlich Propranolol als unselektiver $β_1$- und $β_2$-Blocker zur Behandlung hyperthyreoter Symptome und zur Hemmung der Konversion von T_4 zu T_3.
- Hyperthyreose bei Schilddrüsenautonomie
- Behandlung der thyreotoxischen Krise: Thiamazol, zusätzlich Perchlorat, Prednisolon i. v., β-Blocker, Flüssigkeits- und Elektrolytinfusion, physikalische Temperatursenkung, Kaloriengabe, Lithium bei Jodkontamination und evtl. Plasmapherese bei lebensbedrohlichem Verlauf
- vor Strumaoperation zur Euthyreose-Einstellung
- zu Beginn einer Radiojodtherapie (Wirkung erst nach Wochen) zur Einstellung einer Euthyreose
- gelegentlich Kombination von Thyreostatika mit L-Thyroxin zur Stabilisierung der Stoffwechsellage und Vermeidung eines Strumawachstums

Nebenwirkungen
- allergische Reaktionen mit Exanthemen (10 %) und Pruritus
- Transaminasenanstieg und Cholestase (diese schweren Nebenwirkungen sind in ihrer Häufigkeit dosisabhängig)
- Agranulozytose (selten, < 1 %) → Blutbildkontrollen! Patient über mögliche Symptome aufklären: Fieber, Infekte der oberen Luftwege, Halsschmerzen
- Thrombozytopenie
- Geschmacksstörungen, Übelkeit, Diarrhö
- Schwangerschaft: Thyreostatika sind plazentagängig, deshalb niedrige Dosierung beachten und nicht mit L-Thyroxin kombinieren (Gefahr einer fetalen Hypothyreose). Bevorzugt wird Propylthiouracil eingesetzt.

Nichtschwefelhaltige Thyreostatika

Hierzu zählen Perchlorat, Jodid (hoch dosiert), Lithium und Radiojod.

Perchlorat

Natrium- und Kaliumperchlorat hemmen kompetitiv die Jodidaufnahme in Thyreozyten (Jodinationshemmer).

Einsatz
- prophylaktisch bei Patienten mit Gefahr der Entwicklung einer thyreotoxischen Krise (z. B. bei Jodmangelstruma) im Rahmen einer Untersuchung mit **jodhaltigem Kontrastmittel**
- überwiegend nur bei Unverträglichkeit schwefelhaltiger Thyreostatika verwenden

Nebenwirkung
- Agranulozytose
- nephrotisches Syndrom

Kontraindikationen
- bestehende oder vorausgegangene schwere Nebenwirkungen (Agranulozytose, Leberschaden) durch Medikamente der gleichen Substanzgruppe

Hoch dosiertes Jodid
Bei Dosierung > 5 mg/d hemmt Jodid die Freisetzung von T_3/T_4. Der Wirkeintritt ist innerhalb 24 h bei einer Wirkung von 1–2 Wochen. Anschließend kann sich sogar eine Hyperthyreose entwickeln.
Einsatz Präoperative Behandlung einer **Hyperthyreose** über 5–10 Tage („Plummerung") mit dem Ziel der Euthyreose und verbesserter Operabilität.

Lithium
Vermindert die Hormonfreisetzung aus der Schilddrüse. Einsatz bei jodinduzierter thyreotoxischer Krise.

Radiojod
^{131}J ist ein β- (90 %) und γ-Strahler (10 %). Es wird wie normales Jodid in der Schilddrüse gespeichert und führt beim Zerfall zu einer Zerstörung des Gewebes → Verkleinerung der Schilddrüse, Hormonsynthese ↓. HWZ 8 Tage.

Indikationen
- Schilddrüsenautonomie: TSH-unabhängige Anreicherung von ^{131}J nur im Adenom mit relativ selektiver Zerstörung desselben. Aufgrund verzögerten Wirkbeginns wird mit Thyreostatika vorbehandelt.
- Rezidiv eines Morbus Basedow und einer Struma
- Zustand nach Strumektomie bei Schilddrüsenkarzinom (unmittelbar postoperativ, erst danach L-Thyroxin-Gabe in TSH-suppressiver Dosis, um den TSH-Reiz zu verhindern)

Nebenwirkungen Bestrahlungsthyreoiditis, Hypothyreose sowie Gastritis und Sialadenitis. Das Karzinomrisiko ist nicht erhöht.

Klinische Anwendung
- Die benötigte Dosis ist individuell sehr unterschiedlich. Man fängt zunächst mit einer vom klinischen Bild abhängigen Dosis an, die dann über Wochen schrittweise reduziert wird. Ziel ist es, die geringstmögliche Erhaltungsdosis herauszufinden, bei der das TSH im Normbereich liegt.
- Die Steuerbarkeit der Therapie ist schwierig, da Thionamide lediglich die Synthese, nicht jedoch die Freisetzung der Schilddrüsenhormone hemmen und somit ihr Effekt i. d. R. erst mit einer Zeitverzögerung von 2–8 Wochen vollständig eintritt und erst dann eine euthyreote Stoffwechsellage erzielt wird. Entsprechend langsam reagiert der periphere Hormonspiegel auf Dosisänderungen.
- Eine Überdosierung mit Hypothyreose muss strikt vermieden werden, insbesondere bei gleichzeitiger endokriner Orbitopathie, da es hierdurch zur Verschlimmerung der Augensymptomatik kommen kann.
- In der Schwangerschaft sollte die Behandlung nur durch Spezialisten erfolgen; hier sind engmaschige Kontrollen notwendig (Thyreostatika sind plazentagängig, weniger jedoch die Schilddrüsenhormone – daher Struma- und Hypothyreoserisiko beim Neugeborenen).

Therapiekontrolle fT_3, fT_4, TSH-basal, Blutbild, Transaminasen.
[MP, CD]

Behandlung der endokrinen Orbitopathie Sie erfolgt stadienabhängig und umfasst lokale Maßnahmen (z. B. befeuchtende Augentropfen, Uhrglasverband bei fehlendem Lidschluss), Retrobulbärbestrahlung und/oder Kortikosteroide zur Hemmung der autoimmunen Reaktion sowie ggf. eine Operation der Augenmuskeln. Rauchentwöhnung verbessert die Prognose!

MERKE
Bei der Normalisierung der Schilddrüsenfunktion bei Morbus Basedow sollte eine Hypothyreose vermieden werden, da letztere eine endokrine Orbitopathie verschlechtert!

Komplikation: thyreotoxische Krise
Die thyreotoxische Krise ist eine akut lebensbedrohliche Entgleisung der hyperthyreoten Stoffwechsellage. Sie wird oft durch die Gabe jodhaltiger Kontrastmittel oder von Amiodaron bei vorbestehender funktioneller Autonomie ausgelöst, seltener durch schwere Infektionen, Trauma oder Operation.

Klinik Es finden sich eine extreme Sinustachykardie oder Tachyarrhythmie bei Vorhofflimmern, hohes Fieber, Unruhe sowie Schwitzen, Erbrechen,

Exsikkose, Delirium und Muskelschwäche, im Endstadium kommen Schock und Koma hinzu.

Therapie Sie erfolgt auf der Intensivstation durch:
- Ersatz von Flüssigkeit und Elektrolyten (häufig besteht eine Exsikkose)
- hoch dosierte Gabe von Thyreostatika (Thiamazol)
- peripher wirkende β-Blocker (z. B. Propranolol) zur Dämpfung der Katecholaminwirkung
- ggf. Glukokortikoide (zur Therapie der oft begleitenden stressbedingten Nebennierenrindeninsuffizienz)
- Plasmapherese und/oder subtotale Thyreoidektomie sind wirksam, wenn die Krise durch Jod-Kontamination ausgelöst ist.

Der Patient muss darüber informiert werden, dass er keine jodhaltigen Substanzen aufnehmen darf, da sie zu einer Entgleisung bis hin zur thyreotoxischen Krise führen können. Insbesondere muss er wissen, dass jodhaltige Röntgenkontrastmitteluntersuchungen, wenn überhaupt, nur nach vorheriger Rücksprache mit dem behandelnden Arzt durchgeführt werden können. Da Jod in verschiedenen Medikamenten enthalten ist (z. B. Amiodaron, verschiedene Augentropfen), darf der Patient keine Medikamente ohne Wissen seines Arztes einnehmen.

Prognose
Morbus Basedow
Die Verläufe sind sehr unterschiedlich, eine dauerhafte Remission nach 12-monatiger Thyreostatikagabe ist möglich (40 %), ebenso wie rezidivierende Phasen von Hyperthyreosen. In der Schwangerschaft kommt es häufig zu einer Besserung. Selten kommt es im Spätstadium der Erkrankung als Folge von entzündlichen Reparaturprozessen zu einem „ausgebrannten Basedow" mit Hypothyreose. Die endokrine Orbitopathie bessert sich nach Erzielen einer euthyreoten Stoffwechsellage je nach Schweregrad mehr oder weniger deutlich.

Funktionelle Autonomie
Die Therapie durch Radiojod oder Operation ist meistens definitiv, zu einem Hyperthyreoserezidiv kommt es nur in seltenen Fällen.

7.4.5 Hypothyreose

Die Hypothyreose ist definiert als Mangel an Schilddrüsenhormonen an den Zielorganen. Man unterscheidet die häufige primäre, d. h. thyreogene Form von der seltenen sekundären Form mit gestörter hypophysärer TSH-Sekretion. Die hypothalamische, tertiäre Hypothyreose ist eine Rarität.

Ätiologie
Die **kongenitale** Hypothyreose kann u. a. auf einer Schilddrüsenaplasie oder -dysplasie, Jodfehlverwertung oder einer Schilddrüsenhormonresistenz beruhen. Symptome sind zunächst Makroglossie, Obstipation, Icterus neonatorum prolongatus; später Gedeihstörung, Entwicklungsverzögerung und verminderte Intelligenz (sog. Kretinismus als unbehandeltes Vollbild).

Die **erworbene primäre** Hypothyreose kann verschiedene Ursachen haben:
- Endzustand nach Schilddrüsenentzündung, z. B. nach Hashimoto-Thyreoiditis (Autoimmunthyreoiditis), seltener passager bei der Quervain-Thyreoiditis
- iatrogen nach Strumektomie, Radiojod-Behandlung oder medikamentös (z. B. Thyreostatika oder Lithium, das die Schilddrüsenhormonsynthese stört)
- extremer Jodmangel (z. B. in Alpenlagen)

Erworbene sekundäre Formen sind durch Hypophysentumoren oder Hypophysenschädigung durch Trauma, Bestrahlung oder Resektion bedingt.

MERKE
Die häufigste Ursache der Hypothyreose des Erwachsenen ist die **Hashimoto-Thyreoiditis**.

Klinik
Oft ist der Beginn schleichend, sodass die Diagnose erst spät gestellt wird. Das klinische Vollbild leitet sich von den fehlenden Hormonwirkungen ab:
- **Hypometabolismus:** Kälteintoleranz, Gewichtszunahme, Antriebsarmut
- **verminderte Katecholaminempfindlichkeit** des Herzens: Bradykardie, Herzinsuffizienz, Perikarderguss (durch generalisiertes Myxödem bedingt)
- Wirkung auf **Haut, Nerven- und Muskelgewebe**:
  – teigige trockene Haut
  – struppige brüchige Haare

- Myxödem (Einlagerung von Glykosaminoglykanen im Gesicht periorbital oder evtl. durch ein generalisiertes Myxödem aufgedunsener Körper)
- kloßige, raue Stimme (Myopathie der Kehlkopfmuskeln)
- Wasserretention und effektiver renaler Natriumverlust
- Muskelschwäche und Muskelschmerzen
- verlängerte Entspannungsphase bei Muskeleigenreflexen (das Knie „bleibt hängen", verlängerte Achillessehnenreflexzeit)
- Obstipation (verringerte gastrointestinale Motilität)
- **psychische Symptome:** Depression, Antriebsarmut, Verlangsamung

MERKE
Das Myxödem zeichnet sich im Gegensatz z. B. zu kardial bedingten Ödemen dadurch aus, dass ein Eindrücken mit dem Finger keine Dellen hinterlässt. Es entsteht durch die subkutane Infiltration mit Mukopolysacchariden, die Wasser binden.

Darüber hinaus werden häufig Hypercholesterinämie, Anämie sowie Menstruationsstörungen beobachtet.

Die schwerste Form der Hypothyreose, das lebensbedrohliche „**Myxödemkoma**" mit den Leitsymptomen Hypoventilation, Hypothermie (Rechts-)Herzinsuffizienz und Hypotension, ist eine Rarität – aber das Übersehen führt i. d. R. zum Tod des Patienten (deswegen: dran denken!).

Wie bei der Hyperthyreose ist die Klinik der Hypothyreose sehr variabel. Gerade bei älteren Patienten sind oligosymptomatische Verläufe, mit z. B. nur Adynamie und Obstipation, häufig. Auch bei Kindern und jungen Frauen verläuft die Hypothyreose oft wenig klassisch (Kinder: evtl. nur eine Gedeihstörung oder eine verspätete Pubertät; Frauen: Zyklusstörungen, Infertilität und Hyperprolaktinämie, ➤ 7.6.5 und ➤ Abb. 7.12). Eine Hypothyreose in der Schwangerschaft ist eine absolute Therapieindikation und führt zu erhöhter perinataler Sterblichkeit, zerebraler Retardierung bis zu Kretinismus des Fetus!

Diagnostik
Die **Festlegung der Stoffwechsellage** gelingt durch die Bestimmung des TSH (bei primärer Hypothyreose erhöht) und der peripheren Schilddrüsenwerte. T_3 kann bei der Hypothyreose wegen der kompensatorisch gesteigerten Konversion von T_4 zu T_3 erniedrigt oder normal sein (➤ Abb. 7.8a).

MERKE
Begleitend sind Cholesterin und Triglyzeride oft erhöht, evtl. auch Kreatin-Kinase, LDH und GOT als Ausdruck einer Myopathie.

Die **Abklärung der Ätiologie** ist häufig schon durch die Anamnese möglich (vorangegangene Schilddrüsenoperation oder Radiojodtherapie, Einnahme von Thyreostatika oder Lithium). Eine Autoimmunthyreoiditis kann sonografisch (Echoarmut) und durch die Bestimmung der Autoantikörper diagnostiziert werden.

MERKE
Bei Verdacht auf eine sekundäre oder tertiäre Hypothyreose kann der TRH-Test hilfreich sein (➤ 7.4.2).

Bei schwerkranken Intensivpatienten können fT_3 und fT_4 erniedrigt sein, ohne dass eine echte Hypothyreose vorliegt. Ein solches **Low-T_3-Syndrom** könnte eine Schutzregulation zur Herabsetzung des

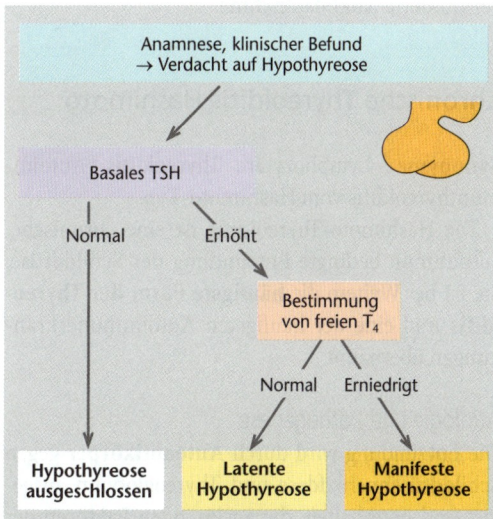

Abb. 7.8a Diagnostisches Vorgehen bei Verdacht auf Hypothyreose. [L157]

Stoffwechsels darstellen – hierfür spricht, dass gleichzeitig eine biologisch inaktive Form des T_3 – das reverse T_3 (rT_3) – ansteigt. Das „Low-T_3-Syndrom" wird nicht spezifisch behandelt und stellt keine Form einer Hypothyreose dar.

Therapie
Bei fast allen der Hypothyreose zugrunde liegenden Schilddrüsenerkrankungen ist eine lebenslange **Substitution von L-Thyroxin** notwendig (Ausnahmen: passagere Formen wie die thyreostatikainduzierte Hypothyreose oder Quervain-Thyreoiditis). Die Schilddrüsenhormone werden dabei einschleichend dosiert. Substitutionsziele sind das subjektive Wohlbefinden und eine Normalisierung des TSH. Die erforderliche Dosis ist individuell unterschiedlich, die Normalisierung des TSH nach Substitutionsbeginn dauert etwa 6–8 Wochen.

7.4.6 Thyreoiditis

Alle Formen der Thyreoiditis können initial mit einer hyperthyreoten Stoffwechsellage einhergehen, da es im Rahmen der entzündlichen Stimulation zur Schädigung von Thyreozyten mit Zerstörung der Follikelstruktur und damit Freisetzung („Leck") von T_3 und T_4 kommt. Dabei zeigt sich jedoch in der Schilddrüsenszintigrafie im Gegensatz zu den anderen Formen der Hyperthyreose typischerweise eine verminderte Nuklidaufnahme.

Chronische Thyreoiditis Hashimoto

Synonyme Lymphozytäre Thyreoiditis, Autoimmunthyreoiditis vom Hashimoto-Typ.

Die Hashimoto-Thyreoiditis ist eine chronische, autoimmun bedingte Entzündung der Schilddrüse. Sie ist bei Weitem die **häufigste Form der Thyreoiditis** und eine der häufigsten Autoimmunerkrankungen überhaupt.

Ätiologie und Pathogenese
Die Entzündung wird durch **Autoantikörper** gegen Schilddrüsenperoxidase und Thyreoglobulin ausgelöst und unterhalten, die auslösenden Faktoren der Autoaggression sind unbekannt. Die Krankheit befällt gehäuft Frauen im mittleren Alter, es bestehen eine familiäre Häufung und eine Assoziation mit HLA-DR3, -DR5 und -B8 sowie mit anderen Autoimmunerkrankungen (s. u.). Obwohl sie in der „heißen Anfangsphase" bisweilen eine Hyperthyreose auslösen kann (bedingt durch destruktionsbedingte Freisetzung präformierten Schilddrüsenhormons im Rahmen der **lymphozytären Infiltration**), führt sie im Verlauf regelhaft zu einer Hypothyreose.

Klinik
Im Gegensatz zu den anderen Formen der Thyreoiditis sind die Patienten meist beschwerdefrei („silent thyreoiditis"). Die Schilddrüse kann vergrößert oder – bei der atrophischen Verlaufsform – verkleinert sein, ist jedoch stets schmerzlos. Häufig entwickelt sich erst nach Jahren eine **Hypothyreose** mit entsprechender Klinik (> 7.4.5).

Assoziation mit anderen Autoimmunerkrankungen: z. B. Typ-1-Diabetes-mellitus, Sprue, perniziöser Anämie, Nebennierenrindeninsuffizienz, Vitiligo oder Myasthenia gravis (> 7.8.2, Autoimmunes polyglanduläres Syndrom Typ II).

Diagnostik
Typisch sind die in etwa 90 % vorhandenen Autoantikörper gegen thyreoidale Peroxidase (**TPO-AK**). Antikörper gegen Thyreoglobulin (TgAK) sind anfänglich oft nachweisbar, verlieren sich aber im Verlauf der Erkrankung.

Sonografisch besteht ein homogen echoarmes Schallmuster wie bei Morbus Basedow; die Abgrenzung ist aber klinisch meist problemlos möglich, ggf. kann die quantitative Szintigrafie (verminderte Radionuklidaufnahme) weiterhelfen. In unklaren Fällen sind Zytologie oder Histologie beweisend: lymphozytäre Infiltrate mit eingestreuten **Hürthle-Zellen** (Onkozyten; vergrößerte eosinophile follikuläre Zellen mit zahlreichen Mitochondrien).

Therapie
Diese beschränkt sich bei Hypothyreose auf die Hormonsubstitution mit **L-Thyroxin,** die bei langem Verlauf einschleichend begonnen werden sollte.

Subakute Quervain-Thyreoiditis

Synonym Granulomatöse Thyreoiditis.

Ätiologie und Pathogenese
Diese seltene Form ist wahrscheinlich viral bedingt (oft im Anschluss an Virusinfekt der oberen Luftwege), könnte aber auch durch postinfektiöse Autoimmunprozesse entstehen. Es besteht eine Assoziation mit HLA-BW35. Autoantikörper können jedoch nicht nachgewiesen werden. F : M = 5 : 1. Histologisch besteht eine granulomatöse histiozytäre Entzündung mit Riesenzellen.

Klinik und Diagnostik
Akuter bis subakuter Verlauf mit häufig sehr schmerzhafter und derber Schwellung der Schilddrüse, gelegentlich ist der Verlauf jedoch schmerzlos („silent thyroiditis"). Zusätzlich bestehen Allgemeinsymptome wie Abgeschlagenheit und Fieber, die BSG ist deutlich erhöht.

Die Stoffwechsellage ist zu Beginn durch Follikelzerstörung leicht hyperthyreot, im Verlauf kommt es jedoch zur Euthyreose, evtl. sogar zeitweise zur Hypothyreose.

Therapie
Meist kommt es innerhalb von Monaten zur Spontanheilung. Eine symptomatische Therapie mit NSAR oder Kortikosteroiden kann lindernd wirken.

Selten entwickelt sich eine permanente Hypothyreose, die eine Substitution mit L-Thyroxin erfordert.

Akute Thyreoiditis

Ätiologie
Sie kann durch bakterielle Besiedlung im Rahmen einer Bakteriämie, viral oder als Strahlenthyreoiditis nach Radiojod-Therapie entstehen.

Klinik
Klinisch imponieren ein akuter Beginn, lokale Schmerzhaftigkeit, Rötung und Fieber. Die Stoffwechsellage bleibt meist euthyreot.

Therapie
Antibiotika bei bakterieller Thyreoiditis, ggf. Abszessdrainage. Bei Strahlenthyreoiditis Antiphlogistika, evtl. Kühlung und Kortikosteroide.

Riedel-Thyreoiditis

Sehr seltene, wegen des **„eisenharten"** Befunds gerne in Lehrbüchern erwähnte chronische Thyreoiditis unbekannten Ursprungs. Da sie nicht selten mit einer systemischen Fibrosklerose assoziiert ist, könnte sie eine primär fibrotische Erkrankung darstellen.

7.4.7 Schilddrüsenmalignome

Schilddrüsenmalignome sind vergleichsweise selten. Die jährliche Gesamtinzidenz beträgt etwa 3 pro 100.000 Einwohner in Europa, häufiger kommen diese Malignome in China und Hawaii sowie in der Gegend um Tschernobyl in der Ukraine vor.

Einteilung
Zu etwa 95 % handelt es sich um Karzinome. Es gibt vier Karzinomtypen, die sich in Histologie, Metastasierung und Prognose unterscheiden (➤ Tab. 7.6). Das papilläre Schilddrüsenkarzinom ist mit 55 % der häufigste Karzinomtyp.

Andere Malignome (Lymphome, Fibrosarkome, Teratome) oder Metastasen in der Schilddrüse sind eine Rarität.

Ätiologie
Gesichert (und durch den Kernreaktorunfall in Tschernobyl leider erneut bestätigt) sind ionisierende Strahlen als wichtiger Entstehungsfaktor. Die Assoziation mit multiplen endokrinen Neoplasien (MEN, ➤ 7.8.1) legt für das medulläre Karzinom zudem eine genetische Komponente nahe. Bei Knoten in der Schilddrüse von Kindern beträgt das Risiko der Malignität 20 %!

Klinik
Das erste Zeichen ist meist ein oder mehrere **schmerzlose, derbe Strumaknoten.** Später können Schluckbeschwerden, Rekurrensparese mit Heiserkeit, Horner-Syndrom und obere Einflussstauung entstehen. 3 % der Strumaknoten sind maligne. Beim medullären Schilddrüsenkarzinom kommt es in ca. 25 % zur paraneoplastischen Sekretion vasoaktiver Substanzen mit den entsprechenden Erscheinungen (➤ 6.5.1).

Tab. 7.6 Schilddrüsenkarzinome.

Karzinomtyp	Merkmale
papilläres Schilddrüsenkarzinom (55 %)	**Histologie:** Typisch sind papilläre Epithelformationen. Primärtumor und Metastasen sind meist noch jodspeichernd (wichtig für die Therapie), erscheinen aber szintigrafisch „kalt", weil sie deutlich weniger Jod speichern als gesundes Schilddrüsengewebe. **Metastasierung:** Primärmanifestation meist als Solitärknoten (auch multifokales Wachstum möglich), danach meist regionale **lymphogene** Metastasierung. **Prognose:** relativ gut.
follikuläres Schilddrüsenkarzinom (30 %)	gehäuft in Jodmangelgebieten (d. h. Struma-Endemiegebieten) **Histologie:** Die histologische Diagnose ist aufgrund der an normales Schilddrüsengewebe erinnernden follikulären Differenzierung oft schwierig. Primärtumor und Metastasen sind meist noch jodspeichernd, aber wie das papilläre Schilddrüsenkarzinom szintigrafisch „kalt" (s. o.). **Leitsymptom** ist der Solitärknoten. **Metastasierung:** frühzeitige **hämatogene** Metastasierung (v. a. in Lunge, Skelett und Gehirn) **Prognose:** insbesondere bei jüngeren Patienten relativ gut
anaplastisches (undifferenziertes) Schilddrüsenkarzinom (10 %)	**Histologie:** undifferenzierter, hoch maligner Tumor mit aggressiver Ausbreitung. Das stark entdifferenzierte Gewebe ist nicht zur Jodspeicherung fähig, was ein entscheidender therapeutischer Nachteil ist. **Metastasierung:** sowohl lymphogen als auch hämatogen **Prognose:** sehr schlecht (mittlere Überlebenszeit von ca. 8 Monaten)
medulläres Schilddrüsenkarzinom (5 %)	**Histologie:** Der Tumor geht nicht von Follikelepithelzellen, sondern von den Kalzitonin-produzierenden C-Zellen der Schilddrüse aus und ist demzufolge nicht jodspeichernd. **Metastasierung:** lymphogen und hämatogen **Prognose:** relativ gut **Ätiologie:** Das medulläre Schilddrüsenkarzinom tritt in 80 % sporadisch, in 20 % **familiär** mit autosomal-dominanter Vererbung auf. Ein Teil der familiären Formen tritt im Rahmen von multiplen endokrinen Neoplasien (MEN, ➤ 7.8.1) auf.

Diagnostik

Jeder verdächtige Befund wird durch Sonografie und Szintigrafie abgeklärt. Sonografisch echoarme, inhomogene unscharf begrenzte Knoten mit Mikroverkalkungen und vermehrter Perfusion, die szintigrafisch nicht speichern. Diese („kalten") Knoten müssen weiter durch Feinnadelpunktion zytologisch abgeklärt werden. Im Zweifelsfall wird operiert.

Die Familienanamnese ist v. a. wegen der familiären Häufung bei medullärem Schilddrüsenkarzinom wichtig (MEN, ➤ 7.8.1).

Tumormarker werden v. a. zur Verlaufsbeurteilung eingesetzt:
- **Thyreoglobulinspiegel** im Serum sind bei der Nachsorge von Patienten mit papillärem oder follikulärem Karzinom hilfreich. Eine Erhöhung dieses Markers deutet auf das Vorliegen von Metastasen hin.
- Ein **erhöhtes Kalzitonin** kann bereits im Rahmen der Initialdiagnostik auf ein medulläres Schilddrüsenkarzinom hinweisen. Im Rahmen der Therapie kann es die Verlaufsbeurteilung erleichtern.
- Der Nachweis einer **Mutation am RET-Protoonkogen** beweist das Vorliegen eines MEN II bzw. eines familiären medullären Schilddrüsenkarzinoms.

Die beim medullären Schilddrüsenkarzinom chronisch erhöhten Kalzitoninspiegel gehen nicht mit einer Hypokalzämie oder Knochenmasseveränderung einher, weil sich bei chronischer Kalzitonineinwirkung eine Wirkungsabschwächung zeigt (Escape-Phänomen).

MERKE
Folgende Risikofaktoren und Befunde sprechen für ein **malignes Geschehen**:
- **Anamnese:** vorhergegangene Bestrahlung, neu aufgetretener Knoten mit raschem Wachstum, jugendliches Alter, männliches Geschlecht, positive Familiengeschichte (medulläres Karzinom)
- **Befund:** harter, fixierter singulärer Knoten, Lymphadenopathie, Heiserkeit (Stimmbandlähmung)
- **Bildgebung:** kalter Knoten in der Szintigrafie; solide, oft echoarme Struktur im Sonografiebefund

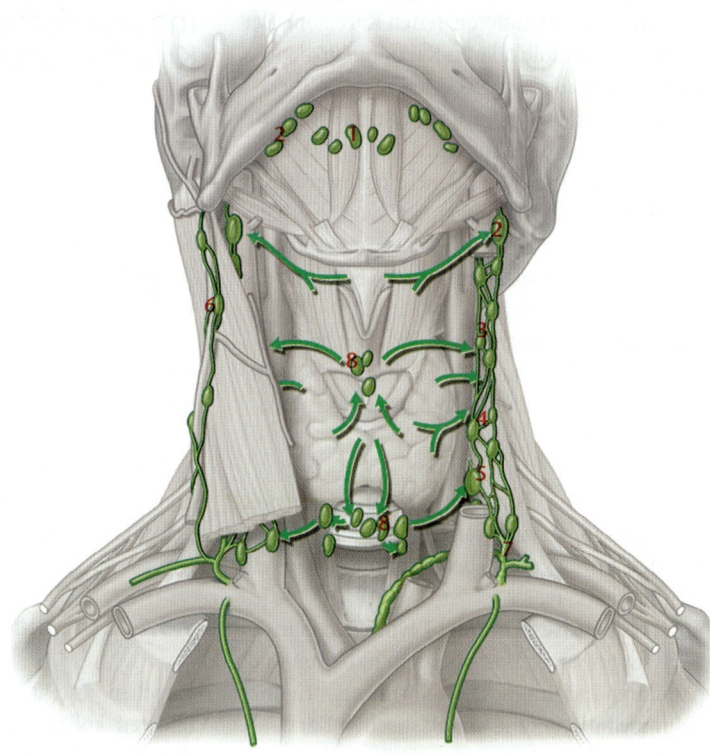

Abb. 7.8b Zentrale und laterale Lymphknotendissektion. Das zentrale Kompartiment umfasst dabei die Lymphknotenstationen 1, 2 und 8. Zum lateralen Kompartiment zählen die Lymphknotenstrationen 3–7. [E460]

Therapie

Vorgehen Die Operation ist die Ersttherapie bei allen Schilddrüsenmalignomen. Jodspeichernde Tumoren können zusätzlich durch Radiojod-Therapie mit J^{131} (Wirkung über β-Teilchen) behandelt werden.

> **MERKE**
> Bei Verdacht oder Nachweis eines Schilddrüsenkarzinoms muss in der Diagnostik auf die Gabe eines jodhaltigen Kontrastmittels möglichst verzichtet werden!

Eine Strahlentherapie kommt bei den strahlensensiblen, nicht jodspeichernden, undifferenzierten Schilddrüsenkarzinomen zur Anwendung. Eine Chemotherapie ist nur palliativ wirksam.

Chirurgie-Info
Schilddrüsenkarzinome

Operative Therapie **Standardeingriff** bei allen Karzinomarten der Schilddrüse ist die **(totale) Thyreoidektomie mit Lymphknotendissektion im zentralen** Kompartiment (➤ Abb. 7.8b). Dabei sollten die Nn. recurrentes inferiores geschont und mindestens ein Epithelkörperchen erhalten werden.
Die **Indikation zur Thyreoidektomie** sollte gestellt werden bei:
- papillärem Karzinom > 1 cm und/oder Multifokalität (< 1 cm Hemithyreoidektomie),
- follikulärem Karzinom,
- medullärem Karzinom,
- anaplastischem Karzinom ohne organüberschreitendes Wachstum.

In Abhängigkeit der Karzinomart und des Ausmaßes der Tumorerkrankung erfolgt zusätzlich zum Standardeingriff eine laterale bzw. mediastinale Lymphknotendissektion sowie bei differenzierten Schilddrüsenkarzinomen ggf. eine Resektion von Nachbarstrukturen, wenn hierdurch eine R0-Resektion erreicht werden kann. Im Falle zufällig im Rahmen eines Schilddrüseneingriffes entdeckten Karzinoms kann je nach Tumorart eine Komplettierungsoperation notwendig werden.
[AS]

Adjuvante Therapie
- **Radioiodtherapie** wird abgesehen vom papillären Mikrokarzinom (pT1N0M0) bei differenzier-

ten Karzinomen standardmäßig durchgeführt, evtl. auch beim entdifferenzierten Karzinom. Bei papillären oder follikulären Karzinomen dient die Radiojodgabe zum Nachweis und der Therapie speichernder Schilddrüsenreste bzw. Metastasen. Die Radiojodtherapie wird so lange wiederholt, bis keine Speicherung mehr nachweisbar ist. Zwischen den Behandlungen und danach erhält der Patient L-Thyroxin, möglicherweise sogar in TSH-supprimierender Dosis, zur Wegnahme des Wachstumsstimulus.
- **perkutane Strahlentherapie:** indiziert bei R1/R2-Resektion oder nach Thyreoidektomie bei undifferenziertem, auf die Schilddrüse beschränktem Karzinom

Nachsorge Die lebenslange Nachsorge erfolgt durch regelmäßige szintigrafische und radiologische Kontrollen sowie Verlaufsbeobachtung des jeweiligen Tumormarkers.
- **medikamentöse Therapie:** Levothyroxin in TSH-suppressiver Dosis beim follikulären und papillären Karzinom, TSH-Normwert-orientiert beim medullären und anaplastischen Karzinom.
- **differenzierte Karzinome:** zervikale Sonografie, Thyreoglobulinspiegel, ^{131}I-Ganzkörperszintigrafie
- **medulläres Karzinom:** Ausschluss/Beweis hereditäre Form, ggf. Screening Familienangehörige, CEA- und **Kalzitonin**bestimmung

7.5 Kalziotrope Hormone und metabolische Knochenerkrankungen

Metabolische Knochenerkrankungen treten in zwei histologisch unterschiedlichen Formen auf:
- **Osteoporose** bzw. **Osteopenie** (häufig): Schwund von Knochenmasse, d. h. von Knochenmatrix und Mineralanteil (➤ 7.5.6)
- **Osteomalazie** (hierzulande selten): ungenügende Mineralisierung der Knochenmatrix (➤ 7.5.5)

Kombinierte Störungen des Knochenstoffwechsels treten bei der durch chronische Nierenerkrankungen bedingten **renalen Osteopathie** (➤ 7.5.4) auf.

Eine lokale Form der metabolischen Knochenerkrankungen ist der **Morbus Paget** (Osteodystrophia deformans, Osteitis deformans) (➤ 7.5.5).

7.5.1 Grundlagen

Knochen besteht aus der von den Osteoblasten gebildeten kollagenfaserreichen Knochenmatrix und den Mineralbestandteilen Kalzium, Phosphat und (in geringen Anteilen) Magnesium. Das Knochengewebe wird in einem beständigen Prozess aus Knochenresorption (durch Osteoklasen) und Knochenanbau (durch Osteoblasen) umgeformt und adaptiert. Die von den Osteoblasten primär gebildete Matrixsubstanz wird Osteoid genannt. Dieses wird

Tab. 7.7 Hauptwirkungen von Parathormon, Kalzitonin und Kalzitriol.

Hormon	Hauptfunktion	Skelett	Nieren	Darm
PTH	Verhinderung eines zu niedrigen Ca^{2+}-Spiegels	↑ Mobilisierung von Ca^{2+} und Phosphat**	↑ Ca^{2+}-Reabsorption* ↓ Phosphat-Reabsorption (= ↑ Phosphat-Ausscheidung) ↑ Synthese von $1,25(OH)_2$-D_3	keine direkte Wirkung
Kalzitonin	Verhinderung eines zu hohen Ca^{2+}-Spiegels	↓ Mobilisierung von Ca^{2+} und Phosphat	↓ Reabsorption von Ca^{2+} und Phosphat	keine direkte Wirkung
Kalzitriol (biologisch aktives Vitamin D)	Förderung der Knochenmineralisierung	↑ Mineralisierung	↑ Ca^{2+}-Reabsorption	↑ Resorption von Ca^{2+} und Phosphat

* Trotz der gesteigerten Kalzumreabsorption am distalen Tubulus überwiegt wegen der stark erhöhten Filtration von Kalzium i. d. R. die Ausscheidung von Kalzium (kalziurischer Gesamteffekt).
** PTH aktiviert sowohl die Osteoklasten als auch die Osteoblasten, die Wirkung auf die Osteoklasten überwiegt jedoch (osteoporotischer Gesamteffekt).

sekundär durch den Einfluss des Vitamins D kalzifiziert.

Kalzium- und Phosphat-Homöostase

Die Kalzium- und die Phosphat-Homöostase unterliegen der Steuerung durch ein komplexes endokrines System. Dieses umfasst die beiden Polypeptidhormone **Parathormon (PTH)** und **Kalzitonin** sowie das Steroidhormon 1,25-Dihydroxycholekalziferol (1,25-(OH)$_2$-Vitamin D$_3$ = **Kalzitriol**), deren Wirkungen in ➤ Tab. 7.7 zusammengefasst sind.

Das **Verhältnis von Knochenneubau zu -abbau** wird zusätzlich durch die Sexualhormone Östrogen und Testosteron, die Schilddrüsenhormone, lokale Faktoren (Zytokine und Wachstumsfaktoren), körperliche Aktivität, Umweltnoxen und Ernährungszustand beeinflusst.

Die **Sekretion von PTH und Kalzitonin** wird durch einen Feedback-Mechanismus hauptsächlich über den Serumspiegel des ionisierten Kalziums beeinflusst. Dies gilt auch für die Biosynthese des biologisch aktiven Vitamin-D-Hormons, des 1,25-(OH)$_2$-Vitamins D$_3$, das zusätzlich noch durch den Serumphosphatspiegel und durch PTH und Kalzitonin reguliert wird (➤ Abb. 7.9).

Komponenten des kalziotropen Systems

Kalzium ➤ 10.6 und ➤ Abb. 7.12; Phosphat ➤ 10.9.

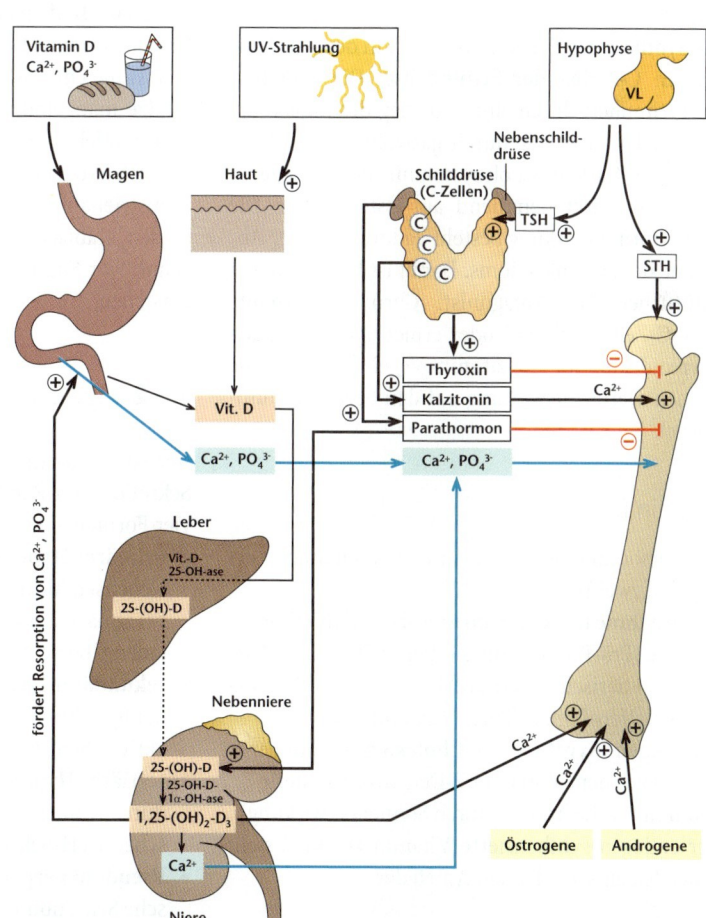

Abb. 7.9 Kalzium- und Knochenstoffwechsel: schematische Darstellung der wichtigsten Komponenten. [L157]

Parathormon (PTH)

Parathormon wird in den Nebenschilddrüsen gebildet und ist im Serum sowohl als intaktes PTH in geringer Konzentration (< 50 pg/ml) als auch in Form verschiedener inaktiver Fragmente nachweisbar. Heutzutage wird lediglich das intakte PTH bestimmt.

Die wesentlichen Wirkungen des PTH auf Skelett, Nieren und Darm sind in ➤ Tab. 7.7 wiedergegeben. Die Sekretion unterliegt physiologischerweise einem negativen Feedbackmechanismus durch den Serumspiegel des ionisierten Kalziums.

MERKE
Bei Hyperkalzämie ist der entscheidende nächste Schritt die Bestimmung des **intakten PTH**.

Kalzitonin

Die Synthese des Kalzitonins erfolgt in den parafollikulären **C-Zellen der Schilddrüse.** Die Sekretion wird stimuliert durch einen Anstieg des ionisierten Serumkalziums sowie durch gastrointestinale Hormone wie Gastrin, Cholezystokinin und Glukagon. Kalzitonin wirkt hemmend auf Osteoklasten. Die akute Hormonwirkung besteht dadurch in einer Abnahme des Serumkalziums. Damit ist Kalzitonin ein natürlicher PTH-Antagonist. Chronisch erhöhte (z. B. C-Zell-Karzinom) oder erniedrigte (z. B. nach Thyreoidektomie) Kalzitoninspiegel haben keine nennenswerte Auswirkung auf den Serumkalziumspiegel.

Vitamin D

Die Versorgung des Organismus mit Vitamin D erfolgt auf zwei Wegen:
- **Aufnahme mit der Nahrung** als Vorläuferhormone (Prä-Prohormone: Vitamin D_3 = **Cholekalziferol** tierischer Herkunft bzw. Vitamin D_2 = **Ergokalziferol** pflanzlicher Herkunft)
- **endogene Synthese** von **Cholekalziferol** in der Haut aus dem Vorläufer 7-Dehydrocholesterin durch UV-Licht (d. h. durch Sonneneinwirkung)

Der endogen synthetisierte Vitamin-D-Anteil stellt dabei den entscheidenden Anteil dar.

MERKE
Sonnenlicht ist die weitaus effektivste Prävention gegen Vitamin-D-Mangel!

Speicherung und Aktivierung Die genannten Vitamin-D-Formen sind biologisch inaktiv. Sie werden deshalb zunächst in der Leber zum Prohormon **25-Hydroxycholekalziferol** (25-(OH)-D_3 = **Kalzidiol**) hydroxyliert. Dieses ist die Speicherform des Vitamins D und korreliert deshalb gut mit der Bioverfügbarkeit von Vitamin D; es ist jedoch ebenfalls biologisch praktisch inaktiv.

Bei Bedarf wird das Kalzidiol in der Niere zum biologisch aktiven **1,25-Dihydroxycholekalziferol** [1,25-(OH)$_2$-D_3 = **Kalzitriol** = D-Hormon] hydroxyliert. Der letzte Syntheseschritt wird durch PTH sowie niedrige Serumspiegel von Kalzium und Phosphat stimuliert.

Klinische Bedeutung Die klinisch bedeutsamste Ursache für eine Störung des Vitamin-D-Stoffwechsels ist die chronische Niereninsuffizienz, bei der es infolge mangelnder Kalzitriolsynthese in der Niere unbehandelt zur renalen Osteopathie (➤ 7.5.4) kommt. Exogener Vitamin-D-Mangel kommt in den Industrienationen nur noch selten vor, kann jedoch in den arabischen Staaten durch die Kleidung als Schutz vor Sonneneinstrahlung oder im Altenheim entstehen.

7.5.2 Hyperparathyreoidismus (HPT)

Als Hyperparathyreoidismus wird eine vermehrte Sekretion von Parathormon bezeichnet. Sie tritt in vier Formen auf:
- **primärer Hyperparathyreoidismus** (häufig): Die Nebenschilddrüse produziert „ohne Anlass" (d. h. bei zunächst normalen Serumkalziumspiegeln) einen Überschuss an Parathormon.
- **sekundärer Hyperparathyreoidismus** (weniger häufig): durch eine Hypokalzämie ausgelöste „reaktive" Mehrproduktion von Parathormon
- **tertiärer Hyperparathyreoidismus** (selten): durch Aufhebung der Feedback-Kontrolle zwischen PTH-Sekretion und Serumkalzium
- **Pseudohyperparathyreoidismus:** paraneoplastische Sekretion von parathormonähnlichen Substanzen

Primärer Hyperparathyreoidismus (pHPT)

Primäre Nebenschilddrüsenüberfunktion mit im Verhältnis zum Serumkalzium inadäquat hoher Parathormonsekretion.

Es handelt sich um eine relativ häufige endokrine Erkrankung (Inzidenz: ca. 1: 1.000 Einwohner). Frauen und Männer sind im Verhältnis 2 : 1 betroffen, der Altersgipfel liegt in der zweiten Lebenshälfte.

> **MERKE**
> Neben malignen Erkrankungen ist der pHPT die häufigste Ursache einer Hyperkalzämie.

Ätiologie
- solitäres **Adenom** der Nebenschilddrüse (80 %)
- **Hyperplasie** der Nebenschilddrüsen (15–20 %)
- Nebenschilddrüsenkarzinom (< 1 %)

Die meisten Formen des primären Hyperparathyreoidismus sind sporadisch, familiäre Formen kommen jedoch vor, am häufigsten im Rahmen einer multiplen endokrinen Neoplasie (**MEN I** oder **MEN IIA**, ➤ 7.8.1).

Pathogenese
Siehe hierzu ➤ Abb. 7.10a.

In allen Fällen des pHPT kommt es zu einem Verlust der physiologischen Rückkopplungskontrolle der PTH-Sekretion durch das extrazelluläre ionisierte Kalzium.

> **MERKE**
> Der pHPT ist praktisch die einzige Hyperkalzämie-Form mit nicht supprimiertem, d. h. erhöhtem oder hochnormalem, PTH-Serumspiegel.

Zu Krankheitserscheinungen kommt es durch die über das Parathormon ausgelöste **Hyperkalzurie** (z. B. Nierensteine), die PTH-bedingte **erhöhte Knochenresorption** (z. B. Osteoporose, Frakturen) sowie die **Hyperkalzämie** selbst (Allgemeinsymptome und neuropsychiatrische Erscheinungen).

Klinik
Häufig verläuft der pHPT asymptomatisch und wird zufällig erkannt. Wegen der vereinfachten Labordiagnostik und damit früheren Diagnosestellung werden schwere Krankheitsbilder kaum noch gesehen.
- **allgemein:** Polydipsie und Polyurie (verursacht durch die Hyperkalzämie), leichte Ermüdbarkeit, Depression, proximale Muskelschwäche; gehäuftes Auftreten von Gicht, Pseudogicht (Chondrokalzinose) und arteriellem Hypertonus
- **renale Manifestation** (25 %): Nephrolithiasis oder seltener Nephrokalzinose (umschriebene Verkalkungen im Nierenparenchym, schlechte Prognose), Niereninsuffizienz in fortgeschrittenen Stadien
- **ossäre Manifestation** (10 %): Durch den beschleunigten Knochenumbau entstehen zum einen eine generalisierte Osteopenie (in ca. 25 %), zum anderen lokalisierte, subperiostale Resorptionszonen an den Metakarpalknochen sowie der „Pfeffer-und-Salz-Schädel" (radiologische Aufhebung der Dreischichtung der Kalotte). Als „ossäre Maximalform" kann die **Ostitis fibrosa cystica generalisata** (von Recklinghausen) auftreten: osteoklastäre, pseudozystische Markwucherungen mit Hämosiderin-Ablagerungen (sog. braune Tumoren), heute eine Rarität.
- **gastrointestinale Manifestation:** Beschrieben sind ein gehäuftes Auftreten von Ulcera ventriculi und duodeni, Pankreatitis und Gallensteinen. Eine direkte pathophysiologische Verbindung zu diesen Komplikationen ist aber nicht gesichert.

Die Trias aus „Stein-, Bein- und Magenpein" wird heute nur noch selten beobachtet (➤ Abb. 7.10a).

Komplikationen
Selten entwickelt sich eine **hyperkalzämische Krise** mit Polyurie, Polydipsie, Erbrechen und Eintrübung (➤ 10.6.3). Begünstigende Faktoren sind Bettlägerigkeit, Gabe von Vitamin D oder von Thiaziden (→ Anstieg des Kalziumspiegels).

Diagnostik
Die Diagnose wird laborchemisch durch die Messung des intakten PTH (➤ 7.5.1) in Kombination mit dem Serumkalzium gestellt. Beim pHPT ist das intakte PTH dann fast immer erhöht, niemals jedoch supprimiert wie bei praktisch allen anderen Hyperkalzämie-Formen. Häufig finden sich eine erhöhte

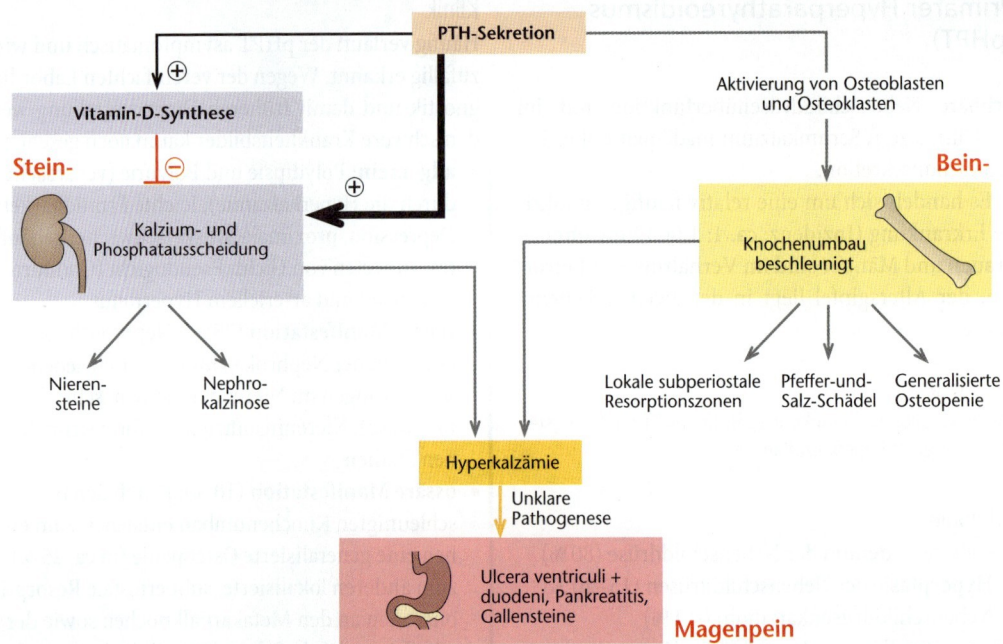

Abb. 7.10a Klinisches Vollbild („Stein-, Bein-, Magenpein") und Pathogenese des primären Hyperparathyreoidismus. [L157]

alkalische Phosphatase im Serum (erhöhter Knochenumsatz) sowie ein erniedrigtes oder niedrig normales Serumphosphat.

Die Nieren werden auf das Vorliegen einer Nephrokalzinose bzw. Nephrolithiasis (Sono, Röntgen) untersucht, das Skelettsystem wird durch gezielte Röntgenuntersuchungen der Prädilektionsstellen für subperiostale Resorptionszonen beurteilt (Phalangen, Becken, Schädelkalotte, Rippen).

Die Abklärung der Adenomlokalisation erfolgt durch Sonografie des Halses, ggf. ergänzt durch CT bzw. NMR.

Therapie

Der pHPT ist nur durch chirurgische Entfernung der betroffenen Nebenschilddrüsenanteile heilbar (Adenomexstirpation, bei Hyperplasie aller Nebenschilddrüsen werden 3,5 entfernt). Eine Operationsindikation besteht bei symptomatischen sowie bei jungen Patienten. Bei asymptomatischem pHPT wird zunehmend versucht, nur solche Patienten zu operieren, die ein erhöhtes Risiko für die Entwicklung pHPT-assoziierter Komplikationen haben (z. B. bei mehrfacher Messungen eines deutlich erhöhten Serumkalziums).

> ### Chirurgie-Info
> **Primärer Hyperparathyreoidismus**
>
> Die Entfernung des verursachenden Nebenschilddrüsengewebes kann offen-chirurgisch über einen Kocher-Kragenschnitt mit Exploration aller vier Nebenschilddrüsen oder minimalinvasiv als videoassistierte, total endoskopische oder thorakoskopische Parathyreoidektomie erfolgen (➤ Abb. 7.10b). Bei allen Verfahren hat sich die intraoperative Kontrolle des Parathormonabfalls auf Normwerte als Erfolgskriterium der Adenomentfernung bewährt. Voraussetzung für die minimalinvasiven Verfahren ist die genaue präoperative Lokalisierung des hyperaktiven Nebenschilddrüsengewebes.
>
> **Sekundärer Hyperparathyreoidismus**
>
> Verfahren der Wahl sind die subtotale Parathyreoidektomie ohne Autotransplantation sowie die totale Parathyreoidektomie mit gleichzeitiger (synchroner) oder ggf. zeitlich versetzter (metachroner) intramuskulärer Autotransplantation von 1–2 in 10–20 Partikel zerkleinerter Epithelkörperchen. Beide Verfahren werden mit einer zervikalen Thymektomie kombiniert. Die Wahl des Verfahrens ist von der weiteren renalen Therapie abhängig. Soll eine Nierentransplantation erfolgen, wird subtotal reseziert. Bei dauerhafter Dialysetherapie erfolgt die totale Resektion mit Autotransplantation.
> [AS]

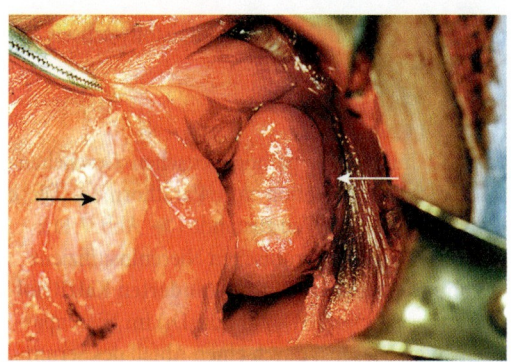

Abb. 7.10b OP-Situs bei Nebenschilddrüsenadenom. Normale Nebenschilddrüse (schwarzer Pfeil) und Adenom der linken oberen Nebenschilddrüse (weißer Pfeil). [E538]

Als Alternative bzw. zur Überbrückung bis zur Operation kann eine symptomatische Therapie der Hyperkalzämie erfolgen (➤ 10.6.3).

Postoperativ muss der Serumkalziumspiegel regelmäßig kontrolliert werden, da kurze hypokalzämische Phasen häufig sind, bis das verbliebene, aber bislang supprimierte Nebenschilddrüsengewebe wieder ausreichend PTH sezerniert (parathyreoprive Tetanie).

Sekundärer Hyperparathyreoidismus (sHPT)

Ätiologie und Pathogenese

Reaktive Steigerung der PTH-Sekretion, meist ausgelöst durch Hypokalzämie und/oder Vitamin-D-Mangel. Am häufigsten findet sich diese Form bei der **Niereninsuffizienz** (renaler sHPT, meist mit renaler Osteopathie, ➤ 7.5.4), selten bei der **intestinalen Malabsorption** (intestinaler sHPT) sowie Störungen des Vitamin-D-Stoffwechsels. Durch den erhöhten Knochenumsatz liegt meist eine parallele Erhöhung der alkalischen Phosphatase vor. Ursachen können die chronisch-entzündlichen Darmerkrankungen, Sprue, Pankreasinsuffizienz, Lebererkrankungen oder auch Medikamente (z. B. Phenytoin) sein. Durch den sekundären Hyperparathyreoidismus kommt es zur Osteomalazie.

Klinik

Klinisch stehen die Zeichen der Grunderkrankung sowie die durch massive ossäre Umbauvorgänge bedingten Knochenschmerzen und Spontanfrakturen im Vordergrund.

Tertiärer Hyperparathyreoidismus

Ätiologie und Pathogenese

Ein lange bestehender sHPT (z. B. bei chronischer Niereninsuffizienz) kann sich von der Feedback-Kontrolle abkoppeln, d. h., die reaktive Mehrsekretion an PTH geht dann trotz erhöhter Serumkalziumspiegel weiter.

Klinik

Das klinische Erscheinungsbild ähnelt dem sHPT, es kommt jedoch häufiger zu extraossären Verkalkungen.

7.5.3 Hypoparathyreoidismus

Nebenschilddrüsenunterfunktion mit im Verhältnis zum Serumkalzium inadäquat niedriger PTH-Sekretion. Die Erkrankung ist selten.

Ätiologie

Am häufigsten findet sich ein Hypoparathyreoidismus nach ausgedehnten Halsoperationen (z. B. radikale Thyreoidektomie bei Schilddrüsenkarzinom) durch versehentliche Mitentfernung der Nebenschilddrüsen. Seltene Ursachen sind: Bestrahlung im Halsbereich, autoimmune polyglanduläre Syndrome (➤ 7.8.2), kongenitale Aplasie (z. B. Di-George-Syndrom), lang andauernde, schwere Hypomagnesiämie.

Sonderformen

- **Pseudohypoparathyreoidismus:** Endorganresistenz gegen PTH aufgrund einer Rezeptorkomplexstörung. Laborchemische Befunde: Kalzium erniedrigt, Phosphat erhöht, PTH erhöht. Typ Ia geht mit geistiger Retardierung, Brachymetakarpie und -tarsie, Kleinwuchs und Rundgesicht einher (sog. hereditäre Albright-Osteodystrophie, AHO).
- **Pseudopseudohypoparathyreoidismus:** hereditäre Albright-Osteodystrophie (AHO, s. o.), jedoch ohne begleitende Kalzium- und Phosphatstoffwechselstörung

Klinik

Die Klinik ist durch die Folgen der Hypokalzämie bedingt (> 10.6.2), die sich nur in ausgeprägten Fällen manifestiert:
- **hypokalzämische Tetanie** mit Pfötchenstellung und Stimmritzenkrampf, u. U. generalisierter zerebraler Krampfanfall bei erhaltenem Bewusstsein, positives **Chvostek-Zeichen** (Zucken des Mundwinkels bei Beklopfen des N. facialis der Wange), positives **Trousseau-Zeichen** (Pfötchenstellung nach Aufblasen der Blutdruckmanschette auf den Mitteldruckwert)
- gelegentlich gestörte Zahnentwicklung, Alopezie, trockene Haut, Katarakt („Tetanie-Star"), selten intrakranielle Verkalkungen und damit geistige Retardierung bei früher Manifestation

Diagnostik

Den wichtigsten Hinweis gibt meist die Anamnese (vorangegangene Halsoperation oder Bestrahlung im Halsbereich). Die Diagnose wird laborchemisch gestellt: Die charakterisierende Befundkonstellation ist die Hypokalzämie bei niedrigem PTH. Eine begleitende Hyperphosphatämie ist häufig.

Therapie

Ziel ist die **Anhebung des Serumkalziumspiegels** in Bereiche, die den Patienten vor Komplikationen der Hypokalzämie bewahren und gleichzeitig eine Hyperkalzurie und damit das Risiko einer Nephrolithiasis vermeiden. Angestrebt wird ein niedrig-normales Serumkalzium. Eingesetzt werden
- **Kalziumpräparate:** z. B. 1 g Kalzium täglich zusätzlich zur Nahrung (bei Tetanie i. v. Gabe) sowie
- **Vitamin-D-Präparate** (z. B. Dihydrotachysterol, Cholekalziferol, Kalzitriol oder 1-Hydroxycholekalziferol).

Da bei Überdosierung die Gefahr einer Hyperkalzurie mit Nierensteinen, Nephrokalzinose oder Verschlechterung der Nierenfunktion besteht, müssen die Serumspiegel von Kalzium und Phosphat sowie die Kalziumausscheidung im Urin regelmäßig überwacht werden.

7.5.4 Renale Osteopathie

Synonym Renale Osteodystrophie.

Unter diesem Begriff werden alle mit einer chronischen Niereninsuffizienz assoziierten Skelettsymptome und Störungen des Mineralstoffwechsels zusammengefasst.

Pathogenese

Im Mittelpunkt des pathogenetischen Geschehens steht die Mehrsekretion von Parathormon. Diese kommt auf zwei Wegen zustande (> Abb. 7.11):
- Im Rahmen der chronischen Niereninsuffizienz kommt es zunächst zur **verminderten Kalzitriolsynthese** ($1,25(OH)_2$-Vitamin-D_3) im Nierenparenchym. Dies löst durch einen Abfall des Serumkalziums eine Mehrsekretion von PTH aus, das wiederum einen stimulierenden Einfluss auf die renale Kalzitriolsynthese hat.
- Bei schwerer Niereninsuffizienz kommt es **zur verminderten renalen Phosphatausscheidung,** wodurch eine Hyperphosphatämie mit konsekutiver Abnahme des ionisierten Serumkalziums entsteht (wegen des nicht veränderbaren Löslichkeitsprodukts von Kalzium und Phosphat führt eine Phosphaterhöhung zu einer Abnahme der Kalziumkonzentration). Die Hypokalzämie wiederum stellt einen weiteren Stimulus für eine Steigerung der PTH-Sekretion dar.

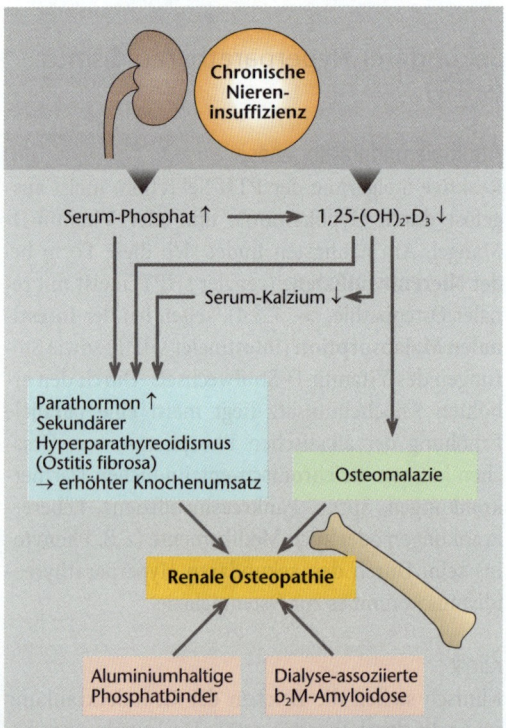

Abb. 7.11 Pathogenese der renalen Osteopathie. [L157]

Insgesamt entwickelt sich also ein **renaler, sekundärer Hyperparathyreoidismus** (➤ 7.5.2). Zusätzlich kommt es bei Erschöpfung der Syntheseleistung für Kalzitriol (bei schwerer Parenchymstörung) zum Abfall des Kalzitriols.

Aufgrund dieses pathophysiologischen Ablaufs ergibt sich klinisch meist eine Kombination aus
* gesteigertem Knochenumbau im Sinne einer **Osteoporose:** Folge der PTH-Wirkung, und
* gestörter Knochenmineralisierung im Sinne einer **Osteomalazie:** Folge der verminderten Wirkung von Kalzitriol.

Klinik
Am häufigsten sind Knochenschmerzen, Muskelschwäche (v. a. der proximalen Muskulatur), Skelettdeformitäten (v. a. bei Kindern) und Wachstumsretardierung (nur bei Kindern). Zusätzlich kommt es bei Überschreiten des Löslichkeitsprodukts von Kalzium und Phosphat zu extraossären Verkalkungen (v. a. periartikulär im Bindegewebe).

Diagnostik
Neben den Laborbefunden der dekompensierten Niereninsuffizienz (Erhöhung von Kreatinin und Harnstoff, renale Anämie) zeigt sich eine typische reno-osteopathische Konstellation:
* Hyperphosphatämie (häufig)
* normales oder erniedrigtes Serumkalzium
* erhöhtes intaktes PTH im Serum
* erhöhte alkalische Phosphatase im Serum

Im Röntgenbild zeigen sich die Zeichen der **Osteitis fibrosa** als Ausdruck des sekundären Hyperparathyreoidismus: subperiostale Resorptionen, fleckige Osteosklerose, kortikale Auflockerungen, besonders an den Fingerphalangen und an der Wirbelsäule, bei Kindern gestörte Wachstumsfugen. Die radiologischen Zeichen der meist gleichzeitig vorliegenden Osteomalazie sind weniger spezifisch: In Extremfällen werden **Looser-Umbauzonen** (sog. Pseudofrakturen) als Folge des Vitamin-D-Mangels gesehen.

Therapie
Wichtige Ziele der langfristigen Behandlung sind:
* Normalisierung der Serumspiegel von Kalzium und Phosphat, um dadurch einer permanenten PTH-Stimulation vorzubeugen
* Vermeidung extraossärer Kalzifikationen

Diese Ziele werden durch medikamentöse **Phosphatreduktion** (Kalziumkarbonat oder -glukonat), **Kalziumgabe** (Kalziumkarbonat), **Vitamin-D-Substitution** (1,25(OH)$_2$-Vitamin-D$_3$ = Kalzitriol) sowie evtl. Parathyreoidektomie erreicht. Wegen der Gefahr der Vitamin-D-Hypervitaminose sollte bei allen chronisch mit Vitamin D behandelten Patienten regelmäßig das Serumkalzium bestimmt werden.

7.5.5 Osteomalazie und Rachitis

Beiden Krankheitsbildern liegt die gestörte Mineralisierung der organischen Knochenmatrix zugrunde.
* **Rachitis:** gestörte Mineralisation des wachsenden Skeletts mit Befall sowohl des Knochens als auch der Wachstumsfuge. Skelettdeformierungen sind deshalb häufiger Leitbefund.
* **Osteomalazie:** gestörte Mineralisierung von Spongiosa und Kompakta des erwachsenen Skeletts, d. h., nach Wachstumsfugenschluss. Skelettdeformierungen werden wegen des abgeschlossenen Wachstums nur in Extremfällen gesehen.

Pathogenese
Zur Osteomalazie kommt es bei allen Prozessen, die mit einer verminderten Vitamin-D-Bioverfügbarkeit oder mit einem schweren Mangel an Kalzium oder Phosphat einhergehen. Hierdurch wird die neu gebildete Matrixsubstanz ungenügend mineralisiert. Letzteres führt zur Verbreiterung der Osteoidsäume. Die Knochenmasse selbst ist zunächst meist unverändert. Die ungenügende Mineralisierung macht den Knochen anfällig für Verformungen und Frakturen.

Ätiologie
Die häufigsten Ursachen der Osteomalazie sind:
* **Vitamin-D-Mangel**:
  - **exogen:** in Deutschland praktisch nicht mehr
  - **gastrointestinal:** bei gestörter Fettaufnahme im Rahmen eines Malassimilationssyndroms, bei schweren Leberschädigungen mit Abfall der Vitamin-D-Speicherform 25-(OH)-D$_3$ (Kalzidiol, ➤ 7.5.1)
  - **renal:** chronische Niereninsuffizienz mit ungenügender Aktivierung des 25-(OH)-D$_3$, z. B. im Rahmen der renalen Osteopathie (➤ 7.5.4)

- **medikamentös:** Antikonvulsiva wie Phenytoin und Phenobarbital induzieren die Bildung inaktiver Vitamin-D-Metaboliten und damit einen Abfall des 25-(OH)-D_3.
- **selten: hereditäre Störungen** des Vitamin-D-Stoffwechsels
- **Kalziummangel:** fast immer durch Vitamin-D-Mangel bedingt, selten primär (z. B. bei schweren Malassimilationszuständen oder Malnutrition)
- **Phosphatmangel:**
  - **erworben:** bei Malnutrition, Alkoholismus und übermäßiger Einnahme von aluminiumhaltigen Antazida (Aluminium bindet Phosphat)
  - **kongenitale Störungen** der Phosphatausscheidung (selten): bei tubulären Nierenstörungen (z. B. Fanconi-Syndrom, Phosphatdiabetes oder bestimmte Formen der renal-tubulären Azidose), bei bestimmten hereditären Syndromen (z. B. Hypophosphatasie, hereditäre Pseudomangelrachitis)

Klinik

Bei der **Rachitis** bestehen Skelettverformungen, Frakturanfälligkeit, Muskelschwäche sowie Wachstumsstörungen (Minderwuchs). Die Skelettverformungen bestehen in verdickten epiphysealen Wachstumszonen und evtl. gebogenen Röhrenknochen. Der viel zitierte „rachitische Rosenkranz" (aufgetriebene Knorpel-Knochen-Grenzen an den Rippen) wird nur noch selten gesehen.

Das klinische Bild der **Osteomalazie** des Erwachsenen ist weniger dramatisch. Eventuell bestehen diffuse Knochenschmerzen, Muskelschwäche mit Gangstörungen (typisch: Watschelgang bei Schwäche der Glutealmuskulatur). Knochenverformungen treten nur in schweren Fällen auf.

Diagnostik

Erste Hinweise finden sich im Labor durch Veränderungen der Konzentrationen von Kalzium, Phosphat sowie PTH (> Tab. 7.8). Die alkalische Phosphatase ist erhöht.

> **MERKE**
> Im Gegensatz zur Osteoporose sind bei der Osteomalazie meist Laborveränderungen des kalziotropen Systems vorhanden.

Tab. 7.8 Typische Laborkonstellationen bei verschiedenen Formen der Osteomalazie.

	Vitamin-D-Mangel (ohne Niereninsuffizienz)	chronische Niereninsuffizienz
Phosphat i. S.	↓	↑
Ca^{2+} i. S.	n bis ↓	↓
25-(OH)-Vitamin D_3	↓	N
1,25-(OH)$_2$-Vitamin D_3	n (bis ↓)	↓
PTH	↑	↑

Das Ausmaß der Entmineralisierung kann durch die **Knochendensitometrie** (> 7.5.6) dokumentiert werden.

Gezielte Röntgenaufnahmen des Skeletts (z. B. Wirbelsäule, Becken und proximaler Oberschenkel) zeigen evtl. eine verwaschene Spongiosazeichnung, Fischwirbel sowie Looser-Umbauzonen. **Looser-Umbauzonen** (Pseudofrakturen) sind ein spezifischer Befund bei der Osteomalazie. Sie zeigen sich als streifenförmige Aufhellungszonen insbesondere im Bereich der Femora, Scapulae und des Beckens.

Die Knochenbiopsie sichert die Diagnose, ist aber nur selten erforderlich. Histologisch sieht man eine Verdickung des Osteoidsaums als Ausdruck der gestörten Mineralisierung.

Therapie

Die therapeutische Strategie ist abhängig von der zugrunde liegenden Störung:
- Vitamin-D-Mangel bzw. -Malabsorption: Substitution von Vitamin D_3 (Cholekalziferol), evtl. mit zusätzlicher Kalziumgabe
- Störung des Vitamin-D-Stoffwechsels: v. a. Behandlung der Grundkrankheit (z. B. Niereninsuffizienz) und Substitution von 1,25-(OH)$_2$-Vitamin-D_3 (Kalzitriol)

7.5.6 Osteoporose

Die Osteoporose ist die häufigste metabolische Knochenerkrankung. Sie ist durch den Verlust von Knochenmasse, -struktur und -funktion gekennzeichnet. Folge ist ein gesteigertes Frakturrisiko.

> **MERKE**
> Anders als bei der Osteomalazie ist die **Knochenmasse vermindert,** die **Mineralisierung** des Knochens jedoch **normal.**

Die WHO hat eine Definition erarbeitet, die auf der **Knochendichtemessung** basiert. Danach liegt eine **Osteoporose** vor, wenn die Knochendichte mehr als 2,5 Standardabweichungen unterhalb des Werts des jüngeren Erwachsenen liegt (T-Wert < −2,5; T-Wert: Abweichung in Standardabweichung). Von einer **Osteopenie** spricht man bei Werten zwischen −1 und −2,5 Standardabweichungen.

Die Ergänzungen „manifest" oder „präklinisch" bezeichnen dabei, ob bereits Frakturen eingetreten sind oder nicht. Die Knochenmassenerniedrigung ist ein Risikofaktor für das Auftreten von Frakturen.

Epidemiologie

In Deutschland sind etwa 2–10 % der Bevölkerung erkrankt. Frauen sind 3- bis 4-mal häufiger betroffen als Männer. Weiße sind häufiger als Schwarze betroffen, was auf eine genetische Prädisposition hinweist. Die Krankheit kommt in den westlichen Industrienationen der nördlichen Hemisphäre gehäuft vor.

Pathogenese

Physiologisch nimmt die Knochenmasse in den ersten 3 Lebensjahrzehnten kontinuierlich zu, danach kommt es zu einem allmählichen Knochenmasseverlust. Mit Einsetzen der Menopause beschleunigt sich die Rate des Knochenverlusts bei der Frau.

Sowohl mangelhafter Aufbau der maximalen Knochenmasse bis zum 30. Lebensjahr als auch beschleunigter Knochenmasseverlust danach kann zu einer kritischen Knochenmasseerniedrigung führen.

Zahlreiche Einflüsse können die Balance zwischen osteoblastärer und osteoklastärer Aktivität stören:
- Mangel an Sexualhormonen (Menopause, Ovarektomie, Hypogonadismus)
- Überschuss an Glukokortikoiden (Cushing-Syndrom, medikamentös)
- Hyperparathyreoidismus
- Mangel an körperlicher Aktivität, Kalzium und Sonnenlicht
- Rauchen, Alkoholismus, Untergewicht (ob durch Krankheit oder modischen Ehrgeiz bedingt)
- chronische Krankheiten: chronisch-entzündliche Erkrankungen, Erkrankungen mit intestinaler Malabsorption (z. B. Morbus Crohn)

Der Verlust an Knochenmasse führt zur Ausdünnung von Kortikalis und Spongiosa und zur Störung der Mikroarchitektur, was das Frakturrisiko zusätzlich steigert.

Ätiologie

Grundsätzlich werden **primäre** und **sekundäre** Osteoporoseformen unterschieden (> Tab. 7.9). Die primären Formen sind dabei im Vergleich zu den sekundären weitaus häufiger. Unabhängig von der jeweiligen Form konnten zahlreiche Faktoren identifiziert werden, die eine niedrige Knochenmasse begünstigen:
- **genetisch:** weiße oder asiatische Rasse, positive Familienanamnese, magerer Habitus (BMI < 20 kg/m^2)
- **Lebensstil:** Bewegungsarmut, Rauchen, Alkohol, kalziumarme Ernährung
- **Sonstiges:** Nulliparität, späte Menarche, frühe Menopause, Milchunverträglichkeit

Klinik

Die Osteoporose verursacht im präklinischen Stadium (d. h. ohne Frakturen) zunächst keine Beschwerden. Im Verlauf kann es jedoch ohne adäquates Trauma zu Frakturen und damit einer manifesten Osteoporose kommen:
- **Wirbelkörperfraktur** (v. a. Th7–L1): häufig akute, bewegungsabhängige Schmerzen (es sind aber auch klinisch stumme Frakturen möglich), später Kyphose der Brustwirbelsäule mit schrägen paravertebralen Hautfalten (sog. **Tannenbaumphänomen**), Abnahme der Körpergröße, zunehmende chronische Schmerzen durch Verspannungen und Fehlbelastungen
- **distale Radiusfraktur** (sog. **Colles-Fraktur**): radiale Abknickung („Bajonettstellung") und dorsale Verschiebung des Radius; meist nach Sturz auf die Hand
- **Schenkelhalsfraktur:** meist bei alten Patienten, außenrotiertes, verkürztes Bein und Leistendruckschmerz. Mortalität nach 1 Jahr: 20 %

Diagnostik

Die radiologische Sicherung von pathologischen Frakturen bei manifester Osteoporose gelingt relativ

Tab. 7.9 Einteilung der Osteoporose.

Form	Merkmale
primäre Osteoporose	**postmenopausale Osteoporose (Typ I):** • 10–15 Jahre nach der Menopause • jede 3. Frau betroffen • Ätiologie: Östrogenmangel • Verlust trabekulärer Knochenmasse • v. a. Frakturen der Wirbelkörper und des distalen Radius (sog. Colles-Fraktur) **senile Osteoporose (Typ II):** • jenseits des 70. Lebensjahrs • Ätiologie: Mangel an Kalzium und Vitamin D, körperliche Inaktivität • Verlust von kortikaler und trabekulärer Knochenmasse • v. a. Schenkelhalsfrakturen
sekundäre Osteoporose	**durch Krankheiten:** • Endokrinopathien: Hypogonadismus (auch iatrogen: z. B. Ovarektomie), Hyperkortisolismus, Hyperthyreose, Hyperparathyreoidismus, Hyperprolaktinämie (→ sekundärer Östrogenmangel), Wachstumshormonmangel • Plasmozytom, Histiozytose • rheumatoide Arthritis • andere: Malabsorption (auch iatrogen: z. B. nach Magen-Darm-Resektionen), Anorexia nervosa, Leberzirrhose, seltene erbliche Bindegewebserkrankungen, Morbus Crohn **durch Medikamente:** Glukokortikoide, Ciclosporin, Antikonvulsiva, Schilddrüsenhormone in suppressiver Dosis, Heparin, Diuretika, Laxanzien **durch Inaktivität**

einfach (Wirbelfrakturen mit Grund- und Deckplatteneinbruch, Keilwirbel mit Buckelbildung bis hin zum Totalkollaps mit Plattwirbel).

> **MERKE**
> Differenzialdiagnose der pathologischen Fraktur:
> • primäre und sekundäre Formen der Osteoporose
> • Knochenmarkneoplasie (v. a. Metastasen, Plasmozytom)
> • Osteomalazie

Schwieriger dagegen ist die Diagnostik einer präklinischen Osteoporose oder Osteopenie: Die Anamnese (individuelles Risikoprofil) kann erste Hinweise liefern. Typische Verdachtsmomente im konventionellen Röntgenbild sind erhöhte Strahlentransparenz, Vertikalisierung der Trabekelstruktur („strähnige Spongiosa-Zeichnung"), Betonung der Grund- und Deckplatten der Wirbelkörper bzw. „Rahmenstruktur" der Wirbelkörper.

Weitaus sensitiver ist die **Osteodensitometrie (Knochendichtemessung).** Sie erfasst den Knochenmineralgehalt und damit indirekt die Knochenmasse. Methode der Wahl ist die strahlungsarme **Röntgen-Absorptiometrie (DXA** = WHO-Standard): Osteoporose bei T-Wert < –2,5.

Eine **Knochenbiopsie** (transiliakale Biopsie) stellt zwar die definitive Diagnose, ist aber nur selten notwendig.

Labordiagnostik Sie dient in erster Linie dem Ausschluss anderer Krankheiten:
• **Minimalprogramm:** Kalzium (erhöht z. B. bei Hyperparathyreoidismus), Phosphat (erhöht bei renaler Osteopathie), alkalische Phosphatase (erhöht bei vielen metabolischen Knochenerkrankungen), Kreatinin (erhöht bei renaler Osteopathie) und BSG, zusätzlich evtl. Serumelektrophorese (Plasmozytom als Ursache einer pathologischen Fraktur?) und Urinstatus (Nierenerkrankung?)
• **Biochemische Marker** des Knochenumsatzes (z. B. alkalische Knochenphosphatase, Osteocalcin, Kollagenabbauprodukte im Urin, z. B. Hydroxyprolin, Pyridinoline, N-Telopeptide) spielen in der Routinediagnostik keine Rolle.

Therapie und Prävention
Ziel ist die Vermeidung osteoporosebedingter Frakturen.

Präventive Maßnahmen
- Vermeidung von Untergewicht, Verzicht auf Rauchen, ausgewogene Ernährung mit adäquater **Kalziumversorgung** (z. B. Milch, Käse, Quark). Täglich sollten etwa 1.500 mg Kalzium aufgenommen werden, ein gesteigerter Bedarf besteht z. B. in Pubertät und Schwangerschaft.
- **körperliche Bewegung** in jedem Alter: Die mechanische Belastung des Skeletts stellt einen starken Stimulus für den Knochenanbau dar.
- adäquate **Vitamin-D-Versorgung,** insbesondere bei älteren, häuslich lebenden Menschen: Hier ist evtl. die Gabe von 500–1.000 Einheiten Vitamin D pro Tag angezeigt.

Die **postmenopausale Östrogensubstitution** verhindert den physiologischen postmenopausalen Verlust von Knochenmasse und senkt die Frakturrate. Wegen des erhöhten Brustkrebsrisikos, der gesteigerten kardiovaskulären Mortalität und des erhöhten Thromboembolierisikos muss diese Form der Therapie oder Prophylaxe der Osteoporose heute als obsolet betrachtet werden!

Spezifische Therapiemaßnahmen
Medikamentöse Therapie Diese umfasst einerseits Medikamente, die den Knochenaufbau fördern (z. B. Teriparatid), andererseits solche, die den Knochenabbau hemmen (z. B. Bisphosphonate, SERM), und solche, die an beiden Stellen ansetzen (Strontiumranelat).

Bei bereits eingetretenen Frakturen ist für eine ausreichende **Analgesie** zu sorgen, um so den Teufelskreis aus Schmerz und Immobilität zu durchbrechen.

Pharma-Info
Medikamentöse Therapie der Osteoporose

Bisphosphonate
Alendronat und **Risedronat** verbinden sich mit dem Hydroxyapatit des Knochens und hemmen so die osteoklastäre Resorption. Sie sind wegen ihrer recht guten Verträglichkeit und nachgewiesenen frakturvermindernden Wirkung das Mittel der ersten Wahl bei allen Formen der Osteoporose. Sie werden oral eingenommen und sowohl prophylaktisch als auch therapeutisch eingesetzt. **Nebenwirkungen:** gelegentlich lokale Schleimhautschäden, Ösophagitis (v. a. Alendronat), selten Osteonekrose des Kieferknochens.

Strontiumranelat
Das natürlich vorkommende Strontium wird in den Knochen eingebaut, hemmt dort den Knochenabbau und stimuliert den Knochenaufbau. Strontiumranelat senkt die Frakturrate bei postmenopausaler Osteoporose und ist eine gute Alternative zur Therapie mit Bisphosphonaten. Es wird oral eingenommen.

Selektive Östrogen-Rezeptor-Modulatoren (sog. SERM)
Das „Anti-Östrogen" **Raloxifen** hat am Knochen einen östrogenartigen, osteoprotektiven Effekt und kann die Häufigkeit von Wirbelfrakturen (nicht aber von Frakturen an anderen Stellen) senken. Im Gegensatz zu Tamoxifen erhöht es das Risiko des Endometriumkarzinoms nicht. Die Therapie mit Raloxifen ist eine Therapie der zweiten Wahl, etwa bei jüngeren postmenopausalen Frauen mit vertebraler Osteoporose.

Rekombinante Parathormon-Peptide
Teriparatid (rekombinantes PTH 1–34) und Preotact® (PTH 1–84) stimulieren den Knochenaufbau und senken die Frakturhäufigkeit insgesamt, die Rate an Hüftfrakturen bleibt jedoch unverändert. Eingesetzt werden die PTH-Peptide als Mittel der zweiten Wahl bei manifester schwerer Osteoporose, insbesondere nach bereits eingetretenen Frakturen. Die Medikamente werden subkutan appliziert. Die Therapiedauer ist auf 18 Monate begrenzt. [MP, CD]

7.5.7 Morbus Paget

Ätiologie und Klinik
Hier kommt es durch bisher unbekannte Auslöser (diskutiert wird ein sog. Slow-Virus) zu einem lokalisiert übersteigerten Knochenabbau mit gleichzeitigem chaotischem Knochenneubau. Es resultiert ein poröser, vaskularisierter, häufig **deformierter Knochen,** der leicht bricht und **Schmerzen** bereitet. Häufig handelt es sich jedoch um einen Zufallsbefund am asymptomatischen Patienten. Manifestation ist in jedem Skelettanteil möglich, in etwa ein Drittel d. F. ist nur ein Knochen befallen (monostotische Form).

Diagnostik
Erhöhte alkalische Phosphatase im Serum. Vermehrte Ausscheidung von Hydroxyprolin im Urin. Der Kalziumspiegel ist normal. Im Röntgenbild zeigen sich typische Veränderungen (Osteolysen, Sklerosierung, Deformierungen). Der erhöhte Knochen-

umbau kann mit der Knochenszintigrafie nachgewiesen werden.

Therapie
Sie erfolgt mit Bisphosphonaten unter Kontrolle der alkalischen Phosphatase (Krankheitsmarker).

7.6 Erkrankungen von Hypothalamus und Hypophyse

7.6.1 Anatomie und Physiologie

Viele endokrine Funktionen werden durch das zentrale Nervensystem kontrolliert, vornehmlich über Hypothalamus und Hypophyse, die eine funktionelle Regulationseinheit darstellen (> Abb. 7.12).

Die Hypophyse (engl.: pituitary gland) liegt eingebettet in die Sella turcica der Schädelbasis. Direkt über dieser Grube verläuft das Chiasma opticum. Diese Nähe erklärt die bei hypophysären Raumforderungen auftretenden Gesichtsfeldausfälle. Man unterscheidet zwei funktionell unabhängige Anteile:

- **Hypophysenhinterlappen** (HHL, „Neurohypophyse"): Speicherort für die zwei hypothalamisch gebildeten Hormone Vasopressin (= ADH, antidiuretisches Hormon) und Oxytocin. Sie werden über Axone in den HHL transportiert und dort nach Stimulation hypothalamischer Rezeptoren in die Blutbahn abgegeben.
- **Hypophysenvorderlappen** (HVL): Hier werden sechs Hormone synthetisiert: LH, FSH, TSH, ACTH, Prolaktin und GH. Die Steuerung der Sekretion erfolgt über:
    - **periphere Hormonspiegel:** Eine negative Feedback-Steuerung durch die peripheren Drüsenhormone besteht innerhalb der thyreotropen, gonadotropen und adrenokortikotropen Regelkreise. Östradiol induziert in Form eines positiven Feedbacks den LH-Peak zur Ovulation.
    - **inhibitorische hypothalamische Hormone** (z. B. dopaminerge Hormone): v. a. für die nichtglandotropen HVL-Hormone (also für Wachstumshormon und Prolaktin)

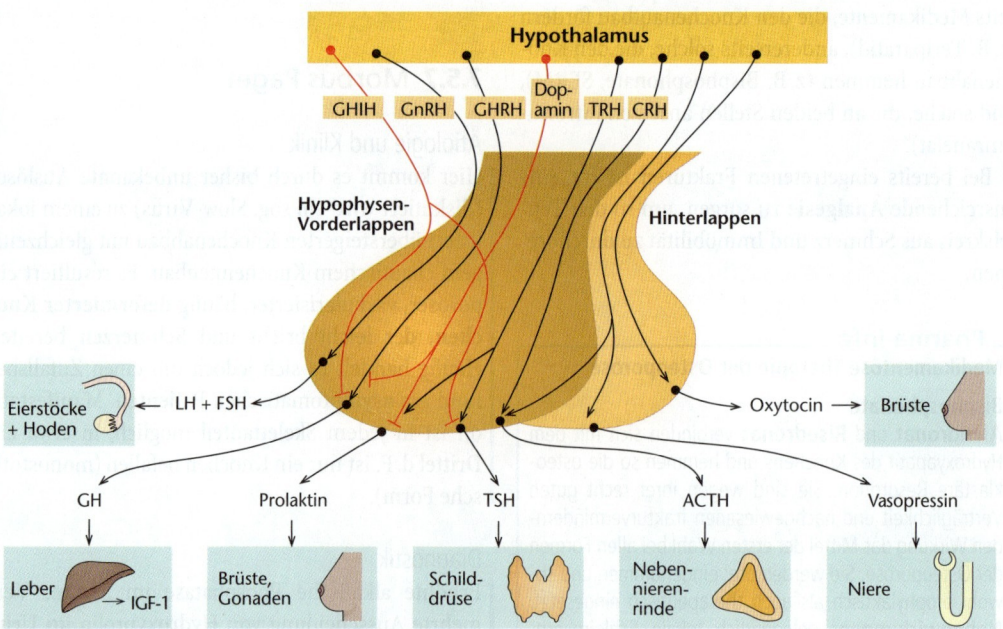

Abb. 7.12 Sekretion und Steuerung der hypophysären Hormone. GH, Prolaktin und ACTH sind Polypeptide, während FSH, LH und TSH Glykoproteine sind. GHIH = Growth Hormone-inhibiting Hormone (Somatostatin); GnRH = Gonadotropin-releasing Hormone; GHRH = Growth Hormone-releasing Hormone; TRH = Thyreotropin-releasing Hormone; CRH = Corticotropin-releasing Hormone. [L157]

- **stimulierende hypothalamische Releasing-Hormone** (teilweise ebenfalls unter negativer Feedback-Kontrolle durch die peripheren Hormonspiegel): für alle glandotropen HVL-Hormone, also für TSH, ACTH, LH und FSH
- **Neurotransmitter bzw. hypothalamisch gebildete Neuropeptide** (z. B. natriuretischer Faktor oder VIP): werden häufig als Kotransmitter mit den Hormonen freigesetzt und haben neuromodulatorische Wirkungen.

7.6.2 Pathogenese

Hypothalamisch-hypophysäre Erkrankungen können auf unterschiedlichen Wegen symptomatisch werden:
- **Überproduktion eines oder mehrerer Hormone:** z. B. Akromegalie bei GH-Übersekretion, Galaktorrhö bei Prolaktin-Übersekretion. Überproduktionssyndrome sind meist durch endokrin aktive HVL-Tumoren bedingt (➤ 7.6.5).
- **Unterproduktion eines oder mehrerer Hormone** (Hypopituitarismus): Am häufigsten und meistens als Erstes ist die Gonadenfunktion beeinträchtigt (Zyklus, Libido, Potenz, Infertilität). Alle anderen hypophysären Achsen können betroffen sein, z. B. sekundäre oder tertiäre Hypothyreose (Kälteempfindlichkeit, Obstipation) oder Nebenniereninsuffizienz (Müdigkeit, Schwäche, Orthostase, Hypoglykämie). Unterproduktionssyndrome können kongenital, infektiös, vaskulär, traumatisch, autoimmun oder durch tumoröse Verdrängung bzw. Infiltration bedingt sein.
- **Folgen der lokalen Raumforderung:** z. B. Gesichtsfeldausfälle bei Kompression der Sehnerven oder Kopfschmerzen als wenig spezifisches Symptom

7.6.3 Störungen der ADH-Sekretion

Antidiuretisches Hormon (ADH oder Vasopressin) wird im Hypothalamus (Nn. supraopticus und paraventricularis) gebildet und die Sekretion durch den Einfluss hypothalamischer Osmorezeptoren sowie arterieller oder kardialer Barorezeptoren stimuliert. Erfolgsorgane des ADH sind:

- **Niere:** ADH erhöht in den distalen Tubuli und Sammelrohre die Permeabilität für Wasser. Dies führt zu einer vermehrten Rückresorption von Wasser (antidiuretischer Effekt).
- **Arteriolen des Gefäßsystems:** Deren Konstriktion steigert den Blutdruck (aus diesem Grund wurde das Hormon ursprünglich „Vasopressin" genannt).

Störungen der ADH-Sekretion äußern sich klinisch oder laborchemisch durch:
- Abweichungen der **Natriumkonzentration** des Extrazellularraums: Hyponatriämie vs. Hypernatriämie
- Abweichungen der **Serumosmolalität** (bzw. -tonizität): osmotische Hypertonie versus Hypotonie
- Abweichungen des **Extrazellularvolumens:** Dehydratation vs. Hyperhydratation

Diabetes insipidus

Der Diabetes insipidus beschreibt eine Störung des osmotischen Gleichgewichts mit vermehrter renaler Ausscheidung von freiem Wasser infolge verminderter Wirkung des ADH. Die resultierende extrazelluläre Dehydratation führt zur ausgeprägten Polydipsie und (konzentrierungsbedingten) Hypernatriämie.

Ätiologie und Pathogenese

Ein Diabetes insipidus kann entweder durch eine verminderte ADH-Sekretion im Hypophysenhinterlappen (**zentraler Diabetes insipidus**) oder durch ein vermindertes Ansprechen der Niere auf ADH (**renaler Diabetes insipidus**) bedingt sein. Entsprechend unterscheidet man zwei ätiologisch verschiedene Formen (➤ Tab. 7.10), die sich in ihrer Symptomatik jedoch nicht unterscheiden.

Klinik

Die klinischen Manifestationen ergeben sich aus der unzureichenden Harnkonzentrierung und Verlust an freiem Wasser:
- Dehydratation bis hin zum Schock, extreme **Polyurie** (bis zum 20-Fachen der Normalmenge) und zwanghafte **Polydipsie** („trinkt aus der Kloschüssel")
- Hypernatriämie, Hyperosmolalität

Tab. 7.10 Ursachen des Diabetes insipidus.

Form	Ursachen
zentraler Diabetes insipidus	• **Schädel-Hirn-Trauma:** oft während der ersten 24 h und dann wieder nach 7–10 Tagen (zweiphasiger, meist passagerer Verlauf) • **Tumoren:** Kraniopharyngeome, Hypophysenadenome, Germinome, Gliome, Histiozytose X, Hirnmetastasen, leukämische Infiltration, paraneoplastisch (z. B. Bronchialkarzinom, Mammakarzinom) • selten: neurochirurgische Operationen, bei Sarkoidose, Autoimmunerkrankungen, Infektionen (Meningitis, Enzephalitis, Tuberkulose), idiopathisch, Alkohol (hemmt die ADH-Freisetzung)
renaler Diabetes insipidus (selten)	• **chronische Nierenerkrankungen mit Schädigung der Sammelrohre:** z. B. chronische Pyelonephritis, polyzystische Nieren • akute Nierenerkrankungen: akute tubuläre Nekrose, obstruktive Uropathie • medikamentös: z. B. Lithium, Methoxyfluran-Anästhesie, Kolchizin, Zytostatika • selten kongenital oder hereditär • bei schwerer Hyperkalzämie oder Hypokaliämie

- fehlende Harnkonzentrierungsfähigkeit (**Asthenurie**) mit einer Urinosmolalität von meist unter 100 mOsmol/l

Diagnostik

Bestimmung der Osmolalität im Serum und Urin Sowohl bei der zentralen als auch bei der renalen Form eines Diabetes insipidus findet sich ein unphysiologisches Missverhältnis zwischen erhöhter Serum- und erniedrigter Urinosmolalität.

ADH-Bestimmung im Durstversuch In Zweifelsfällen kann sie die Diagnose erhärten: Beim Dursten bleibt bei Diabetes insipidus die Urinosmolalität niedrig, da der physiologisch zu erwartende ADH-Anstieg ausbleibt.

Unterscheidung von zentralen und renalen Formen Dies ist durch den **Vasopressin-Test** (Gabe von ADH oder seiner Analoga, etwa Desmopressin) möglich. Nur beim zentralen Diabetes insipidus kommt es durch ADH-Gabe zu einer Harnkonzentrierung, nicht jedoch bei der renalen Form. Zusätzlich ist bei zweideutigen Resultaten eine ADH-Bestimmung im Serum möglich, evtl. unter Durstbedingungen oder nach Infusion einer hypertonen Kochsalzlösung.

Die Ätiologie ist meist offensichtlich (z. B. Schädel-Hirn-Trauma), bei Unklarheiten ermöglicht die bildgebende Regionaldiagnostik, am besten mittels MRT, eine differenzierte Abklärung.

Differenzialdiagnostik

Wichtig ist die Abgrenzung zu anderen Ursachen der Polyurie und Polydipsie: **Diabetes mellitus,** psychogene Polydipsie, Diuretika-Abusus oder schwere Hyperkalzämie.

Therapie

Falls die Ursache des zentralen Diabetes insipidus nicht behoben werden kann, wird eine **Substitution mit ADH bzw. Desmopressin** (ADH-Analogon) eingeleitet, das meist **intranasal** gegeben wird. Die Dosis wird abhängig von der Urinmenge titriert (angestrebt werden 1,5–2 l/d).

Schwieriger ist die Therapie des renalen Diabetes insipidus. Kann das Grundleiden nicht behandelt werden, ist die adäquate Flüssigkeitszufuhr entscheidend; ggf. Versuch mit Thiaziddiuretika (Reduktion des Flüssigkeitsangebots im Sammelrohr).

Syndrom der inadäquaten ADH-Sekretion (SIADH)

Synonym Schwartz-Bartter-Syndrom.

Das SIADH beschreibt eine Störung des osmotischen Gleichgewichts mit verminderter renaler Ausscheidung von freiem Wasser infolge inadäquat hoher Sekretion des ADH. Die resultierende extrazelluläre **Hyperhydratation** führt zur (verdünnungsbedingten) **Hyponatriämie** und erniedrigter Serumosmolalität bei konzentriertem Urin.

Ätiologie

Das SIADH kann ausgelöst werden durch:
- **intrathorakale Erkrankungen:** z. B. Pneumonie, obstruktive Atemwegserkrankungen, künstliche Beatmung mit PEEP, Pneumothorax
- **intrakranielle Erkrankungen:** Schädel-Hirn-Trauma, Meningitis, Enzephalitis, Subarachnoidalblutung
- **Medikamente:** trizyklische Antidepressiva, Chlorpropamid, Clofibrat, Haloperidol, Oxytocin, Thiaziddiuretika, Zytostatika
- **paraneoplastisch:** durch ADH oder ADH-Analoga sezernierende Tumoren (kleinzelliges Bronchialkarzinom)
- **endokrin:** HVL-Insuffizienz, Hypothyreose, Nebenniereninsuffizienz

Klinik

Die Symptomatik äußert sich in Übelkeit, Erbrechen, Appetitlosigkeit sowie psychischen Störungen und ggf. zerebralen Krämpfen. Sie ist abhängig von der Geschwindigkeit, mit der sich die Hyponatriämie entwickelt (➤ 10.3.2).

Diagnostik

Die Diagnosesicherung gelingt über die Bestimmung des **Serum-Natriums (erniedrigt)**, der **Serumosmolalität (erniedrigt)** und der **Urinosmolalität (erhöht)**. Zusätzlich sollte das Urin-Natrium bestimmt werden, das bei SIADH wegen der intravasalen Volumenexpansion und dadurch bedingten Aldosteron-Suppression erhöht ist. Die Bestimmung des ADH ist wegen häufiger Fluktuationen (z. B. durch Schmerzreize) meist nicht hilfreich. Genaueres zur diagnostischen Abklärung der Hyponatriämie ➤ 10.3.2.

Differenzialdiagnostik

Hierzu werden andere Erkrankungen mit einer vermehrten Volumenretention ausgeschlossen: insbesondere Niereninsuffizienz (Kreatinin und Harnstoff) und Krankheiten mit sekundärem Hyperaldosteronismus (Herzinsuffizienz, Leberzirrhose).

Therapie

Therapie der Wahl ist die **Flüssigkeitsrestriktion** (< 1 l pro Tag), die in den allermeisten Fällen ausreicht. Da die begleitende Hyponatriämie selten ausgeprägte zentralnervöse Symptome verursacht, ist die notfallmäßige Natriumsubstitution (➤ 10.3.2) meist nicht erforderlich. Die Gabe von **Schleifendiuretika** kann die Diurese oft erfolgreich in Gang setzen. Die sog. **Aquaretika** (z. B. Demeclocyclin) hemmen den ADH-Effekt am distalen Tubulus (in Deutschland noch nicht zugelassen).

7.6.4 Hypophysenvorderlappeninsuffizienz

Synonym Hypopituitarismus.

Eine Hypophysenvorderlappeninsuffizienz entwickelt sich bei Ausfall einer, mehrerer oder aller HVL-Funktionen. Im letzteren Falle spricht man auch vom **Panhypopituitarismus**.

Ätiologie

- **neoplastisch:** hypophysäre oder hypothalamische Tumoren (➤ 7.6.6)
- **traumatisch:** hypophysäre Operationen, Schädel-Hirn-Trauma
- **angeboren:** Prader-Willi-Syndrom, Laurence-Moon-Biedl-Kallmann-Syndrom
- **entzündlich:** autoimmune Hypophysitis, Tuberkulose, Syphilis, Meningoenzephalitis
- **infiltrativ:** Histiozytose, Hämochromatose, Sarkoidose, Amyloidose, Metastasen
- **vaskulär:** postpartale Nekrose des HVL (Sheehan-Syndrom), Karotis-Aneurysma, Sinus-cavernosus-Thrombose
- **medikamentös:** lang dauernde Glukokortikoid-Therapie (v. a. bei unvorhergesehen akuten Belastungen wie Infekten, Trauma, Operationen, Durchfall und Erbrechen)

Klinik

Chronische HVL-Insuffizienz: Die Partialfunktionen des HVL fallen in einer typischen Reihenfolge aus: LH → FSH → Wachstumshormon → TSH → ACTH.

> **MERKE**
> Die vital wichtigen endokrinen Achsen sind TSH – fT$_3$ und ACTH – Kortisol.

Je nach betroffener Partialfunktion treten folgende Symptome auf:

- **sekundärer Hypogonadismus** (LH und FSH ↓): Als erste Manifestation typisch! Symptome sind Libidoverlust, sekundäre Amenorrhö bei Frauen, Impotenz und Bartwuchsminderung bei Männern.
- **sekundäre Hypothyreose** (TSH ↓): Kälteintoleranz, Adynamie, Bradykardie, i. d. R. weniger eindrucksvoll als bei der primären Hypothyreose
- **sekundäre Nebennierenrindeninsuffizienz** (ACTH ↓): Hypotonie, Schwäche, Blässe, Übelkeit
- **Störungen der Prolaktinsekretion**:
  - Hyperprolaktinämie: Galaktorrhö
  - Hypoprolaktinämie: Ausfall der postpartalen Laktation
- **Wachstumshormonmangel**:
  - Kinder vor der Pubertät: Wachstumsstillstand bzw. Minderwuchs
  - Erwachsene: oft asymptomatisch; verminderte Muskel- und Knochenmasse, verminderte Leistungsfähigkeit und verminderte psychische Belastbarkeit

Akute HVL-Insuffizienz Hier steht klinisch der **Ausfall von ACTH** im Vordergrund. Der ACTH-Mangel zeigt sich durch Hypotonie, Schwäche, Adynamie und Hypoglykämie bis hin zum „**hypophysären Koma**", das klinisch der Addison-Krise (> 7.7.2) entspricht. Der Ausfall von TSH kann die Situation innerhalb von Tagen verschärfen (Halbwertszeit von T_4 ca. 7 Tage). Der Ausfall von GH, FSH und LH führt zu keiner akuten Krise.

Diagnostik
Anamnese und klinischer Befund

Hormonanalyse Die Erniedrigung einzelner peripherer Hormone wie Testosteron, Östradiol, fT_3 und fT_4, Kortisol sowie des IGF1 (Somatomedin: Mediator des Wachstumshormons) kann erste Hinweise geben, ebenso wie die Bestimmung der betroffenen HVL-Hormone LH, FSH, TSH, ACTH, GH und Prolaktin. Da die Konzentrationen vieler peripherer und hypophysärer Hormone physiologischerweise im Tages- und Zyklusverlauf schwanken, ist die Abklärung der hypophysären Hormone durch **Stimulationstests** bei Weitem sensitiver.

> **MERKE**
> Bei den **Stimulationstests** mit Releasing-Hormonen bleibt der normalerweise zu erwartende Anstieg der hypophysären Hormone aus.

Stimulationstests Zur Differenzierung zwischen hypophysär und hypothalamisch bedingter HVL-Insuffizienz. Bei hypothalamisch bedingter HVL-Insuffizienz mit intakter Hypophyse fallen die Tests normal aus oder zeigen eine paradox gesteigerte Hormonantwort.

Lokalisationsdiagnostik Insbesondere bei Tumorverdacht ist eine bildgebende Diagnostik des Gehirns durch NMR oder CT angezeigt.

Therapie
Neben der Behandlung einer evtl. Grundkrankheit müssen die ausgefallenen peripheren Hormone substituiert werden (> Abb. 7.13):
- **Glukokortikoide** (Kortison oder Hydrokortison) sowie **L-Thyroxin** sind die einzigen lebensnotwendigen Hormone und müssen rasch, konsequent und bedarfsgerecht zugeführt werden.
- Bei **Frauen** werden Östrogen/Gestagen-Kombinationspräparate gegeben.
- Beim **Mann** wird regelmäßig ein lang wirksames Testosteron-Derivat i. m. gespritzt (z. B. Testosteron-o-Enantat). Auch Testosteron-Pflaster, -Gels und enorale Applikationsformen.
- Bei **Kindern** wird das Wachstumshormon substituiert. Auch Erwachsene profitieren bei einem Ausfall der somatotropen Achse von dieser Therapie.

> **MERKE**
> Die Gabe von Mineralokortikoiden ist – anders als bei der primären NNR-Insuffizienz – wegen der größtenteils ACTH-unabhängigen Steuerung der Mineralokortikoide nicht erforderlich.

Prophylaxe
Eine erhebliche Bedeutung kommt der Prophylaxe der akuten HVL-Insuffizienz bei Operationen, Trauma oder Erkrankungen zu. Bei solchen Belastungssituationen steigt der Kortisolbedarf des Körpers beträchtlich an, sodass selbst bei Beibehaltung der normalen Substitutionsdosis ein akuter Hypokortisolismus entstehen kann. Daher muss die **Kortison-**

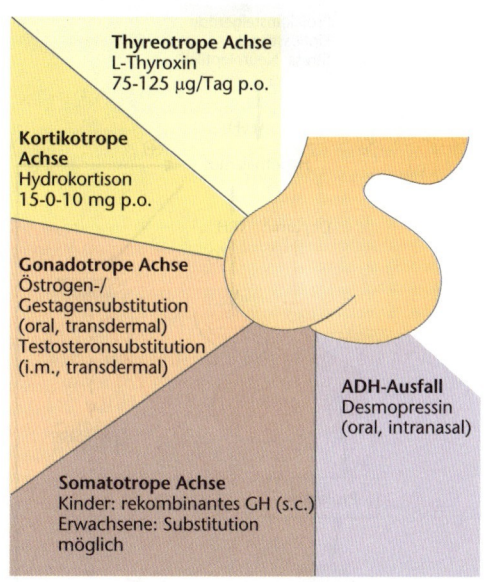

Abb. 7.13 Substitutionstherapie bei HVL-Insuffizienz. [L157]

dosis je nach Belastung sofort auf das 2- bis 6-Fache der chronischen Substitutionsdosis **erhöht** werden.

MERKE
Bei Verdacht auf ein **hypophysäres Koma** sollten die **Glukokortikoide** vor den Schilddrüsenhormonen gegeben werden, da Thyroxin durch seine „stoffwechselfördernde" Wirkung die adrenale Insuffizienz verschlimmern und dadurch eine akute Addison-Krise auslösen kann.

7.6.5 Hormonaktive Hypophysentumoren

90 % der Hypophysentumoren sind **Adenome,** von diesen sind annähernd 90 % hormonell aktiv. Sie werden in **Mikroadenome** (Durchmesser < 1 cm) und **Makroadenome** (Durchmesser > 1 cm) unterteilt.

MERKE
Mikroadenome werden oft durch **Hypersekretion** auffällig.
Bei **Makroadenomen** treten mit zunehmender Größe **Verdrängungssymptome** durch den Ausfall anderer Hormonachsen sowie Gesichtsfeldausfälle hinzu.

Neben Adenomen finden sich sehr viel seltener Kraniopharyngeome, Rathke-Zysten, Meningeome, Gliome und Pinealome.

Formen
Bei den hormonproduzierenden Hypophysentumoren handelt es sich zumeist um Prolaktinome (60 %), GH-produzierende Tumoren (ca. 20 %) oder ACTH-produzierende Hypophysentumoren (10 %). LH-, FSH- oder TSH-produzierende Tumoren sind extrem selten.

Klinik
Typisch ist, dass die Veränderungen so langsam fortschreiten, dass sie von den Patienten nicht bewusst wahrgenommen werden.
- Überfunktionssyndromen (s. u.)
- lokale Verdrängungseffekte: Bei Kompression oder Infiltration des Chiasma opticum bzw. des N. opticus kann es zu einer verschlechterten **Sehfähigkeit, Gesichtsfeldausfällen** und damit verbunden Gangunsicherheiten kommen. Auch Kompressionen der Hirnnerven II, IV und VI können sich durch Funktionsausfälle bemerkbar machen.
- Unterfunktion benachbarter Hypophysenanteile

Diagnostik
Anamnese und klinische Untersuchung Orientierende Gesichtsfeldprüfung, Prüfung der übrigen Hirnnerven (II, IV und VI), Suche nach Hinweisen auf Überfunktions- und Unterfunktionssymptome: z. B. Veränderungen der sekundären Geschlechtsmerkmale, Libido, Gewichtsveränderungen, begleitender Diabetes mellitus (durch ACTH- oder GH-Erhöhung), Hypertonus (durch ACTH-Erhöhung), Veränderungen des allgemeinen Aussehens und der Körperproportionen (durch GH-Erhöhung)

Tumornachweis CT und NMR zum Nachweis des Hypophysenadenoms. Zur besseren Abgrenzung des normalen HVL-Gewebes wird das Kontrastmittel Gadolinium verwendet.

Hormonanalyse Hypophysentumoren können mit unveränderter hormoneller Sekretion, mit hormoneller Übersekretion oder mit hormoneller Untersekretion einhergehen.

Therapie

Entfernung des Tumors Therapie der Wahl bei allen Adenomen (Ausnahme: Prolaktinom). Kleinere Tumoren können transsphenoidal („durch die Nase") entfernt werden, größere Tumoren müssen „offen", d. h. transkraniell, operiert werden. Eine Alternative zur Operation ist die Bestrahlung, die jedoch nur bei Inoperabilität oder Rezidivtumoren zum Einsatz kommt.

Medikamentöse Schrumpfung des Tumors Diese Strategie ist nur bei bestimmten Zelltypen möglich. Sie ist z. B. beim Prolaktinom eine Standardtherapie und wird auch bei der Akromegalie eingesetzt.

Blockierung der peripheren Hormonwirkung durch Rezeptorantagonisten Der GH-Rezeptor-Antagonist Pegvisomant vermag die GH-Wirkung zu blockieren, ohne selbst agonistisch zu wirken.

Substitution der ausgefallenen Hormonfunktionen (➤ Abb. 7.13)

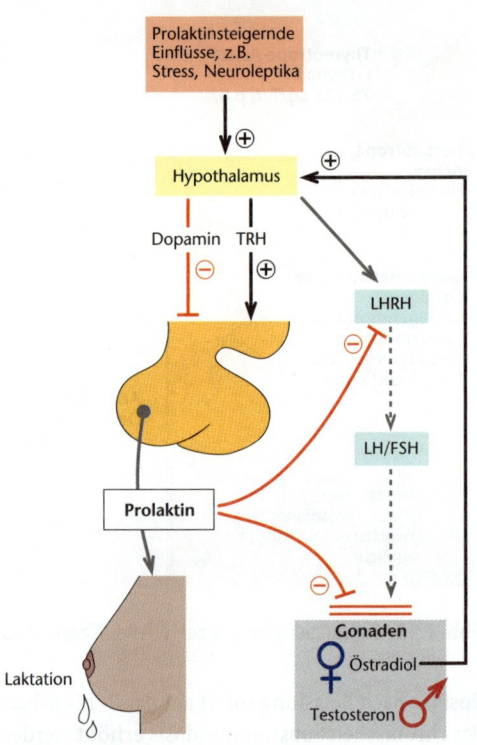

Abb. 7.14 Regulation der Prolaktinsekretion und Einfluss von Prolaktin auf die gonadotrope Achse (hier außerhalb der Hypophyse abgebildet). [L157]

Prolaktinom und Hyperprolaktinämie

Physiologie
Der primäre Wirkort des Prolaktins ist das weibliche Brustgewebe, wo es in Zusammenwirken mit anderen Hormonen die **Laktation** vorbereitet. Während der Schwangerschaft steigen die Prolaktinspiegel stark an. Der abrupte Abfall von Östrogen und Progesteron plazentaren Ursprungs nach der Geburt bei weiterhin hohen Prolaktinspiegeln induziert die Milchproduktion.

Die hypophysäre Sekretion steht v. a. unter **inhibitorischer** Kontrolle durch hypothalamisches **Dopamin**. Stimulierend wirken **TRH**, vasoaktives intestinales Polypeptid (**VIP**) und **Östrogene**. Prolaktin wirkt hemmend sowohl auf die GnRH-Sekretion des Hypothalamus als auch auf die Gonaden, wo es die LH-Effekte hemmt (➤ Abb. 7.14).

Ätiologie
Die Ursachen einer Hyperprolaktinämie können sehr vielfältig sein (➤ Tab. 7.11).

Tab. 7.11 Ursachen einer Hyperprolaktinämie.

Prolaktinom	bei Prolaktinspiegeln von dauerhaft über 200 ng/ml wahrscheinlich
Medikamente	α-Methyldopa, trizyklische Antidepressiva (z. B. Trimipramin), Butyrophenone, Morphin und Opioide, Kokain, Heroin, H$_2$-Blocker, Metoclopramid, Phenothiazine, Östrogene (Antikonzeptiva), Reserpin, Thioxanthine, Haloperidol
ZNS-Erkrankungen	entzündlich-infiltrativ (Sarkoidose, Histiozytose), traumatisch, neoplastisch (hypothalamische oder paraselläre Tumoren)
andere Erkrankungen	Hypothyreose, Niereninsuffizienz, Leberzirrhose, polyzystische Ovarien, Läsionen der Thoraxwand (Verbrennungen, Herpes zoster), Läsionen des Rückenmarks, Nebenniereninsuffizienz
physiologisch	Schwangerschaft, Stillzeit, Reizung der Mamillen, Koitus, Schlaf, Stress, körperliche Belastung, Hypoglykämie, Dehydratation, Essen
Stress	Der fördernde Einfluss von Stress auf die Prolaktinsekretion erklärt u. a. das Ausbleiben der Periode unter chronischem Stress.

Klinik

Die Symptomatik der Hyperprolaktinämie erklärt sich aus der direkt **laktogenen** und der **gonadensuppressiven** Wirkung von Prolaktin.
- **Frauen:** Galaktorrhö, Amenorrhö bzw. Zyklusunregelmäßigkeiten, die Libido ist vermindert. Parallel zu den physiologischen Vorgängen bei der natürlichen Induktion der Laktation (Östrogen-Abfall nach der Geburt) tritt die Galaktorrhö oft nach Absetzen oraler Antikonzeptiva auf.
- **Männer:** Libidoverlust und Impotenz. Gelegentlich findet sich eine Gynäkomastie, eine Galaktorrhö ist selten.

Der im Zuge der Gonadensuppression entstehende Östrogen- und Testosteronmangel ist auch Ursache für die Entwicklung einer **Osteoporose** bei lange bestehender Hyperprolaktinämie.

Diagnostik

Die Diagnose wird durch mehrfache Bestimmung der basalen Prolaktinwerte bestätigt. Medikamentöse Ursachen einer Hyperprolaktinämie müssen ausgeschlossen werden (➤ Tab. 7.11). Bei Verdacht auf ein Prolaktinom erfolgt eine Lokalisationsdiagnostik mittels MRT. Die Größe der Adenome kann unterschiedlich sein. Adenome < 10 mm werden Mikroadenome genannt. Makroadenome sind > 10 mm groß. Bösartige Prolaktinome sind sehr selten. Zum Ausschluss begleitender Unterfunktionen oder weiterer hormonaktiver Tumoren wird eine Funktionsdiagnostik der anderen hypophysären Achsen durchgeführt.

Therapie

Bei der Therapie symptomatischer Hyperprolaktinämien nutzt man die inhibitorische Kapazität der **Dopamin-Agonisten,** die an die D_2-Dopamin-Rezeptoren des Hypothalamus binden. Auch große Prolaktinome sprechen meist gut auf die Behandlung an und schrumpfen. Das früher oft verwendete Bromocriptin wird zunehmend durch lang wirkende Agonisten wie **Cabergolin** oder **Quinagolid** ersetzt. Nebenwirkungen der Dopaminagonisten sind Übelkeit, Erbrechen, Schwindel. Eine Operation ist nur in den seltensten Fällen erforderlich (z. B. bei Nichtansprechen der medikamentösen Therapie).

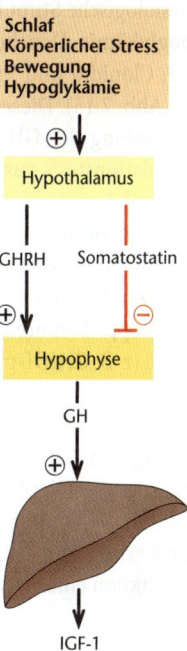

Abb. 7.15 Regulation der Wachstumshormonsekretion. [L157]

Akromegalie

Der Wachstumshormon-Überschuss ist sehr selten, die Inzidenz liegt bei 3 pro 1 Mio. pro Jahr. Am häufigsten sind Patienten mittleren Alters betroffen.

Physiologie

Das **Wachstumshormon** (Syn.: Growth-Hormon = **GH,** somatotropes Hormon = STH) wird durch zwei Hormone hypothalamischen Ursprungs reguliert: das hypothalamische Releasing-Hormon **GHRH** sowie das hemmende **Somatostatin (GHIH).**

GH wirkt zum Teil direkt auf die Zielorgane, zum Teil vermittelt es die Wirkung über den Wachstumsfaktor **IGF1** (Insulin-like-Growth-Faktor 1), dessen Bildung es in der Leber induziert.

Wirkungen
- Förderung von Zellwachstum und -vermehrung an den Zielorganen (v. a. Bewegungsapparat und Bindegewebe)
- Steigerung der Glukoneogenese in der Leber sowie Stimulierung der Glukagon-Sekretion

Der stärkste physiologische Stimulus der GH-Sekretion ist die **Hypoglykämie.** Daneben kann GH durch Arginin, L-Dopa, Clonidin und Propranolol stimuliert werden (➤ Abb. 7.15). Diese Zusammenhänge werden bei der Testung der GH-Sekretionsreserve mithilfe von Stimulationstests ausgenutzt.

Ätiologie und Pathogenese
Fast immer liegt ein GH-produzierendes **HVL-Adenom** zugrunde, selten handelt es sich um hypothalamische oder ektope Tumoren mit gesteigerter GHRH-Produktion (z. B. GHRH-produzierende Karzinoide der Lunge).

Krankheitssymptome entstehen durch die Wachstumswirkung von GH bzw. IGF1, die intrakranielle Raumforderung (Kopfschmerzen, Sehstörungen) sowie durch die kontrainsuline Wirkung des GH (dadurch sinkt die Glukosetoleranz mit möglicher Manifestation eines Diabetes mellitus).

Klinik
Im Vordergrund stehen „Haut und Knochen"-Erscheinungen.

Bei Auftreten der Akromegalie vor der Pubertät und damit vor dem Epiphysenschluss resultiert ein **hypophysärer Riesenwuchs,** der sich meist frühzeitig manifestiert.

Bei Erwachsenen dagegen beginnt die Erkrankung schleichend. Neben einem verstärkten Wachstum von Skelett und Weichteilen entsteht auch eine **Viszeromegalie.** Von einem Vergröbern und Vergrößern sind v. a. der Gesichtsschädel, Hände und Füße (**Akromegalie**) betroffen. Typisch sind ferner eine Verdickung der Haut und eine Vergrößerung von Orbitalwülsten, Nase, Lippen und Zunge, wodurch bisweilen eine kloßige Sprache entsteht. Ebenfalls häufig sind Karpaltunnelsyndrome und obstruktives Schlafapnoesyndrom. Das lokal verdrängende Wachstum führt zu Schädigung der Hirnnerven, insbesondere wird auf das Chiasma opticus Druck ausgeübt und es resultieren Schäden bis zu Gesichtsfeldausfällen.

Diagnostik
Häufig ist eine charakteristische Anamnese eruierbar: Schuhe, Handschuhe und Kopfbedeckungen passen nicht mehr. Beweisend ist die **endokrine Funktionsdiagnostik** mit anschließender Lokalisationsdiagnostik (MRT).

Die einfache IGF1-Serumbestimmung ist ausreichend aussagekräftig. Da die GH-Serumkonzentration starken tageszeitlichen Schwankungen unterliegt, sind Einzelbestimmungen sinnlos. Darüber hinaus wird ein oraler **Glukosetoleranztest** durchgeführt: Der normalerweise starke Abfall des GH bleibt bei Akromegalie aus. Wichtig ist außerdem die Abklärung der übrigen hypophysären Funktionen (häufig begleitender partieller oder kompletter Hypopituitarismus).

Therapie
Sie erfolgt folgendermaßen:
- **chirurgisch:** durch transsphenoidale Adenomektomie (bei sehr großen Tumoren auch transkraniell)
- **Strahlentherapie:** durch Protonenbestrahlung (bewirkt eine deutlich langsamere GH-Senkung)
- **medikamentös:** i. d. R. nur als Übergangslösung oder wenn die anderen Therapieverfahren nicht möglich sind, ggf. kann bei einem großen Tumor eine medikamentöse Therapie vor einer chirurgischen Entfernung durchgeführt werden.
  - **Dopaminagonisten:**
    - **Bromocriptin:** oraler Dopamin-Agonist mit GH-senkender Wirkung (erfolgreich nur bei etwa 30 % der Patienten). Nebenwirkungen: oft: Übelkeit, Orthostase, selten: Halluzination, Psychose
    - **Cabergolin** (Cabaseril®)
  - **Somatostatin-Analoga**:
    - **Octreotid:** lang wirksames parenterales Somatostatin-Analogon (GH-Inhibitor) mit erfolgversprechender Effektivität (medikamentöse Therapie der Wahl, die oft präoperativ angewendet wird)
    - **Lanreotid** (Somatoline Autogel®)
  - **Pegvisomant:** GH-Rezeptor-Antagonist, der die peripheren GH-Wirkungen blockiert

Morbus Cushing und Cushing-Syndrom

Erhöhte periphere Kortisolspiegel (Hyperkortisolismus) führen zum klinischen Bild des Cushing-Syndroms. Dieses kann durch eine Vielzahl von Erkrankungen ausgelöst werden, darunter dem durch eine hypophysäre Übersekretion von ACTH gekennzeichneten Morbus Cushing.

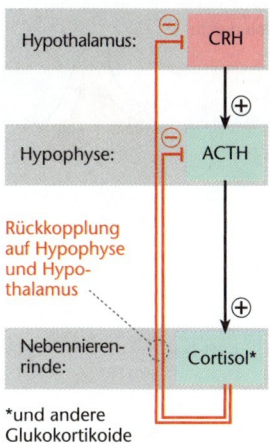

Abb. 7.16 Regulation der kortikotropen Achse. [L190]

Tab. 7.12 Ätiologie des nichtiatrogenen Cushing-Syndroms

Form	Ätiologie
ACTH-abhängig (85 %) = sekundäre Form	• hypothalamisch-hypophysär (Morbus Cushing) • ektope ACTH-Sekretion • ektope CRH-Sekretion
ACTH-unabhängig (15 %) = primäre Form	• Adenom der Nebennierenrinde • Karzinom der Nebennierenrinde • noduläre adrenale Hyperplasie

Physiologie

ACTH reguliert die adrenale Sekretion der Glukokortikoide. Seine Freisetzung wird durch das hypothalamische Corticotropin-Releasing-Hormon (**CRH**) stimuliert, das wiederum einer zirkadianen Steuerung unterliegt und von psychologischem und körperlichem Stress beeinflusst wird. Die peripheren Glukokortikoide wirken hemmend sowohl auf ACTH als auch auf CRH (doppeltes negatives Feedback, ➤ Abb. 7.16).

Ätiologie

Die weitaus häufigste Ursache des Cushing-Syndroms ist die therapeutische Gabe von Glukokortikoiden zur Entzündungssuppression. An zweiter Stelle folgt der Morbus Cushing, der durch einen Kortisol-Exzess nach vermehrter Sekretion von hypophysärem ACTH hervorgerufen wird, meist durch ein hypophysäres, ACTH-produzierendes Adenom.

Vom Morbus Cushing muss das **ektope ACTH-Syndrom** differenziert werden, bei dem das ACTH paraneoplastisch durch Tumorzellen neuroektodermalen Ursprungs (meist kleinzellige Bronchialkarzinome) ausgeschüttet wird. Im Gegensatz zum Morbus Cushing sind bei dieser Störung die ACTH- und Kortisolspiegel von jeder übergeordneten hypothalamischen Steuerung unabhängig (➤ Tab. 7.12).

Klinik

- Adipositas mit einer stammbetonten Fettverteilung (zentripetale Adipositas), Vollmondgesicht und Stiernacken. Das Gesicht ist plethorisch (blutvoll), die Supraklavikulargruben charakteristischerweise durch Fettgewebe ausgefüllt.
- arterielle Hypertonie
- Glukose-Intoleranz, Diabetes mellitus
- Osteoporose
- Hyperlipidämie
- Hautatrophie mit Hämatomneigung und Bildung rot-violetter Striae rubrae, Akne
- proximale Muskelschwäche
- Männer: Impotenz, Libidoverlust
- Frauen: Hirsutismus, Zyklusstörungen
- psychische Erkrankungen (meist Depressionen)
- hämatopoetisches System: Zunahme der Leuko-, Erythro- und Thrombozyten, Abnahme der Lymphozyten und Eosinophilen

Diagnostik

Nachweis des Hyperkortisolismus (➤ Abb. 7.17) Wegen der tageszeitlichen und stressbedingten Schwankungen des Kortisolspiegels werden zur Messung der erhöhten Kortisolsekretion folgende Untersuchungen durchgeführt:

- **24-h-Kortisolausscheidung im Urin:** ergibt einen über den Tagesverlauf „integrierten" Wert ohne tageszeitliche Beeinflussung
- **Kortisol-Tagesprofil** (Blutentnahmen oder Speichelproben um 8, 20 und 24 Uhr): Typisch für das Cushing-Syndrom ist das Ausbleiben des Kortisolabfalls in den Abend- und Nachtstunden.
- **niedrig dosierter Dexamethason-Hemmtest:** Um Mitternacht werden 2 mg Dexamethason eingenommen, das Plasmakortisol 8 h später bestimmt. Physiologisch ist die Unterdrückung der Kortisolsekretion und damit ein Abfall des Plasmakortisolspiegels. Lässt sich durch die Dexamethasoneinnahme die Kortisolsekretion nicht unter 80 nmol/l (< 2 µg/dl) absenken, besteht der dringende Verdacht auf ein Cushing-Syndrom.

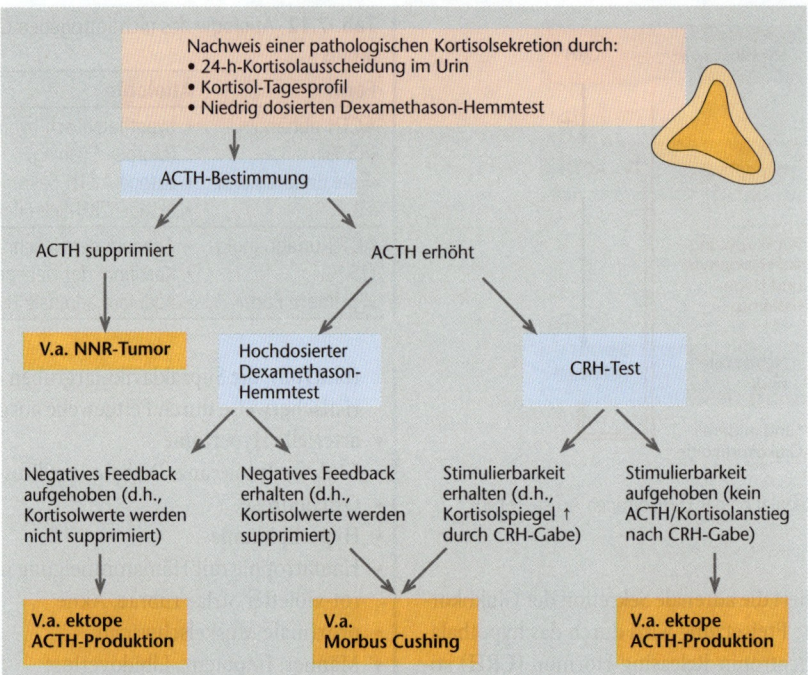

Abb. 7.17 Diagnostisches Vorgehen beim Cushing-Syndrom. [L157]

Ätiologische Abklärung Die differenzialdiagnostische Unterscheidung zwischen dem hypothalamisch-hypophysären Morbus Cushing und dem Cushing-Syndrom anderer Ursache gelingt durch:
- **Plasma-ACTH-Bestimmung:** ACTH ist beim primären Hyperkortisolismus (Adenom oder Karzinom der NNR) supprimiert, bei den ACTH-abhängigen sekundären Formen normal oder erhöht.
- **hoch dosierter Dexamethason-Hemmtest:** Bei einem Morbus Cushing werden nach Gabe von 8 mg Dexamethason die Kortisolspiegel um mehr als 50 % des Ausgangswerts reduziert.
- **CRH-Test:** Er führt beim Morbus Cushing meist zu einer deutlichen Stimulation der ACTH- und Kortisolsekretion.

Ergänzende Diagnostik In seltenen Zweifelsfällen können eine Katheterisierung beider Sinus petrosus und Blutabnahme zur Bestimmung des hypophysär produzierten ACTH zur Diagnosefindung notwendig werden.

Lokalisationsdiagnostik Bei V. a. Hypophysenadenom mittels MRT oder CCT, bei V. a. ektope ACTH-Produktion CT (z. B. Lunge oder Nebennieren).

Therapie

Die operative Entfernung des ACTH-produzierenden Adenoms ist die Methode der Wahl. Postoperativ muss für eine individuell sehr variable Zeit Hydrokortison substituiert werden. Ausweich- und Überbrückungsverfahren sind die hypophysäre Bestrahlung, bilaterale Adrenalektomie sowie die medikamentöse Blockade der Kortisolsynthese in der Nebenniere (Ketoconazol, Aminoglutethimid, Etomidat).

7.6.6 Hormoninaktive Hypophysentumoren

Endokrin nichtaktive Hypophysenadenome machen sich klinisch bei Kompression der Hypophyse durch Ausfall der Hypophysenhormone und/oder bei Druck auf das Chiasma durch Sehstörungen und Gesichtsfeldausfälle bemerkbar. Häufig bleiben diese Hypophysenadenome auch klinisch stumm und werden als Zufallsbefund im MRT/CT entdeckt (sog.

Inzidentalome). Die Diagnostik beinhaltet bei begründetem Verdacht bildgebende Verfahren (MRT) sowie eine endokrinologische Diagnostik zum Ausschluss eines hormonaktiven Adenoms.

7.6.7 Erkrankungen des Hypothalamus

Häufige Ursachen hypothalamischer Erkrankungen mit Hormonstörungen sind:
- große **Adenome der Hypophyse** (häufigste Ursache), die sich suprasellär in die hypothalamische Region ausbreiten
- **andere hypophysär-hypothalamische Tumoren:** Kraniopharyngeome (im Kindes- bzw. Jugendalter häufiger); Meningeome, Pinealome, Histiozytose X, Metastasen
- **Meningitiden** und **Enzephalitiden**
- **granulomatöse Entzündungen:** Tuberkulose, Sarkoidose
- **kongenitale Störungen:** Lippen-Kiefer-Gaumen-Spalte, Enzephalozele, Kallmann-Syndrom (➤ 7.10.1)

Klinik
Hormonausfälle Die Symptome sind abhängig von der betroffenen Hormonachse. Zunächst ist meist die somatotrope oder die gonadotrope Achse betroffen. Ausfallerscheinungen anderer Hormonachsen sind selten. Zusätzlich kann evtl. die ADH-Sekretion gestört sein (Diabetes insipidus oder SIADH).

Ausfall anderer Steuerungsfunktionen Neben endokrinen Störungen können auch andere dem Erhalt der Homöostase dienende Funktionen betroffen sein, wie Temperaturregulation, Appetit (Hyperphagie), Schlaf-wach-Regulation, Vigilanz sowie emotionale und vegetative Steuerung.

Diagnostik
Die Diagnose einer hypothalamischen Störung ergibt sich aus den Symptomen der hormonellen Störung, dem Ausfall anderer hypothalamischer Funktionen sowie den Folgen einer evtl. bestehenden Raumforderung.

7.7 Erkrankungen der Nebenniere

7.7.1 Anatomie und Physiologie

Die Nebennieren liegen retroperitoneal oberhalb und medial der oberen Nierenpole. Sie bestehen aus der Nebennierenrinde (Adrenokortex) und einem Kernbereich (Medulla). Die Nebennierenrinde macht ca. 90 % des Gewichts aus und ist morphologisch in drei Schichten unterteilt:
- **Zona glomerulosa:** Synthese von Aldosteron
- **Zona fasciculata:** Synthese von Kortisol
- **Zona reticularis:** Synthese adrenaler Androgene (Dehydroepiandrosteron und Androstendion) und zu einem geringen Teil von Kortisol

Der Nebennierenrindenkortex dient also der Steroidbiosynthese, bei der das Ausgangsmolekül Cholesterin enzymatisch in die drei Steroidklassen Mineralokortikoide, Glukokortikoide und Androgene umgewandelt wird (➤ Abb. 7.18).

Glukokortikoide

Die Hauptaufgabe der Glukokortikoide ist die Bereitstellung von Energieträgern (Glukose und Fettsäuren), was ihre Rolle bei der Stressbewältigung erklärt („Stresshormone"). Physiologische Wirkung von Glukokortikoiden und die Nebenwirkungen bei endogener Überproduktion oder bei externer Zufuhr ➤ Abb. 7.19.

Die Glukokortikoidsekretion der Nebennieren steht unter hypophysär-hypothalamischer Kontrolle durch **CRH** und **ACTH**.

Pharma-Info

Glukokortikoide

Wirkstoffe
Siehe hierzu ➤ Tab. 7.13.

Wirkungsmechanismus und Eigenschaften
Im Folgenden werden die physiologischen Wirkungen der Glukokortikoide im Überblick dargestellt.
Metabolische Homöostase
- **kataboler Effekt:** Eiweißabbau in Haut, Muskulatur und Fettgewebe
- **Fettsäureregulierung:** Freisetzung von Fettsäuren ins Blut, Steigerung der Fettspeicherung
- **Blutzuckerregulierung:** Steigerung der Glukoneogenese, Steigerung der Glykogenspeicherung in der Leber, hemmt die Wirkung von Insulin durch verminderte Expression der Glukosetransporter (GLUT-4) in der Zellmembran
- **mineralokortikoider (Rest-)Effekt:** Natrium- und Wasserretention, Kaliumverluste, verminderte enterale Kalziumresorption, gesteigerte renale Kalziumausscheidung, metabolische Alkalose

Antiinflammatorische und immunsuppressive Wirkungen
- Steigerung der intravasalen Leukozytenkonzentration
- Migration von Entzündungszellen
- **Suppression des Immunsystems:**
  - Hemmung der Synthese von Entzündungsmediatoren wie Prostaglandinen, Leukotrienen und Thromboxan
  - Hemmung der allergischen Spätphase-Antwort (➤ 4.5.1): Verminderung der Eosinophilenzahl und Zytokine

Kardiovaskuläre Regulation Erhöhte Herzauswurfleistung, erhöhter Gefäßtonus.
Bindegewebe, Knochengewebe Abbau von Kollagen und Bindegewebe, Hemmung der Osteoblasten, Stimulierung der Osteoklasten.
Endokrine Regulation Hemmung der Reproduktionsachse, Hemmung der Wachstumshormon-Achse.

Indikationen
- Kortisol-Substitutionstherapie bei **NNR-Insuffizienz** unter Imitierung des physiologischen zirkadianen Rhythmus: 2–3 Dosen/Tag mit der höchsten Dosis am Morgen (z. B. 15–10–5 mg). Dosiserhöhung in Stresssituationen!
- chronisch-**entzündliche Erkrankungen,** z. B. rheumatoide Arthritis
- akute entzündliche Erkrankungen, z. B. akutes rheumatisches Fieber mit Herzbeteiligung
- **Hauterkrankungen,** z. B. Psoriasis, Ekzeme
- **Allergie,** z. B. Asthmaanfall, allergischer Schock, exogen-allergische Alveolitis. Bei Asthma werden zur Basistherapie inhalative Glukokortikoide verwendet, bei Asthmaanfall systemische Glukokortikoide. Der Wirkeintritt erfolgt nach ca. 4 h.
- **Immunsuppression,** z. B. nach Transplantation, bei Autoimmunerkrankungen
- **maligne Tumoren,** z. B. Leukämie
- **Hirnödem(prophylaxe):** mit Dexamethason
- Adjuvans zur **Schmerztherapie** bei Tumorschmerzen.

Nebenwirkungen (nicht bei Substitutionstherapie!)
Nebenwirkungen (➤ Abb. 7.19) treten dann auf, wenn langfristig überphysiologische Dosen gegeben werden. Diese sog. „**Cushing-Schwelle**" wird mit 7,5 mg Prednisolon pro Tag (oder der äquivalenten Dosis eines anderen Glukokortikoids) angegeben. Allerdings können auch niedrigere Dosen bei langfristiger Anwendung Nebenwirkungen auf manche Organe haben (so kommt etwa eine Osteoporose auch schon bei weitaus niedrigeren Tagesdosen vor).
- NNR-Atrophie bei längerer Therapie oberhalb der „Cushing-Schwelle". Abruptes Absetzen kann zur Addison-Krise führen.
- Schwächung der Infektabwehr
- Blutbildveränderungen: Thrombozyten ↑, Erythrozyten ↑, Neutrophile ↑, Eosinophile ↓, Basophile ↓, Lymphozyten ↓
- diabetogene Wirkung; Hypertonus durch Natrium- und Wasserretention; Hypokaliämie, metabolische Alkalose
- katabole Wirkung: Osteoporose, Wundheilungsstörungen, Wachstumshemmung, Muskelschwäche und erhöhte Muskelermüdbarkeit
- aseptische Knochennekrosen (v. a. Hüftkopf und Kalkaneus)
- Stammfettsucht, Vollmondgesicht, erhöhte Blutfette
- Aktivierung von gastrointestinalen Ulzera (Induktion neuer Ulzera umstritten)
- antigonadotrop: LH- und FSH-Freisetzung ↓
- Haut: antiproliferativ: Fibroblastenaktivität ↓ und Kollagensynthese ↓; Atrophie, Striae rubrae, Akne und brüchige Kapillaren

- Auge: „nach einer Woche trockenes Auge, Hornhautulkus, nach einem Monat akuter Glaukomanfall, nach einem Jahr Katarakt"; letzteres in 20 % nach einem Jahr Therapie über der Cushing-Schwelle
- prokonvulsiv: Krampfschwelle ↓
- endokrines Psychosyndrom: Euphorie, Depression, Unruhe, Verwirrung

Kontraindikationen (z. T. relativ)
- Magen-Darm-Ulzera, Osteoporose, Psychosen, Herpes simplex, Herpes zoster, Varizellen, vor und nach Schutzimpfungen, Glaukom, Hypertonie, Diabetes mellitus, erstes Trimenon der Schwangerschaft, Tbc

Pharmakokinetik
- gute Resorption, gute orale Bioverfügbarkeit, hohe Plasmaeiweißbindung
- Metabolisierung und Inaktivierung in der Leber
- unterschiedliche HWZ: β- und Dexamethason wirken sehr lange. Nur zur Akuttherapie!
- Beclometason, Budesonid und Flunisolid haben praktisch keine orale Bioverfügbarkeit wegen Inaktivierung in Leber bzw. nach Inhalation in der Lunge → nur lokale Anwendung.
- Medikamenteninteraktion:
  - Wirkung von Antidiabetika ↓ aufgrund Glukoneogenese ↑
  - Wirkung von Herzglykosiden ↓ aufgrund Hypokaliämie

Klinische Anwendung
- In Notfällen großzügig dosieren und i. v. verabreichen (z. B. 100 mg Prednison i. v.). Nebenwirkungen sind bei Kurzzeittherapie gering.
- Tagesdosis wegen zirkadianer Rhythmik bevorzugt morgens vor 8 Uhr geben.
- zur Verringerung der NNR-Suppression intermittierende Gabe (jeden zweiten Morgen 1,5- bis 2fache Tagesdosis) anstreben
- bei Therapiedauer von mehr als 1 Woche über der Cushing-Schwelle an die Gefahr einer NNR-Insuffizienz denken und ggf. ACTH-Test durchführen
- bei Dauertherapie und vorbestehender Tuberkulose **Prophylaxe mit Isoniazid** erwägen
- **Osteoporoseprophylaxe** bei Dauertherapie (Kalzium- und Vitamin-D-Supplementation, Bisphosphonate) [MP, CD]

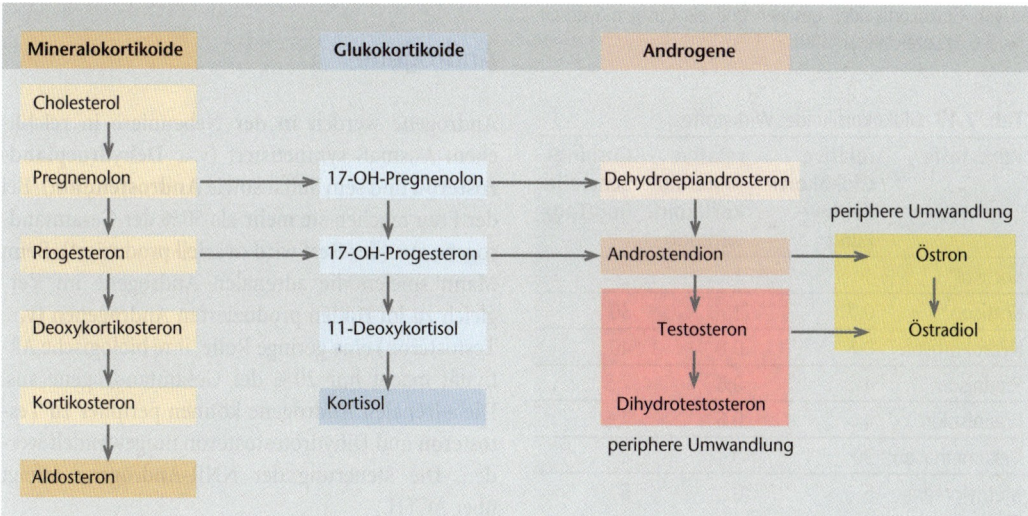

Abb. 7.18 Adrenale Steroidbiosynthese: Die Umwandlung der Androgene Dehydroepiandrosteron und Androstendion zu Testosteron sowie die Bildung der Östrogene erfolgen außerhalb der Nebenniere, u. a. im Fettgewebe. [L157]

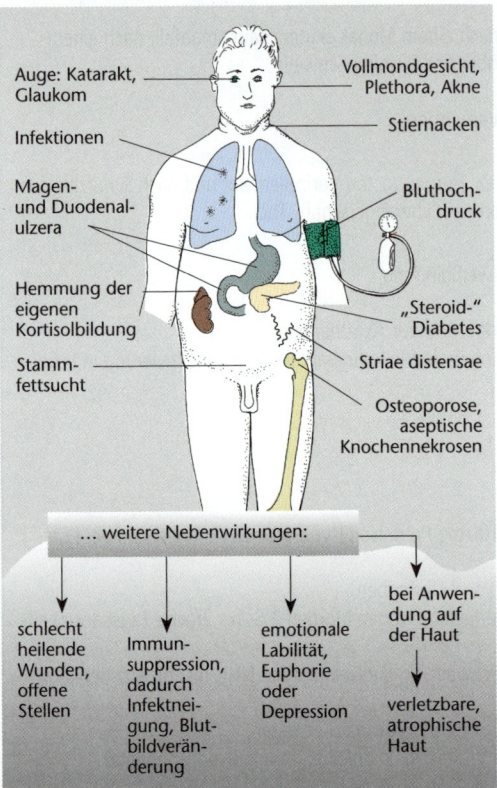

Abb. 7.19 Mögliche Nebenwirkungen einer Glukokortikoidtherapie. Dasselbe Bild wird auch bei endogener Überproduktion von Glukokortikoiden gesehen und als Cushing-Syndrom (> 7.6.5) bezeichnet. [A400]

Tab. 7.13 Glukokortikoide: Wirkstoffe.

Wirkstoffe	relative Glukokortikoidwirkung	relative Mineralokortikoidwirkung	Cushing-Schwelle (mg/Tag)
Kortisol*	1	1	
Kortison**	0,7	1	30
Hydrokortison	0,8	0,8	40
Prednison	4	0,6	7,5
Prednisolon	4	0,6	7,5
Dexamethason	30	0	2
Methylprednisolon	5	0	6

* physiologisches „Referenz"-Glukokortikoid
** im Körper aus Kortisol gebildet, aber auch häufig verwendetes synthetisches Produkt

Mineralokortikoide

Die Mineralokortikoide (> Tab. 7.14) sind nach ihrem Effekt auf den Elektrolythaushalt benannt. Das funktionell wichtigste Mineralokortikoid ist das **Aldosteron.** Es bewirkt in den Zellen des Sammelrohrs und des distalen Tubulus Synthese von Natriumkanälen, Natrium-Protonen-Antiportern und eine Aktivierung der Na^+-K^+-ATPase, die aus dem Harn in die Tubuluszelle diffundiertes Natrium aktiv in den Extrazellularraum pumpt. Dies erhöht das negative Potenzial im Tubuluslumen und bewirkt so eine Rückresorption von Natrium und Sekretion von Kalium und Wasserstoffionen. Durch die Regulation der tubulären Natrium-Rückresorption steuert es den Natriumbestand des Körpers und somit das Extrazellularvolumen.

Die Sekretion von Aldosteron wird v. a. durch das **Renin-Angiotensin-System** reguliert. Angiotensin II stimuliert innerhalb weniger Minuten nach seiner Freisetzung die Sekretion von Aldosteron. Ein zweiter wichtiger regulativer Faktor ist das Kaliumion. Eine Hyperkaliämie bewirkt eine Stimulation, eine Hypokaliämie eine Inhibition der Aldosteronsekretion. Die Stimulierung durch ACTH ist von untergeordneter Bedeutung.

Androgene

Androgene werden in der Nebenniere in reichlichem Ausmaß synthetisiert (v. a. **Dehydroepiandrosteron** und sein Sulfat sowie **Androstendion**). Bei der Frau machen sie mehr als 50 % der Gesamtandrogene aus (der Rest wird ovariell produziert). Beim Mann spielen die adrenalen Androgene im Vergleich zu im Hoden produzierten Androgenen (v. a. Testosteron) eine geringe Rolle, ihre biologische Aktivität macht nur 20 % der Gesamtandrogene aus. Die adrenalen Androgene können peripher zu Testosteron und Dihydrotestosteron umgewandelt werden. Die Steuerung der NNR-Androgene erfolgt über ACTH.

Im Falle einer Überproduktion treten bei der Frau Akne, Hirsutismus und Virilisierung auf, ein Ausfall der adrenalen Androgenproduktion führt zu Abnahme oder Verlust der Achsel- und Schambehaarung. Beim Mann wird eine adrenale Überproduktion von Andro-

Tab. 7.14 Mineralokortikoide: Wirkstoffe.

Kortikoid	Wirkstoff	relative antiphlogistische (glukokortikoide) Wirkstärke	relative mineralokortikoide Wirkstärke
Mineralokortikoid	Aldosteron physiologisches Mineralokortikoid	0	> 1.000
	Fludrocortison therapeutisches Mineralokortikoid	10	100

genen wegen ihrer relativ geringen Menge zum testikulären Testosteronausstoß klinisch nicht auffällig.

7.7.2 Nebennierenrindeninsuffizienz

Man unterscheidet zwei Nebennierenstörungen:
- Die **primäre Nebenniereninsuffizienz** wird auch als **Morbus Addison** bezeichnet und beruht meist auf einer Zerstörung adrenaler Zellen durch einen Autoimmunprozess.
- Die **sekundäre Nebenniereninsuffizienz** ist Folge einer verminderten ACTH-Sekretion. Meist ist eine lang dauernde Kortikosteroid-Einnahme Ursache der Störung.

Primäre Nebenniereninsuffizienz (Morbus Addison)

Bei dieser seltenen, wegen ihrer klinischen Bedeutung jedoch wichtigen Erkrankung wird die gesamte Nebennierenrinde (NNR) zerstört. Im Gegensatz zu den sekundären Störungen, bei denen die Mineralokortikoidsekretion wegen ihrer weitgehend ACTH-unabhängigen Steuerung über das Renin-Angiotensin-System (➤ Abb. 1.64. ➤ 10.1.3) weitgehend intakt bleibt, finden sich hier auch Symptome eines Mineralokortikoidmangels.

Ätiologie
Ursache der primären adrenokortikalen Insuffizienz ist in 80 % eine Zerstörung des Adrenokortex durch Autoimmunprozesse (**Autoimmunadrenalitis**).
Seltenere Ursachen der Unterfunktion der Nebennieren sind u. a.:
- Infektionskrankheiten: Tuberkulose, CMV- oder HIV-Infektion, Sepsis (v. a. Meningokokken-Sepsis mit Waterhouse-Friderichsen-Syndrom, ➤ 12.7.3)
- Metastasen
- Medikamente (z. B. Ketoconazol, Aminoglutethimid, Etomidate)

Pathogenese und Klinik
Beim Morbus Addison kommen sowohl chronische Verläufe mit einem langsamen Ausfall als auch akute mit raschem Erlöschen der Nebennierenrindenfunktion vor. Besonders bedrohlich ist der Nebennierenausfall in Stresssituationen. Dabei kann es rasch zu lebensbedrohlichen Schockzuständen kommen (**Addison-Krise**, s. u.).

Die Krankheitszeichen beim Morbus Addison sind bedingt durch den Hormonausfall sowie die gesteigerte ACTH-Sekretion bei Wegfall der negativen Feedback-Hemmung:
- **Kortisolmangel:** Schwäche, Übelkeit, Appetitlosigkeit, Erbrechen und Gewichtsverlust, Bauchschmerzen bis hin zu „Pseudoperitonismus"; gelegentlich niedrige Blutzuckerwerte bis hin zur Hypoglykämie
- **Mangel an Mineralokortikoiden** (bzw. der mineralokortikoiden Wirkung des Kortisols): Hyponatriämie, Dehydratation, Hyperkaliämie, Azidose und Hypotension
- **Androgenmangel:** bei Frauen gelegentlich Verlust der Achsel- und Pubesbehaarung
- **gesteigerte Sekretion von ACTH:** Es kommt zur vermehrten Bildung von MSH, das eine Stimulation der Melanozyten der Haut bewirkt. Die resultierende **Hyperpigmentation** ist eines der klassischen Symptome des Morbus Addison und besonders deutlich an sonnenbeschienenen Hautflächen und Arealen mit hoher Druckbelastung (Ellenbogen, Knie), häufig auch an Narben und Handinnenlinien zu sehen.

MERKE

Symptome des Morbus Addison sind:
- Schwäche, Appetitlosigkeit, Gewichtsverlust (100 %)
- Hyperpigmentation der Haut (90 %)
- Hypotension (90 %)
- gastrointestinale Störungen (55 %)
- Salzhunger (20 %)

Darüber hinaus können Anämie, Lymphozytose und Eosinophilie sowie durch die katabole Wirkung ein Anstieg von Kreatinin und Harnstoff auftreten.

Addison-Krise (akuter Hypoadrenalismus oder Addison-Koma) Lebensbedrohlicher Zustand, der entweder durch rasche Vernichtung der Nebennierenrinde (z. B. bei Meningokokken-Sepsis) oder durch Exazerbation einer vorbestehenden chronischen Nebenniereninsuffizienz durch eine zusätzliche Belastung, wie Trauma, Operation oder Infektionen, entsteht. Das klinische Bild ist durch **Bewusstseinstrübung, Fieber, Dehydratation** und **Hypoglykämie** gekennzeichnet, ein – evtl. tödlicher – Schockzustand kann auftreten.

Diagnostik

Funktion der Nebennierenrinde Für die Beurteilung der adrenalen Funktion wird der **ACTH-Test** durchgeführt. Nach Gabe eines synthetischen ACTH-Analogons wird das Serumkortisol gemessen: Ein normaler Anstieg des Kortisols (um mindestens 7 µg/dl) schließt eine primäre NNR-Insuffizienz aus, eine sekundäre Störung (verminderte hypophysäre ACTH-Sekretion) kann jedoch weiterhin als Ursache in Betracht kommen (➤ Abb. 7.20).

Differenzierung zwischen primärer oder sekundärer Insuffizienz
- **klinische Hinweise:** Da bei der sekundären Nebenniereninsuffizienz die ACTH-Spiegel niedrig sind, fehlen Zeichen der Hyperpigmentation und auch des Mineralokortikoidmangels.
- **Bestimmung des Plasma-ACTH:** Bei einer primären Störung ist das Plasma-ACTH in Relation zum gleichzeitig gemessenen Kortisol deutlich erhöht, bei einer sekundären Störung dagegen normal oder erniedrigt.
- **Bestimmung des Plasma-Aldosterons und -renins:** Aldosteron erniedrigt und Renin erhöht bei Morbus Addison

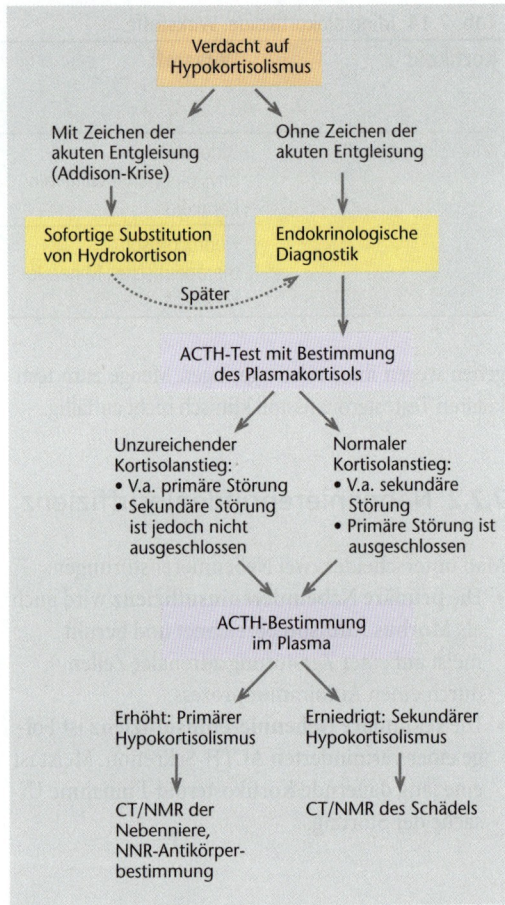

Abb. 7.20 Diagnostisches Vorgehen bei Hypokortisolismus. [L157]

Ätiologische Abklärung
- Suche nach NNR-Autoantikörpern, bildgebende Diagnostik (CT/NMR des Schädels oder der Nebennieren)

Therapie

Glukokortikoid-Substitution Die Basisdosis liegt bei 20–30 mg Kortisol (**Hydrokortison**) pro Tag. Dem natürlichen zirkadianen Sekretionsmuster nachempfunden, werden z. B. 20 mg morgens und 10 mg mittags gegeben. Auch die abendliche Gabe von 2,5–5,0 mg Dexamethason ist möglich. Die Dosis muss bei schweren Stresssituationen (v. a. bei fieberhaften Infekten, Operationen oder Unfällen) zur Vermeidung einer Addison-Krise erhöht werden.

Mineralokortikoid-Substitution Es handelt sich um eine morgendliche Substitution des synthetischen Mineralokortikoids 9α-Fluor-Kortisol (**Fludrokortison**), das die gleiche mineralokortikoide Aktivität wie Aldosteron hat.

Die sofortige Therapie kann bei der **Addison-Krise** lebensrettend sein und muss bei Verdacht noch vor einer ausgefeilten Diagnostik erfolgen. Sie beinhaltet Hydrokortison i.v., Flüssigkeitssubstitution (0,9-prozentiges NaCl) und evtl. 5-prozentige Glukose i.v.

Die Patienten sollen einen Addison-Pass erhalten und ausführlich über die Notwendigkeit einer Erhöhung der Kortisoldosis in Stresssituationen geschult werden!

Sekundäre Nebenniereninsuffizienz

Ätiologie
Die häufigste Ursache des sekundären Hypoadrenalismus ist eine langfristige Therapie nichtendokriner Erkrankungen mit Glukokortikoiden, bei der es zur Unterdrückung der hypothalamisch-hypophysär-adrenalen Achse kommt. Darüber hinaus kann ein Panhypopituitarismus zugrunde liegen (➤ 7.6.4). Die Mineralokortikoidsekretion bleibt wegen ihrer weitgehend ACTH-unabhängigen Steuerung über das Renin-Angiotensin-System intakt.

Klinik
Die Symptome der sekundären Nebenniereninsuffizienz sind weniger eindeutig, im Vordergrund stehen Schwäche, Appetitlosigkeit, Übelkeit und abdominelle Symptome.

> **MERKE**
> Eine Hyperpigmentation entwickelt sich bei der sekundären Insuffizienz nicht, auch die Zeichen des Mineralokortikoidmangels (Dehydratation und Hyperkaliämie) fehlen.

Wie die Patienten mit primärem Hypokortisolismus sind auch die mit sekundärem Glukokortikoidmangel bei akutem Stress oder bei plötzlicher Reduktion der eingenommenen Glukokortikoiddosis (im Falle der Glukokortikoid-Therapie) durch eine Addison-Krise gefährdet.

Diagnostik
Die sekundäre Nebenniereninsuffizienz wird durch einen **CRH-Test** erfasst: Der ACTH-Anstieg nach CRH-Gabe bleibt beim sekundären Hypokortisolismus aus, ist beim tertiären jedoch erhalten. Darüber hinaus kann mit dem Insulin-Hypoglykämietest die Hypothalamus-Hypophysen-Nebennierenrinden-Achse abgeklärt werden (➤ 7.3.2).

7.7.3 Überfunktionssyndrome der Nebennierenrinde

Eine Überfunktion der Nebennierenrinde kann entweder auf Krankheiten der Nebenniere selbst beruhen (primäre Störungen, **Conn-Syndrom**) oder auf einer inadäquaten Stimulation der Nebenniere (sekundäre Störungen).

Ätiologie und Pathogenese
Die primären Störungen der Nebennierenrinde können alle drei Rindenschichten betreffen und somit zu folgenden Erscheinungen führen:
- **Hyperkortisolismus**
- **Hyperaldosteronismus**
- **Hyperandrogenismus**

Alle Störungen sind relativ selten. Sie sind meist durch Adenome oder Hyperplasie, seltener durch Karzinome bedingt.

Der primäre Hyperkortisolismus ist im Vergleich zum sekundären Hyperkortisolismus (Morbus Cushing) selten und wird dort besprochen (➤ 7.6.5).

Primärer Hyperaldosteronismus (Conn-Syndrom)

Seltene Überfunktion der Zona glomerulosa mit den Leitbefunden Bluthochdruck (Hypertonie) und Hypokaliämie (➤ Abb. 7.21). Viele Patienten sind aber auch normokaliämisch.

Ätiologie
- **Nebennierenadenom** (70 %) mit autonomer Aldosteronproduktion
- **Hyperplasie der Nebenierenrinde** (20 %), sog. idiopathischer Hyperaldosteronismus: Hier besteht zwar eine Überproduktion von Aldosteron mit allen pathophysiologischen Konsequenzen, gleichzeitig sind aber – im Gegensatz zum Adenom – physiologische, durch Angiotensin II vermittelte Regulationsmechanismen zumindest

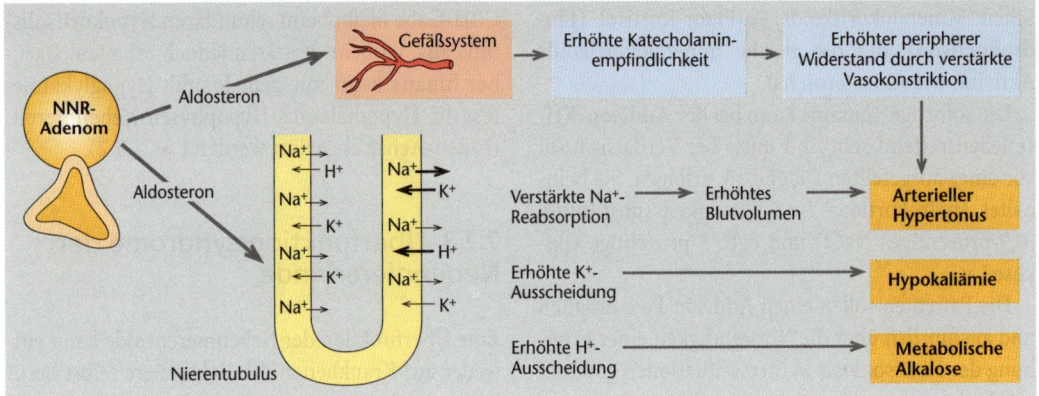

Abb. 7.21 Pathogenese des primären Hyperaldosteronismus. [L157]

teilweise weiter wirksam. Die z. T. erhaltene Regulation ist für die diagnostische Sicherung (Orthostase-Test) bedeutend.
- **selten:** adrenale Karzinome, adrenale Enzymdefekte im Rahmen des adrenogenitalen Syndroms oder eine autosomal-dominante Aldosteron-Übersekretion

Klinik
Die **Hypertonie** ist zum einen durch das erhöhte Plasmavolumen infolge der vermehrten Natriumrückresorption bedingt („Volumenhochdruck"); zum anderen scheint es durch die erhöhten Mineralokortikoidkonzentrationen auch zu einer gesteigerten Empfindlichkeit der Blutgefäße gegenüber Katecholaminen und damit zu einem erhöhten peripheren Widerstand zu kommen („Widerstandshochdruck").

Die **Hypokaliämie** kann so ausgeprägt sein, dass sich Müdigkeit, Muskelschwäche und eine metabolische Alkalose entwickelt, die durch die tubuläre „Sparschaltung" (Sekretion von H^+- statt Kaliumionen) bedingt ist. Zusätzlich kann es zu Polyurie und Polydipsie kommen.

Diagnostik
Zur Abklärung einer Hypertonie und ggf. Hypokaliämie werden zunächst häufigere Ursachen ausgeschlossen (z. B. Diuretika-Einnahme oder salzarme Diät).

Zum Nachweis des Hyperaldosteronismus wird die Aldosteron-Ausscheidung im 24-h-Urin und/oder des Plasma-Aldosterons gemessen (Bestimmung möglichst morgens im Liegen und dann erneut nach zweistündiger Orthostase).

Eine Differenzierung zwischen primärer oder sekundärer Form erfolgt durch die Messung des Serum-Renins:
- Beim **primären Hyperaldosteronismus** werden zu hohe bzw. hoch normale Aldosteron-Werte und supprimierte bzw. niedrig normale Reninkonzentrationen erwartet (gegenregulatorische Suppression von Renin) → Aldosteron/Renin-Quotient ↑
- Beim **sekundären Hyperaldosteronismus** (z. B. bei schwerer Herzinsuffizienz oder Eiweißmangelzuständen) ist das Renin-Angiotensin-System durch die Minderperfusion der Niere kompensatorisch aktiviert.

Die Abgrenzung Adenom gegen Hyperplasie gelingt durch den **Orthostase-Test.** Im Stehen kommt es bei gesunden Personen durch Abfall der Nierendurchblutung zum Anstieg des Aldosterons im Serum. Dieses Phänomen ist auch bei der Hyperplasie, nicht aber beim Adenom zu sehen.

Auch **Suppressionstests** (**Kochsalzbelastungstest** [rasche Infusion von NaCl], **Captopril-Test**) können das Vorliegen eines autonomen Adenoms bestätigen bzw. ausschließen. Eine fehlende bzw. mangelnde Aldosteron-Suppression spricht für ein autonomes Adenom.

Der vermutete Nebennierenprozess wird durch MRT oder CT (mit über 90-prozentiger Sensitivität) dargestellt. In unklaren Fällen kann eine seitengetrennte Kortisol- und Aldosteronabnahme über die Nebennierenvenen nötig sein.

Therapie

Sie erfolgt durch die operative Entfernung des Adenoms. In mehr als 70 % d. F. lassen sich die Symptome inklusive des Hypertonus beheben.

Die idiopathische Hyperplasie wird nicht primär operiert, da auch eine subtotale Adrenalektomie den Hypertonus meist nicht kuriert. Bei dieser Form des Hyperaldosteronismus steht die antihypertensive Therapie (➤ 1.14) im Vordergrund.

Chirurgie-Info

Erkrankungen der Nebennierenrinde

Cushing-Syndrom
Die operative Therapie erfolgt je nach Ätiologie des Cushing-Syndroms.
Adrenales Cushing-Syndrom Bei Nebennierenadenom oder -karzinom wird eine unilaterale Adrenalektomie, bei beidseitiger Hyperplasie/Adenomen eine bilaterale Adrenalektomie durchgeführt.
Ektoper, ACTH-produzierender Tumor Es erfolgt die Tumorexstirpation. Ist eine Tumorresektion nicht möglich, wird eine bilaterale Adrenalektomie durchgeführt.
Hypophysentumor Es erfolgt die neurochirurgische transsphenoidale Tumorexstirpation. Selten ist eine partielle oder totale Hypophysenresektion notwendig. Als Ultima Ratio erfolgt die beidseitige totale Adrenalektomie.
Conn-Syndrom
Im Falle eines ursächlichen NNR-Adenoms erfolgt eine unilaterale Adrenalektomie über einen retro- oder transperitonealen Zugang.
[AS]

Sekundärer Hyperaldosteronismus

Ätiologie

Ein sekundärer Hyperaldosteronismus entwickelt sich immer dann, wenn die Reninproduktion der Niere exzessiv angefeuert wird. Ursachen sind somit:
- Erkrankungen mit **Minderperfusion der Niere**, z. B. Nierenarterienstenose und Glomerulonephritis
- Erkrankungen mit **vermindertem effektivem Intravasalvolumen** (➤ 10.1.3), z. B. Herzinsuffizienz oder Hypoproteinämie (nephrotisches Syndrom, Leberzirrhose)
- primärer Elektrolytverlust durch Defekte des tubulären Elektrolytaustausches (z. B. Bartter-Syndrom)
- Medikamente (z. B. Diuretika)

Diagnostik

Die typische Laborkonstellation ist ein erhöhtes Aldosteron bei erhöhtem Renin.

Therapie

Behandlung der Grunderkrankung. Ist die primäre Erkrankung nicht per se zu therapieren (z. B. die Herzinsuffizienz), ist es sinnvoll, den Hyperaldosteronismus durch ACE-Hemmer, Angiotensin-Rezeptor-Antagonisten oder Spironolacton zu vermindern und so die Nachlast des Herzens zu senken.

Adrenaler Androgenexzess

Eine vermehrte adrenale Androgensynthese führt zum Anstieg der adrenalen Androgene Dehydroepiandrosteron (DHEA) und Androstendion, die peripher zum Testosteron umgewandelt werden (➤ Abb. 7.18).

Ätiologie

Ursache einer Hyperandrogenämie adrenalen Ursprungs sind Hyperplasie, Adenome und Karzinome der Zona reticularis, die insgesamt selten sind. Häufiger ist das **adrenogenitale Syndrom (AGS)**.

Klinik

Der Überschuss der Androgene äußert sich bei Frauen in Hirsutismus, Oligomenorrhö (und dadurch bedingte Fertilitätsstörungen), Virilisierung und Akne.

> **MERKE**
> Als **Hirsutismus** bezeichnet man einen Haarwuchs mit männlicher Ausprägung bei Frauen, eine **Virilisierung** ist durch weitere Zeichen der Vermännlichung (tiefe Stimme, Klitorishypertrophie, Zunahme der Muskelmasse) gekennzeichnet.

Adrenogenitales Syndrom

Das adrenogenitale Syndrom (AGS) ist durch genetisch bedingte enzymatische Defekte in der Steroidsynthese gekennzeichnet, die zu einem Mangel an Glukokortikoiden mit oder ohne begleitendem Mineralokortikoidmangel („Salzverlust"-Formen) führen. Durch die mangelnde Kortisolproduktion wird der Adrenokortex vermehrt durch ACTH stimuliert. So wird eine Hyperplasie der Nebenniere mit Überproduktion der

Steroide hervorgerufen, deren Synthese nicht beeinträchtigt ist („Aufstau" von Steroidvorläufern vor dem jeweiligen Enzymblock mit Umleitung der Biosynthese in die intakten Pfade). Auf diese Weise kommt es zur Mehrproduktion von Mineralokortikoiden und adrenalen Androgenen.

Einteilung
In seiner vollen Ausprägung (klassische Form) ist das adrenogenitale Syndrom eine Erkrankung des frühen Kindesalters (➤ 22.5.3). Das nichtklassische AGS kann jedoch als sog. Late-Onset-Form bei Erwachsenen auftreten. 1–5 % aller Frauen, die an einem Hirsutismus und einer Oligomenorrhö leiden, weisen diese Störung der Kortisolsynthese auf.

Diagnostik
Die Diagnose wird durch den Nachweis von **17-OH-Progesteron** (einer Vorstufe des Kortisols, ➤ Abb. 7.18) unter Basalbedingungen und nach Stimulation mit ACTH gestellt.

7.7.4 Phäochromozytom

Das Phäochromozytom ist ein von den chromaffinen Zellen des sympathischen Nervensystems abstammender **katecholaminproduzierender Tumor.** Er ist zu **90 % im Nebennierenmark** lokalisiert, 10 % kommen extraadrenal im Bereich des thorakalen oder abdominalen Grenzstrangs vor. Bei einem Viertel der Erkrankungsfälle treten Tumoren an mehreren Orten gleichzeitig auf. Das Phäochromozytom ist meist gutartig, 10 % sind maligne.

Das Phäochromozytom kann auch im Rahmen der multiplen endokrinen Neoplasie (MEN, ➤ 7.8.1) auftreten.

Physiologie
Im Nebennierenmark (Medulla) werden die Katecholamine Noradrenalin, Adrenalin und Dopamin produziert (➤ Abb. 7.22).
- **Noradrenalin:** vorwiegend α-agonistische Eigenschaften → Vasokonstriktion im Gefäßsystem; Produktion im gesamten sympathischen Nervensystem (Beitrag der Medulla sehr gering)
- **Adrenalin:** vorwiegend β-adrenerge Eigenschaften → periphere Vasodilatation sowie positiv-inotrope und -chronotrope Effekte am Herzen; Pro-

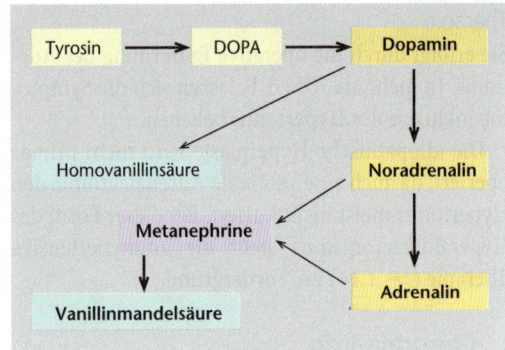

Abb. 7.22 Katecholaminsynthese und -abbau. [L157]

duktion fast ausschließlich in der adrenalen Medulla

Pathogenese und Klinik
Das Phäochromozytom synthetisiert zum größten Teil **Noradrenalin,** weniger Adrenalin, selten Dopamin. Die meisten Symptome sind auf die überschießende Wirkung dieser Katecholamine zurückzuführen.

Häufig finden sich eine **arterielle Hypertonie,** anfallsweise **Tachykardie** und **Palpitationen, Blässe,** Kopfschmerzen oder -druck, blasse Akren, Schweißausbrüche, Panikattacken, Übelkeit und Erbrechen. Die Beschwerden können durch emotionalen Stress, Anstrengung, Druck auf das Abdomen oder Anästhesie ausgelöst werden.

Diagnostik
Messung der Katecholamin- und Katecholaminmetaboliten-Ausscheidung im 24-h-Urin Als Metaboliten eignen sich besonders Metanephrine und Normetanephrine, etwas weniger sensitiv ist die Bestimmung der Vanillinmandelsäure.

Die Bestimmung von Normetanephrin und Metanephrin im Plasma stellt eine neue Entwicklung dar.

Clonidin-Suppressionstest 3 h nach der Gabe dieses den zentralen Sympathikotonus hemmenden Medikaments sollte die Katecholaminkonzentration normalerweise deutlich reduziert sein. Beim Phäochromozytom ist dieser Abfall nicht nachweisbar.

Lokalisationsdiagnostik Sie erfolgt durch das MRT oder CT. Ein ^{131}Jod-Metaiodbenzylguanidin-Szintigramm (MIBG) ist eine weitere, relativ spezifische Methode zur Lokalisation auch kleiner Tumoren, v. a. wenn sie extraadrenal vermutet werden.

Therapie
Ziel ist die vollständige **operative Entfernung** nach entsprechender präoperativer medikamentöser Vorbehandlung.

> **Chirurgie-Info**
> **Erkrankungen des Nebennierenmarks**
> **Phäochromozytom**
> Durch die Gabe des **α-adrenergen Antagonisten** Phenoxybenzamin über mehrere Wochen werden die postoperativen hämodynamischen Folgen des Katecholaminüberschusses ausgeglichen. Diese entstehen dadurch, dass die Patienten aufgrund der Konstriktion des venösen und arteriellen Gefäßbetts stark an intravaskulärer Flüssigkeit verarmt sind, was zu massiven Blutdruckabfällen nach der Operation führen kann. Gelegentlich ist bei ausgeprägter Tachykardie auch die Gabe von **β-blockierenden Substanzen** indiziert, die allerdings nicht vor der Gabe eines α-Blockers begonnen werden darf, da sonst durch den Wegfall der β-Adrenozeptor-vermittelten Vasodilatation massive Blutdrucksteigerungen auftreten können.
> Beim Eingriff wird zunächst die Nebennierenvene zur Vermeidung der Ausschüttung von Katecholaminen durch das Phäochromozytom (No-Touch-Technik) unterbunden. Anschließend wird eine **Adrenalektomie,** bei MEN II die **subtotale bilaterale Adrenalektomie** durchgeführt. Lokalrezidive/Metastasen müssen operativ entfernt werden, da Strahlen- und Chemotherapie meist nicht wirksam sind.
> [AS]

Prognose
Auch nichtmaligne Phäochromozytome können in 5–10 % d. F. erneut auftreten, weswegen eine postoperative Verlaufskontrolle angezeigt ist. Da Phäochromozytome die Erstmanifestation eines MEN (> 7.8.1) sein können, ist eine Suche nach dem RET-Protoonkogen sinnvoll.

7.7.5 Inzidentalom und Karzinom

Zufällig entdeckte Nebennierentumoren werden mit der Wortschöpfung „Inzidentalom" belegt. Dabei kann es sich um endokrin aktive oder inaktive Adenome oder Karzinome, Phäochromozytome, Zysten, Lipome oder Metastasen handeln. Die Diagnostik erfolgt durch Bildgebung und endokrine Abklärung. Die meisten Läsionen haben keine klinische Bedeutung, müssen jedoch von denen unterschieden werden, die operativ reseziert werden sollten, insbesondere dem Nebennierenrindenkarzinom. Generell wird empfohlen, alle Raumforderungen über 5 cm zu entfernen, da bekannt ist, dass ab dieser Größe überproportional häufig maligne Befunde vorliegen.

7.8 Polyglanduläre Störungen

Die pathogenetischen Veränderungen bei Endokrinopathien können mehrere endokrine Drüsen gleichzeitig betreffen. Dies wird im Rahmen von **Neoplasien** und von **Autoimmunprozessen** gesehen.

7.8.1 Multiple endokrine Neoplasien (MEN)

Dies sind seltene, mutationsbedingte, autosomal-dominant vererbte Erkrankungen mit (meist gutartigen) Neoplasien an verschiedenen endokrinen Organen.
- **MEN I (Wermer-Syndrom):** primärer Hyperparathyreoidismus, Inselzelltumoren des Pankreas (v. a. Gastrinome und Insulinome), Hypophysenadenome
- **MEN IIA (Sipple-Syndrom):** primärer Hyperparathyreoidismus, medulläres Schilddrüsenkarzinom, Phäochromozytom
- **MEN IIB (Gorlin-Syndrom):** wie MEN IIA, zusätzlich jedoch Schleimhautneurinome (z. B. der Zunge) und marfanoider Habitus (groß, hager, spinnenfingrig)

Die zugrunde liegenden Mutationen ermöglichen ein genetisches Screening von Familien: MEN IIA und MEN IIB beruhen auf einer Mutation des RET-Protoonkogens (einer Tyrosin-Kinase) auf Chromosom 10, bei MEN I liegt eine Mutation im sog. „Menin"-Gen vor, einem Tumorsuppressorgen auf Chromosom 11.

7.8.2 Autoimmunes polyglanduläres Syndrom (APS)

Durch Autoimmunphänomene ausgelöste, i. d. R. zur Unterfunktion führende Erkrankung mehrerer Hormondrüsen, oft von nichtendokrinen Autoimmunphänomenen wie Myasthenia gravis oder Sjögren-Syndrom begleitet.

- **APS Typ I:** primärer Hypoparathyreoidismus, Morbus Addison, mukokutane Candidiasis
- **APS Typ II:** Morbus Addison und entweder autoimmune Schilddrüsenentzündung (Schmidt-Syndrom) oder Typ-1-Diabetes-mellitus (Carpenter-Syndrom); evtl. treten zusätzlich Zöliakie, Myasthenia gravis oder primärer Hypogonadismus auf.
- **APS Typ III:** beliebige Kombination von autoimmuner Schilddrüsenentzündung und zwei anderen Autoimmunerkrankungen (endokriner oder organspezifischer Natur) inklusive perniziöser Anämie ohne zwingendes Vorhandensein von Morbus Addison oder Diabetes mellitus

7.9 Störungen der ovariellen Funktion

Physiologie
Das Ovar ist Hauptsyntheseort der weiblichen Geschlechtshormone und enthält auch die weiblichen Keimzellen (> 21.1). Synthese und Sekretion der ovariellen Steroide unterliegen einer komplexen übergeordneten Steuerung.

- **Hypothalamus:** Die pulsierende Sekretion von GnRH (LHRH) stimuliert die Hypophyse zur Abgabe der Gonadotropine LH und FSH.
- **Hypophyse:** Bildung von LH und FSH: LH stimuliert die ovarielle Androgensynthese, FSH die ovarielle Aromatase, die für die Umwandlung der Androgene in Östrogene verantwortlich ist, sowie die Entwicklung des Follikels. Darüber hinaus stimuliert es die Sekretion des Inhibins in den Stromazellen des Follikels, das wiederum die FSH-Ausschüttung hemmt.

Die peripher sezernierten Östrogene wirken ihrerseits durch negatives und positives Feedback auf die übergeordneten Zentren.

Ätiologie
Prinzipiell kann eine Störung der hormonellen ovariellen Funktion folgende pathophysiologische Konsequenzen haben:

- **übermäßige Östrogenproduktion** (selten): Sie ist i. d. R. durch östrogenproduzierende Tumoren bedingt.
- **verminderte Östrogenproduktion** (Hypogonadismus): Je nachdem, ob eine Unter- oder Überfunktion der hypothalamisch-hypophysären Zentren vorliegt, wird von einem **hypogonadotropen Hypogonadismus** (z. B. bei Hypophysentumoren) oder einem **hypergonadotropen Hypogonadismus** (z. B. durch einen Defekt der ovariellen Steroidsynthese beim Ullrich-Turner-Syndrom) gesprochen.
- **Störung der hormonellen Rückkopplung** mit Störungen des normalen weiblichen Zyklus
- **übermäßige Androgensekretion**

Klinik
Leitsymptome bzw. -befunde der gestörten ovariellen Funktion sind:

- **Pubertas praecox** (z. B. bei Überproduktion von Östrogenen), **Pubertas tarda** (z. B. bei Unterproduktion von Östrogenen, aber auch bei beeinträchtigter Rückkopplung)
- **Hirsutismus** (z. B. bei Überproduktion von Androgenen)
- **Menstruationsstörungen** und **Infertilität** (z. B. bei ovarieller Über- oder Unterfunktion sowie bei den Rückkoppelungsstörungen)

7.9.1 Hirsutismus

Unter Hirsutismus versteht man eine Behaarung vom männlichen Verteilungsmuster (sexualhormonabhängig sind nur: Bereich des Barts, der Brüste, des Brustkorbs, der Achseln, der Mittellinie des Bauchs und der Schenkel).

Kommen weitere männliche sekundäre Geschlechtsmerkmale hinzu (z. B. Haarausfall mit männlichem Verteilungsmuster, tiefere Stimmlage, Akne, Klitorishypertrophie, männlicher Körperbau), spricht man von **Virilisierung**.

Ätiologie
Hirsutismus und Virilisierung sind die Leitbefunde des **Androgenüberschusses** bei der Frau. Ursachen einer verstärkten Androgenproduktion sind:
- **ovariell:** Syndrom der polyzystischen Ovarien (LH-abhängiger Androgenexzess), Hyperthekose (diffuse Luteinisierung des Ovars), ovarielle Tumoren (verstärkte Androgensekretion)
- **adrenal:** adrenogenitales Syndrom (AGS), adrenale Tumoren
- Adipositas (vermehrte Konversion von Östrogenen zu Androgenen im Fettgewebe), idiopathischer oder familiärer Hirsutismus, inkomplette testikuläre Feminisierung, postmenopausaler Hirsutismus, iatrogen (z.B. Androgene, Minoxidil, Phenytoin)

Diagnostik
Anamnese und klinischer Befund Dadurch können familiäre bzw. idiopathische Formen (Beginn meist direkt nach der Menarche) von den durch Neoplasien bedingten Formen (rasche Entwicklung der Virilisierung) unterschieden werden. Gleichzeitig bestehende Menstruationsstörungen sind für alle Formen der Hyperandrogenämie typisch.

Labordiagnostik Ein Marker für die adrenale androgene Aktivität ist das **Dehydroepiandrosteronsulfat (DHEA-S)**. Je nachdem, ob die Ergebnisse auf eine ovarielle oder adrenale Ursache der Hyperandrogenämie hinweisen, schließen sich **Suppressionstests** (Östrogen-/Gestagengabe; Dexamethason-Hemmtest) an. Die Bestimmung des 17-OH-Progesterons dient der Diagnose eines AGS (➤ 7.7.3).

Therapie
Sofern anderweitig behebbare Ursachen des Hirsutismus ausgeschlossen wurden, zielt die Therapie darauf ab, die Androgenproduktion zu unterdrücken.
Bei der ovariellen Form wird dies durch die Gabe oraler Antikonzeptiva (mit zusätzlich antiandrogenen Eigenschaften) erreicht. Liegt eine adrenale Androgenproduktion vor, ist die niedrig dosierte Gabe von Dexamethason Therapie der Wahl.

7.10 Störungen der testikulären Funktion

Physiologie
Die Regulation der Synthese und Sekretion der männlichen Steroidhormone (Androgene) ist im Vergleich zur Frau weniger komplex.
- **Hypothalamus:** pulsierende Freisetzung von GnRH (LHRH), das die hypophysäre Sekretion von LH und FSH stimuliert
- **Hypophase:** Bildung von LH und FSH: LH stimuliert die Leydig-Zwischenzellen des Hodens zur Produktion von Testosteron (und anderer Androgene sowie in geringerem Maße auch Östradiol), FSH stimuliert die Sertoli-Zellen des Hodens zur Bildung von Spermatozyten sowie zur Abgabe des hemmenden Feedback-Hormons Inhibin, das die FSH-Bildung unterdrückt.
- **Testosteron** ist für die systemische Ausbildung der sekundären Geschlechtsmerkmale, eine anabole Stoffwechsellage sowie die Libido verantwortlich. Es hat jedoch auch lokale Effekte im Hoden (Unterstützung der Spermatogenese). Testosteron hemmt seinerseits die GnRH-Sekretion im Sinne eines negativen Feedbacks.

7.10.1 Hypogonadismus beim Mann

Hypogonadismus bezeichnet beim Mann eine Unterfunktion des Hodens unterschiedlicher Ätiologie.

Ätiologie und Pathogenese
Überblick über die möglichen Ursachen des Hypogonadismus ➤ Tab. 7.15.
Meist führen primäre, d.h. gonadale Störungen zu einem Hypogonadismus. Da die Gonadotropine hier gegenregulatorisch erhöht sind, spricht man auch vom **hypergonadotropen Hypogonadismus.**
Andere Störungen wie etwa hypothalamische oder hypophysäre Störungen sind seltener. Da sie mit normalen oder erniedrigten Gonadotropinen einhergehen, werden sie auch als **hypogonadotroper Hypogonadismus** bezeichnet.
Selten liegt eine Androgenresistenz vor (z.B. bei testikulärer Feminisierung).

Tab. 7.15 Ursachen des männlichen Hypogonadismus (Auswahl).

Form	Ursachen
gonadal = hypergonadotroper Hypogonadismus	• Klinefelter-Syndrom (häufigste Ursache) und andere chromosomale Defekte (> 22.2) • bilaterale Anorchie (angeborenes Fehlen der Hoden) • Kryptorchismus (intraabdominelle Lage des Hodens) • erworbene gonadale Störungen: z. B. Hodentorsion, Bestrahlung, Zustand nach schwerer Orchitis, Chemotherapie
hypothalamisch-hypophysär = hypogonadotroper Hypogonadismus	• Hypophysenvorderlappeninsuffizienz (> 7.6.4) • Kallmann-Syndrom (Hypogonadismus mit Hyp- oder Anosmie) • komplexe kongenitale Syndrome: z. B. Prader-Willi-Syndrom (> 22.2.4) • Hyperprolaktinämie (> 7.6.5)

Klinik
Symptome eines Hypogonadismus beim Mann sind: **Infertilität**, verminderte Libido, Hodenverkleinerung, Erektionsschwäche/Impotenz, geringgradige Anämie und Zeichen der Feminisierung (insbesondere reduzierte Körperbehaarung und Gynäkomastie). Körperbau, Penisgröße und Stimmlage bleiben normal.

Diagnostik
Klinische Untersuchung Es wird nach Zeichen des Hypogonadismus gesucht und die Hodengröße mit dem Orchidometer gemessen. Darüber hinaus muss auf Zeichen gonadenwirksamer internistischer Erkrankungen (Leberzirrhose, Niereninsuffizienz, Hypothyreose) geachtet werden.

Labordiagnostik Folgende Untersuchungen werden durchgeführt:
- Testosteron im Serum (erniedrigt)
- LH und FSH im Serum zur Unterscheidung zwischen hyper- (erhöht) oder hypogonadotropem (erniedrigt) Hypogonadismus
- GnRH-Test zur Unterscheidung zwischen hypophysären und hypothalamischen Ursachen
- Prolaktin im Serum zum Ausschluss einer Hyperprolaktinämie
- Spermaanalyse (reduzierte Spermienzahl)

Therapie
Hierbei wird v. a. das fehlende Androgen substituiert. Dazu ist die intramuskuläre Injektion von Testosteron-o-Enantat alle 2–3 Wochen notwendig. Es stehen auch perkutan wirkende Testosteronpflaster oder -gele sowie über die Mundschleimhaut resorbierbare Testosteronpräparate zur Verfügung. Die weitere Therapie erfolgt je nach zugrunde liegender Störung.

7.10.2 Gynäkomastie

Gynäkomastie ist die Entwicklung von Brustgewebe bei Männern und ist während der Pubertät physiologisch. Sie ist von der weitaus häufigeren **Pseudogynäkomastie** abzugrenzen, bei der die Brust durch Fettgewebe vergrößert ist.

Ätiologie und Pathogenese
Der Gynäkomastie liegt entweder eine vermehrte Östrogenwirkung oder eine verminderte Androgenwirkung zugrunde.
- **vermehrte Östrogenwirkung**:
  - Medikamente (z. B. Digitalis-Präparate, östrogenhaltige Hautsalben)
  - Nahrungsmittelzusätze (mit Östrogen gefütterte Hühnchen)
  - östrogenproduzierende Tumoren (z. B. Leydig-Zell-Tumoren, Nebennierentumoren)
  - Leberzirrhose (erhöhte Umwandlung von Androgenen in Östrogene)
  - ektope HCG-Produktion (führt zu vermehrter Östrogenstimulation)
- **verminderte Androgenwirkung**:
  - primärer Hypogonadismus
  - Medikamente (Spironolacton, Cimetidin)

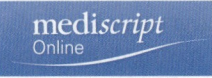

Und jetzt üben mit den passenden IMPP-Fragen:
http://www.mediscript-online.de/Fragen/
KiaAngstwurm_Kap07
(Anleitung s. Buchdeckel-Innenseite).

KAPITEL 8

Stoffwechsel und Ernährung

Bearbeitet von Kathrin Feyl auf Grundlage des Kapitels im Basislehrbuch Innere Medizin, 4. A., Autoren: Hans-Joachim Frercks und Herbert Renz-Polster

8.1	**Diabetes mellitus** 639	8.5	**Hyperurikämie und Gicht** 675
8.1.1	Diabetes und Schwangerschaft 656		
8.1.2	Akutkomplikationen des Diabetes .. 657	8.6	**Porphyrien** 679
8.1.3	Laktazidotisches Koma 660	8.6.1	Porphyria cutanea tarda (PCT) 681
8.1.4	Sekundärerkrankungen des Diabetes mellitus 660	8.6.2	Akute intermittierende Porphyrie (AIP) 681
8.2	**Hypoglykämie** 663	8.7	**Hämochromatose** 682
8.3	**Übergewicht und Adipositas** 666	8.8	**Morbus Wilson** 683
8.4	**Fettstoffwechselstörungen** 669	8.9	**Amyloidosen** 685

Prüfungsschwerpunkte

- +++ Diabetes mellitus, Fettstoffwechselstörungen, Hämochromatose
- ++ Hyperurikämie, Gicht, Amyloidosen, Morbus Wilson, Hypoglykämien, Adipositas
- + Porphyrien, metabolisches Syndrom

8.1 Diabetes mellitus

Beim Diabetes mellitus („honigsüßer Durchfluss") handelt es sich um ein Stoffwechselsyndrom, das sich vordergründig durch den **erhöhten Blut- und Urinzucker** auszeichnet, bei dem jedoch nicht nur der Kohlenhydratstoffwechsel, sondern auch der Fett- und Eiweißstoffwechsel tief greifend gestört sind. Ursache ist die unzureichende Insulinwirkung an Leber-, Fett- und Muskelzelle. Diese kann entweder durch einen Insulinmangel (**Typ-1-Diabetes**) oder durch eine verminderte Ansprechbarkeit der Gewebe auf Insulin (**Typ-2-Diabetes**) bedingt sein.

Physiologie
Glukosestoffwechsel
Glukose spielt wegen ihrer hervorragenden Energiebilanz nicht nur eine zentrale Rolle in der Energieversorgung, sie ist auch Ausgangsstoff für die Energiespeicherung in Form von Glykogen und Fett und für die Synthese von Proteinen (➤ Abb. 8.1). Der durchschnittliche Glukosebedarf des gesunden Erwachsenen beträgt 2–4 mg/kg/min. Besonders Erythrozyten und das ZNS sind auf eine kontinuierliche Versorgung mit Glukose angewiesen, da sie ihren Energiebedarf nicht – wie andere Organe – aus dem Abbau von Aminosäuren und Fetten decken können.

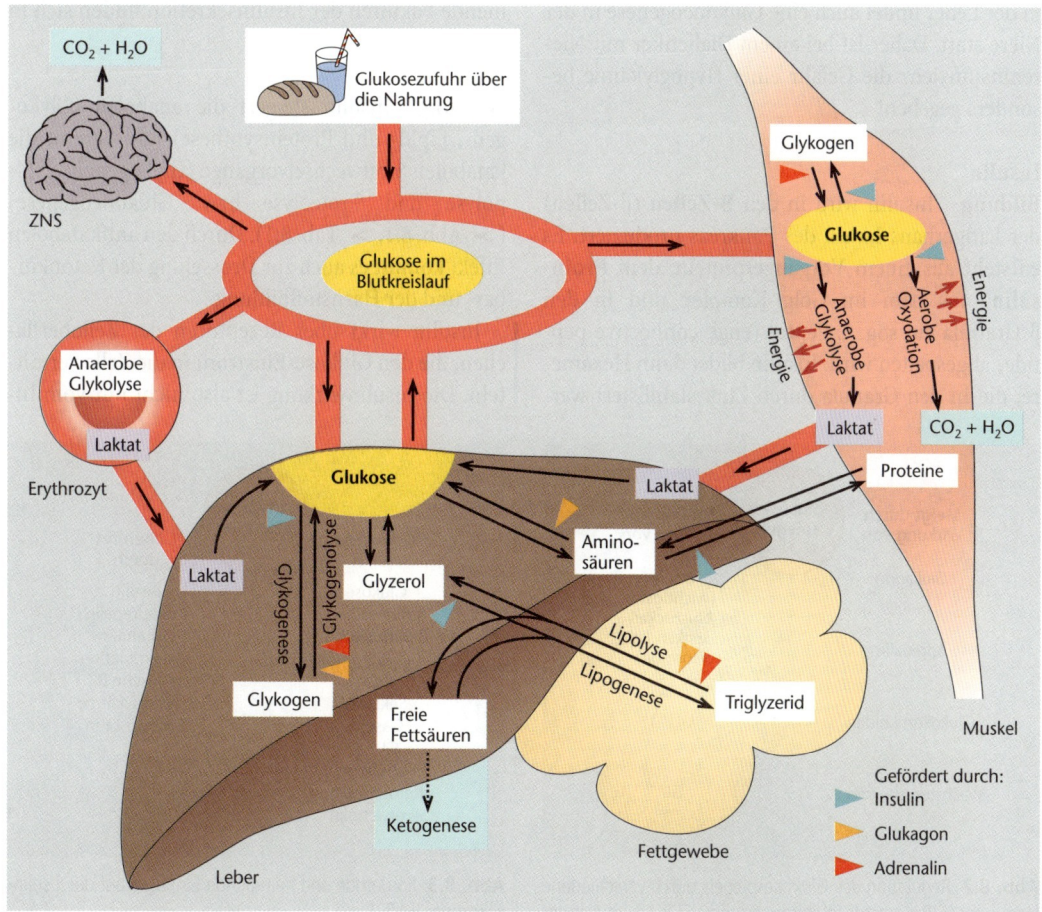

Abb. 8.1 Glukosestoffwechsel in der Übersicht. Die Glukose hat enge Verbindungen zum Fett- und Proteinstoffwechsel. [L157]

Die Regulation des Glukosespiegels erfolgt über einen ausgeklügelten hormonellen Apparat, der die Glukosespeicherung, die Glukoneogenese aus Aminosäuren und Fetten sowie die Glukose-Einschleusung in die Zellen genau aufeinander abstimmt. In diesem Regelmechanismus steht das **Insulin** als wichtigstes blutzuckersenkendes Hormon mehreren blutzuckersteigernden („**kontrainsulinären**") Hormonen gegenüber (➤ Abb. 8.2). Der Blutzuckerspiegel wird im Zuge dieser komplexen Regulation auf **80 ± 20 mg/dl** (4,5 ± 1 mmol/l) eingestellt.

Glukose wird normalerweise im proximalen Tubulus fast vollständig aus dem Primärharn resorbiert. Übersteigt die Konzentration im Serum die sog. **Nierenschwelle** (beim gesunden Erwachsenen 8,3–10 mmol/l = **150–180 mg/dl**), so ist die Rückresorptionskapazität erschöpft und es kommt zur signifikanten **Glukosurie**. Neben der Glukoneogenese in der Leber findet auch eine Glukoneogenese in der Niere statt. Daher ist bei einem Diabetiker mit Niereninsuffizienz die Gefahr einer Hypoglykämie besonders gegeben!

Insulin

Bildung Insulin wird in den **B-Zellen** (β-Zellen) der Langerhans-Inseln des Pankreas produziert. Es entsteht aus einem Vorgängerprotein, dem **Proinsulin**, aus dem im Golgi-Komplex und in den β-Granula ein sog. C-Peptid (engl. connective peptide) abgespalten wird. Insulin bildet dann Hexamere, die in den Granula durch Zink stabilisiert werden; die Hexamere zerfallen bei der Ausschleusung des Insulins in die Blutbahn.

> **MERKE**
> Das **C-Peptid** ist ein Marker für die endogene Insulinproduktion (s. u.), da es immer äquimolar zum biologisch aktiven Insulin vorliegt. Seine Konzentration wird durch exogene Insulinzufuhr nicht erhöht.

Sekretion Die Insulinsekretion wird einerseits durch Glukosereize (Anstieg des Blutzuckers) ausgelöst, andererseits besteht eine basale Insulinsekretion mit je einem Gipfel am frühen Morgen und am späten Nachmittag. Die schwankende Basalsekretion ist durch die ebenfalls zyklische Sekretion der „kontrainsulinären" Hormone Wachstumshormon (hoch in den Morgenstunden) und Glukokortikoide (hoch am Morgen und in den Nachmittagsstunden) bedingt. Weitere stimulierende und hemmende Faktoren der Insulinsekretion finden sich in ➤ Abb. 8.3.

Wirkung Insulin steigert die anabolen (Glykogen-, Lipid- und Proteinsynthese) und hemmt die katabolen Stoffwechselvorgänge (Glykogenolyse, Lipolyse und Proteolyse bzw. Glukoneogenese) (➤ Abb. 8.1, ➤ Tab. 8.1). Durch den antikatabolen Effekt kommt es auch zur Drosselung der Ketonkörper- und der Harnstoffbildung.

Insulin wirkt über Rezeptoren der Zelloberflächen, die den Glukose-Einstrom in die Zelle vermitteln. Die Insulinwirkung ist also nicht nur vom In-

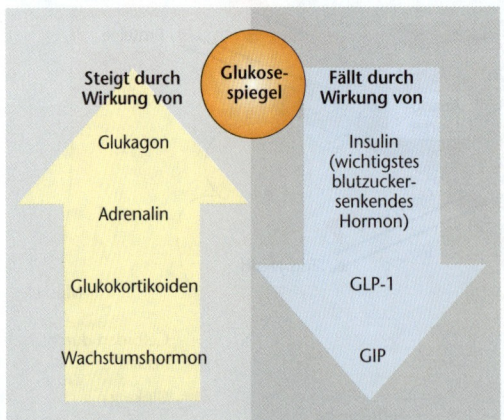

Abb. 8.2 Regulation des Glukosespiegels durch verschiedene Hormone. (GIP = gastric inhibitory protein, GLP-1 = glucagon-like peptide 1). [L141]

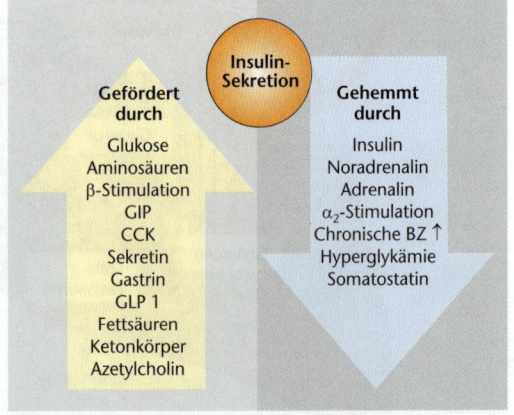

Abb. 8.3 Fördernde und hemmende Einflüsse auf die Insulinsekretion. [L157]

sulinspiegel, sondern auch von der Ansprechbarkeit der **Insulin-Rezeptoren** (Tyrosinkinase-Rezeptor) an den Zelloberflächen der Körperzellen abhängig. Ist die Ansprechbarkeit dieser Rezeptoren vermindert, so spricht man von **Insulinresistenz**. Sie spielt beim Zustandekommen des metabolischen Syndroms eine zentrale Rolle (➤ 8.3.2). Die Halbwertszeit von Insulin beträgt etwa 5 min. Insulin wird in Niere und Leber durch Insulinasen inaktiviert.

> **MERKE**
> Die Ansprechbarkeit des Insulin-Rezeptors **vermindert** sich bei chronischer Hyperglykämie oder Hyperinsulinämie und **erhöht** sich durch körperliches Training.

Im Verlauf eines Typ-2-Diabetes z. B. sinkt die Insulinsensitivität, wodurch trotz hoher Insulinspiegel im Blut weniger Glukose in die Zelle gelangt und die Blutzuckerspiegel allmählich ansteigen. Bei Marathonläufern dagegen ist die Insulinsensitivität sehr hoch, es reichen niedrige Insulinspiegel aus, um die Muskelzelle mit Energie zu versorgen.

Tab. 8.1 Wirkung des Insulins.

Stoffwechsel	Wirkung
Kohlenhydratstoffwechsel	• Förderung der Glukose-Aufnahme, speziell in die Muskel- und Fettzelle • Förderung der Glykogensynthese, speziell in der Leber- und Muskelzelle • Hemmung der Glykogenolyse • Hemmung der Glukoneogenese
Fettstoffwechsel	• Förderung der Fettsynthese durch Erhöhung der Aufnahme von freien Fettsäuren in die Leber- und Fettzelle • Hemmung der Lipolyse sowohl in der Fett- als auch in der Muskelzelle
Proteinstoffwechsel	• Förderung der Aminosäureaufnahme in die Leber-, Muskel- und Fettzelle • Steigerung der Proteinsynthese (im Leber-, Muskel- und Fettgewebe) durch Aktivierung der Ribosomen
weitere Wirkungen	• Stimulation des Membrantransports von Ionen speziell in die Leber-, Fett- und Muskelzelle; hierdurch kommt es z. B. zum Einstrom von Kalium in die Zellen (letzteres wird bei der Therapie der schweren Hyperkaliämie genutzt, ➤ 11.5.4)

Auswirkungen des Insulinmangels
Siehe dazu auch ➤ Abb. 8.4.
- **Glukosestoffwechsel**: verminderte Aufnahme von Glukose in die Zellen, Glykogenolyse und Steigerung der Glukoneogenese in der Leber → Hyperglykämie
- **Fettstoffwechsel**: Triglyzeride werden in der Leber zu freien Fettsäuren abgebaut (**Lipolyse**). Aus diesen bildet die Leber über Azetyl-CoA Azetessigsäure, die zu β-Hydroxybuttersäure und Azeton umgewandelt wird. Durch die saure Wirkung dieser sog. **Ketonkörper** entsteht bei schwerem Insulinmangel das ketoazidotische Koma. Bei Anwesenheit von Insulin kann Azetessigsäure wieder zu Azetyl-CoA umgewandelt und in peripheren Zellen zur Energiegewinnung genutzt werden. Dies erklärt, weshalb ein ketoazidotisches Koma ohne adäquate Dosen von Insulin nicht durchbrochen werden kann.
- **Eiweißstoffwechsel**: In der Muskel- und Leberzelle kommt es zur gesteigerten Proteolyse mit nachfolgender Harnstoffbildung und Eiweißverlusten aus der Muskelzelle (Gewichtsverlust, Wasting).
- **Wasser-, Elektrolyt- und Säure-Base-Haushalt**:
  – Als indirekte Wirkung der resultierenden Hyperglykämie kommt es zur osmotischen Diurese mit Wasser- und Elektrolytverlusten und damit zu Hypokaliämie, Hyponatriämie und Exsikkose.
  – Aus der ungebremsten Lipolyse resultiert eine „Überschwemmung" des Körpers mit Ketonkörpern und damit eine **metabolische Azidose**.

Auswirkungen des Insulinüberschusses
Bei akutem Insulinüberschuss entsteht eine Hypoglykämie mit v. a. zentralnervösen Symptomen (➤ 8.2). Der chronische Insulinüberschuss hat mehrere Auswirkungen:
- **anabole Stoffwechselwirkung**: Die Stoffwechselwirkungen des Insulins haben in ihrer Summe anabole Wirkung („Insulinmast"). Dadurch kommt es sehr häufig unter Insulingabe beim Typ-II-Diabetiker zu einer signifikanten Gewichtszunahme! Diese Wirkung wird dadurch verstärkt, dass Insulin durch die Hemmung der Lipolyse und der Proteolyse antikatabol wirkt. Zudem hat Insulin über die Stimulierung der

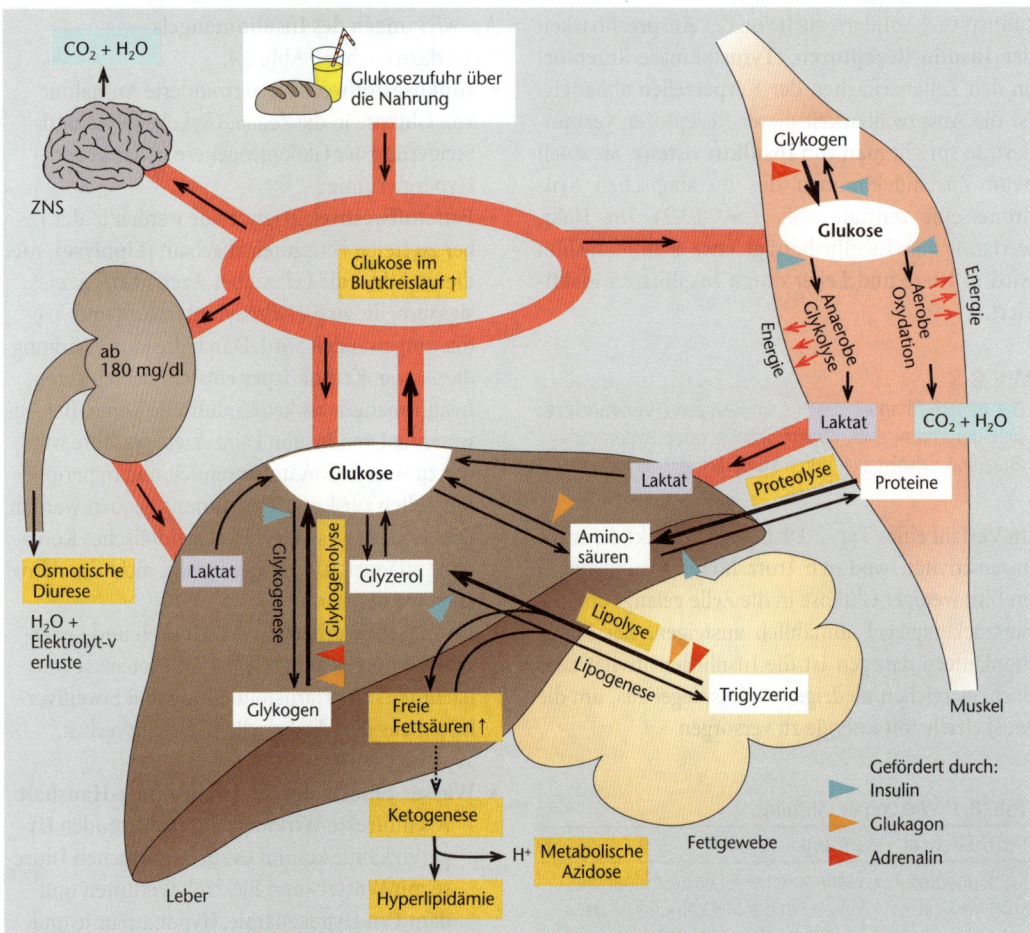

Abb. 8.4 Wichtigste Auswirkungen des Insulinmangels (gelb hervorgehoben). [L157]

Phospholipasen einen wachstumfördernden Effekt.
- **Gewebeschädigung**: Bei entsprechender genetischer Veranlagung führt die chronische Hyperinsulinämie zur Förderung von Atherogenese und Hypertonie (metabolisches Syndrom, > 8.3.2).

Einteilung
Die Einteilung des Diabetes mellitus (> Tab. 8.2) orientiert sich an der Ätiologie der verschiedenen Diabetesformen und stellt einen Konsens der WHO, ADA (American Diabetes Association) und DDG (Deutschen Diabetes-Gesellschaft) dar.

Ätiologie und Pathogenese
Einen Überblick über die Unterschiede zwischen Typ-1- und Typ-2-Diabetes bietet > Tab. 8.3.

Typ-1-Diabetes
Der Typ-1-Diabetes kann in jedem Alter auftreten; am häufigsten manifestiert sich die Erkrankung aber bei Kindern und Jugendlichen. Zugrunde liegt eine autoimmunologische Reaktion gegen Inselzellgewebe, die zur lokalen Entzündungsreaktion (**Autoimmuninsulitis**) führt. Diese ist durch Autoantikörper (Glutaminsäure-Decarboxylase-Antikörper [**GADA**], Tyrosin-Phosphatase-Antikörper [**IA-2A**], Insulin-Autoantikörper [**IAA**]), aber auch durch zelluläre Immunreaktionen vermittelt. Die Autoimmunreaktion führt innerhalb von Wochen bis Jahren zur völligen Zerstörung der B-Zellen der Langerhans-Inseln mit absolutem Insulinmangel (> Abb. 8.5), der immer eine exogene Insulinzufuhr erfordert. Die Erkrankung wird klinisch manifest, wenn etwa 80 % der B-Zellen zerstört sind. Die Nachweisbarkeit der Autoan-

Tab. 8.2 Einteilung des Diabetes.

Typ	Merkmale
Typ-I-Diabetes	β-Zell-Zerstörung, die gewöhnlich zum **absoluten** Insulinmangel führt • A: immunologisch bedingt • B: idiopathisch (selten)
Typ-2-Diabetes	vorherrschende Insulinresistenz und damit **relativer** Insulinmangel mit häufig begleitender Sekretionsstörung von Insulin
andere Ursachen	• A: genetische Defekte der β-Zell-Funktion (MODY = maturity onset diabetes of the young) • B: genetische Defekte der Insulinwirkung • C: Erkrankungen des exokrinen Pankreas • D: endokrine Erkrankungen • E: medikamentös oder chemisch bedingt • F: Infektionen • G: seltene immunologisch bedingte Diabetesformen • H: genetische Syndrome, die manchmal mit Diabetes assoziiert sind
Gestationsdiabetes	

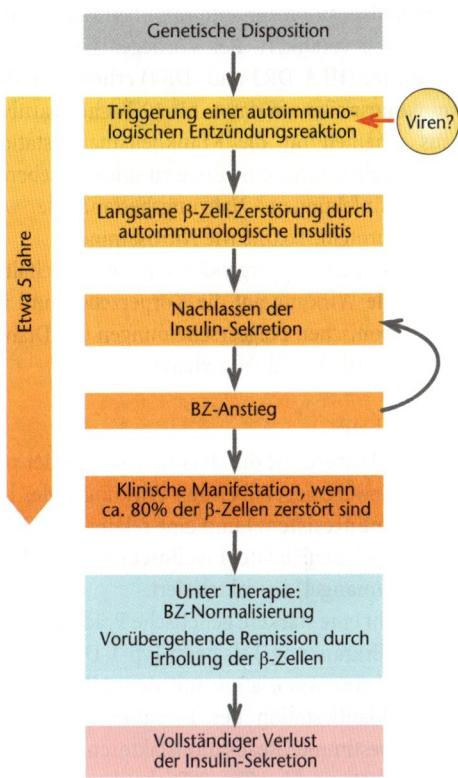

Abb. 8.5 Vermutete Pathogenese des Typ-1-Diabetes. [L157]

Tab. 8.3 Überblick über Typ-1- und Typ-2-Diabetes.

Kriterium	Typ-1-Diabetes	Typ-2-Diabetes
Häufigkeit	ca. 10 % der Diabetiker	ca. 90 % der Diabetiker
Zeitpunkt des Auftretens	< 30 Jahre	> 30 Jahre
Klinik	schlanker Patient, Erstmanifestation verläuft oft als akute Erkrankung mit Ketoazidose	übergewichtiger Patient, oft gleichzeitig Zeichen des metabolischen Syndroms, oligosymptomatische Erscheinung
genetische Einflüsse	moderat (50 % Manifestation bei identischen Zwillingen)	stark (80–100 % Manifestation bei eineiigen Zwillingen)
Realisationsfaktoren	chronische Autoimmunreaktion, fraglich getriggert durch virale oder toxische Auslöser	Alter, Adipositas, Bewegungsmangel
endogene Insulinproduktion	praktisch erloschen	anfangs erhöhte, später erniedrigte Insulinspiegel
Reaktion auf Insulinentzug	Ketoazidose	im späteren Stadium Hyperglykämie ohne Ketoazidose, in Extremfällen hyperosmolares Koma

tikörper sinkt im Verlauf der Jahre ab, z. T. unter die Nachweisgrenze (der Immunprozess „brennt aus").

Bei ca. 30 % der Typ-1-Diabetiker schließt sich an die Manifestationsphase nach exogener Insulintherapie eine temporäre Phase der Zellerholung mit vermehrter endogener Insulinproduktion an, bevor die B-Zell-Funktion vollends erlischt. Diese bis zu 18 Monate dauernde Remissionsphase (**Honeymoon-Phase**) ist klinisch am sinkenden exogenen Insulinbedarf erkennbar.

Die Prädisposition zur autoimmunen Entgleisung ist genetisch verankert. Bei Vorliegen bestimmter HLA-Muster (HLA-DR3 und -DR4) erhöht sich das Erkrankungsrisiko um das 4- bis 10-Fache. Darüber hinaus scheinen für die Krankheitsmanifestation auch Umweltfaktoren eine Rolle zu spielen (Lebensstil, Virusinfektionen, Nahrungsbestandteile wie Kuhmilchprotein, Toxine wie Nitrosamine).

Die chronische Hyperglykämie hat eine vielfältig schädigende Wirkung auf die Körperzellen und ist für die chronischen Folgeerscheinungen des Diabetes verantwortlich („Glukotoxizität").

Typ-2-Diabetes

Der Typ-2-Diabetes ist durch eine Resistenz der peripheren Gewebe gegenüber den Wirkungen des Insulins (**Insulinresistenz**) und eine relativ zum Blutzuckerspiegel inadäquate Insulinsekretion (**relativer Insulinmangel**) charakterisiert.

Es besteht eine stärkere genetische Prädisposition (polygene Erkrankung?) als beim Typ-1-Diabetes, es liegt aber keine Assoziation mit dem HLA-System vor. Die Manifestation der Erkrankung benötigt ebenfalls bestimmte Realisationsfaktoren (> Abb. 8.6). Regelhaft sind bei Typ-2-Diabetikern zwei soziobiologische Faktoren anzutreffen, welche die Pathogenese der Erkrankung entscheidend beeinflussen:

- **Überernährung**: Chronische Überernährung führt zur Steigerung der Insulinsekretion mit nachfolgender Verminderung der peripheren Insulin-Rezeptoren (Insulinresistenz). 90 % der Patienten mit Typ-2-Diabetes sind adipös. Mit zunehmend hochkalorischer Ernährung in den westlichen Industrienationen tritt der Typ-2-Diabetes zunehmend bei jüngeren Patienten und Kindern auf.
- **Bewegungsmangel**: Dadurch kommt es zum Abfall der insulinunabhängigen Glukose-Aufnahme in die Muskelzelle und damit ebenfalls zur Hyperinsulinämie mit nachfolgender Insulinresistenz.

Die Insulinresistenz leitet zwei pathogenetische Kaskaden ein:
- Die mangelnde Glukose-Aufnahme in die Muskelzelle und die gesteigerte Gluconeogenese in der Leber bedingen eine weitere Blutzuckererhöhung. Diese kann selbst durch eine Mehrsekretion von Insulin nicht kompensiert werden. Lange

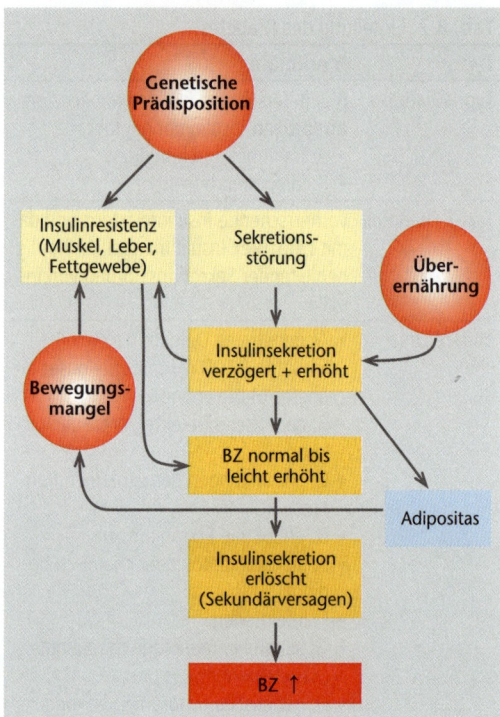

Abb. 8.6 Entwicklung des Typ-2-Diabetes. [L157]

Zeit besteht somit ein Nebeneinander von Hyperglykämie und Hyperinsulinämie. Nach Jahren, meist jedoch nach Jahrzehnten kann es zur Erschöpfung der Insulinsekretion kommen und damit zur Insulinabhängigkeit (sog. **Sekundärversagen**, > Abb. 8.7).
- Die Insulinresistenz führt zu weiteren **metabolischen Entgleisungen**: gesteigerte Lipolyse mit Triglyzeriderhöhung (Dyslipoproteinämie), Erhöhung des extrazellulären Natriumgehalts sowie stammbetonte Fettsucht. Liegt ein metabolisches Syndrom vor, so ist nicht nur das Risiko für einen Diabetes deutlich erhöht, sondern auch für kardiovaskuläre Erkrankungen.

Wie beim Typ-1-Diabetes spielt auch beim Typ-2-Diabetes die **Glukotoxizität** eine wesentliche gewebeschädigende Rolle; betroffen sind hierbei wie beim Typ-1-Diabetes v. a. die kleinen Gefäße (**Mikroangiopathie**).

Das beim Typ-2-Diabetes so zentrale Hyperinsulinämiesyndrom erklärt einen weiteren Teil der bei chronischem Diabetes entstehenden Gewebeschädigung, insbesondere die **Makroangiopathie**, die im Zuge von Hypertonus und Atherosklerose auftritt (> 8.1.4).

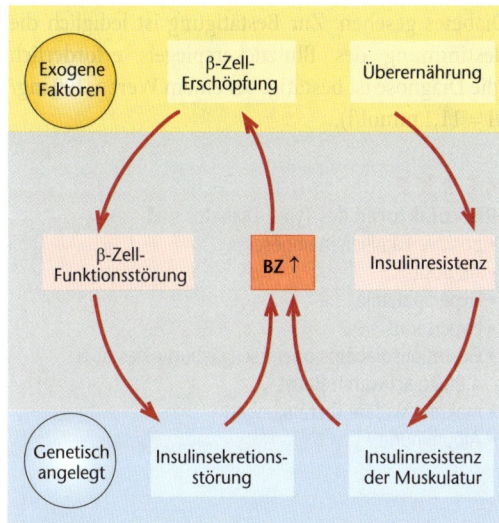

Abb. 8.7 Exogene und genetische Einflüsse auf die Blutzuckererhöhung. Im Laufe der Jahre nimmt die Insulinsekretion immer weiter ab. [L157]

Andere Ursachen
- **genetische Defekte der B-Zell-Funktion** (MODY): Es liegt eine autosomal-dominante Vererbung vor (sechs genetische Formen). Der häufig schon im Kindesalter auftretende Diabetes führt nicht oder spät zur Insulinabhängigkeit.
- **genetische Defekte in der Insulinwirkung**: Meist liegen Mutationen des Insulin-Rezeptors zugrunde. Eine typische, jedoch keineswegs spezifische Krankheitserscheinung ist deshalb die bei peripherer Insulinresistenz auftretende Acanthosis nigricans.
- **Erkrankungen des exokrinen Pankreas**: v. a. eine Pankreatitis, Pankreatektomie bzw. traumatische oder neoplastische Zerstörung des Pankreas, zystische Pankreasfibrose bei Mukoviszidose, Hämochromatose
- **endokrine Erkrankungen**: Alle Hormone, die insulinantagonistisch wirken, können bei Erhöhung eine Zuckerstoffwechselstörung hervorrufen. Entsprechend kann ein Diabetes mellitus folgende Erkrankungen begleiten: Akromegalie (GH, STH), Morbus Cushing (ACTH, Glukokortikoide), Conn-Syndrom (Aldosteron), Glukagonom (Glukagon), Phäochromozytom (Adrenalin, Noradrenalin), Somatostatinom (Somatostatin), Hyperthyreose (verminderte Insulinempfindlichkeit).
- **medikamentös oder chemisch bedingt**: toxische Schädigung der β-Zellen z. B. durch Pentamidin i. v.; Beeinträchtigung der Insulinwirkung z. B. durch β-Blocker, Thiazide; außerdem Glukokortikoide, Thyroxin, α-Interferon-Therapie
- **Infektionen mit Beteiligung des Pankreas**: z. B. angeborene Rötelninfektion, Infektionen mit Coxsackie B, Zytomegalie, Adenoviren und Mumpsviren
- **seltene immunologisch bedingte Diabetesformen**: z. B. „Stiff-Man"-Syndrom (autoimmunologische Erkrankung des Zentralnervensystems mit hohen GAD-Autoantikörpern), Erkrankungen mit Anti-Insulinrezeptor-Antikörpern (z. B. SLE), autoimmunes polyglanduläres Syndrom (➤ 7.8.2)
- **genetische Syndrome**: z. B. Down-Syndrom, Klinefelter-Syndrom, Turner-Syndrom

Gestationsdiabetes
Der Gestationsdiabetes ist die häufigste Stoffwechselstörung in der Schwangerschaft. Er ist definiert als eine Glukosetoleranzstörung, die erstmals in der Schwangerschaft auftritt oder erkannt wird. Sie tritt bei etwa 3 % der Schwangeren auf. Schwangere haben ein etwa 7-fach erhöhtes Risiko, im weiteren Leben einen manifesten Typ-2-Diabetes zu entwickeln (➤ 8.1.1).

Klinik

> **MERKE**
> Während den **Typ-1-Diabetiker** praktisch immer die hyperglykämiebedingten Akutsymptome wie Gewichtsverlust, Polyurie oder Polydipsie zum Arzt führen, sind es beim **Typ-2-Diabetiker** nicht selten die chronischen Folgeerscheinungen des Diabetes (z. B. periphere Verschlusskrankheit, Polyneuropathie) oder die Erscheinungen des begleitenden metabolischen Syndroms (z. B. Hypertonus oder Adipositas).

Klinische Symptome können im Anfangsstadium des Typ-1-Diabetes sowie beim sich oft über Jahre entwickelnden Typ-2-Diabetes völlig fehlen.
- **Allgemeinsymptome**: Müdigkeit, Leistungsschwäche und Gewichtsabnahme durch gesteigerte Gluconeogenese mit Abnahme der Muskelmasse sowie Kalorienverluste über den Urin

- **Polyurie und Polydipsie**: Die Polyurie ist durch die osmotische Wirkung der Glukose bedingt und resultiert in einer ausgeprägten Polydipsie.
- **Zeichen der Abwehrschwäche**: häufig Harnwegsinfekte (v. a. Frauen) sowie Hautinfektionen wie Furunkulosen oder Mykosen, z. B. Soorbefall im Genitalbereich (Balanitis, Vulvovaginitis)
- **Pruritus**: generalisiert oder lokal (z. B. im Anal- und Genitalbereich); zugrunde liegt z. B. ein Pilzbefall.
- **weitere Symptome**: Refraktionsanomalien mit Sehstörungen durch veränderte Quellungseigenschaften der Linse (Wasser- und Glukose-Aufnahme), nächtliche Wadenkrämpfe (durch Flüssigkeits- und Elektrolytverschiebungen), Heißhunger (durch Hypoglykämie, im Frühstadium bei Typ-2-Diabetes durch Hyperinsulinämie)

Bei zunehmender Entgleisung der Stoffwechsellage treten Übelkeit, evtl. mit diffusen Abdominalschmerzen (Pseudoperitonitis, ➤ 6.7.4), Kussmaul-Atmung (➤ 5.1.2) sowie eine allgemeine Verlangsamung bis hin zum Koma auf.

Die **chronischen Folgeerscheinungen** des Diabetes (diabetische Sekundärerkrankungen) bestimmen das klinische Bild im fortgeschrittenen Stadium. Sie sind teilweise durch die chronische Hyperinsulinämie, teilweise durch die chronische Hyperglykämie bedingt und entstehen fast alle auf dem Boden von mikroskopischen oder makroskopischen Gefäßschädigungen (➤ 8.1.4).

- **mikroangiopathische** Veränderungen: v. a. an Nieren (diabetische Glomerulosklerose), Retina (diabetische Retinopathie) und peripherem Nervensystem (diabetische Neuropathie)
- **makroangiopathische** Veränderungen: am Herzen (KHK) und an den Extremitäten (Claudicatio intermittens)

Diagnostik

In Deutschland vergehen im Mittel 5–8 Jahre, ehe ein Diabetes als solcher diagnostiziert wird. Bei Diagnosestellung weisen bereits etwa 25 % der Patienten Folgeschäden (wie etwa eine Nephropathie) auf.

Erstdiagnostik

Patienten mit Zeichen und Symptomen des unkontrollierten Diabetes (z. B. Polyurie, Polydipsie und Gewichtsverlust) werden insbesondere beim Typ-1-Diabetes gesehen. Zur Bestätigung ist lediglich die Bestimmung des Blutzuckerspiegels erforderlich (die Diagnose ist bestätigt bei einem Wert > **200 mg/dl** = 11,1 mmol/l).

> **MERKE**
> Risikofaktoren des Typ-2-Diabetes sind:
> - positive Familienanamnese
> - Adipositas
> - Hyperlipidämie
> - Hypertonus
> - Gestationsdiabetes oder nach Geburt eines über 4.000 g schweren Babys
> - makrovaskuläre Erkrankungen
> - Albuminurie

Asymptomatische Typ-2-Diabetiker dagegen entgehen oft jahrelang der Diagnose. Daher sollten Patienten mit Risikofaktoren regelmäßig untersucht werden.

Auch bei einem HbA_{1c} > 6,5 % ist eine diabetische Stoffwechsellage ebenfalls gesichert.

> **MERKE**
> Bei folgenden **Verdachtssymptomen** sollte nach einem Diabetes gefahndet werden: Gewichtsverlust, Durst, Polyurie, Müdigkeit, Pruritus vulvae, Balanitis.

Anamnese Im Rahmen der Anamnese müssen folgende Punkte erfragt werden:
- **typische Diabetes-Symptomatik**: Polyurie, Polydipsie, Gewichtsverlust und Müdigkeit
- Symptome von **Vor- oder Begleiterkrankungen**, z. B. andere Autoimmunerkrankungen (Hypothyreosen, polyglanduläre endokrine Syndrome, ➤ 7.8) bei Typ-1-Diabetes oder Zeichen des metabolischen Syndroms bei Typ-2-Diabetes
- Symptome einer **Stoffwechselentgleisung**, z. B. Exsikkose, Azetongeruch, Somnolenz
- Symptome von **diabetischen Spätschäden**, z. B. Durchblutungsstörungen, Neuropathie, Sehstörungen, Hypertonie
- **Familienanamnese**

Körperliche Untersuchung Erst wenn Spätschäden vorliegen oder – wie etwa häufig beim Typ-1-Diabetes – der Stoffwechsel dekompensiert, sind eindeutige klinische Befunde zu erheben.

> **MERKE**
> Zeichen der Stoffwechseldekompensation sind: Exsikkose, Kussmaul-Atmung, Azetongeruch, Somnolenz, Tachykardie.

Selten kann die genaue körperliche Untersuchung auch diabetesassoziierte Charakteristika enthüllen, wie die **Acanthosis nigricans**, eine unspezifische lokale Vergröberung und Schwarzfärbung der Haut, typischerweise intertriginös (➤ 28.19.4).

Blutzuckerbestimmung Die Diagnose des Diabetes mellitus wird über den Glukosespiegel im Plasma gestellt (➤ Tab. 8.4). Die angegebenen Referenzwerte beziehen sich auf venöses Plasma. Ein Diabetes mellitus liegt vor, wenn

- der Plasmaglukosespiegel im **Nüchternzustand** bei zwei unabhängigen Messungen > **126 mg/dl** (≥ 7 mmol/l) liegt.
- bei einem **symptomatischen** Patienten (also einem Patienten mit Polyurie, Polydipsie und unerklärtem Gewichtsverlust) ein „Gelegenheits"-Plasmaglukosespiegel von ≥ 200 mg/dl (≥ 11,1 mmol/l) gemessen wird (d. h. egal, ob morgens oder abends, nüchtern oder nicht).
- ein **oraler Glukosetoleranztest** einen 2-h-Wert von ≥ **200 mg/dl** (> 11,1 mmol/l) ergibt.
- der HbA_{1c}-Wert ≥ 6,5 % (≥ 48 mmol/mol Hb) liegt. Der Normwert (kein Diabetes) liegt bei < 5,7 %.

Bei Werten, die oberhalb der Normalwerte, jedoch unterhalb der als Diabetes definierten Werte liegen, wird je nach Befundkonstellation von einer **abnorme Nüchternglukose** (IGF) (der oGTT ist hier normal) oder einer **gestörten Glukosetoleranz** (IGT) (hier ist auch der oGTT abnormal) gesprochen (➤ Tab. 8.4). Da diese Vorstufen des Diabetes mellitus sein können, werden die Befunde jährlich überwacht.

Urinuntersuchungen auf Glukose haben bei der Erstdiagnostik des Diabetes keinen Stellenwert, da die Nierenschwelle für Glukose (s. o.) stark fluktuiert – sie erhöht sich mit Alter und fortschreitender Nierenschädigung (diabetische Nephropathie). Die Bestimmung der Urinketone kann eine diabetische Stoffwechselentgleisung anzeigen.

Die Untersuchung des Urins auf Mikroalbumin ist ein sensitiver Test auf das Vorliegen einer diabetesbedingten Nephropathie und hat eine hohe Korrelation mit dem kardiovaskulären Risiko. Sie wird in mindestens einjährigen Abständen kontrolliert.

Oraler Glukosetoleranztest (oGTT) **Indikation:** Der orale Glukosetoleranztest wird in der Diabetesdiagnostik v. a. bei widersprüchlichen Blutzuckerwerten, gestörter Glukosetoleranz, abnormer Nüchternglukose, DD einer Glukosurie, einer Hypoglykämie und bei der Diagnose des Gestationsdiabetes eingesetzt.

Durchführung: 3 Tage kohlenhydratreiche (mindestens 150 g/d) Kost. Nach 10- bis 16-stündiger Nahrungs-(und Alkohol-)Karenz trinkt der Patient am Morgen 75 g Glukose oder Oligosaccharide innerhalb von 5 min im Sitzen oder Liegen. Der Plasmazucker wird nüchtern und 60 min und/oder nur (WHO-Standard) 120 min nach dem Trinken bestimmt.

Interpretation:
- Abgrenzung von pathologischer Glukosetoleranz und Diabetes mellitus (➤ Tab. 8.4)
- **falsch positive Werte**: z. B. bei Einnahme von Thiaziddiuretika, Glukokortikoiden, Ovulationshemmern, Nikotinsäurederivaten (mindestens 3 Tage vorher absetzen), Zustand nach Magen-OP, Ulcus duodeni, Morbus Crohn, niedrigen Kalium- und Magnesiumwerten, Leberfunktionsstörungen

Tab. 8.4 Diagnosekriterien des Diabetes mellitus (Plasmaglukose).

	Nüchtern-BZ	oGTT-2-h-Wert
normal	< 100 mg/dl (< 5,6 mmol/l) und	< 140 mg/dl (< 7,8 mmol/l)
abnorme Nüchternglukose	≥ 100 und < 126 mg/dl (≥ 5,6 und < 7,0 mmol/l)	normal
gestörte Glukosetoleranz	< 126 mg/dl (< 7,0 mmol/l) und	≥ 140 und < 200 mg/dl (≥ 7,8 und < 11,1 mmol/l)
Diabetes	≥ 126 mg/dl (7,0 mmol/l) oder	≥ 200 mg/dl (11,1 mmol/l)
	oder: Gelegenheits-Plasmaglukosespiegel ≥ 200 mg/dl (11,1 mmol/l) mit Polydipsie, Polyurie und unerklärtem Gewichtsverlust	

- **falsch negative Werte**: z. B. bei Magenausgangsstenose, Morbus Whipple, entzündlichen Darmerkrankungen

Diagnostik von Begleiterkrankungen und diabetischen Folgeschäden Bei Diagnosestellung von Typ-2-Diabetikern liegen häufig schon eine Angiopathie, Neuropathie, Nephropathie und Retinopathie vor. Die folgenden Untersuchungen dienen der Aufdeckung von Begleiterkrankungen und diabetischen Folgeschäden:
- **Nierenfunktionsstatus**: Kreatinin-Clearance, Untersuchung auf Mikroalbuminurie (empfindlichster Parameter zur Erkennung einer diabetischen Nephropathie; Grenzwert: 30 mg/24 h bei 24-h-Urinsammlung bzw. 20 µg/min bei befristeter Urinsammlung oder 20 mg/l)
- **Lipidstatus** (Cholesterin, Triglyzeride, HDL-Cholesterin) und Harnsäurespiegel zur Beurteilung weiterer Risikofaktoren des „metabolischen Syndroms"
- **Augenhintergrunduntersuchung** in Mydriasis
- **angiologische Untersuchung**: Fußpulse, Karotis-Strömungsgeräusche, EKG
- **neurologische Untersuchung**: Reflexe, Vibrations- und Temperaturempfinden
- **Schilddrüse**: Autoimmune Hypothyreosen kommen bei Kindern und Jugendlichen mit Typ-1-Diabetes in ca. 3 % vor.

Diagnostik zur Verlaufsbeurteilung
- **regelmäßige Blutzuckerkontrollen durch den Arzt:** je nach Einstellungsqualität von 1-mal wöchentlich bis 1-mal im Quartal
- **Blutzuckerselbstkontrolle**: Der Patient misst seinen Blutzucker i. d. R. 4-mal pro Tag, bei Erkrankungen oder ungewöhnlichen Anstrengungen auch häufiger. Bei Therapie mit oralen Antidiabetika ohne Hypoglykämiegefahr reichen oft „Stichproben" aus.
- **Harnzucker-Selbstkontrolle**: nur wenn ein Patient zu Blutzuckerselbstkontrollen nicht in der Lage ist
- **Keton-Selbstbestimmung**: Sie werden mit Teststreifen semiquantitativ bestimmt (+, ++, +++). Ketone zeigen intrazellulären Glukosemangel und damit Mangel an Insulin an. Dieser führt zur Lipolyse – die entstehenden Ketonkörper spiegeln das Ausmaß der Lipolyse wider. So kann auch Fasten zu einer leichten Ketonurie führen. Ketone sind ein Warnzeichen der diabetischen Stoffwechselentgleisung (> 8.1.2). Der Urin wird deshalb bei allen interkurrenten Krankheiten sowie bei Blutzuckerwerten > 360 mg/dl (20 mmol/l) auf Ketone untersucht.
- **HbA$_{1c}$-Bestimmung**: Glukose lagert sich während der gesamten Lebensdauer der Erythrozyten an das Hämoglobin an. Hierdurch entsteht glykosyliertes Hämoglobin, dessen stabile Unterfraktion (HbA$_{1c}$) gemessen werden kann. Dieser Wert spiegelt die Blutzuckerspiegel der letzten 6–8 Wochen wider. Er sollte einmal pro Quartal bestimmt werden. Fehlerquellen:
  - **falsch hohe Werte**: bei Niereninsuffizienz, Alkoholabusus, Hyperlipoproteinämie, hoch dosierter Salicylattherapie sowie zum Ende von Schwangerschaft und Stillzeit
  - **falsch niedrige Werte**: bei verkürzter Erythrozytenlebenszeit (Hämoglobinopathie, Sichelzell-, hämolytische Anämie, Blutverluste) mit Substitution von Erythrozyten und in der ersten Hälfte der Gravidität

MERKE
Der beste Indikator der Diabeteseinstellung ist das glykosylierte **HbA$_{1c}$**.

- **weitere Untersuchungen**: körperliche Untersuchung bei jedem Arztbesuch (Gewicht, RR, Füße etc.), Untersuchung auf Mikroalbuminurie (1-mal pro Jahr), Lipidprofil (mindestens 1-mal pro Jahr), Augenuntersuchung, neurologische Untersuchung und angiologische Untersuchung (jeweils 1-mal pro Jahr)

Therapie

Das „leitende" Therapieziel für Typ-1- und Typ-2-Diabetes ist die Verhinderung bzw. Verzögerung von diabetesassoziierten Komplikationen.
Die Pfeiler der Diabetes-Therapie sind dabei:
- **Lebensstil**:
  - konstanter Lebensstil mit regelmäßigen Mahlzeiten (erleichtert die Stoffwechselkontrolle)
  - regelmäßige körperliche Aktivität: insulinunabhängige Möglichkeit des Glukosetransports in die Zelle (→ Insulinbedarf sinkt); wirkt v. a.

beim Typ-2-Diabetes der Insulinresistenz entgegen
- Vermeidung zusätzlicher Gefäßrisiken (Rauchen, Hypertonus, Adipositas, Fettstoffwechselstörungen)
- **Stoffwechselselbstkontrolle**:
  - häusliche Blutzuckermessungen
  - Selbstmonitoring bei drohender Entgleisung (Urinketone, Blutzucker)
- **Ernährung**: Die effektivste, aber leider nur selten erfolgreiche Therapie des Diabetes Typ 2 ist die Gewichtsabnahme: Eine Reduktion der Körpermasse von 10 % könnte die Stoffwechselentgleisung der meisten Typ-2-Diabetiker normalisieren.
- **medikamentöse Therapie**: Infrage kommen Insulin und verschiedene orale Antidiabetika, in erster Linie Metformin. Die Indikationen werden je nach Diabetes-Typ, -Stadium und -Alter gestellt (Details s. u.).
- **Krankheitseinsicht und ärztliche „Führung"**:
  - Therapeutische Entscheidungen müssen Lebensstil und Ressourcen des Patienten berücksichtigen.
  - Patientenschulung: Erklärung der Krankheit, Diätetik (Ernährungsrichtlinien), Körperpflege (speziell Fußpflege), Lebensweise (Bewegung, Körpergewicht, Risikofaktoren), Selbstkontrollen, Umgang mit Insulin und oralen Antidiabetika

Ernährung

Diabetiker fahren am besten mit den „normalen", auch für Gesunde geltenden Ernährungsempfehlungen mit einigen wenigen Sonderregelungen:
- Die tägliche Nahrungsmenge sollte auf 3 Haupt- und 3 Zwischenmahlzeiten verteilt werden. Bei intensivierter Insulintherapie kann dies lockerer gehandhabt werden.
- Glukose und Haushaltszucker sollten wegen der raschen Aufnahme mit raschem Blutzuckeranstieg gemieden werden, da sie meist nicht mit der Kinetik des zugeführten Insulins zur Deckung zu bringen sind.
- Bevorzugt werden **komplexe**, schwer aufschlüsselbare **Kohlenhydrate** (stärkehaltige Nahrungsmittel, möglichst > 50 % aus Vollkorn).
- Eine Berechnung der Kohlenhydrate wird den mit blutzuckersenkenden Medikamenten behandelten Typ-1- und Typ-2-Diabetikern empfohlen, damit die Medikation (v. a. Insulin) bedarfsgerecht angepasst werden kann. In Deutschland und Österreich haben sich für die Berechnung der Diät für Diabetiker die **Broteinheiten** (1 BE = 12 g Kohlenhydrate) bzw. die **Kohlenhydrateinheit** (KE oder KHE; 1 KE = 10 g Kohlenhydrate) durchgesetzt.
- Der Eiweißverzehr soll 15–20 % (1 g/kg KG) nicht überschreiten, weil die Eiweißbelastung sich für die Nieren ungünstig auswirkt und die Glukoneogenese in der Leber gefördert wird. Bei beginnender Niereninsuffizienz ist eine Beschränkung auf maximal 45 g pro Tag angezeigt.
- Wichtig ist nicht die Quantität, sondern die Qualität der Fette. Sie sollten als einfach und mehrfach ungesättigte Fettsäuren zugeführt werden (z. B. Olivenöl).

Insulintherapie

Der Insulinbedarf liegt bei absolutem Insulinmangel zwischen 0,2 und 0,7(–1,0) IE/kg KG (die eigene Produktion beim gesunden Erwachsenen liegt bei ca. 40 E/Tag). Der Insulinbedarf pro BE liegt morgens wegen der höheren Aktivität der kontrainsulinären Hormone (insbes. Wachstumshormon) höher als abends.

Indikationen Insulin ist bei allen Typ-1-Diabetikern indiziert. Typ-2-Diabetiker werden nur dann mit Insulin behandelt, wenn Diät, Bewegung oder Gewichtsreduktion keine ausreichende Blutzuckersenkung mehr erzielen, oder wenn ein Sekundärversagen vorliegt.

Unterschiedliche Therapiemodalitäten Die Insulintherapie folgt je nach Patient unterschiedlichen Modalitäten (➤ Abb. 8.8).

Basalorientierte orale Therapie (BOT): Wenn bei einem Typ-2-Diabetiker die orale Therapie nicht mehr ausreicht und morgens zu hohe Blutglukosewerte auftreten, kann die Insulintherapie mit einem Verzögerungsinsulin zur Nacht begonnen werden. Es muss aber ausgeschlossen werden, dass die morgendlich erhöhte Blutglukose Folge von nächtlichen Hypoglykämien ist!

Supplementäre Insulintherapie (SIT): Wenn bei einem Typ-2-Diabetiker unter oraler Therapie die Blutzuckerwerte nach dem Essen zu hoch sind, kann

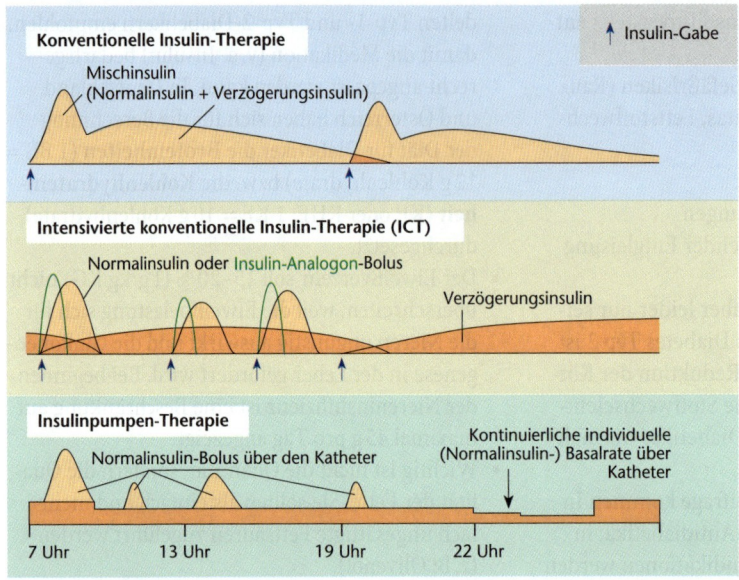

Abb. 8.8 Verschiedene Therapieschemata der Insulintherapie. [L190]

die Insulintherapie mit zusätzlichem Normalinsulin zum Essen begonnen werden.

Konventionelle Insulintherapie (CT): Die konventionelle Insulintherapie besteht aus einer festgelegten zweimaligen Insulindosis (Misch-/oder Verzögerungsinsulin) pro Tag: Eine Injektion (meist ⅔ der Tagesgesamtdosis) wird zum Frühstück und eine Injektion zum Abendbrot verabreicht. Zur Anwendung kommen Mischungen aus Normal- und NPH-Insulinen oder nur NPH-Insuline (s. u. „Insulinpräparate"). Durchführbar ist diese Form nur bei stabiler Stoffwechsellage und regelmäßigem Tagesablauf.

Diese Form kommt beim Typ-1-Diabetiker nur infrage, wenn die Intelligenz und/oder die Bereitschaft zu mehreren Insulin-Injektionen und damit Blutzuckerkontrollen nicht vorhanden sind. Beim Typ-2-Diabetiker ist der Therapiemodus jedoch häufiger ausreichend.

MERKE
Bei Vergessen einer Zwischenmahlzeit oder zu geringem Kohlenhydratanteil in den Hauptmahlzeiten besteht die Gefahr der Hypoglykämie.

Intensivierte Insulintherapie: Unter intensivierter Insulintherapie (ICT = intensivierte konventionelle Therapie) versteht man die 1- bis 2-mal tägliche Gabe eines Verzögerungsinsulins, kombiniert mit der zusätzlichen Zufuhr von schnell wirkendem Insulin vor den Mahlzeiten (**Basis-Bolus-Konzept**):
- **Verzögerungsinsulin** zur Abdeckung des Basalbedarfs: ca. 40–60 % des Gesamtinsulinbedarfs
- **Normalinsulin** oder **schnell wirksames Insulin-Analogon** bzw. inhalatives Insulin (s. u. „Insulinpräparate") als Bolus zu den Mahlzeiten: Die Menge dieses Insulins kann je nach geplanter Kohlenhydrataufnahme sowie vor der Mahlzeit gemessenem Blutzuckerspiegel variiert werden.

Die Vorteile der ICT sind mehr Flexibilität bei den Mahlzeiten (Patient kann extra Kohlenhydrate „abdecken") sowie eine bessere Stoffwechselkontrolle. Nachteilig sind die häufigeren Selbstkontrollen und Insulin-Injektionen sowie der erhöhte Schulungsaufwand.

Insulinpumpen-Therapie: Über eine kleine tragbare Pumpe erfolgt eine kontinuierliche, subkutane Insulin-Infusion von Normalinsulin. Die Basalrate kann während des Tagesrhythmus unterschiedlich hoch sein, sodass auch zwischen den Mahlzeiten ein gleichmäßig normwertiger Blutzuckerspiegel erreicht wird. Vor den Mahlzeiten kann der Patient über die Pumpe zusätzliche Insulindosen abrufen. Der Insulinbedarf liegt 10–20 % unter dem anderer Therapieregimes.

Die Insulinpumpen-Therapie ist besonders bei Patienten indiziert, die häufig an schweren Hypoglyk-

Tab. 8.5 Insulinpräparate.

	Wirkungs-beginn	-maximum	-dauer
Lys-Pro-Insulin, Insulin aspart, Insulin glulisin	5–15 min	30–60 min	ca. 4 h
Normalinsulin	15–30 min	ca. 2 h	5–8 h
Verzögerungsinsuline			
• Intermediärinsuline (NPH-Insuline)	30–90 min	4–8 h	bis 24 h
• lang wirkende Insulin-Analoga: Glargin-Insulin, Detemir-Insulin	ca. 1 h	keines	ca. 24 h

ämien leiden, bei Langzeitdiabetikern mit stark schwankenden Blutzuckerwerten (sog. Brittle-Diabetes) oder bei einer geplanten Schwangerschaft. Voraussetzungen sind eine ausreichende Motivation und Zuverlässigkeit des Patienten (mindestens 4 Blutzuckerbestimmungen täglich).

Insulinpräparate In Deutschland wird gentechnisch hergestelltes Humaninsulin angeboten. Die Einteilung der Insulinpräparate orientiert sich an deren Wirkdauer (➤ Tab. 8.5):

Schnell wirkende Insulin-Analoga (Lys-Pro-Insulin, Insulin aspart und Insulin glulisin): Das reguläre Insulinmolekül hat die Eigenschaft, sich zu Hexameren zu vernetzen. Bei subkutaner Injektion liegen so 6 Insulinmoleküle zusammen, die zunächst in Dimere und dann Monomere zerfallen. Physiologisch wirksam sind nur die in die Blutbahn diffundierenden Monomere. Durch Austausch der Aminosäure Lysin gegen Prolin in der B-Kette geht die Eigenschaft, Hexamere zu bilden, verloren, und das Insulinmolekül wird bei s. c. Injektion rasch resorbiert. **Indikation:** Typ-1-Diabetes mit intensivierter Therapie. Beim Typ-2-Diabetes können der fehlende Spritz-Ess-Abstand und die Möglichkeit der Gabe sofort nach dem Essen die Therapie besonders in der Geriatrie bei vergesslichen Patienten erleichtern.

Normalinsulin: Auf dem Markt sind genetisch hergestellte Humaninsuline. **Indikation:** Zur präprandialen Substitution bei intensivierter Therapie sowie zur kontinuierlichen s. c. Gabe bei Pumpenträgern. Diese Insuline können i. v. gegeben werden und kommen daher zur Therapie von Stoffwechselentgleisungen und zur perioperativen Stoffwechselsteuerung infrage.

Verzögerungsinsulin: Auch als **Basalinsuline** bezeichnet. Die galenische Wirkverzögerung wird durch eine grobkristalline Zubereitung, durch Beimischung von Zink, Surfen oder Eiweißen erreicht (z. B. NPH-Insuline = Neutral-Protamin-Hagedorn-Insuline). Nach der Wirkdauer wird unterschieden in:
- **Intermediärinsuline (NPH-Insulin):** indiziert zur Abdeckung des Basalbedarfs bei intensivierter Therapie, in Kombination mit Normalinsulin bei konventioneller Therapie bei Typ-1- und -2-Diabetikern
- **lang wirkende Insulin-Analoga** (Glargin-Insulin, Detemir-Insulin, nur 1–2 Injektionen/Tag): indiziert zur Abdeckung der Basalrate bei intensivierter Insulintherapie (s. o.). Zur Verlängerung der Wirkkinetik führt eine Veränderung der Aminosäuresequenz oder Koppelung mit einer C-14-Fettsäure.

Mischinsuline: Mischungen aus Normal- und Verzögerungsinsulinen. Eingesetzt werden i. d. R. NPH-Insuline und lang wirkende Insulin-Analoga. **Indikation:** Konventionelle Insulintherapie, besonders bei älteren Typ-2-Diabetikern mit regelmäßigem Tagesablauf und konstantem Blutzucker.

Komplikationen der Insulintherapie
- **Hypoglykämie** (➤ 8.2): Hierzu kommt es bei einem Missverhältnis von Insulinangebot, Kohlenhydrataufnahme und Muskelarbeit.
- **Hautveränderungen am Injektionsort** (selten): Hämatom durch versehentliche Verletzung eines Hautgefäßes, Infektionen mit Ulzeration und Nekrosen, Lipatrophie, Lipidhypertrophie, allergische Hautreaktion
- **Sehstörungen** (relative Weitsichtigkeit): durch Rehydratation der Linse während der Phase der Kompensation des Diabetes (1–3 Wochen nach Therapiebeginn)
- **Insulinresistenz** (extrem selten): Ursache sind insulinbindende Antikörper (IgG, IgM), die jedoch bei Humaninsulinen praktisch unbekannt sind.

- **Insulinödeme** können passager bei der Neueinstellung auf Insulin durch Verschiebungen im Wasser- und Elektrolythaushalt (Natrium-Retention) auftreten.

Regeln zur „Einstellung" mit Insulin
Typ-1-Diabetiker müssen praktisch immer sofort auf Insulin eingestellt werden. Der optimale Zeitpunkt für die Insulineinstellung beim Typ-2-Diabetiker ist weniger klar definiert (> Abb. 8.9). Bei der Insulintherapie ist zu berücksichtigen:
- Während der Remissionsphase des Typ-1-Diabetes („Honeymoon") kann der Insulinbedarf vorübergehend stark absinken.
- **Somogyi-Phänomen**: Nächtliche Hypoglykämien können durch eine hormonelle Gegenregulation zu erhöhten morgendlichen Blutzuckerwerten führen. Dieses Phänomen kann durch nächtliche Blutzuckerbestimmungen erkannt und die Insulindosierung entsprechend angepasst werden.
- **Dawn-Phänomen**: Wegen der zirkadianen Rhythmik von GH und Kortisol sind die hormonellen Insulingegenspieler in den frühen Morgenstunden im Übergewicht, sodass während dieser Zeit häufiger Hyperglykämien auftreten. Die relative Insulinresistenz in den Morgenstunden ist auch der Grund, weshalb bei der Verteilung des Insulins über den Tagesverlauf höhere Morgendosen als Mittag- bzw. Abenddosen gewählt werden. Nachts sind daher relativ gesehen geringere Mengen an Insulin erforderlich.
- **Brittle-Diabetes**: besonders instabiler Typ-1-Diabetes mit Neigung zu schweren Hypoglykämien in raschem Wechsel mit Hyperglykämien sowie mit Ketoseneigung

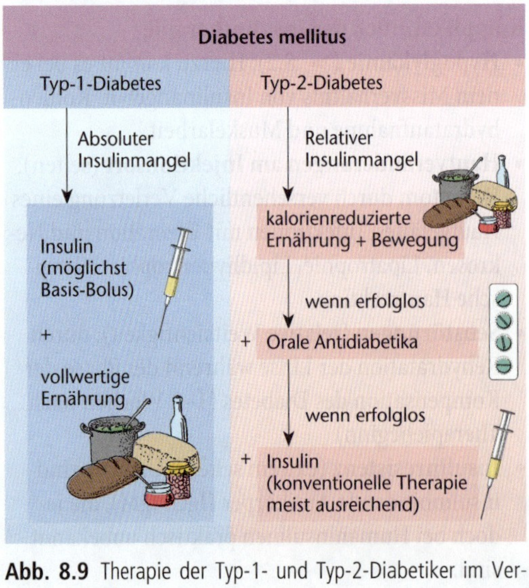

Eine optimale Kontrolle kann bei Typ-1-Diabetes durch mindestens **4 Blutzuckerbestimmungen pro Tag** erreicht werden.
- Blutzuckerbestimmung vor jeder Mahlzeit und Anpassung der für die geplante BE-Aufnahme erforderlichen Insulindosis
- Blutzuckerkontrolle vor dem Zubettgehen (Vorbeugung nächtlicher Hypoglykämien durch Spätmahlzeiten)

Bei stabil mit Insulin eingestellten Typ-2-Diabetikern können dagegen 1–2 Blutzuckertagesprofile pro Woche reichen.

Die Blutzuckerziele richten sich nach Alter und Patientyp: So ist für einen Typ-1-Diabetiker ein Nüchternblutzucker von 100 mg/dl anzustreben; für einen 80-jährigen Typ-2-Diabetiker dagegen ist ein Nüchtern-BZ von 140 mg/dl angemessen.

Schwangerschaft Hier wird ein Diabetes mellitus mittels intensivierter konventioneller Insulintherapie oder Insulinpumpentherapie behandelt. Orale Antidiabetika sind kontraindiziert. Eine optimale Blutzuckereinstellung ist notwendig! Dazu muss die Insulindosis angepasst werden:
- 1.–2. Trimenon: Insulinsensitivität ↑: Dosis reduzieren, sonst droht Hypoglykämie
- 2.–3. Trimenon: Insulinsensitivität ↓: Dosis erhöhen, sonst droht Hyperglykämie
- Postpartal/Stillperiode: Insulinsensitivität ↑: Dosis reduzieren

Unerwünschte Arzneimittelwirkungen
- Hypoglykämien durch fehlende Nahrungsaufnahme nach Injektion, Anstieg körperlicher Aktivität, falsche Berechnung der Insulineinheiten, Alkoholaufnahme
- Lipodystrophie an Injektionsstelle
- allergische Reaktionen
- Insulinresistenz
- morgendliche Hyperglykämie. Ursachen:
  – Bei einmaliger morgendlicher Injektion eines Verzögerungsinsulins ist evtl. die Wirkung zu

Abb. 8.9 Therapie der Typ-1- und Typ-2-Diabetiker im Vergleich. [L157]

kurz. **Therapie**: Injektion des Verzögerungsinsulins morgens und abends
- Abendliche Dosis zu hoch → nächtliche Hypoglykämie → morgendliche reaktive Hyperglykämie, sog. Somogyi-Effekt. **Therapie**: abendliche Dosis reduzieren
- nächtlicher Insulinbedarf ↑ durch Wachstumshormon, insbesondere bei Jugendlichen, sog. Dawn-Phänomen. **Therapie**: Steigerung der abendlichen Dosis des Verzögerungsinsulins oder Einsatz einer Insulinpumpe

Therapie mit oralen Antidiabetika
Orale Antidiabetika sind die Medikamente der ersten Wahl zur Einstellung des **Typ-2-Diabetikers**. Ihre unterschiedlichen Wirkprinzipien erklären ihre jeweiligen Vor- und Nachteile bei bestimmten Patientengruppen.

Medikamentengruppen Von der Wirkungsweise her sind die oralen Antidiabetika grob in drei Gruppen zu ordnen:
- **Kohlenhydratresorptionsverzögerer**
- Medikamente, welche die **Empfindlichkeit der Zelle gegenüber Insulin erhöhen**: Hierzu gehören das Biguanid Metformin sowie die „Insulin-Sensitizer" (Glitazone).
- Medikamente, welche die **Sekretion von Insulin durch das Pankreas fördern**: Sulfonylharnstoffe und Sulfonylanaloga (prandiale Glukoseregulatoren). Den gleichen Effekt haben auch die Gliptine, welche die B-Zelle über das GLP-1 zur Sekretion von Insulin anregen, und die GLP-1-Analoga, die allerdings subkutan injiziert werden müssen.

Kohlenhydratresorptionsverzögerer: Mit dieser Medikamentengruppe wird versucht, die Kohlenhydrataufnahme zeitlich „auszustrecken" und damit mit den v. a. in der ersten Sekretionsphase verminderten Insulinspitzenspiegeln zur Deckung zu bringen. Obwohl ein elegantes Prinzip, ist diese Therapieform wegen häufiger Nebenwirkungen nicht sehr verbreitet.

Biguanide: Alle Typ-2-Diabetiker sollen neben Schulung, Ernährungsumstellung und Bewegungstherapie als **Basismedikation** das Biguanid Metformin erhalten. Biguanide sind sinnvoll, da sie

- den Insulinspiegel nicht erhöhen,
- keine Hypoglykämie induzieren,
- die Gewichtsabnahme erleichtern und
- positive Effekte auf den Fettstoffwechsel haben (Senkung der Triglyzeride).

Sulfonylharnstoffe: Sulfonylharnstoffe fördern die Abgabe des in den B-Zellen gespeicherten Insulins und erhöhen dadurch die endogene Insulinsekretion.

Ein Sulfonylharnstoff-Präparat sollte nur nach erfolgter Gewichtsreduktion eingesetzt werden und wenn eine strikte Diät keine ausreichende Blutzuckersenkung bewirkt, da wegen der oft ohnehin bestehenden Hyperinsulinämie beim Typ-2-Diabetes eine weitere medikamentöse Insulinsekretionssteigerung ungünstig ist. Auch wird eine Gewichtsreduktion erschwert („Insulinmast").

Prandiale Glukoseregulatoren (Glinide): Repaglinide und Nateglinid sind Benzoesäure-Derivate und in ihrer Wirkung den Sulfonylharnstoffen ähnlich. Sie wirken nur schneller und kürzer, verursachen keine unspezifische direkte Insulinfreisetzung in Abwesenheit von Glukose und führen daher seltener zur Hypoglykämie. Sie werden nur eingesetzt, wenn eine ausreichende Kontrolle des Stoffwechsels in der Monotherapie mit Metformin nicht gelingt.

GLP-1-Analoga und Gliptine: Diese neuesten Substanzklassen verstärken beide die Wirkung des körpereigenen GLP-1. Den theoretischen Vorteilen (wenig Hypoglykämiegefahr, keine nachteiligen Gewichtseffekte) steht eine insgesamt noch dürftige Studienlage gegenüber. Die GLP-1-Analoga müssen s. c. appliziert werden.

Insulinsensitizer: Die Insulinsensitizer (Glitazone) wirken extrapankreatisch. Sie verstärken den Effekt des endogenen Insulins, z. B. indem sie die muskuläre Insulinresistenz reduzieren. Dies ermöglicht eine Blutzuckersenkung bei niedrigen Insulinspiegeln. Außerdem haben sie antioxidative Wirkungen. Effekte am Gefäßendothel führen zur leichten Blutdrucksenkung, zur Lipidsenkung und zur Reduzierung der Albuminurie bei Nierenschäden. Wegen vieler Nebenwirkungen wird Pioglitazon nur in besonderen Fällen eingesetzt.

Pharma-Info
Orale Antidiabetika

Kohlenhydratresorptionsverzögerer
Wirkstoffe
- Ballast- und Quellstoffe, z. B. Guar oder Pektin
- α-Glukosidase-Hemmer, z. B. Acarbose oder Miglitol

Wirkungsmechanismus und Eigenschaften **Ballast- und Quellstoffe** quellen durch Wasserzugabe im Magen auf. Die Magenentleerung wird dadurch gehemmt und die Resorption der Kohlenhydrate verzögert. Es kommt zur Abflachung des postprandialen Blutzuckeranstiegs.

α-**Glukosidase-Hemmer** hemmen die α-Glukosidase im Bürstensaum der Dünndarmepithelien. Hierdurch wird der Stärkeabbau verzögert und die Glukoseresorption verlangsamt. Auch dieses Prinzip führt zur Abflachung des postprandialen Blutzuckeranstiegs.

Indikationen Typ-2-Diabetes-mellitus in der frühen Krankheitsphase, um den postprandialen Blutzuckeranstieg zu dämpfen. In Ausnahmefällen werden α-Glukosidase-Hemmer auch beim Typ-1-Diabetes zusätzlich zum Insulin gegeben.

Kontraindikationen Schwangerschaft, Stillzeit, Lebererkrankungen, Ileus.

Nebenwirkungen
- Ballast- und Quellstoffe: Diarrhö, Meteorismus, verzögerte Aufnahme von Medikamenten
- α-Glukosidase-Hemmer: Meteorismus, Diarrhö, Bauchschmerzen (Kohlenhydratmalabsorption). Diese Probleme treten besonders bei Aufnahme von Zuckern oder Bier auf.

Klinische Anwendung Diese Substanzklasse wird mit mäßigem Erfolg in Kombination mit anderen Antidiabetika eingesetzt. Mangelnde Compliance lässt die Therapie oft scheitern.

Biguanid-Derivat Metformin
Erste Wahl zur Therapie des Diabetes mellitus Typ 2. Metformin verursacht keine Hypoglykämien. Es wird unverändert renal eliminiert und akkumuliert deshalb bei Niereninsuffizienz. Wirkungen sind:
- hepatische Glukosefreisetzung ↓, v. a. durch Glukoneogenese ↓
- Glukoseaufnahme in die Muskulatur, nicht aber ins Fettgewebe → Gewichtsreduktion
- Minderung der Insulinresistenz
- intestinale Glukoseresorption ↓
- VLDL ↓, HDL ↑, antithrombotische Wirkung
- günstige Beeinflussung des metabolischen Syndroms

Nebenwirkungen Gastrointestinale Beschwerden, meist zu Therapiebeginn (einschleichend dosieren!) sowie das Auftreten einer Laktazidose mit einer Letalität von 50 %.

Kontraindikationen Deshalb alle azidotischen oder hypoxischen Zustände wie Herz-, Leber- und Niereninsuffizienz, respiratorische Insuffizienz, hohes Alter (Kreatinin ↑) und Alkoholismus. Weitere Kontraindikationen:
- Schwangerschaft
- perioperativ: 48 h vor einer Operation muss Metformin abgesetzt werden, bei Bedarf dann Insulingabe.
- jodhaltige Kontrastmittel bei radiologischen Untersuchungen: Gefahr einer Niereninsuffizienz. Metformin absetzen!

Gliptine (DPP-4-Inhibitoren)
Wirkstoffe Sitagliptin (Januvia®), Vildagliptin.
Wirkmechanismus und Eigenschaften Durch Hemmung des Enzyms Dipeptidyl-Peptidase IV (DPP-4) verlängert sich die Halbwertszeit der Inkretinhormone Glukagon-like Peptide 1 (GLP-1) und Glucose-dependent insulinotropic Peptide (GIP). Dieses führt u. a. zu einer glukoseabhängigen erhöhten Insulinausschüttung. Außerdem kommt es zu einer postprandialen Glukagonsuppression sowie einer Verlangsamung der Magenentleerung.

Indikation Als zusätzliches Medikament bei Typ-2-Diabetikern, wenn unter Metformin oder Insulinsensitizer keine ausreichende Blutzuckernormalisierung gelingt.

Nebenwirkungen Keine bekannt.

Kontraindikationen Niereninsuffizienz (GFR < 50 ml/min), Gravidität, Alter < 18 Jahre.

Klinische Anwendung Über ein neues Wirkprinzip führen die Gliptine durch die Erhöhung der Inkretine (Hormone, die im Darm gebildet werden) glukoseabhängig zu einer physiologischen Insulinsekretion beim Typ-2-Diabetiker. Vorteile sind die geringe Gefahr für Hypoglykämien sowie eine eher senkende Wirkung auf das Körpergewicht. Allerdings sind die Daten zur Wirksamkeit noch dürftig.

GLP-1-Rezeptor-Agonisten (GLP1-Analoga bzw „Inkretin-Mimetika")
Wirkstoffe Liraglutid (Victoza®), Exenatid (Byetta®).

Wirkmechanismus und Eigenschaften Das GLP-1 kann nicht nur über eine Inhibition des DPP-4, sondern auch direkt stimuliert werden. Dadurch sinkt die Insulinsekretion, außerdem kommt es zu einer postprandialen Glukagonsuppression sowie einer Verlangsamung der Magenentleerung.
Nebenwirkungen Übelkeit und Durchfall treten häufig auf. Einzelfälle einer akuten Pankreatitis wurden berichtet (Zusammenhang unklar).
Kontraindikationen Niereninsuffizienz (GFR < 30 ml/min), Gravidität, Alter < 18 Jahre.
Klinische Anwendung Exenatid wird 2-mal täglich und Liraglutid 1-mal täglich s. c. injiziert. Die Rolle in der Diabetes-Therapie ist noch unklar.

Sulfonylharnstoffe
Wirkstoffe
- erste Generation: Tolbutamid
- zweite Generation: z. B. Glibenclamid
- dritte Generation: Glimepirid

Wirkungsmechanismen und Eigenschaften Steigerung der Insulinsekretion durch Hemmung der ATP-sensitiven Kaliumkanäle der B-Zellen. Die Wirkung der Sulfonylharnstoffe der ersten und zweiten Generation ist auf das Pankreas beschränkt, wohingegen bei denen der dritten Generation auch extrapankreatische Effekte vermutet werden. Die Insulinspiegel sind hier bei gleicher Blutzuckersenkung geringer. Die Wirkung soll sowohl schneller eintreten als auch länger anhalten, und die Hypoglykämiegefahr soll geringer sein. Auch die Applikation (1-mal täglich) ist einfacher.
Indikationen Typ-2-Diabetiker, wenn Ernährung, Bewegung und Gewichtsnormalisierung zur Stoffwechselkontrolle nicht ausreichen und die anderen oralen Antidiabetika ineffektiv oder kontraindiziert sind.
- **Nebenwirkungen** Es kann zu protrahierten **Hypoglykämien** kommen (die Insulinsekretion wird unabhängig vom Blutzuckerspiegel erhöht, auch bei Normo- oder Hypoglykämie!), bei einigen Präparaten zu Alkoholintoleranz, Knochenmarkdepression, cholestatischem Ikterus, allergischen Hautreaktionen, gastrointestinalen Symptomen. Anstieg der blutzuckersenkenden Wirkung mit **Gefahr der Hypoglykämie**: Alkohol, β-Blocker, ASS, Cumarine. Hyperinsulinämie und Gewichtszunahme, Hepatitis.

Kontraindikationen Absoluter Insulinmangel, Gravidität, schwere Nieren- und Leberinsuffizienz, Ketoazidose.
Wechselwirkungen Die Wirkung wird durch Kumarine, Phenylbutazon, Probenecid, Tetrazykline und Acetylsalicylsäure gesteigert, durch Thiaziddiuretika, die „Pille" sowie Steroide abgeschwächt.
Klinische Anwendung Sulfonylharnstoffe werden zu häufig und zu früh verordnet und ersetzen oft die notwendige Diät. Leider verschärfen die Sulfonylharnstoffe aber das metabolische Syndrom, wodurch die Gewichtsreduktion noch erschwert wird.

Prandiale Glukoseregulatoren (Sulfonylharnstoff-Analoga, „Glinide")
Wirkstoffe Repaglinid (NovoNorm®), Nateglinid (Stalix®).
Wirkungsmechanismus und Eigenschaften Steigerung der Insulinsekretion durch Hemmung der ATP-sensitiven Kaliumkanäle der B-Zellen. Die Halbwertszeit beträgt etwa 1 h, die maximale Wirkung tritt in etwa 45 min ein. Die Tablette wird daher vor einer Mahlzeit eingenommen.
Indikation Typ-2-Diabetiker.
Wechselwirkungen
Verstärkung der Wirkung durch MAO-Hemmer, nichtselektive β-Blocker, ACE-Hemmer, ASS, NSAR, Alkohol, Anabolika. Abschwächung durch die „Pille", Thiazide, Kortikoide, Danazol, Schilddrüsenhormone, Sympathomimetika.
Klinische Anwendung Prandiale Glukoseregulatoren ermöglichen eine Flexibilisierung der Nahrungsaufnahme, eine Kombination mit Metformin ist möglich. Nateglinid ist nur in Kombination mit Metformin zugelassen.

Glitazone (Insulinsensitizer)
Wirkstoffe Pioglitazon (Actos®).
Wirkungsmechanismus und Eigenschaften Diese Substanzen binden an den Peroxisome-Proliferator-activated-Rezeptor (PPAR) und steigern dadurch die Insulinempfindlichkeit im Fett-, Muskel- und Lebergewebe.
Indikation Typ-2-Diabetiker bei nichtausreichender Wirkung von maximal dosiertem Metformin oder Sulfonylharnstoffen.
Nebenwirkungen Gewichtszunahme und meist passagere Ödeme, Verstärkung einer Herzinsuffizienz, GPT-Erhöhung, Durchfall, Kopfschmerzen. Bei Frauen besteht ein erhöhtes Frakturrisiko.
Kontraindikationen Lebererkrankungen, Herzinsuffizienz, Niereninsuffizienz, Insulintherapie.

- **Postprandial** treten auf: funktionelle Überreaktionen, Hypoglykämie durch Nahrungsmittelaufnahme (eingeschränkte Glukosetoleranz, Spätdumping, Fruktoseintoleranz, Galaktosämie) oder im Rahmen des Prädiabetes.
- **im Fastenintervall** (d. h. vor Mahlzeiten) treten auf: Hypoglykämien durch Medikamente, Alkohol, Insulinom oder andere Tumoren.

Labor Der Nachweis eines erniedrigten Blutzuckers gelingt oft nur durch die Verordnung eines ambulanten Glukosemessgeräts, das der Patient dann bei entsprechender Symptomatik zur Blutzuckerselbstbestimmung einsetzt.

Bei Verdacht auf ein **Insulinom** kann der Insulinspiegel im Blut bestimmt werden (meist nicht ergiebig). Aussagekräftiger ist ein dreitägiger **Hungerversuch** (im Krankenhaus), bei dem alle 4 h der Blutzuckerspiegel gemessen wird und bei Erreichen eines Blutzuckerspiegels < 50 mg/dl (2,8 mmol/l) Insulin und C-Peptid bestimmt werden.

> **MERKE**
> Das C-Peptid (Marker für die endogene Insulinproduktion) wird auch bei V. a. selbst induzierte Hypoglykämie (**Hypoglycaemia factitia**) bestimmt: Bei exogener Insulinüberdosierung werden **hohe Insulinwerte**, jedoch **niedrige C-Peptid-Werte** gemessen.

Besteht ein Verdacht auf eine **prädiabetische Hypoglykämie**, ist der orale Glukosetoleranztest (**oGTT**) für die Diagnose entscheidend.

Die reaktive idiopathische Hypoglykämie ist eine Ausschlussdiagnose.

Therapie
Sie beruht auf der Gabe von Glukose und evtl. auch von Glukagon. Ziel ist die akute Blutzuckersteigerung auf mindestens 150 mg/dl (8,3 mmol/l).
- **bei erhaltenem Bewusstsein**: 10–20 g Glukose als Flüssigkeit (z. B. ein Glas Fruchtsaft) p. o.
- **bei Bewusstlosigkeit**: Durch den Laien wird 1 mg Glukagon i. m. gespritzt, das für Diabetiker regelmäßig als Notfallmedikament verschrieben wird (wirkt nicht bei alkoholinduzierter Hypoglykämie). Durch den Arzt werden dann zusätzlich 50 ml 40-prozentige Glukose im Nebenschluss zu z. B. Ringer-Lösung i. v. gespritzt (bei wachem Patienten auch oral gegeben).
- **bei weiter anhaltender Bewusstlosigkeit** wird eine Glukose-Infusion (mit 5- oder 10-prozentiger Glukose) begonnen und so lange fortgeführt, bis der Patient wieder zu Bewusstsein kommt.

Bei der alimentär bedingten Hypoglykämie (Spätdumping, Prädiabetes, idiopathisch-reaktive Hypoglykämie) stehen diätetische Maßnahmen im Vordergrund, wie Vermeidung von Einfachzuckern, häufige kleine Mahlzeiten sowie Restriktion der täglichen Kohlenhydratzufuhr auf 35–40 % der Gesamtkalorien.

Tab. 8.9 Symptome des hypoglykämischen Schocks und Unterscheidungskriterien zum Coma diabeticum.

Parameter	hypoglykämischer Schock	Coma diabeticum
BZ	< 40 mg/dl (2,2 mmol/l)	> 300 mg/dl (16,7 mmol/l)
Entwicklung	akut, innerhalb von Minuten	über Tage, langsam progredient
Prodromi	Heißhunger, Kopfschmerzen, Tremor, Schwitzen, Verhaltensauffälligkeiten	Polyurie, Polydipsie, Inappetenz, Schwäche, allgemeine Verlangsamung
Haut	kalt, schweißig	trocken, warm, exsikkiert
Atmung	normal bis unregelmäßig	vertieft, evtl. Azetongeruch (nach Äpfeln riechend)
Bulbi	normal	weich
Neurologie	Hyperreflexie, evtl. pathologische Reflexe, zerebrale Krampfanfälle	Hyporeflexie, Somnolenz
Muskulatur	hyperton	hypoton

8.3 Übergewicht und Adipositas

Definition und Klassifikation

Adipositas ist durch eine über das Normalmaß hinausgehende Vermehrung des Körperfetts definiert. Der Krankheitswert ergibt sich aus der negativen Auswirkung der Adipositas auf Gesundheit (metabolische und kardiovaskuläre Komplikationen) und Lebenserwartung.

Zur Einschätzung des Körperfetts wird der **Körpermasse-Index** (Body-Mass-**Index** = **BMI**) verwendet. Er wird berechnet als Körpergewicht [kg] geteilt durch das Quadrat der Körperlänge [m²]. Adipositas ist definiert als **BMI ≥ 30 kg/m²** (> Tab. 8.10).

Der BMI kann den Körperfettgehalt bei sehr muskulösen Personen überschätzen sowie bei Personen mit verringerter Muskelmasse (z. B. im Alter) unterschätzen.

Die Fettmasse bzw. der BMI korreliert nur schlecht mit der Morbidität bei Adipositas. Zusätzlich zur Fettmasse spielt die **Fettverteilung** eine entscheidende Rolle:

- **androide** Fettverteilung: überwiegend im Abdomen gespeichertes Fett („Stammfettsucht" oder „Apfelform")
- **gynäkoide** Fettverteilung: Prädominanz von subkutanem Hüft- und Gluealspeck („Birnenform")

> **MERKE**
> Die **androide** Fettverteilung geht mit einem **höheren Risiko für Folgekrankheiten** einher als die gynäkoide Fettverteilung.

Die Beurteilung der Fettverteilung erfolgt am einfachsten durch Messung des Taillenumfangs. Ein erhöhtes Risiko für Folgekrankheiten wird bei einem Taillenumfang von **> 102 cm** (bei Männern) bzw. **> 88 cm** (bei Frauen) beobachtet.

Ätiologie und Pathogenese

Adipositas entsteht, wenn ein Individuum über längere Zeit mehr Kalorien zu sich nimmt, als er oder sie verbrennt. Dies kann durch eine zu hohe Kalorienzufuhr und/oder verminderte körperliche Aktivität erreicht werden, wobei Letzteres wahrscheinlich der in modernen Gesellschaften dominierende Faktor ist. Dabei gelingt es dem Körper nicht, auf die Zunahme der Masse an gespeicherter Energie mit einer adäquaten Verminderung des Appetits zu antworten.

Adiponeuronale Rückkopplung

Das Fettgewebe verfügt über eine neuronale oder humorale Kommunikation mit dem Gehirn, die das Essverhalten steuert. Gut aufgefüllte Fettzellen bilden z. B. ein Gewebehormon, **Leptin**, das im Gehirn an Rezeptoren bindet und die Sekretion bestimmter Neurotransmitter beeinflusst, die wiederum an der Unterdrückung des Appetits beteiligt sind. Die bei Adipösen gemessenen Leptinspiegel sind entsprechend hoch; die gleichzeitig verminderte Leptinempfindlichkeit des Gehirns macht die Appetitbremse allerdings wirkungslos. Neben Leptin sind viele andere Signalstoffe an der Appetitkontrolle beteiligt: **Neuropeptid Y** (wirkt appetitanregend; Hemmung durch Leptin), Ghrelin, Endorphine sowie Propiomelanocortin (der Vorläufer von ACTH). Sie alle könnten über genetische Polymorphismen ihrer jeweiligen Rezeptoren eine „Veranlagung zur Fettspeicherung" erklären (so weisen bis zu 4 % der stark Übergewichtigen eine Veränderung im Melanokortin-4-Rezeptor-Gen auf).

Genetische Faktoren, externe Realisationsfaktoren

Genetische Faktoren und Polymorphismen sind mit Sicherheit an der Entstehung der Adipositas beteiligt. Ein Kind von zwei übergewichtigen Elternteilen hat eine 80-prozentige Chance, im späteren Leben selbst übergewichtig zu werden.

Zusätzlich zu der genetischen Prädisposition sind für die Entwicklung einer Adipositas externe Realisationsfaktoren verantwortlich: quantitative/qualitative Fehlernährung und Bewegungsmangel. Wie

Tab. 8.10 Gewichtsklassifikation bei Erwachsenen anhand des BMI.

Kategorie	BMI (kg/m²)
Normalgewicht	18,5–24,9
Übergewicht (Präadipositas)	25–29,9
Adipositas Grad 1	30–34,9
Adipositas Grad 2	35–39,9
Adipositas Grad 3	≥ 40

stark diese externen Faktoren zu Buche schlagen, zeigt die Tatsache, dass Adipositas in Kriegs- und Hungerzeiten kaum beobachtet wird.

Primäre und sekundäre Formen von Adipositas
Neben der im Vorangehenden beschriebenen sog. primären Adipositas kommen sehr seltene sekundäre Formen vor, die auf andere Grunderkrankungen mit Störungen der Fetthomöostase zurückzuführen sind, z. B.
- **Morbus Cushing** oder **Cushing-Syndrom** (➤ 7.6.5)
- **Hypothyreose** (selten deutliche Adipositas)
- **Insulinome** (durch Hypoglykämie ausgelöste Hyperphagie sowie Insulinmast: durch Hyperinsulinämie ausgelöste Anabolie)
- **Medikamente**: trizyklische Antidepressiva, Östrogene (Antibabypille), β-Blocker, Lithium und antipsychotische Medikamente
- **Hirntumoren** mit Hyperphagie

Klinik
Komorbididäten und Komplikationen der Adipositas
- **Allgemeinbeschwerden**: verminderte Belastbarkeit/Belastungsdyspnoe, verstärktes Schwitzen, Gelenkbeschwerden
- **Hypertonus**
- **Störungen des Kohlenhydratstoffwechsels**: Insulinresistenz, gestörte Glukosetoleranz, Diabetes mellitus Typ 2
- **Fettstoffwechselstörungen**: Erniedrigung des HDL-Cholesterins, Erhöhung der Triglyzeride, bei deutlichem Übergewicht auch LDL-Cholesterin-Anstieg
- **koronare Herzkrankheit**
- **Herzinsuffizienz** (Folge des chronischen Hypertonus sowie der chronischen alveolären Hypoventilation)
- **Schlafapnoesyndrom und chronische alveoläre Hypoventilation** (durch diaphragmale und abdominelle Fettdepots sowie fettbedingte obere Luftwegsverengung)
- **thromboembolische Komplikationen**
- **Cholezystolithiasis** (Folge chronisch erhöhter biliärer Cholesterinausscheidung)
- **Leberzellverfettung**
- **Hyperurikämie** (Folge des erhöhten Harnsäure-Umsatzes durch Überernährung)
- **degenerative Gelenkerkrankungen**: v. a. Kniegelenk (Gonarthrose)
- **endokrinologische Störungen**: erniedrigte Testosteronspiegel bei Männern (Abnahme der Libido), Zyklusstörungen bei Frauen
- **Karzinome**: bei Männern Kolon-, Rektum- und Prostatakarzinome; bei Frauen v. a. Endometrium- sowie Mamma- und Gallenblasenkarzinome
- **Demenz**: Risiko um etwa 30 % erhöht

Metabolisches Syndrom
Adipositas legt einen Grundstein für die Entstehung des metabolischen Syndroms, das auch Syndrom X oder Raeven-Syndrom genannt wird. Darunter versteht man das gehäufte Zusammentreffen von mehreren kardiovaskulären Risikofaktoren (u. a. Adipositas, Hypertonus, Dyslipoproteinämie, Insulinresistenz, Typ-2-Diabetes), die mit einem hohen Atheroskleroserisiko und deren Folgeerkrankungen (z. B. Myokardinfarkt, Apoplex) assoziiert sind. Für die Diagnose des metabolischen Syndroms gibt es unterschiedliche Definitionen (WHO, ATP-II, IDF).

Therapie
Indikationen für die Behandlung von Übergewicht/Adipositas sind:
- **Taillenumfang** > 100 cm (egal, ob bei Mann oder Frau), deutlich erhöhtes Risiko bei Frauen > 88 cm, Männer > 102 cm
- **BMI > 30 kg/m²** (Adipositas Grad I)
- **BMI 25–29,9 kg/m²** (Übergewicht) bei gleichzeitigem Vorliegen von **Begleiterkrankungen** wie Typ-2-Diabetes, Hypertonie oder Dyslipoproteinämie

Wichtige Voraussetzungen für eine erfolgreiche Therapie sind zum einen eine ausreichende Motivation und Kooperationsfähigkeit des Patienten sowie das Anstreben realistischer Ziele. Bei zu hoch gesteckten Zielen stellt sich oft rasch ein „Frusteffekt" ein, der kontraproduktiv wirkt. Ziel des Abnehmens ist nicht das Idealgewicht – die angestrebten Gesundheitseffekte stellen sich schon bei einer Gewichtsstabilisierung ein. Eine **Abnahme des Körpergewichts um 5–10 %** ist erstrebenswert, langfristig entscheidender jedoch ist das „Halten" des Gewichts.

Basisprogramm

Im Vordergrund der Therapie stehen Ernährungs-, Bewegungs- und Verhaltenstherapie.

Ernährungstherapie Wichtigstes Ziel ist es, mit dem Patienten die Diät zu finden, die für ihn am besten „passt". Dabei sollten persönliche Lebensumstände berücksichtigt (z. B. Schichtdienst, Familiengewohnheiten) und wenn möglich auch der Lebenspartner einbezogen werden. Ein vernünftiges (und dennoch ehrgeiziges) Ziel ist z. B. die Kalorienreduktion um 300–500 kcal pro Tag, was immerhin einem Gewichtsverlust von 8–10 kg nach 6 Monaten entspricht. Wie viele Kalorien aus Fett, Protein oder Kohlenhydraten stammen, ist für die „Wirkung" einer Diät eher zweitrangig. Wichtiger ist, dass die Ernährung reich an Früchten und Gemüse ist und dass sie v. a. langfristig beibehalten wird.

Bewegungstherapie Sie sollte die Diät immer begleiten. Körperliche Bewegung bewirkt nicht nur eine Gewichtsreduktion, sondern wirkt sich auch positiv auf die Allgemeingesundheit aus. Auch eine Steigerung der Alltagsaktivitäten (z. B. Treppen benutzen statt Aufzug fahren, zum Einkaufen gehen anstatt mit dem Auto fahren) wirkt sich positiv aus. Körperliche Aktivität hat entscheidende Langzeiteffekte auf das kardiovaskuläre Risiko, und diese sind zu einem substanziellen Teil vom Körpergewicht unabhängig („being fit is more important than being fat").

Verhaltenstherapeutischen Maßnahmen Sie unterstützen die Einhaltung der Ernährungs- und Bewegungsempfehlungen: z. B. Beratung, Selbsthilfegruppen, Selbstsicherheitstraining, Frustrationsbewältigung. Gleichzeitig bestehende Depressionen werden behandelt.

Die Gewichtstherapie endet nicht nach Erreichen des gewünschten Gewichts. Fast alle Patienten nehmen danach wieder unaufhaltsam zu. Nach der Gewichtsabnahme (z. B. über 6 Monate) schließt sich die „Erhaltungstherapie" an: Ziel ist jetzt „lediglich", das erreichte Gewicht zu halten bzw. den Gewichtsanstieg zu begrenzen.

Weitere Maßnahmen

Die **Vermeidung der Risikofaktoren** muss genauso hohe Priorität haben wie die Gewichtsreduktion. Die Einstellung des Rauchens etwa kann größere Gesundheitseffekte haben als die Gewichtsabnahme.

Bestehen bereits **adipositasassoziierte Erkrankungen** wie KHK, Typ-2-Diabetes oder ein Schlafapnoesyndrom, so werden diese konsequent behandelt.

Einziges zugelassenes Medikament zur Gewichtsreduktion ist derzeit der Lipase-Hemmer **Orlistat**, der im Prinzip eine Fettmalabsorption verursacht; die Fettresorption kann um bis zu 30 % sinken. Nebenwirkungen sind u. a. ein Mangel an fettlöslichen Vitaminen und Osteoporose. Eine langfristige Gewichtsreduktion ist auch mit Orlistat nur in Ausnahmefällen möglich.

Bei schwerer Adipositas (BMI > 40 kg/m^2) können nach Scheitern der konventionellen Therapie **operative Verfahren** infrage kommen: z. B. Magenverkleinerung durch elastisches „Banding", Magenbypass durch Roux-Y-Anastomose, Schlauchmagen-Operation.

Chirurgie-Info

Adipositaschirurgie (bariatrische Chirurgie)

Unter Adipositaschirurgie versteht man Eingriffe im Bereich des Verdauungstrakts, die der Behandlung des krankhaften Übergewichts dienen. Dabei werden restriktive, malabsorptive und Kombinationsverfahren unterschieden.
Restriktive Operation Das Magenvolumen wird durch geeignete Verfahren verkleinert, um eine übermäßige Aufnahme fester Nahrung zu verhindern. Aufgrund der noch immer möglichen Passage von Flüssigkeiten (auch Hefeweizen und Limonaden!) ist die notwendige Compliance des Patienten Grundvoraussetzung für eine erfolgreiche Gewichtsreduktion. Operationsverfahren: Magenband, proximaler Magenbypass, Schlauchmagen.
Malabsorptive Operation Verfahren wie der jejunoileale Bypass oder die biliopankreatische Diversion dienen der verminderten Fettresorption durch späte Vermischung der Verdauungssäfte.
Kombinationsverfahren Biliopankreatische Diversion mit Duodenalswitch und distaler Magenbypass verbinden beide Prinzipien.
[AS]

8.4 Fettstoffwechselstörungen

Unter dem Begriff der „Fettstoffwechselstörungen" (**Dyslipoproteinämien**, Dyslipidämien) werden Abweichungen des Lipoproteintransports und des Fettmetabolismus zusammengefasst.

Physiologie
Cholesterin und Triglyzeride spielen im Körperstoffwechsel wichtige Rollen. **Triglyzeride** sind v. a. Energieträger, während das **Cholesterin** ein zentrales Strukturmolekül der Zellmembranen sowie Ausgangsmolekül der Steroid- und Gallensäuresynthese ist.

Transport der Blutfette
Cholesterin und Triglyzeride können wegen ihrer Wasserunlöslichkeit im Blut nur in Verbindungen mit lösungsvermittelnden Phospholipiden und Eiweißkörpern transportiert werden, in Form sog. **Lipoproteine**. Die im Serum enthaltenen Lipoproteine werden nach ihrer Dichte in verschiedene Fraktionen eingeteilt: Chylomikronen, VLDL, LDL und HDL. Der Proteinanteil dieser Molekülaggregate wird als **Apolipoprotein** bezeichnet.

Lipoproteinfraktionen
Die Lipoproteine unterscheiden sich in ihrer Zusammensetzung (Cholesterin- und Triglyzeridanteile), den eingebauten Apolipoproteinen, ihrem Syntheseort und ihrer Funktion im Stoffwechsel (➤ Tab. 8.11).

- **Chylomikronen**: transportieren Lipide (Triglyzeride und Cholesterin) vom Darm in extrahepatische Gewebe und in die Leber; Transportform der aus der Nahrung aufgenommenen Lipide
- **VLDL** (engl. very low density lipoprotein): transportieren Lipide von der Leber in die extrahepatischen Gewebe. Sekretions- und Transportform der in der Leber synthetisierten Triglyzeride; **Vorläufer von LDL** (VLDL werden nach der Utilisation der Triglyzeride in der Peripherie zu den cholesterinreichen LDL)
- **LDL** (engl. low density lipoprotein): führen als „Überbleibsel" des VLDL den Transport des in der Leber bereitgestellten Cholesterins in die Peripherie zu Ende. Fast alle Zellen können LDL über Membranrezeptoren (**LDL-Rezeptoren**) aufnehmen.
  Eine kleine Untergruppe von LDL besitzt neben dem ApoB-100 noch ein zusätzliches Glykoprotein, das dem Plasminogen verwandte Apo(a). Das derart aufgebaute LDL wird als **Lipoprotein (a)** bezeichnet und ist ein eigenständiger Risikofaktor für die Atherogenese. Sein Plasmaspiegel wird streng genetisch kontrolliert.
- **HDL** (engl. high density lipoprotein): transportieren Cholesterin aus extrahepatischen Geweben zur Leber. HDL kann freies Cholesterin von peripheren Geweben aufnehmen und entweder direkt oder über Zwischenstufen wieder der Leber zuführen, wo es über die Galle ausgeschieden werden kann.

> **MERKE**
> **LDL** spielen bei der **Atherogenese** eine zentrale Rolle. Durch die Cholesterin entsorgende Wirkung kommt der **HDL**-Fraktion dagegen eine gefäßprotektive (**antiatherogene**) Bedeutung zu.

Tab. 8.11 Aufbau und Eigenschaften der Lipoproteine.

	Dichteklasse	Syntheseort	Apolipoproteine	Lipidanteil
Chylomikronen	< 0,95	Darm	B-48/A-I, C, E	3 % Cholesterin 90 % Triglyzeride
VLDL	0,95–1,006	Leber	B-100, C, E	15 % Cholesterin 65 % Triglyzeride
LDL	1,019–1,063	aus VLDL	B-100	45 % Cholesterin 10 % Triglyzeride
HDL	1,063–1,121	Leber, Darm	A-I, A-II, C	20 % Cholesterin 5 % Triglyzeride

Apolipoproteine
Apolipoproteine ermöglichen nicht nur den Transport im Blut, sondern haben auch eine wichtige „übergeordnete" Rolle als Regulatoren von Lipoproteinsynthese und -abbau, u. a. durch Aktivierung oder Hemmung lipolytischer Enzyme (z. B. Lipoproteinlipase, LPL). Darüber hinaus sind einige Apolipoproteine für die Bindung an Lipoprotein-Rezeptoren (z. B. ApoB-100 für den LDL-Rezeptor) wichtig.

Einteilung der Dyslipoproteinämien
Nach den jeweils veränderten **Blutfetten**:
- **Hypercholesterinämie**: Cholesterin > 200 mg/dl (5,2 mmol/l)
- **Hypertriglyzeridämie**: Triglyzeride > 180 mg/dl (2,0 mmol/l)
- **kombinierte Hyperlipidämie** (Erhöhung von Triglyzeriden und Cholesterin)
- Störungen mit **Veränderungen einzelner Lipoproteinfraktionen** (z. B. Lipoprotein-[a]-Hyperlipoproteinämie)

Nach der jeweils dominierenden **Lipoproteinfraktionen** in der Lipidelektropherese (Einteilung **nach Frederickson**, ➤ Tab. 8.12).

Heute wird eine Einteilung nach **genetischen** und **pathophysiologischen** Kriterien in primäre und sekundäre Formen bevorzugt.

Tab. 8.12 Lipoproteinverteilung bei Fettstoffwechselstörungen im Serum nach Frederickson.

Typ	Lipide	beteiligte Lipoproteine
I	Triglyzeride ↑↑↑	Chylomikronen
IIa	Cholesterin ↑	LDL
IIb	Triglyzeride ↑ Cholesterin ↑	LDL und VLDL
III	Triglyzeride ↑ Cholesterin ↑	VLDL-Remnants (Intermediate-Density-Lipoproteine, IDL)
IV	Triglyzeride ↑	VLDL

Primäre Dyslipoproteinämien
Diese auch als familiäre oder hereditäre Dyslipoproteinämien bezeichneten Störungen sind genetisch determiniert (➤ Tab. 8.13). Häufig finden sich dabei autosomal-dominante Vererbungsmuster. Die bei Weitem häufigste Form, die **polygene Hypercholesterinämie** (70 % der primären Formen), ist jedoch polygen vererbt und genetisch noch immer schlecht verstanden.

Bei einem Großteil der primären Dyslipoproteinämien werden die Manifestation und Schwere durch zivilisationsbedingte exogene Faktoren (v. a. Fehlernährung, Bewegungsmangel, Übergewicht, Alkohol) beeinflusst.

- **polygene Hypercholesterinämie**: Die Cholesterinwerte liegen meist bei 200–300 mg/dl (5,2 bis 7,7 mmol/l), das LDL ist erhöht. Das Arterioskleroserisiko ist spiegelabhängig um das 2- bis 3-Fache gesteigert. Entsprechend den Manifestationsfaktoren (Ernährung, Übergewicht, Alkohol) ist diese Form nicht selten mit einer Hypertriglyzeridämie kombiniert.
- **familiäre Hypercholesterinämie** (ca. 5 %): Die Erkrankung ist auf einen Defekt des LDL-Rezeptors mit eingeschränkter Rezeptorzahl (< 50 % der Norm) zurückzuführen. Die LDL im Serum sind deshalb in etwa verdoppelt. Die heterozygote Form (durchschnittliche Cholesterinspiegel um 370 mg/dl [9,6 mmol/l]) ist für ca. 5 % der Herzinfarkte bei unter 60-Jährigen verantwortlich. Bei homozygoten Formen kommt es zur extremen LDL-Erhöhung mit Xanthomen und frühzeitigem Herzinfarkt. Der defekte LDL-Rezeptor kann in Speziallabors nachgewiesen werden.
- **familiär defektes ApoB-100** (familiärer ApoB-100-Defekt): Diese Defekte führen zu einer unzureichenden Aufnahme von LDL durch den LDL-Rezeptor. Klinisch sind sie nicht von der familiären Hypercholesterinämie zu unterscheiden.
- **familiäre Hypertriglyzeridämie**: häufig im Rahmen eines metabolischen Syndroms
- **familiäre Chylomikronämiesyndrome** (familiärer Lipoprotein-Lipase- oder Apoprotein-C-II-Mangel): Bei diesem Defekt ist die Lipoprotein-Lipase oder ihr Aktivator, das Apolipoprotein C-II, gestört. Bei homozygot Betroffenen können die Triglyzeridserumspiegel 10.000 mg/dl übersteigen und schon im Kindesalter zu Pankreatitiden und eruptiven Xanthomen führen.
- **familiäre kombinierte Hyperlipidämie**: kann sowohl zur Hypertriglyzeridämie als auch zur Hypercholesterinämie führen; häufig im Rahmen des metabolischen Syndroms
- **familiäre Dysbetalipoproteinämie**: Zugrunde liegt ein Polymorphismus des Apolipoproteins E,

Tab. 8.13 Überblick über die primären Dyslipoproteinämien.

Dyslipoproteinämie	Lipoproteinfraktion (Typ nach Frederickson)	Serumlipide	Erbgang	Häufigkeit	atherogenes Risiko
Hypercholesterinämien					
polygene Hypercholesterinämie (70 %)	LDL ↑ (Typ IIa)	Cholesterin ↑	polygen	+++	hoch
familiäre Hypercholesterinämie	LDL ↑ (Typ IIa)	Cholesterin ↑	kodominant	heterozygot: ++ (1/500) homozygot: (+)	sehr hoch extrem hoch
familiär defektes ApoB-100	LDL ↑ (Typ IIa)	Cholesterin ↑	dominant	++ (1/600)	hoch
Hypertriglyzeridämien					
familiäre Hypertriglyzeridämie	VLDL ↑ oder VLDL + Chylomikronen ↑ (Typ IV, selten V)	Triglyzeride ↑	dominant	++ (1/500)	keines
familiäre Chylomikronämie-Syndrome	Chylomikronen ↑ oder VLDL + Chylomikronen ↑ (Typ I)	Triglyzeride ↑	rezessiv	(+)	keines
kombinierte Hyper- und Dyslipoproteinämien					
familiäre kombinierte Hyperlipidämie	LDL ↑ und/oder VLDL ↑ (Typ IIa, IIb, IV)	Cholesterin ↑ und/oder Triglyzeride ↑	dominant	++ (1/300)	hoch
familiäre Dysbetalipoproteinämie/familiäre Hyperlipidämie Typ III	Chylomikronen ↑ + VLDL-Remnants ↑ (Typ III)	Cholesterin ↑ + Triglyzeride ↑	rezessiv	(+) (1/5.000)	hoch
sonstige Dyslipoproteinämien					
Lipoprotein-(a)-Hyperlipoproteinämie	Lipoprotein (a) ↑	C und T primär normal	unbekannt	+++	bei hohen Spiegeln hoch
familiäre Hypoalphalipoproteinämie	HDL ↓	C und T primär normal	dominant	+++	Hoch

C = Cholesterin, T = Triglyzeride
+++ = sehr häufig; ++ = mäßig häufig; (+) = sehr selten
[nach Classen, M., Diehl, V., Kochsiek, K.: Innere Medizin. Elsevier/Urban&Fischer, 5. Aufl. 2005]

wodurch Chylomikronen-Remnants und intermediäre VLDL-Formen nicht mehr von den hepatischen Rezeptoren erkannt werden und sich Triglyzeride im Serum anhäufen. Es kommt nur beim Vorliegen einer weiteren Störung (genetisch oder exogen) zur Dyslipidämie, die dann auch als familiäre Hyperlipidämie Typ III bezeichnet wird. Typischerweise liegen die Triglyzeride bei 400 bis > 1.000 mg/dl, das Gesamtcholesterin bei 300 bis 800 mg/dl.
- **Lipoprotein-(a)-Hyperlipoproteinämie**: Eine Erhöhung des Lp(a) > 30 mg/dl kommt bei 20 % der Mitteleuropäer vor. Das physiologisch in der LDL-Gruppe vorkommende Lipoprotein (a) wirkt atherogen (⅔ aller KHK-Patienten haben erhöhte Lp[a]-Werte). Die klinischen Folgen hängen stark von der Ausprägung des Defekts ab.
- **familiäre Hypoalphalipoproteinämie**: Dieser mit einer HDL-Erniedrigung (< 35 mg/dl [0,9 mmol/l]) einhergehende Defekt ist häufig und bedingt ein hohes Arterioskleroserisiko (5 % der Bevölkerung und jeder zweite KHK-Patient haben ein erniedrigtes HDL).

Sekundäre Dyslipoproteinämien
Diese führen unter Umständen zu denselben Veränderungen der Lipoproteinmuster mit denselben Folgeerkrankungen, treten jedoch begleitend bei definierten Grunderkrankungen auf, z. B. bei Hypothyreose, nephrotischem Syndrom, Diabetes mellitus, Cholestase, bestimmten Medikamenten, Fehlernährung, Nierenversagen oder SLE (> Tab. 8.14).

Klinik und Folgekrankheiten
Die **Hypercholesterinämie** (ebenso wie die HDL-Erniedrigung) ist meist klinisch „stumm" und wird bei Routine- oder Screening-Laboruntersuchungen entdeckt. Sie kann sich jedoch auch durch folgende Zeichen manifestieren:
- **Arteriosklerose mit Folgekrankheiten**: KHK, Herzinfarkt, pAVK und zerebrovaskulärer Insult. Als grobe Regel steigert jede Erhöhung des LDL-Cholesterins um 10 mg/dl (0,25 mmol/l) das KHK-Risiko um 10 %.
- **planare** (flach erhabene) **Xanthome**, z. B. in den Zwischenfingerfalten, Achilles- und Fingerstrecksehnenxanthome sowie **Augenlidxanthelasmen** (gelbliche unregelmäßige Einlagerungen) (> 27.1.3)
- **Arcus lipoides corneae** (selten): schmaler, grauweißer, vom Hornhautlimbus abgesetzter Trübungsring der Kornea

MERKE

Xanthelasmen und Arcus lipoides corneae sind nicht nur selten, sondern auch unspezifisch (in 50 % auch bei normolipämischen Patienten).

Unmittelbare Effekte der **Hypertriglyzeridämie** werden nur bei massiv erhöhten Werten gesehen:
- **rezidivierende Pankreatitis**: Stark erhöhte Triglyzeride können zu einer frühzeitigen intrapankreatischen Aktivierung der proteolytischen Enzyme führen.
- **eruptive Xanthome**: rot-gelbe Papeln, besonders auf den Pobacken (erst bei Triglyzeridspiegeln > 1.000 mg/dl [11,5 mmol/l])
- **Lipaemia retinalis**: sahnefarbene Blutgefäße im Augenhintergrund (bei Triglyzeridspiegeln > 2.000 mg/dl [23,0 mmol/l])
- **Fettleber**: unspezifisch und selten stark ausgeprägt

Die Hypertriglyzeridämie ist wahrscheinlich kein eigenständiger Risikofaktor für die Arteriosklerose. Sie kann jedoch eine Erniedrigung der HDL-Fraktion bedingen und dadurch indirekt atherogen wirken.

Diagnostik
Während zu Screeningzwecken ein Minimalprogramm (Bestimmung des Gesamtcholesterins und des HDL) ausreicht, kommt bei den meisten anderen Fragestellungen ein vollständiger „Lipidstatus" zum Einsatz: Er besteht aus der Bestimmung des Gesamtcholesterins und der Triglyzeride sowie des HDL-Cholesterins; das LDL kann dann aus diesen Werten berechnet werden. Da diese Werte zum Teil nahrungsabhängig sind (v. a. die Triglyzeride), sollte der Patient vor der Blutabnahme mindestens 12 h lang nüchtern gewesen sein.

Eine Fettstoffwechselstörung liegt vor bei folgenden Nüchternwerten:
- **Serumcholesterin**: > 200 mg/dl (5,2 mmol/l)
- **Serumtriglyzeride**: > 180 mg/dl (2,0 mmol/l)
- **HDL-Cholesterin**: < 35 mg/dl (0,9 mmol/l)
- **LDL-Cholesterin**: > 150 mg/dl (3,9 mmol/l)

Zusätzlich kann die Bestimmung des **Quotienten Gesamtcholesterin/HDL-Cholesterin** zur Risiko-

Tab. 8.14 Sekundäre Dyslipoproteinämien.

Ursache	Lipidstörung
Adipositas	Triglyzeride ↑, HDL ↓
Bewegungsmangel	HDL ↓
Diabetes mellitus	Triglyzeride ↑, Gesamtcholesterin ↑
Alkoholgenuss	Triglyzeride ↑, HDL ↑
Hypothyreoidismus	Gesamtcholesterin ↑
nephrotisches Syndrom	Gesamtcholesterin ↑
chronische Niereninsuffizienz	Gesamtcholesterin ↔, Triglyzeride ↑
cholestatische Lebererkrankungen	Gesamtcholesterin ↑
Morbus Cushing, Steroide	Gesamtcholesterin ↑
Diuretika	Gesamtcholesterin ↑, Triglyzeride ↑
β-Blocker	Gesamtcholesterin ↑, HDL ↓
orale Antikonzeptiva	Gesamtcholesterin ↔, Triglyzeride ↑

abschätzung und Therapiebeurteilung bei Hypercholesterinämie hilfreich sein: je kleiner der Wert, desto günstiger für den Patienten. Günstig sind Werte um 4 oder kleiner, atherogen sind Werte > 4,5.

Weitere Untersuchungen (nur bei speziellen Fragestellungen, v. a. monogener Fettstoffwechselstörung): Lipidelektrophorese (zur Einteilung nach Frederickson), LDL-Rezeptor- oder Apoliprotein-Bestimmung, Familienuntersuchung.

Therapie
Die Therapieziele sind von Patient zu Patient unterschiedlich und richten sich nach den jeweils begleitenden Risikofaktoren für Gefäßerkrankungen (➤ Tab. 8.15). Die Therapie ist unabhängig davon, ob klinische Manifestationen vorliegen oder nicht, und stützt sich dabei auf drei Pfeiler:
- Ausschalten begleitender Risikofaktoren
- Lebensstiländerungen: gesunde Ernährung, Bewegung
- Medikamente

Unabhängig von der Höhe der Lipidwerte steht die Beratung bezüglich der Risikofaktoren an erster Stelle. Von allen Interventionen ist das Ausschalten der Risikofaktoren die effektivste Strategie, um die Folgekrankheiten der Dyslipoproteinämie zu verhindern.

Mit der medikamentösen Therapie wird dann begonnen, wenn die Lipidwerte trotz versuchter Lebensstiländerungen (Ernährungsumstellung, Bewegung) nicht im individuell festgelegten Zielbereich liegen.

Ernährungstherapie
Diät bei Hypercholesterinämie
- **Fettreduktion und -austausch**: Verminderung des Gesamtfettgehalts auf < 30 % der Kalorien. Gesättigte, d. h. tierische Fette sollten < 7 % liegen, denn gesättigte Fette und *trans*-Fettsäuren erhöhen die Cholesterinsynthese in der Leber. Dies führt zu einer Verminderung der LDL-Rezeptoren der Leber und damit zur „atherogenen Lipidämie" mit hohen LDL-Werten. Die gesättigten Fettsäuren sollten möglichst durch ω-3-Fettsäuren ersetzt werden.
- **alimentäre Cholesterineinschränkung**: Dadurch ist nur ein moderater Rückgang des pathogenetisch entscheidenden LDL-Cholesterins zu erwarten. Eine teilweise Umstellung auf pflanzliche Nahrungsquellen ist dennoch sinnvoll, der Schwerpunkt sollte jedoch mehr auf der Beachtung der Fettqualität und einer Erhöhung des Gemüse- und Obstanteils liegen.
- **weitere Diätziele:** Gewichtsnormalisierung und regelmäßiger Fischkonsum (cholesterinsenkender Effekt der ω-3-Fettsäuren). Auch Pflanzensterole/-stanole haben LDL-senkende Effekte, ebenso lösliche Faserstoffe.

Diät bei Hypertriglyzeridämie Sie beruht auf ähnlichen Prinzipien wie die Diät bei Hypercholesterinämie. Häufig kann der Triglyzeridspiegel schon durch Gewichtsreduktion und Alkoholkarenz normalisiert werden.

Bewegung
Diese ist fast nur bei der Hypertriglyzeridämie spiegelsenkend und kann dort sogar als alleinige Therapie ausreichen. Regelmäßige Bewegung sollte dennoch bei allen Dyslipoproteinämien empfohlen werden, da hierdurch die Begleitrisiken oft entscheidend gemindert werden. Auch kann durch Bewegung der HDL-Spiegel angehoben werden.

Tab. 8.15 Therapieziel in Abhängigkeit vom Risikoprofil.

Risikoprofil	Gesamtcholesterin (Ziel)	LDL (Ziel)	HDL (Ziel)
koronargesund, kein Risikofaktor	< 250 mg/dl (< 6,5 mmol/l)	< 160 mg/dl (< 4 mmol/l)	> 40 mg/dl (> 1 mmol/l)
keine KHK, jedoch weitere Risikofaktoren (Rauchen, Bluthochdruck, niedriges HDL (< 40 mg/dl [1 mmol/l]), positive Familienanamnese für „vorzeitige KHK", Alter)	< 200 mg/dl (< 5 mmol/l)	< 130 mg/dl (< 3,5 mmol/l)	> 40 mg/dl (> 1 mmol/l)
manifeste KHK bzw. andere Gefäßerkrankung (pAVK, symptomatische Karotisstenose, Bauchaortenaneurysma, Diabetes)	< 180 mg/dl (< 4,5 mmol/l)	< 100 mg/dl (< 2,5 mmol/l)	> 40 mg/dl (> 1 mmol/l)

Medikamentöse Therapie
Diese ist erst indiziert, wenn die Diät nach 3–6 Monaten keine Besserung der Blutwerte erbringt und weitere Risikofaktoren vorliegen. Zu den eingesetzten Medikamenten ➤ Pharma-Info.

Die Therapie wird zunächst mit einem Einzelpräparat begonnen. Erst wenn dies erfolglos ist (nach 1–2 Monaten), wird eine Kombinationstherapie begonnen.

Der Einsatz von Lipidsenkern im Rahmen der Primärprävention (d. h. bei gesunden Menschen mit erhöhten Blutfetten) wird gegenwärtig nur bei autosomal-dominanten Fettstoffwechselstörungen empfohlen.

Pharma-Info

Lipidsenker

Ionenaustauscher
Wirkstoffe
- Colestyramin (z. B. Quantalan®)
- Colestipol (z. B. Colestabyl®)

Wirkungsmechanismus und Eigenschaften Die Gallensäuren werden dem enterohepatischen Kreislauf entzogen und stehen zur Cholesterinsynthese nicht mehr zur Verfügung. Damit werden eine Senkung des LDL um 20–30 % und eine leichte HDL-Erhöhung erreicht. Die Triglyzeride können allerdings auch ansteigen. Eine Resorption von Colestyramin erfolgt nicht.
Nebenwirkungen Häufig Blähungen, Völlegefühl, Obstipation. Interaktion mit der Resorption von vielen Medikamenten oder mit Vitamin-K-Antagonisten! **Cave:** Antikonzeptionsschutz reduziert!
Kontraindikation Hypertriglyzeridämie > 400 mg/dl, da die Triglyzeride bei Gabe von Ionenaustauschern noch ansteigen können.
Wechselwirkungen Ionenaustauscher absorbieren auch fettlösliche Vitamine und Medikamente. Diese müssen daher zwei h vor oder 4 h nach dem Ionenaustauscher eingenommen werden.
Klinische Anwendung Erprobte und generell sichere Medikamentenklasse. Gute Wahl für motivierte Patienten mit **milder Hypercholesterinämie** (die Einnahme der Suspension ist „gewöhnungsbedürftig").

HMG-CoA-Reduktase-Hemmer (Cholesterinsynthese-Enzymhemmer = CSE-Hemmer, „Statine")
Wirkstoffe
- Lovastatin (Mevinacor®)
- Simvastatin (z. B. Denan®)
- andere: Rosuvastatin, Pravastatin, Fluvastatin, Atorvastatin

Wirkungsmechanismus Hemmung der intrazellulären Cholesterinsynthese durch kompetitive Hemmung des Hydroxymethylglutaryl-Coenzyms A, des geschwindigkeitslimitierenden Enzyms der hepatischen Cholesterinbiosynthese. Durch Abfall des intrazellulären Cholesterins werden vermehrt LDL-Rezeptoren an den Hepatozyten gebildet.
Nebenwirkungen Blähungen, Diarrhö, Übelkeit, Kopfschmerzen, passagerer Transaminasenanstieg. Gefürchtete, aber sehr seltene Nebenwirkungen: Myopathie (Muskelschwäche und Muskelschmerzen) mit oder ohne Rhabdomyolyse (CK-Anstieg, Nierenversagen).
Kontraindikationen Lebererkrankungen, Myopathie, Kinder, Schwangerschaft, Stillzeit.
Klinische Anwendung Gut verträgliche und wegen 1-mal täglicher abendlicher Dosierung leicht einzunehmende Substanzgruppe, deren lebensverlängernder Effekt durch zuverlässige Studien belegt ist. Die Leberwerte sollten unter Therapie regelmäßig überwacht werden. Da der prophylaktische Effekt auch bei Menschen mit niedrigem Ausgangsrisiko zu beobachten ist, sind die Therapieindikationen umstritten; zumindest zur Sekundärprophylaxe bei Patienten mit atherogenetisch bedingten Erkrankungen (KHK, Schlaganfall) sind Statine angezeigt (➤ 1.5.4).

Cholesterin-Resorptionshemmer
Wirkstoffe
- Ezetimib (Ezetrol®)
- Ezetimil 10 mg/Simvastatin 20/40/80 mg (Inegy®)

Wirkungsmechanismus Die Aufnahme von Cholesterin aus Nahrung und Gallensaft im Darmtrakt wird gehemmt, ohne die Resorption von Triglyzeriden und fettlöslichen Vitaminen zu beeinflussen. Dadurch ergeben sich eine LDL-Senkung um 25 %, Triglyzeridsenkung bis 14 % und ein HDL-Anstieg bis 3 %.
Nebenwirkungen Myalgien, Rhabdomyolyse, Hepatitis, Pankreatitis, Thrombozytopenie.
Klinische Anwendung In Kombination mit Statinen, wenn der LDL-Zielwert mit Statinen nicht erreicht wird, oder bei CSE-Hemmer-Unverträglichkeit.

Fibrate
Wirkstoffe
- Bezafibrat (z. B. Cedur®)
- Phenofibrat (z. B. Lipanthyl®)
- Gemfibrozil (z. B. Gevilon®)

Wirkungsmechanismus Förderung der Lipoprotein-Lipase-Aktivität, hierdurch wird insbesondere die VLDL-Fraktion gesenkt. Man erreicht eine Triglyzeridsenkung bis 50 %, eine LDL-Senkung um 10 % und einen HDL-Anstieg bis 30 %.
Nebenwirkungen Gastrointestinale Störungen, CK-Erhöhung (Myopathie), Transaminasenanstieg, allergische Reaktionen, Gallensteinbildung, Thrombosen.
Klinische Anwendung Entsprechend dem Wirkmechanismus v. a. bei **Hypertriglyzeridämie** sinnvoll, bei isolierter Hypercholesterinämie nicht als Monotherapie geeignet. Bei Kombinationstherapie oft wirksame Medikamentenklasse.

Nikotinsäure-Derivate
Wirkstoffe
- Nikotinsäure = Niacin (Niaspan®)
- Acipimox
- Pyridylmethanol

Wirkungsmechanismus Reduktion der VLDL-Synthese und damit Senkung des Cholesterins (bis 20 %) und der Triglyzeride. Von allen Lipidsenkern wird in dieser Klasse der größte HDL-Anstieg gesehen, und er ist der einzige Lipidsenker, der den **Lp(a)-Spiegel** senkt.
Nebenwirkungen In bis zu 80 % d. F. Flush, Urtikaria, Harnsäureanstieg, Verschlechterung der Glukosetoleranz, abdominelle Symptome, Transaminasenanstieg.
Klinische Anwendung Relativ billig. Die Wirksamkeit ist bei Patienten mit KHK nachgewiesen, bei dyslipidämischen Patienten mit Typ-2-Diabetes dagegen unzuverlässig.
[MP, CD]

8.5 Hyperurikämie und Gicht

Hyperurikämie ist definiert als **Harnsäurespiegel > 6,4 mg/dl** (380 µmol/l). Betroffen sind mehr als 25 % der Männer; Frauen sind meist erst nach der Menopause betroffen, da Östrogene eine urikosurische (d. h. Harnsäureausscheidung fördernde) Wirkung haben. Mit steigenden Harnsäurespiegeln steigt auch das Risiko einer Gicht. Bei Werten ab 8 mg/dl (475 µmol/l) kommt es in bis zu 40 % zu einer manifesten Gicht.

Manifeste Gicht: Uratausfälle im Gewebe (Gelenke, Tophi, Niere). Die Gicht tritt bei etwa 1,5 % der Bevölkerung auf. Der Manifestationsgipfel liegt zwischen 40 und 60 Jahren. Männer und Frauen sind etwa im Verhältnis 7 : 1 betroffen. Die Gicht verläuft chronisch mit akuten Exazerbationen (**akuter Gichtanfall**).

Pathogenese
Harnsäure ist das Endprodukt des Purinstoffwechsels, d. h., sie entsteht aus dem endogenen Abbau der Nukleotidbasen Adenin und Guanin sowie aus den über die Nahrung aufgenommenen Purinen (> Abb. 8.13). Harnsäure wird zu ⅔ über die Niere und zu ⅓ über den Stuhl ausgeschieden. Bei positiver Harnsäurebilanz steigen die Harnsäurespiegel im Plasma und anderen extrazellulären Flüssigkeiten an. Wird die **Löslichkeitsgrenze von 6,4 mg/dl** (380 µmol/l) überschritten, kommt es zu folgenden Prozessen:

- **chronische Ablagerungen** bei jahrelanger positiver Harnsäurebilanz: Tophi in Weichteilen und Knochen, Uratnephrolithiasis, Uratnephropathie
- **akuter Gichtanfall**: Steigt die Uratkonzentration in der Gelenkflüssigkeit plötzlich an oder sinkt die Löslichkeitsschwelle für Urate (z. B. durch einen Temperatur- oder pH-Abfall), bilden sich Mikrokristalle. Diese wiederum werden phagozytiert, was nach Untergang der Leukozyten zur Freisetzung lysosomaler Entzündungsmediatoren führt mit der Folge der **Synovitis**. Durch die Freisetzung lysosomaler und anderer Enzyme kann auch der Knochen geschädigt werden (**Gelenkdestruktion**).

Ätiologie
Man unterscheidet primäre (genetisch determinierte) und sekundäre (d. h. im Rahmen anderer Krankheiten auftretende) Formen.

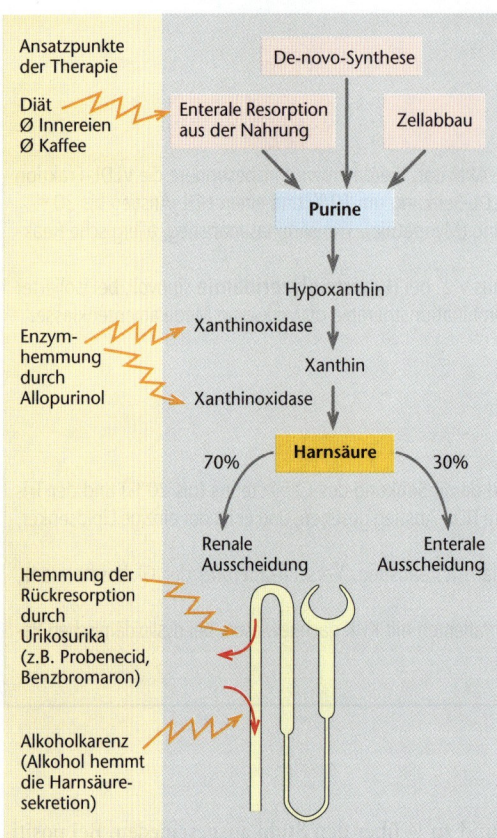

Abb. 8.13 Purinstoffwechsel und Angriffsorte der Gichttherapeutika. [L157]

Primäre Hyperurikämie (95 %) Folgende Ursachen können zugrunde liegen:
- **mangelnde Harnsäure-Ausscheidung** (99 %): polygenetisch bedingte Verminderung der renalen tubulären Harnsäuresekretion. Überschreitet der alimentäre Harnsäure-Anfall die eingeschränkte Eliminationskapazität der Niere, so kommt es zum Harnsäurerückstau. Die bei vernünftiger Ernährung anfallenden Harnsäuremengen werden jedoch auch bei genetischer Prädisposition zur Hyperurikämie bewältigt. Die primäre Hyperurikämie ist damit größtenteils eine genetisch veranlagte Erkrankung bei Fehlernährung (harnsäureerhöhend: Überernährung, purinreiche Kost wie Fleisch und Innereien, Alkohol).
- **Harnsäure-Überproduktion** (1 %): genetische Defekte mit Überproduktion von Harnsäure, z. B. Mangel des Enzyms Hypoxanthin-Guanin-Phosphoribosyl-Transferase beim X-chromosomal-rezessiv vererbten **Lesch-Nyhan-Syndrom** (primäre kindliche Gicht mit Entwicklungsstörungen und choreoathetotischen ZNS-Erscheinungen)

Sekundäre Hyperurikämie Sie kann durch zwei Mechanismen ausgelöst werden:
- **vermehrter Harnsäure-Anfall bei Zelluntergang**: myelo- oder lymphoproliferative Erkrankungen (Leukämien, Polycythaemia vera); hämolytische Anämie; Psoriasis; Tumorlysesyndrom bei Zytostatika-Therapie (➤ 13.4.3); Strahlentherapie
- **reduzierte renale Harnsäure-Elimination**: kompensierte Niereninsuffizienz, Medikamente (z. B. Diuretika [v. a. Thiazide], Ciclosporin, Ethambutol), Ketose (Fasten, dekompensierter Diabetes mellitus), Intoxikationen (CO, Blei), endokrine Erkrankungen (Nebenschilddrüsenfunktionsstörungen, Hypothyreose, Akromegalie), Laktazidose, Alkohol

Klinik
Die Gicht verläuft in vier Stadien (➤ Tab. 8.16).

Akuter Gichtanfall Auslösefaktoren sind u. a. „Feste und Fasten" (opulente Mahlzeiten, Alkoholgenuss, Nahrungskarenz), Gewebetrauma, chirurgische Eingriffe oder Medikamenteneinnahme (z. B. Saluretika). Klinisch besteht initial oft nächtliche, sehr schmerzhafte **Monarthritis**, häufig am Zehengrundgelenk (**Podagra**), aber auch am Daumengrundgelenk (**Chiragra**). Im Alter kommen jedoch auch polyarthritische Anfälle vor. Es bestehen lokale (Rötung, Schwellung, ausgeprägter Berührungsschmerz) und systemische Entzündungszeichen (Fieber, erhöhte BSG, CRP, α_2-Globulin). Die Harnsäure ist meist, jedoch nicht immer erhöht.

Chronische Gicht Es kommt zu Uratablagerungen in Knochen, Knorpel, Synovia und Sehnen mit nachfolgender Bildung von Bindegewebsknoten (**Tophi**) und Schädigung der Gelenke (**Kristallarthropathie**).
- **Weichteiltophi**: v. a. an Unterarm, Ohrmuschel, Achillessehne sowie Druckstellen (z. B. Ferse, Olekranon)

8.5 Hyperurikämie und Gicht

Tab. 8.16 Stadien der Gicht.

Stadium	Klinik
Stadium I	asymptomatische Hyperurikämie Dauer: Jahre bis Jahrzehnte
Stadium II	Erstmanifestation mit Gichtarthritis (akuter Gichtanfall) oder Nephrolithiasis
Stadium III	asymptomatisches Stadium (interkritische Phase) Nach Abklingen des ersten Anfalls besteht monate- bis jahrelang Symptomfreiheit. In der Regel kommt es jedoch schon im ersten Jahr zum Rezidiv.
Stadium IV	chronische Gicht meist nach 5–15 Jahren erhöhter Harnsäurespiegel, klinisch imponieren schmerzhafte polyartikuläre Gelenkveränderungen sowie Nephropathie

- **Knochentophi**: Sie zeigen sich im Röntgenbild als **Usur** (gelenknaher Knochendefekt) und kommen in praktisch allen Knochen vor.

Die Niere ist neben dem Bewegungsapparat der zweite hauptsächliche Schädigungsort. Die **Uratnephropathie** tritt in zwei Formen auf:

- **Uratnephrolithiasis**: 80 % der entstehenden Steine sind reine Uratsteine (röntgen-durchlässig!), es können aber auch gemischte Kalziumoxalat oder -phosphatsteine mit nur geringem Uratanteil entstehen.
- **Uratnephropathie**: wird v. a. bei akuter Überproduktion (z. B. bei Tumorlysesyndrom, ➤ 9.9.2) gesehen. Es kommt zu Uratablagerungen im Lumen der Tubuli („obstruktive" Nephropathie) oder zu interstitiellen Uratablagerungen mit milder Proteinurie und meist geringgradiger Niereninsuffizienz.

Diagnostik
Die Diagnose stützt sich v. a. auf Anamnese (Risikofaktoren, Symptome) und körperlichen Befund.

Die Serumharnsäure ist i. d. R. erhöht. Bestehen Zweifel an der Diagnose (z. B. bei normalen Harnsäurespiegeln), so spricht eine dramatische Besserung auf die Gabe von Kolchizin für das Vorliegen eines Gichtanfalls (Kolchizin wirkt im Gegensatz zu den NSAR relativ spezifisch gegen die Gicht).

In seltenen Fällen ist die Untersuchung der Synovialflüssigkeit indiziert (Befund: Leukozyten, die mit nadelförmigen Uratkristallen beladen sind).

Differenzialdiagnose
- **andere Formen der Arthritis**: rheumatoide Arthritis (➤ 11.6), reaktive Arthritis (➤ 11.7.3) oder eitrige Arthritis
- **Pseudogicht** (Chondrokalzinose): Sie ist durch eine altersbedingte oder hereditär veranlagte Ablagerung von Kalziumpyrophosphat-Dihydrat-Kristallen im Gelenkknorpel (v. a. am Knie) bedingt, die sich im Gelenkpunktat unter dem Polarisationsmikroskop nachweisen lassen.

Therapie
Die Therapie stützt sich primär auf eine Anpassung von Diät und Lebensstil:
- purinarme Kost: wenig Fleisch, keine Innereien
- reichlich Trinken (Diurese fördert die Harnsäure-Ausscheidung)
- harnsäureerhöhende Medikamente meiden (z. B. Diuretika, Ciclosporin, Ethambutol)
- Einschränkung des Alkoholkonsums
- Normalisierung des Körpergewichts

Eine medikamentöse Therapie ist dann indiziert, wenn eine manifeste Gicht vorliegt oder wenn sich bei asymptomatischer Hyperurikämie der Harnsäurespiegel durch Allgemeinmaßnahmen nicht auf < 9 mg/dl (535 µmol/l) senken lässt.

- **Urikostatika** (Allopurinol, Febuxostat): reduzieren die Harnsäureproduktion
- **Urikosurika** (Benzbromaron und Probenecid): erhöhen die renale Harnsäure-Ausscheidung
- **Ureolytika** (Rasburicase): verwandeln die Harnsäure in ein wasserlösliches Produkt (Einsatz nur bei akuten Hyperurikämien wie Tumorlysesyndrom)

MERKE
Urikostatika sind Mittel der Wahl bei der Dauertherapie.

Beim **akuten Gichtanfall** sind **nichtsteroidale Antiphlogistika** (NSAR, z. B. Diclofenac) Mittel der Wahl. Bei nicht ausreichender Wirksamkeit können alternativ orale Glukokortikoide eingesetzt werden. **Kolchizin** wird aufgrund der häufig beobachteten gastrointestinalen Toxizität heute nur noch als Reservemittel beim schweren Gichtanfall gegeben. Die Lokaltherapie erfolgt durch Kühlung und Ruhigstellung.

Pharma-Info

Gichttherapeutika

Die Therapie der Gicht umfasst die Akuttherapie beim Gichtanfall sowie die Intervalltherapie bei chronischer Hyperurikämie.

Akuttherapie
- **NSAID**, z. B. Indometacin, Diclofenac oder Ibuprofen: analgetisch und entzündungshemmend. Nur bei normaler Nierenfunktion einsetzbar!
- **Kolchizin** (Reservemedikament)
- **Glukokortikoide:** bei unzureichender Wirkung oder Kontraindikationen von NSAID oder Kolchizin, z. B. bei einer Niereninsuffizienz

Kontraindiziert sind Thiaziddiuretika, Schleifendiuretika, ASS und Penicilline wegen Anstieg der Harnsäureausscheidung!

Intervalltherapie
- Urikostatika: **Allopurinol** als Mittel erster Wahl
- Urikosurika: **Benzbromaron, Probenecid**

Begonnen wird einschleichend **nach** einem Gichtanfall oder bei Uratnephropathie und bei einem Harnsäurespiegel > 9 mg/dl (> 535,3 µmol/l) unter ausreichender Hydrierung. Die Wirkung auf den Harnsäurespiegel setzt erst nach 1–3 Wochen ein. Der Harn wird zusätzlich mit Natriumhydrogencarbonat oder Kalium-Natrium-Hydrogencitrat auf 6,5–7,0 alkalysiert, da Harnsäure v. a. im sauren pH-Bereich ausfällt.

Alternativ können prophylaktisch Kolchizin oder NSAID initial über 3 Monate gegeben werden.

Allopurinol (Urikostatikum) Hemmt die Xanthinoxidase → Harnsäurebildung ↓, Ausscheidung von Xanthin und Hypoxanthin ↑, De-novo-Synthese von Purinbasen ↓.

Indikationen (erste Wahl):
- Intervalltherapie bei chronischer Hyperurikämie
- Prophylaxe der sekundären Hyperurikämie unter einer Zytostatikatherapie

Pharmakokinetik: Metabolisierung zum wirksamen Oxipurinol. Renale Elimination. Dosisreduktion bei Niereninsuffizienz!

Nebenwirkungen:
- akuter Gichtanfall → nicht zur Therapie eines akuten Anfalls, Beginn nach 1–2 Wochen!
- Hemmt den Abbau u. a. von Azathioprin und 6-Mercaptopurin → Knochenmarkaplasie! Dosisreduktion dieser Medikamente um ca. 75 %!
- Ausscheidung von Probenecid ↓ → Ausscheidung von Penicillin, ASS und Diuretika ↑

Benzbromaron und Probenecid (Urikosurika) Hemmen die tubuläre Rückresorption von Harnsäure → Harnsäureausscheidung ↑. Bei Niereninsuffizienz Wirkung ↓.

Indikationen: vgl. Allopurinol.

Pharmakokinetik: hepatische Metabolisierung und renale Ausscheidung. ASS vermindert die Wirkung der Urikosurika.

Nebenwirkungen: vgl. Allopurinol. Zusätzlich:
- Niereninsuffizienz → Kontraindikationen: Harnsäurenephrolithiasis, Uratnephropathie
- Ausscheidung von Oxipurinol ↑
- gastrointestinale Störungen, Kopfschmerzen, Exantheme, Urtikaria, Kristallurie. Es besteht die Gefahr der Harnsäuresteinbildung (Prävention: ausreichende Trinkmenge, evtl. Alkalisierung des Harns zur Verbesserung der Löslichkeit, einschleichende Dosierung).

Kolchizin Extrakt der Herbstzeitlose. Hemmung der Mitose, bindet an Mikrotubuli und hemmt die Phagozytose der Uratkristalle durch Granulozyten, vermindert die Freisetzung der lysosomalen Entzündungsmediatoren. Hat keinen Einfluss auf den Harnsäurespiegel und wirkt nicht analgetisch.

Indikation: akuter Gichtanfall. Kein Einfluss auf den Harnsäurespiegel, damit nur zur Coupierung des Gichtanfalls geeignet.

Pharmakokinetik: hepatisch metabolisiert und renal eliminiert. Lange HWZ.

Nebenwirkungen: hoch toxisch! Maximale Tagesdosis 6 mg, letale Dosis 20 mg!
- Diarrhö
- Agranulozytose
- Übelkeit, Erbrechen, Bauchschmerzen, Diarrhö bis zur hämorrhagischen Gastroenteritis (Mitosehemmung beeinträchtigt die sich schnell erneuernde Darmschleimhaut). Bei toxischen Dosen Nierenschädigung, aufsteigende Paralyse bis Atemlähmung;
- bei chronischer Gabe Knochenmarkdepression, Haarausfall

Rasburicase (Urikolytikum, i. v.) Katalysiert die Oxidation von Urat zu Allantoin. Allantoin ist besser wasserlöslich und wird renal ausgeschieden → Harnsäurespiegel im Blut ↓
Indikation: Prophylaxe und Therapie einer Hyperurikämie bei einer Chemotherapie mit Tumorlysesyndrom.
Nebenwirkungen: Allergien, Bronchospasmus, Hämolysen.
[MP, CD]

8.6 Porphyrien

Bei Porphyrien ist die **Hämsynthese** aufgrund angeborener oder durch Intoxikation erworbener Enzymdefekte gestört (➤ Abb. 8.14). In der Folge kommt es zum Aufstau der jeweils vor dem Enzymblock liegenden Substanzen (sog. **Porphyrine** bzw. deren Vorstufen). Diese werden über den Urin ausgeschieden und teilweise auch in Haut und anderen Organen abgelagert.

> **MERKE**
> Leitsymptome der Porphyrien sind **kutane, abdominelle** und **neurologische** Symptome.

Klassifikation und Ätiologie
Man unterscheidet genetisch bedingte primäre und durch andere Grunderkrankungen ausgelöste sekundäre Porphyrien (➤ Tab. 8.17). Je nachdem, ob die Porphyrinüberproduktion v. a. im Knochenmark oder in der Leber stattfindet, wird eine Porphyrie als erythropoetisch oder als hepatisch bezeichnet. Nur zwei der Porphyrinopathien kommen in nennenswerter Häufigkeit vor: die akute intermittierende Porphyrie (➤ 8.6.2) und die Porphyria cutanea tarda (➤ 8.6.1).

Primäre Porphyrien
Hepatische Porphyrien Akute hepatische Porphyrien: Alle akuten hepatischen Formen imponieren durch **akute neurologische Symptome**; bei der Koproporphyrie und der Porphyria variegata können aber **Photodermatosen** zusätzlich auftreten. Zugrunde liegt eine durch „Entgleisung" der Hämbiosynthese ausgelöste Polyneuropathie. Manifestationsfaktoren sind v. a. Alkohol, jedoch auch viele Medikamente (z. B. Barbiturate, Sulfonamide, Östrogene).

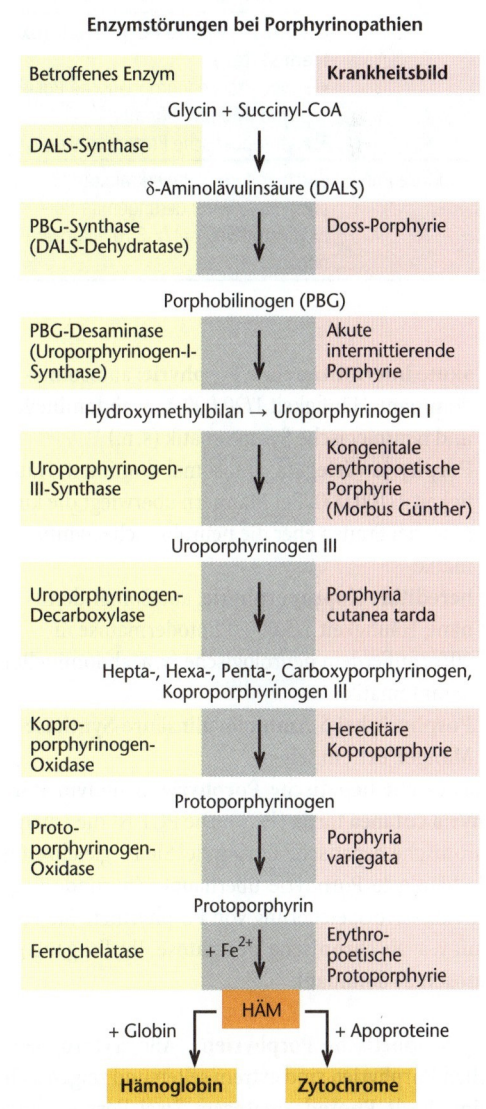

Abb. 8.14 Enzymstörungen bei der Hämsynthese, die zu Porphyrien führen. [L157]

Tab. 8.17 Klassifikation der Porphyrien.

Klassifikation	Form

primäre Porphyrien	**hepatische Porphyrien**:
	• akute hepatische Porphyrien
	  – akute intermittierende Porphyrie
	  – Porphyria variegata
	  – hereditäre Koproporphyrie
	  – Porphyrie bei δ-Aminolävulinsäure-Synthase-Mangel (sog. Doss-Porphyrie)
	• chronische hepatische Porphyrie
	  – Porphyria cutanea tarda (PCT)
	
	erythropoetische Porphyrien (extrem selten):
	• kongenitale erythropoetische Porphyrie (Morbus Günther)
	• erythropoetische Protoporphyrie

sekundäre Porphyrien	durch andere Grunderkrankungen ausgelöste Veränderungen im Porphyrinstoffwechsel (z. B. Bleiintoxikation)

- **akute intermittierende Porphyrie**: autosomal-dominant, Häufigkeit 1/20.000; v. a. abdominelle und neurologische Symptomatik (s. u.)
- **Porphyria variegata**: autosomal-dominant, Häufigkeit 1/100.000. Bei Männern überwiegt die kutane, bei Frauen eher die neurologische Symptomatik.
- **hereditäre Koproporphyrie**: autosomal-dominant, Häufigkeit 1/5.000; Photodermatose in 20 %, außerdem neurologische (v. a. abdominelle) Symptomatik
- **Porphyrie bei δ-Aminolävulinsäure-Synthase-Mangel**: extrem selten

Chronische hepatische Porphyrie: Synonym **Porphyria cutanea tarda** (PCT). Die PCT ist die einzige chronische hepatische Porphyrie. Sie ist gleichzeitig die häufigste Porphyrie überhaupt. Zugrunde liegt die exzessive Speicherung von Porphyrinen. Sie verläuft v. a. als **chronische Dermatose**. Ihr Erbgang ist autosomal-dominant.

Erythropoetische Porphyrien Alle erythropoetischen Porphyrien sind extrem selten und zeigen sich klinisch als **Photodermatosen**. Zwei Formen sind bekannt:
- **kongenitale erythropoetische Porphyrie** (Morbus Günther): autosomal-rezessiv
- **erythropoetische Protoporphyrie**: autosomal-dominant

Sekundäre Porphyrien
Unterschiedliche Grunderkrankungen können eine Hemmung von Enzymen der Hämbiosynthese auslösen. Sekundäre Prophyrien sind sozusagen Mitreaktionen des Porphyrinstoffwechsels bei bestimmten Erkrankungen bzw. Expositionen.

Ursächlich im Vordergrund stehen **toxische Belastungen** (z. B. durch Blei und andere Schwermetalle, Alkohol, Arzneimittel, Umweltchemikalien) und **Lebererkrankungen** (Alkoholismus, Leberzirrhose, chronische Hepatitis, Hämochromatose).

Die sekundären Porphyrien sind wesentlich häufiger als die primären Formen, haben aber wegen des klinisch stummen Verlaufs keinen eigenen Krankheitswert.

Klinik

Mit Ausnahme der Porphyria cutanea tarda verlaufen alle hepatischen Formen **akut** mit Multiorganbeteiligung, die anderen Porphyrien verlaufen **chronisch**, vornehmlich mit Beteiligung der Haut.

Die Porphyrien manifestieren sich v. a. an Haut und Nervensystem:
- **Haut**: Photodermatosen mit Blasenbildung, De- und Hyperpigmentation, Hypertrichose, Rötung, Juckreiz, Brennen, Schwellung
- **Nervengewebe**:
  - Neuropathien mit Neuralgien, Paresen oder Sensibilitätsstörungen
  - ZNS-Störungen mit Kopfschmerzen, Psychosen, Krampfanfällen, Somnolenz
  - Störungen der autonomen Innervation der Eingeweide mit Abdominalschmerzen, Obstipation, Erbrechen, Diarrhö
  - Störung der Kreislaufregulation: Hypertension, Tachykardie

Darüber hinaus werden selten Hepatomegalie, Leberschädigung, Anämie, Fieber und Blutbildveränderungen beobachtet.

Diagnostik

Der wichtigste Teil der Diagnostik ist das „**Daran-Denken**".

Laborchemisch werden bei entsprechendem Verdacht die jeweiligen vor dem Enzymblock aufgestauten Porphyrine im Urin, Stuhl oder Plasma nachgewiesen, bei der Porphyria cutanea tarda können die Porphyrine in der Leberbiopsie durch Fluoreszenz sichtbar gemacht werden.

> **MERKE**
> Für viele Porphyrien typisch (aber nicht obligat) ist eine rote oder orangefarbene Urinverfärbung.

8.6.1 Porphyria cutanea tarda (PCT)

Epidemiologie
Männer und Frauen sind im Verhältnis 2 : 1 betroffen; der Erkrankungsgipfel liegt nach dem 40. Lebensjahr.

Ätiologie und Pathogenese
Diese chronische hepatische Porphyrie ist durch einen autosomal-dominant vererbten Defekt der **Uroporphyrinogen-Decarboxylase** bedingt. Neben der Enzymstörung muss zusätzlich ein Leberschaden zur Entwicklung einer PCT vorliegen (Hepatitis, Zirrhose, Fibrose oder eine Hämosiderose).

Manifestationsfaktoren sind v. a. Alkohol (⅔ d. F.), Östrogene, Hämodialyse und bestimmte Toxine (Dioxine, Hexachlorbenzol).

Die bei vielen Patienten vorgefundene **Hämosiderose** könnte durch eine Häufung bestimmter eisenspeichernder Genmutationen bei PCT-Patienten erklärt werden.

Klinik
Der Verlauf ist extrem **variabel** (die Porphyrinurie kann der einzige Befund sein).
- **Haut**: erhöhte Vulnerabilität; Photodermatose mit De- und Hyperpigmentierung und Blasenbildung an lichtexponierten Hautbereichen (speziell Handrücken); Hypertrichose im Schläfen- und Jochbeinbereich sowie periorbital; stark gebräunte oder livide-plethorische Gesichtsfarbe
- **Leber**: hepatozelluläre Schädigung durch Porphyrineinlagerung; Hepatomegalie mit erhöhten Transaminasen
- **Urin**: kann durch die Porphyrinurie rosa bis braun verfärbt sein.

Therapie und Prognose
Allein durch **Weglassen der auslösenden Noxen** (Alkohol, Kontrazeptiva) können die Symptome verschwinden. Sonnenlicht muss vermieden werden (Verhalten, Kleidung, Lichtschutzsalbe).

Regelmäßige Aderlässe, die auf die i. d. R. begleitende Hämosiderose zielen, können Rezidive verhindern.

Bei schweren Verläufen wird versucht, Porphyrine aus den Geweben – speziell der Leber – zu entfernen, z. B. durch niedrig dosierte **Chloroquin**behandlung.

Die Prognose ist günstig, wenn die auslösenden Noxen gemieden werden.

8.6.2 Akute intermittierende Porphyrie (AIP)

Epidemiologie
Das Prädilektionsalter liegt zwischen dem 20. und 40. Lebensjahr; das Geschlechterverhältnis (M : F) beträgt 1 : 3.

Ätiologie und Pathogenese
Diese akute hepatische Porphyrie wird durch einen autosomal-dominant vererbten Defekt der **Porphobilinogen-Desaminase** ausgelöst.

Etwa 90 % d. F. verlaufen asymptomatisch; andererseits können die Verläufe so schwerwiegend sein, dass es z. B. durch aufsteigende Lähmungen zum Tode kommt.

Exogene Auslöser spielen eine große Rolle: z. B. porphyrinogene – meist Zytochrom-P450-induzierende – Medikamente, Stress, Hunger, Alkohol sowie der weibliche Zyklus (v. a. prämenstruell).

Klinik
Die klinischen Erscheinungen sind äußerst variabel („**Chamäleon**" unter den Porphyrien): Neben einer **Rotfärbung des Harns** durch die ausgeschiedenen Porphyrine (in 99 % d. F.) kann eine ganze Reihe von **Akutsymptomen** auftreten (am häufigsten Bauchkoliken und Tachykardien):
- **abdominelle Symptome**: Bauchkoliken, Erbrechen, Obstipation oder auch Diarrhö
- **neurologisch-psychiatrische Symptome**: Paresen und Muskelschwäche, sensorische Störungen, Kopfschmerzen, Neuralgien, Psychosen, Krampfanfälle, Somnolenz

- **kardiovaskuläre Symptome**: Tachykardie, Bluthochdruck
- **andere**: evtl. Anämie, Leukozytose, GOT-/GPT-Anstieg mit Ikterus, Fieber und Oligurie

MERKE
Bei abdominellen Schmerzen immer auch an eine Porphyrie denken!

Therapie und Prognose
- Absetzen aller porphyrinogenen Medikamente
- **Glukose-** und/oder **Fruktose-Infusion** unter intensivmedizinischer Überwachung drosselt die δ-Aminolävulinsäure-Synthese.
- evtl. **Häminarginat-Infusionen** (Häm bremst die δ-ALS-Synthase)
- symptomatische Therapie bei Schmerzen, Hypertonus, Krampfanfällen, Atemlähmung, peripheren Lähmungen

Bei schweren Verläufen können intensivmedizinische Maßnahmen erforderlich werden.

Der Prävention kommt eine Schlüsselrolle zu: Auslöser vermeiden, Vorsicht mit Medikamenten. Die Prognose ist verhalten: Die Rückbildung der Paresen kann mehrere Wochen bis viele Monate dauern.

8.7 Hämochromatose

Synonyme Siderose, Hämosiderose, Eisenspeicherkrankheit.

Ätiologie
Die **primäre** (hereditäre) **Hämochromatose** ist eine autosomal-rezessiv vererbte **Eisenspeichererkrankung**, bei der es durch Eisenüberladung der Gewebe zu Multiorganstörungen kommt. Zugrunde liegt ein genetischer Defekt des **HFE-Gens**, das die Eisenaufnahme im Dünndarm steuert. Frauen erkranken wegen der zyklusbedingten Eisenverluste etwa 10-mal seltener als Männer und praktisch nur in der Menopause.

Sekundäre Formen können durch eine Eisenüberladung, z. B. bei sideroblastischer Anämie, schwerer hämolytischer Anämie (Thalassämie, Sphärozytose) oder durch häufige Bluttransfusionen auftreten. Auch im Rahmen von chronischen Lebererkrankungen (z. B. alkoholbedingte Formen, Hepatitis C) kann es sekundär zu Eisenablagerungen kommen.

Pathogenese
Ein Drittel des Körpereisens ist in Form von Speichereisen entweder an Ferritin oder an unlösliche Hämosiderinaggregate gebunden (Näheres zum Eisenstoffwechsel ➤ 3.1.2). Patienten mit hereditärer Hämochromatose absorbieren 2- bis 3-mal mehr Eisen im Dünndarm als der Normalmensch und lagern entsprechend mehr Eisen in Parenchymzellen (als Ferritin) oder in Zellen des retikuloendothelialen Systems (als Hämosiderin) ab. Das abgelagerte Eisen entfaltet zum einen zytotoxische Wirkungen mit Schädigung der Zellorganellen und induziert zum anderen die Kollagenproduktion und damit Fibrosierung.

Alkohol kann durch die additive Zellschädigung sowie durch Mobilisierung des im Ferritin gespeicherten Eisens als Manifestationsfaktor wirken, die Hämochromatose wird deshalb bei Alkoholkranken gehäuft beobachtet.

Klinik
Durch die pathologischen Eisenablagerungen kommt es zu verschiedenen Organerscheinungen, die sich meist ab dem 40. Lebensjahr manifestieren.

MERKE
Typische Trias aus Lebererkrankung, Diabetes mellitus und vermehrter Hautpigmentierung.

- **Leber**: Hepatomegalie (90 %), Leberzirrhose (75 %), hepatozelluläres Karzinom als Komplikation der Zirrhose
- **Braunfärbung der Haut** (90 %)
- **Milz**: Splenomegalie (30 %)
- **Herz**: sekundäre (meist dilatative) Kardiomyopathie, oft mit ventrikulären Arrhythmien sowie digitalisrefraktärer Herzinsuffizienz
- **Pankreas**: endokrine Insuffizienz mit sekundärem Diabetes mellitus. Wegen der begleitenden Hautfärbung wird dieser Diabetes auch „**Bronzediabetes**" genannt.
- **endokrine Störungen** (70 %): Hypophyseninsuffizienz, Nebennierenrindeninsuffizienz und Hypogonadismus (testikuläre Atrophie, Libidoverlust)

- **Gelenke**: schmerzhafte Arthropathien (50 %) zuerst der Hand-, später auch der Hüft- und Kniegelenke

Diagnostik
Die Diagnose stützt sich auf folgende Schritte:
- **Nachweis der Eisenüberladung**: Laborchemisch finden sich ein hohes Serumeisen sowie eine erhöhte Transferrinsättigung (> 45 %; normal 15 bis 40 %). Der beste Marker (auch zur Verlaufsbeurteilung) ist jedoch die Bestimmung des Serumferritins als Maß für den Gesamtbestand an Eisen im Körper. Dieser ist bereits im präzirrhotischen Stadium erhöht. Die Eisenüberladung der Leber kann im Spätstadium auch im MRT semiquantitativ nachgewiesen werden.
- **Sicherung der Diagnose durch Mutationsanalyse**: Die Genanalyse ist nur in der Zusammenschau mit Klinik und Laborbefund verwertbar.
- **Abschätzung der Organschäden**: durch Leberpunktion (Eisenablagerung v. a. in Hepatozyten und Gallengangsepithelien), Abdominalsonografie, oralen Glukosetoleranz-Test, EKG, Echokardiografie, TRH- und LHRH-Test, Röntgen-Untersuchung schmerzhafter Gelenke

Therapie
- **Diät**: Nahrungsmittel mit hohem Eisengehalt (z. B. Fleisch, Fleischkonzentrate) vermeiden, kein Alkohol; schwarzer Tee verringert, Vitamin C fördert die Eisenresorption.
- **Aderlass (Phlebotomie)**: wirksamste Maßnahme zum Eisenentzug. Hierzu werden initial 1- bis 2-mal wöchentlich 500 ml Blut entnommen (entspricht ca. 250 mg Eisen pro Aderlass). Der Hb-Wert sollte über 11 g/dl liegen. Die Therapiekontrolle erfolgt durch Bestimmung des Serumferritins. Die Eisenspeicher sind ausreichend entleert, wenn das Serum-Ferritin < 20 ng/ml beträgt. Hierzu sind oft 50–100 Aderlässe erforderlich. Danach kann die Zahl der Aderlässe auf 1-mal vierteljährlich reduziert werden. Unter der Aderlasstherapie bessern sich häufig ein bestehender Diabetes mellitus und auch die Leberfunktion.
- **Eisenchelatoren**, z. B. Deferoxamin (Desferal®): Kann wegen einer bestehenden Anämie kein Aderlass durchgeführt werden, so kann Eisen medikamentös entzogen werden. **Deferoxamin** bildet mit Eisen Chelate, die dann über die Nieren ausgeschieden werden. Diese Therapie wird v. a. bei transfusionsbedingten sekundären Hämochromatosen eingesetzt. **Nebenwirkungen**: Farbsehstörungen, Tinnitus, Schwerhörigkeit
- **Ultima Ratio: Lebertransplantation**

Prognose
Patienten ohne schwerwiegende Leberschädigung haben bei konsequenter Therapie eine normale Lebenserwartung. Das Auftreten einer Zirrhose verschlechtert die Prognose.

8.8 Morbus Wilson

Synonym Hepatolentikuläre Degeneration.

Der Morbus Wilson ist eine autosomal-rezessiv vererbte Kupferstoffwechselstörung mit verminderter biliärer Ausscheidung von Kupfer und pathologischen Kupferablagerungen in verschiedenen Geweben (z. B. Leber, Stammganglien, Auge, Niere). Die Häufigkeit liegt bei 1/30.000.

Pathophysiologie
Die tägliche Kupferaufnahme beträgt ca. 1–3 mg. Das enteral aufgenommene Kupfer wird zunächst an Albumin und andere Proteine gebunden und zur Leber transportiert. Dort wird es entweder gespeichert oder biliär ausgeschieden oder unter Bindung an **Coeruloplasmin** – das spezifische Transportprotein des Serumkupfers – ins Plasma sezerniert. **Freies Kupfer ist zytotoxisch**, und Intoxikationen können zu schwerwiegender Hämolyse sowie Leber- und Nierenversagen führen.

Pathogenese
Das defekte Gen (Wilson-Gen: codiert für eine kupfertransportierende ATPase vom P-Typ = **ATP7B**) liegt auf Chromosom 13 und kann von über 250 verschiedenen Mutationen betroffen sein.

Aufgrund der gestörten biliären Kupferausscheidung kommt es zur exzessiven Anreicherung des Kupfers in der Leber mit kupferinduzierter Entzündungsreaktion und Entwicklung einer **Leberzirrhose**. Durch Zelluntergang wird Kupfer in das Gefäßsystem ausgeschwemmt, mit toxischen Effekten an anderen Organen. Ist diese Ausschwemmung massiv (rascher Leberzelluntergang), kann es wie bei der Kupferintoxikation zu einer hämolytischen Anämie kommen.

Bei den meisten Patienten ist zudem das **Coeruloplasmin im Serum erniedrigt** (dies ist jedoch Folge des Morbus Wilson). Kupfer wird statt an Coeruloplasmin leicht dissoziierbar an Albumin gebunden, sodass es zur zusätzlichen **Kupferüberladung der Organe** und **erhöhten Kupferausscheidung im Urin** kommt.

Klinik

Die Erkrankung manifestiert sich meist in der 2. und 3. Lebensdekade. Die Symptome sind variabel:
- **Leber** (häufig): Fettleber → chronische Hepatitis → Leberzirrhose, chronisch-aktive Hepatitis, fulminantes Leberversagen
- **Augensymptome** (häufig): gold-braun-grüne Verfärbung des Kornealrands durch Kupfereinlagerungen in die Descemet-Membran (**Kayser-Fleischer-Ring**, ➤ Abb. 8.15)
- **ZNS** (45 %): neurologisch-psychiatrische Symptomatik mit einem parkinsonähnlichen Bild mit Rigor, Tremor, Dysarthrie und psychischen Störungen
- **hämolytische Anämie** (15 %)
- **Nierenschädigung** (selten): Proteinurie, Phosphaturie, Aminoazidurie als Zeichen eines tubulären Schadens bis hin zu akutem Nierenversagen
- **Kardiomyopathie** (selten)

Diagnostik
- **Labor**:
  - **vermindertes Coeruloplasmin** im Serum (< 20 mg/dl)
  - erhöhtes freies Kupfer im Serum
  - erniedrigtes Gesamtkupfer im Serum
  - gesteigerte Kupferausscheidung im Urin
- **Spaltlampenuntersuchung** auf einen Kayser-Fleischer-Ring
- **Leberbiopsie**: Kupfergehalt der Leber > 250 µg/g Trockengewicht (Normalwert ist 10–50 µg/g)
- **Radiokupfertest**: erfasst den Einbau von oral aufgenommenem, radioaktiv markiertem Kupfer in Coeruloplasmin über 48 h

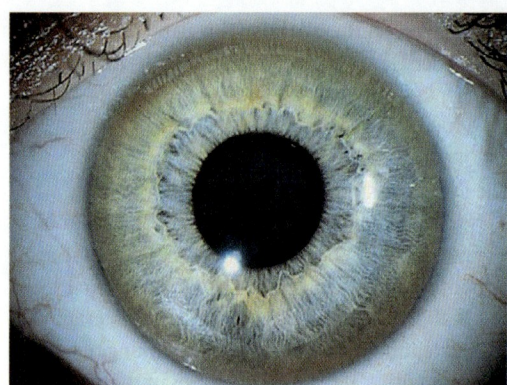

Abb. 8.15 Kayser-Fleischer-Kornealring. [E480]

- **Penicillamin-Belastungstest**: Nach Gabe von 500 mg D-Penicillamin deutliche Erhöhung der Kupferausscheidung im Urin (auf mehr als 600 µg/6 h)
- **Genanalyse**: kein Routinetest wegen der Vielzahl an möglichen Mutationen

Therapie
- **kupferarme Diät**: Diese ist schwierig, da Kupfer ubiquitär vorkommt. Empfehlung: Leber, Niere, Hirn, Schokolade, Kakao, Nüsse, Pilze und Bohnen meiden.
- **D-Penicillamin**: orale Gabe als kontinuierliche, lebenslange Therapie. D-Penicillamin bindet als Chelatbildner freies Kupfer im Serum, das dann komplexiert über die Nieren ausgeschieden wird. D-Penicillamin wirkt als Anti-Pyridoxin, deshalb muss gleichzeitig Vitamin B_6 substituiert werden. **Nebenwirkungen**: Verschlechterung der neurologischen Symptomatik, Hörstörungen, Hautreaktionen, Fieber, nephrotisches Syndrom oder systemischer Lupus erythematodes
- **andere kupferbindende Medikamente**: Bei Unverträglichkeit von D-Penicillamin (z. B. bei Albuminurie) kommen Triethylentetramin oder Zinkazetat infrage (vermindert die intestinale Kupferresorption).

Der Erfolg der Therapie wird durch Bestimmung der Kupferausscheidung im Urin und Kontrolle der Proteinurie erfasst. Bei fortgeschrittener Lebererkrankung muss evtl. eine Lebertransplantation angestrebt werden.

Prognose
Frühzeitige Diagnose und Therapie sind entscheidend. Bei Therapiebeginn im asymptomatischen Stadium kann die Lebenserwartung normal sein.

8.9 Amyloidosen

Amyloidosen entstehen durch die **extrazelluläre Ablagerung von Amyloid**. Amyloide entstehen durch Fehlfaltung physiologischer Eiweiße, die sich mit Serumglykoproteinen verbinden und sich anschließend an Basalmembranen sowie an retikulären oder kollagenen Fasern in Organen als unlösliche und proteaseresistente Eiweiß-Kohlenhydrat-Fibrillen ablagern.

Durch die Ablagerung kann es zu Funktionseinschränkungen der Organe kommen. Amyloidosen treten zum einen als auf bestimmte Gewebe beschränkte Lokalphänomene oder aber systemisch auf.

Ätiologie und Klassifikation
Bisher sind über 20 verschiedene Amyloide beschrieben, die jeweils aus unterschiedlichen Vorläuferproteinen hervorgehen (➤ Tab. 8.18). Manche Amyloidosen sind erblich bedingt (z. B. bestimmte Formen der Alzheimer-Erkrankung), andere sind die Folge verschiedener, meist entzündlicher Grunderkrankungen.

Die im Folgenden benutzte Einteilung richtet sich nach dem Lokalisationstyp (lokal – systemisch) und den beteiligten Amyloiden (➤ Tab. 8.18).

Systemische Amyloidosen
AL-Amyloidose (Leichtkettenamyloidose) Amyloid L wird aus Teilen der leichten Ketten von Immunglobulinen gebildet. Diese in Deutschland häufigste Form der systemischen Amyloidosen kommt v. a. bei **monoklonaler Paraproteinämie** (➤ 9.8.4) vor: Bei 10–20 % der Patienten mit multiplem Myelom, Morbus Waldenström oder MGUS (monoklonale Gammopathie unbestimmter Signifikanz) liegt eine begleitende, durch Immunglobulinfragmente ausgelöste Amyloidose vor.

Klinik: Amyloid L wird in Magen-Darm-Trakt, Herz, peripheren Nerven, Nieren, seltener auch in Leber, Gelenken und Haut abgelagert. Hierdurch tritt ein „gemischtes Bild" mit Abdominalbeschwerden, Herzinsuffizienz, peripherer Neuropathie, nephrotischem Syndrom, Hautblutungen, Karpaltunnelsyndrom und einer charakteristischen Zungenvergrößerung auf.

AA-Amyloidose Das beteiligte Amyloid entsteht aus einer Degradation des bei entzündlichen Erkrankungen im Überschuss vorliegenden Akute-Phase-Proteins **Serumamyloid A**, das in der Leber synthetisiert wird. Die AA-Amyloidose wird bei folgenden Erkrankungen gesehen:
- **chronische Entzündungen**: chronisch-rheumatische Erkrankungen (z. B. rheumatische Arthritis, Morbus Bechterew, Kollagenosen), chronisch-entzündliche Darmerkrankungen (Colitis ulcerosa, Morbus Crohn), chronische Infekte (Bronchiektasen, Osteomyelitis, Tbc, Lepra, Lues)
- **Tumorerkrankungen**: insbesondere Morbus Hodgkin
- familiäres Mittelmeerfieber (➤ 12.5.1)

Klinik: Befallen sind häufig die Nieren (→ Proteinurie, später Niereninsuffizienz), Leber und Milz (→ Hepatosplenomegalie) und immer der Magen-Darm-Trakt (→ Magenulzera, Malabsorption, beides jedoch selten). Selten treten Nebenniereninsuffizienz und Hypertonie auf.

Tab. 8.18 Amyloidtypen (Auswahl).

Amyloidtyp	Bildung aus (Eiweiß)
Amyloid A (AA)	physiologisches Serumamyloid A (physiologisches Akute-Phase-Protein)
Amyloid L (AL)	Leichtketten (oder Fragmente davon) von Immunglobulinen
Amyloid β_2M (Aβ_2M)	β_2-Mikroglobulin
Amyloid TTR (ATTR)	Transthyretin (in der Leber und dem Plexus chorioideus synthetisiertes Transportprotein)
Weitere Amyloide: **Amyloid ANF** (Vorhofamyloid aus dem natriuretischen Peptid des Herzens) **Amyloid β** (aus dem Amyloid-β-Precursor-Protein [AbPP], einem transmembranösen Glykoprotein des ZNS, z. B. bei Alzheimer-Krankheit) **Amyloid PrP** (Prion-Protein, ➤ 12.1.2)	

Seltenere systemische Amyloidosen
- **dialyseabhängige Amyloidose**: Nach 5- bis 10-jähriger Dialyse entsteht aus β_2-Mikroglobulin das Dialyseamyloid β_2M, das sich speziell in den Gelenken ablagert und dort zu einer destruktiven Arthropathie (einschließlich Spondylarthritis), subchondralen Knochenzysten (→ Spontanfrakturen) und Karpaltunnelsyndrom führen kann.
- **kardiale Amyloidosen**, v. a. durch Amyloid TTR (Transthyretin), das sich im Alter am Herzen, aber auch systemisch ablagert und zu Herzinsuffizienz oder Arrhythmien führen kann
- **AF-Amyloidose**: generalisierte familiäre Amyloidose mit Polyneuropathie (sehr selten)

Lokale Amyloidosen
- klinisch stumme „**Altersamyloide**" (jenseits des 70. Lebensjahrs): Ursprung in Aorta, großen Gefäßen, Samenblasen, Hoden, Knorpelstrukturen
- **Morbus Alzheimer**: Ablagerung von Aβ-Peptid, einem aggregierten Spaltprodukt des physiologischen Amyloid-β-Precursor-Proteins
- **endokrine Amyloidosen**: bei Endokrinopathien entstehende lokale Amyloidosen, die zur weiteren Organschädigung beitragen können, z. B. **Amyloid Cal** (aus Prokalzitonin) bei medullärem Schilddrüsenkarzinom, **Amyloid IAPP** (aus Inselzell-assoziiertem Polypeptid) bei Inselzelltumoren und Typ-2-Diabetes
- **Vorhofamyloid ANF** entsteht wohl aus dem natriuretischen Peptid und ist bei 70 % aller über 70-Jährigen nachweisbar (→ Herzrhythmusstörungen, selten).

Diagnostik
Diagnose und Typisierung erfolgen
- bei **systemischen** Amyloidosen durch tiefe Biopsie im Bereich der Schleimhaut des Magen-Darm-Trakts (insbesondere **Rektumbiopsie**).
- bei **lokalisierten** Amyloidosen durch Punktion des betroffenen Organs, z. B. Niere, Leber, Endokard, N. suralis, Gingiva oder Muskulatur.
- Die Untersuchung des Hautfettgewebes (**Fettaspirationsbiopsie**) ist auch bei lokalen Amyloidosen teilweise diagnostisch (Alternative z. B. zur Myokardbiopsie).

In der Gewebeprobe können lichtmikroskopisch eine typische grüne Doppelbrechung nach **Kongorot-Färbung**, elektronenmikroskopisch ein fibrillärer Aufbau und β-Faltblattstrukturen erkannt werden. Das pathologische Protein wird dann immunhistochemisch klassifiziert.

Therapie
Bei fast allen Amyloidosen kann durch die aggressive Behandlung der Grundkrankheit ein Stillstand erwartet werden. Spezifische Therapieansätze sind z. B. Kolchizin beim familiären Mittelmeerfieber oder alkylierende Substanzen oder evtl. autologe Stammzelltransplantation bei Leichtkettenamyloidose.

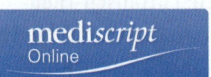

Und jetzt üben mit den passenden IMPP-Fragen:
http://www.mediscript-online.de/Fragen/
KiaAngstwurm_Kap08
(Anleitung s. Buchdeckel-Innenseite).

KAPITEL 9

Niere

Bearbeitet von Maximilian Roeder auf Grundlage des Kapitels im Basislehrbuch Innere Medizin, 4. A., Autor: Steffen Krautzig

9.1	Anatomie und Physiologie	689
9.1.1	Anatomische Grundlagen	689
9.1.2	Physiologie	689
9.2	Leitsymptome und Syndrome	692
9.2.1	Leitsymptome	692
9.2.2	Klinische Syndrome	693
9.3	Diagnostisches Vorgehen	694
9.3.1	Anamnese und körperliche Untersuchung	694
9.3.2	Harnuntersuchungen	695
9.3.3	Blutdiagnostik	699
9.3.4	Bildgebende Untersuchungen	700
9.3.5	Nierenbiopsie	701
9.4	Harnwegsinfektion und Pyelonephritis	702
9.5	Glomeruläre Erkrankungen	702
9.5.1	Nephrotisches Syndrom	703
9.5.2	Glomerulonephritiden, Allgemeines	706
9.5.3	Postinfektiöse Glomerulonephritis	709
9.5.4	Mesangioproliferative GN vom IgA-Typ	710
9.5.5	Membranöse GN	711
9.5.6	Minimal-Change-GN	711
9.5.7	Nekrotisierende intra-/extrakapillär proliferierende GN	712
9.5.8	Weitere primäre Glomerulonephritisformen	712
9.5.9	Hereditäre Glomerulopathien	713
9.6	Diabetische Glomerulosklerose	713
9.7	Vaskuläre Nephropathie	715
9.7.1	Nierenschädigung bei Bluthochdruck	715
9.7.2	Nierenarterienstenose	716
9.8	Nierenbeteiligung bei anderen Systemerkrankungen	717
9.8.1	Goodpasture-Syndrom	717
9.8.2	ANCA-assoziierte Vaskulitiden	717
9.8.3	Purpura Schoenlein-Henoch	718
9.8.4	Lupusnephritis	718
9.8.5	Kryoglobulinämie	719
9.8.6	Thrombotische Mikroangiopathien	719
9.8.7	Nierenbeteiligung bei Paraproteinämie	720
9.8.8	Nierenamyloidose	720
9.9	Tubulointerstitielle Nierenerkrankungen	721
9.9.1	Akute tubulointerstitielle Nephritis	722
9.9.2	Chronische interstitielle Nephritiden	723
9.9.3	Tubulopathien	724
9.10	Zystische Nierenerkrankungen	724
9.10.1	Kongenitale Zystennieren	725
9.10.2	Nephronophthise-Komplex, Markschwammniere	726

9.11	**Toxische Nephropathien** 727		**9.14**	**Nierenersatztherapie** 735
9.11.1	Analgetikanephropathie 727		9.14.1	Intermittierende Hämodialyse 735
9.11.2	Kontrastmittelinduzierte Nephropathie 727		9.14.2	Intermittierende Hämodiafiltration 736
9.11.3	Antibiotikaassoziierte Nierenschäden 728		9.14.3	Peritonealdialyse 737
			9.14.4	Nierentransplantation 737
9.11.4	Nierenschäden durch nichtsteroidale Antirheumatika (NSAR) 728		**9.15**	**Nephrolithiasis** 739
9.12	**Akutes Nierenversagen** 729		**9.16**	**Nierentumoren** 741
9.13	**Chronische Niereninsuffizienz (CNI)** 731		**9.17**	**Fehlbildungen** 742
			9.18	**Niere und Schwangerschaft** 743

Prüfungsschwerpunkte

+++ nephrotisches Syndrom, Glomerulonephritiden, chronische Niereninsuffizienz
++ sekundärer Hyperparathyreoidismus, tubulointerstitielle Nierenerkrankungen, diagnostische Möglichkeiten bei Nierenerkrankungen, diabetische Nephropathie
+ akutes Nierenversagen, zystische Nierenerkrankungen, Nephrolithiasis

9.1 Anatomie und Physiologie

9.1.1 Anatomische Grundlagen

Das **Harnsystem** besteht aus den beiden Nieren und den ableitenden Harnwegen. Das Nierenparenchym gliedert sich in Markpyramiden, die in die Nierenpapillen münden. Nierenkelche und Nierenbecken nehmen den Urin auf und leiten ihn über die Ureteren in die Blase ab. Über die Urethra wird der Urin ausgeschieden. Vom Nierenhilus ziehen Vasa recta ins Nierenmark und geben dabei peritubuläre Kapillaren ab. Ihr Verlauf in Bezug zum Tubulussystem ist entscheidend für Stoffaustausch- und Konzentrierungsvermögen.

Nephron

Das Nephron ist die **funktionelle Einheit der Niere**. Es besteht aus dem Glomerulus mit der umgebenden Bowman-Kapsel. Das schleifenförmig gewundene Kapillarknäuel wird an der Außenseite von Podozyten bedeckt, deren Fußfortsätze sich farnblattartig verzweigen. Sie bilden das innere Blatt der Bowman-Kapsel und tragen funktionell zur glomerulären Filtrationsbarriere bei. Aus der glomerulären Kapillare wird der Primärharn in den Bowman-Kapselraum abfiltriert. Es folgt das Tubulussystem, bestehend aus proximalem Konvolut, Henle-Schleife, distalem Konvolut und Sammelrohr. Letzteres mündet in die Kelche des Nierenbeckens (Pyelon).

Jede Niere besteht aus ca. einer Million Nephronen. Die funktionelle Reservekapazität einer einzelnen gesunden Niere ist groß genug, um eine normale Nierenfunktion aufrechtzuerhalten. Erst bei einer Reduktion der Anzahl funktionierender Nephrone um mehr als 60–70 % tritt eine Niereninsuffizienz ein.

Glomerulärer Filter

Die glomeruläre Filtrationsbarriere besteht aus:
- dem **fenestrierten Endothel** der glomerulären Kapillare
- der **Basalmembran** aus vernetzten Kollagenfibrillen
- den außen zum Kapselraum hin abschließenden, ineinander farnartig verzahnten **Podozyten**

Der **Filter der Niere** wird durch die glomeruläre Basalmembran (GBM), ein Netzwerk aus Kollagenfibrillen sowie die podozytäre Schlitzmembran gebildet. Die glomeruläre Basalmembran besitzt eine Porengröße von 40.000–60.000 Dalton. Die Schlitzmembran erhält ihre Charakteristika durch zahlreiche Verbindungen der einzelnen Podozytenausläufer über Oberflächenproteine. Genetische Defekte dieser Eiweißstruktur führen auch bei intakter glomerulärer Basalmembran zu einem schweren nephrotischen Syndrom. Der glomeruläre Filter bildet eine Barriere für große und negativ geladene Serumproteine (z. B. Albumin) (➤ 9.5.1).

Juxtaglomerulärer Apparat

An der Verbindung zwischen Glomerulus und distalem Konvolut bilden spezialisierte Zellen den juxtaglomerulären Apparat, in dem Renin synthetisiert wird (Renin-Angiotensin-Aldosteron-System ➤ 1.14).

Nierendurchblutung

Ungefähr 25 % (ca. 1,2 l/min) des Herzzeitvolumens fließen durch die Nieren mit ihrer besonderen Gefäßarchitektur aus zwei hintereinander geschalteten Widerstandsgefäß-Kapillarsystemen. Die **Vasa afferentia** versorgen die Kapillarschlingen des Glomerulus. Die **Vasa efferentia** münden über die Vasa recta in die peritubulären Kapillaren des Kortex.

Durch Autoregulation über die Widerstandsgefäße (**Bayliss-Effekt**) wird der Blutdruck in den glomerulären Kapillarschlingen und damit der Filtrationsdruck weitgehend konstant gehalten. Der intakte Regulationsmechanismus ermöglicht dies bei Schwankungen des systolischen Blutdrucks zwischen ca. 80 und 200 mmHg.

9.1.2 Physiologie

Harnpflichtige Substanzen

Stoffwechselendprodukte, die über den Urin ausgeschieden werden sollen, müssen primär wasserlöslich sein oder z. B. durch Glukuronidierung in der Leber in eine wasserlösliche Form überführt werden. Anschließend werden diese passiv glomerulär filtriert oder aktiv tubulär sezerniert. Unter Gleichgewichtsbedingungen fallen so täglich 600–900 mOsmol Abfallstoffe, überwiegend Harnstoff sowie Natrium- und Kaliumsalze, an. Verwertbare Substanzen, die den glomerulären Filter passieren (z. B. Glukose, Aminosäuren, Peptide u. a.) müssen mithilfe energieabhängiger Transportvorgänge im Tubulussystem zurückgewonnen werden.

> **MERKE**
> **Aufgaben der Niere**:
> - Aufrechterhaltung der Volumen- und Elektrolythomöostase
> - Ausscheidung von wasserlöslichen Stoffwechselprodukten: stickstoffhaltige Endprodukte aus dem Eiweiß- und Nukleinsäurestoffwechsel (z. B. Kreatinin, Harnstoff, Ammoniak, Harnsäure), Pharmaka
> - Regulation des Säure-Base-Haushalts
> - Hormonsynthese: Erythropoetin, Renin, Aktivierung von Vitamin D durch Hydroxylierung von 1-Hydroxycholecalciferol zu 1,25-Dihydroxycholecalciferol
> - Blutdruckregulation (Renin-Angiotensin-Aldosteron-System, Kinin-Kallikrein-System)

Primärharn

Durch den glomerulären Filter werden täglich etwa 170 l Primärharn (ca. 120 ml/min) abfiltriert. Die pro Minute abgepresste Menge entspricht der **glomerulären Filtrationsrate** (**GFR**). Die Höhe der GFR ist abhängig von:
- dem effektiven Filtrationsdruck (hydrostatischer Druck minus onkotischer Druck im Plasma); eingeschränkt z. B. bei vorgeschalteter Nierenarterienstenose
- der Filtrationsfläche: ist abhängig von der Anzahl funktionsfähiger Nephrone; reduziert z. B. bei chronischer Niereninsuffizienz
- der molekularen Siebfunktion: Porengröße und Ladung verhindern die Filtration von korpuskulären Bestandteilen und größermolekularen Eiweißen

Siebfunktion des glomerulären Filters
- Substanzen mit einem Molekulargewicht ≤ 5.500 Dalton (D) werden uneingeschränkt filtriert.
- Substanzen zwischen 5.500 und 60.000 D werden mit zunehmender Einschränkung filtriert.
- Teilchen ≥ 60.000 D (Albumin) können den glomerulären Filter nicht passieren.

Glomerulär filtrierte kleinmolekulare Proteine werden tubulär fast vollständig aktiv rückresorbiert. Der physiologische tägliche Eiweißverlust über den Harn liegt dadurch unter 150 mg/24 h.

Störungen
Störungen der Tubulusfunktion, z. B. bei (tubulo-)interstitiellen Erkrankungen, führen zu einer vorwiegend **tubulären Proteinurie** mit Verlust kleinmolekularer Proteine wie $α_1$-Mikroglobulin über den Urin. Ein Verlust der negativen Ladung der Basalmembran, wie z. B. bei Minimal-Change-Glomerulonephritis, hat führend eine **Albuminurie** zur Folge. Schwerere strukturelle Schäden an der glomerulären Basalmembran führen zu einer unselektiven glomerulären Proteinurie (➤ 9.3.2), z. B. bei membranöser Glomerulonephritis.

Konzentrierung des Harns

Die harnpflichtigen Substanzen werden auf dem Weg zum Nierenbecken durch **Wasserentzug aus dem Primärharn** konzentriert.

Das geschieht nach dem Prinzip des Gegenstroms zwischen Henle-Schleife und Blutkapillaren des Nierenmarks (Vasa recta). Hierzu muss durch aktiven Transport von Natrium- und Chloridionen aus dem aufsteigenden Teil der Henle-Schleife ins Interstitium ein osmotischer Gradient zwischen Tubuluslumen und Interstitium aufgebaut werden. Entlang diesem osmotischen Gefälle tritt Wasser aus dem Tubulussystem ins Interstitium aus. Der plasmaisotone Primärharn mit einer Osmolalität von ca. 300 mOsmol/kg H_2O kann so durch den Wasserentzug auf bis zu 1.200 mOsmol/kg H_2O konzentriert werden.

Rückresorption von Wasser

Von den täglich gebildeten 170 l **Primärharn** werden etwa 168 l im Tubulussystem rückresorbiert, davon 65 % im proximalen Tubulus und 10–15 % im distalen Tubulus und in den Sammelrohren. Der letztgenannte Anteil wird durch das antidiuretische Hormon (ADH) aus dem Hypophysenhinterlappen reguliert.

Antidiuretisches Hormon

Seine Aufgabe ist die Aufrechterhaltung der **Isoosmolalität** des Plasmas. ADH erhöht die Wasserdurchlässigkeit der Sammelrohre, d. h., unter ADH-Wirkung tritt mehr Wasser aus den Sammelrohren in das Niereninterstitium zurück und verdünnt das Plasma, dessen Osmolalität dadurch geringer wird. Dabei sinkt die Diurese, wohingegen sie unter verminderter ADH-Ausschüttung steigt (➤ 7.6.3).

Salzhaushalt

Die tägliche Kochsalzaufnahme (NaCl) über die Nahrung beträgt je nach Essgewohnheiten 5–15 g. Bei einer Plasma-Natriumkonzentration von 140 mmol/l werden bei einer Primärharnmenge von 170 l täglich 23,8 Mol = 1,43 kg NaCl in die Tubuli filtriert.

Um Kochsalzaufnahme und -ausscheidung in der Balance und damit die Plasma-Natriumkonzentration konstant zu halten, müssen mehr als 99 % des primär filtrierten NaCl zurückresorbiert werden. 60–70 % dieser Menge werden im **proximalen Tubulus** durch die **Na^+-K^+-ATPase** aktiv zurück ins Interstitium gepumpt (Cl^- folgt passiv); Wasser folgt dem Natrium zum Ausgleich des dabei entstehenden osmotischen Gradienten (s. o.).

Am **dicken aufsteigenden Teil der Henle-Schleife** werden 15–20 % des NaCl aktiv durch die Na^+-K^+-ATPase an der basolateralen Zellmembran und einen zweiten Carrier an der luminalen Seite der Zelle rückresorbiert. Dieser Carrier wird durch Schleifendiuretika (Furosemid, Torasemid u. a.) gehemmt.

Weitere 10–20 % des NaCl werden im **distalen Tubulus** und im **Sammelrohr** aktiv resorbiert (Angriffspunkt der Thiaziddiuretika). Dabei entsteht ein transepitheliales Potenzial, das im Austausch u. a. K^+-Ionen aus der Zelle in das Lumen treibt.

Aldosteron

Die **Na^+-Resorption** im distalen Tubulus und im Sammelrohr untersteht dem Einfluss von Aldosteron. Die NaCl-Menge, die im Urin erscheint, kann unter dem hormonellen Einfluss zwischen 0,5 % und 5 % der im primären Glomerulusfiltrat enthaltenen Menge schwanken. Ein Hyperaldosteronismus führt zu einer vermehrten NaCl- und Wasserretention mit vermehrter K^+-Ausscheidung (➤ 7.6.3).

Die Hemmung der Aldosteronwirkung an der Niere liegt dem schwach wirkenden, **kaliumsparenden Diuretikum** Spironolacton als pharmakologisches Wirkprinzip zugrunde.

Regulierung des Säure-Basen-Haushalts

Im Kohlehydratstoffwechsel fällt der Hauptanteil der auszuscheidenden Säureäquivalente in Form von **Kohlensäure** in volatiler Form an. Diese wird hauptsächlich über die Lunge ausgeschieden. Aus dem Proteinkatabolismus bei einer normalen täglichen Aufnahme von 70 g Eiweiß und aus dem anaeroben Glukosestoffwechsel fallen aber zusätzlich täglich ca. 190 mmol **H^+-Ionen** in Form von nichtvolatilen Säuren an (Schwefel- und Phosphorsäure, Milchsäure). Etwa 130 mmol werden an organische Anionen (Glutamat, Aspartat, Laktat) gebunden, der Rest von 60 mmol/d muss mit dem Urin ausgeschieden werden. Weiterhin muss zur Regulation des pH-Werts im Blut zwischen 7,35 und 7,45 ein Verhältnis zwischen HCO_3^- und CO_2 von etwa 5 : 1 aufrechterhalten werden. Hierzu sind folgende **Mechanismen** in der Niere notwendig:
- Rückresorption von filtriertem Bikarbonat (ca. 4.000 mmol/d)
- Regeneration von Bikarbonat
- Pufferung von sezernierten H^+-Ionen und Ausscheidung als:
  - titrierbare Säure an Phosphor- ($H_2PO_4^-$) und Schwefelsäuren (20–30 mmol/d)
  - nicht titrierbare Säure (pK 9) an Ammoniak (20–40 bis 200 mmol/d), Bildung im Tubulus aus Glutamin

Der Urin-pH beträgt normalerweise 4,5–7, der Harn enthält also nur 0,01–0,1 mmol/l freier H^+-Ionen. Der weit überwiegende Teil der ausgeschiedenen H^+-Ionen liegt in gebundener Form vor.

Hormonwirkungen auf die Niere

Die Niere ist Zielorgan einer ganzen Reihe von Hormonen (➤ Tab. 9.1).

Tab. 9.1 Hormonwirkungen auf die Niere.

Hormon	Syntheseort	Wirkungen
antidiuretisches Hormon (ADH, Adiuretin)	Neurohypophyse	• passive Rückresorption von Wasser aus den Sammelrohren ↑
Aldosteron	Nebennierenrinde	• Rückresorption von Na$^+$ im distalen Tubulus ↑ • Ausscheidung von K$^+$ und H$^+$ ↑
Parathormon	Nebenschilddrüsen	• renale Ausscheidung von Phosphat ↑ • renale Rückresorption von Kalzium ↑
Fibroblast-Growth-Factor-23 (FGF-23)	Osteoblasten	• renale Ausscheidung von Phosphat ↑ • Aktivierung von Vitamin D ↓
Kalzitonin	C-Zellen der Schilddrüse	• Kalziumausscheidung über die Niere ↑
atriales natriuretisches Peptid	Vorhofmyokard	• Natriurese und Diurese nach Dehnung des Vorhofmyokards • indirekte Hemmung der Reninsekretion

9.2 Leitsymptome und Syndrome

9.2.1 Leitsymptome

Oligurie, Anurie
Abnahme der Harnmenge auf ≤ 500 ml (Oligurie) bzw. ≤ 100 ml/d (Anurie). Vorkommen bei akutem und fortgeschrittenem chronischem Nierenversagen.

Polyurie
Harnmenge ≥ 3.000 ml/d. Vorkommen u. a.:
- bei Polydipsie
- im Rahmen eines dekompensierten Diabetes mellitus (osmotische Diurese bei Glukosurie)
- in der polyurischen Phase eines akuten Nierenversagens
- unter Diuretikatherapie
- bei Diabetes insipidus
- nach Alkoholgenuss (Alkohol hemmt die ADH-Ausschüttung)
- selten bei renalen Tubulopathien (> 9.9.3).

Nykturie
Vermehrtes nächtliches Wasserlassen. Am häufigsten im Rahmen einer Herzinsuffizienz oder auch bei Blasenentleerungsstörungen durch Prostataerkrankungen. Bei einer Herzinsuffizienz führt körperliche Anstrengung zu einer relativen Minderdurchblutung der Nieren. (Nächtliche) Körperliche Ruhe dagegen geht mit vermehrter Nierendurchblutung und gesteigerter Harnproduktion einher. Bei verminderter Konzentrationsleistung des Nierenmarks, z. B. bei tubulointerstitieller Erkrankung der Nieren, ist ebenfalls eine Nykturie anzutreffen.

Dysurie
Dieser Begriff wird in doppelter Bedeutung verwendet. Er beschreibt das **erschwerte Wasserlassen bei Harnwegsobstruktion** (z. B. Prostatahypertrophie beim älteren Mann) und **Schmerzen und Brennen beim Wasserlassen** (Algurie) als Leitsymptom für Infekte der unteren Harnwege (z. B. Urethritis, Zystitis).

Pollakisurie
Harndrang in kurzen Abständen, obwohl die Blase gar nicht entsprechend gefüllt ist, typisch bei Zystitis.

Hämaturie
Zu unterscheiden sind eine **glomeruläre Hämaturie** bei Glomerulopathien und **postglomeruläre Hämaturien** bei Infektionen (Pyelonephritis, Zystitis, Bilharziose), Harnsteinen, Tumoren, rupturierten Nierenzysten, Störung der Blutgerinnung, Verletzungen nach Blasenkatheterisierung.

Makrohämaturie
Mit bloßem Auge **sichtbare Rotfärbung des Urins (ab 1 ml Blut/l Urin)**. Bei einer Blutung aus den unteren Harnwegen wird der Urin während der Miktion durch nachlaufenden Urin klarer.

Mikrohämaturie
Eine Mikrohämaturie ist eine nur unter dem Mikroskop sichtbare Vermehrung von Erythrozyten (≥ **4/ml**) im Urin.

Pyurie
Milchige, eitrige Trübung des Urins durch **Leukozyturie** bei Harnwegsinfekt.

Schäumender Urin
Ein beim Wasserlassen blasig aufschäumender Urin kann ein unsicherer Hinweis auf das **Vorliegen einer Proteinurie** sein.

Harninkontinenz
Es wird zwischen **Dranginkontinenz** mit unerträglichem Harndrang bei wenig gefüllter Blase (z. B. bei Harnwegsinfektion) und **Stressinkontinenz** ohne Harndranggefühl bei körperlicher Belastung (z. B. Husten, Niesen, Sport) unterschieden.

Flankenschmerzen
Ein- oder doppelseitig auftretende, meist dumpfe Schmerzen im Bereich der Flanken sind typisch für die akute **Pyelonephritis** (DD Lumbago), können aber auch im Rahmen einer akuten Glomerulonephritis auftreten.

Kolikartige, häufig heftigste Flankenschmerzen mit Ausstrahlung in die Leistengegend oder in die Hoden- bzw. Schamregion sind ein Leitsymptom der **Nephro-/Urolithiasis**.

Ödeme
➤ 1.4.2. Renal bedingte Ödeme kommen vor allem im Rahmen eines **nephrotischen Syndroms** vor (➤ 9.5.1) und können stark ausgeprägt sein. Periorbital lokalisierte Ödeme sind typisch bei der akuten Poststreptokokken-Glomerulonephritis.

9.2.2 Klinische Syndrome

Die Erkrankungen der Nieren und Harnwege lassen sich anhand ihres klinischen Verlaufs und ihrer Ätiologie zum großen Teil in 10 verschiedene Syndromkomplexe einteilen:

- **Harnwegsinfektionen**, **Pyelonephritis** (➤ 25.6): Leitsymptome Dysurie, Pollakisurie, Flankenschmerz, Fieber, signifikante Bakteriurie (➤ 9.3.2), Leukozyturie, Leukozytenzylinder
- **nephrotisches Syndrom** (➤ 9.5.1): Ödeme, „große" Proteinurie ≥ 3,0 g/24 h, Hypoproteinämie, Hyperlipidämie
- **nephritisches Syndrom** (➤ 9.5.2): Oligurie, arterieller Hypertonus, periorbitale Ödeme, Hämaturie und Azotämie; ist der klinische Verlauf rasch progredient mit raschem Nierenfunktionsverlust bis ins komplette akute Nierenversagen, spricht man von rapid-progredienter Glomerulonephritis (RPGN, ➤ 9.5.7)
- **akutes Nierenversagen** (➤ 9.12): Anurie, Oligurie und dokumentierter akuter Abfall der GFR über die letzten Tage oder Wochen, häufig begleitet von arteriellem Hypertonus, Ödemen, Hämaturie, Proteinurie und Zylindrurie
- **chronisches Nierenversagen** (➤ 9.13): initial meist symptomloser, über Monate bis Jahre langsam progredienter Anstieg der Retentionswerte im Serum (Azotämie), im späten Stadium Zeichen der Urämie, häufig arterieller Hypertonus, Oligurie oder Polyurie, Elektrolytstörungen, metabolische Azidose, sekundärer Hyperparathyreoidismus, sonografisch meist verkleinerte Nieren
- **renal-tubuläre Störungen** (➤ 9.9.3): Nykturie, Polyurie, renale Osteodystrophie, Elektrolytstörungen, metabolische Azidose, sonografisch häufig normal große Nieren
- **Nephrolithiasis** (➤ 9.15): Steinabgang, Nierenkoliken, Hämaturie, Leukozyturie, sonografisch und/oder röntgenologisch nachgewiesene Konkremente
- **Harnwegsobstruktion**, **postrenales Nierenversagen** (➤ 9.12): Oligurie, Anurie, Azotämie, mechanische Behinderung des Harnabflusses, gestaute Harnwege, Restharn in der Blase, sonografisch häufig vergrößert erscheinende Nieren
- **asymptomatische Urinauffälligkeiten**: zufällig aufgefallene Hämaturie, „kleine" Proteinurie ≤ 3,0 g/24 h oder sterile Leukozyturie ohne klinische Beschwerden oder Zeichen der Nierenfunktionsstörung
- **renaler arterieller Hypertonus** (➤ 2.3.9, ➤ 1.14): systolisch und/oder diastolisch erhöhter Blutdruck auf dem Boden einer Nierenerkrankung (renoparenchymatöser Hochdruck) oder einer Nierenarterienstenose (renovaskulärer Hoch-

druck); evtl. mit sekundären Organschäden (linksventrikuläre Hypertrophie des Herzens, Fundus hypertonicus der Netzhaut)

9.3 Diagnostisches Vorgehen

Die nephrologischen Diagnostik stützt sich auf **Anamnese und körperliche Untersuchung**, quantitative und qualitative **Harnuntersuchung**, **Blutdiagnostik** (Blutbild, Retentionsparameter, Elektrolyte, immunologische Parameter wie z. B. antinukleäre Antikörper oder Komplementfaktoren), die **Sonografie** und evtl. andere bildgebende Untersuchungsverfahren sowie die **Nierenbiopsie**.

9.3.1 Anamnese und körperliche Untersuchung

Anamnese

Jetzige Anamnese

Die aktuelle Anamnese schließt die Frage nach den „nephrologischen" **Leitsymptomen** (➤ 9.2.1) ein, also Urinauffälligkeiten, Ödeme, Flankenschmerzen und Probleme bei der Miktion.

Vor Kurzem aufgetretene Infekte können auf eine Poststreptokokken-Glomerulonephritis oder eine IgA-Nephritis hinweisen. Fieber, Arthralgien, allgemeines Krankheitsgefühl oder Exantheme sind verdächtig auf eine Nierenbeteiligung im Rahmen von Systemerkrankungen, z. B. SLE, Purpura Schoenlein-Henoch oder Wegener-Granulomatose.

Bei fortgeschrittenem Nierenversagen treten Symptome der Urämie auf (➤ 9.13).

Vorerkrankungen

Viele Erkrankungen aus ganz verschiedenen Formenkreisen schädigen sekundär die Nieren. Auch nephrotoxische Medikamente können die Ursache einer Nierenerkrankung sein, insbesondere nichtsteroidale Antirheumatika (NSAR).

Häufige Vorerkrankungen bei Niereninsuffizienz
Folgende Vorerkrankungen sollten bei nephrologischen Patienten abgefragt werden. Sie haben eine häufige Assoziation zu Nierenerkrankungen:
- **Diabetes mellitus**: diabetische Nephropathie (➤ 9.6)
- **arterieller Hypertonus**: hypertensive Schädigung der Nieren oder Hypertonus als Folge einer Nierenerkrankung
- gehäufte **Blasen- oder Nierenentzündungen**: Anlagestörung der ableitenden Harnwege, z. B. vesikoureteraler Reflux
- **Nierenkoliken**, **Steinabgang im Urin**: Nephrolithiasis, rezidivierende Harnwegsinfektionen
- **chronische Kopf-/Rückenschmerzen**: Analgetikanephropathie (➤ 9.11.1), regelmäßige Einnahme von NSAR oder Mischanalgetika
- **Raynaud-Syndrom**: SLE, systemische Sklerose, Kryoglobulinämie
- **Hämoptysen**: Morbus Wegener, Goodpasture-Syndrom
- **rezidivierende Sinusitis**: Morbus Wegener
- **Tonsillitis**, **Scharlach**: Poststreptokokken-Glomerulonephritis
- **Pleuritis**, **Perikarditis**: SLE, rheumatoide Arthritis
- **Leberzirrhose**: hepatorenales Syndrom
- **Hepatitis B oder C**: membranöse oder membranoproliferative Glomerulonephritis
- **HIV-Infektion**: HIV-Nephropathie, toxische Medikamente
- **Diarrhö**: hämolytisch-urämisches Syndrom
- **Gicht**: Gichtanfälle in der Vergangenheit können Hinweis auf eine Nephrolithiasis (➤ 9.15) oder eine chronische Gichtnephropathie (➤ 9.9.2) sein
- **rezidivierende Thrombosen und Aborte**: Antiphospholipid-Antikörpersyndrom
- **Krankheiten in der Schwangerschaft**: z. B. Präeklampsie, Harnaufstau oder akute Pyelonephritisepisoden
- **Hörminderung**: Alport-Syndrom
- **rheumatische Arthritis**, **Kollagenosen**: z. B. Amyloidniere, Lupusnephritis bei SLE, medikamenteninduzierte membranöse Glomerulonephritis nach Goldtherapie oder Penicillamin
- **Tuberkulose**: Urogenital-Tbc, Amyloidose, sterile Leukozyturie (➤ 9.3.2)
- **maligner Tumor**: membranöse Glomerulonephritis

Familienanamnese

Gibt es Nierenerkrankungen der Familie, zum Beispiel eine Nephrolithiasis oder eine Refluxnephropathie? Gibt es dialysepflichtige Verwandte? Sind hereditäre Nierenerkrankungen bekannt, z. B. autosomal-dominante Zystennieren (➤ 9.10.1)?

Sozialanamnese

Besteht eine berufliche Exposition gegenüber potenziell nephrotoxischen Substanzen, z. B. Blei, Kadmium oder organischen Lösungsmitteln? Gibt es einen Anhalt für einen Tabletten- oder Drogenabusus?

Klinischer Befund

Bei akuter Erkrankung

Ein Klopfschmerz über den Nieren und Fieber zusammen mit dysurischen Beschwerden spricht zum Beispiel für eine akute Pyelonephritis. Unwohlsein, Makrohämaturie, Bluthochdruck, Lidödeme und evtl. Oligo-/Anurie sprechen hingegen für eine akute Glomerulonephritis; periphere Ödeme für ein nephrotisches Syndrom.

Bei chronischer Erkrankung

Chronische Nierenerkrankungen können zu chronischer Niereninsuffizienz führen, die meist über Monate oder Jahre schleichend verläuft. Klinischer Befund bei chronischer Niereninsuffizienz ➤ 9.13.

9.3.2 Harnuntersuchungen

Urin wird nach **makroskopischer Inspektion** auf grobe Veränderungen mit **Teststreifen** orientierend auf das Vorhandensein u. a. von Erythrozyten, Leukozyten oder Eiweiß untersucht und in der **mikroskopischen** Untersuchung semiquantitativ (Urinsediment) oder quantitativ (Zählkammer) aufgearbeitet. Die **Urinkultur** dient der mikrobiologischen Diagnostik. Biochemische Analysen aus dem **Spot- und Sammelurin** erlauben quantitative Aussagen zur Höhe von Proteinurie, Kreatinin-Clearance und Elektrolytausscheidung pro Tag. In der **Urinelektrophorese** kann eine Proteinurie weiter nach ihrem Ursprungsort (tubulär, glomerulär) differenziert werden. Die **Urinzytologie** erlaubt Rückschlüsse auf das Vorhandensein neoplastischer oder entzündlicher Zellen im aufgearbeiteten Urin.

Harngewinnung

Am einfachsten ist eine aussagekräftige Urinprobe aus morgendlichem Spontanurin zu gewinnen. Morgenurin ist naturgemäß konzentriert. Um Kontaminationen aus der Harnröhre oder mit Vaginalfluor zu vermeiden, verwertet man **Mittelstrahlurin**, dessen korrekte Gewinnung dem Patienten erklärt werden sollte. Um eine Kontamination sicher zu vermeiden, kann der Urin durch **Einmalkatheterisierung** oder sterile, **suprapubische Blasenpunktion** gewonnen werden. Der **Sammelurin** dient der Harnvolumenmessung, der Bestimmung der Kreatinin-Clearance (➤ 9.3.3), der Proteinuriediagnostik und der quantitativen Urinelektrolytbestimmung. Meist wird über 24 h gesammelt.

Urinbefunde

Makroskopischer Befund

Eine Urinprobe sollte mit bloßem Auge im Gegenlicht betrachtet werden. **Helligkeit und Farbe** geben erste mögliche Hinweise auf eine zugrunde liegende Erkrankung. Die Konzentration gelöster Substanzen im Harn wird abschätzend anhand des spezifischen Gewichts im Streifentest ermittelt. Methodisch genauer ist die Bestimmung der **Osmolalität** des Urins durch Messung der Gefrierpunktserniedrigung (Kryometer):

- **heller, wasserklarer Urin**: bei starker Diurese; spezifisches Gewicht < 1.014 mg/ml, Osmolalität < 800 mOsmol/kg; Ausnahme: bei schwerer Hyperglykämie ist der Urin hell, hat aber aufgrund der Glukosurie ein hohes spezifisches Gewicht (osmotische Diurese)
- **dunkler Urin**: Hinweis auf starke Harnkonzentrierung; spezifisches Gewicht bis 1.040 mg/ml, Osmolalität > 1.200 mOsmol/kg, z. B. bei Dehydratation

- **rötlicher Urin**: bei Makrohämaturie, Hämoglobinurie (z. B. hämolytisch-urämischem Syndrom) oder Myoglobinurie bei Rhabdomyolyse vor, kann ferner durch Nahrungsmittel (Rote Bete) oder Medikamente (z. B. Rifampicin) verursacht sein
- **bierbrauner Urin**: Zeichen einer direkten Bilirubinurie oder Porphyrinurie
- **trüber Urin**: verdächtig auf einen Harnwegsinfekt mit Pyurie (= starke Leukozyturie); oft mit einem unangenehmen, stechenden Geruch vergesellschaftet

Seltener treten auch **andere Farben** auf, meist nach Einnahme von Medikamenten (z. B. grün unter Propofol) oder Lebensmittelfarbstoffen (z. B. blau durch Indican) oder infolge von Stoffwechselerkrankungen (z. B. blau bei Indicanurie bei hereditärer Tryptophanresorptionsstörung [Blue Diaper Syndrome], Nachdunkeln bis schwarz bei Alkaptonurie). Außerdem können Reaktionen mit dem Kunststoff von Urinbeuteln zu Verfärbungen führen (z. B. Pink Urin Bag Syndrome).

Mikroskopischer Befund

Das Urinsediment kann nach Zentrifugation und Auftragen eines Tropfens auf einen Objektträger mit Deckgläschen semiquantitativ unter dem **Mikroskop** begutachtet werden. Genauer, aber aufwendiger ist die Untersuchung des frischen, unzentrifugierten Urins in einer **Zählkammer**. Die bei Urinsedimenten häufig gebräuchliche Angabe „pro Gesichtsfeld" ist ungenau und entspricht bei 400facher Vergrößerung je nach Herstellung etwa 0,5–1 µl.

- **Leukozyten**: Normalerweise finden sich 1–4 Leukos pro µl. Eine Vermehrung kommt vor allem bei Harnwegsinfektionen vor; bei stärkerer Ausprägung ist eine Trübung des Urins erkennbar (Pyurie).
- **Erythrozyten**: Sie sind durch Spielen an der Mikrometerschraube an der Doppelringstruktur erkennbar, normal sind ca. 1–4/µl. Vermehrt sind sie bei Blutung innerhalb der ableitenden Harnwege (hämorrhagische Entzündung, Steine, Tumoren) oder bei glomerulärer Entzündung (Glomerulonephritis). **Akanthozyten** sind dysmorphe Erythrozyten mit charakteristischen bläschenförmigen Ausstülpungen (> Abb. 9.1). Ein Anteil von > 5 % Akanthozyten ist beweisend für eine glomeruläre Genese der Hämaturie.
- **Zylinder**: Ihre zylindrische Gestalt stellt eine Ausgussform des Tubuluslumens dar. In geringem Maß physiologisch ist ein vermehrtes Auftreten mehr oder minder spezifisch mit bestimmten renalen Erkrankungen verknüpft (> Tab. 9.2).
- **Plattenepithelien** stammen aus den ableitenden Harnwegen, bei Frauen ist eine Verunreinigung durch periurethrales Epithel häufig.
- **Tubulusepithelien** sind kleine rundliche Zellen mit zentralem Kern. Sie kommen bei renalen Erkrankungen generell vermehrt im Sediment vor. Weisen sie viele Vakuolen auf, ist dies ein Hinweis auf eine große Proteinurie (oval fat bodies).
- **Kristalle** können bei Nephrolithiasis eine gewisse diagnostische Bedeutung erlangen. Ihre jeweilige Form lässt u. a. Rückschlüsse auf die chemische Natur der Konkremente zu.

Chemische Harnanalyse

Eine einfache Möglichkeit zum **Urin-Screening** ist die **Teststreifen-Analyse** (enzymatisch reagierende Felder), z. B. für pH, spezifisches Gewicht, Glukose, Leukozyten, Erythrozyten und Protein. Im Teststreifen lässt sich auch Nitrit nachweisen, das von Nitritreduktase bildenden Bakterien wie z. B. vielen gramnegativen Stäbchen (unter anderem *E. coli*) gebildet wird.

Glukosurie

Glomerulär filtrierte Glukose wird aktiv im proximalen Tubulus rückresorbiert. Bei physiologischen Glukosekonzentrationen im Serum erscheint keine Glukose im Harn. Wird jedoch die Transportkapazität der Glukoseresorption überschritten, kommt es zur Glukosurie. Die **„Nierenschwelle"** im Serum, ab der es zur Glukosurie kommt, ist individuell leicht unterschiedlich und liegt etwa bei **180 mg/dl**.

Von der Glukosurie bei Hyperglykämie ist die **renale Glukosurie** zu unterscheiden. Sie ist eine angeborene oder erworbene Störung der Glukoserückresorption mit pathologisch erniedrigter Nierenschwelle. Bei der renalen Glukosurie findet sich damit Glukose auch bei Normoglykämie im Harn.

Proteinurie

Physiologischerweise erscheinen täglich bis zu 150 mg Proteine im Harn (> Tab. 9.3). Konventionelle Teststreifen erfassen fast ausschließlich Albu-

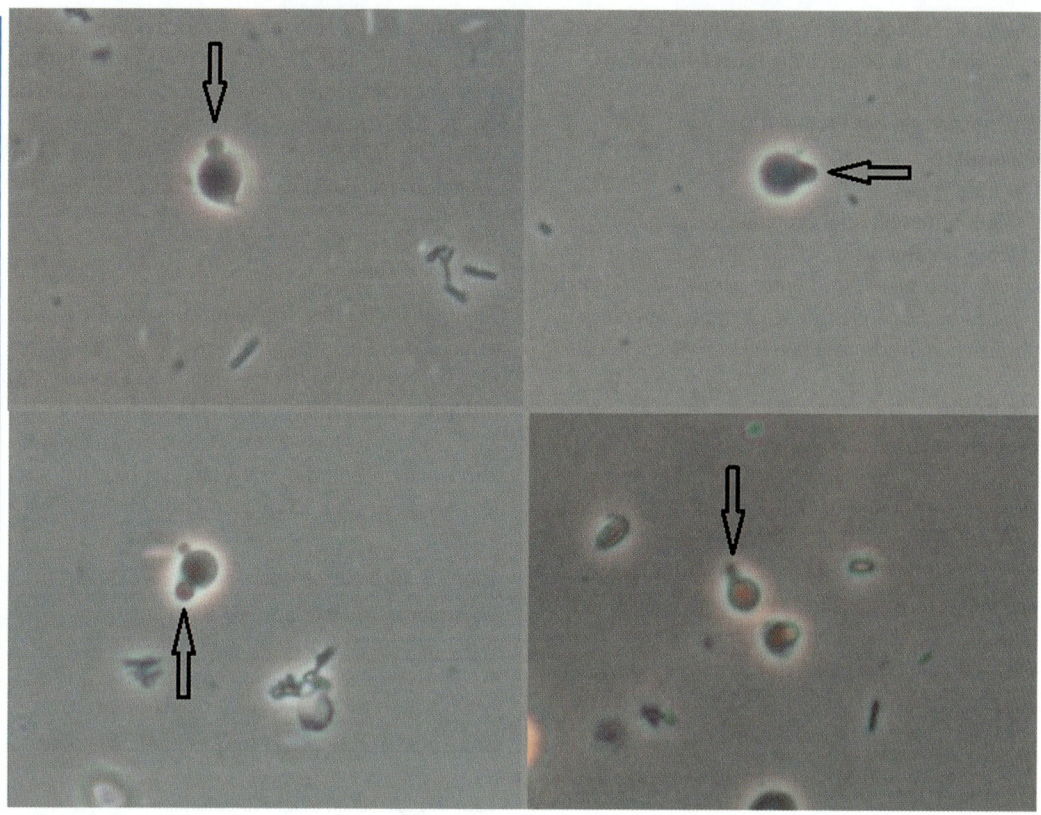

Abb. 9.1 Dysmorphe Erythrozyten, sog. Akanthozyten, in der phasenkontrastmikroskopischen Untersuchung des Harnsediments. Sie sind gekennzeichnet durch die typischen, bläschenförmigen Ausstülpungen (Pfeile). Sind mehr als 5 % der Erythrozyten betroffen, ist eine glomeruläre Hämaturie hochwahrscheinlich (Sensitivität ca. 50 %, Spezifität ca. 98 %). [M425]

Tab. 9.2 Urinzylinder.

Zylinderart	Morphe, Herkunft	Erkrankung
hyaline Zylinder	transparent und homogen, bestehen hauptsächlich aus einem tubulären Glykoprotein (Tamm-Horsfall-Protein), das in den distalen Tubuluszellen gebildet wird	auch im normalen Urin zu finden, weisen nicht auf eine bestimmte Nierenerkrankung hin; vermehrt bei Dehydratation und Proteinurie
Leukozytenzylinder	typische Kernstruktur polymorphkerniger Leukozyten	bei akuter Pyelonephritis oder akuter interstitieller Nephritis anderer Genese, aber auch bei glomerulären Erkrankungen
Erythrozytenzylinder	rötlich schimmernde Zylinder aus miteinander verbackenen Erythrozyten in einer hyalinen Matrix	pathognomonisch für die glomeruläre Herkunft einer Hämaturie, insbesondere bei akuter Glomerulonephritis bzw. einem akuten Schub einer chronischen Glomerulonephritis
granulierte Zylinder	bestehen aus Zelldetritus, Fett und aggregierten Proteinen	bei glomerulären und interstitiellen Nierenerkrankungen, gelegentlich auch beim Gesunden
Wachszylinder	breite, homogene, amorphe Gebilde; entstehen in den Sammelrohren bei geringem Harnfluss	fast pathognomonisch für die chronische Niereninsuffizienz

min. Die Nachweisgrenze liegt hier bei ca. 30 mg/dl. Die Messung einer sog. **Mikroalbuminurie** zwischen 2 und 20 mg/dl zum frühzeitigen Nachweis diabetischer oder hypertensiver Nierenschäden erfordert spezielle Teststreifensysteme (z. B. Micraltest®). Zur genauen Quantifizierung und zum Nachweis anderer Proteine muss der Urin im Labor untersucht werden (z. B. durch die **Biuret-Reaktion**).

Differenzierung der Proteinurie
Quantitativ
(➤ Tab. 9.4)

Man unterteilt die Proteinurie formal in eine „**kleine**" **Proteinurie**: < 3 g/24 h, meist ohne klinische Symptomatik, und eine „**große**" **Proteinurie**: ≥ 3 g/24 h, die häufig mit den Symptomen eines nephrotischen Syndroms einhergeht (➤ 9.5.1).

Qualitativ
Die Differenzierung der Proteinurie nach Molekulargewicht der bevorzugt ausgeschiedenen Eiweiße in der Urinelektrophorese gibt Hinweise auf die Lokalisation der Erkrankung (➤ Tab. 9.5): Kleinmolekulare Proteine ≤ 60.000 Dalton weisen auf einen **tubulärer Schaden** mit gestörter tubulärer Rückresorption glomerulär filtrierter Proteine und hochmolekulare Proteine > 60.000 Dalton auf einen **glomerulären Schaden** bei aufgehobener „Siebfunktion" des Glomerulus hin.

Urinkultur

Probengewinnung

Gewöhnlich wird die Urinkultur aus dem Mittelstrahlurin gewonnen; in Ausnahmefällen (z. B. bei bettlägerigen Patienten) kann Katheterurin oder Blasenpunktionsurin notwendig werden. Beachtet werden muss die möglichst schnelle Verarbeitung des Urins, da eine Vermehrung der im Mittelstrahlurin regelhaft vorkommenden Keime sonst zu falsch hohen Koloniezahlen pro ml führt. Um das Keimwachstum bis zur Weiterverarbeitung zu verlangsamen, muss die Probe ggf. im Kühlschrank zwischengelagert werden. Eine einfach durchzuführende Methode zur Anlage einer Urinkultur stellt die Eintauchkultur dar (z. B. Uricult®).

Bewertung

Quantitativ wird die Urinkultur anhand der Anzahl gewachsener Kolonien/ml Harn (cfu = Colony forming Units/ml) bewertet (➤ Tab. 9.6). Eine sog. **signifikante Bakteriurie** liegt klassischerweise bei ≥ 10^5 cfu/ml vor (**Kass-Zahl**). Dabei müssen die klinische Situation und die Erregerspezies beachtet werden. Ab dieser Zahl kann auch ohne klinische Sym-

Tab. 9.3 Nichtpathologische Formen der Proteinurie.

Physiologische Proteinurie (≤ 150 mg/24 h)	Falsch positive „Proteinurie"
• nach körperlicher Belastung • orthostatische Proteinurie	• bei stark alkalischem Urin (Vegetarier!) • bei vaginalem Fluor

Tab. 9.4 Ursachen einer Proteinurie.

Proteinurie ≤ 3 g/d	Proteinurie ≥ 3 g/d
• Fieber • Orthostase • interstitielle Nephritis • akute Pyelonephritis • Glomerulonephritis	• Glomerulonephritis • Nierenbeteiligung bei Systemerkrankungen, z. B. SLE • Bence-Jones-Proteinurie bei Plasmozytom • Nierenamyloidose • diabetische Glomerulosklerose • Präeklampsie (EPH-Gestose)

Tab. 9.5 Unterscheidung der Proteinurie nach den ausgeschiedenen Eiweißen.

Proteinurie-Typ	Bevorzugte Eiweiße	Vorkommen
glomeruläre Proteinurie		
selektiv-glomerulär	Albumin, Transferrin	Minimal-Change-GN
unselektiv-glomerulär	alle großmolekularen Plasmaeiweiße einschließlich Immunglobuline	Glomerulonephritiden, diabetische Glomerulosklerose, Nierenamyloidose
tubuläre Proteinurie	$β_2$-Mikroglobulin, $α_1$-Mikroglobulin	tubuläre Nephropathien, interstitielle Nephritis
glomerulär-tubuläre Mischproteinurie	klein- und großmolekulare Plasmaeiweiße	Glomerulopathie mit sekundärer tubulärer Beteiligung
Überlauf-Proteinurie		
Bence-Jones-Proteinurie	Immunglobulin-Leichtketten	Plasmozytom
Myoglobinurie	Myoglobin	Rhabdomyolyse
Hämoglobinurie	Hämoglobin	Hämolyse

ptome in 80 % der Fälle von einem Harnwegsinfekt ausgegangen werden. Mischkulturen weisen jedoch auf Kontaminationen (wie durch vaginalen Fluor) hin. Bei Patientinnen mit Dysurie, nach Nierentransplantation und generell bei Männern sind bereits Keimzahlen zwischen 10^2 und 10^4 cfu/ml signifikant.

Liegt gleichzeitig eine Leukozyturie vor, ist die Diagnose gesichert. Differenzialdiagnose der negativen Urinkultur > 25.

9.3.3 Blutdiagnostik

Bei eingeschränkter Nierenfunktion, also erniedrigter glomerulärer Filtrationsrate, steigt die Konzentration harnpflichtiger Substanzen im Serum an (**Azotämie**), im fortgeschrittenen Stadium entwickeln sich die Symptome einer Harnvergiftung (**Urämie**). Es existiert eine Vielzahl potenzieller Urämietoxine. Das komplexe klinische Bild der Urämie lässt sich nicht auf ein einzelnes Urämiegift zurückführen, sondern ist durch die Summe toxisch wirkender harnpflichtiger Substanzen verursacht.

Nierenfunktionsparameter im Serum

Die gebräuchlichsten Messparameter zur Bestimmung der Nierenfunktion sind Kreatinin, Cystatin C und Harnstoff im Serum.

Kreatinin

Normalwert: Frau: < 0,9 mg/dl (80 µmol/l), Mann: < 1,1 mg/dl (100 µmol/l)

Kreatinin ist ein **Abbauprodukt des Muskelstoffwechsels**. Es wird renal vorwiegend durch glomeruläre Filtration, aber auch in geringem Ausmaß durch tubuläre Sekretion eliminiert. Ein Anstieg im Serum erfolgt erst bei einer Einschränkung der Nierenfunktion von mehr als 50–60 %. Falsch hohe Werte entstehen je nach Labormethode durch sog. Pseudokreatinine (z. B. Ketonkörper), bei Muskelläsionen, Jogging oder hoher Muskelmasse. Falsch niedrige Werte kommen bei geringer Muskelmasse (z. B. Kachexie), verminderter Kreatinaufnahme mit der Nahrung beispielsweise bei Vegetariern und Hyperbilirubinämie vor.

Cystatin C

Sensitiver und spezifischer als Kreatinin reflektiert der Spiegel von **Cystatin C** im Serum die Nierenfunktion; jedoch ist seine Messung derzeit noch teurer. Der Einsatz ist daher noch auf spezielle Fragestellungen wie nach Nierentransplantation begrenzt.

Harnstoff

Normalwert: 10–50 mg/dl (2–8 mmol/l)

Harnstoff ist **Endprodukt des Eiweißmetabolismus** in der Leber und eigentlich kein guter Parameter für die Nierenfunktion, da seine Höhe im Serum von vielerlei weiteren Faktoren abhängt. Er wird diureseabhängig renal eliminiert, d. h., seine Ausscheidung steigt mit der produzierten Urinmenge. Die Serumkonzentration ist zusätzlich von Proteinzufuhr sowie Katabolismus (z. B. Fieber, Sepsis) abhängig. Ein Anstieg im Serum erfolgt erst bei einer Nierenfunktionseinschränkung ab 60–70 %. Vereinfacht dargestellt, kann ab einer Serum-Harnstoffkonzentration ≥ 240 mg/dl bei den meisten Patienten mit beginnenden urämischen Symptomen wie Appetitlosigkeit, Übelkeit, Durchfall, Konzentrationsschwäche gerechnet werden (> 9.12). Bei chronisch leicht eingeschränkter Nierenfunktion steigt das Serum-Kreatinin vor dem Harnstoff an, ist also der empfindlichere Marker. Bei weit fortgeschrittener, (prä-)terminaler Niereninsuffizienz und beim akuten Nierenversagen korreliert die Harnstoffkonzentration im Serum dagegen besser mit dem klinischen Schweregrad der Urämie als die Serum-Kreatininkonzentration.

Clearance-Messungen

Als **Clearance** bezeichnet man dasjenige Plasmavolumen, das pro Zeiteinheit von der zu messenden Substanz befreit wird.

Clearance-Messungen von ausschließlich filtrierten Substanzen dienen der Abschätzung der glome-

Tab. 9.6 Signifikante Keimzahlen in der Urinkultur.

	Mittelstrahlurin	Einmalkatheterurin	Punktionsurin
signifikant (Keime/ml)	10^5	$(10^2–)10^4$	$≥ (10^0–)10^1$
verdächtig (Keime/ml)	$10^2–10^4$	10^2	> 0

rulären Filtrationsrate (GFR) und damit dem frühzeitigen Erkennen einer Nierenfunktionseinschränkung und der genauen Bestimmung des Schweregrades. Sie sind auch aussagekräftig, wenn das Serum-Kreatinin noch im Normbereich liegt. Die am einfachsten und am häufigsten ausgeführte Messung ist die der **endogenen Kreatinin-Clearance**:

Cl (Kreatinin) [ml/min]
$= \text{Kreatininkonzentration}_{Urin} \times \text{Sammelvolumen}$
$/(\text{Kreatininkonzentration}_{Plasma} \times \text{Sammelzeit})$

Ihre Genauigkeit im klinischen Alltag korreliert jedoch mit der Sorgfalt der Urinsammlung. Näherungsweise kann die GFR auch ohne Urinsammlung aus Serummarkern mithilfe von Formeln nach **MDRD** (Modification of Diet in renal Disease) oder **Cockcroft und Gault** abgeschätzt werden. Bei sich schnell verschlechternder Nierenfunktion wird diese aber überschätzt.

Cockcroft-Gault:
$$\text{GFR} = ([140 - \text{Alter (Jahre)}] \\ \times \text{Gewicht (kg)})/72 \\ \times \text{Serumkreatinin (mg/dl)} \\ \times [0{,}85, \text{falls weiblich}]$$

MDRD 7:
$$\text{GFR} = 170 \times [\text{Serumkreatinin (mg/dl)}]^{-0{,}999} \\ \times [\text{Alter (Jahre)}]^{-0{,}176} \times [0{,}762, \text{falls weiblich}] \\ \times [1{,}18, \text{falls Afroamerikaner}] \\ \times [\text{Serumharnstoffstickstoff (mg/dl)}]^{-0{,}170} \\ \times [\text{Serumalbumin (g/dl)}]^{0{,}318}$$

Abbreviated MDRD:
$$\text{GFR} = 186 \times [\text{Serumkreatinin (mg/dl)}]^{-1{,}154} \\ \times [\text{Alter}]^{-0{,}203} \times [0{,}742, \text{falls weiblich}] \\ \times [1{,}21, \text{falls Afroamerikaner}]$$

Inulin-Clearance, ^{51}Chrom-EDTA-Clearance

Diese Clearance-Parameter reflektieren exakter die GFR als die Kreatinin-Clearance, werden wegen des größeren Aufwands aber nur bei wissenschaftlichen Fragestellungen angewendet.

9.3.4 Bildgebende Untersuchungen

Sonografie

Sie ist die Methode der Wahl zur schnellen, nichtinvasiven Untersuchung der Nieren, der Nebennierenregion, des Retroperitoneums, der Blase und der Prostata. Die **farbcodierte Duplexsonografie** ermöglicht eine Darstellung der Nierendurchblutung, z. B. bei V. a. Nierenarterienstenose oder Nierenvenenthrombose.

CT und MRT

Diese Schnittbildverfahren werden zur weiteren Abklärung der sonografischen Befunde eingesetzt, z. B. in der Diagnostik von **Abszessen** und **Nierentumoren**. Schnellere Computer und moderne Softwareerweiterungen der Geräte lassen auch zunehmend **nichtinvasive Gefäßdiagnostik** nach intravenöser Kontrastmittelgabe zu, wie die sog. Spiral-CT-Untersuchung oder die MRT-Angiografie der Nierenarterien.

Röntgen-Abdomenübersicht

Im Zeitalter der Sonografie hat diese Untersuchung kaum noch eine Bedeutung in der Nephrologie. Die Röntgen-Abdomenübersichtsaufnahme kann die Lage der Nieren und den Psoas-Randschatten sowie ggf. kalkhaltige Konkremente in den Nieren oder eine Nephrokalzinose sichtbar machen. Ein verwaschener, schlecht abgrenzbarer Psoasrand ist ein Hinweis auf einen retroperitonealen Abszess oder eine Blutung.

Infusionsurogramm (i. v. Urogramm)

Dieses Verfahren erlaubt durch serielle Röntgenaufnahmen nach intravenöser Kontrastmittelgabe Aussagen zu Form und Lage der Nieren sowie zu Durchblutung und Ausscheidungsfunktion. Es wird nicht zuletzt aufgrund der Nephrotoxizität des Kontrastmittels heute nur noch für urologische Fragestellungen angewandt.

Isotopennephrografie (ING)

Die ING ist eine **nuklearmedizinische Untersuchungsmethode** und dient der Funktionsdiagnostik der Nieren. Dabei wird die Aktivität eines intravenös applizierten Tracers (meist ^{99m}Tc-DMSA) beidseits über der Nierenregion mit einer Gammakamera aufgezeichnet. Man erhält Aktivitäts-Zeit-Kurven für jede Seite. Daraus wird die **seitengetrennte Clearance** für die verabreichte Substanz errechnet. Sie zeigt mit hoher Sensitivität eine Einschränkung und Seitenunterschiede der Nierenfunktion auf. Letzteres ist z. B. vor geplanter einseitiger Nephrektomie relevant.

Angiografie

Diese Methode wird als konventionelle Angiografie oder als venöse bzw. arterielle digitale Subtraktionsangiografie (DSA, ➤ 2.2) zur Darstellung der Nierengefäße eingesetzt. Indikationen sind insbesondere die weitere Abklärung bei Verdacht auf **Nierenarterienstenose** und die Darstellung der **Vaskularisierung von Nierentumoren**, vor allem des Nierenzellkarzinoms.

Radio-Info

Renale Raumforderungen in der Bildgebung

➤ Tab. 9.7
Die Differenzierung zwischen benignem Adenom und Nierenzellkarzinom ist mit bildgebenden Verfahren nicht sicher möglich!

Bildgebung von Nierenarterienstenosen

- **Sonografie**: Organverkleinerung mit verschmälertem Parenchymsaum. Mittels farbcodierter Dopplersonografie lassen sich Stenosen der Nierenarterien lokalisieren und der Stenosegrad bestimmen.
- **Angiografie** (CT/MR/Katheter): direkte Darstellung der Stenose, ggf. Abbruch des kontrastierten Gefäßes, totaler oder keilförmiger Perfusionsausfall im Nierengewebe.

Radiologische Diagnostik der Urolithiasis

- **Niedrigdosis-Nativ-CT**: Methode der Wahl zur Akutdiagnostik, direkter Nachweis von Konkrementen unabhängig von der Zusammensetzung
- **Sonografie**: direkter Nachweis unabhängig von der Zusammensetzung ab einer Größe 3–4 mm im Nierenbecken als echoreiche Areale mit Schallschatten; Zeichen eines Harnstaus:
  – Dilatation des Nierenbeckenkelchsystems und Ureters
  – perirenales Ödem
- **Abdomenübersichtsaufnahme**: röntgendichte Verschattung mit Projektion auf die ableitenden Harnwege; Oxalat-, Phosphat- oder Cystinsteine röntgenpositiv, d. h. bei ausreichender Größe im Röntgenbild zu erkennen, Urat- und Xanthinsteine dagegen röntgennegativ.
[MW]

9.3.5 Nierenbiopsie

Zur Abklärung und Differenzierung insbesondere von glomerulären Erkrankungen (➤ 9.5) ist in vielen Fällen eine Nierenbiopsie erforderlich, um durch histologische Untersuchungen Art, Schweregrad und Prognose der Nierenerkrankung zu eruieren. Wichtige **Indikationen** für eine Nierenbiopsie sind:

- der klinische Verdacht auf eine Glomerulonephritis, insbesondere bei rasch progredientem Verlauf mit akutem Nierenversagen (RPGN, ➤ 9.5.7)
- eine wiederholt nachweisbare Proteinurie ≥ 1 g/Tag
- ein steroidresistentes nephrotisches Syndrom (➤ 9.5.1) bei Kindern
- eine isolierte Hämaturie und/oder geringgradige Proteinurie (< 1 g/Tag) bei Systemerkrankungen oder erblichen Erkrankungen (z. B. Vaskulitis, SLE, Goodpasture-Syndrom, Alport-Syndrom)

Bei isolierter (Mikro-)Hämaturie, die sich nicht urologisch erklären lässt (z. B. Nephrolithiasis, ➤ 9.15), ist bei normaler Nierenfunktion in der Regel auf-

Tab. 9.7 Renale Raumforderungen in der Bildgebung.

	Sonografie	CT
Nierenzysten	• echofrei • glatte Begrenzung • dorsale Schallverstärkung	• rund, homogen, glatt begrenzt • wasseräquivalente Dichtewerte • kein KM-Enhancement
solide Tumoren (z. B. Nephroblastom, Nierenzellkarzinom)	• isoechogen/hyperechogen • unregelmäßige Begrenzung • inhomogene Binnenechostruktur (Nekrosen, Einblutungen) • gelegentliche Tumorverkalkungen • Überragen der Nierenaußenkontur	• weniger KM-Anreicherung als das umgebende Nierenparenchym • Nekrosen, infiltratives Wachstum

grund der guten Prognose eine regelmäßige Kontrolle der Nierenbiopsie vorzuziehen.
Kontraindikationen sind Blutungsneigung, bereits stark geschrumpfte Nieren unter 8–9 cm Länge mit nur noch schmalem Parenchymsaum, ein Harnstau und ein nicht kontrollierbarer Hypertonus. Die häufigste, aber meist harmlos verlaufende **Komplikation** ist die Nachblutung (lokales Hämatom oder Makrohämaturie). Seltener als bei jeder tausendsten Biopsie ist eine radiologische Intervention (Embolisierung des blutenden Gefäßes) oder eine chirurgische Freilegung notwendig.

Meist wird die linke Niere unter Ultraschallsicht in Lokalanästhesie punktiert. Zur **diagnostischen Aufarbeitung** eines Nierenbiopsats gehören neben der lichtmikroskopischen Untersuchung des meist PAS-gefärbten Präparats auch die Immunhistologie und die Elektronenmikroskopie. Erst alle drei Verfahren gemeinsam erlauben eine sichere histopathologische Diagnose. Bei der Minimal-Change-GN ist z. B. eine Diagnose nicht ohne Elektronenmikroskopie zu stellen (> 9.5.6). Bei der IgA-Nephropathie andererseits ist erst der immunhistologische Nachweis von IgA und Komplement C3 im Mesangium diagnostisch. Der lichtmikroskopische Nachweis mesangialer Proliferationen alleine ist für die Diagnosestellung zu unspezifisch.

9.4 Harnwegsinfektion und Pyelonephritis

> 25.6

9.5 Glomeruläre Erkrankungen

Syn.: Glomerulopathien

Glomeruläre Erkrankungen sind eine heterogene Gruppe von Erkrankungen, die sich **primär** an den Glomeruli abspielen oder die **sekundär** im Verlauf verschiedenster Systemerkrankungen (v. a. Diabetes mellitus, Kollagenosen, Vaskulitiden) auftreten können. Pathogenetisch unterteilt man in **entzündliche** und **nichtentzündliche** (degenerative) Glomerulopathien.

Überblick über die Glomerulopathien
- **primäre Glomerulopathie**: ohne Anzeichen einer systemischen Erkrankung
- **sekundäre Glomerulopathie**: bei vorliegender Systemerkrankung wie Diabetes mellitus, Hochdruckerkrankung oder Vaskulitis
- **entzündliche Glomerulopathien** = Glomerulonephritiden (GN):
  - idiopathische (primäre) GN, z. B. IgA-Nephropathie, membranöse GN
  - postinfektiöse GN
  - medikamenteninduzierte GN, z. B. membranöse GN nach Gold- oder Penicillamintherapie bei chronischer Polyarthritis
  - GN bei entzündlichen Systemerkrankungen (sekundäre GN)
  - paraneoplastische GN, z. B. membranöse GN bei kleinzelligem Bronchialkarzinom
- **nichtentzündliche („degenerative") Glomerulopathien**:
  - diabetische Glomerulosklerose
  - hypertensive Nephropathie (> 1.14)
    - „benigne" Nephrosklerose
    - maligne Nephrosklerose
  - Nierenamyloidose
- **thrombotische Mikroangiopathien** (> 9.8.6):
  - hämolytisch-urämisches Syndrom
  - thrombotisch-thrombozytopenische Purpura (TTP)
- **hereditäre Glomerulopathien** (> 9.5.9):
  - Alport-Syndrom
  - benigne familiäre Hämaturie
  - Nail-Patella-Syndrom

Folgen der glomerulären Schädigung

Folgen einer Schädigung der Glomeruli sind eine **Hämaturie** bzw. **Zylindrurie** bei Übertritt von Erythrozyten durch die geschädigte glomeruläre Basalmembran ins tubuläre System und/oder eine **Proteinurie** infolge erhöhter Durchlässigkeit der glomerulären Filtrationsbarriere für großmolekulare Proteine (Albumin, Transferrin, Immunglobuline).

Komplexe Funktionsstörungen – u. a. des juxtaglomerulären Systems – tragen zur Entstehung eines (renoparenchymatösen) **arteriellen Hypertonus** bei. Zunehmende sklerotische Veränderungen der Glomeruli und begleitend auch des Tubulointerstiums resultieren in einer Abnahme der Anzahl funktionstüchtiger Nephrone und schließlich in der Erniedrigung der glomerulären Filtrationsrate mit **Niereninsuffizienz**.

Je nachdem, welche Symptome und Befunde im Vordergrund stehen, lassen sich **4 verschiedene klinische Syndrome** abgrenzen, welche jeweils einen spezifischen Krankheitsverlauf aufweisen:
- asymptomatische Proteinurie oder Hämaturie
- akutes nephritisches Syndrom (Sonderform: rapid-progredienter Verlauf)
- chronischer Verlauf
- nephrotisches Syndrom

Asymptomatische Proteinurie oder Hämaturie

Häufigste Manifestationsform einer glomerulären Erkrankung ist die als Zufallsbefund im Urinstix, z. B. bei der Musterung oder einer betriebsärztlichen Untersuchung, festgestellte asymptomatische Proteinurie oder Hämaturie. Es handelt sich meist um einen **harmlosen Befund**. Da jedoch eine Progredienz in eines der anderen glomerulären Syndrome möglich ist, ist eine regelmäßige Kontrolluntersuchung und ggf. eine weitere nephrologische Abklärung indiziert.

Akutes nephritisches Syndrom

Definition und Klinik ➤ Tab. 9.8. Das nephritische Syndrom verläuft für den Patienten meist als **hochakutes**, **dramatisches Krankheitsgeschehen** mit raschem Beginn, Flankenschmerzen, Makrohämaturie, Luftnot und Blutdruckkrisen. Bei schwerem Verlauf kann eine vorübergehende Intensivüberwachung notwendig sein.

Ein isoliert nephritischer Verlauf einer Glomerulonephritis kommt v. a. bei der Poststreptokokken-GN, anderen postinfektiösen Glomerulonephritiden und sekundär im Rahmen von entzündlichen Systemerkrankungen (➤ 11.8, ➤ 11.7) vor.

Eine Sonderform des akuten nephritischen Syndroms stellt der sogenannte **rapid-progrediente** Verlauf dar, bei dem neben einem akuten nephritischen Verlauf ein rascher Nierenfunktionsverlust über Wochen oder wenige Monate im Vordergrund steht. Dieser Verlauf tritt typischerweise bei der akut nekrotisierenden intra-/extrakapillären Glomerulonephritis auf (Syn.: „rapid-progrediente Glomerulonephritis, **RPGN**", ➤ 9.5.7).

Chronischer Verlauf

In einen chronischen Verlauf münden alle Glomerulopathien, bei denen die initiale Krankheitsaktivität fortschreitet. Der chronische Verlauf ist durch einen langsamen Nierenfunktionsverlust über Jahre bis Jahrzehnte charakterisiert. **Histologisch** ist die ursprüngliche Erkrankung nicht mehr zu diagnostizieren. Stattdessen findet man vernarbte (sklerosierte) Glomeruli, atrophierte Tubuli und eine tubulointerstitielle Fibrose. **Klinisches Endstadium** ist die Urämie mit morphologischer Entwicklung von Schrumpfnieren. Die Therapie bei chronischen Verlaufsformen entspricht der bei chronischer Niereninsuffizienz (➤ 9.13).

9.5.1 Nephrotisches Syndrom

Definition und Klinik siehe ➤ Tab. 9.8. Der Begriff „nephrotisches Syndrom" oder „Nephrose" an sich sagt nichts über die Ätiologie der Glomerulopathie aus, diese kann sowohl entzündlich als auch nichtentzündlich bedingt sein. Subjektiv sind für den Patienten häufig allein die Ödeme auffällig. Verminderte intravasale Gefäßfüllung bei niedrigem onkotischem Druck bzw. unter diuretischer Therapie kann darüber hinaus mit orthostatischen Kreislaufstörungen und Hypotonie einhergehen.

Tab. 9.8 Differenzierung nephritisches/nephrotisches Syndrom.

Nephrotisches Syndrom	Akutes nephritisches Syndrom
• Proteinurie ≥ 3 g/24 h	• Hämaturie, Zylindrurie (Makrohämaturie möglich)
• Ödeme (häufig stark ausgeprägte, eindrückbare periphere Ödeme) durch verminderten onkotischen Druck	• Salz- und Wasserretention
• Hypoproteinämie	• Ödeme (vor allem Lidödeme) durch primäre Überwässerung bei normalem onkotischem Druck
• Hyperlipoproteinämie durch erhöhte hepatische Lipoproteinsynthese: Erhöhung von Cholesterin (VLDL, LDL), später auch von Triglyzeriden	• arterieller Hypertonus
	• eventuell Oligo-/Anurie mit Lungenödem (Fluid Lung)
	• dumpfe Flankenschmerzen

Klinik

Die **Kardinalsymptome** des nephrotischen Syndroms sind:
- lageunabhängige Ödeme (im Gegensatz zu lageabhängigen Ödemen, z. B. bei Herzinsuffizienz) der Beine
- Lid- und Gesichtsödeme
- Aszites
- Pleuraergüsse
- Proteinurie
- Hypoproteinämie
- Hyperlipoproteinämie

Hinzu kommen eine erhöhte Infektanfälligkeit, Hypovolämie und eine erhöhte venöse Thromboseneigung, besonders bei einem Serum-Albumin < 20 g/l. Gefürchtet ist in diesem Zusammenhang insbesondere eine Thrombose der Nierenvenen mit akutem Nierenversagen.

Ätiologie

Die wichtigsten **Glomerulonephritiden**, die mit einem nephrotischen Syndrom einhergehen, sind:
- membranöse GN (häufigste Ursache beim Erwachsenen)
- Minimal-Change-GN (häufigste Ursache beim Kind)
- fokal-segmentale sklerosierende GN (➤ 9.5.8)

Weitere häufige **nichtentzündliche Ursachen** sind die diabetische Glomerulosklerose (Kimmelstiel-Wilson, ➤ 9.6) und die renale Amyloidose (➤ 9.8.8).

Pathogenese

Die Schädigung der glomerulären Filtrationsbarriere verursacht ein **glomeruläres Leck**. Initial steht meist der Verlust der **Ladungsselektivität** der glomerulären Basalmembran im Vordergrund, der zu einer selektiven glomerulären Proteinurie mit fast ausschließlicher Albuminurie führt (➤ 9.1.1). Eine Schädigung von Transmembranproteinen der podozytären Schlitzmembran, z.B. **Nephrin**, die die farnartigen Fußfortsätze der Podozyten untereinander verbinden, führen zu einer großen Proteinurie. Geht im Verlauf auch die **Größenselektivität** verloren, entsteht eine unselektive glomeruläre Proteinurie mit Ausscheidung auch sehr großer Eiweißmoleküle, wie Immunglobulinen mit Hypogammaglobulinämie und Infektneigung (➤ 9.3.2) und Regulatoren der Hämostase (Antithrombin III, Protein C, Protein S). Dies und die Hypovolämie führen zur Thromboseneigung.

Die glomeruläre Basalmembran ist offenbar nicht alleinig verantwortlich für die Filtrationsbarriere. Nach **klassischem Konzept** führt der renale Albuminverlust zu einem Abfall des Serumalbumins und damit des onkotischen Drucks. Der daraus folgende Verlust von Volumen in den dritten Raum führt zur intravasalen Hypovolämie und zur Aktivierung des Renin-Angiotensin-Aldosteron-Systems und damit zur Retention von Natrium und Wasser. **Neure Konzepte** weisen auf einen verminderten tubulären Elektrolyttransport infolge einer Schädigung des Tubulusepithels durch die Albuminurie und die vermehrte Natriumrückresorption bei Glukosurie (diabetische Nephropathie) hin.

Ödeme

➤ Tab. 9.9

Diagnostisches Vorgehen

Proteinurie quantifizieren
Im **24-h-Sammelurin** wird das Ausmaß der Proteinurie bestimmt. Zusätzlich kann eine **Urinelektrophorese** die Proteinurie in selektiv glomerulär (fast ausschließliche Albuminausscheidung) oder unselektiv glomerulär klassifizieren (➤ 9.3.2).

Serumbestimmungen
Die Serumbestimmung von Gesamtprotein und Albumin zeigt das Ausmaß der Hypoproteinämie an. Zum Teil massiv erhöhte Cholesterin- und Triglyzeridspiegel im Serum markieren die reaktive Hyperlipidämie. Die **Serumelektrophorese** zeigt ein typisches Muster – eine Erniedrigung der Albumin-Zacke bei gleichzeitiger Erhöhung der α_2- und β-Globulin-Zacken durch gesteigerte hepatische Lipoproteinsynthese. Bei Hypogammaglobulinämie ist die γ-Zacke erniedrigt.

Nierenfunktionsprüfung
Immer sollten auch die **Retentionswerte** (Kreatinin und Harnstoff) im Serum und die **Kreatinin-Clearance** aus dem Sammelurin mit bestimmt werden, da sie Auskunft darüber geben, ob die Nierenfunktion eingeschränkt ist.

Nierenbiopsie
Das nephrotische Syndrom ist eine **klassische Indikation** zur Nierenbiopsie mit histologischer Klärung

Tab. 9.9 Ätiologie von Ödemen nach ihrem Pathomechanismus.

Erhöhter Kapillardruck
vermehrtes Plasmavolumen bei renaler Natriumretention
Herzinsuffizienz, Cor pulmonale: • primäre Nierenerkrankung, einschließlich nephrotisches Syndrom • Medikamente, z. B. nichtsteroidale Antiphlogistika, Minoxidil, Kortison • Schwangerschaft, prämenstruelle Ödeme • diuretikainduzierte idiopathische Ödeme (Pseudo-Bartter-Syndrom)
venöse Obstruktion: • Leberzirrhose, Lebervenenobstruktion • akutes Lungenödem • Venenthrombose
Hypalbuminämie
Eiweißverlust: • nephrotisches Syndrom • Eiweißverlusterkrankungen des Darms
verminderte Albuminsynthese: • Lebererkrankungen • Malnutrition
vermehrte kapilläre Durchlässigkeit
idiopathische Ödeme
Verbrennungen
Trauma
Inflammation, Sepsis
allergische Reaktionen, Angioödem
lymphatische Obstruktion oder erhöhter interstitieller onkotischer Druck
nach Mastektomie
maligne Lymphknotenvergrößerungen
Hypothyreoidismus

der Erkrankungsursache. Je nach Befund können Therapie und Prognose der Erkrankung sehr unterschiedlich sein (s. u. und ➤ 9.3.5).

Therapie
Ursächlich steht die **Therapie der jeweiligen Grundkrankheit** im Vordergrund, z. B. die immunsuppressive Behandlung einer Minimal-Change-GN oder einer membranösen Glomerulonephritis.

Symptomatische Maßnahmen
Ödemausschwemmung durch Trinkmengenbeschränkung, Kochsalzrestriktion ≤ 5 g/d und Diuretika. Bevorzugt werden Schleifendiuretika (bei normalem Kreatinin im Serum sehr niedrig dosiert); der niedrige intravasale onkotische Druck erschwert die Ödemausschwemmung. Die i. v. Gabe von Albumin ist jedoch wirkungslos, da es renal rasch wieder ausgeschieden wird. ➤ Pharma-Info Diuretika.

Senkung der Proteinurie
ACE-Hemmer senken den glomerulären Perfusionsdruck durch Vasodilatation der efferenten glomerulären Arteriole und können die Proteinurie um bis zu ⅓ senken, gleichzeitig wirken sie einer Hypokaliämie entgegen. Durch zusätzliche Gabe eines **AT-II-Rezeptor-Antagonisten** kann dieser Effekt noch verstärkt werden. Eine **eiweißarme Diät** ≤ 1 g/kg KG tgl. vermindert über einen unbekannten Mechanismus die glomeruläre Hyperperfusion und damit konsekutiv die Proteinausscheidung im Urin. Bei verzweifelten Verläufen können **nichtsteroidale Antirheumatika** (Prostaglandinsynthese-Hemmung, Senkung des Perfusionsdrucks durch verstärkte Vasokonstriktion der afferenten glomerulären Arteriole) zusätzlich zu ACE-Hemmern gegeben werden. Der Einsatz muss gegen die Gefahr eines akuten Nierenversagens (➤ 9.12) abgewogen werden.

Weitere Maßnahmen
Bei schwerer Hypalbuminämie (< 20 g/l) ist eine **Thromboseprophylaxe** durch Beinvenenkompression (Wickeln, Strümpfe) indiziert. Bei chronischem Verlauf muss eine orale Antikoagulationstherapie erwogen werden. Mittels Diät und HMG-CoA-Reduktase-Hemmern kann eine reaktive **Hypercholesterinämie** behandelt werden. **Akute Infekte** sollten gezielt durch Antibiotika behandelt werden. Bei Pneumonien durch Pneumokokken drohen schwere septische Verläufe, deshalb ist eine Pneumokokkenimpfung obligat.

Pharma-Info
Diuretika

Diuretika (Syn.: Saluretika) steigern über unterschiedliche Mechanismen die renale Natrium- und Wasserausscheidung (➤ Tab. 9.10).
Wirkstoffe
• **Schleifendiuretika**: Furosemid, Piretanid, Torasemid
• **Thiaziddiuretika**: Hydrochlorothiazid, Indapamid, Chlortalidon
• **kaliumsparende Diuretika**: Triamteren, Amilorid; Spironolacton, Eplerenon

- **osmotische Diuretika**: Mannit ist ein osmotisches Diuretikum – kein natriuretisches. Durch ↑ osmotischen Druck im Tubuluslumen bindet es direkt Wasser, das dann ausgeschieden wird.

Indikationen
- Ödemausschwemmung
- Hypertonus
- Herzinsuffizienz
- forcierte Diurese bei Intoxikationen (v. a. osmotische Diuretika)

Nebenwirkungen
- Blutdruckabfall mit Kreislaufkollaps
- erhöhte Thrombosegefahr
- Hypokaliämie, Hypomagnesiämie mit Wadenkrämpfen und Gichtanfälle bei Schleifendiuretika
- Hyperkaliämie bei kaliumsparenden Diuretika

Kontraindikationen
- Präkoma und Coma hepaticum
- Exsikkose
- Na^+ im Serum < 125 mmol und andere Elektrolytentgleisungen
- relativ auch bei Cor pulmonale, erhöhter Thromboseneigung und Alkalose

Bei fortgeschrittener Niereninsuffizienz können unter kaliumsparenden Diuretika lebensgefährliche Hyperkaliämien auftreten.

Wechselwirkungen
- **Thiazide und Schleifendiuretika**: synergistische diuretische und natriuretische Wirkung, sog. „sequenzielle Tubulusblockade", auch bei fortgeschrittener Niereninsuffizienz. Hypokaliämie und -magnesiämie, hierdurch verstärkte Digitaliswirkung
- **Spironolacton**: Verstärkung der Hyperkaliämie durch NSAR und ACE-Hemmer

Sulfonamidallergie
- Schleifendiuretika können chemisch unterschieden werden in Derivate mit oder ohne Sulfonamide. **Bei einer Allergie gegen Sulfonamide dürfen daher diese Schleifendiuretika nicht gegeben werden.** Andere Sulfonamide, die als Benzolsulfonsäureamide bezeichnet und vermieden werden sollten, sind:
- Thiazide (Diuretika)
- Trimethoprim + Sulfamethoxazol (= Cotrimoxazol)
- Sulfonylharnstoffe (orale Antidiabetika)
- Carboanhydratasehemmer
- verschiedene COX-2-Inhibitoren (Antiphlogistika)
- das Urikosurikum Probenecid

Zu den **Sulfonamidderivaten** zählen Furosemid, Piretanid, Azosemid und Torasemid, das ein Pyridinsulfonylharnstoffderivat ist. Zu den **Nichtsulfonamiden** zählt Etacrynsäure, eine halogenierte Phenoxyessigsäure mit Keton- und Methylengruppen. Die Methylengruppe geht eine Bindung mit Cystein ein und bildet dadurch die aktive Form des Arzneistoffs. [MP, CD]

Klinische Anwendung
- Schleifendiuretika sind am stärksten wirksam.
- Triamteren und Amilorid werden wegen ihrer geringen diuretischen Wirkung ausschließlich in Kombination mit Thiaziden oder Schleifendiuretika eingesetzt.
- Alle Diuretika (Ausnahme: Aldosteronantagonisten) wirken nach glomerulärer Filtration vom Tubuluslumen aus. Thiaziddiuretika und osmotische Diuretika ohne zusätzliche Schleifendiuretika verlieren bei erniedrigter GFR < 30 ml/min ihre Wirksamkeit. Schleifendiuretika sind dagegen – in hoher Dosierung! – auch bei einer GFR < 10 ml/min noch allein wirksam. [MP, CD]

9.5.2 Glomerulonephritiden, Allgemeines

Im Vergleich zu den Harnwegsinfektionen sind die Glomerulonephritiden (GN) selten, sie sind jedoch nach der diabetischen Nephropathie die häufigste Ursache der chronischen Niereninsuffizienz in Europa. Da ihre Einteilung unter verschiedenen Aspekten vorgenommen wird – z. B. nach klinischen und histopathologischen Kriterien –, sollte man sich die wichtigsten histologischen Formen anhand ihres typischen klinischen Bildes einprägen (➤ Tab. 9.11).

Pathogenese
Immunologische Vorgänge sind bestimmend für die Auslösung einer Glomerulonephritis. Die genauen Abläufe sind jedoch meist noch nicht abschließend geklärt, teils noch weitgehend spekulativ. Glomerulonephritiden treten immer in beiden Nieren gleichzeitig auf. Es können **diffus** alle Glomeruli befallen sein. Mitunter ist der Befall jedoch nur **fokal**, d. h., nicht alle Glomeruli sind gleichermaßen befallen. Ist darüber hinaus nur ein Teil des Schlingenkonvoluts des Glomerulus betroffen, spricht man von **segmentalem** Befall. Ein Beispiel für eine fokal und segmental auftretende Glomerulonephritis ist die fokal-segmentale Glomerulosklerose (➤ 9.5.8).

Diagnostisches Vorgehen
Das Urinsediment zeigt ein „aktives Sediment" mit Hämaturie, Akanthozyten, Leukozyten, Erythrozytenzylindern und vermehrten hyalinen und granulierten Zylindern. **Laborchemisch** finden sich eine

Tab. 9.10 Diuretika mit Wirkmechanismus, Indikationen, Pharmakokinetik, unerwünschten Arzneimittelwirkungen (UAW) und Kontraindikationen (KI).

Klasse	Beispielsubstanz	Wirkmechanismus	Indikationen	Pharmakokinetik	UAW	KI
Schleifendiuretika	Etacrynsäure Furosemid Piretanid Torasemid	Hemmung des Na^+-K^+-$2Cl^-$-Cotransporters im **dicken aufsteigenden Ast der Henle-Schleife** stärkste Diuretika (30–40 % des Glomerulusfiltrats) kein Einfluss auf GFR unabhängig vom diuretischen Effekt tritt eine periphere Vasodilatation auf → Vor- und Nachlastsenkung ↑ Ausscheidung von Na^+, K^+, Cl^-, Mg^{2+} und Ca^{2+}	akute Herzinsuffizienz mit Lungenödem Hirnödem (Akuttherapie!) forcierte Diurese, z. B. bei Intoxikationen Hyperkalzämie chronische Ödeme, wenn Thiaziddiuretika versagen Niereninsuffizienz (auch bei GFR < 30 ml/min)	Furosemid wirkt i. v. sofort, p. o. nach 30 min Torasemid wirkt nach 3–4 h	Hypokaliämie Hypovolämie mit Thromboseneigung ↑ LDL, ↓ HDL, ↓ Glukosetoleranz, ↑ Harnsäure → Hyperurikämie Furosemid: wegen Veränderungen der kaliumreichen Endolymphe ototoxisch, Interaktionen bei gleichzeitiger Gabe von Aminoglykosiden	schwere Hypokaliämie, Hypovolämie Anurie: Diuretika sind dann wirkungslos! Gicht, Coma hepaticum
Thiaziddiuretika	Chlortalidon Hydrochlorothiazid (HCT) Xipamid	Hemmung des Na^+-Cl^--Kotransporters im **frühdistalen Tubulus** mäßig diuretisch wirksam (10–15 %) ↑ Ausscheidung von Na^+, K^+, Cl^- und Mg^{2+}, ↓ Ausscheidung von Ca^{2+} – im Unterschied zu Schleifendiuretika!, deshalb empfohlen bei Patienten mit Osteoporose und zur oralen Prophylaxe von Ca^{2+}-Phosphatsteinen und kontraindiziert bei Hyperkalzämie! ↓ GFR, deshalb bei Diabetes insipidus geeignet	nicht für die Akuttherapie geeignet, da Wirkungseintritt erst nach 1–2 h! arterielle Hypertonie (Dauertherapie) wegen der kalziumretinierenden Wirkung vorteilhaft bei Osteoporose chronische Ödeme Hyperkalziurie Diabetes insipidus Kombination von Schleifen- und Thiaziddiuretika = sequenzielle Nephronblockade, z. B. sinnvoll bei Niereninsuffizienz, wenn ein einzelnes Diuretikum nicht mehr ausreichend wirkt	HCT: Wirkdauer 6–12 h Chlortalidon wirkt sehr lange: HWZ ca. 50 h	vgl. Schleifendiuretika zusätzlich: allergische Reaktionen aufgrund der Sulfonamidkomponente	vgl. Schleifendiuretika zusätzlich: Niereninsuffizienz (Kreatinin > 2–2,5 mg/dl) Hyperkalzämie
Carboanhydrasehemmer	Acetazolamid Dorzolamid	Hemmung der Carboanhydrase im **proximalen Tubulus** schwach diuretisch wirksam (5–8 % des Glomerulumfiltrats)	**Glaukomtherapie**: Carboanhydrase an Kammerwasserbildung beteiligt; keine Anwendung als Diuretikum an sich. Acetazolamid i. v. bei Glaukomanfall, Dorzolamid lokal zur Langzeittherapie		metabolische Azidose Hypokaliämie	

Tab. 9.10 Diuretika mit Wirkmechanismus, Indikationen, Pharmakokinetik, unerwünschten Arzneimittelwirkungen (UAW) und Kontraindikationen (KI). (Forts.)

Klasse	Beispielsubstanz	Wirkmechanismus	Indikationen	Pharmakokinetik	UAW	KI
kaliumsparende Diuretika	Aldosteronrezeptorantagonisten Amilorid Triamteren	Wirken im **spätdistalen Tubulus und Sammelrohr** und sind schwach diuretisch wirksam (2 bis 4 %); Amilorid und Triamteren wirken über Hemmung des Na$^+$-Kanals mit ↑ Na$^+$-Ausscheidung und konsekutiv ↓ K$^+$-Ausscheidung	Kombinationstherapie mit Schleifen- oder Thiaziddiuretika zur Vermeidung einer Hypokaliämie keine Anwendung als Diuretikum an sich		Hyperkaliämie, insbesondere bei Niereninsuffizienz oder Kombination mit ACE-Hemmern keine Kombination mit anderen kaliumsparenden Diuretika wie den Aldosteronrezeptorantagonisten: Hyperkaliämiegefahr! Übelkeit, Erbrechen, Diarrhö Schwindel, Kopfschmerzen	Hyperkaliämie Niereninsuffizienz
osmotische Diuretika	Mannitol (i. v.)	wird glomerulär filtriert, aber nicht tubulär rückresorbiert → ↑ osmotischer Druck im Tubuluslumen mit Wasserbindung zusätzlich intravasale Wasserbindung	Hirnödem forcierte Diurese Glaukomanfall drohendes akutes Nierenversagen		akute Volumenbelastung bei rascher Infusion!	ungeeignet zur Therapie peripherer Ödeme nicht bei Herzinsuffizienz, akutem Lungenödem und Anurie!
Aldosteronrezeptorantagonisten	Eplerenon Spironolacton	kompetitive Antagonisten am intrazellulären Aldosteronrezeptor im spätdistalen Tubulus und in den Sammelrohren. Dadurch ↑ Na$^+$- und ↓ K$^+$-Sekretion („kaliumsparende" Diuretika) schwache Diurese (2–4 % des Glomerulusfiltrats) prognoseverbessernder Effekt bei Herzinsuffizienz/Z. n. Herzinfarkt durch ↓ Remodeling-Effekte am Herzen („Aldosteronfibrose", Hypertrophie)	Conn-Syndrom (primärer Hyperaldosteronismus), v. a. präoperativ Aszites bei Leberinsuffizienz u. a. aufgrund des sekundären Hyperaldosteronismus Herzinsuffizienz NYHA III–IV, nach Herzinfarkt ab NYHA II	Spironolacton wird stark metabolisiert verzögerter Wirkeintritt (ab 2. Tag), deshalb nicht zur Akuttherapie geeignet! keine Wirkung bei Aldosteronmangel, maximale Wirkung bei Hyperaldosteronismus	Hyperkaliämie, v. a. bei Kombination mit ACE-Hemmern oder bei Niereninsuffizienz Spironolacton: Gynäkomastie, Potenzstörungen; Menstruationsstörungen, Amenorrhö	Hyperkaliämie und schwere Niereninsuffizienz mit Kreatinin-Clearance < 30 ml/min keine Kombination mit anderen kaliumsparenden Diuretika oder mit ACE-Hemmern → Hyperkaliämiegefahr!

Tab. 9.11 Glomerulonephritiden (GN): histologische Formen und klinischer Verlauf.

Histologischer Befund	Klinischer Verlauf, Epidemiologie
Minimal-Change-GN (syn.: Lipoidnephrose)	nephrotisches Syndrom – häufigste Ursache eines nephrotischen Syndroms im Kindesalter
endokapillär-proliferative GN (syn.: akute postinfektiöse GN)	akutes nephritisches Syndrom – im Antibiotikazeitalter selten geworden (Poststreptokokken!)
mesangioproliferative GN vom IgA-Typ (syn.: IgA-Nephritis, Morbus Berger)	variabel, asymptomatische Hämaturie/Proteinurie bis akutes nephritisches Syndrom – häufigste GN im Erwachsenenalter
fokal-segmentale Glomerulosklerose	nephrotisches Syndrom, chronischer Nierenfunktionsverlust
membranöse GN	nephrotisches Syndrom – häufigste Ursache des nephrotischen Syndroms beim Erwachsenen

Proteinurie und eine Kreatinin-Erhöhung bei fehlender Anämie.

Große Bedeutung hinsichtlich sekundärer Glomerulonephritisformen, insbesondere bei Systemerkrankungen wie den ANCA-assoziierten Vaskulitiden (> 9.8.2), bei systemischem Lupus erythematodes (> 9.8.4) oder Goodpasture-Syndrom (s. o.). hat die **immunologische Serumdiagnostik**. Gesucht wird nach zytoplasmatischen Anti-Neutrophilen-Antikörpern (c-ANCA und p-ANCA), Antikörpern gegen Doppelstrang-DNA (Anti-ds-DNA-AK) und gegen glomeruläre Basalmembran (Anti-GBM-Antikörper). Bei einer Immunkomplex-Pathogenese lassen sich darüber hinaus erniedrigte Komplementspiegel (CH50, C3, C4) als Ausdruck des Komplementverbrauchs nachweisen.

Sonografisch stellen sich normal große Nieren dar. Verkleinerte Nieren im Ultraschall und eine renale Anämie sind dagegen Anzeichen für einen bereits seit längerer Zeit bestehenden, chronischen Krankheitsverlauf. Zur Diagnosesicherung, Therapieplanung und zur Einschätzung der Prognose anhand von narbigen Veränderungen ist eine **Nierenbiopsie** unerlässlich.

9.5.3 Postinfektiöse Glomerulonephritis

Klinik
Die Poststreptokokken-GN ist der **Prototyp der nephritischen Erscheinungsform** einer GN: 1–4 Wochen nach einem ausgeheilten Infekt entwickelt der Patient subfebrile Temperaturen, Arthralgien und dumpfe Schmerzen in beiden Nierenlagern. Der Urin ist durch Makrohämaturie rötlich braun verfärbt. Durch Salz- und Wasserretention bestehen eine Oligo-/Anurie und morgendliche Lidödeme. Durch die Wassereinlagerung kann es zum Lungenödem mit Dys- und Orthopnoe kommen. Typisch ist ein begleitender arterieller Hypertonus, der krisenhaft exazerbieren kann.

Diagnostisches Vorgehen
Zusätzlich zu den typischen Symptomen des nephritischen Syndromes lassen sich ein **Komplementverbrauch** (C3, C4, CH50 ↓), ein **positiver ASL-Titer** ↑↑ (50 %) und **Anti-DNAse-B-Titer** ↑↑ (> 80 %) nachweisen.

Ätiologie
Infektfokus ist eine Pharyngitis/Tonsillitis durch β-hämolysierende **Streptokokken der Gruppe A** (*Streptococcus pyogenes*, nur bei Befall mit Stämmen mit prädisponierendem „nephritogenem" **M-Protein**). In Ländern mit schlechten hygienischen Verhältnissen können auch primär eitrige Hauterkrankungen (Pyodermien) zugrunde liegen. Die akute Poststreptokokken-GN ist die klassische Form der **akuten postinfektiösen Immunkomplexnephritis**. Daneben gibt es allerdings auch nicht durch Streptokokken bedingte Formen bei bakteriellen Herderkrankungen wie Endokarditis, infiziertem ventrikuloatrialem Shunt (sog. Shunt-Nephritis) und Sepsis. Hier können jedoch auch Niereninfarkte durch (septische) Embolien vorliegen (Löhlein-Nephritis).

Pathogenese
Der bakterielle Infekt führt zur **Antikörperbildung** gegen bakterielle Exoenzyme (z. B. Streptolysin), dabei entstehen **Ag-AK-Komplexe**, die sich beim Durchströmen der Niere an der subendothelialen Seite der glomerulären Kapillare (und auch in Gelenken → Arthralgien) ablagern können. Durch Komplement-, Zytokin- und Thrombozytenaktivierung

wird eine **floride, abakterielle Entzündung** ausgelöst. Mit zunehmender Antigeneradikation durch antibiotische Therapie und neutralisierende Antikörper kommt es zur allmählichen Abheilung der Entzündung. Abgelagerte Immunkomplexe spielen auch eine Rolle bei der mesangioproliferativen GN.

Histologie
Histologisch findet sich eine **diffuse endokapillär-proliferative GN**. Sie zeichnet sich aus durch eine diffuse Proliferation von Endothel- und Mesangiumzellen, eine Infiltration des Glomerulus durch Entzündungszellen (vor allem Granulozyten) sowie immunhistologisch nachweisbare Immunkomplexablagerungen an der Innenseite der Basalmembran (subendothelial).

Therapie
Im Vordergrund steht die **antibiotische Therapie** des Streptokokkeninfekts bzw. seine Sekundärprophylaxe mit Penicillin oder alternativ Erythromycin. Auch Angehörige und nähere Kontaktpersonen sollten mit behandelt werden, um die Ausbreitung der „nephritogenen" Streptokokken einzudämmen. Die weitere Therapie ist rein symptomatisch und besteht in körperlicher Schonung, Trinkmengenbeschränkung, kochsalzarmer Diät und Gabe von Schleifendiuretika (tägliche Gewichtskontrolle) sowie medikamentöser Blutdruckeinstellung. Glukokortikosteroide oder eine immunsuppressive Therapie haben keinen positiven Einfluss auf den Verlauf.

Prognose
Bei **Kindern** kommt es in ≥ 90 % zur Ausheilung der Erkrankung. Bei **Erwachsenen** bleiben in 50 % Residuen mit leichter Hämaturie und Proteinurie bestehen, die langfristig kontrollbedürftig bleiben. Bei **älteren Patienten** und bei nicht durch Streptokokken bedingter postinfektiöser Genese ist die Prognose schlechter. Es kann sich eine chronische Glomerulonephritis mit histologischem Übergang in eine mesangioproliferative GN mit späterer Dialysepflichtigkeit entwickeln.

9.5.4 Mesangioproliferative GN vom IgA-Typ

Syn.: IgA-Nephropathie, Berger-Nephritis

Sie ist die weltweit häufigste Form der **idiopathischen Glomerulonephritiden** (15–40 % aller GN). Am häufigsten sind junge Männer betroffen. Die **Pathogenese** bleibt bislang ungeklärt. Auffällig sind eine Fehlregulation von mukosaassoziiertem IgA sowie erhöhte Serum-IgA-Spiegel bei einem Großteil der betroffenen Patienten. Auch der Anteil IgA-spezifischer B- und T-Lymphozyten bei Infekten der oberen Luftwege ist ungewöhnlich erhöht. Diese Phänomene scheinen – wie auch die Erkrankung – familiär gehäuft vorzukommen, was eine genetische Prädisposition wahrscheinlich macht.

Klinik
Der klinische Verlauf ist sehr variabel und kann alle klinischen Syndrome bei glomerulären Erkrankungen (➤ 9.5.2) imitieren. Häufig aber fallen die Patienten im Rahmen von Routineuntersuchungen durch eine **asymptomatische Mikrohämaturie** auf, oder sie suchen den Arzt wegen rezidivierender Makrohämaturie-Episoden und dumpfer Flankenschmerzen auf, die in zeitlichem Zusammenhang mit unspezifischen Erkältungserkrankungen auftreten und nach wenigen Tagen spontan wieder verschwinden. Das Ausmaß der Proteinurie ist meist nur gering.

Diagnostisches Vorgehen
Bei 30–50 % der Patienten sind die **Serum-IgA-Spiegel** erhöht. Histologisch findet sich im **Nierenbiopsat** eine diffuse oder fokal-segmentale Proliferation des Mesangiums. Die Diagnose wird **immunhistologisch** anhand granulärer Ablagerungen von IgA und Komplement C3 im Mesangium gestellt.

Therapie
Es gibt **keine kausale Therapie**. Eine intermittierende **Kortikosteroid**-Pulstherapie und der konsequente Einsatz von **Immunsuppressiva** (Cyclophosphamid und Azathioprin) sind bei Patienten mit Proteinurie und beginnender Nierenfunktionsstörung effektiv. Ein arterieller Hypertonus muss rigoros behandelt werden, vorzugsweise mit einem ACE-Hemmer oder AT-II-Antagonisten.

Prognose
Etwa 50 % der Patienten mit IgA-Nephropathie entwickeln eine chronische Glomerulonephritis mit fortschreitender Niereninsuffizienz. Bei 30–50 % der Patienten tritt ein arterieller Hypertonus auf, 10 %

verlaufen als nephrotisches Syndrom. **Risikofaktoren** sind:
- höheres Alter
- männliches Geschlecht
- konstant nachweisbare Proteinurie.

9.5.5 Membranöse GN

Syn.: perimembranöse GN

Sie ist die häufigste Ursache des **nephrotischen Syndroms** beim Erwachsenen. Sie tritt meist primär, d. h. ohne erkennbare Ursache, auf. Es besteht jedoch eine Assoziation zu Tumoren (Bronchial-, Kolonkarzinom), zur Hepatitis B und zur chronischen Einnahme von Gold-Präparaten und Penicillamin (> 11.6, > Pharma-Info Antirheumatika). Entsprechend sollte eine Tumorsuche und eine Hepatitisserologie veranlasst werden. Auch im Rahmen eines SLE (> 9.8.4, > 11.9.1) können die Nieren in Form einer membranösen GN mit beteiligt sein.

Die **Histologie** ist charakterisiert durch Immunkomplexablagerungen auf der Außenseite der glomerulären Basalmembran (subepithelial), die im Elektronenmikroskop als sog. Humps (Buckel) auffallen. **Klinisch** kommt es in $1/3$ der Fälle zur Spontanheilung, $1/3$ gehen mit chronischer Proteinurie ohne GFR-Verlust einher und $1/3$ zeigen einen progredienten Verlauf mit chronischer Niereninsuffizienz.

Die symptomatische **Therapie** entspricht der des nephrotischen Syndroms (> 9.5.1). Nur bei persistierend hoher Proteinurie über mehr als 6 Monate oder sehr schwerem bzw. progredientem Verlauf ist eine Therapie mit einem immunsuppressiven Schema indiziert. Meist kommt Chlorambucil oder Cyclophosphamid plus Steroide zum Einsatz.

9.5.6 Minimal-Change-GN

Syn.: Lipoidnephrose, Minimalläsion

Sie ist eine mit **nephrotischem Syndrom** einhergehende GN ohne pathologischen lichtmikroskopischen oder immunhistologischen Befund. Elektronenmikroskopisch erkennt man Verschmelzungen der Podozyten-Fußfortsätze, die für die Erkrankung pathognomonisch sind. Typisch ist eine selektive glomeruläre Proteinurie mit fast ausschließlicher Albuminurie. Grund ist ein Verlust der Ladungsselektivität der glomerulären Basalmembran und der epithelialen Schlitzmembran ohne weitere morphologische Schädigung. Die Minimal-Change-GN ist die häufigste Ursache des nephrotischen Syndroms bei **Kindern** zwischen 2 und 6 Jahren. Bei **Erwachsenen** ist sie selten.

Klinik

Nephrotisches Syndrom > 9.5.1. Die Patienten fühlen sich subjektiv kaum beeinträchtigt. Sie suchen den Arzt wegen peripherer Ödeme und Gewichtszunahme auf.

Komplikationen: Bei Zunahme des glomerulären Schadens Übergang in eine unselektive glomeruläre Proteinurie mit Verlust von Gerinnungsfaktoren und Immunglobulinen. Es resultiert eine verstärkte Thromboseneigung (u. a. Gefahr der Nierenvenenthrombose) und Infektanfälligkeit.

Ätiologie/Pathogenese

Die meisten Fälle treten **idiopathisch** auf. Bei Erwachsenen lassen sich selten der Gebrauch von nichtsteroidalen Antirheumatika (z. B. Diclofenac) oder eine maligne Grunderkrankung als Auslöser identifizieren (> 9.11.1). Die **Pathogenese** ist unklar. Eine Störung der T-Zell-Immunität scheint eine Rolle zu spielen, die sich durch Steroide beheben lässt. Zentral ist eine Schädigung der epithelialen Podozyten. Mit der Verschmelzung der Fußfortsätze der Podozyten kommt es zu einem Verlust der negativen Ladungen an der Oberfläche der epithelialen Schlitzmembran und der glomerulären Basalmembran, was eine vermehrte Durchlässigkeit für ebenfalls negativ geladene Eiweiße (v. a. Albumin) zur Folge hat. Es resultiert eine glomeruläre, selektive Proteinurie.

Diagnostisches Vorgehen

Im **Sammelurin** findet sich eine Proteinurie $\geq 3\,g/24\,h$, die zumindest im Frühstadium der Erkrankung selektiv glomerulär ist (Albuminurie). Die GFR ist häufig normal. Das **Urinsediment** zeigt bis auf evtl. hyaline Zylinder einen Normalbefund. Im **Serum** imponieren eine Hypalbuminämie und eine sekundäre Hyperlipoproteinämie. Bei **Erwachsenen** wird die Diagnose primär histologisch gesichert, während bei **Kindern** eine Nierenbiopsie in der Regel erst nach einem erfolglosen Therapieversuch mit Steroiden vorgeschlagen wird.

Therapie
- 90 % der Patienten sprechen auf **Kortikosteroide** an. Davon werden ⅓ nach 2 Monaten Therapie rezidivfrei, ⅓ müssen mit ein bis zwei Rezidiven rechnen, ⅓ sind nur unter fortgesetzter Steroidtherapie rezidivfrei zu halten (Steroidabhängigkeit).
- Bei Nichtansprechen oder Steroidabhängigkeit kann ein Therapieversuch mit **Immunsuppressiva** (insbesondere Ciclosporin A) erfolgen.

Prognose
Kinder haben eine gute Prognose. Bei **Erwachsenen** ist dagegen häufiger ein histologischer Übergang in eine fokal-segmentale Glomerulosklerose (➤ 9.5.8) zu beobachten. Diese ist therapeutisch kaum zu beeinflussen und mündet in die chronische Niereninsuffizienz.

9.5.7 Nekrotisierende intra-/extrakapillär proliferierende GN

Syn.: rapid-progrediente Glomerulonephritis, RPGN

Klinik
Bei der relativ selten vorkommenden nekrotisierenden GN mit intra- und extrakapillären Proliferationen steht neben einem **akuten nephritischen Verlauf** (s. o.) ein **rascher Nierenfunktionsverlust** bei sonografisch normal großen Nieren über Wochen oder wenige Monate im Vordergrund. Im späteren Verlauf des Nierenversagens entwickeln sich **Urämiesymptome**. Ein schwerer arterieller Hypertonus und Zeichen der pulmonalen Überwässerung bei Oligo-/Anurie können dann das Bild beherrschen.

Pathogenetische Einteilung
In 40 % liegt eine **RPGN ohne Immunablagerungen**, sog. „pauci-immune" Verlaufsform, vor, häufig assoziiert mit dem Auftreten von antineutrophilen zytoplasmatischen Antikörpern (ANCA) im Serum, z. B. bei Morbus Wegener (➤ 11.10.4) bzw. mikroskopischer Polyangiitis (➤ 11.10.3). Weitere 40 % stellen eine **Immunkomplex-RPGN**, z. B. eine schwer verlaufende Poststreptokokken-GN, dar. Bei den fehlenden 20 % liegt eine **Anti-GBM-AK-Nephritis** (20 %) ohne und mit Lungenbeteiligung (**Goodpasture-Syndrom**) vor.

Histologie
Typischerweise liegt eine nekrotisierende Glomerulonephritis mit intra- und extrakapillärer Proliferation und diffuser Halbmondbildung vor. Bei der Anti-GBM-Nephritis sind lineare Ablagerungen von IgG entlang der Basalmembran **pathognomonisch**.

Diagnostisches Vorgehen und Therapie
Im Vordergrund der Diagnostik stehen die **immunologische Serumdiagnostik** und die **Nierenbiopsie**.
Eckpfeiler der Therapie bei RPGN sind die frühzeitige, hoch dosierte **intravenöse Immunsuppressive Therapie mit Kortikosteroiden und Cyclophosphamid**. Die **Plasmapherese** (maschinelle Plasmaaustausch-Behandlung) wirkt bei Nachweis zirkulierender Anti-GBM-Antikörper, ggf. auch bei ANCA-assoziierter Erkrankung.

Prognose
Die Prognose der RPGN ist entscheidend vom **Zeitpunkt der Diagnosestellung abhängig**. Wird eine Therapie bei einem Kreatininwert von ≤ 5–6 mg/dl eingeleitet, ist die Prognose relativ gut. Bei den meisten Patienten ist allerdings von einer Defektheilung auszugehen, die Nierenfunktion wird sich nicht vollständig erholen. Ist bei Diagnosestellung das Kreatinin bereits über 6 mg/dl angestiegen, ist in den meisten Fällen mit einer chronischen Dialysepflichtigkeit zu rechnen.

9.5.8 Weitere primäre Glomerulonephritisformen

Neben den beschriebenen Glomerulonephritiden kommen einige weitere histologische Formen seltener vor.

Fokal-segmentale Glomerulosklerose (FSGS)

Die FSGS ist eine Glomerulopathie unklarer Genese, **histologisch** gekennzeichnet durch Sklerose und Hyalinose einzelner (fokal) Glomerulusabschnitte (segmental). **Pathogenetisch** wird ein noch unbekannter Plasmafaktor als auslösendes Agens der FSGS diskutiert. In ca. 10–20 % ist sie bei Kindern und Erwachsenen Ursache eines nephrotischen Syndroms. Gehäuft wird die FSGS bei Patienten mit Heroinabusus oder HIV-Infektion gefunden. In mindestens 30 % der Fälle entwickelt sich ein **chronischer Verlauf**, der in die Niereninsuffizienz mündet. Eine etablierte Therapie existiert nicht. Ciclosporin A scheint eine gewisse Wirksamkeit zu besitzen. Nach Nierentransplantation besteht eine hohe Rezidivhäufigkeit der Erkrankung im Transplantat.

Membranoproliferative GN

Sie ist insgesamt selten und ihre Genese unbekannt. Es besteht eine Assoziation u. a. zur replikativen (d. h. mit Nachweis von Virus-RNA im Blut einhergehenden) Hepatitis C und zu malignen Lymphomen. Insbesondere zu Beginn der Erkrankung kann ein **nephrotisches Syndrom** im Vordergrund stehen. Der **klinische Verlauf** ist jedoch häufig progredient und mit zunehmender Niereninsuffizienz und arteriellem Hypertonus vergesellschaftet. Eine wirksame Therapie existiert nicht. 50 % der Patienten sind nach 5 Jahren dialysepflichtig.

9.5.9 Hereditäre Glomerulopathien

Alport-Syndrom

Syn.: hereditäre Glomerulonephritis

Das Alport-Syndrom ist eine **seltene erbliche Erkrankung** von Nieren, Innenohr und Augen mit meist X-chromosomal-dominanter Vererbung (seltener autosomal-dominant), weshalb fast immer Jungen betroffen sind. Durch ein fehlendes Peptid im **Typ-IV-Kollagen der Basalmembran** entwickelt sich eine Autoimmunreaktion mit Schädigung der glomerulären Basalmembran (Nachweis elektronenmikroskopisch möglich), der Basalmembran des Innenohrs sowie der Augenlinse und Retina. Die Folge sind:
- Mikrohämaturie und Proteinurie ab Geburt mit Entwicklung einer chronischen Niereninsuffizienz meist ab dem 14. Lebensjahr
- Innenohrschwerhörigkeit
- Lenticonus anterior (Ausbuchtung der Linsenoberfläche)
- Retinitis pigmentosa

Eine kausale Therapie besteht nicht. Eine **genetische Beratung** der Betroffenen empfiehlt sich.

Familiäre benigne Hämaturie

Syn.: Syndrom der dünnen Basalmembran

Seltene, **autosomal-dominant vererbte** Glomerulopathie. **Klinisch** besteht eine chronische Mikrohämaturie aufgrund einer abnorm dünnen, unregelmäßigen glomerulären Basalmembran. Die Nierenfunktion ist normal. Die Erkrankung kann zusätzlich mit chronischen oder episodenhaft auftretenden Flankenschmerzen (Loin-Pain Haematuria Syndrome), offenbar aufgrund assoziierter intrarenaler Gefäßanomalien, einher gehen. Die **Behandlung** ist rein symptomatisch bei Schmerzen, auch ACE-Hemmer können einen lindernden Effekt auf die Flankenschmerzen haben. Die **Prognose** ist gut.

Nail-Patella-Syndrom

Syn.: Osteoonychodysplasie

Seltene, **autosomal-dominant vererbte** Glomerulopathie. Ein unbekannter Defekt führt zu Nageldystrophien, ein- oder beidseitig fehlender Patella und mottenfraßähnlichen Defekten der glomerulären Basalmembran mit nachfolgender Proteinurie und Hämaturie bei meist normaler Nierenfunktion. In ca. 10 % entwickelt sich eine chronische Niereninsuffizienz.

9.6 Diabetische Glomerulosklerose

Sie ist die klinische Manifestation einer **diabetischen Mikroangiopathie an der Niere**, die sich als Spätkomplikation bei 30–40 % der Patienten mit Diabetes mellitus entwickelt. Aufgrund des langen Verlaufs waren früher hauptsächlich junge Typ-1-Diabetiker betroffen. Mit gestiegener Lebenserwartung des „Altersdiabetikers" wird sie jedoch inzwischen sehr viel häufiger beim Diabetes mellitus

Typ 2 beobachtet. Häufig wird synonym der Begriff der **diabetischen Nephropathie** gebraucht. Aufgrund des typischen histologischen Bilds ist weiterhin die Bezeichnung diffuse und noduläre **diabetische Glomerulosklerose** (**Kimmelstiel-Wilson**) gebräuchlich.

> **MERKE**
> **Nierenbeteiligung bei Diabetes mellitus**:
> - gehäufte Harnwegsinfekte/Pyelonephritiden
> - Arterio-/Arteriolosklerose der Nierengefäße
> - diffuse und noduläre diabetische Glomerulosklerose (Kimmelstiel-Wilson)

Klinik
Die diabetische Glomerulosklerose ist **gekennzeichnet** durch:
- Albuminurie
- nachlassende GFR
- Ausbildung oder Verstärkung einer arteriellen Hypertonie
- Fettstoffwechselstörung und andere diabetestypischen Komplikationen

Regelhaft liegt auch eine diabetische Retinopathie vor, bei Patienten ohne Retinopathie ist auch an eine eigenständige primäre Glomerulonephritis zu denken. Gegebenenfalls Nierenbiopsie!

Die diabetische Glomerulosklerose verläuft progredient. Erst mit zunehmender Proteinurie wird sie für den Patienten symptomatisch, zumeist in Form eines **nephrotischen Syndroms** und **erhöhten Blutdrucks**. Nach neuer Einteilung der Deutschen Diabetesgesellschaft werden nur noch zwei Stadien unterschieden (➤ Tab. 9.12):
- Albuminurie ohne Nierenfunktionseinschränkung (Stadium I)
- Albuminurie mit Nierenfunktionseinschränkung (Stadium II)

Pathogenese
Eine **genetische Disposition** erklärt, warum ein Teil diabetischer Patienten eine Nephropathie im Laufe ihres Lebens entwickelt, ein größerer Teil aber nicht. Die Hyperglykämie führt über eine gestörte renale Hämodynamik initial zu einer Hypertrophie von Glomeruli und Nieren sowie zu einer erhöhten GFR (Hyperfiltration). **Histologisch** bilden sich im Verlauf zunächst eine Verbreiterung der glomerulären Basalmembran und erst diffuse, später noduläre Glykoproteinablagerungen im Mesangium aus. Es treten eine Hyalinose präkapillärer Gefäße und eine strukturelle Schädigung der glomerulären Basalmembran ein, die zu Mikroalbuminurie und schließlich manifester Proteinurie führen. Bei weiterem Fortschreiten fällt die GFR, das Serum-Kreatinin steigt an. Endstadium der Erkrankung ist die dialysepflichtige chronische Niereninsuffizienz.

Tab. 9.12 Stadien der diabetischen Nephropathie (Neuklassifikation, Leitlinie Deutsche Diabetesgesellschaft, 2005).

Stadium/Beschreibung	Albuminausscheidung (mg/l)	Kreatinin-Clearance (ml/min)	Bemerkungen
I Nierenschädigung mit normaler Nierenfunktion			
Ia Mikroalbuminurie	20–200	> 90	• Serum-Kreatinin im Normbereich • Blutdruck im Normbereich, ansteigend oder erhöht • Dyslipidämie • beschleunigte Progression von KHK, AVK, Retinopathie, Neuropathie
Ib Makroalbuminurie	> 200		
II Nierenschädigung mit Niereninsuffizienz			
IIa leichtgradig	> 200	60–89	• Serum-Kreatinin grenzwertig oder erhöht • Hypertonie • Dyslipidämie • Hypoglykämieneigung • rasche Progression von KHK, AVK, Retinopathie, Neuropathie • Anämieentwicklung • Störung des Knochenstoffwechsels
IIb mäßiggradig		30–59	
IIc hochgradig	abnehmend	15–29	
IId terminal		< 15	

Therapie
Die Therapie steht auf drei Säulen:
- **Primärprophylaxe**: Konsequente Blutzuckereinstellung, möglichst mit einer intensivierten Insulintherapie (> 8.1). Es wurde gezeigt, dass unter strikter Blutzuckereinstellung die Häufigkeit, aber auch die Progredienz der diabetischen Nephropathie vermindert werden können.
- **Sekundärprophylaxe**: Die Kontrolle des Bluthochdrucks ist extrem wichtig. Der Zielblutdruck sollte möglichst bei 120/75 mmHg und damit deutlich unter der sonst üblichen Grenze von 140/90 mmHg liegen (> 1.14). Mit welcher Gruppe Antihypertensiva der Zielblutdruck erreicht wird, ist für die Langzeitprognose unerheblich. Besteht jedoch begleitend die Proteinurie fort, wirken ACE-Hemmer und auch Angiotensin-II-Rezeptor-Antagonisten besonders günstig, indem sie neben der Blutdrucksenkung auch die Proteinurie mindern und damit die Progressionsneigung der Niereninsuffizienz zusätzlich hemmen.
- **Eiweißrestriktion**: Zusätzlich kann bei fortgeschrittener Erkrankung eine eiweißbeschränkte Diät von nicht mehr als 0,8–1,0 g/kg KG Protein täglich einen günstigen Effekt auf den Langzeitverlauf der chronischen Niereninsuffizienz haben.

Prognose
Die diabetische Glomerulosklerose ist im Stadium der Mikroalbuminurie noch potenziell reversibel, wenn eine **strikte Blutzucker-** und **Blutdruckeinstellung** erreicht werden. Für den Verlauf ist weiterhin die Güte der Blutdruckeinstellung ein wesentlicher prognostischer Marker für die Progredienz der Nephropathie. Weitere Einflussfaktoren > Tab. 9.13.

Tab. 9.13 Prognostische Faktoren bei der diabetischen Nephropathie.

Beeinflussbare Faktoren	Nichtbeeinflussbare Faktoren
• Diabeteseinstellung • Hypertonuseinstellung • Rauchen • Dyslipoproteinämie • Eiweißkonsum • Proteinurie • Zeitpunkt der Intervention	• Alter • Diabetesdauer • genetische Faktoren

Begleitende **Harnwegsinfektionen** müssen konsequent behandelt werden, um eine zusätzliche Schädigung der Nieren im Rahmen einer akuten oder rezidivierenden Pyelonephritis zu verhindern.

Das **kardiovaskuläre Risiko** ist bei Patienten mit diabetischer Nephropathie deutlich erhöht gegenüber Nichtdiabetikern. Das Risiko, einen Herzinfarkt zu erleiden, steigt um das 4–6-Fache. Auch die Mortalität nach Herzinfarkt ist um das 3–6-Fache erhöht gegenüber Nichtdiabetikern. Das hohe kardiovaskuläre Risiko setzt sich auch in der terminalen Niereninsuffizienz (> 9.13) fort. Dialysepatienten mit einem Diabetes mellitus als Grunderkrankung haben eine gegenüber Nichtdiabetikern deutlich kürzere Lebenserwartung, die jedoch durch konsequente Einstellung von insbesondere Blutzucker und Blutdruck (s.o.) erfolgreich verbessert werden kann.

9.7 Vaskuläre Nephropathie

Syn.: ischämische Nephropathie
Bei 10–15 % der Dialysepatienten liegt ursächlich eine vaskuläre Nephropathie als Grunderkrankung vor. Typisch ist, dass bei den betroffenen Patienten in der Regel gleichzeitig **weitere kardiovaskuläre Manifestationen** bestehen, wie z. B. ein Diabetes mellitus, eine koronare Herzerkrankung, eine pAVK oder eine zerebrovaskuläre Erkrankung.

9.7.1 Nierenschädigung bei Bluthochdruck

Syn.: hypertensive Nephropathie, Nephrosklerose
Sie ist direkte Hypertonusfolge und entwickelt sich durch eine **arteriosklerotische Schädigung** kleiner und kleinster Nierengefäße. Je nach klinischem Verlauf unterscheidet man eine sog. benigne und eine maligne Form.

Benigne Nephrosklerose

Meist sind **ältere Patienten** mit seit langer Zeit bestehendem arteriellem Hypertonus betroffen. Auch die sog. benigne Nephrosklerose kann nach Jahren bis Jahrzehnten schleichendem Verlauf in einer terminalen Niereninsuffizienz enden. Der Begriff „benigne" ist daher unglücklich. Die Patienten sind meist asymptomatisch. Die **Folgeschäden der Hypertonie** zeigen sich jedoch auch an anderen Organen (hypertensive Kardiomyopathie, Fundus hypertonicus, ➤ 1.14).

Ursache ist ein **sklerotischer Umbau kleiner Nierenarterien und -arteriolen** unter chronischer Druckbelastung mit ischämischer Schädigung der Glomeruli und Tubuli. In der Folge zeigen sich eine geringe Hämaturie und Proteinurie, im Frühstadium eine sog. **Mikroalbuminurie** (➤ 9.3.2); das Kreatinin i. S. kann bei Diagnosestellung bereits erhöht sein.

Sonografisch sind die Nieren häufig verkleinert und zeigen im Parenchym vermehrt Gefäßreflexe sklerotischer kleiner Arterien. Der relativ blande Urinsedimentbefund und negative immunologische Laborbefunde schließen eine Glomerulonephritis weitgehend aus.

Entscheidend für den Verlauf ist die **konsequente antihypertensive Therapie**. Weitere kardiovaskuläre Risikofaktoren wie Diabetes und Hyperlipidämie müssen mitbehandelt werden, ein Nikotinkonsum sollte unbedingt beendet werden. ACE-Hemmer und Angiotensin-II-Rezeptor-Antagonisten haben einen besonders günstigen Effekt auf den Langzeitverlauf.

Maligne Nephrosklerose

Die maligne Nephrosklerose ist die renale Manifestation eines entgleisten („malignen") arteriellen Hypertonus (➤ 1.14). **Klinisch** äußert sich die Schädigung der Niere durch Mikro- oder Makrohämaturie, Proteinurie und akutes Nierenversagen.

Pathogenetisch liegt eine hypertensive Schädigung der Nierengefäße mit fibrinoider Nekrose der Arteriolen, zwiebelschalenähnlichen Wandproliferationen und Nekrosen größerer Gefäße vor, welche sekundäre glomeruläre und tubuläre Schädigungen nach sich ziehen. Typisch sind intravasale Thromben. **Histologisch** sind die Veränderungen nicht von denen einer thrombotischen Mikroangiopathie bei hämolytisch-urämischem Syndrom (HUS ➤ 9.8.6) zu unterscheiden. Die Unterscheidung zu einer fortgeschrittenen chronischen Nierenerkrankung mit renoparenchymatöser Hypertonie ist oft nicht möglich.

Das **diagnostische Vorgehen** und die **Therapie** entsprechen denen des hypertensiven Notfalls (➤ 1.14.2).

9.7.2 Nierenarterienstenose

Sie beruht bei älteren Patienten meist auf einer Atherosklerose; bei jüngeren Frauen liegt häufig ursächlich eine fibromuskuläre Dysplasie zugrunde (➤ 2.3.9). Selten liegen auch andere Ursachen vor (z. B. Aneurysmen). Durch den sog. **Goldblattmechanismus**, das heißt die reaktive Ausschüttung von Renin aufgrund der verminderten Durchblutung der von der Stenose betroffenen Niere, entwickelt sich ab einem Stenosegrad von 60–70 % ein renal vaskulärer Hochdruck, bei dem typischerweise besonders die diastolischen Blutdruckwerte erhöht sind. Typisch sind weiterhin eine **Hypokaliämie** und eine **Natrium- und Wasserretention** aufgrund des sekundären Hyperaldosteronismus. Ein **Gefäßgeräusch** bei der Auskultation über dem Epigastrium oder der betroffenen Flanke kann klinisch ein weiterer Hinweis sein.

Die Hypertonie ist nur durch **Kombination von mehreren Antihypertensiva** zu kontrollieren. Auch ein Kreatinin-Anstieg nach Beginn einer Hochdrucktherapie mit einem Hemmstoff des Renin-Angiotensin-Systems ist verdächtig auf eine (beidseitige) Nierenarterienstenose.

Eine Nierenarterienstenose wird durch die **duplexsonografische Untersuchung** bestätigt, die eine hohe Sensitivität aufweist. CT- bzw. **MR-Angiografie** und die **Isotopennephrografie** nach einmaliger oraler Gabe des ACE-Hemmers Captopril zur Erhöhung der Sensitivität („**Captopril-Szintigrafie**") sind teurer und haben keinen diagnostischen Vorteil.

Ohne Behandlung drohen ein schleichender Funktionsverlust und eine Schrumpfung der betroffenen Niere mit kompensatorischer Hypertrophie der kontralateralen Niere. Bei fibromuskulärer Dysplasie (meist junge Frauen) ist nach erfolgreicher Behandlung in 80 % mit einer Normalisierung des arteriellen Blutdrucks zu rechnen.

Sehr schlechte Erfolgschancen haben die arteriosklerotisch bedingten Stenosen. Grundsätzlich gilt: Je länger eine Stenose mit assoziiertem Hypertonus besteht, umso geringer sind die Chancen der Blutdrucknormalisierung nach Beseitigung der Stenose (sog. **fixierte Hypertonus**). Ursächlich dafür ist unter anderem die Hochdruckschädigung der eigentlich gesunden, nichtstenosierten Niere, in der sich eine Arteriolosklerose (Nephrosklerose, s. o.) entwickelt, die dann einen **renoparenchymatösen Hochdruck** unterhält. Hier ist eine konservative blutdrucksenkende Therapie vorzuziehen. Wird eine **invasive Therapie** erwogen, ist bei isolierter Nierenarterienstenose der zuführenden extrarenalen Nierenarterie die **perkutane transluminale Angioplastie** Methode der Wahl, in der Regel mit Stenteinlage in das verengte Gefäßlumen. Selten ist die operative Rekonstruktion der Nierenarterie indiziert. Bei kleineren oder multipel auftretenden intrarenalen Stenosen besteht keine interventionelle oder chirurgische Therapiemöglichkeit.

9.8 Nierenbeteiligung bei anderen Systemerkrankungen

Die Nieren können auch bei einer Reihe entzündlicher Systemerkrankungen im Rahmen einer sekundären Glomerulonephritis oder durch andere pathogenetische Mechanismen mit beteiligt sein, so u. a. bei Goodpasture-Syndrom, Vaskulitiden (Wegener-Granulomatose, mikroskopischer Polyarteriitis, Panarteriitis nodosa, Purpura Schoenlein-Henoch), Kollagenosen, insbesondere systemischem Lupus erythematodes, gemischter Kryoglobulinämie. Nicht primär nephritisch ist die Beteiligung der Nieren bei thrombotischer Mikroangiopathie (HUS/TTP), Paraproteinämie, systemischer Amyloidose und Uratnephropathie.

9.8.1 Goodpasture-Syndrom

Das Goodpasture-Syndrom stellt ein akutes Krankheitsbild mit Hämoptoe, Anämie und rapid-progredientem Nierenversagen dar (**pulmorenales Syndrom**). In Einzelfällen sind auch isoliert Nieren oder Lunge befallen. Das Immunsystem bildet möglicherweise nach einem banalen bronchopulmonalen Infekt pathogene **Autoantikörper** gegen ein Epitop auf den Kollagenfibrillen der **glomerulären Basalmembran** (GBM, sog. NC1-Domäne der α3-Kette des Typ-IV-Kollagens). Die Anlagerung des Anti-GBM-AK an die glomeruläre Basalmembran löst eine entzündliche Zerstörung der GBM aus. **Immunhistologisch** stellt sich eine bandförmige, lineare Ablagerung von körpereigenem IgG entlang der GBM dar. Die Erklärung für den Befall von Lunge und Niere ist die antigene Verwandtschaft zwischen glomerulärer und alveolärer Basalmembran. Unbehandelt verläuft das Goodpasture-Syndrom nicht selten aufgrund von Lungen- und Nierenversagen tödlich. Je frühzeitiger die Therapieeinleitung (i. v. Kortikosteroide, Cyclophosphamid, Plamapherese), desto besser die Prognose.

9.8.2 ANCA-assoziierte Vaskulitiden

Zu den häufigsten Ursachen der als RPGN verlaufenden nekrotisierenden intra- und extrakapillären Glomerulonephritis gehören die ANCA-assoziierten Vaskulitiden. Während der **Morbus Wegener** meist mit einem sich zytoplasmatisch anfärbenden (cANCA) Antikörper gegen das Zielantigen Proteinase 3 assoziiert ist, findet sich bei Patienten mit **mikroskopischer Polyangiitis** häufiger ein gegen perinukleär lokalisierte Myeloperoxidase gerichteter **pANCA**. Klinisch weisen beide Erkrankungsbilder große Ähnlichkeiten und Überschneidungen auf.

Der **Morbus Wegener** (➤ 11.10.4) führt zu einer **nekrotisierenden**, granulomatösen Vaskulitis mit primärem Befall des Respirationstrakts. Eine Nierenbeteiligung lässt sich bei ≥ 80 % der Patienten nachweisen. Sie kann sich auf eine asymptomatische Hämaturie und Proteinurie beschränken. Ein **Verlauf als RPGN** (➤ 9.5.7) ist jedoch nicht selten und präsentiert sich dann als dramatisches Krankheitsbild mit raschem Nierenfunktionsverlust, mit oder ohne gleichzeitige Lungenbeteiligung (pulmorenales Syndrom).

Bei der **mikroskopischen Polyangiitis** fehlt die Bildung von Granulomen. Mit Befall kleiner Arterien und Kapillaren ist ein **Verlauf als rasch progrediente Glomerulonephritis** in bis zu 70 % der Fälle typisch. ➤ 11.10.3). Sie bestimmt wesentlich die

Prognose. Wird die Diagnose erst bei Dialysepflichtigkeit gestellt, ist die renale Prognose schlecht.

Die Therapie besteht im Generalisationsstadium einer ANCA-assoziierten Vaskulitis mit Nieren- und/oder Lungenbeteiligung in der kombinierten Gabe von hoch dosierten **Kortikosteroiden** und **Cyclophosphamid**. Letzteres wird heute in der Induktionstherapie meist als intravenöse Bolusgabe im Abstand von je 3–4 Wochen verabreicht. Um Rezidive zu vermeiden, wird die Therapie nach 3–6 Monaten remissionserhaltend mit **Azathioprin** (z. B. Imurek®) oder **Mycophenolat-Mofetil** (Cellcept®) oral fortgeführt. Unbehandelt verläuft die ANCA-assoziierte Vaskulitis in der Regel letal. Seit Einführung der immunsuppressiven Therapie mit Cyclophosphamid hat sie jedoch eine deutlich bessere Prognose.

9.8.3 Purpura Schoenlein-Henoch

Als häufigste Form der Hypersensitivitätsangiitiden mit Nierenbeteiligung kommt die Purpura Schoenlein-Henoch vor allem bei Kindern und jungen Männern vor (> 11.10.6). Die **klinische Symptomatik** aus Bauchschmerz, Purpura und Arthralgien liefert einen ersten Verdacht. Die **renale Beteiligung** beschränkt sich meist auf eine leichte Proteinurie und Mikrohämaturie. Selten kann es jedoch auch zu einem Verlauf als **nephritisches Syndrom** oder auch als **nephrotisches Syndrom** kommen. Eine **RPGN** ist möglich.

Histologisch findet sich eine mesangioproliferative GN, manchmal mit Zeichen der extra- und intrakapillären Proliferation und Halbmondbildung. Typisch ist der immunhistologische Nachweis von **IgA-Ablagerungen** im Glomerulus und in der betroffenen Haut. Bei nephrotischem Syndrom oder Verlauf als RPGN ist eine hoch dosierte Gabe von Kortikosteroiden indiziert. Die Prognose bei milder renaler Beteiligung ist gut und erfordert meist nur eine symptomatische Therapie.

9.8.4 Lupusnephritis

Beim SLE (> 11.9.1) entwickeln ca. 50–70 % der Patienten im Verlauf eine klinische oder laborchemisch fassbare Nierenbeteiligung in Form einer Glomerulonephritis.

> **MERKE**
> Die Lupusnephritis bestimmt im Wesentlichen die Prognose des SLE.

Klinik
Meist stehen die extrarenalen Manifestationen des SLE klinisch im Vordergrund. Die Nierenbeteiligung verläuft nicht selten als **asymptomatische Proteinurie** und **Hämaturie**. Es kann jedoch im Verlauf zu **schleichender GFR-Abnahme** und zunehmendem arteriellem Hypertonus kommen. Seltener werden ein nephrotisches Syndrom oder eine RPGN beobachtet.

Pathogenese
Es handelt sich um eine **Immunkomplexnephritis**. Bioptisch werden fünf verschiedene histologische Formen der glomerulären Schädigung unterschieden (WHO-Klassifikation), die von einer leichten mesangialen Form der Glomerulonephritis über eine fokal-proliferative bis hin zur schwer verlaufenden diffus-proliferativen Form reichen. Seltener ist eine membranöse GN (s. o.).

Diagnostisches Vorgehen
Zur Diagnostik des SLE > 11.9.1. Für eine renale Beteiligung des SLE sprechen ein „aktives" Urinsediment, eine Proteinurie und ansteigende Kreatininwerte. Bei Verdacht sollte eine **Nierenbiopsie** zur Sicherung der Diagnose angestrebt werden. Neben der histologischen Klassifikation der GN können anhand des Biopsats die Aktivität bzw. Chronizität der Erkrankung und die Langzeitprognose abgeschätzt werden.

Therapie
Insbesondere bei der schweren diffus proliferativen Form der Lupusnephritis ist eine frühe Induktionstherapie mit **Cyclophosphamid**, begleitet von **Kortikosteroiden**, prognoserelevant. Zur Erhaltung wird vor allem **Mycophenolat-Mofetil** gegeben. Die Plasmapherese ist hinsichtlich der Nierenbeteiligung unwirksam.

Prognose
Die Prognose für die Niere ist bei rein mesangialer GN am besten und bei diffus proliferativer GN am schlechtesten. Bei terminaler Niereninsuffizienz lassen sich die betroffenen Patienten sowohl an der Hämodialyse als auch an der Peritonealdialyse (➤ 9.14) gut behandeln. Hier bessern sich oft die extrarenalen Symptome. Die Ursache hierfür ist noch unklar. Allerdings sind bei der Hämodialyse Shunt-Probleme (Thrombosen) häufig. Die Ergebnisse nach Nierentransplantation sind gut, Rezidive unter der immunsuppressiven Therapie nach Transplantation selten.

Tab. 9.14 Klinik der thrombotischen Mikroangiopathien.

	HUS	TTP
Klinik	klinische Trias: • hämolytische Anämie • Thrombozytopenie • akutes Nierenversagen	klinische Trias: • hämolytische Anämie • Thrombozytopenie • ZNS-Befall (neurologische Ausfälle, zerebrale Krampfanfälle) und pathologischer Urinbefund
Vorkommen	v. a. bei Kindern	eher bei Erwachsenen

9.8.5 Kryoglobulinämie

Bei der sog. gemischten Kryoglobulinämie (ein monoklonaler IgM- oder IgG-Anteil mit Antikörperaktivität und ein polyklonales Immunglobulin G als Antigen (➤ 11.10.6) können **subendotheliale Immunkomplexablagerungen** in den Nieren zu einer membranoproliferativen Glomerulonephritis führen (➤ 9.5.8).

Klinisch steht häufig ein **nephrotisches Syndrom** im Vordergrund. Mitunter ist aber auch eine progrediente GFR-Abnahme zu beobachten.

Eine **therapeutische Beeinflussung** ist schwierig und liegt vor allem in der Behandlung der Grunderkrankung (z. B. Interferontherapie bei chronisch aktiver Hepatitis B oder C). Bei quälender Symptomatik durch z. B. Arthralgien, Fieber, Purpura oder Raynaud-Syndrom kann durch Entfernung der Kryoglobuline mithilfe der **Plasmapherese** eine Linderung erreicht werden.

9.8.6 Thrombotische Mikroangiopathien

Thrombotische Mikroangiopathien sind Erkrankungen, die sich durch **Verschlüsse kleiner Gefäße** mit Thrombozyten und Fibrin und entsprechenden ischämischen Läsionen in den betroffenen Organen manifestieren. Obwohl es sich primär um eine Erkrankung der Arteriolen handelt, werden die thrombotischen Mikroangiopathien häufig unter den Glomerulopathien subsumiert. Man kennt zwei Formen, das **hämolytisch-urämische Syndrom** (HUS) und die **thrombotisch-thrombozytopenische Purpura** (TTP, syn. Morbus Moschcowitz). Beim HUS steht klinisch der Nierenbefall im Vordergrund, bei der TTP die zerebrale Symptomatik (➤ Tab. 9.14).

Ätiologie
Sie ist nur teilweise geklärt. Beim **HUS** besteht eine Assoziation zu Enteritiden, die durch verotoxinbildende enterohämorrhagische *E. coli* (EHEC, Serotyp O157, ➤ 6.5.1) verursacht sind. Epidemieartige Ausbrüche vom HUS bei Kindern werden so erklärt. Die meisten Fälle im Erwachsenenalter sind allerdings nicht mit einer Durchfallerkrankung assoziiert. Ihre Ätiologie ist inhomogen und teilweise durch Anomalien im Komplementsystem verursacht. Bei der **TTP** besteht ein angeborener oder z. B. durch inhibierende Antikörper erworbener Mangel an **Von-Willebrand-Faktor-spaltender Protease** (ADAM-TS13).

Pathogenese
Primärer Auslöser der Erkrankung sind Endothelläsionen kleiner Gefäße durch Toxine oder möglicherweise auch Medikamente (z. B. Mitomycin). Beim HUS sind hauptsächlich die afferenten Arteriolen der Glomeruli betroffen, bei der TTP die Gefäße des ZNS. Durch Anlagerung von Fibrin und Thrombozyten an die Endothelläsionen kommt es zur lokalen Thrombenbildung und zur mechanischen Zerstörung von Erythrozyten im Fibrinmaschennetz, was die hämolytische Anämie erklärt. Bei der TTP (nicht jedoch beim HUS) zirkulieren große Multimere von **Von-Willebrand-Faktor**. Dieser Befund erklärt, warum sich die Krankheitsaktivität unter Plasmaaustausch gegen Fresh Frozen Plasma bessern lässt.

Diagnostisches Vorgehen
Diagnostisch hinweisend sind unklare neurologische Symptome oder ein akutes Nierenversagen

(insbesondere bei Erwachsenen können auch beide Manifestationsformen gleichzeitig vorkommen) im Verbund mit einer **hämolytischen Anämie** (Hb ↓, LDH ↑, Haptoglobin ↓, freies Hämoglobin ↑) und Thrombozytopenie. Im **Blutausstrich** zeigen sich zerstörte, fragmentierte Erythrozyten (Fragmentozyten). Eine **Nierenbiopsie** zeigt thrombotische Verschlüsse der afferenten Arteriolen der Glomeruli mit Ischämie im nachgeschalteten Stromgebiet.

Therapie
Sie besteht in der **Intensivüberwachung** der Patienten, **Elektrolytausgleich** und gegebenenfalls **Hämodialyse** bei akutem Nierenversagen. Die Prognose der Erkrankung wird darüber hinaus heute durch Kortikosteroide und Plasmapherese mit Austausch des Patientenplasmas gegen Fresh Frozen Plasma verbessert.

Prognose
Das **HUS** kann in Schüben verlaufen, die Prognose bei Kindern ist jedoch bei Intensivtherapie gut. Die **Letalität** von TTP und HUS bei Erwachsenen liegt bei etwa 20 %.

9.8.7 Nierenbeteiligung bei Paraproteinämie

Die bei **monoklonaler Gammopathie** (MGUS > 3.6.5) bzw. beim multiplen Myelom (> 3.6.4) gebildeten monoklonalen Immunglobulinleichtketten („Paraproteine") können zu einer schweren, häufig prognosebestimmenden Nephropathie führen.

Häufig findet sich ein **nephrotisches Syndrom**, das von einer progredienten Niereninsuffizienz bis hin zum akuten Nierenversagen begleitet wird. Die Nierenbeteiligung kann die klinische Erstmanifestation der Paraproteinämie bzw. des multiplen Myeloms sein. Beobachtet werden dabei drei pathogenetische Mechanismen:
- Die **klassische „Plasmozytom-Niere"** entsteht beim multiplen Myelom durch Ausfällung von Paraprotein im Tubulussystem der Niere, mit tubulärer Obstruktion und umgebender tubulointerstitieller Entzündung. Histologisch findet sich ein mit PAS-positivem Material ausgefülltes Tubulussystem. Dehydratation, Hyperkalzämie und intravenöse Kontrastmittelgabe haben ein hohes Risiko für ein akutes Nierenversagen.
- Die chronische Ablagerung von monoklonalen Leichtketten verursacht eine **AL-Amyloidose** (> 9.8.8).
- Eine **Kongorot-negative Leichtketten-Glomerulopathie**, bei der die Ablagerungen der Leichtketten nur im Elektronenmikroskop zu erkennen sind, ist selten.

Die Diagnosestellung erfolgt häufig bei einer Nierenbiopsie, die aufgrund eines nephrotischen Syndroms bzw. eines ätiologisch unklaren akuten Nierenversagens durchgeführt wird. Paraproteine im Serum und ausgeschiedene Leichtketten als „**Bence-Jones-Proteine**" im Urin sind nachweisbar. Der Leichtkettentyp (Kappa oder Lambda) wird in der Immunelektrophorese ausdifferenziert. Die weitere hämatologische Diagnostik und die Knochenmarkbiopsie klären, ob es sich um ein **Plasmozytom** oder um eine **monoklonale Gammopathie unklarer Signifikanz** (**MGUS**) handelt.

Die Therapie der Nierenbeteiligung bei Paraproteinämie ist schwierig und die Lebenserwartung der Patienten ist in der Regel stark eingeschränkt, insbesondere bei AL-Amyloidose (s. u.). Mehrere Studien zeigen inzwischen eine Verbesserung der Nierenfunktion und auch eine Verbesserung der Lebenserwartung nach **Hochdosischemotherapie** mit nachfolgender **autologer Stammzelltransplantation**.

9.8.8 Nierenamyloidose

Amyloidosen sind Erkrankungen mit extrazellulärer Ablagerung unlöslicher fibrillärer pathologischer Proteine. Die wichtigsten Formen mit Nierenbeteiligung sind:
- **AL-Amyloidose** im Rahmen einer monoklonalen Gammopathie (> 9.8.7, > 3.6.5)
- **AA-Amyloidose**, die bei chronisch entzündlichen Erkrankungen wie z. B. rheumatoider Arthritis auftreten kann.

Es können verschiedene Organe betroffen sein wie Nieren, Herz, Nervengewebe, Leber, Milz, Nebennieren, Zunge und Gelenke. Die Nieren sind in 80–90 % der Fälle beteiligt. **Histologisch** finden sich charakteristische **Kongorot-positive**, unter polarisiertem Licht gelbgrünlich aufleuchtende (Metachromasie) extrazelluläre Ablagerungen von Proteinfibrillen mit β-Faltblatt-Struktur in der Niere, vor allem entlang der glomerulären Basalmembran und in den Gefäßwänden von Arteriolen. Zur Unterscheidung der Amyloidtypen ist eine Immunhistologie notwendig.

In allen Fällen der Nierenamyloidose ist die renale Symptomatik durch ein **nephrotisches Syndrom** und **chronischen Nierenfunktionsverlust** gekennzeichnet. Weitere Symptome hängen von der Erkrankungsform ab. Im Verlauf mündet die Nierenamyloidose in einem hohen Prozentsatz über Monate bis Jahre in die terminale Niereninsuffizienz. Die Prognose wird entscheidend vom Ausmaß der **kardialen und polyneuropathischen Beteiligung** bestimmt. Die Patienten versterben häufig am kardialen Versagen, bevor sie das Terminalstadium einer chronischen Niereninsuffizienz erreicht haben. Die mittlere Überlebenszeit bei manifester AL-Amyloidose (Leichtketten-Amyloidose, ➤ 3.6.5) beträgt trotz Therapie nur ca. 12 Monate, ohne Therapie 6–7 Monate!

9.9 Tubulointerstitielle Nierenerkrankungen

Zu dieser Krankheitsgruppe gehören bakteriell und nichtbakteriell bedingte Erkrankungen unterschiedlicher Ätiologie mit **primärem Befall von Tubulusapparat und umgebendem Interstitium**. Auch die akute und chronische Pyelonephritis gehören in diese Kategorie. Die Tubulopathien treten meist sekundär im Rahmen einer tubulointerstitiellen Nephritis auf, können aber auch selten hereditär sein und dann als isolierte Tubulusfunktionsstörungen vorkommen.

> **MERKE**
>
> **Einteilung der tubulointerstitiellen Nierenerkrankungen**
>
> - **bakterielle tubulointerstitielle Nephritis** (➤ 25.6):
>   – akute Pyelonephritis
>   – chronische rezidivierende Pyelonephritis (Refluxnephropathie, obstruktive Nephropathie)
> - **nichtbakterielle tubulointerstitielle Nephritis**:
>   – akute interstitielle Nephritis: idiopathisch, medikamentös-allergisch, parainfektiös, viral (z. B. Hantavirus-Infektion), stoffwechsel- und medikamentenassoziiert
>   – chronische interstitielle Nephritis
>   – Analgetikanephropathie
>   – Uratnephropathie
>   – Nephrokalzinose
>   – Balkan-Nephropathie
> - **erworbene oder hereditäre Tubulopathien** (Übersicht ➤ Tab. 9.15):
>   – renal-tubuläre Azidose, Bartter-Syndrom, primäre renale Glukosurie, Fanconi-Syndrom u. a.

Tab. 9.15 Übersicht über die Tubulopathien.

Erkrankung	Funktionsstörung	Klinische Folge
Bartter-Syndrom (autosomal-rezessiv)	Störung des Kaliumtransports	chronische Hypokaliämie
Pseudo-Bartter-Syndrom		chronische Hypokaliämie infolge Diuretikaabusus (meist junge Frauen)
familiärer Phosphatdiabetes (X-chromosomal-dominant)	Phosphatrückresorption ↓	hypophosphatämische Vitamin-D-resistente Rachitis
Diabetes insipidus renalis (X-chromosomal)	Ansprechen von distalem Tubulus u. Sammelrohren auf ADH ↓	Polyurie, Polydipsie, hypotoner Urin, Hypernatriämie
primäre renale Glukosurie (autosomal-rezessiv)	Glukosereabsorption im proximalen Tubulus ↓	Glukosurie bei normaler Serum-Glukose, DD: Diabetes mellitus!
Zystinurie (autosomal-rezessiv)	gestörte Rückresorption basischer Aminosäuren (u. a. Zystin)	Zystinsteine
renal-tubuläre Azidose Typ I (autosomal-dominant)	H^+-Ionen-Sekretion im distalen Tubulus ↓	hyperchlorämisch-hypokaliämische Azidose; Skelettbeschwerden, Nephrokalzinose
renal-tubuläre Azidose Typ II (wahrscheinlich X-chromosomal)	Bikarbonatrückresorption im proximalen Tubulus ↓, Kaliurese	hypokaliämische, hyperchlorämische Azidose → Erbrechen, Volumendepletion
idiopathisches Fanconi-Syndrom (autosomal-rezessiv), syn. De-Toni-Debré-Fanconi-Syndrom	gestörter Transport von Aminosäuren, Glukose, H^+ und PO_4^{3-}	Aminosäurenverlust, renaler Diabetes, proximale tubuläre Azidose und Vitamin-D-resistente Rachitis

Klinik

Das klinische Bild tubulointerstitieller Nierenerkrankungen wird vom Ort der Schädigung innerhalb des Tubulussystems beeinflusst.
- **proximaler Tubulus**: metabolische Azidose durch Bikarbonatverlust, tubuläre Proteinurie, Aminoazidurie, Glukosurie und Phosphaturie (Fanconi-Syndrom)
- **distaler Tubulus**: metabolische Azidose durch verminderte H$^+$-Ionen-Ausscheidung, Natriumverlust, Hyperkaliämie
- **Sammelrohre**: ADH-Resistenz → renaler Diabetes insipidus mit Polyurie
- **Nierenmark (Medulla)**: eingeschränktes Konzentrationsvermögen → Polyurie
- sekundäre **glomeruläre Schädigung**: GFR ↓, glomeruläre Proteinurie, arterieller Hypertonus.

9.9.1 Akute tubulointerstitielle Nephritis

Hierbei handelt es sich um eine **abakterielle Entzündung** des renalen Interstitiums. Diese kommt **medikamentös-allergisch** (z. B. Sulfonamide, β-Lactam-Antibiotika, NSAR), als **parainfektiöse** Begleitreaktion bei bakteriellen Infektionen oder als direkte **virale Infektion** des Niereninterstitiums (CMV, Hantavirus) vor.

Hauptfaktor bei der Entstehung einer akuten interstitiellen Nephritis ist eine überschießende **zellvermittelte Immunantwort** des Körpers auf ein schädigendes Agens. Darüber hinaus wurde in einzelnen Fällen die Bildung **antitubulärer Basalmembranantikörper** beobachtet.

Klinik

Die interstitielle Nephritis verläuft häufig **klinisch inapparent** und kann allein durch ein zufällig diagnostiziertes erhöhtes Serum-Kreatinin auffällig werden. Seltener verläuft sie als manifestes akutes Nierenversagen (➤ 9.12) oder im Rahmen eines generalisierten allergischen Syndroms mit Exanthem, Arthralgien oder Fieber. Typischerweise tritt eine akute interstitielle Nephritis schon während oder kurz nach einem akuten Infekt auf und unterscheidet sich hierin von der postinfektiösen GN, die erst einige Wochen nach überwundenem akutem Infekt manifest wird (➤ 9.5.3).

Diagnostik

Hauptbefund ist das erhöhte Serum-Kreatinin. Bei der Urinuntersuchung sind häufig eine **Mikrohämaturie** und auch eine **sterile Leukozyturie**, evtl. mit Leukozytenzylindern im Urinsediment, nachzuweisen. Die **Proteinurie** ist **vom tubulären Typ** (➤ 9.3.2) und beträgt selten mehr als 3 g täglich. Bei Auslösung durch nichtsteroidale Antiphlogistika kann jedoch auch ein nephrotisches Syndrom mit großer Proteinurie vorkommen. Selten sind eine **Eosinophilie** oder ein erhöhtes IgE im Serum. Bei schwerem Verlauf mit progredientem Kreatininanstieg und drohendem akutem Nierenversagen sollte eine **Nierenbiopsie** zur Diagnoseklärung herangezogen werden (mononukleäres interstitielles entzündliches Infiltrat).

Therapie

Die Therapie besteht im **Absetzen** eines möglicherweise **auslösenden Agens** bzw. in der konsequenten **antibiotischen Therapie** bei parainfektiöser Genese. Die übrige Therapie ist rein symptomatisch, ggf. auch mit Dialyse. Bei medikamentös-allergischer Genese kann eine Therapie mit **Steroiden** den Verlauf abkürzen.

Nach Beseitigung der auslösenden Ursache kommt es fast immer zur **Restitutio ad integrum**. Insbesondere nach chronischer Medikamentexposition über Monate und Jahre (z. B. NSAR) sind aber auch Defektheilungen möglich.

Sonderform: Hantavirus-Nephritis

Syn.: hämorrhagisches Fieber mit renalem Syndrom (**HFRS**)

Dabei handelt es sich um eine **akute hämorrhagische interstitielle Nephritis** nach Infektion mit einem Hantavirus aus der Familie der Bunyaviren. Bekannt wurde die Erkrankung durch Befall von amerikanischen GIs während des Koreakriegs. Aber auch in Europa sind Hantaviren endemisch (v. a. Puumula-Virus). Der Erreger wird über das Einatmen von **virushaltigen Ausscheidungen** von **Mäusen und Ratten** übertragen. Gefährdet sind vor allem Waldarbeiter, Jäger und Soldaten. Hantaviren können serologisch durch spezifische IgM- und IgG-Antikörper (ELISA) nachgewiesen werden. Differenzialdiagnostisch muss die Hantavirus-Infektion vor allem von den Leptospirosen abgegrenzt werden (> 11.3).

Die Virulenz der Erreger ist regional verschieden, sodass zwei Verlaufsformen die Klinik prägen:
- Die **europäische, milde Verlaufsform** (Puumula-Virus, **Nephropathia epidemica**) beginnt nach einer Inkubationszeit von 2–3 Tagen mit Fieber, Glieder- und Kopfschmerzen. Am 3. bis 4. Tag treten ein Exanthem mit Petechien, Verwirrtheit, Oligurie, Azotämie, Proteinurie, Hämaturie und Leukozyturie auf. Ca. 3 Tage später kommt es zur spontane Restitution mit polyurischer Phase. Die Prognose ist in der Regel gut.
- Bei der **schweren asiatischen Verlaufsform** (**Hantaan-Virus**, koreanisches hämorrhagisches Fieber) kommt es nach einer Inkubationszeit von 10–25 Tagen zu Fieber, anschließend nach 5 Tagen zu Hypotension und Schock. Am 8. Tag treten ein akutes oligurisches Nierenversagen und am 7.–11. Tag zerebrale Symptome (Verwirrtheit, Krampfanfälle) auf. Die Diurese setzt wenige Tage später wieder ein. Die Rekonvaleszenz dauert mehrere Wochen, die Mortalität liegt um 6–7 %. Die Therapie ist symptomatisch.

9.9.2 Chronische interstitielle Nephritiden

Zu den **wichtigsten Formen** der chronischen interstitiellen Nephritis gehören die durch Schmerzmittelabusus toxisch bedingte Analgetikanephropathie (> 9.11.1), mit Hyperurikämie und Gicht assoziierte Nierenerkrankungen, die Nephrokalzinose und die Balkan-Nephropathie.

Gichtnephropathie (Uratnephropathie)

Eine Hyperurikämie bzw. eine Gicht kann sich an Nieren und Harnwegen manifestieren als:
- **Nephrolithiasis** (> 9.15)
- **akute Uratnephropathie** im Rahmen eines **Tumorlysesyndroms**
- **chronische Gichtniere**

Bei Tumorpatienten mit Tumorlysesyndrom (> 3.6.2) können akute Harnsäureausfällungen bei schwerer Hyperurikämie infolge **Zytostatikabehandlung** mit Zellzerfall zu einer **Tubulusobstruktion** mit nachfolgendem akutem Nierenversagen führen.

Bei der chronischen Gichtniere entsteht durch **tubulointerstitielle Ausfällungen** von Harnsäurekristallen, gefördert durch niedrige Urinmenge und sauren pH des Urins im Niereninterstitium, eine Fremdkörperreaktion. Diese bedingt eine **interstitielle Nephritis** mit tubulärer Proteinurie und langsam fortschreitender chronischer Niereninsuffizienz.

Diagnose

Im **Urinsediment** sind Harnsäurekristalle als **Monouratkristalle** oder als sog. Ziegelmehl sichtbar. Meist besteht eine destruierende Gichtarthropathie häufig mit Tophi. Ein begleitender arterieller Hypertonus ist der wesentliche Risikofaktor für eine Progredienz in eine terminale Niereninsuffizienz. Disponierend ist weiterhin eine **chronische Bleiexposition** (z. B. Arbeiter in Batteriewerken).

Der Harnsäurespiegel im Serum steigt auch mit einer zunehmenden Niereninsuffizienz an, die einen unabhängigen kardiovaskulären Risikofaktor darstellt. Ob die Hyperurikämie ebenfalls ein unabhängiger Risikofaktor ist, ist umstritten.

Therapie

Eine allgemeine Therapieempfehlung für eine **asymptomatische Hyperurikämie** kann nicht gegeben werden.

Prophylaktisch sollte auf eine Diuresesteigerung durch orale oder intravenöse **Bewässerung** während einer Chemotherapie geachtet werden. Bei akutem Anstieg der Harnsäure bei der akuten Uratnephropathie ist ein Abbau durch das gentechnisch hergestellte Enzym **Rasburicase** (Fasturtec®) möglich. Ein Anheben des Urin-pH auf ca. 7,0 (Selbstkontrolle durch pH-Indikatorpapier) mit **Zitratsalzen**, z. B. Uralyt-U®, eröht die Löslichkeit der Uratkristalle. Bei chronischer Hyperurikämie senken **Xanthinoxidasehemmer** (Allopurinol, Febuxostat) den Harnsäurespiegel.

Nephrokalzinose

Bei der Nephrokalzinose finden sich **diffuse Verkalkungen des Nierenparenchyms** entweder als primäre Verkalkung des bis dahin gesunden Nierengewebes oder als sekundäre Kalzifikation bei vorgeschädigtem, nekrotischem Nierengewebe. Geringe Parenchymverkalkungen sind harmlos.

Klinik und Ursachen

Die Nephrokalzinose an sich ist in den meisten Fällen **symptomlos** und macht sich häufig nur durch ein gleichzeitig vorliegendes Nierensteinleiden bemerkbar. Ein ausgeprägter Befund kann zu einer **chronischen Niereninsuffizienz** führen.

Die **Ursachen** entsprechen denen kalziumhaltiger Nierensteine (➤ 9.15). Ein erhöhtes Kalziumangebot führt in diesen Fällen zur vermehrten Kalziumausscheidung (Hyperkalziurie). Dabei entstehen abhängig von pH, Parathormonspiegel, Kalzium-Phosphat-Produkt und Ausscheidung inhibitorischer Substanzen Parenchymverkalkungen, die zu einer chronischen interstitiellen Nephritis führen. 75 % sind durch Hyperparathyreoidismus oder durch Malignome mit Knochenbeteiligung bedingt. Sekundäre Verkalkungen kommen z. B. bei Analgetikanephropathie (Papillennekrosen → sekundäre Papillenverkalkungen), Markschwammniere (➤ 9.10.2) und Oxalose vor.

Diagnose und Therapie

Sonografisch stellen sich echoreiche Areale mit dorsaler Schallauslöschung vornehmlich im Nierenmark dar. Die weitere Diagnostik entspricht der bei Hyperkalzämie (➤ 10.6.3).

Therapieziel ist die Normalisierung des Kalzium-Phosphat-Haushalts durch **Therapie des Grundleidens** (Parathyreoidektomie, Behandlung des Tumors), hinzu kommt eine unterstützende symptomatische Therapie durch reichliche Flüssigkeitszufuhr. Therapie der akuten Hyperkalzämie ➤ 10.6.3.

Frühe Stadien der Nephrokalzinose ohne Nierenfunktionsstörung sind potenziell reversibel. Bei schon eingetretener Nierenfunktionseinschränkung ist jedoch ein Fortschreiten der Niereninsuffizienz bis zur Dialysepflichtigkeit möglich.

Balkan-Nephropathie

Die Balkan-Nephropathie ist eine **chronische interstitielle Nephritis** mit endemischem Auftreten in den Balkanländern. In manchen kleineren Dörfern Bulgariens war sie für bis zu 20 % der Todesfälle verantwortlich. Ursache ist die Aufnahme von Aristolochiasäure über Mehl, das mit Samen der gemeinen Osterluzei *(Aristolochia clematitis)* verunreinigt ist. Hierbei handelt es sich um ein in diesen Gebieten weit verbreitetes Ackerunkraut. Der Einsatz von Herbiziden war aufgrund der damit verbundenen Kosten in diesen Gegenden nicht erfolgt.

9.9.3 Tubulopathien

Isolierte Tubulopathien sind selten angeborene **Defekte tubulärer Partialfunktionen**. Häufiger treten gleichartige Defekte jedoch sekundär im Rahmen interstitieller Nephritiden auf. Die **Klinik** ist abhängig von der gestörten Partialfunktion (➤ Tab. 9.15). Je nach Lokalisation der Störung können unterschiedliche Symptome und Befunde auftreten. Streng genommen gehören auch die zystischen Nierenerkrankungen zu den tubulären Defekten, sie werden jedoch wegen ihrer typischen Morphologie in einem eigenen Unterkapitel behandelt (➤ 9.10). Ist der Elektrolyttransport insgesamt betroffen, resultiert ein **renales Salzverlustsyndrom** mit Hyponatriämie, Hypokaliämie, Hypochloridämie und Hypophosphatämie sowie damit einhergehender Dehydratation.

9.10 Zystische Nierenerkrankungen

Gemeinsames Merkmal der zystischen Nierenerkrankungen (Überblick ➤ Tab. 9.16) ist die Erweiterung der Tubuli und/oder Sammelrohre mit multipler Zystenbildung im Nierenparenchym.

Tab. 9.16 Übersicht über die zystischen Nierenerkrankungen.

Erkrankung	Formen
kongenitale Zystennieren	• autosomal-dominante Form → Erwachsene • autosomal-rezessive Form → Kinder
Nephronophthise-Komplex	• juvenile Nephronophthise • medulläre zystische Nierenerkrankung
Markschwammnieren	• sporadisch auftretend oder autosomal-dominant vererbt

Von den zystischen Nierenerkrankungen (sog. Zystennieren) abzugrenzen sind vereinzelte **erworbene Nierenzysten**, die häufig als Zufallsbefund bei der Sonografie der Nieren oder in der CT diagnostiziert werden. Sie treten mit zunehmendem Alter oder als degenerative Sekundärzysten bei länger bestehender chronischer Niereninsuffizienz jeglicher Genese auf und sind nur selten von klinischer Bedeutung (durch Schmerzen, Hämaturie, Zysteninfektion, maligne Entartung), obwohl sie zum Teil monströse Ausmaße annehmen können.

9.10.1 Kongenitale Zystennieren

Familiär auftretende Erkrankung mit Ausbildung multipler Nierenzysten. Man kennt eine autosomal-dominante und eine rezessive Form. Die **Potter-Einteilung** subsumiert die kindlichen zystischen Nierenerkrankungen (Überblick ➤ Tab. 9.17).

Autosomal-dominante polyzystische Nierenerkrankung

Syn.: Zystennieren Typ III nach Potter

Häufigster erblicher Defekt, der zu chronischer Niereninsuffizienz führt (7–10 % der erwachsenen Dialysepatienten).

Klinik
Klinische Manifestation meist in der **4.–5. Lebendekade** mit knotig vergrößerten, palpablen Nieren, arteriellem Hypertonus (75 %) und zunehmender Niereninsuffizienz. Nicht selten haben die Patienten eine Polyglobulie durch vermehrt gebildetes Erythropoetin (s. u.). Eine renale Anämie fehlt dadurch oft sogar im Dialysestadium. Komplizierend treten Infektionen und Rupturen von Zysten auf.

Extrarenale Manifestationen
Die zusätzlich auftretenden extrarenalen Manifestationen weisen auf die systemische Bedeutung des zugrunde liegenden Gendefekts hin:
- **gleichzeitig bestehende Zysten**, z. B. in Leber, Pankreas und Milz, meist klinisch stumm, gelegentlich verursachen sie epigastrische Beschwerden, selten progredientes Leberversagen
- **intrakranielle Aneurysmen** mit Rupturgefahr (5–10 %)
- **Mitralklappenprolaps** mit und ohne Insuffizienz (25 %)

Ätiologie
Die Erkrankung wird autosomal-dominant vererbt. Es sind zwei genetische Defekte bekannt. Das **A**dult-**p**oly**k**ystic-**K**idney-**D**isease(APKD-)-1-Gen (85 % der Fälle) ist auf dem kurzen Arm des Chromosoms 16 lokalisiert. Sein Genprodukt „**Polyzystin**" hat multiple Funktionen von der fetalen Organisation des Nephrons über die Differenzierung der Epithelien bis hin zu Zell-Matrix-Interaktionen. Es hemmt mTOR und wirkt hierüber auf Zellzyklus und Proliferation. Das APKD-2-Gen (< 15 % der Fälle) auf Chromosom 4 spielt ebenfalls eine Rolle bei der epithelialen Zelldifferenzierung. Wahrscheinlich existieren noch weitere Gendefekte.

Pathogenese
Sphärische, bis zu 10 cm Durchmesser messende Zysten aus allen Bereichen des Nephrons komprimieren benachbarte gesunde Nephrone. Es kommt zu **lokalen Ischämien** mit Atrophie, Funktionsverlust, vermehrter Ausschüttung von Erythropoetin aus den peritubulären Zellen und Stimulation des

Tab. 9.17 Einteilung zystischer Nierenerkrankungen nach Osathanondh und Potter.

Typ	Manifestation	Lokalisation	Glomerula	Zystengröße
I	Kindesalter	Nieren beidseitig, Leber	normal	gleichmäßig
II	Erwachsenenalter	Nieren einseitig, partiell oder beidseitig	vermindert und abnormal	unregelmäßig
III	Erwachsenenalter	Nieren beidseitig, Leber, Pankreas	glomeruläre Zysten	unregelmäßig
IV	Erwachsenenalter	beidseitig	vermindert, glomeruläre Zysten	klein, subkapsulär

Renin-Angiotensin-Aldosteron-Systems. Daraus resultiert oft ein schwer einstellbarer, arterieller Hypertonus.

Diagnostisches Vorgehen
Meist ist die **Familienanamnese** bereits positiv, nicht selten sind mehrere Familienmitglieder dialysepflichtig, nierentransplantiert oder an der Nierenerkrankung verstorben. Die Diagnose lässt sich heutzutage leicht mit der **Sonografie** stellen. Ebenso kann eine Mitbeteiligung von Leber und Pankreas gesichert werden.

Therapie
Eine kausale Therapie ist nicht möglich. Im Vordergrund stehen **Blutdruckeinstellung** und antibiotische Therapie von Zysteninfektionen. Eine Therapie mit **mTOR-Inhibitoren** (Sirolimus) ist noch Studien vorbehalten. Bei extremer Größe der Nieren oder schwer zu beherrschenden Komplikationen ist die **Nephrektomie** zu erwägen. Bei terminaler Niereninsuffizienz Einleitung der **Dialyse**. Screening weiterer Familienmitglieder durch Sonografie des Abdomens und ggf. genetische Beratung.

Prognose
50 % der Betroffenen erreichen das 70. Lebensjahr, ohne dass eine Dialysepflichtigkeit eingetreten wäre. **Todesursache** sind durch die Möglichkeit zur Dialyse und Transplantation inzwischen meist kardiovaskuläre Komplikationen. Bei einer Minderheit der Patienten sind die Zysten auch in der Leber so ausgeprägt, dass neben der Niereninsuffizienz eine Leberinsuffizienz eintritt. In Einzelfällen ist dann eine kombinierte Nieren- und Lebertransplantation zu erwägen.

Autosomal-rezessive polyzystische Nierenerkrankung

Syn.: Zystennieren Typ I nach Potter

Es handelt sich um eine **seltene pädiatrische Erkrankung** (ca. 1 auf 6.000–14.000 Geburten). Die Kinder zeigen bereits bei Geburt palpatorisch vergrößerte, von Zysten durchsetzte Nieren. Die Leber kann in erheblichem Ausmaß von Zysten befallen sein. Intrauterin kann bereits ein Oligohydramnion bestehen mit kompressionsbedingten Komplikationen für den Fetus (pulmonale Hypoplasie, Anomalien der Extremitäten und des Gesichts).

Der **klinische Verlauf** ist durch Niereninsuffizienz, arteriellen Hypertonus und mögliche Leberfunktionsstörungen charakterisiert. Viele der betroffenen Kinder sterben bereits in der Neonatalperiode.

9.10.2 Nephronophthise-Komplex, Markschwammniere

Es handelt sich um seltene, im Gegensatz zu den kongenitalen Nierenzysten kleinzystische, „schwammartige" Nierenerkrankungen. Je nach Zystenlokalisation unterscheidet man den **Nephronophthise-Komplex** und die **Markschwammnieren**.

Nephronophthise-Komplex

Phthise = Parenchymschwund. Pathologisch handelt es sich um **multiple medulläre und kortikomedulläre**, meist nur wenige Millimeter kleine **Zysten** an der Mark-Rinden-Grenze bei insgesamt asymmetrisch vernarbten und geschrumpften Nieren (im Gegensatz zu den großen Nieren bei kongenitalen Zystennieren). Die Pathogenese ist unbekannt. Die meisten Patienten werden schon in jugendlichem Alter dialysepflichtig. Es werden unterschieden:
- autosomal-rezessive Form, die **juvenile Nephronophthise**, assoziiert mit Blindheit bei retinaler Degeneration (selten auch mit Skelett- und ZNS-Abnormalitäten)
- eine autosomal-dominante **medulläre Zystenerkrankung**, wird im jungen Erwachsenenalter auffällig

Markschwammnieren

Markschwammnieren sind durch sporadisch vorkommende oder autosomal-dominant vererbte **zystische Aufweitung der Sammelrohre** bedingt. Sie finden sich als Zufallsbefund in ca. 0,5 % aller durchgeführten i. v. Urogramme. Der Gipfel der Manifestation liegt in der Adoleszenz und im 3. und 4. Lebensjahrzehnt. Die Klinik ist bestimmt durch die zystenbedingten Komplikationen (Nierensteine,

Harnwegsinfekte, Hämaturie). Ein arterieller Hypertonus und die Entwicklung einer chronischen Niereninsuffizienz sind dagegen untypisch.

9.11 Toxische Nephropathien

Durch direkt toxische Wirkung ausgelöste Nierenerkrankungen begegnet man im klinischen Alltag leider recht häufig. Auch vermeintlich „gesunde" Phytopharmaka enthalten oft nephrotoxische Substanzen, wie z. B. Aristocholsäure, die ein irreversibles Nierenversagen hervorruft (Chinese Herb Nephropathy). Andere klassische **toxische Pharmaka** sind Analgetika, Antibiotika und Kontrastmittel.

9.11.1 Analgetikanephropathie

Syn.: Phenacetinniere

Nach jahrelanger regelmäßiger Einnahme von Phenacetin oder Paracetamol kommt es zur Ausbildung einer **chronischen interstitiellen Nephritis**, die aufgrund ihrer besonderen Ätiologie und morphologischen Charakteristika als Analgetikanephropathie bezeichnet wird. Zu 75 % sind Frauen im mittleren Alter betroffen. Die notwendige kumulative Gesamtmenge an Paracetamol beträgt ca. 1–5 kg (2 Tbl. à 500 mg über 2½ Jahre täglich eingenommen entsprechen 1 kg!). Phenacetin wird zu Paracetamol als Hauptmetabolit umgewandelt. Über eine Hemmung der Prostaglandinsynthese, die zu einer Abnahme von vasodilatatorisch wirksamem Prostaglandin E_2 in der Niere führt, wird die Durchblutung der Medulla vermindert. Hierdurch können lokale Ischämien mit der Folge von Papillennekrosen und chronischen tubulointerstitiellen Entzündungen auftreten.

Klinik und Diagnose

Anamnestisch bestehen meist chronische Kopf- oder Rückenschmerzen. An der **Haut** fällt ein typisches, schmutzig-grau-bräunliches Hautkolorit durch Ablagerung von Analgetikametaboliten auf. Die Nephropathie wird erst durch die sich im Laufe entwickelnde **chronische Niereninsuffizienz** symptomatisch. **Sonografisch** kann eine Papillenschädigung nachweisbar sein.

Komplikationen

Im Verlauf besteht eine **Prädilektion für Urothelkarzinomen**, die eine lebenslange Überwachung der Urinzytologie notwendig macht. Papillenverkalkungen, Papillennekrosen und Papillabgang können zu **Nierenkoliken** und Hämaturie führen. Die Tubulusschädigung geht mit verminderter Konzentrationsfähigkeit der Nieren (Polyurie, Nykturie), Elektrolytstörungen und häufig einer metabolischen (renal-tubulären) Azidose einher. Sekundäre **bakterielle Superinfektionen** äußern sich in einer akuten oder chronisch-rezidivierenden Pyelonephritis.

Prognose

Bei **niedrigen Kreatininwerten** bei Diagnosestellung ist die Prognose gut. Bei **Kreatininwerten > 3 mg/dl** (264 mmol/l) kann es auch nach Beendigung des Analgetikaabusus zur Progression in die terminale Niereninsuffizienz kommen. Bis vor wenigen Jahren war die Analgetikanephropathie in 5–10 % der Fälle Ursache für eine dialysepflichtige Niereninsuffizienz. Inzwischen sind die Zahlen erfreulicherweise rückläufig. Phenacetin wurde in den Achtzigerjahren aufgrund des Suchtpotenzials durch eine euporisierende Wirkung vom Markt genommen. Immer noch freiverkäufliche koffein- und paracetamolhaltige Mischpräparate besitzen dieses jedoch ebenso.

9.11.2 Kontrastmittelinduzierte Nephropathie

Definition

Anstieg des Serumkreatinins um > 0,5 mg/dl oder mehr als 25 % vom Ausgangswert innerhalb von drei Tagen **nach Durchführung einer Röntgenkontrastuntersuchung** (z. B. Herzkatheter, CT, Angiografie).

Konventionelle **jodhaltige Röntgenkontrastmittel** (z. B. Ultravist®), aber zu einem geringen Teil auch gadoliniumhaltige MRT-Kontrastmittel können nach systemischer Gabe zu einer akuten, toxisch bedingten Funktionsverschlechterung bis hin zum dialysepflichtigen akuten Nierenversagen führen. In einigen Studien ist die kontrastmittelinduzierte Nephropathie die dritthäufigste Ursache für ein im Krankenhaus erworbenes akutes Nierenversagen mit Dialysepflichtigkeit (➤ 9.12). Die Häufigkeit nach Herzkatheteruntersuchung liegt in der Größenordnung um 0,5 %.

Klinik
Der Kreatininanstieg ist meist **symptomlos**. In **schweren Fällen** ist jedoch auch ein akutes Nierenversagen bis zur Dialysepflichtigkeit möglich (➤ 9.12). Für bestimmte Patientengruppen besteht eine deutliche **Risikokonstellation**:
- Dehydratation zum Zeitpunkt der Kontrastmittelgabe
- vorbestehender Diabetes mellitus
- vorbestehende Niereninsuffizienz
- Alter > 75 Jahre
- Herzinsuffizienz, kardiogener Schock
- multiples Myelom (➤ 3.6.4)
- nephrotisches Syndrom, Leberzirrhose
- schlecht kontrollierte arterielle Hypertonie
- Hyperurikämie
- Begleitmedikation mit Schleifendiuretika, nichtsteroidalen Antirheumatika (NSAR, s. u.), ACE-Hemmer, AT-I-Blocker.

Pathogenese
Diese ist nur teilweise aufgeklärt. Es handelt sich um eine **Kombination aus direkter toxischer Schädigung** durch das Kontrastmittel über freie Sauerstoffradikale und einer zusätzlichen **ischämischen Schädigung des Tubulusepithels**. Die hohe Osmolalität des Kontrastmittels führt zu einer intrarenalen Vasokonstriktion, die durch eine gestörte NO-Synthese (Diabetes mellitus, Herzinsuffizienz) und eine gestörte Prostaglandinsynthese (NSAR) begünstigt wird.

Therapie und Prognose
Die Therapie ist **supportiv** und entspricht der **Therapie des akuten Nierenversagens** (➤ 9.12). In der Regel ist die Nierenfunktionseinschränkung transient. Sie erreicht nach etwa 3 Tagen ihren Höhepunkt und ist in der Regel innerhalb von 10 Tagen reversibel. Kommt es allerdings zur Dialysepflichtigkeit, ist der Nierenschaden in bis zu 50 % irreversibel. Zur Prävention ist bereits vor Untersuchungsbeginn eine ausreichende Hydratation herzustellen. N-Acetylcystein als Radikalfänger hatte nur in einzelnen Studien einen Effekt, jedoch auch keine relevanten Nebenwirkungen. Niedrig- oder isoosmolare Kontrastmittel gehen seltener mit Nierenschäden einher.

9.11.3 Antibiotikaassoziierte Nierenschäden

Nierenschäden durch antimikrobielle Substanzen können durch **zwei Mechanismen** auftreten. Eine medikamentös-allergische Reaktion löst eine **akute interstitielle Nephritis** aus (➤ 9.9.1) (z. B. Rifampicin) oder die Substanz besitzt eine **direkte toxische schädigende Wirkung** (z. B. Aminoglykoside).

Bei den meisten Substanzen kommt es dosisabhängig zur direkten toxischen Tubulusschädigung. Wird die Substanz renal eliminiert, wird das Risiko der toxischen Schädigung durch eine vorbestehende Nierenfunktionseinschränkung erhöht, insbesondere wenn keine Dosisanpassung bei Niereninsuffizienz erfolgt. Klassische Beispiele sind die **Aminoglykoside** (Gentamycin, Tobramycin). Für die Antimykotika hat insbesondere **Amphotericin B** ein ausgeprägtes nephrotoxisches Potenzial. Bei der antiretroviralen Therapie des HIV-Patienten (➤ 12.16) besteht bei Gabe von **Indinavir** die Gefahr von kristallinen Ausfällungen des unverändert renal eliminierten Anteils der Substanz im Tubulussystem mit der Folge einer intrarenalen Obstruktion mit Nierenversagen.

Neben einer **strengen Indikationsstellung** ist – besonders bei vorbestehenden Nierenerkrankungen – eine **Dosisanpassung** an die Nierenfunktion notwendig. Im Verlauf sollte diese regelmäßig überprüft werden. Eine Dehydrierung muss vermieden werden. Bei bereits eingetretenem Schaden ist die Therapie supportiv. Die angeschuldigte Substanz sollte, wenn möglich, abgesetzt werden.

9.11.4 Nierenschäden durch nichtsteroidale Antirheumatika (NSAR)

Muskuloskelettale Beschwerden und der daraus resultierende Gebrauch von NSAR sind weit verbreitet. Nierenkomplikationen sind relativ selten, allerdings aufgrund der hohen Verschreibungsfrequenz

dennoch recht häufig anzutreffen. Neben den **klassischen NSAR** (z. B. Diclofenac, Ibuprofen, Indometacin, Naproxen) sind auch die neuen **COX-II-Hemmer** (z. B. Celecoxib) mit Nierentoxizität assoziiert. Pathogenese und damit klinisches Bild können bei NSAR-assoziierten Nierenschäden sehr unterschiedlich sein:
- **akutes Nierenversagen**:
  – hämodynamisch bedingt durch intrarenale Vasokonstriktion der afferenten Arteriolen (Hemmung der Prostaglandinsynthese!)
  – akute interstitielle Nephritis
- **nephrotisches Syndrom**:
  – Minimal-Change-GN
  – selten membranöse GN
- **Störungen des Elektrolyt- und Flüssigkeitshaushalts**:
  – Hyponatriämie, Hyperkaliämie
  – Ödeme
  – arterieller Hochdruck
  – verminderte Diuretikawirkung

9.12 Akutes Nierenversagen

Syn.: akute Nierenschädigung, engl. acute kidney injury

Definition
Das akute Nierenversagen ist definiert als plötzliche, über Stunden bis Tage auftretende, prinzipiell reversible Verschlechterung der Nierenfunktion mit **Abfall der glomerulären Filtrationsrate** und meist auch **Einschränkung bis Ausfall der Diurese**.

Dabei reicht das klinische Spektrum von einer minimalen Erhöhung des Serum-Kreatinins bis zum vollständigen Verlust der Nierenfunktion. Zur Schweregradeinteilung des akuten Nierenversagens dienen seit 2004 die sog. **RIFLE-Kriterien**. RIFLE definiert die Stadien **R**isk (Risiko), **I**njury (Schädigung), **F**ailure (Versagen), **L**oss (Verlust) und **E**nd Stage renal Failure (ESRD, terminale Niereninsuffizienz). 2007 erfolgte durch das Acute Kidney Injury Network (AKIN) eine Anpassung der Stadieneinteilung an prognostische Daten und die Umbenennung der Stadien R bis F in **akute Nierenschädigung Stadium 1–3** (➤ Tab. 9.18).

Die **Inzidenz** des akuten Nierenversagens ist insbesondere auf der Intensivstation hoch (z. B. Herz-Thorax-Chirurgie) und liegt dort bei 5–20 %. Sie steigt bei Patienten mit schwerer Sepsis (➤ 12.6) auf über 50 %! Das ANV steht selten für sich allein, sondern ist in den meisten Fällen Teil eines **Mehrorganversagens** (MOV) bei komplexem intensivmedizinischem Verlauf.

Klinik
Das akute Nierenversagen zeigt einen typischen phasenhaften Verlauf:
- **Initial- bzw. Schädigungsphase**: Die Klinik wird bestimmt vom auslösenden Ereignis, wie z. B. Blutdruckabfall im hämorrhagischen Schock. Die Nierenfunktion ist noch normal. Dauer: Stunden bis Tage.
- **oligo-/anurische Phase**: Abnahme oder Sistieren der Urinausscheidung, Isosthenurie („Harnstarre", d. h. Unfähigkeit der Niere, den Urin zu konzentrieren), Anstieg der Retentionswerte (Azotämie); Elektrolytstörungen (v. a. Hyperkaliämie) und Zeichen der Überwässerung mit arterieller Hypertonie, peripheren Ödemen, evtl. Zeichen des Lungenödems. Urämische Symptome wie bei der chronischen Niereninsuffizienz (z. B. urämische Perikarditis) sind eher selten. Dauer: Tage bis wenige Wochen.

Tab. 9.18 Einteilung des akuten Nierenversagens.

AKIN	Kreatininverlauf	Diurese	Entspricht RIFLE
1	×1,5 oder Anstieg > 0,3 mg/dl	< 0,5 ml/kg/h für 6 h	**R**isk
2	×2	< 0,5 ml/kg/h für 12 h	**I**njury
3	×3 oder auf > 4 mg/dl mit einem akuten Anstieg > 0,5 mg/dl oder Dialyseindikation	< 0,3 ml/kg/h für 24 h oder Anurie >12 h	**F**ailure
–	dauerhaftes Nierenversagen > 4 Wochen		**L**oss
–	dauerhaftes Nierenversagen > 3 Monate		**E**SRD

- **Erholungsphase oder polyurische Phase**: Mit Erholung der Tubuluszellen setzt die Urinausscheidung wieder ein. Häufig über einige Tage Polyurie von 4–5 l/d, da die tubuläre Konzentrationsfähigkeit zunächst noch vermindert ist und hohe Serumharnstoffwerte eine osmotische Diurese auslösen. Gefahr von Dehydratation und Elektrolytverlust. Auf ausreichende Substitution achten.
- **Regenerationsphase**: Normalisierung von Diurese und Nierenfunktion über Wochen bis Monate.

Komplikationen
Die Komplikationen des akuten Nierenversagens ergeben sich aus der sistierenden exkretorischen Nierenfunktion und der gestörten Wasserausscheidung. Im Vordergrund stehen interstitielles und alveoläres **Lungenödem**, **Hyperkaliämie** und **metabolische Azidose** mit Herzrhythmusstörungen und die **Urämie** wie bei der chronischen Niereninsuffizienz (s. u.).

Ätiologie
Das akute Nierenversagen kann **prärenale**, **renale** oder **postrenale Ursachen** haben. Die prärenalen, zirkulatorisch-ischämischen Ursachen sind mit 75 % die weitaus häufigsten. Ein postrenales akutes Nierenversagen entsteht bei Harnwegsobstruktionen (z. B. Prostatahypertrophie, Urolithiasis, Anticholinergika).

Pathogenese
Das auslösende Ereignis, z. B. eine perioperative Kreislaufinsuffizienz oder ein septischer Schock, bedingt eine **Vasokonstriktion** mit Abnahme der Nierendurchblutung. Es kommt zum Absinken der GFR. Der weitere Verlauf ist durch eine Ischämie im Tubulus charakterisiert; diese führt zur **akuten Tubulusnekrose**, die histologisch pathognomonisch für das akute Nierenversagen ist. Pathogenetisch spielen weiterhin **Nephrotoxine**, wie Röntgenkontrastmittel, eine wichtige Rolle (➤ 9.11).

Diagnostisches Vorgehen
- **Anamnese**: z. B. OP, Trauma, Blutdruckabfall, Medikamenteneinnahme, Kontrastmittel?
- **körperliche Untersuchung**: pulmonale Stauung, Ödeme?
- **Einfuhr-/Ausfuhrkontrolle** (Stundendiurese), täglich Körpergewicht, ZVD-Messung
- Retentionswerte, Elektrolyte im Serum, **Blutgasanalyse**
- **Urindiagnostik** (Ausschluss einer akuten GN oder interstitiellen Nephritis)
- **Urinkultur** bei V. a. Pyelonephritis bzw. Urosepsis
- **Sonografie**: große Nieren sprechen für ein akutes Nierenversagen, verkleinerte Nieren eher für ein chronisches Nierenleiden; Ausschluss eines Nierenbeckenaufstaus bei „postrenalem" ANV
- Röntgen-Thorax: Überwässerung (Fluid Lung)?
- Nierenbiopsie bei V. a. renales akutes Nierenversagen, z. B. RPGN, ➤ 9.5.7

Differenzialdiagnose
➤ Tab. 9.19
Nach sonografischem **Ausschluss einer postrenalen Ursache** muss eine **prärenale**, **reversible**, **funktionelle Nierenfunktionseinschränkung** abgegrenzt werden. Im Gegensatz zum manifesten akuten Nierenversagen ist hier noch keine tubuläre Schädigung eingetreten, d. h., Natrium-Rückresorption und Konzentrationsvermögen der Nieren sind intakt (→ niedriges Urin-Natrium, niedriger Urin-Harnstoff, hohe Urin-Osmolalität). Hilfreich zur Differenzialdiagnose sind die **fraktionelle Exkretion (FE) von Harnstoff und Natrium**. Die **fraktionelle Natriumausscheidung** ist jedoch nur bei Vorliegen einer Oligo-/Anurie und fehlender Therapie mit Schleifendiuretika sinnvoll, die die Natriurese beeinflussen. Berechnung:

Tab. 9.19 Differenzialdiagnose des akuten Nierenversagen.

Urinuntersuchung	Funktionelle, prärenale Nierenfunktionseinschränkung	Manifestes akutes Nierenversagen
Urin-Natriumkonzentration	≤ 20 mmol/l	≥ 20 mmol/l
Urinosmolarität	≥ 500 mOsmol/l	≤ 500 mOsmol/l
spezifisches Gewicht des Urins	≥ 1.025 g/l	≤ 1.015 g/l
fraktionelle Natriumexkretion	< 1 %	> 1 %
fraktionelle Harnstoffexkretion	< 35 %	> 35 %

$$Fe_{Na/Hst} = (U_{Na/Hst} \times S_{Krea}) \div (S_{Na/Hst} \times U_{Krea})$$

Dabei ist U die Urinkonzentration im Spot- oder Sammelurin, S die Serumkonzentration von Natrium, Harnstoff und Kreatinin.

Therapie
In der Regel ist eine **intensivmedizinische Überwachung** des Patienten erforderlich. Bei einem postrenalen Nierenversagen setzt die Diurese nach Korrektur des Harnabflusses (Dauerkatheter) meist spontan wieder ein.

Oligo-/anurisches ANV
- Therapie der zugrundeliegenden Erkrankung
- **Flüssigkeitsbilanzierung** und ausreichende **Hydratation** (Ziel: ZVD 8–12 mmHg)
- Therapie des Kreislaufversagens mit Katecholaminen (Noradrenalin, Dobutamin)
- Vermeiden nephrotoxischer Substanzen (z. B. Aminoglykosidantibiotika, Kontrastmittel)
- Nierenersatztherapie: bei erfolgloser konservativer Therapie (Hyperkaliämie, metabolische Azidose, Überwässerung, Fluid Lung, Zeichen der Urämie), Einleitung der **Hämodialyse** oder **-filtration** (➤ 9.14.1, ➤ 9.14.2).

MERKE
Schleifendiuretika stellen eine symptomatische Therapie dar. Die Dosierung erfolgt nach Bedarf und Wirkung. Die Gabe von Schleifendiuretika bei reduzierter Nierendurchblutung im Schockzustand und bei Exsikkose erhöht den tubulären Sauerstoffbedarf bei reduziertem Angebot und verschlechtert die Prognose des ANV.
Die Gabe von Dopamin i. v. in „Nierendosis" ist hinsichtlich der Prognose des Nierenversagens und der Dialysenotwendigkeit unwirksam und aufgrund relevanter Nebenwirkungen obsolet (gehäufte ventrikuläre Rhythmusstörungen).

Kontrolle und Korrektur der Serumelektrolyte
- **Hyperkaliämie**: K$^+$-arme Diät, orales Ionenaustauscherharz (z. B. Resonium®), Dialyse
- bei **metabolischer Azidose**: Bikarbonatgabe (cave: Hyperkapnie), Dialyse
- **adäquate Kalorienzufuhr**, bei schwer kranken Patienten ggf. parenterale Ernährung

Vor allem beim Übergang in die polyurische Phase des akuten Nierenversagens müssen Ein- und Auszufuhr sorgfältig bilanziert sowie evtl. Flüssigkeits- und Elektrolytverluste konsequent ausgeglichen werden.

Prognose
Beim postoperativen, posttraumatischen oder septischen **oligo-/anurischen** akuten Nierenversagen besteht eine hohe Letalität von 50–70 %, die sich auch unter Nierenersatztherapie nicht bessern lässt. Ursachen für die weiterhin hohe Mortalität sind die durch die Grunderkrankung mit bedingten Komplikationen wie unkontrollierbare Sepsis und Multiorganversagen (MOV).

Das primär **normurische akute Nierenversagen**, häufig nephrotoxisch ausgelöst, hat nach Absetzen der auslösenden Substanz (z. B. Aminoglykosidantibiotikum) in der Regel einen kürzeren Verlauf mit besserer Prognose mit Restitution der Nierenfunktion.

9.13 Chronische Niereninsuffizienz (CNI)

Bei der chronischen Niereninsuffizienz kommt es über Jahre zu einer **irreversiblen, progredienten Abnahme der glomerulären Filtrationsrate** als Ausdruck einer durch chronische Destruktion schwindenden Anzahl funktionstüchtiger Nephrone. Am Ende des Krankheitsgeschehens steht die terminale Niereninsuffizienz, die unbehandelt zum Tode führt oder eine Nierenersatztherapie in Form von Dialyse oder Transplantation notwendig macht.

MERKE
Ursachen der terminalen Niereninsuffizienz
Inzidenzdaten bei 6.863 Patienten, QuaSi-Niere-Erhebung 2006/2007:
- diabetische Nephropathie 34 % (Typ-1-Diabetes 2 %, Typ-2-Diabetes 32 %)
- vaskuläre (hypertonie- und arteriosklerosebedingte) Nephropathie 24 %
- chronische GN 13 %
- interstitielle Nephropathie, chronische Pyelonephritis 8 %
- Zystennieren 5 %
- Systemerkrankungen 4 %
- hereditär/kongenital 1 %
- sonstige Ursachen 6 %
- chronische Niereninsuffizienz unbekannter Genese 8 %

Klinik

Je nach Ausmaß der GFR-Einschränkung werden verschiedene **klinische Schweregrade der chronischen Niereninsuffizienz** unterschieden (➤ Tab. 9.20).

Mit **Abfall der GFR < 60 ml/min** finden sich zunehmend folgende Befunde:
- renale Anämie: verminderte körperliche Belastbarkeit, Tachykardie, aschfahle Hautfarbe, blasse Konjunktiven
- arterieller Hypertonus
- Knochenbeschwerden, Juckreiz und extraossäre Verkalkungen (renale Osteopathie)
- metabolische Azidose (➤ 10.10.4)
- periphere Polyneuropathie mit vermindertem Vibrationsempfinden, Gangstörungen, symmetrisch abgeschwächten Muskeleigenreflexen (vor allem Achillessehnenreflex); Beine können kaum stillgehalten werden (Restless Legs), evtl. Muskelkloni; Ursache vermutlich durch Urämiegifte direkt ausgelöste toxische Schädigungen der Myelinscheiden der langen Axone
- charakteristischer harnartiger **Foetor ex ore**
- gestörte Gonadenfunktion (Amenorrhö, Infertilität), Impotenz
- Hämatomneigung durch urämisch bedingte Thrombozytenfunktionsstörung

Vollbild der Urämie („Harnvergiftung")

Die Urämie ist ein **lebensbedrohliches Krankheitsbild**, das unbehandelt zum Tode führt. Neben den o. g. Kardinalbefunden, die bereits in einem früheren Stadium der Niereninsuffizienz auftreten können, ist es **gekennzeichnet durch**:
- Appetitlosigkeit, Übelkeit, Erbrechen und Diarrhö durch urämisch bedingte Gastroenteropathie
- Hyperhydratation als Folge mangelnder Diurese mit Dys-/Orthopnoe, zentraler Zyanose, sichtbarem Halsvenenstau, peripherem Ödemen, radiologischem Zeichen eines interstitiellen Lungenödems (Fluid Lung) bzw. auskultatorisch feuchten Rasselgeräuschen im Falle eines bereits fortgeschrittenen (alveolären) Lungenödems
- urämisch bedingte **Pleuritis** und/oder **Perikarditis** mit typischem knarrendem pleuroperikardialem Reibegeräuschen durch aneinanderreibende fibrotisch verhärtete Perikardblätter und konsekutiver Ergussbildung
- Herzrhythmusstörungen als Alarmsignal eines entgleisten Elektrolytstoffwechsels mit Gefahr eines lebensbedrohlichen Kammerflimmerns bei Hyperkaliämie
- Enzephalopathie mit Bewusstseinstrübung bis hin zum urämischen Koma, ausgelöst durch Urämiegifte

Pathogenese

Die Folgen einer zunehmenden Niereninsuffizienz leiten sich aus den nachlassenden physiologischen Funktionen der Niere ab.

Abnahme der exkretorischen Nierenfunktion
Mit zunehmender Einschränkung der Nierenfunktion kommt es zur **Retention sog. Urämietoxine**

Tab. 9.20 Stadieneinteilung der chronischen Niereninsuffizienz.

Stadium (synonym verwendete Begriffe in Klammern)	GFR (ml/min/1,73 m^2)	Beschreibung
I	≥ 90	Nierenschaden bei normaler oder erhöhter GFR
II (leichtgradige Nierenfunktionseinschränkung)	60–89	Retentionswerte i. S. noch normal, Hypertonie und beginnender sekundärer Hyperparathyreoidismus möglich
III (mäßiggradige Nierenfunktionseinschränkung)	30–59	Erhöhung der Retentionswerte i. S. ohne urämische Symptomatik, Ausbildung von renaler Anämie, renoparenchymatösem Hypertonus, sekundärem Hyperparathyreoidismus und metabolischer Azidose
IV (hochgradige Nierenfunktionseinschränkung)	15–29	Ausbildung von Urämiesymptomatik, Kreatinin i. S. häufig > 6 mg/dl (540 µmol/l)
V (terminale Niereninsuffizienz)	< 15	schwere urämische Symptomatik i. d. R. spätestens bei GFR < 10 ml/min, Nierenersatztherapie (Dialyse oder Nierentransplantation) lebenserhaltend

(vor allem Abbauprodukte des Eiweiß- und Purinstoffwechsels). Zum Anstieg der Retentionswerte kann es auch bei noch erhaltener Diurese kommen. Entscheidend ist die verminderte Fähigkeit der Nieren, harnpflichtige Substanzen im Urin zu konzentrieren (→ Urinosmolalität ↓, spezifisches Gewicht des Urins ↓ → Isosthenurie). Es sind eine Reihe von Substanzen identifiziert, die in der Summe als **Urämiegifte** wirken und die Krankheitsveränderungen auslösen können. Die Symptome sind nicht Folge eines einzelnen „Urämiegifts". Harnstoff und Kreatinin sind Markersubstanzen der Konzentration harnpflichtiger Substanzen in Blut und Urin. Sie besitzen selbst keine toxische Wirkung.

Erst bei weiter fortschreitendem Untergang der Nephrone nimmt auch die Diuresemenge ab bis zum völligen Sistieren der Urinausscheidung (Anurie) mit der Gefahr der Hyperhydratation („Überwässerung").

Störungen im Wasser-, Elektrolyt- und Säure-Base-Haushalt
- Je nach Diuresemenge und tubulärer Funktion nimmt das **Gesamtkörpernatrium** zu (mit konsekutiver Zunahme des **Gesamtkörperwassers** und arteriellem Hypertonus). Es ist aber auch ein Salzverlust über die Nieren möglich, der dann zu intravasalem Volumenmangel führt (vor allem bei chronischer interstitieller Nephritis).
- **Kalium** wird zunächst verstärkt im distalen Tubulus ausgeschieden und muss möglicherweise substituiert werden. Mit zunehmender Einschränkung der Diurese und **metabolischer Azidose** besteht jedoch die Gefahr der Hyperkaliämie, die dann durch eine kaliumreiche Diät (Kalium ist viel enthalten in Obst, Gemüse und Milch) verstärkt wird.

MERKE
Kaliumsparende Diuretika (Amilorid, Triamteren, Spironolacton) sind bei chronischer Niereninsuffizienz im fortgeschrittenen Stadium kontraindiziert. ACE-Hemmer und Angiotensin-II-Rezeptor-Antagonisten können selbst eine Hyperkaliämie verstärken und die Wirkung kaliumsparender Diuretika potenzieren.

- Bei **starker Einschränkung der GFR** sinkt die Ausscheidung von H^+-Ionen. Nichtflüchtige Säuren häufen sich an und bewirken eine metabolische Azidose, verstärkt durch verminderte Bikarbonat-Rückresorption im proximalen Tubulus.

Verminderte inkretorische Nierenfunktion und hormonelle Adaptationsvorgänge
- Die verminderte Erythropoetinbildung in der Niere (und durch Urämietoxine gestörte Erythrozytenbildung, normochrome, normozytäre Anämie) führt zu einer zunehmenden **renalen Anämie**. Durch Natrium- und Wasserretention, die Aktivierung des Renin-Angiotensin-Aldosteron-Systems und verminderte renale Bildung von vasodepressorischen Substanzen (z. B. Kallikrein-Kinin-System, renale Prostaglandine) entsteht der **renoparenchymatöse Hypertonus**.
- Schon bei Einschränkung der glomulären Filtrationsrate auf unter 60 ml/min sinkt die Phosphatausscheidung. Die verminderte Aktivierung von 25(OH)Vitamin-D_3 zu **aktivem 1,25(OH)$_2$-Vitamin D_3** bewirkt eine verminderte enterale Resorption von Kalzium und eine vermehrte Ausschüttung von Parathormon aus der Nebenschilddrüse, den **sekundären Hyperparathyreoidismus**. Hierunter kommt es zu einer vermehrten Freisetzung von Kalzium und Phosphat aus dem Knochen. Durch Ablagerung von Aluminium aus verunreinigtem Trink- und Dialysatwasser (saurer Regen) und Phosphatbindern und die dialyseassoziierte (> 5 Jahre) Amyloidose (pathologische Ablagerung von β_2-Mikroglobulin) kommt es zu einer zusätzlichen Schädigung der Knochenstruktur, die **renale Osteopathie** genannt wird. Die resultierende Hyperphosphatämie und das damit chronisch erhöhte Kalzium-Phosphat-Produkt führen darüber hinaus zu Ablagerungen in den arteriellen Gefäßwänden und sind ein wesentlicher pathogenetischer Faktor für die deutlich akzeleriert auftretende **Arteriosklerose** (Mediasklerose). Sie führt zu einer stark erhöhten kardiovaskulären Mortalität.

Diagnostisches Vorgehen
Ziele der Diagnostik sind die **Identifikation** einer möglicherweise therapierbaren **Grunderkrankung** und die **Abschätzung** der **Dynamik des Verlaufs** anhand des Anstiegs der harnpflichtigen Substanzen im Serum und der nachlassenden glomerulären Filtrationsrate sowie die frühzeitige Erkennung urämi-

scher **Komplikationen** (sekundärer Hyperparathyreoidismus, renale Anämie, metabolische Azidose) und weiterer kardiovaskulärer Risikofaktoren. Besonders ein schlecht eingestellter Diabetes mellitus und ein arterieller Hypertonus beschleunigen den Progress der Niereninsuffizienz. Darüber hinaus stellt die chronische Niereninsuffizienz selbst einen schwerwiegenden kardivaskulären Risikofaktor dar. Die Mehrzahl der Patienten erlebt den Progress zur Dialysepflichtigkeit nicht, sie stirbt vorher an kardiovaskulären Ereignissen.

Neben den hierzu erforderlichen **Blut- und Urinuntersuchungen** ist immer auch eine sorgfältige **Anamnese** und **klinische Untersuchung** des Patienten erforderlich, die nach den vielfältigen klinischen Symptomen und Befunden forscht.

Je nach Stadium der Niereninsuffizienz wird eine ambulante nephrologische Vorstellung des Patienten 1–2-mal pro Jahr bei nur leicht erhöhtem Serum-Kreatinin notwendig sein oder aber im Abstand von wenigen Wochen bis Tagen bei Erreichen des Stadiums V. Spätestens in diesem Stadium ist die Vorbereitung einer Nierenersatztherapie (Auswahl des geeigneten Dialyseverfahrens, Shunt-Anlage, ➤ 9.14) dringend indiziert.

Blutdiagnostik, Clearance-Bestimmungen
- In den **Stadien I und II** der chronischen Niereninsuffizienz bestehen normale Serumretentionswerte. Die endogene Kreatinin-Clearance ist im Stadium II beginnend eingeschränkt.
- Ab dem **Stadium III der chronischen Niereninsuffizienz** kommt es zum Anstieg von Kreatinin und Harnstoff im Serum („Azotämie", Näherungsformel zur Abschätzung der endogenen Kreatinin-Clearance ➤ 9.3.3) sowie zur normochromen, normozytären Anämie und zu Elektrolytveränderungen (Hypo- oder Hyperkaliämie, Hyperphosphatämie bei gleichbleibendem oder sinkendem Kalzium i. S.). Das intakte Parathormon („intakt", weil der Laborassay die Konzentration des funktionstüchtigen Anteils des Hormons misst) steigt an, möglicherweise begleitet von einem Anstieg der alkalischen (Knochen-) Phosphatase (➤ 7.5.6). Die Blutgasanalyse zeigt eine metabolische Azidose (➤ 10.10.4).

Urindiagnostik
Osmolalität ↓, spezifisches Gewicht ↓, im fortgeschrittenen Stadium **Isosthenurie** (fehlende Konzentrationsfähigkeit der Niere). Urinsediment und biochemische Harnanalytik ergeben Hinweise auf die Ursache der chronischen Niereninsuffizienz (z. B. Zylinder, Proteinurie, ➤ 9.3.2).

Bildgebende Diagnostik
- **Sonografie**: Beidseits verkleinerte Nieren („Schrumpfnieren") mit verschmälertem, echodichtem Parenchymsaum (Ausnahmen finden sich bei der Amyloidose und der diabetischen Nephropathie → dort häufig fast normal große Nieren. Die adulte Form der Zystennieren präsentiert sich auch im Stadium der chronischen Niereninsuffizienz mit vergrößerten Nieren).
- **Echokardiografie**: Besonders bei hypertonen Patienten zur Beurteilung von Herzgröße und Hypertrophie des linken Ventrikels, im fortgeschrittenen Stadium der Niereninsuffizienz Ausschluss eines Perikardergusses als Zeichen der urämischen Perikarditis.

Therapie
Sie stützt sich auf **drei Säulen**:
- Therapie des Grundleidens (z. B. GN, Systemerkrankung, Analgetikaabusus)
- Aufhalten bzw. Verlangsamen der Progression der chronischen Niereninsuffizienz
- Behandlung der durch die chronische Niereninsuffizienz bedingten Beschwerden und Komplikationen

Zu Letzteren gehört eine konsequente **Einstellung eines arteriellen Hypertonus** (Zielwert nicht über 125/75 mmHg im 24-h-Mittel). Besonders ACE-Hemmer und auch Angiotensin-II-Rezeptor-Antagonisten haben einen zusätzlichen nephroprotektiven Effekt. Nephrotoxische Medikamente und Röntgenkontrastmittel sind, soweit möglich, zu vermeiden. Je besser der HbA_{1c}-Wert beim Diabetiker eingestellt ist, desto langsamer verläuft der Abfall der GFR (➤ 9.6.4). Eine **eiweißarme Diät** (≤ 1 g/kg KG tgl.) kann die langfristig schädliche glomeruläre Hyperperfusion der noch intakten Glomeruli reduzieren. Insbesondere bei diabetischen Patienten mit Nephropathie ist ein günstiger Effekt auf den Langzeitverlauf der chronischen Niereninsuffizienz gezeigt worden, der jedoch im Verhältnis zum Aufwand und möglichen Verlust an Lebensqualität für den Patienten gesetzt werden muss.

Eine derartige konservative Therapie ist bis ins Stadium IV der chronischen Niereninsuffizienz möglich. Danach muss eine **Nierenersatztherapie** vorbereitet werden (➤ 9.14).

Symptomatische Behandlung
- **Hyperphosphatämie** und Zeichen des sekundären Hyperparathyreoidismus:
  - phosphatarme Diät: Meidung phosphatreicher Speisen wie z. B. Schmelzkäse
  - orale Phosphatbinder: schwer resorbierbare Kalziumsalze wie Ca-Acetat sowie aluminiumhaltige Verbindungen (z. B. Aluminiumhydroxid) oder neuere Aluminium- und Ca-freie Phosphatbinder (z. B. Sevelamer oder Lanthankarbonat)
  - orale Substitution von Vitamin D_3 (als aktives $1,25(OH)_2$-Cholecalciferol), das eine hemmende Wirkung auf die Parathormon-Ausschüttung aus den Nebenschilddrüsen hat
- **renale Anämie**: Ausgleich durch rekombinantes humanes Erythropoetin (rHuEPO) in Verbindung mit einer ausreichenden oralen Eisensubstitution; Lebensqualität des Patienten muss gegen eine mit zunehmendem Hb-Wert ansteigende kardiovaskuläre Ereignisrate abgewogen werden, daher Anstreben subnormaler Hb-Werte um 11–12 g/dl
- **Hyperkaliämie**: kaliumarme Diät, evtl. Austauscherharze (z. B. Resonium®)
- **metabolische Azidose**: Gabe von oralem Natriumbikarbonat-Salz
- **Hypertonus und Ödemen**: Kochsalzrestriktion (≤ 5 g tgl.), Gabe von Schleifendiuretika, Trinkmenge abhängig vom Hydratationszustand und von der Restdiurese des Patienten; regelmäßige Gewichtskontrolle zu Hause
- **progrediente chronische Niereninsuffizienz**: Patienten frühzeitig über eine spätere Dialysepflichtigkeit und die **Möglichkeiten der Nierenersatztherapie** (Hämodialyse, Peritonealdialyse, Nierentransplantation) aufklären; es sollte individuell über Familienplanung, Probleme und Möglichkeiten der Berufstätigkeit unter Dialysebedingungen und Rentenansprüche im Rahmen des Schwerbehindertengesetzes aufgeklärt werden; Anlage einer Hämodialysefistel bzw. eines Peritonealdialysekatheters rechtzeitig vorbereiten (➤ 9.14).

9.14 Nierenersatztherapie

Wenn die GFR bzw. die Kreatinin-Clearance unter 10–15 ml/min gesunken ist, erreicht die chronische Niereninsuffizienz das **terminale Stadium** (Stadium V) mit medikamentös-konservativ langfristig nicht mehr beherrschbaren urämischen Zeichen. Dann muss ein lebenserhaltender Ersatz durch physikalische Verfahren oder durch Nierentransplantation erfolgen. 2007 gab es knapp 63.000 Dialysepatienten in der Bundesrepublik Deutschland, mit weiter leicht ansteigender Tendenz. 21.000 Patienten wurden nach Nierentransplantation betreut. Das heißt, etwa einer von 1.000 Einwohnern in Deutschland bedarf einer Nierenersatztherapie.

> **MERKE**
> **Indikationen zur Dialysetherapie**
> **Absolute Indikationen**
> Konservativ nicht beherrschbare Komplikationen wie:
> - Hyperhydratation mit Fluid Lung oder alveolärem Lungenödem
> - Hyperkaliämie, metabolische Azidose
> - dekompensierter Kalzium-Phosphat-Haushalt
> - urämische Enzephalopathie, Perikarditis oder Gastritis
>
> **Relative Indikationen**
> - konservativ nicht einstellbarer Hypertonus
> - Harnstoff i. S. ≥ 40 mmol/l (240 mg/dl)
>
> Urämiesymptome und Serum-Kreatinin korrelieren nur wenig miteinander. Daher gibt es keinen festen Kreatinin-Wert, der zur Dialyse zwingt.

Die physikalische Nierenersatztherapie (Dialyse) stützt sich auf **zwei prinzipielle Methoden**:
- extrakorporale Blutreinigungsverfahren, wie Hämodialyse, Hämofiltration und Hämodiafiltration (Mischform aus Hämodialyse und Hämofiltration)
- Peritonealdialyse

9.14.1 Intermittierende Hämodialyse

Griechisch *dialyse* = Auflösung. Die Funktionsprinzipien der Hämodialyse sind die physikalischen Prinzipien der **Stoffdiffusion** im Gegenstromverfahren an einer semipermeablen Membran entlang eines Konzentrationsgradienten und die **Ultrafiltration** von Flüssigkeiten entlang eines Druckgradienten.

Dabei entsteht je nach Porengröße der Membran zusätzlich ein gewisser Stoffentzug durch **Konvektion**, das heißt durch „Mitschwemmen" kleiner Moleküle mit der filtrierten Flüssigkeit.

Voraussetzung ist ein geeigneter Gefäßzugang, der operativ in Lokalanästhesie oder Leitungsanästhesie angelegt werden muss, z. B. arteriovenöse **Cimino-Brescia-Fistel** am Unterarm, eine Anastomose zwischen A. radialis und einer Unterarmvene. Die Vene wird End-zu-Seit auf die Arterie anastomosiert, sodass ein Teil des arteriellen Blutes (meist ca. 500–1.000 ml/min) unter erhöhtem Druck über die Shuntvene zurück zum Herzen fließt.

Um eine Gerinnungsaktivierung im extrakorporalen Kreislauf zu verhindern, ist eine systemische **Antikoagulation** mit Heparin oder eine lokale Antikoagulation durch Komplexierung des Kalziums durch Zitrat an der Entnahmestelle und anschließende Substitution von Kalzium vor Rückgabe des Bluts in den Patienten notwendig. Die **Behandlungsfrequenz** bei der chronisch-intermittierenden Hämodialyse beträgt im Regelfall 3× 4–5 Stunden/Woche. Dazu werden meist die Tage Montag–Mittwoch–Freitag bzw. Dienstag–Donnerstag–Samstag gewählt.

Diffusiver Stoffaustausch

Das Blut des Patienten (ca. 200–300 ml/min) wird über ein Schlauchsystem entlang der semipermeablen Membran eines Dialysators (Kapillardialysator) gepumpt. An der Außenseite der Kunststoffmembran strömt gegenläufig das **Dialysat** vorbei. Es besteht aus einer Elektrolyt- und Bikarbonatlösung, in der die wichtigsten Elektrolyte in der Konzentration vorgegeben werden, auf die das Patientenblut korrigiert werden soll. Dadurch erfolgen die **Entfernung von Urämietoxinen** aus dem Blut und der **Ausgleich** von Elektrolyt- und Säure-Base-Haushalt durch Elimination von Stoffen abhängig von der Porengröße der Membran, bei der Hämodialyse, vorzugsweise kleinmolekulare Substanzen wie Elektrolyte, H$^+$-Ionen, Harnstoff, Kreatinin, Glukose und Aminosäuren. Die Porengröße der Membran verhindert den Verlust größermolekularer Substanzen wie Proteine oder zelluläre Substanzen. Gleichzeitig erfolgt die Zufuhr von benötigten Substanzen, abhängig von der vorgegebenen Konzentration im Dialysat, z. B. Kalzium, Bikarbonat, evtl. Acetat.

Ultrafiltration

Um dem Patienten überschüssiges, nicht ausgeschiedenes Wasser zu entziehen, wird bei der Dialysebehandlung über ein durch die Dialyseschlauchpumpen aufgebautes hydrostatisches Druckgefälle über der Dialysemembran nach Bedarf zusätzlich **Wasser entzogen**. Praktisch wird dem Patienten dazu – abhängig vom Befinden und klinischen Befund – in regelmäßigen Abständen ein Sollgewicht zugewiesen, das mit Ende jeder Dialyse erreicht werden soll. Ein durchschnittlicher anurischer Dialysepatient nimmt zwischen zwei Dialysebehandlungen etwa 1,5–4,0 kg an Flüssigkeit und damit Gewicht zu.

Komplikationen

- **Blutdruckabfall** während der Behandlung (häufig)
- **Shunt-Komplikationen** (häufig): Shunt-Thrombose, Shunt-Infektion (evtl. bis zur Sepsis), selten Shunt-Ruptur mit Blutung, dann vorübergehend Hämodialyse über einen zentralvenösen Katheter
- **Dysäquilibriumsyndrom:** zerebrale Symptomatik bei zu rascher Entfernung des Harnstoffs aus dem Gefäßsystem (Hirnödem – selten, nur bei Einleitung der Dialysetherapie)
- selten allergische und pyrogene (fiebererzeugende) Reaktionen
- Übertragung von hämatogenen Erkrankungen (Hepatitiden B und C), deshalb Impfung gegen Hepatitis B und regelmäßiges Screening der Patienten nötig

9.14.2 Intermittierende Hämodiafiltration

Stofftransport durch Konvektion

Hier wird im Unterschied zur Hämodialyse das Blut unter **hydrostatischem Druck** über eine Dialysemembran mit höherer Wasserdurchlässigkeit (High-Flux-Membran) geleitet. In 4–6 Stunden können so bis zu 65 l Extrazellulärflüssigkeit ausgetauscht werden. Dabei werden größermolekulare Urämietoxine (sog. Mittelmoleküle) besser entfernt. Das abgepresste Volumen und die entfernten Elektrolyte werden durch eine Substitutionslösung ersetzt. Hierdurch entstehen größere Kosten als bei der Hämodialyse. Das Verfahren gilt als **kreislaufverträglicher**.

Kontinuierliche venovenöse Nierenersatztherapie

Auf **Intensivstationen** stehen die kontinuierliche venovenöse Hämofiltration, Hämodialyse und Hämodiafiltration (CVVH, CVVHD und CVVHDF) zur Verfügung. Die Wirkprinzipien entsprechen den intermittierenden Verfahren. Das Blut wird meist über zentralvenöse Katheter entnommen. Volumenentzug und Entgiftung erfolgen langsamer über 48 bis 72 h, sodass die Verfahren deutlich kreislaufschonender sind.

9.14.3 Peritonealdialyse

Die Peritonealdialyse eignet sich für die **Patientenselbstbehandlung** zu Hause. Eine entsprechende körperliche und geistige Eignung für die Heimdialyse muss jedoch vorhanden sein. Eine weitere Voraussetzung für eine erfolgreiche Therapie mit der PD ist eine geringe unterstützende Nierenrestfunktion mit einer GFR von wenigstens 3–5 ml/min mit entsprechender Urinrestausscheidung.

Funktionsprinzip
Das gut durchblutete **Peritoneum** (Größe ca. 1,0 bis 1,2 m²) dient als **biologische semipermeable Membran**. Über einen implantierten Katheter werden ca. 2.000 ml Dialysat über ein Beutel-Schlauch-System streng steril in die Bauchhöhle instilliert, dort 4–8 Stunden belassen (Verweilzeit), um dann gegen neue Dialyseflüssigkeit ausgetauscht zu werden. Elektrolyte und Säure-Base-Haushalt äquilibrieren sich durch Diffusion mit dem Dialysat, ebenso wandern Urämietoxine in die Spüllösung und werden so aus dem Körper entfernt. Durch Zugabe von Glukose ins Dialysat entsteht ein osmotischer Gradient, der freies Wasser in die Spüllösung zieht (Ultrafiltration) und damit eine Negativbilanz ermöglicht.

Ein Austausch der intraperitonealen Dialyselösung ist 4–5× täglich notwendig. **Vorteile der Peritonealdialyse** gegenüber der Hämodialyse sind, dass sie nicht kreislaufwirksam ist und vom Patienten selbstständig zu Hause oder auch bei der Arbeit durchgeführt werden kann. Außerdem ist der Patient während der Verweilzeit voll mobil.

Formen
- **kontinuierliche ambulante Peritonealdialyse** (CAPD): Beutelwechsel manuell durch den Patienten, 4–5× täglich
- nächtliche intermittierende Peritonealdialyse: Beutelwechsel mithilfe einer Maschine („Cycler"), über Nacht, als Heimdialyse an 7 Tagen der Woche; alternativ Durchführung bei hilfsbedürftigen oder unselbstständigen Patienten als sog. intermittierende Peritonealdialyse ca. 3×/Woche in einem Dialysezentrum

Komplikationen
- **Infektionen des Katheteraustritts** und **Kathetertunnels** machen eine lokale antiseptische Therapie erforderlich, bei Tunnelinfektion ist u. a. eine orale antibiotische Therapie indiziert. Bei drohender Durchwanderung der Bauchwand chirurgische Katheterexplantation und Neuanlage.
- **CAPD-assoziierte Peritonitis** mit abdominellen Beschwerden, Trübung des Dialysats, hohem Leukozytengehalt, Fieber und Leukozytose bis hin zur Sepsis. Die durch Peritonealdialyse bedingte Peritonitis erfordert ein frühzeitiges Erkennen. Sie kann bei frühzeitiger systemischer oder intraperitonealer Antibiotikagabe rasch zur Ausheilung gebracht werden.

9.14.4 Nierentransplantation

Das Transplantationsgesetz von 1997 legt die Grundlagen der Organtransplantation nach der sog. **erweiterten Zustimmungslösung** fest: Eine Organentnahme ist nur statthaft, wenn der Verstorbene bereits zu Lebzeiten – z. B. in einem Organspendeausweis – einer Organentnahme im Falle seines Hirntods zugestimmt hat bzw. die Angehörigen nach dessen Tod zustimmen. Auch der **Hirntod** ist durch diese Gesetzesregelung als Kriterium für die Definition des Tods anerkannt worden.

Dennoch liegt die Spendebereitschaft in der Bevölkerung bei nur 10–15 %. Daher steht jährlich 2.500 durchgeführten Nierentransplantationen eine Warteliste mit etwa 10.000 Patienten gegenüber. Die Spende einer von zwei gesunden Nieren im Rahmen einer Lebendspende führt zu keiner Einschränkung der Lebenserwartung. Die Lebendspende von Verwandten 1. Grades (wie Eltern für Kinder), aber auch von nichtverwandten nahestehenden Personen (wie Ehepartner) macht deshalb inzwischen einen steigenden Anteil aus. Aktuell erfolgen über 80 % als **allogene Leichennierentransplantation**, ca. 10 % als **Lebendspende** von einem gesunden Verwandten 1. Grades und ca. 5–10 % von einer nicht blutsverwandten Person, z. B. Ehepartner.

Geeignet zur Nierentransplantation sind nach Ausschluss von Kontraindikationen (s. u.) alle dialysepflichtigen, niereninsuffizienten Patienten bis zu einem Alter von ca. 70 Jahren, wobei keine strikte Altersgrenze besteht, wenn mit einer Verbesserung der Lebensqualität zu rechnen ist.

Organspende und -vergabe
Die **Organspende** wird in Deutschland über die **Deutsche Stiftung Organtransplantation** und die **Organvergabe** über **Eurotransplant** mit Hauptsitz in Leiden/Holland gesteuert. Eurotransplant ist ein Zusammenschluss der Benelux-Staaten, Österreichs, Deutschlands und Sloweniens. Die Zuteilung des Spenderorgans eines verstorbenen Patienten zu einem geeigneten Empfänger geschieht anhand von Histokompatibilität (Blutgruppe, HLA-Typisierung) und Prioritätskriterien wie Dringlichkeit, Wartezeit und Entfernung.

Ischämiezeit
Dabei handelt es sich um die Zeit, die die Niere nach Entnahme vom Spender ohne Blutzirkulation gekühlt und steril in Konservierungslösung („kalte" Ischämiezeit) verbringt, bevor sie an den neuen Empfängerkreislauf anastomosiert ist. Sie ist prognostisch wichtig. Wegen der guten Planbarkeit der Lebendspende (gleichzeitige Operation von Spender und Empfänger in benachbarten OP-Sälen) mit minimaler Ischämiezeit für die Spenderniere ist die Prognose für die Organfunktion in der Regel besser als für die allogene Leichenspenderniere.

OP-Prinzip
Es wird jeweils **nur eine Niere** transplantiert. Die Spenderniere wird dabei extraperitoneal in die Fossa iliaca des Patienten eingebracht. Die Nierengefäße werden mit den Iliakalgefäßen des Patienten anastomosiert, der Ureter direkt an die Blase angeschlossen. Die Eigennieren verbleiben im Regelfall in situ.

Transplantabilität
Bevor ein Patient auf die Transplantationsliste gesetzt werden kann, muss die Transplantabilität des Patienten festgestellt werden. Kontraindikationen müssen ausgeschlossen werden. **Entscheidende Bedeutung**, besonders bei Diabetikern, kommt der Evaluation des kardiovaskulären Status des Patienten zu.

> **MERKE**
> **Absolute Kontraindikationen von Nierentransplantationen**
> • aktive Tumorerkrankung
> • floride Ulkuskrankheit
> • zytotoxische Antikörper des Empfängers gegen Spenderlymphozyten
> • chronische Infektionen
> • fortgeschrittene Arteriosklerose mit KHK oder zerebrovaskulärer Beteiligung
>
> **Relative Kontraindikationen**
> • Alter ≥ 70 Jahre
> • mangelnde Patientencompliance
> • schwere psychiatrische Erkrankungen

Immunsuppression
Um Abstoßungsreaktionen des Fremdgewebes zu vermeiden, ist eine lebenslange **immunsuppressive Therapie** nach jeder allogenen Nierentransplantation notwendig. Die meisten Patienten erhalten eine Zweier- oder Dreierkombination. Zu Nebenwirkungen der immunsuppressiven Therapie ➤ 4.7.3.

Immunsuppressiva bei Nierentransplantation
- **Ciclosporin A (Sandimmun optoral®, Neoral®)**: blockiert u. a. die Produktion von Interleukin-2 in T-Helferzellen → Hemmung der Proliferation und Differenzierung von T-Zellen; wichtige Nebenwirkung: Nephrotoxizität
- **Tacrolimus (Prograf®)**: Wirkung wie Ciclosporin A, jedoch etwa 100fach stärker; ebenfalls dosisabhängig nephrotoxisch
- **Azathioprin (z. B. Imurek®)**: blockiert die DNA- und RNA-Synthese in immunkompetenten Lymphozyten → antiproliferative Wirkung
- **Mycophenolat-Mofetil (Cellcept®, Myfortic®)**: Wirkung ähnlich dem Azathioprin, jedoch spezifischer auf Lymphozyten; deutliche Reduktion

akuter Abstoßungsepisoden in den ersten Wochen nach Transplantation, jedoch auch Anstieg von schweren CMV-Infektionen
- **Sirolimus (Rapamune®), Everolimus (Certican®):** hemmen die Aktivierung und Proliferation von T-Lymphozyten; Nebenwirkungen u. a. Hyperlipidämie, Ödemneigung, Akne, verschlechterte Wundheilung und Panzytopenie
- **Glukokortikoide (z. B. Decortin H, Urbason®):** u. a. hemmende Effekte auf das Monozyten-Makrophagen-System über Hemmung der Interleukin-1- und Interleukin-6-Sekretion

Komplikationen
Perioperative Komplikationen sind Nierengefäßthrombosen, Blutungen, Ureterleckage, Lymphozele, Wundheilungsstörungen und die initiale Nichtfunktion des Transplantats durch akute Tubulusnekrose.

Daneben ist vor allem die **akute Abstoßungsreaktion** in den ersten Wochen und Monaten nach Transplantation häufig. Sie tritt in etwa 10–20 % der Fälle auf und ist mit den heutigen immunsuppressiven Therapieschemata recht gut beherrschbar (> 4.7.1).

Der langfristige Verlauf nach Nierentransplantation ist dagegen vor allem durch das Auftreten einer **chronisch-schleichenden Transplantatdysfunktion** geprägt, die weniger einer immunologischen Reaktion als vielmehr chronisch degenerativen Prozessen (z. B. Hochdruckschaden) entspringt. Ferner stellt die **nephrotoxische Potenz** von Ciclosporin A und Tacrolimus langfristig ein Problem dar.

Bei einigen Nierenerkrankungen kann es darüber hinaus nach Transplantation zu einem **Wiederauftreten der Grunderkrankung** in der transplantierten Niere kommen, z. B. bei fokaler Sklerose, IgA-Nephritis und hämolytisch-urämischem Syndrom. Wichtige **Infektkomplikationen** in den ersten Monaten nach der Transplantation sind z. B. Harnwegsinfekte, CMV-Infektion oder atypische Pneumonien (z. B. durch *Pneumocystis jiroveci*, > 12.16.6).

Prognose
Unter **Dreifach-Immunsuppression** mit Ciclosporin A, Mycophenolat-Mofetil und Steroiden beträgt das 1-Jahres-Transplantatüberleben ca. 90 %. Nach 5 Jahren sind noch etwa 70 % der Transplantate funktionstüchtig. Weiterhin hilft die konsequente **Behandlung der kardiovaskulären Risikofaktoren**, das Transplantat- und Patientenüberleben zu verbessern, also die Optimierung von Blutdruck, Blutfetten, Blutzuckereinstellung und Förderung einer gesunden, körperlich aktiven Lebensweise.

9.15 Nephrolithiasis

Syn.: Urolithiasis
Bei der Nephrolithiasis kommt es zur **Steinbildung im Nierenbecken-Kelch-System** und **in den ableitenden Harnwegen**. Von der Lage, Form und Größe der Steine hängt die bevorzugte urologische Therapie ab.

Epidemiologie
Das Harnsteinleiden ist eine häufige Erkrankung mit einer **Inzidenz** von 1–3 % pro Jahr. Die **Prävalenz** beträgt 5 % (1–10 %) bei Erwachsenen. Männer sind doppelt so häufig betroffen wie Frauen, der Häufigkeitsgipfel liegt zwischen dem 20. und 40. Lebensjahr. Es besteht eine unterschiedliche geografische Verteilung mit größerer Häufigkeit in trocken-heißen Regionen der Erde sowie in den wohlhabenden Industrienationen (eiweiß- und purinreiche Ernährung). In ca. 5–10 % besteht eine genetische Prädisposition.

Klinik
Nichtobstruierende Steine sind meist asymptomatisch und häufig ein Zufallsbefund. Prädilektionsstellen für Obstruktionen und damit schmerzhafte **Nierenkoliken** sind die physiologischen Engen des Ureters am Kelchhals, am pelviureteralen Übergang, an der Gefäßkreuzung mit den Iliakalgefäßen und am Ureterostium in die Blase. Es treten dabei stärkste, **kolikartige** (d. h. an- und abschwellende) **Schmerzen** im Rücken oder im seitlichen Unterbauch, abhängig vom Sitz des Steins, auf. Tief sitzende Steine führen zu in Hoden bzw. Schamlippen ausstrahlende Schmerzen. Ein Tieferwandern des Schmerzes spricht für eine Verlagerung des Konkrements nach distal. In die Blase abgewanderte Steine verursachen Symptome wie bei einer Zystitis oder Urethritis.

Begleitet werden die Schmerzen teils von einer **Makrohämaturie**, v. a. bei Abgang von Konkrementen über die Urethra; fast immer aber von einer **Mikrohämaturie und Allgemeinsymptomen** wie Übelkeit, Erbrechen und Subileussymptomatik.

Komplikationen

Wichtigste Komplikationen sind **Infektionen** bis hin zur Urosepsis. Bei persistierender Obstruktion und rezidivierenden Infekten kann eine chronische Niereninsuffizienz eintreten (chronische Pyelonephritis bei obstruktiver Nephropathie).

Ätiologie

➤ Tab. 9.21

Das **pathogenetische Prinzip** der Steinbildung in den Harnwegen ist eine Dysbalance zwischen **lithogenen** (steinfördernden) und **steinverhindernden** Substanzen bzw. Mechanismen. Ein erhöhter Anfall eines lithogenen Salzes im Urin führt zur Überschreitung des Löslichkeitsprodukts. Es kommt zur Nukleation: nach einer initialen Kristallisationskeimbildung weitere Anlagerung an präformierte Kristallisationskeime. Die weitergehende Kristallbildung lässt Aggregate von Kristallen entstehen, die zu sichtbaren Steinen heranwachsen können.

Die Lithogenese ist ein multifaktorielles Geschehen und stark vom **individuellen Risikoprofil** des Patienten abhängig:
- Menge der **antilithogenen Substanzen** im Urin wie Zitrat, Pyrophosphate, Mukopolysaccharide
- Urin-pH: neutralisierter Urin (pH 6–7) erhöht die Löslichkeit für Harnsäure, senkt jedoch die für Kalziumphosphat
- Trinkmenge (Spüleffekt bei höherer Trinkmenge)
- Infektionen der Harnwege: gesteigerte Lithogenität durch Ureaseaktivität einiger Bakterienstämme, die durch Harnstoffspaltung Ammoniak freisetzen, das den Harn alkalisiert; dadurch Ausfällung von Magnesiumammoniumphosphat und Kalziumphosphat; Bakterien können zu Kristallisationskeimen werden.

Diagnostisches Vorgehen
- **Anamnese**: familiäre Belastung, Lebens- und Ernährungsgewohnheiten
- **Blutuntersuchungen**: Kalzium, Phosphat, Harnsäure, Kreatinin, alkalische Phosphatase, evtl. Parathormon
- **Urinanalyse**: Urinteststreifen (pH, spezifisches Gewicht, Erythrozyten, Leukozyten, Nitrit), Urinmikroskopie (Nachweis von Erythrozyten, Leukozyten, Bakterien, Urinkristallen), 24-h-Sammelurin an drei verschiedenen Tagen mit quantitativer Bestimmung der ausgeschiedenen Mengen für Kalzium, Harnsäure, Oxalat, Zystin und Magnesium
- **Steinanalyse**: Bestimmung abgegangener Steine durch chemische Analyse, Infrarotspektroskopie oder Röntgendiffraktometrie
- **bildgebende Diagnostik**: Sonografie (schattengebende Konkremente, Pyelonaufstau, Zeichen chronischer Parenchymveränderungen); bei sonografisch nicht darstellbarem Konkrement CT ohne Kontrastmittel

Tab. 9.21 Die häufigsten Harnsteinarten und ihre Ätiologie.

Steinart	Ätiologie
Kalziumoxalat (60 %)	• idiopathische Hyperkalziurie • idiopathische Hyperoxalurie • primärer Hyperparathyreoidismus • Vitamin-D-Intoxikation, Milch-Alkali-Syndrom • renal-tubuläre Azidose
Kalziumphosphat (20 %)	Harnwegsinfekte durch harnstoffspaltende Bakterien (v. a. Proteus-Spezies)
Struvitsteine (10 bis 20 %), Magnesiumammoniumphosphat	Harnwegsinfekte durch harnstoffspaltende Bakterien (v. a. Proteus-Spezies)
Harnsäuresteine (5–15 %)	• Gicht (≈ 50 %) • idiopathische Hyperurikosurie (≈ 50 %) • Urikosurika • Dehydratation • Lesh-Nyhan-Syndrom (selten) • Tumorlysesyndrom
Zystinsteine (1–2 %)	Zystinurie (autosomal-rezessiv, selten)
Medikamentensteine (selten)	z. B. Sulfonamidsteine

Therapie bei Nierenkolik

Da viele Nierensteine mit einem Durchmesser < 6 mm spontan abgehen, besteht die Therapie bei einer Nierenkolik zunächst aus **symptomatischen Maßnahmen** (Schmerzbekämpfung und Förderung des Steinabgangs durch körperliche Bewegung und Flüssigkeitszufuhr). Erst wenn diese Maßnahmen erfolglos sind, wird eine **medikamentöse Litholyse** (bei Harnsäure-Steinen) oder eine **urologische Steinentfernung** eingeleitet.

Schmerzbekämpfung
Stark wirkende Analgetika (z. B. Metamizol, Pethidin) und Spasmolytika (z. B. Butylscopolamin), evtl. Analgesie über Epiduralkatheter. Morphinderivate können durch Tonuserhöhung an der glatten Sphinktermuskulatur die Kolik verstärken.

Litholyse
Nur bei **Harnsäuresteinen** möglich (s. Steinprävention)

Förderung des Steinabgangs
Notwendig ist eine **ausreichende Flüssigkeitszufuhr** und möglicherweise die Gabe von Diuretika, die Applikation von Wärme und eine nach Möglichkeit intensive körperliche Betätigung (Treppenlaufen) zur mechanischen Förderung des Steinabgangs.

Urologische Steinentfernung
Eine urologische Steinentfernung ist **primär indiziert** bei:
- therapieresistenten Schmerzen
- ausgeprägter Harnwegsobstruktion
- begleitendem Harnwegsinfekt
- großen Steinen ohne Chance auf Spontanabgang

Sekundär sollte sie bei Steinen erfolgen, die trotz konservativer Therapie über einen Zeitraum von 1–3 Wochen noch nicht abgegangen sind. Mögliche Verfahren sind:
- die **extrakorporale Stoßwellenlithotripsie (ESWL):** berührungsfreie Nierensteinzertrümmerung durch Stoßwellen, je nach physikalischem Prinzip elektrohydraulisch, elektromagnetisch oder piezoelektrisch, Erfolgsrate > 90 %
- die **perkutane Ultraschall- oder Laserlithotripsie** durch eine kleine Flankeninzision
- die **endoskopische Ultraschall- oder Laserlithotripsie** über ein Zystoskop
- die **endoskopische Entfernung** eines Steins mittels Fasszange oder Schlinge
- die **operative Steinentfernung** über eine Pyelotomie: heute nur noch selten notwendig

Steinprävention
Nach Erstdiagnose einer Nephrolithiasis sollte eine **Sekundärprophylaxe** erfolgen.

> **MERKE**
> - **allgemeine Maßnahmen**: ausreichende Trinkmenge von 2–3 l/Tag, vor allem auch zur Nacht
> - **Infektsteine**: Harnwegsinfektionen konsequent antibiotisch behandeln, bei phosphathaltigen Steinen Urin-Ansäuerung mittels Methionin (alternativ Obstessig, saure Säfte), Reduktion der intestinalen Phosphatabsorption kann durch Aluminiumhydroxid reduziert werden.
> - **kalziumhaltige Steine**: Ausschluss eines primären Hyperparathyreoidismus, Thiaziddiuretika zur Reduktion der Kalziumausscheidung im Urin, keine Ca^{2+}-arme Diät! (obsolet), Reduzierung der Oxalatzufuhr mit der Nahrung (schwarzer Tee, Zitrusfrüchten, Spinat, Kakao, Rhabarber), Komplexierung von Oxalat im Darm durch Gabe von Kalziumzitrat (Zitrat hemmt auch die Steinbilung)
> - **Harnsäuresteine**: Anhebung des Urin-pH auf 6,5 bis 7,0 mittels oraler Zitratsalze (z. B. Uralyt-U® mit Selbstkontrolle des Urin-pH durch Urinteststreifen), purinarme Ernährung (Reduktion von Fleisch, Innereien und Alkohol), gegebenenfalls Xanthinoxidase-Hemmer (Allopurinol)
> - **Zystinsteine**: Alkalisierung des Urins durch Zitrat- oder Bikarbonatsalz

9.16 Nierentumoren

Häufigster parenchymatöser Nierentumor des Erwachsenen ist das **Adenokarzinom der Niere** (Hypernephrom). Epithelialen Ursprungs ist dagegen das **Urothelkarzinom**. Häufigster Nierentumor des Kinds ist das **Nephroblastom** (Wilms-Tumor, Mischgeschwulst aus embryonalem Gewebe), das bevorzugt im 3. und 4. Lebensjahr auftritt. Gutartige epitheliale Tumoren (**Adenome**) sind selten, genauso wie gut- oder bösartige **mesenchymale Tumoren** der Nierenkapsel.

Adenokarzinom der Niere

Syn.: Nierenzellkarzinom, Hypernephrom, Grawitz-Tumor

Epidemiologie
Inzidenz 6/100.000/Jahr, m : w = 2 : 1, **Häufigkeitsgipfel** 55–60 Jahre, selten familiäre Häufung bei chromosomalen Aberrationen (Translokation zwischen Chromosom 3 und Chromosom 8) sowie beim autosomal-dominant vererbten Von-Hippel-Lindau-Syndrom (Angiomyomatose des Kleinhirns, der Retina sowie zystische und angiomatöse Veränderungen in Nieren, Pankreas und Leber).

Risikofaktoren sind Zigarettenrauchen und eine chronische Cadmiumexposition.

Klinik
Es gibt **keine typischen Frühsymptome**, alle klinischen Zeichen können Ausdruck einer schon fortgeschrittenen Tumorerkrankung sein. Die **klassische Trias** besteht aus:
- Makrohämaturie (60%)
- Flankenschmerzen (20–50%)
- palpablem Flankentumor (20–40%)

Hinzu kommen bei 50% der Patienten Allgemeinsymptome wie Abgeschlagenheit, Gewichtsverlust, Kachexie, BSG ↑. Möglich ist auch eine paraneoplastische Hormonbildung ("urologisches Chamäleon"), ähnlich wie beim kleinzelligen Bronchialkarzinom (> 5.9.1).

Komplikationen
Einwachsen des Tumors in die V. cava inferior und Abriss von Tumorzapfen: Tumorembolie, Lungenembolie, Pneumonie. **Hämatogene Metastasierung** über die V. renalis und V. cava inferior in Lunge und Mediastinum (≥ 70% der Metastasen), Knochen, Leber, Hirn.

Diagnostisches Vorgehen
Meist wird der Tumor als Zufallsbefund in einer **Ultraschalluntersuchung** entdeckt. Zur Bestätigung und zum Staging werden eine CT oder MRT sowie eine **Farbdoppler-Sonografie** zur Klärung der Ausbreitung des Tumors in Nierenvene oder V. cava und eine präoperative **Arteriografie** der Nierengefäße zum Nachweis pathologischer Vaskularisationen eingesetzt. Bei zweifelhafter Diagnose besteht die Möglichkeit einer **Feinnadelbiopsie**, jedoch mit der Gefahr der Verschleppung von Tumorgewebe.

Zu Stadien und 5-Jahres-Überlebensraten des Adenokarzinoms der Niere > Tab. 9.22.

Tab. 9.22 Stadien und 5-Jahres-Überlebensraten des Adenokarzinoms der Niere, Klassifikation nach Flocks.

Stadium (5-Jahres-Überleben)	Tumorausbreitung
Stadium I (70–80%)	Tumor innerhalb der Nierenkapsel
Stadium II (50–65%)	Durchbruch durch die Nierenkapsel, aber intakte Gerota-Faszie
Stadium IIIA (25–50%)	Infiltration von Nierenvene oder V. cava inferior
Stadium IIIB (5–15%)	Befall regionaler Lymphknoten
Stadium IV (≤ 5%)	Infiltration benachbarter Organe oder Fernmetastasierung

Pathologie
Es handelt sich um ein **Adenokarzinom**, das vornehmlich papillär wächst (80–90%) und nach dem zytologischen Typ weiter unterteilt werden kann in klarzellig, chromophilzellig, chromophob, Onkozytom und Ductus-Bellini-Typ.

Therapie
Eine **kurative Therapie** ist, wenn keine Fernmetastasen vorliegen, durch eine radikale Tumornephrektomie (gesamte Niere) mit Lymphadenektomie möglich. Kleinere Tumoren können auch organerhaltend reseziert werden.

Palliative Therapie
Chemotherapie und Strahlentherapie sind relativ erfolglos. Bei metastasierten Tumoren lässt sich die Prognose geringfügig durch eine **Immuntherapie** verbessern. Solitäre Fernmetastasen können **operativ ausgeräumt**, inoperable Tumormassen **embolisiert** werden.

9.17 Fehlbildungen

Fehlbildungen und Lageanomalien der Nieren und der Harnwege sind relativ häufig (ca. 1/100–1/1.000) und meist Zufallsbefunde. Möglich ist eine fehlende (**Agenesie**) oder unterentwickelt angelegte (**Hypoplasie**) Niere mit kompensatorischer Hyperplasie der Gegenseite sowie **Doppelungen** der Nieren auf einer Seite.

Die **Hufeisenniere**, die häufigste Fehlanlage (ca. 1/800), tritt gehäuft bei Trisomie 18 und beim Turner-Syndrom auf. Dabei sind die kaudalen Nierenpole verschmolzen und überkreuzen Aorta und V. cava inferior, es kann eine Hydronephrose entstehen. Gleichzeitig besteht eine Malrotation der verschmolzenen Organe.

Erworben ist hingegen die **Nephroptose** („Wanderniere") infolge einer Muskelhypotonie, Kachexie oder allgemeinen Bindegewebsschwäche mit einer Absenkung einer oder beider Nieren beim Aufstehen aus dem Liegen um mehr als 5 cm. Bei gleichzeitiger Rotation kann es zu einer passageren Minderdurchblutung kommen. Symptome entstehen in allen Fällen seltener primär durch die Fehlbildung, sondern sekundär durch Harnwegsobstruktion und Infektionen.

9.18 Niere und Schwangerschaft

Während der Schwangerschaft kommt es physiologischerweise zu einem **Anstieg des renalen Plasmaflusses** (RPF) und **der glomerulären Filtrationsrate** (GFR) um jeweils 30–50 %. Das Serum-Kreatinin sinkt ab auf Werte um 0,5 mg/dl (45 µmol/l). Werte von mehr als 0,9 mg/dl (80 µmol/l) sind bereits als pathologisch zu werten. Systolischer und diastolischer Blutdruck sinken im Verlauf um bis zu 15 mmHg durch vasodilatatorische Prostaglandine aus der Plazenta und vermindertes Ansprechen auf Angiotensin II. Störungen in der uteroplazentaren Einheit sind häufig mit **Bluthochdruck** in der Schwangerschaft assoziiert und gehen im Extremfall mit **Präeklampsie** und **HELLP-Syndrom** einher (> 21.5.4).

Akute Pyelonephritis in der Schwangerschaft

Die akute Pyelonephritis ist die **häufigste ernste Komplikation** während der Schwangerschaft. Prädisponierend sind die physiologische Erweiterung der Ureteren in der Schwangerschaft und vorbestehende Anomalien der ableitenden Harnwege.

Vorbestehende Nierenerkrankungen

Der Verlauf bei **kongenitalen Zystennieren, IgA-Nephritis** und **Minimal-Change-Glomerulonephritis** wird kaum beeinflusst, während andere GN-Formen während einer Schwangerschaft mit einer raschen Progression einhergehen können.

Die Prognose einer Schwangerschaft bei **diabetischer Nephropathie, systemischem Lupus erythematodes** und **Sklerodermie** ist dagegen schlechter.

Schwangerschaft bei Dialysepatientinnen

Eine Schwangerschaft unter Dialyse ist selten, da die meisten Patientinnen amenorrhoisch sind. Die fetale Mortalität ist erhöht.

Schwangerschaft nach Nierentransplantation

Die Konzeptionsrate ist nach erfolgreicher Transplantation deutlich verbessert, die Frühgeburtenrate ist jedoch hoch und fetale Schäden drohen v. a. durch Hypertonie.

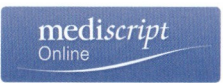

Und jetzt üben mit den passenden IMPP-Fragen:
http://www.mediscript-online.de/Fragen/
KiaAngstwurm_Kap09
(Anleitung s. Buchdeckel-Innenseite).

KAPITEL 10
Wasser- und Elektrolythaushalt

Bearbeitet von Sylvère Störmann auf Grundlage des Kapitels im Basislehrbuch Innere Medizin, 4. A., Autor: Herbert Renz-Polster

10.1	Physiologie	747
10.1.1	Körperwasser und seine Verteilung	747
10.1.2	Osmotische Konzentration	751
10.1.3	Übergeordnete Steuerung	752
10.2	Diagnostisches Vorgehen	754
10.3	Natrium	755
10.3.1	Physiologie	755
10.3.2	Hyponatriämie	756
10.3.3	Hypernatriämie	758
10.4	Störungen des Wasserhaushalts	760
10.4.1	Dehydratation	762
10.4.2	Hyperhydratation	765
10.5	Kalium	766
10.5.1	Physiologie	766
10.5.2	Diagnostisches Vorgehen	767
10.5.3	Hypokaliämie	768
10.5.4	Hyperkaliämie	769
10.6	Kalzium	770
10.6.1	Physiologie	770
10.6.2	Hypokalzämie	771
10.6.3	Hyperkalzämie	773
10.7	Magnesium	775
10.7.1	Physiologie	775
10.7.2	Hypomagnesiämie	775
10.7.3	Hypermagnesiämie	776
10.8	Chlorid	776
10.9	Phosphat	777
10.9.1	Physiologie	777
10.9.2	Hypophosphatämie	778
10.9.3	Hyperphosphatämie	779
10.10	Säure-Base-Haushalt	779
10.10.1	Physiologie	779
10.10.2	Säure-Base-Störungen und ihre Kompensation	781
10.10.3	Diagnostisches Vorgehen	782
10.10.4	Azidose	786
10.10.5	Alkalose	788

Prüfungsschwerpunkte

+++ Säure-Basen-Haushalt (Interpretation Blutgasanalyse, gemischte Störungen, Azidose, Alkalose), Hyper-/Hypokaliämie (Ursachen, Symptome, Therapie), Hyperkalzämie (Ursachen)
++   Hyper-/Hyponatriämie (Ursachen, Therapie)
+   Hyperventilationstetanie

Der menschliche Stoffwechsel hängt zu einem großen Teil von der richtigen Balance im Wasser- und Elektrolythaushalt ab. Das bedeutet eine bestimmte Konzentration von Wasserstoffionen (pH-Wert), eine bestimmte Konzentration an gelösten Stoffen (Osmolarität) und eine bestimmte Konzentration und Verteilung bestimmter Elektrolyte, die für den reibungslosen Ablauf der verschiedenen Stoffwechselvorgänge notwendig sind. Da die Aufnahme von Wasser, Salzen, Säuren und Basen nicht durchweg konstant ist, arbeiten fast alle Organe – vor allem die Lunge, die Nieren, die Leber, die Nebennieren, die Haut und das ZNS – daran, das Gleichgewicht des inneren Milieus aufrechtzuerhalten (Homöostase).

Störungen des Wasser- und Elektrolythaushalts sind meist Folge komplexer Grunderkrankungen. Nicht selten sind sie aber auch iatrogen induziert, etwa durch intravenöse Infusionen oder Diuretika, die tief in diesen Haushalt eingreifen können. Die klinischen Konsequenzen einer gestörten Homöostase sind vielfältig: Sie können von einer unspezifischen Muskelschwäche bis hin zu lebensbedrohlichen Herzrhythmusstörungen und ZNS-Symptomen wie Krampfanfällen und Koma reichen. Dementsprechend ist die Kenntnis von Ursachen, Symptomen und Therapie von Störungen des Wasser-, Elektrolyt- und Säure-Basen-Haushalts von großer Bedeutung für das Examen.

10.1 Physiologie

10.1.1 Körperwasser und seine Verteilung

Wassergehalt des Körpers

Das Gesamtkörperwasser macht beim Erwachsenen je nach Alter und Fettgehalt zwischen 45 und 70 % des Körpergewichts aus, beim gesunden erwachsenen Mann etwa 60 %. Zwei Drittel des Gesamtkörperwassers liegen **intrazellulär**, ein Drittel **extrazellulär**. Nur 8 % und damit etwa 5 Liter des Gesamtkörperwassers befinden sich **intravasal**.

> **MERKE**
> Der Wassergehalt des Körpers kann nicht mit Routinemethoden gemessen werden. Der Arzt muss sich deshalb bei der Einschätzung des Wasserhaushalts auf klinische Zeichen verlassen, die ihm entweder eine Wasserüberladung (Hyperhydratation) oder einen Wassermangel (Dehydratation) anzeigen.

Kompartimente

Um den Flüssigkeitshaushalt des Körpers besser zu verstehen, hat es sich bewährt, den Körper in verschiedene, durch Zell- oder Basalmembranen **abgegrenzte Flüssigkeitsräume** einzuteilen, die sog. Kompartimente:
- ⅔ des Körperwassers befinden sich im **Intrazellulärraum** (ICR).
- ⅓ des Gesamtkörperwassers liegt extrazellulär. Der **Extrazellulärraum** (ECR) teilt sich in weitere Räume auf:
  – interstitieller Raum: ¾ des Extrazellulärraums
  – intravasaler Raum: ¼ des Extrazellulärraums.

Flüssigkeitsverluste, für die es keine suffiziente Erklärung gibt, werden oft als Verluste in den „dritten Raum" beschrieben. Trotz zahlreicher Untersuchungen hierzu gibt es weder einheitliche Definitionen noch Einigkeit darüber, ob es ein solches Kompartiment tatsächlich gibt.

Aufgrund der selektiven Permeabilität der Körpermembranen sowie aufgrund aktiver Pumpmechanismen hat jedes Kompartiment eine andere chemische Zusammensetzung. Da sich Wasser frei über die Kompartimente verteilt, ist die Teilchenkonzentration (**osmotischer Druck**) in allen Kompartimenten jedoch etwa gleich hoch.

Wasserbewegungen zwischen den Kompartimenten

Die Verteilung des Wassers zwischen den verschiedenen Verteilungsräumen (und damit ihr relatives Volumen) wird von osmotischem, kolloidosmotischem und hydrostatischem Druck bestimmt (➤ Abb. 10.1).
- Der **osmotische Druck** ist der ausgeübte und messbare Druck, um den Konzentrationsunterschied zwischen Räumen unterschiedlicher Teilchenkonzentration, die durch eine zwischen den Räumen befindliche **semipermeable Membran**

(z. B. Zellmembran) getrennt sind, auszugleichen. Er führt zu ausgleichenden Wasserbewegungen und damit zu Volumenänderungen der Ausgangsräume.
- An Membranen, die nur für große Moleküle undurchlässig sind (z. B. die Basalmembran der Kapillaren), entsteht analog zum osmotischen Druck der **kolloidosmotische Druck (onkotischer Druck)**. Er wird im Gefäßsystem vor allem durch Proteine – besonders Albumin – aufgebaut.
- Allein durch das Gewicht einer Flüssigkeit auf ihre Umgebung ausgeübter Druck wird als **hydrostatischer Druck** bezeichnet (z. B. Druck der Blutsäule auf die Gefäßwände). Im arteriellen Schenkel des Kreislaufs wird der hydrostatische Druck durch den vom Herzen aufgebauten Druck entscheidend beeinflusst, im venösen Schenkel spielt die Schwerkraft die entscheidende Rolle.

Verteilung zwischen Intra- und Extrazellulärraum

Die relative Verteilung des Gesamtkörperwassers zwischen diesen durch Zellmembranen getrennten Kompartimenten wird durch deren osmotischen Druck bestimmt. Physiologischerweise ist der osmotische Druck von Intra- und Extrazellulärraum (trotz der unterschiedlichen Ionenzusammensetzung) aufgrund der freien Diffusionsmöglichkeit für Wasser zwischen den Kompartimenten etwa gleich und recht konstant.

Nennenswerte **osmotische Abweichungen** entstehen besonders dann, wenn die Konzentration von Natrium, dem mengenmäßig überwiegenden Teilchen des Extrazellulärraums, aus dem Lot gerät: Der resultierende osmotische Druckunterschied sorgt für Nettobewegungen von Wasser zwischen den Kompartimenten, die dadurch volumenmäßig verändert werden. Es kommt also entweder zu einem Volumenverlust des ICR zugunsten des ECR oder umgekehrt.

Verteilung zwischen Intra- und Extravasalraum

Intra- und Extravasalraum werden von der Basalmembran der Kapillaren getrennt. Die relative Verteilung des Körperwassers zwischen diesen Räumen wird durch die im Interstitium und in der Kapillare wirkenden **kolloidosmotischen und hydrostatischen Drücke** sowie die **Permeabilität** der Kapillaren bestimmt.

Die Basalmembran ist für Elektrolyte frei permeabel, sie hält jedoch Proteine zurück. Durch Proteine wird im Wesentlichen der onkotische Druck aufgebaut, der die Flüssigkeit in den Gefäßen hält bzw. zu einer Flüssigkeitsverschiebung in die Gefäße führt. Dem wirkt der hydrostatische Druck entgegen, der vom Herzen und von der Schwerkraft aufgebaut wird. Besonders im arteriellen Schenkel der Kapillaren wird deshalb Flüssigkeit aus den Gefäßen ins Interstitium „abgepresst", während es im venösen Schenkel infolge der erhöhten Kolloidkonzentration zur Wiederaufnahme von Wasser in das Gefäßlumen kommt. Diese Prozesse stehen beim Gesunden im Gleichgewicht.

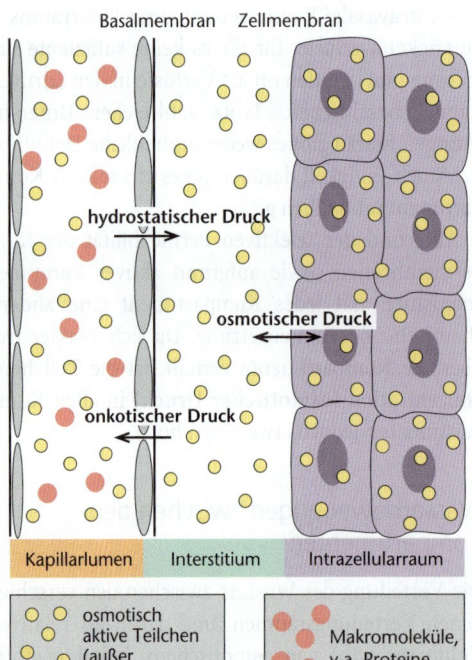

Abb. 10.1 Homöostase im ICR und ECR: Die Wasserbewegungen zwischen ICR und ECR werden durch den osmotischen Druck bestimmt, die Verschiebungen innerhalb des ECR zwischen Interstitium und Intravasalraum durch den hydrostatischen und den onkotischen Druck. [L157]

Elektrolytverteilung zwischen den Kompartimenten

Intra- und Extrazellularraum unterscheiden sich grundsätzlich in ihrer Elektrolytzusammensetzung.

Intrazellulär überwiegt als Kation bei Weitem **Kalium**, extrazellulär **Natrium**. Negative Ladung tragen intrazellulär überwiegend **Proteine und Phosphate**, extrazellulär im Wesentlichen **Chlorid und Bikarbonat** (➤ Abb. 10.2). Die unterschiedliche Elektrolytzusammensetzung wird durch aktive Pumpmechanismen an der Zellmembran aufrechterhalten (die Natrium-/Kalium-Pumpe hält Natrium im Extrazellulärraum, Kalium dagegen im Intrazellulärraum).

Intra- und Extrazellulärvolumen

Das **Volumen von Intra- und Extrazellulärraum** hängt von deren jeweiligem Wassergehalt ab.
- Dieser wird zum einen von der **Osmolalität** (bzw. dem von ihr ausgeübten **osmotischen Druck**) bestimmt: Fügt man dem Extrazellulärraum z. B. Mannitol zu, so kommt es zur Volumenausdehnung des Extrazellulärraums auf Kosten des Intrazellulärraums. Die Osmolalität bestimmt also die **relative Volumenverteilung** zwischen den Kompartimenten bzw. die relative Größe des ICR und ECR.
- Darüber hinaus wird die Größe von ECR und ICR durch die absolute **Menge der Elektrolyte** im Kompartiment bestimmt: Fügt man dem Extrazellulärraum z. B. isotone Kochsalzlösung zu, so erhöht sich die Osmolalität des ECR dadurch nicht und die Natrium-Konzentration ändert sich allenfalls minimal. Was sich ändert, ist der **Natrium-Bestand** des Extrazellulärraums. Da das Natrium aufgrund aktiver Regulationsmechanismen fast ausschließlich im ECR verbleibt, kommt es durch den erhöhten Natrium-Bestand zur Volumenausdehnung des ECR. Der Intrazellulärraum verändert sich in diesem Fall volumenmäßig praktisch nicht, es handelt sich also um eine **absolute Volumenausdehnung** des ECR.

Die beiden Kationen Natrium und Kalium sind die einzigen mengenmäßig bedeutenden „kompartimentgebundenen" Elektrolyte, sodass nur sie als volumenbestimmend gelten können (Na^+ für den ECR, K^+ für den ICR). Die Bedeutung des Natriums übersteigt dabei die des Kaliums erheblich, da lediglich das Extrazellulärvolumen aktiv durch übergeordnete Steuerungsmechanismen reguliert wird.

Natriumgehalt und Extrazellulärvolumen

Die Steuerung des Extrazellulärvolumens und damit auch des gesamten Körperwassers erfolgt über die Retention bzw. Exkretion von Natrium. Das absolute Volumen des Gesamtkörperwassers korreliert somit mit dem **Natriumgehalt** des Körpers.

Der Körper passt die tägliche Natrium-Ausscheidung an die tägliche Natrium-Aufnahme an. Dies geschieht physiologischerweise in erster Linie über den **Renin-Angiotensin-Aldosteron-Mechanismus** sowie über **nierenwirksame Peptide**.

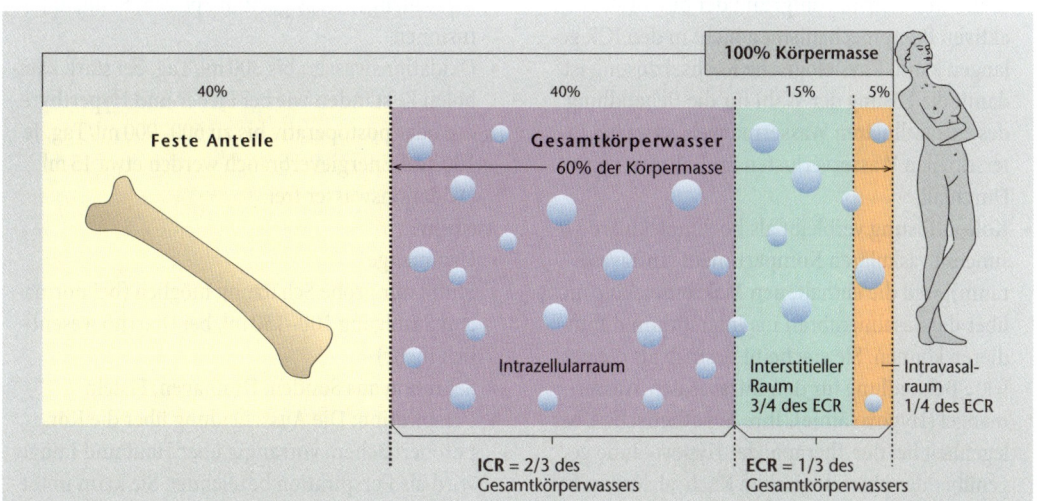

Abb. 10.2 Flüssigkeitsräume und ihre Elektrolytzusammensetzung: Die im ICR etwas höhere Teilchenkonzentration ist die Folge der dort höher konzentrierten, nichtdiffusiblen Proteine (Donnan-Effekt). [L157]

MERKE

Der enge Zusammenhang zwischen Natriumgehalt und Wassergehalt erklärt, warum die Natrium-Ausscheidung der Nieren so stark fluktuieren kann. Die Natrium-Ausscheidung über den Urin kann von einem Bruchteil eines Millimols bis zu 2.000 mmol pro Tag variieren.

Infusionslösungen und ihre Wirkung auf die Kompartimente

Die intravenöse Zufuhr eines identischen Volumens an Kolloidlösung (z. B. 5-prozentige Albumin-Lösung), physiologischer Kochsalzlösung (enthält je 154 mmol/l Na^+ und Cl^-) und 5-prozentiger Glukose-Lösung hat sehr unterschiedliche Effekte auf die einzelnen Flüssigkeitsräume:

- **Glukose-Lösung** wird gleichmäßig auf alle Kompartimente verteilt. Dies ist dadurch bedingt, dass die Glukose im Körper metabolisiert wird und das verbleibende „freie" Wasser ungehindert über die Körpermembranen diffundieren kann. Voraussetzung für die „Volumenneutralität" der Glukose-Lösung ist allerdings das Vorhandensein von Insulin. Fehlt Insulin (z. B. im diabetischen Koma), kommt es durch den osmotischen Effekt der nicht in den Intrazellulärraum transportierten und dort verstoffwechselten Glukose zu einer Volumenausdehnung des Extrazellulärraums auf Kosten des Intrazellulärraums.
- **Physiologische Kochsalzlösung** verbleibt praktisch ausschließlich im extrazellulären Kompartiment, weil Natrium aufgrund der beschriebenen aktiven Pumpmechanismen nicht in den ICR gelangen kann. Physiologische Kochsalzlösung ist damit die Lösung der Wahl für die Behandlung des extrazellulären Wassermangels, etwa bei interstitiellen Wasserverlusten im Rahmen von Durchfall.
- **Kolloidlösung** verbleibt als hochmolekulare Lösung im vaskulären Kompartiment (Intravasalraum), weil die enthaltenen Makromoleküle nicht über die Basalmembran ins Interstitium diffundieren können. Sie erscheint deshalb als die perfekte Behandlung für den intravasalen Wassermangel (Hypovolämie). Ihre hypothetische Überlegenheit bei der Therapie der Hypovolämie gegenüber der physiologischen Kochsalzlösung hat sich in klinischen Versuchen jedoch nicht bestätigt.
- **Ringer-Laktat** ist eine leicht hypotone Kristalloidlösung mit Na^+ (130 mmol/l), K^+ (4 mmol/l), Ca^{2+} (3 mmol/l); als begleitendes Anion liegt neben Chlorid (109 mmol/l) Laktat (28 mmol/l) vor. Wie andere organische Anionen (z. B. Acetat, Zitrat, Glukonat) wird Laktat in der Leber zu Bikarbonat metabolisiert. Ähnlich der physiologischen Kochsalzlösung wird Ringer-Laktat zur initialen Schocktherapie bei Hypovolämie verwendet. Der Vorteil besteht in der geringeren Chloridbelastung. Nachteile können entstehen, wenn beim schwerwiegenden Schock die Leberzellen so weit geschädigt sind, dass das Laktat nicht zu Bikarbonat metabolisiert werden kann.
- **Hydroxyethylstärke (HES)** ist ein synthetisches Kolloid, das als sogenannter Plasmaexpander bei Hypovolämie verwendet wird. Die theoretischen Vorteile konnten klinisch nicht bestätigt werden. Bei großvolumiger Applikation besteht auch die Gefahr, ein akutes Nierenversagen auszulösen. Zudem sind allergische, z. T. lebensbedrohliche Reaktionen beschrieben worden.

Flüssigkeitsbedarf und Wasserumsatz

Der tägliche Wasserumsatz beim gesunden Erwachsenen beträgt etwa 2–2,5 Liter. Zufuhr und Ausfuhr verteilen sich in etwa so:

Einfuhr:
- Trinkmenge, Flüssigkeit in Speisen, Sonden, Infusionen
- Oxidationswasser: bis 300 ml/Tag, bei stark katabolen Zuständen wie bei Fieber und Hyperthyreose oder postoperativ bis zu 600–900 ml/Tag. Je 100 kcal Energieverbrauch werden etwa 15 ml Oxidationswasser frei.

Ausfuhr:
- Urinmenge
- Stuhl: nur grobe Schätzung möglich (bei normalem Stuhlgang 100–150 ml, bei Diarrhö wesentlich mehr)
- Sekretion aus Sonden, Drainagen, Fisteln
- Perspiration: Die Ausscheidung über die Körperoberflächen, vorrangig über Haut und Lunge, wird als Perspiration bezeichnet. Sie kann unterteilt werden in Perspiratio sensibilis („spürbare" Perspiration, also Schweiß) und Perspiratio insensibilis („nicht spürbare" Perspiration, v. a.

über Hautverdunstung und Lunge). Sie beträgt bei normaler Körpertemperatur bis 900 ml/Tag. Bei Fieber kann sie zusätzlich ~ 1 Liter pro Grad Temperatur betragen und damit entscheidende Flüssigkeitsverluste bewirken.

Der Flüssigkeitsbedarf hängt von vielen Faktoren ab, so zum Beispiel vom Kalorienverbrauch (d. h. dem Stoffwechselumsatz), den Bedürfnissen der Thermoregulation, den aktuellen Wasserverlusten (z. B. Durchfall), der Zufuhr von Salzen und Proteinen sowie der Konzentrationsfähigkeit der Nieren.

MERKE
Als Faustregel gilt, dass 1 ml Wasser benötigt wird, um eine Kilokalorie Energie zu verstoffwechseln und ihre Abbauprodukte auszuscheiden. Kalorienbedarf und Wasserbedarf sind somit eng gekoppelt.

Flüssigkeitsbilanz

In der Klinik wird bei vielen Krankheitsbildern der Wasserumsatz rechnerisch erfasst, um Abweichungen im Flüssigkeitshaushalt frühzeitig zu erkennen und entsprechende Gegenmaßnahmen einzuleiten. Die **Ein- und Ausfuhr** des Patienten werden protokolliert und so eine Bilanzierung des Wasserhaushalts vorgenommen. So erfolgt etwa bei dekompensierter Herzinsuffizienz eine negative Bilanzierung als therapeutische Maßnahme zur Senkung der Vorlast.

Salzkonzentrationen der verschiedenen Körperflüssigkeiten

Die Kenntnis der Zusammensetzung der Körperflüssigkeiten ist aus zwei Gründen wichtig: Zum einen können die physiologischen Konsequenzen eines Verlustes an bestimmten Flüssigkeiten nur dann abgeschätzt werden, wenn ihre Zusammensetzung bekannt ist. Zum Zweiten müssen im klinischen Alltag Sekretverluste häufig therapeutisch ersetzt werden. Die Wahl der entsprechenden Substitutionslösung hängt von der Zusammensetzung der verlorenen Flüssigkeit ab (➤ Tab. 10.1).

Folgende **Faustregeln** gelten:
- Bei starkem Schwitzen müssen trotz der relativen Hypotonie des Schweißes neben Wasser auch Elektrolyte (v. a. NaCl) ersetzt werden.
- Verluste an Magensaft (durch Erbrechen oder Absaugsonden) führt zu H^+- und Cl^--Verlusten und damit zur hypochlorämischen metabolischen Alkalose.
- Bei Verlust von Galle oder Pankreassaft dominieren Bikarbonat-Verluste und führen zur metabolische Azidose.

10.1.2 Osmotische Konzentration

Der osmotische Effekt einer Lösung hängt nicht von ihrer Ladung oder Masse, sondern einzig und allein von der Zahl der in ihr gelösten Teilchen ab. Ein osmotischer Konzentrationsunterschied von nur einem Milliosmol (mosmol) baut dabei einen osmotischen Druck von 19,3 mmHg (2,57 kPa) auf. Man unterscheidet:
- **Osmolarität**: Konzentration gelöster Teilchen/l. Einheit: osmol/l
- **Osmolalität**: Konzentration gelöster Teilchen pro **Kilogramm**. Einheit: osmol/kg. Normwert der Osmolalität im Plasma oder Serum: 280–296 mosmol/kg.

Tab. 10.1 Durchschnittliche Elektrolytkonzentrationen und tägliche Produktionsmengen von Körpersekreten (in mmol/l)

Sekret	Na^+	K^+	Cl^-	HCO_3^-	H^+	Menge (ml in 24 h)
Magen	20–80	5–20	100–150	0	0–30	2.500
Galle	120–140	5	100	60	0	500
Pankreas	120–140	5–15	40–80	100–150	0	1.500
Dünndarm	100–140	5–15	90–130	50	0	1.000
Kolon	60	70	15	30	0	200
Durchfall	10–90	10–80	10–110	20–50	0	1.000–30.000
Verbrennung	140	5	110	bis 30	0 (Protein: 3–5 g/dl)	bis mehrere Liter

> **MERKE**
> Bei proteinhaltigen Lösungen wie Blutplasma ist die Angabe der Osmolalität vorzuziehen, da diese Einheit berücksichtigt, dass die Eiweißmoleküle selbst ein relativ großes Volumen besitzen.

Osmotische Lücke

Anhand der Konzentrationen der im Serum hauptsächlich osmotisch wirksamen Einzelkomponenten (Natrium, Glukose und Harnstoff) kann die Serumosmolalität abgeschätzt werden. Die im Labor gemessene Osmolalität sollte von der geschätzten Osmolalität um nicht mehr als 15 mosmol/kg abweichen. Tut sie es dennoch (**osmotische Lücke**), so kann vermutet werden, dass physiologischerweise nicht vorkommende osmotisch aktive Substanzen im Serum vorhanden sind, wie z. B. Mannitol, Ethylalkohol oder andere Alkohole wie Methanol oder Ethylenglykol.

> **MERKE**
> Eine osmotische Lücke kann deshalb bei der Diagnostik von unklaren Vergiftungen hilfreich sein. Sie spielt auch bei der Abklärung einer metabolischen Azidose eine entscheidende Rolle.

Osmolalität versus Tonizität

Während die Osmolalität den osmotischen Druck und damit die Teilchenkonzentration einer Lösung beschreibt, bezeichnet die Tonizität den Effekt einer Lösung (z. B. Plasma) auf das Volumen einer Zelle. Lösungen, die einer Zelle Wasser entziehen, nennt man **hyperton**. Lösungen, die das Volumen einer Zelle erhöhen, sind **hypoton**. Lösungen ohne Volumeneffekt sind **isoton**.

Die Tonizität einer Lösung hängt im Wesentlichen direkt mit ihrer Osmolalität zusammen. Teilchen, die ungehemmt über die Zellmembran diffundieren (z. B. Harnstoff, Ethanol), tragen zwar zur Osmolalität einer Lösung, nicht jedoch zu ihrer Tonizität bei, da sich ihr osmotisches Potenzial aufgrund der raschen Equilibrierung nicht in Volumeneffekten niederschlägt.

Osmolalitätsabweichungen

Osmolalitätsänderungen (z. B. durch extrazelluläre Wasser- und/oder Elektrolytverluste) führen zu Wasserverschiebungen zwischen den Kompartimenten und damit zu Veränderungen der Elektrolytkonzentrationen in den Verteilungsräumen.

Da insbesondere die Hirnzellen sehr empfindlich auf Milieuänderungen reagieren, äußern sich Abweichungen vor allem durch zerebrale Symptome: Somnolenz bis Koma, hirnorganisches Psychosyndrom, Krampfanfälle.

10.1.3 Übergeordnete Steuerung

Die Homöostase des **Wasser-Elektrolyt-Osmolalitäts-Haushalts** ist komplex. Sie zielt in zwei Richtungen: Volumenregulation und Osmoregulation. Das grundsätzliche Verständnis wird erleichtert, wenn man sich drei **Grundprinzipien** vor Augen hält:

- Das einzige aktiv durch Steuerungsmechanismen regulierte Kompartiment ist der **Extrazellulärraum**.
- Die **Volumenregulation** des Extrazellulärraums erfolgt durch Ausscheidung (oder Retention) von **Natrium**.
- Die Regulation der Teilchenkonzentration (**Osmoregulation**) erfolgt dagegen durch Ausscheidung (oder Retention) von **freiem Wasser**.

Vier wesentliche **Regulationsmechanismen** spielen für die Aufrechterhaltung von Osmolalität und Volumen eine Rolle:

- Renin-Angiotensin-Aldosteron-System
- nierenwirksame Peptide
- ADH-Sekretion
- Durstmechanismus

Dabei stehen die ersten zwei Mechanismen vor allem im Dienst der **Volumenregulation** (und damit auch der Kreislaufregulation). Die letzteren zwei Mechanismen beeinträchtigen die Wasserbilanz und stehen deshalb primär im Dienst der **Osmoregulation**. Ihr Anteil an der Steuerung des Extrazellulärvolumens ist normalerweise gering, kann jedoch im Krankheitsfall die Osmolalitätsregulation „übertrumpfen" und damit für den Volumenstatus entscheidend werden.

Renin-Angiotensin-Aldosteron-System (RAAS)

In der Niere registrieren Zellen des juxtaglomerulären Apparates die Natrium-Konzentration des Primärharns. Zusätzlich messen Barorezeptoren im arteriellen Schenkel des Glomerulus den Blutdruck.

Bei Abfall der Nierendurchblutung – in geringem Maße auch bei Abfall der Natrium-Konzentration im Primärharn – wird vermehrt Renin gebildet und damit das Renin-Angiotensin-Aldosteron-System aktiviert (➤ Abb. 10.3). Durch die Wirkung von Angiotensin II kommt es zur Vasokonstriktion verschiedener Gefäßsysteme, durch die Wirkung von Aldosteron zur vermehrten Natrium- und Wasserretention. Der letztere Mechanismus führt zu einer Zunahme des Extrazellulärvolumens und damit auch des Blutvolumens.

Nierenwirksame Peptide

Die Aktivierung venöser Dehnungsrezeptoren in den intrathorakalen Kapazitätsgefäßen und im rechten Herzvorhof beeinflusst die Wasser- und Natrium-Balance durch:

- Auslösung autonomer Reflexe, die ihrerseits wiederum die renale Natrium-Ausscheidung beeinflussen,
- Aktivierung hormonaler Mediatoren mit natriuretischer Wirkung, darunter das **a**triale **n**atriuretische **P**eptid (**ANP**). Diese Mediatoren wirken z. T. antagonistisch zum RAAS-System, ihr Nettoeffekt besteht in der gesteigerten Natrium-Ausscheidung durch die Nieren.

ADH-Sekretion

Die ADH-Sekretion des Hypothalamus wird in erster Linie durch hypothalamische **Osmorezeptoren** gesteuert. Steigt die Osmolalität des Extrazellulärraums an, wird die Ausschüttung von ADH gesteigert und die renale Wasserausscheidung gedrosselt (➤ Abb. 10.4).

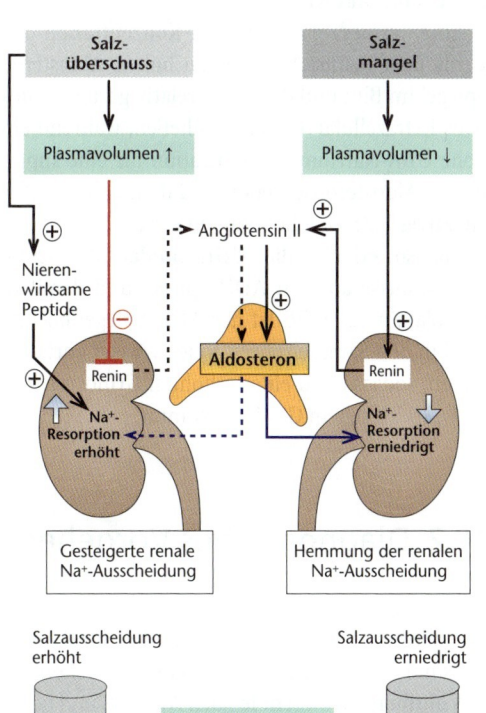

Abb. 10.3 Plasmavolumenregulation über das RAAS und nierenwirksame Peptide. Beide Mechanismen wirken über eine Regulation des extrazellulären Natriumgehalts. [L157]

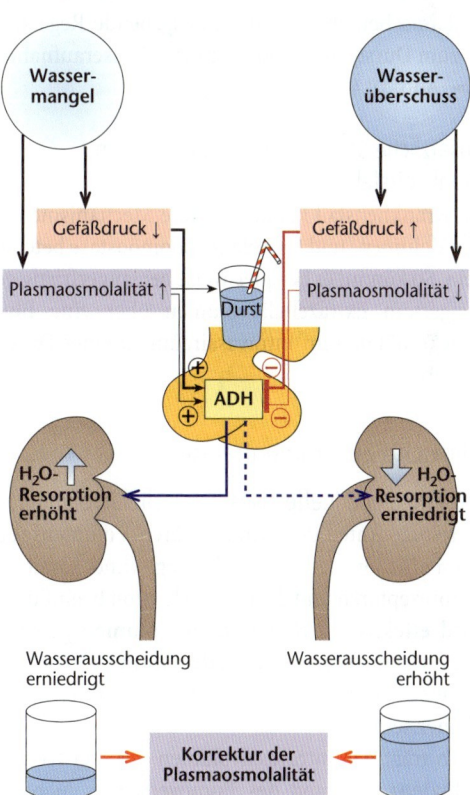

Abb. 10.4 Osmolalitätsregulation über den Durstmechanismus und die ADH-Sekretion: Bei starken Volumenveränderungen wirken diese beiden Mechanismen aber auch bei der Volumenregulation mit. [L157]

Erst in zweiter Linie wird die ADH-Sekretion durch **Druckrezeptoren** in der Medulla und in den Pulmonalarterien modifiziert. Steigt der intravaskuläre Druck, wird im Hypothalamus die Ausschüttung von antidiuretischem Hormon gehemmt und dadurch die Urinausscheidung erhöht (Gauer-Henry-Reflex). Dieser Reflex „übertrumpft" die Osmoregulation jedoch erst bei starken intravaskulären Druckverlusten. Hierzu müssen etwa 10–20 % des Intravasalvolumens verloren gehen.

Der stärkste physiologische Stimulus der ADH-Sekretion ist das Erbrechen, starke unphysiologische Stimuli sind Gefäßverletzungen sowie Verbrennungen, intraabdominelle Operationen und Trauma, aber auch Nikotinkonsum.

Durstmechanismus
Steigt die Serumosmolalität an, kommt es über vom thalamischen Durstzentrum ausgehende Regelkreise zum Durstgefühl und somit zur Wasseraufnahme (➤ Abb. 10.4).

Zusätzliche Steuerungsmechanismen im Krankheitsfall
Im Krankheitsfall können weitere Mechanismen an der Volumen- und Osmolalitätshomöostase beteiligt sein. So kommt es beispielsweise bei längerfristig gesteigertem Extrazellulärvolumen über eine Blutdruckerhöhung im Intravasalraum zu einer Druckdiurese.

Klinische Zusammenhänge

Effektives und ineffektives Extrazellulärvolumen
Derjenige Anteil des extrazellulären Volumens, der zur Perfusion der Organe beiträgt (und somit die Barorezeptoren und die Reninsekretion beeinflusst), wird **effektives zirkulierendes Volumen** genannt. Dieses ist im Normalfall mit dem Intravasalvolumen identisch, kann jedoch im Krankheitsfall erheblich kleiner sein.

So trägt das Intravasalvolumen z. B. bei **Herzinsuffizienz** aufgrund des Pumpversagens nicht im vollen Maß zur Organperfusion bei. Obwohl das Intravasalvolumen erhöht ist, wird das Renin-Angiotensin-Aldosteron-System aufgrund des erniedrigten renalen Perfusionsdrucks angekurbelt, sodass es zur Natrium-Retention und damit weiteren Ausweitung des Extrazellulärvolumens kommt (mit den bekannten Folgen der Ödembildung).

Auch bei **Flüssigkeitsverlusten in den „dritten Raum"** ist der Extrazellulärraum als Ganzes zwar ausgeweitet, aufgrund der Verlagerung des Volumens in hämodynamisch ineffektive Räume (z. B. die Bauchhöhle) ist das der Organperfusion dienende Extrazellulärvolumen vermindert.

Urinbefunde als Parameter des Extrazellulärraums
Die Regulation des ECR-Volumens über den extrazellulären Natrium-Gehalt bedeutet, dass die **Natrium-Konzentration des Urins** entscheidende (und häufig unterschätzte) diagnostische Hinweise auf das **effektive extrazelluläre Volumen** geben kann. Betrachtet man die oben beschriebenen Regulationsmechanismen des Extrazellulärvolumens, so erkennt man z. B., dass die ausgeschiedene Natrium-Menge mehr oder weniger direkt den **Aldosteron-Spiegel im Blut** widerspiegelt.

Eine erniedrigte Natrium-Konzentration des Urins lässt demnach auf einen hohen Aldosteron-Spiegel im Blut und damit ein relativ geringes effektives Extrazellulärvolumen schließen, während eine hohe Urin-Natrium-Konzentration für eine supprimierte Aldosteronsekretion und damit ein erhöhtes effektives Extrazellulärvolumen spricht.

Ebenso erlaubt die **Urinosmolalität** wichtige Rückschlüsse auf den ADH-Spiegel und damit die Osmolalität des ECR. Ist der ADH-Spiegel hoch, so wird in den Sammelrohren freies Wasser zurückgehalten, sodass es zu einer erhöhten Urinosmolalität (bzw. spezifischem Gewicht) kommt.

10.2 Diagnostisches Vorgehen

Fast alle Störungen des Wasser- und Elektrolythaushalts münden letztendlich in **drei Endstrecken:**
- **Volumenstörungen:** Je nach Ausmaß und begleitender Osmolalitätsstörung gehen die Störungen des Extrazellulärvolumens mit mehr oder weniger ausgeprägten Störungen des Intravasalvolumens (Kreislaufstörungen) einher.
- **Osmolalitätsstörungen**
- **Elektrolytstörungen**

Die genannten Störungen betreffen zumindest bei längerem Bestehen sowohl den Extrazellulärraum (ECR) als auch den Intrazellulärraum. Da oft Elektrolyt-, Osmolalitäts- und Volumenstörungen gleichzeitig vorliegen, ist ein systematisches diagnostisches Vorgehen entscheidend:

Bestehen Zeichen einer Störung des Intravasalvolumens (Hypovolämie, Hypervolämie)?
Diese Frage ist vordringlich zu beantworten, da intravasaler Volumenmangel zum Schock führen kann.

Zeichen einer Hypovolämie sind:
- eingeschränktes Bewusstsein,
- eingeschränkte Hautperfusion: kühle, klamme Haut mit verzögerter Kapillarfüllung nach Fingerdruck,
- Tachykardie, schwache periphere Pulse,
- verminderte Urinproduktion,
- orthostatische Hypotonie, später Kreislaufversagen.

Die Zeichen einer Hypervolämie sind weniger spezifisch; sie fällt oft erst durch eine zunehmende Herzinsuffizienz, evtl. auch durch eine arterielle Hypertonie auf.

Bestehen Zeichen einer Störung des Extrazellulärvolumens (Dehydratation, Hyperhydratation)?
Volumenstörungen des Intravasalraums treten nur selten isoliert – d. h. ohne begleitende Volumenveränderung des gesamten Extrazellulärraums – auf (z. B. in der Frühphase eines raschen Blutverlustes). Umgekehrt betrifft jede signifikante Volumenstörung des ECR früher oder später auch den Intravasalraum (z. B. hypovolämischer Schock nach lange bestehender Durchfallerkrankung). Es ist dennoch wichtig, das Extrazellulärvolumen jeweils unabhängig vom Status des Intravasalraums einzuschätzen, da sich Volumenstörungen aufgrund vielfältiger Kompensationsmechanismen oft erst spät am Intravasalraum manifestieren.

Typische **Zeichen der extrazellulären Dehydratation** sind z. B.
- trockene Schleimhäute,
- verminderte Schweißproduktion (kein Achselschweiß), bei Kindern auch verminderte Tränenproduktion,
- verminderter Hautturgor bis hin zu stehenden Hautfalten.

Zeichen der **Hyperhydratation** sind wiederum weniger spezifisch, evtl. liegen periphere Ödeme, Aszites oder Lungenödeme vor.

Bestehen spezifische Zeichen einer Osmolalitätsstörung oder einer Elektrolytabweichung?
Diese Frage ist klinisch oft schwer zu beantworten, da sich die Zeichen von Elektrolytabweichungen und Osmolalitätsstörungen überlappen und beide zudem nur unspezifische klinische Erscheinungen hervorrufen. Sowohl Osmolalitätsänderungen als auch Elektrolytstörungen (vor allem Natriumstörungen) führen zu ZNS-Symptomen (zerebrale Krampfanfälle sowie Bewusstseinsstörungen). Andere Elektrolytentgleisungen sind praktisch „klinisch stumm", etwa bei der Asystolie bzw. Bradykardie der Hyperkaliämie. Zur definitiven Diagnostik muss deshalb oft das **Labor** herangezogen werden, um z. B. Abweichungen der Osmolalität und der Serumelektrolyte samt dem sie beeinflussenden chemischen Milieu (z. B. Glukose, pH-Wert, Albumin) zu erkennen. Auch im **EKG** lassen sich manche Elektrolytabweichungen erkennen (z. B. K^+, Ca^{2+}).

10.3 Natrium

10.3.1 Physiologie

Natrium ist das **Hauptkation des extrazellulären Raums**. Diese herausragende Stellung beruht auf aktiven Transportmechanismen an der Zellmembran, die Natrium auf der Extrazellulärseite, Kalium auf der Intrazellulärseite anreichern (**Natrium-/Kalium-Pumpe**). Der **Natrium-Gradient** an der Zellmembran ist mit entscheidend für die Erregbarkeit der Zelle. Störungen der Natrium-Konzentration führen deshalb zu Zellfunktionsstörungen, die vor allem an den Zellen des ZNS zu erkennen sind. Darüber hinaus determiniert Natrium das Volumen und die Osmolalität des ECR.

Natrium-Bestand, Natrium-Konzentration

Um die physiologischen Wirkungen des Natriums zu verstehen, muss zwischen Natrium-Bestand und Natrium-Konzentration unterschieden werden:
- Der Natrium-**Bestand** ist die Gesamtmenge des Natriums im Extrazellulärraum. Er bestimmt aufgrund der starken Bindung des Natriums an den Extrazellulärraum dessen Wassergehalt und damit das Extrazellulärvolumen.
- Davon abzugrenzen ist die Natrium-**Konzentration** im ECR. Sie bestimmt zu weiten Teilen die Gesamtosmolalität des ECR. Der Normwert im extrazellulären Kompartiment (und damit im Serum) ist 135–144 mmol/l.

Beide Größen werden unterschiedlich reguliert: Die **Natrium-Konzentration** wird im Rahmen der **Osmolalitätsregulation** über ADH und den Durstmechanismus geregelt, während der **Natrium-Bestand** im Rahmen der **Volumenregulation** über das RAAS und nierenwirksame Peptide reguliert wird. Während die Natrium-Konzentration messbar ist, ist der Natrium-Bestand nur klinisch abschätzbar. Wichtigstes Kriterium ist dabei der extrazelluläre Hydratationszustand.

Störungen der Natrium-Konzentration

Abweichungen der Natrium-Konzentration werden als Hyponatriämie (Natrium im Serum < 135 mmol/l) oder Hypernatriämie bezeichnet (Natrium i. S. > 145 mmol/l).

Ursache einer **Hyponatriämie** ist entweder der Verlust von Natrium, z. B. über Nieren oder Darm (**Verlusthyponatriämie**), oder die erhöhte Wasseraufnahme (**Verdünnungshyponatriämie**). Erstere Form geht mit einer Verminderung des ECR-Volumens einher, sodass Zeichen der Dehydratation vorliegen. Letztere Form dagegen geht häufig mit Zeichen der Wasserüberladung (Hyperhydratation) einher. Die viel seltenere **Hypernatriämie** weist praktisch immer auf einen Wasserverlust hin, z. B. als Folge eines Diabetes insipidus.

Klinik des gestörten Natrium-Haushalts

Aus der physiologischen Funktion des Natriums kann das klinische Erscheinungsbild bei Störungen im Natrium-Haushalt hergeleitet werden:

- Veränderungen der **Natrium-Konzentration** führen zu:
  - gestörter Membranfunktion: Diese kann zentralnervöse Störungen wie Krampfanfälle oder Bewusstseinsstörungen hervorrufen.
  - Abweichungen der Osmolalität: Die hierdurch ausgelösten Wasserverschiebungen zwischen den Kompartimenten verursachen zentralnervöse Störungen.
- Veränderungen des **Natrium-Bestandes** ziehen **Volumenstörungen** nach sich.

10.3.2 Hyponatriämie

Ätiologie und Pathogenese
Natrium-Verluste
- **Verluste über den Magen-Darm-Trakt:** Diarrhö, Erbrechen, chirurgische Fisteln, Ileus oder Pankreatitis mit Natrium-Verlusten in den „dritten Raum"
- **Verluste über die Nieren:** Diuretika-Therapie, osmotische Diurese, Nephritis mit Salzverlust, Tubulusschaden, Nebennierenrinsuffizienz (erniedrigte Aldosteron-Spiegel).

Durch die mit dem Natrium-Verlust einhergehende Volumenstörung werden potente **Regulationsmechanismen** aktiviert (tubuläre Natrium-Reabsorption durch Aktivierung des RAAS sowie nierenwirksamer Peptide), sodass die Serumkonzentration des Natriums bei verlustbedingter Ätiologie selten unter 130 mmol/l fällt.

Natrium-Verdünnung
Hierbei kommt es durch ein relatives **Überwiegen von freiem Wasser** zu einem Abfall der Natrium-Konzentration. Der Gesamtbestand an Natrium und damit das ECR-Volumen kann dabei erniedrigt, normal oder erhöht sein!

Ist die verminderte Natrium-Konzentration von einer Erhöhung des Natrium-Bestandes begleitet (Hyperhydratation), kommt es im Rahmen der Volumenregulation zu einer potenten Natriurese, was die Hyponatriämie exazerbiert. Es können dann extrem niedrige Natrium-Konzentrationen auftreten.

Zu einer Natrium-Verdünnung kann es kommen bei:

- erhöhter Sekretion von ADH: „adäquater" ADH-Exzess (postoperativ, bei Verbrennungen, bei Trauma) sowie „inadäquater" ADH-Exzess bei pulmonalen oder intrakraniellen Erkrankungen (etwa Syndrom der inadäquaten ADH-Sekretion, kurz SIADH; vom IMPP gelegentlich auch mit dem Eponym Schwartz-Bartter-Syndrom bezeichnet),
- Bedingungen, bei denen die Wasserausscheidung der Nieren durch andere Prozesse gestört ist: Herzinsuffizienz, Niereninsuffizienz, schwerer Mangel an Schilddrüsenhormonen oder Glukokortikoiden,
- Wasserintoxikation („Süßwasservergiftung"), psychogener Polydipsie,
- Krankheiten mit osmotischer Überladung: Hyperglykämie (etwa im diabetischen Koma), Gabe von Mannitol, Äthanol oder Kontrastmitteln,

MERKE
Bei Hyperglykämie fällt die Serum-Natrium-Konzentration aufgrund der glukosebedingten Wasserretention im ECR um 1,7 mmol/l pro 100 mg/dl Glukose-Überschuss.

- nephrotischem Syndrom und Leberzirrhose: Durch den mit der Hypoproteinämie einhergehenden Abfall des intravasalen onkotischen Drucks kommt es zur signifikanten Hypovolämie, durch die neben Aldosteron auch vermehrt ADH sezerniert wird.

Andere Bedingungen
- unzureichende Salzzufuhr (selten)
- Bei schwerer Hypokaliämie kommt es zum transzellulären Austausch von K^+ gegen Na^+, sodass das Serum-Natrium abfällt.

Klinik
Das klinische Erscheinungsbild ist durch die **gestörte Zellfunktion im ZNS** gekennzeichnet. Durch die mit der Hyponatriämie einhergehende Wasserverschiebung in den Intrazellulärraum schwellen die Hirnzellen an (Hirnödem). Entwickelt sich die Hyponatriämie langsam, treten Symptome in der Regel erst ab einer Natrium-Konzentration von < 115 mmol/l auf (bei rascher Entwicklung auch schon ab 125 mmol/l).

Häufige **Symptome** sind Reizbarkeit, allgemeine Schwäche, Muskelkrämpfe, Kopfschmerzen, Nausea, Erbrechen; später Bewusstseinsstörungen (Verwirrung, Lethargie bis hin zum Koma), zerebrale Krampfanfälle und Zeichen der Hirneinklemmung.

Diagnostisches Vorgehen
Zunächst muss geklärt werden, ob es sich um eine Verlusthyponatriämie oder um eine Verdünnungshyponatriämie handelt. Verlusthyponatriämien gehen in der Regel mit extrazellulären Volumenverlusten, Verdünnungshyponatriämien mit einem normalen oder erhöhten Extrazellulärvolumen einher. Die **Untersuchung des Urins** kann hilfreich sein, die Befunde müssen allerdings sorgfältig interpretiert werden (> Tab. 10.2):

Tab. 10.2 Differenzierung der Hyponatriämie nach Extrazellulärvolumen und Natrium-Konzentration des Urins.

Erniedrigtes Extrazellulärvolumen	
erniedrigte Urin-Natrium-Konzentration (< 30 mmol/l): extrarenale Natrium-Verluste, z. B. durch • gastrointestinale Verluste • Pankreatitis • Verbrennungen	**erhöhte Urin-Natrium-Konzentration (> 30 mmol/l):** renale Natrium-Verluste, z. B. durch • Diuretika • Nebenniereninsuffizienz • osmotische Diurese • Nephropathie mit Salzverlust
Normales Extrazellulärvolumen	
erhöhte Urin-Natrium-Konzentration (> 30 mmol/l): • SIADH* • Hypothyreose • Hypopituitarismus (Glukokortikoidmangel) • exzessive parenterale Zufuhr hypotoner Lösungen	
Erhöhtes Extrazellulärvolumen	
erniedrigte Urin-Natrium-Konzentration (< 30 mmol/l): • nephrotisches Syndrom • Herzinsuffizienz • Leberzirrhose	**erhöhte Urin-Natrium-Konzentration (> 30 mmol/l):** • chronische Niereninsuffizienz • akutes Nierenversagen • physiologischer ADH-Exzess, etwa nach Operationen

* Das SIADH kann bei geringer Salzzufuhr auch mit einer erniedrigten Urin-Natrium-Konzentration einhergehen

- Salzverluste über den Darm führen zu einem erniedrigten Urinvolumen mit geringer Natrium-Konzentration.
- Salzverluste über die Nieren führen zu einer erhöhten Urin-Natrium-Konzentration.
- Auch bei Hyponatriämien mit einem erhöhten effektiven Extrazellulärvolumen steigt aufgrund der damit einhergehenden Unterdrückung des RAAS die Natrium-Konzentration im Urin. Dies gilt z. B. für die Hyponatriämie bei erhöhter ADH-Sekretion.

Therapie
Diese stützt sich auf drei Pfeiler:
- Liegt eine begleitende **Volumenstörung** vor, so wird diese vorrangig behandelt: durch Gabe isotoner Lösungen bei Schock bzw. Hypovolämie, Volumenausgleich bei Dehydratation oder durch Flüssigkeitsrestriktion bzw. Diuretika bei Hyperhydratation.
- Ist die **Hyponatriämie symptomatisch** (liegen also z. B. ZNS-Symptome wie Krampfanfälle oder Bewusstseinsstörungen vor), so muss die Natrium-Konzentration akut, aber langsam durch Gabe von **hypertoner (z. B. 3-prozentiger) Natrium-Lösung** angehoben werden. Es wird keine volle Korrektur der Natrium-Konzentration angestrebt, der Natrium-Spiegel sollte in 24 h wenn möglich um nicht mehr als 8 mmol/l angehoben werden. Hierbei handelt es sich um einen akuten Notfall, der einer intensivstationären Versorgung bedarf. Als Faustformel kann die Natrium-Substitutionsmenge folgendermaßen berechnet werden: (Na^+_{soll} – Na^+_{ist}) × 40 % des Körpergewichts (in Liter). Beispiel: Soll eine erniedrigte Natrium-Konzentration von 105 mmol/l bei einer 100 kg schweren Frau in 6 Stunden auf 110 mmol/l angehoben werden, so werden in diesem Zeitraum 5 mmol/l × 0,4 × 100 l Natrium (also 200 mmol Na^+) zugeführt. Bei der Natrium-Substitution sind stündliche Serumkontrollen indiziert.

> **MERKE**
> Die Korrektur muss auch bei akuten Erscheinungen langsam (nicht schneller als 0,5 mmol/l/h) erfolgen, da sonst wegen rascher Osmolalitätsänderungen Krampfanfälle sowie das sog. osmotische Demyelinisierungssyndrom auftreten können. Bei Letzterem handelt es sich um eine osmolalitätsbedingte Schädigung vor allem der Hirnstammneurone (pontine Myelinolyse) mit teilweise bleibenden neurologischen Ausfällen.

- Sind die **Symptome beseitigt**, wird die Natrium-Konzentration langsam in den Normalbereich gebracht. Dies kann (bei einer Verlusthyponatriämie) durch Zufuhr **isotoner Kochsalzlösung** geschehen oder (bei einer Verdünnungshyponatriämie) durch Wasserrestriktion bzw. Behandlung der zugrunde liegenden Ursachen.

Eine neue Form der Therapie der Hyponatriämie zeichnet sich durch die Entwicklung „**aquaretischer" Medikamente** ab. Diese antagonisieren die Wirkung von ADH am Sammelrohr (z. B. Demeclocyclin) oder an den für die Vermittlung der renalen Wirkung des ADH zuständigen V2-Rezeptoren (etwa Tolvaptan, Lixivaptan). Durch Induktion einer reinen Wasserdiurese ohne Elektrolytverluste könnte die verdünnungsbedingte Hyponatriämie (etwa bei Herzinsuffizienz, Leberzirrhose oder SIADH) in Zukunft effektiver behandelt werden.

10.3.3 Hypernatriämie

Im Vergleich zur Hyponatriämie ist die Hypernatriämie selten. Dies liegt daran, dass der Körper mit dem Durstmechanismus und der ADH-Regulation über potente Steuerungsmechanismen verfügt, die einen Anstieg der Serum-Natrium-Konzentration verhindern.

Ätiologie und Pathogenese
Wasserverluste
Durch den Verlust an freiem Wasser kommt es zu einer Konzentration des extrazellulären Natriums (Konzentrationshypernatriämie). Der Natrium-Bestand ist zumeist verringert. Klinisch stehen die Zeichen des Volumenverlustes im Vordergrund:
- Hypotonie
- niedriger Hautturgor („stehende Hautfalten")
- trockene Schleimhäute
- Exanthem/Exsikkationsdermatose mit Pruritus
- Kopfschmerzen
- Durstgefühl
- Labor (Veränderung von Hämatokrit u. a.)
- niedriger zentraler Venendruck

Ursachen der Wasserverluste sind:
- Wasserverluste über die Nieren: Nierenerkrankungen mit eingeschränkter Konzentrierung des Urins (Nephropathien), polyurisches Nierenver-

sagen, Diabetes insipidus (zentral oder renal), tubuläre Schädigung, Medikamente (etwa Lithium, Amphotericin B, Colchicin),
- Wasserverluste über Magen-Darm-Trakt (Diarrhö), Lungen (Hyperventilation, z. B. bei Fieber), Haut (Hitzeregulation) oder in den „dritten Raum" (z. B. Verbrennungen, Pankreatitis, Ileus).

Natrium-Exzess (selten)
Hierbei kommt es zu einer Erhöhung des Natrium-Bestandes und damit einer Ausdehnung des Extrazellulärvolumens (Hyperhydratation), die klinisch meist im Vordergrund steht. Ursächlich sind:
- exogene Salzzufuhr (z. B. iatrogen im Rahmen der Intensivtherapie mit Natriumbikarbonat),
- endogene Natrium-Retention durch Hyperaldosteronismus.

Klinik
Kennzeichnend ist wiederum die **gestörte Zellfunktion im ZNS**, die zum einen direkte Folge der gestörten Membranprozesse ist, zum anderen auf die Wasserverschiebungen mit Dehydratation der Hirnzellen zurückzuführen ist. Darüber hinaus können bei der Hypernatriämie bzw. ihrer Therapie zwei spezifische Schädigungsmuster auftreten:
- Das schrumpfende Hirnvolumen kann Risse und Thrombosen der Brückenvenen an der Hirnoberfläche sowie der parenchymatösen Hirngefäße verursachen (**vaskulärer Insult**).
- Die Korrektur einer Hypernatriämie kann eine schwerwiegende reaktive **Hirnschwellung** auslösen.

> **MERKE**
> Dieses zunächst paradox erscheinende Phänomen beruht darauf, dass die Gehirnzelle einen einmaligen Schutzmechanismus entwickelt hat, der sie im Fall eines hypertonen Extrazellulärraums überleben lässt: Sie exprimiert in dieser Situation zum Schutz vor deletärem Volumenentzug osmotisch aktive Substanzen (sog. Idiosmole, wahrscheinlich Neurotransmitter), die die intrazelluläre Osmolalität sozusagen „künstlich" erhöhen. Sinkt im Rahmen der Therapie der extrazelluläre Natrium-Spiegel ab, verursacht die relativ hohe intrazelluläre Osmolalität einen raschen Wassereinstrom in die Hirnzelle mit zum Teil tödlichen Folgen.

Auch bei der Hypernatriämie hängt die Klinik ganz entscheidend vom Zeitraum ab, in dem sich die Störung entwickelt. Häufige **Symptome** sind Irritabilität, Hyperreflexie, Muskelspasmen, Nackensteifigkeit, Krampfanfälle, Ataxie, Hyperthermie und Bewusstseinsstörungen bis hin zum Koma.

Diagnostisches Vorgehen
Primär muss geklärt werden, ob der Hypernatriämie ein Natrium-Exzess oder ein Wasserverlust zugrunde liegt. Hierzu ist die **Untersuchung des Hydratationszustands** entscheidend. Wasserverluste gehen mit extrazellulären Volumenverlusten, Natrium-Exzesse mit einem normalen oder erhöhten Extrazellulärvolumen einher.

Die **Untersuchung des Urins** kann hilfreich sein, die Befunde müssen wiederum sorgfältig interpretiert werden (➤ Tab. 10.2):
- Eine erhöhte Konzentration des Urin-Natriums deutet auf extrazelluläre Volumenexpansion und damit einen Natrium-Exzess hin.
- Die Urinkonzentration (gemessen als Urinosmolalität oder als spezifisches Gewicht) gibt Auskunft über die Wasserausscheidung und damit indirekt auch über die ADH-Spiegel im Blut. Ein verdünnter Urin deutet auf renale Wasserverluste hin, ein konzentrierter Urin auf extrarenale Wasserverluste.

Therapie
Wie oben beschrieben beinhaltet die Therapie der Hypernatriämie schwere Risiken und muss deshalb genau geplant werden.
- Liegt eine begleitende **Volumenstörung** vor, wird diese vorrangig behandelt (Gabe **isotoner Lösungen** bei begleitender Dehydratation, Gabe von Diuretika bei Hyperhydratation).
- Ist die **Hypernatriämie symptomatisch** (liegen also z. B. ZNS-Symptome wie Krampfanfälle oder Bewusstseinsstörungen vor), muss die Natrium-Konzentration durch Gabe **hypotoner Lösungen** langsam ausgeglichen werden. Ein vernünftiges Therapieziel ist z. B. ein Natrium-Spiegel von 150 mmol/l. Dabei sollte der Natrium-Spiegel um nicht mehr als um **0,5–1 mmol/l pro Stunde** (und nicht mehr als 10 mmol pro 24 h) fallen, da es sonst aufgrund der intrazellulär gebildeten Idiosmole zum Hirnödem kommen kann. Vergleichbar zur Formel zum Ausgleich einer Hypo-

natriämie gilt folgende Faustformel: $(Na^+_{ist} - Na^+_{soll})/Na^+_{soll} \times 60\%$ des Körpergewichts (in Liter), wobei hiermit die Menge freien Wassers ermittelt wird, die zugeführt werden soll. Beispiel: Soll ein erhöhter Natrium-Wert von 170 mmol/l bei einem 100 kg schweren Mann in 24 Stunden auf 160 mmol/l gesenkt werden, so werden in diesem Zeitraum $10/160 \times 0{,}6 \times 100$ l an freiem Wasser (also 3,75 l) zugeführt (etwa als 5-prozentige Glukose-Lösung).

10.4 Störungen des Wasserhaushalts

Störungen des Wasserhaushalts sind von denen des Natriumhaushalts nicht zu trennen, da das Extrazellulärvolumen in erster Linie durch seinen Gehalt an Natrium bestimmt wird. Entsprechend erfolgt die Steuerung des Extrazellulärvolumens primär über die Ausscheidung bzw. Retention von Natrium.

Definitionen
De- und Hyperhydratation
Die Begriffe De- und Hyperhydratation bezeichnen eine **Volumenverminderung bzw. -vermehrung des extrazellulären Körperwassers**. Hydratationsstörungen können je nach begleitender Natrium-Konzentration mit Osmolalitätsstörungen einhergehen, d. h., sie können isoton (= ohne begleitende Osmolalitätsänderung), hypoton oder hyperton sein. In den beiden letzteren Fällen sind sie mit Flüssigkeitsverschiebungen und damit Volumenänderungen auch des ICR verbunden.

Begleitende Osmolalitätsstörungen entstehen, wenn freies Wasser und Körpersalze in ungleichgewichtigem Verhältnis verloren gehen bzw. zurückgehalten werden. So führt z. B. die Cholera zu stärkeren Natrium- als Wasserverlusten, sodass eine hypotone Dehydratation resultiert.

Hydratationsstörungen führen stets auch zu einer mehr oder weniger stark ausgeprägten Störung des Intravasalvolumens und damit zu Kreislaufsymptomen.

Hypo- und Hypervolämie
Die Begriffe Hypo- und Hypervolämie bezeichnen eine **Verminderung bzw. Vermehrung des Intravasalvolumens**. Eine reine, d. h. primär durch eine Störung des Intravasalraums bedingte Hypovolämie ist z. B. die akute Blutung, bei der praktisch ausschließlich Kreislaufsymptome auftreten (z. B. erniedrigter Blutdruck und erhöhte Pulsfrequenz). Wenn der Blutverlust nicht weiter kompensiert werden kann, treten Zeichen der Dehydratation hinzu:
- Bis zu 1 Liter akuten Verlustes an intravasaler Flüssigkeit kann vom Erwachsenen ohne klinische Zeichen kompensiert werden.
- Bei größeren Verlusten kommt es zunächst zur lageabhängigen Hypotension (**orthostatische Dysregulation**) als einem der ersten und verlässlichsten Zeichen der Volumenminderung.
- Danach sinkt der Blutdruck im venösen System. Zentraler Venendruck und pulmonalkapillärer Verschlussdruck sind dann erniedrigt.
- Später kommt es zu einer Umverteilung des zirkulierenden Blutvolumens zugunsten der zentralen lebenswichtigen Organe (Gehirn, Herz, Niere). Diese **Zentralisierung** der Durchblutung kommt durch eine Konstriktion der Gefäße von Haut und Magen-Darm-Trakt zustande.
- Weitere Blutverluste führen zu einem signifikanten **Abfall des Herzschlagvolumens**. Folge sind Tachykardie, fadenförmiger Puls und evtl. Oligo- oder Anurie. Spätzeichen ist die arterielle Hypotonie.

Umgekehrt können zunächst den gesamten Extrazellulärraum betreffende Volumenstörungen (De- oder Hyperhydratation) früher oder später zur Hypo- oder Hypervolämie mit entsprechenden Kreislaufstörungen führen. Eine reine Hypervolämie ist z. B. durch eine akute Überinfusion von Blut oder Albumin-Lösungen möglich.

Diagnostisches Vorgehen
Störungen des Wasserhaushalts beeinflussen sowohl den Flüssigkeitsgehalt der Kompartimente als auch die Osmolalität bzw. Natrium-Konzentration. Die klinische Diagnostik verfolgt deshalb drei **Fragestellungen**:
- Wie stark ist der **Intravasalraum** betroffen: Bestehen Zeichen von Hypo- oder Hypervolämie?
- Wie stark ist der **Extrazellulärraum** verändert: Gibt es Zeichen der Dehydratation oder Hyperhydratation?

- Wie stark ist die **Osmolalität** gestört: Liegen Zeichen einer Osmolalitätsstörung vor?

Labor und apparative Diagnostik sind hilfreiche Ergänzungen, da sie oft Hinweise auf die zugrunde liegende Erkrankung liefern. Allerdings kann das Labor zur Einschätzung des Extrazellulärvolumens allenfalls Hinweise geben.

Anamnese
Die Anamnese ist selten wegweisend, die Symptome sind in der Regel von der Grundkrankheit bestimmt. Wichtige Punkte sind:
- **Grunderkrankungen** (Herz-, Leber- oder Nierenkrankheiten), Medikamenteneinnahme, v. a. Diuretika,
- vermehrte **Flüssigkeitsverluste**, z. B. Erbrechen, Durchfälle, Fieber, Urinausscheidung,
- **Flüssigkeitsaufnahme**, Gewichtsveränderungen, Durstgefühl.

Befund
Je nach vorwiegend betroffenem Kompartiment (Intravasalraum versus gesamter Extrazellulärraum) können Kreislaufstörungen von Hydratationsstörungen unterschieden werden. In der Praxis treten sie meist gemeinsam auf (➤ Tab. 10.3).

Flüssigkeitsbilanz
Die **Gegenüberstellung von Ein- und Ausfuhr** („Bilanzierung") kann klinisch enorm hilfreich sein, da hierdurch Volumenüberschüsse bzw. laufende Verluste rasch erkannt werden können.

Körpergewicht
Akute Änderungen des Körpergewichts reflektieren eine Zunahme oder Abnahme des Gesamtkörperwassers. Insofern bietet die tägliche Gewichtsmessung eine einfache Möglichkeit, um Abweichungen des Extrazellulärvolumens zu erkennen.

Labor
Leider sind Laborbefunde bei Störungen des Wasserhaushalts wenig spezifisch (➤ Abb. 10.5). Insbesondere die Untersuchung des Urins kann jedoch wertvolle Hinweise auf den Volumenstatus geben:
- **Natrium-Ausscheidung im Urin:** Ein extrazellulärer Volumenmangel führt zur Aldosteronsekretion und damit zu einer niedrigen Urin-Natrium-Konzentration (< 30 mmol/l). Die Natrium-Ausscheidung kann auch als sogenannte fraktionierte Natrium-Ausscheidung auf die Nierenfunktion bezogen werden, sodass eine Unterscheidung zwischen einer Volumenstörung (prärenales Nierenversagen) und einer renal bedingten Oligurie möglich wird: Teilt man den Quotienten aus Urin- und Plasma-Natrium-Konzentration durch denjenigen aus Urin- und Plasmakreatinin-Konzentration, so erhält man die fraktionierte Natrium-Ausscheidung:

$(U_{Na}/P_{Na})/(U_{Krea}/P_{Krea}) \times 100$

Werte von < 1 deuten auf eine Volumenstörung, Werte von > 1 auf ein Nierenversagen hin. Analog dazu kann das Harnstoff-Kreatinin-Verhältnis im Serum hilfreich sein, um eine Hypovolämie (prärenales Nierenversagen) von einem in-

Tab. 10.3 Klinische Erscheinungen bei Störungen des Wasserhaushalts.

	Volumenmangel	Volumenüberschuss
den Intravasalraum betreffend	• Tachykardie • orthostatische Hypotonie • Oligurie • verlangsamte Kapillarfüllung auf Fingerdruck (Rekapillarisierungszeit), gemessen z. B. durch Druck auf die Haut des Brustkorbs oder auf das Nagelbett – normal sind < 2 Sekunden • kühle Peripherie • Hypotonie	• Hypertonie • vermehrte Jugularvenenfüllung (Stauung bei 45°-Oberkörperhochlage deutet auf erhöhtes Volumen in den zentralen Venenabschnitten hin) • hepatojugulärer Reflux (Jugularvenen füllen sich bei Druck auf die Leber)
den gesamten ECR betreffend	• trockene Schleimhäute • kein Axillarschweiß • verminderte Tränenproduktion (bei Kindern) • verminderter Hautturgor • erhöhte Körpertemperatur (Durstfieber)	• Tachypnoe • S3-Galopp-Rhythmus (➤ 1.4.2) • Aszites, Lungenödem • Hautödeme

trinsischen Nierenversagen („renales" Nierenversagen) abzugrenzen. Bei reiner Hypovolämie steigt der Harnstoff bei Weitem schneller an als das Kreatinin (HSt/Krea = 15–20), während sich beim Nierenversagen beide Werte etwa gleich schnell ändern (HSt/Krea = 10–15).
- **Urinkonzentration:** Die häufigste Ursache von Störungen des Wasserhaushalts ist ein extrazellulärer Volumenmangel, der physiologischerweise zur ADH-Sekretion und damit zu einem konzentrierten Urin führt. Die Urinkonzentration kann entweder als Osmolalität oder als spezifisches Gewicht gemessen werden; bei letzterer Methode ist zu berücksichtigen, dass schwerere Teilchen (z. B. Glukose oder Eiweiße) den Messwert mehr beeinflussen als leichte Teilchen (Elektrolyte), was vor allem bei Glukosurie schwer interpretierbare Ergebnisse erbringt.
- **Harnstoff im Serum:** Bei gedrosselter Diurese diffundiert mehr Harnstoff ins Gefäßsystem zurück, sodass der Harnstoff-Serumspiegel bei Dehydratation ansteigt.
- **Hämokonzentration:** Bei länger bestehender Dehydratation kommt es zu einer Konzentrierung der Blut- und Plasmabestandteile und damit zu einem Anstieg von Hämatokrit (um etwa 6–8 %/l intravasalen Volumenverlustes), Albumin, Kalzium, Harnsäure u. a.

Invasive Messungen
Eine verlässliche Messung des Extrazellulärvolumens ist nicht möglich. Das Intravasalvolumen dagegen kann indirekt über spezielle Druckmessungen im zentralen Venensystem (Messung des **zentralen Venendrucks, ZVD**) und im pulmonalen Arterien- bzw. Kapillarsystem (Messung des **pulmonalkapillären Verschlussdrucks**) abgeschätzt werden.

10.4.1 Dehydratation

Häufige Ursachen der Dehydratation sind zu geringe Flüssigkeitszufuhr oder Flüssigkeitsverluste über Nieren, Gastrointestinaltrakt, Haut oder Lungen. Je nach begleitender Osmolalitätsstörung werden isotone, hypotone und hypertone Dehydratation unterschieden.

Ätiologie
Eine Dehydratation kann bedingt sein durch:
- **gastrointestinale Verluste:** z. B. durch Erbrechen, Diarrhö, gastrointestinale Fisteln,

	Dehydratation			Hyperhydratation		
	hypoton	isoton	hyperton	hypoton	isoton	hyperton
Na⁺	⇓	⇔	⇑	⇓	⇔	⇑
Osmolalität	⇓	⇔	⇑	⇓	⇔	⇑
MCV	⇑	⇔	⇓	⇑	⇔	⇓
Hk, Hb	⇑	⇑	⇑	⇓	⇓	⇓
Gesamt-Protein im Serum	⇑	⇑	⇑	⇓	⇑	⇑
ICF Intrazellulärflüssigkeit / ECF Extrazellulärflüssigkeit						

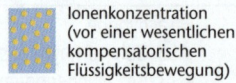
Ionenkonzentration (vor einer wesentlichen kompensatorischen Flüssigkeitsbewegung)

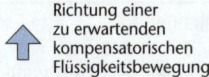
Richtung einer zu erwartenden kompensatorischen Flüssigkeitsbewegung

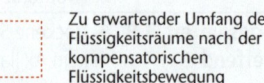
Zu erwartender Umfang der Flüssigkeitsräume nach der kompensatorischen Flüssigkeitsbewegung

Abb. 10.5 Laborbefunde bei Störungen des Natrium- und Wasserhaushalts. [L157]

- **renale Verluste:** z. B. durch Diuretika-Therapie, polyurische Phase des akuten Nierenversagens oder bei Morbus Addison durch ausfallende Aldosteronsekretion und damit eingeschränkte Salzretention,
- **Verluste in den dritten Raum:** z. B. bei Ileus oder Pankreatitis,
- **Hautverluste:** z. B. bei starkem Schwitzen oder bei Verbrennungen,
- **unzureichende Flüssigkeitszufuhr:** besonders gefährdet sind Säuglinge und alte Menschen.

Klinik

Die klinischen Zeichen der Dehydratation werden als **Exsikkose** bezeichnet, z. B. trockene Schleimhäute, fehlender Axillarschweiß, fehlende Tränenproduktion, rissige Zunge (z. T. mit borkigen Belägen) und stehende Hautfalten durch erniedrigten Hautturgor.

Diese Zeichen treten erst ab mehreren Litern Volumendefizit auf und sind bei kachektischen und älteren Patienten nicht immer vorhanden. Auch **Durst** fehlt bei älteren Menschen oft.

Bei schweren Störungen treten **ZNS-Symptome** auf: Somnolenz bis Koma, hirnorganisches Psychosyndrom, Krampfanfälle.

Therapie

Schocktherapie

Vorrangiges Ziel ist bei allen Formen der Dehydratation die Beseitigung einer evtl. bestehenden Hypovolämie, d. h. die Wiederherstellung eines ausreichenden Intravasalvolumens. Hierzu werden gegebenenfalls so lange isotone Kristalloidlösungen gegeben (z. B. 0,9-prozentige Kochsalz- oder Ringer-Laktat-Lösung), bis sich die Zeichen des Kreislaufdefizits bessern (Anstieg des Blutdrucks, Rückgang der Pulsfrequenz, Einsetzen der Urinproduktion).

MERKE
Bei Hypovolämie mit Exsikkose sollten keine „Plasmaexpander" gegeben werden, da sie das extravasale Flüssigkeitsdefizit verstärken, indem Wasser in den Intravasalraum diffundiert.

Rehydrierungsphase

Nach dieser ersten Phase der Schocktherapie wird das extrazelluläre Volumendefizit ausgeglichen:
- Hierzu wird zunächst das zu ersetzende Volumen festgelegt (➤ Tab. 10.4). Ist ein Normalgewicht bekannt, kann das Volumendefizit direkt aus dem gemessenen Gewichtsverlust abgelesen werden.
- Dieses Volumen wird nun über 24–48 Stunden ersetzt (24 Stunden bei der hypotonen oder isotonen Dehydratation, 48 Stunden bei der hypertonen Dehydratation).
- Je nach begleitender Tonizität werden für die Rehydrierung unterschiedliche Lösungen verwendet. Bei **hypertoner Dehydratation** kommt eine 1:4 normale (1:4 isotone) Glukose-Kochsalz-Lösung mit Kalium-Zusatz, selten auch eine reine Glukose-Lösung mit Kalium-Zusatz zum Einsatz, bei **isotoner Dehydratation** eine 1:2 normale Glukose-Kochsalz-Lösung mit Kalium-Zusatz, bei **hypotoner Dehydratation** eine 1:1 normale Glukose-Kochsalz-Lösung mit Kalium-Zusatz.

MERKE
Bei Oligurie sollte die Substitutionslösung zunächst kaliumfrei sein, bis die Gefahr eines akuten Nierenversagens mit Hyperkaliämie ausgeschlossen ist.

Isotone Dehydratation

Sie entsteht durch extrazelluläre Natrium- und Wasserverluste in gleichgewichtigem Verhältnis; das Se-

Tab. 10.4 Schweregrade der Dehydratation (mit Angabe der Wasserverluste in % des Körpergewichts)

leicht (3–5 %)	mäßig (6–8 %)	schwer (9–12 %)
• etwas trockene Schleimhäute	• trockene Schleimhäute	• erniedrigter Blutdruck
• konzentrierter Urin	• Oligurie	• verminderte Hautperfusion (verlängerte Füllungszeit auf Fingerdruck)
• verminderter Axillarschweiß	• verminderter Hautturgor	• Azidose
• leicht erhöhte Herzfrequenz	• erhöhte Herzfrequenz	• Anurie
	• normaler Blutdruck	

rum-Natrium liegt im Bereich 130–150 mmol/l. Häufige Ursachen sind gastrointestinale Flüssigkeitsverluste (Erbrechen, Diarrhö) und Verluste in den „dritten Raum" (Ileus, Aszites, Pankreatitis). Klinisch bestehen Zeichen der Exsikkose, in schwerwiegenden Fällen auch der Hypovolämie.

Labor
Hämatokrit und Gesamteiweiß sind erhöht, Serum-Natrium und -osmolalität normal. Die Urinosmolalität ist bei normaler Nierenfunktion erhöht, die Urin-Natrium-Konzentration erniedrigt (außer bei renalen Flüssigkeitsverlusten).

Therapie
In leichten Fällen ist die orale Flüssigkeitsgabe mit Kochsalz, z. B. als Fleisch- oder Gemüsebrühe, ausreichend. Bei schwerem Volumenmangel ist eine intravenöse Schocktherapie und Rehydrierung erforderlich.

Hypotone Dehydratation

Der extrazelluläre Wasserverlust ist geringer als der Salzverlust. Der resultierende relative Wasserüberschuss im Extrazellulärraum – messbar als Hyponatriämie (Natrium-Serumkonzentration < 130 mmol/l) – führt durch osmotische Flüssigkeitsverschiebung zum **intrazellulären Ödem**. Häufige Ursachen sind gastrointestinale Verluste über nasogastrische Sonden, Fisteln, Erbrechen oder Durchfall (insbesondere bei Cholera). Eine hypotone Dehydratation kann auch iatrogen durch Diuretika-Therapie ausgelöst werden.

Klinik
Die Symptome des extrazellulären Volumenmangels stehen im Vordergrund. Oft kommt es bereits frühzeitig zu **Kreislaufsymptomen**, da der Intravasalraum durch die Flüssigkeitsverschiebung nach intrazellulär zusätzlich „ausgeraubt" wird. Nur bei starker Hyponatriämie treten zentralnervöse Störungen wie Somnolenz, hirnorganisches Psychosyndrom oder Krampfanfälle auf.

Labor
Hämatokrit und Gesamteiweiß sind erhöht, Serum-Natrium und -osmolalität erniedrigt. Bei diuretikabedingter hypotoner Dehydratation ist die Natrium-Konzentration im Urin meist > 20 mmol/l, sonst liegt sie bei intakter Nierenfunktion darunter.

Therapie
Bei leichten Störungen wird salzhaltige Flüssigkeit oral gegeben (z. B. Brühe). Schwere Volumenstörungen werden durch intravenöse Schock- und Rehydrierungstherapie ausgeglichen. Eine schwere Hyponatriämie mit zentralnervösen Symptomen (wie z. B. Krampfanfällen oder Koma) wird durch intravenöse Gabe von Kochsalz auf etwa 115 mmol/l korrigiert. Es besteht hierbei, besonders bei Herzkranken, die Gefahr einer starken Kreislaufbelastung sowie eines Hirnödems.

Hypertone Dehydratation

Der extrazelluläre Wasserverlust überwiegt den Salzverlust. Der resultierende relative Salzüberschuss im Extrazellulärraum – messbar als Hypernatriämie (Serum-Natrium > 150 mmol/l) – führt durch osmotische Flüssigkeitsverschiebung zur vorwiegend **intrazellulären Dehydratation**.

Häufige Ursachen sind Diarrhö sowie lang anhaltendes Fieber, Schwitzen oder Hyperventilation (z. B. bei Pneumonie). Eine weitere typische Ursache ist der Diabetes insipidus. Eine Sonderform ist die hypertone Dehydratation bei Hyperglykämie im Rahmen eines entgleisten Diabetes mellitus. Die Hypertonie ist hier nicht durch einen relativen Natrium-Überschuss bedingt, sondern durch die erhöhte Serum-Glukose.

Klinik
Meist bestehen nur geringe Hypovolämiezeichen, da zum Ausgleich der erhöhten Osmolalität im Serum Flüssigkeit von intra- nach extrazellulär verschoben wird und der Intravasalraum so weitgehend „geschont" wird. Im Vordergrund stehen **Symptome des ZNS** wie Durst, Fieber, Somnolenz und hirnorganisches Psychosyndrom.

Labor
Hämatokrit, Gesamteiweiß, Serum-Natrium und -osmolalität sind erhöht. Im Urin ist das Natrium trotz des hohen Serum-Natriums erniedrigt, da aufgrund des extrazellulären Volumendefizits Nat-

rium zurückgehalten wird (RAAS-Aktivierung). Bei intakter Nierenfunktion ist auch die Urinosmolalität erhöht (Ausnahme ist der Diabetes insipidus).

Therapie
Bei leichten bis mäßigen Störungen reicht reichliche orale Zufuhr „freier" Flüssigkeit wie Tee oder Wasser. Liegen zentralnervöse Symptome (wie z. B. Krampfanfälle oder Koma) vor, wird der Natrium-Spiegel durch Infusion freien Wassers (z. B. als 5-prozentige Glukose-Lösung) auf etwa 150 mmol/l gesenkt. Anschließend wird langsam rehydriert.

MERKE
Je schwerwiegender und länger bestehend die hypertone Dehydratation ist, desto größer ist bei plötzlichem Flüssigkeitsangebot das Risiko des Hirnödems. Darum muss bei zu raschem Abfall der Serum-Natrium-Konzentration (regelmäßige Kontrollen!) auf eine Lösung mit höherem Natrium-Gehalt gewechselt werden.

10.4.2 Hyperhydratation

Leitsymptome sind Gewichtszunahme, praller Hautturgor, Tachykardie und Venenstauung. Gegebenenfalls kommt es zu Ödemen in Haut oder Lunge sowie zu Ergüssen (z. B. Pleuraergüssen). Nicht selten tritt im Rahmen der Volumenbelastung eine Herzinsuffizienz auf.

Differenzialdiagnose von Hautödemen
Hautödeme sind schmerzlose, nicht gerötete Schwellungen infolge Ansammlung wässriger Flüssigkeit im interstitiellen Raum von Haut oder Schleimhäuten (Ausnahmen: Myxödem und Lipödem). Sie können lokalisiert oder generalisiert (d. h. am ganzen Integument) auftreten. (Lageabhängige Manifestationen sind bei den generalisierten Formen aber nicht ausgeschlossen.)
Hautödeme entstehen durch
- erhöhten hydrostatischen Druck, z. B. bei venöser Thrombose, Herzinsuffizienz, Natrium- und Wasserretention,
- verminderten onkotischen Druck (durch Hypoproteinämie), z. B. bei nephrotischem Syndrom,
 enteralem Eiweißverlust, Leberschaden, Malnutrition,
- Kapillarwandschäden allergischer (z. B. beim angioneurotischen Ödem), entzündlicher oder ischämischer Natur,
- bei Störungen des Lymphabflusses als primäres oder sekundäres Lymphödem (meist als lokalisiertes Ödem).

Therapie der Hyperhydratation (alle Formen)
- Behandlung der Grundkrankheit
- Flüssigkeitsbilanz, Gewichtskontrolle
- Flüssigkeitsrestriktion, bei Hyperaldosteronismus auch Kochsalzrestriktion
- vorsichtig ausschwemmen: Je nach Ausprägung der Störung und Nierenfunktion kommen Thiazid- oder Schleifendiuretika zum Einsatz, ggf. in Kombination mit kaliumsparenden Diuretika.
- ggf. Dialyse oder Hämofiltration bei Überwässerung mit Niereninsuffizienz.

Isotone und hypotone Hyperhydratation

Extrazelluläre Überwässerung mit normaler oder relativ verminderter Salzkonzentration. Bei der durch einen relativen Salzmangel im Extrazellulärraum ausgezeichneten hypotonen Hyperhydratation kommt es durch osmotische Flüssigkeitsverschiebung zum **intrazellulären Ödem** mit entsprechenden zentralnervösen Symptomen.

MERKE
Eine verminderte Salzkonzentration bei Hyperhydratation darf keineswegs mit einem (substitutionsbedürftigen) Natrium-Mangel gleichgesetzt werden. Vielmehr ist die häufig gemessene Hyponatriämie Folge der Verdünnung. Der Natrium-Bestand des Körpers ist bei den meisten Formen der Hyperhydratation normal bis erhöht.

Ätiologie und Pathogenese
Die iso- bzw. hypotone Hyperhydratation entsteht auf drei Wegen:
- erhöhte Natrium-Retention, z. B. bei:
  – sekundärem Hyperaldosteronismus (etwa bei Herzinsuffizienz),
  – Überschuss an Mineralo- oder Glukokortikoiden, z. B. iatrogen, Cushing- oder Conn-Syndrom,

- nephrotischem Syndrom und Leberzirrhose.
- erhöhte Wasserretention, z. B. bei:
  - Syndrom der inadäquaten ADH-Sekretion,
  - Herzinsuffizienz,
  - Niereninsuffizienz, besonders im akuten Stadium.
- übermäßige Flüssigkeitsbelastung, z. B. durch Überinfusion oder Ertrinken in Süßwasser.

Hypertone Hyperhydratation

Extrazelluläre Überwässerung mit relativem Salzüberschuss (selten). Durch den extrazellulären Salzüberschuss, messbar als erhöhtes Serum-Natrium, kommt es infolge osmotischer Flüssigkeitsverschiebung zur **intrazellulären Dehydratation** mit entsprechenden zentralnervösen Symptomen.

Ätiologie

Die hypertone Hyperhydratation hat drei hauptsächliche Ursachen:
- In der Mehrzahl der Fälle ist sie **iatrogen** bedingt, z. B. durch Infusion von Natriumbikarbonat-Lösung oder hypertoner Kochsalzlösung sowie inravenöser Gabe stark natriumhaltiger Penizillinsalze.
- primären **Hyperaldosteronismus** mit Natrium-Retention: Die Symptome sind in der Regel nur gering ausgeprägt.
- Ertrinken in Salzwasser

10.5 Kalium

10.5.1 Physiologie

Kalium ist das häufigste Kation des **Intrazellulärraums**. 98 % des Körperkaliums liegen intrazellulär. Das Serum-Kalium (Normbereich: 3,6–4,8 mmol/l) sagt deshalb nur wenig über den Gesamtbestand des Körpers an Kalium aus.

Physiologische Funktion

Neuromuskuläre Erregbarkeit
Der Kalium-Gradient an der Zellmembran hält das **Ruhemembranpotenzial** aufrecht und hat damit eine entscheidende Bedeutung für die elektrische Erregbarkeit der Nerven- und Muskelzellen. Die intrazelluläre Kalium-Konzentration ist dabei relativ stabil. Was sich unter pathologischen Bedingungen ändert, ist vor allem die extrazelluläre Kalium-Konzentration.
- **Hyperkaliämie** erhöht das Ruhepotenzial und steigert dadurch die neuromuskuläre Erregbarkeit. Im Extremfall kann es zur Muskellähmung durch **Depolarisationsblock** kommen.
- **Hypokaliämie** vermindert das Ruhepotenzial und damit die neuromuskuläre Erregbarkeit. Auch dadurch kann schließlich eine Muskellähmung durch einen **Hyperpolarisationsblock** entstehen.

> **MERKE**
> Die akute Störung verläuft immer weit bedrohlicher als die chronische.

Kalium-Wirkung am Herzen
Am Herzen wird die Erregbarkeit bei mäßiger **Hyperkaliämie** (K^+ 5,5–8 mmol/l) zunächst gesteigert. Erst bei erheblicher Hyperkaliämie mit K^+ > 8 mmol/l wird die Erregbarkeit gesenkt (wie es etwa bei Herzoperationen zur Kardioplegie genutzt wird). Die initiale Erregungssteigerung ist durch eine zunehmende Kalium-Permeabilität der Zellmembran bedingt, die spätere Abnahme durch eine Verminderung des Membranpotenzials.

Eine **Hypokaliämie** führt am Herzen zur Abnahme der Kalium-Permeabilität und damit zur Förderung der Erregungsrückbildung. Dadurch können ektope erregungsbildende Zentren aktiviert und Rhythmusstörungen ausgelöst werden.

Bedarf, Regulation und Verteilung

Der tägliche Bedarf an Kalium liegt bei rund 1 mmol/kg KG.

Aufnahme und Ausscheidung
Kalium wird oral aufgenommen. Ausgeschieden wird es zu etwa 90 % renal und zu 10 % enteral. Die Regulation in der Niere erfolgt über Sekretion bzw. Rückresorption im distalen Tubulus. Die renale Kalium-Sekretion steigt dabei mit der Diureseleistung an (Kaliurese bei Polyurie). Durch eine Diurese von mehr als 1.000 ml/Tag kann eine Hyperkaliämie verhindert werden. Entsprechend kann eine gesteigerte

Diurese zu einem schweren Kalium-Mangel führen. Darüber hinaus wird die **renale Sekretion** durch Aldosteron (das bei Hyperkaliämie vermehrt ausgeschüttet wird), hohe Kalium-Konzentrationen im Plasma, hohe Natrium-Konzentrationen im distalen Tubulus und β-adrenerge Stimulation gefördert.

MERKE
Gluko- und Mineralokortikoide führen zu einer vermehrten renalen Kalium-Ausscheidung und begünstigen damit eine Hypokaliämie.

Die Fähigkeit des Körpers zur **Kalium-Konservierung** ist im Vergleich zu Natrium deutlich eingeschränkt. Selbst bei beginnender Hypokaliämie werden noch ungefähr 10 mmol/l K^+ über den Urin ausgeschieden.

Verteilung des Kaliums über die Kompartimente

Auch die Verteilung über die Kompartimente verläuft nur träge. Bei hyperkaliämischen Zuständen dauert die Anpassung über eine kaliumarme Diät Tage.

Die Verteilung des Kaliums zwischen Intra- und Extrazellulärraum wird von vier Faktoren beeinflusst:

- **Säure-Base-Status:** Intrazelluläre K^+-Ionen werden je nach pH-Wert des Extrazellulärraums gegen H^+-Ionen ausgetauscht (sog. **Transmineralisation**). Bei Azidose steigt die Kalium-Konzentration im Blut (Aufnahme von H^+-Ionen in die Zelle), bei Alkalose sinkt die Kalium-Konzentration (Abgabe von H^+-Ionen nach extrazellulär). Als Faustregel gilt, dass eine Änderung des Blut-pH um 0,1 zu einer gegensinnigen Änderung des Serum-Kaliums um 0,4–0,5 mmol/l führt.
- **Insulinkonzentration:** Kalium wird im Ko-Transport mit Glukose nach intrazellulär verschoben.
- **Osmolalität:** Bei extrazellulärer Hyperosmolalität kommt es zu einer konvektiven Umverteilung („solvent drag"). Hierbei strömt Wasser von intra- nach extrazellulär und nimmt dabei Kaliumionen mit.
- **β-adrenerge Stimulation:** Auch hier wandert Kalium nach intrazellulär.

10.5.2 Diagnostisches Vorgehen

Eine Störung des Kalium-Haushalts kann durch drei Bedingungen entstehen: Zum einen kann die **Kalium-Aufnahme**, zum Zweiten die **Kalium-Ausscheidung** und zum Dritten die **Verteilung des Kaliums** zwischen Intra- und Extrazellulärraum gestört sein. Neben der Einschätzung der Schwere der Elektrolytstörung zielt die Diagnostik deshalb auf eine Abklärung der Nierenfunktion, die für die Ausscheidung entscheidend ist.

Um Verteilungsstörungen zu erkennen, müssen der Säure-Base-Status sowie die Osmolalität im Serum bekannt sein.

Labor

- **Elektrolyte im Serum:** Hierbei ist eine mögliche Verfälschung des Kalium-Werts durch zu langes Stauen während der Abnahme oder Stehenlassen der Probe zu beachten. Auch ein vorzeitiger Zellzerfall in der Probe bei exzessiv erhöhten Leukozyten- oder Thrombozytenzahlen (z. B. im Rahmen einer hämatologischen Systemerkrankung) verfälscht die Werte. Ursache ist jeweils die Freisetzung von intrazellulärem Kalium durch Zellzerfall oder Hämolyse.
- **Kreatinin:** Ein erhöhter Kreatinin-Wert deutet auf eine eingeschränkte Kalium-Ausscheidung bei Niereninsuffizienz hin.
- **CK, LDH:** Eine Erhöhung kann einen vermehrten Zell- bzw. Muskelzerfall andeuten, bei dem Kalium aus der Zelle freigesetzt wird.
- **BGA:** Extrazelluläre Kalium-Spiegel können nur in der Zusammenschau mit dem Säure-Base-Haushalt interpretiert werden.
- **Elektrolyte im Urin:** Bei Kalium-Werten von > 25 mmol/l ist ein renaler Kalium-Verlust wahrscheinlich, bei < 25 mmol/l liegen evtl. enterale Verluste oder eine Verteilungsstörung vor.

EKG

Der im Labor gemessene Kalium-Serumwert korreliert aufgrund des vorwiegend intrazellulären Vorkommens von Kalium nur schlecht mit den Auswirkungen und der Bedrohlichkeit der Störung. Das EKG erlaubt eine grobe Einschätzung des **Kalium-Gradienten an der Zellmembran** und sollte deshalb bei allen Störungen der Kalium-

Konzentration frühzeitig geschrieben werden (> Abb. 10.6).

Hypokaliämie
Zeichen sind vor allem die abgeflachte T-Welle, die gesenkte ST-Strecke und die U-Welle (die evtl. höher als die T-Welle und auch mit dieser verschmolzen sein kann – bei der sog. **TU-Verschmelzungswelle** erscheint die QT-Zeit fälschlicherweise verlängert). Besonders bei Digitalis-Therapie treten AV-Blockierungen sowie supraventrikuläre und ventrikuläre Herzrhythmusstörungen auf (Hypokaliämie verstärkt die Digitalis-Toxizität).

> **MERKE**
> Merkspruch aus dem britischen Erfahrungsgut: „No pot – no tea" (no potassium [Kalium] – no T-wave)!

Hyperkaliämie
Zeichen sind die verlängerte PQ-Zeit, ein verplumpter QRS-Komplex, hohes T („**Kirchturm-T**" – mit höheren Kalium-Serumspiegeln wird es zunehmend breiter und zeltförmiger, die QT-Zeit wird dadurch verlängert) und eine schenkelblockartige Deformierung des Kammerkomplexes. Bei hohen Serumspiegeln (> 6,5 mmol/l) drohen ventrikuläre Tachykardien, Kammerflimmern und schließlich Asystolie.

10.5.3 Hypokaliämie

Ätiologie
Eine Hypokaliämie ist fast immer durch vermehrte Verluste (Verlusthypokaliämie) oder eine Umverteilung nach intrazellulär (Verteilungshypokaliämie) bedingt. Primär unzureichende Zufuhr spielt fast nur bei falscher parenteraler Ernährung eine Rolle.

Klinik
Bei Hypokaliämie sind vor allem zwei Funktionssysteme betroffen:
- **Neuromuskuläre Funktionen** (einschließlich glatter Muskulatur): Als Ausdruck der gestörten neuromuskulären Erregbarkeit kommt es zu Muskelschwäche (besonders der unteren Extremität), Muskelkrämpfen, Bildung von Muskelwülsten bei Beklopfen, Obstipation bis hin zum Ileus, Blasenentleerungsstörungen, Hyporeflexie und Muskelhypotonie.
- **Kardiovaskuläre Funktionen:** Am Herzen kann es zu Rhythmusstörungen, besonders zur Extrasystolie, kommen (> Abb. 10.6), ein niedriger Blutdruck ist häufig.

Therapie
Die Kalium-Substitution ist besonders dringlich bei kardial Vorerkrankten (insbesondere bei digitalisierten Patienten, da die Wirkung und Toxizität von Digitalisglykosiden verstärkt wird) und bei Patienten mit manifesten Herzrhythmusstörungen. Für jedes mmol Abweichung des Kalium-Serumspiegels wird ein absolutes Defizit von 100 mmol angenommen. Für die **orale Substitution** eignet sich kaliumreiches Obst, z. B. Trockenobst, Bananen, Erdbeeren oder Tomaten. In Bezug auf die Menge besser zu definieren sind orale Kaliumchlorid- oder Kalium-

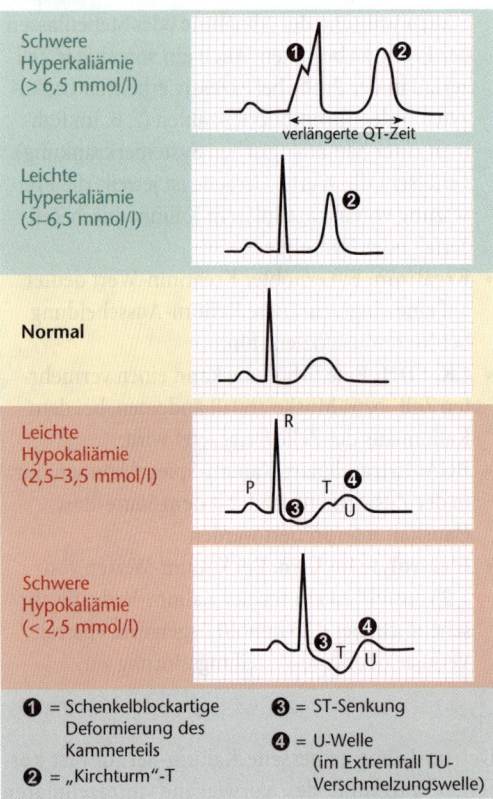

Abb. 10.6 EKG-Veränderungen bei Kalium-Störungen. [A400]

phosphat-Präparate, die aufgrund der Gefahr von Ulzera im Magen-Darm-Trakt aber immer in Flüssigkeit aufgelöst eingenommen werden sollten.

> **MERKE**
> Kaliumbikarbonat ist als Substitutionssalz meist nicht zu empfehlen, da bei einer Hypokaliämie häufig schon eine Alkalose besteht.

Wenn eine orale Therapie nicht durchführbar ist (z. B. bei Intensivpatienten), wird **intravenös substituiert**. Kalium kann in Konzentrationen > 20 mmol/l das Gefäßendothel reizen, sodass die Gabe über eine periphere Vene schmerzhaft sein kann. Konzentrationen > 60 mmol/l werden nur über zentrale Zugänge gegeben. Um Störungen der Reizleitung am Herzen zu vermeiden, werden bei der intravenösen Substitution generell nicht mehr als 20 mmol Kalium pro Stunde gegeben und eine Tagesdosis von 3 mmol/kg KG nicht überschritten.

> **MERKE**
> Die rasche Infusion von Kalium kann Herzrhythmusstörungen auslösen und damit tödlich sein. Intravenöse Kalium-Substitution in höheren Konzentrationen (z. B. > 60 mmol/l) erfolgt deshalb stets langsam und unter Herzmonitor-Kontrolle.

10.5.4 Hyperkaliämie

Ätiologie
Gesunde Nieren können selbst hohe Konzentrationen von Kalium problemlos ausscheiden. Die häufigste Ursache einer Hyperkaliämie ist eine **verminderte renale Ausscheidung** bei Niereninsuffizienz. Andere klinisch wichtige Ursachen sind Azidose, Zellschädigung und die Gabe von Diuretika.

Vermehrte Zufuhr
Eine vermehrte orale Zufuhr ist beim Nierengesunden unproblematisch. Gefährlich ist sie für Patienten mit fortgeschrittener Niereninsuffizienz. Für sie kann schon der vermehrte Obst- und Gemüsegenuss, z. B. von Bananen oder Tomaten, gefährlich sein, daher sind Ernährungsberatung und regelmäßige Laborkontrollen wichtige Therapiebestandteile beim niereninsuffizienten Patienten.

Verminderte Ausscheidung
Die verminderte Ausscheidung spielt beim akuten und chronischen Nierenversagen eine Rolle, kann jedoch lange Zeit durch Ausscheidung über den Dickdarm kompensiert werden.

Umverteilung nach extrazellulär
Eine Azidose führt durch Austausch von H^+ gegen K^+ zur Hyperkaliämie. So begünstigen bei der diabetischen Ketoazidose Insulin-Mangel und Azidose eine Serumhyperkaliämie. Diese manifestiert sich in der Praxis jedoch nur selten, da die gleichzeitig bestehende Osmodiurese aufgrund des hohen Blutzuckers eine vermehrte Kalium-Ausscheidung nach sich zieht.

Bei metabolischer Azidose aufgrund einer Niereninsuffizienz dagegen wirken die mangelhafte Ausscheidung von Kalium und die Transmineralisation gleichsinnig, sodass es zu einer erheblichen Hyperkaliämie kommt.

Zellschädigung
Diese führt zur Freisetzung intrazellulären Kaliums. Beispiele sind stärkere Verletzungen und Verbrennungen, Hämolyse, Zustand nach Chemotherapie (Tumorlysesyndrom und Hyperviskositätssyndrom) sowie Tourniquet-Syndrom (Reperfusion einer zeitweise mangelhaft durchbluteten Extremität).

Medikamente
Eine Hyperkaliämie wird begünstigt durch β-Blocker (Verschiebung von Kalium von intra- nach extrazellulär), ACE-Hemmer (v. a. in Kombination mit kaliumsparenden Diuretika), kaliumsparende Diuretika sowie depolarisierende Muskelrelaxanzien (z. B. Succinylcholin). Eine schwere Digitalis-Intoxikation führt über eine Blockade der Na^+-K^+-ATPase zu einer Hyperkaliämie.

Klinik
Das klinische Bild wird oft durch die Grunderkrankung bestimmt, es gibt kein typisches Leitsymptom. Gelegentlich treten Parästhesien („Ameisenlaufen", pelzige Zunge) oder Muskelzuckungen auf. Lebensbedrohlich sind v. a. Herzrhythmusstörungen bis hin zum Kreislaufstillstand (dieser kann das erste Zeichen einer Hyperkaliämie sein!).

Therapie

Die Therapie folgt drei **Prinzipien:** Zum einen wird versucht, überschüssiges und toxisch wirksames Kalium in die Zellen einzuschleusen, zum Zweiten wird die Kalium-Ausscheidung gefördert und zum Dritten werden die toxischen Effekte des Kaliums auf die Herzmuskelzelle verringert (letzteres Prinzip ist dabei in der Akuttherapie vorrangig).

Schutz der Herzmuskelzelle
Bei hohen Werten oder absehbarer kardialer Gefährdung kann kurzfristig **Kalziumglukonat** gegeben werden. Es reduziert die toxischen Effekte des Kaliums auf die neuromuskuläre Erregbarkeit.

Einschleusung von Kalium in die Zellen
- Infusion von Glukose und Insulin
- Gabe von Natriumbikarbonat
- Gabe von β-Sympathomimetika (z. B. Salbutamol-Inhalationen): Hierdurch kommt es zum Transport von Kalium in die Zelle und auch zu einer vermehrten tubulären Sekretion von Kalium.

Förderung der Ausscheidung
- orale oder rektale Kationenaustauscher, die Na^+ oder Ca^{2+} gegen K^+ im Darm austauschen, z. B. Resonium®
- forcierte Diurese durch Schleifendiuretika
- Dialyse (als letzte Möglichkeit).

10.6 Kalzium

10.6.1 Physiologie

Kalzium (Normbereich im Serum: Gesamtkalzium 2,2–2,65 mmol/l; ionisiertes Kalzium 1,1–1,4 mmol/l) hat neben seiner Rolle bei der **Knochenmineralisierung** entscheidende Funktionen bei der **elektromechanischen Kopplung** der Muskulatur sowie als Ko-Faktor bzw. **Second-Messenger** vieler Enzyme.

Verteilung

Der Gesamtbestand des Körpers an Kalzium beträgt etwa 1 kg. 99 % davon befinden sich im Knochen als Hydroxyapatit-Kristalle, nur etwa 0,3 % im Intravasalraum. Etwa 1 % des Skelett-Kalziums ist frei mit der Extrazellulärflüssigkeit austauschbar und dient als wichtiger Reservespeicher.

40 % des Serum-Kalziums sind an Albumin gebunden, 10 % sind komplex gebunden, 50 % liegen ionisiert („frei") vor. Biologisch wirksam ist lediglich der ionisierte Anteil, der in engen Grenzen konstant gehalten wird. Im Labor wird in der Regel das Gesamtkalzium gemessen, das gut mit dem ionisierten Anteil korreliert. Bei hohem bzw. erniedrigtem Serum-Albumin-Gehalt wird ein hohes bzw. erniedrigtes Gesamtkalzium gemessen; die Konzentration des ionisierten Kalziums ändert sich dabei nicht. Um trotz erhöhter oder erniedrigter Serum-Albumin-Spiegel eine Aussage über das Vorliegen einer Hypo- oder Hyperkalzämie treffen zu können, kann das sog. albuminkorrigierte Kalzium berechnet werden.

Der Anteil des ionisierten Kalziums am Gesamtkalzium wird durch pH-Verschiebungen verändert. Azidose steigert, Alkalose senkt den Anteil des ionisierten Kalziums, da bei erniedrigtem pH-Wert der Kalzium-Protein-Komplex vermehrt dissoziiert. Das häufigste klinische Beispiel ist die Hyperventilationstetanie.

Bedarf, Aufnahme und Ausscheidung

Die normale tägliche orale Kalziumaufnahme liegt zwischen 0,5 und 1,5 g. Davon werden je nach aktuellem Bedarf knapp 30–50 % resorbiert.

Etwa ein Drittel der täglichen Kalzium-Ausscheidung erfolgt über den Darm, ein weiteres Drittel über die Nieren. Zwischen Knochen und Extrazellulärflüssigkeit besteht ein täglicher Austausch in beide Richtungen von rund 0,25–0,5 g Ca^{2+}.

Ein vermehrter Kalzium-Bedarf besteht in Schwangerschaft und Stillzeit sowie in der Pubertät, aber z. B. auch bei Beginn der Therapie einer Osteomalazie mit Vitamin D.

Neuromuskuläre Erregbarkeit

Ca^{2+} beeinflusst zusammen mit anderen Ionen die neuromuskuläre Erregbarkeit. Bei **Hyperkalzämie** sinkt die neuromuskuläre Erregbarkeit. Im EKG drückt sich dies durch eine verkürzte QT-Zeit aus, die T-Welle kann breit und konvexbogig sein. Es treten vermehrt Herzrhythmusstörungen auf, auch bedrohliche ventrikuläre Herzrhythmusstörungen bis hin zur Asystolie.

> **MERKE**
> Die Ansprechbarkeit auf Digitalis und damit die Digitalis-Toxizität steigen bei Hyperkalzämie.

Bei **Hypokalzämie** steigt die neuromuskuläre Erregbarkeit. Dies zeigt sich am Symptomenkomplex der Tetanie. Im EKG ist die QT-Zeit verlängert, die T-Welle kann negativ sein, evtl. ist der QRS-Komplex verbreitert. Auch hier sind bedrohliche Herzrhythmusstörungen möglich. Die Ansprechbarkeit auf Digitalis sinkt.

Beziehung zum Phosphathaushalt

Kalzium und Phosphat haben ein relativ geringes Löslichkeitsprodukt. Bei Hyperphosphatämie sinkt darum die Kalzium-Konzentration ab und umgekehrt. Fällt Kalzium oder Phosphat über das Löslichkeitsprodukt (das unter physiologischen Bedingungen bei 40 mg/dl liegt) hinaus an, kann es zum Ausfall von Kalziumphosphat, evtl. mit Organverkalkungen, kommen, wie es etwa beim Hyperparathyreoidismus typisch ist.

Regulation des Kalzium-Haushalts

Der Kalzium-Spiegel im Blut hängt vom Kalzium-Austausch zwischen Knochen und Extrazellulärraum, von der renalen Kalzium-Ausscheidung und von der intestinalen Kalzium-Aufnahme ab. Alle drei Prozesse werden hormonell durch **Parathormon**, **Kalzitonin** und **Kalzitriol** (der aktiven Form des Vitamins D) reguliert.

Die Regulationsmechanismen des Ca^{2+}-Haushalts, besonders die Parathormon-Ausschüttung, reagieren nur auf den **ionisierten** (biologisch aktiven) Anteil des Gesamtkalziums.

Niedrige Kalzium-Spiegel
Ein verminderter Plasmaspiegel an freiem Kalzium führt zur Parathormon-Sekretion. Dieses Hormon erhöht den Kalzium-Spiegel zum einen durch seine direkten Effekte auf Nieren, Darm (umstritten) und Knochen, zum anderen indirekt, indem es den Umbau von Vitamin D in Leber und Nieren zum stoffwechselaktiven $1,25\text{-}(OH)_2\text{-}D_3$ (Kalzitriol) fördert.

Kalzitriol wiederum hat kalziumsteigernde Effekte an Nieren, Darm und Knochen.

Hohe Kalzium-Spiegel
Das Schilddrüsenhormon Kalzitonin senkt den Kalzium-Spiegel durch Förderung der Kalzium-Einlagerung in den Knochen sowie durch Förderung der renalen Kalzium-Ausscheidung. Der kalziumsenkende Effekt wird durch die bei hohen Kalzium-Spiegeln absinkende Plasmakonzentration von Kalzitriol unterstützt.

10.6.2 Hypokalzämie

Leitsymptom ist die **Tetanie**, meist jedoch ist die Hypokalzämie ein Zufallsbefund oder zeigt sich im EKG als verlängerte QT-Zeit. Die häufigsten Ursachen der Hypokalzämie sind ein erniedrigtes Albumin sowie PTH- oder Vitamin-D-Mangel.

Ätiologie
Zur Ätiologie der Hypokalzämie werden drei pathophysiologische Mechanismen unterschieden:
- **Mangel oder Überschuss an kalziumregulierenden Hormonen** (etwa Vitamin-D-Mangel, Malassimilation, Kalzitonin-Erhöhung bei medullärem Schilddrüsenkarzinom, PTH-Mangel bei Parathyreoidektomie, Radiojodtherapie, Autoimmunprozessen bzw. Hämochromatose),
- **Verteilungsstörungen** (etwa bei Sepsis, schweren Verbrennungen, akuter Pankreatitis, Hyperphosphatämie, Hypomagnesiämie, Alkalose),
- **gestörte Kalziumbilanz** (etwa bei renalem Kalziumverlust in der polyurischen Phase des akuten Nierenversagens bzw. bei Therapie mit Schleifendiuretika, vermehrter Verbrauch in der Schwangerschaft, Stillzeit und Pubertät).

Unterschieden werden chronische und akute (transiente) Hypokalzämien.

Chronische Hypokalzämie
Eine chronische Hypokalzämie ist seltener als eine chronische Hyperkalzämie. Die häufigsten Ursachen sind:
- **Malassimilationssyndrom:** Malassimilation bedingt eine Hypalbuminämie, Mangel an Vitamin D und verminderte Kalzium-Absorption; alle die-

se Faktoren führen zu einem verminderten Kalzium-Spiegel im Serum.
- **chronische Niereninsuffizienz:** Durch die Phosphat-Retention bei chronischer Niereninsuffizienz kommt es bei konstantem Löslichkeitsprodukt zur Verminderung des ionisierten Kalziums, außerdem besteht ein Mangel an in der Niere gebildetem Kalzitriol.
- **Hypoparathyreoidismus:** Aufgrund der verminderten Parathormon-Wirkung sinken die Kalziumspiegel ab. Symptome zeigen sich nur in schweren Fällen, z. B. als Folge einer versehentlichen Parathyreoidektomie im Rahmen einer Schilddrüsenresektion (sog. parathyreoprive Tetanie).
- **Vitamin-D-** bzw. **Kalzitriolmangel**, z. B. durch ungenügende Vitamin-D-Zufuhr (selten), fehlendes Sonnenlicht, unzureichende Konversion von Vitamin D zu Kalzitriol bei chronischen Nieren- und Lebererkrankungen sowie als unerwünschte Medikamentenwirkung (z. B. Cisplatin, Phenytoin).

Akute Hypokalzämie
Die häufigste Ursache schwerer symptomatischer Hypokalzämien ist die **Hyperventilation** (Hyperventilationstetanie). Hierbei wird der Anteil des ionisierten Kalziums durch die respiratorische Alkalose vermindert.

Darüber hinaus kommen akute, meist asymptomatische Hypokalzämien bei fast allen **schwerkranken Patienten** vor (z. B. bei Sepsis, Verbrennungen, Ileus) und sind Ausdruck einer Verteilungsstörung. Sie sind nach Behandlung der Grunderkrankung meist rückläufig. Bei akutem Nierenversagen kann selten passager in der polyurischen Phase eine Hypokalzämie durch renalen Kalzium-Verlust entstehen. Auch nach Massentransfusionen von Zitrat-Blut (Kalzium wird durch Zitrat gebunden) sowie nach Einnahme diverser Medikamente (z. B. Heparin, Protamin, Glukagon) werden gelegentlich transiente Hypokalzämien gesehen.

> **MERKE**
> Bei Krankheitsbildern mit Hypalbuminämie, z. B. bei Leberzirrhose oder nephrotischem Syndrom, kann das Gesamtkalzium bei normalem ionisiertem Ca^{2+} erniedrigt sein.

Klinik
Die klinischen Erscheinungen betreffen vor allem neuromuskuläre und (besonders bei vorbestehender Herzkrankheit) kardiovaskuläre Funktionen.

Neuromuskuläre Funktionen
Die erhöhte neuromuskuläre Erregbarkeit zeigt sich in:
- Parästhesien (perioral, symmetrisch an Händen oder Füßen)
- Hyperreflexie
- tetanischen Krämpfen (Tetanie) der Muskulatur mit „Pfötchenstellung" der Hände, Spitzfußstellung (Stichwort: Karpopedalspasmen), „Fischmaulstellung" des Mundes, selten Broncho- oder Laryngospasmus. Bei chronischer Hypokalzämie können psychische Symptome wie Erregbarkeit, Angst, Depressionen und Psychosen auftreten.

> **MERKE**
> Bei azidotischer Stoffwechsellage, z. B. bei Niereninsuffizienz, tritt eine Tetanie trotz oft deutlicher Hypokalzämie nicht in Erscheinung, da die Azidose den Anteil des ionisierten Kalziums steigert.

Kardiovaskuläre Funktionen
- verminderte Kontraktilität mit Herzinsuffizienz, Hypotonie bis hin zum Schock,
- Bradykardie, Asystolie,
- im EKG ist die ST-Strecke und damit die QT-Zeit verlängert.

Diagnostisches Vorgehen
Sofern nicht bereits Klinik (z. B. hyperventilierender Patient) oder Anamnese (z. B. Schilddrüsenoperation, chronische Niereninsuffizienz) deutliche Hinweise geben, sollten zur ätiologischen Abklärung bestimmt werden:
- Albumin, um eine verminderte Bindungskapazität auszuschließen (erübrigt sich bei Bestimmung des ionisierten Ca^{2+})
- Kreatinin zur Einschätzung der Nierenfunktion
- PTH, um einen Hypoparathyreoidismus auszuschließen
- Vitamin-D-Metaboliten (Kalzitriol und 25-OH-D_3)

- Mg^{2+}, um eine ursächliche Hypomagnesiämie auszuschließen
- Phosphat (wegen des gemeinsamen Löslichkeitsprodukts).

Begleitende Phosphatveränderungen
Diagnostische Hinweise können sich auch aus der gleich- oder gegensinnigen Veränderung des Phosphats ergeben:
- Sind sowohl Kalzium als auch Phosphat erniedrigt, so deutet dies auf eine Störung auf der Ebene des Vitamins D hin: Da Phosphat renal ausgeschieden wird, muss Parathormon ausreichend wirksam sein. Ausnahme: Hypomagnesiämie, hier liegt die Störung auf der Ebene des Parathormons.
- Ist Kalzium erniedrigt, jedoch Phosphat erhöht, so deutet dies auf eine Störung auf der Ebene des PTH hin. Ausnahme: Niereninsuffizienz, hier ist das Phosphat trotz erhöhtem PTH erhöht.

Provokationstests
Bei Verdacht auf eine Hypokalzämie ohne eindeutige Symptome können klinische Provokationstests Hinweise geben.
- **Trousseau-Test:** Durch Aufblasen einer RR-Manschette auf arteriellen Mitteldruck für 3 Minuten wird die Pfötchenstellung der Hand provoziert.
- **Chvostek-Zeichen:** Beklopfen des N. facialis vor dem Kiefergelenk führt zu Muskelzuckungen.

Therapie
Behandlung der Tetanie
Bei Tetanie kann mit Kalziumglukonat 10 % intravenös behandelt werden (nie beim digitalisierten Patienten, da die Digitalis-Toxizität durch Hyperkalzämie gesteigert wird). Die Tetanie bei respiratorischer Alkalose aufgrund einer psychogenen Hyperventilation wird vorrangig durch Plastikbeutelrückatmung therapiert. Durch die Rückatmung des ausgeatmeten CO_2 sinkt der Blut-pH, sodass das ionisierte Kalzium ansteigt.

Behandlung der chronischen Hypokalzämie
Grundlage der Therapie der chronischen Hypokalzämie ist die orale Kalzium-Substitution, z. B. mit 2–3 g Kalziumkarbonat täglich. Zusätzlich wird evtl. je nach Grundkrankheit Vitamin D oder Kalzitriol gegeben.

Behandlung begleitender Elektrolytstörungen
Eine evtl. begleitende Hyperphosphatämie sollte mit behandelt werden, da es sonst durch die therapiebedingte Kalzium-Zufuhr zu Organverkalkungen kommen kann (Ausfällung von Kalziumphosphat bei Überschreiten des Löslichkeitsprodukts). Ebenso muss eine auslösende oder begleitende Hypomagnesiämie behandelt werden; eventuell wird eine Kalzium-Substitution dadurch sogar unnötig.

10.6.3 Hyperkalzämie

Die Patienten haben oft keine Symptome. Die Diagnose wird meistens anhand von Laborbefunden zufällig gestellt.

Ätiologie
Maligne Grundkrankheiten und Hyperparathyreoidismus erklären ungefähr 90 % der Hyperkalzämien.

Tumoren (etwa 65 %)
Vor allem im Rahmen von Knochenmetastasen, aber auch bei soliden Primärtumoren, z. B. Bronchial-, Nierenzell- oder Mammakarzinom sowie bei Plasmozytom und Lymphom. Pathogenetisch spielen die paraneoplastische Sekretion von PTH-ähnlichen Peptiden oder von osteolytischen Faktoren sowie die lokale Knochendestruktion eine Rolle.

Parathormon-assoziierte Ursachen
- primärer Hyperparathyreoidismus durch Adenom, Hyperplasie; sehr selten auch bei Karzinom und multiplen endokrinen Neoplasien (MEN 1 oder 2A),
- Lithium-Therapie: führt aus unbekannten Gründen zu einer PTH-Erhöhung, die meist reversibel ist,
- familiäre hypokalziurische Hyperkalzämie: seltene, mit erhöhtem PTH einhergehende autosomal-dominante Rezeptorstörung.

Vitamin-D-assoziierte Ursachen
- Vitamin-D-Intoxikation
- Akromegalie
- granulombildende Krankheiten: Bei Sarkoidose und Tuberkulose wird – möglicherweise in den Granulomen – unkontrolliert Vitamin D zu Kalzitriol umgebaut

Ursachen mit erhöhtem Knochenumsatz
- Hyperthyreose
- Akromegalie
- Immobilisation, besonders bei Kindern und Jugendlichen
- Vitamin-A-Intoxikation

Ursachen mit Nierenversagen
- tertiärer Hyperparathyreoidismus
- Milch-Alkali-Syndrom: Therapie mit Kalziumkarbonat und viel Milch führt unter Umständen zum chronischen Nierenversagen (heute selten)

Andere Ursachen
- Bei Morbus Addison oder plötzlichem Absetzen einer Glukokortikoid-Therapie entsteht gelegentlich eine leichte bis mäßige Hyperkalzämie, die sich wahrscheinlich durch vermehrte intestinale Kalzium-Resorption und gleichzeitig verminderte renale Kalzium-Ausscheidung erklären lässt.
- Therapie mit Phosphatbindern: Durch Abfall des Phosphats steigt der andere Partner des Löslichkeitsprodukts (Kalzium) an.
- Therapie mit Thiazid-Diuretika: Kommt es hierunter zu einer Hyperkalzämie, so liegt oft ein maskierter Hyperparathyreoidismus vor. Thiazid-Diuretika erhöhen bei sonst gesunden Personen den Kalzium-Spiegel kaum.

Klinik
Je nach Ausmaß und Entstehungsgeschwindigkeit der Serum-Kalzium-Erhöhung sind möglich:
- **neuromuskuläre Symptome:** z. B. Abgeschlagenheit, Muskelschwäche, Somnolenz, Koma, hirnorganisches Psychosyndrom,
- **gastrointestinale Störungen:** Appetitlosigkeit, Übelkeit und Erbrechen, Gewichtsverlust, Verstopfung; bei Hyperparathyreoidismus aus ungeklärter Ursache auch Ulkuskrankheit und Pankreatitis,
- **renale Störungen:** Nephrolithiasis und Nephrokalzinose, renaler Diabetes insipidus mit Polyurie und Polydipsie,
- **kardiale Störungen:** Herzrhythmusstörungen, QT-Zeit ↓.

Hyperkalzämische Krise
Selten, z. B. im Rahmen osteolytischer Metastasen, kommt es zu einer akuten Exazerbation der Hyperkalzämie im Sinne einer hyperkalzämischen Krise. Symptome sind:
- Herzrhythmusstörungen: z. B. ventrikuläre Extrasystolen, Asystolie
- Polyurie und Polydipsie
- Übelkeit, Erbrechen, Exsikkose, Fieber
- Somnolenz bis hin zum Koma, hirnorganisches Psychosyndrom, psychotische Erscheinungen

MERKE
Bei vorbestehender Niereninsuffizienz drohen in der hyperkalzämischen Krise ein akutes Nierenversagen sowie Organverkalkungen infolge des zusätzlich erhöhten Phosphats, z. B. Nephrokalzinose, Mediaverkalkungen der Arterien, Kalkablagerungen in Konjunktiva und Hornhaut.

Diagnostisches Vorgehen
Ein primärer Hyperparathyreoidismus wird durch ein erhöhtes Parathormon bei gleichzeitiger Hyperkalzämie nachgewiesen. Typisch ist die gleichzeitige Hypophosphatämie, es sei denn, die Niere ist so geschädigt, dass die Phosphat-Ausscheidung eingeschränkt ist. Pathologische Frakturen oder Knochenschmerzen deuten auf einen Knochentumor oder ossäre Metastasen hin (Abklärung z. B. durch Skelettszintigrafie oder PET-CT).

Therapie
Die Behandlung der Grunderkrankung und eine Reduktion der Kalzium-Zufuhr (z. B. durch Meiden von Milchprodukten) sind vorrangig. Oft besteht bei Hyperkalzämie ein erhebliches Volumendefizit, das ausgeglichen werden muss. Weitere Maßnahmen sind:
- wenn möglich, Digitalis und Thiazide absetzen (die Digitalis-Toxizität ist bei Hyperkalzämie gesteigert, Thiazide erhöhen den Kalzium-Spiegel),

- forcierte Diurese unter Bilanzierung, z. B. mit Furosemid,
- medikamentöse Ca^{2+}-Senkung durch Glukokortikoide: Glukokortikoide erhöhen die Kalzium-Ausscheidung und hemmen die intestinale Kalzium-Resorption. Diese Therapievariante eignet sich insbesondere bei der Vitamin-D-Intoxikation, da Glukokortikoide die Umwandlung von Cholecalciferol in Kalzitriol hemmen.
- bei tumorbedingter Hyperkalzämie: Biphosphonate hemmen die Osteoklasten, über einen ähnlichen Mechanismus wirkt das heute kaum noch eingesetzte Mitramycin.
- evtl. Hämodialyse.

10.7 Magnesium

Primäre Störungen des Magnesium-Haushalts sind selten. Meist entwickeln sich Hypo- oder Hypermagnesiämien nur vor dem Hintergrund schwerer und klinisch meist auffälligerer Störungen im Wasser- und Elektrolythaushalt. Hypo- und Hypermagnesiämie zeigen sich vor allem in gestörter neuromuskulärer Erregbarkeit und einer gestörten Herzfunktion. Veränderungen im EKG sehen denen bei Kalium-Stoffwechselstörungen zum Verwechseln ähnlich (➤ Abb. 10.6).

10.7.1 Physiologie

Magnesium (Normalwert im Serum: 0,7 bis 1,1 mmol/l) gehört neben Kalium und Phosphat zu den Hauptionen des **Intrazellularraums**. Ein Mangel eines dieser Ionen ist häufig vom Mangel eines anderen Ions begleitet. Im Körper befinden sich insgesamt etwa 20–25 g Magnesium (Mg^{2+}), davon 1 % in der Extrazellularflüssigkeit, ein Drittel intrazellulär; die restlichen zwei Drittel liegen in den Knochen vor. Ein wesentlicher Teil der intrazellulären Fraktion entfällt auf den Skelettmuskel. Der Magnesium-Anteil im Plasma ist zu 30 % an Albumin gebunden.

Magnesium-Haushalt

Resorption und Ausscheidung
Magnesium wird in Jejunum und Ileum resorbiert. Beim Gesunden werden ≈ 30–40 % des Angebots aufgenommen, bei Magnesium-Mangel wesentlich mehr. Die Magnesium-Resorption ist teilweise abhängig von Vitamin D. Ausgeschieden wird Magnesium hauptsächlich über die Niere.

Regulation
Magnesium unterliegt wie Kalzium einer Regulation durch Parathormon. Magnesium-Mangel stimuliert, Magnesium-Erhöhung hemmt die Parathormonsekretion. Allerdings führt starker Magnesium-Mangel zur Blockade der Parathormon-Sekretion.

Funktion
Mg^{2+} ist ein wesentlicher Ko-Faktor für zahlreiche, insbesondere am Ionentransport beteiligte Enzyme. So sind z. B. die Adenylat-Zyklase, die Phosphodiesterase und die Na^+-K^+-ATPase auf Mg^{2+} angewiesen. Weiter hemmt Mg^{2+} die Transmitterfreisetzung an diversen Synapsen; die Erregbarkeit von Nerven und Muskeln wird dadurch gemindert. Auch hemmt Mg^{2+} die intrazelluläre Ca^{2+}-Bereitstellung und wirkt damit als natürlicher Ca^{2+}-Antagonist.

> **MERKE**
> Dies wird z. B. für die Wehenhemmung ausgenutzt: Die Zufuhr von Mg^{2+} vermindert die Kontraktilität der glatten Muskulatur. Bei der kardiopulmonalen Reanimation wird Mg^{2+} bei nachgewiesenen Torsade-de-Pointes-Arrhythmien eingesetzt, alle anderen Arrhythmien lassen sich durch Mg^{2+} nicht beeinflussen.

10.7.2 Hypomagnesiämie

Ätiologie
- **verminderte Aufnahme** aus dem Gastrointestinaltrakt: bei Diarrhö, rezidivierendem Erbrechen, Malabsorptionssyndrom, Mangelernährung, Alkoholmissbrauch,
- **vermehrte renale Ausscheidung:** in der polyurischen Phase des akuten Nierenversagens, bei re-

nal-tubulären Störungen, durch Diuretika, bei osmotischer Diurese (z. B. bei Diabetes mellitus),
- **vermehrter Bedarf:** z. B. in der Schwangerschaft,
- **akute Pankreatitis:** Bildung von Mg^{2+}-Seifen durch Fettnekrosen,
- bei Hyperaldosteronismus, Hyperparathyreoidismus, Hyperthyreose, malignen osteolytischen Erkrankungen, Phosphatmangel,
- selten primäre Hypomagnesiämie im Rahmen genetischer Magnesiumverlustsyndrome (z. B. intestinal bedingte Hypomagnesiämie, autosomal-rezessiv vererbt).

Klinik
Die Symptome sind häufig unspezifisch und von denen der begleitenden Elektrolytstörungen schlecht abzugrenzen.
- **kardiale Symptome:** Herzrhythmusstörungen wie ventrikuläre Extrasystolen, Tachykardien (typisch ist die Torsade-de-Pointes-Tachykardie), Angina pectoris aufgrund von Koronarspasmen. Die Empfindlichkeit gegenüber Digitalis-Präparaten ist gesteigert.
- **erhöhte neuromuskuläre Erregbarkeit** mit Wadenkrämpfen, Hyperreflexie, Tetanie, viszeralen Spasmen (z. B. Laryngo-, Pylorospasmus, Krämpfen im Magen-Darm-Trakt); evtl. Rhabdomyolyse,
- bei schwerem Mangel **neurologische Zeichen:** depressive Verstimmung, Konzentrationsschwäche, Schwindel, hirnorganisches Psychosyndrom, Somnolenz bis Koma, zerebrale Krampfanfälle.

Therapie
Ziel ist die Anhebung des Mg^{2+}-Spiegels auf hochnormale Werte, v. a. bei kardial Vorerkrankten, beim akuten Myokardinfarkt und bei Digitalisierung. Bei chronischen Zuständen reicht oft magnesiumhaltige Nahrung, z. B. Getreide, Nüsse, Erbsen, Bohnen, oder die orale Gabe von Magnesiumsalzen aus. Bei akuter, symptomatischer Hypomagnesiämie kann Magnesiumsulfat intravenös gegeben werden. Vorsicht ist jedoch bei einer Nierenfunktionseinschränkung geboten.

10.7.3 Hypermagnesiämie

Die Ursache ist meist eine Niereninsuffizienz. Daher ist die Hypermagnesiämie überwiegend mit einer Hyperkaliämie vergesellschaftet, von der sie hinsichtlich klinischen Bildes und Therapie kaum zu trennen ist.

Ätiologie
Die Hypermagnesiämie ist meist Folge einer Niereninsuffizienz und tritt vor allem auf, wenn bei Nierenfunktionseinschränkung noch iatrogen Magnesium zugeführt wird, z. B. in bestimmten Antazida, Laxanzien und Dialyseflüssigkeiten.

Klinik
Bei geringgradiger Hypermagnesiämie treten Symptome wie Verstopfung, Übelkeit und Erbrechen sowie Muskelschwäche und Störungen der kardialen Erregungsleitung (besonders im AV-Knoten-Bereich) auf.

Bei ausgeprägter Hypermagnesiämie kann es zum paralytischen Ileus, Blutdruckabfall bis zum Schock, Herzstillstand, Atemlähmung und Koma kommen. Aufgrund der „Summenbeziehung" zu Ca^{2+} kann eine Tetanie auftreten.

Therapie
Maßnahmen ähneln denen bei Hyperkaliämie. Ziel ist die Verschiebung von Mg^{2+} nach intrazellulär:
- Glukose plus Insulin i. v.
- Kalziumglukonat i. v. (dies steigert die intrazelluläre Verfügbarkeit von Kalzium)
- ggf. Dialyse

10.8 Chlorid

Knapp 90 % des Chlorids (Normbereich im Serum: 97–108 mmol/l) des Organismus liegen **extrazellulär** vor. Einen besonders hohen Chloridanteil haben Schweißdrüsenepithelien und die Belegzellen des Magens.

Den Abweichungen der Chlorid-Konzentration ist keine spezifische Klinik zuzuordnen. Diese wird von den Abweichungen der jeweils begleitenden Kationen, vor allem Natrium, bestimmt.

Aufnahme, Ausscheidung, Regulation

Die Aufnahme erfolgt zusammen mit Natrium im Ileum, die Ausscheidung über die Nieren, in der Regel ebenfalls zusammen mit Natrium. Chlorid folgt Natrium passiv, wenn Änderungen der Konzentration im Verteilungsraum auftreten. Indirekt unterliegt es somit auch der Steuerung durch Aldosteron.

Die Chlorid-Bestimmung im Serum hat per se wegen der Parallelität der Cl^--Konzentration zur Natrium-Konzentration keine große klinische Relevanz. Sie kann jedoch zur Ermittlung der Anionenlücke und bei der Differenzialdiagnose von Säure-Base-Störungen von Bedeutung sein.

Störungen im Chlorid-Haushalt

Die meisten Abweichungen der Chlorid-Konzentration sind durch Störungen des Natrium- und Wasserhaushalts zu erklären. Daneben verändert sich die extrazelluläre Chlorid-Konzentration vor allem im Rahmen von Säure-Base-Störungen.

Ätiologie

Erniedrigtes Serum-Chlorid
- bei bestimmten Formen der metabolischen Alkalose:
  - Verlust von Magensaft durch Erbrechen oder über Sonden (Laborbefund: hypochlorämische, hypokaliämische metabolische Alkalose, Cl^- im Urin erniedrigt, K^+ im Urin erhöht).
  - Bei Syndromen mit erhöhter Konzentration von Mineralokortikoiden kann es im Rahmen der metabolischen Alkalose zum Bikarbonat-Anstieg kommen. Kompensatorisch zum Bikarbonat fällt dann als weiteres wesentliches Anion das Chlorid ab; typisches Beispiel ist die „Kontraktionsalkalose". Dasselbe gilt für die iatrogene Bikarbonat-Zufuhr. Auch bei der respiratorischen Azidose entsteht kompensatorisch ein erhöhtes Bikarbonat, das ebenfalls das Serum-Chlorid senkt.
- Diuretika-Therapie mit Furosemid oder Etacrynsäure beeinflusst die tubuläre Chlorid-Resorption. Es resultiert ein erniedrigtes Serum-Chlorid mit hohen Urin-Chlorid-Konzentrationen.

Erhöhtes Serum-Chlorid
- bei bestimmten Formen der metabolischen oder metabolisch kompensierten Azidose (nämlich Azidosen ohne erhöhte Anionenlücke):
  - Verlust bikarbonatreicher Sekrete führt zum kompensatorischen Chlorid-Anstieg, z. B. bei Diarrhö, Dünndarm- und Pankreasfisteln.
  - Diverse Formen der renal-tubulären Azidose gehen als Folge tubulärer Transportdefekte mit erhöhten Chlorid-Werten einher.
  - Bikarbonat-Erniedrigung im Rahmen einer chronischen Hyperventilation, z. B. bei ZNS-Erkrankungen und bei Fieber, führt über die respiratorische Alkalose zu niedrigem Bikarbonat und damit zur kompensatorischen Chlorid-Erhöhung.
- Gabe von chloridhaltigen Lösungen: z. B. Ammoniumchlorid, Argininchlorid, Kochsalzlösung.

10.9 Phosphat

10.9.1 Physiologie

Phosphat ist das häufigste **intrazelluläre Anion** und vor allem für den intrazellulären **Energiehaushalt** bedeutsam (Bereitstellung von ATP). Auch ist es ein wichtiger Bestandteil vieler Enzyme, z. B. des für den O_2-Transport ins Gewebe verantwortlichen 2,3-Diphosphoglycerats. Weiterhin hat Phosphat intrazellulär, aber auch im Tubulussystem der Niere eine wesentliche Funktion als Puffersubstanz. Der Normalwert des Phosphats im Serum ist alters- und geschlechtsabhängig, als Richtwert kann der Bereich 0,84–1,45 mmol/l (2,6–4,5 mg/dl) gelten. Symptome treten erst bei Spiegeln unter 0,5 mmol/l auf.

Phosphat-Haushalt

Durchschnittlich liegen beim Menschen 700 g Phosphat im Körper vor. 85 % des Phosphat-Bestandes sind als Hydroxylapatit im knöchernen Skelett gebunden. Die verbleibenden 15 % finden sich ganz überwiegend intrazellulär, nur ≈ 0,1 % des Gesamtbestandes liegt in der Extrazellulärflüssigkeit vor.

Aufnahme, Ausscheidung
Die Aufnahme erfolgt oral mit Resorption im Duodenum und oberen Jejunum, die Ausscheidung vorrangig über die Niere.

Regulation
Reguliert wird das Phosphat über Parathormon und Kalzitriol in engem, allerdings größtenteils gegensinnigem Zusammenhang mit der Regulation des Kalziums:
- **Parathormon** stimuliert die Phosphat-Ausscheidung der Niere und die Phosphat-Mobilisation aus den Knochen.
- **Kalzitriol** (aktives Vitamin D = 1,25-$[OH]_2$-D_3) fördert die Phosphat-Resorption im Darm und die Phosphat-Mobilisation aus dem Knochen. Es hemmt die renale Phosphat-Ausscheidung. Andererseits stimuliert Phosphat-Mangel die Kalzitriol-Bildung aus dem biologisch inaktiven Calcidiol (= 25-$[OH]$-D_3) in der Niere.

10.9.2 Hypophosphatämie

Ätiologie
Chronischer Phosphat-Mangel
- **verminderte Zufuhr:** z. B. bei Alkoholismus,
- **mangelnde Phosphataufnahme** bzw. chronische gastrointestinale Sekretverluste: z. B. durch chronisch-rezidivierendes Erbrechen, sekretorische Diarrhöen unter Therapie mit Phosphat-Bindern oder bei Vitamin-D-Mangel,
- **vermehrte renale Phosphat-Ausscheidung:** bei primärem Hyperparathyreoidismus (Hyperkalzämie und Hypophosphatämie), bei einer Reihe von renal-tubulären Störungen (z. B. renal-tubuläre Azidose), gelegentlich auch im Rahmen eines akuten Nierenversagens, bei Hyperaldosteronismus sowie unter Diuretikatherapie,
- **Parathyreoidektomie** bei primärem Hyperparathyreoidismus: Die vermehrte Knochenmineralisierung kann einen Phosphatmangel bedingen.

Akuter Phosphat-Mangel
Der akute Phosphat-Mangel beruht meistens auf einer Verschiebung von extrazellulärem Phosphat in die Muskelzellen bei bestehendem chronischem Phosphat-Mangel.
- Die Hauptursache hierfür ist das sog. **Realimentierungssyndrom**: Bei länger bestehender kalorischer Unterernährung werden die intrazellulären Elektrolyt- und vor allem Phosphat-Speicher entleert. Werden nun wieder ausreichend Kohlenhydrate aufgenommen, so sorgen die rasch ansteigenden Insulin-Spiegel dafür, dass Phosphat in die Zellen verschoben wird, wo es die im Rahmen des gesteigerten Zellstoffwechsels ablaufenden Phosphorylierungsprozesse unterhält. Daher sollte bei Patienten mit Nahrungsaufbau (Anorexia nervosa, kachektische Krebs- bzw. AIDS-Patienten, Alkoholiker) engmaschig der Phosphat-Spiegel bestimmt werden und der Kostaufbau langsam erfolgen.
- **Insulin-Wirkung**, z. B. im Rahmen der Therapie einer ketoazidotischen Entgleisung.
- **Alkalose**.

Klinik
Die Mehrzahl der Symptome einer schweren Hypophosphatämie (Serumspiegel < 0,3 mmol/l) erklärt sich durch die mangelhafte ATP-Bereitstellung. Entsprechend sind bei Phosphat-Mangel vor allem Gewebe mit hohem Energiebedarf (Herz, Muskeln, Nerven und hämatologische Zellen) betroffen:
- Kardiomyopathie mit Herzinsuffizienz und Herzrhythmusstörungen,
- Muskelschwäche, respiratorische Insuffizienz bis hin zur Beatmungspflichtigkeit; bei schwerem Phosphat-Mangel auch Rhabdomyolyse,
- zentralnervöse Symptome, z. B. vermehrte Erregbarkeit, zerebrale Krampfanfälle, hirnorganisches Psychosyndrom, Koma,
- Leukozyten- und Erythrozytenfunktionsstörung mit vermehrter Infektanfälligkeit und verschlechterter Sauerstoffbilanz der Gewebe (bedingt durch Abfall des 2,3-DPG).

Diagnostisches Vorgehen
Gesamtkörperbestand und Serumkonzentration des Phosphats können erheblich voneinander abweichen. Der Serum-Phosphat-Wert allein erlaubt dar-

um nur sehr eingeschränkt eine diagnostische Aussage über die Phosphatversorgung des Körpers. Deshalb sollte der Serum-Phosphat-Spiegel im Zusammenhang mit Kalzium, alkalischer Phosphatase (Maß für den Knochenumsatz und damit die Phosphat-Freisetzung) und Kreatinin-Wert (eingeschränkte Phosphat-Ausscheidung bei Niereninsuffizienz) beurteilt werden.

Therapie
Primär sollte die Grundkrankheit behandelt werden. Besteht die Möglichkeit der oralen Zufuhr, eignen sich Milchprodukte gut zur Substitution. Alternativ stehen Phosphat-Tabletten zur Verfügung, die allerdings relativ häufig Durchfälle verrursachen. Zur intravenösen Therapie werden je nach begleitender Elektrolytstörung Natrium- oder Kaliumphosphat-Lösungen verwendet.

MERKE
Aufgrund des gemeinsamen Löslichkeitsprodukts kann eine bestehende Hypokalzämie durch Phosphat-Zufuhr verschlimmert und sollte deshalb vorrangig korrigiert werden. Phosphat daher niemals zu kalziumhaltigen Infusionslösungen mischen.

10.9.3 Hyperphosphatämie

Ätiologie
Die **verminderte Ausscheidung** bei Niereninsuffizienz ist die häufigste Ursache. Auch unter Biphosphonat-Therapie sowie bei einer Reihe seltener Erkrankungen (z. B. Pseudoxanthoma elasticum) kommt es zur verminderten renalen Phosphat-Ausscheidung.

Seltener ist die **vermehrte Aufnahme**, z. B. bei gesteigerter Phosphat-Resorption im Gastrointestinaltrakt, bei Vitamin-D-Überschuss oder bei Einnahme phosphathaltiger Laxanzien.

Bei **raschem Zellzerfall**, z. B. bei Rhabdomyolyse oder Therapie einer Leukämie (Tumorlysesyndrom), wird Phosphat aus der Zelle freigesetzt.

Klinik und Therapie
Eine Hyperphosphatämie tritt nur bei schweren Grunderkrankungen auf. Die Phosphat-Erhöhung selbst zeigt kein spezifisches klinisches Bild. Therapeutische Konsequenzen hat die Hyperphosphatämie bei fortgeschrittener Niereninsuffizienz, bei der sie die Entwicklung des sekundären Hyperparathyreoidismus und der renalen Osteopathie fördert. Hier wird eine phosphatarme Diät angeboten und Kalziumkarbonat als Phosphatbinder eingesetzt. Wegen der meist begleitenden Hypokalzämie mit sekundärem Hyperparathyreoidismus wird Kalziumkarbonat oft mit Kalzitriol kombiniert, auch wenn Letzteres wiederum die Phosphat-Absorption steigert. Die Kalzium- und Phosphat-Werte müssen daher regelmäßig kontrolliert werden.

10.10 Säure-Base-Haushalt

10.10.1 Physiologie

Der Körper ist einer **konstanten Säurebelastung** ausgesetzt, die auf vier Wegen entsteht:
- **oxidativer Abbau von Fetten und Kohlenhydraten** zu Wasser und CO_2: Das so entstandene CO_2 wird kontinuierlich über die Lungen abgeatmet und deshalb auch „volatile" Säurebelastung genannt. Bei intakter Lungenfunktion führt sie zu keiner Säureakkumulation in den Körperflüssigkeiten.
- Aufnahme von **Säureäquivalenten über die Nahrung**,
- **Verstoffwechselung der Aminosäuren** u. a. zu Schwefelsäure und organischen Säuren: Die aus der Nahrung aufgenommenen und aus der Verstoffwechselung von Aminosäuren entstehenden Säuren werden auch als „fixe" Säurebelastung bezeichnet. Sie werden über die Nieren ausgeschieden.
- **anaerobe Glykolyse:** Bei der unvollständigen Verbrennung von Kohlenhydraten werden Protonen freigesetzt, und auch bei der Verbrennung von Fetten (β-Oxidation) entstehen Säureäquivalente wie etwa Hydroxybutyrat. Die Säurebelastung erhöht sich akut, wenn die Konzentration der anfallenden Säuren die Pufferkapazität bzw. die Stoffwechselkapazität der Leber überschreitet, z. B. im Rahmen der diabetischen Ketoazidose oder der „Laktat-Azidose".

Die Enzymmaschinerie des Körpers kann nur innerhalb einer bestimmten Konzentration an H^+-Ionen optimal arbeiten. Der Körper hat deshalb Mechanismen entwickelt, die die fluktuierenden Säure-(und Basen-)Belastungen so regulieren, dass der pH-Wert der Extrazellulärflüssigkeit zwischen 7,35 und 7,45 konstant bleibt. Diese Regulation erfolgt über die Ausscheidung von Säure- oder Basenäquivalenten und über Puffersysteme.

Puffer

Puffer sind Mischungen aus schwachen Säuren bzw. Basen und deren Salzen; sie haben die Fähigkeit, sowohl H^+-Ionen als auch OH^--Ionen zu binden. Puffer können damit Änderungen der Wasserstoffionenkonzentration über weite Bereiche kompensieren und die durch physiologische oder pathologische Säure- und Basebelastung entstehenden pH-Änderungen minimieren. Die gesamte Pufferkapazität des Körpers liegt bei 15 mmol/kg KG. Weniger als die Hälfte der Gesamtpufferkapazität liegt extrazellulär.

Alle Puffer des Körpers stehen miteinander im Gleichgewicht, sodass Änderungen des extrazellulären Bikarbonat-Puffers die Änderungen der Gesamtpufferkapazität widerspiegeln.
- Extrazellulär und damit im Plasma wirkt vor allem der Bikarbonat-Puffer, in geringerem Maße auch der Phosphat-Puffer.
- Intrazellulär wirken vor allem der Phosphat-, Bikarbonat- und der Proteinpuffer, in den Erythrozyten auch der Hämoglobin-Puffer.

Bikarbonat-Puffer

Das wichtigste Puffersystem ist der Bikarbonat-Kohlendioxid-Puffer. Er puffert 75 % der anfallenden Säure-Base-Äquivalente ab und steht in enger Verbindung zu den Regulationsmechanismen in der Lunge und der Niere. Die einzelnen Verbindungen des Bikarbonat-Puffers liegen im Blut in einem Gleichgewicht vor. Fällt eine Substanz vermehrt an, läuft die Reaktion so lange in die entgegengesetzte Richtung, bis das ursprüngliche Reaktionsgleichgewicht (Verhältnis zwischen Ausgangsstoff und Produkt) wiederhergestellt ist. Liegt z. B. vermehrt H^+ vor (metabolische Azidose), werden vermehrt H_2CO_3 (Kohlensäure) und CO_2 gebildet. Das vermehrte CO_2 kann über die Lunge abgeatmet werden. Bei einer Alkalose dagegen (H^+-Mangel) wird über eine verlangsamte Atmung CO_2 im Blut zurückgehalten und vermehrt HCO_3^- (Bikarbonat) gebildet, das über die Niere ausgeschieden werden kann.

Als Messwert des Bikarbonat-Puffers wird oft das Standardbikarbonat angegeben. Es bezeichnet die Bikarbonat-Konzentration bei standardisierter CO_2-Konzentration. Der Normwert beträgt 22–26 mmol/l.

Gesamtpufferbasen

Die Gesamtheit der anionischen, zur Abpufferung zur Verfügung stehenden Gruppen der Plasmapuffer, also im Wesentlichen Bikarbonat- und Phosphatgruppen, werden als **Gesamtpufferbasen** bezeichnet und liegen im Normalfall in einer Konzentration von etwa 48 mmol/l vor. Die Abweichung der tatsächlich gemessenen Pufferbasen von diesem Wert wird als Basenüberschuss (**base excess, BE**) bezeichnet. Dieser Wert sagt aus, wie stark die Puffersysteme in Anspruch genommen werden, um einen bestimmten pH-Wert bei einem normalen pCO_2 aufrechtzuerhalten. Er kann damit auch bei (noch) unverändertem pH-Wert eine Säure-Base-Störung anzeigen.

Ausscheidung

Lunge, Leber und Niere regulieren den Säure-Base-Haushalt. Dabei wird die Regulation über die Lunge als **respiratorische Regulation**, diejenige über Leber und Niere als **metabolische Regulation** bezeichnet. Die renalen und hepatischen Regulationsmechanismen greifen langsamer (innerhalb von Tagen) als die der Lunge (Sekunden bis Minuten).

Lunge

Die Lunge atmet laufend die im Stoffwechsel entstehenden Säureäquivalente in Form von Kohlendioxid ab. Durch Änderung des Atemminutenvolumens kann sie die Menge des ausgeschiedenen Kohlendioxids beeinflussen und damit an der Säure-Base-Regulation teilnehmen (Steigerung des Atemminutenvolumens bei Azidose, Hypoventilation bei Alkalose).

Die Regulationsmechanismen der Lunge greifen relativ schnell und sind hoch potent: Pro Zeiteinheit kann die Lunge 100-mal mehr Säureäquivalente ausscheiden als z. B. die Nieren.

Leber

Aus dem Stoffwechsel von Aminosäuren fallen Bikarbonat (HCO_3^-) und Ammonium (NH_4^+) in etwa gleichem Maß an. Das sauer reagierende (und toxische) Ammonium kann auf zwei Wegen aus dem Körper entfernt werden:
- **im Harnstoffzyklus:** Bikarbonat und Ammonium können in der Leber zu Harnstoff verstoffwechselt werden. Saure (NH_4^+) und basische (HCO_3^-) Stoffwechselprodukte werden bei diesem Stoffwechselweg in gleicher Menge verbraucht. Der Harnstoff wird über die Niere ausgeschieden, das dabei entstehende CO_2 über die Lunge abgeatmet.
- Alternativ kann NH_4^+ **über die Nieren** ausgeschieden werden: Ammonium wird bei diesem Stoffwechselweg in der Leber an Glutamat gebunden, wodurch Glutamin entsteht, das zur Niere transportiert wird und dort wieder zerfällt. NH_4^+ wird dann als Säureäquivalent ausgeschieden, Bikarbonat verbleibt im Stoffwechsel.

Welcher Stoffwechselweg beschritten wird, hängt größtenteils vom Säure-Base-Status des Blutes ab: Bei Azidose wird die renale Ammonium-Ausscheidung gefördert (was zur Konservierung von Bikarbonat und Nettoausscheidung von H^+ führt), bei Alkalose wird der Harnstoffzyklus bevorzugt.

Niere

Die Niere reguliert den Säure-Base-Haushalt auf mehreren Wegen:
- Sie führt die Regulation der Leber zu Ende, indem sie Glutamin zu NH_4^+ und Oxoglutarat spaltet. Die sauren NH_4^+-Ionen werden ausgeschieden. Oxoglutarat wird wiederverwertet und steht in der Leber erneut für die Bildung von Glutamin zur Verfügung.
- Sie kann H^+-Ionen gegen Na^+ austauschen. Die Ausscheidung beruht auf einer aldosteronempfindlichen Pumpe, die Na^+ gegen H^+ (oder K^+) ausscheidet. Hierdurch wird verständlich, dass eine vermehrte Natrium-Rückresorption wie beim Hyperaldosteronismus zur H^+- und/oder K^+-Ausscheidung führt, d. h. zu Hypokaliämie und/oder Alkalose.
- Bikarbonat als Basenäquivalent wird im Normalfall in der Niere völlig rückresorbiert. Bei alkalischer Stoffwechsellage kann jedoch die Bikarbonat-Rückresorption vermindert sein.

Im Extremfall kann Bikarbonat sogar tubulär über einen HCO_3^-/Cl^--Austausch sezerniert werden.

Der größte Teil der über den Urin ausgeschiedenen H^+-Ionen wird im Tubuluslumen an Hydrogenphosphat gebunden (Phosphat-Puffer des Urins). Der Urin-pH wird so im Bereich zwischen 4,5 und 8,2 konstant gehalten.

> **MERKE**
> Der Urin-pH kann deshalb wichtige Hinweise auf eine metabolische Kompensation einer Säure-Base-Störung geben: Der Urin-pH steigt bei Bikarbonat-Verlusten an (z. B. im Rahmen einer metabolischen Alkalose) und sinkt bei Netto-H^+-Verlusten ab (z. B. im Rahmen einer metabolischen Azidose oder bei metabolischer Kompensation einer primär respiratorischen Azidose).

10.10.2 Säure-Base-Störungen und ihre Kompensation

Die zwei grundlegenden Säure-Base-Störungen sind die **Azidose** (pH < 7,36) und die **Alkalose** (pH > 7,44). Ihnen liegen entweder Abnormalitäten des Atmungssystems (respiratorische Störungen) oder solche des Stoffwechsels bzw. der Nieren (metabolische Störungen) zugrunde.

Metabolische und respiratorische Störungen

Bei **respiratorischen Störungen** fallen die Säure- oder Basenäquivalente durch gesteigerte oder verminderte Atemtätigkeit an. Störungen des Atmungssystems führen primär zu einer veränderten pulmonalen Kohlendioxid-Abatmung und damit zu einem abnormen pCO_2.

Bei **metabolischen Störungen** fallen Säure- oder Basenäquivalente entweder durch Störungen des Stoffwechsels oder der renalen Säureausscheidung an. Diese Störungen führen primär zu einer abnormen Bikarbonat-Konzentration, da Säureüberschüsse oder -defizite eine Titrierung des Bikarbonats bewirken.

Die beschriebenen Störungen können sich überlagern und führen zu **gemischt respiratorischen und metabolischen Störungen**.

Kompensation

Jede primäre Säure-Base-Störung setzt physiologischerweise jeweils komplementäre **Kompensationsmechanismen** in Gang:

- Bei **primär respiratorischen Störungen** erfolgt eine **metabolische** Antwort (metabolische Kompensation), die in der (rasch einsetzenden) Abpufferung durch die Körperflüssigkeiten und in der (langsam einsetzenden) Änderung der renalen Säure-Base-Ausscheidung besteht.
- Bei **primär metabolischen Störungen** erfolgt eine **respiratorische** Antwort (respiratorische Kompensation), d. h. eine Anpassung der aktuell abgeatmeten CO_2-Menge.

Dies bedeutet, dass zur primären Störung (im Labor als Veränderung des pCO_2 oder der Bikarbonat-Konzentration erkennbar) stets eine jeweils begleitende (kompensatorische) sekundäre Störung tritt, also wiederum eine komplementäre Veränderung der Bikarbonat-Konzentration oder des pCO_2 (➤ Tab. 10.5). Die zu erwartenden kompensatorischen Änderungen von pCO_2 und Bikarbonat können berechnet oder aus Nomogrammen wie in ➤ Abb. 10.7 abgelesen werden.

➤ Abb. 10.7 gibt das bei den jeweiligen Störungen vorliegende Verhältnis zwischen Blut-pH-Wert und dem pCO_2 wieder.

> **MERKE**
>
> Faustregel: „metabolisch – miteinander" (bei metabolischen Störungen verändern sich pH, pCO_2 und HCO_3^- gleichsinnig).

Reine oder gemischte Störungen

Die meisten Säure-Base-Störungen resultieren aus einer einzigen primären Störung (mit der jeweils dazugehörigen komplementären Antwort). Diese Störungen werden **„einfache Säure-Basen-Störungen"** genannt. Bisweilen (v. a. bei schwer kranken Patienten) liegen jedoch mehrere Säure-Basen-Störungen gleichzeitig vor, die **„gemischte Säure-Basen-Störungen"** genannt werden. Der Netto-Effekt gemischter Störungen kann additiv sein (z. B. metabolische Azidose + respiratorische Azidose), er kann jedoch auch gegenläufig sein (z. B. metabolische Azidose und respiratorische Alkalose). Ob eine einfache oder eine gemischte Störung vorliegt, kann aus der Blutgasanalyse abgelesen werden, wenn die bei einfachen Störungen zu erwartenden kompensatorischen Änderungen bekannt sind (➤ Tab. 10.5): Weichen diese von den errechneten Werten ab, so ist eine gemischte Störung anzunehmen.

Kompensierte und dekompensierte Störungen

Hat der Körper genug Zeit zur Gegenregulation und wird sein Regulationspotenzial nicht durch die Schwere der Störung übertroffen, bringt er den pH-Wert näherungsweise wieder in den Normbereich zurück. Solche **kompensierten Säure-Base-Störungen** gehen also mit einem (nahezu) normalen pH einher und spiegeln sich laborchemisch lediglich in Veränderungen des Bikarbonats (Standardbikarbonat oder BE) oder des pCO_2 wider.

10.10.3 Diagnostisches Vorgehen

Grundlage der Diagnostik der Säure-Base-Homöostase ist die **Blutgasanalyse** (➤ Abb. 10.7). Sie erlaubt nicht nur die Unterscheidung zwischen metabolischen und respiratorischen Störungen, sondern zudem die Abgrenzung einfacher von gemischten Säure-Base-Störungen. Neben der Anamnese geben

Tab. 10.5 Säure-Base-Störungen und ihre Kompensation.

Art der Störung	primäre Veränderung	kompensatorische Veränderung	Mechanismus der Kompensation
respiratorische Azidose	pCO_2 ↑	HCO_3^- ↑	Erhöhung der renalen Bikarbonat-Schwelle
metabolische Azidose	H^+ ↑	pCO_2 ↓	alveoläre Hyperventilation
respiratorische Alkalose	pCO_2 ↓	HCO_3^- ↓	Erniedrigung der renalen Bikarbonat-Schwelle
metabolische Alkalose	H^+ ↓	pCO_2 ↑	alveoläre Hypoventilation

bei einer metabolischen Azidose die **Anionenlücke** sowie die Bestimmung des Serum-Chlorids wichtige Hinweise auf die Ätiologie, bei einer metabolischen Alkalose die Messung der Chlorid-Ausscheidung im Urin.

Blutgasanalyse (BGA)

Die meisten Blutgasautomaten messen den pH-Wert, den pCO_2 und den pO_2 (Normwerte: ▶ Tab. 10.6). Die Bikarbonat-Konzentration und die Basenabweichung (Base Excess) werden aus der **Henderson-Hasselbalch-Gleichung** errechnet, müssen dann aber für den jeweils herrschenden pCO_2 korrigiert werden. Hierfür stehen Nomogramme, z. B. nach **Astrup** zur Verfügung.

Aus dieser Gleichung und aus anderen physiologischen Prinzipien leiten sich die drei „Goldenen Regeln" der Blutgasanalyse ab:

Regel I (für respiratorische Störungen):
Eine Veränderung des pCO_2 um 10 mmHg geht mit einer gegenläufigen Veränderung des pH um 0,08 Einheiten einher. (Wenn der pCO_2 steigt, fällt der pH, wenn der pCO_2 sinkt, steigt der pH.)

Regel II (für metabolische Störungen):
Eine Veränderung des pH um 0,15 entspricht einer gleichsinnigen Basenveränderung von 10 mmol/l. (Das heißt, bei einem pH-Anstieg steigt der BE bzw.

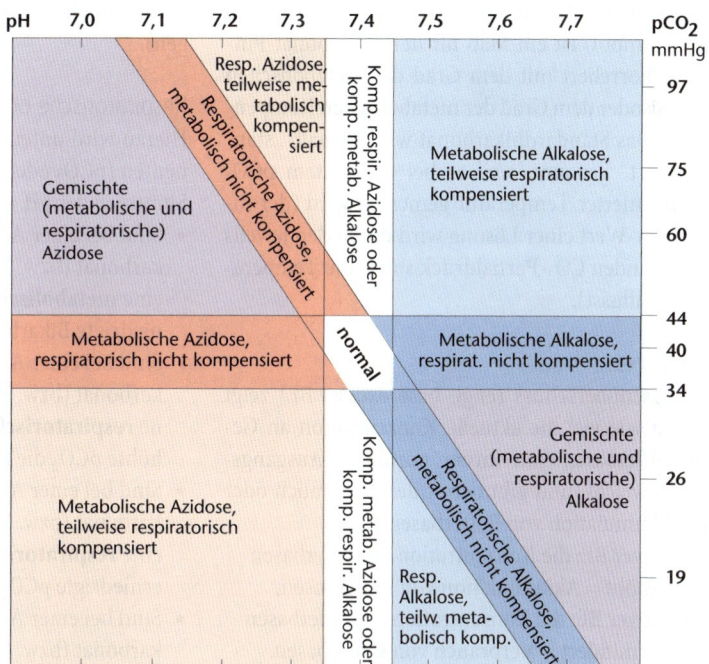

Abb. 10.7 Säure-Base-Nomogramm. Die Änderung des pCO_2 ist entweder primär (bei respiratorischen Störungen) oder sekundär (bei metabolischen Störungen). [L157]

Tab. 10.6 Normwerte der BGA.			
	arterielles Blut	gemischt-venöses Blut*	venöses Blut
pH	7,40 (7,37–7,44)	7,36 (7,31–7,41)	7,36 (7,31–7,41)
pCO_2 in mmHg	35–45	41–51	40–52
HCO_3^- in mmol/l	22–26	22–26	22–28
Base Excess	−2 bis +2	−2 bis +2	−2 bis +2
* aus dem rechten Vorhof gewonnen mittels Pulmonalis-Katheter			

das Standardbikarbonat um 10, bei einem pH-Abfall sinken die beiden Werte um 10 mmol/l.)
Regel III:
Im Rahmen der Kompensation auftretende Abweichungen von pCO_2 oder Bikarbonat können keine volle Korrektur der Säure-Base-Störung bewirken.

pH
Die pH-Bestimmung ermöglicht die Unterscheidung von kompensierten (pH im Normbereich) und dekompensierten (pH außerhalb des Normbereichs) Störungen. Der pH-Normwert im arteriellen Blut ist 7,36–7,44.

Standardbikarbonat
Das Standardbikarbonat (Normwert im Serum: 22 bis 26 mmol/l) ist ein Maß für den Bikarbonat-Puffer. Es korreliert mit dem Grad der metabolischen Störung oder dem Grad der metabolischen Kompensation. Das Standardbikarbonat wird deshalb „standardisiert" genannt, weil es bei definiertem pCO_2 und definierter Temperatur gemessen wird (der Bikarbonat-Wert einer Lösung wird durch den jeweils herrschenden CO_2-Partialdruck sowie die Temperatur beeinflusst).

Base Excess
Der Basenüberschuss (engl. base excess, BE) zeigt an, um wie viel die aktuelle Konzentration an Gesamtpufferbasen von ihrem normalen Ausgangswert abweicht, und gibt damit den Verbrauch oder die Akkumulation von Pufferbasen an:
- positiver BE: die Konzentration an Pufferbasen ist erhöht = Akkumulation von Pufferbasen,
- negativer BE: die Konzentration an Pufferbasen ist vermindert = Verbrauch von Pufferbasen.

Der Normwert liegt bei −2 bis +2. Der BE ist unabhängig vom begleitenden pH-Wert und kann damit selbst bei normalem pH-Wert das Ausmaß einer Säure-Base-Störung anzeigen. Die Angabe des Base Excess ist damit hilfreich, um eine metabolische Kompensation zu erkennen.

Partialdrücke der Blutgase
Der pCO_2 ist zusammen mit dem pO_2 die wichtigste respiratorische Regelgröße; er reflektiert das Atemminutenvolumen und gibt somit einen Hinweis entweder auf die primäre Ventilationsstörung oder auf das Ausmaß einer respiratorischen Kompensation.

Interpretation einer BGA
Die BGA-Interpretation ist komplex. Folgende Fragen sollten schrittweise beantwortet werden:

Azidose oder Alkalose?
Hierauf gibt der pH-Wert die Antwort. Da kompensatorische Änderungen keine vollständige Korrektur der Säure-Base-Störung bewirken können, können auch kompensierte Störungen nach den (dann allerdings geringeren) pH-Abweichungen klassifiziert werden. In seltenen Fällen ist der pH-Wert jedoch normal (z. B. bei gemischten Störungen).

Respiratorische oder metabolische Störung?
Hierzu wird untersucht, welche der beiden Komponenten (pCO_2 oder Bikarbonat bzw. BE) im gleichen Sinne wie der pH verändert ist.
- Sind bei einer Azidose sowohl pCO_2 als auch Bikarbonat (bzw. BE) erniedrigt, handelt es sich um eine **metabolische Azidose**, da lediglich das erniedrigte Bikarbonat eine Azidose erklärt.
- Sind bei einer Azidose sowohl pCO_2 als auch Bikarbonat (bzw. BE) erhöht, handelt es sich um eine **respiratorische Azidose**, da lediglich der erhöhte pCO_2 die Azidose erklärt.
- Sind bei einer Alkalose sowohl pCO_2 als auch Bikarbonat (bzw. BE) erniedrigt, handelt es sich um eine **respiratorische Alkalose**, da lediglich der erniedrigte pCO_2 eine Alkalose erklärt.
- Sind bei einer Alkalose sowohl pCO_2 als auch Bikarbonat (bzw. BE) erhöht, handelt es sich um eine **metabolische Alkalose**, da lediglich das erhöhte Bikarbonat eine Alkalose erklärt.

Einfache oder gemischte Säure-Base-Störung?
Eine gemischte Störung liegt immer dann vor, wenn die beiden Komponenten (pCO_2 und Bikarbonat) im gleichen „Stoffwechselsinne" wie der pH verändert sind (also wenn z. B. bei einer Azidose sowohl der pCO_2 erhöht als auch das Bikarbonat erniedrigt ist – eine solche Konstellation lässt sich nur als eine Kombination aus metabolischer und respiratorischer Azidose erklären). Außerdem liegt eine gemischte Störung immer dann vor, wenn die zu er-

wartenden kompensatorischen Abweichungen nicht mit den tatsächlichen Werten der Blutgasanalyse übereinstimmen.

Weitere Untersuchungen

Serum
Aufgrund der engen Beziehungen zwischen Kalium- und Wasserstoffionenhaushalt sollte das **Kalium** bestimmt werden. Wird eine metabolische Azidose vermutet, kann die **Laktat**-Bestimmung hilfreich sein (Laktat ist ein Stoffwechselprodukt des anaeroben Kohlenhydratabbaus; es ist z. B. im Schock, bei Gewebenekrose, aber auch bei starker körperlicher Belastung erhöht).

Urin
Bei normaler Nierenfunktion kann anhand des **Urin-pH** die Regulationsfunktion der Niere nachvollzogen werden. Bei Azidose ist der Urin stark sauer, bei Alkalose alkalisch. **Ketonkörper** im Urin als saure Endprodukte des anaeroben Fettabbaus sind bei Hunger und diabetischer Ketoazidose erhöht. Bei ausgeprägter Hypokaliämie kann der ausgeschiedene Urin ebenfalls leicht sauer sein. Bei dieser „paradoxen Azidurie" werden Säureäquivalente ausgeschieden, um Kalium einzusparen. Die Untersuchung der **Chlorid-Konzentration** des Urins kann zur ätiologischen Abklärung einer metabolischen Alkalose hilfreich sein.

Anionenlücke

Die Anionenzusammensetzung im Plasma ist relativ konstant. Veränderungen in der Zusammensetzung können auf Stoffwechselstörungen mit Anfall von normalerweise nicht vorhandenen Anionen (zumeist Säuren) hinweisen.

Die veränderte Zusammensetzung kann an Abweichungen der sog. Anionenlücke erkannt werden (> Abb. 10.8). Sie ist ein bei der ätiologischen Abklärung einer metabolischen Azidose unverzichtbarer Wert. Die **Berechnung der Anionenlücke** geht von folgenden Annahmen aus:
- Die normalerweise im Serum vorhandenen Kationen sind Na^+, K^+, Ca^{2+} und Mg^{2+}.
- Diesen stehen – in summengleichem Verhältnis – die normalerweise im Serum vorhandenen Anio-

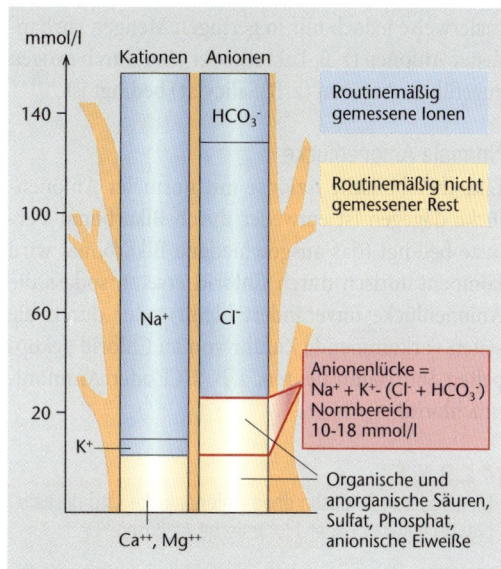

Abb. 10.8 Ionenstruktur des Plasmas mit Anionen- und Kationenrest sowie Anionenlücke. [L157]

nen gegenüber: Cl^-, HCO_3^- sowie Serumproteine, Sulfate, anorganisches Phosphat und organische Säuren in niedriger Konzentration (die vier Letzteren, im Routinelabor nicht gemessenen Anionen werden auch als „Anionenrest" zusammengefasst).

- Im Routinelabor werden lediglich Na^+, K^+, Cl^- und HCO_3^- erfasst. Die Differenz zwischen den routinemäßig erfassten Kationen (Na^+ und K^+) und den routinemäßig erfassten Anionen (Cl^- und HCO_3^-) wird als **Anionenlücke** bezeichnet. Sie beträgt normalerweise 10–18 mmol/l und beruht darauf, dass im Plasma mehr routinemäßig nicht gemessene Anionen als Kationen vorhanden sind.

Erhöhte Anionenlücke
Ist die Anionenlücke nun erhöht, reflektiert dies entweder
- mengenmäßige Veränderungen der normalerweise im Anionenrest vorliegenden Substanzen oder
- das Vorliegen normalerweise nicht vorhandener Anionen.

Geht eine metabolische Azidose mit einer erhöhten Anionenlücke einher, ist anzunehmen, dass die Azidose entweder durch Erhöhung körpereigener, normalerweise jedoch nur in geringen Mengen vorhandener Anionen (z. B. Laktat) oder aber durch exogen zugeführte Anionen (z. B. Salicylat) bedingt ist.

Normale Anionenlücke
Eine metabolische Azidose mit normaler Anionenlücke dagegen ist entweder durch Bikarbonat-Verluste bedingt (das ausgeschiedene Bikarbonat wird kompensatorisch durch Chlorid ersetzt, sodass die Anionenlücke unverändert bleibt) oder durch die selten vorkommende Zufuhr von an Chlorid gekoppelten Säureäquivalenten, z. B. HCl oder Ammoniumchlorid.

> **MERKE**
> Metabolische Azidosen ohne Anionenlücke sind deshalb praktisch immer hyperchlorämische Azidosen.

Erniedrigte Anionenlücke
Erniedrigungen der Anionenlücke sind selten. Sie sind auf erhöhte Kationen (z. B. bei Hyperkalzämie) oder auf ein über eine eventuelle Bikarbonat-Kompensation hinaus erhöhtes Chlorid zurückzuführen.

> **MERKE**
> Auch eine Hypalbuminämie senkt die Anionenlücke, da Albumin ein Teil der nicht gemessenen Anionen ist. Normalerweise mit Anionenlücke einhergehende metabolische Azidosen zeigen deshalb bei Hypalbuminämie keine „Lücke".

10.10.4 Azidose

Bei zunehmender Azidose kommt es durch die H^+-Wirkung auf die glatte Gefäßmuskulatur zu einer peripheren Vasodilatation. Allgemeine Zeichen sind warme, gerötete Haut, Blutdruckabfall und Herzfrequenzanstieg. Bei schwerwiegender Azidose wird die Zellfunktion geschädigt. Es kommt zu einer Störung des Herzmuskels, zu Herzrhythmus- und ZNS-Störungen (von Verwirrtheit bis Koma).

Bei akuter Azidose wird die Sauerstoff-Bindungskurve nach rechts verschoben (verbesserte periphere O_2-Abgabe). Herz und Gefäße sind für Katecholamine vermindert ansprechbar.

Die durch die Azidose bedingte Transmineralisation kann zur Hyperkaliämie führen. Die Atmung ist in Abhängigkeit von der Art der Azidose (respiratorisch versus metabolisch) entweder vermindert oder gesteigert.

Metabolische Azidose

Ätiologie
Bikarbonat ist immer erniedrigt (die Bikarbonat-Erniedrigung kann entweder auf direkte Bikarbonat-Verluste oder auf Titration gegen H^+-Ionen beruhen). Ätiologisch werden **Additions-**, **Subtraktions-** und **Retentionsazidosen** unterschieden. Zur Differenzierung wird die Anionenlücke mit herangezogen. Einen groben Anhaltspunkt kann auch die Cl^--Konzentration im Serum geben, die bei fehlender Anionenlücke fast immer erhöht ist.

Additionsazidose
Eine Additionsazidose entsteht durch zusätzlichen Anfall von Säure (diese kann endogen produziert oder exogen zugeführt sein). Sie geht deshalb mit einer **erhöhten Anionenlücke** einher (Ausnahme ist die Zufuhr von HCl oder Ammoniumchlorid):

- **Ketoazidose:** vermehrter Anfall von Ketonkörpern bei diabetischer Stoffwechselentgleisung, Hunger oder Alkoholismus
- **Laktazidose:** vermehrter Laktat-Anfall bei Gewebehypoxie, Gewebenekrose, Sepsis, Schock, aber auch durch Vergiftung mit Ethylenglykol, Methanol und anderen Alkoholen (das Laktat ist dabei nur ein [basischer!] Marker für die Freisetzung von H^+-Ionen)
- **Intoxikationen** mit Salizylaten oder Paraldehyd
- (angeborene) **Stoffwechseldefekte** mit einem abnormen Anfall organischer Säuren oder Aminosäuren (v. a. bei Kindern)
- Zufuhr von HCl, Ammonium- oder Kalziumchlorid.

Subtraktionsazidose
Eine Subtraktionsazidose entsteht durch Bikarbonat-Verlust. Die **Anionenlücke ist normal**. Sie entsteht oft bei **gastrointestinalen Ursachen** wie rezidivierendem Erbrechen, Diarrhö sowie Verlusten über Sonden oder Fisteln. Seltener kommt es zu **renalen Bikarbonat-Verlusten**, z. B. bei bestimmten

Formen der renal-tubulären Azidose (Typ 2) oder bei Therapie mit Karboanhydrase-Hemmern.

> **MERKE**
> Erbrechen führt nur dann zur metabolischen Azidose, wenn der Verlust von (bikarbonatreichem) Duodenalsekret den Verlust an Magensäure mengenmäßig übersteigt.

Retentionsazidose
Eine Retentionsazidose tritt bei verminderter renaler Säureausscheidung auf. Ursachen können sein:
- **akutes oder chronisches Nierenversagen:** Hierbei kommt es einerseits durch die eingeschränkte renale H^+-Exkretion zur Retentionsazidose, andererseits durch verminderte tubuläre Bikarbonat-Rückresorption zur Subtraktionsazidose (in beiden Fällen ist die **Anionenlücke normal**). Schwere Fälle (Urämie) verursachen durch den Anfall saurer Stoffwechselprodukte (z. B. Sulfate) eine zusätzliche Additionsazidose; bei letzterer ist die Anionenlücke erhöht.
- bestimmte Formen der **renal-tubulären Azidose** (Typ I und Typ IV)

Kompensation
Die Kompensation einer metabolischen Säurebelastung erfolgt zum einen durch die renale Ammonium-Ausscheidung (diese erreicht ihr kompensatorisches Maximum innerhalb von 2–4 Tagen), zum anderen durch die pulmonale CO_2-Abatmung, die sich klinisch als Hyperventilation zeigt. Die volle respiratorische Kompensation setzt innerhalb von 11–24 Stunden ein.

Therapie
Primär muss die Grundkrankheit behandelt werden (z. B. Schockbehandlung). Ist diese gut beeinflussbar, tritt oft ein spontaner Ausgleich der Azidose ein.

Pufferung mit Natriumbikarbonat
Eine Pufferung mit Natriumbikarbonat erfolgt nur bei schwerer Azidose, d. h. ab einem pH von 7,1.

Nachteile der Bikarbonat-Therapie
- Bei zu rascher Korrektur einer Azidose besteht die Gefahr einer Hypokaliämie durch Transmineralisation und damit die Gefahr von Herzrhythmusstörungen. Ebenso kann es durch den plötzlichen Abfall des ionisierten Kalziums zur Tetanie kommen.
- Als Folge der Natrium-Zufuhr kann eine Volumenbelastung des Kreislaufs mit Gefahr der Herzinsuffizienz und des Lungenödems eintreten.
- Das Bikarbonat dissoziiert bei der Pufferung zu CO_2, das nur dann über die Lungen ausgeschieden werden kann, wenn keine begleitende respiratorische Insuffizienz vorliegt.
- Außerdem kann es durch Pufferung mit Bikarbonat zu einer „paradoxen Azidose intrazellulär" kommen: Bikarbonat dissoziiert zu H_2O und CO_2, wodurch intrazellulär dann wieder eine Azidose entsteht, die die Funktion der Muskulatur, zum Beispiel des Herzens, oder des ZNS beeinträchtigt.
- Eine rasche Azidosekorrektur verschiebt die Sauerstoff-Bindungskurve nach links mit Gefahr der Gewebehypoxie.

Dementsprechend ist die Indikation zur Substitutionstherapie streng zu stellen und diese mit Bedacht durchzuführen.

Respiratorische Azidose

Sie tritt bei Ventilationsstörungen im Rahmen der respiratorischen Insuffizienz auf. Der Anstieg des pCO_2 kann durch Lungenerkrankungen, Erkrankungen der Atemmuskulatur oder durch zentrale Atemregulationsstörungen bedingt sein.

Klinik
Der Symptomenkomplex der respiratorischen Azidose umfasst:
- Atemnot als Zeichen der respiratorischen Insuffizienz,
- Zyanose als Zeichen der oft begleitenden Hypoxie,
- Hirnödem mit Benommenheit, Somnolenz bis Koma, Kopfschmerz, Schwindel, Schwitzen, Unruhe, Papillenödem (alles Zeichen der CO_2-bedingten zerebralen Vasodilatation).

Kompensation

Nach unmittelbarer Kompensation durch endogene Pufferung (wirkt innerhalb von 5–10 Minuten) tritt die chronische Kompensation innerhalb von 3–5 Tagen durch erhöhte renale Säureausscheidung (bzw. Retention von Bikarbonat) ein.

Therapie

Ist die Atemstörung nicht rasch beeinflussbar, muss je nach klinischem Bild – bei einem pH < 7,2 auch unabhängig davon – mit der assistierten Beatmung begonnen werden.

10.10.5 Alkalose

Eine Alkalose kann durch Transmineralisation zur Hypokaliämie und so z. B. zu Herzrhythmusstörungen führen. Bei respiratorischer Alkalose droht aufgrund des oft schwerwiegenden pH-Anstiegs die hypokalzämische Tetanie.

Metabolische Alkalose

Ätiologie und Pathogenese

Eine metabolische Alkalose ist viel seltener als eine metabolische Azidose. Dies liegt daran, dass die renale Bikarbonat-Ausscheidung hoch effektiv ist und nur selten überfordert wird. Einer metabolischen Alkalose können drei Mechanismen zugrunde liegen, die teilweise nebeneinander wirken können:
- gesteigerte **Ausscheidung von H^+-Ionen** (Magensaftverlust durch Erbrechen oder über Sonden; zur Einsparung von Kalium bei schwerer Hypokaliämie im Rahmen der gekoppelten K^+/H^+-Ausscheidung),
- übersteigerte **Zufuhr von Bikarbonat** (meist übermäßige, meist iatrogene Bikarbonat- oder Zitrat-Zufuhr),
- mangelhafte Ausscheidung **(Retention) von Bikarbonat** (häufigster Mechanismus).

Zur Retention kommt es auf zwei Wegen:
- Durch **Chlorid-Verarmung**: Wenn der Körper proportional mehr Cl^- als Na^+ verliert, wird als Folge der Chlorid-Verarmung renal Na^+ konserviert, was wiederum die Reabsorption von $NaHCO_3$ steigert. Meist liegt hierbei ein Volumenmangel vor. Diese Gruppe von Alkalosen zeichnet sich durch eine niedrige Cl^--Konzentration im Urin (< 10 mmol/l) aus und kann durch die intravenöse Zufuhr von NaCl behandelt werden (**„chloridsensitive" Alkalose**). Ursachen sind die Therapie mit Diuretika, gastrointestinale Verluste durch Erbrechen oder Magensonden, Chlorid-Diarrhö (seltene angeborene Durchfallsform bei Kindern) oder Cl^--Verluste durch villöse Adenome (ebenfalls selten).
- Wird die Niere direkt zur Retention von Bikarbonat stimuliert, liegt eine **„chloridresistente" Alkalose** vor; es besteht oft ein Volumenüberschuss. Sie zeichnet sich durch höhere Urin-Chlorid-Werte aus (> 10 bis 20 mmol/l) und kann durch die Zufuhr von NaCl nicht durchbrochen werden. Ursachen sind ein unphysiologischer Mineralokortikoid-Exzess (Conn-Syndrom, Cushing-Syndrom – Wirkmechanismus wie beim physiologischen Aldosteron-Exzess, s. u.) und das Bartter-Syndrom (angeborene tubuläre Rückresorptionsstörung für Chlorid).

Eine pathophysiologische Mischform stellt die Alkalose durch extrazellulären Volumenmangel (**Kontraktionsalkalose**) dar: Der extrazelluläre Volumenmangel führt zum einen zu einer verminderten glomerulären Filtration von Bikarbonat, zum anderen zur Aldosteron-Erhöhung. Aldosteron stimuliert nicht nur die renale H^+/K^+-Ionen-Ausscheidung (Natrium wird im distalen Tubulus auf Kosten von H^+ und K^+ konserviert), sondern bewirkt auch eine Bikarbonat-Retention (da Natrium nicht ausgeschieden wird, unterbleibt die zur Korrektur der Alkalose notwendige $NaHCO_3$-Ausscheidung). Die Kontraktionsalkalose kann durch NaCl-Zufuhr, d. h. durch extrazelluläre Volumenexpansion, gut behandelt werden, da die erhöhten Aldosteron-Spiegel hierdurch (anders als beim Conn- oder Cushing-Syndrom) rasch abfallen.

Bei Patienten, bei denen lange Zeit eine respiratorische Azidose mit Hyperkapnie bestanden hat, führt eine plötzliche Besserung des Zustands mit raschem CO_2-Abfall ebenfalls zu einer metabolischen Alkalose (**„posthyperkapnische metabolische Alkalose"**), da diese Patienten als Kompensation hohe Bikarbonat-Konzentrationen aufgebaut haben. Erst nach Tagen ist dieser Kompensationsmechanismus wieder „herunterreguliert" und die Alkalose gleicht sich aus.

Die metabolische Alkalose ist häufig von einer **Hypokaliämie** begleitet. Dies erklärt sich zum einen durch die oft erhöhten Mineralokortikoid-Spiegel (z. B. bei Kontraktionsalkalose), zum anderen durch die Transmineralisation, in deren Rahmen Kalium-Ionen bei Alkalose im Austausch gegen H^+-Ionen nach intrazellulär wandern.

Klinik
Das klinische Bild wird oft durch die begleitende Hypokaliämie bestimmt. Im Vordergrund können dann Herzrhythmusstörungen stehen.

Eine kompensatorische Hypoventilation ist nur in begrenztem Ausmaß möglich und klinisch meist schlecht erfassbar. Eine Tetanie durch Abnahme des ionisierten Kalziums prägt, anders als bei der respiratorischen Alkalose, das Bild nur selten.

Diagnostisches Vorgehen
Zusätzlich zur „regulären" Diagnostik bei Säure-Base-Störungen kann die Bestimmung der Chlorid-Konzentration des Urins hilfreich sein, um chloridsensitive von chloridresistenten Formen der Alkalose zu unterscheiden. Das Serum-Kalium sollte stets bestimmt werden.

Kompensation
Die Kompensation der metabolischen Basenbelastung erfolgt durch pulmonale CO_2-Retention (Hypoventilation). Die volle respiratorische Kompensation setzt innerhalb von 1–2 Tagen ein. Da es bei Hypoventilation rasch zur Hypoxie kommt, die dann den Atemantrieb übernimmt und die CO_2-Retention begrenzt, ist die respiratorische Kompensation nur in enge Grenzen möglich.

Therapie
Wichtigste Prinzipien sind die Behandlung der Grundkrankheit und der Ausgleich einer evtl. begleitenden oder ursächlichen Kalium-Störung. Die Kontraktionsalkalose sowie die chloridsensitiven Formen sprechen auf Volumenersatz mit isotoner NaCl-Lösung an. Diuretika werden abgesetzt. In extrem schweren Fällen wird Argininhydrochlorid oder HCl über einen zentralen Venenkatheter gegeben. Bei posthyperkapnischer metabolischer Alkalose kann in ausgeprägten Fällen der Karboanhydratase-Hemmer Acetazolamid einmalig i. v. oder p. o. gegeben werden.

Respiratorische Alkalose

Klinik
Auslöser ist die Hyperventilation (> 5.1.5). Leitsymptom ist die Tetanie durch Abnahme des ionisierten Kalziums. Durch zerebrale Mangeldurchblutung aufgrund der Erniedrigung des pCO_2 mit Gefäßverengung können Bewusstseinsstörungen und Krampfanfälle auftreten.

Kompensation
Die chronische Kompensation geschieht innerhalb von 2–3 Tagen durch verminderte renale Säureausscheidung (bzw. Ausscheidung organischer Bikarbonat-Vorläufer).

Therapie
Die entscheidende Therapie ist die Behandlung der zugrunde liegenden Hyperventilation.

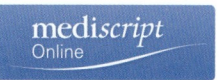

Und jetzt üben mit den passenden IMPP-Fragen:
http://www.mediscript-online.de/Fragen/KiaAngstwurm_Kap10
(Anleitung s. Buchdeckel-Innenseite).

KAPITEL 11

Rheumatologie

Bearbeitet von Christina Gebhardt auf Grundlage des Kapitels im Basislehrbuch Innere Medizin, 4. A., Autor: Matthias Braun

11.1	Anatomie	793
11.2	Einteilung	793
11.3	Leitsymptome	794
11.4	Ätiologie und Pathogenese	795
11.5	Diagnostik	797
11.5.1	Basisuntersuchungen	797
11.5.2	Bildgebende Verfahren	798
11.5.3	Invasive Diagnostik	799
11.6	Rheumatoide Arthritis	800
11.7	Spondylarthritiden	807
11.7.1	Ankylosierende Spondylitis	808
11.7.2	Psoriasis-Arthritis	810
11.7.3	Reaktive Arthritis	811
11.7.4	Enteropathische Arthritis	812
11.8	Weitere Arthritiden	812
11.8.1	Lyme-Arthritis	812
11.8.2	Rheumatisches Fieber	813
11.8.3	Morbus Whipple	814
11.8.4	Familiäres Mittelmeerfieber	814
11.8.5	Löfgren-Syndrom	814
11.9	Kollagenosen	815
11.9.1	Systemischer Lupus erythematodes (SLE)	815
11.9.2	Antiphospholipidsyndrom	818
11.9.3	Sklerodermie	818
11.9.4	Verwandte Erkrankungen	820
11.9.5	Sjögren-Syndrom	820
11.9.6	Polymyositis, Dermatomyositis	821
11.9.7	Mischkollagenose	822
11.10	Primäre Vaskulitiden	822
11.10.1	Überblick	822
11.10.2	Polyarteriitis nodosa	824
11.10.3	Mikroskopische Polyangiitis	824
11.10.4	Granulomatose mit Polyangiitis	824
11.10.5	Polymyalgia rheumatica, Arteriitis temporalis	826
11.10.6	Weitere Vaskulitiden	827
11.11	Kristallarthropathien	829
11.11.1	Gicht	829
11.11.2	Chondrokalzinose (Pseudogicht)	830
11.11.3	Ochronose	830
11.12	Degenerative Gelenkerkrankungen	830
11.13	Weichteilrheumatische Erkrankungen	833
11.13.1	Fibromyalgiesyndrom	833
11.13.2	Tendopathien	834
11.14	Krankheitsbilder mit Arthralgien	834

11 Rheumatologie

> **Prüfungsschwerpunkte**
>
> +++   Rheumatoide Arthritis (klinische Kriterien, Prädilektionsstellen [Knopfloch-, Schwanenhalsdeformität], Therapie, Diagnostik [Gelenkpunktat]), Morbus Bechterew, SLE (Diagnostik: ANA, AK gegen Doppelstrang-DNA, Immunfluoreszenz), Polymyalgia rheumatica, Arteriitis temporalis Horton, rheumatisches Fieber
>
> ++   Sjögren-Syndrom, Sklerodermie (Symptome, Diagnostik), Polymyositis, Dermatomyositis, Gicht – Pseudogicht (Ursachen, Therapie), reaktive Arthritis, Wegener-Granulomatose, Morbus Behçet, Purpura Schönlein-Henoch
>
> +   Fibromyalgiesyndrom, Ochronose, Kawasaki-Syndrom

11.1 Anatomie

Aufbau

Das gesunde Gelenk besteht aus von hyalinem Knorpel überzogenen Gelenkflächen sowie der Gelenkkapsel, die innen durch eine ein- bis dreischichtige **Synovialis** (Gelenkinnenhaut) ausgekleidet wird. Diese bedeckt alle intraartikulären Strukturen bis auf die Knorpelflächen und wird durch ein reiches Gefäßbett aus gefensterten Mikrogefäßen versorgt. Darüber hinaus enthält die Synovialis Lymphgefäße und Nervenfasern. Des Weiteren wird die Synovialflüssigkeit (**Synovia,** lat. „wie Eiweiß") durch die Synovialis gebildet.

Gelenkknorpel

Der Knorpel verteilt den Druck, der auf die Gelenkfläche einwirkt, auf die Spongiosa. Er besteht aus einer dünnen Population von **Chondrozyten,** die für die Produktion und Aufrechterhaltung der Knorpelmatrix verantwortlich sind. Die Knorpelmatrix besteht v. a. aus **Kollagen,** das der Strukturgebung dient, und **Proteoglykanen,** die für die mechanische Komprimierbarkeit verantwortlich sind.

Knorpel zählt zu den bradytrophen Geweben, d. h. eine Regeneration ist nur bedingt möglich.

Synovia

Die Synovia ernährt den Gelenkknorpel und „schmiert" das Gelenk. Sie ist reich an **Hyaluronsäure,** welche die Viskosität bedingt. Die Synovia ist zellarm (< 200 Leukozyten/mm^3) und ähnelt im Eiweiß-, Elektrolyt- und Glukosegehalt dem Serum.

Periartikuläre Strukturen

Zu den bei rheumatischen Erkrankungen betroffenen periartikulären Strukturen zählen v. a. Sehnenansätze, Sehnenscheiden und Bursae. Eine Bursa (z. B. Bursa olecrani, Bursa praepatellaris) ist entweder eine beutelartige Aussackung der Gelenkkapsel oder eine in sich geschlossene, zystenartige Struktur. Bursae dienen als Polster zwischen Knochen und Sehnen.

11.2 Einteilung

Entzündlich-rheumatische Krankheitsbilder

Bei allen entzündlich-rheumatischen Erkrankungen spielen Immunphänomene eine Rolle und erklären die sich vielfach überlappenden klinischen Bilder und die praktisch bei allen Formen auftretenden **Autoantikörper.**

Unterteilt werden die entzündlich-rheumatischen Krankheitsbilder nach dem pathologisch-anatomischen Reaktionsterrain.

Entzündliche Arthritiden Betroffen ist v. a. die Synovialis. Die häufigsten entzündlichen Arthritiden sind die rheumatoide Arthritis und die Spondylarthritiden. Als eigenständige Entitäten werden das rheumatische Fieber und die Borreliose geführt.

Kollagenosen Diese Erkrankungen verlaufen i. d. R. generalisiert (systemisch). Neben verschiedenen Organen sind v. a. Bindegewebe und Blutgefäße befallen. Die wichtigsten Kollagenosen sind der systemische Lupus erythematodes, die Sklerodermie, das Sjögren-Syndrom und die Polymyositis.

Primäre Vaskulitiden Diese sind durch entzündliche Infiltrationen der Gefäßwände und Nekrosen unterschiedlicher Gefäße gekennzeichnet. Zu den primären Vaskulitiden zählen u. a. die Polyarteriitis nodosa, die Wegener-Granulomatose und die Arteriitis temporalis. Sekundäre Vaskulitiden können im Rahmen von Infekten oder Neoplasien auftreten.

Kristallarthropathien

Bei dieser Sonderform der rheumatischen Erkrankungen werden durch abgelagerte Kristalle lokale Entzündungsreaktionen ausgelöst und unterhalten. Typischer Vertreter ist die **Gicht.**

Nichtentzündliche degenerative Erkrankungen

Ihr Verlauf ist meist chronisch und weniger aggressiv, jedoch kommt es auch hier phasenweise zu entzündlichen Aktivierungen. Der Gelenkknorpel wird durch mechanische Faktoren wie Fehlbelastungen (z. B. bei Skoliose und Hüftdysplasie) und/oder trophische Störungen (z. B. postentzündlich und posttraumatisch) geschädigt.

Weichteilrheumatische Erkrankungen

Unter diesem Begriff werden die Erkrankungen der periartikulären Gewebe zusammengefasst, die zu nichtartikulären Schmerzen, z. B. an Sehnenansatzstellen, führen.

Prototyp dieser Gruppe ist das generalisierte **Fibromyalgiesyndrom**. Weichteilrheumatische Erkrankungen sind häufig, jedoch diagnostisch schwieriger fassbar, da pathophysiologische Veränderungen oft nicht nachweisbar sind.

11.3 Leitsymptome

Gelenkschmerz

Der Gelenkschmerz kann monoartikulär (ein Gelenk), oligoartikulär (2–4 Gelenke) oder polyartikulär (> 4 Gelenke) auftreten. Außerdem ist zwischen symmetrischer und asymmetrischer Manifestation zu differenzieren.

Bei **degenerativen** Prozessen werden die Schmerzen durch Bewegen und Belasten meist verschlimmert (Anlauf- und Belastungsschmerz), die Schmerzen nehmen im Laufe des Tags deshalb häufig zu.

Bei **entzündlichen** Gelenkschmerzen dagegen führt Bewegung zur Erleichterung. Sie sind morgens meist am schlimmsten und oft mit Steifigkeit von über einer halben Stunde Dauer – der sog. Morgensteifigkeit – verbunden. Im Gegensatz zum degenerativen Schmerz nehmen sie während des Tages ab.

Weichteilschmerz

- Die **Enthesiopathie** beschreibt schmerzhafte, z. T. entzündete, meist gelenknahe Sehnenansatzpunkte.
- Bei der **Tendopathie** ist die Sehne in ihrem gesamten Verlauf betroffen. Die Schmerzen strahlen in die umliegende Muskulatur aus.
- Eine **Tenosynovialitis** (Tendovaginitis, Sehnenscheidenentzündung) führt zu bewegungsabhängigen Schmerzen im Bereich der betroffenen Sehnenscheide(n). Bei Bewegung entsteht zudem ein knarrendes Reibegefühl entlang der Sehnenscheide (Krepitation).
- Eine **Bursitis** entwickelt sich häufig durch mechanische Überlastung oder als entzündliche Beteiligung einer Arthritis.
- Bei der **Polymyalgia** und der **Myositis** tritt ein Druck- und Bewegungsschmerz in der Muskulatur auf.

Bewegungseinschränkung

Zur Bewegungseinschränkung kommt es sowohl bei entzündlichen als auch bei degenerativen Verläufen. Dem zugrunde liegen im akuten Fall z. B. Gelenkergüsse und Schwellungen der Weichteile, bei chronischen Beschwerden beispielsweise Veränderungen der Gelenkfläche und des Knochens. Eine **reversible** Form der Bewegungseinschränkung ist die Morgensteifigkeit, die besonders bei entzündlichen Erkrankungen auftritt. Zu **irreversiblen** Bewegungseinschränkungen kommt es durch Gelenkdestruktionen, die im Spätstadium entzündlicher und degenerativer Erkrankungen auftreten können.

Extraartikuläre Manifestationen

Extraartikuläre Manifestationen sind bei allen entzündlich-rheumatischen Erkrankungen häufig. Die Beteiligung einzelner Organe kann bei den Kollagenosen und den Vaskulitiden so weit gehen, dass die artikulären Erscheinungen klinisch in den Hintergrund treten.

11.4 Ätiologie und Pathogenese

Ätiologie und Pathogenese der verschiedenen rheumatischen Erkrankungen sind nur teilweise bzw. noch gar nicht geklärt. Eine wichtige Rolle, insbesondere bei den entzündlichen Erkrankungen, spielen genetische Einflüsse und Autoimmunprozesse. Bei den Arthrosen stehen dagegen degenerative Prozesse im Vordergrund.

Genetische Einflüsse

Viele rheumatische Erkrankungen sind mit bestimmten, ein Leben lang konstanten HLA-Typen assoziiert (➤ Tab. 11.1). Jedoch müssen Patienten mit diesem HLA-Typ nicht in jedem Fall eine rheumatische Erkrankung bekommen; sie tragen lediglich ein höheres Risiko.

Autoimmunprozesse

Bei den entzündlich-rheumatischen Erkrankungen tritt durch meist unbekannte Auslöser eine Störung der Immunregulation ein. Dabei kann es u. a. zu einer Aktivierung von T- und B-Zell-Klonen mit nachfolgender Bildung von Autoantikörpern kommen (➤ Tab. 11.2).

Einige Trigger für Autoimmunprozesse im Rahmen rheumatischer Erkrankungen sind bekannt, insbesondere bei den reaktiven Arthritiden, bei denen Erreger meist gastrointestinaler und urogenitaler Infekte synoviale Entzündungsreaktionen hervorrufen.

Degenerative Prozesse

Im Mittelpunkt der Pathogenese steht die pathologisch veränderte Synovialflüssigkeit. Eine zusätzliche schädigende Rolle spielen wahrscheinlich neurale und vaskuläre Faktoren.

Die Folgen sind eine eingeschränkte Knorpelernährung und eine reduzierte Gelenkschmierung. Diese schädigenden Einflüsse – verstärkt durch biomechanische Faktoren wie Übergewicht oder Überlastung – führen zur Degeneration der Knorpelsubstanz: Der Knorpel verarmt an Proteoglykanen und es bilden sich Risse in dem Geflecht aus kollagenen Fibrillen im oberflächlichen Knorpel. Die Chondrozyten degenerieren, die Knorpelsubstanz nimmt ab.

Durch untergehende Knorpelsubstanz und Kollagenfasern wird die Einwanderung von Entzündungszellen mit Freisetzung lysosomaler Enzyme ausgelöst. Die daraus entstehende **Synovialitis** kann zu Gelenkergüssen führen (sogenannte **aktivierte Arthrose**).

Die Verschmälerung der Knorpelschicht führt zu einer erhöhten Druckbelastung des subchondralen Knochens. Dadurch kommt es zu kleinen Einbrüchen in den Markraum und es bilden sich Zysten, die mit Zelldetritus gefüllt sind und im Röntgenbild als „**Geröllzysten**" imponieren.

Tab. 11.1 HLA-Assoziationen bei rheumatischen Erkrankungen.

Erkrankung	HLA-Marker	Häufigkeit des HLA-Typs bei den Erkrankten	Häufigkeit des HLA-Typs in der Normalbevölkerung
rheumatoide Arthritis	DR4	70 %	30 %
Sjögren-Syndrom	DR3	70 %	25 %
SLE	DR3	50 %	25 %
SLE	DR2	46 %	22 %
Morbus Bechterew	B27	90 %	9 %
Reiter-Syndrom	B27	79 %	9 %
enteropathische Arthritis	B27	52 %	9 %
Psoriasis-Arthritis	B27	48 %	9 %
nach Kelly (1992)			

Tab. 11.2 Autoantikörper bei rheumatischen Erkrankungen (Häufigkeit in %).

Antikörper	Antigen	RA	SLE	SJÖ	SS	SKL	PM	DM	WG	PAN	Gesunde
gegen Zellkernsubstanzen (sog. antinukleäre Antikörper, ANA und extrahierbare nukleäre Antikörper, ENA)											
ANA	Zellkernbestandteile	40	95	90	100	95	85	85	33	20	> 60 J.: 20
ds-DNA	Doppelstrang-DNS	–	60	–	–	–	–	–	–	–	–
ss-DNA	Einzelstrang-DNS	60	90	–	–	–	–	–	–	–	–
Sm	Kernprotein und RNS	–	25	–	–	–	–	–	–	–	–
U1-RNP	68 kDa aus Kernprotein und RNS	–	35	–	100	10	15	15	–	–	–
SS-A (Ro)	52 und 60 kDa aus Kernprotein und RNS	–	35	65	–	–	–	–	–	–	–
SS-B (La)	48 kDa nukleäres Phosphoprotein	–	20	55	–	–	–	–	–	–	–
Scl 70	Topoisomerase-1	–	–	–	–	20	–	–	–	–	–
PM-Scl	75-kDa-Kern-Protein-Komplex	–	–	–	–	4	10	5	–	–	–
Jo 1	Histidyl-, RNS-Synthetase	–	–	–	–	–	30	5	–	–	–
Antizentromer	Kinetochor	–	–	–	–	50	–	–	–	–	–
gegen Serumeiweißkörper											
RF	Fc-Region von Immunglobulinen	70	35	75	50	40	40	40	–	–	> 60 J.: 5
CCP	Citrullin	70	–	–	–	–	–	–	–	–	–
gegen Zytoplasmakomponenten											
cANCA	meist gegen Proteinase-3	–	–	–	–	–	–	–	90	< 5	–
pANCA	u. a. Myeloperoxidase (MPO)	16	20	25	–	–	< 10	–	< 5	70 (mPAN)	–

kDa = Kilodalton; RA = rheumatoide Arthritis; SLE = systemischer Lupus erythematodes; SJÖ = Sjögren-Syndrom; SS = Sharp-Syndrom; SKL = Sklerodermie; PM = Polymyositis; DM = Dermatomyositis; PAN = Polyarteriitis nodosa; WG = Wegener-Granulomatose; mPAN = mikroskopische Polyangiitis; cANCA = anti-neutrophile zytoplasmatische Antikörper, zytoplasmatische Fluoreszenz; pANCA = anti-neutrophile zytoplasmatische Antikörper, perinukleäre Fluoreszenz; RF = Rheumafaktor

11.5 Diagnostik

Die Diagnostik kann besonders im Anfangsstadium durch wechselnde Symptomatik und häufige Überlappung mit anderen rheumatischen und nichtrheumatischen Erkrankungen erschwert sein. Eine ausführliche Anamnese und der klinische Befund führen jedoch in > 90 % zur Diagnose.

11.5.1 Basisuntersuchungen

Anamnese

Die Anamnese zum Gelenkstatus soll neben der genauen Lokalisation und der Art der Beschwerden klären, nach welchem Muster die Gelenke betroffen sind.

- **Lokalisation der Beschwerden**: z. B. Gelenke (➤ Tab. 11.3), Wirbelsäule, Muskulatur, Sehnen?
- **Verteilungsmuster**: Welche Gelenke und Muskeln oder Muskelgruppen sind befallen? Mono-, oligo-, polyartikulärer, symmetrischer oder asymmetrischer, stammnaher Befall?
- **Beschwerdecharakter**: z. B. Dauer, Belastungs- und Lageabhängigkeit, Morgensteifigkeit, Schwellung, Rötung, Überwärmung, Anlaufschmerz, Wetterfühligkeit, Linderung durch Wärme oder Kälte?
- **Begleitsymptome**: Allgemeine Symptome wie Krankheitsgefühl, Abgeschlagenheit und Fieber? Hinweise auf extraartikuläre Manifestationen, z. B. an Haut, Augen, Magen-Darm-Trakt und Urogenitalsystem?
- **Vorerkrankungen bzw. Komorbiditäten**: z. B. Schuppenflechte, chronisch-entzündliche Darmerkrankung?
- **Familienanamnese**: Gibt es in der Familie rheumatologische Erkrankungen?
- **Sozialanamnese**: z. B. Beruf, körperliche Belastung, Rentenantrag?
- **ethnische Abstammung**: Einige Arthritisformen (wie das familiäre Mittelmeerfieber oder der Morbus Behçet) kommen in bestimmten Bevölkerungsgruppen gehäuft vor.

Tab. 11.3 Terminologie der Hand- und Fußgelenke.

Gelenk	Fachbezeichnung	Abkürzung
Fingergrundgelenk	Metakarpophalangealgelenk	MCP
Zehengrundgelenk	Metatarsophalangealgelenk	MTP
Finger-, Zehenmittelgelenk	proximales Interphalangealgelenk	PIP
Daumen-, Großzehenmittelgelenk	Interphalangealgelenk	IP
Finger-, Zehenendgelenk	distales Interphalangealgelenk	DIP

Körperliche Untersuchung

Status der Gelenke

> **MERKE**
> Die Gelenkuntersuchung sollte stets im Seitenvergleich erfolgen!

- **Inspektion und Palpation**: Achsenabweichungen, Druck- und/oder Bewegungsschmerz, Schwellungen (Konsistenz hart/knöchern bei Verkalkungen, derb bei Kapselverdickungen, weich bei Gelenkerguss → „tanzende Patella" bei Kniegelenkerguss), Rötungen, Überwärmung, Reibegeräusche bei Bewegung?
- **Prüfung der Gelenkbeweglichkeit**: abnorme Beweglichkeit, Instabilität → Neutral-Null-Methode. Ausgangsposition der Messung ist die anatomische Normalstellung mit aufrechtem, geradem Stand und gestreckten Armen sowie Daumen nach vorne; in dieser Position befinden sich per definitionem alle Gelenke in der Nullstellung.
- **Funktionsprüfung der Wirbelsäule (inkl. der Iliosakralgelenke)**: Schober und Ott, laterale Seitneigung, HWS-Rotation, Kinn-Sternum- bzw. Hinterkopf-Wand- oder Tragus-Wand-Abstand; ergänzend: Atembreite, Intermalleolarabstand
- **Verteilungsmuster**: „Männchen-Schema" zur Dokumentation druckschmerzhafter und geschwollener Gelenke zur Verdeutlichung des Befallsmusters und zur Verlaufskontrolle (➤ Abb. 11.1)

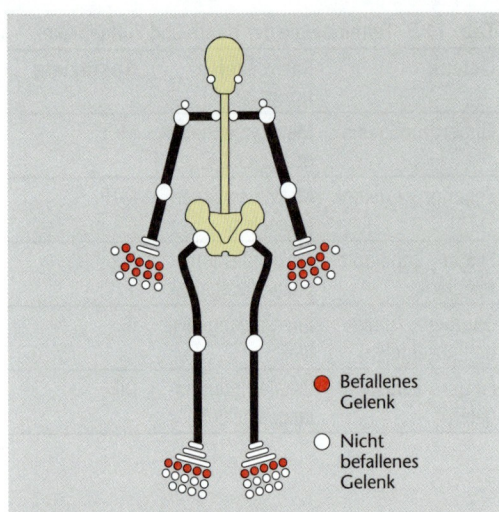

Abb. 11.1 „Männchen-Schema". Dieses erleichtert die Dokumentation des Verteilungsmusters des Gelenkbefalls, hier am Beispiel einer rheumatoiden Arthritis mit ausschließlichem Befall der kleinen Gelenke. [L157]

> **MERKE**
> Tanzende Patella: Mit der Hand den Recessus suprapatellaris nach proximal ausstreichen, dann die Patella gegen das Femur drücken – bei einem Erguss „federt" die Patella.

Status der Muskulatur

Hier ist insbesondere zu prüfen, ob Muskelatrophien vorliegen. Außerdem wird nach druckschmerzhaften Muskeln gesucht und Kontrakturen werden durch die Prüfung der Beweglichkeit erfasst. Abschließend wird die grobe Kraft orientierend geprüft (z. B. Händedruck).

Ganzkörperstatus

Ein besonderes Augenmerk ist auf Haut, Fingernägel, Schleimhäute, Augen, Herz, Lunge und Nervensystem zu richten. Auch eine Auskultation der Gefäße kann wichtige Hinweise liefern.

Labor

Hier spielen v. a. Parameter der Entzündungsaktivität sowie Autoantikörper und die genetische Typisierung zur diagnostischen Einordnung eine Rolle:

- Blutsenkungsgeschwindigkeit und CRP
- Blutbild
- evtl. Serumeiweißelektrophorese
- Komplementfaktoren C3 und C4
- Autoantikörper: zum Screening (je nach Klinik) Rheumafaktor, Anti-CCP, antinukleäre Antikörper (ANA) und antineutrophile zytoplasmatische Antikörper (ANCA); zur weiteren Differenzierung extrahierbare nukleäre Antikörper (ENA)
- HLA-Typisierung

Zur Abgrenzung anderer Ursachen sollten außerdem Eisenwerte, Leberparameter u. a. berücksichtigt werden.

11.5.2 Bildgebende Verfahren

Röntgen

Charakteristische Befunde kommen bei vielen chronischen rheumatischen Erkrankungen vor. Bei neu aufgetretener Arthritis ist das konventionelle Röntgen oft wenig aussagekräftig, aber als Ausgangsbefund dennoch wichtig. Zu beachten ist, dass der radiologische Befund und das Beschwerdebild oft nicht miteinander korrelieren.

Gelenksonografie

Hier können u. a. darstellbar sein:
- Gelenkerguss
- Baker-Zyste
- Synovialisverdickung (bei chronischen Arthritiden)
- Sehnenscheidenerguss (bei einer Tenosynovitis) oder Sehnenverkalkungen (bei degenerativen Prozessen)

Zusätzlich kann die vermehrte Durchblutung einer Arthritis durch die Duplexsonografie dargestellt werden (Hyperperfusion als Signal im Power-Doppler).

MRT

Das MRT ist bei der Diagnostik vieler Gelenkerkrankungen sensitiver als das Röntgen und spezifischer als die Szintigrafie. So kann z. B. eine akute Arthritis besser gegen osteogene Prozesse – wie gelenknahe Osteomyelitis und aseptische Knochennekrosen – abgegrenzt werden. Weiterhin hat das MRT eine herausragende Bedeutung bei der Diagnostik einer beginnenden Sakroiliitis oder traumatischer Gelenkaffektionen.

Knochenszintigrafie

Diese erlaubt Aussagen sowohl über die Lokalisation des entzündlichen Prozesses als auch über dessen Aktivität. Des Weiteren ist eine Differenzierung von intra- und periartikulärer Entzündung möglich. In der Szintigrafie werden gelegentlich entzündliche Gelenke gefunden, die noch beschwerdefrei sind. Dieser Nachweis ist insofern hilfreich, als das Verteilungsmuster der Gelenkentzündungen die Diagnosestellung erleichtern kann.

Außerdem können die **Computertomografie** (→ Nervenkompressionen u. a.), die Positronenemissionstomografie (PET → Charakterisierung z. B. eines Lungenrundherds) und die **Angiografie** (→ Beurteilung von Gefäßstenosierungen oder -verschlüssen bei Vaskulitiden) zum Einsatz kommen.

11.5.3 Invasive Diagnostik

Biopsien

Biopsien sind besonders bei den Vaskulitiden und einigen Kollagenosen anzustreben (➤ Tab. 11.4).

Gelenkpunktion

Diese dient entweder der Entlastung der Gelenkstrukturen bei massivem Erguss oder der Untersuchung der Gelenkflüssigkeit, die wertvolle differenzialdiagnostische Informationen bei Arthritiden unklarer Genese geben kann (➤ Tab. 11.5).

Die Indikation für eine Gelenkpunktion muss sorgfältig gestellt werden, da eine mögliche iatrogene Infektion fatale Folgen für das Gelenk haben kann. Bei konsequent sterilem Arbeiten sind Infektionen aber extrem selten.

> **MERKE**
> Bei therapeutischer Punktion mit Instillation von Glukokortikoiden muss das Vorliegen einer septischen Arthritis durch vorherige Synoviaanalyse und ggf. mikrobiologisch ausgeschlossen sein!

Tab. 11.4 Biopsien bei rheumatischen Erkrankungen.

Erkrankung	Biopsien von
Dermato-/Polymyositis	Muskel
Sjögren-Syndrom	Unterlippe
Arteriitis temporalis	A. temporalis
Wegener-Granulomatose	Nasennebenhöhle, Bronchien, Niere
Sklerodermie	Haut
Polyarteriitis nodosa	Nerv, Haut
mikroskopische Polyangiitis nodosa	Niere

Tab. 11.5 Befunde und Differenzialdiagnose bei Gelenkpunktionen (Synovia-Analyse).

	Normalbefund	Rheumatoide Arthritis	Arthrose	bakterielle Infektion	Kristallarthropathie
Farbe	strohgelb	gelb	hellgelb	eitrig-trüb	gelb
Leukozyten/ml	200	5.000–30.000	200–2.000	20.000–80.000	5.000–30.000
Granulozytenanteil	< 25 %	> 60 %	< 30 %	> 90 %	> 60 %
Rheumafaktor	–	++	–	–	–
Komplement	normal	stark erniedrigt	normal	erniedrigt	normal
Protein	normal	stark erhöht	normal	stark erhöht	normal
Glukose	normal	erniedrigt	normal	erniedrigt	normal
Kristalle	–	–	–	–	++
Rhagozyten	–	++	–	–	–

Ergänzende Untersuchungen

- **Kapillarmikroskopie** zur Abklärung eines Raynaud-Syndroms bzw. einer Sklerodermie
- **Elektromyografie** zur Differenzierung zwischen entzündlichen, nichtentzündlichen und neurogenen Muskelerkrankungen
- **Duplexsonografie** bei V. a. Vaskulitis
- **Sinuskopie** mit Biopsie bei V. a. Wegener-Granulomatose

11.6 Rheumatoide Arthritis

Synonym RA; chronische Polyarthritis (cP).

Ätiologie und Pathogenese
Die Ursache ist bislang unbekannt, die Pathogenese nur lückenhaft erklärt. Genetische Faktoren spielen eine Rolle. Dies zeigt sich durch die Assoziation mit bestimmten HLA-Typen. Bestimmte Untergruppen von DR4 gehen z. B. mit einem etwa 6fachen relativen Risiko für eine RA einher.

Klinik
Es handelt sich um eine schubweise verlaufende, chronische Synovialitis, die zu destruierenden Gelenkveränderungen führt. Zusätzlich bestehen oft extraartikuläre Manifestationen, z. B. Rheumaknoten.

Die RA ist die häufigste systemische Arthritisform in den westlichen Industrieländern mit einer Prävalenz von rund 1 %. Radiologische Destruktionen und ein positiver Rheumafaktor sind bei 0,15 % der Bevölkerung zu finden. Der Erkrankungsgipfel liegt zwischen dem 35. und 50. Lebensjahr (F : M = 3 : 1), jedoch kann es auch in jedem anderen Lebensalter zu einer Manifestation kommen.

Stadien der Erkrankung
Initialphase
Anfangs können unspezifische Allgemeinsymptome wie Abgeschlagenheit, Schwitzen und subfebrile Temperaturen im Vordergrund stehen. Nach Wochen bis Monaten tritt eine typische symmetrische Arthritis auf mit Prädilektion der kleinen Gelenke, insbesondere der MCP- bzw. MTP- sowie der PIP-Gelenke hinzu, mit

- **Schwellungen** und **Morgensteifigkeit > 60 min,**
- **Druckschmerz** (schmerzhafter Händedruck im Bereich der Metakarpophalangealgelenke = **Gaenslen-Zeichen**) und
- **verminderter grober Kraft**.

Als Ausdruck einer Mitreaktion der Synovialis von Schleimbeuteln und Sehnen können periartikuläre Manifestationen auftreten, z. B. **Tenosynovialitis** und **Bursitis**.

Spätphase
- **Hände: Ulnardeviation** durch zerstörte Handwurzelknochen und Subluxation der Fingergrundgelenke sowie die sog. **Schwanenhalsdeformität** (Überstreckung im Mittelgelenk und Beugung im Endglied) und die **Knopflochdeformität** (Beugung im Mittelgelenk und Überstreckung im Endgelenk) bei Schäden an den Gelenkkapseln und am Bandapparat der Strecksehnen (➤ Abb. 11.2). Hinzutreten können Muskelatrophien der Mm. interossei der Hände, sichtbar an den am Handrücken eingesunkenen Zwischensehnenräumen.
- **Zehen**: Hammerzehen durch kraniale Dislokation im Zehengrundgelenk
- **HWS**: Lockerung des Lig. transversum und Arrosion des Dens axis führen zur Kompression des Rückenmarks, die bei ruckartigen Bewegungen letal sein kann.

Endstadium
Endstadium der Gelenkdestruktionen, auch an den großen Gelenken, sind Sekundärarthrose und Ankylosen (Gelenkversteifung).

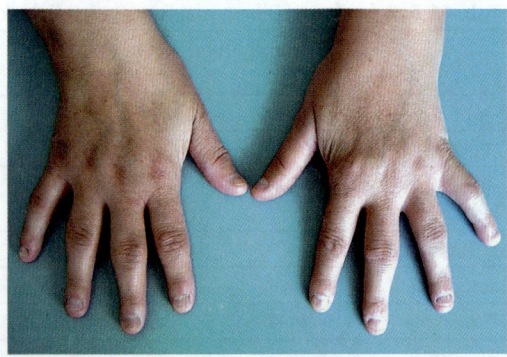

Abb. 11.2 „Typische" Hände einer Patientin mit aktiver rheumatoider Arthritis. Deutliche Schwellungen v.a. der PIP-Gelenke. [T127]

Verlauf und typisches Befallsmuster
Nach oligoartikulärem Beginn wird schließlich das typische polyartikuläre **Befallsmuster** der rheumatoiden Arthritis erreicht. Die Hüfte ist nur bei 10 % der Patienten und i. d. R. erst spät im Krankheitsverlauf befallen. Die Fingerendgelenke bleiben im Gegensatz zur Arthrose ausgespart.

Karpaltunnel-Syndrom
Werden die Handgelenke befallen, kann durch die proliferierende Synovialis der N. medianus komprimiert werden. Typische Symptome sind Taubheit und Parästhesien der ersten drei Finger, besonders nachts (**Brachialgia paraesthetica nocturna**), die sich teils durch Ausschütteln der Hände lindern lassen.

Baker-Zyste
Bei rezidivierenden Kniegelenkergüssen sackt die Kniegelenkkapsel durch den erhöhten intraartikulären Flüssigkeitsdruck in der Kniekehle aus. Diese Zyste ist als komprimierbare Schwellung in der Kniekehle zu tasten. Die Diagnose wird sonografisch gestellt. Gefürchtet ist die Ruptur der Baker-Zyste mit Synoviaaustritt in die Unterschenkelmuskulatur, die sich klinisch wie eine Unterschenkelvenenthrombose darstellt. Therapeutisch wird die Extremität hochgelagert und gekühlt und der Gelenkerguss abpunktiert, möglicherweise mit Instillation von Kortikosteroiden. In sehr seltenen Fällen wird eine chirurgische Exzision durchgeführt.

Extraartikuläre Manifestationen
Zusätzlich zur Synovialitis kommt es bei 50 % der Patienten zu extraartikulären Manifestationen. Die Hälfte hiervon ist durch eine Vaskulitis bedingt und zeigt sich als Rheumaknoten oder als rheumatoide Vaskulitis (➤ Tab. 11.6).
- **Rheumaknoten**: Bei etwa 20 % finden sich derbe subkutane Knoten, die periartikulär über den Sehnen lokalisiert sind, aber auch in anderen Körpergeweben (z. B. Lunge) auftreten können.
- **Niere**: Sehr selten tritt eine Glomerulonephritis auf. Häufiger sind eine Amyloidose oder medikamenteninduzierte Schäden, z. B. durch NSAR.
- **sekundäres Sjögren-Syndrom**: Autoimmunprozesse bewirken eine sterile Entzündung exokriner Drüsen mit **Sicca-Symptomatik** (trockene Augen, trockener Mund, ➤ 11.9.5).
- **Amyloidose**: Nach langjährigem Verlauf kann eine AA-Amyloidose auftreten mit nephrotischem Syndrom und einer chronischen Niereninsuffizienz, seltener einer Kardiomyopathie oder gastrointestinalen Symptomen. Nachgewiesen wird sie in der Kongorotfärbung mit einer Biopsie des betroffenen Organs.
- **Osteoporose**: Diese zeigt sich zunächst periartikulär, später auch generalisiert.
- **rheumatoide Vaskulitis**: Sie ist eine seltene, histologisch als nekrotisierende Vaskulitis verlaufende Komplikation. Alle Organsysteme können befallen sein.

Sonderformen
Juvenile rheumatoide Arthritis
Hierbei handelt sich um eine rheumatoide Arthritis bei Kindern unter 16 Jahren. Es werden Subgruppen mit oligoartikulärem, polyartikulärem und systemischem Verlauf unterschieden. Anders als bei Erwachsenen ist der Rheumafaktor meist negativ. Eine Augenbeteiligung (Uveitis) und positive ANA kommen dagegen häufiger vor.

Die systemische Form der seronegativen juvenilen rheumatoiden Arthritis wird **Still-Syndrom** genannt. Diese Form kann auch im Erwachsenenalter vorkommen (adulter Morbus Still). Die häufigsten Symptome sind: Fieberschübe (100 %), Arthritis (100 %), makulopapulöses, lachsfarbenes Erythem, v. a. am Stamm (90 %), Hepatosplenomegalie (80 %), Myokarditis (60 %), Polyserositis (60 %) und gelegentlich eine Nephropathie (13 %). Es bestehen ein starkes Krankheitsgefühl und eine ausgeprägte Leukozytose. Typisch für einen Morbus Still im akuten Schub ist außerdem eine deutliche Erhöhung von Ferritin (bis zu

Tab. 11.6 Manifestationen der rheumatoiden Vaskulitis.

Organ	Symptome
Haut	Fingerkuppennekrosen, Mikronekrosen am Nagelfalz, Ulzera z. B. am Unterschenkel
Nerven	Befall der Vasa nervorum: sensorische distale Polyneuropathie, Mononeuritis multiplex
Herz	Perikarditis (50 %, klinisch meist ohne Bedeutung), Befall der Koronarien (selten)
Lunge	interstitielle Fibrose, Pneumonitis, Pleuritis (häufig, klinisch meist ohne Bedeutung), intrapulmonale Rheumaknoten
Augen	Skleritis

mehreren tausend µg/l). Therapeutisch kommt hier, im Vergleich zur klassischen rheumatoiden Arthritis, häufiger Anakinra mit gutem Erfolg zum Einsatz.

Felty-Syndrom
Das Felty-Syndrom ist gekennzeichnet durch eine hoch-seropositive RA mit Gelenkdestruktionen beim Erwachsenen, in Verbindung mit einer Neutropenie und einer Splenomegalie. Letztere Phänomene beruhen auf einer autoimmunen Sequestrierung von Granulozyten in der Milz. Zusätzlich kommt es häufig zu extraartikulären Manifestationen wie Fieber und Polyserositis, laborchemisch fallen zirkulierende Immunkomplexe und bei ca. 40 % pANCA auf.

Alters-RA (Late-Onset-RA, LORA)
Die Alters-RA manifestiert sich nach dem 60. Lebensjahr; M : F = 1 : 1. Sie verläuft meist als Oligoarthritis der großen Gelenke wie Knie und Schulter.

--- **Patho-Info** ---
Hypothetische Pathogenese der RA

Als mögliche auslösende Antigene werden diskutiert:
- exogene Antigene wie Epstein-Barr-Virus oder Heat-Shock-Protein aus Mykobakterien
- endogene Autoantigene, z. B. abnormes Kollagen II oder IgG

Synoviale Makrophagen (Typ A) sezernieren TNF-α und Interleukin-1, mit den Folgen:
- Aktivierung von Osteoklasten, Fibroblasten und Chondrozyten durch $CD4^+$-T-Lymphozyten
- Stimulation der Gefäßneubildung (Angiogenese)
- Stimulation von B-Lymphozyten und Bildung von Rheumafaktoren (vorwiegend IgM-Antikörper, die gegen den Fc-Teil von IgG gerichtet sind)
- Förderung der chemotaktischen Einwanderung von weiteren Entzündungszellen durch Adhäsionsmoleküle (z. B. ICAM, VCAM-1)

Es bilden sich Immunkomplexe, z. B. aus Rheumafaktoren und IgG, die
- systemisch u. a. zu einer Vaskulitis führen.
- nach Phagozytose (z. B. durch Granulozyten: Rhagozyten) zur weiteren Freisetzung von Zytokinen und knorpelzerstörenden Stoffen (z. B. Stickstoffoxid-Synthetase, Cyclooxygenase, Proteinasen) führen.
- die Komplementkaskade aktivieren.

In der Folge werden Faser- und hyaliner Knorpel und subchondraler Knochen durch den Pannus und Entzündungsmediatoren zerstört. Röntgenologisch zeigt sich eine Erosion.
Histologisch findet man im akuten Stadium granulozytäre Infiltrate; im chronischen Stadium treten lymphozytäre Infiltrate mit Plasmazellen auf und es bilden sich Lymphfollikel.
[PB, FF]

Diagnostik
Wichtigste diagnostische Instrumente sind die Anamnese und die körperliche Untersuchung. Sie lassen in Verbindung mit der bildgebenden Diagnostik eine Diagnosesicherung nach den **ACR-Kriterien** (American College of Rheumatology) zu (> Tab. 11.7).

Cave: In die bis vor Kurzem gültigen Kriterien aus dem Jahr 1987 gingen neben dem Rheumafaktor und der Anzahl der Gelenke auch die symmetrische Arthritis und die Beteiligung der Hände sowie die

Tab. 11.7 ACR-Kriterien für die rheumatoide Arthritis (2010).

Kriterium	Punkte
1. Definitive klinische Synovitis in mindestens einem Gelenk	
2. Fehlen einer alternativen Diagnose, welche die Synovitis erklären könnte	
3. Plus mindestens 6 (von möglichen 10) der jeweiligen Punkte in den folgenden vier Gebieten:	
• a) Gelenkbeteiligung: Anzahl und Lokalisation (0–5)	
1 großes Gelenk	• 0
2–10 große Gelenke	• 1
1–3 kleine Gelenke (mit oder ohne Großgelenkbeteiligung)	• 2
4–10 kleine Gelenke (mit oder ohne Großgelenkbeteiligung)	• 3
> 10 Gelenke (mindestens ein kleines Gelenk)	• 5
• b) Serologie: Rheumafaktor, Anti-CCP (0–3)	
Rheumafaktor **und** Anti-CCP negativ	• 0
Rheumafaktor niedrig positiv **oder** Anti-CCP niedrig positiv*	• 2
Rheumafaktor hoch positiv **oder** Anti-CCP hoch positiv*	• 3
• c) Akute-Phase-Proteine: CRP, BSG (0–1)	
normales CRP **und** normale BSG	• 0
erhöhtes CRP **oder** erhöhte BSG	• 1
• d) Symptomdauer (0–1)	
< 6 Wochen	• 0
≥ 6 Wochen	• 1
* Als niedrig positiv gelten Werte ≤ des 3-Fachen des oberen Referenzwerts, Werte darüber werden als hoch positiv bezeichnet.	

Morgensteifigkeit, typische radiologische Veränderungen und Rheumaknoten ein.

Labor
- erhöhte Entzündungsparameter (**Blutsenkung, CRP**), **Leuko-** und **Thrombozytose**, Entzündungsanämie
- **Rheumafaktor (RF)**: bei ca. 70 % der Patienten positiv, häufig jedoch erst im Verlauf; im Serum und in der Synovia nachweisbar, in letzterer teilweise früher als im Serum
- Antikörper gegen zyklisches citrulliniertes Peptid (**CCP-Antikörper, Anti-CCP**): bereits im Frühstadium der Erkrankung nachweisbar; Risikofaktor für aggressiveren, radiologisch erosiven Verlauf
- ggf. Synovia-Analyse des Gelenkpunktats: leukozytenreicher, entzündlicher Erguss

MERKE
Der Rheumafaktor ist nicht spezifisch für eine RA. Positive Rheumafaktoren werden auch bei vielen Kollagenosen und bei 5 % der Gesunden über 60 Jahre gefunden. Antikörper gegen zyklisches citrulliniertes Peptid besitzen dagegen mit 95 % eine hohe Spezifität für die RA.

Bildgebende Verfahren
- **Arthrosonografie**, ggf. Doppler-Sonografie, wenn möglich mit Punktion, zur Früh- und Aktivitätsdiagnostik
- **konventionelle Röntgendiagnostik** (➤ Abb. 11.3 und ➤ Abb. 11.4) insbesondere der Hände und Füße zur Verlaufseinschätzung; im Frühstadium bei rund 80 % noch Normalbefund mit allenfalls gelenknaher Osteopenie; bei langjähriger, erosiver RA zusätzlich Inklinationsaufnahme der HWS (mögliche Befunde: atlantodentale Instabi-

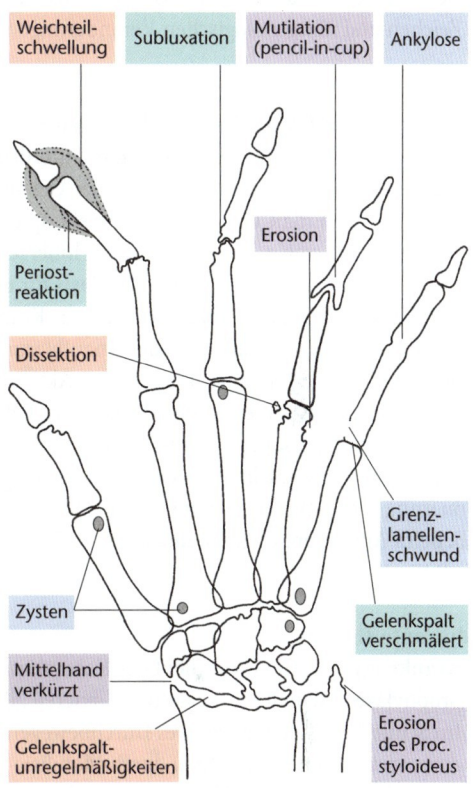

Abb. 11.3 Schema der möglichen Röntgenbefunde bei RA am Beispiel der Hand (unterschiedliche Krankheitsstadien). [L157]

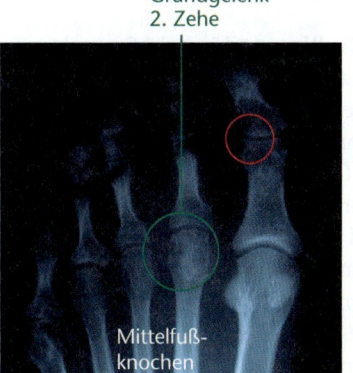 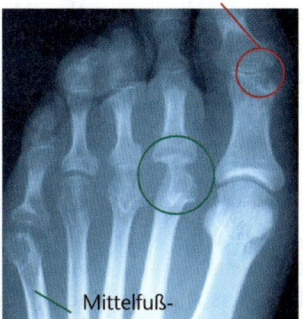 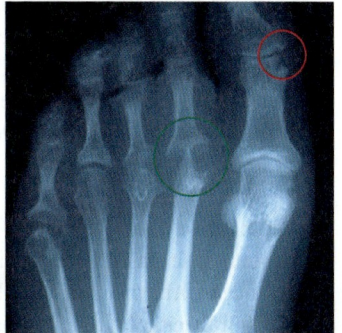

Abb. 11.4 Röntgen Vorfuß bei rheumatoider Arthritis: typische erosive Veränderungen am Metatarsophalangealgelenk (MTP) von D5, daneben beginnende entzündliche Veränderungen mit subchondralen Zysten an den MTP-Gelenken von D2 und D3. [M114]

lität mit Dorsalflexion des Dens bei Inklination, Erosion des Dens, Penetration des Dens in das Foramen magnum)
- **Magnetresonanztomografie** (MRT)
- **Knochenszintigrafie** v. a. im Frühstadium zur Detektion entzündlicher Prozesse vor klinischen Zeichen und röntgenologischen Veränderungen

Therapie
Die Therapie der RA ist eine interdisziplinäre Herausforderung. Zu den Zielen zählen die Unterdrückung der Entzündung und nachfolgender Gelenkdestruktion mit Erhalt bzw. Wiederherstellung der Gelenkfunktion, sowie Linderung der Schmerzen. Die medikamentöse Therapie liefert die Basis für eine erfolgreiche adjuvante Therapie, die u. a. Krankengymnastik, Ergotherapie, Patientenaufklärung (Schulung) und regelmäßige körperliche Aktivität umfasst. Zusätzlich sollten in der Umwelt der Patienten möglichst passende Voraussetzungen für die Alltagsbewältigung geschaffen werden, wie eine Minimierung der Sturzgefährdung oder Hilfsmittel z. B. beim Ankleiden. Es gibt **keine** kausale Therapie der RA.

Adjuvante Therapie
- **Krankengymnastik**: Diese dient der Kontrakturprophylaxe und dem Muskelaufbau. Generell gilt: Im Schub Traktion und passives Durchbewegen, ansonsten Funktionserhaltung durch Mobilisieren und Stabilisieren. Bei bereits vorhandenen Einschränkungen kann das Erlernen neuer Techniken vorrangig sein.
- **Ergotherapie**: Sie zielt darauf ab, Fertigkeiten zu erhalten oder mit Hilfsmitteln zu verbessern. So können Handgelenksmanschetten die körperliche Belastbarkeit erhöhen und Nachtschienen die Subluxation der Fingergrundgelenke (Ulnardeviation) verzögern. Bei HWS-Beteiligung wird eine Halskrawatte verordnet, um bei ruckartiger Inklination die Gefahr eines letalen Dens-Bruchs zu verhindern.

Medikamentöse Therapie
Prinzipien Die Basistherapie mit krankheitsmodifizierenden Antirheumatika (DMARD) sollte möglichst frühzeitig (optimalerweise innerhalb von 3 Monaten) eingeleitet werden, da Gelenkdestruktionen besonders in den ersten 2 Jahren nach Krankheitsbeginn auftreten können (sog. erosive Verläufe) und die Langzeitprognose verschlechtern.

Substanzen
- **nichtsteroidale Antirheumatika (NSAR)** als symptomatische Behandlung, v. a. bei akuten Beschwerden. Ihre Potenz reicht nicht aus, um einen chronisch-erosiven Entzündungsverlauf der RA einzudämmen.
- **Kortikosteroide** dienen einer raschen, symptomatischen Linderung von Schmerzen, Gelenkschwellung und -steifigkeit. Eine (längerfristige) niedrig dosierte Steroidtherapie verhindert Gelenkdestruktionen und kann die Zeit bis zum Wirkungseintritt einer Basistherapie überbrücken. Als Lokaltherapie kommt auch eine intraartikuläre Gabe unter streng aseptischen Bedingungen infrage.
- **Basistherapeutika** bzw. **krankheitsmodifizierende Antirheumatika (DMARD)**
- **Biologika**: Sowohl konventionelle DMARD, als auch Biologika dienen der Langzeittherapie. Im Gegensatz zu NSAR und Steroiden müssen sie regelmäßig – auch im symptomfreien Intervall – eingenommen werden. Durch Bremsen der entzündlichen Aktivität können sie einen Progress der Erkrankung verlangsamen bzw. im Idealfall anhalten.

Zusätzliche Maßnahmen
- **Kryotherapie**
- **(Radio- oder chemische) Synoviorthese**: Bei wiederholten Ergüssen kann ein Radionuklid oder eine verödende Substanz intraartikulär zur langfristigen Synovialisverödung gegeben werden.
- **orthopädische Rheumachirurgie**: Synovektomie bei Rezidiv nach Synoviorthese oder zur Resektion einer Baker-Zyste, Arthrodese oder Spondylodese (insbesondere bei Auftreten neurologischer Symptome), Gelenkersatz bei chronischen Schmerzen und Funktionseinschränkungen
- **Diät**: Es wird eine arachidonsäurearme (fleischarme) und Omega-3-Fettsäuren-reiche (→ Entzündungshemmung) Mischkost empfohlen.
- **Rheumaliga**: Selbsthilfeorganisation (von Gymnastik bis Rentenantrag)

Pharma-Info

Antirheumatika und nichtsteroidale Antirheumatika

Akuter Schub
- **NSAID:** Diclofenac, Ibuprofen, Indometacin. **Cave:** gastrointestinale UAW! Ggf. Kombination mit Protonenpumpeninhibitoren (z. B. bei positiver Ulkus-Anamnese)
- **Glukokortikoide**, z. B. Prednisolon. **Cave:** Cushing-Schwelle, Osteoporoseprophylaxe

Nichtsteroidale Antirheumatika (NSAR)

Synonym   NSAID (non-steroidal anti-inflammatory drugs)

Wirkstoffe
- nichtselektive Hemmung der Cyclooxygenase (COX): Diclofenac (z. B. Voltaren®), Ibuprofen (z. B. Ibutad®), Indometacin (z. B. Indomet®), Piroxicam (z. B. Pirobeta®)
- selektive COX-2-Inhibition: Celecoxib (Celebrex®), Etoricoxib (Arcoxia®)

Wirkungsmechanismus und Eigenschaften.   Hemmung der Cyclooxygenase (COX), welche die Umwandlung von Arachidonsäure in Prostaglandine (schmerz- und entzündungsstillende Wirkung), Prostazyklin und Thromboxan (gerinnungshemmende Wirkung) katalysiert. Sie liegt in zwei Isoenzymen vor: COX-1 kommt in den meisten Geweben des Körpers und den Thrombozyten vor. Im Gastrointestinaltrakt ist sie an der Synthese schleimhautprotektiver Prostaglandine beteiligt. COX-2 kommt nur in wenigen Organen (z. B. Niere) vor, wird aber in entzündetem Gewebe (z. B. Synovia) induziert. Bei selektiver Hemmung der COX-2 besteht somit eine größere Protektion der Magenschleimhaut, hinsichtlich der antirheumatischen Wirkung unterscheiden sich die beiden Substanzen jedoch nicht.

Die klassischen NSAID (ASS, Diclofenac, Ibuprofen, Indometacin, Naproxen) hemmen COX-1 und COX-2 unselektiv, die selektiven COX-2-Hemmer („Coxibe": Etoricoxib, Celecoxib, Valdecoxib) nur COX-2. Allerdings scheinen selektive COX-2-Hemmer – abgesehen von weniger gastrointestinalen Nebenwirkungen – häufiger mit kardiovaskulären Komplikationen einherzugehen. Rofecoxib (Vioxx®) wurde deshalb vom Markt genommen.

Indikationen
- akute Behandlung von Entzündungs- und Schmerzzuständen
- persistierender Ductus Botalli: Schluss des Duktus
- Bartter-Syndrom: hypokaliämische Alkalose und Hypotonie durch renale Tubulusfunktionsstörungen
- ASS: wird als irreversibler COX-Hemmer auch zur **Thrombozytenfunktionshemmung** z. B. bei KHK oder Apoplex (100 mg/d) eingesetzt. Erst bei höherer Dosierung wirkt es systemisch auf die Prostaglandinsynthese: 1–2 g/d bei Fieber und akuten Schmerzen, 3–5 g/d bei akuten entzündlichen Erkrankungen.
- **Coxibe** werden bei Entzündungs- und Schmerzzuständen eingesetzt.

Pharmakokinetik.   Klassische NSAID haben unterschiedliche HWZ:
- kurz wirksam (2–3 h): Diclofenac, Indometacin, Ibuprofen, Ketoprofen
- mittellang wirksam (12 h): Naproxen
- lang wirksam (> 24 h): Piroxicam → schlecht steuerbar!

ASS hat eine kurze HWZ (15 min) durch rasche Esterhydrolyse in Magenschleimhaut und Leber zu dem primären Metaboliten Salicylsäure. Diese ist als reversibler COX-Hemmer ebenfalls wirksam. Bei niedriger Dosierung folgt die Elimination von Salicylsäure einer Kinetik 1. Ordnung (HWZ 2–3 h), bei hoher Dosierung ab 6 g/d einer Kinetik 0. Ordnung (HWZ 15–60 h). 90 % werden metabolisiert, 10 % werden unverändert renal ausgeschieden (↑ bei alkalischem Urin).

Nebenwirkungen.

Klassische NSAID
- Überempfindlichkeitsreaktionen: allergisch oder pseudoallergisch. Durch COX-Hemmung überwiegen die bronchokonstriktorisch wirksamen Leukotriene → **Asthmaanfall**
- Blut-/Gerinnungssystem: verlängerte Blutungszeit durch Thrombozytenfunktionshemmung, Thrombo- und/oder Leukopenie
- gastrointestinales System: Magen-Darm-Ulzera (Risiko bei alleiniger Gabe von NSAR 4fach, bei Kombination mit Glukokortikoiden dosisabhängig bis 15fach erhöht) durch Wegfall der zytoprotektiven Prostaglandine
- Niere und Wasserhaushalt: akutes Nierenversagen, interstitielle Nephritis, Schrumpfniere, Natrium- und Wasserretention, Ödeme, ↑ RR, Harnsäureretention bei ASS: Konkurrenz für renalen Säuresekretionsmechanismus.
- kardiopulmonales System: erhöhtes kardiovaskuläres Risiko, Asthma bronchiale
- ZNS: Schwindel, Seh-, Gehörstörungen, Tinnitus und Hörverlust durch ASS, Kopfschmerzen und psychotisches Syndrom durch Indometacin
- Schwangerschaft: Verlängerung der Schwangerschaft durch Wehenunterdrückung. Prostaglandine fördern die Wehentätigkeit

Fetus: vorzeitiger Schluss des Ductus Botalli (Prostaglandine halten den Duktus offen)
- Achtung bei Kindern: ASS bei Kindern mit Virusinfektion kann zu einem Reye-Syndrom (akute Enzephalopathie und fettige Leberdegeneration) führen.

Coxibe: Herzinfarkt, Schlaganfall, Ödeme, gastrointestinale Beschwerden

Kontraindikationen
- **klassische NSAID**: Magen-, Darmulzera, Leber-, Nierenschäden. ASS außerdem bei Kindern mit Virusinfekten, Asthma bronchiale und Blutgerinnungsstörungen, Schwangerschaft (→ Wehenhemmung)
- **Coxibe**: Herzinsuffizienz, KHK, gastrointestinale Blutungen

Wechselwirkungen Verstärkte Wirkung von Antikoagulanzien, verminderte Wirkung von Diuretika und Antihypertonika.

Klinische Anwendung Magen-Darm-Nebenwirkungen treten bei ca. 30 % auf und können durch zusätzliche Gabe von Protonenpumpen-Inhibitoren vermindert bzw. verhindert werden. Eine echte NSAR-Intoleranz besteht bei ca. 0,3 % der Bevölkerung.

Basistherapeutika (DMARD) und Biologika

Basistherapeutika (Syn.: disease-modifying anti-rheumatic drugs, DMARD) hemmen die Gelenkdestruktion und bessern die Langzeitprognose, therapieren aber nicht kausal. Wichtig ist eine dauerhafte Therapie mit Beginn (Monotherapie) optimalerweise innerhalb von 3 Monaten nach Symptombeginn. Die Wirkung tritt verzögert ein. Bei unzureichendem Effekt eines DMARD ist eine Kombinationstherapie (z. B. MTX/Leflunomid) oder ein Wechsel des DMARD indiziert. Im Allgemeinen sollte nach 6 Monaten bei weiterhin aktiver Erkrankung unter Behandlung mit mindestens zwei DMARD bis dahin der Einsatz der Biologika – allein oder in Kombination mit DMARD – in Erwägung gezogen werden.

In der Vergangenheit kamen Goldpräparate auch als Basistherapeutika zum Einsatz, diese sind inzwischen jedoch obsolet, auch aufgrund multipler Nebenwirkungen (Dermatitis, Stomatitis, nephro- und hepatotoxisch, Leuko- und Thrombozytopenie).

Wirkstoffe
- Immunsuppressiva und Zytostatika:
  - Methotrexat (MTX, z. B. Lantarel®)
  - Leflunomid (z. B. Arava®)
  - Azathioprin (z. B. Imurek®)
  - Cyclophosphamid (z. B. Endoxan®)
  - Ciclosporin A (z. B. Immunosporin®)
- Sulfasalazin (z. B. Azulfidine®)
- Chloroquin (z. B. Resochin®), Hydroxychloroquin (Quensyl®)
- Zytokin-Antagonisten („Biologika")
  - TNF-α-Antagonisten: Etanercept (Enbrel®), Infliximab (Remicade®), Adalimumab (Humira®), Golimumab (Simponi®), Certolizumab (Cimzia®)
  - Interleukin-1-Antagonist: Anakinra (Kineret®)
  - Interleukin-6-Antagonist: Tocilizumab (RoActemra®)
- T-Lymphozyten-Aktivierungshemmung: Abatacept (Orencia®)
- B-Zell-Antikörper Rituximab (Mabthera®)

Wirkungsmechanismus und Eigenschaften Neben einer antiproliferativen Wirkung auf Lymphozyten (Methotrexat, Leflunomid) scheinen alle Immunsuppressiva das Immunsystem durch eine Hemmung der Makrophagen-Lymphozyten-Aktivität zu beeinflussen.

- **Methotrexat**: bestes Nutzen-Risiko-Verhältnis → 1. Wahl bei leichtem bis schwerem Verlauf
- **Leflunomid**: Reservemittel bei Kontraindikation zu Methotrexat oder als Kombinationspartner. Hemmt die Pyrimidin- und damit die DNA- und RNA-Synthese in aktiven Zellen wie T-Lymphozyten. **UAW**: Leberschädigung.
- **Sulfasalazin (Sulfonamidantibiotikum)**: alternativ zu Methotrexat bei leichtem Verlauf oder in Kombination bei schwereren Verläufen. Außerdem bei Morbus Crohn. Sulfasalazin ist ein Prodrug und enthält 5-Aminosalicylsäure (5-ASA = Mesalazin) als antiphlogistische Komponente. Diese wird im Dickdarm bakteriell abgespalten und schlecht resorbiert.
- **Hydroxychloroquin:** Beeinflusst wahrscheinlich den Bindegewebsstoffwechsel und wird wie Sulfalazin eingesetzt als Mono- oder Kombinations-Basistherapeutikum bei rheumatoider Arthritis sowie zur Malariatherapie.
- **Biologika (s. c. oder i. v.)**: bei schwerem Verlauf zusätzlich zu konventionellen Basistherapeutika. Die Biologika wirken durch Blockierung der proinflammatorischen Schlüsselenzyme TNF-α und Interleukine in der Entzündungskaskade oder durch T-Zell-Aktivierungshemmung bzw. B-Zell-Inaktivierung. Keine Kombination der einzelnen Biologika miteinander! Wirkstoffe sind:

- **Infliximab** und **Adalimumab**: Antikörper gegen TNF-α.
- **Etanercept**: kompetitiver Antagonist am TNF-α-Rezeptor
- **Anakinra**: kompetitiver Antagonist am IL-1-Rezeptor
• Immunsuppressiva
  - **Azathioprin:** bei schwerem Verlauf (Organbeteiligung) und Versagen anderer Medikamente
  - **Ciclosporin A:** alternativ zu oder in Kombination mit Methotrexat
  - **Cyclophosphamid:** vgl. Azathioprin

Nebenwirkungen
- **Methotrexat**: Stomatitis, Leberenzymerhöhung, Haarausfall, Pneumonitis. Wegen Teratogenität ist eine zuverlässige Antikonzeption notwendig!
- **Sulfasalazin**: gastrointestinale Beschwerden, Fototoxizität und allergische Reaktionen mit Kreuzallergie zu anderen Sulfonamiden (Sulfonylharnstoffe, Thiaziddiuretika).
- **Chloroquin**: Keratopathie (regelmäßige augenärztliche Kontrollen!), irreversible Retinopathie, Neuro- und Kardiomyopathie
- **Cyclophosphamid**: hämorrhagische Blasenentzündung und Blasenkarzinom (Prophylaxe mit Mesna), erhöhtes Neoplasierisiko
- **Ciclosporin A**: Niereninsuffizienz, Hypertonie
- **Biologika**: Erhöhung der Infektneigung, Reaktivierung einer alten Tuberkulose oder einer Hepatitis, vor einer Therapie mit Biologika eine Tbc z. B. mittels Tuberkulintest ausschließen. Vermehrtes Auftreten von Lymphomen (Infliximab).

Wechselwirkungen
Bei gleichzeitiger Gabe von Allopurinol bzw. Febuxostat und Azathioprin bzw. Cyclophosphamid ist die Knochenmarksdepression verstärkt!

Indikationen Klinisch und laborchemisch chronisch aktive RA und einer Reihe weiterer entzündlich rheumatischer Erkrankungen.

Therapie weiterer rheumatischer Erkrankungen (> Tab. 11.8)

[MP, CD]

Tab. 11.8 Therapie einiger weiterer rheumatischer Erkrankungen.

Erkrankung	medikamentöse Therapie
akutes rheumatisches Fieber	Penicillin, ASS, Glukokortikoide
Dermatomyositis	Glukokortikoide, bei Versagen stärkere Immunsuppressiva (Azathioprin, Methotrexat, Cyclophosphamid, Immunglobuline)
seronegative Spondylarthritis	• NSAID bei axialer Manifestation • Glukokortikoide, Methotrexat, Leflunomid bei peripherer Gelenkbeteiligung • bei unzureichendem Ansprechen bei beiden Manifestationen Biologika
Polymyalgia rheumatica mit Arteriitis temporalis Horton	**sofort Glukokortikoide,** bei steroidrefraktärem Verlauf Methotrexat
Wegener-Granulomatose	• lokal begrenztes Initialstadium: Co-trimoxazol, Glukokortikoide • Akutphase generalisiert: Glukokortikoide, zusätzlich z. B. Cyclophosphamid • Erhaltungstherapie: ggf. Methotrexat oder Azathioprin

MERKE
Bei allen Immunsuppressiva und Zytostatika besteht die Gefahr einer Knochenmarksdepression!

Prognose
Bei etwa 15 % der Patienten tritt nach dem ersten Schub eine Spontanremission ein; 70 % dagegen zeigen einen schweren, gelenkdestruierenden Verlauf der RA. Für eine ungünstige Prognose sprechen der initiale Befall vieler Gelenke, stark erhöhte Entzündungsparameter, Anti-CCP-Nachweis und hohe Rheumafaktor-Titer. Die Lebenserwartung ist um etwa 7 Jahre verkürzt, die Haupttodesursache ist kardiovaskulär zu finden.

11.7 Spondylarthritiden

Die zweite Hauptgruppe der entzündlich-rheumatischen Arthritiden sind die Spondylarthritiden (von griech. spondylos = Wirbel).

Viele Spondylarthritiden treten im Rahmen extraartikulärer Erkrankungen auf (z. B. Psoriasis-Arthritis) und gehen zudem häufig mit extraartikulären Manifestationen einher. Druckschmerzhafte, entzündete Sehnenansätze und Kapseln (Enthesiopathie) sind auffallend häufig.

Definitionskriterien der Spondylarthritiden sind:
- negativer Rheumafaktor („seronegative Arthritis")
- chronisch-entzündliche Wirbelsäulenbeschwerden oder Arthritis/Synovitis mit asymmetrischem Befall bevorzugt an den unteren Extremitäten mit einem Alter bei Beginn der Beschwerden i. d. R. < 45 Jahre
- erbliche Disposition bei Assoziation mit HLA-B27

Zu den seronegativen Spondylarthritiden gehören folgende **Untergruppen**:
- ankylosierende Spondylitis (Morbus Bechterew)
- Psoriasis-Arthritis
- reaktive Arthritis, Reiter-Syndrom
- enteropathische Arthritis bei Morbus Crohn und Colitis ulcerosa
- undifferenzierte Spondylarthritiden

11.7.1 Ankylosierende Spondylitis

Synonyme Spondylitis ankylosans (SpA); **Morbus Bechterew**.

Die ankylosierende Spondylitis ist eine chronische Arthritis der Wirbel- und Sakroiliakalgelenke (ISG), die im Verlauf zu einer Ankylose (Einsteifung) der Wirbelsäule führt. Es können jedoch auch periphere Gelenke beteiligt sein, wobei Schulter- und Hüftgelenke noch zum Stammskelett zählen.

Das Geschlechterverhältnis M : F beträgt 3 : 1. Der Manifestationsgipfel liegt bei 25 Jahren, die Erkrankungsprävalenz bei etwa 0,5–1,0 %. 90 % der Erkrankten sind HLA-B27-positiv.

Ätiologie und Pathogenese
Die Ätiologie ist unbekannt. Diskutiert werden u. a. durch gramnegative Bakterien ausgelöste Immunprozesse. An den betroffenen Gelenken proliferiert Bindegewebe, das sich knorpelig umwandelt und verkalkt (Ossifikation). Daneben entstehen Erosionen an Wirbelgelenken, Wirbelkörpern und Bandscheiben.

Klinik
Leitsymptom ist der über längere Zeit bestehende „entzündliche Rückenschmerz" mit folgenden Merkmalen:
- Schmerzen im unteren Lendenwirbelsäulenbereich oder wechselnder Gesäßschmerz
- Dauer > 3 Monate
- schleichender Beginn
- Punctum maximum nachts oder frühmorgens, Besserung nach dem Aufstehen (DD zum degenerativen Rückenschmerz)
- Morgensteifigkeit (> 30 min)
- Besserung der Beschwerden nach Bewegung, nicht durch Ruhe

Weitere mögliche Symptome sind:
- **Achillodynie**: Schmerzen am Achillessehnenansatz (Enthesiopathie)
- periphere Beteiligung: in 50 % d. F. als **Oligoarthritis**, z. B. von Knie-, Sprung- und Handgelenk; häufig als einzige Manifestation bei jungen Patienten
- extraartikuläre Manifestationen:
  – Eine rezidivierende **Iridozyklitis** tritt im Verlauf der Erkrankung bei 30–50 % der Patienten auf.
  – Selten (< 5 %) sind **kardiale Komplikationen** wie eine Aortitis.
- Mit zunehmender Einsteifung der Wirbelgelenke kann es zu einer Abnahme der Vitalkapazität der Lunge kommen.

Diagnostik

> **MERKE**
> Als gesichert gilt die Diagnose „ankylosierende Spondylitis" bei einer ausgeprägten einseitigen oder beidseitigen Sakroiliitis in der Bildgebung in Verbindung mit einem chronisch-entzündlichen Rückenschmerz, einer Bewegungseinschränkung der LWS in sagittaler und frontaler Ebene oder bei einer verminderten Atembreite (modifizierte New-York-Kriterien).

- Funktionsprüfung der Wirbelsäule und Sakroiliakalgelenke, auch zur Verlaufskontrolle (➤ Tab. 11.9)

11.7 Spondylarthritiden

Tab. 11.9 Funktionsprüfung der Wirbelsäule bei Morbus Bechterew.

Gelenke	Untersuchung
Sakroiliakalgelenke	Gelenkdruckschmerz, Mennell-Zeichen (➤ Abb. 11.5)
LWS	Schober-Maß (10 cm von S1 nach kranial gemessen, Verlängerung der Strecke um > 4 cm bei Anteflexion) eingeschränkt bei SpA
BWS	Ott-Maß (30 cm kaudal von HWK 7 gemessen, normal Verlängerung der Strecke ≥ 3 cm bei Anteflexion) eingeschränkt bei SpA
HWS	Kinn-Sternum-Abstand beim Kopfbeugen > 2 cm (normal 0 cm) bzw. Hinterhaupt-Wand-Abstand (normal 0 cm), HWS-Rotation (normal 90°)
Rippengelenke	Atembreite (Brustumfang bei max. Inspiration und Exspiration in Höhe des 4. Interkostalraums) < 4 cm (normal ≥ 4 cm, alters- und geschlechtsadaptiert)

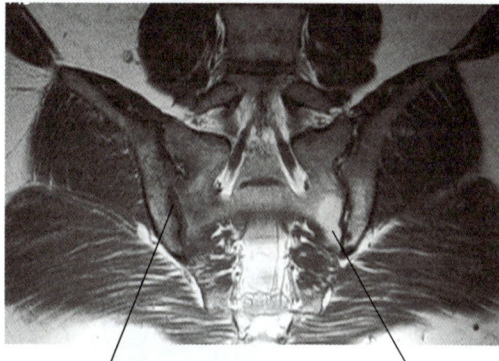

Abb. 11.6 MRT-Befund einer Sakroiliitis. Deutlich erkennbar sind die Gelenkspaltunregelmäßigkeiten mit Erosionen und das Knochenödem (bei akuter Entzündung im Sakroiliakalgelenk). [M114]

Radio-Info

Morbus Bechterew in der Bildgebung

- **Iliosakralgelenk**: Zeichen einer Sakroiliitis mit gelenknahen Lysen (Pseudoerweiterung der Iliosakralfuge), Sklerosen und Ankylosierungen
- **Wirbelsäule**: Syndesmophyten (Wirbelkörper übergreifende Spangen) sind typisches Merkmal des Morbus Bechterew; Kastenwirbel, Tonnenwirbel, Ankylosierung der kleinen Wirbelgelenke. im Endstadium **„Bambusstabwirbelsäule"** mit vollständig aufgehobener Beweglichkeit
- **Knochenszintigrafie**: zeigt im Frühstadium pathologische Anreicherungen an den Sakroiliakalgelenken und einzelnen Wirbelsäulenabschnitten

[MW]

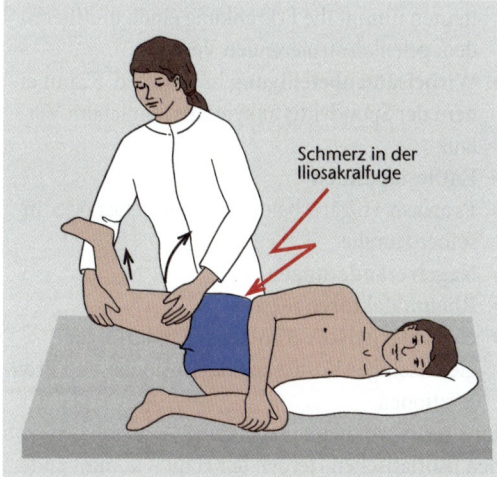

Abb. 11.5 Mennell-Handgriff in Seitenlage. Retroflexion des oberen Beins löst einen Schmerz im Sakroiliakalgelenk aus. [L157]

- **Labor**: normale bis geringgradige Erhöhung der Entzündungsparameter, Rheumafaktor negativ
- **MRT** der Sakroiliakalgelenke, wichtigstes bildgebendes Verfahren für die Frühdiagnostik (➤ Abb. 11.6)

Therapie

Hauptsäulen der Therapie der ankylosierenden Spondylitis sind die tägliche **Krankengymnastik** mit dem Ziel der Mobilisierung der Wirbelgelenke und muskulärer Stabilisierung sowie der symptomatische Einsatz von **NSAR**.

Konventionelle Basistherapeutika, insbesondere Methotrexat sind bei ISG- und Wirbelsäulenbefall unwirksam. TNF-α-Antagonisten (Enbrel®, Remicade®, Humira®) sind bei Wirbelsäulenbefall und Sakroiliitis im Falle von NSAR-resistenten Verläufen Mittel der Wahl. Bei Beteiligung peripherer Gelenke wird dagegen zunächst eine Basistherapie mit einem konventionellen DMARD (**Sulfasalazin**) eingeleitet.

Wärme lindert die entzündlichen Wirbelsäulenschmerzen – im Gegensatz zu den Gelenkschmerzen

11 Rheumatologie

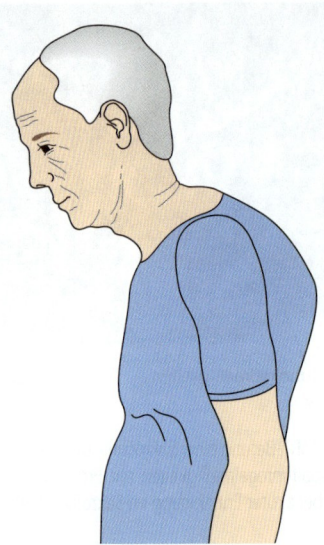

Abb. 11.7 Typische Haltung bei Morbus Bechterew im fortgeschrittenen Stadium. [L106]

bei allen anderen entzündlich-rheumatischen Erkrankungen. Für die periphere Arthritis sind jedoch **Kälteanwendungen** indiziert. Bei vollständiger Einsteifung kann die meist ausgeprägte Kyphose operativ korrigiert werden.

Prognose

Ein Drittel der Patienten entwickelt im Verlauf schwere Funktionseinschränkungen mit entsprechenden psychosozialen Handicaps für Berufstätigkeit, Alltag und Freizeit (➤ Abb. 11.7). Prognostisch ungünstige Faktoren sind männliches Geschlecht, frühes Manifestationsalter (< 25 Jahre) und frühzeitige periphere Arthritiden, insbesondere eine Koxitis.

11.7.2 Psoriasis-Arthritis

Die Psoriasis-Arthritis (**Arthritis psoriatica**) tritt bei bis zu 30 % der Patienten mit Psoriasis vulgaris auf. Meist entwickelt sie sich mit einigen Jahren Latenz nach Beginn der Hauterkrankung, kann aber auch den Hautveränderungen vorausgehen (ca. 10 %) bzw. ohne diese (etwa 5 %, „Psoriasis-Arthritis sine Psoriasis") auftreten. Männer und Frauen sind in etwa gleich häufig betroffen; das Hauptmanifestationsalter liegt zwischen dem 30. und 55. Lebensjahr.

Ätiologie

Eine genetische Disposition ist gesichert. Pathogenetisch wird die Psoriasis in den Kreis immunvermittelter entzündlicher Erkrankungen eingeteilt, der Aktivierung von T-Zellen und proinflammatorischen Zytokinen kommt dabei eine wesentliche Rolle zu. Die Histologie zeigt eine Synovialitis mit T-Zell-Infiltraten. Durch entzündliche Beteiligung von Gelenkkapseln und Sehnenansätze entstehen infolge osteoklastischer und -blastischer Aktivierung die röntgenologisch charakteristischen Verkalkungen und Protuberanzien (Vorsprünge).

Klinik

- meist **asymmetrische Mono- oder Oligoarthritis** (70 %), seltener eine symmetrische Manifestation (< 25 %). Betroffen können prinzipiell alle Gelenke sein, häufig sind eine Beteiligung der Fingerendgelenke sowie ein Befall der Finger- oder Zehengelenke typischerweise im Strahl (Daktylitis, „Wurstfinger") oder seltener als Transversalbefall (Befall z. B. aller PIP-Gelenke einer Hand) (➤ Abb. 11.8). Bei etwa 5 % der Patienten nimmt die Erkrankung einen mutilierenden, gelenkdestruierenden Verlauf.
- **Wirbelsäulenbeteiligung** in 5–40 % d. F., mit einem der Spondylitis ankylosans ähnlichem Verlauf
- **Enthesiopathien**
- **Psoriasis** vulgaris beim Patienten selbst oder in seiner Familie
- **Nagelveränderungen**
- **Rheumafaktoren negativ**
- **charakteristische Röntgenveränderungen**: gleichzeitiges Vorliegen von Erosionen und Proliferationen

Eine extraartikuläre Beteiligung – abgesehen von den psoriatischen Herden der Haut – kommt anders als bei der rheumatoiden Arthritis nicht vor.

Diagnostik

- **Anamnese**: Psoriasis des Patienten oder in dessen Familie
- **Inspektion** nach psoriatischen Effloreszenzen (u. a. aurikulär, Haaransatz, umbilikal, Analfalte; Nägel: Ölfleck-/Tüpfelnägel, Nageldystrophie)
- **Röntgen**: Sicherung der Diagnose durch den radiologischen Befund; bei der mutilierenden Form erosive Osteolysen insbesondere der Finger, die

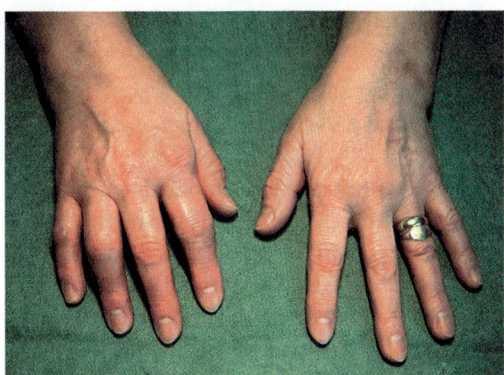

Abb. 11.8 Psoriasis-Arthritis mit typischem asymmetrischem Befall aller Fingermittelgelenke der rechten Hand. [M114]

dadurch verkürzt sind und teleskopartig ausgezogen werden können
- **Labor**: mäßige Erhöhung der Entzündungsparameter (oft jedoch trotz klinisch manifester Arthritis keine serologischen Entzündungsparameter!); Psoriasis-assoziiert häufig Erhöhung der Harnsäure infolge des erhöhten Zellumsatzes; Negativität der Autoantikörper; HLA-B27 bei bis zu 40 % der Patienten positiv (dann meist axiale Beteiligung)

Therapie und Prognose
Die Therapie ist symptomatisch und besteht initial meist in der Gabe von **NSAR**, evtl. begleitet von intraartikulären **Glukokortikoidgaben**. Vorsicht ist bei systemischer Glukokortikoidapplikation gegeben, da bei Ausschleichen der Behandlung ein Schub der Hauterkrankung provoziert werden kann. Bei chronisch-entzündlichem Verlauf wird eine Basistherapie mit **Sulfasalazin** oder – bei aggressiverem Verlauf – mit **Methotrexat** eingeleitet. Weiterhin werden Ciclosporin A und Leflunomid eingesetzt.

Bei sehr schweren Verläufen hat die Entwicklung der TNF-α-Antagonisten zu einer wesentlichen Verbesserung der Therapiemöglichkeiten geführt. Insgesamt haben Basistherapeutika auch einen günstigen Effekt auf die Psoriasis vulgaris. Da die Aktivität der Arthritis mit dem Hautbefall korrelieren kann, sollte zudem eine adäquate Hautbehandlung gewährleistet sein.

Wie bei anderen Spondylarthritiden kommt der Physiotherapie additiv zur medikamentösen Behandlung eine große Bedeutung zu.

Die **Prognose** ist mit Ausnahme der mutilierenden Form günstiger als bei der RA.

11.7.3 Reaktive Arthritis

Reaktive Arthritiden bezeichnen eine Gruppe von parainfektiösen Arthritiden v. a. der unteren Extremität, die in zeitlichem Zusammenhang mit urogenitalen oder gastrointestinalen bakteriellen Infekten auftreten.

Reaktive Arthritiden sind häufig: Es erkranken bis zu 50.000–100.000, meist junge Einwohner pro Jahr.

Ätiologie
Die sterile Synovialitis tritt 1–4 Wochen nach einem Infekt mit gramnegativen Bakterien auf. Die wichtigsten Erreger sind *Chlamydia trachomatis*, Myko- und Ureaplasmen sowie Yersinien, *Campylobacter* und Salmonellen. Man nimmt an, dass HLA-B27 eine pathogenetische Rolle spielt, indem es Aminosäuresequenzen und bestimmte Oberflächenantigene mit den für die Arthritis auslösenden Bakterien teilt (molekulares Mimikry), wodurch eine autoreaktive Kreuzreaktion ausgelöst wird.

Klinik
- kürzlich abgelaufene Urethritis oder Durchfallepisode
- akute, asymmetrische Mono- oder Oligoarthritis meist der unteren Extremität, häufig begleitet von einer Enthesiopathie, z. B. Achillodynie
- seltener extraartikuläre Symptome, z. B. Erythema nodosum, Konjunktivitis, oder Balanitis

> **MERKE**
> Besteht die Trias Arthritis, Urethritis und Uveitis, so spricht man von einem Reiter-Syndrom („Can't see, can't pee, can't climb a tree").

Diagnostik
- **Labor**: mäßige bis deutliche Erhöhung von BSG und CRP; negative Autoantikörper, HLA-B27-positiv in 50–80 % d. F.
- **Erregernachweis**: evtl. serologischer Nachweis der verursachenden Erreger (jedoch nicht im Gelenkpunktat, hier allenfalls Genombestandteile anhand der PCR); Nachweis chronischer Chlamydieninfektion in Harnröhren- und Zervixabstrich bzw. Untersuchung des Urins mittels Ligase-Kettenreaktion (LCR); Stuhlkultur selten positiv
- **Bildgebung** (Sonografie, MRT): zum Nachweis der akuten entzündlichen Aktivität

Therapie

Eine antibiotische Therapie hat lediglich bei noch nachweisbarer akuter Infektion Sinn. In einem Großteil der Fälle sind NSAR ausreichend. Gegebenenfalls kann zur Entlastung oder intraartikulären Glukokortikoidinjektion eine Gelenkpunktion ergänzend eingesetzt werden.

Systemische Glukokortikoide werden v. a. bei oligoartikulärem, auf NSAR unzureichend ansprechendem Verlauf sowie bei extraartikulärem Befall eingesetzt. Auf eine **Basistherapie** (z. B. Sulfasalazin) wird bei einer Krankheitsdauer > 6 Monate zurückgegriffen.

Prognose

Etwa zwei Drittel der Patienten sind nach 6 Monaten beschwerdefrei. Aufgrund der genetischen Disposition sind allerdings weitere Schübe möglich. Eine chlamydieninduzierte Arthritis sowie extraartikulärer Befall bei positivem HLA-B27-Nachweis zeigen eher chronische Verläufe (25–30 % d. F.).

11.7.4 Enteropathische Arthritis

Ätiologie und Klinik
Enteropathische Arthritiden umfassen die **Oligoarthritiden** bei Colitis ulcerosa und Morbus Crohn. Sie treten bei etwa 20 % der Erkrankten auf, v. a. an der unteren Extremität, jedoch auch am Achsenskelett. Die Manifestation am Achsenskelett kann der Darmerkrankung um Jahre vorausgehen, die Arthritis der peripheren Gelenke tritt dagegen stets **nach** der Darmerkrankung auf und korreliert mit deren Krankheitsaktivität. Zusätzlich kann es zu Tendinitiden kommen. Bei Patienten mit Gelenkbefall kommt es häufig zum **Erythema nodosum**.

Diagnostik und Therapie
50 % der Patienten mit enteropathischer Arthritis sind HLA-B27-positiv. **Röntgenologisch** besteht eine Arthritis der peripheren Gelenke ohne Erosionen; bei Achsenskelettbefall gleichen die Veränderungen dem Morbus Bechterew.

Sulfasalazin bessert die Kolitis und die Arthritis. Zusätzlich können bei einer schweren Verlaufsform des Morbus Crohn Methotrexat, Azathioprin sowie Biologika eingesetzt werden.

11.8 Weitere Arthritiden

11.8.1 Lyme-Arthritis

Die Lyme-Arthritis ist eine chronisch-entzündliche Arthritis, die durch von Zecken übertragene, zu den Spirochäten zählende Borrelien (*B. burgdorferi, B. afzelii, B. garinii*) verursacht wird. Die Arthritis tritt typischerweise als Mono- oder Oligoarthritis (v. a. Kniegelenk) im Spätstadium einer in mehreren Stadien verlaufenden Multiorgan-Erkrankung auf. Gelenkerosionen sind dabei selten und die Arthritis ist häufig schmerzlos und hält Wochen bis Monate an. Pathogenetisch handelt es sich um eine reaktive Arthritis.

Aufgrund der Bewaldung sind Zecken und damit auch die Borreliose bislang in Süddeutschland häufiger, jedoch ist eine deutliche Zunahme borrelieninfizierter Zecken auch in Norddeutschland zu verzeichnen.

Ätiologie
Als Ursache für die Gelenkbeschwerden wird eine Antigenpersistenz in der Synovialmembran vermutet. Tatsächlich können in der Synovialis mit der Polymerasekettenreaktion (PCR) Bakterienbestandteile nachgewiesen werden.

Diagnostik
- **serologischer Antikörpernachweis**: meist IgG-Antikörper, da die Arthritis keine Manifestation der akuten Infektion darstellt. IgG finden sich auch bei Durchseuchung Gesunder, daher ist die Einbeziehung der klinischen Symptomatik essenziell!
- **Gelenkpunktion**: sterile, granulozytäre Synovitis. Beweisend ist der Nachweis von Borrelien mittels PCR.
- **Hautbiopsie**: bei Akrodermatitis zur differenzialdiagnostischen Abgrenzung (→ Sklerodermie). Sie zeigt eine Sklerosierung und Atrophie aller Hautschichten.

Therapie
Bei alleiniger Arthritis werden **Tetrazykline** (Doxycyclin) über 4–6 Wochen gegeben, um noch im Körper verbliebene, antigen wirkende Erreger abzutö-

ten. Für den Fall einer Beschwerdepersistenz bzw. bei Karditis oder neurologischer Manifestation wird **Ceftriaxon** i. v. eingesetzt. Zu beachten ist die, wenn auch seltene, Herxheimer-Reaktion, die auch bei der Behandlung anderer Spirochätenerkrankungen auftreten kann.

Prognose
Die Gelenkbeteiligung der Borreliose ist gut behandelbar, bei einer Minderheit persistieren fibromyalgieähnliche Symptome. Eine Prophylaxe ist nicht sinnvoll, da nur etwa jeder hundertste Zeckenbiss zu einer Borrelienübertragung führt.

11.8.2 Rheumatisches Fieber

Das rheumatische Fieber ist eine postinfektiöse, systemische Erkrankung, bei der eine reaktive Arthritis der mittleren und großen Gelenke sowie eine Karditis im Vordergrund stehen. Durch den Einsatz von Antibiotika ist die Erkrankung in Industrieländern sehr selten geworden.

Ätiologie und Pathogenese
Die Pathogenese ähnelt derjenigen der reaktiven Arthritis. Auslöser ist eine 1–3 Wochen zuvor durchgemachte Racheninfektion durch β-hämolysierende Streptokokken der Gruppe A. Antigen wirkende Membranbestandteile dieser Bakterien ähneln Bestandteilen von menschlichem Sarkolemm und neuronalen Strukturen (molekulares Mimikry).
   Die gebildeten Antikörper werden durch ihre Kreuzreaktivität mit körpereigenen Strukturen dann zu Autoantikörpern.

Klinik

> **MERKE**
> In der Kindheit überwiegt der Befall des Herzens, der bei 75–90 % der erkrankten Patienten beobachtet wird, gegenüber 15 % bei Erwachsenen. Ab dem frühen Erwachsenenalter überwiegt der Befall der Gelenke.

Als **Diagnosekriterien** des rheumatischen Fiebers (nach Jones) zählen:

Hauptkriterien
- **Polyarthritis** (50–70 %; von Gelenk zu Gelenk „springende", sehr schmerzhafte Entzündung; am häufigsten Sprunggelenk betroffen)
- **(Pan-)Karditis** (50 %; Myokarditis mit konsekutiven Arrhythmien, häufig mit histologischem Nachweis von **Aschoff-Granulomen** [myokardiale Knoten] und Myofibrillennekrosen; außerdem verruköse Endokarditis mit Prädilektion der linkskardialen Klappen)
- **Chorea minor** (selten; im Rahmen begleitender Enzephalitis)
- **subkutane Knötchen** (10–20 %; an den Streckseiten der Extremitäten)
- **Erythema marginatum (anulare)** (1–2 %; bläulich rosafarbene, ringförmige Effloreszenzen am Körperstamm)

Nebenkriterien
- Fieber (1–3 Wochen nach Infekt auftretend)
- Arthralgie
- erhöhte Entzündungsparameter (BSG, CRP)
- verlängerte PQ-Zeit
- rheumatisches Fieber oder Karditis in der Anamnese

Die Diagnose ist gesichert bei Vorliegen von zwei Hauptkriterien oder einem Haupt- und zwei Nebenkriterien.
Darüber hinaus können an der Haut Rheumaknoten (nicht mit den vaskulitischen Rheumaknoten der RA zu verwechseln!) und ein Erythema nodosum auftreten.

Diagnostik
- Die **körperliche Untersuchung**, ergänzt durch EKG und Herzauskultation reicht meist zur Diagnosestellung anhand der Kriterien nach Jones aus.
- **Laborchemisch** zeigen sich deutlich erhöhte Entzündungsparameter, ansteigende Anti-Streptolysin- (ASL) und, spezifischer, Anti-DNAse-B-Antikörper sowie gelegentlich Antikörper gegen das myokardiale Sarkolemm. Der Rheumafaktor ist negativ.
- Der **mikrobiologische Keimnachweis** mittels Rachenabstrich gelingt in etwa 30 %, jedoch ist der Keim auch bei 10 % der Gesunden in der Rachenflora nachweisbar.

Therapie
Akut wird mit **Penicillin G** therapiert, um vitale Streptokokken zu eliminieren. Danach wird eine Rezidivprophylaxe meist mit Depotpenicillinen bis zum 25. Lebensjahr durchgeführt, im Anschluss daran nur noch eine Endokarditisprophylaxe. Zusätzlich antiinflammatorisch wirkt **Azetylsalizylsäure** (2 bis 3 g/d). Bei einer Karditis werden meist **Glukokortikoide** gegeben, ihr Effekt ist jedoch nicht belegt.

Prognose
Die durchgemachte Infektion hinterlässt keine Immunität, sodass jeder erneute Streptokokkeninfekt einen Schub des rheumatischen Fiebers auslösen kann mit fortschreitender Herzklappenzerstörung.

Prognosebestimmend ist die kardiale Beteiligung, insbesondere die Entwicklung eines Herzklappenfehlers.

> **MERKE**
> „Das rheumatische Fieber beleckt die Gelenke, aber beißt das Herz!"

11.8.3 Morbus Whipple

Ätiologie und Pathogenese
Beim Morbus Whipple handelt es sich um eine sehr seltene, durch *Tropheryma whipplei* (grampositive Aktinomyzeten) ausgelöste Erkrankung der Dünndarmschleimhaut mit systemischer Beteiligung.

Eine Arthritis der großen Gelenke kann den übrigen Manifestationen um bis zu 2 Jahre vorausgehen! Pathogenetisch handelt es sich wahrscheinlich um eine direkt durch den Erreger ausgelöste Arthritis (infektiöse Arthritis).

Diagnostik und Therapie
Die Diagnose wird durch die Duodenumbiopsie gesichert. Behandelt wird mit einer oft sehr langwierigen Antibiotikatherapie.

11.8.4 Familiäres Mittelmeerfieber

Ätiologie
Das familiäre Mittelmeerfieber ist eine autosomal-rezessiv vererbte Systemerkrankung infolge einer Mutation des MEFV-Gens auf Chromosom 16. Sie kommt besonders bei Bewohnern des östlichen Mittelmeerraums vor (Nichtaschkenasimy-Juden, Armenier, Türken und Araber).

Klinik
Die ersten **Symptome** einer schubhaften Polyserositis machen sich meist zwischen dem 5. und 15. Lebensjahr, selten nach dem 50. Lebensjahr bemerkbar: 1–2 Tage anhaltende Schübe mit Fieber und Abdominalschmerzen, pleuritischen Thoraxschmerzen, Aszites sowie akuter Arthritis (vorwiegend der großen Gelenke, mit potenziell destruierendem Verlauf) treten dann in unregelmäßigen Abständen von Wochen bis Monaten auf. Wichtigste Komplikation ist die Amyloidose mit potenziell konsekutiver Niereninsuffizienz.

Diagnostik und Therapie
Die Diagnose wird nach klinischen Kriterien gestellt.

Kolchizin mildert die Schübe und verzögert das Auftreten und den Verlauf der Amyloidose.

11.8.5 Löfgren-Syndrom

Das Löfgren-Syndrom bezeichnet eine akute Verlaufsform der Sarkoidose. Meist sind junge Frauen davon betroffen. Auffällig ist eine jahreszeitliche Häufung mit Gipfeln im Frühjahr und Herbst.

Klinik
Charakterisiert ist das Syndrom durch die Trias **akute Arthritis** (meist der Sprunggelenke, jedoch können auch andere mittlere bis große Gelenke betroffen sein), **Erythema nodosum** sowie **bihiläre Lymphadenopathie**. Begleitend sind oft Allgemeinsymptome zu beobachten.

Laborchemisch sind die Entzündungsparameter erhöht und in einem Teil der Fälle, wie bei der chronischen Form der Sarkoidose, das Angiotensin-converting-Enzym (ACE). In der Röntgen-Thorax-Aufnahme kommt der Lymphknotenbefall zur Darstellung, gegebenenfalls kann bei unklaren Befunden das CT herangezogen werden. Die Erkrankung verläuft oft selbstlimitierend ohne Behandlung.

Therapie und Prognose
Gegebenenfalls können nichtsteroidale Antiphlogistika eingesetzt werden, bei Beeinträchtigung der

Lungenfunktion und extrapulmonalem Befall besteht die Therapie aus Glukokortikoiden. Bei etwa einem Drittel der Patienten persistiert die Erkrankung. Insgesamt gilt: je akuter der Verlauf, desto besser die Prognose.

11.9 Kollagenosen

Der Begriff der Kollagenosen (connective tissue diseases, collagen vascular diseases) umfasst systemische Autoimmunerkrankungen mit chronisch-entzündlichen Prozessen vorwiegend an Bindegewebe und Blutgefäßen. Eine Übersicht über die bevorzugten Manifestationsorte der verschiedenen Kollagenosen gibt ➤ Abb. 11.9. Prinzipiell kann jedoch jedes Organ betroffen sein. Weitere Kennzeichen sind **Immunphänomene** wie organunspezifische Autoantikörper, z. B. gegen Kernmaterial gerichtete antinukleäre Antikörper, deren Subgruppen wichtige diagnostische Hinweise liefern.

11.9.1 Systemischer Lupus erythematodes (SLE)

Der systemische Lupus erythematodes ist eine Autoimmunerkrankung, die besonders häufig bei Frauen (F : M = 10 : 1) und meist im mittleren Lebensalter auftritt. Die Prävalenz liegt bei 20–50 pro 100.000 Einwohner. Die Inzidenz beträgt etwa 5 Fälle pro 100.000 Einwohner und Jahr.

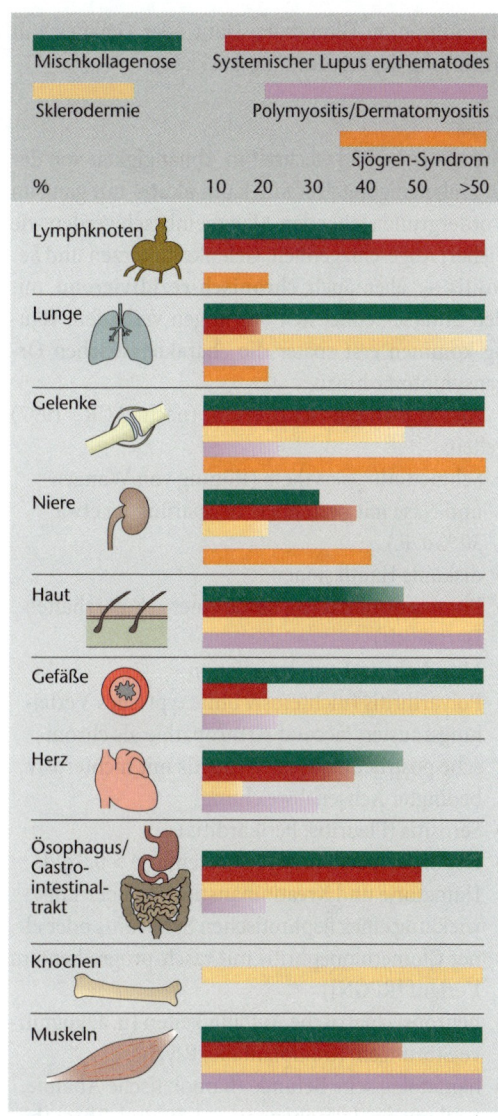

Abb. 11.9 Organbefall bei verschiedenen Kollagenosen im Vergleich. [L157]

Ätiologie und Pathogenese
Die Ätiologie der Erkrankung ist unbekannt. Schübe können durch Sonnenbestrahlung, Medikamente (z. B. Sulfonamide) oder hormonelle Veränderungen, z. B. durch Einnahme der „Pille" oder Schwangerschaft, ausgelöst werden.

Eine genetische Disposition besteht bei HLA-DR2- und -DR3-positiven Patienten mit dreifachem relativem Risiko. Durch eine Immunmodulation kommt es zur B-Zell-Aktivierung und Bildung von organunspezifischen Autoantikörpern. Hierzu gehören Antikörper gegen

- **Zellkernsubstanzen (antinukleäre Antikörper, ANA) bzw. extrahierbare nukleäre Antikörper (ENA)**, z. B. gegen DNS, RNS, Histoneiweiß, Ribonukleoproteine,
- **Zelloberflächenantigene**, z. B. gegen Thrombozyten oder Erythrozyten,
- **Serumeiweißkörper**, z. B. gegen Immunglobuline (Rheumafaktor).

Diese Autoantikörper führen zu zytotoxischen Reaktionen (Anämie, Thrombopenie, Leukopenie) und Immunkomplexbildung (Ablagerung in der Synovialmembran, in Glomerula, Haut oder Gefäßen mit Auslösung der Entzündungskaskade).

Klinik

Das klinische Bild wechselt in Abhängigkeit von der Organbeteiligung. Der SLE kann **akut** – mit ganz im Vordergrund stehenden Allgemeinbeschwerden wie Fieber, Abgeschlagenheit, Gelenkschmerzen und Serositis –, aber auch **chronisch-rezidivierend** mit den unterschiedlichsten Störungen verlaufen. Häufig kommen erst später die charakteristischen Organsymptome hinzu.

Als **SLE-Diagnosekriterien** (nach ACR, 1997) gelten:
- Schmetterlingserythem (Rötung von Wangen und Nase mit perioraler Aussparung, in etwa 30 % d. F.)
- diskoide Hautläsionen
- Photosensibilität (im Sinne einer schmerzhaften Dermatitis)
- Mundschleimhautulzerationen
- Polyarthritis (nichterosiv ohne typisches Verteilungsmuster; Jaccoud-Arthropathie als chronische postrheumatische Arthritis mit nichterosiv bedingter Achsenabweichung)
- Serositis (Pleuritis, Perikarditis)
- Nephritis (persistierende Proteinurie > 0,5 g/d, Hämaturie und Kreatininanstieg; seltener Entwicklung eines nephrotischen Syndroms oder einer Glomerulonephritis mit rasch-progredientem Verlauf [RPGN])
- neuropsychiatrische Auffälligkeiten (u. a. kognitive Störungen, Krampfanfälle, Psychose)
- hämatologische Befunde (hämolytische Anämie, Leukopenie, Lymphopenie < 1.500/ml, Thrombopenie < 100.000/ml)
- antinukleäre Antikörper
- Autoantikörper: dsDNS, Sm-Antikörper, LE-Zell-Nachweis (Granulozyten mit randständigem Kern infolge phagozytierten nukleären Materials), falsch positiver TPHA-Test

Die Diagnose ist gestellt bei vier erfüllten der elf möglichen Kriterien.

Zusätzlich kann eine **Gefäßbeteiligung** mit Raynaud-Syndrom oder einem begleitenden Antiphospholipid-Antikörper-Syndrom (> 11.9.2) auftreten. Auch eine **kardiale Beteiligung** mit abakterieller Endokarditis (Libman-Sacks) oder Myokarditis sowie Koronariitis kann bestehen. Häufigste Todesursache bei SLE sind Myokardinfarkte durch eine frühzeitige Atherosklerose. Selten treten eine abakterielle Pneumonitis und eine progrediente Lungenfibrose auf.

Diagnostik

Die Diagnose beruht auf der klinischen Symptomatik und den Laborbefunden (→ ACR-Kriterien).

Labor Erniedrigte Werte aller drei Blutreihen fallen auf. Bei Aktivität der Erkrankung sind die Entzündungsparameter erhöht und ein Komplementverbrauch (C3, C4; infolge komplementbindender Immunkomplexe) ist nachzuweisen. Der direkte Coombs-Test ist in 10–40 % positiv. Der Nachweis verschiedener extrahierbarer nukleärer Antikörper lässt u.a. weitere Aussagen über den Verlauf zu (> Tab. 11.10). Der Rheumafaktor ist in gut 30 % der Patienten positiv, Kardiolipin-Antikörper (> 11.9.2) in etwa 50 %.

Biopsie Immunkomplexablagerungen und Komplement an der Basalmembran der Glomerula oder der Haut lassen sich immunhistologisch und fluoreszenzmikroskopisch nachweisen (sog. Lupus-Banden). Die Lupus-Banden sind auch in nicht betroffenen Hautarealen zu finden und zeigen zusätzlich mononukleäre, perivaskuläre, subkutane Zellinfiltrate. Bei sich verschlechternder Nierenfunktion ist eine Nierenbiopsie zur Bestimmung von Form und Grad der glomerulären Schädigung und hinsichtlich der therapeutischen Konsequenz dringend angezeigt.

> **MERKE**
> SS-A- und SS-B-Antikörper können in der Schwangerschaft transplazentar auf das Kind übertragen werden und einen neonatalen Lupus sowie in 1–2 % einen kongenitalen Herzblock verursachen.

Therapie

Präventiv sollte auf konsequenten Sonnenschutz geachtet werden. Potenziell auslösende Medikamente sind zu vermeiden. Bei Raynaud-Syndrom ist es essenziell, die Hände warm zu halten, und bei einer Sicca-Symptomatik sollte regelmäßig künstliche Tränenflüssigkeit appliziert werden.

Die Therapie richtet sich nach der Schwere der Erkrankung und der Organmanifestation. Beim SLE mit blandem Verlauf können NSAR oder eine Basistherapie mit Chloroquinderivaten ausreichend sein;

Tab. 11.10 Nukleäre Autoantikörper bei SLE und ihre Bedeutung.

Antikörper	gerichtet gegen	Bedeutung und Differenzialdiagnose
ANA (Suchtest)	Zellkernbestandteile (beinhaltet alle spezifischen ENA-Antigene und Anti-DNS-Ak)	bei vielen Autoimmunerkrankungen und gesunden Älteren vorhanden; bei SLE praktisch immer nachweisbar (95 %). Wenn ANA positiv sind, ist bei entsprechender Klinik eine weitere Differenzierung der Antikörper (ENA, Anti-DNS-Ak) notwendig.
Anti-DNS-Ak	Desoxyribonukleinsäure	Anti-dsDNS-Ak sind für SLE spezifisch und bei schweren systemischen Verläufen meist positiv. Im Gegensatz zu den ANA dienen sie auch als Verlaufsparameter. Anti-ssDNS-Ak sind nicht spezifisch.
ENA = extrahierbare nukleäre Ak		
Sm	„Smith"-Antigen (saures Glykoprotein)	hoch spezifisch für SLE, jedoch nur in 10 % nachweisbar (wenig sensitiv)
Anti-RNP-Ak	ribosomales Protein (Ribonukleoproteine)	positiv bei Mischkollagenose (hochtitrig), SLE, Polymyositis und Sklerodermie
SS-A (Ro)	Ribonukleoprotein im Zytoplasma und im Zellkern	bei sekundärem Sjögren-Syndrom, ANA-negativem SLE, SLE im Alter
SS-B (La)	Ribonukleoprotein im Kern	primäres Sjögren-Syndrom; falls positiv bei SLE, ist eine Nierenbeteiligung unwahrscheinlich.
Anti-Histon	Histone	bei medikamenteninduziertem SLE

AK = Antikörper; ANA = antinukleäre AK; dsDNS, ssDNS = Doppelstrang-, Einzelstrang-DNS (von engl.: double-stranded bzw. single-stranded); RNP = Ribonukleoprotein

steht die Arthritis im Vordergrund, ist Methotrexat indiziert. Bei schweren Verläufen ist eine kontinuierliche oder im Schub eine Stoßtherapie mit Glukokortikoiden angezeigt. Diese können beim diskoiden Lupus auch lokal verwendet werden.

Kommt es zu einer bedrohlichen Nieren- oder Herzbeteiligung, muss die immunsuppressive Therapie um die Immunsuppressiva Cyclophosphamid, Azathioprin oder Mycophenolat-Mofetil erweitert werden. Bei sehr schweren Verläufen ist Rituximab eine Option und als Ultima Ratio bei schwerstkranken Patienten die autologe Stammzelltransplantation.

Verlauf und Prognose

Der Verlauf ist schubhaft. Beim systemischen Verlauf hängt die Prognose entscheidend von der Organmanifestation und frühzeitiger Therapieeinleitung ab: Bei ca. 10 % besteht eine schwere ZNS-Beteiligung oder eine progrediente Niereninsuffizienz. In den ersten Krankheitsjahren sind die akute Erkrankung selbst und Infektionen unter der Immunsuppression die häufigste Todesursachen, später v. a. atherosklerotisch bedingte Herz-Kreislauf-Komplikationen.

Sonderformen

Medikamentös induzierter SLE

Ätiologie
Diese Erkrankung zeigt ein lupusähnliches Bild, das durch eine Vielzahl von Medikamenten ausgelöst werden kann, z. B. Procainamid, Hydralazin, Penicillamin, Interferon, Methyldopa, Neuroleptika und Cholesterinsynthesehemmer. Die Geschlechterverteilung zeigt keine relevanten Unterschiede.

Klinik
Symptome sind eine nichterosive Polyarthritis und eine blande Polyserositis, selten sind diffuse Eryteme. Pathognomonisch sind Histon-Antikörper, DNS-Antikörper und erniedrigtes Komplement finden sich bei dieser Form dagegen nie.

Therapie
Der medikamenteninduzierte SLE heilt nach Absetzen des auslösenden Medikaments spontan aus.

Diskoider kutaner LE

Klinik
Dies ist eine auf die Haut begrenzte Form des Lupus erythematodes. Es finden sich zentral schuppende, atrophische Papeln und Hyperkeratosen, v. a. an lichtexponierten Stellen, insbesondere am Kopf. Eine weitere kutane Unterform der Familie der Lupus-Erkrankungen ist der subakute kutane Lupus erythematodes, der klinisch an eine Psoriasis erinnert.

Therapie
Therapeutisch wird primär lokal mit Glukokortikoiden behandelt. Zeigt dies keinen zufriedenstellenden Effekt, kommt wie bei der systemischen Variante Hydroxychloroquin zum Einsatz.

Prognose
Die kutane Form zeigt insgesamt eine bessere Prognose als der systemische Verlauf, eine Progredienz zu einem systemischen Lupus erythematodes kommt selten vor.

11.9.2 Antiphospholipidsyndrom

Synonym Antikardiolipinsyndrom.

Antiphospholipidantikörper sind gegen Phospholipide (u. a. in der Zellmembran) gerichtete Autoantikörper, z. B. Lupusantikoagulanzien und Anti-Kardiolipin-Antikörper. Sie beeinträchtigen einerseits die Gerinnung (z. B. hemmen Lupusantikoagulanzien die Prothrombinkomplex-Bildung), andererseits aktivieren sie die Thrombozytenadhärenz am Gefäßendothel. Unterschieden wird ein primäres Antiphospholipidsyndrom von einem sekundären, das bei anderen entzündlich-rheumatischen Erkrankungen, insbesondere häufig bei SLE, vorkommt.

Klinik
- Thrombozytopenie mit Blutungsneigung
- (rezidivierende) venöse und/oder arterielle Thrombosen, gelegentlich Apoplexie
- wiederholte Aborte

Selten kommt es zu Organthrombosen (z. B. Budd-Chiari-Syndrom), die ein akutes Multiorganversagen mit hoher Letalität nach sich ziehen können. Mikroangiopathisch bedingte Hautmanifestationen treten als chronische Ulzerationen oder auch als Livedo reticularis in Erscheinung.

Diagnostik
- funktioneller Nachweis von Lupusantikoagulanzien im Serum
- direkter Nachweis von Anti-Kardiolipin-Antikörper im Serum (ELISA)

Zu beachten bei Anti-Kardiolipin-Positivität ist ein falsch positiver TPHA-Test infolge von Kreuzreaktivität mit Bakterienmembranen. Falls eine Syphilis ausgeschlossen werden soll, muss zur Kontrolle deshalb ein *Treponema-pallidum*-Immobilisationstest durchgeführt werden. Lupusantikoagulanzien verursachen außerdem eine isolierte PTT-Verlängerung.

Therapie
Prophylaktisch wird Azetylsalizylsäure gegeben. Sind bereits Thrombosen aufgetreten, wird dauerhaft mit Phenprocoumon (Ziel-INR 2,0–3,0) antikoaguliert. Bei ausgeprägter Thrombopenie (die nicht vor Thrombosen schützt!) werden Glukokortikoide eingesetzt, alternativ Immunglobuline oder Rituximab.

11.9.3 Sklerodermie

Synonyme Systemische Sklerose (SS), progressive Systemsklerose.

Die Sklerodermie ist eine potenziell letal verlaufende Systemerkrankung des Bindegewebes mit Fibrose der Haut, der Gefäße und der inneren Organe.

Die Erkrankung manifestiert sich meist zwischen dem 30. und 50. Lebensjahr. Die Prävalenz beträgt ca. 6–25 Fälle auf 100.000 Einwohner. Frauen sind häufiger betroffen (F : M = 3 : 1).

Ätiologie und Pathogenese
Die Ätiologie ist unbekannt. Initial findet sich eine vaskuläre Dysfunktion durch ein Ungleichgewicht zwischen Endothelin (stärkster physiologischer Gefäßkonstriktor!) und Stickoxiden (Vasodilatator). Proinflammatorische Zytokine führen zu aktivierten Adhäsionsmolekülen und lösen eine mononukleäre Entzündungsreaktion mit exzessiver Einwanderung von Fibroblasten aus. Diese bedingen eine perivaskuläre Kollagenablagerung an den Gefäßen mit Intimaproliferation und Gefäßokklusionen.

Klinik
Es werden zwei Formen unterschieden: eine systemische Sklerose (➤ Tab. 11.11) und die kutane limitierte Form. Letztere manifestiert sich als soge-

11.9 Kollagenosen

Tab. 11.11 Klinische Manifestationen der systemischen Sklerodermie.

Organ	Klinische Symptomatik
Haut	Finger anfangs ödematös („puffy hands"), im Verlauf zunehmend verhärtet (Sklerodaktylie, ➤ Abb. 11.10); Gesicht: mimische Starre, Mikrostomie (Verkleinerung der Mundöffnung, ➤ Abb. 11.11) und periorale Fältelung („Tabaksbeutelmund"); Teleangiektasien; im Endstadium dünne und atrophische Haut
Finger, Zehen	Raynaud-Syndrom (95 %), Nekrosen (gangränös, „rattenbissartig" an den Fingerspitzen)
Gastrointestinaltrakt	verkürztes, sklerosiertes Zungenband, Ösophagushypomotilität bei 50 % mit Schluckstörung und Reflux; Darmatonie, Malabsorption
Lunge	Belastungsdyspnoe, Reizhusten bei 70 %; primär Alveolitis, später Lungenfibrose, bei 10 % pulmonale Hypertension
Niere	Niereninsuffizienz, Niereninfarkte, sekundäre Hypertension
Herz	Perikarditis, Myokardfibrose, Rhythmusstörung; Entwicklung eines Cor pulmonale bei pulmonaler Hypertension
Bewegungsapparat	nichterosive Arthritis bei 50 %, Sehnenscheidenverdickung, Kontrakturen

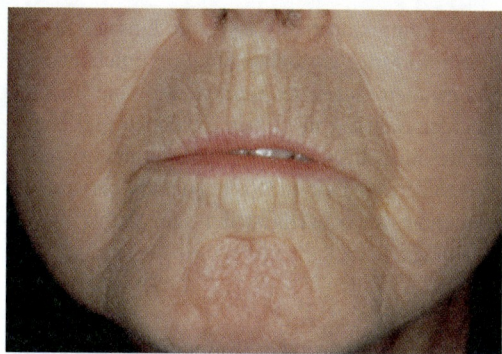

Abb. 11.11 Mikrostomie bei einer Patientin mit Sklerodermie. [E355]

- **Labor**: ANA (bei 95 %), Scl-70 (bei 20 %, sehr spezifisch, v. a. bei Lungenbeteiligung), Zentromer (v. a. bei CREST-Syndrom, seltener bei rein kutaner Verlaufsform)
- **Kapillarmikroskopie**: in 90 % d. F. Nebeneinander von Megakapillaren und rarefiziertem Kapillarbett
- **Hautbiopsie** zur Diagnosesicherung
- **Ösophagusmanometrie** oder -breischluck bei Dysphagie
- **Lungenfunktion**: reduzierte Diffusionskapazität bei pulmonaler Beteiligung und Einschränkung der Vitalkapazität im Sinne einer Restriktion bei Lungenfibrose im späteren Verlauf
- **Bildgebung**: CT-morphologisch milchglasartige Zeichnung bei Alveolitis; Lungenfibrose

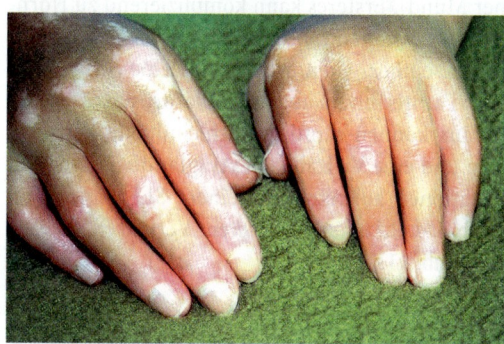

Abb. 11.10 Hände einer Patientin mit Sklerodermie. Die Hände sind geschwollen, die Haut ist atrophisch, zeigt Pigmentstörungen und glänzt wachsartig (sog. Glanzhaut). [M114]

nannte **Morphea**, eine narbenähnliche, umschriebene Sklerosierung, z. T. mit Hyperpigmentierung.

Diagnostik
- **Inspektion**: Hautveränderungen, initial besonders der Hände

Therapie
Es gibt kein etabliertes Therapieregime. Als **Basistherapie** zeigen Methotrexat und Azathioprin eine gewisse Wirksamkeit. Glukokortikoide werden nur bei ausgeprägter Ödembildung der Haut, Perikarditis oder Polyarthritis gegeben.

Ein Raynaud-Syndrom und Nekrosen der Digiti werden symptomatisch mit Kälteschutz, nitroglyzerinhaltigen Cremes und Kalziumantagonisten, v. a. Nifedipin, therapiert. Eine nachgewiesene Wirkung hat auch parenteral verabreichtes Prostazyklin (Iloprost). Spezifisch **antifibrotische Therapiestrategien,** z. B. mit dem Endothelin-Rezeptor-Antagonisten **Bosentan**, bremsen die Progredienz einer Lungenfibrose. Als erfolgreich hat sich in Einzelfällen auch die autologe Stammzelltransplantation erwiesen.

Zur adjuvanten Therapie kommen je nach Symptomatik Lymphdrainage oder eine krankengymnastische Kontrakturprophylaxe zum Einsatz. Zudem sollten im fortgeschrittenen Stadium unterstützende Maßnahmen eingeleitet werden, wie eine Zubereitung der Nahrung in kleinen Portionen und konsequente Mundhygiene bei Mikrostomie, Augengel oder Salbenverbände zur Nacht bei Lidschlussproblemen und psychische Hilfestellung zur Krankheitsverarbeitung z. B. im Rahmen von Selbsthilfegruppen.

Prognose
Lebenslimitierend sind die Komplikationen bei Nierenbeteiligung (besonders durch die resultierende Hypertonie) und die Lungenfibrose (pulmonale Hypertonie mit Cor pulmonale). Eine gute Prognose dagegen hat die kutane Form.

11.9.4 Verwandte Erkrankungen

Sklerodermiforme Erkrankungen

Diese sind durch exogene Faktoren bedingt. Mögliche Auslöser sind u. a. Pentazocin, Bleomycin, aromatische Kohlenwasserstoffe und PVC. In Spanien hat das Toxic Oil Syndrome (mit Industrieöl verunreinigtes Speiseöl) in den achtziger Jahren z. T. letale Krankheitsverläufe hervorgerufen.

CREST-Syndrom

C = Calcinosis (radiologisch periartikuläre Verkalkung), **R** = Raynaud-Syndrom, **E** = Ösophagusdysfunktion, **S** = Sklerodaktylie, **T** = Teleangiektasie. Das CREST-Syndrom ist eine Variante der Sklerodermie mit milderem Verlauf und i. d. R. fehlendem Lungen- und Nierenbefall.

Eosinophile Fasziitis

Synonym Schulman-Syndrom.
Die eosinophile Fasziitis ist durch skleroderme Hautveränderungen und fehlende viszerale Beteiligung gekennzeichnet. Charakteristisch ist die Eosinophilie im Differenzialblutbild. Die tiefe Hautbiopsie zeigt eosinophile Infiltrate der Muskelfaszien. Spontanremissionen sind möglich, therapeutisch zum Einsatz kommen primär Glukokortikoide.

11.9.5 Sjögren-Syndrom

Das Sjögren-Syndrom (SS) ist die **häufigste Kollagenose**, die Inzidenz beträgt ca. 0,5 %. Es befällt vorwiegend Frauen mittleren Alters (F : M = 9 : 1). Neben der primären Form kommt es auch sekundär bei anderen rheumatologischen Erkrankungen vor. Auch eine reine Sicca-Symptomatik bei Älteren, ohne Autoantikörper, als Ausdruck von Drüsenatrophie oder Medikamentennebenwirkungen ist zu beobachten.

Ätiologie
Die Ätiologie ist unbekannt. Es besteht eine Assoziation mit HLA-DR3.
Als Auslöser der Autoimmunerkrankung werden bei genetischer Veranlagung Virusinfekte mit Epstein-Barr-, Zytomegalie- und Retroviren diskutiert. Es folgen entzündliche Veränderungen der exokrinen Drüsen mit lymphozytären Infiltraten mit Sekundärfollikeln im Drüsengewebe. Immunkomplexe vermitteln wahrscheinlich eine extraglanduläre Beteiligung.

Klinik
Leitsymptom ist das **Sicca-Syndrom**, bestehend aus Xerophthalmie (trockene Augen mit Brennen und Fremdkörpergefühl) und Xerostomie (trockener Mund). Ersteres kann komplizierend zu Hornhautulzerationen führen, letzteres geht häufig mit Karies einher. Eventuell besteht eine Schwellung von Parotis und Submandibulardrüsen. Darüber hinaus können sämtliche Schleimhäute betroffen sein und eine Vielzahl an **extraglandulären** Manifestationen auftreten, die einem SLE ähneln, jedoch i. d. R. einen blanderen Verlauf aufweisen (> Tab. 11.12).

> **MERKE**
> Es besteht eine häufige Koinzidenz mit einer primär-biliären Zirrhose!

Diagnostik
Ausgeschlossen sein müssen eine vorangegangene Strahlentherapie von Kopf und Hals und andere Erkrankungen wie Lymphom, Sarkoidose, HIV-Infektion oder Hepatitis C. Als gesichert gilt die Diagnose bei Erfüllen von vier der folgenden sechs **Diagnosekriterien des Sjögren-Syndroms (Internationale**

Tab. 11.12 Extraglanduläre Beteiligung beim Sjögren-Syndrom.

Organ	Erkrankung
Niere	interstitielle Nephritis in 40 %, meist milder Verlauf mit tubulärer Azidose; sehr selten immunkomplexbedingte Glomerulonephritis
Muskulatur	Myositis
Gelenke	Arthralgien, seltener nichtdestruierende symmetrische Arthritis
Nerven	sensorische Polyneuropathie, Mononeuritis multiplex, seltener ZNS-Beteiligung
Lunge	bei 10 % klinisch meist blande interstitielle Pneumonitis
Schilddrüse	Hashimoto-ähnliche Thyreoiditis, Hypothyreose
Gefäße	Hypersensitivitätsvaskulitis in 25 %: Betroffen sind ZNS und Haut mit palpabler Purpura und Urtikaria.
Lymphsystem	Adenopathie, Splenomegalie, Pseudolymphom (bei 10 %, benigne lymphoproliferative Lymphadenopathie, v. a. zervikal, in der Parotis und der Lunge)

Konsensus-Kriterien, 2003) (obligat: Histologie oder SS-A-, SS-B-Nachweis):
- Xerophthalmie > 3 Monate
- Xerostomie (pathologischer Saxon-Test: Kauen eines Gaze-Schwamms, Speichelproduktion < 2,6 g in 2 min pathologisch), Schwellung der Parotisdrüsen
- pathologischer Schirmer-Test (Einlegen eines Filterpapierstreifens in den Bindehautsack im äußeren Augenwinkel, Tränenfilm < 5 mm in 5 min pathologisch)
- Unterlippenbiopsie: lymphozytäre Infiltration
- pathologische Speicheldrüsenszintigrafie, Sialografie (niedrigere Sensitivität)
- Autoantikörper:
  - ANA in 70 % positiv oder
  - SS-A (Synonym: Ro), SS-B (Synonym: La),
  - RF: unspezifisch; in 75 % positiv.

Im Labor fallen eine erhöhte BSG und z. T. exzessiv erhöhte γ-Globuline auf, bei einem M-Gradienten im Rahmen eines Pseudolymphoms als potenzieller Hinweis auf ein Non-Hodgkin-Lymphom (Bestätigung der Gammopathie per Immunelektrophorese). Bei einer Lymphadenopathie sollte zudem eine Lymphknotenbiopsie zum Ausschluss eines Lymphoms erfolgen.

Therapie

Die Therapie ist symptomatisch. Zum Hornhautschutz kommen künstliche Tränenflüssigkeit oder Kontaktlinsen zur Anwendung sowie medikamentös z. B. Pilocarpin zur Steigerung der Sekretion exokriner Drüsen. Bei Xerostomie ist reichliche Flüssigkeitsaufnahme angeraten, Kauen speichelanregender Drops o. Ä. und regelmäßige zahnärztliche Kontrollen. Arthritis und extraglandulärer Befall sind Indikation für eine Basistherapie mit z. B. Methotrexat oder Hydroxychloroquin, bei schweren Verläufen Cyclophosphamid oder Azathioprin.

Prognose

Die Prognose ist insgesamt gut, die Organbeteiligung meist milde und nicht progredient. 1 % der Pseudolymphome entartet zu einem Non-Hodgkin-Lymphom.

11.9.6 Polymyositis, Dermatomyositis

Diese entzündlichen Systemerkrankungen betreffen primär die Muskulatur, die Dermatomyositis weist zusätzlich eine Hautbeteiligung auf. Ihre Prävalenz beträgt ca. 5 auf 100.000 Einwohner, mit einer Geschlechterverteilung F : M = 2–3 : 1. Die Manifestationsgipfel liegen bei 10 bis 20 Jahren bzw. 40–50 Jahren.

Ätiologie und Pathogenese

Die Ätiologie ist unbekannt. Diskutiert werden virale Auslöser. Pathogenetisch kommt es zu T-Zell-vermittelten, zytotoxischen Muskelzellschäden. Ungeklärt ist die Assoziation der Myositis zu Neoplasien (paraneoplastische Myositis).

Klinik

Die Polymyositis (PM) und Dermatomyositis haben einen schleichenden Beginn, später verlaufen sie schubartig. Typisch ist eine proximale **Muskelschwäche**, manchmal kann sie sich auch durch muskelkaterähnliche Schmerzen äußern.

Weitere mögliche Manifestationen sind ein Raynaud-Syndrom, eine Dysphagie und Arthralgien sowie eine (Peri-)Myokarditis (Erhöhung der CK-MB, Arrhythmien und Herzinsuffizienz) und eine interstitielle pulmonale Beteiligung (Alveolitis, Fibrose, bei bis zu > 50 %). Bei der DM zeigt die **Haut** bei einem

Drittel der Patienten eine ödematöse violette/fliederfarbene Verfärbung periorbital, am Dekolleté und über den Extremitäten.

Eventuell finden sich Erytheme über den dorsalen Fingergrundgelenken (**Gottron-Zeichen**), seltener sind Nagelfalzulzerationen.

Diagnostik

Die Diagnose basiert auf der typischen **Klinik**, einer mit der Krankheitsaktivität korrelierenden **CK-Erhöhung**, elektromyografischen Veränderungen (multifokale Reizabschwächung, erhöhte Erregbarkeit und Fibrillationen) und der **Histologie** elektromyografisch befallener Muskeln (perivaskuläre und interstitielle lymphozytäre Muskelfaserinfiltrationen, perifaszikuläre Muskelfaser-Atrophie). Die ebenfalls mit dem Muskelabbau korrelierende Aldolase ist weniger spezifisch als die CK. Für die DM gilt zusätzlich das Vorhandensein einer der charakteristischen Hauterscheinungen als diagnostisches Kriterium.

Neben dem bereits erwähnten Parameter des Muskelzerfalls können auch die GOT und LDH über der Norm liegen. Spezifische Autoantikörper sind Jo-1, besonders bei Lungenbeteiligung (Jo-1-Anti-Synthetase-Syndrom), Anti-Mi2-Antikörper und PM-Scl; ANA und RF weisen bei < 50 % unspezifische Erhöhungen auf.

Differenzialdiagnostisch auszuschließen sind eine paraneoplastische Myositis, medikamenteninduzierte (z. B. bei Cholesterinesterase-Hemmern) oder infektiöse Myopathie (z. B. Trichinose), Polymyalgia rheumatica, erbliche Muskeldystrophien und eine Myasthenia gravis.

Therapie und Prognose

Bei paraneoplastisch bedingter Genese steht primär die Therapie des Tumors im Vordergrund. Ansonsten wird zunächst mit Glukokortikoiden behandelt, langfristig wird eine Basistherapie eingeleitet, z. B. mit Azathioprin, Methotrexat oder Ciclosporin A. Therapieerfolge werden auch mit Immunglobulinen i. v. erzielt. Die Prognose ist ernst: Nach 5 Jahren sind ca. 25 % an einer Lungen- oder Herzbeteiligung verstorben, 50 % beschwerdefrei und 25 % weisen trotz Therapie eine Myopathie auf. Als Spätmanifestation kann es, insbesondere bei der juvenilen Form, zu einer subkutanen Kalzinose kommen.

11.9.7 Mischkollagenose

Synonyme MCTD = mixed connective tissue disease, Sharp-Syndrom.

Die Mischkollagenose hat klinische und laborchemische Merkmale der unterschiedlichen Kollagenosen.

Klinik und Diagnostik

Raynaud-Syndrom, nichtdestruierende Polyarthritis, geschwollene Hände (puffy hands), Myositis und eine Ösophagusdysfunktion stehen im Vordergrund. Seltener bestehen eine klinisch manifeste Lungenbeteiligung, eine (selten progressive) Nierenbeteiligung und eine (Peri-)Myokarditis.

Im **Labor** zeigen sich hochtitrig nukleäre Antikörper gegen Ribonukleoproteine (RNP) sowie häufig eine Leuko- und Thrombozytopenie.

Therapie und Prognose

Die Therapie erfolgt symptomatisch z. B. mit NSAR. Erst bei manifester viszeraler Beteiligung werden Glukokortikoide oder Immunsuppressiva eingesetzt.

Die Prognose ist i. d. R. günstig, der Verlauf im Vergleich zu anderen Kollagenosen gutartiger. Bei einem Teil der Patienten entwickelt sich im Verlauf das Vollbild eines SLE oder einer Sklerodermie.

11.10 Primäre Vaskulitiden

11.10.1 Überblick

Die entzündlich-rheumatischen Vaskulitiden werden auch als primäre Vaskulitiden bezeichnet. Im Verlauf kommt es zur autoimmunologisch vermittelten Schädigung der Gefäße mit Gefäßlumenobstruktion und konsekutiver Organischämie. Sie verlaufen granulomatös oder nekrotisierend und befallen Gefäße, meist Arterien, jeder Größe und können alle Organe betreffen (➤ Abb. 11.12).

Die sekundären Vaskulitiden treten als Folge autoimmuner Erkrankungen (z. B. RA oder SLE), chronisch-entzündlicher Darmerkrankungen, Infektionskrankheiten (z. B. virale Hepatitiden) und Neoplasien (z. B. Haarzellleukämie) oder medikamentös

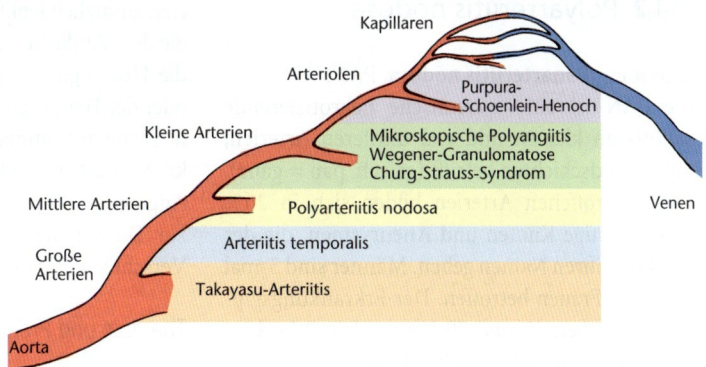

Abb. 11.12 Befall unterschiedlicher Gefäßabschnitte durch verschiedene Vaskulitiden. [B120]

bedingt auf. Die Gefäßschäden sind zum Teil auch immunologisch vermittelt, also durch Autoantikörper, Immunkomplexe oder zellulär vermittelte, direkte Zellwandschädigung.

Pathogenese
Eine Einteilung der primären Vaskulitiden ist nach verschiedenen pathogenetischen Prinzipien möglich:
- nach Autoantikörpern: **ANCA-assoziiert** vs. **ANCA-negativ**
- nach Immunkomplexbildung: **Immunkomplexvaskulitis** (Ablagerung von Immunglobulinen und Komplementbestandteilen im Gefäßendothel, z. B. SLE-Vaskulitis) vs. **pauci-immune**, d. h. ohne Bildung von Immunkomplexen einhergehende, antikörperassoziierte Vaskulitis (z. B. Morbus Wegener, mikroskopische Polyangiitis)
- nach Granulombildung: **granulomatöse Vaskulitis** (immunpathologische Reaktion vom Typ IV, z. B. Arteriitis temporalis) vs. **nichtgranulomatöse Vaskulitis**
- nach Gefäßbefall: **kleine/mittlere/große Gefäße** (> Abb. 11.12).

Klinik
Im **Frühstadium** ist im Rahmen der Überexpression proinflammatorischer Zytokine die Klinik durch Allgemeinsymptome wie Fieber, Adynamie, Gewichtsverlust und Nachtschweiß geprägt. Erst **später** treten je nach betroffenem Gefäßabschnitt die Organmanifestationen in den Vordergrund.

Im Rahmen einer Vaskulitis können auch Arthritiden entstehen, die ohne Knochen- und Knorpelzerstörung verlaufen.

Diagnostik
Aufgrund des sehr variablen klinischen Bilds und der häufigen Überlappung der Krankheitsbilder ist die Diagnose der einzelnen Vaskulitiden oft schwierig, es existieren keine beweisenden Marker. Diagnostischen Stellenwert besitzen:
- Nachweis von **cANCA** (z[c]ytoplasmatische Fluoreszenz = feingranuläre Anfärbung im Zytoplasma) bzw. **pANCA** (**p**erinukleäre Fluoreszenz = perinukleär betonte Färbung)
- **Biopsie** aus erkranktem Gewebe mit histologischer Untersuchung hinsichtlich granulomatösen, nekrotisierenden und leukozytoklastischen Erscheinungsbildes zur Bestätigung, seltener Differenzierung der Vaskulitis
- Bestimmung der Komplementfaktoren **C3** und **C4** bei Immunkomplexvaskulitiden zur Aktivitätskontrolle

Therapie
Je nach klinischer Aktivität wird stadienadaptiert behandelt: Schübe mit schwerwiegender Organbeteiligung werden zur **Remissionsinduktion** meist mit intravenösen Cyclophosphamid-Boli behandelt, begleitet von Glukokortikoid-Boli (500–1.000 mg) über 3 Tage und dann einer hoch dosierten oralen Glukokortikoidgabe von etwa 1 mg/kg Prednisolon täglich. In therapierefraktären Situationen werden zunehmend auch Biologika eingesetzt. Nach (Teil-)Remission wird auf weniger toxische Behandlungsstrategien zum **Remissionserhalt** umgestellt, z. B. Azathioprin, Mycophenolat-Mofetil oder Methotrexat.

11.10.2 Polyarteriitis nodosa

Synonyme Panarteriitis nodosa, PAN.

Die PAN ist eine systemische nekrotisierende Vaskulitis an kleinen und v. a. mittleren Arterien, die alle Wandschichten betrifft (griech. pan = ganz). An den betroffenen Arterien bilden sich in 20 % perlschnurartige Knoten und Aneurysmen, die der Erkrankung ihren Namen geben. Männer sind 3-mal häufiger als Frauen betroffen. Der Erkrankungsgipfel liegt zwischen 40 und 50 Jahren. Die Prävalenz beträgt 0,5–0,9 pro 100.000 Einwohner.

MERKE
Die klassische PAN verläuft ohne Glomerulonephritis. Tritt diese bei einer PAN auf, so handelt es sich um eine Sonderform, die mikroskopische Polyangiitis (mPAN, ➤ 11.10.3).

Ätiologie und Pathogenese
Die Ätiologie ist unbekannt. Eine pathogenetische Bedeutung scheint die Hepatitis B zu haben: 30 % der Patienten sind HBs-Ag-positiv und es kann serologisch, in Form zirkulierender Immunkomplexe und in Zellwänden nachgewiesen werden.

Klinik
Meist leiden die Patienten an einem schweren Krankheitsgefühl mit Allgemein- und B-Symptomen. Häufig betroffen ist das gastrointestinale System mit Übelkeit, Erbrechen und Organinfarkten sowie bei Befall der Mesenterialgefäße abdominellen Koliken. Die Nierengefäße sind oft beteiligt (ischämische Nierenschädigung mit Protein-/Hämaturie bis hin zu Nierenversagen). Auch das Nervensystem kann mit Polyneuropathie, Mononeuritis multiplex, zerebralen und zerebellären Funktionsstörungen Manifestationsort der PAN sein. Des Weiteren finden sich Hautulzerationen, eine Livedo reticularis („landkartenartige" venöse Gefäßzeichnung) besonders der Extremitäten, Arthralgien und Arthritiden sowie eine muskuläre Symptomatik. Eine koronare Herzerkrankung kann ebenfalls Ausdruck einer vaskulitischen Affektion sein.

Selten sind dagegen Testes oder Ovarien befallen.

Diagnostik
Neben Anamnese und Klinik liefert das Labor erste Hinweise: Der ANCA-Titer ist negativ und RF in etwa 40 % positiv, die Komplementfaktoren sind erniedrigt; zusätzlich lenkt eine positive Hepatitis-B-Serologie den Verdacht auf eine PAN. Diagnosesichernd ist die Histologie aus einem betroffenen Muskel, Nerv oder der Haut (peri- und intravaskuläre Leukozyteninfiltrate mit Intimaproliferation und fibrinoider Nekrose mit Gefäßokklusion). Gegebenfalls kann eine Angiografie der mesenterialen und renalen Gefäße zur Darstellung von Aneurysmen und eventueller Verschlüsse der mittleren Arterien hilfreich sein.

Therapie und Prognose

MERKE
Bei HBs-Ag-negativen Patienten mit progredientem Organbefall wird mit hoch dosierten Glukokortikoiden und Cyclophosphamid behandelt, bei HBs-Ag-positiven steht die antivirale Therapie im Vordergrund. Unbehandelt ist die Prognose mit einer 5-Jahres-Überlebensrate von 10 % sehr schlecht. Die Langzeitprognose hängt entscheidend von der Nierenfunktion und den daraus resultierenden kardiovaskulären Komplikationen wie Hypertonus ab.

11.10.3 Mikroskopische Polyangiitis

Klinik
Im Gegensatz zur klassischen PAN betrifft die mPAN die kleinen Arteriolen und befällt immer auch die Niere sowie häufig Gelenke, Muskulatur und Haut. Schwerste Verläufe treten als sog. **pulmorenales Syndrom** mit Kapillaritis der Lunge und Hämoptysen in Erscheinung.

Diagnostik und Therapie
Die Diagnose wird durch die Nierenbiopsie gestellt, in der sich eine fokal-segmental nekrotisierende oder rapid-progressive Glomerulonephritis ohne Immunkomplexablagerungen zeigt. Bei 70 % der Patienten finden sich **pANCA**, die gegen die perinukleäre Myeloperoxidase (MPO) gerichtet sind. Therapiert wird wie bei der PAN mit Glukokortikoiden und Cyclophosphamid.

11.10.4 Granulomatose mit Polyangiitis

Synonyme Morbus Wegener, Wegener-Granulomatose.

Der Morbus Wegener ist eine nekrotisierende und granulomatöse Vaskulitis der kleinen, seltener der mittleren Gefäße, charakterisiert durch die Trias **HNO-, Lungen-** und **Nierenbefall** im Generalisationsstadium.

Ätiologie
Diskutiert wird eine Hypersensitivität der Schleimhäute des HNO- und Lungenbereichs gegen ein bakterielles oder virales Antigen. Charakteristisch für die Erkrankung sind **cANCA**, die gegen die Proteinase-3 in neutrophilen Granulozyten gerichtet sind. Möglicherweise wird so eine Degranulation der Granulozyten mit nachfolgender Endothelschädigung ausgelöst.

Tab. 11.13 Klinische Manifestationen der Wegener-Granulomatose.

Organ	Häufigkeit	Klinik und Befunde
Nase	> 90 %	chronisch verstopfte Nase mit Borkenbildung, Sinusitis, Epistaxis, Ulzerationen, Sattelnase durch zerstörten Knorpel (➤ Abb. 11.13)
Respirationstrakt	> 90 %	Dyspnoe, Hämoptoe, subglottische Stenose; im Röntgen: Lungenrundherde, Pseudokavernenbildung, Atelektasen
Ohr	60 %	Otitis, Taubheit, Mastoiditis
Niere	85 %	meist blande fokale Glomerulonephritis (GN) mit Hämaturie und Proteinurie, möglich jedoch rapid-progrediente GN mit rasch fortschreitender Niereninsuffizienz
Bewegungsapparat	67 %	Arthralgien, Arthritis, Myalgien, Myositis
Auge	60 %	Episkleritis mit Ulzerationen, Konjunktivitis, Protrusio bulbi durch retrobulbäres Granulom
Haut	45 %	palpable Purpura, Ulzerationen
Nerven	22 %	Polyneuropathie, Hirnnervenneuritis, Mononeuritis multiplex
Herz	12 %	Perikarditis, Koronariitis mit Angina pectoris

Klinik
Im **Initialstadium** bestehen v.a. Symptome des HNO- und Respirationstrakts, die leicht mit einer chronisch-infektiösen HNO-Erkrankung verwechselt werden, jedoch nicht zureichend auf antibiotische Therapie ansprechen. Im **Generalisationsstadium** kommen Allgemeinsymptome wie Fieber und Abgeschlagenheit und Manifestationen an diversen anderen Organsystemen hinzu (➤ Tab. 11.13).

Diagnostik
Die Diagnose beruht auf **Klinik, cANCA-Nachweis** im Serum sowie auf der **Histologie**. cANCA haben eine hohe Spezifität mit einer Nachweisbarkeit von 60–70 % im Initialstadium und > 95 % im Generalisationsstadium und korrelieren mit der Krankheitsaktivität. Die Spezifität wird durch den gleichzeitigen Nachweis von Antikörpern gegen Proteinase-3 erhöht. In der Biopsie der oberen Atemwege lassen sich Granulome aus geordneten mononukleären Zellen, Epitheloidzellen und fibrinoiden Nekrosen nachweisen, in der Nierenhistologie ist eine fokalnekrotisierende Glomerulonephritis typisch.

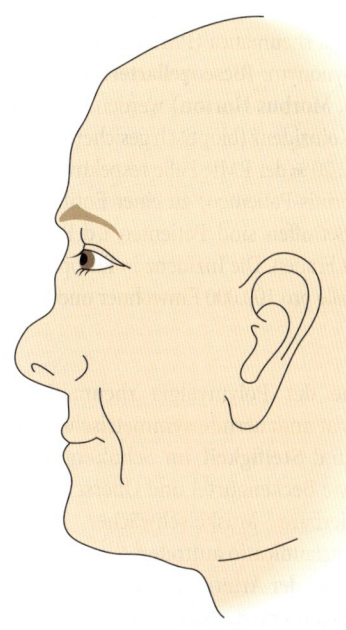

Abb. 11.13 Sattelnase bei Wegener-Granulomatose. Durch Infiltration und Zerstörung des Nasenknorpels kommt es zur Deformität. [L106]

Radiologisch zeigen sich Lungeninfiltrate, die in ihrer Ausprägung häufig diskrepant zu den geringen pulmonalen Beschwerden sind.

Therapie und Prognose
Im **Initialstadium** mit Befall von HNO- und oberem Respirationstrakt wird mit Co-trimoxazol behandelt. Möglicherweise spielt die Suppression von Infekten der oberen Luftwege dabei die entscheidende Rolle. Im **Generalisationsstadium** kommen zur **Remissionsinduktion** Glukokortikoide, Methotrexat, bei Nierenbefall immer Cyclophosphamid zum Einsatz. In therapierefraktären Situationen kann auf Biologika ausgewichen werden. Zum **Remissionserhalt** werden nach ca. 3 Monaten z. B. Azathioprin oder auch Mycophenolat-Mofetil eingesetzt. Aufgrund der hohen Rezidivneigung sollte wenigstens 12 Monate therapiert werden.

Unbehandelt führt der Morbus Wegener zum Tode, unter konsequenter Immunsuppression dagegen ist die Langzeitprognose deutlich gebessert.

11.10.5 Polymyalgia rheumatica, Arteriitis temporalis

Die Polymyalgia rheumatica (PMR) und die Arteriitis temporalis (Synonym: **Riesenzellarteriitis, Arteriitis Bing-Horton, Morbus Horton**) werden aufgrund ihrer häufigen Koinzidenz (bioptisch gesicherte Arteriitis temporalis bei 20 % der PMR-Fälle respektive PMR bei 50 % der Arteriitis-Patienten) zu einer Entität zusammengefasst. Betroffen sind Patienten i. d. R. über 65 Jahre, gehäuft Frauen. Die Inzidenz in Europa liegt bei etwa 20–40 Fälle pro 100.000 Einwohner und Jahr.

Klinik
Leitsymptome der Polymyalgia rheumatica sind über ein Monat andauernde symmetrische **Muskelschmerzen** und **Steifigkeit** im Schultergürtel und Oberarm sowie Beckengürtel und Oberschenkel ohne objektivierbare Muskelschwäche. Zusätzlich kann eine Kauclaudicatio auftreten.

Leitsymptome der Arteriitis temporalis sind **temporale Kopfschmerzen**, Sehstörungen, evtl. eine Amaurosis fugax sowie eine charakteristisch **verdickte, druckdolente** und evtl. **pulslose Temporalarterie**. Selten sind der Befall der Äste des Aortenbogens mit Blutdruckdifferenz an den Armen und die Koronariitis mit Angina pectoris.

> **MERKE**
> Bei Befall der A. ophthalmica kann es zu plötzlicher Erblindung oder zerebralen Durchblutungsstörungen kommen. Bei V. a. Arteriitis temporalis müssen daher sofort hoch dosiert Glukokortikoide eingesetzt werden!

Diagnostik
Die Diagnose erfolgt v. a. klinisch, da es **keine beweisenden Marker** gibt. Die Blutsenkungsgeschwindigkeit liegt typischerweise bei einem 1-h-Wert > 40 mm, auch die übrigen Entzündungsparameter können erhöht sein. Die Farbduplexsonografie der Temporalarterie zeigt eine echoarme Wandverdickung („Halo") und ggf. Stenosierung des Gefäßes. Besteht der klinische V. a. zusätzlichen Befall der Aorta und ihrer Äste, kann der entzündliche Gefäßprozess am besten im MRT dargestellt werden.

Diagnostischer Goldstandard ist die **Temporalarterienbiopsie,** die bei ca. 20 % der Patienten auch ohne klinische Zeichen positiv ist. Aufgrund des segmentalen Befalls muss die Biopsie mehrere Zentimeter lang sein. Histologisch zeigen sich mononukleäre Zellinfiltrate, vorwiegend Monozyten und T-Helfer-Lymphozyten sowie Granulome und Riesenzellen. Die Biopsie sollte so bald als möglich erfolgen, da eine Glukokortikoidbehandlung das Ergebnis verfälschen kann.

Muskelenzyme und -biopsie sowie Elektromyografie sind unauffällig, was v. a. hinsichtlich der Vielzahl an auszuschließenden **Differenzialdiagnosen** relevant ist:
- Poly-/Dermatomyositis → CK-Erhöhung und entsprechende Serologie, Muskelschwäche führend
- RA → Antikörper und Entzündungsparameter erhöht, Gelenkbefall in Bildgebung
- medikamentös induzierte Myopathie → Glukokortikoide, Fibrate, Statine; virale Myopathie → vorausgegangener Infekt, evtl. auch bei HIV
- Fibromyalgie → Tender Points, Laborbefunde und Bildgebung unauffällig
- paraneoplastisch, z. B. Lambert-Eaton → Tumorsuche per Abdomensonografie, Röntgen-Thorax etc.
- Polyneuropathie → verlangsamte Nervenleitgeschwindigkeit etc.

Therapie
Mittel der Wahl sind **Glukokortikoide**, die je nach Klinik unterschiedlich dosiert werden: Bei Befall

großer Arterien, z. B. Temporal- oder Koronararterien, sowie ophthalmologischer Symptomatik muss höher dosiert werden (1 mg/kg KG bis zu 1 g in den ersten Tagen der Behandlung). Die Dosis wird nach Klinik und Verlauf der Blutsenkungsgeschwindigkeit langsam über mehrere Wochen auf eine Erhaltungsdosis von 5–7,5 mg reduziert.

> **MERKE**
> Das Ansprechen auf die Glukokortikoidmedikation ist prompt und kann als weiteres diagnostisches Kriterium gewertet werden: „Frühlingsanfang" innerhalb von 48 h.

Verlauf und Prognose
Die notwendige Therapiedauer liegt bei mindestens 1 Jahr. Eine zu kurze Therapie geht mit Rezidiven einher. Bei anhaltend hohem Glukokortikoidbedarf wird zunehmend auch eine glukokortikoidsparende immunsuppressive Basistherapie mit Methotrexat eingesetzt.

11.10.6 Weitere Vaskulitiden

Morbus Behçet

Klinik
Die Erkrankung ist HLA-B5-assoziiert und tritt gehäuft bei Südeuropäern und Mittelmeeranrainern auf. Typisch ist ein schubweise chronischer Verlauf mit Aphthen und Ulzerationen der Mund- und Genitalschleimhaut, Uveitis anterior und einer Oligoarthritis, meist der unteren Extremität. Seltener ist ein Erythema nodosum, Pyoderma (eitrige, nichtinfektiöse Hautnekrosen), sehr selten eine Meningoenzephalitis oder Perikarditis.

Diagnostik und Therapie
Diagnostisch wegweisend ist die Trias **Mund-, Genital-** und **Augenaffektionen**. Das Röntgen zeigt eine Arthritis ohne Erosionen. Der laborchemische Nachweis von Antikörpern fällt negativ aus.

Therapeutisch zum Einsatz kommen topische und orale Glukokortikoide sowie Kolchizin zur Behandlung der Aphthen und Arthritis. Bei systemischem Befall ist eine immunsuppressive Therapie mit Substanzen wie Azathioprin und Ciclosporin A indiziert.

Churg-Strauss-Vaskulitis

Die typische Trias besteht aus **granulomatöser Vaskulitis**, v. a. der mittleren Arterien, **Bluteosinophilie**, evtl. mit IgE-Erhöhung und **Asthma bronchiale**. Klinisch ist die Churg-Strauss-Vaskulitis der PAN ähnlich, jedoch steht die eosinophile Alveolitis im Vordergrund. pANCA werden bei 30–60 % d. F. nachgewiesen. Aufgrund der selteneren Nierenbeteiligung ist die Prognose günstiger als bei der PAN.

Hypersensitivitätsvaskulitis

Synonyme Vasculitis allergica, leukozytoklastische Vaskulitis.

Ein typischer Vertreter ist die Purpura Schoenlein-Henoch. Die Vaskulitis wird durch unterschiedliche Antigene, die als immunogenes Allergen wirken, hervorgerufen.

Ätiologie
- **exogene Antigene**: Blutprodukte (Serumkrankheit), Medikamente wie Azetylsalizylsäure, Sulfonamide oder Penicilline. Infekte mit Streptokokken oder viralen Erregern (z. B. Hepatitis B)
- **endogene Antigene**: bei Neoplasien, z. B. Hodgkin-Lymphom oder Plasmozytom, Kollagenosen wie SLE, Komplementdefekten, Kryoglobulinen

Klinik
Betroffen sind die kleinen Gefäße vorwiegend der Haut der unteren Extremität. Klinische Erscheinungen der Vaskulitis sind feinpapulöse palpable Purpura (➤ Abb. 11.14), Urtikaria, Ulzerationen und evtl. Hautnekrosen; systemische Verläufe mit Fie-

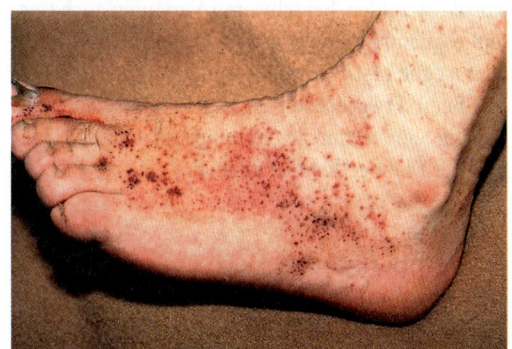

Abb. 11.14 Purpura bei Hypersensitivitätsvaskulitis: im Hautniveau liegende Petechien. [M114]

ber, Gelenk- und Muskelschmerzen sowie Organbeteiligung kommen vor.

> **MERKE**
> Der Nierenbefall zeigt sich durch eine Hämaturie (evtl. mit Kreatinin-Anstieg), der Befall des Gastrointestinaltrakts durch einen positiven Haemoccult®-Test.

Diagnostik
Die Biopsie ermöglicht die Abgrenzung zu anderen Vaskulitisformen. Typisch für eine Hypersensitivitätsvaskulitis sind Leukozyteninfiltrate und perivasal nekrotische Leukozyten (leukozytoklastisch), Endothelschwellung, extravasale Erythrozyten und Immunkomplexe.

Therapie und Prognose
Bei schweren Verläufen werden Glukokortikoide eingesetzt. Da Organbeteiligungen selten sind, ist die Prognose i. d. R. gut. Die Erkrankung ist meist selbstlimitierend.

Purpura Schoenlein-Henoch

Ätiologie und Klinik
Diese Form der Hypersensitivitätsvaskulitis kommt gehäuft im Kindesalter vor. Auslöser sind wahrscheinlich infektassoziierte Immunphänomene. Die klassischen Symptome umfassen eine palpable Purpura, Arthritiden der größeren Gelenke, abdominelle Koliken und bei 40 % eine Glomerulonephritis mit Hämaturie mit oder ohne Nierenfunktionsverschlechterung.

Therapie und Prognose
Nur bei Nierenmitbeteiligung ist eine Therapie mit Kortikosteroiden, bei schweren Verläufen auch Cyclophosphamid notwendig. Die Prognose im Kindesalter ist gut: Meist kommt es zur spontanen Remission. Beim Erwachsenen ist die Prognose nicht so günstig, eine terminale Niereninsuffizienz mit dauerhafter Dialysepflicht ist möglich.

Kryoglobulinämie

Pathogenese und Klinik
Kryoglobuline sind im abgekühlten Serum ausfallende monoklonale Immunglobuline oder Immunkomplexe aus IgM-Rheumafaktoren und IgG, die sich in Arteriolen und Kapillaren ablagern und so zu einer Vaskulitis führen. Am häufigsten ist die sog. gemischte Kryoglobulinämie bei Hepatitis-C-positiven Patienten. Zu den klinischen Zeichen gehören ein makulopapulöses Exanthem, Arthralgien, Hepatosplenomegalie, Lymphadenopathie, Pleuraergüsse, Raynaud-Syndrom und Immunkomplexglomerulonephritis. Auch Symptome eines Gefäßverschlusses, wie Sehstörungen bei Befall der Augen oder digitale Nekrosen, zählen zum Erscheinungsbild einer Kryoglobulinämie.

Diagnostik
Die Diagnose wird durch den Kryoglobulinnachweis im frischen, warmen Blut gestellt. Kryoglobuline treten nicht bei einer Rheumafaktor-positiven RA auf, da sich hier keine intravasalen Immunkomplexe bilden.

Kawasaki-Syndrom

Ätiologie und Klinik
Das Kawasaki-Syndrom (**mukokutanes Lymphknoten-Syndrom**) betrifft meist Kinder unter 5 Jahren und befällt die großen Arterien, z. B. die Koronarien. Die Ätiologie ist wahrscheinlich viral.

Die Klinik ist durch antibiotikaresistente Temperaturerhöhungen, Konjunktivitis, Stomatitis mit Erdbeerzunge (wie bei Scharlach), Palmarerythem mit grober, an den Fingern nach 2–3 Wochen beginnender Schuppung sowie Lymphknotenschwellung gekennzeichnet. Gefürchtet ist eine Koronariitis mit Aneurysmenbildung, die eine Letalität um 3 % infolge eines Herzinfarkts aufweist.

Therapie
Therapiert wird mit Immunglobulinen i. v. und Azetylsalizylsäure. Steroide sind nicht indiziert, da sie die Bildung von Aneurysmen fördern.

Takayasu-Syndrom

Pathogenese und Klinik
Diese seltene Riesenzellvaskulitis befällt fast ausschließlich junge Frauen unter 40 Jahren. Betroffen sind vorwiegend der Aortenbogen und die abzwei-

genden großen Arterien. Durch entzündliche Gefäßwandveränderungen kommt es zu Stenosen und Verschlüssen, die je nach Lokalisation diverse Symptomen verursachen: Ein Verschluss bzw. eine Stenose der Subklavia führt zu einem kühlen Arm mit Pulslosigkeit respektive einer Blutdruckdifferenz > 10 mmHg zwischen den beiden Armen, eine Nierenarterienstenose äußert sich als arterieller Hypertonus. Auch eine Claudicatio intermittens mit belastungsabhängigen Beschwerden der Extremitäten kommt vor. Häufige Begleitsymptome sind allgemeine Abgeschlagenheit und subfebrile Temperaturen.

Diagnostik und Therapie
Diagnostisch weiterführend ist die Auskultation, in der evtl. ein Strömungsgeräusch auffällt, gesichert kann die Erkrankung dopplersonografisch, angiografisch und bioptisch werden. In letzterer zeigt sich ein der Arteriitis temporalis identischer Befund.

Zur Therapie werden Glukokortikoide, Antihypertensiva und Thrombozytenaggregationshemmer eingesetzt, bei kritischen Ischämien wird interventionell mit alleiniger Dilatation oder in Kombination mit Stents behandelt.

11.11 Kristallarthropathien

Den Kristallarthropathien liegt eine entzündliche **Reaktion auf Fremdkörper** zugrunde. Dabei sind zwei Reaktionsmuster zu unterscheiden: die akutentzündliche Reaktion und die chronisch-degenerative Reaktion.

11.11.1 Gicht

Klinik
Die Gicht beginnt meist mit einer akuten Monarthritis (**Arthritis urica**, Gichtanfall), die in der Hälfte der Fälle das Großzehengrundgelenk (**Podagra**, ➤ Abb. 11.15) betrifft. Seltener ist eine Erstmanifestation an Sprunggelenk oder Knie, noch seltener an der oberen Extremität. Charakteristisch ist der plötzliche Beginn mit stärksten Entzündungszeichen (Schwellung, Rötung und extremer Bewe-

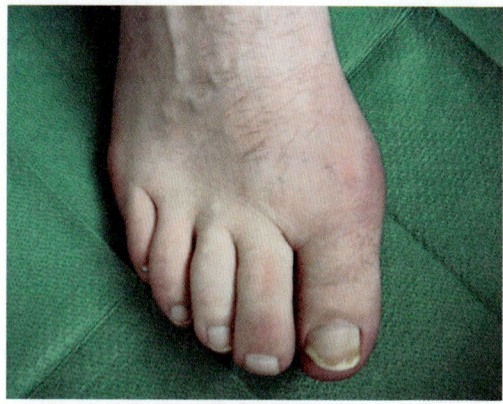

Abb. 11.15 Typische Podagra bei Gicht. Rötung und Schwellung des Großzehengrundgelenks. [M114]

gungsschmerz). Begleitend kann an Knie oder Ellbogen eine Bursitis auftreten. Zur Ätiologie ➤ 8.5.

Kommt es zu rezidivierenden Arthritisschüben mit in der Folge irreversiblen Gelenkschäden, spricht man von chronischer Gicht. Charakteristisch ist die Tophusbildung, besonders an der Ohrmuschel, aber auch im Gelenkbereich.

Diagnostik
- **Labor**: im Anfall starke Erhöhung der Entzündungsparameter (BSG, CRP, Leukozyten)
- **Gelenkpunktion mit Synoviaanalyse**: Der polarisationsmikroskopische Nachweis von intrazellulären, negativ doppelbrechenden, nadelförmigen Uratkristallen (➤ Abb. 11.16) ist diagnosebeweisend.
- **Röntgen**: lochstanzartige Defekte ohne Sklerosierungssaum (intraossale Tophi), Usuren, im späten chronischen Verlauf völlige Gelenkzerstörung mit Subluxation

> **MERKE**
> Der Harnsäurespiegel ist im Anfall häufig nicht erhöht (Referenzwerte: Männer > 7,0 mg/dl; Frauen > 6,5 mg/dl)!

Therapie
Bei fehlenden Kontraindikationen (cave: Nierenfunktion) wird einerseits Kolchizin zur Coupierung des akuten Anfalls und zur Anfallsprophylaxe eingesetzt, andererseits werden nichtsteroidale Antiphlogistika (NSAR), wie Indometacin, gegeben. Bei schweren Anfällen kann außerdem sowohl lokal als auch systemisch mit Steroiden behandelt werden.

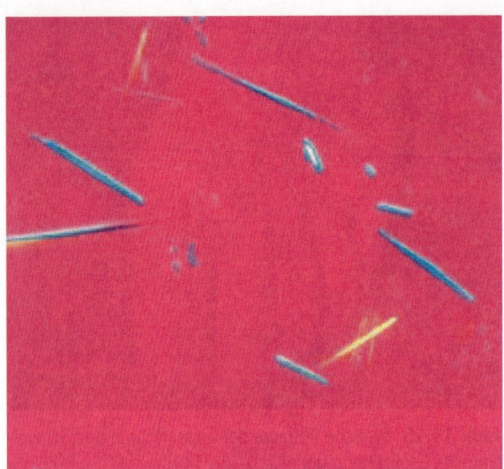

Abb. 11.16 Harnsäurekristalle in der Synoviaanalyse: nadelförmige, im Phasenkontrastmikroskop doppelt lichtbrechende Kristalle. [M479/O543]

Darüber hinaus gewinnen in letzter Zeit auch Interleukin-1-Antagonisten, z. B. Anakinra, zunehmend an Bedeutung bei der akuten Gicht. Langfristig sollte eine Harnsäuresenkung mit Xanthinoxidasehemmern (Allopurinol oder Febuxostat) oder Urikosurika (z. B. Benzbromaron) angestrebt werden.

> **MERKE**
> Harnsäuresenker sollten nicht in der akut-entzündlichen Phase einer Gicht eingesetzt werden, sie können den Anfall weiter provozieren! Auch bei Thiaziddiuretika ist infolge einer Harnsäureretention bei Hyperurikämie Vorsicht geboten!

11.11.2 Chondrokalzinose (Pseudogicht)

Ätiologie und Klinik
Die **primäre Chondrokalzinose** ist ätiologisch unklar und wird durch Ablagerung von Kalziumpyrophosphatkristallen in Faserknorpel (Bandscheiben und Menisken) sowie in hyalinem Knorpel der Gelenke ausgelöst. Polyartikuläre Verlaufsformen sind hierbei auch möglich. Die **sekundäre Form** tritt bei Hyperparathyreoidismus auf. Sie ist meist klinisch stumm und ein röntgenologischer Zufallsbefund an den Menisken. Selten kommt es zu Arthritiden; dann meist zu einer Gonarthritis mit der Symptomatik eines Gichtanfalls. Das Großzehengrundgelenk ist anders als bei der Gicht nie betroffen.

Diagnostik und Therapie
Laborchemisch zeigen sich deutlich erhöhte Entzündungsparameter, Harnsäure, Kalzium und Phosphat sind bei primären Formen im Normbereich. Die Kristalle können im Gelenkerguss mithilfe der Polarisationsmikroskopie als positiv doppelbrechend nachgewiesen werden.

Die Therapie bei einer akuten Arthritis besteht aus Kolchizin oder NSAR.

11.11.3 Ochronose

Ätiologie und Pathogenese
Die Ochronose tritt im Rahmen der autosomal-rezessiv vererbten Alkaptonurie auf. Durch eine defizitäre Homogentisat-Dioxygenase fallen vermehrt Abbauprodukte des Tyrosinsäurestoffwechsels an, was zu einer Ablagerung von bräunlich-schwärzlichem Pigment im Bindegewebe sowie in den großen Gelenken und v. a. im Lendenwirbelsäulenbereich führt. Folge sind Arthritiden, aber auch Verkalkung der Herzklappen.

Therapie
Bislang ist keine effektive Therapie bekannt, wenn auch eine phenylalanin- und tyrosinarme Diät eine Progression der Arthropathie möglicherweise verhindern kann.

11.12 Degenerative Gelenkerkrankungen

Die degenerativen Gelenkerkrankungen umfassen degenerative Veränderungen der Extremitätengelenke (**Arthrosen**) und der Wirbelsäule (**Spondylarthrosen**). Sie gehören zu den häufigsten Erkrankungen mit einer Prävalenz von etwa 6 % der Bevölkerung in Deutschland. Männer und Frauen sind gleichermaßen betroffen, jedoch mit unterschiedlichen, geschlechtsspezifischen Manifestationen: Bei Frauen ist die Arthrose der Fingergelenke, Knie und Hüfte häufiger, bei Männern dominieren degenerative Wirbelsäulenerkrankungen. Tatsächlich sind Rückenschmerzen am häufigsten degenerativer Genese. Mit etwa 35 % ist die Arthrose zudem die häufigste Ursache chronischer Schmerzen in Europa. Die gesundheitsökonomische Bedeutung ist entsprechend groß. Arthrosepatienten werden in Deutschland eher von Orthopäden als von Rheumatologen betreut.

Ätiologie
Der Ausgangspunkt der degenerativen Veränderungen ist der Gelenkknorpel.

Primäre Arthrosen Knorpeldegeneration ohne erkennbare Ursache. Sie kommt meist im höheren Lebensalter vor (Durchschnittsalter 60 Jahre). Die Arthrose ist polyartikulär und verläuft langsam progredient.

Sekundäre Arthrosen Sie sind die Folge angeborener Gelenkdeformitäten (z. B. Hüftdysplasie), trophischer (z. B. Morbus Perthes) oder funktioneller (z. B. Beinlängendifferenz) Störungen, posttraumatisch oder -entzündlich (z. B. bei RA) oder metabolisch (z. B. Gicht) bedingt. Sie führen früher zu Beschwerden als die primären und verlaufen meist oligoartikulär. Pathogenetisch führt ein Missverhältnis zwischen Gelenkbelastung und struktureller Belastungstoleranz zum Knorpelverlust.

Klinik
Typisch ist der lokale, häufig durch Belastungen ausgelöste Gelenkschmerz, der sich meist im Laufe des Tags verstärkt und bei körperlicher Schonung nachlässt.
Charakteristisch sind der **Anlaufschmerz** wenige Minuten nach einer Ruhephase und eine **Wetterfühligkeit** mit Schmerzverstärkung bei Wetterumschlägen. Morgensteifigkeit kann vorkommen, hält im Gegensatz zur entzündlichen Gelenkerkrankung allerdings nur wenige Minuten an. Eine Überwärmung und Schwellung des Gelenks tritt nur bei Exazerbationen (**aktivierte Arthrose**) auf.

MERKE
Eine zunächst nichtentzündliche Arthrose kann sich zu einer Arthritis entwickeln (Pfropfarthritis), umgekehrt bewirkt eine primär entzündliche Arthritis (z. B. RA) langfristig arthrotische Veränderungen am Gelenk.

Die Beschwerden verlaufen über Jahre langsam progredient. Im Verlauf kommt es zu zunehmender **Bewegungseinschränkung**, im Endstadium zu Achsenfehlstellungen (z. B. Varus- oder Valgusstellung) und Mutilationen mit Gelenkinstabilität. Meist sind mehrere Gelenkregionen symmetrisch befallen (oligoartikuläres Befallsmuster). Betroffen sind häufig:
- **Hände**: Eine erbliche Komponente ist gesichert. Primär betroffen sind Fingerendgelenke, Mittelgelenke und das Daumensattelgelenk. Typisch sind Knochenauftreibungen an der Streckseite der Endgelenke (Heberden-Knoten) und Mittelgelenke (Bouchard-Knoten) sowie tastbare schmerzhafte Krepitationen am Daumensattelgelenk (Rhizarthrose); die Hand- und Fingerfunktion ist v. a. bei einer Rhizarthrose im Sinne einer schmerzhaften Opposition des Daumens beeinträchtigt.
- **Hüfte**: Typische Befunde sind im Anfangsstadium Belastungsschmerzen beim Gehen, die initial auf die Knie projiziert werden, später in die Leiste mit typischem Druckschmerz, Ruheschmerzen, einer Bewegungseinschränkung der Innenrotation, Abduktion und Extension sowie der typische Gang mit Seitneigung über das betroffene Bein zur Minderung des Drucks auf das Gelenk.
- **Kniegelenke**: häufig beidseitiger Befall, initial meist medial am Gelenk
- **Wirbelsäule**: v. a. LWS; prädisponierend sind Fehlstellungen und Überlastung, Leitsymptom ist der durch bestimmte Bewegungen (Bücken, Aufrichten) provozierbare Rückenschmerz; auch radikuläre Schmerzen („Hexenschuss") und neurologische Defizite (z. B. Hypästhesien) können durch mechanische Irritation der Spinalnerven auftreten. Oft besteht keine Korrelation zwischen subjektivem Beschwerdebild und radiologischem Befund.

MERKE
Bei isoliertem arthrotischem Befall der Fingergrundgelenke, meist Metakarpophalangealgelenke II und III, ist an eine Hämochromatose zu denken, die auch vor der Leberbeteiligung auftreten kann.

Diagnostik
- **körperliche Untersuchung**: derbe Gelenkverdickung als Zeichen einer Kapselverkalkung, Reibegeräusche bei Bewegung (Krepitationen) und Bewegungseinschränkungen. Oft ist die gelenknahe

Muskulatur durch die mangelnde Beweglichkeit atrophisch.
- **Röntgen**: Frühe Zeichen sind Gelenkspaltverschmälerungen, die durch den Knorpelverlust entstehen. Später kommt es zu subchondraler Sklerosierung, osteophytären Anlagerungen und Kapselverkalkungen (➤ Abb. 11.17).
- **ggf. Gelenkpunktion**: zellarmer Erguss als Ausdruck der aktivierten Arthrose (< 2.000 Zellen/nl).

Differenzialdiagnose
Die Arthrose muss v. a. gegenüber der RA abgegrenzt werden (➤ Tab. 11.14).

Therapie
Eine kausale Therapie der primären Arthrose gibt es nicht, sie ist rein symptomatisch. Die Therapieziele umfassen eine Linderung der Beschwerden, Erhalt der Funktionsfähigkeit und eine Verlangsamung des degenerativen Progresses. Medikamentös können **NSAR** gegeben werden, bei Aktivierung ggf. intraartikulär Glukokortikoide. Ohne bislang harte Evidenz wird auch Hyaluronsäure lokal injiziert, die ebenfalls eine Schmerzerleichterung und ein Fortschreiten der Knorpeldestruktionen bewirken soll.

Wichtig sind die **physikalische Therapie** (Wärmeanwendungen, Elektrotherapie zur Tiefendurchwärmung durch Hochfrequenz und Analgesie durch Niederfrequenz) und **Krankengymnastik** (u. a. zur Kontrakturprophylaxe und muskulären Stabilisierung).

Operativ kommen arthroskopische Knorpelglättung, Umstellungsosteotomien zur Entlastung überbeanspruchter Gelenkabschnitte und Prothesen zum Einsatz. Weitgehend experimentell sind noch die autologe Chondrozytentransplantation (ACT) oder autologe osteochondrale Transplantation (OCT). Bei den sekundären Arthrosen richtet sich die Therapie nach der zugrunde liegenden Ursache. Sofern möglich, sollten prophylaktische Maßnahmen durchgeführt werden, z. B. Fehlstellungen korrigiert werden.

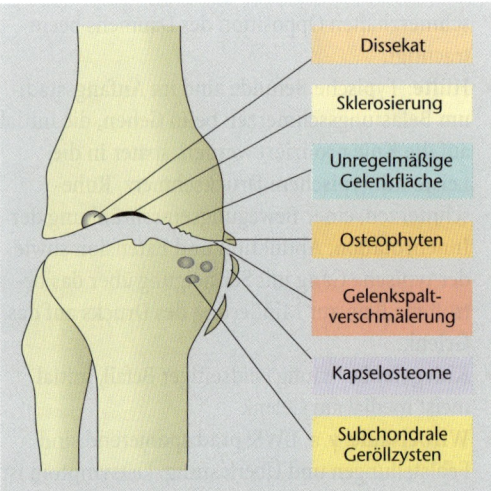

Abb. 11.17 Mögliche Röntgenbefunde bei Arthrose. [L157]

Tab. 11.14 Differenzialdiagnose Arthrose – Arthritis.

	Arthrose	Rheumatoide Arthritis
primäres Reaktionsterrain	Knorpel	Synovialis
Befallsmuster der Gelenke	oligoartikulär, Bevorzugung großer Gelenke	polyartikulär, Bevorzugung kleiner Gelenke
Befallsmuster der Hand	Fingerendgelenke (DIP); Daumensattelgelenk (Rhizarthrose)	Handgelenk, Fingergrund- und Mittelgelenke (MCP, PIP)
Morgensteifigkeit	nur kurz (Minuten)	ausgeprägter und länger
Lokalbefund	selten Schwellung	Rötung, Schwellung, Überwärmung
Schmerzcharakteristik	Anlaufschmerz, Belastungsschmerz	Ruheschmerz, Besserung durch Bewegung
extraartikuläre Erscheinungen	keine	viele, z. B. Rheumaknoten
Entzündungsparameter	normalerweise nicht erhöht (Ausnahme: aktivierte Arthrose)	normalerweise erhöht
Rheumafaktor	negativ	meist positiv
Gelenkpunktion	zellarm, hellgelb	zellreich, gelb

MERKE
Ein einmal eingetretener Knorpelverlust kann nicht wieder rückgängig gemacht werden.

11.13 Weichteilrheumatische Erkrankungen

Unter diesem Begriff werden primär nichtentzündliche Erkrankungen der periartikulären Weichteile wie Sehnen, Gelenkkapseln und Bindegewebe zusammengefasst. Erkrankungen dieses Formenkreises sind häufig, sie machen etwa 12 % in einer Allgemeinarztpraxis aus.

11.13.1 Fibromyalgiesyndrom

Die Prävalenz beträgt anhand der Diagnosekriterien des American College of Rheumatology 1–3 %, unspezifische fibromyalgieartige Beschwerden mit „Tender Points" werden sogar in > 10 % angegeben. Frauen sind 6- bis 8-mal häufiger betroffen als Männer und befinden sich meist im beginnenden Klimakterium.

Außer einem gestörten Tiefschlaf (Non-REM-Schlaf) und einer neurohormonellen Dysfunktion mit erniedrigtem Tryptophan und erniedrigtem Serotoninspiegel im Liquor sind keine pathophysiologischen Veränderungen nachweisbar. Dies könnte auf eine gestörte zentrale Schmerzverarbeitung als mögliche Ursache hinweisen. Psychische, somatische und soziale Faktoren spielen eine Rolle in der multifaktoriellen Genese der Erkrankung.

Klinik
Die Klinik wird oft sehr eindrucksvoll von den Patienten geschildert.
- **chronische, ausgedehnte Schmerzen** über mehr als 3 Monate in allen Körperregionen mit generalisierten diffusen Schmerzen der Muskeln, Sehnen und Gelenke
- **Parästhesien** wie Kribbeln und subjektives Gefühl von Gelenk-/Extremitätenschwellungen
- ständige **Müdigkeit** sowie **Schlafstörungen**; oft liegt eine **depressive Stimmungslage** vor.

Eine Arthritis ist nicht objektivierbar. Es besteht jedoch eine ausgeprägte Druckempfindlichkeit bestimmter Sehnenansätze und Muskeln („Tender Points", ➤ Abb. 11.18). Im Bereich der Gelenke werden ebenfalls häufig stärkste Druckschmerzen beschrieben.

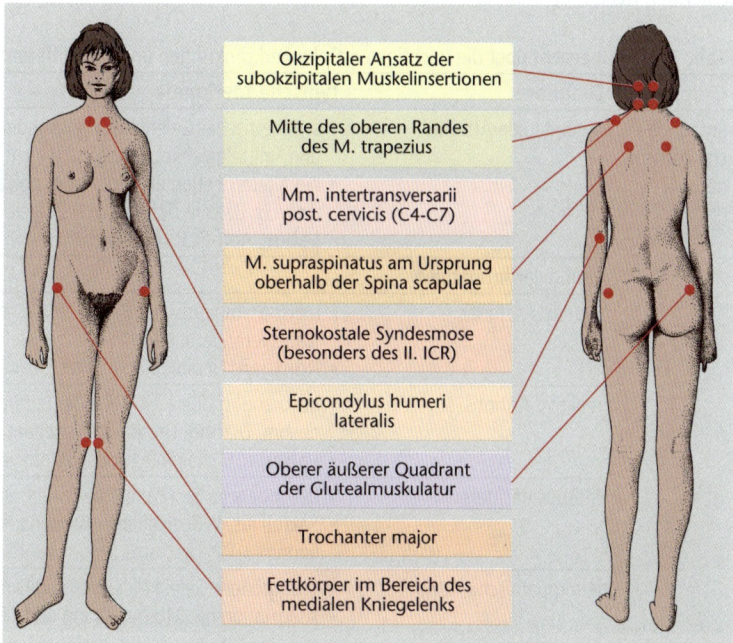

Abb. 11.18 Druckschmerzpunkte beim Fibromyalgiesyndrom: gelenknahe Sehnenansätze (Triggerpunkte). [L157]

Diagnostik

Vor Diagnosestellung einer primären Fibromyalgie müssen entzündlich-rheumatische Erkrankungen, eine Hypothyreose, diffuse Schmerzen im Rahmen von paraneoplastischen Syndromen und anderweitige Ursachen ausgeschlossen sein.

Die Diagnose basiert auf dem klinischen Befund der Druckschmerzpunkte: 11 von 18 müssen positiv sein. Labor und Bildgebung sind unauffällig.

Therapie und Prognose

Zu den **nichtmedikamentösen** Therapieformen zählen die aktive Bewegungstherapie und krankengymnastische Anwendungen, möglichst in Verbindung mit kognitiver Verhaltenstherapie und Patientenschulungsprogrammen.

Medikamentös haben sich niedrig dosiert Amitriptylin und andere Antidepressiva als wirksam erwiesen. Analgetisch kommt Tramadol allein oder in Kombination mit Paracetamol zum Einsatz. Starke Opiate, NSAR und Steroide sind meist wirkungslos und damit kontraindiziert.

Die Prognose ist schlecht: Nach 4 Jahren sind noch 97 % symptomatisch. Remissionen sind am ehesten bei erst kurzem Krankheitsverlauf innerhalb der ersten 2 Jahre zu erzielen. Wichtig sind eine langfristige Betreuung der Patienten und eine Aufklärung hinsichtlich des fehlenden Risikos artikulärer Folgeschäden.

11.13.2 Tendopathien

Ätiologie und Klinik

Tendopathien sind schmerzhafte Veränderungen der Sehnen, besonders der Sehnenansätze und -ursprünge sowie der Gelenkkapselansätze. Auslöser sind i. d. R. **ungewohnte Belastungen bzw. Überlastungen**. Klinisch zeigen sich ein druckschmerzhafter Sehnenansatz und ein Dehnungsschmerz meist einen Tag nach Überlastung. Sonografisch kann ein Flüssigkeitssaum um die Sehne nachweisbar sein.

Therapie

Schonung und evtl. Ruhigstellen. Akut können Kälte, Salbenverbände und Elektrotherapie wie Iontophorese und Ultraschall angewendet werden. Postakut helfen krankengymnastische Dehnung und evtl. eine Lokalanästhetikainfiltration, bei Persistenz evtl. auch eine lokale Steroidinjektion.

11.14 Krankheitsbilder mit Arthralgien

Eine Übersicht gibt ➤ Tab. 11.15.

Tab. 11.15 Übersicht über die wichtigsten Gelenkerkrankungen und ihre differenzialdiagnostischen Merkmale

Gruppe	Diagnose	typische Merkmale
entzündliche Arthritiden	rheumatoide Arthritis	• symmetrischer Gelenkbefall, besonders der Finger- und Zehengrund- und -mittelgelenke; Endgelenke nicht befallen • bei älteren Patienten oligo- oder polyartikulärer Befall der großen Gelenke (z. B. Knie, Schultern, Handgelenke) • **Labor**: Anti-CCP spezifisch
	Spondylarthropathien	
	Psoriasis-Arthritis	• meist asymmetrischer Befall der kleinen Gelenke „im Strahl"; Haut- und Nagelveränderungen • **Röntgen**: Nebeneinander von Erosionen und Proliferationen
	reaktive Arthritis	• bevorzugt größere Gelenke der unteren Extremität; oft mit Erythema nodosum, Diarrhö, Urethritis, Augenentzündung • **Labor**: u. U. Keimnachweis, Serologie
	Morbus Bechterew	• besonders junge Männer betroffen; 90 % HLA-B27-positiv • Sakroiliitis, Wirbelsäuleneinsteifung; etwa 50 % periphere Gelenkbeteiligung
	enteropathische Arthritis	• v. a. größere Gelenke der unteren Extremität befallen • Assoziation mit Morbus Crohn und Colitis ulcerosa

Tab. 11.15 Übersicht über die wichtigsten Gelenkerkrankungen und ihre differenzialdiagnostischen Merkmale (Forts.)

Gruppe	Diagnose	typische Merkmale
	weitere Arthritiden	
	rheumatisches Fieber	• selten; jugendliches Alter, springende Arthritis, meist größere Gelenke; Herzbeteiligung • **Labor**: ASL-Titer erhöht, RF-negativ
	Borreliose	• häufig (schmerzlose) Monarthritis • typische Anamnese: Zeckenbiss, Erythema migrans • **Labor**: Borrelien-Serologie
Kollagenosen	z. B. SLE, Sjögren-Syndrom	• nichterosive Arthritis • vielfältige Begleitsymptome • **Labor**: ANA positiv, weitere Autoantikörper
Vaskulitiden	Polymyalgia rheumatica	• höheres Alter • Myalgien an Schulter-/Beckengürtel; Assoziation mit Arteriitis temporalis • **Labor**: BSG > 50 mm; promptes Ansprechen auf Steroide
	Polyarteriitis nodosa	• nichterosive Oligoarthritis • abdominelle Manifestationen, Aneurysmen, Neuropathie • **Biopsie**: nekrotisierende Vaskulitis
	Wegener-Granulomatose	• nichterosive Oligoarthritis • Trias HNO-, Lungen-, Nierenbefall • cANCA bzw. Proteinase-3-ANCA positiv
	Morbus Behçet	• nichterosive Arthritis • Uveitis, Mund-, Genitalulzerationen und -aphten
	Hypersensitivitätsvaskulitis (z. B. Purpura Schoenlein-Henoch)	• Arthritiden der größeren Gelenke • palpable Purpura und Petechien
Kristallarthropathien	Gicht	• meist Monarthritis besonders des Großzehengrundgelenks, Tophi z. B. an den Ohren • **Labor**: Harnsäure erhöht; im Gelenkpunktat negativ doppelbrechende Kristalle
	Chondrokalzinose	• meist Monarthritis, aber auch polyartikulär • **Gelenkpunktion**: positiv doppelbrechende Kristalle
weitere Erkrankungen mit Arthritiden	familiäres Mittelmeerfieber	• östliche Mittelmeeranrainer, Familienanamnese • meist Oligoarthritis der mittleren/größeren Gelenke • Polyserositis, abdominelle Schmerzen, Fieber
	Morbus Whipple	• Malabsorption • **Duodenalbiopsie**: Keimnachweis
	Sarkoidose (Löfgren-Syndrom)	• meist untere Extremität, v. a. Sprunggelenke betroffen; häufig Erythema nodosum • **Röntgen-Thorax**: bihiläre Lymphadenopathie
infektiöse Arthritis	z. B. septische Arthritis	• meist Monarthritis • Keimnachweis im Gelenkpunktat
Arthrosen	Polyarthrose	• höheres Alter • Befall der Fingerend- und -mittelgelenke sowie Hüft- und Kniegelenke; Heberden-, Bouchard-Knoten • **Labor**: BSG und CRP normal, RF negativ

Radio-Info
Arthropathien in der Bildgebung
- Methode der Wahl bei Arthropathien: konventionelle Röntgentechnik, MRT, Szintigrafie
- Arthrosis deformans: asymmetrische Gelenkspaltverschmälerung, subchondrale Sklerose, Osteophytenbildung, Geröllzysten
- rheumatoide Arthritis: symmetrische Gelenkverschmälerung, gelenknahe Osteoporose, Erosionen/Usuren, Fehlstellungen (Ulnardeviation, Schwanenhals- und Knopflochdeformitäten)
- Arthritis urica: meta- und epiphysäre Erosionen, Gichttophi in Weichteilen

[MW]

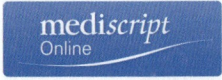

Und jetzt üben mit den passenden IMPP-Fragen:
http://www.mediscript-online.de/Fragen/
KiaAngstwurm_Kap11
(Anleitung s. Buchdeckel-Innenseite).

KAPITEL 12 Infektiologie

Bearbeitet von Henrik Holtmann auf Grundlage des Kapitels im Basislehrbuch Innere Medizin, 4. A., Autoren: Rüdiger Kurowski, Herbert Renz-Polster, Bernhard Schaaf und Matthias Stoll.

12.1	**Grundbegriffe und -probleme**	840	12.5.3	Leitsymptome an Grenzflächenorganen	880
12.1.1	Kolonisation – Kontamination – Infektion	840			
12.1.2	Erreger und ihre Eigenschaften	841	**12.6**	**Bakteriämie und Sepsis**	881
12.1.3	Epidemiologie und Übertragung	846	12.6.1	Definitionen	881
12.1.4	Prävention	846	12.6.2	Organdysfunktion und Multiorganversagen	881
12.2	**Pathophysiologie**	853	12.6.3	Sepsis und SIRS	882
12.2.1	Aufgaben und Beispiele für Virulenzfaktoren	853			
12.2.2	Gewebeschädigung durch Mikroben	854	**12.7**	**Häufige bakterielle Erreger**	885
			12.7.1	Staphylokokken	885
12.3	**Diagnostik**	855	12.7.2	Streptokokken	886
12.3.1	Diagnostische Strategie	855	12.7.3	Gramnegative Kokken	889
12.3.2	Anamnese und Befund	857	12.7.4	Gramnegative Stäbchen	891
12.3.3	Labor	858	12.7.5	Sporenlose grampositive Stäbchen	893
12.4	**Therapie**	862	12.7.6	Sporenbildende grampositive Stäbchen	895
12.4.1	Strategie	862	12.7.7	Mykobakterien	897
12.4.2	Nebenwirkungen	865	12.7.8	Weitere Bakterien	903
12.4.3	Resistenz, Persistenz, Toleranz	866			
12.4.4	Antibakterielle Chemotherapie	867	**12.8**	**ZNS-Infektionen**	907
12.4.5	Antimykotische Chemotherapie	872	12.8.1	Entzündungen der Hirnhäute	907
12.4.6	Anthelminthische Therapie	874	12.8.2	Entzündungen des Hirnparenchyms	911
12.4.7	Medikamente gegen Protozoen	875			
12.4.8	Virostatika	875	**12.9**	**Infektiöse Erkrankungen der oberen Luftwege**	912
12.4.9	Neue Therapieansätze	876	12.9.1	Erkältung (engl. common cold)	912
12.5	**Leitsymptome und -befunde**	877	12.9.2	Pharyngitis	913
12.5.1	Fieber/Hyperthermie	877	12.9.3	Influenza	915
12.5.2	Vergrößerte lymphatische Organe	880	12.9.4	Sinusitis	917

12.10	**Infektiöse Darmerkrankungen** 918		**12.15**	**Hepatotrope Viren** 950	
12.10.1	Reisediarrhö 918		12.15.1	Hepatitis-A-Virus (HAV) 950	
12.10.2	Relevante Gastroenteritiserreger .. 920		12.15.2	Hepatitis-B-Virus (HBV) 951	
12.10.3	Antibiotikaassoziierte Diarrhö 924		12.15.3	Hepatitis-C-Virus (HCV) 952	
12.10.4	Pseudomembranöse Kolitis 924		12.15.4	Hepatitis-E-Virus (HEV) 952	
12.11	**Anthropozoonosen** 925		**12.16**	**Human-Immunodeficiency-Virus (HIV)** 953	
12.11.1	Yersiniosen 925		12.16.1	Eigenschaften des HIV 953	
12.11.2	Listeriose 925		12.16.2	Epidemiologie 954	
12.11.3	Leptospirosen 926		12.16.3	Übertragungswege und Risikogruppen 954	
12.11.4	Borreliosen 926				
12.11.5	Brucellosen 928		12.16.4	Prävention 955	
12.11.6	Ornithose (Psittakose) 929		12.16.5	Pathogenese 955	
12.11.7	Rickettsiosen 929		12.16.6	Klinik 956	
12.11.8	Tollwut (Rabies, Lyssa) 931		12.16.7	Diagnostik 959	
12.11.9	Anthrax 931		12.16.8	Therapie 959	
			12.16.9	Prognose 962	
12.12	**Sexuell übertragene Krankheiten** 932		**12.17**	**Wichtige Pilzinfektionen** 962	
12.12.1	Lues (Syphilis) 932		12.17.1	Einteilung 963	
12.12.2	Gonorrhö 934		12.17.2	Infektionsverlauf 963	
12.12.3	Herpes genitalis 934		12.17.3	Candida 963	
12.12.4	Andere STDs 935		12.17.4	Cryptococcus neoformans 964	
			12.17.5	Aspergillus fumigatus 964	
12.13	**DNA-Viren** 936		12.17.6	A. flavus 965	
12.13.1	Herpesvirus-Erkrankungen 936		12.17.7	Dimorphe Pilze 965	
12.13.2	Adenoviren 939				
12.13.3	Polyomaviren 939		**12.18**	**Wichtige Protozoenerkrankungen** 966	
12.13.4	Parvovirus B19 939				
12.13.5	Humane Papillomaviren (HPV) 940		12.18.1	Sporozoen 966	
12.13.6	Pockenviren 941		12.18.2	Flagellaten 971	
			12.18.3	Rhizopoden (Wurzelfüßer) 974	
12.14	**RNA-Viren** 942				
12.14.1	Picornaviren 942		**12.19**	**Würmer (Helminthen)** 975	
12.14.2	Flaviviren 943		12.19.1	Bandwürmer (Zestoden) 975	
12.14.3	Coronaviren 945		12.19.2	Saugwürmer (Trematoden) 977	
12.14.4	Caliciviren 945		12.19.3	Rundwürmer (Nematoden) 978	
12.14.5	Astroviren 945				
12.14.6	Togaviren 946		**12.20**	**Humanmedizinisch relevante Arthropoden** 980	
12.14.7	Paramyxoviren 947				
12.14.8	Marburg- und Ebola-Viren 949		12.20.1	Flöhe 980	
12.14.9	Hantavirus 949		12.20.2	Grabmilben (Sarcoptes) 981	
12.14.10	Lassavirus 949		12.20.3	Läuse 981	
12.14.11	Rotavirus 950		12.20.4	Weitere wichtige Arthropoden 982	

Prüfungsschwerpunkte

+++ Virusinfektionen (HIV-Infektion und AIDS, Virusinfektionen des Gastrointestinaltrakts, Virusinfektionen mit Manifestation vorwiegend an der Haut, Virusinfektionen des ZNS und virusbedingtes hämorrhagisches Fieber); bakterielle Infektionskrankheiten (Typhus abdominalis, Paratyphus, Rickettsiosen, Infektionskrankheiten durch Bartonellen, Brucellosen, Leptospirosen)

++ fakultativ pathogene Bakterien (spezielle Infektionskrankheiten durch fakultativ pathogene Bakterien, Septikämie); Infektionen durch Protozoen (Malaria, Amöbiasis, Leishmaniose, Toxoplasmose); Wurminfektionen

+ infektiologische Grundlagen (Allgemeinreaktion auf Infektionen, Übertragungsmechanismen, Bekämpfung von Infektionskrankheiten, Grundlagen der Antibiotikatherapie); Pilzinfektionen (Allgemeines und Aspergillose)

12.1 Grundbegriffe und -probleme

12.1.1 Kolonisation – Kontamination – Infektion

Kolonisation

Besiedlung von Haut und Schleimhäuten durch Mikroorganismen, **ohne** dass seitens des Wirtsorganismus eine Abwehrreaktion erfolgt und ohne dass der Wirt geschädigt wird.

Auch pathogene Mikroorganismen können für eine Kolonisation verantwortlich sein. Der normale menschliche Körper enthält 10^{15} Bakterien und Pilze aus wahrscheinlich mehreren tausend Spezies, von denen eine größere Anzahl unbekannt ist. Allein der Speichel enthält z. B. 1 Milliarde Bakterien pro Milliliter und Stuhl 1 Trillion Bakterien pro Gramm. Die Bakterien, die den menschlichen Organismus kolonisieren, sind allerdings auf bestimmte Standorte beschränkt. Die Tuben, der Uterus und die Blase sind z. B. normalerweise keimfrei; Scheide und distale Urethra dagegen stark mit Bakterien besiedelt.

Kontamination

Mikroorganismen, die nicht zur normalen Standortflora gehören, gelangen durch Kontakt mit keimhaltigem Material auf ansonsten nicht mit dem Keim besiedelte Gegenstände oder auf die Haut.

Infektion, Infektionskrankheit, Infestation

Infektion Eindringen von Mikroorganismen in die Gewebe eines Makroorganismus.

Infektionskrankheit Wenn im Verlauf der Infektion, typischerweise am Ende der symptomfreien Inkubationszeit, klinische Krankheitszeichen auftreten. Der klinische Verlauf einer Infektionskrankheit wird von Schädigungsfaktoren der Erreger (Erregerzahl und Virulenz) und von den Antwort- bzw. Abwehrmechanismen des Wirts geprägt (➤ 12.2).

Infestation Wenn Parasiten einen Wirtsorganismus besiedeln, ohne in ihn einzudringen.

Klinische Verläufe von Infektionskrankheiten

Die meisten Infektionskrankheiten beginnen mit einem **Prodromalstadium**:
- Kennzeichen: unspezifische Symptome wie Fieber, Gliederschmerzen und Abgeschlagenheit
- Diese Symptome sind Ausdruck der in Gang kommenden wirtsseitigen proinflammatorisch gesteigerten Immunantwort, also nicht vom Erreger selbst bewirkt, sie verlaufen deshalb vergleichsweise uniform.

Nur wenige Infektionskrankheiten beginnen schlagartig (Beispiele):
- Grippe (Influenza)
- viele Formen der Sepsis (insbesondere gramnegative Sepsis)
- Cholera
- Klebsiellen-Pneumonie
- toxinvermittelte Gastroenteritiden
- Erkrankungen durch Coxsackie-Viren: Herpangina, Bornholm-Krankheit

Für einige Infektionskrankheiten ist ein **mehrphasiger Verlauf** mit symptomarmem oder -freiem Intervall typisch. Die unterschiedlichen Krankheitsphasen sind dadurch bedingt, dass der Infektion des Eintrittsorgans (z. B. Haut, Gastrointestinaltrakt) nach Dissemination sekundär systemische Manifestationen folgen. Solche Krankheitsverläufe findet man z. B. bei:
- Lues und Lyme-Borreliose (beide triphasisch)
- Leptospirose und Tuberkulose (beide biphasisch)
- Malaria und Schlafkrankheit
- Poliomyelitis, FSME und Dengue-Fieber

Inkubationszeit

Zeitspanne zwischen Infektion und dem Auftreten erster Symptome. Sie kann je nach Erreger und Abwehrlage des Makroorganismus wenige Stunden bis Jahrzehnte dauern (➤ Tab. 12.1; ➤ Abb. 12.1).

Nosokomiale Infektion

Eine im Krankenhaus erworbene Infektion (nähere Informationen hierzu in ➤ 15.3). Von den nosoko-

Tab. 12.1 Typische Inkubationszeiten (IKZ) verschiedener Erreger (Auswahl).

Inkubationszeit (IKZ)	Beispiele
ultrakurz (wenige Stunden)	toxinbedingte Gastroenteritiden (Staphylokokken, *B. cereus*, *C. perfringens*)
kurz (bis 1 Woche)	typisch für die meisten bakteriellen Erreger; bei einigen wichtigen Viren, v.a. Luftwegserreger (Rhinoviren, RSV, Influenzaviren, Parainfluenzaviren), aber auch Rotaviren und Herpes-simplex-Virus
mittellang (1–4 Wochen)	typisch für die meisten viralen Erkrankungen, nur ausnahmsweise bei Bakterien (z.B. Typhus, Keuchhusten, Lues, Chlamydien); ebenfalls typisch für Protozoonosen (z.B. Malaria*, Lambliasis, Amöbiasis)
lang (> 1 Monat)	typisch für viele Wurmerkrankungen; nur ausnahmsweise bei Viruserkrankungen (z.B. Tollwut*, Hepatitiden A**, B, C, D, E) oder bakteriellen Erkrankungen (z.B. Brucellose***, Granuloma inguinale***, Lepra)

* IKZ kann > 12 Monate betragen.
** IKZ etwa 4 Wochen
*** IKZ kann jedoch auch im mittellangen Bereich liegen.

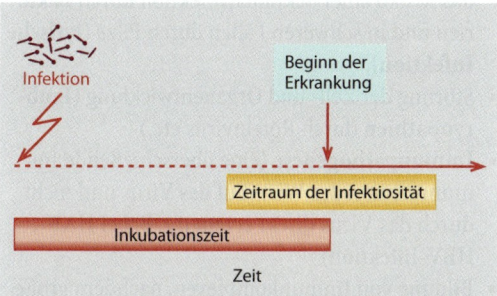

Abb. 12.1 Typischer Infektionsverlauf (Schema). **Cave**: Der Patient kann andere schon anstecken, bevor sich Krankheitszeichen einstellen! [L157]

mialen Infektionen werden die **ambulant erworbenen Infektionen**, d.h. im normalen sozialen Umfeld erworbene Infektionen, unterschieden.

Peristierende (latente) Infektion

Nicht immer geht aus dem Kampf zwischen Erreger und Wirtsabwehr ein klarer Sieger hervor. Dann kommt es häufig zu einer latenten oder persistierenden Infektion. Hierbei überleben Erreger, die in eine latente Phase des Generationszyklus eintreten können. Sobald die Immunantwort des Körpers durch Krankheit, Alter oder anderweitige Immunsuppression geschwächt wird, können sie sich vermehren und eine Krankheit auslösen.

12.1.2 Erreger und ihre Eigenschaften

Die Ende des 19. Jahrhunderts von Henle und Koch entwickelten Postulate etablierten Kriterien, um eine bestimmte Krankheit kausal mit einem spezifischen Erreger zu verbinden. Sie sind im Prinzip noch heute gültig, müssen jedoch an manchen Stellen relativiert und erweitert werden (z.B. ist seit der Entdeckung der obligat intrazellulären Bakterien und Viren sowie der Prionen die Anzüchtbarkeit der Erreger außerhalb des Organismus in der ursprünglich gemeinten Form nicht immer möglich).

> **MERKE**
> **Henle-Koch-Postulate**
> 1. Der Erreger ist regelmäßig in jedem Fall bei einer bestimmten Infektionskrankheit anzutreffen, isolierbar und außerhalb des erkrankten Individuums auf festen Nährmedien anzüchtbar.
> 2. Durch eine Infektion mit dem so gewonnenen Erreger kann bei einem anderen Organismus (Mensch oder Tier) ein gleiches oder ähnliches Krankheitsbild hervorgerufen werden.

Pathogenität, Virulenz

Ein Erreger ist pathogen, wenn er zu einer Infektionskrankheit führen kann (Entscheidung: ja/nein):
- **Obligat pathogen** ist ein Keim, der bei jedem nicht immunen Wirt grundsätzlich immer eine Infektionskrankheit auslöst. Beispiele sind die „Kinderkrankheiten" wie Varizellen.
- **Fakultativ pathogene** Erreger führen nur unter bestimmten Umständen (etwa bei Immunsuppression) zu einer Infektionskrankheit (auch „Opportunisten" genannt). Häufig handelt es sich dabei um endogene Infektionen durch Keime der Standortflora, beispielsweise Candida-Infektionen bei AIDS-Patienten, oder aber die Reaktivierung latenter Infektionen, wie bei Viren der Herpes-Familie.

Die Virulenz beschreibt, wie rasch und in welchem Ausmaß ein Erreger eine Krankheit auslösen kann, und ist damit sozusagen ein Maß für die Quantität seiner Schädlichkeit: Entscheidung wenig bis viel (einzelne **Virulenzfaktoren** werden in > 12.2.1 besprochen).

Erregerarten

Viren

Machen den weitaus größten Anteil der Erreger menschlicher Infektionskrankheiten aus. Alle Viren sind **obligat intrazelluläre Parasiten**, da sie selbst keine Stoffwechselaktivität besitzen und ohne den Stoffwechsel der Wirtszelle weder Proteine synthetisieren noch sich vermehren können. **Virionen** (extrazelluläre Viruspartikel) bestehen mindestens aus einem Proteinmantel, dem **Kapsid**, das sich aus mehreren Bestandteilen, den **Kapsomeren**, zusammensetzt, und aus einer Nukleinsäure, dem **Nukleoid**, entweder aus DNA oder RNA, niemals beiden gleichzeitig, wobei diese einzel- oder doppelsträngig vorliegen kann. DNA-Viren vermehren sich dabei mit Ausnahme der Pockenviren (Zytoplasma) im Zellkern. RNA-Viren vermehren sich mit Ausnahme der Influenzaviren (Zellkern) im Zytoplasma. Das Kapsid kann in **helikaler** (hauptsächlich RNA-Viren), **kubischer** (hauptsächlich DNA-Viren) und **komplexer Symmetrie** (z. B. Pockenviren) vorliegen. Die Nukleinsäurekonfiguration dient als Klassifikationskriterium. Die Gesamtheit aus Nukleoid und Kapsid wird als **Nukleokapsid** bezeichnet. Zusätzlich verfügen einige Viren neben dieser Grundausstattung über eine Hülle (**Envelope**), die sich von Membranen der Wirtszelle ableitet und in die viruseigene Proteine integriert sind, die z. B. der Adsorption an humane Zellen dienen (**Spikes**). Die Größe eines Virions schwankt zwischen 18 nm (Parvovirus B-19) und über 350 nm (Pockenviren).

Viren können nur unter Benutzung wirtseigener Mechanismen in die Körperzellen eindringen (durch Endozytose, Fusion oder Pinozytose). Voraussetzung ist jeweils die vorherige Anbindung an bestimmte Zelloberflächenrezeptoren. In der Zelle werden die Nukleinsäuren aus der Virushülle freigesetzt und vermehren sich entweder über die Stoffwechselmaschinerie der Zelle (**produktive Infektion**) oder persistieren ohne Replikation. Einige Viren vermögen sich dazu in das Wirtsgenom zu integrieren (**latente Infektion**). Eine Virusinfektion kann dann verschiedene Verlaufsformen zeigen:

- akute Infektionen mit Elimination des Virus (z. B. Influenza-A-Viren)
- akute Infektionen mit inapparenter, asymptomatischer Persistenz des Virus (z. B. durch HBV)
- chronisch-persistierende, symptomatische Infektionen (wie durch HBV, HCV)
- latente Infektionen mit Rekurrens/Rezidiv (z. B. durch Herpesviren)

Etwa 400 Virenspezies bewohnen den menschlichen Körper, viele davon verursachen keine Krankheiten. Verschiedene pathogene Virenarten können identische Krankheitsbilder auslösen (z. B. obere Atemwegserkrankungen). Umgekehrt kann ein und dasselbe Virus je nach Alter und Abwehrlage des Patienten verschiedene Erkrankungen hervorrufen. Viele Viren erzeugen in ihrer Wirtszelle einen charakteristischen **zytopathischen Effekt (CPE)**.

Eine Schädigung des Wirts durch Viren kann im Wesentlichen zu Folgendem führen:

- Zerstörung der infizierten Zelle (z. B. Influenzaviren im respiratorischen Epithel). Dadurch steigt das Risiko einer Sekundärinfektion durch Bakterien und in schweren Fällen durch Pilze (**lytische Infektion**).
- Störung der Zell- und Organentwicklung (**Embryopathien** durch Rötelnvirus etc.)
- **Immunpathogenese** (eine überschießende Immunreaktion des Wirts auf das Virus und nicht durch das Virus direkt erzeugt; z. B. bei HAV-, HBV-Infektion)
- Bildung von Immunkomplexen, nachdem große Mengen von viralen Antigenen aus infizierten Zellen freigesetzt wurden. Diese werden in Gelenkräumen und in den Wänden von Gefäßen abgelagert. Es kommt zu Ausschlägen und Begleitarthritiden, die mit Schmerzen einhergehen können (selten bei fortgeschrittenen HCV-Infektionen zu beobachten).
- Begünstigung der Auslösung einer neoplastischen Zellentartung

Bakterien

Bakterien sind 0,5–5 µm große Prokaryonten, die sich durch ungeschlechtliche Zweiteilung vermehren (allgemeiner Überblick: ➤ Abb. 12.2). Sie besitzen weder ER, Golgi-Apparat noch Mitochondrien, lediglich das **Mesosom**, das den Mitochondrien ähnelt und eine durch Einfaltung vergrößerte Zone der (inneren) Plasmamembran darstellt, in welche die Atmungskette eingebaut ist. Zur Proteinbiosynthese stehen ihnen 70S-Ribosomen zur Verfügung. Statt eines Kerns mit Kernmembran besitzen Bakterien ein Kernäquivalent (**Nukleoid** oder **Bakterienchromosom**), das aus einem einzigen zirkulären Doppelstrang aus DNA besteht und frei im Zytoplasma schwimmt. Daneben enthalten viele Bakterien sich autonom replizierende, ringförmige extrachromosomale DNA-Stücke (**Plasmide**). Diese können im Einzelfall dem Bakterium zu Resistenzen, Fertilität (vermittelt die Fähigkeit zur Konjugation) und der Produktion von Exotoxinen verhelfen. Ein Mittelding aus Nukleoid und Plasmid ist das **Episom**, das wahlweise frei als Plasmid vorliegen oder in das Nukleoid eingebaut werden kann. Zu einer Veränderung des bakteriellen Erbgutes kommt es u. a. durch:

- **Transduktion**: Gentransfer über Bakteriophagen, d. h. Viren, die ausschließlich Bakterien befallen. Im Rahmen des viralen Vermehrungszyklus kommt es oft zur Integration des viralen Genoms in das bakterielle Nukleoid. Bei Befall mehrerer Bakterien kommt es dabei zur Verschleppung codierender Gene zwischen den Bakterien, die durch die Phagen infiziert werden (v. a. grampositive Bakterien).
- **Konjugation**: Transfer von Plasmiden und Episomen über sog. Sexpili. Die Fähigkeit zur Bildung von Sexpili wird auf Plasmiden codiert (v. a. gramnegative Bakterien).
- **Transformation**: Aufnahme freier DNA (geschieht seltener, prinzipiell sind aber alle Bakterien hierzu fähig)
- **Transposition**: Übertragung von einzelnen Stücken innerhalb des Nukleoids
- **Mutation**: in aller Regel Punktmutationen

Sauerstoffempfindlichkeit

Es gibt Bakterien, die zur Energiegewinnung durch die Atmungskette unabdingbar auf Sauerstoff angewiesen sind (**obligat aerobe Bakterien**). Daneben solche, die Sauerstoff vertragen, aber nicht unbedingt darauf angewiesen sind (**fakultativ anaerobe Bakterien**), solche, die nur geringe Mengen an Sauerstoff vertragen (**mikroaerophile Bakterien**), und solche, die nur bei erhöhter Kohlendioxidkonzentration wachsen (**kapnophile Bakterien**). Die letzte Gruppe sind die **obligat anaeroben Bakterien**, die ihre Energie über die Gärung gewinnen und für die Sauerstoff hoch toxisch ist. Sie sind die entwicklungsgeschichtlich ältesten Bakterien.

Äußere Hülle der Bakterien

Das Zytoplasma eines Bakteriums ist, wie man es auch von einer menschlichen Zelle kennt, von einer semipermeablen (inneren) Zellmembran (Plasmamembran) umgeben, die als Schutz und Stoffaustauscher dient. Auf dieser Plasmamembran sitzen zellwandsynthetisierende Enzyme, die repetitive Einheiten von N-Acetylmuramin und N-Acetylglucosamin produzieren und zum **Peptidoglykan** (**Murein**) verknüpfen. Dünne Zellwände (**gramnegative Bakterien**) besitzen 1–2 Lagen aus Murein, dicke Wände (**grampositive Bakterien**) bis zu 40 Lagen.

> **MERKE**
> **Gram-Färbung**
> Die nach **H. C. J. Gram** benannte Färbung ergibt sich, wenn Bakterien zunächst mit einem violetten Farbstoff (Gentiana- oder Kristallviolett) angefärbt werden. Anschließend wird versucht, diesen Farbstoff mit Alkohol auszuwaschen. Aufgrund der dichten und dicken Wand bei grampositiven Bakterien gelingt dies nur bei den dünnwandigen gramnegativen Bakterien, die anschließend noch mit dem roten Karbolfuchsin gegengefärbt werden. So stellen sich grampositive Bakterien blauviolett und gramnegative Bakterien rot dar.

Die Lagen bei dünnen Wänden werden meist durch fünf bis sechs Aminosäuren kurze Peptidbrücken zwischen zwei N-Acetylmuraminen gehalten. Das Enzym hierfür ist die **Transpeptidase** (Synonym: penicillinbindendes Protein, **PBP**). Bei dicken Wänden wird die Verknüpfung zusätzlich durch längere **Pentaglycinbrücken** hergestellt. Gramnegative Bakterien besitzen um ihre Zellwand noch eine äußere Membran und grenzen mit ihr und der inneren Zellmembran den **periplasmatischen Raum** ab. Im periplasmatischen Raum befinden sich also die dünne Zellwand, die hineinragenden PBP und ggf. β-Lactamasen. Die äußere Membran ist nicht aus einer reinen Phospholipiddoppelschicht aufgebaut, sondern trägt auf der Außenseite **Lipopolysacchari-**

de (Synonym: **Endotoxin**, **LPS**, O-Antigen), die aus jeweils sechs Fettsäuren, die zur inneren Phospholipidschicht gewandt sind (**Lipid A**), einem Core-Polysaccharid und einer anhängenden O-Polysaccharidseitenkette bestehen.

> **MERKE**
> **Fiebererzeugung durch LPS**
> Das Lipid A des LPS bindet an Toll-like Rezeptoren (**TLR**) unserer Zellen, insbesondere auf Makrophagen. Die Kostimulation von TLR 4 und CD14 auf Makrophagen durch das Lipid A des LPS führt zur Hochregulierung des Transkriptionsfaktors NFkB, wodurch die inflammatorischen Zytokine IL-1, IL-6 und TNF-α zur Ausschüttung kommen. Diese regulieren $PG-E_2$ im Hypothalamus hoch, was zu Fieber führt.

LPS sind typisch für Spezies und Stamm des Bakteriums. In die äußere Membran sind **Porine** (trimere Proteinkomplexe) integriert, die den Stofffluss durch die Membran kontrollieren (durchlässig für Moleküle mit einem Molekulargewicht < 1.000 D).

Je nach Morphologie der äußeren Umhüllung ergeben sich unterschiedliche Bakterienformen. Sie lassen sich grob in kokkoid (kugelförmig), spiralig, fadenförmig und stäbchenförmig untergliedern. Die Morphologie ist ein weiteres Kriterium, Bakterien zu typisieren:

- **kugelförmige Bakterien**: Staphylokokken (Haufenkokken), Streptokokken (Kettenkokken), lanzettförmige Diplokokken (Doppelkokken, z. B. Pneumokokken) und semmelförmige Diplokokken (Neisserien)
- **spiralförmige Bakterien**: Spirochäten (z. B. Borrelien, Treponemen)
- **fadenförmige Bakterien**: Aktinomyzeten
- **stäbchenförmige Bakterien**: keulenförmige Stäbchen (Korynebakterien), plumpe Stäbchen (Enterobakterien) etc.

Oberflächendifferenzierung von Bakterien
- **Geißeln** (Flagellen, H-Antigen): verhelfen einigen stäbchenförmigen Bakterien zu einer aktiven Bewegung. Das Motorprotein der Geißeln ist das **Flagellin**. Je nach Anordnung der Geißeln unterscheidet man **polar begeißelte Bakterien**, die entweder eine einzelne endständige Geißel (**monotrich**) oder mehrere Geißeln an einem Ende (**lophotrich**) oder sogar an beiden Enden tragen (**amphitrich**). Neben den polar begeißelten Bakterien gibt es solche, die rundum von Geißeln umgeben sind (**peritrich**).
- **Kapsel**: aus Polysacchariden gebildet. Diese umgibt die Bakterien wie ein Schwamm und bietet Schutz vor Phagozytose. Liegt das Murein frei, so aktiviert es das Komplementsystem direkt (C3b). C3b kann dann über den CR an Phagozyten gebunden werden, was die Phagozytose erleichtert. Eine Kapsel verhindert dies jedoch. Erst müssen Antikörper gegen die Kapsel gebildet werden (IgG). Diese können dann über den Fc-Rezeptor an Makrophagen oder neutrophile Granulozyten gebunden werden, um das Bakterium doch noch der Phagozytose zugänglich zu machen.
- **Fimbrien (Pili)**: können der Anheftung an andere Bakterien (**Sexpili**) oder an die Oberfläche der Wirtszellen dienen.
- Daneben existieren gewisse Bakterien, die unter schlechten Umweltbedingungen **Sporen** ausbilden. Natürlich sind sie keine Oberflächendifferenzierungen im engeren Sinne, sondern betreffen eine Umstrukturierung der gesamten Bakterienzelle. Im Zweifel können diese umweltresistenten Dauerformen mehrere Jahre persistieren, um sich dann günstigenfalls wieder in die vegetative Form umzuwandeln.

Als **Listerformen** bezeichnet man lebensfähige zellwandlose Bakterien, die zwar weniger virulent, aufgrund der fehlenden Zellwand aber resistent gegen

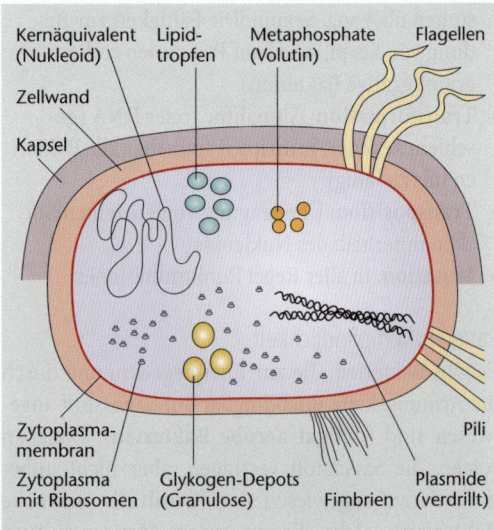

Abb. 12.2 Grundstruktur von Bakterien. [L157]

β-Lactam-Antibiotika (s. u.) sind. Durch das Fehlen der Wand sind sie osmotisch stark vital gefährdet. Sie entstehen häufig durch den Einsatz von β-Lactam-Antibiotika. Daneben gibt es genuine zellwandlose Bakterien (**Mykoplasmen**), solche, die Wachse in ihre Zellwand eingebaut tragen (**Mykobakterien**), und solche, die fakultativ in ihren Wirtszellen leben (z. B. Mykobakterien) oder sogar obligat intrazellulär leben (z. B. **Chlamydien**).

Pilze

Besitzen dicke, polysaccharid- und chitinhaltige Zellwände und vermehren sich durch Sprossung und/oder Sporenbildung. Letztere Eigenschaft verleiht zusätzliche Umweltresistenz. Viele Pilzarten befallen nur die oberflächlichen Hautschichten bzw. Haarschaft und Nägel (**Dermatophyten**). Bestimmte Arten sind zur subkutanen Invasion befähigt mit konsekutiver Abszess- oder Granulombildung (z. B. **Sporotrichose**). Eine tiefere Gewebeinvasion kommt nur bei wenigen geografisch begrenzten Pilzarten vor (z. B. *Coccidioides, Blastomyces*). Viele Pilze sind Teil der normalen Körperflora in Haut und Darm (z. B. *Candida, Aspergillus, Mucor, Pneumocystis*) und können im Falle einer Immunsuppression als opportunistische Erreger lebensbedrohliche systemische Infektionen auslösen.

Protozoen

Protozoen sind mobile, von einer Plasmamembran umgebene tierische Einzeller mit komplexen zytoplasmatischen Organellen. Sie werden z. T. sexuell, fäkal-oral, über blutsaugende Insekten oder durch Tierkontakte übertragen (➤ 12.18).

Mehrzeller

Hierzu zählen **Würmer** (Helminthen) und **Ektoparasiten**, d. h. an der Haut haftende **Arthropoden** („Gliederfüßler": Läuse, Flöhe, Wanzen, Zecken).
Würmer werden in drei Klassen eingeteilt:
- **Nematoden** = Rund- bzw. Fadenwürmer
- **Zestoden** = Flach- bzw. Bandwürmer
- **Trematoden** = Saugwürmer

Würmer durchlaufen vielgestaltige Lebenszyklen und wechseln meist zwischen sexueller Reproduktion im Körper des Wirts und asexueller Reproduktion im Körper des **Vektors** bzw. **Zwischenwirts**. Der Mensch kann sowohl Wirt als auch Vektor sein, sodass er je nach Wurmspezies nicht nur erwachsene Würmer mit den von ihnen produzierten Eiern oder Larven enthalten kann, sondern auch unreife Wurmvorstufen oder asexuelle Larven. Krankheitszeichen entstehen auf verschiedenen Wegen:

- unmittelbare Gewebeschädigung durch Infiltration, Verdrängung oder lokale Entzündung durch Eier und Larven. Zur unmittelbaren Gewebeschädigung sind jene Wurmarten befähigt, für die der Mensch nicht den Endwirt, sondern den Zwischenwirt oder Vektor darstellt.
- Würmer können dem Körper durch Nahrungskonkurrenz resorbierbare Nährstoffe und Mineralien entziehen.
- Würmer können Wirtsgewebe als Nahrung zu sich nehmen.

Prionen

Prionen (von engl. protein only) sind falsch gefaltete und dadurch pathogene Formen eines bei allen Säugetieren physiologisch im Knochenmark und Nervengewebe vorkommenden Proteins, des **Prionproteins (PrP)**. Letzteres hat möglicherweise eine Funktion bei der Regeneration von Stammzellen und spielt evtl. auch beim Langzeitgedächtnis eine Rolle. Prionen können in vielen Säugetierarten rasch progrediente neurodegenerative Erkrankungen auslösen.

Prionerkrankungen sind fast immer erblich bedingt; bisher sind etwa 20 Mutationen des Prionprotein-Gens bekannt. Nur etwa 1 % aller Fälle von Prionerkrankungen ist infektiöser Ursache, wobei **ritualistischer Kannibalismus** im Falle von Kuru eine Rolle spielte und **industrieller Kannibalismus** (Verfütterung arteigener Proteine) bei der bovinen spongioformen Enzephalopathie der Kuh (BSE, s. u.). Bis auf Kuru und die iatrogene sowie variante Form der Creutzfeldt-Jakob-Krankheit sind alle humanen Prionerkrankungen vererbt.

Formen und Übertragung

Die Übertragung von Prionen von Wirt zu Wirt erfolgt wahrscheinlich über den Magen-Darm-Trakt. Für einige Prionerkrankungen ist eine Infektiosität über Artengrenzen hinweg nachgewiesen.

Beispiele von Prionerkrankungen
- **Kuru** (Mensch): historische, ehemals durch rituellen Kannabalismus in Neuguinea übertragene Enzephalopathie
- **Creutzfeldt-Jakob Disease** (CJD, Mensch): klinisch rasche Demenz und Myoklonus. Sie kommt in vier Formen vor: als **genetisch bedingte familiäre Form** (Keimbahnmutation), als vielleicht durch somatische Mutation bedingte **sporadische Form**, als infektionsbedingte **iatrogene Form** (Übertragung des Prions durch Transplantationen) sowie als (ebenfalls infektionsbedingte) **variante Form** (Übertragung des Prions von BSE-infizierten Kühen auf den Menschen, nv-CJD). Verantwortlich für die BSE-Epidemie sind industrielle Tierhaltungspraktiken, die pflanzenfressende Nutztiere teilweise zu Fleischfressern machen.
- **Gerstmann-Sträussler-Scheinker-Syndrom**: durch Keimbahnmutation ausgelöste Enzephalopathie
- **fatale familiäre Insomnie**: äußerst seltene, autosomal-dominante Form der Enzephalopathie

In der Tierwelt sind Prionerkrankungen nicht selten: u. a. **BSE** (Kühe), **Scrapie** (Schaf), **Chronic wasting Disease** (Elch), **Feline spongiforme Enzephalopathie** (Katzen).

Pathogenese
Eine Prionerkrankung entsteht dadurch, dass das in vielen Nervenzellen vorhandene physiologische Prionprotein (zelluläres Prionprotein, PrP_C) seine dreidimensionale Konformation ändert und in ein pathologisch konformiertes, „falsch gefaltetes", nun unlösliches und proteaseresistentes Prionprotein übergeht (z. B. in ein PrP_{Sc}, wobei „Sc" für „Scrapie" steht). Das pathologische Prionprotein kann sich in Aggregaten zusammenklumpen, Fibrillen formen und so zur Zellschädigung führen. Dabei kann das ursprüngliche zelluläre Prionprotein verschiedene pathologische Konformationen annehmen, was erklärt, dass ein und dasselbe Protein die Grundlage mehrerer phänotypisch verschiedener Krankheiten ist. Die Konformationsänderung erfolgt entweder als Folge einer pathologischen genetischen Codierung oder durch Kontakt des physiologischen Proteins mit einer aberrant konformierten Form (z. B. einem durch die Nahrung aufgenommenen Prion). Als Folge des Kontakts entsteht ein noch immer nicht voll verstandener **autokatalytischer Schneeballeffekt**, durch den immer mehr physiologisches Prionprotein in die „fehlgefaltete" Konformation übergeht.

Klinik
Nach einer Inkubationszeit von mehreren Jahren bis Jahrzehnten uniformes Krankheitsbild mit Tod meist innerhalb von zwei Jahren: zunächst Verhaltensauffälligkeiten, Depression, Halluzinationen. Frühzeitig treten Gesichts- und Gliederdysästhesien auf, gefolgt von zerebellären Symptomen (Ataxie). Später Demenz und Myoklonus.

Diagnostik
Das cCT ist entweder normal oder zeigt eine unspezifische milde Atrophie. Das EEG ist unspezifisch verändert. Im MRT evtl. Signalerhöhung im posterioren Thalamus. In ca. 50 % Nachweis eines sog. **14-3-3-Proteins** durch Lumbalpunktion. Durch Biopsie der Rachenmandeln kann PrP_{Sc} nachgewiesen werden. Definitive Diagnose durch Hirnbiopsie.

Therapie
Eine ursächliche Behandlung ist nicht möglich.

12.1.3 Epidemiologie und Übertragung

▶ 15.1.2

12.1.4 Prävention

Beruht auf **Expositionsprophylaxe** und **Dispositionsprophylaxe**. Zahlreiche Maßnahmen zur Bekämpfung von Infektionskrankheiten ziehen erhebliche, ethisch oft umstrittene Eingriffe in die Freiheiten und Rechte des Individuums nach sich. Die entsprechende Gesetzgebung hat hier eine Balance zwischen individuellen Rechten und gesellschaftlichem Gesamtinteresse zu finden. Seit 2001 sind die wesentlichen gesetzlichen Bestimmungen hierzu im neuen Infektionsschutzgesetz (IfSG) zusammengefasst (▶ 15.1.1). Dort sind einerseits neue meldepflichtige Erkrankungen festgelegt worden, andererseits sind früher bestehende Meldepflichten und damit mögliche Zwangsmaßnahmen für einige sexuell übertragene Erkrankungen weggefallen oder abgeschwächt worden.

Zur Expositionsprophylaxe zählen Maßnahmen, die einen Kontakt gesunder Individuen mit Erregern verhindern. Dazu zählen:
- allgemeine hygienische (z. B. Händewaschen vor dem Essen) und sanitäre Maßnahmen (z. B. Abwasserentsorgung)
- Desinfektion und Sterilisation kontaminierter Gegenstände
- Bekämpfung tierischer Infektionsquellen
- Therapie infizierter Personen sowie Isolierung menschlicher Infektionsquellen (Quarantänemaßnahmen)

Durch Maßnahmen der Dispositionsprophylaxe soll die Empfänglichkeit gesunder Individuen verringert werden, für die ein Kontakt mit Krankheitserregern unvermeidbar ist:
- aktive und passive Immunisierung (s. u.)
- (in besonderen Fällen) die Chemoprophylaxe (s. u.)
- gesunde Ernährung und ein ausgeglichener, bewegungsreicher Lebensstil
- Nach neueren Daten muss bei Kindern die Muttermilchernährung als wesentliches Element der Dispositionsprophylaxe betrachtet werden: Muttermilchernährte Kinder leiden seltener an Infektionskrankheiten (von der Mittelohrentzündung bis zur Sepsis).

Dispositionsprophylaxe

Chemoprophylaxe

Eine Chemoprophylaxe ist die prophylaktische Einnahme von Antibiotika oder Chemotherapeutika. Sie ist in besonderen Ausnahmefällen indiziert:
- Reisen in Malariaendemiegebiete (➤ 12.16.1)
- bei bestimmten Immundefekten oder bei immunsupprimierten Patienten
- nach Milzentfernung oder bei funktioneller Asplenie (etwa im Rahmen der Sichelzellanämie, ➤ 3.3.5)
- nach Herzklappenersatz oder rheumatischem Fieber (Endokarditisprophylaxe, ➤ 1.9.1)
- zur Ansteckungsprophylaxe für ausgewählte Kontaktpersonen bei Erkrankungen mit Meningokokken, *H. influenzae* Typ b oder *B. pertussis*
- zur Verminderung der Darmflora bei schwerer Leberinsuffizienz mit Enzephalopathie
- bei vesikoureteraler Refluxkrankheit (Vorbeugung von Harnwegsinfektionen)

Schutzimpfungen

Impfungen stellen das wichtigste Mittel der Dispositionsprophylaxe dar. Grundsätzlich sind aktive Immunisierung und passive Immunisierung zu unterscheiden.

Aktive Impfung

Eine **aktive Impfung** (Synonym: **Vakzination**), eine Maßnahme der **primären Prävention**, provoziert die schützende Ak-Bildung im Geimpften. Man unterscheidet:

Aktive Lebendimpfung Einsatz „schwächerer" (**attenuierter**) Erreger als der Erregerwildtyp. Eine alleinige Impfung reicht i. d. R. aus, um eine Grundimmunisierung, also die schützende erstmalige Ak-Bildung auszulösen. Eine zweite Impfung findet dennoch statt, um evtl. bestehende Impflücken zu schließen.

Totimpfstoffe (inaktivierte Impfstoffe) Eingesetzt werden entweder ganze inaktivierte Erreger, wichtige antigene Bestandteile oder inaktivierte Erregertoxine, die **Toxoide** (**Toxoidimpfstoffe**). Letztere werden entweder durch Formalin und Wärme inaktiviert oder durch Aluminiumphosphat gefällt (**Präzipitatimpfstoff**). Um schützende Ak nicht nur im Rahmen der Grundimmunisierung, sondern auch während des weiteren Lebens bilden zu können, muss eine Impfung regelmäßig aufgefrischt werden (**Boosterimpfung**).

Adsorbatimpfstoffe Vor allem inaktivierte Virusimpfstoffe und Toxoidimpfstoffe werden an einen Träger gebunden, der seine antigene Potenz verstärkt (deshalb auch als **Adjuvans** bezeichnet). Ein wichtiges Adjuvans ist das **Aluminiumhydroxid**.

Konjugatimpfstoffe Gereinigte Polysaccharide von kapseltragenden Bakterien werden mit einer Proteinkomponente (z. B. das Diphtherie- oder Tetanustoxoid) verbunden (konjugiert), um insbesondere das Immunsystem von Säuglingen und Kindern

< 2 Jahren zu überlisten. Menschen dieses Alters produzieren nur in geringem Maße schützende Ak gegen Polysaccharide, da Polysaccharide T-Zell-unabhängige Antigene (➤ 4.1.5) darstellen. Aber genau diese Polysaccharide sind es, die die Gefährlichkeit der Erreger ausmachen. Durch die Proteinkomponente wird der junge Körper allerdings gezwungen, in großem Maße schützende Ak zu bilden und ein schützendes Immungedächtnis aufzubauen.

Kombinationsimpfstoffe Verimpft werden vom Impfstoffhersteller kombinierte Antigen- oder Erregerkombinationen in einer Impfstoffdosis.

Eine Übersicht über Beispiele für verschiedene Impfstofftypen zeigt ➤ Tab. 12.2. Gemäß der **STIKO** (ständige Impfkommission am Robert Koch Institut) und **§ 20 (3) Infektionsschutzgesetz (IfSG)** empfehlen die obersten Gesundheitsbehörden der Bundesländer in Deutschland eine ganze Reihe von Impfungen öffentlich (**Standardimpfungen**, Synonym: **Regelimpfungen**; ➤ Tab. 12.3) (www.rki.de/DE/Content/Infekt/Impfen/Impfempfehlungen/Impfempfehlungen__node.html).

Langfristiges Ziel hiermit ist, die genannten Infektionskrankheiten auszurotten. Mittelfristig führen hohe Durchimpfungsraten gegen die genannten Erreger zu einer **Herdenimmunität**. Das heißt, dass hohe Durchimpfungsraten zu einem allmählichen Verschwinden des Erregerreservoirs führen und somit mehr oder minder ein Impfschutz der Gesamtbevölkerung besteht, also nicht nur für den großen Teil der Geimpften. Neben den Standardimpfungen existiert die Gruppe der **Indikationsimpfungen** (inklusive **Reiseimpfungen**). Dazu gehören die Impfungen gegen:
- Cholera, Gelbfieber und Typhus (bei Expositionsrisiko z. B. im Urlaub)
- Hepatitis A (bei Expositionsrisiko z. B. am Arbeitsplatz oder im Urlaub)
- FSME und Tollwut (für besonders Exponierte in Risikogebieten, z. B. Förster und Risikopersonen wie Tierärzte)
- Rotaviren (für Säuglinge/Kleinkinder, die vermehrt Kontakt zu anderen Säuglingen/Kleinkindern haben)

Die meisten aktiven Impfungen erfolgen intramuskulär (in den M. deltoideus, bei Kindern in den M. vastus lateralis; der M. gluteus maximus ist für aktive Immunisierungen obsolet). Einige aktive Impfungen erfolgen oral (Schluckimpfungen, z. B. Cholera- und Rötelnlebendimpfungen), andere intradermal (z. B. BCG-Impfung gegen die Tuberkulose, diese ist allerdings inzwischen obsolet).

Tab. 12.2 Impfstofftypen und Beispiele.

Impfstofftyp	Beispiele
aktive Lebendimpfung	Masern (M), Mumps (M), Röteln (R), Varizellen (V), Gelbfieber, Rotavirus, Cholera- und Typhuslebendimpfstoff
Totimpfstoff (ganze inaktivierte Erreger)	Hepatitis A, FSME, inaktivierte Poliovakzine (IPV), Influenza, Poliomyelitis, Tollwut, Cholera- und Typhustotimpfstoff
Totimpfstoff (Erregerbestandteile)	Meningokokken- und Pneumokokken-Polysaccharidimpfstoff, Hepatitis-B-Impfung (HB, gentechnisch hergestelltes HB-Surface-Antigen), azelluläre Pertussisvakzine (aP), Influenza (Spaltvakzine), humane Papillomaviren (HPV)
Totimpfstoff (Toxoide)	Diphtherie (D)- und Tetanusimpfung (T)
Adsorbatimpfstoffe	Influenza (Imbunitimpfstoff)
Konjugatimpfstoffe	*H. influenzae* Typ b (Hib), Meningokokken Typ C, Pneumokokken 7-valent (P)
Kombinationsimpfstoffe	DT, DTaP, DTaPHibIPVHB-(P), MM, MMR, MMRV

Passive Impfung

Bei einer **passiven Impfung** (passive Immunisierung, geliehene Immunantwort) werden fertige Ak verimpft. Da daraufhin keine eigene Immunantwort vom Körper (in Form von Ak) aufgebaut wird, handelt es sich streng genommen auch nicht um eine Impfung. Sie wird als Notfallmaßnahme nach Kontakt mit einem Erreger/Ag im Rahmen der **Postexpositionsprophylaxe** eingesetzt und ist damit eine Maßnahme der **Sekundärprävention**. Der Impfeffekt hält so lange an, bis diese Ig durch den Organismus des Geimpften abgebaut/inaktiviert worden sind. Innerhalb dieser verabreichten Antiseren unterscheidet man:
- **homologe** (humanisierte, gentechnisch hergestellte) Antikörper
- **heterologe** (von Tieren gewonnene) Antikörper
- **Hyperimmunglobuline** (aus Spenderblut mit sehr hohen Ak-Titern gewonnen)

Tab. 12.3 Aktueller Impfkalender (Stand: August 2010, nach Empfehlungen der STIKO am RKI).

Säuglinge und Kleinkinder bis 2 Jahre					
Impfung	Alter in Monaten				
	2	3	4	11–14	15–23
Tetanus	G1	G2	G3	G4	
Diphtherie	G1	G2	G3	G4	
Pertussis	G1	G2	G3	G4	
Haemophilus influenzae Typ b	G1	G2 [a]	G3	G4	
Poliomyelitis	G1	G2 [a]	G3	G4	
Hepatitis B	G1	G2 [a]	G3	G4	
Pneumokokken	G1	G2	G3	G4	
Meningokokken				G1 (ab 12 Monaten)	
Masern, Mumps, Röteln				G1	G2
Varizellen				G1	G2
Kinder ab 5 Jahren, Jugendliche und Erwachsene					
Impfung	Alter in Jahren				
	5–6	9–11	12–17	Ab 18	Ab 60
Tetanus	A1	A2		A (ggf. N) Auffrischimpfung jeweils 10 Jahre nach der vorangegangenen Dosis. Die nächste fällige Td-Impfung einmalig als Tdap- bzw. bei entsprechender Indikation als Tdap-IPV-Kombinationsimpfung	
Diphtherie	A1	A2			
Pertussis	A1	A2			
Poliomyelitis		A1		ggf. N	
Hepatitis B	N				
Pneumokokken					S [b]
Meningokokken	N				
Masern	N			S [c]	
Mumps, Röteln	N				
Varizellen			N		
Influenza					S jährliche Impfung
humanes Papillomavirus (HPV)			G1–G3 Standardimpfung für Mädchen und junge Frauen		

G = Grundimmunisierung, A = Auffrischung, S = Standardimpfung, N = Nachholimpfung (Grundimmunisierung aller noch nicht Geimpften bzw. Komplettierung einer unvollständigen Impfserie). a) Bei Anwendung eines monovalenten Impfstoffes kann diese Dosis entfallen. b) Einmalige Impfung mit Polysaccharid-Impfstoff, Auffrischimpfung nur für bestimmte Indikationen empfohlen. c) Einmalige Impfung für alle nach 1970 geborenen Personen ≥ 18 Jahre mit unklarem Impfstatus, ohne Impfung oder mit nur einer Impfung in der Kindheit, vorzugsweise mit einem MMR-Impfstoff.

Verabreicht werden Antiseren meist in den M. gluteus maximus, bei kombinierter Gabe mit einem Aktivimpfstoff, der in den M. deltoideus verabreicht wird in den kontralateralen Muskel.

Rahmenbedingungen zum Impfen

Zu der von einem Arzt durchgeführten Impfung gehört nach der STIKO noch eine Reihe von Leistungen, die bei jeder Impfung erfolgen müssen. Gemeinsam werden sie als **Impfleistungen** bezeichnet:

- Vermittlung von Informationen hinsichtlich Symptomen und Risiken der Erkrankung, gegen die geimpft werden soll
- Nutzen und Risiken der Impfung sowie Beginn und Dauer des Impfschutzes (sind Auffrischimpfungen/Wiederholungsimpfungen nötig und wenn ja, wann?)
- anamnestischer Ausschluss aktuell bestehender akuter schwerer Erkrankungen. Folgende Situationen sind jedoch keine Kontraindikationen gegen eine Impfung:
  - Antibiotikaeinnahme (mit Ausnahme bakterieller Lebendimpfstoffe)
  - leichte grippale Infekte (selbst, wenn sie mit Körpertemperaturen ≥ 38,5 °C einhergehen)
  - bestehende chronische Erkrankungen
  - Immunschwäche (mit Ausnahme von Lebendimpfungen)
  - bei Kindern vorbekannte Fieberkrämpfe
- anamnestischer Ausschluss vorbestehender Allergien (allgemein), Unverträglichkeiten bei bisherigen Impfungen (ebenfalls Allergien?)
- abschließende Dokumentation der erfolgten Impfung
- Umgang mit dem Impfstoff: Der Impfstoff ist bei +2 bis +8 °C zu lagern, darf aber nicht eingefroren werden. Bei Lebendimpfstoffen und auch einigen Totimpfstoffen ist immer auf die Einhaltung der Kühlkette zu achten. Man darf nicht eigenständig verschiedene Impfstoffe mischen, nur die von den Impfstoffherstellern entwickelten Kombinationsimpfstoffe dürfen verabreicht werden. Vor der Injektion muss auf ein vollständiges Abtrocknen des Desinfektionsmittels an der Injektionsstelle gewartet und es müssen immer trockene Kanülen zur Injektion verwendet werden.

Der Impferfolg, also die Bildung schützender Ak durch den Körper, wird durch die gleichzeitige Gabe von Impfstoffen nicht gefährdet. Kann das nicht erfolgen, so muss bei der Verabreichung von viralen Lebendimpfstoffen ein Abstand von 4 Wochen zu vorangegangenen oder andersartigen viralen Lebendimpfungen eingehalten werden. Das ist bei Totimpfstoffen nicht nötig, weder untereinander noch zu Lebendimpfungen. Hier gilt nur die Einschränkung, dass mögliche auftretende Impfreaktionen (s. u.) vorangegangener Impfungen abgeklungen sein sollen, bevor erneut irgendein Impfstoff verabreicht wird.

Ein weiterer wichtiger Grundsatz zu Impfungen allgemein ist, dass die Impfabstände im Rahmen der Grundimmunisierung gegen einen Erreger möglichst eingehalten und nicht unterschritten werden sollten, um einen sicheren und lang andauernden Impferfolg zu garantieren. Andererseits gibt es keine unzulässig großen Impfabstände, auch nicht im Rahmen einer Grundimmunisierung. Eine jahrelang unterbrochene, nicht zu Ende geführte Grundimmunisierung muss nicht erneut begonnen werden, sondern die Grundimmunisierung wird einfach zu Ende geführt. Kostenträger für die öffentlich empfohlenen Impfungen ist in Deutschland die Krankenkasse.

Eine Impfpflicht besteht **nicht**. Tritt jedoch eine lebensbedrohliche Infektionskrankheit epidemisch auf, gegen die geimpft werden kann, so darf laut § 20 (6) IfSG durch das Bundesministerium für Gesundheit nach Zustimmung des Bundesrats eine Rechtsverordnung erlassen werden, die zur Impfung gegen den entsprechenden Erreger verpflichtet.

Nebenwirkungen von Impfungen

Neben **Lokalreaktionen** an der Injektionsstelle des Impfstoffs (Rötung, Schwellung und Schmerzen) können typischerweise innerhalb von 72 h nach der Impfung **Allgemeinreaktionen** auftreten wie leichtes Fieber, Kopf- und Gliederschmerzen. Der Impfreaktion ist die **Impfkomplikation** gegenüber zu stellen, die über eine leichte Impfreaktion klinisch hinausgeht. Zu Letzterer wird die **Impfkrankheit** gerechnet (z. B. Impfmasern infolge der MMR-Impfung, ➤ Tab. 12.8). Außerdem gehört hierher die Reaktion auf Begleitstoffe (➤ Tab. 12.4) des Impfstoffs, die im schlimmsten Fall in einem anaphylaktischen

Tab. 12.4 Begleitstoffe und Beispiele für Impfstoffe, in denen sie enthalten sind.

Begleitstoff	Impfstoff, in dem er enthalten ist
Adjuvans (z. B. Aluminiumphosphat)	Tetanus
Antibiotika (z. B. Aminoglykoside oder Tetrazykline)	FSME, Influenza, MMR, Tollwut
Hühnereiweiß	FSME, Gelbfieber, Influenza, MM, Tollwut
organische Quecksilberverbindungen (z. B. Thiomersal)	Diphtherie, FSME, HB, Hib, Influenza, Tetanus
Phenol	Cholera, Pneumokokken

Schock mündet. Besonders gravierend kann die Reaktion auf enthaltenes Hühnereiweiß sein. Deshalb ist in der Anamnese immer zu fragen, ob eine Hühnereiweißallergie bekannt ist!

Treten nach einer Impfung Symptome entsprechend einer Impfkomplikation auf, bei denen auch tatsächlich ein ursächlicher Zusammenhang zu der vorangegangenen Impfung vermutet wird, so ist diese durch den Arzt nach **§ 6 (3) IfSG** an das zuständige Gesundheitsamt zu melden. Von dort erfolgt eine Meldung an das **Paul-Ehrlich-Institut (PEI)**. Bestätigt sich die Impfkomplikation, handelt es sich um eine öffentlich empfohlene Impfung und ist bei dem Patienten hierdurch eine ärztliche Behandlung nötig, so werden die Kosten durch die Versorgungsämter der Bundesländer übernommen und nicht durch die Krankenkassen.

Impfung besonderer Personengruppen

Zu operierende Personen (ohne weitere Komplikationen und bei elektiven Eingriffen) Für sie gilt, dass zur vorherigen Gabe eines Lebendimpfstoffs mindestens ein Intervall von 14 Tagen besteht, für Totimpfstoffe sollte ein 3-Tage-Intervall nicht unterschritten werden. Nach Operation sollten sowohl Lebend- als auch Totimpfstoffe frühestens erst wieder nach 6 Wochen verabreicht werden.

Schwangere Generell kontraindiziert sind in der Schwangerschaft Lebendimpfstoffe. Geimpft werden darf allerdings gegen Diphtherie, FSME, Hepatitis B, Influenza, Pneumokokken, Polio (IPV), Tetanus, Tollwut (als Postexpositionsprophylaxe). Nur nach strenger Indikationsprüfung darf auch in der Schwangerschaft gegen Cholera (Totimpfstoff), Gelbfieber (allerdings auf keinen Fall im 1. Trimenon!), Hepatitis A, Meningokokken, Tollwut (präexpositionell) und Typhus (Totimpfstoff) geimpft werden.

Chronisch Kranke Die öffentlich empfohlenen Impfungen sind nicht nur möglich, sondern auch für die Patienten besonders ratsam (z. B. bei fortgeschrittenen Lungenerkrankungen und Influenza- und Pneumokokkenimpfungen). Einschränkungen gelten allerdings für Lebendimpfstoffe, sofern die chronische Erkrankung mit einem Immundefekt einhergeht (wie z. B. bei fortgeschrittenen Lebererkrankungen).

Immunsupprimierte Grundsätzlich sind für alle Immunsupprimierte zunächst einmal alle Totimpfstoffe geeignet. Lebendimpfstoffe sind zu vermeiden. Es drohen sonst Impfkrankheiten mit möglicherweise schweren Komplikationen.

HIV-Infizierte Bei HIV-Infizierten gilt es, immunologisch zwei Situationen zu unterscheiden: Ist die HIV-Infektion symptomatisch und/oder liegt die Zahl CD4-positiver T-Zellen unter 200/μl, so gelten die gleichen Auflagen wie bei Immunsupprimierten. Sind Patienten asymptomatisch und die CD4-positiven T-Zellen > 200/μl im Blut, so ist die Gabe von Lebendimpfstoffen nicht nur möglich, sondern auch ratsam.

Postexpositionsprophylaxe

Für den Kontakt mit einigen gefährlichen Erregern bei gleichzeitig langer Inkubationszeit existieren von der STIKO empfohlene feste Impfrichtlinien zur Durchführung einer Postexpositionsprophylaxe nach erfolgtem Kontakt:

Hepatitis-B-Virus Blut sollte sofort abgenommen und der Anti-HBs-Wert bestimmt werden bei Personen, die sich mit wahrscheinlich HBV-verunreinigten Materialien verletzt haben und bei denen entweder kein oder ein unvollständiger Impfschutz besteht, und wenn der Verletzte bekannterweise Low- oder Non-Responder auf die Impfung ist oder die letzte Impfung gegen HBV mehr als 10 Jahre zurück liegt oder der Impferfolg serologisch nie kontrolliert wurde. Anhand dessen entscheidet sich, wie die Postexpositionsprophylaxe aussieht (➤ Tab. 12.5). Ist bei der o. g. Personengruppe innerhalb von 48 h nach der Verletzung keine Titerkontrolle möglich, so ist eine kombinierte aktive und passive Immunisierung notwendig.

C. tetani Für die Tetanuspostexpositionsprophylaxe wird differenziert vorgegangen (➤ Tab. 12.6).

Tab. 12.5 Postexpositionsprophylaxe gegen das Hepatitis-B-Virus (nach Empfehlungen der STIKO).

Anti-HBs-Titer im Blut (in IE/l)	Aktive Immunisierung notwendig:	Passive Immunisierung notwendig:
≥ 100	nein	nein
≥ 10 und < 100	ja	nein
< 10	ja	ja

Angemerkt sei, dass bei der aktiven Immunisierung laut STIKO die Dreifachimpfung DTaP statt einer isolierten Tetanusimmunisierung empfohlen wird. Analog gilt auch hier wieder wie beim Impfkalender, dass ab einem Alter von 6 Jahren des entsprechenden Patienten die Dreifachkombination mit reduzierter Diphtherie- und azellulärer Pertussiskomponente für die aktive Immunisierung verwendet werden sollte (dTaP).

Tollwutvirus Ein weiteres wichtiges Regime für eine Postexpositionsprophylaxe existiert für die Tollwut (> Tab. 12.7). Anzumerken bleibt, dass bei einem Expositionsgrad III ein Großteil des Tollwut-Immunglobulins in und um die Wunde instilliert wird und nur der Rest i. m. gegeben wird. Parallel ist immer auch an eine Tetanus-Postexpositionsprophylaxe zu denken.

Weitere Informationen
Die aktuellen Impfempfehlungen sind auf den Internetseiten des Robert Koch-Instituts (www.rki.de) einsehbar. Empfohlene Impfungen haben einen zuweilen auch von Ärzten unterschätzten Nutzen (> Tab. 12.8).

Tab. 12.6 Tetanus-Postexpositionsprophylaxe (nach Empfehlungen der STIKO; 1: es sei denn, die letzte Impfung liegt mehr als 10 Jahre zurück; 2: es sei denn, die Verletzung liegt länger als 24 h zurück; 3: es sei denn, die letzte Impfung liegt länger als 5 Jahre zurück).

bisher erhaltene Tetanusimpfdosen	oberflächliche, kleine und saubere Wunde		tiefe, verschmutzte Wunde	
	Aktive Immunisierung nötig:	Passive Immunisierung nötig:	Aktive Immunisierung nötig:	Passive Immunisierung nötig:
unbekannt	Ja	nein	ja	ja
keine oder eine	ja	nein	ja	ja
zwei	ja	nein	ja	nein (2)
drei oder mehr	nein (1)	nein	nein (3)	Nein

Tab. 12.7 Tollwut-Postexpositionsprophylaxe (entsprechend Empfehlungen der STIKO; Info: Impfstoffköder werden in Tollwutendemiegebieten zur oralen Immunisierung von Füchsen ausgelegt).

Expositionsgrad	Exposition gegenüber:		Form der Prophylaxe
	tollwutverdächtiges/krankes Tier	Tollwutimpfstoffköder	
I	Füttern, Berühren eines Tiers, Belecken lassen durch das Tier (bei intakter Haut)	Berühren (bei intakter Haut)	keine
II	Knabbern, Kratzen des Tiers, Belecken lassen durch das Tier (bei defekter Haut)	Impfflüssigkeit eines beschädigten Köders gelangt auf defekte Haut	aktive Immunisierung
III	Bissverletzung, starke Kratzwunden durch das Tier, Schleimhautkontamination (Auge, Mundhöhle) durch Speichel des Tiers	Impfflüssigkeit eines beschädigten Köders gelangt auf Schleimhäute (Auge, Mundhöhle) oder frische Hautverletzungen	aktive Immunisierung plus einmalige passive Immunisierung (20 IE/kg Körpergewicht) parallel zur ersten Gabe des Totimpfstoffs

Tab. 12.8 Inzidenz erregerbedingter Erkrankungen: ohne und unter Impfung.

Erkrankung	Symptome	Inzidenz bei Erkrankung	Inzidenz als Impfkomplikation
Masern	Enzephalitis	1/500 bis 1/10.000	< 1/1.000.000
Mumps	Meningitis	1/10	1/100.000 bis 1/1.000.000
Röteln	Embryopathie	bis 60 %	0
Polio	Lähmung	1/100	0 (bei parenteralem Impfstoff IPV)
Hepatitis B	chronische Hepatitis B, Leberzirrhose, Leberzellkarzinom	1/10 bis 1/1.000	0
Tollwut	Tod	100 %	0

12.2 Pathophysiologie

Der Organismus kann bei einer Infektion durch den Erreger selbst (bzw. seine Bestandteile, Stoffwechselprodukte) oder als Folge seiner eigenen Abwehrreaktionen geschädigt werden (➤ Abb. 12.3):
- **Mikrobielle Schädigungsfaktoren** umfassen Zahl und Eigenschaften der infektionsauslösenden Organismen (d. h. Virulenz des Erregers).
- **Wirtsfaktoren** umfassen die durch die mikrobielle Invasion ausgelösten Abwehrreaktionen.

Die Wirtsfaktoren stehen dabei ganz im Vordergrund: In vielen Fällen wird die Schädigungswirkung der Erreger durch die körperlichen Abwehrvorgänge und die dabei ausgelösten Entzündungsprozesse potenziert oder erst ermöglicht. Zahlreiche Schädigungen, die man früher der Wirkung der Mikroorganismen zuschrieb, beruhen tatsächlich auf der Reaktion des Wirtsorganismus.

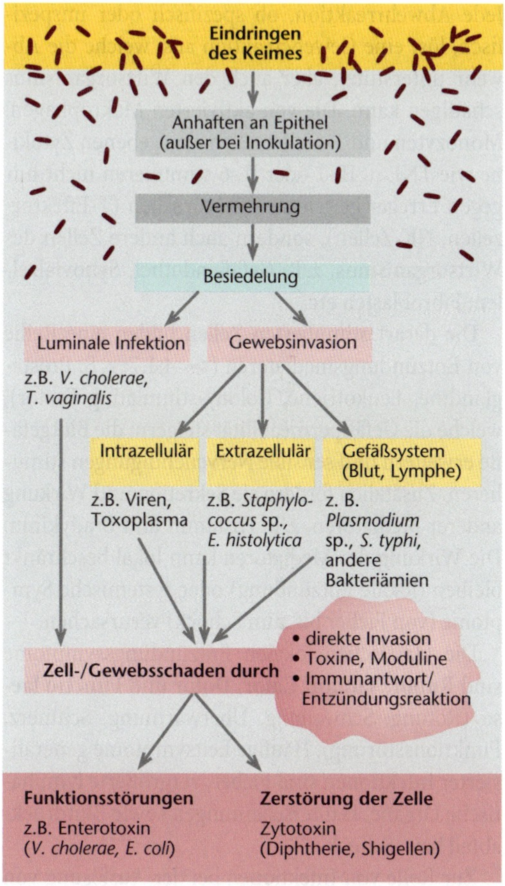

12.2.1 Aufgaben und Beispiele für Virulenzfaktoren

Festsetzung, Ausbreitung und Vermehrung

Viele Erreger verfügen über spezifische Mechanismen, die ihnen die Verankerung und Ausbreitung im Wirtsmechanismus erleichtern; hierzu gehören z. B. die Sekretion bestimmter **Adhäsine** oder die Ausbildung von „Zellhaaren" (**Pili**), die es Bakterien ermöglichen, sich an Zellen festzusetzen (genutzt z. B. von *E. coli*, *N. gonorrhoeae* und vielen Streptokokken), die Produktion lytischer Enzyme, die zur Gewebepenetration verhelfen (z. B. Koagulasen, genutzt u. a. von manchen Staphylokokken), oder die Sekretion von gewebeschädigenden Exo- oder Endotoxinen, welche die Invasion erleichtern.

Unterlaufen der Immunabwehr

Viele Erreger verfügen über spezifische Mechanismen, die es ihnen ermöglichen, die Immunantwort des Körpers zu unterlaufen und dadurch zusätzliche Virulenz zu gewinnen:
- Manche Mykobakterien überleben oft jahrelang als intrazelluläre Parasiten, indem sie die Aktivierung der Lysosomen hemmen.
- Viele Viren entgehen der Neutralisation durch Ak, da sie sich nur intrazellulär vermehren.

Die wenig immunogene **Kohlenhydratkapsel** vieler Bakterien umhüllt deren Antigenstrukturen und verhindert dadurch die spezifische Erkennung durch das Immunsystem, wie die antikörperabhängige Phagozytose durch Makrophagen (z. B. bei *Str. pneumoniae*).

Manche *E.-coli*-Stämme besitzen spezifische Ag, die eine Komplementaktivierung verhindern, andere Bakterien (*Str. pneumoniae*, *H. influenzae* und Neisserien) bilden Proteasen, die das vom Wirt gebildete Immunglobulin A (IgA) inaktivieren.

Viele Viren (z. B. Influenzaviren) und Bakterien (z. B. *Str. pneumoniae*) verändern ihre Antigenei-

Abb. 12.3 Pathogenese von Infektionen. [L157]

genschaften beständig, sodass die spezifische Immunität stets lückenhaft bleibt.

Die wohl potenteste Art der Immunevasion ist die von manchen Viren ausgelöste generelle Immunsuppression (z. B. HIV).

12.2.2 Gewebeschädigung durch Mikroben

Direkte mikrobielle Zellinvasion mit nachfolgendem Zelltod Typisches Schädigungsmuster durch Viren und intrazelluläre Bakterien, z. B. durch Lyse der Wirtszelle, Inhibition der Proteinsynthese oder Veränderung der Wirtszellmembran durch Virusproteine.

Genetische Transformation der Zelle Jedes Virus baut sein Genom in die Wirtszelle ein und kann dadurch seine eigene Vermehrung (die oft in der Zerstörung der Wirtszelle endet) befördern. Einige wenige Viren können zudem eine Gewebeentartung induzieren (**onkogene Viren**), z. B. EBV (Burkitt-Lymphom), HBV (hepatozelluläres Karzinom) und HPV (Zervixkarzinom). Wie onkogene Viren genau wirken, ist nicht immer bekannt, sie inaktivieren evtl. bestimmte Tumorsuppressorgene.

Zellschädigung durch Sekretion schädigender Toxine Diese Substanzen können Zellen direkt zerstören, aber z. B. auch die Blutgefäße eines Organgebiets schädigen mit nachfolgender ischämischer Nekrose (z. B. α-Toxin von *C. perfringens*).

Auslösung einer zellschädigenden Immunantwort bzw. Entzündungsreaktion Obwohl die Immunantwort des Körpers primär gegen den Erreger gerichtet ist, kann sie zur Wirtsschädigung beitragen, z. B. durch Hypersensitivitätsreaktionen oder durch verschiedene Formen und Folgen der Entzündungsreaktion wie z. B. Abszessbildung, Granulombildung, Nekrose, Induktion von chronischer Entzündungen sowie Autoimmunität und Narbenbildung. So kommt es etwa im Rahmen der durch Herpesviren ausgelösten Immunprozesse nicht selten zu Erythema multiforme, Thrombozytopenie und Schädigungen des zentralen Nervensystems.

Toxine

- **Exotoxine** sind aktiv sezernierte, meist thermolabile Proteine mit Enzymeigenschaften, welche die Gewebe des Makroorganismus direkt schädigen können und gegen die der Makroorganismus eine Immunität entwickeln kann. Die Exotoxine haben zumeist spezifische Angriffspunkte.
- **Endotoxine** sind LPS aus der Zellwand gramnegativer Bakterien, die beim Bakterienzerfall frei werden. Sie lösen eine Abwehrkaskade aus, die nicht nur den Krankheitserreger, sondern auch Gewebe des Makroorganismus schädigen kann. Diese Reaktion kann so schwerwiegend sein, dass der infizierte Wirt stirbt (Endotoxinschock, z. B. bei gramnegativer Sepsis).

Entzündungsreaktion

Jede Abwehrreaktion, ob spezifisch oder unspezifisch, löst eine Gewebereaktion aus, welche die Abwehr unterstützt, aber auch den Wirtsorganismus schädigen kann. Die von aktivierten Makrophagen, Monozyten und T-Helferzellen abgegebenen Zytokine wie TNF-α, IL-1 oder IL-6 stimulieren nicht nur gegen Erreger gerichtete Effektorzellen (T-Effektorzellen, NK-Zellen), sondern auch andere Zellen des Wirtsorganismus, z. B. Gefäßendothel, Synovialzellen, Fibroblasten etc.

Die derart stimulierten Zellen bilden eine Reihe von Entzündungsmediatoren (➤ 4.1.7; z. B. Prostaglandine, Leukotriene, Colony-stimulating Factor), welche die Gefäßpermeabilität steigern, die Blutgefäße erweitern und sensible Nervenendigungen stimulieren. Zusätzlich fördern sie Sekretion und Wirkung anderer Mediatoren, z. B. Histamin und Bradykinin. Die Wirkung der Mediatoren kann lokal beschränkt bleiben (lokale Entzündung) oder systemische Symptome (von Fieber bis zum Schock) verursachen.

Die klassischen lokalen Entzündungssymptome sind **Rubor**, **Tumor**, **Calor**, **Dolor** und **Functio laesa** (Rötung, Schwellung, Überwärmung, Schmerz, Funktionsstörung). Häufige Leitsymptome generalisierter Infektionen sind Fieber, vergrößerte lymphatische Organe, Hauterscheinungen sowie Blutdruckabfall bzw. Schock.

Zur Rolle von Infektionen bei der Auslösung von Autoimmunerkrankungen: ➤ 4.4.

12.3 Diagnostik

In der Diagnostik von Infektionskrankheiten spielen neben Anamnese, körperlicher Untersuchung und Verlaufsbeobachtung v. a. Laboruntersuchungen eine wichtige Rolle (➤ Abb. 12.4). Da ein direkter Erregernachweis nicht immer möglich ist, folgt die Diagnostik dann indirekten Spuren, die sich aus der Reaktion des Wirtsorganismus ergeben.

12.3.1 Diagnostische Strategie

Eine schrittweise Vorgehensweise mit der Beantwortung dreier Fragen hat sich bewährt:

Liegt eine Infektionskrankheit vor?

Infektionskrankheiten überschneiden sich in ihrer Symptomatik mit rheumatischen, hämatologischen und bestimmten Stoffwechselerkrankungen. Die Kenntnis der Symptome der wichtigsten Infektionskrankheiten ist deshalb unerlässlich. Außerdem müssen Faktoren erkannt werden, die eine Infektionskrankheit wahrscheinlicher machen:

- **Disposition**: alle Faktoren, die einen Wirt empfänglicher für eine Infektion machen (➤ Tab. 12.9)
- **Exposition**: Faktoren, die zu verstärktem Erregerkontakt und damit zu einer erhöhten Infektionswahrscheinlichkeit führen, Kontakte mit Erkrankten, Tierkontakt, Insekten- oder Zeckenstiche, geografische Exposition (z. B. Fernreisen), berufliche Exposition (Gesundheitswesen, Sex-Gewerbe etc.) usw. (➤ Tab. 12.10).

Wo ist der Infektionsherd lokalisiert?

Kann sowohl klinisch als auch durch bildgebende und labortechnische Verfahren beantwortet werden; bei der klinischen Einschätzung ist Folgendes zu beachten:

- Nur in Ausnahmefällen beginnt die Krankheit mit primär organspezifischen Symptomen, z. B. bei Klebsiellen-Pneumonie, Tularämie, Cholera oder Bornholm-Krankheit. Den meisten Infektionskrankheiten geht eine mehr oder weniger unspezifische **Prodromalphase** voraus (➤ 12.1.1), sodass sich oft erst im Verlauf spezifische Hinweise auf den Erregerherd ergeben.
- Symptome bei Infektionskrankheiten können im Bereich der Eintrittspforte des Erregers auftreten (wie Erythema migrans bei Borreliose), sie können jedoch auch wegen der oft nachfolgenden Erregerdissemination an anderen Organen (z. B. Enzephalitis bei Borreliose) oder gar systemisch auftreten (etwa Septikämie bei Leptospirose). Zu solchen „Fernwirkungen" kommt es auch durch die mit der Infektabwehr verbundenen Immunreaktionen (z. B. Arthritis bei Borreliose) oder durch toxinbedingte Wirkungen (z. B. Schädigung des ZNS durch Tetanus-Toxin oder Hauterscheinungen bei Scharlach).

Welcher Erreger verursacht die Infektion?

Klinisch Leider ist die klinische Erregerdiagnose nur sehr eingeschränkt möglich. Auch wenn die Symptome bei Infektionskrankheiten nur selten erregerspezifisch sind, können manche Erscheinungen

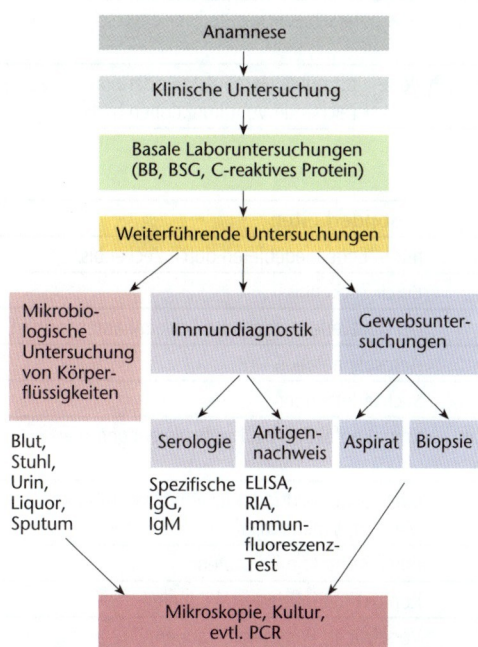

Abb. 12.4 Diagnostisches Vorgehen bei Infektionskrankheiten im Schema. [L157]

Tab. 12.9 Dispositionsfaktoren und Infektionskrankheiten.

Dispositionsfaktor	häufige Erreger	Erkrankung	Besonderheiten
zelluläre Immundefekte, z. B. bei HIV	T. gondii	Toxoplasmose	bei manchen Immundefekten auch chronische Verlaufsformen möglich
Agranulozytose oder Granulozytendefekte	E. coli, Staphylokokken	Sepsis, Abszesse	oft foudroyante Verläufe
Hypogammaglobulinämie, z. B. beim Plasmozytom	Str. pneumoniae, N. meningitidis, H. influenza	chronische sinubronchiale Infekte, Otitis media	Infekte bei humoralen Abwehrdefekten sind typischerweise durch bekapselte Erreger bedingt und betreffen Grenzflächenorgane (Haut, GIT, Bronchialsystem)
Tumorerkrankungen	Varicella-Zoster-Virus	Herpes zoster	gelegentlich als erstes klinisches Zeichen einer Tumorerkrankung
Bronchiektasen	Proteus mirabilis, Pseudomonas, andere gramnegative Stäbchen	Bronchopneumonien, Abszesse	prophylaktisch regelmäßige Bronchialtoilette
Lungenemphysem, Asthma	Aspergillus fumigatus	allergische bronchopulmonale Aspergillose (ABPA)	gehäufte bronchopulmonale Infekte auch durch andere Erreger, v. a. Bakterien
Diabetes mellitus	Staphylokokken, Streptokokken, E. coli	Hautabszesse, Endokarditis, Pyelonephritis	insgesamt erhöhte Infektanfälligkeit, v. a. Harnwegsinfekte
Linksherzinsuffizienz	Str. pneumoniae	„Stauungspneumonie"	auch andere Pneumonieerreger
Mukoviszidose	Pseudomonas, St. aureus, B. cepacia	Lungeninfektionen	Verlauf oft durch Kachexie und sekundären Diabetes mellitus kompliziert
Asplenie (anatomisch oder funktionell)	Str. pneumoniae, andere bekapselte Bakterien	Sepsis, Peritonitis	Impfung und Chemoprophylaxe aller Patienten nach Splenektomie
Unterernährung	M. tuberculosis	Tuberkulose	erhöhte Infektanfälligkeit durch zelluläre und humorale Abwehrschwäche
Immundefekte	je nach betroffenem Arm des Immunsystems jeweils unterschiedliches, teilweise typisches Krankheits- und Erregerspektrum (➤ 4.3)		
urogenitale Fehlbildungen	E. coli, E. faecalis	Harnwegsinfekte, Pyelonephritis	oft durch Harnaufstau oder durch unzureichende Ventilfunktionen bedingt

Tab. 12.10 Expositionsfaktoren für Infektionskrankheiten.

Expositionsfaktor	übertragene Erreger	Erkrankung	Besonderheiten
Aufenthalt im Wald	FSME-Virus	FSME	nur in Endemiegebieten durch Zeckenbiss
	B. burgdorferi	Borreliose	durch Zeckenbiss
Patientenversorgung	Hepatitis-B-Virus	Hepatitis B	bei Hautverletzungen und Schleimhautexposition
	M. tuberculosis	Tuberkulose	Aerosolinhalation
	HIV	AIDS	Stichverletzungen
Tierzucht, Tierkontakte	Erysipelothrix rhusiopathiae	Schweine-Rotlauf	Kontaktinfektion bei Hautverletzungen
	B. anthracis	Milzbrand	direkter Kontakt mit infiziertem Tier (Bauern, Metzger, Wollhändler)
	C. burneti	Q-Fieber	durch Kontakt mit Schafen
	Rabies	Tollwut	Kontakt mit infizierten Wildtieren
	C. psittaci	Ornithose	Vogelzucht: Papageien, Tauben
	T. gondii	Toxoplasmose	Kontakt mit Katzenkot
	B. abortus	Morbus Bang	Schafe, Ziegen

Tab. 12.10 Expositionsfaktoren für Infektionskrankheiten. (Forts.)

Expositionsfaktor	übertragene Erreger	Erkrankung	Besonderheiten
Tropenaufenthalte	Malaria species	Malaria	Stich der *Anopheles*-Mücke
	Dengue-Virus	Dengue-Fieber	Stich infizierter Mücken (z. B. *Aedes aegypti*)
	T. brucei	Schlafkrankheit	Tsetse-Fliege
Prostitution, Promiskuität	HIV	AIDS	ungeschützte Sexualkontakte
	Hepatitis B und andere STD	z. B. Hepatitis	ungeschützte Sexualkontakte
Tiefbau, Erdarbeiten	*H. capsulatum*	Pneumonie	Inhalation erregerhaltiger Aerosole
	L. interrogans	Leptospirose	in Feuchtgebieten, wassergefüllten Kanälen
	A. duodenale	Hakenwurm-Befall	Arbeiten in Reisfeldern

aber wenigstens als typisch für bestimmte Erreger gelten, z. B. Koplik-Flecken bei Masern. Gelegentlich sind auch bestimmte klinische Konstellationen (Syndrome) erregerspezifisch: z. B. stakkatoartiger Husten mit „Aufziehen" und Erbrechen glasigen Schleims bei Keuchhusten. Außerdem kann die Beobachtung des Fieberverlaufs wertvolle Hinweise zur Erregereingrenzung geben (➤ 12.5.1).

Labortechnisch Mit Tests zum direkten oder indirekten Erregernachweis. Alle Verfahren setzen die genaue Kenntnis der optimalen Entnahme-, Konservierungs-, Versand- und Aufbereitungstechniken voraus (➤ 12.3.3).

Epidemiologisch Die Aufdeckung der Infektionsquelle durch epidemiologische Methoden ist oft die schnellste und eleganteste Art der Erregeridentifizierung (➤ 12.1.3). Manchmal genügt der Anruf beim lokalen Gesundheitsamt, um eine „unklare" Diarrhö auf den Kryptosporidien-Ausbruch an einem Badesee zurückzuführen. Umgekehrt ist die Epidemiologie auf Meldungen der Fälle angewiesen, weshalb gerade für unklare Durchfallerkrankungen besondere Meldepflichten nach dem IfSG bestehen (➤ 15.1.1).

12.3.2 Anamnese und Befund

Anamnese

Folgt der in ➤ 12.3.1 dargelegten Strategie:

Kommt eine Infektionskrankheit in Betracht?
Der Patient wird hierzu gezielt nach allgemeinen Symptomen gefragt, die für eine Infektionskrankheit sprechen, v. a. Fieber, Schüttelfrost, Lymphknotenschwellungen, Abgeschlagenheit, Myalgien, Arthralgien und Kopfschmerzen sowie Symptome an „Grenzflächenorganen":

- Gastrointestinaltrakt: Schluckbeschwerden, Übelkeit, Durchfall, Bauchschmerzen
- Respirationstrakt: Husten, Auswurf, Schnupfen, Heiserkeit
- Urogenitaltrakt: Dysurie, Pollakisurie, Ausfluss
- Haut: Hautausschläge, umschriebene Hautveränderungen

Darüber hinaus werden Fragen zur Disposition und Exposition gestellt (➤ Tab. 12.9; ➤ Tab. 12.10).

Wo ist der Infektionsherd lokalisiert?
Hinweise bieten die organsystembezogenen Beschwerden des Patienten. Auch hier werden entsprechende Fragen zur Disposition und Exposition ausgewertet (➤ Tab. 12.9; ➤ Tab. 12.10).

Welches ist der mögliche Erreger?
Für die Eingrenzung des möglichen Erregerspektrums und zur Ortung der Infektionsquelle werden die in ➤ Tab. 12.9 und ➤ Tab. 12.10 angesprochenen Punkte systematisch abgefragt.

Körperliche Untersuchung

Da praktisch jedes Organ von der Haut bis zum Augenhintergrund betroffen sein kann, kommt einer systematischen, umfassenden Befunderhebung (**Ganzkörperstatus** mit detaillierter Untersuchung von Haut, Schleimhäuten, Lymphknoten, Bewegungsapparat, Abdominal- und Genitalorganen) strategische Bedeutung zu.

12.3.3 Labor

Die Identifizierung des Erregers erfolgt **direkt** (durch Kultur, Gensonde oder serologischen Antigennachweis, Mikroskopie) oder **indirekt** (Antikörpernachweis). Die Erregeridentifikation ist nicht nur Grundlage der spezifischen Diagnostik, sondern auch der kalkulierten Therapie sowie der Planung von Präventivstrategien und ist deshalb in jedem Fall anzustreben.

Untersuchung der Wirtsantwort

Entzündungsmarker

Da diese lediglich die entzündliche Gewebereaktion widerspiegeln, sind sie weder spezifisch für eine Infektion noch für einen bestimmten Erreger. Bei bakteriellen Infektionen sind die im Serum gemessenen Entzündungsparameter zumeist besonders deutlich erhöht, bei Infektionen mit Viren, Pilzen, Protozoen oder Mykobakterien können sie trotz ausgeprägter klinischer entzündlicher Zeichen ganz oder weitgehend normal bleiben. Die Bedeutung von Entzündungsmarkern liegt demzufolge bei der Diagnosestellung einer Infektion nur im Zusammenspiel mit anderen Untersuchungsmethoden. Als Verlaufsparameter kann die sequenzielle Bestimmung von Entzündungsparametern sehr wertvoll sein. Daneben sind wirtschaftliche Faktoren zu beachten: die Preise für die Bestimmung von Zytokinen oder des Procalcitonins (PCT) übersteigen die für „ältere" Marker wie BSG oder CRP bei Weitem.

Blutsenkungsgeschwindigkeit (BSG)
Die Veränderung der BSG beruht auf der Vermehrung hochmolekularer Proteine im akuten Infekt wie Immunglobulin, Immunkomplexe, α_2-Makroglobulin, Fibrinogen und Akute-Phase-Proteinen. Diese Proteine beeinflussen die durch negative Ladungen an der Zelloberfläche unterhaltene Abstoßung zwischen den Erythrozyten, sodass diese sich leichter in **Geldrollenformation** übereinanderlegen und dadurch rascher absinken.

Die BSG ist ein relativ träger Verlaufsparameter, der nicht nur bei Infektionskrankheiten, sondern auch bei anderen entzündlichen Erkrankungen erhöht ist, wie bei erythrozytären Erkrankungen (Makrozytose und Anämie) oder Plasmozytom und Morbus Waldenström, Tumorerkrankungen oder Schwangerschaft.

Die BSG steigt ca. 1 Tag nach Infektbeginn deutlich an und normalisiert sich erst etwa 4 Wochen nach Beendigung der Erkrankung.

Akute-Phase-Proteine
Zumindest in der Anfangsphase empfindlicher für die Diagnostik und Verlaufsbeurteilung von Infektionskrankheiten. Ihre Produktion findet in erster Linie in der Leber statt und wird durch Zytokine beeinflusst. In dieser heterogenen Gruppe werden Serumkomponenten zusammengefasst, die im Rahmen der physiologischen Veränderung nach Gewebeverletzung und -entzündung ansteigen. Ein Beispiel ist das durch IL-6 induzierte C-reaktive Protein (**CRP**), das sich als Opsonin an Bakterienhüllen binden und die „klassische" Komplementkaskade aktivieren kann. Es steigt frühzeitig (ca. 6–8 h) nach Ausbruch der Infektionskrankheit an und normalisiert sich schneller als die BSG (wenige Tage nach der Erkrankung). In begrenztem Umfange lässt die Höhe seines Serumspiegels Rückschlüsse auf die Erregerklasse zu (bakterielle Infektion: sehr hohe Werte, viral: meist – aber eben nicht immer – niedrigere Werte).

Auch das CRP ist **nicht** spezifisch für eine Infektion, ebenso wenig wie die bisher nur experimentell bestimmten Zytokine, deren Bestimmung in Zukunft als rasch ansteigende Entzündungsmarker an Bedeutung gewinnen dürfte.

Weitere Akute-Phase-Proteine sind Komplementfaktoren, Protease-Inhibitoren, metallbindende Proteine (z. B. Haptoglobin, Coeruloplasmin), das zunehmend, leider momentan aber noch sehr teuer laborchemisch zu bestimmende und für bakterielle Infektionen recht spezifische **Prokalzitonin** sowie das Fibrinogen. Darüber hinaus gibt es weitere mögliche geeignete Surrogatmarker für das Ausmaß spezifischer Infektionen, z. B. die **LDH** für *P. jiroveci*- (früher: *carinii*-)Infektionen oder das **Ferritin** für mykobakterielle Erkrankungen.

Blutbild
Eine **Leukozytose** (mit oder ohne Linksverschiebung) kann als Ausdruck der Immunantwort bei Infektionen auftreten. Sie wird v. a. bei bakteriellen Infektionen beobachtet. Virale Infekte führen seltener zur Leukozytose, manchmal gehen sie auch mit **Neutropenie**, einer **Lymphozytose** oder aber auch

einer **Lymphopenie** einher. Im Einzelfall kann jedoch keineswegs vom Ausmaß der Leukozytose auf die Art des Erregers geschlossen werden!

Häufig tritt im Rahmen der akuten Entzündungsreaktion auch eine **Thrombozytose** auf, die ebenfalls die allgemeine Knochenmarkstimulierung widerspiegelt. Gelegentlich sieht man bei bakteriellen und viralen Infektionen eine **Leukopenie**. Ursachen können ein erhöhter Verbrauch im Anfangsstadium der Infektionskrankheit oder „überwältigende" Infektionen wie Sepsis, Miliartuberkulose oder Typhus sein.

> **MERKE**
>
> **Typische Blutbildveränderungen bei Infektionskrankheiten**
>
> **Leukozytose**
> - mit vorwiegender Granulozytose: bakterielle Infektionen
> - mit vorwiegender Lymphozytose: Keuchhusten, CMV
>
> **Neutropenie** Virale Infektionen, Typhus, Brucellose, foudroyante Sepsis.
> **Lymphozytose** Oft mit normaler Leukozytenzahl: virale Infektionen.
> **Eosinophilie** Infektion mit Parasiten, Wurmerkrankungen.
> **Atypische Lymphozyten** EBV-Infektion (Mononukleose).
> **Monozytose** Lues, Tuberkulose, Brucellose sowie im Anfangsstadium vieler anderer Infektionskrankheiten.

Andere Entzündungsparameter

Praktisch jede am Infektionsort gewonnene Körperflüssigkeit kann auf solche Entzündungsparameter untersucht werden, z. B.
- der Urin auf Leukozyten, Erythrozyten, Proteingehalt, Zellaggregate etc.,
- der Liquor auf Proteingehalt, Zuckergehalt, Leukozyten, Erythrozyten etc.,
- der Stuhl auf Leukozyten.

In ähnlicher Weise werden Pleuraflüssigkeit, Perikarderguss, Vaginalsekret, Sputum, Peritonealflüssigkeit oder BAL untersucht.

Histopathologische, zytologische und immunologische Verfahren

Histopathologische Untersuchung

Kann Formen der Entzündungsreaktion enthüllen und damit die Diagnostik entscheidend erleichtern:
- Granulozyteninfiltrate weisen auf eine akute bakterielle Infektion hin.
- Lymphozyteninfiltrate spiegeln chronische, nichtbakterielle Entzündungen wider.
- Granulome sind für mykobakterielle und bestimmte Pilzerkrankungen typisch.
- Eosinophile Infiltrate sind typisch für Wurmerkrankungen.

Einige wenige Erreger haben ein **spezifisches histopathologisches Erscheinungsbild** (z. B. „Palisadenbildung" bei Katzenkratzkrankheit, Endarteriitis obliterans bei Syphilis).

Zytologische Untersuchung

Selten kann auch die zytologische Untersuchung Hinweise auf den Erreger geben, wie etwa der vom Grund eines geöffneten Hautbläschens erhaltene Abstrich bei Herpes simplex mit typischen Zellphänomenen (**mehrkernige Riesenzellen**).

Hauttests

Eine elegante Methode der Erregerdiagnostik ergibt sich aus der Analyse der zellvermittelten Immunantwort des Wirts durch **intradermale Hauttests**. Diese werden v. a. bei V. a. Tuberkulose, aber auch z. B. bei Histoplasmose oder Aspergillose angewendet. Wichtig ist dabei, dass gleichzeitig mit dem zu testenden Antigen ein Kontrollantigen (z. B. ein ubiquitärer Erreger wie etwa *Candida*, der in jedem Falle ein positives Resultat erbringen sollte), getestet wird, um eine allgemeine Anergie auszuschließen.

In den letzten Jahren ging die Verfügbarkeit solcher Hauttests aus verschiedenen Gründen zurück; inzwischen werden sie teilweise durch **In-vitro-Testverfahren** (z. B. **INF-γ-Test auf Tuberkulose**) ersetzt.

Erregernachweis

Im Rahmen der speziellen mikrobiologischen Diagnostik können Erreger oder ihre Toxine direkt – mit Kulturen, Mikroskopie oder Gensonden – oder indirekt – z. B. über Reaktionen mit Antikörpern – nachgewiesen werden. Die Wahl des Nachweisverfahrens hängt vom Erreger ab: Je schwerer ein Erreger isolierbar ist, desto größere Bedeutung gewinnen die indirekten serologischen Nachweisverfahren.

Bakterielle Infektionen Bakterien können meist direkt, z. B. mikroskopisch im gefärbten Abstrich oder durch die Blut-, Stuhl- oder Liquorkultur nachgewiesen werden. In wenigen Fällen, v. a. bei Spirochäten (z. B. Lues, Borreliose) und Mykoplasmen, haben jedoch die serologischen Verfahren Vorrang.

Virale Infektionen Aufgrund der oft nicht praktikablen Anzucht von Viren hat in dieser Gruppe der serologische Nachweis von Antikörpern oder Antigenen die größte Bedeutung. Direkte Verfahren wie die PCR sind auf dem Vormarsch, aber (noch) recht teuer. Ein direkter elektronenmikroskopischer Viruspartikelnachweis ist grundsätzlich bei einigen Infektionen wie Herpes oder Tollwut möglich, wird aber wegen zu großen Aufwands und zu hoher Kosten in der Routinediagnostik praktisch nie benutzt.

Pilzinfektionen Aufgrund des langsamen Wachstums von Pilzkulturen spielen bei vermuteten Pilzinfektionen entweder die mikroskopische Beurteilung von Abstrichen oder serologische Verfahren die größere Rolle.

Parasiten Sie können durch mikroskopische Untersuchung von Körpersekreten oder serologisch nachgewiesen werden.

> **MERKE**
> **Praktisches Vorgehen bei der Entnahme von Blutkulturen**
>
> Wichtig: frische Punktion nach adäquater Hautdesinfektion mit Handschuhen, idealerweise im Fieberanstieg. Mehrere Blutkulturen und die gleichzeitige Entnahme aus venöser und arterieller Punktion erhöhen die Sensitivität. Wie intensiv durch Blutkulturen nach Erregern gefahndet wird, hängt von der klinischen Situation ab. Ist der Patient noch ohne Antibiose, sollten in jedem Fieberanstieg Blutkulturen entnommen werden:
> - Zunächst Gefäß punktieren und Blut entnehmen.
> - Nun mit neuer Kanüle die vorgewärmte aerobe Flasche punktieren, Blut einfüllen. Je nach Anweisung des Herstellers Spritze abziehen, aber Kanüle zur Belüftung zunächst belassen. Infolge des Vakuums strömt Luft durch die Kanüle in die aerobe Flasche. Danach Kanüle entfernen.
> - Jetzt mit neuer Punktionskanüle in den desinfizierten Stopfen der vorgewärmten anaeroben Flasche stechen, Blut bis zur Markierung einfüllen. Spritze mitsamt der Kanüle abziehen, Flaschen beschriften und mit Begleitschein sofort ins Labor bringen.

Direkter Erregernachweis

Morphologischer Nachweis mithilfe des Mikroskops Für die Visualisierung im Mikroskop ist eine Färbung meist unerlässlich. Neben Bakterien können auch Plasmodien und Trypanosomen mikroskopisch nachgewiesen werden. Bisweilen ermöglicht erst die Markierung mit Ak die Visualisierung (z. B. bei Viren, Rickettsien).

Kultureller Nachweis Er hat gegenüber dem mikroskopischen Nachweis den Vorteil, dass eine Artdefinition möglich ist und dass antibiotische Sensitivitäten bestimmt werden können (sog. Resistenztestung, s. u.). Wichtig sind die sterile Entnahme der Probe und der Transport sowie die Anzucht in geeigneten Medien. Ein entsprechender klinischer Verdacht sollte dem mikrobiologischen Labor daher immer mitgeteilt werden.

Nachweis spezifischer mikrobieller Nukleosidsequenzen mittels PCR Durch die Sequenzanalyse kann Erreger-DNA oder -RNA nachgewiesen und klassifiziert werden. Der Nachweis wird durch eine vorherige Amplifikation des genetischen Materials mithilfe der Polymerasekettenreaktion (PCR) erleichtert bzw. erst ermöglicht. Dieses Verfahren wird für Organismen eingesetzt, die nicht zur Standortflora gehören und schwer anzüchtbar sind.

Serologische Antigenbestimmung Sie kann rasche Ergebnisse erbringen und wird z. T. im Rahmen der Akutdiagnostik eingesetzt (z. B. Latexagglutinationstests für Pneumokokken, Legionellen, Meningokokken und für *H. influenzae*).

> **MERKE**
> **Färbungen**
> - Gram-Färbung: für die meisten Bakterien
> - Silberfärbung: für Pilze, Legionellen, Pneumocystis
> - Giemsa-Färbung: für Malaria, Leishmanien, *Campylobacter*
> - säurefeste Ziel-Neelsen- oder Auramin-Färbung: für Mykobakterien, Kryptosporidien und Nokardien
> - PAS-Färbung: für Pilze und Amöben

Indirekte (serologische) Diagnostik

Mithilfe der Serodiagnostik von Infektionskrankheiten wird untersucht, ob und in welchem Maß Ak des Makroorganismus gegen erregerspezifische Antigene vorhanden sind. Hierbei können durch Serumverdünnungsreihen und Spezifizierung der Antikörpertypen (IgM, IgG) Rückschlüsse auf die Phase der ablaufenden Infektion und die Heftigkeit der Wirtsantwort gezogen werden. Die serologische Ak-Diagnostik hat (nur noch) einen eingeschränkten klinischen Nutzen, da Ak erst spät im Verlauf einer Infektionskrankheit auftauchen und noch sehr lange nach einer Infektion nachweisbar sein können. Im Einzelfall kann dadurch oft nicht entschieden werden, ob es sich um eine frische oder eine „alte" Infektion handelt.

Eine frische Infektion gilt nur bei Vorliegen von IgM-Antikörpern und einem Titeranstieg um zwei Stufen oder mehr innerhalb von 2 Wochen als bewiesen. Verfahren der Serodiagnostik:

Agglutinationsreaktion Verklumpungsreaktion: kann im Serum sowohl Ak als auch Antigen nachweisen. Beispiele: Blutgruppenbestimmung, Coombs-Test. Sind die Test-Antigene an Latexpartikel gebunden, spricht man von einem **Latexagglutinationstest**, der z. B. zum Nachweis des CRP und des Rheumafaktors verwendet wird.

Immunpräzipitation Dient dem Nachweis von im Patientenserum gelösten Erreger-Antikörpern. Dem zu prüfenden Patientenserum wird eine bestimmte Menge homologer Test-Ak, die gegen das zu suchende Erregerantigen gerichtet sind, zugegeben. Während die Antigene des Erregers und die zugegebenen Test-Ak einzeln gut löslich sind, bilden sich bei positiver Reaktion – d. h., wenn das Patientenserum das betreffende Erregerantigen enthält – Antigen-Ak-Komplexe, die unlöslich sind und deshalb einen sichtbaren Niederschlag bilden, **Immunpräzipitate**.

Komplementbindungsreaktion (KBR) Weist komplementbindende Antikörper der Gruppe IgG und IgM nach. Man benötigt dazu das jeweilige Test-Ag und den sog. „immunologischen Zoo": Meerschweinchen-Serum, Schaf-Erythrozyten und Kaninchen-Antikörper gegen die Schaf-Erythrozyten. Klinisches Beispiel ist die Treponema-pallidum-KBR (Wassermann-Reaktion). Merke: keine Hämolyse im KBR ≙ Test positiv: Der Patient verfügt über den gesuchten Antikörper!

Immunfluoreszenz, Enzym- oder Radioimmunoassay (EIA, ELISA oder RIA) Dienen dem Nachweis von Antigen oder Ak im Serum eines Patienten, die in so geringer Konzentration vorkommen, dass sie mit anderen Methoden nicht mehr messbar sind. Diese Tests eignen sich sowohl zur quantitativen als auch zur hoch sensitiven qualitativen Suchreaktion. Um die Sensitivität der Suchreaktion noch zu steigern, wird inzwischen in einigen Tests, z. B. dem HIV-EIA, kombiniert nach Vorhandensein von spezifischen Ak und Erreger-Antigen gesucht.

Resistenzprüfung

Bezeichnet die Unempfindlichkeit des Erregers gegen übliche in vivo erreichbare Konzentrationen von Antibiotika bzw. Virostatika und kann auf unterschiedlichen Mechanismen beruhen (➤ 12.4.3).

Nach der Anzucht und Isolierung eines Bakteriums in bestimmten Nährmedien wird in der Regel die Resistenz gegen gängige Antibiotika untersucht. Das Ergebnis der Resistenzprüfung wird **Antibiogramm** genannt. Zu dieser Resistenzprüfung werden v. a. zwei Verfahren eingesetzt:

Quantitativer Reihenverdünnungstest Nährmedien mit abnehmender Antibiotikakonzentration werden mit einer definierten Menge Bakteriensuspension beimpft. Bestimmt wird die **minimale Hemmkonzentration**, d. h. die niedrigste Antibiotikakonzentration, bei der die Bakterien nicht mehr wachsen.

Qualitativer oder semiquantitativer Agardiffusionstest Mit verschiedenen Antibiotika getränkte Papierplättchen werden auf Agarplatten gelegt, die gleichmäßig mit Bakterienrasen bewachsen sind. Die so erzielten Aussagen – empfindlich, weniger empfindlich, resistent – sind zwar weniger genau quantifizierbar, aber schneller, einfacher und preiswerter zu erhalten als durch die Bestimmung der MHC.

Ähnliche Verfahren existieren für Viren: Zur Resistenzprüfung von Virusisolaten – z. B. bei Hepatitis-B- oder HIV-Infektion – wird eine Sequenzierung bestimmter viraler Genabschnitte durchgeführt (**Genotypisierung**).

12.4 Therapie

12.4.1 Strategie

Die Festlegung einer rationalen therapeutischen Strategie bei Infektionskrankheiten ist nicht nur für den Erfolg der individuellen Therapie, sondern auch für die Verhinderung nachteiliger Effekte (Nebenwirkungen, Resistenzentwicklung, Verschleuderung von Ressourcen) entscheidend.

Überprüfung der Indikation

Infektionskrankheiten sollten nur dann chemotherapeutisch behandelt werden, wenn sie
- **mit hinreichender Wahrscheinlichkeit bakteriell bedingt sind**: Dieses Kriterium ist z. B. bei den meisten Infekten der oberen Luftwege nicht erfüllt. Wo immer klinisch sinnvoll, sollte sich die Therapie auf eine Erregeridentifikation stützen (s. u.).
- **schwerwiegend genug sind, um die Nachteile der antibiotischen Therapie zu rechtfertigen**: Die oft unterschätzten unerwünschten Wirkungen der antibiotischen Therapie können von Durchfall über anaphylaktische Reaktionen bis hin zur Förderung von Resistenzentwicklungen reichen.
- **nicht durch andere Maßnahmen der Erregereradikation besser zu behandeln sind**: Viele durch Fremdkörperimplantate (z. B. zentrale Venenkatheter) bedingte Infektionskrankheiten können ohne Entfernung des Fremdmaterials nicht adäquat behandelt werden. Ebenso sind Abszesse und manche „tiefen" Infektionen (z. B. Fasziitis, Peritonitis, Appendizitis, Osteomyelitis) oft antibiotisch kaum zu behandeln; sie erfordern i. d. R. eine chirurgische Sanierung, gemäß der alten chirurgischen Regel **ubi pus, ibi evacua**.

Rationale Auswahl des Antibiotikums

Viele Faktoren sind bei der Festlegung einer antibiotischen Therapie zu berücksichtigen: die Art des Erregers und seine antibiotische Empfindlichkeit, der Ort der Infektion, die Art der Infektion (oberflächlich, abszedierend, disseminiert), die spezifischen Charakteristika der zur Wahl stehenden Antibiotika (vom Wirkspektrum über die Gewebegängigkeit bis zur Toxizität), die Applikationsart, die Therapiedauer, die lokale Resistenzsituation, die Kosten etc. Hierauf beruhen die folgenden Kernentscheidungen:

Empirisch versus gezielt

Da die Erregeridentifikation nicht nur für die Auswahl des Antibiotikums, sondern häufig auch für die Festlegung der Therapiedauer eine entscheidende Rolle spielt, werden – wo immer möglich – entsprechende Kulturen vor Gabe des Antibiotikums abgenommen. Ein kultureller Erregernachweis kann aber oft schon Minuten nach intravenöser Gabe eines Antibiotikums nicht mehr gelingen.

Ist der Erreger mit seiner antibiotischen Empfindlichkeit bei Therapiebeginn bereits bekannt, kann ein Antibiotikum mit engem Wirkungsspektrum gewählt werden (**gezielte Therapie**). Auch bei unbekanntem Erreger sollte die Wahl des Antibiotikums **keineswegs blind** erfolgen, sondern rationellen, durch Erfahrung begründeten Grundsätzen folgen (**empirische bzw. „kalkulierte" Therapie**). Bei unbekanntem Erreger richtet sich die kalkulierte Auswahl des Antibiotikums nach:
- **der Erregerwahrscheinlichkeit,**
- **der Schwere der Erkrankung**: Je schwerwiegender die Erkrankung, desto „breiter" wird zunächst behandelt.
- **dem Ort der Erkrankung**: Infektionen von relativ „abgeschirmten" Orten (ZNS bzw. Meningen, Abszesse, Endokard) sowie disseminierte Infektionen (Sepsis) erfordern höhere Dosen als z. B. oberflächliche Hautinfektionen, Erkrankungen der oberen Luftwege oder Harnwegsinfekte.
  - **Abszesse** beeinträchtigen die antibiotische Aktivität durch einen niedrigen pH in der Abszesshöhle (erschwert insbesondere die Wirkung von Aminoglykosiden), durch die Bindung mancher Antibiotika durch Leukozyten oder ihre Stoffwechselprodukte sowie durch

die eingeschränkte Stoffwechselaktivität der Mikroorganismen in der Abszesshöhle.
- Die Penetration vieler Antibiotika ins ZNS ist durch die Blut-Hirn-Schranke eingeschränkt, sie erzielen im Liquor eines Gesunden nur eine Konzentration von weniger als 30 % des Blutspiegels (z. B. Vancomycin und β-Lactam-Antibiotika). Die Penetration ist im Fall einer Infektion des ZNS durch eine entzündungsbedingte Steigerung der Durchlässigkeit der Blut-Hirn-Schranke jedoch erheblich besser.
- **den lokalen Resistenzmustern.**

Entscheidungen nach dem **Schrotschuss-Prinzip** führen unweigerlich zur Entwicklung von Resistenzen und sollten deshalb grundsätzlich vermieden werden.

Bakterizid versus bakteriostatisch

- **Bakteriostatisch wirksame Antibiotika** hemmen das Wachstum und die weitere Vermehrung der Mikroorganismen, töten das einzelne Bakterium jedoch **nicht** ab. Eine Eliminierung der Krankheitserreger gelingt deshalb nur im Zusammenspiel mit der Abwehr des Makroorganismus.
- **Bakterizide Antibiotika** dagegen haben eine direkt toxische Wirkung auf den Mikroorganismus, der vollständig abgetötet wird, unabhängig davon, ob er in Teilung begriffen ist oder nicht.

MERKE
Als Regel kann gelten, dass gegen die Zellwand gerichtete Antibiotika bakterizid sind, die meisten gegen die ribosomale Proteinsynthese gerichteten Antibiotika dagegen bakteriostatisch (Ausnahme: Aminoglykoside).

Die früher wichtige Unterscheidung zwischen bakteriostatischen und bakteriziden Antibiotika ist heute nur noch bei Infektionen bestimmter „abgeschirmter" Körperregionen (Meningen, Herzklappen, Endokard) klinisch von Bedeutung; diese werden möglichst mit bakteriziden Antibiotika behandelt. Die Abwehrmechanismen des Wirts reichen an diesen Orten nicht aus, um bakteriostatisch behandelte Bakterien vollends auszuschalten. Auch bei einem schwerwiegenden vorbestehenden Immundefekt sollten bakterizide Antibiotika bevorzugt werden.

Mono- versus Kombinationstherapie

Die Kombination verschiedener Antibiotika dient dazu, im Rahmen einer kalkulierten Therapie die **Wirklücken** im Keimspektrum eines einzelnen Antibiotikums zu schließen. Weitere Vorteile:
- Einsatz oft bei schwerwiegenden Infektionen, da die therapeutische Effektivität der Antibiose erhöht werden kann. Eine erhöhte Effektivität kommt insbesondere bei der Wahl synergistischer Kombinationen zustande. So erhöhen zellwandaktive Antibiotika (z. B. β-Lactam-Antibiotika oder Vancomycin) die Wirksamkeit von Aminoglykosiden, indem sie die Zellwand für das Aminoglykosid „durchlässiger" machen.
- Verminderung der Wahrscheinlichkeit einer Resistenzentwicklung: Dies spielt v. a. bei der Therapie der Tuberkulose eine Rolle.

Oral versus parenteral

Die **orale Antibiotikatherapie** bietet gewisse Vorteile (kostengünstig, ambulant durchführbar etc.). Da die Resorption von Antibiotika über den Darm jedoch von vielen verschiedenen Faktoren (z. B. Kreislaufsituation des Patienten) abhängig ist und deshalb erhebliche Schwankungen aufweisen kann und auch die maximal applizierbare Dosis häufig durch lokale Nebenwirkungen begrenzt ist, wird bei schwerwiegenden Infektionen zunächst die parenterale Gabe, meist als intravenöse Infusion, bevorzugt.

Intramuskulär gegebene Antibiotika werden i. d. R. gut resorbiert (eine wichtige Einschränkung ist der Schock; außerdem dürfen i. m. Injektionen bei Gerinnungsstörungen nicht durchgeführt werden).

Manche Antibiotika sind nur in oraler Darreichungsform erhältlich (z. B. einige Makrolid-Antibiotika), andere können bei oraler Einnahme fast ebenso hohe Serumspiegel erreichen wie bei parenteraler Gabe (z. B. Clindamycin, Metronidazol, Fluorchinolone, z. B. Ciprofloxacin). Einige Antibiotika erzielen bei oraler Einnahme wegen ihrer pharmakologischen Eigenschaften deutlich niedrigere Serumspiegel als bei parenteraler Verabreichung (z. B. β-Lactam-Antibiotika). Dieser Nachteil kann teilweise durch höhere orale Dosen ausgeglichen werden.

Nach anfänglicher intravenöser Therapie kann oft auf eine orale Therapie umgestellt werden (**Sequenz-**

therapie). Dafür müssen allerdings bestimmte Bedingungen erfüllt sein:
- Die entsprechende Infektion muss ein Keimspektrum aufweisen, das auf ein oral applizierbares Antibiotikum anspricht. Lebensbedrohliche Infektionen, ZNS-Infektionen oder Endokarditiden müssen dagegen stets intravenös behandelt werden, da hier gleichbleibend hohe Serumspiegel benötigt werden.
- Die Infektionszeichen müssen gebessert sein: Der Patient sollte entfiebert (oder das Fieber zumindest zurückgehen) und die Entzündungsmarker (Leukozytose, BSG, CRP) sollten rückläufig sein.
- Ein adäquates orales Antibiotikum muss zur Verfügung stehen, am besten mit im Antibiogramm nachgewiesener Aktivität.
- Der Patient sollten nicht unter Erkrankungen leiden, die ein Resorptionsdefizit befürchten lassen, z. B. Erbrechen, Durchfall oder schwerer Herzinsuffizienz.

Definierte Therapie

Jede antibiotische Therapie sollte zur Maximierung der Wirksamkeit und Vermeidung unerwünschter individueller wie epidemiologischer Wirkungen möglichst genau definiert sein.

Zeitdauer

Die Behandlungsdauer richtet sich nach der Art der Infektion und kann zwischen **einmaliger Gabe** (z. B. bei Gonorrhö) und **monatelanger Therapie** (z. B. bei Osteomyelitis, Endokarditis oder Tuberkulose) schwanken.

Die meisten noch heute gültigen Angaben zur Zeitdauer sind von der Therapiedauer bei der Streptokokken-Pharyngitis mit oralem Penicillin abgeleitet. Hier hatten frühe Studien ergeben, dass eine 10-tägige Therapie das rheumatische Fieber zuverlässiger verhindert als eine 7-tägige Therapie. Seither werden diese beiden Zahlen zur Festsetzung der Therapiedauer der meisten Infektionskrankheiten bevorzugt. Erst in jüngster Zeit wurden Versuche zu einer rationalen Begründung kürzerer Therapieformen bei leicht zugänglichen Infektionen unternommen, z. B. Einmaldosis bei Otitis media oder Harnwegsinfekt. Auch wird neuerdings versucht, die Therapiedauer an bestimmte Verlaufsparameter (z. B. CRP, PCT) zu koppeln. Als klassische (jedoch ebenfalls nicht systematisch überprüfte) Faustregel kann gelten, dass das Antibiotikum 3 Tage nach Entfieberung abgesetzt werden kann.

Drug Monitoring

Bestimmte Antibiotika (z. B. Aminoglykoside oder Vancomycin) haben einen engen therapeutischen Bereich. Die antibakteriell wirksamen und die toxischen Blutspiegel liegen eng beieinander. Hier kann die angemessene Dosierung durch die Messung von Serumspiegeln erleichtert werden. Toxische Spitzenspiegel, die typischerweise 0,5 h nach der Applikation der Medikamentendosis gemessen werden, erzwingen eine Dosisreduktion. Toxische Talspiegel, die typischerweise eine 0,5 h vor der erneuten Medikamentengabe gemessen werden, erfordern eine Verlängerung des Dosisintervalls.

Bei Vancomycin und bestimmten Antimykotika werden die **Talspiegel** nicht nur zur Beurteilung der Toxizität, sondern auch zur Sicherstellung eines ausreichend wirksamen Serumspiegels bestimmt. Bei anderen Antibiotika sind eher der **Spitzenspiegel** oder die **Dosisverlaufsfläche** (**Area under the Curve, AUC**) für den Therapieerfolg entscheidend. Diese Parameter werden berücksichtigt, wenn pharmakokinetische Zielwerte definiert werden.

Verlaufskontrolle

In jedem Fall sollte der Erfolg der antibiotischen Therapie genau beobachtet und dokumentiert werden: Bei unverändertem Fieberverlauf muss über einen Wechsel des Antibiotikums nachgedacht werden. Allerdings muss man dem Antibiotikum eine gewisse Zeitspanne zubilligen, um eine klinische Verbesserung des Krankheitsbilds zu bewirken. Bei Therapieversagen sollten nach einer kurzen Antibiotikapause erneut Erregerkulturen angelegt werden, um eine primäre oder erworbene Resistenz des Erregers auszuschließen.

> **MERKE**
> **Mögliche Gründe für ein Versagen der antibiotischen Therapie**
> - Non-Compliance des Patienten
> - zu geringe Antibiotikakonzentration am Infektionsort, z. B. bei nicht inzidierten Abszessen oder Fremdkörperinfektionen

- nichtinfektionsbedingtes Krankheitsbild, z. B. Kollagenosen, Vaskulitiden, Drug Fever, SIRS
- zelluläre oder humorale Immundefekte mit rekurrenten Infekten (selten, jedoch oft vermutet)

Anpassung an individuelle Begleitumstände

Neben dem vermuteten Erregerspektrum müssen bei der Wahl des Antibiotikums weitere Faktoren berücksichtigt werden:
- spezifische Nebenwirkungen, Vorerkrankungen des Patienten sowie Unverträglichkeiten oder Allergien
- Schwangere: Keine potenziell fruchtschädigenden Antibiotika (z. B. Tetrazykline oder Gyrasehemmer) verordnen!
- Patienten mit einer höhergradigen Niereninsuffizienz sollten (wenn nicht vermeidbar) nephrotoxische Substanzen (wie Aminoglykoside oder Vancomycin) nur mit einem engen pharmakologischen Drugmonitoring erhalten; für überwiegend renal ausgeschiedene Medikamente sind Empfehlungen zur Dosisanpassung zu beachten.

12.4.2 Nebenwirkungen

Trotz ihrer meist selektiven pharmakologischen Wirkung auf Zellstrukturen von Mikroorganismen sind Nebenwirkungen bei antibiotischer Therapie häufig:

Allergische Nebenwirkungen Dieser dosisunabhängige Effekt setzt eine Sensibilisierung voraus (➤ 4.5.5). Das Antibiotikum wird durch Kopplung an ein Trägermolekül zum Vollantigen, das dann z. B. eine **anaphylaktische Sofortreaktion** auszulösen vermag. Andere allergische Reaktionen sind selten (z. B. immunkomplexvermittelte Hypersensitivität beim **Stevens-Johnson-Syndrom**, einer verzögert auftretenden bullösen Hautreaktion nach Gabe von Sulfonamiden oder β-Lactam-Antibiotika).

Idiosynkratische Nebenwirkungen Nichtallergische, durch die pharmakologischen Eigenschaften des Medikaments nicht erklärte Reaktionen, z. B. Hämolyse bei Sulfonamiden (nur bei Menschen mit Glukose-6-phosphat-Dehydrogenase-Mangel), periphere Neuropathie durch Isoniazid (nur bei Langsamazetylierern).

Toxische Nebenwirkungen Sind grundsätzlich dosisabhängig und beruhen auf einer besonderen Affinität bestimmter Antibiotika zu einzelnen Organsystemen. Die Schädigungen können reversibel oder irreversibel sein. Die Toxizität eines Antibiotikums hängt von der Gesamtmenge des zugeführten Medikaments ab oder tritt erst oberhalb bestimmter Serumspiegel auf. So ist z. B. Gentamycin nephrotoxisch, ototoxisch und neurotoxisch. Während die Nephro- und die Neurotoxizität reversibel sind, ist die Schädigung des Innenohrs irreversibel. Eine Organschädigung kann auftreten, wenn die Gesamtmenge des zugeführten Gentamycins ca. 3 g übersteigt oder wenn der Spitzenserumspiegel über 10 mg/ml hinausgeht.

Biologische Nebenwirkungen Folge der Hemmung der normalen Standortflora. Es kann zu Überwucherungen mit pathologischen Keimen in Mundhöhle, Magen-Darm- oder Urogenitaltrakt kommen. Klinisch imponieren dann z. B. antibiotikaassoziierte Diarrhöen, Mundsoor, pseudomembranöse Kolitis (➤ 12.10).

Allergische Nebenwirkungen betreffen meist eine ganze Antibiotikagruppe, toxische und idiosynkratische Nebenwirkungen sind an Eigenschaften der Einzelsubstanz gekoppelt und biologische Nebenwirkungen betreffen grundsätzlich alle Antibiotika.

Die Diagnose „Allergie auf ein Antibiotikum" sollte nur zurückhaltend gestellt und die allergische Reaktion möglichst genau dokumentiert werden. Hautreaktionen oder Fieberanstiege nach Erstgabe können häufig auch durch die zugrunde liegende Infektion erklärt werden (**Herxheimer-Reaktion**). Viele Patienten halten fälschlicherweise auch toxische oder biologische Nebenwirkungen für eine Allergie. Häufig ist auch patientenseitig die Subsumierung einer allergischen Reaktion auf irgendein Antibiotikum unter den Begriff einer „Penicillin-Allergie". Die zu leichtfertig gestellte Diagnose einer „Allergie" kann bei etwaigen künftigen schwerwiegenden Infektionen fatale Folgen nach sich ziehen.

12.4.3 Resistenz, Persistenz, Toleranz

Resistenz

Unempfindlichkeit oder Widerstandsfähigkeit von Mikroorganismen gegen die im Körper des Wirtsorganismus erreichbaren Antibiotikakonzentrationen. Man unterscheidet die natürliche Resistenz eines Mikroorganismus gegen bestimmte Antibiotikagruppen von der erworbenen Resistenz:

Natürliche und primäre Resistenz Die Begriffe werden oft gleichgesetzt und beschreiben die vorbestehende Eigenschaft bestimmter Spezies, grundsätzlich unempfindlich gegen bestimmte Antibiotika zu sein. Beispiele mit praktischer Bedeutung sind die natürliche Resistenz von *E. coli* und anderen gramnegativen Keimen gegenüber Makroliden, Penicillin, Clindamycin und Glykopeptid-Antibiotika. Enterokokken sind wiederum primär resistent gegenüber Cephalosporinen („**Enterokokken-Lücke**"). Eine primäre Resistenz kann andererseits auch bedeuten, dass ein Wirt mit Erregern kolonisiert ist, die irgendwann zuvor eine Resistenz gegen Antibiotika erworben haben. Deswegen muss man in Deutschland derzeit in 7 % der neu entdeckten Tuberkulosefälle mit einer primären Isoniazid-Resistenz rechnen. Die Anzahl primär gegen Antibiotika resistenter Isolate variiert über die Zeit und nach der Region: Primäre Penicillinresistenz bei Pneumokokken gab es vor Jahrzehnten praktisch überhaupt nicht. Inzwischen muss damit in Deutschland bei bis zu 10 % der Pneumokokkeninfektionen gerechnet werden. Letztlich handelt es sich also um eine Besiedlung (oder Infektion) mit Erregern, deren Wildtyp keine natürliche Resistenz aufwies, die aber irgendwann in ihrer Evolution diese Resistenz erworben haben.

Erworbene oder sekundäre Resistenz Kann sich unter dem Selektionsdruck von Antibiotika rasch entwickeln. Von diesen sekundär resistent gewordenen Verwandten geht dann nach Ende der Antibiotikabehandlung die Rekolonisierung des Wirts aus. Damit steigt unter dem Einsatz von Antibiotika die Resistenzrate. Risiken dafür sind neben dem häufigen Einsatz von Antibiotika auch **Unterdosierung, zu lange Therapiezeit und andere Anwendungsfehler**. Oft haben die selektierten resistenten Stämme aber einen Selektionsnachteil, wenn der Selektionsdruck durch Antibiotika wegfällt. Dies gilt aber möglicherweise nicht für alle erworbenen Resistenzen. Die erworbene Resistenz kann durch Mutation im Erbgut des Bakteriums und nachfolgende Selektion entstehen oder über Plasmide durch Konjugation (Verschmelzung) von Bakterium zu Bakterium weitergegeben werden (➤ Abb. 12.5).

Persistenz

Befinden sich die Erreger zum Zeitpunkt der Antibiotikawirkung nicht in einer Vermehrungsphase,

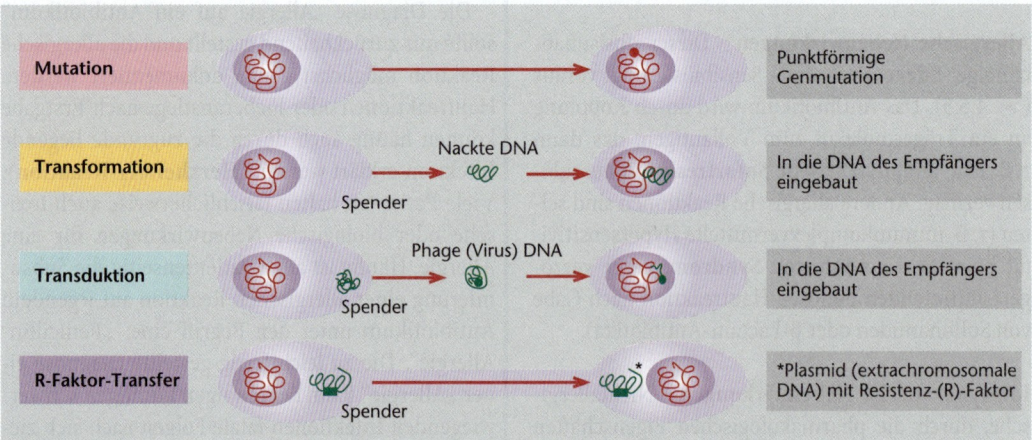

Abb. 12.5 Mechanismen der Resistenzentwicklung gegen Antibiotika. Resistenzvermittelnde DNA-Sequenzen können entweder durch Mutation oder durch Übertragung von bereits resistenten „Spenderbakterien" erworben werden. DNA kann als nackte Substanz, über Bakteriophagen oder durch Konjugation übertragen werden. [L157]

sondern in „Wartestellung", so können sie nach Absetzen des Medikaments wieder in den Generationszyklus eintreten. Klinisch kommt es zum Infektionsrezidiv nach Absetzen des Antibiotikums. Daher ist bei langsamer Proliferation wie bei Mykobakterien eine längerfristige Therapie erforderlich.

Toleranz

Von Toleranz spricht man, wenn die im Makroorganismus erreichte Antibiotikakonzentration eines eigentlich bakteriziden Antibiotikums zwar das Wachstum des Mikroorganismus hemmt (also bakteriostatisch wirkt), nicht aber bakterizid wirkt. Zu diesem Phänomen kommt es v. a., wenn die in vivo erforderliche bakterizide Konzentration eines Antibiotikums wesentlich höher liegt als die in vitro gemessene minimale Hemmkonzentration (➤ 12.3.3), an der sich die Wahl des Antibiotikums oft orientiert.

12.4.4 Antibakterielle Chemotherapie

Pharma-INFO
Allgemeines zu Antibiotika
- **minimale Hemmkonzentration (MHK, MIC):** minimale Konzentration zur bakteriostatischen Hemmung
- **minimale bakterizide Konzentration:** minimale Konzentration zur Abtötung von 99,9 % der Bakterien
- **postantibiotischer Effekt:** Anhalten der antibiotischen Wirkung trotz absinkender Plasmaspiegel. Bei Aminoglykosiden, Gyrasehemmern, Tetrazyklinen, Makrolidantibiotika
- **Kreuzresistenz**: Ein Bakterienstamm ist gegen verschiedene Antibiotikaklassen resistent, z. B. aufgrund eines ähnlichen Wirkmechanismus.
- **eingeschränkte Anwendbarkeit:**
  – bei **Niereninsuffizienz** Dosisreduktion bei: Penicillinen, Aminoglykosiden, Gyrasehemmern, Cephalosporinen v. a. der 1. und 2. Gruppe
  – bei **Leberinsuffizienz** Dosisreduktion bei: Makrolidantibiotika, Tetrazyklinen, einzelnen Cephalosporinen (3. Gruppe), Gyrasehemmern, Sulfonamiden, Lincosamiden, Metronidazol
  – kontraindiziert bei Kindern: Tetrazykline, Gyrasehemmer

– Schwangerschaft: **Einsetzbar** sind Penicilline, Cephalosporine und Makrolidantibiotika. **Kontraindiziert** sind Aminoglykoside, Gyrasehemmer, Tetrazykline, Sulfonamide, Chloramphenicol und Lincosamide.
[MP, CD]

Hemmung der Zellwandsynthese und Zellmembranantagonisten

Hemmung der D-Alanintranspeptidase über Strukturverwandtschaft mit dem β-Laktam-Ring → Verhinderung der Quervernetzung des Mureins. Zu den β-Laktam-Antibiotika gehören Penicilline, Cephalosporine, die atypischen Laktame (Carbapeneme, Monobactame) und die Glykopeptidantibiotika (Teicoplanin und Vancomycin).

Penicilline

Bakterizid (➤ Tab. 12.11).

β-Laktamase-Inhibitoren Clavulansäure, Sulbactam und Tazobactam hemmen bakterielle β-Laktamasen. Anwendung in Kombination mit nicht penicillinasefesten Penicillinen. Bis auf die penicillinasefesten Penicilline muss bei β-Laktamasebildenden Bakterien mit einem entsprechenden Inhibitor kombiniert werden. Penicilline werden unverändert renal über den tubulären Säuresekretionsmechanismus eliminiert.

UAW
- Allergien
- Ein makulopapulöses Exanthem ist häufig unter Aminopenicillingabe bei infektiöser Mononukleose.
- Reduktion bei Niereninsuffizienz!
- Resistenzentwicklung: Veränderung der Bindefähigkeit von penicillinbindenden Proteinen, z. B. bei Pneumokokken, MRSA
- Cholestase

Cephalosporine

Bakterizid. (➤ Tab. 12.12). Sie sind unwirksam gegen Enterokokken („Enterokokkenlücke") oder MRSA, Listerien. Elimination: renal.

UAW:
- Allergie: 10 % Kreuzallergie mit Penicillinen
- nephro- und neurotoxisch, Leberfunktion und gastrointestinale Störungen, Hypoprothrombinämie

Carbapeneme

Imipenem, Meropenem, Ertapenem: Bakterizide Reserveantibiotika für schwere Infektionen (i. v.) mit sehr breitem Wirkungsspektrum im grampositiven und -negativen Bereich inkl. *Klebsiella pneumoniae* sowie im anaeroben Bereich. Außer Ertapenem auch pseudomonaswirksam.

Imipenem wird rasch durch renale Dihydropeptidasen abgebaut. Um die HWZ zu verlängern, wird es mit **Cilastatin** kombiniert, das die Peptidasen hemmt. Bei komplizierten Harnwegsinfekten eingesetzt. Sie sind neben den Cephalosporinen der dritten Generation Mittel der Wahl gegen multiresistente **ESBL**-produzierende *Klebsiella-, Enterobacter-, Serratia-* und *Proteus*-Stämme (extended spectrum

Tab. 12.11 Wirkungsspektrum der verschiedenen Penicilline über die penicillinbindenden Proteine.

Penicilline: Wirkstoffe	Wirkungsspektrum	Anwendung
Penicillin G (Benzylpenicillin, i. v.) Oralpenicillin (p. o.) Penicillin V, Propicillin Depotpenicillin (i. m.) Salzbildung mit Procain oder Benzathin	• grampositive Kokken: Strepto-, Pneumokokken • gramnegative Kokken: Meningo-, Gonokokken • Spirochäten: *Treponema, Borrelia,* Leptospiren • grampositive Anaerobier: *Clostridium* • **nicht**: penicillinasebildende Staphylokokken, Enterokokken, Listerien, *Bacteroides*	• Penicillin G und V: u. a. Angina tonsillaris, Erysipel, Endocarditis lenta, Meningokokkenmeningitis, Gonorrhö, Borreliose, Neurosyphilis (Penicillin G) • Depotpenicillin: Endokarditisprophylaxe, Syphilis
penicillinasefeste Penicilline (Isoxazolyl-Penicilline, β-Laktamase-stabil) Oxacillin, Flucloxacillin	• Wirksamkeit gegen Staphylokokken am höchsten; penicillinasebildende Staphylokokken • **nicht**: MRSA. Kein einziges Penicillin wirkt bei MRSA!	Endokarditis und Osteomyelitis durch Staphylokokken
Aminopenicilline Ampicillin (i. v.) Bacampicillin (Prodrug von Ampicillin mit besserer Resorption) Amoxicillin (p. o., i. v.)	grampositive und -negative Keime inkl. *Haemophilus, E. coli,* Listerien, Salmonellen, Shigellen	breite Anwendung von Pneumonie bis Harnwegsinfekt aufgrund guter Wirksamkeit im gramnegativen Bereich, auch in der Schwangerschaft
Acylureidopenicilline Azlozillin, Mezlocillin (i. v.) Piperacillin (i. v.)	zusätzlich *P. aeruginosa, Proteus,* Klebsiellen, Enterobacter	schwere Infektionen wie Peritonitis oder Sepsis

Tab. 12.12 Wirkungsspektrum und Anwendung der verschiedenen Cephalosporine.

Cephalosporine: Wirkstoffe	Wirkungsspektrum	Anwendung
Gruppe 1 Cefazolin (i. v.), Cefaclor (p. o.)	• grampositive und einige gramnegative Keime inkl. *E. coli,* Proteus, Klebsiellen • **nicht**: *Pseudomonas*	ambulant erworbene Infektionen, perioperative Prophylaxe
Gruppe 2 (β-Laktamase-stabil) Cefuroxim (i. v., p. o.)	• besser wirksam gegen gramnegative Keime • **nicht**: *Pseudomonas*	Infektionen des Respirationstrakts
Gruppe 3 (i. v.) Cefotaxim, Ceftriaxon, Ceftazidim cephalosporinasefest	• sehr gut gegen gramnegative Keime • Ceftazidim wirkt auch gegen *Pseudomonas* und *Serratia*	• Reserveantibiotikum • schwere Infektionen mit gramnegativen Erregern, auch in Kombination mit Penicillinen, z. B. Ceftriaxon + Ampicillin bei Meningokokkensepsis • **cave**: Listerien resistent gegen Ceftriaxon • in der Spätphase einer Borreliose

β-lactamases). Wirklücke im gesamten grampositiven Erregerbereich.

UAW sind v. a. Verwirrtheit, Tremor und Krämpfe, Kreuzallergie zu Penicillin/Cephalosporin.

Monobactame

Aztreonam ist ein selektives Mittel gegen gramnegative aerobe Bakterien inklusive *Pseudomonas*. Unwirksam bei grampositiven Kokken und Anaerobiern. **Anwendung:** bei schweren Nieren-, Harnwegs- und Respirationstraktinfektionen sowie bei Meningitis.

Glykopeptidantibiotika

Teicoplanin und **Vancomycin** dienen als bakterizide Reserveantibiotika bei Infektionen mit multiresistenten grampositiven Bakterien, z. B. MRSA oder ORSA (i. v.). Die orale Resorption ist vernachlässigbar bei vorhandener Mukosaschranke. Per os werden sie bei pseudomembranöser Enterokolitis durch *C. difficile* eingesetzt. Die Elimination ist unverändert renal. Wegen der Nephrotoxizität ist ein Drug Monitoring notwendig. Mittlerweile existieren auch Vancomycin-resistente Enterokokken! Weitere **UAW** sind Ototoxizität und das Red-Man-Syndrom mit Hauterythem und ↓ RR (Histaminfreisetzung).

Polypeptidantibiotika

U. a. Polymyxin, werden nicht resorbiert und nur lokal angewandt zur Darm- und Hautdesinfektion. Es sind Polypeptide, die die Permeabilität der Zytoplasmamembran extrazellulär lokalisierter gramnegativer Keime stören und gegen diese bakterizid wirken. **UAW** treten nur bei Resorption auf, z. B. über Wundflächen. Dann stark nephro- und neurotoxisch.

Epoxidantibiotika

Einziger Vertreter: Fosfomycin. Hemmt einen frühen Schritt der Zellwandsynthese durch Blockierung der Pyruvyltransferase und wirkt bakterizid.

Reserveantibiotikum bei Staphylokokkeninfektionen. Es ist liquorgängig und kann deshalb z. B. bei einer Infektion eines Hirnventrikel-Shunts mit *S. aureus* angewandt werden.

Störung der Proteinbiosynthese

Zu den entsprechenden Antibiotika werden Aminoglykoside, Chloramphenicol, Tetracycline, Makrolide und Lincosamide gezählt.

Aminoglykoside

Gentamicin, Neomycin, Spectinomycin, Streptomycin und **Tobramycin** wirken bakterizid durch reversible Bindung an die 30S-ribosomale Untereinheit des Bakteriums und induzieren mRNA-Ablesefehler. Breites Wirkungsspektrum auf aerobe extrazelluläre Erreger, Staphylokokken und vor allem die gramnegativen Enterokokken und *Pseudomonas aeruginosa*. Aminoglykoside wirken *nicht* auf Anaerobier, Strepto- und Pneumokokken, Mykoplasmen, Chlamydien sowie die meisten *Haemophilus*- und *Moraxella*-Arten.

Enge therapeutische Breite → Drug Monitoring. HWZ 2–3 h, aber postantibiotischer Effekt mit langer Wirkdauer. Die **Elimination ist renal** durch glomeruläre Filtration.

Anwendung. Alle i. v. außer Neomycin, das auch p. o. zur lokalen Anwendung im Darm verwendet wird. Systemisch werden sie darüber hinaus nur in Kombination mit β-Laktam-Antibiotika angewendet (Penicillinen oder Cephalosporinen) und ihre Einsatzdauer ist auf **5 Tage** beschränkt. Keine Liquorgängigkeit. Bei systemischem Einsatz wird die Einmalgabe favorisiert, da der Spitzenspiegel entscheidend ist.
- Tobramycin, Gentamicin: schwere Infektionen wie Endokarditis und Listerien-Meningitis (in Kombination mit Penicillinen) sowie bei *Pseudomonas*-Infektionen
- Streptomycin: Kombinationstherapie bei Tuberkulose
- Spectinomycin: Gonorrhö. Mittel der 2. Wahl bei Penicillinallergie
- Neomycin: lokale Infektionen der Haut oder Darm

UAW
- ↑ Wirkung nichtdepolarisierender Muskelrelaxanzien
- Nephro- und ototoxisch mit Störungen im Gleichgewichts- und Hörorgan

- rasche Resistenzentwicklung, daher Anwendung auf 5–7 Tage beschränken!

Chloramphenicol

Bakteriostatisch mit breitem Spektrum auf grampositive und -negative Erreger, Malaria, Fleckfieber (Rickettsien), Typhus, Ruhr und Anaerobier durch Bindung an die 50 S-ribosomale Untereinheit des Bakteriums. Die Gabe erfolgt p. o. oder i. v., gute Liquorgängigkeit, auch Übergang in die Muttermilch. Die Anwendung erfolgt lokal (z. B. als Augensalbe, Augen-, Ohrentropfen) und systemisch – sehr gut gewebegängig.

Schwere UAW
- toxische Knochenmarkschädigungen mit aplastischen Anämien in 1 : 50.000 Fällen und **irreversible Neutropenie**
- Herxheimer-Reaktion: Schock bei massiver Endotoxinfreisetzung
- Cytochrom-P450-Hemmung
- bei Neugeborenen: Grey-Syndrom mit Erbrechen, Meteorismus und Atemdepression
- Urtikaria
- Kontraindikation: Schwangerschaft, Stillzeit, Leberinsuffizienz

Tetrazykline

Tetracyclin, Doxycyclin und **Minocyclin** binden reversibel die 30S-Untereinheit der Bakterienribosomen mit Hemmung der Aminoacyl-tRNA-Anlagerung.

Sie wirken bakteriostatisch, haben ein breites Wirkungsspektrum auf grampositive und -negative Keime, Mykoplasmen und Chlamydien (intrazelluläre Erreger), jedoch wirken sie nicht auf *Pseudomonas* und *Proteus*. Der Nachteil besteht in der inzwischen hohen Resistenzlage und damit dem beschränkten Einsatz gegen klinisch schwere Infektionskrankheiten.

Anwendung p. o. bei Pneumonie, Syphilis, Borreliose (Frühphase), Gonorrhö, Chlamydien- und Mykoplasmeninfektion, aber auch bei Malaria sowie lokal als Salbe zur oberflächlichen Behandlung.

Pharmakokinetik
- ↓ Resorption durch Antazida, Milch und Eisen: keine gleichzeitige Einnahme!
- Elimination durch renale (Tetracyclin) bzw. biliäre Elimination. **Doxycyclin** wird sowohl renal als auch biliär ausgeschieden (Letzteres also über die Fäzes).
- liquorgängig!

UAW
- Kontraindikation: nicht bei Kindern < 10 Jahre, Schwangeren und Stillenden (Verzögerungen des Knochen- und Zahnwachstums, Zahnverfärbung durch Einlagerung)
- Fototoxizität (Lichtschutz!)
- gastrointestinale Beschwerden

Makrolide

- **Azithromycin, Clarithromycin, Erythromycin** (Prodrug: Erythromycinestolat) und **Roxithromycin** wirken in hoher Konzentration bakterizid, in niedriger bakteriostatisch. Sie binden an die ribosomale 50 S-Untereinheit und verhindern ein Weiterrücken des bakteriellen Ribosoms an der mRNA. Sehr gut verträglich, auch in der Schwangerschaft und bei Kindern. Das Wirkspektrum umfasst grampositive und einige gramnegative Keime wie *Helicobacter* (→ Eradikationstherapie), Legionellen (→ atypische Pneumonie) und *Haemophilus*. Bei Mykoplasmen, Chlamydien oder Legionellen Mittel der Wahl! Neben Infektionen mit den genannten Erregern wird es als Alternative bei Penicillinallergie verwendet, z. B. bei Infekten der oberen Atemwege. Erythromycin wird außerdem in niedriger Dosierung als Prokinetikum eingesetzt.

Pharmakokinetik
- Sie stehen auch lokal als Salbe zur Verfügung, sonst p. o. und i. v.
- Metabolismus über **Cytochrom P450** (CYP3A4-Inhibition) und biliäre Elimination
- kurze HWZ bei Erythromycin (2 h) und Clarithromycin (5 h), länger bei den anderen Substanzen
- Sie sind breit und oral wirksam und daneben gut gewebegängig, **intrazellulär wirksam.**
- nicht liquorgängig
- Einsatz in Schwangerschaft möglich

UAW

- Herzrhythmusstörungen: Torsade-de-Pointes-Tachykardie, QT-Verlängerung
- Rhabdomyolysen bei Kombination mit Statinen
- Nebenwirkungen können gastrointestinale Beschwerden (Prokinese), Allergien und Ohrgeräusche sein.
- Resistenz durch posttranskriptionelle Methylation der 23-S-bakteriellen ribosomalen RNA wird Plasmid- oder chromosomal vermittelt, Kreuzresistenzen zwischen Makroliden, Lincosamiden und Streptogramin

Lincosamide

Lincomycin und **Clindamycin** (p. o. oder i. v.) besitzen den gleichen Wirkmechanismus wie Makrolide. Sie werden hepatisch metabolisiert und reichern sich im Knochen an (Einsatz bei Osteomyelitis). Ersatz bei Penicillinallergie. Das Wirkungsspektrum umfasst grampositive Kokken (v. a. Staphylokokken) und anaerobe gramnegative Stäbchen. **Einsatz bei:**
- Anaerobierinfektionen: Abszesse, Aspirationspneumonie
- Staphylokokken-Osteomyelitis
- Endokarditisprophylaxe

Störung der DNA-Synthese bzw. -Organisation

Gyrasehemmer/ Chinolone

Wirkstoffe und Wirkspektrum ➤ Tab. 12.13. Chinolone (p. o. oder i. v.) wirken bakterizid durch Hemmung der bakteriellen DNA-Gyrase (Topoisomerase II im aktiven Zentrum) → Hemmung der DNA-Spiralisierung. Die Mutation nur einer Aminosäure der bakteriellen Topoisomerase kann zur Resistenz gegen diese Antibiotikaklasse führen.
Anwendung: u. a. bei Pneumonie, infektiöser Gastroenteritis und Harnwegsinfekten. Die Elimination erfolgt renal, außer bei Moxifloxacin. Einige Chinolone hemmen Cytochrom P450.
Cave: nicht bei Kindern < 10 Jahre, Schwangeren und Stillenden einsetzen (führen zur Schädigung des wachsenden Gelenkknorpels)!

Tab. 12.13 Wirkungsspektrum der Gyrasehemmer.

Gyrasehemmer: Wirkstoffe	Wirkungsspektrum
• Gruppe I: Norfloxacin • Gruppe II: Ciprofloxacin und Ofloxacin • Gruppe III: Levofloxacin • Gruppe IV: Moxifloxacin	• gramnegative Keime inkl. *Haemophilus*, Enteritiserreger, Legionellen • ab Gruppe II: zusätzlich zellwandlose und intrazelluläre Keime: Mykoplasmen und Chlamydien sowie *Pseudomonas* • Gruppe IV: zusätzlich grampositive Keime und Anaerobier

UAW

- Senkung der Krampfschwelle, Halluzinationen, Kopfschmerzen, Schwindel
- Knorpelschäden in der Wachstumsphase → keine Anwendung in der Schwangerschaft und bei Kindern
- Achillessehnenruptur, Tendopathien (verstärkt durch simultane Glukokortikoide)
- Photodermatosen
- gastrointestinale Beschwerden

Sulfonamide und Diaminopyrimidine

Wirken bakteriostatisch und hemmen die Purinsynthese über die Hemmung der Tetrahydrofolsäure-Synthese durch Antagonismus zur
- Paraaminobenzoesäure (Sulfonamide: **Sulfadiazin, Sulfamethoxazol, Sulfadoxin**)
- bzw. zur Dihydrofolatreduktase (Diaminopyrimidine: **Trimethoprim, Pyrimethamin**)

Anwendung
- p. o. oder i. v. wirksam
- meist in Kombination wegen zahlreicher Resistenzen gegen Sulfonamide: Sulfamethoxazol + Trimethoprim = **Co-trimoxazol** bei infektiöser Gastroenteritis, Harnwegsinfektion, *Pneumocystis-jirovecii*-Pneumonie
- Sulfamethoxazol mono gegen Nocardien
- Sulfadoxin-Pyrimethamin: zur Malariatherapie
- Pyrimethamin: bei Toxoplasmose

UAW (Sulfonamide)
- allergische Reaktionen mit Kreuzallergie zu anderen Sulfonamidderivaten wie Sulfonylharnstoffe und Thiaziddiuretika

- fototoxisch
- nephrotoxisch
- Knochenmarksdepression (Folsäureantagonismus!)
- Bilirubinanstieg mit Ikterus: kontraindiziert bei Neugeborenen, Schwangerschaft, Thrombopenie, Leukopenie, makrozytäre Anämie

Transkriptionshemmer (Rifampicin)

Rifampicin hemmt die DNA-abhängige RNA-Polymerase und wirkt dadurch bakterizid. Therapeutisch wird es immer in Kombination mit anderen Antibiotika verabreicht (z. B. bei der Tuberkulose, Staphylokokken, MRSA, Legionellen, Enterokokken). Gut liquorgängig. Prophylaktisch kann es allein gegeben werden (z. B. bei Meningokokkenkontaktpersonen).

UAW. Lebertoxizität

Kontraindikation. Schwangerschaft

Weitere Antibiotika

Metronidazol Wirkt auf obligat anaerobe Keime wie *Clostridium difficile*, *Bacteroides fragilis* und *Gardnerella vaginalis* (außer Aktinomyzeten) sowie auf Protozoen wie Amöbien, Trichomonaden und Lamblien. Es besitzt außerdem einen gewissen immunsuppressiven Effekt, was bei chronisch-entzündlichen Darmerkrankungen genutzt wird. Keine Wirkung hingegen besteht auf Aerobier wie *E.-coli*.

Hauptindikationen sind Anaerobier- und Protozoeninfektionen, pseudomembranöse Enterokolitis, Sigmadivertikulitis und Fisteln bei Morbus Crohn.

Metronidazol wird in der Leber metabolisiert und verzögert den Alkoholabbau → Alkoholunverträglichkeit (Antabussyndrom). Dauer der Anwendung auf 10 Tage beschränken.
Kontraindikation: Schwangerschaft.

Nitrofurantoin Reserveantibiotikum bei Harnwegsinfektionen. Renale Elimination. Viele UAW.

Chlorhexidin Desinfektionsmittel. Stark antibakteriell wirksam über Schädigung der Erregerzellwand. Zur Haut- und Schleimhautdesinfektion, insbesondere für Mundspülungen: ↓ Neubildung von Zahnplaques. **UAW** sind Geschmacksstörungen und Zahnverfärbungen.

Ketolide (z. B. Telithromycin) Hemmen die Elongation im Rahmen der bakteriellen Proteinsynthese an zwei unterschiedlichen Stellen. Wirken oral. Reserve bei Makrolid- und Lincosamidresistenz. Werden bei Atemwegsinfekten eingesetzt. Wirken bakteriostatisch, gegen Pneumokokken sogar bakterizid.

Streptogramine (z. B. Synercid®, eine Kombination aus Quinupristin und Dalfopristin). Wirken an der 50S-Untereinheit, sind bakterizid und werden parenteral gegen multiresistente Keime eingesetzt. Alternative zu Vancomycin.

Oxazolidinone (z. B. Linezolid) Sind oral verfügbar, bakterizid und werden gegen multiresistente grampositive Erreger eingesetzt (z. B. MRSA, VRE). Alternative zu Vancomycin.

12.4.5 Antimykotische Chemotherapie

Einer im Vergleich zu den antibakteriell wirksamen Chemotherapeutika deutlich geringeren Zahl von Antimykotika stehen Erreger gegenüber, bei denen die Resistenzentwicklung im klinischen Alltag **weniger schnell eintritt**. Die hohe Wirksamkeit der Antimykotika ist jedoch mit einer teilweise **erheblichen Toxizität** bei systemischer Gabe verbunden. Dagegen gilt grundsätzlich, dass die Toxizität lokal angewandter Antimykotika wegen geringer Resorption zu vernachlässigen ist. Folgende Gruppen werden aktuell unterschieden (> Tab. 12.14):

Polyene Binden an das Ergosterin der Pilzmembranen und erhöhen deren Permeabilität. Sie wirken damit fungizid. **Amphotericin B** ist lokal gut verträglich. Bei systemischer Anwendung kommt es zu schweren Nebenwirkungen, da durch die Ähnlichkeit des Cholesterins mit Ergosterin auch menschliche Zellen getötet werden. Die Niere und die Blutbildung werden v. a. angegriffen. Es gibt kaum Resistenzen, aber Amphotericin B wird wegen der Nebenwirkungen nur noch bei schwersten Infektionen

Tab. 12.14 Antimykotika.

Wirkstoffgruppe Substanzen	Indikationen	Nebenwirkungen Kontraindikationen	Applikation
Polyene			
Amphotericin B	C. albicans, Aspergillus, Cryptococcus, Histoplasmen	Nephrotoxisch! gastrointestinale Störungen, Fieber, Schüttelfrost, Blutbildveränderungen, seltener hepatotoxisch, bei intrathekaler Gabe neurotoxisch	lokal, oral (wird kaum resorbiert), zur systemischen Therapie deshalb i. v., schlecht liquorgängig, evtl. intrathekale Gabe
Nystatin	Sprosspilze wie Candida	allergische Reaktionen, gastrointestinale Störungen	lokal, oral bei intestinaler Mykose
Imidazol-Antimykotika			
Clotrimazol	Dermatophyten, Schimmel- und dimorphe Pilze, Candida	Nebenwirkungen sehr selten	lokal
Miconazol	wie Clotrimazol	gastrointestinale Störungen, Juckreiz, Fieber, bei i. v. Gabe kardiale Nebenwirkungen!	lokal, oral oder i. v. bei systemischer Mykose
Ketoconazol	Candida, Dermatophyten, Histoplasmen	Hepatitis, Gynäkomastie, Impotenz, Übelkeit, Hautausschläge und Juckreiz, hemmt Kortisolsynthese	lokal, oral, Resorption nur bei saurem Magen-pH
Triazol-Antimykotika			
Fluconazol	Candida, Dermatophyten, Cryptococcus	gastrointestinale Störungen, Hautausschläge, hepatotoxisch, Neuropathien	oral, bei systemischer Mykose i. v.
Itraconazol	wie Fluconazol, zusätzlich wirksam gegen invasive Pilze wie Aspergillus	gastrointestinale Störungen, Hepatitis (reversibel)	oral, i. v.
Voriconazol	wie Fluconazol, zusätzlich Fluconazol-resistente Candida-Stämme, Aspergillus	gastrointestinale Störungen, Hautausschläge, hepatotoxisch, Farbvisusveränderungen	oral, i. v.
Pro-Antimetaboliten			
Flucytosin	generalisierte Candidosen und Kryptokokkosen sowie Aspergillosen	schwere Panzytopenien, Allergien, Hepatotoxizität, GIT-Störungen	oral, i. v., oft in Kombination mit Amphotericin B
Alkaloid-Ähnliche			
Griseofulvin	Fadenpilze, Dermatophyten	hepatotoxisch, Störung der Hämatopoese, gastrointestinale und neurologische Störungen	oral
sonstige Antimykotika			
Terbinafin	schwerer Fadenpilzbefall von Haut und Schleimhäuten	Geschmacksstörungen, Hautreaktionen	oral
Naftifin	Pilzerkrankungen der Haut	Hautreaktionen	lokal
Ciclopirox	Breitspektrumantimykotikum bei Befall der Haut	Hautreaktionen	lokal
Caspofungin	invasive Aspergillose	Fieber, Übelkeit, Flush	i. v.

systemisch verwendet. In **liposomaler Verpackung** wirkt es besser, ist weniger toxisch, dafür aber sehr teuer. **Nystatin** ist noch giftiger und wird nur lokal verwendet.

Imidazole Hemmen die Ergosterinsynthese (essenzieller Bestandteil der Pilzmembran). Da die Wirkung über eine Hemmung des Cytochrom-P450-Systems vermittelt wird, sind Wechselwirkungen und individuell unterschiedliche Serumspiegel häufig.

„Zweite Generation"-Ergosterinsynthese-Hemmer (**Triazole**): beeinflussen die Bildung neuer Ergosterine negativ. Wirken fungistatisch und sind für die menschliche Leber äußerst toxisch.

Mannansynthese-Hemmer (Echinocandine, z. B. Caspofungin) Hemmen die Synthese der Mannane der Zellwand. Werden bei invasiven *Aspergillus*- und *Candida*-Infektionen wie etwa einer Sepsis eingesetzt.

Griseofulvin Ein Spindelgift, das spezifisch gegen Dermatophyten wirkt.

Flucytosin (5-Fluorocytosin) Dieser Antimetabolit ist dem Zytostatikum 5-Fluorouracil ähnlich und kommt gegen Hefen zum Einsatz. Er wirkt synergistisch zu den Polyenantimykotika und ist sowohl fungistatisch als auch fungizid. Daneben ist er gut verträglich.

Allylamine (z. B. Terbinafin) Hemmen die Ergosterinsynthese an früherer Stelle als die Triazole. Einsatz gegen schwere Dermatomykosen.

Einige der neueren Antimykotika (neu entwickelte Triazole oder Echinocandine) sind vergleichsweise gut verträglich und haben eine hervorragende Wirksamkeit auch bei verschiedenen invasiven Mykosen, sind allerdings extrem teuer.

12.4.6 Anthelminthische Therapie

Mebendazol Mittel der Wahl bei Infektionen durch Nematoden (z. B. Ascariden, Oxyuren, Fadenwürmer). Es hemmt die Aufnahme von Glukose durch die Parasiten und führt so zum Absterben der Würmer. Da die enterale Resorption durch den Wirt sehr gering ist, treten kaum Nebenwirkungen auf, gelegentlich kann es zu Übelkeit, Diarrhöen und Tenesmen kommen.

Albendazol Ist wie Mebendazol ein Benzimidazol-Antihelminthikum und wird v. a. zur Langzeittherapie bei inoperablen *Echinococcus*-Infektionen eingesetzt. Es wird zu einem geringen Teil resorbiert und kann neben gastrointestinalen Störungen auch Blutbildveränderungen und einen Transaminasenanstieg verursachen.

Tiabendazol Ist der gleichen Wirkstoffgruppe zuzuordnen, hat aber ein breiteres Wirkspektrum. Da es neben gastrointestinalen Nebenwirkungen auch zu zentralnervösen Störungen wie Schwindel, Benommenheit, Kopfschmerzen und zu Hypotonie kommen kann, sollte Tiabendazol nur bei Befall mit Trichuren oder *Strongyloides stercoralis* gegeben werden. Bei schwerer Nieren- und Leberinsuffizienz ist es kontraindiziert.

Praziquantel Wird bei Infektionen durch Zestoden (Bandwürmer) eingesetzt, ist aber auch bei Schistosomiasis wirksam. Bereits eine einmalige Gabe tötet die Bandwürmer durch Schädigung aller Wandschichten nach einer Einwirkzeit von nur 15 min. Da Praziquantel enteral resorbiert wird, werden auch die Gewebeformen der Parasiten erreicht. Mögliche Nebenwirkungen sind Kopf- und Bauchschmerzen, Müdigkeit und Urtikaria. In der Schwangerschaft ist Praziquantel kontraindiziert.

Niclosamid Weiteres Medikament, das gut zur Therapie einer Zestoden-Infektion eingesetzt werden kann. Es hemmt den anaeroben Stoffwechsel der Würmer. Da Niclosamid praktisch nicht resorbiert wird, werden Gewebeformen der Parasiten nicht erreicht, allerdings treten auch bis auf geringe gastrointestinale Nebenwirkungen keine unerwünschten Effekte auf.

Pyrantel Breitband-Anthelminthikum, das ebenso wie Mebendazol bei Infektionen durch Nematoden (Oxyuren, Ascariden, Fadenwürmer und Hakenwürmer) eingesetzt wird. Pyrantel wirkt durch Hemmung der Cholinesterase depolarisierend an der motorischen Endplatte des Wurms, sodass dieser eine spastische Parese entwickelt. Das Medikament wird als Einmaldosis gegeben, die Behandlung dann am 14. Tag noch einmal wiederholt. Da Pyrantel kaum resorbiert wird, treten selten systemische Nebenwirkungen wie Benommenheit oder Kopfschmerzen auf, es kann jedoch zu gastrointestinalen Störungen kommen. In der Schwangerschaft und bei Kleinkindern sollte Pyrantel nicht verabreicht werden.

12.4.7 Medikamente gegen Protozoen

Die gegen Protozoen gerichteten Medikamente können sowohl zur Therapie als auch teilweise zur Chemoprophylaxe von Protozoeninfektionen eingesetzt werden. Die Nebenwirkungen sind teilweise erheblich (➤ Tab. 12.15).

12.4.8 Virostatika

Bei der Entwicklung virostatisch wirksamer Substanzen ergeben sich grundsätzliche Schwierigkeiten aus dem obligat intrazellulären Wachstums- und Vermehrungsverhalten der Erreger. Da die Viren für ihre Vermehrung wirtseigene Enzyme nutzen, kann die antivirale Therapie auch auf die Wirtszelle selbst toxisch wirken.

Tab. 12.15 Gegen Protozoen gerichtete Medikamente.

Substanz	Wirkspektrum	Wirkmechanismus	Nebenwirkungen	Anwendung zu Prophylaxe und Therapie
Nitroimidazol-Antibiotika: Metronidazol, Tinidazol, Nimorazol	*T. vaginalis*, *G. lamblia*, *E. histolytica* (Magna-Form), *T. gondii*	Hemmung der Nukleinsäuresynthese	Stomatitis, Glossitis, Metallgeschmack, Neurotoxizität, im Tierversuch mutagen und karzinogen	orale oder i. v. Gabe zur Therapie, keine Prophylaxe
Pentamidin	Trypanosomen, Leishmanien, *P. jiroveci*	vielfache Wirkung inkl. Hemmung der Nukleinsäure- und Proteinsynthese	Anaphylaxie, Blutzuckerentgleisungen, Pankreatitis, Blutbildungsstörungen, Bronchospasmus, arterielle Hypotonie, Long-QT-Syndrom	Inhalation oder i. v. Therapie, auch Prophylaxe von *Pneumocystis*-Pneumonien
Chloroquin	blutschizontozid auf alle Malaria-Erreger, jedoch zunehmende Resistenzen bei *P. falciparum*	umstritten; hemmt die Utilisierung des aufgenommenen Hämoglobins	gastrointestinale und neurotoxische Reaktionen, Korneatrübung, Retinopathie, Neuro-/Myopathie	oral, in schweren Fällen auch i. m. zur Prophylaxe und Therapie aller Malariaformen, wenn keine Resistenzen vorliegen
Chinin	blutschizontozid auf alle Plasmodien, Anwendung bei Chloroquin-resistenten Plasmodien	vielfache Wirkungen; beeinträchtigt die Plasmodien-DNA	Neurotoxizität, Kopfschmerz, Schwindel, Seh- und Hörstörungen, Erregungs- und Verwirrtheitszustände, kardiale, gastrointestinale und hämatologische Nebenwirkungen	oral, in Notfällen i. v., nur zur Therapie
Halofantrin	multiresistente Malaria tropica, blutschizontozid auf alle Malaria-Erreger	Hemmung der Hämpolymerase	gastrointestinale, zentralnervöse und dermatologische Nebenwirkungen	oral, zur Therapie der akuten, multiresistenten Malaria tropica
Mefloquin	blutschizontozid auf alle Plasmodien	wie Chloroquin	Psychosyndrome, neurologische, gastrointestinale und dermatologische Nebenwirkungen	oral, eigentlich Reservepräparat, Prophylaxe und Therapie aller Chloroquin-resistenten Malariaformen
Primaquin	Gewebeschizonten und Gametozyten aller Malaria-Erreger; hypnozoitozid, nicht wirksam auf Blutschizonten	wie Chinin	Met-Hb-Bildung, Hämolyse bei G-6-PD-Mangel!, gastrointestinale Störungen	orale Anwendung, Kombination mit Chloroquin zur vollständigen Sanierung einer Malaria tertiana

Tab. 12.15 Gegen Protozoen gerichtete Medikamente. (Forts.)

Substanz	Wirkspektrum	Wirkmechanismus	Nebenwirkungen	Anwendung zu Prophylaxe und Therapie
Pyrimethamin	gewebe- und blutschizontozid auf alle Plasmodienarten sowie Toxoplasmen	hemmt die Dihydrofolat-Reduktase des Erregers	gastrointestinale Nebenwirkungen, Überempfindlichkeitsreaktionen (auf den Sulfonamidanteil im Kombinationspräparat): Lyell- und Stevens-Johnson-Syndrom, Agranulozytose, Thrombopenie, neurotoxisch	Therapie der multiresistenten Malaria tropica. Wegen der Gefahr zwar sehr seltener, dann aber schwerer Nebenwirkungen ist die (wirkungsstärkere) Kombination mit Sulfadoxin (Fansidar®) nicht mehr im Handel.
Atovaquon	blutschizontozid auf alle Plasmodien-Arten, wirksam auch gegen andere Protozoen wie *P. jiroveci*	hemmt die Nukleinsäuresynthese	gastrointestinale Beschwerden, Kopfschmerzen	orale Anwendung zur Therapie der Malaria tropica, insbesondere in Gegenden mit Chloroquin-Resistenz; meist in Kombination mit Proguanil, das die Wirkung verstärkt

Eine Virusselektivität eines Virostatikums ist nur dann gegeben, wenn entweder virusspezifische Enzyme der Replikation gehemmt werden oder eine signifikant höhere Affinität der virostatisch eingesetzten Medikamente zu viralen als zu wirtseigenen Enzymen ausgenutzt wird.

Resistenzentwicklung

Erschwert wird die virostatische Therapie zusätzlich durch eine rasche Resistenzentwicklung der Erreger und durch die Tatsache, dass Viren sich in ihrem Aufbau und Vermehrungsverhalten so sehr unterscheiden, dass es keine Breitspektrumvirostatika geben kann. Nur in Einzelfällen (immunsupprimierte Patienten, Patienten in Transplantationszentren) ist die prophylaktische Gabe von Virostatika gerechtfertigt, um endogene Reaktivierungen zu unterbinden, z. B. gegen CMV, Herpes oder Varizellen.

Der Vielzahl von prinzipiell denkbaren und in experimenteller Erprobung befindlichen Ansatzpunkten stehen einige wenige klinisch erprobte virostatisch wirksame Substanzen gegenüber (➤ Tab. 12.16; die speziell gegen Retroviren entwickelten Substanzen sind im Detail in ➤ 12.16.8 behandelt).

12.4.9 Neue Therapieansätze

Immunmodulatoren

Schon seit Längerem werden Interferon-α (z. B. bei den chronischen Hepatitiden B und C), Interferon-β (bei schweren Virusinfektionen immunsupprimierter Patienten) und Interferon-γ (zur Infektionsprophylaxe bei chronischer Granulomatose) eingesetzt. Neuere Entwicklungen sind Etanercept und andere gegen den TNF-α gerichtete Antikörper (Einsatz bei schwerer Sepsis) sowie rekombinantes aktiviertes Protein C (**Drotrecogin**-α), das zur Behandlung der Sepsis zugelassen ist.

Probiotische Therapie

In immer mehr Bereichen der Medizin werden lebende Bakterien therapeutisch eingesetzt. So ist die orale Gabe des Keims **Lactobacillus** inzwischen nicht nur zur Therapie verschiedener Diarrhö-Formen (z. B. rotavirusassoziierte Diarrhö, antibiotikaassoziierte Diarrhö) etabliert, sondern auch die derzeit vielversprechendste Therapie zur lokalen Immunmodulation bei Morbus Crohn. Die prophylaktische Gabe von Laktobazillen sowie die Impfung mit bestimmten bakteri-

Tab. 12.16 Ansatzpunkte verschiedener Virostatika.

Substanz (Auswahl)	Wirkmechanismus	Spektrum	Nebenwirkungen (Auswahl), Anmerkungen*
Nukleosid-Analoga ($_1$), Nukleotid-Analoga ($_2$)			
Aciclovir$_1$	hemmen die virale DNA-Polymerase	Herpesviren	Anstieg von Kreatinin und Harnstoff
Valaciclovir$_1$		Herpes zoster	wie Aciclovir
Ganciclovir$_1$		CMV-Retinitis, CMV-Reaktivierung	Hämatotoxizität
Cidofovir$_2$		Zytomegalie (CMV)	Nephrotoxizität
Ribavirin$_1$	hemmt die Bildung von viralem Guanosin-Monophosphat (GMP)	RSV, Hepatitis C	grippeähnliche Symptome, Bronchospasmus, Hämatotoxizität
Adefovir$_2$		Hepatitis B	
Interferone			
Interferon-α-2a	hemmen die Proteinsynthese	Hepatitis B + C	grippeähnliche Symptome, Abfall der Leuko- und Thrombozyten
Interferon-α-2b		Hepatitis B + C	
Neuraminidase-Inhibitoren			
Zanamivir	hemmen der Virusfreisetzung durch Hemmung der Neuraminidase	Influenza A + B	grippeähnliche Symptome
Oseltamivir			Übelkeit und Erbrechen (selten)
Andere			
Amantadin und Rimantidin	verhindern das Eindringen von Influenza-A-Viren in die Wirtszelle	Influenza A	Mundtrockenheit, Kopfweh, Blutdruckabfall; Resistenzen sind häufig.
Enfuvirtid	behindert die Fusion von Virushülle und T-Zell-Membran	HIV	Immunsuppression, Schlaflosigkeit
Foscarnet	hemmt die virale DNA-Polymerase	Herpesviren, CMV	Erbrechen, Durchfall, Schädigung von Nieren, Nerven, Leber

* Viele Virostatika sind in der Schwangerschaft kontraindiziert!

ellen DNA-Abschnitten (CpG-Motive) wird darüber hinaus als mögliche Strategie zur Prophylaxe allergischer Erkrankungen erforscht.

12.5 Leitsymptome und -befunde

12.5.1 Fieber/Hyperthermie

Definitionen

Nur durch die thalamische Temperatur-Sollwertverstellung bedingte Temperaturerhöhungen werden als **Fieber** bezeichnet. Dieser Mechanismus entspringt einem Missverhältnis aus Wärmeabgabe und Wärmeentstehung und führt zu **Hyperthermie**. Aus dieser Unterscheidung ergibt sich differenzialtherapeutisch die Konsequenz, dass Zyklooxygenase-Hemmer nur bei Fieber wirksam sein können, nicht aber bei Hyperthermie. Da Fieber auf physiologischen Mechanismen beruht, sind extreme Temperaturerhöhungen (> 40,6 °C) selten; bei der Hyperthermie dagegen können teilweise gewebeschädigende Temperaturentgleisungen beobachtet werden.

Eine erhöhte Körpertemperatur kann bei allen Krankheiten auftreten, die eine Entzündungsantwort auslösen (➤ Tab. 12.17) und auch durch Medikamente. Nach dem Verlauf sind verschiedene Fiebertypen zu unterscheiden, die Hinweise auf seine Ursache geben können (➤ Abb. 12.6).

Nutzen und Schaden durch Fieber

Einige Vorgänge der Immunantwort laufen in vitro bei erhöhten Temperaturen geringgradig schneller

Tab. 12.17 Ursachen von Fieber.

Fiebertyp	Ursache
infektionsbedingtes Fieber	durch Bakterien, Viren, Parasiten oder Pilze
Kollagenosen, Autoimmunerkrankungen	z. B. bei Lupus erythematodes, Morbus Crohn, Colitis ulcerosa, Morbus Still
andere Immunreaktionen	Serumkrankheit (> 4.5.3), Transfusionsreaktionen
Tumorfieber	bei okkulten und manifesten Tumorerkrankungen
Drug Fever	durch Medikamente, z. B. Penicilline, Cephalosporine, Sulfonamide; häufig überstrapazierte Ausschlussdiagnose
Exsikkose („Durstfieber")	wahrscheinlich durch Anreicherung endogener Pyrogene sowie unzureichender Wärmeabgabe bei Zentralisation des Kreislaufs bedingt
Gewebeverletzung („Resorptionsfieber")	posttraumatisch, nach Darmnekrose oder Lungenembolie, selten bei großen Hämatomen
Münchhausen-Syndrom	Vortäuschen von fieberhaften Erkrankungen, um einen sekundären Krankheitsgewinn zu erzielen (z. B. Erwärmen des Thermometers im Wasserbad)

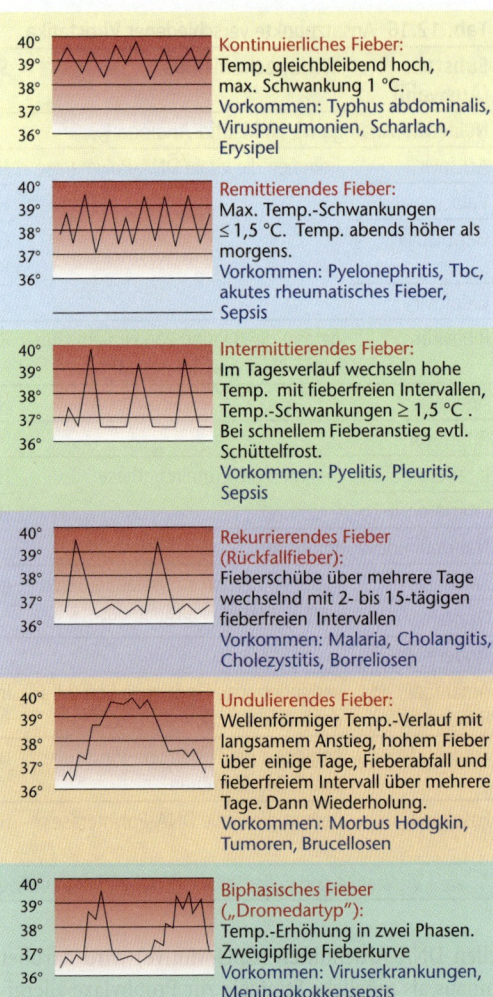

Abb. 12.6 Typische Fieberverlaufskurven. Diese Verläufe sind heute durch den Einsatz von Antibiotika und fiebersenkenden Medikamenten jedoch nur noch selten deutlich zu beobachten. [L215]

ab. Außerdem nimmt die Virulenz bestimmter Mikroorganismen bei höheren Temperaturen ab. Es gibt jedoch keinen definitiven klinischen Nachweis, dass Fieber bei jeder Erkrankung den Krankheitsverlauf positiv beeinflusst. Ebenso gibt es keine Studien, die einen Benefit der Fiebersenkung bei Infektionen belegen.

Die negativen Effekte des Fiebers sind dagegen bekannt, z. B. die kardiovaskuläre Belastung durch das erhöhte Herzminutenvolumen (nachteilig v. a. bei schwerer Herzinsuffizienz), der erhöhte Sauerstoffverbrauch (nachteilig v. a. bei Schock), die reversible ZNS-Dysfunktion durch veränderte Reizleitung (nachteilig v. a. bei älteren Patienten) sowie zerebrale Krampfanfälle (Vorkommen insb. bei Kindern). Bei Vorliegen der genannten Risikokonstellationen kann deswegen eine fiebersenkende Maßnahme sinnvoll sein.

- medikamentöse Fiebersenkung durch Hemmung des Arachidonsäure-Stoffwechsels (z. B. durch Paracetamol, Acetylsalicylsäure, Metamizol): Durch die verminderte Bildung von Prostaglandinen, welche die zentrale Temperaturverstellung bewirken, wird die Körpertemperatur abgesenkt:
  - Paracetamol (oder Acetylsalicylsäure) oral oder als Zäpfchen. 500 mg senken die Temperatur innerhalb von 30–90 min um etwa 1 °C.
  - Metamizol bei Fieber, das auf andere Maßnahmen nicht anspricht.
- Wegen des hohen Flüssigkeitsbedarfs (1 l Wasser pro Tag je 1 °C Temperaturerhöhung) muss für ausreichende Zufuhr von Flüssigkeit gesorgt werden.
- weniger effektiv: externe Wärmeabfuhr durch Brustwickel, Wadenwickel, körperwarme Bäder oder kühle Decken. Die Körpertemperatur sinkt

um etwa 0,5 °C ab. Sind die Wickel zu kalt, so bewirken sie eine periphere Vasokonstriktion und führen dadurch letztlich zu einer reduzierten Wärmeableitung.

Fieber unklarer Genese

Engl. fever of unknown origin (**FUO**): Fieber > 38,3 °C, das mindestens 3 Wochen besteht und dessen Ursache nicht innerhalb von 3 Tagen Krankenhausaufenthalt oder nach 3 Arztbesuchen aufgeklärt werden kann. FUO ist nicht nur ein häufiges, sondern auch ein ernst zu nehmendes klinisches Problem: In mehr als der Hälfte der Fälle liegt eine potenziell tödliche Erkrankung zugrunde!

Ätiologie
Patienten ohne besondere Prädisposition
- Infektionen (etwa 40 %):
  - Abszesse: meist intraabdominell wie subphrenisch, Leber, Milz, Becken, aber auch in Lunge oder Gehirn
  - Tuberkulose
  - Infektionen der Gallenwege (z. B. durch Gallensteine bedingte Cholangitis oder Gallenblasenempyem)
  - Infektionen der Harnwege (z. B. durch Nierensteine bedingte Pyelonephritis oder perinephritischer Abszess)
  - Sinusitis
  - Endokarditis, mykotisches Aneurysma
  - Osteomyelitis
  - Infektionen von Fremdkörpern, insbesondere durch intravenöse Katheter
  - seltene systemische Infektionen: Q-Fieber, Toxoplasmose, Brucellose, Infektionen mit EBV oder CMV, Lues, Lyme-Krankheit, Tularämie, Katzenkratzkrankheit, Morbus Whipple
- Neoplasien (etwa 30 %): Lymphome, Leukämien, solide Tumoren, z. B. Nierenkarzinom, Pankreaskarzinom, hepatozelluläres Karzinom, Vorhofmyxom, Kolonkarzinom
- immunbedingt (20 %): Kollagenosen, Vaskulitiden und andere Autoimmunerkrankungen, z. B. systemischer Lupus erythematodes, Panarteriitis nodosa, Arteriitis temporalis, Morbus Still, familiäres Mittelmeerfieber, Sarkoidose, Medikamente
- Factitia (bis 10 %): durch den Patienten selbst induziertes Fieber, z. B. durch Injektion pyogener Substanzen. Es handelt sich um eine ernst zu nehmende psychosomatische Störung; trotz planvollen Vorgehens liegt aber meist keine bewusste Täuschungsabsicht vor. Überwiegend sind Frauen aus dem medizinischen Berufsfeld betroffen.
- undiagnostiziert (etwa 10 %)

Patienten mit definierter Prädisposition
- Neutropenie: perianale Infektionen, peridontale Infektionen, systemische Candidiasis, Aspergillose, Katheterinfektion
- nosokomial erworbenes FUO: pseudomembranöse Kolitis, Medikamentenfieber, Thrombophlebitis, Lungenembolie
- HIV: *Mycobacterium-avium*-Komplex, Tuberkulose, Non-Hodgkin-Lymphome, Zytomegalie, Medikamentenfieber, Darmparasiten (z. B. Kryptosporidien), Viren (v. a. der Herpes-Gruppe).

Diagnostik
Dokumentation des Fiebers Die Messung sollte mindestens einmal in Gegenwart einer Pflegeperson durchgeführt werden. Bei nur geringstem Verdacht auf ein selbst induziertes Fieber ist eine beaufsichtigte Simultanmessung an zwei oder drei Lokalisationen (z. B. sublingual oder im Gehörgang, axillär und rektal) angezeigt.

Sorgfältige, wiederholte Anamnese Fragen nach Gewichtsverlust (chronisch-entzündliche Erkrankungen, Tuberkulose, Neoplasien), Gelenk- und Hautbeschwerden (Kollagenosen, systemische Infektionen), Medikamenteneinnahme, i. v. Drogengebrauch, vorausgegangenen Operationen, Reisen, Beruf, Kontakten mit Erkrankten, Sexualkontakten, Tierkontakten (inklusive Zeckenbissen, Mückenstichen), Ernährungsgewohnheiten (rohes Fleisch, roher Fisch, unpasteurisierte Milch) und Fieberverlauf.

Sorgfältige Befunderhebung Schwerpunkte: Untersuchung der Haut, des Bewegungsapparats, der Lymphknoten, der Augen (z. B. Uveitis bei Kollagenosen), der Nebenhöhlen, die rektale Untersuchung, vaginale Untersuchung und die wiederholte Untersuchung auf Herzgeräusche (z. B. bei Endokarditis oder Vorhofmyxom).

Risikofaktoren Hinweise auf Immunsuppression (Anamnese, Sexualverhalten), implantiertes Fremdmaterial (Katheter, Herzklappen, Stents), Krankenhausaufenthalt (nosokomial erworbenes FUO), vorausgegangene Fernreise.

Laboruntersuchungen Zur Abschätzung der Entzündungsaktivität, der Organfunktionen sowie zur Gewinnung erster ätiologischer Hinweise: Blutbild, Blutkultur (möglichst mehrfach), Urinanalyse, Urinkultur, CRP, BSG, Leberenzyme, Kreatinin, Harnstoff, Elektrolyte sowie antinukleäre Antikörper und Komplementfaktoren (als Screening-Test für Kollagenosen); bei anamnestischen Risikofaktoren oder „verdächtigem" klinischem Bild (z. B. generalisierte Lymphadenopathie): HIV-Test. Ein intrakutaner Tuberkulin-Test sollte ebenfalls immer durchgeführt werden.

Bildgebende Verfahren Routinemäßig werden ein Röntgenthorax sowie ein Röntgen (bzw. CT) der Nebenhöhlen durchgeführt. Wird hier kein Herd nachgewiesen, schließen sich ein Abdominal-CT und eine Echokardiografie an.

Stufendiagnostik Bei sich aus den o. g. Untersuchungen ergebenden Verdachtsdiagnosen sollte großzügig die weitere spezifische Diagnostik eskaliert werden, insbesondere eine gezielte Erreger-Serologie (z. B. auf persistierende oder reaktivierbare Infektionen, wie HSV, VZV, EBV, CMV, Toxoplasma, Borrelien, Lues, Brucellen), eine intensivierte Rheumaserologie (z. B. α-Fodrin-Antikörper, ANCA, ANA, RF) und gezielte invasive Diagnostik (z. B. Intestinoskopie, Bronchoskopie, Knochenmarkpunktion, Biopsien von Lokalbefunden – z. B. Lymphknoten, Hautausschlägen –, Liquorpunktion, Ultraschall oder CT-gesteuerte Punktionen).

Mit diesen Untersuchungen lassen sich die Mehrzahl der Fälle von FUO ätiologisch klären. Nur wenige Patienten können auch innerhalb eines Jahres nicht diagnostiziert werden. Deren Prognose ist gut: Bei fast allen dieser Patienten kommt es im Laufe der Zeit zu einer Spontanremission.

12.5.2 Vergrößerte lymphatische Organe

Zahlreiche Infektionen können das lymphatische System stimulieren und zur Vergrößerung lymphatischer Organe (Lymphknoten, Milz, Malt) führen. Im Gegensatz zu malignen Erkrankungen des lymphatischen Systems sind die lymphatischen Organe bei Infektionskrankheiten eher weich, druckdolent und gut verschieblich. Unklare, persistierende Lymphknotenschwellungen und Splenomegalien sollten konsequent abgeklärt werden:

Generalisierte Lymphadenopathie Häufig kombiniert mit Splenomegalien; insgesamt relativ selten: Sie kann das vorherrschende Symptom sein bei infektiöser Mononukleose, HIV-Infektion, Zytomegalie, Toxoplasmose und Tuberkulose. Begleitend tritt sie bei Lues, Leptospirose, Lyme-Krankheit, aber auch bei Masern, Hepatitis B und Röteln auf.

Lokalisierte Lymphadenopathie Häufig: Sie kommt v. a. bei Infektionen mit pyogenen Erregern (*St. aureus*, Streptokokken der Gruppe A) in einer eitrigen (suppurativen) Form vor und kann Mundhöhlen-, Rachen- und peridontale Infektionen begleiten. Weitere typische Krankheiten mit lokaler Lymphknotenschwellung sind die Katzenkratzkrankheit (derbe Schwellung v. a. der Achsellymphknoten), Tuberkulose (sogenannte **Scrofula**: verbackene, evtl. exulzerierende Halslymphknoten), Pest, Tularämie (auch als ulzeroglanduläres Fieber bezeichnet) oder die sexuell übertragenen Krankheiten (inguinale Lymphknotenschwellung).

12.5.3 Leitsymptome an Grenzflächenorganen

Exanthem und Enanthem

Exantheme oder Enantheme können sowohl bei bakteriellen als auch bei viralen Infektionskrankheiten auftreten und sind entweder Folge der Freisetzung von Exotoxinen (z. B. bei Scharlach), direkter Zellschädigung durch Viren oder indirekt Folge infektbedingter Immunreaktionen (z. B. Komplementablagerung, Vaskulitis). Sie sind meist unspezifisch, selten für eine bestimmte Infektionskrankheit ty-

Tab. 12.18 Hautausschläge bei Infektionskrankheiten (Beispiele).

makulopapulös	vesikulär	Petechien oder Purpura	Erythrodermie (diffus)	Schleimhaut
Enteroviren EBV, CMV, HIV Masern, Röteln, Hepatitis B, Parvovirus B19 (Ringelröteln), humanes Herpesvirus 6 (Dreitagefieber = Roseola infantum), T. pallidum, S. typhi	VZV, HSV, Coxsackie A St. aureus (Impetigo, diese ist nur im Frühstadium und bei Säuglingen vesikulär)	N. gonorrhoeae, N. meningitidis, Rickettsien, ECHO-Viren, Str. viridans	Str. pyogenes, Scharlach streptokokkenbedingtes Toxischer-Schock-Syndrom, St. aureus („klassisches" Toxischer-Schock-Syndrom)	Coxsackie A (Bläschen) Rubella, EBV, GAS (Petechien) Masern (Koplik-Flecken) HSV, Anaerobier, T. pallidum, Histoplasmose (Ulzerationen)

pisch (z. B. Varizellen) oder gar pathognomonisch (z. B. Koplik-Flecken bei Masern; ➤ Tab. 12.18).

Septischer Schock mit Multiorganversagen Sepsis mit unzureichender Gewebeperfusion trotz adäquater Flüssigkeitszufuhr.

12.6 Bakteriämie und Sepsis

12.6.1 Definitionen (➤ Tab. 12.19)

Bakteriämie Anwesenheit von Erregern in der Blutbahn ohne systemische Entzündungsreaktion.

Syndrom der systemischen Entzündungsreaktion (Systemic inflammatory Response Syndrome, SIRS) Systemische hyperinflammatorische Reaktion jeder Genese (z. B. Infektion, Verbrennung, Trauma). Nicht ganz korrekt auch als **Sepsissyndrom** bezeichnet.

Sepsis Bildung und Freisetzung humoraler und zellulärer Mediatoren mit der Folge systemischer (lebensbedrohlicher) klinischer Krankheitserscheinungen als Reaktion auf Keime und Keimprodukte, die aus einem Infektionsfokus in die Blutbahn intermittierend oder kontinuierlich in die Blutbahn eindringen. Hieraus lässt sich ableiten, dass die ursächlichen Erreger nicht notwendigerweise in der Blutbahn nachweisbar sein müssen (positive Blutkulturen finden sich nur in 30–40 % d. F.).

Schwere Sepsis mit Multiorgandysfunktion Sepsis mit Zeichen des Endorganversagens (z. B. Oligurie oder respiratorische Insuffizienz und Hypotonie).

12.6.2 Organdysfunktion und Multiorganversagen

Das Organversagen im Rahmen einer Sepsis kann sich zeigen durch:
- akutes Lungenversagen/ARDS
- akutes Nierenversagen bzw. Niereninsuffizienz: kann durch die im Rahmen des Kreislaufversagens erworbene akute tubuläre Nekrose entstehen und äußert sich zunächst als Oligurie bzw. Anurie; bei rascher Volumenexpansion ist sie meist reversibel.
- akute Leberinsuffizienz oder Leberversagen: zunächst Nachweis erhöhter Leberenzyme im Serum, später Gerinnungsstörungen (durch Faktorenmangel), hepatische Enzephalopathie sowie cholestatischer Ikterus
- disseminierte intravasale Gerinnung (**DIC**): Die endotoxin- und mediatorbedingte Schädigung des Gefäßendothels, der Thrombozyten, des Knochenmarks und anderer Teile des zellulären und humoralen Gerinnungssystems verursacht eine zunächst gesteigerte, dann insuffiziente Blutgerinnung bei gleichzeitiger Thromboseneigung mit oft lebensbedrohlichen Blutungen.
- akute ZNS-Schädigung mit Bewusstseinsstörungen bis hin zum Koma
- gastrointestinale Stressblutung, evtl. Pankreatitis

Beim Multiorganversagen versagen mindestens zwei vitale Organsysteme. Der Schweregrad korreliert mit der Anzahl und dem Schädigungsausmaß der betroffenen Organe.

Tab. 12.19 Diagnosekriterien für Sepsis, schwere Sepsis und septischen Schock (nach den ACCP/SCCM-Konsensus-Konferenz-Kriterien; AWMF-Leitlinien der Deutschen Sepsis-Gesellschaft e. V. und der Deutschen Interdisziplinären Vereinigung für Intensiv- und Notfallmedizin – Stand 13.12.2010).

I Nachweis der Infektion
- Diagnose einer Infektion über den mikrobiologischen Nachweis oder durch klinische Kriterien

II Severe inflammatory Host Response (entspricht SIRS) (mindestens zwei Kriterien)
- Fieber (≥ 38 °C) oder Hypothermie (≤ 36 °C), bestätigt durch eine rektale oder intravasale oder -vesikale Messung
- Tachykardie: Herzfrequenz ≥ 90/min
- Tachypnoe (Frequenz ≥ 20/min) oder Hyperventilation (paCO$_2$ ≤ 4,3 kPa bzw. ≤ 33 mmHg)
- Leukozytose (≥ 12.000/mm^3) oder Leukopenie (≤ 4.000/mm^3) oder ≥ 10 % unreife Neutrophile im Differenzialblutbild

III Akute Organdysfunktion (mindestens ein Kriterium)
- akute Enzephalopathie: eingeschränkte Vigilanz, Desorientiertheit, Unruhe, Delirium
- relative oder absolute Thrombozytopenie: Abfall der Thrombozyten um mehr als 30 % innerhalb von 24 h oder Thrombozytenzahl ≤ 100.000/mm^3. Eine Thrombozytopenie durch akute Blutung oder immunologische Ursachen muss ausgeschlossen sein.
- arterielle Hypoxämie: paO$_2$ ≤ 10 kPa (= 75 mmHg) unter Raumluft oder ein paO$_2$/FiO$_2$-Verhältnis von ≤ 33 kPa (≤ 250 mmHg) unter Sauerstoffapplikation. Eine manifeste Herz- oder Lungenerkrankung muss als Ursache der Hypoxämie ausgeschlossen sein.
- renale Dysfunktion: Diurese von ≤ 0,5 ml/kg/h für wenigstens 2 h trotz ausreichender Volumensubstitution und/oder ein Anstieg des Serumkreatinins > zweifach oberhalb des lokal üblichen Referenzbereichs
- metabolische Azidose: Base Excess ≤ 5 mmol/l oder eine Laktatkonzentration > 1,5fach oberhalb des lokal üblichen Referenzbereichs

Sepsis: Kriterien I und II
- schwere Sepsis: Kriterien I, II und III
- septischer Schock: Kriterien I und II sowie für wenigstens 1 h ein systolischer arterieller Blutdruck ≤ 90 mmHg bzw. ein mittlerer arterieller Blutdruck ≤ 65 mmHg oder notwendiger Vasopressoreinsatz, um den systolischen arteriellen Blutdruck ≥ 90 mmHg oder den arteriellen Mitteldruck ≥ 65 mmHg zu halten. Die Hypotonie besteht trotz adäquater Volumengabe und ist nicht durch andere Ursachen zu erklären.

12.6.3 Sepsis und SIRS

Die im Rahmen der Sepsis auftretende, erregerbedingte systemische Entzündungsantwort kann auch durch Verbrennungen, schweres Trauma oder bestimmte Toxine ausgelöst werden. Eine derart zustande kommende systemische Reaktion ist klinisch von einer Sepsis nicht zu unterscheiden, da die einmal aktivierte „Entzündungskaskade" unabhängig von der auslösenden Ursache abläuft. Aus diesem Grunde wurde der Oberbegriff des Systemic-inflammatory-Response-Syndroms (**SIRS**) für alle entzündungsbedingten systemischen Reaktionen mit Endorganschädigung vorgeschlagen. Die Sepsis ist die weitaus häufigste Ursache des SIRS.

Epidemiologie

Mit Zunahme der Therapiemöglichkeiten für schwer kranke und immungeschwächte Patienten hat die Inzidenz der Sepsis stark zugenommen. Pro Jahr dürften in Deutschland über 150.000 Fälle vorkommen. Etwa 35 % der Sepsen verlaufen tödlich.

Ätiologie

- Lungenentzündung (44 %)
- Infektionen der Harnwege (ca. 10 %) und Bauchorgane (ca. 10 %)
- Wund- und Weichteilinfektionen (ca. 5 %)

Die am häufigsten zu einer Sepsis führenden Erreger sind: Staphylokokken, Streptokokken, *E. coli*, *Enterobacter* spp. sowie *P. aeruginosa*. Pilzbedingte Formen sind seltener, spielen jedoch bei iatrogener (z. B. Knochenmarktransplantationen) oder anderweitiger (z. B. AIDS) Immunsuppression eine wichtige Rolle.

Pathophysiologie

Die Sepsis ist durch die Antwort des Wirts auf die Erregerinvasion bedingt und kann insofern als wirtsschädigende Maximalvariante der Erregerabwehr angesehen werden. Bakterielle Abbauprodukte wie die

Lipopolysaccharide gramnegativer oder die Peptidoglykane grampositiver Bakterien lösen eine mehrdimensionale Entzündungsreaktion aus, in deren Mittelpunkt die Produktion von Zytokinen (insbesondere TNF-α und IL-1) durch Monozyten bzw. Makrophagen steht (> Abb. 12.7). Diese Zytokine können in höheren Konzentrationen sowohl direkt gewebeschädigend wirken als auch die Entzündungsreaktion durch Aktivierung anderer Immunzellen (v. a. Granulozyten) amplifizieren. Im Rahmen dieser Amplifikation kommt es zur massiven Produktion gewebetoxischer Substanzen (z. B. von freien Sauerstoffradikalen oder NO, > 4.1.7) sowie weiterer effektorischer Mediatoren (z. B. Prostaglandine, Leukotriene etc.).

Die freigesetzten Mediatoren haben vielfältige Effekte auf das Gefäßendothel, die glatte Gefäßmuskulatur, die Blutplättchen sowie andere gewebeständige und migratorische Entzündungszellen. Hierdurch kann es auf drei verschiedenen Wegen zur Schädigung der Endothel- und Organzellen kommen:

Zytotoxische Zellschädigung Durch zytotoxische Mediatoren (z. B. Proteasen und Thromboxane).

Endotoxisch-hypoxische Zellschädigung Die Wirkung bakterieller Endotoxine auf den Sauerstoffstoffwechsel der Zellen führt zur Bildung freier Sauerstoffradikale mit nachfolgender endotoxisch-hypoxischer Zellschädigung.

Ischämisch-hypoxische Zellschädigung Als Folge einer gestörten Mikro- und Makrozirkulation kann die Zelle funktionell und strukturell geschädigt werden:
- **Mikrozirkulationsstörung**: Durch die überwiegende Vasodilatation sowie durch arteriolovenöse Shunts und Permeabilitätsänderungen der Endothelzellen und kapilläre Mikrothrombenbildung kommt es zur Extravasation von Intravasalvolumen (interstitielles Ödem) und zu einer insuffizienten Mikrozirkulation. Hieraus wiederum resultiert ein Missverhältnis zwischen Sauerstoffangebot und Sauerstoffbedarf mit nachfolgender ischämisch-hypoxischer Zellschädigung.
- **Makrozirkulationsstörung (Schock)**: Durch die massive Vasodilatation v. a. der Körperperipherie sinkt der systemische Gefäßwiderstand. Anfänglich kann dies durch ein gesteigertes Herzminutenvolumen ausgeglichen werden (**hyperdyname Phase**), sodass der Blutdruck und damit Perfusionsdruck der Gewebe aufrechterhalten werden kann. Im weiteren Verlauf kommt es trotz massiv gesteigerter Herzleistung zu einem Abfall des Blutdrucks (**relatives Kreislaufversagen**). In der

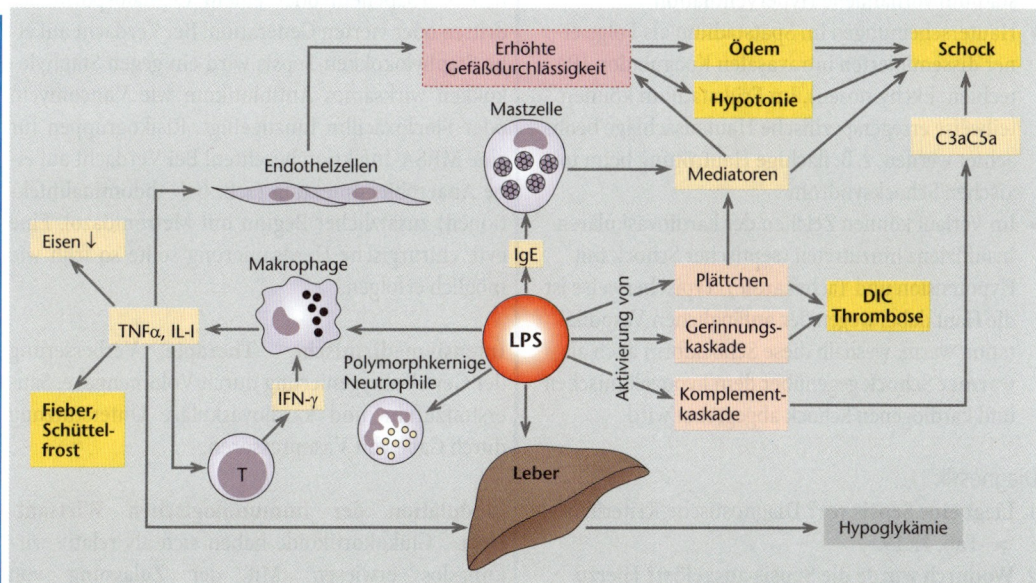

Abb. 12.7 Bakteriämie und Sepsis. Einfluss von bakteriellem Lipopolysaccharid (LPS, Endotoxin) auf die Aktivierung von Entzündungsmediatoren und des Gerinnungssystems. LPS ist eines der stärksten bekannten Antigene. DIC = disseminierte intravaskuläre Koagulation. [L157]

Endphase fällt oft auch die Herzleistung infolge der Azidose, Hypoxie und mediatorbedingten Schädigung des Herzmuskels ab (**hypodyname Phase**). Es resultiert die mangelnde Versorgung der Körpergewebe mit Substrat und Sauerstoff (**Schock**) und damit eine ischämisch-hypoxische Zellschädigung.

Für eine Sepsis prädisponierend sind:
- Abwehrschwäche (etwa im Rahmen eines Diabetes mellitus)
- Tumorerkrankungen
- Nieren- oder Lebererkrankungen
- Der Infektionsherd kann posttraumatisch, nach invasiven Eingriffen oder auch im Zuge einer zunächst unkomplizierten Infektion der Harnwege, des Gastrointestinal- oder Respirationstrakts, der Haut oder anderer Organsysteme entstehen.

Klinik und Verlauf
Der klinische Verlauf ist Ausdruck der Bildung, Freisetzung und Aktivierung zellulärer und humoraler Mediatoren und ist weitgehend erregerunabhängig:
- Fieber und Schüttelfrost bestehen anfangs fast immer, können aber bei älteren Patienten oder schwerem, überwältigendem Verlauf auch fehlen. Hypothermie bedeutet eine schlechte Prognose.
- respiratorische Alkalose durch die im Anfangsstadium vorhandene Hyperventilation
- Hauterscheinungen im Spätstadium als Folge einer disseminierten intravasalen Koagulation (Petechien, Ekchymosen). Im Frühstadium können teilweise erregerspezifische Hautausschläge beobachtet werden, z. B. flächige Hautrötung beim toxischen Schocksyndrom
- Im Verlauf können Zeichen der kardiovaskulären Insuffizienz hinzutreten (septischer Schock mit Hypotension und Tachykardie). Typischerweise ist die Haut dabei wegen der anfänglichen Vasodilatation warm, weshalb diese Schockform auch als **warmer Schock** gegenüber dem hypovolämischen und kardiogenen Schock abgegrenzt wird.

Diagnostik
1. **Liegt eine Sepsis vor?** Diagnostische Kriterien: ➢ Tab. 12.19.
2. **Wodurch wurde die Sepsis ausgelöst?** Hierzu werden v. a. Blutkulturen abgenommen, wobei zwei Blutkulturen in 89 %, drei Blutkulturen in 99 % den Erreger identifizieren können. Die weiteren Möglichkeiten des Erregernachweises sind zunächst von untergeordneter Bedeutung, können jedoch nach erfolgreicher Initialtherapie eine Rolle spielen (z. B. serologische Verfahren, Hautbiopsie).

Therapie
Bis zu 35 % der Sepsis-Patienten versterben innerhalb von 2 Wochen. Im Stadium des septischen Schocks steigt dieses Risiko auf bis zu 50 %. Dies bedeutet, dass die Therapie möglichst schon in der Praxis des niedergelassenen Arztes beginnen sollte, falls ein Patient dort mit den klinischen Zeichen einer Sepsis vorstellig wird. Blutkulturen sollten nur dann abgenommen werden, wenn sie die Therapie nicht wesentlich verzögern. Nach wie vor ist die Therapie des Sepsissyndroms vorwiegend symptomatisch.

Die Therapie der Sepsis stützt sich auf vier Säulen:

Sanierung des Infektionsherds und antimikrobielle Chemotherapie Die antibiotische Therapie wird bei Sepsisverdacht sofort begonnen, möglichst nach Abnahme von Blutkulturen. In Unkenntnis des Erregers wird das mikrobielle Spektrum breit abgedeckt, z. B. durch die Kombination eines Cephalosporins der dritten Generation mit einem Aminoglykosid, oder aber durch eine Monotherapie mit einem Carbapenem oder einem Cephalosporin der dritten oder vierten Generation. Bei Verdacht auf eine Staphylokokken-Sepsis wird ein gegen Staphylokokken wirksames Antibiotikum wie Vancomycin oder Flucloxacillin hinzugefügt. Risikogruppen für eine MRSA-Infektion beachten! Bei Verdacht auf eine Anaerobier-Infektion (z. B. bei Abdominalinfektionen) zusätzlicher Beginn mit Metronidazol. Eine evtl. chirurgische Herdsanierung sollte so früh wie möglich erfolgen.

Intensivmedizinische Therapie Verbesserung der Gewebeoxygenierung durch Volumengabe, Sauerstoffzufuhr und kardiovaskuläre Unterstützung durch Gabe von Vasopressoren.

Modulation der immunologischen Wirtsantwort Glukokortikoide haben sich als relativ wirkungslos erwiesen. Mit der Zulassung von **Drotrecogin**-α besteht für erwachsene Patienten mit schwerer Sepsis und Multiorganversagen eine wirksame immunmodulatorische Therapieoption.

Dieser natürliche Bestandteil des Gerinnungssystems hemmt die bei Sepsis auftretende Mikrothrombosierung, fördert die Fibrinolyse und hat entzündungshemmende Effekte. (Voraussetzung ist, dass die Therapie hiermit zusätzlich zur Antibiotikatherapie innerhalb von 24 h nach dem ersten Organversagen begonnen wird.) Entsprechend der fibrinolytischen Wirkung von Drotrecogin-α ist ein erhöhtes Blutungsrisiko zu beachten.

Therapie der spezifischen Organkomplikationen Erforderlich: engmaschige Laborkontrollen des Gerinnungsstatus, der korpuskulären Blutbestandteile, des Wasser-Elektrolyt-Haushalts und der spezifischen Organleistungen.

12.7 Häufige bakterielle Erreger

12.7.1 Staphylokokken

Grampositive, aerobe, fakultativ anaerobe, in Haufen wachsende Bakterien, die zur normalen Standortflora der Haut und Schleimhäute zählen. Besitzen im Gegensatz zu den Streptokokken das Enzym **Katalase**. Man unterscheidet die **koagulasepositive** Spezies *St. aureus* (bei ca. 20 % der Menschen nachweisbar) und die ebenfalls humanmedizinisch bedeutsamen **koagulasenegativen** Spezies *St. saprophyticus* und *St. epidermidis*. Staphylokokken zählen zu den häufigsten Erregern schwerer nosokomialer Infektionen.

St. aureus

Kann bei lokaler Invasion akute lokale Infektionsprozesse wie **Furunkel**, **Karbunkel**, **Mastitis puerperalis** oder auch **Impetigo contagiosa** verursachen und bei ungünstiger Abwehrlage des Wirtsorganismus von dort aus im Rahmen einer Bakteriämie metastatische Absiedlungen bilden. Gefürchtet sind die Superinfektion einer Viruspneumonie nach Influenza, die Osteomyelitis (mit 50 % häufigster Erreger), Ostitis oder die Endokarditis mit rascher Klappenzerstörung. Eine eitrige, meist beidseitige Parotitis ist fast pathognomonisch für *St. aureus*, jedoch sehr selten. Als systemische akute Staphylokokken-Infektion ist die **Staphylokokken-Sepsis** (verantwortlich für 40 % aller Sepsisfälle) ebenso häufig wie die *E.-coli*-Sepsis und mit einer hohen Letalität behaftet.

Neben diesen invasiven Infektionen spielen die toxinvermittelten Erkrankungen – **Staphylococcal-scalded-Skin-Syndrom (SSSS)**, **Toxic-Shock-Syndrom (TSS)** und Lebensmittelvergiftungen – eine besondere Rolle. Neuerdings werden zunehmend virulente **PVL-produzierende Staphylokokken** (PVL = Panton-Valentine-Leukocidin) isoliert; diese verursachen schwer zu behandelnde Hautabszesse sowie lebensbedrohliche Verläufe mit Sepsis und nekrotisierender Pneumonie.

Staphylococcal-scalded-Skin-Syndrom (SSSS)

Klinik

Von bestimmten *St. aureus*-Stämmen gebildete **Exfoliativtoxine A und B (Staphylococcal-scalded-skin-Toxin, SSST)** verursachen durch Spaltbildung im Stratum granulosum (intraepidermal) eine blasige Abhebung von Epidermisteilen. Man unterscheidet eine generalisierte Form (**Morbus Ritter von Rittershain**, **staphylogenes Lyell-Syndrom**; vorwiegend bei Säuglingen und Kleinkindern) und eine lokalisierte Form (**bullöse Impetigo**, großblasige Form). Klinisch zeigt sich abrupt ein generalisiertes Erythem mit hohem Fieber, dem nach wenigen Stunden großflächige blasige Hautablösungen folgen.

Therapie

Bei adäquater Kreislaufstabilisierung mit Volumen- und Elektrolytsubstitution ist die Prognose gut, die abgestoßenen Epidermisanteile werden nach kurzer Zeit ersetzt. Bei immunkompromittierten Patienten und Neugeborenen hat die generalisierte Form des SSSS jedoch nach wie vor eine Letalität von bis zu 50 %.

Toxic-Shock-Syndrom (TSS)

Wird u. a. durch das **Toxic-Shock-Syndrom-Toxin-1 (TSST-1)** verursacht, das v. a. nach Besiedlung von über 24 h in situ verbleibenden **Vaginaltampons** mit bestimmten *St. aureus*-Stämmen entsteht. Das klinische Vollbild ist durch Fieber, Hypotonie bzw. protrahierten Schock und ein feinfleckiges Exanthem gekennzeichnet. Zur Diagnose eines Toxic-Shock-Syndroms müssen mindestens zwei weitere Organsysteme zusätzlich betroffen sein (z. B. akutes Nierenversagen und Gerinnungsstörungen). 90 % d. F. des TSS sind durch Vaginaltampons bedingt (**menstruelles TSS**). 5–10 % d. F. verlaufen letal.

Lebensmittelvergiftungen

Hitzestabile Enterotoxine A–E sind die Ursache vieler Lebensmittelvergiftungen. Sie werden von bestimmten Stämmen von *St. aureus* (selten auch von *St. epidermidis*) in kontaminierten Nahrungsmitteln gebildet und können bei entsprechender Konzentration in der aufgenommenen Nahrung mit einer **Latenz von wenigen Stunden** eine hochakute **Enterotoxikose** hervorrufen. Anders als bei stärkerer Kontamination mit gramnegativen Keimen, die ebenfalls Enterotoxinbildner sein können, sind Staphylokokken nicht am Geruch zu erkennen. Charakteristisch sind die kurze Latenz und die Erkrankung aller, die von der kontaminierten Speise gegessen hatten (**Meldepflicht beachten!**).

Da es sich nicht um eine Infektion, sondern um eine Intoxikation handelt, sind **Antibiotika primär nicht indiziert!**

Diagnostik und Therapie

Die Diagnose der *St.-aureus*-vermittelten Krankheitsbilder erfolgt klinisch sowie durch Erregernachweis in Abstrichmaterial und Blutkultur; der Toxinnachweis ist nur in wenigen Labors möglich.

Die Therapie von *St. aureus*-Infektionen erfolgt mit:
- penicillinasefesten sog. Staphylokokken-Penicillinen wie Oxacillin und Flucloxacillin
- staphylokokkenwirksamen Cephalosporinen (solche der ersten oder der vierten Generation) oder Clindamycin
- Auch Carbapeneme und Kombinationen von Antibiotika der Penicillin-Gruppe mit β-Laktamase-Hemmern (z. B. **Amoxicillin/Clavulansäure** oder **Piperacillin/Tazobactam**) sind staphylokokkenwirksam und können ggf. mit dem ebenfalls wirksamen Rifampicin kombiniert werden.
- Lebensbedrohliche Infektionen oder solche mit Methicillin-resistenten Staphylokokken werden oft mit Vancomycin oder Linezolid behandelt.

- Die multiresistenten *St. aureus*-Stämme (Methicillin-resistente *St. aureus*, **MRSA**; Oxacillin-resistente *St. aureus*, **ORSA**) sind nicht virulenter als andere *St. aureus*-Stämme. Eine Kolonisierung mit MRSA-Stämmen stellt daher keine Behandlungsindikation per se dar. Wegen der beschränkten Auswahl wirksamer Antibiotika sind MRSA schwieriger zu behandeln. Sie sprechen häufig noch auf Co-trimoxazol, selten nur noch auf Glykopeptide wie Vancomycin und Teicoplanin, auf Linezolid oder wie die Glykopeptid-intermediärsensiblen *St. aureus*-Stämme (**GISA**) auf das Streptogramin-Präparat Quinupristin/Dalfopristin (Synercid®) oder auf das Glycylcyclin Tigecyclin an. Eine Lokaltherapie zur Sanierung von MRSA-Trägern mit Mupirocinsalbe ist möglich.

Koagulasenegative Staphylokokken

Gehören zur normalen Standortflora des Menschen. Infektionen sind normalerweise endogen bedingt und treten oft als opportunistische Infektionen bei Fremdkörpern (ventrikuloperitonealer Shunt, künstliche Herzklappen, intravaskuläre Katheter) und Immunschwäche (Frühgeborene, AIDS) auf.

Klinik
Klinisch dominieren chronisch-larviert verlaufende Septikämien, Rechtsherzendokarditiden oder Infektionen durch irreversibel an Plastikmaterial gebundene *St. epidermidis*-Stämme. *St. saprophyticus* ist bei jungen geschlechtsaktiven Frauen für ca. 10 % der Harnwegsinfekte verantwortlich; bei aszendierender Infektion sind schwere Verläufe bis zur Pyelonephritis und Urosepsis möglich, jedoch selten.

Therapie
Da diese Keime sehr häufig fähig sind, Penicillinase zu bilden, sollten therapeutisch v. a. Cephalosporine der ersten und zweiten Generation eingesetzt werden. Im Falle einer katheterassoziierten Infektion ist das Entfernen des Katheters angezeigt.

12.7.2 Streptokokken

Streptokokken sind grampositive kugelige Mikroorganismen, die in flüssigen Medien durch Teilung kleine Ketten bilden. Ihre Inkubationszeit liegt bei 2–4 Tagen. Daneben sind sie praktisch immer penicillinempfindlich, bilden also im Allgemeinen keine β-Laktamasen und vollziehen, abgesehen von *Str. pneumoniae*, keine PBP-Änderung. Es handelt sich um katalasenegative Erreger, die anhand ihres Vermögens zu hämolysieren auf einem Blutagar folgendermaßen eingeteilt werden:

β-hämolysierende Streptokokken Sind auf Kulturplatten von einem vollständigen Hämolysehof umgeben. Sie werden je nach Zusammensetzung ihres Zellwandantigens C (ein Zuckerantigen) in die **Lancefield-Gruppen A, B, C und G** eingeteilt. Einziger Vertreter der Gruppe A ist *Str. pyogenes* (**Gruppe-B-Streptokokken, GAS**), der gleichzeitig der humanpathogenetisch bedeutsamste Vertreter der Streptokokken-Gruppe ist. Die Streptokokken der Gruppen B (*Str. agalactiae*, **GBS**) und C (*Str. equisimilis*) sowie der Gruppe G sind v. a. als Erreger von Wundinfektionen, Pharyngitis und Sepsis bei immungeschwächten Patienten von Bedeutung. *Str. agalactiae* ist der häufigste Erreger der Neugeborenensepsis.

α-hämolysierende Streptokokken Sind auf der Kulturplatte von einem grünen, jedoch nicht hämolytischen Hof umgeben. Sie werden auch **vergrünende Streptokokken** (*Str. viridans*) bzw. wegen ihres bevorzugten Vorkommens im Mund auch „orale Streptokokken" genannt und bestehen aus vielen Spezies: z. B. *Str. mutans*, *Str. bovis*, *Str. sanguis*, *Str. parasanguis* und *Str. salivarius*. Sie sind zentral an der Entstehung von Karies und odontogenen Abszessen beteiligt und können eine bakterielle Endokarditis (40–70 % aller Endokarditiden; gefolgt von *Str. epiderdimis* und *St. aureus*) verursachen.

Als eigene Streptokokken-Gruppe wird der früher als *Pneumococcus* bezeichnete *Str. pneumoniae* geführt, der den vergrünenden Streptokokken ähnelt.

Weitere Streptokokken mit spezifischen Zellwandantigenen werden nach Lancefield als **Gruppen D, F, H und K** bezeichnet. Sie treten selten als pathogene Keime in Erscheinung. Eng verwandt mit den Streptokokken sind die heute als eigene Gruppe geführten **Enterokokken** (z. B. *E. faecalis* und *E. faecium*).

α-hömolysierende Streptokokken
(Str. viridans)

Gehören zur normalen oropharyngealen Flora, von wo aus sie bei Mikrotraumen (wie Zähneputzen, Mundspülen), v.a. aber bei HNO- und zahnärztlichen Eingriffen eine Bakteriämie verursachen können. Da sie an biologischen Oberflächen haften können, sind sie an 40–70 % aller Endokarditiden ursächlich beteiligt (s. o.). Bei gegebener Disposition (Klappenvitien und Klappenersatz) ist deshalb bei chirurgischen oder zahnhygienischen Manipulationen immer eine Chemoprophylaxe z. B. mit einem Aminopenicillin oder Clindamycin indiziert. Eine manifeste Endokarditis wird mit einer Kombination von Ampicillin und Gentamycin behandelt.

Str. pneumoniae

Grampositive lanzettförmige Diplokokken (früher: Pneumokokken), die von einer Polysaccharidkapsel umgeben sind. Diese Kapsel stellt als Phagozytoseschutz einen wesentlichen Virulenzfaktor des Mikroorganismus dar. Durch serologische Klassifikation der Kapseltypen können verschiedene Serotypen unterschieden werden (bisher über 85). Erregerreservoir ist der Mensch, die Infektion erfolgt endogen oder durch Tröpfchen. Splenektomierte Patienten weisen wegen der selektiven Abwehrschwäche gegen bekapselte Organismen eine besondere Gefährdung auf. Typische Erkrankungen sind:
- im Respirationstrakt die **Pneumonie**, typischerweise als Lobärpneumonie (➤ 5.4.1). Weit häufiger sind heute die durch Pneumokokken bedingte Bronchopneumonie, **Sinusitis**, **Otitis media** sowie **Mastoiditis**.
- im ZNS die **Pneumokokken-Meningitis**, die entweder per continuitatem oder durch hämatogene bzw. lymphatische Ausbreitung entsteht. Sie ist die zweithäufigste Meningitisform des Erwachsenenalters (ca. 50 %).
- Selten ist die **Pneumokokken-Endokarditis**: Wie alle Pneumokokken-Infektionen wird auch sie durch abwehrschwächende Grunderkrankungen (Malignome, Alkoholabusus, nephrotisches Syndrom oder HIV-Infektion) begünstigt.
- **OPSI-Syndrom** (Overwhelming post Splenectomy Infection Syndrome): Tritt nach Splenektomien

auf. Neben Pneumokokken ist *H. influenzae* ursächlich (➤ 12.7.4). Wichtigste präventive Maßnahme ist die Impfung gegen genannte Erreger. Tritt das OPSI ein, ist mit einer Gesamtletalität von bis zu 50 % zu rechnen.

Diagnostik und Therapie
Die Diagnose erfolgt durch Kultur oder mikroskopisch im Gram-Präparat. Antibiotikum der Wahl ist nach wie vor Penicillin G. Da – derzeit zunehmend, v. a. in südeuropäischen Ländern – auch Penicillin-resistente Stämme gefunden werden, sollte bei lebensbedrohlichen Erkrankungen (z. B. Meningitis) mit einem breit wirkenden Antibiotikum (z. B. Cephalosporin der dritten Generation) kombiniert werden, bei bekannten Resistenzen kommt Vancomycin zum Einsatz. Eine aktive Immunisierung wird inzwischen breit empfohlen: neben den klassischen immunkompromittierten Risikopatienten – etwa nach Splenektomie oder Schädelbasisbruch – auch für alle Personen mit chronischen Erkrankungen, für Kleinkinder und ab dem 60. Lebensjahr.

β-hämolysierende Streptokokken der Gruppe A *(Str. pyogenes)*

Erregerreservoir ist der Oropharynx des Menschen (nachweisbar bei ca. 10–20 % aller Individuen). Die Infektion erfolgt somit entweder endogen über Schleimhautläsionen oder als Tröpfcheninfektion. Pathogenesefaktoren der *Str. pyogenes*-Infektion sind u. a. das stark phagozytosehemmende M-Protein, bestimmte Zellwandbestandteile, aber auch Exoenzyme wie die Streptolysine O und S, Streptokinase oder Desoxyribonuklease.

Klinik
Häufigste und wichtigste Streptokokkeninfektion Mitteleuropas ist die akute Streptokokken-Pharyngitis (➤ 12.9.2). Nach einer Inkubationszeit von 1–4 Tagen kommt es v. a. in der kalten Jahreszeit bei Kindern ab dem Säuglingsalter zu Halsschmerzen, Fieber und allgemeinem Krankheitsgefühl. Gelegentlich treten Exantheme und abdominelle Symptome auf. Gefürchtet, aber im Zeitalter der Antibiotika seltener geworden sind Komplikationen wie **Peritonsillar- oder Retropharyngealabszess** (➤ 12.9.2), Meningitis, Otitis und Pneumonien.

Eine Sonderform ist der **Scharlach** (➤ 12.9.2), der durch ein von bestimmten Streptokokken-Stämmen gebildetes **erythrogenes Toxin** verursacht wird. Er unterscheidet sich von anderen Formen der Streptokokken-Pharyngitis lediglich durch das Auftreten von typischen Haut- und Schleimhauterscheinungen.

Zweitwichtigste Manifestation der GAS-Infektion sind Hautinfektionen, die in (sub)tropischen Gegenden deutlich häufiger auftreten, z. B. **Erysipel**, **Impetigo contagiosa** (im Gegensatz zu der durch Staphylokokken kleinblasig) und **Fasciitis necroticans** (in seiner Maximalform am männlichen Genitale auftretend als **Fournier-Gangrän** bezeichnet). Andere Erkrankungen durch Streptokokken sind relativ selten, z. B. Endokarditis, Perikarditis oder Osteomyelitis. Bei allen pyogenen Streptokokkeninfekten besteht die Gefahr einer Streptokokken-Sepsis, die durch einen besonders fulminanten Verlauf mit früh einsetzender Verbrauchskoagulopathie (**Purpura fulminans**) gekennzeichnet ist. Das Wochenbettfieber, das früher eine der häufigsten Todesursachen junger Frauen war, ist eine peripartale Sonderform der Streptokokken-Sepsis (**Puerperalsepsis**).

Komplikationen
Komplikationen können ähnlich dem Toxic-Shock-Syndrom der Staphylokokken auftreten (**Streptococcal toxic Shock Syndrome**, **STSS**): Multiorganerkrankung mit abdominellen Symptomen, Kreislaufversagen, Myokarditis und Krampfanfällen oder Bewusstseinsstörungen.

Folgekrankheiten
Nach allen Infektionen mit *Str. pyogenes* können durch Induktion von **Autoimmunreaktionen** (vermutlich ausgelöst durch Kreuzantigenität von Zellwandbestandteilen und körpereigenen Geweben) sog. Streptokokken-Folgekrankheiten auftreten:
- Nach Racheninfekten kann es mit einer Latenz von ca. 20 Tagen zum **rheumatischen Fieber** kommen (➤ 11.8.2). Obwohl es mit bestimmten Serotypen assoziiert ist (z. B. 1, 3, 5, 6, 18, 19 und 24), konnte das spezifische auslösende Ag bisher nicht nachgewiesen werden.
- Etwa 14 Tage nach Streptokokken-Pharyngitis, aber auch nach streptokokkenbedingten Hautinfektionen wird gelegentlich die **akute postinfektiöse Glomerulonephritis** (➤ 9.5.3) beobachtet, die eine relativ gute Prognose hat. Im Gegensatz

zum rheumatischen Fieber ist sie durch eine frühzeitige antibiotische Therapie der Streptokokken-Infektion **nicht** zu verhindern.

Diagnostik
Erfolgt aufgrund des meist typischen klinischen Bilds und des direkten Erregernachweises in Abstrichen oder Kulturen. Der Nachweis von ansteigenden Antikörperkonzentrationen (**Anti-Streptolysin** oder **Anti-DNAse**) kann bisweilen zur Aufdeckung einer vorausgegangenen Streptokokken-Infektion hilfreich sein, z. B. bei vermuteter Post-Streptokokken-Glomerulonephritis. Bei Racheninfektionen ist ein stärkerer Anstieg des Antistreptolysin-Titers, bei Hautinfektionen des Anti-DNAse-Titers zu verzeichnen.

Therapie
Erfolgt durch Oralpenicilline, in schweren Fällen auch i. v.

β-hämolysierende Streptokokken der Gruppe B *(Str. agalactiae)*

Vorkommen beim Menschen v. a. in der Cervix uteri, wo sie zumeist asymptomatisch sind. 5–8 % gesunde Träger. Typische Krankheitsbilder:
- **Neugeborenensepsis**: kann durch einen vorzeitigen Blasensprung, ein Amnioninfektionssyndrom o. Ä. entstehen. Man unterscheidet eine Early-Onset- von einer Late-Onset-Sepsis.
- **bei Immunsupprimierten**: Harnwegsinfekte, Pneumonien, Sepses und Peritonitiden

Prophylaxe
Pränatal Zervixabstrich. Falls dieser GBS-positiv ist: perinatale Verabreichung von Ampicillin an die Mutter und Penicillin an das Kind. Wahlweise Sectio.

Therapie
Sofort und ohne Erregernachweis: Ampicillin mit einem Aminoglykosid.

Enterokokken

Von den Enterokokken werden am häufigsten *E. faecium* und *E. faecalis* isoliert. Aufgrund multipler Antibiotikaresistenzen ist *E. faecalis* gefährlicher.

Typische Krankheitsbilder
Harmlose Harnwegsinfekte (**Honeymoon Disease**), üblicherweise begrenzt auf die Blase. Diese können sich aber bis zur **Pyelonephritis** ausweiten, und die Keime können die Darmwand durchwandern, v. a. bei perioperativem Stress. Daneben verursachen sie Wundinfektionen, nosokomiale Infektionen (Pneumonie, Sepsis) und bis zu 10 % der bakteriellen Endokarditiden.

Therapie
Obwohl diese Bakterien eine natürliche Penicillin- und Cephalosporinresistenz besitzen, sprechen sie fast immer auf Ampicillin an. Im Fall einer Enterokokkenendokarditis sollte dieses mit Gentamycin kombiniert gegeben werden. Falls hiergegen eine Resistenz besteht, kann ein Glykopeptid zum Einsatz kommen. Allerdings gibt es mittlerweile vancomycinresistente Stämme (**VRE**). Diese sind dann gleichzeitig gegen Ampicillin und z. T. auch gegen Teicoplanin (ein Glykopeptid, das aus derselben Antibiotikagruppe stammt wie Vancomycin) resistent. Die VRE gehören zu den resistentesten Stämmen, die man in der Humanmedizin findet. Bei diesen ist laut aktueller Studienlage Linezolid (ein Oxazolidinon) indiziert. Eine weitere Reserve ist die Gruppe der Streptogramine, gegen die *E. faecalis* aber resistent ist.

12.7.3 Gramnegative Kokken

Hierzu gehören die Meningokokken, die Gonokokken (➤ 12.12.2), einige apathogene Neisserien, die zur residenten Flora der Mundhöhle gehören, daneben Moraxellen und Acinetobacter (nicht näher behandelt). Es handelt sich um semmelförmige Diplokokken.

N. meningitidis (Meningokokken, ➤ 12.8)

Aerobe, unbewegliche, pleomorph bekapselte Diplokokken. Derzeit sind 13 verschiedene Serotypen bekannt (anhand der Kapsel festgelegt). Am häufigsten treten die **Serotypen A, B, C, W135 und Y** auf. Der Serotyp A verursacht eine epidemische Meningitis, Serotyp B findet man am häufigsten in Deutschland und Serotyp C ist im **Meningitisgürtel** (tropisches Afrika) am häufigsten, findet sich aber auch vereinzelt in Deutschland. Er löst ebenfalls epidemische Meningitiden aus und ist ausschließlich humanpathogen. Inkubationszeit: 2–3 Tage. Bei Komplementmangel an den Faktoren C5–C9 kommt es gehäuft zur Infektion mit diesem Erreger. **Verdacht, Erkrankung und Tod an Meningokokkenmeningitis und -sepsis sind namentlich meldepflichtig**.

Reservoir
Sie finden sich im Rachenraum. Prävalenz: 5–10 % gesunde Träger.

Pathogenese
Zelluläre Pathogenitätsfaktoren: das Endotoxin und die vor Phagozytose schützende Kapsel.

Klinik
Meningokokken-Meningitis Eine endogene Vermehrung unbekannter Genese (Schnupfen?) der Meningokokken oder deren aerogene Weitergabe können zur Erkrankung führen. Die Meningokokken gelangen vom Rachenraum in die Blutbahn und von dort in das ZNS, wo sie im Subarachnoidalraum eine Meningitis auslösen (Haubenmeningitis). Es kommt zu unspezifischen Symptomen eines Atemwegsinfekts und in nur 50 % d. F. zu den klassischen Symptomen einer Meningitis. Die Meningokokkenmeningitis kann sporadisch oder epidemisch (fast ausschließlich im Meningitis-Gürtel der Erde) auftreten. In Deutschland gibt es eigentlich nur die sporadische Form, meist verursacht durch exogene Infektion von einem gesunden Träger. Inzidenz: 2.400 Fälle/Jahr in Deutschland, bei den unter 16-Jährigen 1.600 Fälle. Nach durchgemachter Infektion finden sich in 20 % d. F. bleibende neurologische Symptome. Mortalität: 20 %.

Meningokokken-Sepsis Entweder allein oder als Komplikation einer Meningokokkenmeningitis. Die Symptome der Sepsis werden durch die Reaktion des Körpers auf den Erreger selbst oder isoliert auf sein LPS ausgelöst. Es entwickelt sich ein nicht wegdrückbares Exanthem (entspricht Kapillarthrombosen mit Bakterieneinschlüssen) am ganzen Körper. Des Weiteren kann es zu einem Lungenversagen, einer generalisierten Verbrauchskoagulopathie, neurologischen Ausfällen, nekrotischen Akren bis hin zur Amputation, einer Nebennierennekrose und einem MOV kommen. Die Gesamtheit dieser Befunde bezeichnet man als **Waterhouse-Friderichsen-Syndrom** (Mortalität: 25 %).

Diagnostik
Bei steigendem Fieber sollten Blutkulturen angelegt werden. Daneben sind ein Antigen-Nachweis im Liquor und natürlich auch die klassische Liquoranalyse möglich.

Prophylaxe
Bei aufgetretenem Meningitisfall erhalten nur Kontaktpersonen 1. Grades, d. h. mit einem Infizierten direkt in Kontakt getretene, folgende Medikation:
- Kinder und Erwachsene: 2 Tage lang Rifampicin
- alternativ (nur Erwachsene): 1 Dosis Chinolone (diese sind für Menschen im Wachstum kontraindiziert: Bindegewebsschädigung)
- Schwangere: 1 Dosis Ceftriaxon

Ausschließlich gegen den Serotyp C existiert ein Konjugatimpfstoff (ab dem 2. Lebensjahr, einmalige Gabe). Gegen die Serotypen A, C, W135 und Y gibt es Polysaccharidimpfstoffe (aktive Impfung mit einem Totimpfstoff aus der Kapsel). Von Letzteren sind sowohl bivalente (gegen Serotyp A und C) als auch tetravalente (Serotyp A, C, W135 und Y) auf dem Markt. Die Kapsel der Gruppe-B-Meningokokken ist nicht immunogen (die Kapselsaccharide des Serotyps B ähneln körpereigenen Zuckern und wirken dadurch nicht immunogen). Bislang existiert deshalb hiergegen noch kein Impfstoff.

Therapie
Sofortige Gabe von Cephalosporinen der dritten Generation. Hoch dosiertes Penicillin G kann ebenfalls verabreicht werden. Adjuvant kann ein Kortikoid hinzugefügt werden (wie bei den Pneumokokken-Meningitiden).

Moraxella (Branhamella) catarrhalis

Reservoir
Rachenraum. Bei bis zu 5 % gesunder Erwachsener und bis zu 100 % der Kinder zu finden.

Pathogenese
- zelluläre Pathogenitätsfaktoren: das LPS und die Fimbrien des Erregers, welche die Adhärenz an das menschliche Epithel vermitteln

- extrazelluläre Pathogenitätsfaktoren: Der Erreger ist fast ausnahmslos in der Lage, Penicillinase zu bilden. Daher immer resistent gegen Penicillin, Amoxicillin, Ampicillin.

Klinik

Verursacht Exazerbationen chronischer Bronchitiden und Pneumonien und ist für rund 20 % der Mittelohrentzündungen bei Kindern verantwortlich, die jedoch nicht lebensgefährlich sind und eher schleichend verlaufen. Daneben ist der Erreger für Sinusitiden (Platz 3 nach Pneumokokken und *H. influenzae* Serotyp b), Konjunktivitiden und in seltenen Fällen für Sepsen und Endokarditiden verantwortlich.

Therapie

Ein Penicillin in Kombination mit einem β-Laktamase-Hemmer (z. B. Augmentan®) oder direkt ein penicillinasestabiles Penicillin, Erythromycin oder Fluorchinolone.

12.7.4 Gramnegative Stäbchen

Haemophilus influenzae

Ein gramnegatives Stäbchen, das zur normalen Flora des oberen Respirationstrakts zählt und in der Kultur bestimmte Blutbestandteile (u. a. Faktoren X und V) für Wachstum und Vermehrung benötigt (daher der Name *haemophilus* = blutliebend). Von humanpathogenetischer Bedeutung sind v. a. die (heute durch die Regelimpfung selteneren) bekapselten Stämme des Serotyps b (**Hib**) sowie die kapsellosen („nichttypisierbaren") Stämme. Die Infektion – insbesondere von Kindern – erfolgt über Tröpfchen, bei Erwachsenen häufiger endogen aus dem Nasenrachenraum.

Klinik

- *H. influenzae* ist einer der wichtigsten Erreger **eitriger Bronchitiden** bei Patienten mit vorgeschädigten Bronchialsystemen (Bronchiektasen, Lungenemphysem). Bei über 80 % solcher Infektexazerbationen sind nichtbekapselte *H. influenzae*-Stämme beteiligt. Inkubationszeit etwa 2–5 Tage.
- Hib-Stämme waren bis vor kurzer Zeit bei Kindern zwischen 2 Monaten und 2 Jahren die häufigsten Erreger von **Meningitis** und **Sepsis**. Heute sind diese Krankheitsbilder durch die weit verbreitete Impfung selten geworden.
- Die **Epiglottitis** des Schulkind- und Erwachsenenalters ist heute ebenfalls nur noch selten durch *H. influenzae* bedingt (es dominieren hier *Str. pyogenes* und *Str. pneumoniae*). Klinisch handelt es sich um einen lebensbedrohlichen Notfall mit hohem Fieber, Halsschmerzen, Dysphagie und Heiserkeit; in 50 % kommt es zum inspiratorischen Stridor mit Dyspnoe, der die Verlegung der oberen Luftwege anzeigt.
- **OPSI**: ➤ 12.7.2

Diagnostik und Therapie

Die Diagnosestellung stützt sich auf den (schwierigen) kulturellen Erregernachweis aus Sputum, Abstrich, Blut oder Liquor. In 10–20 % der Antibiogramme werden Resistenzen aufgrund einer β-Laktamase-Bildung vorgefunden. Wie bei den Pneumokokken sind (Multi-)Resistenzen in Südeuropa häufiger (Reiseanamnese!). Bei schweren Infektionen werden Cephalosporine der dritten Generation, Gyrasehemmer (Ciprofloxacin, Levofloxacin bzw. Moxifloxacin) oder Carbapeneme bevorzugt. Für die gezielte orale Therapie kommen neben den Gyrasehemmern auch Cefuroxim-Axetil oder Cefixim infrage.

Andere *Haemophilus*-Spezies wie *H. parainfluenzae* oder *H. haemolyticus* sind seltene Erreger von Infektionen des oberen Respirationstrakts: Otitis media, Sinusitis, Tracheitis. Die Anzucht ist sehr schwierig und langwierig, sodass ein größerer Teil der sog. kulturnegativen Endokarditiden auf diese Erregergruppe zurückzuführen sein dürfte.

Prophylaxe

Die STIKO empfiehlt die dreimalige Impfung mit einer Konjugatvakzine gegen Hib nach dem vollendeten 2., 3. und 4. Lebensmonat mit einer Auffrischung im 2. Lebensjahr. Meist finden die Impfungen im Rahmen der sechsfachen Immunisierung gegen Diphtherie, Tetanus, Pertussis (azelluläre Vakzine), Hepatitis B, Polio (inaktivierte Poliovakzine) und eben Hib statt. Fehlt die azelluläre Pertussisvakzine im Kombinationsimpfstoff, dann reicht auch eine zweifache Impfung im 1. Lebensjahr.

H. ducreyi

> 12.12.4

Bordetella pertussis

Aerober, nur humanpathogener, bekapselter Erreger. Frauen entwickeln signifikant häufiger einen Keuchhusten. Der Erreger wird durch Tröpfcheninfektion übertragen. Gesunde Keimträger sind nicht bekannt. Die Inkubationszeit liegt bei 7–14 Tagen.

Pathogenese
Für die Gefährlichkeit des Erregers sind im Wesentlichen vier Pathogenitätsfaktoren verantwortlich:
- **Pertussistoxin**: ein AB-Toxin, dessen A-Komponente eine ADP-Ribosyltransferase ist. G-Protein-gekoppelt erfolgt ein cAMP-Anstieg, durch den die Zielzelle hyperstimuliert wird; verursacht die Hustenattacken.
- **tracheales Zytotoxin**: schädigt tracheale Zellen
- **Adhäsin**: dient der Anhaftung am menschlichen Epithel
- **Endotoxin**

Klinik
Der meldepflichtige **Keuchhusten**. Insbesondere Kinder erkranken. Die Erkrankung läuft in Stadien ab (> Tab. 12.20).

Komplikationen
Superinfektionen wie Pneumonien oder Otitiden durch HiB oder Pneumokokken sind denkbar. Daneben kann *B. pertussis* selten Enzephalitiden auslösen, die evtl. zu bleibenden Schäden führen.

Tab. 12.20 Stadienabhängiger Ablauf des Keuchhustens.

Krankheitsstadium	Dauer (Wochen)	Symptome
Stadium catarrhale	1–2	Fieber, Heiserkeit, Husten und Schnupfen
Stadium convulsivum	4–6	typischer Stakkatohusten mit Apnoen
Stadium decrementi	2–4	langsame Rekonvaleszenz

Diagnostik
In aller Regel klinisch. Untersucht man das Blut, findet man eine starke Leukozytose (20.000–50.000 Leukozyten/ml). Bakterien für eine Anzucht lassen sich z. B. aus einem nasopharyngealen Abstrich gewinnen. Der Erreger lässt sich nur im Stadium catarrhale anzüchten.

Prophylaxe
Pertussistoxin, tracheales Toxin und Adhäsin bilden gemeinsam eine **azelluläre Vakzine**, mit der heute geimpft wird. Die STIKO empfiehlt die dreimalige Impfung nach dem vollendeten 2., 3. und 4. Lebensmonat mit einer Auffrischung im 2. Lebensjahr. Meist finden die Impfungen im Rahmen der sechsfachen Immunisierung gegen Diphtherie, Tetanus, Hepatitis B, Hib, Polio (inaktivierte Poliovakzine) und eben Pertussis (azelluläre Pertussisvakzine) statt. Im Alter von 5–6 und 9–17 Jahren sollte der Impfstatus aufgefrischt werden.

Therapie
Makrolide. Sie verkürzen die Dauer der Erkrankung, sind aber nur in den Stadia catarrhale und convulsivum wirksam. Daneben kann man eine passive Immunisierung einsetzen, die nur im Stadium catarrhale wirksam ist und lediglich verlaufsmildernd wirkt.

Legionella pneumophila **Serogruppe 1**

Aerobe, polar begeißelte, unbekapselte Erreger, die fakultativ intrazellulär in Makrophagen (über)leben. Sie mögen warmes, stehendes Wasser mit Temperaturen bis zu 60 °C (z. B. Klimaanlagen, Kalt- und Warmwasseranlagen, lange Wasserleitungen) und leben dort in Symbiose mit Amöben. Eine Übertragung über **Aerosole** ist üblich, eine Übertragung von Mensch zu Mensch ist bisher **nicht** bekannt.

Klinik
Legionärskrankheit Atypische Pneumonie (Kardinalsymptome: Fieber, trockener Husten und Luftnot) mit einer Inkubationszeit von etwa 1 Woche. Weitere Symptome: Fieber, Kopfschmerzen und Diarrhö (in 50 % d. F.), Transaminasenanstieg häufig. Bei Immunschwäche kommt es zur Ausbildung nekrotisierender Pneumonien.

Pontiac-Fieber Nach einer Inkubationszeit von ca. 2 Tagen kommt es zu grippeartigen Symptomen, bei Immunkompetenten selbstlimitierend.

Diagnostik
Antigen-Nachweis im Urin ist Mittel der Wahl. Allerdings werden nur Legionellen der Serogruppe 1 nachgewiesen, die in Deutschland endemisch sind. Eine Kulturanlage ist ebenfalls möglich. Das beste Material hierfür liefert eine BAL.

Prophylaxe
➤ 15.3.2, ➤ 15.5.1 und ➤ 15.5.2

Therapie
Legionellen sprechen nicht auf die üblichen Antibiotika gegen eine herkömmliche Pneumonie an. Stattdessen ist die Gabe einer doppelten Dosis Makrolide (z. B. Erythromycin, Clarithromycin) oder eine Kombination aus Chinolonen und Rifampicin indiziert.

Bartonella henselae

Gramnegatives aerobes Stäbchen.

Reservoir
(Nicht erkrankte) Katzen und erkrankte Menschen.

Klinik
Nach Übertragung von der (häufig nicht erkrankten) Katze auf den Menschen, entweder direkt oder indirekt über den Katzenfloh, kommt es zur:
- **Katzenkratzkrankheit**: Sie geht mit Fieber und einer Lymphadenopathie einher.

Bei Immunsupprimierten (insb. bei AIDS-Erkrankten) kommt es häufig zu:
- **bazillärer Angiomatose**: eine Gefäßproliferation an Haut und Schleimhäuten
- **bakterieller Peliosis**: blutgefüllte Zysten an Leber, Milz und Lymphknoten, auf eine gesteigerte Gefäßproliferation zurückzuführen

Diagnostik
Mikroskopischer Nachweis mit Versilberung nach Warthin-Starry, die Kultur, der DNA- und der AK-Nachweis.

Therapie
Tetrazykline und Makrolide. Unter der antibiotischen Therapie sind auch die angioproliferativen Tumoren bei bakterieller Angiomatose und Peliosis rückläufig.

12.7.5 Sporenlose grampositive Stäbchen

Corynebacterium diphtherie (➤ 12.9.2), *Listeria monocytogenes* (➤ 12.11.2)

Actinomyces

Obligat anaerobe, verzweigte, grampositive Bakterien (Sporenbildner). Gehören zur Normalflora der Mundhöhle des Menschen. Entgegen der Bezeichnung Mykose handelt es sich bei den Erkrankungen um rein bakterielle und nicht um Pilzerkrankungen. *A. israelii* ist der Hauptvertreter (verursacht mehr als 90 % aller Aktinomykosen), seltener finden sich endogene Infektionen durch *A. naeslundii*.

Reservoir
Vor allem Mundhöhle (tiefe Zahntaschen!)

Klinik
- Bei Vorliegen eines geringen Sauerstoffgehalts im Gewebe (z. B. infolge mangelnder Durchblutung) kommt es zur Ausbildung von Abszessen mit Konglomeraten mit umgebendem Leukozytenwall, den **Drusen**. Aufgrund der Morphologie dieser Drusen spricht man auch von einem **Strahlpilz**. Häufig bilden sich Fisteln. Die häufigste Aktinomykose ist die **zervikofaziale Aktinomykose**, daneben kommt es zu **Kanalikulitiden** und **Dakryozystitiden**. Seltener treten thorakale, abdominale und genitale Aktinomykosen auf.
- Weiterhin kann es durch die eingeatmeten Sporen dieses Keims zu einer massiven exogen allergischen Alveolitis der Lunge kommen (überwiegend Typ-III-Reaktion nach Coombs und Gell) 3–12 h nach Allergenexposition. Fieber, Schüttelfrost, Husten und Atembeschwerden sind die Folge. Dieses Krankheitsbild wird auch als **Farmerlunge** (Synonym: **Dreschfieber**) bezeichnet. Meist ist *A. israelii* nicht alleine ursächlich:

Zudem finden sich in den eingeatmeten Stäuben zusätzlich *Aspergillus* spp. sowie organische Bestandteile von Vogelfedern, Schalentieren oder Insekten. Neben einer akuten, folgenlos abheilenden Form existiert bei persistierender Allergenexposition eine chronische Form, bei der es zu einer Lungenfibrose mit chronischer Rechtsherzbelastung kommen kann.

Diagnostik
Durch Mikroskopie und Kultur.

Therapie
Aminopenicilline, evtl. müssen die Drusen und Fisteln chirurgisch angegangen werden.

Tropheryma whippelii

Der Erreger wird den Aktinomyzeten zugerechnet.

Klinik
In der Mehrzahl der Fälle kommt es zu Infektionen der Dünndarmmukosa (der klassische **Morbus Whipple**). Seltener befällt der Erreger Atemwege, Augen, Herz, Gefäße und ZNS.

Diagnostik
Mikroskopischer Erreger (PAS-Färbung) aus Dünndarmbiopsien bei Verdacht auf Morbus Whipple. Prinzipiell ist auch ein molekulargenetischer Erregernachweis möglich. Die Kultur gelingt meist nicht.

Therapie
Über 2 Wochen sollte ein Cephalosporin der dritten Generation (z. B. Ceftriaxon) gegeben werden. Anschließend sollte Co-trimoxazol über mehr als 1 Jahr eingenommen werden.

Nocardien

Aerob, verzweigt und ähneln den Aktinomyzeten. Die meisten Nokardiosen werden beim Menschen durch *N. asteroides* und *N. brasiliensis* verursacht.

Reservoir
Nocardien leben im Erdboden, gern feucht, und verursachen exogene Infektionen.

Pathogenese
Eintrittspforte für Nocardien sind einerseits der Respirationstrakt und andererseits Hautläsionen. Vor allem Immunsupprimierte erkranken. Nocardien können die intrazelluläre Abtötung umgehen.

Klinik
Nocardien befallen bevorzugt die Lunge. Von dort oder direkt nach Erregereintritt über Hautwunden streuen diese Bakterien bevorzugt hämatogen in das ZNS und lösen eine **Enzephalitis** aus.

Diagnostik
Vorläufiger Nachweis in Gram-gefärbten Präparaten. Der endgültige Beweis für eine Infektion wird durch Anzucht in der Kultur gestellt (Dauer: bis zu 7 Tage).

Therapie
Antibiotisch mit Imipenem, dem Aminoglykosid Amikacin oder bei Sensibilität das erheblich günstigere Co-trimoxazol.

Propionibakterien

Propionibakterien sind mikroaerophil, manche sogar obligat anaerob. *P. acnes* wird eine Beteiligung an der Entstehung der **Akne vulgaris** zugeschrieben. Superinfektionen mit *St. aureus* sind möglich und häufig. Andere Propionibakterien verursachen (selten) Endokarditiden. Therapeutisch werden Tetrazykline eingesetzt.

Lactobacillen

In Form der Döderlein-Stäbchen gehören sie zur Normalflora der Vagina. Dort sorgen sie für die Umsetzung des Glykogens des Vaginalepithels zu Laktat, was für das saure Scheidenmilieu entscheidend ist und die Ansiedlung von pathogenen Keimen weitgehend verhindert. Daneben findet man sie als Bestandteil der physiologischen Flora von Oropharynx und Intestinaltrakt. Sie sind apathogen, mikroaerophil bis anaerob und senken die Wahrscheinlichkeit, an einer **atopischen Dermatitis** zu erkranken. In aller Regel sind sie nicht behandlungsbedürftig.

12.7.6 Sporenbildende grampositive Stäbchen

Bei für sie ungünstigen Umweltbedingungen bilden einige Bakterienarten Sporen, die Temperaturen bis über 100 °C aushalten. Mittel der Wahl zur Ausschaltung von Sporen sind in erster Linie die Sterilisation von Gebrauchsmaterial, die Flächendesinfektion und die Chlorierung des Wassers (➤ 15.2 und ➤ 15.5). Die aeroeben Sporenbildner werden in ➤ 12.11.9 (*Bacillus anthracis*) und ➤ 12.10 (*Bacillus cereus*) behandelt.

Clostridien (anaerobe Sporenbildner)

Sind mit Ausnahme von *C. perfringens* in ihrer vegetativen Form begeißelte Erreger. Sie finden sich einerseits im Erdboden, andererseits im Darm von Mensch und Tier. *C. difficile:* ➤ 12.10.4.

C. tetani

Reservoir
Sporen in der Erde.

Pathogenese
Tetox (Synonyme: Tetanustoxin, Tetanospasmin), das die Inhibitorneurone der Motoneurone zentral auf Rückenmarksebene hemmt.

Klinik
Tetanus Wundstarrkrampf, Inkubationszeit: 1 bis 2 Wochen. Bakterielle Sporen gelangen in Wunden und wandeln sich unter anaeroben Bedingungen in ihre vegetative Form um. Auch eine Flora aus aeroben Erregern kann anaerobe Bedingungen hervorrufen, indem diese Keime den Sauerstoff verbrauchen. Das ebnet den Clostridien den Weg. Die Bakterien vermehren sich und produzieren ihr Exotoxin, das in die Blutbahn gelangt und sich überall im Körper in die motorischen Endplatten verteilt. Nach einer retrograden Diffusion des Toxins in das Rückenmark, insbesondere das Vorderhorn, findet eine selektive Aufnahme in die Hemmneurone statt. Selektiv wird das gesamte motorische System durch die **tonisch-klonischen Krämpfe** in Mitleidenschaft gezogen. Durch die starke unkontrollierte motorische Aktivität der Muskulatur kann es zur Atemlähmung und sogar zu begleitenden Knochenbrüchen kommen. Hierbei bleibt das Bewusstsein des Erkrankten unbeeinflusst. Es besteht bei Verdacht, Erkrankung und Tod namentliche Meldepflicht.

Diagnostik
Aufgrund der eindrucksvollen und einzigartigen Klinik wird der Tetanus zumeist klinisch diagnostiziert. Pathognomonisch ist die Trias aus:
- **Opisthotonus** (stark durchgebogener Rücken)
- **Risus sardonicus** (eine Art Grinsen)
- **Trismus** (Kieferklemme)

Der Nachweis im Tierversuch ist obsolet.

Prophylaxe
Die STIKO empfiehlt die dreimalige Impfung nach dem vollendeten 2., 3. und 4. Lebensmonat mit einer Auffrischung im 2. Lebensjahr. Die Impfung wird häufig kombiniert mit der gegen Diphtherie, Pertussis (azelluläre Pertussisvakzine), HiB, Hepatitis B und Polio (inaktivierte Poliovakzine). Im Alter von 5–6 und 9–17 Jahren findet eine Auffrischung statt. Ab dem 18. Lebensjahr muss die Immunisierung alle 10 Jahre aufgefrischt werden (meist in Kombination mit der Diphtherievakzine).

Therapie
Es bietet sich eine passive Immunisierung mit einem **Hyperimmunglobulin** (von menschlichen Spendern) an. Parallel kann die Muskulatur mit Curare ruhig gestellt werden. Adjuvant können außerdem Antibiotika gegeben werden (z. B. Penicillin und Metronidazol). Chirurgisch sollte eine offene Wundbehandlung angestrebt werden (Sauerstoff).

Bei einer (ausreichend großen) Wunde und unklarer bzw. unvollständiger Immunitätslage wird simultan aktiv und passiv gegen *C. tetani* geimpft. Die passive Impfung bietet sofortigen Schutz, allerdings nur für 3–4 Wochen. Dann sind die Immunglobuline abgebaut. Sie dient der Überbrückung der Zeit bis zur Bildung schützender Ak infolge der aktiven Impfung (ca. 4 Wochen).

C. botulinum

Erreger des Botulismus. Er verursacht **Lebensmittelintoxikationen**. In Lebensmitteln persistiert er als hitzestabile Spore und wandelt sich unter anaeroben Bedingungen in seine vegetative Form um, die das Botulinustoxin produziert. Dieses Exotoxin gilt als das stärkste bakterielle Gift (bereits die Einnahme von 100 mg ist für den Menschen tödlich). Daneben kommen die Sporen von C. botulinum ubiquitär vor. Bei Verdacht, Erkrankung und Tod besteht Meldepflicht.

Reservoir
Der Erreger findet sich v. a. in verdorbenen (Fleisch-)Konserven. Sind Dosen „**bombiert**" (d. h. gebläht und nach außen gewölbt), könnte die Konserve mit diesem Erreger belastet sein. Kochen oder Erhitzen in der Mikrowelle zerstört das Toxin. Daneben finden sich die Sporen dieses Keims ubiquitär in der Natur (s. o.).

Pathogenese
Für die gefährliche Wirkung von C. botulinum ist das von ihm produzierte Exotoxin Botulinustoxin (Botox) verantwortlich, das Motoneurone peripher an der motorischen Endplatte hemmt. Sieben Typen des Toxins sind bekannt (**A–G**). Nach i. d. R. oraler Aufnahme des Erregers und des von ihm produzierten und sezernierten Exotoxins wird das Toxin im MDT resorbiert und über den Blutweg an die motorischen Endplatten der Muskulatur im ganzen Körper getragen. Anschließend wird es in die Präsynapse aufgenommen, wo es Synaptophysin/Synaptobrevin-Komplexe spaltet und damit die Ausschüttung von Acetylcholin in den synaptischen Spalt verhindert. Lediglich das PNS wird in Mitleidenschaft gezogen.

Klinik
Botulismus Bei Verdacht, Erkrankung und Tod besteht namentliche Meldepflicht. Es kommt zu über den ganzen Körper verteilten schlaffen Lähmungen der Muskulatur. Es treten Diplopien, Dysphonien, Dysphagien, eine Lähmung der Atemmuskulatur, Miktions- sowie Defäkationsstörungen und eine Schwäche des Bewegungsapparats auf. Insbesondere über die Lähmung der Atemmuskulatur kann der Tod eintreten. Neben der häufigen Übertragung des Toxins über die Nahrung kommt es selten zu einem **Wundbotulismus** (über eine Kontamination der Wunde mit erregerbelasteten Materialien).

Diagnostik
Über charakteristische klinische Zeichen:
- Beispielsweise können die Augen dem Finger bei der Perimetrie nicht mehr folgen.
- Doppelbilder und Mundtrockenheit
- Verschlucken

Daneben lässt sich die Diagnose Botulismus mittels **Antigen-Nachweis** (auf Botulinustoxin) in Lebensmitteln oder Erbrochenem sichern. Die sicherste Nachweismethode ist der Tierversuch. Bei Wundbotulismus findet sich C. botulinum auch im Wundsekret.

Prophylaxe
Lebensmittel abkochen (15-minütiges Kochen bei 100 °C zerstört das Toxin) und bombierte Dosen verwerfen. Eine aktive Immunisierung steht nicht zur Verfügung.

Therapie
Hier kommt das Botulinusantitoxin, ein Immunglobulin, zum Einsatz. Es wirkt nur, solange sich das Toxin extraneuronal befindet.

> **MERKE**
> C. tetani und C. botulinum verursachen niemals eine Sepsis. Sie bleiben immer an der Infektionsstelle (z. B. der Wunde), lediglich ihr Toxin wird systemisch über das Blut gestreut.

C. perfringens

Häufigster Erreger des Gasbrands/Gasödems und der anaeroben Zellulitis.

Reservoir
Der Erreger kommt ubiquitär in Form von Sporen in der Erde vor. Kleine Mengen dieses Bakteriums finden sich sogar in vegetativer Form im Darm des Menschen.

Pathogenese
Von den vielen humanzytopathogenen Exotoxinen/Exoenzymen, die dieser Erreger nutzt, um den menschlichen Körper zu schwächen, ist das α-**Toxin** (eine Phospholipase C) sicher das wichtigste. Es spaltet die Kopfgruppen von Phosphatidylcholin/Lezithin in Zellmembranen ab. Das führt zur Lochbil-

dung insbesondere in den Membranen der Erythrozyten und Leukozyten, aber auch in den Membranen des Parenchyms. Von weiterem Interesse sind die Exotoxine A–E, von denen insbesondere Exotoxin A zu Lebensmittelintoxikationen führt.

Klinik
Gasbrand/Gasödem Sporen gelangen über offene Verletzungen in den menschlichen Körper und vermehren sich in anaerober Umgebung, aber auch bei Mischinfektionen mit Aerobiern. Innerhalb von Stunden bis wenigen Tagen entwickeln sich Myonekrosen und eine Toxinämie. Im nekrotischen Gewebe kommt es zu Schmerzen, übel riechender Sekretion aus offenen Stellen und zur Gasbildung (z. B. Methan oder Wasserstoff, daher auch der Name der Erkrankung). Daneben treten im Gesamtorganismus Fieber, Tachykardie und im schlimmsten Fall ein toxischer Herz-Kreislauf-Stillstand auf. Der Gasbrand verläuft meist foudroyant und führt häufig zu Amputationen der betroffenen Gliedmaßen. Nicht selten endet er letal.

Anaerobe Zellulitis Von dieser harmloseren Variante des Gasbrands sind lediglich einzelne Faszienlogen betroffen, die Muskulatur bleibt unbeeinflusst, und es tritt auch keine Toxinämie auf.

Darmbrand Selten kommt es bei Menschen, die diese Bakterien im Darm tragen, im Rahmen einer Darmperforation zu Darmbränden.

Gelenkbrand Bei stark immunsupprimierten Menschen kann es zu dieser ebenfalls eher seltenen Form einer Infektion mit *C. perfringens* kommen.

Lebensmittelintoxikationen

Diagnostik
Das erste klinische Zeichen einer Gasentwicklung in *C. perfringens*-infiziertem Gewebe sind häufig **Krepitationen**. Ansonsten lässt sich infiziertes Untersuchungsmaterial (insbesondere auch bei Darm- und Gelenkbrand) mikroskopisch untersuchen, entweder in H. E.-gefärbten Präparaten oder im Gram-gefärbten Muskelquetschpräparat. Des Weiteren können eine Kultur mit dem gewonnenen Material und (anaerobe) Blutkulturen angelegt werden.

Ein alleiniger Nachweis von Clostridien im Untersuchungsmaterial reicht für die klinische Diagnose „Gasbrand/Gasödem" nicht aus, da *C. perfringens* ubiquitär vorkommt und teilweise sogar in der Darmflora des Menschen zu finden ist. Für die Diagnose bedarf es des zusätzlichen Nachweises von nekrotischem Muskelgewebe.

Prophylaxe
An erster Stelle stehen die Reinigung verschmutzter Wunden und die anschließende offene Wundbehandlung. Die Ausbildung anaerober Wundverhältnisse muss auf jeden Fall verhindert werden.

Therapie
Infiziertes Gewebe muss chirurgisch debridiert werden, und mit betroffene Faszien sind zu spalten. Für eine anschließende gute Sauerstoffversorgung sollte gesorgt werden. Dazu gehören die Schaffung einer guten Durchblutung und gegebenenfalls auch eine **hyperbare Sauerstoffbehandlung** in speziellen Zentren. Adjuvant sollten Penicilline oder Cephalosporine gegeben werden.

12.7.7 Mykobakterien

Typische Mykobakterien

Unbewegliche, fakultativ in unspezifischen Makrophagen intrazellulär überlebende, säurefeste Stäbchen. Im Vergleich zu anderen Bakterienspezies weist ihre Zellwand eine Besonderheit auf: hoher Gehalt an Proteinen, Phosphaten und insbesondere Glykolipiden, Mykolsäuren und Wachsen. Insbesondere die letztere drei verhelfen diesen Bakterien zu einer Resistenz gegen die Phagozytose durch Makrophagen sowie gegen widrige Umweltbedingungen und bedingen die Säurefestigkeit, die sich v. a. in der Ziehl-Neelsen-Färbung zeigt. Mykobakterien gehören zu den Bakterien mit den **längsten Teilungszeiten**.

M. tuberculosis

Der Erreger der Tuberkulose untergliedert sich in den häufiger gefundenen **Subtyp hominis** und den selteneren **Subtyp bovis**. *M. tuberculosis* und das später beschriebene *M. leprae* sind in der Lage, nahezu jede Erkrankung nachzuahmen. Man schätzt, dass rund ein Drittel der Weltbevölkerung mit diesem Erreger infiziert ist. Jährlich kommen etwa 100 Millionen Neuinfektionen hinzu, aus denen etwa 10 Millionen Neuerkrankungen pro Jahr resultieren. Mit etwa 3 Millionen Todesfällen pro Jahr ist die Tuberkulose eine der tödlichsten Infektionskrankheiten weltweit. In Deutschland findet sich eine Inzidenz an Neuerkrankungen von 10–20/100.000/Jahr für die Gesamtbevölkerung, wobei die Rate für in Deutschland lebende Ausländer etwa um das Dreifache höher liegt.

Reservoir
- Für M. tuberculosis vom Subtyp hominis sind infizierte **Menschen** das Reservoir. Grob geschätzt infiziert ein Erkrankter pro Jahr 10 weitere Menschen. Die Übertragung erfolgt durch Tröpfcheninfektion. Jeder zehnte Infizierte wird krank.
- Für den Subtyp bovis ist das **Rind** der Träger. Die Übertragung erfolgt hier durch infiziertes Rindfleisch und Milch.

Pathogenese
Entscheidend sind zum einen die wachshaltige, vor Phagozytose und darauf folgendem Verdau schützende Hülle und zum anderen die aktive Verhinderung der Phagolysosomfusion durch den Erreger.

Risikofaktoren, an Tuberkulose zu erkranken, bestehen für arme und alte Menschen, Menschen mit Begleiterkrankungen (Diabetes mellitus, onkologische Erkrankung, Silikose etc.), AIDS-Kranke (Immunsupprimierte), Ausländer (aus Ländern mit hoher Tuberkuloseprävalenz wie Ostblockstaaten, Afrika), Alkoholiker und Mangelernährte.

Klinik
Tuberkulose (Schwindsucht) in den Stadien:

Primäre Tuberkulose Über aerogene Aufnahme oder den Verzehr mit M. tuberculosis belasteter Nahrungsmittel gelangen die Keime sowohl in die Lunge als auch in den Magen-Darm-Trakt. Nachdem sie von Makrophagen (Alveolarmakrophagen, Makrophagen der Peyer-Plaques) aufgenommen wurden, persistieren sie in diesen. An der Stelle der Primärinfektion entsteht der Primäraffekt. Anschließend kommt es durch die Interaktion von antigenpräsentierenden Zellen und CD4-TH$_1$-Zellen zur Granulombildung in der Lunge v. a. in den mediastinalen Lymphknoten, im Darm in den Peyer-Plaques und in den mesenterialen Lymphknoten. Der **Primäraffekt** in Darm oder Lunge mit den jeweils betroffenen Lymphknoten wird als **Primärkomplex** bezeichnet. Der meist erbsgroße in der Lungenperipherie gelegene Primäraffekt trägt den Namen **Ghon-Herd**, wohingegen der Primärkomplex hier auch als **Ranke-Komplex** bezeichnet wird. Sowohl im Darm als auch in der Lunge heilt der Primärkomplex etwa in 90 % d. F. aus. Zurück bleiben einzelne verkalkte Lymphknoten. Allerdings persistieren die Erreger inapparent im Körper und können bei einer Immundefizienz reaktiviert werden und das Vollbild der Erkrankung einleiten. In 10 % d. F. kommt es direkt zur manifesten Erkrankung mit den Symptomen:
- **Lungentuberkulose**: Abgeschlagenheit, Dyspnoe, Fieberschübe, Husten mit Auswurf, Gewichtsabnahme (verursacht durch einen hohen TNF-α-Spiegel im Erkrankungsverlauf) und Nachtschweiß. Damit hat sie viele Gemeinsamkeiten mit der B-Symptomatik unter einer onkologischen Erkrankung. Durch den verkäsenden granulomatösen Gewebeuntergang bilden sich Kavernen. Eine sog. **offene Tuberkulose** kann entstehen, wenn diese Kavernen Anschluss an das Bronchialsystem gewinnen. Jetzt finden sich im Auswurf des Patienten auch Bakterien.
- **Darmtuberkulose**: Meist kommt es nur zu Fieber und Schmerzen.

Sekundäre Tuberkulose Bezeichnet die Streuung von Bakterien aus einem ruhenden oder aktiven Herd in die Blutbahn. Bei guter Abwehrlage kann daraus eine postprimäre Tuberkulose (s. u.) oder eine Miliartuberkulose (s. u.) resultieren, bei schlechter Abwehrlage eine lebensbedrohliche Sepsis (**Landouzy-Sepsis**).

Postprimäre Tuberkulose (bei relativ guter Abwehrlage) Darunter versteht man Tuberkulosen, die aus einer nicht abgeheilten sekundären Tuberkulose hervorgegangen sind. Prominente Beispiele sind die **Knochentuberkulose** (z. B. der Wirbelsäule, dann als **Morbus Pott** bezeichnet), die (erneute) Lungentuberkulose (**Simon-Spitzenherd**), die in Mitteleuropa seltene Hauttuberkulose (**Lupus vulgaris**) und die **Nierentuberkulose**. Aus der postprimären Tuberkulose kann durch hämatogene Streuung erneut eine sekundäre Tuberkulose entstehen.

Miliartuberkulose (bei nur mäßiger Abwehrlage) Bezeichnet eine sehr kleinherdige Tuberkulose. Man unterscheidet zwei Formen:
- **meningeale Form**: leicht irreführender Name: nahezu alle Organe des Körpers sind befallen. Das Überleben dieser Form entscheidet sich v. a. an der Behandelbarkeit der **Meningitis tuberculosa**, einer chronisch verlaufenden basalen Meningitis, die mit Fieber, Hirnnervenausfällen und Kopfschmerzen einhergeht. Sie tritt etwa bei der Hälfte der unbehandelten Tuberkulosekranken auf und ist die häufigste Ursache tuberkulosebedingter Todesfälle in der Dritten Welt.
- **pulmonale Form**: Bei dieser Form ist nahezu ausschließlich die Lunge befallen.

Tuberkulide: abakterielle, wahrscheinlich hypererge Reaktionen zumeist der Haut.

Diagnostik

Mikroskopischer Nachweis In H.E.-gefärbten Standardpräparaten aus Biopsaten geführt. Hier zeigen sich epitheloidzellige Granulome mit einer zentralen Nekrose und umgebenden Epitheloidzellen, Langhans-Riesenzellen und T-Zellen. Gut abgegrenzte Granulome deuten dabei auf eine relativ gute, schlecht abgegrenzte auf eine schlechte Abwehrlage hin (**exsudative Tuberkulose**). Zum anderen kommt die **Ziehl-Neelsen- oder die Auraminfärbung** zum Einsatz. Keine sicheren Verfahren: erfordern mindestens 5.000 Keime/ml, und Granulome anderer Ursache können nicht sicher abgegrenzt werden. Sind nur in etwa 30% der positiven Kulturen positiv.

Mykobakterienkultur Entweder traditionell mit einer Festkultur oder einer Flüssigkultur, z.B. mit **BACTEC- oder MGIT-Verfahren** (Positivität innerhalb von 10–20 Tagen). **Goldstandard.**

Molekularbiologischer Nachweis Die Spezifität dieses Nachweises ist sehr hoch, die Sensitivität lässt allerdings zu wünschen übrig. Die molekularbiologischen Verfahren können meist nicht zwischen lebenden oder bereits abgestorbenen Mykobakterien differenzieren.

Tuberkulintest (Test nach Mendel-Mantoux, Tine-Test®) Bei diesem Test wird ein Stempel mit Tuberkulin, einem Antigen des Tuberkuloseerregers, intrakutan injiziert. Entwickelt sich nach 48–72 h eine Rötung mit kleinen Indurationen (> 10 mm), ist der Test als positiv zu werten. Das kann auf eine stattgefundene Impfung oder eine Infektion hinweisen. Fällt der Test negativ aus, so bedeutet das, dass eine Person nicht infiziert ist und auch keine Impfung gehabt hat. Eine Testkonversion deckt eine frische Infektion auf (der Test wechselt von negativ nach positiv).

γ-Interferon-Test Zusammenbringen von Blutabwehrzellen mit selektierten Tuberkuloseantigenen: Falls bereits eine Vorstimulation stattfand, produzieren diese spezifisches Interferon-γ.

Prophylaxe
- Früher wurde die aktive Impfung mit dem **Lebendimpfstoff Bacille Calmette-Guérin** (BCG, ein abgeschwächter *M.-tuberculosis-bovis*-Stamm) durchgeführt. Das Prinzip dieses Impfstoffs sind eine zelluläre Abwehrstärkung der T-Zellen und eine Aktivierung von CD_4-T-Zellen, jedoch keine Ak-Bildung. Die Impfung musste alle 10 Jahre aufgefrischt werden. Sie ist aber nicht sehr effektiv und wird nicht mehr empfohlen. Im schlimmsten Fall kann bei Immunsupprimierten sogar eine **BCGitis** mit theoretisch all den Folgen, die eine „wahre" Tuberkulose auch hervorbringen würde, auftreten.
- Isolierung von Erkrankten, solange sie infektiös sind (max. 2–3 Wochen, z.B. bei offener Lungentuberkulose). Das Ende der Infektiösität wird bei einer Lungentuberkulose z.B. über drei aufeinanderfolgende negative nach Ziehl-Neelson-gefärbte Sputumproben definiert.
- Langfristige Einnahme des Tuberkulostatikums Isoniazid (INH, s.u.) über 9–12 Monate. Bei Unverträglichkeit Einnahme von Rifampicin über 4 Monate. Eine derartige Prophylaxe muss z.B. bei Personen vor geplanter Immunsuppression (einschließlich geplanter Biological-Therapie) bei nachgewiesener nicht aktiver Tuberkulose durchgeführt werden.

Therapie

Die bei der Tuberkulosebehandlung sich im Einsatz befindlichen Antibiotika und Kotherapeutika finden sich in ➤ Tab. 12.21.

Aufgrund der hohen Resistenzraten gegen einzelne Antibiotika und der schnellen Entwicklung neuer Resistenzen werden immer **Kombinationstherapien** eingesetzt:
- Standardtherapie ist die **Kurzzeittherapie** über etwa ein halbes Jahr. Sie setzt sich zusammen aus einer zweimonatigen Intensivphase, in der immer drei bis vier der o. g. Präparate gleichzeitig verabreicht werden: Als feste Größen werden meist INH und Rifampicin in Kombination mit Ethambutol und Pyrazinamid gegeben. Danach folgt eine Stabilisierungsphase über 4 (bis zu 6) Monate mit einer Kombination aus zwei Präparaten (z. B. Isoniazid und Rifampicin).
- Bei schweren Verläufen erfolgt eine Langzeittherapie über etwa 2 Jahre mit den o. g. Präparaten.

M. leprae

Erreger der meldepflichtigen Lepra. Weltweit sind etwa 12 Millionen Menschen daran erkrankt, die Mehrzahl in den Tropen und Subtropen (**Tendenz sinkend!**). Die Keime befallen das Korium und die Hautnerven. Morphologisch ist der Erreger nicht von *M. tuberculosis* zu unterscheiden, im Gegensatz zu diesem lässt sich *M. leprae* nicht auf unbelebten Nährböden anzüchten. Die Inkubationszeit kann bei mehreren Jahren liegen, selten wurden Inkubationszeiten bis zu 20 Jahren beobachtet.

Reservoir

Personen mit offener lepromatöser Lepra. Von diesen erfolgt die Übertragung durch leprabakterienhaltiges Nasen- und Wundsekret.

Klinik

Lepra (Aussatz) Beginnt mit einem unterschiedlich langen Frühstadium, der **Lepra indeterminata**. Darauf folgt die eigentliche Lepra. Je nach Leistungsfähigkeit der zellulären Immunität entwickelt sich eine Lepra zwischen den beiden Polen tuberkuloide Lepra und lepromatöse Lepra:
- Eine gut funktionierende zelluläre Immunität bedingt die **tuberkuloide Lepra** (benigne Form): Sie geht mit tuberkuloiden Granulomen im Corium und stark ausgeprägter Oligoneuritis im Bereich makulöser Hautveränderungen einher.
Durch die Neuritiden kommt es zu Sensibilitätsstörungen, die bei den Patienten zu ungewollten Traumen führen. Diese werden superinfiziert. Im schlimmsten Fall kommt es am ganzen Körper zu Verstümmelungen.
- Eine schlecht funktionierende zelluläre Immunität bedingt die **lepromatöse Lepra** (maligne Lep-

Tab. 12.21 Antibiotika und Kotherapeutika in der Tuberkulosebehandlung (die Reservetuberkulostatika sind bei Unverträglichkeiten gegen die Standardtuberkulostatika und v. a. bei multiresistenten Tuberkulosefällen indiziert).

Substanz	Wirkmechanismus/Wirkstoffgruppe	Nebenwirkung(en)	Stellenwert
Isoniazid (INH)	wird unter aeroben Bedingungen in die mykobakterielle Zelle aufgenommen und mittels Katalasen und Peroxidasen in die Isonikotinsäure umgewandelt. Diese hemmt die Mykolsäure- und damit die Zellwandsynthese. Die Bakterien verlieren ihre Säurefestigkeit; bakterizid.	hepato- und periphere Neurotoxizität. Zur Prophylaxe der Neurotoxizität sollte immer eine simultane Gabe von Vitamin B_6 erwogen werden.	Standard-Tuberkulostatika
Rifampicin	Hemmung der mRNA-Synthese, aktivstes Tuberkulostatikum, kann auch gegen *M. leprae* und atypische Mykobakterien (s. u.) eingesetzt werden; bakterizid.	hepatotoxisch, Übelkeit und Erbrechen	
Ethambutol	Hemmung der Zellwandsynthese von Mykobakterien; bakteriostatisch	kann insbesondere bei Kindern unter 9 Jahren zu Schädigungen des N. opticus führen	
Pyrazinamid	ähnlicher Wirkmechanismus wie INH	Arthralgien, Hyperurikämien und Myopathien, hepatotoxisch	

Tab. 12.21 Antibiotika und Kotherapeutika in der Tuberkulosebehandlung (die Reservetuberkulostatika sind bei Unverträglichkeiten gegen die Standardtuberkulostatika und v. a. bei multiresistenten Tuberkulosefällen indiziert). (Forts.)

Substanz	Wirkmechanismus/Wirkstoffgruppe	Nebenwirkung(en)	Stellenwert
Streptomycin, Capreomycin, Kanamycin	Aminoglykoside (nur unter aeroben Bedingungen wirkend); bakterizid	oto- und nephrotoxisch	Reserve-Tuberkulostatika
Ofloxacin, Ciprofloxacin, Moxifloxacin, Levofloxacin	Fluorchinolone; bakterizid	nicht bei Kindern < 10 Jahre, Schwangeren und Stillenden einsetzen (führen zur Schädigung des wachsenden Gelenkknorpels), Achillessehnenruptur, Photodermatosen, Halluzinationen, Kopfschmerzen, Schwindel, Tendopathien (durch simultanen Einsatz von Glukokortikoiden verstärkt) und gastrointestinale Beschwerden	
Ethionamid, Prothionamid	Thionamide: Wirkmechanismus nicht abschließend geklärt; u. a. Hemmung der Mykolsäuresynthese für die Zellwand; bakterizid	Neuropathien, reversible Leberschäden, Leukozytopenien, Hypothyreose, allergische Reaktionen, Gynäkomastie, Menstruationsstörungen, Gelenkschmerzen	
Paraaminosalicylsäure (PAS)	antiinflammatorische Wirkung; bakteriostatisch	gastrointestinale Symptome, Hypothyreose	
Cycloserin, Linezolid	Oxazolidinone; bakterizid	Hautausschlag und psychisch-neurologische Symptome (Kopfschmerzen, Übererregbarkeit bis hin zu Krampfanfällen, Euphorie, Schwindel, Schläfrigkeit, Depressionen, Desorientiertheit, Hautausschlag, Magengeschwüre, Osteoporose[verstärkung])	
Prednisolon, Dexamethason	Glukokortikoide: für 6 Wochen in absteigender Dosierung, Dexamethason nur bei meningealer Form	Gewebeödeme, Schwächung der Immunabwehr, Verstärkung einer diabetischen Stoffwechsellage	Kotherapeutika
L-Arginin	Aminosäure; unterstützende Wirkung bei der Bildung reaktiver Sauerstoffspezies in Makrophagen	bisher nicht bekannt	Kotherapeutikum
Vitamin D	allgemeine Unterstützung der Infektionsbekämpfung	Niereninsuffizienz, Osteoporose, Anorexie, Gewichtsverlust, Erbrechen, Verstopfung, Bauchkrämpfe, Bluthochdruck, Psychosen, Muskel- und Sehnenansatzschmerzen, Kopfschmerzen; bei Kindern kommt es zusätzlich zu Wachstumsstörungen, Irritabilität und persistierende Körpertemperaturerhöhung	Kotherapeutikum

ra). Beruht wahrscheinlich auf einem isolierten Defekt der zellulären Immunität gegenüber *M. leprae*. Es kommt zu einem flächenhaften Befall der Haut mit knotigen und wulstigen Veränderungen und teilweisen Hyperpigmentierungen. Im Gesicht bildet sich als Maximalform die **Facies le-**

ontina. Die Hautnerven werden bei dieser Form erst relativ spät befallen.
- **Borderline-Lepra**: rangiert hinsichtlich der Funktion der zellulären Abwehr zwischen der tuberkuloiden und der lepromatösen Lepra. Es kommt zu charakteristischen, scharf begrenzten, rotbräunlichen, flach erhabenen und zentral abgeheilten stammbetonten Herden.

Von der tuberkuloiden über die Borderline-Form zur lepromatösen Lepra kann man eine Zunahme der Erregerzahl im Körper feststellen. Im Laufe der Erkrankung kann ein Patient mehrere Zustandsformen der Lepra durchlaufen. Ein Wechsel von einer besseren zu einer schlechteren Immunitätslage wird als **Downgrading** (Synonym: **Leprareaktion**) bezeichnet. Möglich ist dies z. B. bei einer weiteren hinzutretenden Infektionskrankheit („Man kann Flöhe und Läuse haben!"). Ein Wechsel von einer schlechteren zu einer besseren Immunitätslage wird dementsprechend als **Upgrading** bezeichnet.

Diagnostik

Die Bakterien sind nicht anzüchtbar. Stattdessen gelingt der mikroskopische Nachweis mit Ziehl-Neelsen-gefärbten Präparaten. Leider ist hiermit **keine** Abgrenzung zu *M. tuberculosis* möglich. In H. E.-gefärbten Biopsiepräparaten zeigen sich die gleichen zentral verkäsenden Granulome wie bei der Tuberkulose. Die Präparate können ebenso nach **Fite-Faraco** oder **Triff** gefärbt werden. Des Weiteren lassen sich die Bakterien molekularbiologisch nachweisen. Für die diagnostische Wertigkeit gelten die gleichen Einschränkungen wie bei der Tuberkulosediagnostik. Häufig wird ein dem Tuberkulintest ähnliches Verfahren auch für die Lepra eingesetzt: die **Lepromin- oder Mitsuda-Reaktion**. Sie eignet sich zur Ermittlung, ob es sich um eine lepromatöse, Borderline- oder tuberkuloide Lepra handelt, nicht jedoch zur Feststellung, ob jemand erkrankt ist oder nicht. Sie ist auch häufig bei Gesunden aus Endemiegebieten positiv und damit kein Diagnostikum für die Lepra im eigentlichen Sinne.

Prophylaxe

Eine Isolierung von Erkrankten, die unter Behandlung stehen, ist nicht notwendig. Kontaktpersonen von an Lepra Erkrankten werden in regelmäßigen Abständen (alle 6–12 Monate über bis zu 5 Jahre nach stattgehabtem Kontakt) untersucht.

Therapie

Wie bei der Tuberkulose stehen zum einen spezielle antibiotische Substanzen und zum anderen spezielle Therapieschemata zur Verfügung:
- **Dapson**: gehört zur Gruppe der Sulfone und wirkt immunmodulierend (Adhärenz der eosinophilen und neutrophilen Granulozyten ↓, Chemotaxis ↓). Wie die Sulfonamide hemmt es die Dihydrofolsäuresynthese. Nebenwirkungen: Agranulozytose, Exantheme, Hämolyse, Methämoglobinäme und Neuropathie
- **Clofazimin**: wirkt antigranulomatös, antiinflammatorisch und bedingt eine vermehrte Phagozytose und eine Lysosomstabilisierung. Nebenwirkungen: erhöhte Photosensibilität und Rotfärbung von Schweiß, Tränenflüssigkeit und Urin
- **Thalidomid**: wirkt antiinflammorisch und immunsuppressiv (Zytokinsynthese ↓). Nebenwirkungen: Müdigkeit, periphere Neuropathie, Schwindel, Teratogenität und Übelkeit
- **Rifampicin**: hemmt die mRNA-Synthese. Kann auch gegen *M. tuberculosis* und atypische Mykobakterien (s. u.) eingesetzt werden. Nebenwirkungen: ist hepatotoxisch und verursacht Übelkeit und Erbrechen
- **Ethionamid, Protionamid**: Wirkungen und Nebenwirkungen ähneln denen von INH.
- **Terizidon**: wird nur noch als absolute Reserve gegen *M. leprae* und *M. tuberculosis* eingesetzt. Nebenwirkung: Neurotoxizität

Je nach Erregerreichtum der Lepra ergibt sich ein unterschiedliches Therapieregime:
- **paucibazilläre (erregerarme) Lepra**: Dapson in Kombination mit Rifampicin über 6 Monate
- **multibazilläre (erregerreiche) Lepra**: Dapson, Rifampicin und Clofazimin über 24 Monate

Atypische Mykobakterien

Atypische Mykobakterien werden nach neuer Nomenklatur als **Mycobacteria other than Tuberculosis (MOTT)** oder nichttuberkulöse Mykobakterien (NTM) bezeichnet. Die MOTT spielten bis zum Auftreten von AIDS keine wesentliche Rolle in der Humanmedizin. Bei immunsupprimierten Patienten verursachen sie Erkrankungen, die der Tuberkulose gleichen. Die einzige Ausnahme stellt *M. marinum* dar, das auch bei Immunkompetenten eine Granulombildung verursacht (s. u.).

Reservoir
MOTT kommen ubiquitär vor und finden sich auch auf Haut und Schleimhäuten des Menschen. Es sind klassische Umweltkeime.

Klinik
- **tuberkuloseähnliche disseminierte Erkrankungen**: Ein Vertreter der MOTT, der diese verursacht, ist *M. avium-intracellulare* (Reservoir: Vögel). Eine Immunsuppression ist hier Pflicht.
- **Buruli-Ulkus**: wird in den Tropen durch *M. ulcerans* ausgelöst und verläuft chronisch manchmal über Jahrzehnte. Betroffen sind auch hier meist Immunsupprimierte.
- **Schwimmbadgranulom**: wird durch *M. marinum* verursacht und tritt auch bei Immunkompetenten auf. Das Reservoir dieses Keims sind Tropenfische und damit zwangsläufig auch Aquarien. Über Hautläsionen dringt dieser Erreger in den Menschen ein und breitet sich entlang den Lymphbahnen aus.

Diagnostik
Anzucht. Sensitiver ist jedoch eine **16S-RNA-Sequenzanalyse** (Goldstandard bei den MOTT).

Therapie
MOTT sind häufig multiresistent und daher schwer zu bekämpfen. Oft kommt eine Kombinationstherapie aus Ethambutol, Makroliden und Rifampicin über 6–12 Monate zum Einsatz. Reserveantibiotika sind Aminoglykoside und Chinolone. Hautherde werden häufig chirurgisch saniert.

12.7.8 Weitere Bakterien

Bacteroides fragilis

Er ist der Darmhauptkeim (macht 80–90 % aller Darmkeime eines Menschen aus). Um eine Infektion zu verursachen, muss er den Darm verlassen. Obligat anaerobe Bakterien wie Bacteroides müssen in einem speziellen Medium in das Labor gebracht werden, da sie an der Luft sterben würden. Reservoir ist die Darmflora des Menschen.

Klinik
- Aspirationspneumonie (infolge starken Erbrechens)
- Organabszesse/tiefe Abszesse
- Peritonitis infolge einer Darmperforation
- Gingivitis/Parodontitis

Therapie
Nitroimidazole, z. B. Metronidazol.

Pseudomonas aeruginosa

Oligat aerobe, polar begeißelte gramnegative Bakterien, die selten im Darm leben. Daneben findet man sie vorzugsweise in Kaltwasserleitungen. Nach *St. aureus* sind sie die **zweithäufigsten Hospitalkeime**.

Reservoir
Darmflora des Menschen. Wenige Prozent gesunde Träger.

Pathogenese
Für gesunde Personen ist dieser Keim relativ harmlos, bei Abwehrgeschwächten kann er jedoch aufgrund folgender Pathogenitätsfaktoren bedeutende nosokomiale Infektionen auslösen:
- **Schleimkapsel** (ähnlich wie *St. epidermidis*) mit **Biofilmbildung** (typischerweise aus Alginat)
- **Exotoxin A**: wichtigster Pathogenitätsfaktor. Eine ADP-Ribosyltransferase, die durch die Ribosylierung von EL 2 die Proteinsynthese am Ribosom stört. Die Wirkweise ähnelt der des Diphtherietoxins.

Klinik
- **Wundinfektionen**, Infektionen von Verbrennungswunden
- Infektionen der Lunge bei zystischer Fibrose. Typischerweise tritt eine Erstinfektion der Lunge durch *St. aureus* auf, gefolgt von einer Superinfektion durch *P. aeruginosa*.
- **nosokomiale Infektionen**: Pneumonie, Wundinfektionen, Sepsis. Hauptrisikofaktor für die nosokomiale Pneumonie ist die künstliche Beatmung. Die Keime wandern aus dem Darm in die Lunge, sie kommen **nicht** aus einer verunreinigten Beatmungsmaschine.

- Auch **Augeninfektionen** sind möglich. Ebenso kann eine **Otitis externa maligna** verursacht werden (Bohren zur Entfernung von Ohrenschmalz kann zu einer Verletzung des Epithels und einer Infektion führen). Risikofaktor hierfür ist ein vorbestehender Diabetes mellitus.

Therapie
Intravenös können Chinolone, Peneme, Cephalosporine der dritten Generation (Ceftazidim) und Tazobac® gegeben werden. Lokal aufgetragen wirken Aminoglykoside bei einer Otitis externa maligna oder als Aerosol für die Lunge.

Chlamydien

Obligat intrazellulär wachsende Parasiten. Färben sich gramnegativ. Im Gegensatz zu vielen anderen Bakterien fehlen ihnen Enzyme zur Energiegewinnung (z. B. ATP-Synthetase). Obwohl in der Vergangenheit oft diskutiert, handelt es sich dennoch um Bakterien und nicht um Viren, insbesondere weil sie im Gegensatz zu diesen DNA und RNA besitzen. Übertragen werden diese Erreger meist durch Schmierinfektion, seltener durch Insekten. In der äußeren Membran enthält der Keim die **Major outer Membrane Proteins** (**MOMPs**), die der Stabilität dienen. Eine richtige Mureinschicht fehlt den Chlamydien. Anhand der MOMPs wird *C. trachomatis* in Serotypen eingeteilt (s. u.). Des Weiteren vollziehen die Chlamydien einen ganz charakteristischen Entwicklungszyklus:
- Zunächst überleben die Chlamydien außerhalb ihrer Wirtszelle als widerstandsfähiges **Elementarkörperchen**. Nachdem dieses in den Körper eingedrungen ist und endozytiert wurde, verhindert es die Endolysosomfusion. Als Energieparasiten entwenden die Chlamydien den Wirtszellen das ATP.
- In den Endosomen entstehen nun durch Querteilung aus den Elementarkörperchen die **Initial- oder Retikularkörperchen**. Sie stellen die intrazelluläre Vermehrungsform der Chlamydien dar. Nach mehrfacher Querteilung entwickeln sich aus den Retikularkörperchen wieder Elementarkörperchen. Diese zerstören das Endosom und führen zu einem Platzen der Wirtszelle, sodass die Chlamydien wieder frei sind und weitere Zellen befallen.

> **MERKE**
> Das Elementarkörperchen ist die infektiöse Verbreitungsform der Chlamydien, die Retikularkörperchen sind nicht infektiös.

Chlamydien befallen ausschließlich Epithelzellen, insbesondere die des Urogenitaltrakts, des Respirationstrakts und der Bindehaut.

C. trachomatis
Reservoir
Der Urogenitaltrakt, insbesondere die Cervix uteri, stellt ein wichtiges Reservoir dar.

Klinik
- Die **Serotypen A–C** trifft man häufiger in warmen Klimazonen an (insbesondere in Afrika und Indien). Sie verursachen das **Trachom**, die weltweit häufigste infektiöse Ursache der Erblindung (ist für etwa 6 Millionen Blinde weltweit verantwortlich). Die Serotypen D–K sind die harmloseren Verwandten der Serotypen A–C, und man findet sie auch in Deutschland. Sie lösen die **Einschlusskörperchenkonjunktivitis** (Schwimmbadkonjunktivitis, Neugeborenenkonjunktivitis) aus. Der Serotyp L, der v. a. in Afrika und Südamerika vorkommt, verursacht das äußerst bösartige **inguinale Lymphogranulom**.
- Die **Serotypen A–K** verursachen zu gleichen Teilen folgende Erkrankungen:
  - Sie sind noch vor den Mykoplasmen die häufigsten Auslöser der **nichtgonorrhoischen Urethritis und Zervizitis**. Nach venerischer Übertragung kann es beim Mann z. B. zu einer **Prostatitis** kommen.
  - **reaktive Arthritiden**: immunologisch bedingt (wie auch durch Yersinien, Salmonellen oder etwa Borrelien)
  - **Chlamydienpneumonie**: eine atypische, interstitielle Pneumonie; entsteht bei massiver perinataler Infektion eines Neugeborenen

> **MERKE**
> Die Trias aus Arthritis, Konjunktivitis und Urethritis wird als **Reiter-Trias** bezeichnet.

Diagnostik
- **Chlamydien-DNA-Nachweis** (ist einfach durchführbar, meist Einsatz der PCR)
- **Zellkultur**: Chlamydien werden zunächst auf belebten Zellkulturen gezüchtet und anschließend im Giemsa-gefärbten Präparat nachgewiesen: ein sicheres, aber teures und zu allem Überfluss auch langwieriges Verfahren.
- Neu und relativ sicher ist der **Ag-Nachweis aus Urin oder einem Zervixabstrich** (z. B. mit Immunfluoreszenz).
- Der serologische Ak-Nachweis gelingt nur bei komplizierten Chlamydien-Infektionen.

Prophylaxe
Die Expositionsprophylaxe steht im Vordergrund (Kondome, Hygiene). Zur Vorbeugung der Einschlusskörperchenkonjunktivitis des Neugeborenen können Makrolidantibiotika (z. B. Erythromycinsalbe) gegeben werden. Daneben ist ein Schwangerschaftsscreening auf Chlamydien im weiblichen Genitaltrakt etabliert. Beides scheint wichtig, da knapp 25 % der Schwangeren mit *C. trachomatis* infiziert sind und unter der Geburt eine 50-prozentige Wahrscheinlichkeit der Übertragung des Erregers besteht.

MERKE
Eine **Credé-Prophylaxe**, wie sie gegen die durch die Gonokokken ausgelöste Gonoblenorrhö durchaus noch eingesetzt wird, hilft **nicht** gegen die Chlamydienkonjunktivitis.

Therapie
Erwachsene erhalten Tetrazyklinantibiotika. Makrolide sind für Kinder und Erwachsene geeignet.

Weitere Chlamydien

C. psittaci: > 12.11.6. *C. pneumoniae* tritt weltweit auf.

Reservoir
Reservoir für *C. pneumoniae* sind nur erkrankte Menschen. Dieses Bakterium ist streng humanpathogen.

Klinik
C. pneumoniae verursacht Atemwegserkrankungen von der Sinusitis bis zur blande verlaufenden, atypischen Pneumonie. Die Durchseuchungsrate ist in der Bevölkerung sehr hoch. Bis zu 60 % der erwachsenen Deutschen besitzen Antikörper gegen diesen Keim. Die Beteiligung dieses Bakteriums an der Entstehung der Arteriosklerose und der koronaren Herzerkrankung wird diskutiert.

Diagnostik
Wie beim *C. trachomatis*-Nachweis kommen molekularbiologische Verfahren (DNA-Nachweis), die Kultur, der Ag-Nachweis (gegen das Chlamydien-LPS) und seltener der Ak-Nachweis zum Einsatz. Ein weiteres Verfahren ist die KBR.

Therapie
Erwachsene erhalten Tetrazyklinantibiotika. Makrolide sind für Kinder und Erwachsene geeignet.

Mykoplasmen

Mykoplasmen sind zellwandlos. Dies hat Konsequenzen: herkömmliche bakteriologische Färbungen (z. B. nach Gram) gelingen nicht, und die Antibiotika, welche die bakterielle Zellwand zum Ziel haben, sind in diesem Fall unwirksam. Außerdem sind die Mykoplasmen durch die fehlende Zellwand formvariabel und können z. B. bakteriendichte Filter passieren. Die fehlende Zellwand macht sie aber äußerst empfindlich gegenüber Austrocknung. Sie besitzen weder Fimbrien, Pili noch eine Kapsel.

MERKE
β-Lactam-Antibiotika (Penicilline, Cephalosporine etc.) und die Glykopeptide wirken bei den Mykoplasmen **nicht**.

M. pneumoniae
Obligat pathogener Erreger, der nach Übertragung durch Tröpfchen und Anheftung an das respiratorische Epithel das Interstitium des Respirationstrakts (insbesondere der Lunge) befällt. Durch diverse Pathogenitätsfaktoren (Proteine und H_2O_2) kommt es zu einer Zerstörung des respiratorischen Epithels. Man schätzt, dass der Keim für knapp 20 % der ambulant erworbenen Pneumonien verantwortlich ist. Infektionen durch *M. pneumoniae* treten besonders bei engem zwischenmenschlichem Kontakt auf, wie dies in Schulen, Kinderheimen oder Militärkasernen

der Fall ist, mit einem Altersgipfel zwischen 5 und 15 Jahren. Man findet den Erreger weltweit.

Reservoir
Einziges Reservoir für diesen Keim ist der Respirationstrakt des Menschen. Die Übertragung findet durch Tröpfcheninfektion statt.

Klinik
Pharyngotracheitis Geht mit trockenem Husten und häufig Halsschmerzen einher. Eine Therapie ist nicht erforderlich.

Mykoplasmen-Pneumonie Eine der häufigsten ambulanten Pneumonien (s.o.) nach der durch Pneumokokken oder *H. influenzae*. Nach einer Inkubationszeit von 10–20 Tagen manifestiert sich diese atypische Pneumonie mit Atemnot, erhöhter Temperatur, unproduktivem Husten, Müdigkeit, Mattigkeit und Abgeschlagenheit, und das möglicherweise schleichend über einen langen Zeitraum. **Parainfektiöse immunologische Phänomene** können entstehen und das Auftreten von Autoantikörpern hervorrufen, z.B. Kälteagglutinine, und eine intravasale Hämolyse verursachen. Auch ein **Erythema exsudativum multiforme** kann folgen. Daneben wird der Erreger (wie *C. jejuni*) in Zusammenhang mit der Entstehung des **Guillain-Barré-Syndroms** gebracht. Weitere Komplikationen sind **Arthritiden, Myo- und Perikarditiden sowie Pankreatitiden**.

Diagnostik
Nachweis mit der **Dunkelfeld- oder Phasenkontrastmikroskopie**. Entsprechendes Untersuchungsmaterial sind Punktate und v.a. Sputum. Färbungen gelingen nicht. Sie führen nur zur Zerstörung dieser Bakterien. Im Vordergrund steht der **serologische Ak-Nachweis** (früher mit der KBR, heute eher mit EIA/ELISA). Wie bei den typischen Krankheitsbildern erwähnt, lassen sich häufig auch Kälteagglutinine nachweisen. Deren diagnostische Aussagekraft ist jedoch begrenzt: Nur in der Hälfte aller Mykoplasmen-Infektionen fallen sie positiv aus. Daneben lässt sich der Keim auf Spezialmedien kultivieren.

Therapie
Erwachsene erhalten Tetrazyklinantibiotika. Makrolide sind für Kinder und Erwachsene geeignet.

Weitere Mykoplasmen

M. hominis, Ureaplasma urealyticum, M. genitalium. Im Gegensatz zu *M. pneumoniae* sind diese Bakterien lediglich fakultativ pathogen. Sie gehören gewöhnlich zur Normalflora des Urogenitaltrakts. Diese Bakterien sind ebenfalls zellwandlos und infiltrieren das Interstitium.

Reservoir
Urogenitalschleimhäute sexuell aktiver Menschen

Klinik
Unter für sie günstigen Bedingungen lösen diese Bakterien opportunistische Infektionen aus:
- **nichtgonorrhoische Urethritis**: v.a. durch *U. urealyticum* ausgelöst. Scheint beim Mann für bis zu 20% aller nichtgonorrhoischen Urethritiden verantwortlich zu sein. Über diesen Weg löst das Bakterium auch **Prostatitiden** beim Mann aus.
- **Salpingitiden**: werden v.a. durch *M. hominis* verursacht
- **chronisch rezidivierende Urethritiden**: Für diese scheint das etwas pathogenere *M. genitalium* verantwortlich zu sein.
- Durch den Befall des weiblichen Genitaltrakts kann es unter der Geburt zu einer Übertragung auf das Neugeborene kommen, bei dem diese Mykoplasmen **Konjunktivitiden** auslösen. Weitere Komplikationen der Mykoplasmen-Infektionen sind **Abszesse** und **Sepsen**.

Diagnostik
Serologische Ak-Tests bleiben bei diesen Mykoplasmen zumeist erfolglos. Stattdessen scheint der molekularbiologische Erregernachweis (z.B. mit der PCR etc.) erfolgversprechend.

Prophylaxe
Spezifische prophylaktische Maßnahmen (z.B. Impfungen etc.) stehen nicht zur Verfügung.

Therapie
Erwachsene erhalten Tetrazykline. Makrolide sind für Kinder und Erwachsene geeignet. Der Sexualpartner sollte immer mit behandelt werden, um gegenseitige Reinfektionen nach der Therapie einzudämmen.

12.8 ZNS-Infektionen

Im Vergleich zu anderen Infektionen sind ZNS-Entzündungen zwar selten, aber meist schwerwiegend. Da ihre Prognose ganz entscheidend von einer raschen und adäquaten Behandlung abhängt, handelt es sich bei jeder ZNS-Infektion um einen Notfall.

ZNS-Infektionen treten als **Meningitis** (Entzündung der Hirnhäute), **Enzephalitis** (Entzündung des Hirnparenchyms), **Myelitis** (Entzündung des Rückenmarks) oder als **Hirnabszess** (fokale Infektion intrazerebraler Strukturen) auf.

Die meisten ZNS-Entzündungen sind infektiös bedingt. Seltenere Ursachen sind **postinfektiöse Immunprozesse (akute disseminierte Enzephalomyelitis [ADEM]**, ➤ 12.8.2), Autoimmunerkrankungen (z. B. systemischer Lupus erythematodes oder Sjögren-Syndrom als Vaskulitis), eine diffuse Aussaat maligner Prozesse (z. B. leukämische Meningitis) sowie Irritationen durch Blut (bei Subarachnoidalblutung), eingeschwemmtes Körpergewebe (chemische Meningitis nach Operationen mit Eröffnung des Spinalkanals), Sarkoidose oder Bestrahlung bzw. Hitze („Sonnenstich").

Erregerspektrum
Immunkompetenter Wirt
- Bakterien: *N. meningitidis*, *H. influenzae* (heute selten), *Str. pneumoniae*, *St. aureus*, gramnegative Stäbchen (z. B. *E. coli*), Borrelien
- Viren: Herpes simplex, Enteroviren (ECHO-Viren, Coxsackie, Polio), Mumps, Masern, HIV, Epstein-Barr-Virus, durch Arthropoden übertragene Viren (z. B. FSME)

Immungeschwächter Wirt
- geschwächte zelluläre Immunantwort: *L. monocytogenes*, *C. neoformans*, *C. albicans*, *T. gondii*, *H. capsulatum*, *C. immitis*, Zytomegalievirus, *M. tuberculosis*, *T. pallidum* und Herpes-simplex-Virus
- geschwächte humorale Immunantwort oder nach Milzentfernung: *N. meningitidis* (v. a. bei Komplementdefekten), *Str. pneumoniae*, *H. influenzae*, Enteroviren

Klinik
ZNS-Infektionen sollten bei folgenden Konstellationen vermutet werden:
- **Trias aus Kopfschmerzen, Fieber und Meningismus**
- veränderte Bewusstseinslage, neurologische Auffälligkeiten und Fieber
- anderweitig unklare Veränderungen der Bewusstseinslage (auch ohne Fieber).

MERKE
ZNS-Infektionen können mit Migräneanfällen, Subarachnoidalblutungen sowie Intoxikationen, Sepsis oder Schlaganfällen verwechselt werden.

Diagnostik
Jede vermutete ZNS-Entzündung muss rigoros und unverzüglich in den folgenden drei Schritten abgeklärt werden:
- **Schritt 1: Anamnese und Befund**
- **Schritt 2: Erregernachweis**: in aller Regel mittels **Lumbalpunktion** (➤ Tab. 12.22)
- **Schritt 3: bildgebende Untersuchung**

12.8.1 Entzündungen der Hirnhäute

Ätiologisch liegen i. d. R. Infektionen mit Bakterien, Viren, seltener auch Pilzen, Protozoen oder Parasiten zugrunde. Sonderformen stellen der meningeale Reizzustand – als entzündliche Begleitreaktion bei schweren Allgemeinkrankheiten, bei Subarachnoidalblutung oder bei Insolation (Sonnenstich) –, die „chemische" Meningitis – durch Verschleppung von Fetttröpfchen in den Liquor bei Operationen – sowie die durch Infiltration maligner Zellen bedingte Meningeosis carcinomatosa, lymphomatosa bzw. leucaemica dar, die mit einem ähnlichen klinischen Bild einhergehen können.

Pathogenese
Die Erreger erreichen die Meningen auf drei verschiedenen Wegen:
- **bei intakter Dura**: per continuitatem von den Schleimhäuten des Mittelohrs, der Mastoidzellen oder des Nasopharynx (typischer Weg der Pneumokokkenmeningitis)

- **bei Schädel-Hirn- oder Wirbelsäulentrauma mit Liquorfistel**: durch Keimaszension aufgrund einer Duraverletzung
- **im Rahmen einer Bakteriämie oder Virämie**: hämatogen (typischer Weg der Meningokokkenmeningitis). Auch die tuberkulöse Meningitis entsteht zumeist im Rahmen einer Miliartuberkulose.

Bei der **akuten bakteriellen Meningitis** kommt es zur Infiltration der Arachnoidea mit neutrophilen Granulozyten. Dieser Eiter organisiert sich später zu Adhäsionen, die **Hirnnervenlähmungen** verursachen können und durch eine starke Einschränkung der Liquorabflussfläche die Entstehung eines **Hydrozephalus** begünstigen. Ein begleitendes **Ödem des Hirnparenchyms** wird fast immer beobachtet. Es entsteht durch eine mediatorbedingte Steigerung des zerebralen Blutflusses und Permeabilitätsänderungen der Hirnkapillaren sowie durch die entzündliche (zytotoxische) Zellschädigung.

Bei **viraler Meningitis** herrscht eine lymphozytäre Entzündungsreaktion ohne Eiter- und Adhäsionsbildung vor. Ein begleitendes Hirnödem tritt nur bei begleitender Infektion des Hirngewebes selbst auf (**Meningoenzephalitis**).

Epidemiologie
- Inzidenz aller Meningitisformen: beträgt zusammen ca. 15/100.000 und Jahr, davon sind etwa die Hälfte eitrige bakterielle Meningitiden.
- Letalität: beträgt je nach Erregertyp und Erkrankungsalter 10–20 % (bei Pneumokokken-Meningitiden von über 50-Jährigen ca. 50 %). Defektheilungen kommen in bis zu 50 % d. F. vor; so kommt es etwa nach Pneumokokken-Meningitis in über 50 % zu Hörschäden bis hin zur Taubheit.

Bakterielle Meningitis

Jenseits des Säuglingsalters werden über 80 % aller bakteriellen Meningitiden durch die bekapselten Erreger Pneumokokken, Meningokokken oder *H. influenzae* hervorgerufen; letzterer Erreger spielt heute aufgrund der allgemeinen Schutzimpfung gegen HiB nur noch eine untergeordnete Rolle. Seltener sind u. a. Listerien, *M. tuberculosis* und Treponemen. Bei nachweisbarer Eintrittspforte sowie bei alten Patienten können auch Proteus, *E. coli* oder Staphylokokken nachgewiesen werden.

Nach vorwiegender Lokalisation der entzündlichen Veränderungen kann ein mehr die Konvexität betreffender Befall der Hirnhäute (**Haubenmeningitis** – bei den meisten bakteriellen Meningitiden) oder ein mehr die basalen Zisternen betreffender Befall (**basale Meningitis** – bei tuberkulöser Meningitis) unterschieden werden. Dies hat für die Therapie nur geringe Konsequenzen, erklärt jedoch die unterschiedliche klinische Symptomatik (vorwiegender Hirnnervenbefall bei tuberkulöser Meningitis).

Klinik
Ein **fulminanter Verlauf** wird bei einem Viertel der bakteriellen Meningitiden beobachtet, ein **chronischer Verlauf** v. a. bei tuberkulöser Meningitis. Allgemeiner Ablauf:
- **Prodromalphase**: allgemeine Abgeschlagenheit, zunehmende Kopfschmerzen und langsam ansteigende fieberhafte Temperaturen
- **Meningismus**: Dieser Begriff beschreibt eine Reihe klinischer Phänomene, durch die der Patient versucht, die für ihn schmerzhafte Zugbelastung der Hirnhäute zu vermeiden. Dazu zählen Kopfschonhaltung, Nackensteifigkeit, Opisthotonus, **Kernig-, Lasègue- und Brudzinski**. Bei milden Verläufen kann ein Meningismus das auffälligste klinische Zeichen sein. Bei ca. einem Fünftel der Fälle wird kein Meningismus beobachtet (v. a. bei Säuglingen, alten oder komatösen Patienten).

Beim Vollbild treten zusätzlich hohes Fieber, Photophobie, Erbrechen, Schüttelfrost, schwere Kopfschmerzen und Bewusstseinsstörungen auf. In schweren Fällen kann ein Papillenödem auftreten. Fokale neurologische Ausfälle werden bei 20 % der Patienten (insbesondere bei Pneumokokken-Meningitis) beobachtet. Hirnnervenausfälle kommen v. a. bei der tuberkulösen Meningitis vor.

Komplikationen
Selbst bei frühzeitiger Diagnose und Therapie häufig:
- **SIADH** (> 7.6.3): wohl die häufigste Komplikation und fast immer passager
- **Hydrozephalus**: Durch entzündliche Reaktionen der Arachnoidea mit nachfolgender Verklebung kommt es zu einem **Hydrocephalus aresorptivus**, bei Einbruch von Eiter in das Ventrikelsystem auch zu einem **Hydrocephalus occlusus**. Bei schwerer Hirnschädigung kann es nach Unter-

gang von Hirngewebe zum **Hydrocephalus e vacuo** kommen.
- **Hirnabszess**: durch Keimverschlepppung bedingte Komplikation, die oft durch neurologische Ausfälle und persistierendes Fieber auffällt
- subdurale Eiteransammlung (**Empyem**) sowie subdurale Ergüsse, die oft neurochirurgisch drainiert werden müssen
- **septische Sinus-venosus-Thrombose**: schwerste Komplikation mit Protrusion des Auges, externer und interner Ophthalmoplegie und Papillenödem
- **epileptische Anfälle**: Durch den Entzündungsprozess, vaskulitische Reaktionen oder durch Vernarbungen können elektrische Foci mit oft transienten, bisweilen jedoch chronischen epileptischen Anfällen entstehen. Akute Krampfanfälle treten bei 20 % der Patienten mit bakterieller Meningitis auf.
- **bleibende neurologische Ausfälle**, v. a. Taubheit und Blindheit

Diagnostik
Die zentrale diagnostische Maßnahme ist die Lumbalpunktion mit Untersuchung des Liquors (➤ Tab. 12.22):
- mikroskopische Untersuchung des gefärbten Präparats (v. a. Gram-Färbung): liefert oft schon erste Hinweise auf den Erreger (z. B. gramnegative Diplokokken: *N. meningitidis*; grampositive Diplokokken: *Str. pneumoniae*. Kryptokokken sind nur in einer Tuschefärbung nachweisbar).
- Bestimmung der Zellzahl (Leukozyten) und Zellmorphologie (lymphozytär versus granulozytär versus blastär)
- laborchemische Untersuchung auf Zucker- und Eiweißgehalt
- **Latextests**: Für bestimmte bakterielle Antigene stehen einfache, in Minutenschnelle durchführbare Latextests zur Verfügung, z. B. für Meningokokken, Pneumokokken, *H. influenzae*, *E. coli* und Kryptokokken.
- Anlegen einer Liquorkultur zum Keimnachweis mit Resistenztestung

Der normale Liquor ist kristallklar, enthält weniger als fünf mononukleäre Zellen pro Mikroliter, nicht mehr als 45 mg/dl Protein und hat eine Glukosekonzentration von > 50 % der Serumglukose.

Im Rahmen von Infektionen kommt es in unterschiedlichem Ausmaß zum Anstieg der weißen Blutzellen (**Pleozytose**), des Proteins und zu einem Abfall der Glukose (Letzterer ist wahrscheinlich v. a. durch die entzündungsbedingte Veränderung der Blut-Hirn-Schranke verursacht). Typischerweise steigt die Proteinkonzentration bei viralen Entzündungen nur gering an, bei bakteriellen oder tuberkulösen Entzündungen dagegen deutlich. Während bei der bakteriellen Meningitis die segmentkernigen neutrophilen Leukozyten dominieren, sind bei der viralen, tuberkulösen und durch Rickettsien, Spirochäten sowie Pilze bedingten Meningitis die Lymphozyten dominierend.

Stets sollte sich eine genaue Abklärung der Ursache anschließen. Hierzu gehören z. B. die Otoskopie (Otitis media?) sowie ein CT der Nebenhöhlen (inklusive der Mastoidzellen) und der Schädelbasis (Fraktur mit kommunizierender Liquorfistel?). Eine parallel durchgeführte Blutkultur zum Erregernachweis zeigt sich bei bakteriellen Meningitiden: in ca. 40–50 % d. F. positiv!

Tab. 12.22 Typische Liquorbefunde bei Meningitis.

	normal	aseptische Meningitis (viral)	bakterielle Meningitis	Mykobakterien und Pilze
Aussehen	klar	klar bis trübe	trübe bis eitrig	trübe, viskös
Granulozyten	keine	keine*	200–3.000/mm^3	0–200/mm^3
mononukleäre Zellen	< 5/mm^3	10–100(–1.000)/mm^3	< 50/mm^3	100–300/mm^3
Proteingehalt	20–40 mg/dl	leicht erhöht (40–80 mg/dl)	stark erhöht (50–200 mg/dl)	sehr stark erhöht (50–300 mg/dl)
Glukosegehalt	> 50 % des BZ	> 50 % des BZ	< 50 % des BZ oder < 45 mg/dl** (2,5 mmol/l)	< ⅓ des BZ**
Öffnungsdruck	70–180 mmH$_2$O	normal bis leicht erhöht	stark erhöht	mäßig erhöht

* Granulozyten können jedoch in der Anfangsphase vorherrschen.
** Ein niedriger Liquorzucker tritt ansonsten praktisch nur bei der Subarachnoidalblutung auf.

Therapie

Die kalkulierte antibiotische Therapie beginnt sofort nach der Liquorentnahme, bei schwersten Verläufen auch schon vor der Lumbalpunktion. Die Wahl des Antibiotikums hängt von dem erwarteten Erreger und den lokalen Resistenzverhältnissen ab:

- Zunächst wird i. d. R. ein Cephalosporin der dritten Generation (z. B. Ceftriaxon) in Kombination mit Ampicillin (wirksam gegen Listerien) eingesetzt, evtl. ergänzt durch Vancomycin, das gegen resistente Pneumokokken-Stämme und evtl. beteiligte Staphylokokken wirksam ist (z. B. entscheidend nach neurochirurgischen Eingriffen oder offenen Schädel-Hirn-Traumen). Dauer der Therapie bei unkompliziertem Verlauf bei Meningokokken oder *Haemophilus* 7–10 Tage, Pneumokokken 10–14 Tage, Listeriose 3 Wochen.
- Tuberkulöse Meningitiden werden mit einer initial vierfachen antituberkulotischen Therapie – vorzugsweise mit den gut liquorgängigen Antituberkulotika Isoniazid und Pyrazinamid (auch geeignet Protionamid, Ethambutol, Streptomycin) – mit einer auf mindestens 2–3 Monate verlängerten Induktionsphase und insgesamt über mindestens 9 Monate behandelt.

Die oft mäßige Liquorgängigkeit der meisten Antibiotika ist durch die entzündungsbedingte Permeabilitätsstörung der Kapillaren deutlich verbessert.

Die Dauer der antibiotischen Therapie richtet sich nach dem Erreger und sollte **mindestens 2–3 Wochen** betragen. Nach Erhalt eines Antibiogramms kann evtl. auf eine gezielte Antibiose umgestellt werden.

Ob der frühzeitige Einsatz von Kortikosteroiden Langzeitschäden (wie etwa Hörschäden) vorbeugen kann, gilt seit Langem allerdings nur für die tuberkulöse Meningitis endgültig als gesichert.

Prophylaxe

Bei der durch Meningokokken (oder *H. influenzae*) bedingten Meningitis wird eine Umgebungschemoprophylaxe zumeist mit dem Antibiotikum Rifampicin durchgeführt, da das Risiko, an einer Meningitis zu erkranken, für enge Kontaktpersonen um bis zu 900-mal über dem der Normalbevölkerung liegt. Als Kontaktpersonen werden Haushaltsmitglieder sowie medizinisches Personal definiert, die engen Kontakt mit den Schleimhäuten des Erkrankten hatten (z. B. bei der Intubation).

Bei Reisen in Endemiegebiete (z. B. in den Meningitisgürtel Afrikas) ist eine aktive Immunisierung gegen bestimmte Meningokokken-Stämme (u. a. *N. meningitidis* A und C) möglich. Gegen den in Europa vorherrschenden Stamm B steht kein Impfstoff zur Verfügung, seit 2006 können jedoch Kinder unter 2 Jahren gegen den hierzulande ebenfalls wichtigen Stamm C geimpft werden.

Prognose und Verlauf

Unbehandelt ist die Prognose bakterieller Meningitiden nach wie vor schlecht. Ein Drittel der erwachsenen Patienten mit bakterieller Meningitis versterben, 5–10 % bleiben taub, in 10 % verbleiben andere schwerwiegende neurologische Schäden. Von den bakteriellen Formen hat die Meningokokken-Meningitis die beste Prognose, Pneumokokken- und Listerien-Meningitiden nehmen einen deutlich schwereren Verlauf. Selbst im Zeitalter der Antibiotika kommt es bei Letzteren in bis zu 50 % zu Defektheilungen mit Augenmuskel- und Fazialisparesen, persistierendem Krampfleiden, Hydrozephalus und Taubheit.

Weitere Formen der Meningitis

Virusmeningitis

Verläuft in den meisten Fällen weitaus milder als die akute eitrige Meningitis. Oft mit einer Infektion zentraler Nervenzellen vergesellschaftet (**Meningoenzephalitis**).

Differenzialdiagnostisch sind von den viralen Meningitiden abzugrenzen:

- tuberkulöse Meningitis
- Pilzmeningitis (z. B. Cryptococcus-Meningitis bei AIDS)
- Meningitis bei Leptospirose, Syphilis und Borreliose

Diese Formen werden gelegentlich wegen der im Liquor vorherrschenden Zellart (➤ Tab. 12.22) als **lymphozytäre Meningitiden** zusammengefasst.

Erreger

Am häufigsten (> 95 %) sind Enteroviren (v. a. Coxsackie- und ECHO-Viren); daneben kommen Arbo-, Adeno- und verschiedene Herpesviren vor. Betroffen sind v. a. Kinder und junge Erwachsene, mit gehäuftem Auftreten in Frühjahr und Sommer. Die Mumps-Meningitis tritt im Gegensatz dazu meist in den Wintermonaten auf.

Klinik
Ähnelt der bei bakterieller Meningitis, ist aber in den meisten Fällen milder. Die oft begleitenden Kopfschmerzen werden nicht selten als **schwerwiegend** beschrieben und durch Sitzen, Stehen oder Husten verschlimmert. Psychische Veränderungen, Grand-Mal- oder fokale Anfälle sowie andere neurologische Herdsymptome sprechen für einen Mitbefall der Hirnsubstanz. Gelegentlich wird die Meningitis von systemischen Manifestationen des Erregers begleitet, z. B. Herpangina bei Coxsackie-Viren, Lippeneruptionen bei HSV, Parotitis bei Mumpsvirus.

Diagnostik und Therapie
Ausschlaggebend für die Diagnose: der typische Liquorbefund (> Tab. 12.22) und ein Titeranstieg in der Virusserologie. Einige Viren können auch direkt durch Kultur bzw. PCR im Liquor nachgewiesen werden.

Therapeutisch sind in den meisten Fällen lediglich symptomatische Maßnahmen möglich, wie etwa die Gabe von Analgetika und Antipyretika. Eine virostatische Behandlung ist nur bei der Herpes-Meningoenzephalitis sowie der Varicella-Zoster-Meningitis möglich.

Da diese Formen selten bereits primär ausgeschlossen werden können, sollte bei jeder enzephalitischen (Begleit-)Symptomatik wegen des schweren Verlaufs der Herpes-Enzephalitis immer frühzeitig mit einer **hoch dosierten Aciclovir-Therapie** begonnen werden (s. u.).

Aseptische Meningitis

Beschreibt eine heterogene Gruppe von Meningitiden, bei denen im Liquor zwar Entzündungszellen gefunden werden, in der Kultur jedoch keine Erreger nachweisbar sind. Eine solche Konstellation kann auftreten bei:
- schwer kultivierbaren Erregern: Borrelien, Leptospiren, *T. pallidum*, Pilze, Mykoplasmen, Viren
- fortgeleitete Entzündungsreaktion: entzündliche Veränderung des Liquors bei Hirnabszess oder Epiduralabszess, Sinusitis, Mastoiditis
- postinfektiöse Immunprozesse: ADEM, > 12.8.2
- diffuse Aussaat maligner Prozesse: z. B. leukämische Meningitis
- rheumatische Erkrankungen: SLE, ZNS-Vaskulitis, Behçet-Syndrom, Sjögren-Syndrom
- Medikamente: NSAR, Co-trimoxazol, OKT3
- andere: Irritationen durch Blut (bei Subarachnoidalblutung), eingeschwemmtes Körpergewebe (chemische Meningitis nach Operationen mit Eröffnung des Spinalkanals), Sarkoidose, Bestrahlung bzw. Hitze (Sonnenstich)
- nichtinfektiösen Formen der Meningitis (z. B. nach Bestrahlung, Kontrastmittelgabe oder Einschwemmung von Fett bei Operationen am Spinalkanal)

12.8.2 Entzündungen des Hirnparenchyms

Entstehen entweder per continuitatem (z. B. als Komplikation einer Meningitis) oder hämatogen (so die meisten Formen der Virusenzephalitis). Durch funktionelle Beeinträchtigung des Gehirngewebes können Krampfanfälle, neurologische Ausfälle, Verhaltensstörungen, Psychosen oder auch Bewusstseinsstörungen auftreten. Bewusstseinsstörungen zeigen sich entweder bei bihemisphärischem diffusem Befall oder bei Hirnstammbeteiligung (Beeinträchtigung der Formatio reticularis).

Enzephalitis

Fast immer viral bedingt, typischerweise durch Enteroviren (ECHO-Viren, Coxsackie-Viren), HSV oder durch über Arthropoden (z. B. Zecken) übertragene Viren (Arboviren, FSME). Auch einige Bakterien, wie etwa Rickettsien, Mykoplasmen oder Spirochäten, können das Gehirngewebe und oft gleichzeitig das Rückenmark (Enzephalomyelitis) befallen.

Klinik
Viren verursachen entweder fokale oder disseminierte Entzündungen. Selbstlimitierende Verläufe mit Kopfschmerzen und Benommenheit sind häufig; schwerwiegende Verläufe kommen v. a. bei HSV (s. u.), Tollwut- und VZV vor. Hier kann es zu

Krampfanfällen und fokalen Ausfällen sowie Bewusstseinsstörungen bis hin zum Koma kommen.

Diagnostik
Der Liquor kann völlig normal sein; nicht selten tritt aber eine geringgradige, vorwiegend **lymphozytäre Pleozytose** auf.

Herpes-Enzephalitis
Sonderform mit schwerem Verlauf und hoher Letalität. Geht einher mit hämorrhagisch-nekrotisierendem Befall v. a. der Temporallappen. Ist für etwa 10 % der Enzephalitiden verantwortlich. Der Infektionsweg verläuft i. d. R. neurogen-transaxonal von der Nase aus, seltener über eine Aktivierung von im Ganglion Gasseri persistierenden Viren.

Klinik
Zunächst unspezifische Allgemeinsymptomatik, zu der sich im Verlauf neurologische Symptome gesellen – z. B. eine Aphasie und, da meist der rechte Schläfenlappen betroffen ist, eine Halbseitenlähmung sowie fokale und generalisierte epileptische Anfälle. Unbehandelt entwickelt sich ein Koma mit Zeichen der intrakraniellen Drucksteigerung.

Diagnostik
Da die Veränderungen in den bildgebenden Verfahren (fokale, v. a. temporale Herde) dem klinischen Verlauf um etwa 3 Tage hinterherhinken und ein Serumtiteranstieg erst nach 1 Woche zu erwarten ist, muss die Diagnose klinisch gestellt werden. Der Liquorbefund kann hilfreich sein (lymphozytäre Pleozytose mit oft deutlicher Erhöhung der roten Blutkörperchen und mit meist normalen Glukose-Spiegeln). Neuerdings steht durch die **PCR-Untersuchung des Liquors** ein sensitives und spezifisches diagnostisches Hilfsmittel zur Verfügung.

Therapie und Prognose
Schon bei Verdacht auf eine HSV-Enzephalitis ist die virostatische Behandlung mit Aciclovir angezeigt. Auch bei optimaler Behandlung ist eine Letalität von 20 % zu verzeichnen. 25 % der Überlebenden weisen gravierende Residualschäden wie Paresen oder persistierende amnestische Störungen auf.

Myelitis
Kann mit oder ohne Enzephalitis auftreten und hat ein ähnliches Erregerspektrum. Verläuft die Infektion über den ganzen Querschnitt des Marks (**transverse Myelitis**), können eine Schwäche der unteren Extremität, beidseitige Sensibilitätsstörungen sowie ein Verlust der Blasen- und Darmfunktion auftreten. Ein intraparenchymaler Prozess verursacht oft nur sensorische Ausfälle. Die klassische Poliomyelitis mit Befall der Vorderhornzellen, schlaffer Parese und Muskelschmerzen ist heute aufgrund der zur Verfügung stehenden Schutzimpfung selten.

Akute demyelinisierende Enzephalomyelitis (ADEM)

Hierbei handelt es sich um eine wahrscheinlich immunologisch vermittelte und postinfektiös nach vielen Virusinfektionen (z. B. nach Mumps, Varizellen, Enteroviren) auftretende Entzündungsreaktion mit Demyelinisierung der Axone, die oft Hirnstamm und Rückenmark mit einbezieht. Die Symptomatik entspricht der bei akuter Enzephalitis, mit Häufung von neurologischen Ausfällen, Hirnstamm- und Rückenmarksymptomen. Die Prognose ist variabel, schwere Verläufe mit apallischem Syndrom sind leider wegen fehlender Therapiemöglichkeiten nicht selten.

12.9 Infektiöse Erkrankungen der oberen Luftwege

Häufigste Erkrankungen in allen Altersgruppen. Sind i. d. R. viral bedingt und verlaufen fast immer selbstlimitierend und gutartig. Komplikationen müssen jedoch z. B. bei Streptokokkeninfekten (Glomerulonephritis, rheumatisches Fieber) oder der Sinusitis (Meningitis, Hirnabszess, Sinus-cavernosus-Thrombose) bedacht werden.

12.9.1 Erkältung (engl. common cold)

Im Volksmund Bezeichnung für eine Infektion der oberen Luftwege, in deren Rahmen es zur Entzündung und sekretorischen Stimulation des Nasen-, Nebenhöhlen- und Rachenepithels kommt. Auslöser sind Rhino-, Corona-, Adeno-, RS- und Influenzaviren. Diese werden durch **Tröpfcheninfektion** und durch **direkten Kontakt** (z. B. Händeschütteln mit anschließendem Hand-zu-Mund-Kontakt) übertragen.

Klinik und Diagnostik

Der ätiologische Beitrag der in vielen Sprachräumen namensgebenden „Kälte" liegt am „Frösteln" als ein den katarrhalischen Beschwerden vorausgehendes erstes Symptom.

Die weiteren Symptome sind bekannt: **Rhinorrhö** (Schnupfen), Niesen, evtl. Halsschmerzen oder trockener Husten. Muskelschmerzen und Fieber sind ebenfalls häufig. Im Zuge der Schleimhautentzündung kommt es zur Infiltration durch Entzündungszellen sowie zur zytotoxischen Schädigung der Schleimhaut; hierdurch ändern sich im Laufe der Erkrankung Farbe und Konsistenz des sezernierten Schleims.

Die im Schleim nachweisbaren Bakterien spiegeln die natürliche bakterielle Kolonisierung der oberen Luftwege wider; sie sind – wie auch die viel geübte farbliche Beurteilung des Sputums – kein diagnostisches Kriterium, um eine angenommene „Superinfektion" zu diagnostizieren.

Therapie

Bakteriell bedingte Komplikationen von insbesondere viralen Entzündungen in den oberen Luftwegen sind die Sinusitis und die Otitis media. Nur diese sollten antibiotisch behandelt werden, z. B. die häufig folgenden Pneumokokken-Infektionen.

Nicht jedem Patienten ist die offensichtliche Machtlosigkeit der Medizin gegen die häufigsten Gebrechen des täglichen Lebens zu vermitteln. In diesem Falle helfen geduldiges Aufklären über den zu erwartenden Verlauf der Erkrankung sowie der Verweis auf lindernde, im jahrtausendelangen Kampf zwischen Mensch und Virus erprobte „Hausmittel".

12.9.2 Pharyngitis

Ebenfalls meist viral bedingt, Erreger sind die auch für die Erkältung verantwortlichen Viren. Daneben haben allerdings zum Teil recht typische und mitunter gefährliche Krankheiten ihren Sitz im Pharynx, z. B. Scharlach, bakterielle Epiglottitis, Diphtherie, Mononukleose sowie die durch Anaerobier bedingte Angina Plaut-Vincenti. Die Abgrenzung dieser Erkrankungen von der großen Masse der blanden virusbedingten Pharyngitiden bereitet wegen des typischen Verlaufs meist keine Schwierigkeiten.

Erreger

Die weitaus meisten Halsentzündungen sind viral bedingt, z. B. durch Rhinoviren, Coronaviren oder Adenoviren. Bakterielle Erreger der Pharyngitis sind v. a. Streptokokken der Gruppe A (für 15 % der Pharyngitiden verantwortlich), seltener der Gruppe C. Daneben spielen *M. pneumoniae* und *C. pneumoniae* eine Rolle. *Y. enterocolitica* und *N. meningitidis* sind ebenso wie die sexuell übertragenen Bakterien (*N. gonorrhoeae*, *T. pallidum*) selten.

Klinik

Halsschmerzen, Schmerzen beim Schlucken, Fieber, Heiserkeit und geschwollene Halslymphknoten stehen im Vordergrund. Die Rachenmandeln können geschwollen (**Tonsillitis**) und schmerzhaft sein (**Angina tonsillaris**). Ulzerationen der Mund- und Rachenschleimhaut kommen entweder als unspezifische Reaktion (Aphthen) oder bei Herpes simplex, Anaerobiern, Coxsackie-Viren (**Herpangina**), Syphilis oder bestimmten Pilzinfektionen (Soor, Histoplasmose – nur bei immungeschwächten Patienten) vor.

Diagnostik

Die Identifizierung dieses „mikrobiologischen Zoos" ist möglich, sollte aus Kosten- und Praktikabilitätsgründen jedoch nur bei begründetem Verdacht bzw. ungewöhnlichen Verläufen versucht werden.

In der Praxis spielt v. a. die differenzialdiagnostische Abgrenzung der virusbedingten Pharyngitiden gegenüber der häufigsten bakteriell bedingten und zudem komplikationsträchtigen Streptokokken-Pharyngitis bzw. -Tonsillitis (**Streptokokken-Angina**) eine Rolle. Für eine Streptokokken-Pharyngitis sprechen:

- Fieber > 38,5 °C
- Stippchen bzw. Exsudate auf den geschwollenen Tonsillen
- Petechien der Uvula und Rachenmukosa
- vergrößerte und schmerzhafte submandibuläre oder anterior-zervikale Lymphknoten

- Abwesenheit meist viral bedingter Zeichen wie Konjunktivitis, Husten oder Durchfall

Diese klinische Abgrenzung ist sensitiv und spezifisch genug, um die probatorische antibiotische Behandlung einer vermuteten Streptokokken-Pharyngitis zu rechtfertigen. In Zweifelsfällen sollten ein **Streptokokken-Schnelltest** und/oder eine **Rachenkultur** durchgeführt werden.

Komplikationen
Sind insgesamt selten, bedürfen jedoch der besonderen Aufmerksamkeit, da sie möglichst frühzeitig antibiotisch bzw. chirurgisch behandelt werden müssen:
- **Peritonsillarabszess**: unilateraler peritonsillärer Abszess bzw. Phlegmone. Klinisch stehen Schluckbeschwerden, evtl. auch ein Trismus im Vordergrund. Die Uvula ist zur Seite verzogen, das peritonsilläre Gewebe geschwollen.
- **septische Jugularvenenthrombose**: zunehmend druckschmerzhafter Hals, Schwellung des Kieferwinkels, hohes Fieber, evtl. **septische Lungenembolie**. Beteiligt sind oft Fusobakterien.
- **Retropharyngealabszess**: bei Kindern meist durch bakterielle Besiedlung der pharyngealen Lymphknoten bedingt und nicht selten. Beim Erwachsenen sind diese Lymphknoten atrophiert, sodass die Erkrankung fast nur nach Verletzungen des Rachenraums auftritt. Klinik: Schluckschwierigkeiten, obere Atemwegsobstruktion.
- **lateraler Pharyngealabszess**: selten, wegen der hier verlaufenden Gefäßstraßen jedoch gefährlich. Es kann zur septischen Jugularvenenthrombose sowie Arrosion der Karotis kommen (Frühzeichen: Blut im Mittelohr sowie Blutspuren im Pharynx).
- **Ludwig-Angina**: Phlegmone des Mundbodens, meist nach odontogener Infektion mit Anaerobiern. Indurierter Submandibularraum, nach oben abgehobene Zunge
- **entzündliche Ausbreitung ins Mediastinum**
- **Arrosion der Karotiden** (mit Gefahr der Massenblutung)
- **Obstruktion der oberen Atemwege** (v. a. durch o. g. Abszesse)

Zur Lokalisation dieser Erkrankungen ist das CT von herausragender Bedeutung. Die Therapie erfolgt intravenös mit Breitspektrum-Antibiotika, die sowohl gegen Staphylokokken als auch Anaerobier wirksam sein sollten, z. B. ein Cephalosporin der dritten Generation in Kombination mit Clindamycin. Bei Abszessen ist eine chirurgische Drainage erforderlich.

Therapie
Die typische oder blande Pharyngitis wird der heilenden Kraft der Zeit anheimgestellt. Lindernde Lutschbonbons können das Warten auf Besserung erträglicher gestalten. Eine antibiotische Therapie ist auch dann nicht angezeigt, wenn das Nasensekret gelb oder grün ist.

Die Behandlung der Wahl bei der Streptokokken-Angina ist die Gabe eines Oralpenicillins über 10 Tage. Der Patient sollte darüber aufgeklärt werden, dass die Symptome oft schon nach 2–3 Tagen abklingen, die antibiotische Therapie zur Verhinderung eines rheumatischen Fiebers jedoch weitergeführt werden muss.

Spezifische Krankheitsbilder

Diphtherie

Infektion mit dem grampositiven und unbeweglichen Stäbchen *C. diphtheriae*.

Typisch sind die Y-förmige Lagerung der Bakterien und die Darstellung von Polkörperchen in der Neisser-Färbung. Pathogen sind nur lysogene, d. h. das *Diphtherie-Toxin* bildende Stämme. Die Diphtherie ist im Osten Europas wieder endemisch; in Westeuropa treten durch zunehmende Impfmüdigkeit Kleinepidemien und Einzelinfektionen auf. Die Übertragung erfolgt durch Tröpfcheninfektion; Infektionsquelle ist der Mensch.

Klinik
Häufigste Manifestation ist die **Rachendiphtherie**, andere Formen sind **Nasen-, Kehlkopf-, Bindehaut-, Nabel- oder Wunddiphtherie**. Nach einer Inkubationszeit von 1–6 Tagen kommt es zu einer lokalen Infektion mit charakteristischen **Pseudomembranen** (aus Fibrin, Leukozyten und Epithelzellen), die beim Versuch, sie abzustreifen, bluten. Die Krankheit selbst wird durch das Toxin ausgelöst. Es kommt zu **keiner** Bakteriämie des Erregers.

Die Körpertemperatur ist mäßig erhöht, häufig wird ein **süßlich-fauliger Mundgeruch** bemerkt,

die lokalen Lymphknoten sind geschwollen. 4–5 Tage nach Infektionsbeginn können sekundär toxisch bedingte Komplikationen auftreten:
- **diphtherische Myokarditis mit Rhythmusstörungen** (vorwiegend Überleitungsstörungen bis zum drittgradigen AV-Block)
- **toxische Nephropathie und diphtherische Polyneuritis** (mit Paresen der Larynx-/Pharynxmuskulatur oder peripherer Muskeln)

Gelegentlich werden primär-toxische Formen der Diphtherie beobachtet, die schon vor dem Auftreten von Lokalmanifestationen einen foudroyanten Verlauf nehmen.

Diagnostik
Klinisch. Ergänzend kann der mikrobiologische Nachweis toxinbildender (!) Erreger erfolgen.

Prophylaxe und Therapie
Antibiose mit Penicillin G oder Erythromycin sowie frühzeitige Gabe von Antitoxinserum. Letzteres kann eine Serumkrankheit bzw. Anaphylaxie auslösen, da nur Pferdeserum zur Verfügung steht. Wichtigste prophylaktische Maßnahme ist die **Toxoidimpfung**, die zu den allgemein empfohlenen Impfungen gehört und bei jedem Erwachsenen alle 10 Jahre aufgefrischt werden sollte – am besten als „Td", also kombiniert mit der Tetanus-Impfung (und ggf. zusätzlich Polio und Pertussis).

Scharlach

Akute Infektionskrankheit mit zur Bildung der **erythrogenen Toxine A, B und C** befähigten Streptokokken der Lancefield-Gruppe A *(Str. pyogenes)*. Die Übertragung erfolgt meist durch Tröpfcheninfektion. Der Scharlach unterscheidet sich von der nichterythrogenen Streptokokken-Pharyngitis grundsätzlich **nur** durch seine toxinbedingten Haut- und Schleimhauterscheinungen. Epidemiologie, klinischer Verlauf, immunbedingte Folgeerscheinungen und Behandlung decken sich ansonsten mit der nichterythrogenen Streptokokken-Pharyngitis bzw. -Tonsillitis (s.o.). Die früher beobachteten **sepsisähnlichen („toxischen") Verläufe** sind heute selten. Betroffen sind v.a. Kinder ab dem Kleinkindalter, nach der Pubertät ist Scharlach seltener. Eine Immunität entsteht immer nur für den jeweiligen Streptokokken-Serotyp, sodass Scharlach mehrmals durchgemacht werden kann.

Klinik
Nach einer Inkubationszeit von 2–4 Tagen kommt es zu einem stürmischen Krankheitsbeginn mit Symptomen einer Pharyngitis oder Tonsillitis. Die Zunge ist zunächst gelb-weißlich belegt, nach Abschilferung verbleibt eine fleischrote Zunge mit prominenten Papillen (**Himbeerzunge**). Ab dem 2.–3. Tag entwickeln sich das typische **feinfleckige Exanthem und Enanthem** zunächst im Bereich der oberen Thoraxapertur und der Leisten und breiten sich in Richtung des Gesichtes – unter Aussparung des Mund-Kinn-Dreiecks – aus (**zirkumorale Blässe**). Ab der zweiten Woche des unbehandelten Verlaufs kommt es zur **lamellären Schuppung der Palmar- und Plantarhaut**. Als Komplikationen des Scharlachs können die von anderen Streptokokken-Erkrankungen bekannten Folgekrankheiten Post-Streptokokken-Glomerulonephritis oder rheumatisches Fieber (mit Endo- und Myokarditis) auftreten.

Therapie
Eine frühzeitige antibiotische Behandlung mit Penicillin V über 10 Tage (oder einem Cephalosporin über 5–7 Tage) verkürzt den Krankheitsverlauf und beugt den genannten Komplikationen vor.

12.9.3 Influenza

Influenzaviren sind die wohl wichtigsten Auslöser akuter Atemwegserkrankungen. Sie werden in vier Typen eingeteilt: **Influenza A, B, C und Thogoto-Virus**. Die menschliche Influenza-Erkrankung kann von den Influenzaviren A, B und C ausgelöst werden, wobei die Influenza C sehr mild verläuft. Die Influenza A verläuft oft schwerer als die Influenza B. Im Gegensatz zur Influenza B, die nur humanpathogen ist, infiziert die Influenza A auch Tiere. In den letzten 100 Jahren gab es drei Influenza-Pandemien (1918, 1957 und 1968). In der Pandemie von 1918 starben bis zu 50 Millionen Menschen – vorwiegend im jungen und mittleren Erwachsenenalter!

Influenza-Epidemien der nördlichen Hemisphäre treten gewöhnlich im Januar und Februar auf und dauern 6–8 Wochen. Ihre explosive Verbreitung ist durch die kurze Inkubationszeit von 1–4 Tagen und den hohen Kontagionsindex (> 12.1.3) begünstigt. Übertragen werden die Viren durch Aerosole (Tröpfcheninfektion).

Virionenaufbau

- Sie bestehen aus acht locker verbundenen RNA-Segmenten, die von einer Membran umhüllt sind. Jedes RNA-Segment codiert für spezifische Viruskomponenten, von denen v. a. die Neuraminidase und das Hämagglutinin interessant sind, da diese Oberflächenstrukturen für die Immunantwort im infizierten Organismus mitverantwortlich sind. Insgesamt können 13 verschiedene **Hämagglutinine** (H1 bis H13) und 9 verschiedene **Neuraminidasen** (N1 bis N9) vorkommen.
- Unter den humanen Influenza-A-Typen kommen nur drei Hämagglutinine (H1 bis H3) und v. a. zwei Neuraminidasen (N1 und N2) vor. Hierdurch ergeben sich verschiedene Kombinationsmöglichkeiten und damit Oberflächenprofile.
- Die Influenza A mit ihren vielen Subtypen hat ihr natürliches Reservoir in der Tierwelt, z. B. bei Vögeln und Schweinen, die selbst aber oft nicht erkranken. Derzeit zirkulieren beim Menschen die beiden Influenza-A-Subtypen H1N1 und H3N2.

Der hohe Manifestationsindex (Erkrankungsrate) der Influenza wird durch zwei Phänomene erklärt:
- Im Rahmen der natürlichen Evolution sammeln die Viren ständig Punktmutationen in den Hämagglutinin- und Neuraminidase-Genen an (**Antigen-Drift**), hierdurch entstehen ständig neue „Oberflächenvarianten" und damit auch Varianten von Influenza-A- und -B-Viren, gegen die keine Immunität besteht.
- Der zweite Mechanismus betrifft nur die Influenza A, da nur diese über ein entsprechendes (Tier-)Reservoir verfügt. Hier können entweder Influenza-Subtypen sich im Tierreservoir so verändern, dass sie menschenpathogen werden, oder es können sich neue Hämagglutiningene aus dem Tierreservoir in bereits bekannte, menschenpathogene Subtypen einmischen („rekombinieren"). Durch das Vorhandensein von gleich acht RNA-Kopien pro Virus ist für Influenzaviren die Rekombinationswahrscheinlichkeit besonders hoch. Eine Gefahr stellen hier insbesondere die Schweine dar, weil sie sowohl für aviäre als auch für humane Influenza-Typen empfänglich sind und als potenzielle Bioreaktoren für Rekombinationen verschiedener Varianten angesehen werden. In diesen Fällen wird das Immunsystem des Menschen mit einem völlig neuen Hämagglutinin konfrontiert (**Antigen-Shift**); hierdurch entstehen oft schwere Pandemien.

Klinik
Die Symptome reichen von der milden Erkältung bis hin zu letalen Verläufen:
- Typisch ist der plötzliche Erkrankungsbeginn mit Gliederschmerzen, Kopfweh, hohem Fieber (teils mit Schüttelfrost) und Augenschmerzen. Der **plötzliche Beginn der Symptome** – von einer Minute auf die nächste – ist charakteristisch. Häufig werden eine relative Bradykardie sowie eine heiße, trockene Haut mit gerötetem Gesicht beobachtet.
- Diese „systemischen" Symptome werden nach 1–2 Tagen durch respiratorische Symptome ersetzt: Halsschmerzen, Bindehautreizung, Schnupfen und trockener Husten, der auf eine Bronchitis hinweist.
- Nur wenige Patienten – v. a. Ältere oder Schwangere – entwickeln eine sekundäre, **durch bakterielle Superinfektion bedingte Pneumonie**, die sich durch plötzliche Rückkehr hohen Fiebers im Spätstadium der Krankheit manifestieren kann und meist durch *Str. pneumoniae*, *St. aureus* oder *H. influenzae* bedingt ist. Begleitend können eine **Meningoenzephalitis** oder **Myokarditis** auftreten.

Diagnostik
Wird i. d. R. allein klinisch – im Kontext mit der aktuellen epidemiologischen Situation – gestellt. Ausgewählte Praxen in ganz Deutschland führen zur Erfassung der Ausbreitung und zur Charakterisierung der Virustypen regelmäßig bei allen Patienten mit Grippesymptomen eine virologische Diagnostik durch (Arbeitsgruppe Influenza). In jedem Jahr ist während der Grippesaison von der 40. bis zur 15. Kalenderwoche die regionale Falldichte im Internet in einer „thermografischen" Deutschlandkarte aktuell einsehbar (www.influenza.rki.de).

Sollte ein Erregernachweis angestrebt werden, gelingt dieser durch einen **Abstrich aus dem Nasopharynx**. Hochwertige **Antigen-Schnelltests** sind inzwischen eingeführt. Diese Tests erhalten zunehmend eine Bedeutung bei der Indikationsstellung für eine antivirale Therapie mit Neuraminidase-Hemmern. Der direkte Virusnachweis durch Anzüchtung sowie der Antikörpernachweis spielen im Akutfall keine Rolle.

Therapie
Symptomatisch. Seit Neuerem kann die Influenza im Frühstadium auch kausal bekämpft werden:
- Gegen die Influenza A und B stehen die **Neuraminidase-Hemmer Zanamivir** (Relenza®) und **Oseltamivir** (Tamiflu®) zur Verfügung; sie müssen innerhalb der ersten 2 Tage nach Symptombeginn therapeutisch gegeben werden. Oseltamivir ist ebenfalls zur Prophylaxe zugelassen, wenn die Möglichkeit zur Infektion besteht oder bestand und kein Impfschutz vorliegt (z. B. bei Versäumnis oder Hühnereiweißallergie).
- **Amantadin und Rimantidin** (> 12.4.8) hemmen ebenfalls die Virusreplikation bei Influenza A. In den ersten 3 Tagen gegeben, mildern sie bei 50 % der Patienten den Krankheitsverlauf. Resistenzen sind allerdings häufig und sie werden schlechter vertragen als die Neuraminidase-Hemmer. Risikopatienten (z. B. immunsupprimierte Patienten) und generell Personen während einer möglichen Influenza-Pandemie können auch prophylaktisch behandelt werden.
- Patienten über 60 Jahre, in der Patientenversorgung tätige Personen sowie alle Patienten mit chronischen Erkrankungen (insbesondere Atemwegserkrankungen) sollten an der jährlichen **Influenza-Impfung** teilnehmen.

Komplikationen und Prognose
Die Prognose hängt ganz entscheidend von der körperlichen Konstitution des Wirts und der genetischen Konstitution des Erregers ab.
Komplikationen sind v. a. die sekundäre bakterielle Pneumonie, die Otitis media sowie eine **interstitielle Pneumonie** (bis zu 10 %, v. a. bei Kindern). Gelegentlich werden eine **Perikarditis**, **Sinusitis**, **Myositis** oder **Enzephalitis** gesehen. Von schweren Verläufen werden v. a. bereits vorerkrankte und damit anfällige Menschen betroffen. Für Jahre mit durchschnittlich virulenten Grippestämmen wird für Deutschland eine Zahl von 14.000 Grippe-Toten geschätzt.

12.9.4 Sinusitis

Fasst Entzündungen von Stirnhöhlen, Kieferhöhlen, Keilbeinhöhle und Siebbeinzellen zusammen; oft sind mehrere oder alle dieser Höhlen gemeinsam betroffen. Bei Verlegung des Ausführungsgangs staut sich das bei Entzündungen der oberen Luftwege vermehrt gebildete Sekret in den Nebenhöhlen. Die normale Reinigungstätigkeit der Zilien wird behindert und Bakterien können sich ungehindert vermehren. Einen Sonderfall bildet die oft nach zahnärztlichen Eingriffen auftretende fortgeleitete Entzündung der Kieferhöhlen bei Infektionen der Zähne im Oberkiefer.

Erreger
Bei akuten Sinusitiden sind meist *Str. pneumoniae*, Anaerobier, *H. influenzae* und verschiedene Streptokokken-Spezies die Auslöser. Bei chronischen Verläufen finden sich vorwiegend Anaerobier.

Klinik
Häufigstes Symptom ist ein auf die Nasennebenhöhlen projizierter dumpfer, drückender Schmerz, der sich **beim Bücken und bei körperlicher Anstrengung verstärkt** und von einer klaren oder eitrigen einseitigen Rhinorrhö begleitet wird. Des Weiteren kann durch den an der Rachenhinterwand herablaufenden Schleim ein nächtlicher Reizhusten ausgelöst werden. Bei starker Ausprägung einer Kiefer- oder Stirnhöhlenentzündung können in der Nachbarschaft Hautschwellungen auftreten.
Ein einseitiger Schnupfen beim Erwachsenen ist immer verdächtig auf eine Sinusitis.

Komplikationen
Insgesamt selten können im Gefolge einer Sinusitis **Orbitalödeme und -abszesse, Sinus-cavernosus-Thrombosen, Meningitiden** und **intrakranielle Abszesse** auftreten. Erste Hinweise auf deren Vorliegen geben hartnäckige diffuse Kopfschmerzen, hohes Fieber mit Schüttelfrost, Leukozytose > 15.000/mm³ und Sehstörungen wie etwa Doppelbilder.

Diagnostik
Bei der klinischen Untersuchung sind oft die Austrittspunkte des N. ophthalmicus und des N. maxillaris druckschmerzhaft, ebenso wie der Bereich über den Nebenhöhlen (sofern Stirn- oder Kieferhöhlen

betroffen sind). Röntgen- oder (besser) CT-Untersuchungen können den Verdacht in Zweifelsfällen bestätigen.

Therapie
Physikalische Maßnahmen wie die Inhalation von Salzwasser lassen die Nasenschleimhäute abschwellen und tragen dazu bei, den Schleim zu verflüssigen. Bei hartnäckigem Bestehen der Symptome kann eine Antibiose notwendig werden, z. B. durch Gabe von Erythromycin, Penicillin oder Amoxicillin. In therapieresistenten Fällen der akuten Sinusitis kann eine operative Drainage der Nebenhöhlen erforderlich sein.

Bei therapieresistenter, chronischer Sinusitis sind immer auch nichtinfektiöse Ursachen in Betracht zu ziehen: allergische Rhinitis, Tumoren, Vaskulitiden (v. a. Wegener-Granulomatose, Churg-Strauss-Syndrom), malignes Granulom, Mykosen (z. B. *Aspergillus*), Mukoviszidose und Ziliendysfunktionssyndrom (Kartagener-Syndrom).

12.10 Infektiöse Darmerkrankungen

Infektiöse Durchfallerkrankungen sind eine der Hauptursachen der Sterblichkeit in Entwicklungsländern. Allerdings ist die hohe Prävalenz weniger an eine bestimmte Klimazone gebunden, sondern an sozioökonomische Lebensbedingungen.

12.10.1 Reisediarrhö

Akute Diarrhö, die meist innerhalb von 14 Tagen in einem Entwicklungsland erworben wird (Erkrankungsgipfel am 3. Tag).

Betroffen sind ca. 50 % der etwa 30 Millionen Menschen, die jedes Jahr aus den Industriestaaten in Entwicklungsländer reisen. Die Übertragung der Erreger erfolgt über Blattgemüse, falsch gelagertes Fleisch oder mit Fäkalien kontaminierte Milch bzw. Wasser. Erreger sind in 40 % d. F. enterotoxische *E. coli*, darüber hinaus Shigellen, Salmonellen, Viren (insbesondere Norwalk- und Rotaviren), *G. lamblia* und andere.

Obwohl die akuten Erkrankungen meist selbstlimitierend verlaufen, zerstören sie nicht selten die Schleimhaut, sodass es zu **postenteritischen Malabsorptionserscheinungen** kommt. Die prophylaktische Antibiotikagabe ist wegen Nebenwirkungen und Resistenzentwicklung umstritten. Hygienische Vorbeugungsmaßnahmen wie Vermeidung von Blattgemüse, unpasteurisierter Milch und schlecht durchgegarten Speisen sind in jedem Falle angezeigt. Bei dysenterischen Verläufen (Blutbeimengungen oder Fieber) sollte antibiotisch behandelt werden (z. B. mit Ciprofloxacin oder Co-trimoxazol). Das motilitätshemmende Medikament Loperamid kann die Symptome bessern, evtl. aber auch den Verlauf verlängern; keinesfalls sollte es bei dysenterischen Formen gegeben werden, um septische Verläufe zu vermeiden. Stets ist für ausreichende Zufuhr unkontaminierter Flüssigkeit zu sorgen.

> **MERKE**
> Bei schwerem Verlauf in entsprechenden Endemiegebieten muss auch an eine Amöbenruhr gedacht werden.

Pathogenese
Pathogenitätsfaktoren bei Enteritiserregern:
- **Adhärenz**, d. h. die Fähigkeit des Erregers, sich an der Darmoberfläche festzusetzen
- **Enterotoxizität**, d. h. die Fähigkeit, Enterotoxine zu bilden. Diese regen die Enterozyten zur Sekretion von Flüssigkeit an (z. B. enterotoxische *E. coli* oder *V. cholerae*). Eine besondere Form der Enterotoxizität liegt bei der Lebensmittelvergiftung vor. Hier liegt das Enterotoxin bereits präformiert im aufgenommenen Nahrungsmittel vor. Eine Besiedelung des Darmtrakts und Vermehrung der Erreger ist nicht erforderlich (z. B. Staphylokokken, *Clostridium perfringens*).
- **Zytotoxizität**, d. h. die Fähigkeit, Zytotoxine zu bilden. Diese führen zur Zerstörung der Enterozyten und damit zu schweren entzündlichen Durchfällen (z. B. enterohämorrhagische *E. coli*, *C. difficile*).
- **Invasivität**, d. h. die Fähigkeit zur Durchdringung der Mukosa. Auch hier kommt es typischerweise zu blutigen Durchfällen sowie zu Fernwirkungen im Körper, z. B. Sepsis oder Leberabszessen. Typische enteroinvasive Erreger sind Salmonellen, Shigellen, *Campylobacter*, enteroinvasive *E. coli*, unter besonderen Bedingungen auch *E. histolytica*.

Klinik

Alle gastrointestinalen Infektionen können von viszeralen Schmerzen (diffusen oder krampfartigen Bauchschmerzen), vegetativen Reaktionen (Übelkeit oder Erbrechen) sowie Exsikkose begleitet sein. Leitsymptom ist aber i. d. R. die **Diarrhö**. Darüber hinaus sind die klinischen Verläufe je nach Pathogenitätsfaktoren der beteiligten Erreger unterschiedlich (> Tab. 12.23):

- Bei den **zytotoxinbildenden** sowie den **enteroinvasiven Erregern** steht die entzündliche Schleimhautschädigung im Vordergrund, die sich klinisch als Dysenterie äußern kann: kolikartige Schmerzen mit Beimischungen von Blut, Schleim oder Eiter zum Stuhl, etwa als „bakterielle Ruhr" oder „Amöbenruhr".
- **Enteroinvasive Erreger** führen darüber hinaus durch ihre Fähigkeit zur Schleimhautpenetration zu systemischen Verläufen mit Fieber, Darmperforation, Sepsis sowie sekundären Organkomplikationen wie Osteomyelitis oder Leberabszessen.
- Bei den **enterotoxinbildenden Bakterien** dominiert die sekretorische Stimulierung bei strukturell intakter Mukosa (wasserartige Durchfälle, oft mit Erbrechen).

Die Lebensmittelvergiftung als Sonderform der enterotoxischen Infektion verläuft ebenfalls nach dem „sekretorischen Muster" mit schweren Brechdurchfällen nach einer „Inkubationszeit" von wenigen Stunden.

Kürzeste Inkubationszeiten haben dabei die Staphylokokken und *B. cereus* mit 2–3 h (je kürzer die Inkubationszeit, desto schwerer der Verlauf). Bei diesen Erkrankungen dominiert relativ häufig das Erbrechen die klinische Symptomatik (**emetischer Verlauf**).

Von manchen Erregern können sekundäre Immunprozesse mit nachfolgenden Organschädigungen ausgelöst werden (z. B. reaktive Arthritiden bei Salmonellen, Yersinien, *Campylobacter*).

Ist der obere Gastrointestinaltrakt mit schleimhautschädigenden Erregern befallen (häufig z. B. bei *G. lamblia*), so kann es zu Resorptionsstörungen mit den entsprechenden Symptomen kommen (Malassimilationssyndrom).

Eine Sonderform der infektionsbedingten Darmerkrankungen entsteht im Rahmen von z. B. durch Analverkehr übertragenen Proktitiden. Typische Erreger sind hierbei Herpes-simplex-Viren, Chlamydien sowie *N. gonorrhoeae*. Klinisch stehen Tenesmen, rektale Schmerzen sowie analer Ausfluss im Vordergrund, selten dominiert die Diarrhö. Die Diagnose erfolgt durch Prokto- oder Sigmoidoskopie und gezielten Erregernachweis.

Diagnostik

Die meisten Formen der infektiösen Diarrhö sind unkompliziert und selbstlimitierend. Daneben treten jedoch komplikationsträchtige Formen auf, die sofort und intensiv abgeklärt und womöglich behandelt werden sollten. Folgende Warnzeichen weisen auf komplizierte Verläufe hin:

- Zeichen einer systemischen Beteiligung: hohes Fieber, Schüttelfrost, „toxisches" Erscheinungsbild
- blutige Diarrhö
- peritonitische Zeichen: Abwehrspannung, Druckschmerz.
- Auch eine länger als 7–10 Tage anhaltende Diarrhö sollte weiter abgeklärt werden.

Anamnese und Befund Neben den Symptomen (Stuhlbeschaffenheit, -konsistenz, -häufigkeit, -beimengungen) ist stets nach evtl. vorangegangenen

Tab. 12.23 Unterschiedliche Verläufe von Darminfektionen.

	entzündlich	sekretorisch	invasiv
Klinik	Dysenterie mit kolikartigen Schmerzen, im Stuhl Beimischung von Schleim, Eiter, Blut	sekretorische Entgleisung mit wässrigen Durchfällen	Allgemeinsymptome wie Fieber, Immunreaktionen (z. B. reaktive Arthritis)
Pathomechanismus	zytotoxische Enterotoxine oder direkte Epithelzerstörung	sekretionssteigernde Enterotoxine	Durchwanderung der Mukosa und Bakteriämie
Lokalisation	Kolon	Jejunum	Ileum
Erreger (Beispiele)	Shigellen, einige Salmonellenarten, *C. jejuni*, Amöben, enteroinvasive *E. coli* (EIEC)	*V. cholerae*, enterotoxische *E. coli* (ETEC)	*S. typhi*, *Y. enterocolitica*

Auslandsaufenthalten (Reisediarrhö) sowie dem Genuss „verdächtiger" Nahrungsmittel zu fragen (ungekochtes Fleisch, Schalentiere, nichtpasteurisierte Milch oder Obstsäfte). Weitere Fragen richten sich nach der Infektionsquelle: Sonstige erkrankte Personen? Haustiere (z. B. Reptilien bei Verdacht auf Salmonellose)?

Auch andere Ursachen der akuten Diarrhö müssen bei der Anamnese berücksichtigt werden, z. B. die Einnahme von Antibiotika (**Antibiotika-assoziierte Diarrhö, pseudomembranöse Kolitis**) oder Laxanzien.

Die Befunderhebung konzentriert sich auf den Allgemeinzustand (Zeichen einer systemischen Infektion?), die Stuhlinspektion sowie die Untersuchung auf peritonitische Zeichen und Dehydratation.

Erregernachweis Bei der Vielzahl der Enteritiserreger nicht einfach. Stützt sich auf:
- mikrobiologische Untersuchungen des Stuhls (Stuhlkulturen bei Bakterien, Gram-Färbung und lichtmikroskopische Untersuchung des Frischpräparats bei Protozoen, ELISA, PCR oder Elektronenmikroskopie zum Nachweis von viralen Erregern). Die Isolierungsrate für Bakterien bei akuter Diarrhö liegt unter 5 %. Es ist deshalb vertretbar, außerhalb der Klinik Stuhlkulturen nur bei schweren Durchfallserkrankungen zu veranlassen, z. B. bei fieberhaften oder dysenterischen Verläufen oder bei blutigem Durchfall. Auch Leukozyten im Stuhl können ein Hinweis auf eine wahrscheinlich bakterielle Ursache sein.
- Blutkulturen bei septischen Verläufen

Serologische Untersuchungen Sie sind meist wenig aussagekräftig, da es nur bei invasiven Erregern zum Titeranstieg im Blut kommt und dieser oft erst mit einer Latenz von mehreren Tagen einsetzt.

Toxin-Nachweise im Stuhl (z. B. für *Clostridium-difficile*-Toxin) Erreger können in Spezialfällen auch aus dem Duodenalsaft oder in Schleimhautproben nachgewiesen werden (z. B. bei Amöbenbefall des Dünndarms).

Weitere Untersuchungen des Stuhls Blutbeimengungen im Stuhl sind ein Zeichen für eine Schleimhautschädigung; auch Leukozyten oder Eiter im Stuhl weisen auf entzündliche Formen einer Enteritis hin.

Dabei führen jedoch nicht alle invasiven Erreger im selben Maße zu einer Stuhl-Leukozytose: Diese ist z. B. bei *Campylobacter,* Shigellen und enteroinvasiven *E. coli* stets vorhanden, bei Salmonellen, Yersinien sowie *C. difficile* jedoch variabel. Bei nicht enteroinvasiven *E. coli*, Viren, Protozoen und bei der Lebensmittelvergiftung wird keine Stuhl-Leukozytose gesehen.

Therapie
- Beschränkt sich v. a. auf symptomatische Maßnahmen wie die Behandlung der begleitenden Dehydratation und Elektrolytentgleisung. Bewährt haben sich orale Rehydratationslösungen auf Elektrolyt-Zuckerbasis; seltener – z. B. bei dominierendem Erbrechen – muss intravenös rehydriert werden.
- Die Antibiotikagabe bei Darminfektionen ist selten angezeigt, da es dadurch zu keiner Verkürzung der Krankheit kommt – bisweilen sogar zu einer Verlängerung der Erregerausscheidung. Ausnahmen sind schwere Erkrankungen mit systemischer Beteiligung (Fieber) oder blutigen Durchfällen sowie protrahierte Verläufe. Antibiotisch behandelt werden also z. B. Typhus/Paratyphus, bedrohlich verlaufende Shigellosen, Cholera und die pseudomembranöse Kolitis (s. u.). Auch Protozoeninfektionen (z. B. mit Lamblien und Amöben) sowie Wurminfektionen werden antimikrobiell therapiert.
- Die häufig eingesetzten Quellmittel (z. B. Pektine), Adsorbenzien (z. B. Kohle) oder motilitätshemmenden Medikamente (Antidiarrhoika wie z. B. Loperamid) behindern die Elimination der Erreger mit dem Stuhl und sollten bei dysenterischem Verlauf vermieden werden.

12.10.2 Relevante Gastroenteritiserreger

Bakterien

Helicobacter pylori

Ist ein bewegliches, gekrümmtes, gramnegatives mikroaerophiles Stäbchen. Bis zu 50 % der Weltbevölkerung beherbergen *H. pylori* in der Magenschleimhaut. Die einzelnen *H. pylori*-Stämme sind wirtsspezifisch. Wesentliche Kofaktoren für eine *H. pylori*-Gastritis sind Stress und eine erhöhte Säurebildung.

Pathogenese
Für die Infektiosität und Gefährlichkeit des Keims sind verantwortlich:
- **zytotoxische Antigen** und das **vakuolisierende Toxin**: schädigen beide die Magenschleimhaut
- **Urease** (harnstoffspaltendes Enzym): Urease katalysiert den Abbau von Harnstoff zu Ammoniak und Carbaminsäure, die wiederum zu Ammoniak und Kohlendioxid zerfällt. Dadurch entsteht lokal Bikarbonat, sodass Urease den Erreger vor der Wirkung der Magensäure schützt.

Klinik
Die Besiedlung mit *H. pylori* kann zur Entstehung einer **chronischen Typ-B-Gastritis** führen. In deren Folge können sich ein **Ulcus ventriculi** und ein **Ulcus duodeni** ausbilden.
Weitere Risiken sind die Entstehung eines **Magenkarzinoms** und eines **MALT-Lymphoms**.

Diagnostik
- **Biopsie (Goldstandard)**: pathologische Untersuchung und Direktnachweis durch Test auf Urease
- ^{14}C-Atemtest: Markierter Harnstoff wird getrunken, durch die Urease von *H. pylori* zu Kohlendioxid abgebaut und wieder abgeatmet.

Therapie
Therapieschemata:
- **Dualtherapie**: PPI und Amoxicillin. Therapiedauer: 14 Tage
- **französische Tripeltherapie**: PPI, Amoxicillin und Clarithromycin. Therapiedauer: 7 Tage
- **italienische Tripeltherapie**: PPI, Clarithromycin und Metronidazol. Therapiedauer: 7 Tage
- **Quadrupeltherapie**: PPI, Tetracyclin, Metronidazol und Bismutsalicylat. Therapiedauer: 10 Tage

Salmonellen

Von den etwa 2.000 klassifizierten Serotypen sind etwa 120 humanpathogen, die häufigsten davon sind *S. typhimurium*, *S. enteritidis* und *S. heidelberg*. Der Serotyp ist dabei jeweils durch drei Oberflächenantigene bestimmt (**O, H und Vi**). Typhöse Verläufe (s. u.) werden i. d. R. durch *S. typhi*, aber auch durch *S. typhimurium* und *S. parathyphi* hervorgerufen.

Übertragung
Übertragen werden Salmonellen meist über durch menschlichen oder tierischen (insbesondere Geflügel, Reptilien) Kot kontaminierte Nahrungsmittel. Die Inkubationszeit bei akuter Gastroenteritis beträgt 8–48 h, bei Typhus bis zu 60 Tagen.

Klinik
Die Verlaufsformen der Salmonelleninfektionen sind variabel:
- **akute Gastroenteritis bzw. Enterokolitis**: milde Brechdurchfälle bis hin zu hochfieberhaften Dysenterien mit blutigen Stühlen und Tenesmen
- **Typhus/Paratyphus mit Bakteriämie und Sepsis** (enteritisches Fieber): Inkubationszeit meist 7–14 Tage, oft mit ausgeprägtem Krankheitsgefühl, Myalgien, Arthralgien, Husten und Kopfweh. Hinzu treten schwere Bauchschmerzen, oft initial mit Obstipation, später Diarrhöen („**erbsbreiartig**"), die blutig werden können. Typisch sind ein in Relation zum Fieber niedriger Puls sowie Roseolen am Körperstamm (leicht erhabene, 2–4 mm große Flecken). Sekundäre Organbeteiligungen sind häufig (septische Arthritis, Osteomyelitis, Hepatitis). Weitere typische Komplikationen sind auch Darmblutung und -perforation.
- **fokale abgegrenzte Infektionen** (z. B. bakterielle Arthritis oder Meningitis) nach Durchwanderung des Darms
- **Asymptomatische Verläufe** sind häufig – die Betroffenen sind dann häufig langfristige Träger und Ausscheider mit Persistenz der Erreger, z. B. in der Gallenblase.

Therapie
Unkomplizierte Verläufe bedürfen nur einer symptomatischen Therapie (Flüssigkeits- und Elektrolytersatz). Allerdings ist ein zusätzlicher Antibiotikaeinsatz gerechtfertigt bei kompliziertem Verlauf (hohes Fieber, blutige Diarrhöen, Hinweise auf septischen Verlauf, Krankheitsdauer länger als eine Woche) oder bei Infektion von Risikopatienten (Krebspatienten, Patienten mit Herzklappenfehlern, HIV-Patienten u. a.). Zum Einsatz kommen dann

Chinolone, Ampicillin oder Cephalosporine der dritten Generation.

Eine Sonderstellung nimmt auch bei der Therapie der typhöse Verlauf ein, der **immer** eine antibiotische Therapie erfordert. Wegen Resistenzbildungen ist ein Resistogramm wünschenswert. Meist kommen Chinolone zum Einsatz.

Vibrionen

Obwohl Cholera das weltweit bedeutendste Bakterium dieser Gruppe ist (betroffen ist v. a. Indien), sind andere Vibrionen weitaus häufiger für Durchfallerkrankungen in den Industrieländern verantwortlich (z. B. *V. parahaemolyticus* oder *V. vulnificus*). Diese verlaufen jedoch weit weniger dramatisch als die Cholera. Durch *V. vulnificus* bedingte Wundinfektionen nach dem Baden in der Ostsee nehmen jedoch zu.

Die Cholera hat eine kurze Inkubationszeit von wenigen Stunden bis zu 6 Tagen. Durch hohe Enterotoxizität (das **Cholera-Toxin** führt zu einer ADP-Ribosylierung der α-Untereinheit eines aktivierenden G-Proteins und zu massiver Chlorid-Sekretion des Kryptenepithels) kommt es rasch zu sekretorischen Durchfällen mit bedrohlichen Wasser- und Elektrolytverlusten bei gleichzeitig kaum veränderter Schleimhaut.

Therapie
Die Therapie besteht auch hier primär in Flüssigkeits- und Elektrolytersatz. Bei Zeichen der Hypovolämie ist eine zusätzliche Antibiotikatherapie gerechtfertigt, die den Verlauf der Erkrankung signifikant abkürzt. Mittel der ersten Wahl sind dann Tetrazykline.

Kolibakterien

Inkubationszeit 12–72 h.

Klinik
Je nach Stamm („Pathovar") kommen unterschiedliche klinische Verläufe vor:
- Enteropathogene *E. coli* (**EPEC**) verursachen durch Zerstörung der Mikrovilli eine schwere **Säuglingsdiarrhö**.
- Enterotoxinbildende Kolibakterien (**ETEC**) verursachen choleraähnliche sekretorische Durchfälle und sind die bei Weitem **häufigsten Erreger der Reisediarrhö**.
- Enteroinvasive *E. coli* (**EIEC**) verursachen blutige und schleimige Durchfälle (**Dysenterie**).
- Enterohämorrhagische *E. coli* (**EHEC** = zytotoxinproduzierende *E. coli* = verotoxinproduzierende *E. coli* = *E. coli* O157:H7) sind hochinvasiv und können neben einer hämorrhagischen Kolitis mit Durchfällen das **hämolytisch-urämische Syndrom** (**HUS**, ➤ 9.8.6) auslösen. Die Übertragung erfolgt v. a. über ungekochtes Fleisch.

Fast alle durch Kolibakterien verursachten Erkrankungen werden rein symptomorientiert behandelt. Beim HUS wird sogar vermutet, dass eine Antibiotikatherapie den Verlauf ungünstig beeinflusst. Beim HUS können intensivmedizinische Maßnahmen, Hämodialyse und Bluttransfusionen erforderlich werden.

Shigellen

Inkubationszeit 1–5 Tage. 40 Serotypen sind bekannt. Schon kleinste Mengen (10–100 Organismen) können eine schwerwiegende Infektion auslösen. Shigellen sind zum einen **enteroinvasive Organismen**, sie bilden zum anderen aber auch ein **Enterotoxin**, das für die **wässrigen Durchfälle** in der Initialphase der Krankheit verantwortlich ist. Die Übertragung erfolgt von Mensch zu Mensch.

Klinik
Typischerweise treten zunächst Fieber, Bauchschmerzen und eine wässrige Diarrhö auf; deren Volumen nimmt jedoch rasch ab und es folgen blutige Stühle mit Tenesmen. Evtl. kommt es zur Generalisierung mit Schnupfen, Husten bis hin zur Sepsis.

Therapie
Ähnlich wie bei anderen Erregern bedürfen die meisten Verläufe nur einer symptomatischen Therapie. Bei komplizierten Verläufen (s. Salmonellen) kommen primär Chinolone zum Einsatz.

Campylobacter

Inkubationszeit 2–15 Tage. *Campylobacter* wird meist über kontaminiertes Fleisch, Milch oder Wasser übertragen. Weltweit dürfte *Campylobacter* der häufigste bakterielle Darminfektionserreger sein. Verantwortlich für Darminfektionen sind v. a. *C. jejuni* und *C. coli*.

Die Krankheit beginnt mit Prodromen aus Fieber, Kopfschmerzen und Gliederschmerzen, nach 12 bis 24 h gefolgt von Diarrhöen, die profus wässrig bis blutig sein können und etwa 5–7 Tage lang anhalten. Die Erkrankung kann in Ausnahmefällen über Monate laufen, sodass zum Teil Verwechslungen mit chronisch-entzündlichen Darmerkrankungen möglich sind. Gelegentlich kann eine **reaktive Arthritis** oder ein **Guillain-Barré-Syndrom** in der Folge auftreten. Selten kommt es zur **Bakteriämie und zu septischen Erscheinungen** sowie Absiedelungen in andere Organen bis hin zur **Meningoenzephalitis**.

Therapie
Analog zu Salmonellen und Shigellen.

Yersinien

Inkubationszeit 4–21 Tage. Die wichtigsten humanpathogenen Vertreter sind *Y. enterocolitica* und *Y. pseudotuberculosis*. Die Übertragung erfolgt über kontaminierte Lebensmittel. Typisch ist ein penetrierender Verlauf mit Invasion der Ileum- und Kolonschleimhaut und Ausbildung kleiner Ulzera. Als Zeichen der Allgemeinreaktion entwickeln sich Fieber, Leukozytose und evtl. ein **Erythema nodosum**, seltener Organbeteiligungen. Yersinien-Infektionen können durch eine akute Lymphadenitis mesenterica eine Appendizitis vortäuschen (**Pseudoappendizitis**) oder aber bei enterokolitischem Verlauf einem Morbus Crohn ähneln. Die Infektion verläuft meist selbstlimitierend innerhalb von 4 Wochen, es sind aber auch über Monate protrahierte und septische Verläufe möglich.

Therapie
Analog zu Salmonellen und Shigellen.

Listerien

Grampositive und relativ hitzeresistente Bakterien (> 12.11.2); werden durch Milch, Milchprodukte und Fleisch übertragen. Die Erreger rufen eine **Gastroenteritis** oder ein grippeähnliches Krankheitsbild hervor. Bei immungeschwächten Patienten kann auch eine **Bakteriämie** mit konsekutiver **Meningitis** auftreten. Die Diagnose stützt sich auf den mikroskopischen oder kulturellen Erregernachweis. Bei gefährdeten, z. B. immungeschwächten Patienten wird mit hohen Dosen **Ampicillin** behandelt.

Lebensmittelvergiftung

Inkubationszeit: 2 h bis 2 Tage. Erreger sind Staphylokokken, *B. cereus* oder *C. perfringens*. Durch die Aufnahme eines außerhalb des Körpers gebildeten (präformierten) Enterotoxins kommt es nach „Genuss" toxinhaltiger Lebensmittel zu explosionsartigen Durchfällen, oft auch heftigem Erbrechen.

Viren

Die häufigsten Enteritiserreger überhaupt – besonders bei Kindern, aber auch bei Erwachsenen – sind Viren (**Rota-, Noroviren sowie Astroviren, Adenoviren und Coronaviren**). Die Verläufe sind, zumindest bei der sonst gesunden westlichen Bevölkerung, meist kurz und selbstlimitierend. Aber auch bei vielen anderen Viruserkrankungen kommen enteritische Begleiterscheinungen vor, z. B. im Rahmen von Poliomyelitis, Virushepatitis, Zytomegalie oder Influenza. Die Diagnose erfolgt durch ELISA, Elektronenmikroskopie oder PCR des Stuhls. Die Therapie ist immer symptomorientiert (Ausnahme: durch CMV bedingte Enteritis bei AIDS-Patienten, sie wird spezifisch behandelt; > 12.16).

Pilze

Primäre Pilzenteritiden kommen praktisch nicht vor, sie können jedoch im Rahmen einer ausgeprägten Abwehrschwäche (z. B. infolge einer HIV-Infektion) eine Rolle spielen. Der an sich apathogene Darmbewohner *C. albicans* kann dann pathogen werden; auch kann es zu vom Darm ausgehenden generalisierten Infektionen kommen.

Parasiten

Enteritiserreger unter den Parasiten sind v. a. die Protozoen Lamblien und Amöben (beide meist nach Auslandsreisen) sowie Kryptosporidien. Seltener sind *Isospora belli* sowie verschiedene Würmer. Die pathogene Potenz des nicht selten gefundenen Protozoons *Blastocystis hominis* ist umstritten. Kryptosporidien und *Isospora* spielen v. a. bei HIV-Patienten eine Rolle. Bei Auslandsreisenden sind Amöben und Lamblien von erheblicher Bedeutung.

Amöben

➤ 12.18.3

12.10.3 Antibiotikaassoziierte Diarrhö

Der Gebrauch von Antibiotika – ob oral oder parenteral – stört durch die damit verbundene Unterdrückung bestimmter Bakterienstämme das Gleichgewicht der Darmflora mit der klinischen Folge einer Diarrhö (sog. antibiotikaassoziierte Diarrhö). Diese ist häufig (sie kommt je nach Antibiotikum in 2–20 % vor) und dosisabhängig, meist mild und hört nach Absetzen des Antibiotikums von selbst auf. Eine Schleimhautschädigung oder -invasion wird dabei nicht gesehen, und pathogene Erreger können i. d. R. nicht nachgewiesen werden. Durch die orale Einnahme probiotischer Mikroben (z. B. *Lactobacillus GG*) oder des Hefepilzes *Saccharomyces boulardii* lässt sich die Diarrhö verkürzen (Einnahme mit Beginn der Antibiotikatherapie).

Seltener kommt es zur Überwucherung des Kolons mit pathogenen Keimen (meist *C. difficile*, aber auch *C. perfringens* Typ A oder *St. aureus*). Hierdurch kann eine oft schwer verlaufende Kolitis mit Bauchkrämpfen, Fieber und Leukozytose ausgelöst werden. Die durch *C. difficile* ausgelöste Kolitis verläuft typischerweise (aber nicht immer) als sog. pseudomembranöse Kolitis (s. u.).

12.10.4 Pseudomembranöse Kolitis

C. difficile ist ein bei 5 % der gesunden Bevölkerung im Darm nachzuweisender Anaerobier (bei Säuglingen kommt der Keim bis zu 90 % vor). Bei Krankenhauspatienten, die mit Antibiotika behandelt werden, kann bei ca. 20 % *C. difficile* nachgewiesen werden. Der Nachweis von *C. difficile* ist nicht gleichbedeutend mit einer Erkrankung! Der Keim ist im Krankenhaus ubiquitär und wird wahrscheinlich durch Gegenstände oder das Personal auf den Patienten übertragen, wo er wegen des gestörten Darmmilieus gut wächst. Unter bestimmten, noch nicht näher definierten Bedingungen kann der Keim eine schwere Kolitis mit sekretorischer Diarrhö auslösen. Zwei pathogene Stämme spielen eine Rolle: ein **enterotoxinproduzierender Stamm (Toxin A)** und ein **zytotoxinproduzierender Stamm (Toxin B)**.

Das Zytotoxin löst eine oft schwere Kolitis aus, das Enterotoxin eine sekretorische Diarrhö. Klinisch können die beiden Formen nicht unterschieden werden.

Klinik
Im Vordergrund steht eine wässrige Diarrhö mit Unterbauchkrämpfen. Der Stuhl kann Schleimbeimengungen enthalten, selten auch Blut. Fieber ist häufig. In schweren Fällen kommt es zur fulminanten Kolitis mit Durchwanderungsperitonitis und Perforation, die unbehandelt zum Tod führen kann.

Die Kolitis beginnt wenige Tage nach der initialen Antibiotikagabe, allerdings können die Durchfälle auch noch bis zu 6 Wochen nach Therapiebeginn einsetzen. **Auslösende Antibiotika sind häufig Clindamycin, Ampicillin, Chinolone oder Cephalosporine**, jedoch kann fast jedes Antibiotikum eine pseudomembranöse Kolitis verursachen.

Diagnostik und Therapie
Bei der Abdominaluntersuchung fällt ein druckschmerzhafter linker Unterbauch auf. Die Sigmoidoskopie zeigt eine gerötete, ulzerierte, in schweren Fällen mit Membranen bedeckte Rektum- und Sigmaschleimhaut; in 20 % ist zusätzlich das Colon ascendens beteiligt.

Die Toxine können im Stuhl nachgewiesen werden, in der Stuhlkultur wächst *C. difficile*. In 50 % d. F. sind Leukozyten im Stuhl zu finden.

Behandelt wird die Kolitis durch Absetzen der Antibiotika und die orale oder intravenöse Gabe von Metronidazol. Orales Vancomycin gilt als Reservemedikament beim Nichtansprechen der Erkrankung auf eine Metronidazoltherapie.

Rückfälle sind nicht selten. Die Patienten werden nach Möglichkeit isoliert, um eine Verbreitung des Keims im Krankenhaus zu verhindern. Eine schwere Komplikation ist das toxische Megakolon.

12.11 Anthropozoonosen

Zooanthroponosen bzw. Anthropozoonosen sind aus der Tierwelt auf den Menschen übertragene Infektionskrankheiten.

Herkunft und Übertragung

Die meisten Mikroben benötigen für ihre Vermehrung, Verbreitung oder Übertragung einen lebenden Wirt. Viele dieser Mikroben sind für ihren Tierwirt nicht pathogen, können jedoch auf den Menschen übertragen werden und in diesem Wirtsmilieu zu Krankheiten führen. Die Übertragung erfolgt durch **direkte** Inokulation (Bisse, Kratzer) oder **indirekt** über Aerosole, Exkremente, Staub, Sekrete, Haare, kontaminierte Nahrungsmittel oder über **Ektoparasiten** („Überträger", Vektoren, ➤ Tab. 12.24).

12.11.1 Yersiniosen

Bedeutsamster Vertreter der Yersinien ist *Y. pestis*, der Erreger der Pest, die unbehandelt zu den gefährlichsten Zooanthroponosen überhaupt gehört. Weitaus häufiger sind jedoch *Y. enterocolitica* und *Y. pseudotuberculosis*, die ebenfalls von Tieren übertragen werden können und überwiegend enteritische Krankheitsbilder auslösen. Die Übertragung erfolgt von **wilden Nagetieren** bzw. deren **Flöhen**.

Tab. 12.24 An der Übertragung von Anthropozoonosen beteiligte Ektoparasiten.

Insektenvektor	Erkrankung
Zecken	Lyme-Krankheit, Frühsommer-Meningoenzephalitis, Tularämie, Q-Fieber, Rückfallfieber, Babesiose, Virusenzephalitis (Arboviren)
Mücken	Malaria, Dengue-Fieber, Filariosen, Virusenzephalitis (Arboviren)
Milben	Milbenfleckfieber, Rickettsienpocken
Läuse	murines Fleckfieber, epidemisches Fleckfieber
Flöhe	Pest, murines Fleckfieber
Fliegen	Tularämie, Onchozerkose, Trypanosomiasis, Leishmaniose

Die pneumonische Form der Pest kann auch von Mensch zu Mensch oder von Katze zu Mensch über **Aerosole** übertragen werden (weit häufiger ist sie jedoch hämatogen bedingt).

In Europa spielt die Pest praktisch keine Rolle mehr, in ärmeren Ländern mit niedrigerem Hygienestandard oder in der Nähe von größeren Importhäfen wie etwa im Süden der USA (Einschleppung infizierter Ratten) werden noch gelegentlich sporadische Erkrankungen beobachtet.

Klinik und Therapie

Klinisch verläuft die Pest entweder als sog. **Beulenpest** (**bubonische Pest**) mit Fieber und schmerzhafter regionaler Lymphadenopathie, als **pneumonische Pest** mit Husten, Dyspnoe und Hämoptyse oder als **septische Pest** mit schwerem Sepsissyndrom. Meningitische Formen sind selten.

Therapeutisch werden Chinolone, Doxycyclin und auch Co-trimoxazol eingesetzt; die Krankheit ist heute gut behandelbar.

12.11.2 Listeriose

L. monocytogenes ist ein aerobes, grampositives Stäbchen, das ubiquitär in der Natur vorkommt und bei einer großen Zahl von Nutz- und Haustieren (z. B. Schafen, Ziegen, Kühen) Krankheiten verursachen kann. Die Infektion des Menschen erfolgt durch direkten Tierkontakt oder über Tierprodukte, z. B. Milch, Weichkäse, aber auch ungekochtes Fleisch. Da Listerien auch bei tiefen Temperaturen noch vermehrungsfähig sind, ist die wichtigste prophylaktische Maßnahme die **Pasteurisierung von Milch**. Außerdem sollten Menschen bestimmter Risikogruppen Tierkontakte meiden (z. B. Schwangere und Immungeschwächte).

Neugeborene sind durch eine Sepsis, Pneumonie bzw. Meningitis gefährdet, die diaplazentar, im Geburtskanal sowie nach der Geburt erworben werden kann. Die diaplazentare Infektion des Fetus führt oft zum Abort.

Klinik

Infektionen beim Erwachsenen verlaufen meist inapparent, bei immungeschwächten Patienten kann es zu Meningitis, Enzephalitis, septischen Krankheitsbildern, seltener auch zu Konjunktivitis oder Endokarditis kommen.

Diagnostik und Therapie
Die Diagnostik erfolgt durch Erregernachweis in Blut- und Liquorkultur oder mikroskopisch durch Biopsien (bei der seltenen granulomatösen Verlaufsform: Listeriome).

In der Therapie werden Ampicillin und Acylaminopenicilline eingesetzt, ggf. sollte mit Aminoglykosiden kombiniert werden. Bei lokalisierten kutanen oder okulären Formen kommen auch Tetrazykline zum Einsatz.

12.11.3 Leptospirosen

Akute Erkrankungen, die durch Infektionen mit verschiedenen Serotypen der Spezies *L. interrogans* hervorgerufen werden. Leptospiren kommen weltweit vor, die Infektion erfolgt über Schleimhäute oder kleine Hautwunden, durch Kontakt mit erkrankten Tieren oder durch keimhaltigen Urin in kontaminierten Gewässern. In Europa stellen **Nagetiere** das Haupterregerreservoir dar.

Klinik
Es werden eine **anikterische „grippale" Verlaufsform**, die für die hohe Dunkelziffer der Leptospirosen verantwortlich zeichnet, und eine **zweiphasige schwere Verlaufsform** unterschieden.

Bei Letzterer treten nach einer Inkubationszeit von 5–14 Tagen aus vollem Wohlbefinden heraus Schüttelfrost, hohes Fieber, Muskel- und Kopfschmerzen, evtl. Hypotonie und relative Bradykardie auf. Ursache sind **transitorische Bakteriämien**, die selten auch zu Konjunktividen, Episkleritiden oder flüchtigen makulösen Exanthemen führen können. Nach einer Krankheitsdauer von 3–8 Tagen und einem kurzen afebrilen Intervall tritt die Krankheit in die zweite Phase mit Leber- (Hepatomegalie, Ikterus, Leberversagen), Nieren- (Nephritis, Niereninsuffizienz) und ZNS-Beteiligung (**aseptische Meningitis**). Die schwere ikterische Verlaufsform bei Leberbefall wird auch als **Morbus Weil** bezeichnet und hat eine Letalität von 25 %.

Als Spätmanifestation kann, wie bei anderen Spirochätosen, eine **Mesaortitis mit Aneurysmenbildung** auftreten.

Diagnostik und Therapie
Schwieriger Erregernachweis, daher Diagnosestellung durch einen Titeranstieg in der Agglutinationsreaktion und KBR. Antibiotische Therapie erfolgt mit Penicillin G oder Doxycyclin. Bei Therapiebeginn ist – nach der Erstgabe – mit einer **Jarisch-Herxheimer-Reaktion** (➤ 12.12.1) zu rechnen.

12.11.4 Borreliosen

Gramnegative Spirochäten. Weltweit verursachen über 15 verschiedene Spezies von Borrelien das von **Zecken** übertragene **endemische Rückfallfieber**, während nur *B. recurrentis* das durch **Läuse** übertragene und derzeit praktisch nur in Afrika vorkommende epidemische Rückfallfieber verursacht. Erregerreservoir für alle Formen des Rückfallfiebers sind wilde **Nagetiere**. Vom Rückfallfieber abgegrenzt wird die in den 70er-Jahren des letzten Jahrhunderts entdeckte **Lyme-Borreliose**, deren Erregerreservoir aus **höheren Wildtieren** wie Rehen besteht.

Klinisch ist das Rückfallfieber durch schwere, grippeähnliche Symptome mit hohem Fieber und einem flüchtigen, makulären, manchmal petechialen Hautausschlag gekennzeichnet. Multiple Organkomplikationen können vorkommen (ikterische, meningitische, myokarditische sowie pneumonische Verläufe). Nach 3–7 Tagen kommt es zur kritischen Entfieberung, nach mehreren Tagen bis Wochen erneut zu einem fieberhaften Rückfall usw. Die Rückfälle werden progressiv milder und kürzer und hören schließlich ganz auf.

Lyme-Krankheit

Eine unbehandelt stadienhaft verlaufende Erkrankung durch *B. burgdorferi*, die v. a. höhere Wildtiere wie Rehe befällt. Das Verbreitungsgebiet ist hierzulande vom Lebensraum des Vektors, des **Holzbocks** (*Ixodes ricinus*), abhängig (➤ Abb. 12.8). Neuinfektionen treten zwischen April und Oktober auf. Die Lyme-Krankheit ist eine der häufigsten Anthropozoonosen und in vielen Gegenden der Welt häufiger als alle anderen vektorübertragenen Erkrankungen zusammen. Das Verbreitungsgebiet in Europa ist sehr unterschiedlich – generell gilt: Je mehr Wald und feuchte Wiesengebiete, desto höher ist die Verbrei-

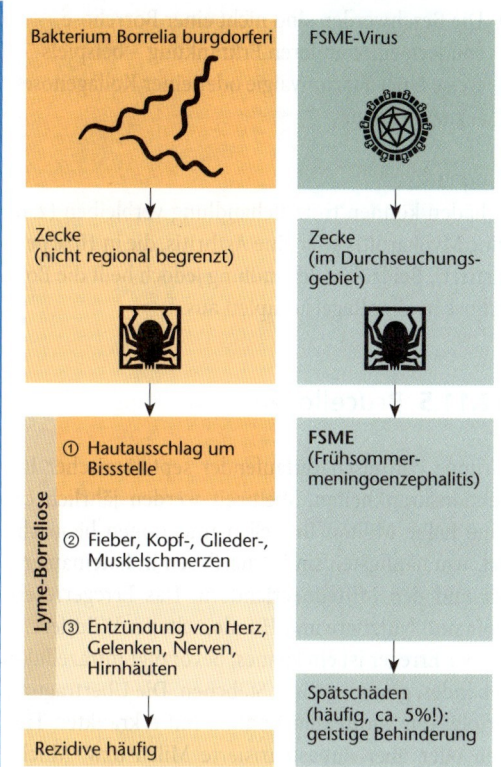

Abb. 12.8 Gegenüberstellung von Lyme-Borreliose und FSME. [L215]

tung. Die Durchseuchung ist schwer zu schätzen, aber bei lokalen Zeckenuntersuchungen können bis zu 50 % der Zecken befallen sein. Nur ein geringer Teil der Bisse führt allerdings zu einer Übertragung. Das Risiko der Übertragung nimmt wahrscheinlich mit einer Saugdauer über 48 h rasch zu.

Klinik

Stadium I Nach einer Inkubationszeit von Tagen bis wenigen Wochen nach Zeckenbiss tritt bei 80 % der infizierten Patienten um die Einstichstelle herum das **Erythema chronicum migrans** auf. Es beginnt als roter Fleck oder Papel und entwickelt sich zentrifugal über Tage bis Wochen zu einer 5–15 cm großen, ringförmigen Rötung, oft mit zentraler Abblassung. Begleitend können milde Allgemeinsymptome wie Kopf- und Muskelschmerzen sowie Fieber, manchmal auch Meningismus auftreten.

Stadium II (frühes Disseminationsstadium) Wochen bis Monate nach Infektion kommt es im Rahmen einer Spirochätämie mit Organabsiedelungen bei etwa 50 % der Infizierten zu einer **lymphozytären Meningoradikulitis** (**Bannwarth**) mit quälenden radikulären Nervenschmerzen (v. a. nachts und meist zur Bissstelle ausstrahlend) sowie Hirnnervenparesen (v. a. Fazialisparese, aber auch die Augenmuskeln können gelähmt sein). Neben diesen auch als Neuroborreliose zusammengefassten Erscheinungen kann – selten, dann aber fast pathognomonisch – ein **Lymphozytom** auftreten, eine livide Verhärtung am Ohrläppchen, einer Brustwarze oder anderenorts. Gefürchtet, aber noch seltener ist die **Lyme-Karditis**, die typischerweise mit Rhythmusstörungen einhergeht. Auch Allgemeinsymptome können in diesem Stadium auftreten, von einer Aussaat vieler kleiner Erythema-migrans-Herde auf der Haut bis zu meningitischen oder enzephalitischen Verläufen (v. a. bei Kindern). Auch okuläre Beteiligungen mit **Iridozyklitis** oder **Chorioretinitis** kommen vor.

Stadium III (spätes Disseminationsstadium) Monate bis Jahre nach Infektion treten vielfältige Organstörungen auf, besonders typisch sind Gelenkerscheinungen (**Mono- bis Oligoarthritis** vorwiegend der großen Gelenke) und Hauterscheinungen (**Acrodermatitis chronica atrophicans Herxheimer**: fleckige Hautatrophien der distalen Extremitäten). Neurologische Erscheinungen (**Müdigkeit, Hörverlust, Enzephalomyelitis, Polyneuropathie**) sind selten und werden z. T. auch als „Neuroborreliose des III. Stadiums" bezeichnet. Wegen der oft unspezifischen neurologischen Symptome häufig schwierig und verzögert zu diagnostizieren.

Diagnostik

Ist schwierig und wird meist klinisch gestellt, da in den Anfangsstadien nur bei 10–40 % der Patienten spezifische Antikörper im Blut nachzuweisen sind. Manche Patienten bilden auch im weiteren Verlauf keine nachweisbaren Ak. Erschwerend kommt hinzu, dass ein Erythema migrans in der Hälfte der Fälle fehlt und der Zeckenbiss nur 50 % der Patienten erinnert wird.

Bei der Neuroborreliose des zweiten Stadiums kann eine Lumbalpunktion typische Veränderungen des Liquors nachweisen (Pleozytose und Eiweißerhöhung). In den späteren Stadien ist die Serologie (und auch die Liquordiagnostik) noch weniger von Nutzen, da falsch negative und falsch positive Resultate nicht selten sind. Außerdem ist oft schwer zu entscheiden, ob ein positiver Titer nicht vielleicht eine vergangene und damit irrelevante Infektion widerspiegelt. Auch PCR-Verfahren sind nicht immer treffsicher, dasselbe gilt für die teilweise wenig standardisierten Lymphozytentransformationstests oder Tests an NK-Zellen.

Die Borrelien-Serologie fällt nicht selten falsch positiv oder auch falsch negativ aus. Nach wie vor sind serologische Verlaufsuntersuchungen aber ein **entscheidender Baustein der Diagnostik**.

Therapie
Zunächst Zeckenentfernung: Am besten wird die Zecke möglichst nahe an der Bissstelle mit einer gut schließenden Pinzette gepackt (nicht zu fest) und dann vorsichtig daran gezogen (nicht gerupft!). Es sollte kein Druck auf den Leib der Zecke ausgeübt werden, damit es nicht zum Rückfluss von infektiösem Mageninhalt der Zecke in die Bisswunde kommt. Aus dem gleichen Grunde sollte die noch saugende Zecke nicht mit Chemikalien oder durch Betupfen mit Öl „gequält" werden.

Ob eine Prophylaxe nach einem erfolgten Zeckenbiss auch ohne Krankheitszeichen anzuraten ist, ist umstritten. Dies kann jedoch in Hochrisikogebieten sinnvoll sein (Doxycyclin, 200 mg einmalig) und ist nach Datenlage auch effektiv. Da prospektive Studien zu langfristigen Nutzen und Risiken einer postexpositionellen Therapie im Vergleich zur Frühtherapie apparent Erkrankter bisher fehlen, kann derzeit nicht generell zur postexpositionellen Einmalgabe geraten werden.

Im Frühstadium wird mit **Doxycyclin** oral (bei Unverträglichkeit oder bei Kindern auch **Amoxicillin**) über 2–4 Wochen behandelt. Ebenfalls wirksam sind **Makrolide** und **Cephalosporine**. Schwere Spätverläufe (Herzbeteiligung, ZNS-Beteiligung) werden 2–4 Wochen lang mit parenteralem **Ceftriaxon** (Cephalosporin der dritten Generation) behandelt.

Nicht alle Spätstadien der Borreliose heilen aus. Gründe:
- Klinische Symptome der Spätstadien der Borreliose sind vermutlich kaum noch Ausdruck der Infektion selbst, sondern Folge einer fehlgeleiteten (Auto-)immunologischen Reaktion.
- Die Beschwerden sind nicht einer Borreliose, sondern einer anderen Erkrankung – beispielsweise einer Fibromyalgie oder einer Kollagenose – zuzuordnen.

Prognose
Schäden können trotz Behandlung verbleiben (z. B. eine Myokarditis oder eine Arthritis, die in 10 % persistiert). Bei früher Behandlung jedoch heilt die Borreliose in aller Regel komplett aus.

12.11.5 Brucellosen

Gruppe chronisch verlaufender septikämischer Infektionskrankheiten. Weltweit werden jährlich ca. eine halbe Million Brucellen-Infektionen beobachtet. Am häufigsten sind Brucellosen in Lateinamerika und den Mittelmeerländern. Das Erregerreservoir sind Nutztiere und Hunde, seltener Wildtiere.

Der Erreger ist ein kleines, bevorzugt intrazellulär lebendes, gramnegatives Stäbchen. Die Übertragung erfolgt durch direkten Kontakt mit erkrankten Tieren oder über unpasteurisierte Milch bzw. Milchprodukte.

Klinik
In Abhängigkeit von geographischem Auftreten und Wirt unterscheidet man:
- **Malta-Fieber** (*B. melitensis*), das jedoch nicht auf Malta beschränkt ist
- **Schweinebrucellose** (*B. suis*)
- **Hundebrucellose** (*B. canis*)
- **Morbus Bang** (*B. abortus*)

Nach einer Inkubationszeit von einer Woche bis mehreren Monaten entwickelt sich zunächst ein grippeähnliches Bild, das oft wegen des vorwiegenden Befalls des retikuloendothelialen Systems von einer **Hepatosplenomegalie** und einer **ausgeprägten Lymphadenopathie** begleitet wird. Typisch ist der **undulierende Fieberverlauf**. Bei mehr als 50 % ist das Skelettsystem befallen (**Sakroileitis, periphere Arthritis, Osteomyelitis der Wirbelkörper**). Andere Organbeteiligungen sind seltener, z. B. **Endokarditis, Meningoenzephalitis oder Orchitis**. Chronische Verläufe mit **rekurrentem Fieber, Gelenkschmerzen und Abgeschlagenheit** können auftreten.

Diagnostik und Therapie

Die Diagnose wird durch KBR (falsch positive Reaktionen kommen bei Yersinien-Infektionen vor), Erregernachweis (schwierige Kultur), die mäßige BSG-Erhöhung und den klinischen Verlauf gestellt. Gelegentlich wird ein Transaminasen- und Bilirubinanstieg beobachtet. Zur Therapie wird eine Kombination aus intrazellulär wirksamen Antibiotika, z. B. Doxycyclin (für Kinder: Co-trimoxazol) plus Rifampicin über 6 Wochen, gegeben.

12.11.6 Ornithose (Psittakose)

Erreger der Ornithose ist *C. psittacii*, ein gramnegatives, obligat intrazelluläres Bakterium, das auf den Energiestoffwechsel der Wirtszelle angewiesen ist (➤ 12.7.8). Die Übertragung erfolgt durch direkten Kontakt mit **infizierten Vögeln** (Keimreservoir) oder durch Einatmen **erregerhaltiger Stäube** (Vogelmist).

Klinik

Zweiphasig verlaufende, systemische Erkrankung, deren Hauptmanifestation die **primär atypische Pneumonie** ist. Nach dem Einatmen der Stäube gelangt der Erreger über die Epithelien des Respirationstrakts hämatogen in die retikuloendothelialen Zellen von Leber und Milz. Hier findet die Keimvermehrung statt, die sich klinisch durch eine **Hepatosplenomegalie**, evtl. mit leichtem Ikterus und Transaminasenerhöhung, äußert. Nach einer Inkubationszeit von 7–14 Tagen kommt es zu hohem Fieber, trockenem Husten (evtl. später mit Schleim- oder Blutbeimengungen) und **starken Kopfschmerzen**. Andere Organmanifestationen wie **Perikarditis** oder **Myokarditis** sind selten.

Diagnostik und Therapie

Wird klinisch durch Nachweis einer atypischen Pneumonie mit ausgeprägtem Röntgenbefund (alveoläre und interstitielle konfluierende Infiltrate mehrerer Lungensegmente) und begleitender Hepatosplenomegalie gestellt. Beweisend sind ein Antikörpertiter von ≥ **1 : 32** oder ein Titeranstieg in der KBR.

Antibiotika der Wahl sind Doxycyclin, alternativ Erythromycin oder andere Makrolide. Bei frühzeitiger Therapie ist die Prognose gut.

12.11.7 Rickettsiosen

Gramnegative pleomorphe, kokkoide und obligat intrazellulär lebende Bakterien, die eine Vielzahl von exanthematischen oder mit zyklischen Fieberschüben einhergehende Allgemeininfektionen hervorrufen können. Es gibt mehrere Gattungen (z. B. **Rickettsia, Coxiella**) und die erst kürzlich entdeckte Gattung **Ehrlichia**. Mit der Ausnahme von *R. prowazekii*, dem Erreger des **Fleckfiebers** (engl. spotted fever), haben alle Rickettsien ein tierisches Erregerreservoir; fast immer sind dies niedere Säugetiere. Da mit Ausnahme des Q-Fiebers alle Rickettsiosen durch Arthrophoden übertragen werden, kommen sie bevorzugt in Not- und Kriegszeiten oder in Massenunterkünften mit schlechten hygienischen Standards vor.

Klinik

Die Krankheitsbilder der Rickettsiosen lassen sich in drei größere Gruppen einteilen (➤ Tab. 12.25):
- eine das **Q-Fieber** (ausgelöst durch *C. burnetii*) sowie die **Ehrlichiose** (ausgelöst durch *E. chaffeensis*) umfassende Gruppe
- **Fleckfiebergruppe** durch *R. rickettsii*, *R. conorii*, *R. sibirica*, *R. australis*, *R. akari*, die alle bevorzugt durch Zecken übertragen werden
- „typhöse" Rickettsiosen, u. a. das **endemische murine Fleckfieber** (*R. typhi*), das **Milbenfleckfieber** (durch *R. tsutsugamushi*) und das **epidemische Fleckfieber** (*R. prowazekii*)

Therapie

Alle Rickettsiosen sprechen – zumindest in den Anfangsstadien – relativ gut auf **Tetrazykline** an.

Q-Fieber

Eine Infektionskrankheit durch *C. burnetii*, dessen Keimreservoir symptomlose Nutztiere sind. Diese scheiden die Erreger mit ihren Exkrementen aus, in denen das Bakterium auch im getrockneten Zustand über längere Zeiträume überlebt und infektionsfähig bleibt. Die Übertragung erfolgt über Milchprodukte, Exkremente, Staub oder durch direkten Kontakt.

Tab. 12.25 Übersicht über die durch Rickettsien bedingten Erkrankungen (Beispiele).

Krankheit	Rickettsien-Spezies	bevorzugte geografische Verbreitung	Vektor	natürliches Reservoir
Fleckfieber-Gruppe				
epidemisches Fleckfieber	R. prowazekii	Südafrika, Afrika, Asien, Nordamerika	Kleiderläuse	Menschen, Flughörnchen
murines Fleckfieber (endemisches F.)	R. typhi	weltweites Vorkommen, v. a. wärmere Länder	Rattenflöhe	Ratten
Tsutsugamushi-Fieber (Milbenfleckfieber, Buschfieber)	R. tsutsugamushi	Südostasien, Japan, Australien	Milben	Nagetiere
Zeckenbissfieber-Gruppe				
Rocky Mountain spotted Fever (RMSF)	R. rickettsii	westliche Hemisphäre, USA (v. a. mittlere Atlantikküste)	Zecken	Nagetiere, Hunde
Andere				
Ehrlichiose	E. chaffeensis	Südosten Nordamerikas	Zecken	Hunde
Q-Fieber	C. burnetii	weltweites Vorkommen	keine (Mensch zu Mensch)	Rinder, Schafe, Ziegen

Klinik

Nach einer Inkubationszeit von ca. 3 Wochen setzt die Krankheit plötzlich mit frontalen Kopfschmerzen, Schüttelfrost bei hohen Temperaturen und Myalgien ein. Vorherrschende Organmanifestation des Q-Fiebers ist eine **atypische Pneumonie**, die differenzialdiagnostisch gegen andere oder z. B. durch Mykoplasmen, C. pneumoniae, C. psittacii bedingte atypische Pneumonien abgegrenzt werden muss.

Gelegentlich werden auch eine **granulomatöse Hepatitis** oder **Enzephalopathie** beobachtet sowie – wegen der fehlenden Anzüchtbarkeit des Erregers in Routinekulturen „kulturnegativ" genannte – **Endokarditiden**, die auch lange nach der Primärerkrankung noch mit Herzgeräuschen und thrombembolischen Komplikationen manifest werden können.

Diagnostik und Therapie

Die Diagnose wird durch einen Titeranstieg der KBR gesichert, die Therapie der Wahl ist die Gabe von Tetrazyklinen, alternativ Makroliden oder Chinolonen.

Prophylaxe

Eine Impfung ist möglich, jedoch nur bei besonders exponierten Berufsgruppen sinnvoll.

Epidemisches Fleckfieber

Fast nur noch in Afrika zu findende, selten auch in Osteuropa vorkommende, schwere akute Allgemeininfektion durch R. prowazekii. Die Übertragung erfolgt durch **Kleiderläuse**.

Klinik

Nach einer Inkubationszeit von 1–2 Wochen (durchschnittlich 10 Tagen) beginnt die Erkrankung plötzlich mit **Kopf- und Gliederschmerzen, Schüttelfrost und hohem Fieber**.

Etwa 4–7 Tage nach Erkrankungsbeginn tritt ein makulopapulöses Exanthem auf, das sich vom Stamm auf die Extremitäten ausbreitet und hämorrhagisch werden kann. Nicht selten kommt es zur akuten Kreislaufdekompensation mit Oligo-/Anurie und Koma, an der bis zu 50 % der unbehandelten Patienten versterben.

Diagnostik und Therapie

Die Diagnose wird klinisch und durch KBR oder Weil-Felix-Reaktion, welche die Kreuzantigenität zwischen Proteus-Stämmen und Rickettsien ausnutzt, gestellt. In der Therapie kommen Tetrazykline – bei dieser Indikation **sogar bei Kindern** – zur Anwendung. Ebenfalls als wirksam gegen Rickettsien beschrieben sind Azithromycin, Telithromycin und Fluorchinolone.

12.11.8 Tollwut (Rabies, Lyssa)

Klassische Anthropozoonose. Wird durch ein RNA-Virus aus der Familie der **Rhabdoviren** verursacht.

Epidemiologie
Die Übertragung erfolgt durch den Biss eines erkrankten Tiers, seltener auch durch Lecken nichtintakter Haut, da das **Virus im Speichel enthalten** ist. Erregerreservoir sind wild lebende Füchse, Wölfe und Marder, die die Krankheit wiederum auf andere Tiere (z. B. Rotwild, Hunde) übertragen. **Tiere erkranken stets manifest** – eine Ausnahme bilden frei lebende Fledermäuse in einigen Teilen der USA. Aufgrund von Impfungen frei lebender Tiere konnte die Häufigkeit der Erkrankung gesenkt werden. Sie liegt derzeit für Deutschland bei 1–3 Erkrankungen pro Jahr.

Klinik
Nach einer Inkubationszeit von 4–6 Wochen (5 Tage bis 1 Jahr) treten zunächst Schmerzen und Taubheitsgefühl im Bereich der Verletzungsstelle auf. Innerhalb kürzester Zeit ist die betroffene Extremität paretisch, es folgen zentralnervöse Symptome mit Angst, Schlafstörungen, Schlund- und Muskelkrämpfen, Tremor sowie Atemstörungen. Charakteristisch ist die Unfähigkeit des Patienten, Wasser zu trinken (**Hydrophobie**). Der Tod erfolgt wenige Tage nach Erkrankungsbeginn.

Die Tollwut hat im Vollbild eine Letalität von 100 %. Bislang haben weltweit erst sieben Patienten eine Erkrankung überstanden, alle bis auf einen hatten zuvor oder postexpositionell eine Vakzinierung erhalten.

Diagnostik
Beim tollwutverdächtigen Tier Isolierung des Virus aus Speichel, Hirngewebe, Liquor und Urin. Es kann mikroskopisch mittels direkten Fluoreszenztests in Abklatschpräparaten der Kornea und post mortem im Gehirn nachgewiesen werden (**Negri-Körperchen**). Auf jeden Fall sollte das Gehirngewebe des verdächtigen Tieres untersucht werden.

Beim klinischen Verdachtsfall wird der Erregernachweis in **Biopsien aus der Nackenhaut, aus Speichel oder Liquor** geführt.

Prophylaxe und Therapie
Es existiert keine etablierte virusspezifische Therapie. Trotzdem gilt weiterhin: **Sobald Symptome der Erkrankung auftreten, kommt für den Patienten jede Hilfe zu spät**. Prophylaktisch jede durch ein Tier verursachte Wunde sorgfältig mit Wasser und Seife reinigen. Das weitere Vorgehen hängt von den Umständen ab, unter denen die Verletzung entstanden ist. Bei begründetem Verdacht auf eine mögliche Tollwutinfektion (fremdes oder wild lebendes Tier mit oder ohne auffälliges Verhalten, Tollwut-Endemiegebiet) müssen sofort eine aktive (fünf Injektionen innerhalb eines Monats) und – bei erhöhtem Risiko – zu Anfang auch eine passive Immunisierung durchgeführt werden. **Die Impfung verhindert den Ausbruch der Erkrankung zuverlässig, wenn sie vor Ausbruch der Symptome gegeben wird**.

12.11.9 Anthrax

Anthrax bzw. der **Milzbrand** (griech. anthrax = Kohle) wird durch den vorwiegend Tiere befallenden *B. anthracis*, einen aeroben grampositiven Sporenbildner, hervorgerufen. Die Sporen sind äußerst resistent und langlebig (bis zu 40 Jahre), was von den Militärs vieler Länder geschätzt wird (als Bioterrorismuswaffe). „Natürliche" Infektionen des Menschen kommen v. a. bei Personen vor, die beruflichen Kontakt zu Tieren oder deren Produkten wie Wolle oder Häuten haben.

Nach Inokulation werden die Sporen von Makrophagen aufgenommen und zu den Lymphknotenstationen transportiert, wo sie auskeimen und als teilungsfähige Bakterien freigesetzt werden. Entsprechend ist das **klinische Bild oft zweiphasig**.

Diagnostik
Kann in einem regulären mikrobiologischen Labor vermutet werden (in der Gram-Färbung breite, bekapselte, grampositive Bazillen; charakteristisches Wuchsverhalten auf Schafblut-Agar), muss jedoch in einem Speziallabor bestätigt werden.

Klinik und Therapie
Anthrax kommt in drei Formen vor:

Kutane Form 95 % der natürlichen Anthrax-Fälle des Menschen. Entsteht durch Inokulation von Sporen in die Haut. Er beginnt mit einer schmerzlosen, juckenden „Milzbrandpapel", auf der sich nach 1–2 Tagen eine Blase oder mehrere Bläschen entwickeln; zudem besteht ein oft erhebliches Ödem. Nachdem die Bläschen aufbrechen, bildet sich der charakteristische, namensgebende schwarze Schorf. Selten kommt es zu einer Bakteriämie. Die Behandlung erfolgt i. d. R. oral mit Ciprofloxacin, Doxycyclin oder Amoxicillin. Meist kommt es zur komplikationslosen Rückbildung.

Gastrointestinale Form Wird durch befallenes Fleisch übertragen und ist sehr selten. Der klinische Verlauf entspricht zunächst dem einer Darmgrippe, später entwickeln sich blutige Stühle. Durch schwere Darmulzerationen und eine hämorrhagische abdominelle Lymphadenitis versterben 50 % der Patienten.

Pulmonale Form Erworben durch direkte Inhalation von Sporen. Beginnt mit grippeähnlichen Symptomen, die wenige Tage dauern. Anschließend entwickelt sich rasch eine Anthrax-Sepsis. Trotz Behandlung durch intravenöses Ciprofloxacin und Intensivtherapie versterben fast alle betroffenen Patienten.

Eine postexpositionelle Prophylaxe ist mit Ciprofloxacin (oder Doxycyclin) möglich.

12.12 Sexuell übertragene Krankheiten

Der alte Begriff der Geschlechtskrankheiten umfasste laut Geschlechtskrankheitengesetz die vier sexuell übertragbaren Krankheiten: **Gonorrhö, Lues, Ulcus molle und Lymphogranuloma inguinale**. Der Begriff wurde inzwischen durch den der sexuell übertragenen Krankheiten (STD: sexually transmitted diseases) ersetzt. Diese Umtaufe trägt der Tatsache Rechnung, dass sich viele durch Geschlechtsverkehr erworbene Erkrankungen nicht an Geschlechtsorganen manifestieren und dass Sex je nach menschlicher Interessenlage nicht nur an und mithilfe von Sexualorganen stattfindet (z. B. anale oder orale Übertragung).

Entsprechend zählen heute die HIV-Infektion, aber auch die Virushepatitis, Herpes genitalis, Papilloma-Virosen, sexuell erworbene Chlamydien-Infektionen, Granuloma inguinale, die Candidose des Genitaltrakts sowie Infektionen durch *U. urealyticum* und Trichomonaden zu den sexuell übertragenen Krankheiten. Im weiteren Sinne können auch der Filzlausbefall oder Skabies den STD zugerechnet werden.

In den letzten Jahren haben v. a. der Herpes genitalis und die durch das Papillomavirus hervorgerufenen Feigwarzen an Häufigkeit zugenommen. Fast in Vergessenheit geraten waren die klassischen Sexualerkrankungen zumindest in Zentraleuropa, von denen in jüngster Zeit die Lues und neuerdings auch das Lymphgranuloma venereum kräftig auf dem Vormarsch sind.

Die Bedeutung der STD geht über ihr unmittelbar gewebeschädigendes Potenzial hinaus: Sie sind häufige Ursachen von Infertilität (insbesondere Gonokokken und Chlamydien), Neoplasien (insbesondere humane Papillomaviren) sowie Organversagen (chronische Hepatitis durch Hepatitisvirus B und C).

12.12.1 Lues (Syphilis)

Bis zum Beginn der antibiotischen Ära war die Syphilis eine der am weitesten verbreiteten und am meisten gefürchteten Krankheiten überhaupt, was auch ihr lateinischer Name Lues – der schlichtweg „Seuche" bedeutet – zum Ausdruck bringt. Die Lues ist eine chronische, stadienhaft verlaufende, meist venerische Infektionskrankheit mit Multiorganbefall. Das Reservoir des Erregers *Treponema pallidum*, eines gramnegativen, beweglichen Stäbchens, ist der Mensch; die Infektion erfolgt meist genital über kleine Schleimhautläsionen.

Klinik

Die Krankheit verläuft in vier Phasen (> Tab. 12.26):

Primärstadium (Lokalbefall) Nach einer Inkubationszeit von bis zu 5 Wochen entsteht im Bereich der Eintrittspforte der Primärherd, das **Ulcus durum** (schmerzloses Geschwür mit harten Rändern). Die regionären Lymphknoten sind ebenfalls

Tab. 12.26 Natürlicher Verlauf der unbehandelten Syphilis.

Stadium	typische Symptome/Befunde	Dauer des Krankheitsverlaufs	Dauer der Symptome	Serologie (in %)	
				VDRL	FTA-ABS
primär	Ulcus durum	21 Tage (10–90)	2–12 Wochen	72	91
sekundär	Exanthem, Condyloma lata, fleckige Veränderungen der Schleimhäute, Lymphadenopathie, Alopezie	6 Wochen bis 6 Monate	1–3 Monate	100	100
Latenzstadium	Rezidive des Sekundärstadiums oder asymptomatisch	< 1 Jahr	so lange, bis die tertiäre Syphilis auftritt	73	97
tertiär	Neurosyphilis, kardiovaskuläre Syphilis, Gummen	1 Jahr bis zum Tod	bis zum Tode	77	99
[nach: Stobo, J. D.: The Principles and Practise of Medicine. Appleton & Lange, 23. Aufl. 1996]					

schmerzlos vergrößert und induriert. Während des Primärstadiums beginnt die Generalisation der Erreger, was etwa 8 Wochen nach Auftreten des Primärkomplexes zum Sekundärstadium führt.

Sekundärstadium (systemischer Befall) Tritt 6 Wochen bis 6 Monate nach Exposition auf und dauert etwa 1–3 Monate. Es überlappt sich bei einem Viertel der Patienten mit dem Primärstadium und ist gekennzeichnet durch **multimorphe Exantheme** (generalisiert roseolenartig oder stammbetont makulopapulös), hochinfektiöse **Condyloma lata** (plaqueartige, v. a. perianale Läsionen), **Lymphadenitis**, **diffus-kleinfleckige Alopecia luetica** und verschiedene Organmanifestationen wie spezifische Pneumonien, Meningitiden, Hepatitiden. Gewichtsverlust, generalisierte Lymphadenopathie und Fieber zeigen die systemische Natur dieser Phase an.

Latenzstadium Ist asymptomatisch und kann viele Jahre bis lebenslang andauern. Oft treten in dieser Phase – meist milde – Rückfälle in das Sekundärstadium auf.

Tertiärstadium Diese machen nicht alle Patienten durch. Es treten subkutane Hautknoten, sog. **Gummen**, oder derbe braunrote Knoten (**tertiäres Syphilid**) auf. Bei Befall der Gefäße entstehen **Aneurysmen der Aorta ascendens**, bei Befall der Knochen Deformitäten (**Sattelnase**). Gewebemanifestationen im Bereich des ZNS werden als **Neurosyphilis** zusammengefasst: **progressive Paralyse**, **chronische Enzephalitis mit Frontalhirnbetonung**, **Demenz**, **Tabes dorsalis** (Areflexie, Hyperalgesien, Ataxie).

Diagnostik
Die definitive Diagnose wird durch die (selten mögliche) mikroskopische Identifikation von Spirochäten im Dunkelfeld gestellt; eine Anzüchtung von T. pallidum ist nicht möglich. Zumeist muss deshalb auf serologische Verfahren ausgewichen werden. Der serologische Nachweis ist nur in der Kombination von non-treponemalen Suchtests (z. B. Treponema-pallidum-Partikel-Agglutinationstest, **TPPA**) und treponemalen Bestätigungstests (z. B. Fluoreszenz-Treponema-Antikörper-Absorptionstest = **FTA-ABS**) möglich. Da diese Tests lebenslang positiv bleiben können, sagen sie nichts über die derzeitige Krankheitsaktivität aus. Zum Nachweis einer aktiven Infektion wird deshalb ggf. eine Cardiolipin-Komplementbindungsreaktion oder der teurere **VDRL-Test** (Venereal-Disease-Research-Laboratory-Test, Mikroflockungsreaktion) angeschlossen.

Therapie
Chemotherapeutikum der Wahl ist Penicillin. Darreichungsform und Länge der Therapie variieren je nach Stadium. Alternativ kommen Doxycyclin oder Tetracyclin zum Einsatz. Um irreversible Organschädigungen zu vermeiden, muss die Therapie im Primär-, spätestens im Sekundärstadium begonnen werden.

Etwa 4–8 h nach Injektion der ersten Antibiotikadosis kommt es bei 50–80 % der Patienten zu einer durch Endotoxinfreisetzung aus den zerfallenden Bakterien bedingten **Jarisch-Herxheimer-Reaktion**, einer mehrere Stunden anhaltenden fieberhaften Reaktion mit Kopfschmerzen und Unwohlsein. Diese sollte nicht als allergische Reaktion auf das Mittel der Wahl fehlgedeutet werden.

12.12.2 Gonorrhö

Ist die häufigste meldepflichtige Geschlechtskrankheit mit hoher Dunkelziffer, im Vergleich zu den viralen STDs jedoch selten.

Sie ist bei Frauen nicht nur häufiger, sondern wegen der häufigen Keimaszension auch schwerwiegender.

Gonokokken sind **gramnegative Diplokokken**, deren Erregerreservoir der Genital-, Rektal- und gelegentlich Pharyngealbereich auch asymptomatischer Menschen ist. Gonokokken leben ausschließlich auf Zylinderepithelien, auf Plattenepithelien kommen sie nicht vor. Im Zylinderepithel werden sie von den Epithelzellen phagozytiert und zur Basalmembran verbracht, wo sie eine eitrige Entzündung des subepithelialen Gewebes verursachen.

Die Übertragung erfolgt überwiegend sexuell.

Klinik
Nach einer Inkubationszeit von 2–7 Tagen kommt es zur **eitrigen Urethritis**, evtl. mit **rahmigem Ausfluss** (beim Mann auch als Guten-Morgen-Tropfen bezeichnet). Diese ist beim Mann immer, bei Frauen nur in zwei Drittel der Fälle apparent. Die aszendierende Infektion führt bei der Frau zu **Zervizitis, Endometritis und Adnexitis** (bis hin zur Peritonitis: **Perihepatitis Fitz-Hugh-Curtis**). Beim Mann sind eine **Prostatitis** und **Epididymitis** möglich.

In bis zu 20 % entwickelt sich im Rahmen eines chronischen Verlaufs eine Sterilität. **Reaktive Arthritiden** entstehen durch hämatogene Aussaat, manche Formen sind möglicherweise auch immunologischer Genese. Bei ungünstiger Abwehrlage ist eine **Gonokokken-Sepsis** oder **Gonokokken-Endokarditis** möglich.

Bei entsprechenden Sexualpraktiken können eine Gonokokken-Proktitis (schmerzhafte Defäkation, Juckreiz, Obstipation, analer Ausfluss) und -pharyngitis (Verlauf ähnlich wie bei Streptokokken-Pharyngitis) auftreten; beide verlaufen jedoch in bis zu 50 % asymptomatisch. Beim Kind kann es peripartal zur **Ophthalmia neonatorum** kommen.

Diagnostik und Therapie
Die Diagnose wird durch mikroskopische Untersuchung urethraler und zervikaler Abstriche gestellt.

Therapie kann durch eine Einmaldosis von Cephalosporinen (z. B. Ceftriaxon i. m. oder Cefixim p. o.) der dritten Generation erfolgen. Andere früher verwendete Antibiotika sollten wegen häufiger Resistenzen heute nicht mehr verwendet werden, das gilt inzwischen auch für die Chinolone und Azithromycin. Da meist eine gleichzeitige Infektion mit Chlamydien angenommen werden muss, wird häufig zusätzlich mit oralem Azithromycin oder Doxycyclin therapiert. Der Therapieerfolg sollte eine Woche nach der Behandlung mikroskopisch kontrolliert werden. Da eine Gonorrhö nur bei ungeschütztem Geschlechtsverkehr erworben wird, ist an die gleichzeitige Infektion mit anderen sexuell übertragbaren Krankheiten zu denken (Lues, HIV u. a.). Stets sollten die Sexualpartner mit behandelt werden, da sonst Reinfektionen (Pingpong-Effekt) auftreten.

12.12.3 Herpes genitalis

Sexuell übertragene Herpes-simplex-Erkrankungen sind zu 90 % durch HSV Typ II (> 12.13.1) bedingt. Seltener ist bei orogenitalem Kontakt auch Typ I der Auslöser. Empfänglich für sexuell übertragenen Herpes sind die Genitalschleimhaut (**Herpes genitalis**), der Anus sowie Mund und Oropharynx.

Sexuell übertragene Herpes-Infektionen sind in starkem Anstieg begriffen. Etwa ein Drittel der erwachsenen Bevölkerung zeigt serologische Zeichen einer durchgemachten HSV-2-Infektion.

Klinik
Erstinfektion In aller Regel symptomatisch und schließt systemische Manifestationen wie Fieber, Abgeschlagenheit, Kopf- und Muskelschmerzen ein. An exponierten Stellen entwickeln sich multiple flache, schmerzhafte Geschwüre. Eine **inguinale schmerzhafte Lymphadenopathie** ist häufig. Im Rahmen der Virämie treten bei 25 % eine **aseptische Meningitis** sowie eine **autonome Neuritis mit Harnverhalt**, Impotenz und vermindertem Analsphinktertonus auf. Über 2 Wochen verkrusten die Geschwüre und bilden sich zurück. Bei Inokulation des Virus durch den Patienten kann es zu einer herpetischen Keratitis sowie Dermatitis kommen. Bei Analverkehr kann eine äußerst schmerzhafte, fieberhafte Proktitis auftreten.

Reaktivierung Da die Viren in Nervenganglien überleben können, kommt es wie beim Herpes labialis häufig zu Rezidivschüben, die jedoch meist milder als die Erstinfektion verlaufen und beim Immunkompetenten im Laufe der Zeit an Intensität und Frequenz abnehmen.

Diagnostik und Therapie
Die Diagnose wird als Blickdiagnose oder auch durch Virusisolation und -kultur aus den Geschwüren gestellt. Während des aktiven Stadiums, d. h., bevor die Geschwüre verkrustet sind, kann die orale Einnahme von Aciclovir, Valaciclovir oder Famciclovir (bei Erstinfektion z. B. über 7–10 Tage) den Krankheitsverlauf abmildern.

Eine Übertragung auf das Neugeborene kommt v. a. bei zur Geburtszeit aktiver Erstmanifestation vor; in diesem Fall liegt das Risiko für das Kind bei etwa 50 %. Deshalb wird dann zu einer Kaiserschnitt-Entbindung geraten, die die Übertragung jedoch auch nicht zuverlässig verhindern kann.

12.12.4 Andere STDs

Anogenitale Warzen

Diesen liegt die sexuelle Übertragung des humanen Papillomavirus (v. a. **HPV Typ 6 und 11**) zugrunde. Anogenitale Warzen dürften heute die **häufigste STD** überhaupt sein, in bestimmten Regionen sind bis zu 35 % der sexuell aktiven Teenager betroffen.

Klinik
Nach einer Inkubationszeit von 2 Wochen bis zu 1 Jahr können die Warzen auftreten, die je nach Erregertyp und Wirtsantwort flach bis blumenkohlartig sind. Sie befinden sich meist am externen Genitale, können jedoch auch Scheide, Zervix und Urethra befallen und werden durch Juckreiz, Brennen oder Blutungen symptomatisch. Bestimmte HPV-Typen können genitale Dysplasien und Karzinome, v. a. das **Zervixkarzinom**, auslösen.

Diagnostik
Erfolgt durch Inspektion. Läsionen am inneren Genitale sollten wegen des Dysplasiepotenzials durch einen **Papanicolaou-Abstrich** abgeklärt werden. Bei länger bestehenden Veränderungen wird zur Risikoabschätzung auch die Typisierung der HPV-Viren empfohlen.

Therapie und Prävention
25 % der anogenitalen Warzen bilden sich innerhalb von 3 Monaten zurück. Ist das hoffende Abwarten nicht erfolgreich, kann die lokal-ablative Therapie mit **Podophyllin**, **Trichloressigsäure**, **Kryotherapie** oder **Laser** versucht werden. Keine der Therapiemodalitäten hat überwältigende Erfolge. Ein neu entwickelter Impfstoff hat sich als effektiv in der Vorbeugung von Genitalwarzen (und Zervixkarzinom) erwiesen und ist seit Juli 2007 für alle Mädchen zwischen 12 und 17 Jahren als **Regelimpfung** empfohlen.

Trichomonaden

➤ 12.18.2

Ulcus molle

Auch **weicher Schanker** genannte, infektiöse und kontagiöse Lokalinfektion, die durch *H. ducreyi*, ein gramnegatives Stäbchen, verursacht wird. Sie wird vorwiegend sexuell übertragen, bleibt meist auf das Genitale beschränkt und hinterlässt keine Immunität. Das Ulcus molle ist eine Erkrankung v. a. der tropischen und subtropischen Regionen und tritt häufig gemeinsam mit anderen sexuell übertragenen Krankheiten auf.

Klinik
Nach einer Inkubationszeit von 2–6 Tagen treten mehrere Papeln bzw. Pusteln im Genitalbereich auf, die in **schmerzhafte Geschwüre** übergehen. Bei Männern treten meist nur vereinzelt Ulzera auf, während Frauen multiple Geschwüre aufweisen können, dafür aber weniger Schmerzen haben. Meist heilt das Ulcus molle nach wenigen Wochen spontan wieder ab.

Diagnostik und Therapie
Die Diagnosestellung erfolgt durch die Klinik, ein Erregernachweis aus dem Wundsekret ist möglich (Kultur auf Spezialnährböden). Zur Therapie werden Makrolide (z. B. Azithromycin als Einmaldosis p. o.) oder Ceftriaxon i. m. gegeben, Sexualpartner müssen mit behandelt werden.

Granuloma inguinale (Donovanosis)

In den Industrieländern extrem seltene STD durch *Calymmatobacterium granulomati*, ein gramnegatives, bekapseltes Stäbchen. Die Infektion beginnt 2–4 Wochen nach Inokulation mit einer schmerzlosen Papel am externen Genitale, welche später ulzeriert und kaum von einem Plattenepithelkarzinom zu unterscheiden ist. Therapie: Tetrazykline.

12.13 DNA-Viren

HBV (➤ 12.15.2)

12.13.1 Herpesvirus-Erkrankungen

Herpes-simplex-Virus (HSV-1 und HSV-2)

Umhüllte Doppelstrang-DNA-Viren. Ihre Vermehrung findet im Zellkern statt. HSV-1 wird durch Tröpfchen- und Schmierinfektion übertragen und kommt v. a. orofazial vor, während HSV-2 durch Sexualkontakte übertragen wird und sich v. a. anogenital findet. Je nach sexueller Präferenz können sich die Viren auch an entgegengesetzter Lokalisation finden. Befallen die Viren die Haut- oder Schleimhaut, breiten sie sich von der Hautläsion neurotrop retrograd in die sensiblen Ganglien aus und etablieren dort nach Primärinfektion eine lebenslange Latenz, HSV-1 im Ganglion trigeminale, HSV-2 in lumbosakralen Ganglien. Intermittierend kommt es zu einer Rekurrenz, wenn der Körper geschwächt ist. Dann wandern die Viren orthograd in das dem sensiblen Ganglion zugehörige Innervationsgebiet und rufen eine bullöse Entzündung hervor. Der Durchseuchungsgrad zumindest an HSV-1 geht bei Erwachsenen gegen 100%.

Klinik

- **Stomatitis aphthosa (Gingivostomatitis herpetica, Mundfäule):** kann bei einer Primärinfektion mit HSV-1 im Kindesalter entstehen und geht mit Fieber, Lymphknotenschwellung, starken Schmerzen und ulzerösen Läsionen im Mund einher. Die Abheilung findet i. d. R. nach 7–10 Tagen statt.
- **Herpes labialis:** meist durch HSV-1 verursacht. Zuerst entstehen Papeln, dann nässende Bläschen, die nach 10–14 Tagen eintrocknen.
- **Herpes genitalis (Vulvovaginitis herpetica):** ➤ 12.12.3
- **HSV-Enzephalitis:** ➤ 12.8.2
- **Keratoconjunctivitis herpetica**
- **Ekzema herpeticatum:** Prädisponierend für die Infektion der Haut mit HSV ist deren Vorschädigung, z. B. ein atopisches Ekzem.
- **Herpes neonatorum:** Besteht bei der Mutter ein Herpes genitalis, kann es perinatal zu einer Übertragung auf das Kind mit isolierter Infektion von Haut, Schleimhaut und Augen, aber auch zu einem Befall des Gehirns sowie der Entwicklung einer Sepsis kommen.

Diagnostik
Direktnachweis der HSV-DNA mittels PCR, v. a. im Liquor bei Verdacht auf Enzephalitis, aber auch aus Bläscheninhalt bei Infektion der Haut.

Therapie
Nukleosidanaloga (Aciclovir). Diese haben aber keinen Einfluss auf die Latenz, und die Entwicklung einer Resistenz gegen sie ist möglich.

Varicella-Zoster-Virus (VZV)

Behülltes Doppelstrang-DNA-Virus. Seine Replikation findet im Zellkern statt. Auch beim VZV kann es aus der Latenz heraus zu einer **Rekurrenz** kommen. Die Übertragung findet durch Tröpfchen- und Kontaktinfektion statt, aber auch aerogen über große Distanzen. Apparent Erkrankte sind hochkontagiös, jedoch ist der Herpes zoster weniger ansteckend als die Windpocken. Bis zu 95% der erwachsenen Bevölkerung tragen den Erreger in der Latenz. Die Inkubationszeit beträgt 10–21 Tage.

Klinik
Varizellen (Windpocken) Nach der Prodromalphase mit Fieber und Krankheitsgefühl bildet sich ein kleinherdiges Exanthem, das zuerst am Stamm auftritt und sich dann zentripetal ausbreitet, wobei die Kopfhaut und Schleimhäute ebenfalls befallen werden, die Handteller und Fußsohlen dagegen frei bleiben. Das Varizellenexanthem besteht aus Ein-

zelefloreszenzen wie Flecken, Bläschen, Pusteln und Krusten in verschiedenen Stadien (**Heubner-Sternenkarte**). Kontagiosität besteht ca. 2–3 Tage vor dem Erscheinen der Effloreszenzen bis ca. 6 Tage nach deren Verschwinden. Als Komplikation kann es zur **Varizellenpneumonie**, **Varizellenenzephalitis** oder auch zum **fetalen Varizellensyndrom** kommen.

Herpes zoster (Gürtelrose) Entsteht meist einseitig, ist auf ein oder mehrere Dermatome begrenzt und kann nach durchgemachten Windpocken als Reaktivierung auftreten. Eine Immunsuppression ist Voraussetzung. Als erste Symptome entwickeln sich Schmerzen und Sensibilitätsstörungen (starke **zosteriforme Neuralgie**), und erst nach ca. 3 Tagen bilden sich Hauteffloreszenzen. Die Abheilung der Effloreszenzen findet innerhalb von 2–3 Wochen statt. Der Schmerz kann noch lange nach durchgemachtem Herpes zoster fortdauern.

Diagnostik
- Charakteristisch ist das klinische Bild (Heubner-Sternenkarte).
- Direktnachweis der VZV-DNA mittels PCR im Bläschensekret, Blut, Liquor
- serologischer Ak-Nachweis

Prophylaxe
Aktive Impfung mit einem attenuierten Lebendimpfstoff. Empfohlen für alle Neugeborenen ab dem 11.–14. Lebensmonat und alle ungeimpften Jugendlichen ohne eruierbare Varizellenanamnese. Wird häufig kombiniert mit dem Masern-Mumps-Röteln(MMR)-Impfstoff.

Therapie
- Nukleosidanaloga (Aciclovir; Reserve: Valaciclovir, Famciclovir oder Brivudin)
- passive Impfung mit dem Varicella-Zoster-Immunglobulin für seronegative Schwangere und auch Neugeborene

Zytomegalievirus (CMV)

Doppelstrang-DNA-Virus. Wird im Zellkern repliziert und befällt ausschließlich menschliche Zellen. Nach meist oraler Aufnahme wird das Virus via Blut in KM, Leber, Milz, Lunge etc. verteilt. Die befallenen Zellen (meist Endothelien) zeigen einen **charakteristischen zytopathischen Effekt**: Ihr Zytoplasma und ihr Kern sind stark vergrößert (**Eulenaugenzellen**). Eine Übertragung der Viren ist durch Bluttransfusion und Organtransplantation möglich.

Klinik
- **Embryopathie**: Bei Primärinfektion der Mutter während der Schwangerschaft kann das Virus intrauterin auf das Kind übertragen werden und Schäden bei diesem hervorrufen.
- **mononukleoseähnliche Symptomatik**: durch peri- und postnatale Infektion (Mononukleose, s. u.)
- **Komplikation unter Immunsuppression**: Wichtig ist hier v. a. die Pneumonie, des Weiteren können u. a. Ösophagitis, Retinitis, Nephritis, Enzephalitis und Kolitis auftreten.

Diagnostik
- Kurzzeitkultur: Nachweis der Viren innerhalb von wenigen Stunden
- Nachweis der CMV-DNA mittels PCR, z. B. aus Fruchtwasser
- Antigenämietest (Nachweis des viralen Antigens pp-65 in humanen Blutzellen)

Therapie
Nukleosidanaloga (Ganciclovir). Zur Reserve Cidofovir, Foscarnet oder Formivirsen (Vitravene®).

Humanes Herpesvirus 6 (HHV-6)

Doppelstrang-DNA-Virus mit Hülle und Replikation im Zellkern. Es gibt **HHV-6A und -6B**. Die Übertragung findet durch Tröpfcheninfektion statt. Infektionsquelle sind v. a. subklinisch infizierte Menschen. Das Virus persistiert in Speichel- sowie Vaginalsekret und infiziert CD4-positive T-Lymphozyten. Der Durchseuchungsgrad liegt bereits bei Kleinkindern bei 95 %. Die Inkubationszeit beträgt ca. 3–15 Tage.

Klinik
Exanthema subitum (Roseola infantum, Dreitagefieber, sechste Krankheit) Haupterreger ist HHV-6B. Es handelt sich um eine selbstlimitierende, systemische Infektion zwischen 6. Lebensmonat und 3. Le-

bensjahr. Der Beginn ist gekennzeichnet durch hohes, 3 Tage anhaltendes Fieber (bis 40 °C) mit Auftreten von Fieberkrämpfen und Enanthem. Später kann ein Exanthem überwiegend an Rumpf und Extremitäten auftreten, das nach 1–3 Tagen verschwindet.

Diagnostik
PCR auf HHV-6-DNA.

Therapie
Symptomatisch. Bei schweren Verläufen/Immunsupprimierten Ganciclovir oder Foscarnet.

Humanes Herpesvirus 7 (HHV-7)

Doppelstrang-DNA-Virus mit Hülle und Replikation im Zellkern. Die Übertragung findet durch Speichel statt. Kann Exanthema-subitum-ähnliche Zustände hervorrufen, verläuft aber häufig asymptomatisch.

Therapie Symptomatisch.

Epstein-Barr-Virus (EBV), auch HHV-4

Doppelstrang-DNA-Virus mit Hülle und Replikation im Zellkern. Nach Infektion persistiert das Virus in B-Lymphozyten. Es sorgt dafür, dass die Zellen proliferieren und immortalisiert werden. Unter Immunsuppression kann es zur malignen Transformation dieser Zellen kommen. Die Durchseuchung liegt ab etwa dem 30. Lebensjahr bei 100 %. Die Inkubationszeit kann bis zu 50 Tage betragen.

Klinik
- **infektiöse Mononukleose (Kissing Disease, Pfeiffer-Drüsenfieber)**: je älter der Patient, desto schwerer der Verlauf. Im Blut treten EBV-spezifische reaktive T-Lymphoblasten auf, die die B-Lymphozyten kontrollieren sollen. Es kommt zu Fieber, einer generalisierten Lymphknotenschwellung, Tonsillenbelägen, einer Hepatosplenomegalie mit Anstieg der Transaminasen und dem Auftreten von Autoantikörpern. Der Häufigkeitsgipfel liegt zwischen dem 15. und 25. Lebensjahr. Die Übertragung findet durch Tröpfchen- und Schleimhautinfektionen statt.
- Assoziation mit Lymphomen der B-Zell-Reihe (z. B. Burkitt-Lymphom, einschließlich Morbus Hodgkin). Bei diesen lässt sich das Virusgenom in den malignen Zellen nachweisen.

Diagnostik
- Nachweis der atypischen Lymphozytose (in 90 % d. F. positiv). Es finden sich bis zu 20.000 Leukozyten/μl mit mehr als 66 % Lymphozyten, von denen bis zu 40 % atypischen CD8$^+$ T-Lymphozyten entsprechen (sog. **Pfeiffer-Zellen**). Häufig Transaminasen erhöht.
- EBV-spezifische Antikörper (> Tab. 12.27) gegen virales Kapsid (VCA-IgM und -IgG), EBV Nuclear Antigen (EBNA). Meist Nachweis von EBNA-1 als Diagnostikum ausreichend.
- **Paul-Bunnell-Hämagglutinationstest**: Nachweis heterophiler Antikörper (bei akuter Infektion in 90 % positiv)
- PCR auf EBV-DNA zur Bestimmung der Viruslast

Therapie
Symptomatisch (z. B. Fibersenkung mittels Paracetamol). Bei B-Zell-Malignomen: Anti-CD20-Antikörper (**Rituximab**). **Cave**: Es treten regelmäßig allergische Reaktionen bei Einnahme von Amoxicillin auf!

Humanes Herpesvirus 8 (HHV-8, Kaposi-Sarkom-assoziiertes Herpesvirus)

> 12.16.6

Tab. 12.27 EBV-Serologie.

Krankheitsstadium	Anti-VCA-IgM	Anti-VCA-IgG	Anti-EA-IgG	Anti-EBNA-IgG
akute Mononukleose	↑	↑	–/↑	–
abgelaufene Mononukleose	–	↑	–	↑
chronisch aktive Mononukleose	–/↑	↑↑	↑↑	–/↑
EBV-assoziierte lymphoproliferative Erkrankungen	–/↑	↑↑	↑↑	–/↑

12.13.2 Adenoviren

Doppelstrang-DNA-Viren ohne Hülle mit Replikation im Zellkern. Man unterscheidet 51 humanpathogene Serotypen. Die Übertragung findet durch Tröpfcheninfektion und fäkal-oral statt. Adenoviren befallen die Atemwege, den Gastrointestinaltrakt sowie die Augen und sind mit Invaginationen und Appendizitiden bei Kindern assoziiert. Die Inkubationszeit liegt bei ca. 5–8 Tagen.

Klinik
- **Atemwegsinfektionen** (vom Schnupfen bis zur Pneumonie): hervorgerufen durch die Serotypen 1–3 und 5–7
- **akute follikuläre Konjunktivitis (Schwimmbadkonjunktivitis)**: ausgelöst durch die Serotypen 3, 4 und 7
- **epidemische Keratokonjunktivitis**: ausgelöst durch die Serotypen 8, 19 und 37
- **Diarrhöen**: ausgelöst durch die Serotypen 31, 40 und 41 und nach den Rotaviren die zweithäufigste Ursache für Diarrhöen bei Kleinkindern
- **akute hämorrhagische Zystitis**: ausgelöst durch die Serotypen 11 und 21

Diagnostik und Therapie
Immunzytologischer Ag-Nachweis aus Abstrichmaterial oder Ag-Nachweis im Stuhl mittels EIA bei gastrointestinalen Infektionen. Symptomatische Therapie.

12.13.3 Polyomaviren

Doppelstrang-DNA-Viren ohne Hülle mit Replikation im Zellkern. Man unterscheidet **JC- und BK-Virus** (beide benannt nach den Initialen des jeweils ersten Patienten). Die Übertragung findet durch Tröpfcheninfektion statt. Die Durchseuchungsrate liegt bei bis zu 80 %. Aus der normalerweise latenten Infektion kann unter Immunsuppression eine apparente Infektion resultieren.

Klinik
- **progressive multifokale Leukenzephalopathie** (PML, durch JC-Virus), v. a. bei AIDS-Patienten
- **tubulointerstitielle Nephritis** (TIN, durch BK-Virus), v. a. bei Patienten nach KM-Transplantationen

Diagnostik und Therapie
- bei Verdacht auf PML: PCR aus Liquor oder Hirngewebe
- bei Verdacht auf TIN: Genomnachweis im Blut, Nierenbiopsie zur Bestätigung

Symptomatische Therapie.

12.13.4 Parvovirus B19

Einzelstrang-DNA-Virus ohne Hülle mit Replikation im Zellkern. Das Virus wird aerogen oder über Blutprodukte übertragen und befällt Erythrozytenpräkursoren, indem es das Erythrozyten-P-Antigen als Rezeptor bindet, um in diese einzudringen. Kleinstes bekanntes Virus (Durchmesser: 19–25 nm). Die Inkubationszeit beträgt 4–14 Tage. Es findet sich weltweit in gemäßigten Klimazonen und ist sowohl human- als auch tierpathogen.

Reservoir
Vor allem erkrankte bzw. subklinisch infizierte Menschen.

Pathogenese
Etwa 1 Woche nach der Übertragung kommt es zur Infektion der hämatopoetischen Stammzellen. Während dieser Woche zeigt der Patient Prodromi wie Fieber, Kopfschmerzen und Schnupfen. Daraus resultiert eine etwa 2 Wochen andauernde Knochenmarkdepression.

Klinik
- **Ringelröteln (Erythema infectiosum, fünfte Krankheit)**: Sie beginnen mit einem Gesichtserythem, gefolgt von einem makulopapulösen Exanthem an den Extremitäten. Häufig kommt es zu begleitenden Arthritiden.
- passagere Anämien durch Aplasie der Erythropoese
- Myokarditiden
- Wegen der Möglichkeit einer transplazentaren Übertragung des Virus kann es in der Schwangerschaft aufgrund des Mangels an Sauerstoffträgern zu einem **Hydrops fetalis** und in 10 % d. F. zu einem Abort kommen.

Diagnostik
- Ak-Nachweis: Bei Exanthemausbruch lässt sich häufig bereits IgM im Blut und Speichel nachweisen.
- Häufig finden sich eine variable Anämie und Thrombopenie.
- PCR auf Parvovirus-B19-DNA
- Selten wird eine Elektronenmikroskopie nötig.

Prophylaxe und Therapie
Expositionsprophylaxe und symptomatische Therapie. Manchmal sind Bluttransfusionen nötig. Für Schwangere kann eine Ig-Gabe erwogen werden.

12.13.5 Humane Papillomaviren (HPV)

Doppelstrang-DNA-Viren ohne Hülle mit einer Replikation im Zellkern. Man unterscheidet über 150 humanpathogene Genotypen. Die Übertragung findet über Haut- und Schleimhautkontakt meist direkt von Mensch zu Mensch statt. HPV können an der Entstehung von gutartigen Warzen (Papillome), aber auch von Karzinomen beteiligt sein. Aus diesem Grund kann man die Viren anhand ihres Risikos der Karzinombildung unterscheiden:
- gutartige Viren: z. B. HPV 1, 3 und 10
- Low-Risk-Viren: z. B. HPV 6 und 11
- High-Risk-Viren: z. B. HPV 16, 18, 31, 33, 35 und 45

Hauptsächlich werden Kinder und Jugendliche befallen. Die Inkubationszeit beträgt bis zu 8 Monate.

Pathogenese
Einige HPV-Genotypen verfügen über Onkoproteine. Diese als **E6** und **E7** bezeichneten Proteine deaktivieren p53 und p107 (pRB) und führen zu einer ungeregelten Proliferation der durch sie befallenen Zellen.

Klinik
- gutartige Hauterkrankungen:
  - **Verrucae vulgares** (vulgäre Warzen): z. B. durch HPV 2 und 4
  - **Verrucae plantares** (Fußsohlenwarzen): z. B. durch HPV 1 und 4
  - **Verrucae filiformes** (filiforme Warzen): z. B. durch HPV 7
- Hauterkrankungen mit Entartungsrisiko: **Epidermodysplasia verruciformis (Verrucosis generalisata)**: Sie ist eine familiär gehäufte Hauterkrankung, die jedoch selten ist. Es besteht ein 30-prozentiges Risiko, dass sich aus diesen ein Plattenepithelkarzinom entwickelt, z. B. durch HPV 3, 5, 8 und 17.
- orolaryngeale Schleimhauterkrankungen mit Entartungsrisiko:
  - **Larynxpapillome** mit dem Risiko der Entstehung von Larynxkarzinomen durch HPV 6 und 11
  - **orale Papillome und Leukoplakien** mit dem Risiko der Entstehung von Plattenepithelkarzinomen durch HPV 2, 6, 11 und 16
- anogenitale Schleimhauterkrankungen mit Entartungsrisiko:
  - **Condylomata plana**: entwickeln sich mit einer Latenzzeit von 20–30 Jahren zu Karzinomen der Cervix uteri (z. B. durch HPV 16, 18, 31, 33, 35 und 45). Dabei handelt es sich um das zweihäufigste Genitalmalignom der Frau nach dem Endometriumkarzinom.
  - **Condylomata acuminata**: durch HPV 6 und 11 verursachte Warzen im Anogenitalbereich. Sie neigen zu bakterieller Superinfektion. Seltene Sonderform sind die Riesenkondylome Buschke-Löwenstein (Condylomata acuminata gigantea) mit dem Risiko der Entartung in ein Plattenepithelkarzinom.

Diagnostik
- In den meisten Fällen genügt das charakteristische klinische Bild, um von HP-Läsionen sprechen zu können.
- mikroskopischer Nachweis von **Koilozyten** (vakuolisierte Keratinozyten im Stratum granulosum)
- direkte Immunfluoreszenz
- PCR auf HPV-DNA aus Biopsiematerial
- DNA-Hybridisierung

Prophylaxe
Von der STIKO wird die dreimalige Impfung mit einem Totimpfstoff für alle Mädchen zwischen 12 und 17 Jahren empfohlen. Zugelassen ist der Impfstoff für 9- bis 25-Jährige. Er enthält das Hauptkapsidprotein L1 und bietet **Schutz gegen HPV 6, 11, 16 und 18**. Die HPV-Impfung soll die Primärinfektion ver-

hindern und erzeugt hohe Ig-Spiegel. Sie ist damit ein Schutzfaktor gegen die Ausbildung von Condylomata acuminata und Zervixkarzinomen. Für junge Männer ist die HPV-Impfung noch nicht etabliert.

Therapie
Initial Keratolyse mit Salicylsäure. Dann können die Viruspapillome operativ mittels Exzision, Exkochleation, Kryotherapie, Kürettage und Laser angegangen werden. Als Virustatika stehen Cidofovir, 5-Fluorouracil, Imiquimod und IFN-α, als zytotoxische Externa Podophyllotoxinlösungen und Ätzmittel (z. B. Trichloressigsäure) zur Verfügung. Wichtig ist außerdem die Mitbehandlung des Sexualpartners des Patienten, und disponierende Faktoren wie eine periphere Durchblutungsstörung sollten behoben werden.

12.13.6 Pockenviren

Doppelstrang-DNA-Viren mit Hülle. Die Replikation findet im Zytoplasma, abgegrenzt von Membranen des ER, statt. Dieses Separee nennt sich **Guarnieri-Einschlusskörperchen**. Es lässt sich lichtmikroskopisch färberisch abgrenzen. Pockenviren sind mit bis zu 350 nm die größten bekannten Viren.

Pathogenese
Die Viren produzieren eine Vielzahl von Proteinen, die in die Zell-Zell-Kommunikation und die Zellwachstumskontrolle eingreifen. Einteilung des Virus in vier Gattungen.

Klinik
Variola Pocken, Variola vera, echte Pocken, Blattern durch das **Variolavirus**: 1977 wurden die Pocken von der WHO für ausgerottet erklärt. Sollten sie jedoch wieder auftreten, sind sie meldepflichtig. Die Inkubationszeit beträgt etwa 1–2 Wochen. Das Variolavirus ist hochinfektiös und wird durch Tröpfchen- oder Schmierinfektion übertragen. Die Krankheit beginnt mit Fieber, Kreuzschmerzen sowie Lymphknotenschwellungen und führt nach einer gewissen Zeit zur Ausbildung des charakteristischen Pockenexanthems an Gesicht und Extremitäten. Dieses Exanthem heilt nach 3–4 Wochen ab und hinterlässt zumeist Narben sowie eine lebenslange Immunität.

> **MERKE**
> Charakteristisch für das Pockenexanthem ist, dass sich alle Effloreszenzen im gleichen Entwicklungsstadium befinden (im Gegensatz zu den Windpocken).

Vacciniavirus-Infektion Grund für die Ausrottung des Variolavirus ist das Vacciniavirus, das von Edward Jenner entdeckt wurde und als Impfstoff zur Pockeneradikation diente. Heute wird es aufgrund der bestehenden Impfkomplikationen (z. B. Hautexanthem, Enzephalitis etc.) nicht mehr verwendet.

Mollusca contagiosa (Synonym: Dellwarzen) Durch das **Molluscum-contagiosum-Virus**. Treten weltweit und besonders bei Kindern auf. Die Übertragung findet durch Schmierinfektion statt. Die Inkubationszeit beträgt 2–7 Wochen. Das klinische Bild wird durch hautfarbene, einige Millimeter große Papeln mit zentraler Delle geprägt.

Melkerknoten durch das Melkerknotenvirus Reservoir und Infektionsquelle sind mit dem Virus infizierte Kühe. Die Inkubationszeit beträgt 4–14 Tage, danach entstehen einige Knoten an Händen und Unterarmen. Diese Knoten sind gutartig, heilen nach 4–6 Wochen narbenlos ab und hinterlassen eine lebenslange Immunität.

Diagnostik
Charakteristisch ist das klinische Bild. Des Weiteren Nachweis der Viruspartikel im EM und Genomnachweis. Der Nachweis des Variolavirus bleibt Speziallaboren vorbehalten. Die Molluscum-contagiosum-Viren können histologisch im H. E.-gefärbten Präparat durch die intraepidermalen eosinroten Einschlusskörperchen (**Henderson-Patterson-Körperchen**) nachgewiesen werden.

Therapie
Der Melkerknoten ist selbstlimitierend und die Dellwarzen können mit einem scharfen Löffel entfernt werden, verschwinden zum Teil aber auch spontan.

Prophylaxe
Aktive Impfung mit einem attenuierten Lebendimpfstoff (Vacciniavirus). Schützt vor einer Erkrankung mit dem Variolavirus. Wird nicht mehr empfohlen.

12.14 RNA-Viren

12.14.1 Picornaviren

Viren mit Einzelstrang-RNA-Genom. Man unterteilt sie in drei Gruppen: **Enteroviren**, **Rhinoviren** und **HAV** (> 12.15.1).

Pathogenese
Wichtigster pathogenetischer Faktor ist die interne ribosomale Eintrittsstelle (**IRES**). Sie hilft, die Proteinbiosynthese zugunsten der Viren umzusteuern.

Enteroviren

Kleine, unbehüllte, säurefeste Viren, die fäkal-oral übertragen werden. Man unterscheidet über 70 Subtypen, deren wichtigste humanpathogene Vertreter das Coxsackie-A- und -B-Virus, die ECHO-Viren, alle übrigen Enteroviren und das Poliovirus sind. Die Inkubationszeit beträgt 1–4 Wochen.

Reservoir
V. a. erkrankte und subklinisch infizierte Menschen.

Klinik
Alle Enteroviren Fieber, Kopf- und Gliederschmerzen (**Sommergrippe**), **hämorrhagische Konjunktivitis** und **Meningitiden** (nicht so gefährlich wie durch Bakterien).

Coxsackie-A-Viren Verursachen insbesondere folgende Erkrankungen:
- **Hand-Fuß-Mund-Krankheit**: eine mit vesikulärer Stomatitis und Bläschen an Hand- und Fußsohlen einhergehende hartnäckige Infektion
- **hämorrhagische Konjunktivitis**
- **Herpangina**: eine auf Gaumenbögen, Tonsillen und Uvula begrenzte vesikuläre fieberhafte Erkrankung, die selten mit einer hämorrhagischen Konjunktivitis und Erbrechen einhergeht (DD: Herpesviren befallen eher Lippen und Vestibulum oris)
- **Malaise** und **Meningoenzephalitis**

Coxsackie-B-Viren **Bornholm-Krankheit** (**Myalgia epidemica**); mit Fieber, Schmerzen im Brust- und Bauchbereich besonders beim Einatmen und Husten. Außerdem verursachen diese Viren Meningoenzephalitis, Myokarditis, Perikarditis.

ECHO-Viren Gastroenteritis, Meningoenzephalitis, Myokarditis.

Poliovirus Verursacht die **Poliomyelitis** (spinale Kinderlähmung, > Tab. 12.28). Nach einer Vermehrung der Viren im Pharynx und Gastrointestinaltrakt kommt es durch Virämie und nachfolgenden Übertritt der Viren durch die Blut-Liquor-Schranke zu einem Befall der grauen Substanz. Man unterscheidet drei Serotypen, die alle eine Poliomyelitis auslösen können. Das Virus wird durch Schmier- und Tröpfcheninfektion übertragen. 90 bis 95 % aller Infektionen zeigen inapparente Verläufe. Als Komplikation kann sich eine aufsteigende Lähmung entwickeln, die evtl. auf das Atem- und Kreislaufzentrum übergeht. Daneben können Restlähmungen der Extremitätenmuskulatur und bei Kindern ein unvollständiges asymmetrisches Knochenwachstum resultieren. Charakteristisch für die Poliomyelitis ist die schlaffe Lähmung der Muskulatur durch Befall der motorischen Vorderhornzellen des Rückenmarks.

Diagnostik
Als Untersuchungsmaterial wird Rachensekret, Stuhl oder Liquor zur Virusisolierung gewonnen. Im Liquor ist auch der Nachweis der Pleozytose und der

Tab. 12.28 Klinischer Verlauf der Poliomyelitis.

Phase	Tag	Symptome
Initialphase	1–3	beginnt mit Temperatur bis 38,5 °C und grippalen Symptomen, wobei es nahezu immer zu Brechdurchfällen kommt
Latenzphase	4–7	bleibt symptomfrei
präparalytische Phase	8–9	Temperaturanstieg mit Adynamie, Kopfschmerzen, Meningismus, Muskelschwäche und einer Abweichung der motorischen Reflexe. Im Liquor finden sich eine Pleozytose und Proteinerhöhung
paralytische Phase	10–11	entwickelt sich bei 0,1–1 % der Betroffenen. Es treten asymmetrische schlaffe Lähmungen an Gesicht, Rumpf und Extremitäten auf.

Proteinerhöhung von diagnostischem Wert. Der Erreger wird dann meist molekularbiologisch mit der RT-PCR nachgewiesen. Daneben lassen sich Enteroviren mittels ihres charakteristischen CPE in Zellkulturen nachweisen.

Prophylaxe (für das Poliovirus)

Von der STIKO wird die aktive Impfung mit einer **inaktivierten Poliovakzine** (Totimpfstoff nach Salk) empfohlen. Nach dem vollendeten 2., 3. und 4. Lebensmonat mit einer Auffrischung im 2. Lebensjahr wird sie im Rahmen der sechsfachen Impfung gegen Diphtherie, Tetanus, Pertussis, Hib und Hepatitis B appliziert. Im Alter von 9–17 Jahren erfolgt eine Auffrischung. Die aktive Immunisierung mit einer **attenuierten Lebendvakzine (nach Sabin)** wird wegen des Auftretens **vakzineassoziierter Poliomyelitisfälle** nicht mehr empfohlen.

Therapie

Aktuell wird symptomatisch therapiert. **Pleconaril** ist in Erprobung.

Rhinoviren

Kleine, unbehüllte, **nichtsäurefeste** Viren (im Gegensatz zu den anderen Picornaviren). Sie werden fäkal-oral und durch Tröpfcheninfektion übertragen. Die Inkubationszeit beträgt 1–3 Tage. Es sind knapp 100 Serotypen bekannt. Man unterscheidet eine **Major Group** (binden an ICAM-1 der Zellen als Rezeptor) mit 90 und eine **Minor Group** (binden an den LDL-Rezeptor der Zellen) mit knapp 10 Serotypen.

Klinik

Mit bis zu 50% Haupterreger des Schnupfens. Die Erkrankung dauert etwa 1 Woche. Häufigkeitsgipfel treten besonders im Frühling und Herbst auf. Als Komplikationen können sich eine Otitis media, eine Sinusitis und eine bakterielle Superinfektion entwickeln.

Diagnostik

Eine Routinediagnose erfolgt nicht. Nur bei Risikopatienten kann man eine RT-PCR durchführen.

Prophylaxe und Therapie

Wichtig ist v. a. hygienisches Verhalten, in erster Linie das Händewaschen. Therapiert wird nur symptomatisch, eine kausale antivirale Therapie steht nicht zur Verfügung.

12.14.2 Flaviviren

RNA-Viren mit einem einzelsträngigen RNA-Genom. HVC: ➤ 12.15.3

Frühsommer-Meningoenzephalitis-(FSME)-Virus

Wie *B. burgdorferi* in Mitteleuropa ebenfalls durch die Zecke *Ixodes ricinus* übertragen und wird deshalb ebenfalls als Arbovirus bezeichnet.

> **MERKE**
> Der Name „Arbovirus" ist Viren vorbehalten, die durch Arthropoden (Gliederfüßer, z. B. Mücken, Zecken etc.) auf den Menschen übertragen werden.

Das FSME-Virus ist ein kleines, behülltes Virus. Es kommt nur in bestimmten Gegenden Deutschlands vor (**FSME-Virus-Biotope**) und wird zwischen April und Oktober in diesen Gebieten übertragen. 0,1% der Zecken sind dort infiziert, und ca. 30% der gebissenen Personen erkranken. Die Inkubationszeit beträgt ca. 7–14 Tage. Im menschlichen Körper verhält sich das Virus ausgesprochen neurotrop.

Klinik

In 90% d. F. entwickelt sich eine subklinisch verlaufende Infektion. Klinisch wichtig ist aber die biphasisch verlaufende Erkrankung. Die erste Phase dauert etwa 3–4 Tage und besteht aus grippalen Symptomen wie Fieber, Glieder-, Kopf- und Muskelschmerzen. Nach einem fieber- und symptomfreien Intervall, das 1–3 Wochen andauern kann, entwickelt sich die zweite Phase. Diese besteht bei etwa 30% der Infizierten. Es kommt zu Fieber, Übelkeit, Erbrechen, Apathie, Meningismus und Koma. 60% der Infizierten, welche die zweite Phase durchlaufen, entwickeln eine Meningitis, 30% eine **Meningoenzephalitis** und 10% eine **Meningoenzephalomyelitis**. Außerdem können sich periphere Lähmungen,

Hirnstamm- und Bulbärsymptomatik ausbilden. Bei Kindern tritt typischerweise die meningitische Form auf, die eine gute Prognose hat und vollständig ohne Spätfolgen ausheilt. Erwachsene dagegen entwickeln eine enzephalitische Form, bei der es in 5–7 % zu Defektheilungen mit polioartigen Lähmungen hauptsächlich der oberen Extremitäten kommen kann. In unter 1 % endet die FSME letal.

Diagnostik
Virusnachweis durch IgM- und IgG-Antikörper im Serum und Liquor. Im Liquor ist der Nachweis jedoch erst etwa 10 Tage nach Erkrankungsbeginn möglich. Je weiter die FSME fortgeschritten ist, desto höher sind auch die AK-Titer.

Prophylaxe und Therapie
Für Risikogruppen und bei Reisen in Endemiegebiete steht eine aktive Immunisierung mit einem Totimpfstoff zur Verfügung. Da diese Impfung bei kleinen Kindern Fieberkrämpfe induzieren kann, wird sie erst ab dem 3. Lebensjahr empfohlen. Eine Auffrischung sollte alle 3 Jahre erfolgen. Derzeit gibt es keine spezifische antivirale Therapie, es kann nur symptomatisch behandelt werden. Eine passive Immunisierung mit Immunglobulinen ist möglich, ihre Indikation muss allerdings kritisch hinterfragt werden. Sie ist theoretisch bis zu 2 Tage nach Zeckenbiss möglich, für unter 14-Jährige aber nicht zugelassen.

Gelbfiebervirus

Kleines, behülltes Virus. Wird durch tagaktive Moskitos (insbesondere durch *Aedes aegyptii*) übertragen. Man findet das Virus in tropischen Gegenden Afrikas und Teilen Mittel- und Südamerikas. Das Virus vermehrt sich besonders in Makrophagen und Hepatozyten. Die Inkubationszeit beträgt etwa 3–6 Tage. **Verdacht, Erkrankung und Tod am Gelbfiebervirus sind namentlich meldepflichtig.**

Klinik
Genau wie das FSME verläuft das Gelbfieber biphasisch. Die erste Phase verläuft ähnlich wie bei FSME fieberhaft, mit Kopf-, Muskel- und Gliederschmerzen sowie Übelkeit und Erbrechen. Nach einem symptomfreien Zeitraum von 1–2 Tagen entwickelt sich die zweite Phase. Diese ist durch eine Schädigung der Leber mit Ausbildung einer akuten Hepatitis und eines Ikterus gekennzeichnet. Außerdem entstehen aufgrund der Hepatitis **Gerinnungsstörungen mit flächenhaften inneren sowie äußeren Blutungen** und **Nephritiden** mit Mikrohämaturie und Albuminurie. In schweren Fällen wird auch der Herzmuskel mit daraus resultierendem Pulsanstieg und sinkender Körpertemperatur befallen, was zum Bild des **Faget-Syndroms** führt. Komplikationen bestehen in der Ausbildung eines Leber- und Nierenversagens, einer Meningoenzephalitis sowie MOV und Koma.

Diagnostik
Erfolgt durch Nachweis von IgM- und IgG-Antikörpern im Serum. Außerdem kann die Gelbfiebervirus-RNA mittels PCR nachgewiesen werden. Beides bleibt jedoch Speziallaboratorien vorbehalten.

Prophylaxe und Therapie
Aktive Immunisierung mit einer attenuierten Lebendvakzine. Die Impfung darf nur durch von der WHO ermächtigten Ärzten vorgenommen werden. Derzeit gibt es keine antivirale Therapie, es wird nur symptomatisch therapiert.

Denguevirus

Verbreitet in tropischen und subtropischen Gebieten Afrikas, Asiens sowie Mittel- und Südamerikas. Übertragung: v.a. durch *Aedes aegyptii*. Inkubationszeit: 3–14 Tage. Klinik: entweder asymptomatisch, als klassisches selbstlimitierendes Denguefieber (mit hohem Fieber, starken Kopf- und Gelenkschmerzen („**Knochenbrecherfieber**"), makulopapulösem Exanthem gefolgt von Entfieberung und erneutem Fieberanstieg), **Dengue-hämorrhagisches-Fieber** (mit Blutungen in Haut und Schleimhäute, v.a. bei Zweitinfektionen bei Kindern und Jugendlichen) und **Dengue-Schock-Syndrom** (mit massiven Blutungen in innere Organe einschließlich Gehirn, Letalität: bis zu 40 %).

Diagnostik Nachweis durch Anzucht und PCR aus Blut Betroffener.

Therapie Symptomatisch.

12.14.3 Coronaviren

Behüllte Einzelstrang-RNA-Viren, deren Hüllglykoproteine sich elektronenoptisch wie ein Strahlenkranz (lat. corona) formieren. Besitzen das größte Genom aller bekannten RNA-Viren und werden durch Tröpfcheninfektion übertragen. Sie befallen das Flimmerepithel des Respirationstrakts und sind mit bis zu 15 % an Erkältungskrankheiten beteiligt. Die Inkubationszeit liegt bei etwa 2–12 Tagen.

Klinik
Coronaviren verursachen hauptsächlich **banale Atemwegsinfekte** des oberen Respirationstrakts. Es können Rhinitis, Fieber, Kopfschmerzen und Husten auftreten. Die **SARS-Coronaviren** dagegen verursachen das **Severe acute respiratory Syndrome** mit hohem Fieber, Atemnot und trockenem Husten im Sinne einer atypischen Pneumonie. Die Patienten werden sehr schnell beatmungspflichtig, und die Letalität liegt bei knapp 10 %. **Verdacht auf sowie Erkrankung oder Tod an SARS sind meldepflichtig.**

Diagnostik
Erregernachweis aus u. a. aus BAL, Nasopharyngealsekret und Sputum mittels RT-PCR.

Prophylaxe und Therapie
Expositionsprophylaxe (Mund- und Nasenschutz, Quarantäne im Einzelzimmer einer Klinik). Bislang steht nur IFN-α zur Verfügung, ansonsten wird symptomatisch therapiert, und zur Prophylaxe bakterieller Superinfektionen können zusätzlich Antibiotika verabreicht werden.

12.14.4 Caliciviren

RNA-Viren mit einem einzelsträngigen RNA-Genom. Das Kapsid verfügt über kelchförmige Einstülpungen, die diesen Viren den Namen gaben. Man unterscheidet innerhalb der Gruppe der Caliciviren **Noro- und Sapoviren**.

Noroviren

Viren ohne Hülle, die sehr umweltresistent sind. Die Viren werden über die Nahrung aufgenommen und können durch Schmierinfektionen übertragen werden.

Klinik
Noroviren verursachen bei jungen Menschen sehr häufig **akute Gastroenteritiden** mit Brechdurchfällen, hauptsächlich überwiegen jedoch Übelkeit und Erbrechen. Sie sind die **häufigsten Erreger viraler Lebensmittelinfektionen** bei Erwachsenen. Bei immunsupprimierten, alten oder neugeborenen Menschen können Erkrankungen mit Noroviren aufgrund des hohen Flüssigkeitsverlusts zum Tod führen.

Diagnostik und Therapie
Die Viren können (sogar noch nach überstandener Erkrankung) im Stuhl mittels RT-PCR nachgewiesen werden. Es gibt keine kausale antivirale Therapie, es kann nur symptomatisch behandelt werden. Um die weitere Verbreitung der Noroviren zu vermeiden, ist eine Isolation von betroffenen Patienten im Krankenhaus erforderlich.

Sapoviren

Ebenfalls Viren ohne Hülle, die sehr umweltresistent sind. Der Hauptübertragungsweg ist die Schmierinfektion. Sie lösen akute Gastroenteritiden bei Kindern aus. Die Diagnose gelingt mit der RT-PCR aus Stuhlisolaten. Auch hier kann nur symptomatisch therapiert werden.

12.14.5 Astroviren

RNA-Viren mit einzelsträngigem RNA-Genom ohne Hülle, die sehr umweltresistent sind. Elektronenoptisch zeigen sie sich sternförmig, daher ihr Name.

Klinik
Auch sie verursachen hauptsächlich bei Kindern akute Gastroenteritiden mit Fieber, Übelkeit und Erbrechen, Durchfällen und Bauchschmerzen.

> **MERKE**
> Astroviren sind nach den Rotaviren die zweithäufigste Ursache für Gastroenteritiden bei Kindern.

Diagnostik und Therapie
Die Diagnose wird mit der RT-PCR aus Stuhlisolaten durchgeführt. Es kann nur symptomatisch therapiert werden, wobei die Gastroenteritiden selbstlimitierend sind.

12.14.6 Togaviren

Zu ihnen gehören neben den **Rötelnviren** die **Alphaviren** (fehlende klinische Relevanz). Es handelt sich um RNA-Viren mit einzelsträngigem RNA-Genom. Die Hülle der Togaviren ähnelt elektronenoptisch einem Mantel (lat. toga). Gegen die Glykoproteine der Hülle, die eine Funktion als Hämagglutinine einnehmen, bildet der Körper, insbesondere nach einer Schutzimpfung, schützende neutralisierende Antikörper. Die Übertragung erfolgt durch Tröpfcheninfektion.

Rötelnvirus

Es verursacht die **Röteln** (**Rubella, Rubeola, Rubeolen**). Die Inkubationszeit beträgt 12–23 Tage. Das Rötelnvirus wird durch Tröpfcheninfektion übertragen, des Weiteren ist eine transplazentare Übertragung möglich. Der Erkrankungsgipfel liegt im 5. bis 15. Lebensjahr. Es handelt sich um ein hochkontagiöses Virus. Bei infizierten Menschen kann man sich 7 Tage vor bis 7 Tage nach Ausbruch der Röteln anstecken. Etwa alle 5 Jahre kommt es zu **Kleinraumepidemien**.

Reservoir
Erkrankte und in 50 % d. F. subklinisch infizierte Personen. Das Virus ist streng humanpathogen.

Klinik
Die Röteln beginnen mit einer **Prodromalphase** aus Konjunktivitis, Schnupfen und subfebrilen Temperaturen. Erst einige Tage später kommt es zu einer Lymphadenopathie mit Schwellung der Lymphknoten, besonders retroaurikulär und nuchal. Außerdem bildet sich das charakteristische makulopapulöse Exanthem aus. Dieses entsteht erst am Gesicht und breitet sich dann über den Körper und die Extremitäten aus. Komplikationen bestehen in der Ausbildung einer **Arthritis, thrombozytopenischen Purpura** sowie einer **Enzephalitis** (1 von 6.000 Erkrankten) lange nach der Infektion. Da das Virus die Plazenta passieren kann, kann es bei einer Primärinfektion der Mutter zur Entstehung der **meldepflichtigen Embryopathie** mit Symptomen kommen, die gemeinsam als **Gregg-Trias** bezeichnet werden.

> **MERKE**
> Die **Gregg-Trias** besteht aus den Symptomen Katarakt, Innenohrschwerhörigkeit und Herzfehlbildung (z. B. Aortenklappenstenose).

Je weiter die Schwangerschaft fortschreitet, desto geringer wird die Wahrscheinlichkeit, dass sich eine Embryopathie ausbildet. In jeder Phase kann es jedoch zur Entstehung einer **Rötelnpanenzephalitis** kommen.

Diagnostik
Charakteristisch für die Rötelninfektion sind eine Leukopenie, eine Lymphozytose und die Vermehrung von Plasmazellen im Blut. Außerdem können **rötelnspezifische Antikörper im Hämagglutinationshemmtest** und ELISA nachgewiesen werden. IgM- und IgG-Antikörper weisen auf eine frische Infektion, negative IgM- und positive IgG-Antikörper dagegen auf eine Reinfektion mit Röteln hin. Der Erregernachweis gelingt durch Virusisolierung aus Rachensekret, Liquor oder Urin. Außerdem kann die virale Nukleinsäure der Rötelnviren mittels RT-PCR ermittelt werden.

Prophylaxe
Empfohlen wird von der STIKO die aktive Immunisierung mit dem trivalenten Impfstoff Masern-Mumps-Röteln (MMR) im 11.–14. Lebensmonat. Eine zweite Impfung im 15.–23. Lebensmonat dient zur Schließung von Impflücken. Es handelt sich um einen **attenuierten Lebendimpfstoff**. Der MMR-Impfstoff wird häufig mit der Varizellenlebendimpfung kombiniert. Dagegen sollte er nicht mit der Meningokokkenimpfung zusammen verabreicht werden.

> **MERKE**
> Nach allen Lebendimpfungen sollte der Eintritt einer Schwangerschaft aufgrund der bestehenden Gefährdung des Ungeborenen durch die Impferreger für einige Monate verhindert werden.

Bei Schwangeren wird eine Immunität mithilfe des Hämagglutinationshemmtests nachgewiesen. Eine bestehende Schwangerschaft stellt eine Kontraindikation für eine Impfung dar.

Therapie
Die Röteln bedürfen keiner spezifischen Therapie. Während der Schwangerschaft seronegativer Frauen und beim Auftreten von Komplikationen kann **Röteln-Immunglobulin** eingesetzt werden.

12.14.7 Paramyxoviren

RNA-Viren mit einem einzelsträngigen, unsegmentierten RNA-Genom. Das Virion dieser Viren verfügt über ein helikales Nukleokapsid mit Hülle. Sie werden durch Tröpfcheninfektion übertragen.

Parainfluenzaviren

Es werden die weltweit vorkommenden Serotypen 1, 2 und 3 sowie der (nur) in den USA vorkommende Typ 4 unterschieden. Parainfluenzaviren sind mit ca. 10–15 % an kindlichen Atemwegserkrankungen beteiligt und in etwa 50 % Verursacher des Pseudokrupps. Die Inkubationszeit beträgt etwa 2–4 Tage.

Klinik
Vor allem im Säuglings- und Kleinkindalter verursachen die Parainfluenzaviren 1 und 3 am häufigsten den **Pseudokrupp**, eine subglottische Laryngitis, die sich durch bellenden Husten, Dyspnoe, Fieber, inspiratorischen Stridor und Zyanose äußert. Komplikationen können in der Ausbildung einer **Bronchiolitis** und **Pneumonie** bestehen. Ältere Kinder entwickeln dagegen häufig eine Rhinitis, Bronchitis und Pharyngitis, aber auch Pneumonien.

Diagnostik
Direktnachweis viraler Antigene mittels Immunfluoreszenz aus Sputum oder Rachensekret. Außerdem lässt sich die virale RNA mittels RT-PCR nachweisen.

Therapie
Symptomatisch (z. B. mit Kortikosteroiden, Inhalationen). Bei möglichen bakteriellen Superinfektionen sollte zusätzlich mit Antibiotika behandelt werden.

Respiratory-syncytial-Virus (RSV)

Verursacht schwere Infektionen des Respirationstrakts. Die Viren sind hochkontagiös. Ab dem 3. Lebensjahr liegt die Durchseuchungsrate bei fast 100 %. Etwa 10–20 % der schon einmal erkrankten Kinder können sich erneut infizieren. Die Inkubationszeit liegt bei 3–7 Tagen. Neben der Tröpfcheninfektion können die Viren durch Schmierinfektion übertragen werden.

Klinik
Die Erstinfektion mit dem RSV verläuft **immer** symptomatisch, und der Verlauf hängt vom Alter des Kinds ab. Im 1. Lebensjahr entwickeln die Kinder häufig eine Infektion der unteren Atemwege mit Husten und einer Bronchiolitis bis hin zur Pneumonie. Im 2. Lebensjahr werden häufig die oberen Luftwege befallen. Es kommt zu Fieber, Husten, Konjunktivitis, Otitis media, Pharyngitis und Schnupfen. Die Reinfektion äußert sich in einem milderen Verlauf mit Befall der oberen Luftwege, einer Tracheobronchitis sowie einer Otitis media. Bei Säuglingen ist das RSV außerdem ein bedeutender nosokomialer Keim auf pädiatrischen Stationen.

Diagnostik
Die viralen Antigene können mittels Immunfluoreszenz nachgewiesen werden. Außerdem lassen sich die Viren anzüchten, und ihre RNA kann durch RT-PCR ermittelt werden.

Prophylaxe und Therapie
Für geschwächte Neugeborene steht ein monoklonaler Antikörper (**Palivizumab**) gegen das F-Protein der Viren zur Verfügung. Er verhindert schwere Krankheitsverläufe, leichte bleiben jedoch möglich. Bei Immunsupprimierten mit RSV-Pneumonie kann mit Ribavirin, das auch gegen HCV und Lassaviren (➤ 12.14.10) eingesetzt wird, therapiert werden. Ansonsten wird nur symptomatisch behandelt.

Masernvirus

Kommt nur beim Menschen vor und bindet mit seinem Hüllhämagglutinin an den zellulären Rezeptor CD150, den überwiegend Lymphozyten und Makrophagen tragen. Es handelt sich um ein **hochkontagi-**

öses Virus. Wer sich infiziert, wird in über 90 % d. F. auch klinisch manifest krank. 4 Tage vor bis 7 Tage nach Ausbruch des charakteristischen Exanthems sind die infizierten Personen ansteckend. Das Virus wird durch Tröpfchen- und Schmierinfektionen übertragen. Die Inkubationszeit beträgt etwa 10 bis 12 Tage.

Klinik
Masern Zunächst Ausbildung des Prodromalstadiums, das etwa 3–5 Tage andauert und mit Fieber, Husten, Konjunktivitis, Koplik-Flecken im Mund und Rhinitis einhergeht. Es kann zur Ausbildung einer katarrhalischen Atemwegsinfektion mit möglicher früher **Masernpneumonie** kommen. Schließlich entsteht das charakteristische makulopapulöse Masernexanthem aufgrund einer Immunvaskulitis: Es entsteht zuerst im Gesicht sowie retroaurikulär und breitet sich von dort auf den Stamm aus. Die hochroten, lividen und konfluierenden Flecken blassen nach etwa 6 Tagen ab. Als Komplikation kommt es am häufigsten zu einer **Otitis media** (in 10 % d. F.), außerdem zu Maserpneumonie, Masernkrupp, akuter postinfektiöser Enzephalitis, akuter progressiver infektiöser Enzephalitis oder **subakut sklerosierender Panenzephalitis (SSPE)**.

Diagnostik
Vor allem klinisch durch Nachweis der Koplik-Flecken in der Wangenschleimhaut und des charakteristischen Masernexanthems. Zusätzlich können Antikörper mittels ELISA oder Hämagglutinationshemmtest sowie bei Auftreten einer Maserenzephalitis virale Nukleinsäuren mittels RT-PCR im Liquor nachgewiesen werden.

Prophylaxe
Empfohlen wird von der STIKO die aktive Immunisierung mit dem trivalenten MMR-Impfstoff im 11.–14. Lebensmonat mit einer zweiten Impfung im 15.–23. Lebensmonat, die zur Schließung von Impflücken dient. Es handelt sich um einen **attenuierten Lebendimpfstoff**. Die Impfviren binden an den zellulären Rezeptor CD46. Der MMR-Impfstoff wird häufig mit der Varizellenlebendimpfung kombiniert, sollte jedoch nicht zusammen mit der Meningokokkenimpfung verabreicht werden. Bei Schwangeren wird eine Immunität mithilfe des **Hämagglutinationshemmtests** nachgewiesen. Eine bestehende Schwangerschaft stellt auch hier eine Kontraindikation für eine Impfung dar. Generell sollten aber alle seronegativen Personen schnellstens nachgeimpft werden.

Therapie
Derzeit keine spezifische verfügbar, es kann nur symptomatisch behandelt werden. Bei seronegativen Schwangeren und anderen Risikopatienten kann bis zu 4 Tage nach Exposition passiv mit **Masern-Immunglobulin** geimpft werden.

Mumpsvirus

Kommt nur beim Menschen vor und ist weltweit verbreitet. Alle 3–5 Jahre treten Kleinraumepidemien auf. Das Mumpsvirus wird durch Tröpfcheninfektion übertragen. Der Erkrankungsgipfel liegt im 6.–15. Lebensjahr. Die Inkubationszeit beträgt 12 bis 25 Tage. Etwa 3 Tage vor bis 9 Tage nach Ausbruch der Mumps besteht Ansteckungsgefahr.

Klinik
Mumps (Parotitis epidemica, Ziegenpeter) In etwa 30–40 % verläuft die Mumpsvirus-Infektion asymptomatisch oder subklinisch. In den restlichen Fällen kommt es nach einer Prodromalphase mit Fieber, Kopf-, Hals- und Ohrenschmerzen zur **Parotitis epidemica** (eine schmerzhafte Schwellung der Parotis). In 75 % tritt diese beidseitig auf und führt zu abstehenden Ohrläppchen, Schmerzen beim Kauen und einer Rötung des Ausführungsgangs der Parotis. Nach 3–8 Tagen ist die Erkrankung typischerweise überstanden. Komplikationen bestehen in der Ausbildung einer **Pankreatitis** (ca. 40 %), **Orchitis** (20–30 %), die bis zur Sterilität führen kann, **Meningitis** (ca. 10 %), in ganz seltenen Fällen **Meningoenzephalitis** und **Innenohrschwerhörigkeit**.

Diagnostik
Ausschlaggebend ist die Klinik, daneben können Antikörper nachgewiesen und die Viren mittels RT-PCR aus z. B. Liquor ermittelt werden. Außerdem kommt es im Blutbild zu einer Erhöhung der Serum-α-Amylase.

Prophylaxe und Therapie
Empfohlen wird von der STIKO die aktive Immunisierung mit dem trivalenten MMR-Impfstoff wie beim Masernvirus (s. o.). Es kann nur symptomatisch therapiert werden.

12.14.8 Marburg- und Ebola-Viren

RNA-Viren mit einem einzelsträngigen, unsegmentierten RNA-Genom. Gehören beide zu den **Filoviren** (bilden lange, verzweigte Filamente und besitzen eine Hülle). Die Viren vermehren sich lytisch in Hepatozyten und Endothelzellen. Über das Virusreservoir und die Verbreitungswege ist wenig bekannt. Das Virus kommt v. a. im tropischen Afrika vor.

Klinik und Diagnostik
Hämorrhagisches Fieber mit hoher Letalität (bis zu 90 %). Es kommt zu einer Verbrauchskoagulopathie mit Organ- und Hautblutungen. In lokalen Epidemien auftretend.
  Es können virale Antigene, die virale RNA mittels RT-PCR und das Virion im EM nachgewiesen werden (Speziallaboren vorbehalten).

Prophylaxe und Therapie
Strikte Expositionsprophylaxe (z. B. Mund-Nasen-Schutz, Schutzkleidung, Isolierung von Erkrankten) wegen der hohen Kontagiosität. Eine spezifische antivirale Therapie gibt es nicht.

12.14.9 Hantavirus

Besitzt ein Genom aus drei Segmenten und verfügt über eine Hülle. Es ist ein RNA-Virus mit einem einzelsträngigen RNA-Genom und gehört zu den **Bunyaviren**.

Reservoir
Chronisch infizierte Nagetiere scheiden den Erreger mit dem Urin aus. Per Aerosol oder Staub gelangen die Viren dann aerogen in den Menschen.

Klinik
Nach einer Prodromalphase mit Durchfall, Erbrechen, Bauch-, Kopf- und Gliederschmerzen kann sich eine **Nephropathia epidemica**, eine interstitielle Nephritis, entwickeln. Außerdem kommt es evtl. zu einem **hämorrhagischen Fieber mit renalem Syndrom**, das mit der Nephropathia epidemica beginnt und in schweren hämorrhagischen Symptomen und Nierenversagen gipfelt. Es kann sich aber auch ein **hantavirusbedingtes pulmonales Syndrom (HPS)**, eine interstitielle atypische Pneumonie, entwickeln.

Diagnostik und Therapie
Die Diagnose wird v. a. klinisch gestellt. Daneben können Antikörper nachgewiesen werden. Es gibt keine antivirale Therapie.

12.14.10 Lassavirus

Das Virus gehört zu den **Arenaviren**, RNA-Viren mit einzelsträngigem RNA-Genom. Sie haben ein Genom aus zwei Segmenten und besitzen eine Hülle. Aus ungeklärten Gründen nehmen die Viren eine gewisse Zahl an Ribosomenuntereinheiten aus ihrer Wirtszelle mit in das Virion, was elektronenoptisch wie ein Haufen Sandkörner aussieht (sandig = arenosus). Die Viren werden aerogen übertragen und vermehren sich zunächst lytisch in Makrophagen, danach befallen sie eine Vielzahl anderer Zellen.

Klinik
Nach einer knapp 2-wöchigen Inkubationszeit kommt es zu grippeartigen Symptomen. In knapp 20 % d. F. entsteht daraus ein **hämorrhagisches Fieber**, das zu generalisierten Blutungen und einem MOV führen kann. Selten kann sich eine **Meningitis/Meningoenzephalitis** entwickeln.

Diagnostik
Antikörper und die Viren-RNA können mittels RT-PCR nachgewiesen werden (Speziallaboren vorbehalten).

Prophylaxe und Therapie
Strikte Expositionsprophylaxe (z. B. Mund-Nasen-Schutz, Schutzkleidung, Isolierung von Erkrankten) wegen der hohen Kontagiosität. **Ribavirin** scheint bei Behandlung im Anfangsstadium zu helfen, die Häufigkeit schwerer Erkrankungsverläufe zu senken.

12.14.11 Rotavirus

Verfügt über ein Doppelstranggenom, das aus elf Segmenten (Reassortment) besteht. Eine Hülle besitzt es nicht, dafür aber ein Doppelkapsid. Der Name „Rota" (lat. für Rad) rührt von dem elektronenoptischen Bild der Viren her. Die Übertragung findet fäkal-oral statt. Der **Labornachweis zieht eine namentliche Meldung an das Gesundheitsamt nach sich**.

Klinik
Rotaviren sind die häufigsten Erreger kindlicher Gastroenteritiden und bedeutende nosokomiale Erreger auf pädiatrischen Stationen.

Diagnostik
Die Diagnose wird durch Nachweis von Virusantigen im Stuhl, Virion im EM oder Virus-RNA mittels RT-PCR gestellt.

Prophylaxe und Therapie
Schluckimpfung mit attenuiertem Lebendimpfstoff (ab der 6. Lebenswoche empfohlen, letzte Dosis sollte vor der 24./26. Lebenswoche gegeben werden). Derzeit gibt es keine antivirale Therapie.

12.15 Hepatotrope Viren

An dieser Stelle werden die primär hepatotropen Viren beschrieben. Darüber hinaus befallen viele weitere Viren (z. B. CMV) die Leber sekundär.

12.15.1 Hepatitis-A-Virus (HAV)

Kleines, unbehülltes, säurefestes RNA-Virus. Es wird fäkal-oral übertragen und ist der Erreger der **epidemischen Hepatitis**. Das sehr resistente Virus ist hitze- und umweltstabil. Die Inkubationszeit liegt bei mehreren Wochen (ca. 15–50 Tage). Der hepatische Zellschaden ist immunologischer Natur. In Deutschland ist die HAV-Infektion eher selten, tritt aber hier v. a. bei Urlaubern der Mittelmeerländer auf. Sie ist die häufigste akute virusassoziierte Hepatitis.

> **MERKE**
> Sowohl das HAV als auch das HEV werden nur fäkal-oral übertragen.

Reservoir
Hauptsächlich verunreinigte Lebensmittel (v. a. Muscheln und Austern) und verunreinigtes Trinkwasser.

Klinik
Es kann zu einer **asymptomatischen Infektion**, aber auch zur Entwicklung einer **akuten Hepatitis** (70–80 %) kommen. Letztere beginnt abrupt mit Fieber, Erbrechen sowie Krankheitsgefühl, und v. a. bei Erwachsenen tritt ein Ikterus auf. Kinder zeigen meist anikterische Verläufe. Chronische Verläufe sind **nicht** bekannt. Eine **fulminante Hepatitis** kann sich in bis zu 2 % d. F. entwickeln. Ihr klinisches Bild besteht aus der Trias Bewusstseinsstörung, Gerinnungsstörung und Ikterus. In den meisten Fällen endet sie tödlich.

Diagnostik
- serologischer AK-Nachweis
- Daneben erfolgt der Ag-Nachweis aus dem Stuhl. Dieser ist häufig positiv, bevor es zum Ausbruch der Hepatitis kommt. Auch eine RT-PCR auf HAV-RNA ist möglich.

> **MERKE**
> Bei jeder viralen Hepatitis besteht bei Verdacht, Erkrankung und Tod nach dem Infektionsschutzgesetz Meldepflicht!

Prophylaxe und Therapie
Neben der strikten Befolgung der Lebensmittel- und Trinkwasserhygiene ist die aktive Impfung mit einem Totimpfstoff (oft kombiniert mit dem HBV-Impfstoff) prophylaktisch wichtig (einmalige Impfung ausreichend). Außerdem sollten infizierte Kleinkinder und stuhlinkontinente Patienten isoliert werden. Therapiert wird rein symptomatisch, möglich ist auch eine passive Immunisierung mit Immunglobulinen binnen 10 Tagen nach Ansteckung. In 80 % verhindert die Immunisierung einen Ausbruch der Hepatitis.

12.15.2 Hepatitis-B-Virus (HBV)

Partielles Doppelstrang-DNA-Virus mit RNA-Prägenom, Hülle und Replikation im Zellkern (das Prägenom im Zytoplasma). Verfügt über das Enzym **reverse Transkriptase** (wie die Retroviren, ➤ 12.16). Das Virus ist streng hepatotrop und wird nur parenteral übertragen, v. a. durch Blut und Blutprodukte sowie beim Geschlechtsverkehr.

> **MERKE**
> Nach einer Verletzung mit einer kontaminierten Nadel bestehen folgende Infektionsrisiken: HBV 30 %, HCV 3 %, HIV 0,3 %.

Das vollständige Virion wird als **Dane-Partikel** bezeichnet. Diagnostisch wichtige Bestandteile des Virions sind **HBcAg** (Core-Antigen aus dem Kapsid), **HBeAg** (verkürzte Version des HBc) und **HBsAg** (überschüssiges Hüllprotein). Die Inkubationszeit beträgt mehrere Monate. Der hepatische Schaden ist immunologisch bedingt. Eine HBV-Infektion kann durch das **HDV, ein „defektes" Negativstrang-RNA-Virus mit zirkulärem Genom**, superinfiziert werden, was dann grundsätzlich zu einer chronischen Hepatitis führt. Ohne Hepatitis-B-Infektion gibt es damit keine Hepatitis-D-Infektion. Etwa 300 Millionen Menschen tragen HBV weltweit.

Klinik
Verschiedene Verläufen und Krankheitsbilder sind bekannt:

Stille Feiung In 60–70 % d. F. entsteht eine asymptomatische Infektion.

Akute Hepatitis Sie entsteht in 30–40 % d. F. und geht in 10 % in eine chronische Hepatitis über. Klinisches Zeichen ist der Ikterus. Die chronische Hepatitis erhöht das Risiko, an einem HCC zu erkranken, signifikant. Die asymptomatische und die akute Hepatitis heilen in ca. 90 % aus und führen meist zu lebenslanger Immunität.

Fulminante Hepatitis Entsteht in 0,1–0,5 % d. F. aus der akuten Hepatitis und kann in 80 % zum Tode führen.

Diagnostik
- PCR auf HBV-DNA (bei Positivität besteht Infektiosität)
- Antigen-Nachweis:
  - HBsAg ist in 90 % der akuten Krankheitsfälle positiv (bereits vor Auftreten klinischer Symptome, zeigt Infektiosität an).
  - Positives HBeAg deutet auf eine produktive Infektion hin. Allerdings kann es bei chronischen Verläufen falsch negativ ausfallen (HBe-Minus-Mutante).
  - HBcAg ist als einziges Ag nicht peripher, sondern nur in Hepatozyten nachweisbar.
  - Persistierendes HBsAg und HBeAg (meistens) deuten auf eine chronische Infektion hin.
- AK-Nachweis:
  - Anti-HBc-IgM ist bei akuter Hepatitis B immer positiv. Kann einzige Möglichkeit sein, eine akute Hepatitis B nachzuweisen (zwischen dem Verschwinden von HBsAg und dem Auftreten von Anti-HBs (s. u.) sowie bei grundsätzlich Anti-HBs-negativen Fällen).
  - Neu auftretendes Anti-HBs zeigt Ausheilung an. Tritt erst auf, wenn HBs-Ag negativ geworden ist. In 10 % d. F. wird kein Anti-HBs gebildet.

Prophylaxe
- Expositionsprophylaxe (Kontrolle von Blutprodukten, Benutzen von Kondomen bei Sexualkontakten)
- Impfung: Nach Empfehlung der STIKO findet eine aktive Immunisierung mit einem Totimpfstoff statt (nur das HBsAg, rekombinant in Hefezellen hergestellt). Geimpft wird nach dem vollendeten 2., 3. und 4. Lebensmonat mit einer Auffrischung im 2. Lebensjahr, häufig im Rahmen einer sechsfachen Kombinationsimpfung gegen Tetanus, Diphtherie, Pertussis (azelluläre Pertussisvakzine), Hib, Polio (inaktivierte Poliovakzine) und Hepatitis B. Im Alter von 9–17 Jahren ist eine Grundimmunisierung aller noch nicht oder unzureichend Geimpften empfohlen.

Therapie
- Kombination eines Reverse-Transkriptase-Hemmers (z. B. Lamivudin) in Kombination mit IFN-α. Bei Lamivudinresistenz Adefovir
- passive Immunisierung mit Immunglobulinen

12.15.3 Hepatitis-C-Virus (HCV)

Kleines, behülltes RNA-Virus. Wird parenteral übertragen, häufig durch Transfusionen. Die Inkubationszeit beträgt etwa 15–180 Tage. Das Virus hat eine ausgesprochen hohe Vermehrungs- und auch Mutationsrate. Dies ist hauptsächlich durch die **virale Polymerase** bedingt, die ungenau arbeitet. Die hohe Vermehrungsrate und die hohe Mutationsrate führen zusammen zur **Entstehung einer Quasispeziespopulation**. Es sind sechs Genotypen und ca. 100 Subtypen bekannt, daher schützt eine abgelaufene Infektion nicht vor weiteren Infektionen. Weltweit ist der **Subtyp 1a** mit 60 % am häufigsten verbreitet, gefolgt von den Typen 1b, 2 und 3a. In Deutschland dagegen ist der **Subtyp 1b** mit 50 % am häufigsten. 1a und 3a kommen beide mit jeweils 20 % vor. Weltweit tragen etwa 200 Millionen Menschen das Virus, in Deutschland gibt es etwa 500.000 Virusträger. Der hepatische Schaden ist wie bei den anderen Hepatitiden immunologisch bedingt. Das HCV ist mit 70 % die **Hauptursache für chronische Virushepatitiden**. Daneben verursacht es **40 % der Leberzirrhosen** und **60 % der primären Leberzellkarzinome**.

Pathogenese
IRES (interne ribosomale Eintrittsstelle): hilft dem Virus, die Proteinbiosynthese für seine Zwecke umzusteuern. Die Picornaviren verfügen über denselben Mechanismus.

Klinik
Die akute HCV-Infektion ist in etwa 75 % d. F. asymptomatisch, wobei aber grippeähnliche Symptome auftreten können. Bei 25 % kommt es zur Hepatitis, die jedoch milde verläuft. Sie kann ausheilen (in 20 %), oder es entwickelt sich in 80 % d. F. eine chronische Hepatitis mit Mattigkeit, Müdigkeit sowie Abgeschlagenheit und unklaren Oberbauchbeschwerden. In 20 % dieser Fälle entsteht das Vollbild einer Leberzirrhose, und das Risiko, ein HCC auszubilden, ist deutlich erhöht. Außerhalb der Leber kann es, immunologisch bedingt, zu einer Glomerulonephritis, Vaskulitis und auch Kryoglobulinämie kommen.

Diagnostik
Wird durch Nachweis von Anti-HCV-Antikörpern sowie von HCV-RNA mittels PCR und Immunoblot gestellt. Bei der akuten Infektion gelingt dies häufig nur durch den HCV-RNA-Nachweis mittels PCR, da die Antikörper erst nach maximal 5 Monaten gebildet werden. Des Weiteren werden Virustypisierungsverfahren (Sequenzierung, RFLP) und die Leberbiopsie, welche zur Einschätzung der Entzündungsaktivität dient, eingesetzt.

Prophylaxe und Therapie
Zur Prophylaxe gehören das Screening von Blut und Blutprodukten auf Virusmarker und Transaminasen sowie Vorsicht beim Umgang mit Blutprodukten und medizinischen Einmalprodukten (z. B. Spritzen, Infusionsbestecke etc.). Eine Impfung wie bei HAV und HBV ist derzeit nicht möglich. Bei einer akuten Infektion wird **IFN-α** als Monotherapie über 24 Monate gegeben. Wichtig ist die Verabreichung innerhalb von maximal 4 Monaten nach Infektion. Dies führt in 95–100 % zu einer Ausheilung. Bei einem chronischen Infektionsverlauf wird IFN-α in Verbindung mit **Ribavirin** gegeben, für die Genotypen 1 und 4 über 48 Wochen und für die Genotypen 2 und 3 über 24 Wochen. Dies führt bei den Genotypen 1 und 4 in etwa 50 % sowie bei den Genotypen 2 und 3 in mehr als 80 % d. F. zu einer Ausheilung. Sollte die Therapie versagen, können Amantadin und die in Entwicklung befindlichen Serinproteasehemmer in Erwägung gezogen werden.

12.15.4 Hepatitis-E-Virus (HEV)

Kleines Virus ohne Hülle, das fäkal-oral übertragen wird. HEV ist ein RNA-Virus mit einem einzelsträngigen RNA-Genom. Neben dem HAV ist es der zweite Erreger von enteral übertragbaren Hepatitiden. Der Krankheitsverlauf ähnelt dem durch das HAV. Das Virus ist in Teilen Asiens endemisch. Es sind zwei Serotypen bekannt. Die Inkubationszeit liegt bei etwa 15–60 Tagen.

Klinik
Es kommt nur zu einer **akuten Hepatitis** mit Mattigkeit, Müdigkeit und Abgeschlagenheit sowie Fieber. Lediglich etwa 25 % entwickeln einen Ikterus. Bei Kindern verläuft die Hepatitis häufig subklinisch. Gefährlich kann sie hauptsächlich für Schwangere werden, die in 20 % d. F. eine **fulminante Hepatitis mit Todesfolge** entwickeln. Wie bei der

Hepatitis A sind keine chronischen Verläufe bekannt.

Diagnostik
Diagnostikum der Wahl ist die RT-PCR aus Stuhlisolaten, daneben der Ak-Nachweis. IgM-Antikörper weisen auf eine frische, IgG-Antikörper auf eine abgelaufene HEV-Infektion hin.

Prophylaxe und Therapie
Wie bei der Hepatitis A sind hauptsächlich hygienische Maßnahmen wichtig. Es gibt derzeit keine antiviral wirksame Therapie. Es kann nur symptomatisch therapiert werden. Lediglich eine passive Immunisierung mit Immunglobulinen ist in schweren Fällen möglich.

12.16 Human-Immunodeficiency-Virus (HIV)

12.16.1 Eigenschaften des HIV

Typen und Aufbau

HIV gehört zur Gruppe der **Lentiviren** (lat. lenti = langsam) aus der Familie der Retroviren. Mindestens zwei HIV-Typen kommen vor:
- **HIV-1** mit seinen neun Subtypen (bei uns am häufigsten **B-Clade**) ist für die überwiegende Mehrzahl der Infektionen verantwortlich und unterscheidet sich in seiner Nukleotidsequenz deutlich von
- **HIV-2**, das gehäuft bei westafrikanischen Patienten vorkommt und einen zwar günstigeren Krankheitsverlauf hat, aber schwieriger antiretroviral zu behandeln ist. So sind z. B. Nicht-Nukleosid-reverse-Transkriptase-Inhibitoren und einzelne Protease-Inhibitoren nicht gegen HIV-2 wirksam.

Das HIV hat die Form eines Würfels mit 20 dreieckigen Seiten (Eikosaeder) und trägt auf seiner Oberfläche charakteristische Spikes (Oberflächenrezeptor **gp120**), die über ein **gp41** genanntes Protein in einer Lipidmembran verankert sind (> Abb. 12.9). Das HIV-Genom codiert die Strukturproteine für Hülle (gp120, gp41) und Kernkapsel (**p24**) sowie für die **reverse Transkriptase** (RT) und verschiedene Regulationsgene.

Replikationszyklus

Als Retrovirus fertigt das HIV bei der Replikation zunächst mithilfe seiner RT, eines in Zellen von Eukaryonten nicht vorkommenden Enzyms, eine doppelsträngige DNA-Kopie seiner eigenen Virus-RNA an.

Anschließend wird dieser provirale DNA-Doppelstrang mithilfe der HIV-Integrase in das Genom der Wirtszelle integriert. Hier ist das Virus für die körpereigene Abwehr unerreichbar. Bei Aktivierung der Zelle wird die Virus-DNA mit abgelesen, es entsteht mRNA, die Polyproteine codiert, die zu Viren zusammengebaut und im sog. Budding aus der Zelle ausgeschleust werden, bevor sie dann noch von einer spezifischen **HIV-Protease** in ein infektionsfähiges Virus umgewandelt werden (> Abb. 12.10).

Die reverse Transkriptase des HIV arbeitet – anders als andere Transkriptasen – ohne eine interne Fehlerkontrolle. Sie kopiert daher kaum ein Virus fehlerfrei. Dadurch entstehen im Körper eines HIV-Infizierten in kurzer Zeit **viele unterschiedliche Mutanten**, was zu Medikamentenresistenz, zu neu-

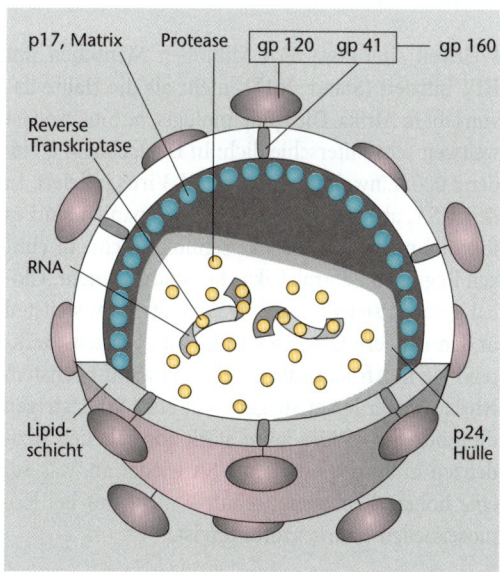

Abb. 12.9 Struktur des HI-Virus. [L157]

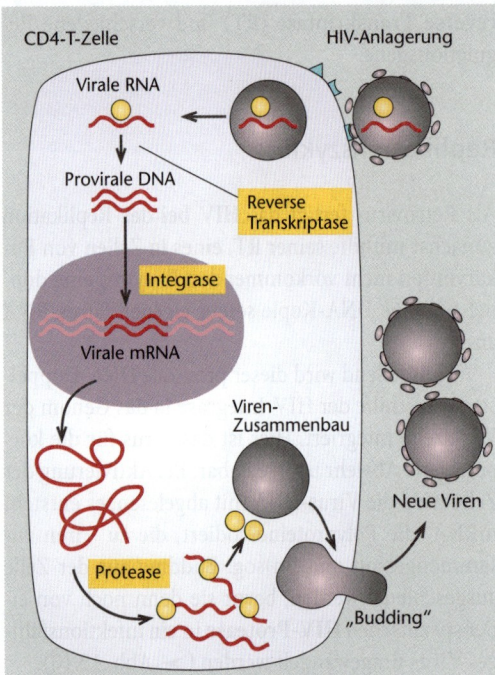

Abb. 12.10 Replikationszyklus des HI-Virus. [L157]

en pathogenen Viren und zur Überlistung der spezifischen Immunität des Wirtes (**Escape-Mutationen**) führen kann.

12.16.2 Epidemiologie

Weltweit sind etwa 33,4 Millionen Menschen mit HIV infiziert (Stand: 2011), mehr als die Hälfte davon lebt in Afrika. Die epidemiologische Situation ist weltweit sehr unterschiedlich: In Deutschland ist jeder 2.000. Einwohner mit dem HI-Virus infiziert. In den USA, aber auch in Italien und Spanien sind es fünfmal mehr, in Russland zehnmal mehr, in einigen Regionen Zentralafrikas tausendmal mehr. Global gesehen steigen die Prävalenzraten am steilsten in den Ländern Osteuropas und Südostasiens, während sie in Afrika südlich der Sahara auf höchstem Niveau weiter leicht steigen. Seit etwa 2001 steigen die Ende der 1990er-Jahre stark abgefallenen Inzidenzen in Europa und den USA wieder an, was auf eine höhere Risikobereitschaft – nicht nur bei Homosexuellen – zurückzuführen ist.

12.16.3 Übertragungswege und Risikogruppen

Mukosale Übertragung

AIDS ist primär eine sexuell übertragene Erkrankung. Das Risiko der Übertragung pro Akt ist methodisch bedingt schwer zu ermitteln. Epidemiologische Studien gehen von einem Transmissionsrisiko von 0,1–1 % aus. Bei bestimmten Sexualpraktiken ist das Risiko um bis zu mehr als zehnfach erhöht, bei Vorliegen einer Geschlechtskrankheit und ausgehend von Personen mit frischer HIV-Infektion noch höher. Frauen haben immer ein höheres Risiko, sich mit HIV zu infizieren, als Männer. In der westlichen Welt ist die HIV-Infektion (bisher) häufiger bei Männern mit homosexuellen Kontakten zu finden als bei Heterosexuellen. Dies erklärt sich einerseits aus den besonderen Risiken des Analverkehrs unter homosexuellen Männern – zum anderen aus den Zufällen einer noch jungen Epidemie. Weltweit sind inzwischen mehr Frauen als Männer mit HIV infiziert, in Deutschland steigt der relative Anteil der auf heterosexuellem Wege Infizierten.

Parenterale Übertragung

Schon geringe Mengen infizierten Blutes reichen für eine Übertragung aus. Es kann auf folgenden Wegen zu einer Übertragung kommen:

Transfusionen und Blutprodukte Besonders betroffen waren in der Vergangenheit Hämophile, denen vor 1985 nichtgetestete und stets aus mehreren Blutspenden gepoolte Gerinnungsfaktoren verabreicht wurden. Das Risiko, sich heute durch eine ELISA-getestete Blutkonserve zu infizieren, beträgt hierzulande $< 1/500.000$.

Akzidentelle Nadelstichverletzungen mit einer nachweislich HIV-kontaminierten Nadel Führen im Mittel in ca. 0,3 % d. F. zur Infektion:
- Das Risiko liegt höher bei Stichverletzungen mit Hohlnadeln, wenn diese sichtbar blutig kontaminiert oder nachweislich zuvor intravasal platziert waren. Eine Postinfektionsprophylaxe mit antiretroviralen Medikamenten ist dann sinnvoll.

- Das Risiko ist niedriger, wenn es sich um chirurgische Nadeln handelt, oder bei einer nur oberflächlichen Stichverletzung.
- **i. v. Drogengebrauch**: Konsumenten intravenöser Drogen stellten in vielen Regionen zu Beginn der Epidemie das größte Kollektiv dar. In den Mittelmeerländern gilt dies zum Teil auch heute noch. Die Transmissionsrisiken bei der Benutzung gemeinsamer Fixer-Utensilien liegen ungefähr so hoch wie für akzidentelle Nadelstichverletzungen oder leicht darüber.

Vertikale Übertragung

Die Infektion von der Mutter auf das Kind kann sowohl **in utero** (selten) als auch **perinatal** durch den Geburtsakt selbst erfolgen. Auch die **Übertragung vom Säugling auf die Mutter** beim Stillen ist beschrieben (wohl über Verletzungen an der Brustwarze). Das Risiko der Übertragung lässt sich durch geeignete geburtshilfliche Maßnahmen (u. a. elektiver Kaiserschnitt, Desinfektionsmaßnahmen) und eine antiretrovirale Prophylaxe bei Mutter und Kind von 20–30 % auf unter 2 % reduzieren. Diese Zahlen illustrieren die Bedeutung des HIV-Tests zu Beginn der Schwangerschaft im Rahmen der Vorsorgeuntersuchungen.

12.16.4 Prävention

Geeignete Maßnahmen sind die Aufklärung insbesondere der jungen Bevölkerung über die Übertragungswege und sinnvolle Vorsichtsmaßnahmen. Die Benutzung von Kondomen beim Geschlechtsverkehr mindert das Risiko nachhaltig. Wichtig sind auch niederschwellige und anonyme Testangebote, die – mit einer Beratung verbunden – von vielen Gesundheitsämtern angeboten werden.

Da Muttermilch HIV übertragen kann, sollten in den Industrieländern HIV-infizierte Mütter nicht stillen. In den Entwicklungsländern überwiegt derzeit der Nutzen des Stillens die Risiken durch die HIV-Transmission, sodass dort ausdrücklich nicht vom Stillen abgeraten wird.

12.16.5 Pathogenese

Grundlage von AIDS ist der progrediente Untergang von $CD4^+$-T-Lymphozyten mit nachhaltigen Auswirkungen auf die zelluläre Immunkompetenz.

HIV-Bindung an Wirtszellen

HIV bindet mit seinem Hüllenprotein gp120 an den CD4-Rezeptor auf T-Zellen und Monozyten/Makrophagen. Hierzu verwendet es neben CD4 die Chemokin-Rezeptoren **CCR5** (Monozyten) bzw. **CXCR4** (T-Lymphozyten) als Korezeptoren. Rasch erfolgt eine Disseminierung der Infektion im lymphatischen Gewebe, das für den gesamten Verlauf der Infektion Virusreservoir bleibt.

Zelluntergang und seine Folgen

HIV führt im Wesentlichen über zwei Mechanismen zur Zerstörung der $CD4^+$-T-Lymphozyten:
- Als Zielzelle und Hauptreplikationsort von HIV geht ein großer Teil der $CD4^+$-T-Lymphozyten durch die zytopathischen Effekte der Infektion direkt zugrunde.
- Der mit HIV infizierte $CD4^+$-T-Lymphozyt wird zum vom eigenen Immunsystem Gejagten – dadurch gehen permanent weitere $CD4^+$-T-Lymphozyten zugrunde.
- Besonders fatal ist die Tatsache, dass gerade die aktivierten $CD4^+$-T-Lymphozyten am empfänglichsten für HIV sind. Insofern findet der Verlust an immunologischer Kompetenz besonders bei „vielgefragten" Immunantworten statt – dies sind gerade die für persistierende (HSV, VZV, EBV, Toxoplasma und HIV selbst) oder ubiquitäre Infektionserreger (*Candida*, *Pneumocystis*, atypische Mykobakterien) zuständigen Immunantworten. Die Folge sind **opportunistische Infektionen**, d. h. Infektionen mit Erregern, die ein gesundes Immunsystem problemlos in Schach halten kann.
- Da spezifische Immunantworten von genetisch unterschiedlichen T-Zell-Klonen ausgehen, ist irgendwann der letzte auf diese Immunantworten spezialisierte Kombattant aus der Armee der körpereigenen Abwehr an der Front der Immunabwehrschlacht verstorben – und kann nicht wieder

ersetzt werden. Durch den Verlust der spezifischen CD4⁺-T-Zellen werden zunehmend die T-Zell-vermittelten Immunreaktionen gestört. Ein funktioneller Beleg hierfür sind die meist fehlenden Reaktionen im Tuberkulin-Hauttest und in anderen intradermalen Funktionstests. Ein klinisch bedeutsamer Immundefekt mit unmittelbarer Gefährdung für opportunistische Infektionen beginnt bei HIV-Infizierten spätestens ab einem Wert von **< 200/ml CD4⁺-T-Zellen**.

Funktionseinschränkung weiterer Immunzellen

Obwohl nur die CD4⁺-Zellen direkt vom Zelluntergang betroffen zu sein scheinen, kommt es wegen der zentralen modulierenden Rolle der CD4⁺-T-Lymphozyten im Immungeschehen im Verlauf der Erkrankung zu tief greifenden funktionellen Störungen auch der anderen Lymphozytenpopulationen:
- Die zytotoxische T-Zell-Antwort wird abgeschwächt.
- Die NK-Zell-Aktivität gegen Tumorzellen und virusinfizierte Zellen nimmt trotz oft ansteigender NK-Zell-Zahlen ab.
- Die Fähigkeit der B-Zellen, auf präsentierte Antigene durch Antikörperbildung zu reagieren, nimmt trotz der beobachteten poly- oder oligoklonalen Hypergammaglobulinämie ab.

Viruslast

Der Beginn der Krankheitserscheinungen wird bestimmt durch die langsam kippende Balance zwischen Destruktion (und damit Viruslast) und Erneuerung von CD4⁺-T-Zellen. Die initial sehr hohe Viruslast fällt durch die effektive T-Zell-Antwort des Wirts bis auf einen für die weitere Prognose entscheidenden **Setpoint** ab (➤ Abb. 12.11). Die lange klinische Latenz zwischen Infektion und ersten AIDS-Manifestationen beruht daher nicht auf einer virologischen Latenz, sondern vielmehr auf der lange kompensierenden Regenerationskapazität des Immunsystems.

12.16.6 Klinik

Einteilung nach der CDC-Klassifikation

Nach Empfehlung der amerikanischen Centers for Disease Control (CDC) von 1993 sollen Erwachsene und Jugendliche ≥ 13 Jahre nach den ➤ Tab. 12.29 und ➤ Tab. 12.30 klassifiziert werden. Die HIV-

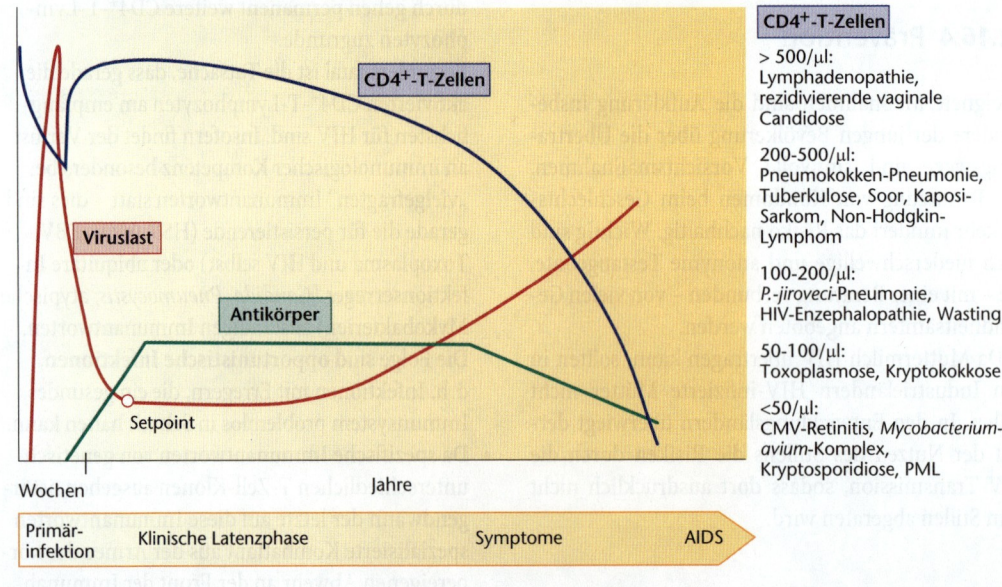

Abb. 12.11 Natürlicher Verlauf einer HIV-Infektion beim Erwachsenen. [L157]

Infektion wird dabei anhand zweier Kriterien klassifiziert: der CD4⁺-T-Zell-Zahl im peripheren Blut (Laborkriterien 1, 2 und 3) und der klinischen Symptome (klinische Kriterien A, B und C). Die Patienten werden dabei nach dem schlechtesten jemals erreichten Stadium eingeordnet. Die Klassen C1, C2 und C3 werden in Deutschland als AIDS bezeichnet. In den USA gelten auch Stadium A3 und B3 als AIDS.

Tab. 12.29 Revidierte europäische CDC-Klassifikation der HIV-Infektion (> Tab. 12.30).

CD4⁺-T-Zellen	Klinik A	Klinik B	Klinik C
≥ 500/ml	A1	B1	C1 (AIDS)
200–499/ml	A2	B2	C2 (AIDS)
< 200/ml	A3	B3	C3 (AIDS)

Akute symptomatische HIV-Primärinfektion

Bei über zwei Drittel der Infizierten. Tritt während der Serokonversion (etwa 5–30 Tage nach Infektion) als **Mononukleose-ähnliche akute grippale Er-**

Tab. 12.30 Klinische Einteilung der HIV-Infektion (CDC-Klassifikation).

klinische Stadien	definierende Symptome
A	• asymptomatische Infektion • symptomatische Primärinfektion • persistierende Lymphadenopathie (≥ 2 nichtinguinale Knoten, ≥ 1 cm, ≥ 3 Monate)
B	symptomatisch, auf HIV zurückzuführen, aber nicht A oder C – u. a.: • bazilläre Angiomatose • Candidiasis: vaginal (≥ 1 Monat, therapieresistent) oder oropharyngeal • Diarrhö ≥ 4 Wochen • Fieber ≥ 38,5 °C • Herpes zoster > 1 Dermatom oder Rezidiv • orale Leukoplakie • Listeriose • periphere Neuropathie • HIV-Entero-, Nephro- oder Myopathie • idiopathische thrombozytopenische Purpura • Tuben- oder Ovarialabszesse • zervikale Dysplasie PAP-IVa (schwere Dysplasie oder Carcinoma in situ) • Mikroangiopathie an Retina und Konjunktiven • kutane Xerodermie- und mukosale Sicca-Syndrome
C (AIDS)	alle AIDS-definierenden Erkrankungen. Die häufigsten Krankheitsbilder sind dabei: • *Pneumocystis-jiroveci*-Pneumonie (s. u.) • Toxoplasmose • Tuberkulose (pulmonal oder extrapulmonal) • *Mycobacterium-avium*-Komplex oder *M. kansasii* – disseminiert oder extrapulmonal • bakterielle Pneumonien > 1/Jahr • Candidiasis in Ösophagus, Trachea oder Bronchien • Herpes-simplex-Schleimhautulzera (≥ 1 Monat), Bronchitis, Pneumonitis, Ösophagitis • CMV-Retinitis oder systemische Infektion • Salmonellen-Septikämie (> 1 seit HIV-Infektion) • Kaposi-Sarkom • Kryptokokken-Infektion: extrapulmonal • Kryptosporidien-Infektion: Diarrhö ≥ 1 Monat • *Isospora-belli*-Infektion: Diarrhö ≥ 1 Monat • Histoplasmose: disseminiert oder extrapulmonal • malignes Lymphom (Burkitt, immunoblastisch oder primär zerebral) • invasives Zervixkarzinom • HIV-Demenz • PML • Wasting-Syndrom

krankung auf (Primärinfektion). Viele dieser Patienten suchen deswegen einen Arzt auf, aber nur bei wenigen wird die korrekte Diagnose gestellt, da i. d. R. lediglich unspezifische Symptome vorliegen. Wachsamkeit ist geboten, wenn sich solche Symptome – insbesondere begleitet von einem **lachsfarbenen makulopapulösen Exanthem**, gastrointestinalen Symptomen und einer **Lymphadenopathie** (**Lymphadenopathiesyndrom**, **LAS**) – erst protrahiert über einige Wochen zurückbilden.

Mit älteren Ak-Suchtests war die Diagnose während der Primärinfektion schwierig zu sichern, da die Patienten in dieser Phase noch keine Ak entwickelt haben und das HIV nur direkt – z. B. mittels PCR oder Antigen – nachgewiesen werden kann. Die neuen HIV-Suchtests (ELISA) messen jedoch auch HIV-Ag: Der ELISA-Antigen-Test ist (hoch!) positiv, wenn der Western-Blot noch komplett negativ oder nicht sicher positiv ist. Die symptomatische HIV-Primärinfektion ist ein prognostisch ungünstiges Zeichen. Ob sie eine gute Indikation ist, um mit der Therapie zu beginnen, weil in dieser Phase das Immunsystem noch intakt und die Viruspopulation noch homogen ist, wird derzeit durch Studien überprüft.

Latenzphase

Bei den meisten HIV-Infizierten folgen mehrere Jahre der weitgehend asymptomatischen klinischen Latenz, in der allerdings das Virus eine dauerhaft hohe Replikationsrate hat. Einige Patienten behalten eine persistierende generalisierte Lymphadenopathie, die klinisch und prognostisch keine Bedeutung hat. In diesem Stadium hilft die **Messung der HIV-RNA, um das Progressionsrisiko abzuschätzen** (> 12.16.7).

Etwa 5 % der HIV-Infizierten, die „**Long-Term-Non-Progressors**", sind auch nach ≥ 10 Jahren noch asymptomatisch und haben eine normale $CD4^+$-T-Zell-Zahl. Generell mit einer günstigen Prognose gehen einher:
- jüngeres Lebensalter
- starke zytotoxische Anti-HIV-$CD8^+$-T-Zell-Antwort
- defektes Virus
- Vorliegen einer Mutation des CCR-5-Chemokin-Rezeptors, der als Korezeptor für das HIV dient

- Vorliegen einer replikativen Infektion mit dem apathogenen Flavivirus namens **GB-Virus C** (GBV-C; früher fälschlich Hepatitis-G-Virus benannt)
- intravenöser Drogengebrauch

Symptomatische HIV-Infektion

Nach einer medianen Latenz von etwa 10 Jahren kommt es unbehandelt bei den meisten Patienten im Zuge des fortschreitenden Immundefekts (abfallende $CD4^+$-T-Zell-Zahl) mit zunehmender Wahrscheinlichkeit zu **HIV-assoziierten oder AIDS-definierenden Erkrankungen** (> Tab. 12.30). Dies sind opportunistische Infektionen oder ungewöhnliche maligne Tumoren, die ihrerseits alle wiederum durch persistierende Infektionen ausgelöst werden (EBV, HPV, HHV-8).

Die regionale Verteilung der Komplikationen ist unterschiedlich; so ist z. B. die Histoplasmose in Teilen der USA sehr häufig, in Europa aber eine Rarität. Einzelne AIDS-definierende Erkrankungen treten gehäuft bei Patienten aus bestimmten Risikogruppen auf (z. B. Kaposi-Sarkome bei Homosexuellen).

Charakteristika ausgewählter Krankheitsbilder der symptomatischen HIV-Infektion
Pneumocystis-jiroveci-Pneumonie

Erreger Lange als Protozoon klassifizierter Pilz, ubiquitär vorkommend, Seroprävalenz 80 % schon bei Kindern, meist Reaktivierung, Neuinfektion als Übertragung zwischen Immunsupprimierten beschrieben.

Klinik Trockener Husten, Fieber, Dyspnoe.

Diagnostik Unauffällige Auskultation, oft starke Diffusionsstörung mit Hypoxie, Erregernachweis aus BAL mit Immunfluoreszenz, Giemsa- oder Grocott-Färbung, keine Kultur möglich, die PCR wird nicht empfohlen (fehlende Spezifität), im Röntgenbild schmetterlingförmiges, milchglasartiges interstitielles Infiltrat, initial in 10 % normaler Befund, im CT milchglasartige Verschattung mit Aussparung der subpleuralen Areale.

Therapie Therapie der ersten Wahl ist hoch dosiertes Co-trimoxazol i. v. (bis zu viermal höhere Dosis als bei Harnwegsinfekt) über 3 Wochen, bei pO$_2$ < 70 mmHg in Kombination mit Glukokortikoiden. Obwohl bei HIV-Infizierten unter Co-trimoxazol in bis zu 70 % d. F. – typischerweise nach 10–14 Tagen – ein allergisches Drug Fever mit Hautreaktionen auftritt, ist dieses Medikament die Therapie der Wahl. Alternativ hierzu kann Pentamidin eingesetzt werden.

Prophylaxe ➤ 12.16.8.

Kaposi-Sarkom
Erreger Humanes Herpesvirus 8 (HHV-8 oder auch Kaposi-Sarkom-Herpesvirus, KSHV), 1994 entdeckt; dieses Virus ist auch Kofaktor für bestimmte Lymphome.

Klinik Kleine rot-braun-livide, nicht schmerzhafte, flache (makulöse) oder leicht erhabene (noduläre) Gefäßtumoren, multilokulär, typischerweise spindelförmig in den Spaltlinien der Haut lokalisiert. Bei Lokalisation im Gesicht und an den Unterschenkeln können diese Tumoren leicht zum Lymphödem führen. Ein Organbefall ist selten und gegebenenfalls meist intestinal (häufig: weicher Gaumen!), sehr selten pulmonal (dann mit sehr schlechter Prognose).

Diagnostik Histologie: Spindelzellproliferation, Hämosiderin in Makrophagen.

Therapie Beginn einer antiretroviralen Therapie: Im Rahmen der Immunrekonstitution kann es zur Rückbildung des Sarkoms kommen. Zusätzlich:
- bei lokalisierten Prozessen oder zur gezielten Therapie einzelner störender Läsionen: Radiatio, Kryotherapie
- systemisch: Polychemotherapie mit liposomalem Doxorubicin, Paclitaxel und liposomalem Daunorubicin, hoch dosiertes IFN-α (nur bei gutem Immunstatus > 400/ml CD4-T-Zellen).
- Als Faustregel gilt, dass bei lokalisierten und stabilen, ausschließlich kutanen Läsionen eine relative Therapieindikation besteht. Bei disseminierten Läsionen, Befall der Unterschenkel oder Organbefall ist eine systemische Therapie indiziert.

Tab. 12.31 Prognoseparameter HIV-1-RNA-Kopien 6 Monate nach der Infektion.

HIV-1-RNA-Kopien/ml	Jahre bis zum Eintritt des AIDS (unbehandelt)
> 500–3.000	> 10
> 3.000–10.000	8
> 10.000–30.000	6
> 30.000	3

12.16.7 Diagnostik

Neben Anamnese und vorhandener Klinik steht zunächst der serologische Ak-Nachweis im Vordergrund. Als Erstes findet ein Screening-ELISA (oft mit dem p24-Ag-Nachweis gekoppelt) statt. Bestätigt wird ein positives Testergebnis mit einem Western-Blot. Dieses Prozedere wird zweimal durchgeführt, um eine Probenverwechslung auszuschließen. Ein negativer Ak-Nachweis schließt aber eine Infektion zu Beginn nicht aus. Antikörper werden im Extremfall erst 6 Wochen nach einer Infektion gebildet. Dann hilft nur die Bestimmung der Viruslast mit dem **Nukleinsäurenachweis-Test** (Nachweis von HIV-DNA oder HIV-RNA mittels PCR, etwa ab dem 11. Tag nach der Infektion positiv). Im Fall einer gesicherten Infektion findet alle 3–5 Monate eine Kontrolle der Viruslast statt. Gemessen werden die Virusäquivalente/ml Plasma oder die Zahl der RNA-Kopien/ml Plasma. Ein Absinken der Viruslast unter die Nachweisgrenze kann z.B. den Therapieerfolg anzeigen und ist gleichzeitig ein Prognoseparameter (ca. 6 Monate nach der Infektion wird der sog. Set Point erreicht, der unbehandelt als Parameter für die Abschätzung der Zeit bis zum Eintritt des AIDS herangezogen wird; ➤ Tab. 12.31). Daneben werden eine HIV-Resistenztestung (gegenüber den Medikamenten) zur Therapiekontrolle und eine Serumspiegelbestimmung der Medikamente z.B. zur Nebenwirkungskontrolle durchgeführt.

12.16.8 Therapie

Durch kombinierten Einsatz mindestens dreier antiretroviral wirksamer Substanzen, die möglichst an unterschiedlichen Orten des Virusreplikationszyklus (➤ Abb. 12.10) ansetzen, gelingt es, Morbidität und Mortalität HIV-infizierter Patienten entscheidend zu senken. Diese Form der Therapie nennt sich **hoch aktive antiretrovirale Therapie (highly active antiretroviral Therapy, HAART)**.

Therapiebeginn

Heute wird bereits bei asymptomatischen Patienten und zunehmend bei nichtkritisch niedrigen CD4$^+$-T-Lymphozyten-Werten ein Therapiebeginn favorisiert. Allgemein empfohlen wird eine Therapie darüber hinaus in folgenden Situationen:
- bei jeder symptomatischen HIV-Infektion (CDC-C = AIDS oder CDC-B)
- bei ≤ 200/µl CD4$^+$-T-Zellen
- in Studien (!) bei symptomatischer Primärinfektion vor Serokonversion
- Bei asymptomatischen Patienten mit < 350/µl bis > 200/µl CD4$^+$-T-Zellen sind die Leitlinien uneinheitlich.

Der Wunsch des Patienten ist ein weiterer wichtiger Aspekt für die Planung des Therapiebeginns.

Im Falle antibiotisch behandelbarer florider opportunistischer Infektionen empfiehlt es sich manchmal, bei nicht antiretroviral vorbehandelten Patienten – trotz bestehender Symptome – die antiretrovirale Therapie für einen Zeitraum von bis zu einigen Wochen hinauszuzögern. Andernfalls sind paradoxe Verschlechterungen der opportunistischen Infektion durch die unter der heutigen antiretroviralen Therapie rasch einsetzenden Immunrekonstitution häufig.

Substanzen

Seit 1996 ist die Kombinationstherapie mit verschiedenen antiviralen Substanzen (➤ Tab. 12.32) Standard. Die in zahlreichen Studien belegten Vorteile einer HAART sind:
- stärkere Suppression der Virusreplikation
- Vermeidung von Resistenzen
- dadurch erzielte Verbesserung von Immunstatus und Lebensqualität

Üblicherweise wird eine **Dreifachkombination** gewählt. Die am häufigsten verschriebene Kombination besteht aus zwei Nukleosid-Analoga (**nukleosidische reverse Transkriptase-Hemmer, NRTI; nukleoside Backbone**) und einem **nichtnukleosidalen Reverse-Transkriptase-Inhibitor (NNRTI)** oder einem **geboosteten Protease-Inhibitor (PI,** s. u.). Weniger effizient sind Kombinationen aus drei NRTI. Nukleosidanaloga-freie Kombinationen aus NNRTI und PI oder zwei geboosteten PI ebenso wie Kombinationen mit weiteren Wirkstoffklassen (➤ Tab. 12.32) sind zum Teil mit gutem Erfolg als **Salvagetherapie** (Therapie, die Einsatz findet, wenn gängige Kombinationen versagen) eingesetzt worden, sind aber derzeit noch eine individuelle Therapieentscheidung.

Lipistoffwechselstörungen

Die sich unter antiretroviraler Therapie (v. a. bei PI) einstellenden metabolischen Störungen reichen von Fettverteilungsstörungen (**Lipodystrophie** im Sinne einer Stammfettsucht) über die **Hyperlipidämie** bis hin zu einer **pathologischen Glukosetoleranz**. Die genauen Ursachen dieser die Therapie häufig limitierenden Veränderungen sind noch nicht aufgeklärt. Der belegte Nutzen der antiretroviralen Therapie überwiegt bei sachgerechter Indikationsstellung bei Weitem die Risiken selbst pessimistischer Hochrechnungen der kardiovaskulären Langzeitrisiken.

Immunrekonstitutions- und Inflammationssyndrom (IRIS)

Insbesondere bei Patienten mit initial sehr schlechtem Immunstatus (CD4 < 200/µl) und hoher Viruslast kann es unter HAART parallel zur Immunrekonstitution zu einer paradoxen Verschlechterung mit ausgeprägter Inflammationsreaktion (IRIS; ausgelöst durch präexistente, kryptogene Antigene) kommen. Besonders häufig ist ein IRIS auch bei Mykobakteriosen, Kryptokokkosen, CMV-Infektionen und der PML.

Boosting

Ritonavir, ein Protease-Inhibitor, fiel durch besonders eindrucksvolle Arzneiinteraktionen auf, die dadurch erklärt sind, dass es sich um den stärksten bekannten Hemmstoff der „Leberentgiftungsmaschine" Cytochrom-P450–3A4 handelte, die für den Abbau sehr vieler Medikamente verantwortlich ist. Aus der anfänglichen Not wurde eine Tugend – und Ritonavir hat heute eine Zulassung als Medikament, das zur Verlangsamung des Abbaus anderer Medikamente genutzt werden kann, was als „Boosting" bezeichnet wird. Dieses Boosting spielt eine bedeutende Rolle bei fast allen anderen Protease-Hemmern, die inzwischen überwiegend nur noch zusammen mit einer (antiretroviral subtherapeutischen) Babydosis Ritonavir verabreicht werden. Sie können so in ihrer Dosisstärke und -häufigkeit reduziert werden und erreichen trotzdem bessere Wirkspiegel. Andererseits besteht mit Ritonavir die Gefahr lebensgefährlicher Interaktionen mit anderen Medikamenten. Einige viel verwendete Medikamente erreichen bei Einnahme mit Ritonavir zum Teil lebensbedrohende Konzentrationen, z. B. Atorvastatin, Terfenadin und Sildenafil.

Dauer der Therapie

Therapieziel ist die Suppression der Virusreplikation unter die Nachweisgrenze, sodass das Risiko einer Krankheitsprogression gering und die Ausbildung resistenter Virusstämme unwahrscheinlich wird. Es kann eine Regeneration des Immunsystems stattfinden, wobei die $CD4^+$-T-Zellen häufig nur sehr langsam oder nicht vollständig bis in den Normbereich steigen.

Kommt es zu einem erneuten Anstieg der Viruslast um mehr als 0,5 Log-Stufen, so ist davon auszugehen, dass entweder resistente Virusstämme vorhanden sind oder aber die Einnahme unzuverlässig ist (**mangelnde Adherence**). Somit sollten die Adherence hinterfragt und gestärkt sowie eine **Medikamentenspiegelmessung** und **genotypische Resistenztestung** veranlasst werden, um anhand der dort gefundenen Ergebnisse ggf. die gesamte Kombination auszutauschen.

Tab. 12.32 HIV-Therapeutika.

Substanzklasse	Beispiele	Wirkmechanismus und gruppenspezifisches Nebenwirkungsprofil
nukleosidanaloge Reverse-Transkriptase-Inhibitoren	Zidovudin, Stavudin, Lamivudin, Didanosin	**Wirkmechanismus**: NRTI werden in der Zelle zu Triphosphaten phosphoryliert, konkurrieren dann mit den echten Nukleotiden um die Bindung an die reverse Transkriptase und führen dort zum Kettenabbruch. **Nebenwirkungen**: Hypersensitivitätsreaktionen, gastrointestinale Beschwerden, Hämatotoxizität.
nukleotidanaloge Reverse-Transkriptase-Inhibitoren (NtRTI)	Tenofovir	**Wirkmechanismus**: NtRTI hemmen reverse Transkriptase durch kompetitive Bindung, müssen vor Einbau nicht erst metabolisiert werden. Wirksam auch bei einigen NRTI-resistenten Viren. **Nebenwirkungen**: Nephrotoxizität.
nichtnukleosidanaloge Reverse-Transkriptase-Inhibitoren (NNRTI)	Nevirapin, Efavirenz	**Wirkmechanismus**: NNRTI hemmen die reverse Transkriptase durch nichtkompetitive Bindung. **Nebenwirkungen**: Exantheme (bis hin zum Stevens-Johnson-Syndrom), ZNS-Störungen.
Protease-Inhibitoren (PI)	Indinavir, Nelfinavir, Ritonavir, Saquinavir	**Wirkmechanismus**: PI verhindern durch Hemmung der HIV-Protease die Auftrennung der primären Polyproteine und somit das Budding. Einsatz nur noch mit Boosting durch Minidosis Ritonavir (Ausnahme: Nelfinavir). **Nebenwirkungen**: Nierensteine, Leberschäden, gastrointestinale Beschwerden, Hyperbilirubinämie, Transaminasenanstieg, Fettstoffwechselstörungen.
Entry-Inhibitoren	T20 Enfurvitid	**Wirkmechanismus**: Entry-Inhibitoren blockieren durch Bindung an verschiedene Rezeptoren den Eintritt des Virus in die Zelle. **Nebenwirkungen**: häufig lokale Rötung/Verhärtung an Injektionsstellen, erhöhte Pneumonie-Rate (besonders unter Rauchern).
Integrase-Inhibitoren	Raltegravir, Elvitegravir	**Wirkmechanismus**: Hemmung des Einbaus der viralen DNA in die Wirts-DNA (bisher keine zugelassene Substanz). Bisher nur in Phase-II- und -III-Studien im Einsatz. **Nebenwirkungen**: in Studien bisher gute Verträglichkeit.

Für Patienten, die bereits mit PI oder NNRTI behandelt wurden, ist wegen der hohen Rate von Kreuzresistenzen innerhalb der Gruppen eine Ausweichkombination selten so effektiv wie das erste Regime. Darüber hinaus scheinen einige nRTI unabhängig von Resistenzen durch veränderte intrazelluläre Phosphorylierungsraten die Wirksamkeit nachfolgender Kombinationen negativ zu beeinflussen.

Die Einnahmetreue (Adherence) des Patienten während der ersten Kombination ist von entscheidender Bedeutung für die Langzeitprognose.

Prophylaxen

Wie bei anderen Immundefekten auch kommt der Infektionsverhütung durch prophylaktische Chemotherapie eine entscheidende Bedeutung zu. Die empfohlene Einnahmestrategie richtet sich nach der $CD4^+$-T-Zell-Zahl und dem Expositionsrisiko.

Patienten mit weniger als 200/μl $CD4^+$-T-Zellen sollten Co-trimoxazol als Primärprophylaxe gegen *P. jiroveci* und *T. gondi* einnehmen. Die Primär- und Sekundärprophylaxen können ausgesetzt werden, wenn durch antiretrovirale Therapie die $CD4^+$-T-Zellen stabil über 200/μl angestiegen sind. Patienten mit einem positiven Tuberkulin-Test (Hauttest > 5 mm bzw. Interferon-γ-Test) oder mit Tbc-Exposition reduzieren ihr Erkrankungsrisiko durch die Einnahme von INH (für 1 Jahr).

Impfungen

Eine die Ansteckung mit HIV verhindernde Impfung steht auf absehbare Zeit nicht zur Verfügung.

Alle Routineimpfungen sollten so früh wie möglich im Krankheitsverlauf erfolgen und entsprechend den Empfehlungen der STIKO regelmäßig aufgefrischt werden.

Patienten mit AIDS sollten wegen der möglicherweise unzureichenden Immunantwort keine Lebendimpfungen erhalten (Ausnahme: Masern/Mumps/Röteln bei Kindern). Alle HIV-Infizierten sollten einmalig gegen *H. influenzae* Typ b, alle 6 Jahre gegen Pneumokokken und jeden Herbst gegen Influenza-Viren geimpft werden. Von besonderer Bedeutung sind auch die Hepatitis-B-Impfung bei Patienten mit fortgesetzter Risikoexposition (homosexuelle Männer und Konsumenten intravenöser Drogen) sowie die Hepatitis-A-Impfung für alle homosexuell aktiven Männer und Personen mit einer Lebererkrankung (z. B. Hepatitis B oder C).

Postexpositionsprophylaxe

Muss innerhalb von 72 h – besser noch innerhalb von 2 h – nach Exposition begonnen werden. Dauer mindestens 4 Wochen. Verwendet werden 2 NRTI + 1 PI oder 2 NRTI + 1 NNRTI oder 3 NRTI.

12.16.9 Prognose

Aufgrund neuer vielfältiger Therapiemöglichkeiten ist die Prognose inzwischen weniger durch die HIV-assoziierten Erkrankungen als durch Begleiterkrankungen wie Hepatitis, koronare Herzkrankheit oder Diabetes mellitus bestimmt. Studien zeigen, dass die Immunrekonstitution unter HAART auch nach Jahren stabil bleibt. In allen Industriestaaten ist die HIV-Mortalität dadurch stark gesunken, die Zahl der HIV-Neuinfektionen ist in den letzten Jahren aber wieder angestiegen. Die Mortalität an HIV in den Entwicklungsländern bleibt hingegen hoch.

12.17 Wichtige Pilzinfektionen

Pilze sind eukaryontische Organismen, die für Wachstum und Vermehrung auf organische Substrate angewiesen sind und sich durch das Vorliegen einer Zellwand auszeichnen.

Da viele Pilze (insbesondere *Candida*) auch zur normalen Flora der Haut und Schleimhäute des Menschen gehören, können Pilzinfektionen zum Teil als opportunistische Infektionen bei entsprechender Grundkrankheit verstanden werden (es handelt sich dann meist um **endogene Infektionen**, d. h. von der physiologischen Flora des Wirtes selbst ausgehende Infektionen). Bei den exogenen Mykosen entstammt der Erreger der Außenwelt; auch hier ist eine manifeste Erkrankung vor allem bei entsprechend geschwächter Abwehrlage (AIDS, maligne Grundkrankheit, Leukämien, Diabetes mellitus) möglich.

12.17.1 Einteilung

Ungeachtet ihrer biologischen Klassifikation werden die humanpathogenen Pilze der Einfachheit halber nach dem **DHS-System** eingeteilt:
- **Dermatophyten** (D) rufen i. d. R. lokale Infektionen keratinhaltiger Strukturen (Haut und Hautanhangsgebilde) hervor. Zu ihnen gehören v. a. die Gattungen **Trichophyton**, **Microsporum**, **Epidermophyton**; jedoch können auch Pilze der anderen Klassen Keratinstrukturen befallen (z. B. *Candida* und *Sporothrix*). Dermatophyten verursachen oft chronisch verlaufende schilfernde, erythematöse und teilweise papulöse Hautausschläge (**Tinea** = Mottenfraß); je nach betroffenem Hautgebiet unterscheidet man **Tinea capitis**, **Tinea pedis**, **Tinea unguium** und **Tinea corporis**.
- **Hefen** (H) bzw. Sprosspilze vermehren sich durch Aussprossung. Zu ihnen gehören im Wesentlichen die Gattungen *Candida* und *Cryptococcus*.
- **Schimmelpilze** (S) wachsen durch Verlängerung und Verzweigung ihrer Hyphen. Zu ihnen zählen v. a. *Aspergillus*-Arten.

Darüber hinaus kommen im außereuropäischen Raum obligat-pathogene sog. **dimorphe Pilze** vor, die je nach Umweltbedingungen hyphenartiges oder sprossendes Wachstum zeigen. Gattungen z. B.: *Histoplasma, Sporothrix, Blastomyces dermatitides* und andere.

12.17.2 Infektionsverlauf

Pilzinfektionen breiten sich selten systemisch aus, viel häufiger verlaufen sie lokal (in der Epidermis sowie subkutan). Wie eine Pilzerkrankung verläuft, ist v. a. durch die Abwehrlage des Wirts, durch die „ökologischen" Bedingungen in der Umgebung der Pilze und am wenigsten durch die Pathogenität des Pilzes selbst vorgegeben: Dies gilt für die systemische Situation (Immundefizienz, diabetische Stoffwechsellage mit günstigem Substratangebot für den Pilz, Verdrängung der Bakterienflora – als hoch überlegenen Konkurrenten der Pilze – durch Antibiotika) wie für die lokale Situation: Pilze wachsen gerne, wo es feucht, warm und dunkel ist und die Waffen des Immunsystems erst auf Anforderung hingelangen müssen. Krankheitszeichen entstehen dann dort durch Gewebeinfiltration und die darauf folgende Entzündungsantwort.

Toxinbedingte Wirkungen stehen im Gegensatz zu den bakteriellen Infektionen nicht im Vordergrund, obwohl die Bildung bestimmter Exotoxine (**Aflatoxine**) in vitro nachgewiesen wurde.

Darüber hinaus können Pilze allergische Reaktionen auslösen (z. B. allergische bronchopulmonale Aspergillose, > 12.17.5).

12.17.3 Candida

Gehört zur Gruppe der Sprosspilze und kann bei entsprechend geschwächter Abwehrlage sowohl lokale als auch systemische Infektionen hervorrufen. Es handelt sich hierbei meist um endogene Infektionen, da *Candida* zur normalen Flora der Haut und des Gastrointestinaltrakts zählt. 80 % der Infektionen werden durch die Spezies *C. albicans* hervorgerufen.

Klinik

Zu Beginn der Infektion steht die lokale Pilzvermehrung, die durch eine im Rahmen einer vorangegangenen antibiotischen Therapie gestörte normale Flora begünstigt wird. Es kommt zum **bevorzugt intertriginösen Hautbefall** bzw. zur Ausbreitung unter Nägeln (**Paronychie**) oder in anderen feuchten Gebieten (Vagina, Vorhaut) sowie an Schleimhäuten (**Mundsoor**).

Bei weiterer Verschlechterung der Abwehrlage können sich die Pilze durch eine hämatogene Streuung ausbreiten und zur **Sepsis**, **Pneumonie** oder **Pyelonephritis** führen. Diese Erkrankungen verlaufen in den meisten Fällen etwas milder als bakterielle Infektionen und auch eine *Candida*-Sepsis zeigt eine langsamere Progredienz als bakterielle Erkrankungen. Septische Absiedlungen im Augenhintergrund oder an den Herzklappen sind möglich.

Diagnostik

Candidosen sind zumeist Blickdiagnosen. Die Diagnose der lokalen Infektion kann durch die mikroskopische Untersuchung eines Abstrichs erhärtet werden. Bei systemischer Candidose sind mehrere Blutkulturen an aufeinanderfolgenden Tagen notwendig, sehr aussagefähig ist auch die **Candidurie** im Mittelstrahlurin. Zum Nachweis eines invasiven Wachstums können Biopsien mit histologischer Aufarbeitung herangezogen werden. Auch ein serologischer Nachweis von *Candida*-Antigenen im Blut kann zur Diagnose der systemischen Candidose hilfreich sein.

Andererseits ist der Nachweis von *Candida* als physiologischer Bestandteil der Schleimhautflora allein für nichts beweisend. Oft übersehen wird die Möglichkeit artefizieller Vermehrungen von Candida in asservierten Proben: Im Bronchialsekret eines Patienten mit Pneumokokken-Pneumonie sterben – nicht nur bei unsachgemäßer Lagerung – die Pneumokokken nach Entnahme vergleichsweise rasch ab, während gramnegative Keime und *Candida*, insbesondere bei Wärme, munter im Sputumröhrchen weiterwachsen. Der Mikrobiologe findet *E. coli* und *C. albicans*, aber nicht mehr *Str. pneumoniae*. Beide mikrobiologisch gefundenen Keime sind aber nicht die Erreger der Infektion!

> **MERKE**
> Völlig unsinnig und obsolet ist i. d. R. auch die nicht selten geübte Behandlung eines mikrobiologischen Nachweises von *Candida* im Stuhl.

Therapie
Lokale Therapie mit **Nystatin** und lokal anwendbaren **Imidazol-Derivaten** (z. B. Miconazol, Clotrimazol). Bei systemischem Befall oder *Candida*-Sepsis ist eine (nebenwirkungsreiche!) Therapie mit **Amphotericin B** – mit oder ohne Kombination mit **5-Fluorcytosin** – indiziert. Verträglichere, aber teurere Alternativen (und neuerdings auch teilweise Mittel der ersten Wahl) sind: **Voriconazol**, **Caspofungin** und **liposomales Amphotericin B**. Eine besondere Bedeutung kommt der Prophylaxe einer systemischen Infektion bei Risikopatienten (Abwehrschwächung) zu, beispielsweise mit **Fluconazol** oder **Itraconazol**.

12.17.4 Cryptococcus neoformans

Ist ein ubiquitär verbreiteter Sprosspilz, der oft über **Taubenkot** übertragen wird. Bei immungeschwächten Individuen kann er systemische Mykosen hervorrufen.

Klinik
Nach aerogener Aufnahme der Sporen kommt es zu einer **klinisch milden, atypischen, granulomatösen Pilzpneumonie** und von dort aus zum ZNS-Befall mit chronisch verlaufender **Meningoenzephalitis**.

Diagnostik und Therapie
Die Diagnose wird durch mikroskopischen Erregernachweis im Liquor gesichert (**Tuschefärbung**), eine kulturelle Anzüchtung ist möglich (Sabouraud-Glukose-Agar). Sehr hilfreich ist der serologische **Test auf Kryptokokken-Antigen**, der bei der Kryptokokken-Meningitis auch im Serum positiv ist.

Die Therapie erfolgt mit **liposomalem Amphotericin B** und **5-Fluorcytosin**, gefolgt von einer Erhaltungstherapie mit hoch dosiertem **Fluconazol** oder **Itraconazol**.

12.17.5 Aspergillus fumigatus

Ubiquitär verbreitete Pilze (➤ Abb. 12.12), die insbesondere in verrottenden Blättern, Blumenerde und Baustaub oder in feuchten Bädern mit Schimmel zu finden sind. Die Infektion erfolgt über Inhalation der Sporen. Die Krankheitsmanifestation hängt von der Sporendosis und von der Abwehrlage des Wirts ab.

Klinik
Es werden unterschieden:
- **Otitis externa**
- **Aspergillensinusitis**

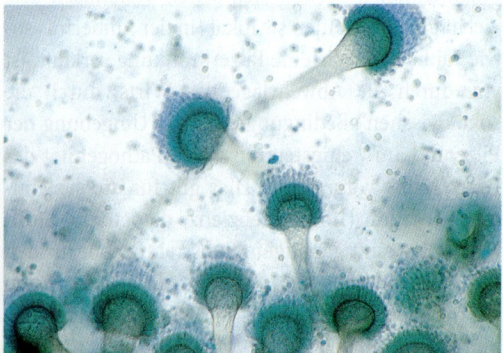

Abb. 12.12 Mikroskopisches Präparat mit *A. fumigatus*. Typisch sind die distelblütenähnlichen Fruchtkörper. [E487]

- **Auslösung einer allergischen Antwort** bei entsprechend disponierten Patienten ohne Infektion oder Besiedelung der Luftwege (allergisches Asthma)
- **allergische bronchopulmonale Aspergillose (ABPA)**: Besiedlung der Luftwege mit nachfolgender allergischer, IgE-vermittelter Entzündungsantwort; häufig bei strukturellen Luftwegsveränderungen (schweres Asthma, Bronchiektasen, zystische Fibrose). Klinisch bestehen ein reversibler Bronchospasmus und rezidivierende Lungeninfiltrate. Im Sputum ist meist *A. fumigatus* nachweisbar. Darüber hinaus finden sich eine Eosinophilie im Blutbild und eine IgE-Erhöhung. IgG- und IgE-Antikörper gegen *A. fumigatus* können mittels ELISA nachgewiesen werden. Therapeutisch werden **Glukokortikoide** eingesetzt, zusätzlich kann eine mikrobielle Therapie erwogen werden. Sonderform dieses Krankheitsbilds ist die durch chronische Exposition gegenüber schimmelpilzhaltigem Getreidestaub entstehende sog. **Malzarbeiterlunge**, eine Berufskrankheit.
- **Aspergillome**: Auf dem Boden vorbestehender Lungenschädigungen kommt es zur Bildung lokaler Pilzbälle (Myzetome), z. B. in Lungenkavernen, Orten mit lokal gestörter Immunkompetenz.
- **invasive Aspergillose**: kommt ausschließlich bei immungeschwächten Patienten vor, die bei Infektion eine **fulminante Pneumonie**, **Meningitis** oder **Hirnabszesse** entwickeln können. Ebenfalls möglich sind **Leberbefall** und **Endokarditiden** bei vorgeschädigten Herzklappen oder **Augenbefall**.

Diagnostik und Therapie

Die Diagnose der beiden letzten Formen erfolgt röntgenologisch, durch direkten Erregernachweis, Biopsien und Kulturen oder durch serologischen Antikörpernachweis. Die Therapie besteht bei Aspergillomen und Aspergillose aus einer Kombinationsbehandlung von 5-Fluorcytosin in Kombination mit Amphotericin B oder Voriconazol oder Caspofungin. Die Behandlung der ABPA erfolgt durch die Gabe **oraler Glukokortikoide**. Die allergische Antwort wird – wie alle Formen des Asthmas – v. a. prophylaktisch behandelt.

12.17.6 A. flavus

Ein **Mykotoxinbildner**, der sich in und auf feuchten, schimmeligen Lebensmitteln, v. a. **Erdnüssen** und Getreide findet. Er produziert u. a. das **Aflatoxin B1**, ein umweltresistentes, zyklisches Molekül, das in der Leber akkumulieren kann und dort kanzerogen wirkt. Bei einem gemeinsamen Auftreten mit dem HBV oder einer Parasitose tritt signifikant häufiger ein **HCC** auf.

Klinik

Mykotoxikosen Aflatoxin B_1 schädigt nach oraler Aufnahme und Resorption im Magendarmtrakt die Leber. Leberzellkarzinome treten dann häufiger auf.

Mykotische Infektionen Auf vorgeschädigter Haut verursacht der Pilz wie *A. fumigatus* eine Otitis externa und Sinusitiden. Bei Immunsupprimierten löst er selten invasive Aspergillosen aus.

Allergische Reaktionen Verursacht häufig eine allergische Aspergillose.

Prophylaxe und Therapie

Die einzige zur Verfügung stehende Prophylaxe besteht darin, die Exposition gegenüber potenziell kontaminierten Nahrungsmitteln zu vermeiden. Die antimykotische Chemotherapie gleicht der von *A. fumigatus*. Für das HCC muss auf chirurgisch-onkologische Konzepte zurückgegriffen werden.

12.17.7 Dimorphe Pilze

Erkrankungen durch die obligat-pathogenen sog. dimorphen Pilze (z. B. *Histoplasma capsulatum*, *Coccidioides immitis* etc.) kommen in Europa lediglich als Importkrankheiten vor, da diese Erreger in Nord- und Südamerika sowie Afrika endemisch sind, bei uns nicht vorkommen und eine Übertragung von Mensch zu Mensch nicht stattfindet. Die Infektion erfolgt meist aerogen durch Inhalation erregerhaltiger Stäube und ruft entweder **lokale granulomatöse Entzündungen** (z. B. Pneumonien) oder – vorwiegend bei Immungeschwächten – eine Systemmykose hervor.

12.18 Wichtige Protozoenerkrankungen

Protozoen sind **einzellige Endoparasiten**, deren genetisches Material (im Unterschied zu dem der Bakterien) in einem membranumschlossenen Zellkern liegt (**Eukaryonten**). Für ihre Übertragung bilden manche Protozoen Dauerstadien (Zysten), die lange im Freien überleben können, bis sie von einem Wirt oral aufgenommen werden. Andere bedienen sich eines Zwischenwirts (z. B. blutsaugender Arthropoden). Sie untergliedern sich in **Sporozoen**, **Flagellaten** und **Amöben**.

12.18.1 Sporozoen

Malaria

Ungefähr 2,5 Milliarden Menschen leben in Malaria-Endemiegebieten (➤ Abb. 12.13). Pro Jahr sind etwa 250 Millionen Neuerkrankungen zu verzeichnen, von denen noch immer 2,5 Millionen tödlich verlaufen. Nur AIDS und Tuberkulose fordern damit weltweit mehr Opfer als Malaria.

Erreger
Während im Mittelalter die schlechte Luft (lat. mal aria) in den Sumpfgebieten als Ursache galt, ist die Übertragung durch Parasiten seit 1880 bekannt. Erreger der Malaria sind die Plasmodienarten *P. vivax* und ovale, *P. malariae* und *P. falciparum*. Sie werden durch die weibliche *Anopheles*-**Mücke** übertragen, in seltenen Fällen auch kongenital oder gelegentlich auch über eine Bluttransfusion.

Einteilung nach Fieberverlauf
Je nach Generationszeit der Plasmodien-Arten im Blut können drei verschiedene Fiebertypen und damit Malaria-Typen unterschieden werden:
- **Malaria tertiana** (alle 48 h oder jeden dritten Tag Fieber, d. h. an Tag 1, 3, 5 usw.) bei *P. vivax* und *P. ovale*
- **Malaria quartana** (Fieber alle 72 h oder jeden „vierten" Tag, d. h. an Tag 1, 4, 7 usw.) bei *P. malariae*
- **Malaria tropica** (unregelmäßiger Fieberverlauf) bei *P. falciparum*

Generationszyklus
Während der Blutmahlzeit der *Anopheles*-Mücke überträgt diese die fadenförmigen **Sporozoiten** (die infektiöse Form des Parasiten) in die Blutbahn des Wirts. Von dort gelangen die Erreger hämatogen innerhalb von Minuten in die Leber, wo sie in die Leberparenchymzellen eindringen (➤ Abb. 12.14). In der Leberzelle entsteht durch ungeschlechtliche Vermehrung aus jedem Sporozoiten ein **Schizont**, der wiederum mehrere tausend **Merozoiten** enthält.

Innerhalb von weniger als einer Woche platzt der Schizont (mitsamt der Leberzelle). Die freigesetzten Merozoiten befallen nun zirkulierende Erythrozyten. Dort kommt es erneut zur Vermehrung durch unge-

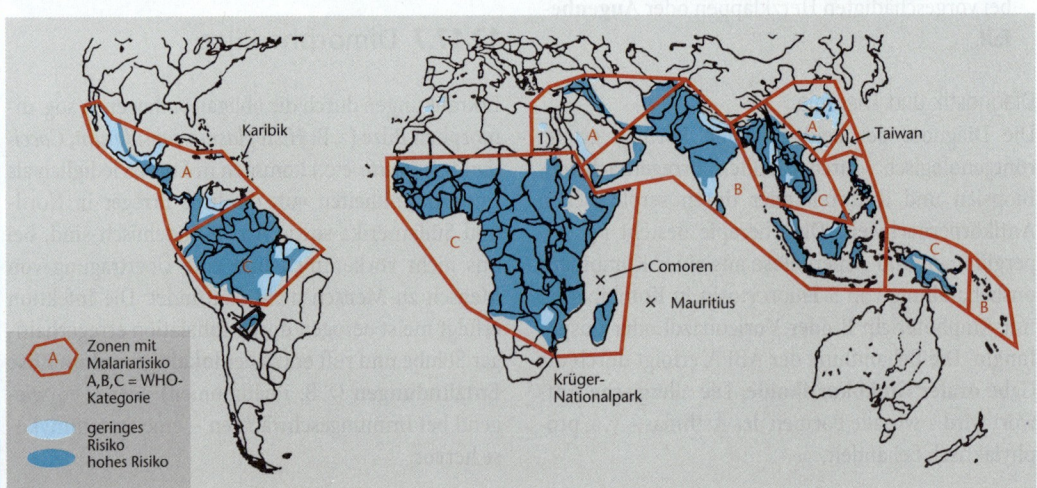

Abb. 12.13 Auftreten der Malaria und Einteilung in Risikoregionen (A, B, C). [L157]

schlechtliche Teilung (der Schizont enthält diesmal allerdings nur etwa 20 Merozoiten). Nach der typischen Generationszeit (z. B. 48 h für *P. vivax/ovale*) platzen die befallenen Erythrozyten und setzen eine neue Generation von Merozoiten frei. Diese Hämolyse ist jeweils von hohen Fieberzacken durch Freisetzung pyrogener Stoffwechsel- und Abbauprodukte der Parasiten gekennzeichnet. Die freigesetzten Merozoiten befallen wiederum andere Erythrozyten, wo sie sich vermehren, nach 2–3 Tagen eine neue „Ernte" von Parasiten (Merozoiten) freisetzen usw.

Eine solche Synchronisation des Generationszyklus der Plasmodien findet nur bei den Plasmodien der Malaria tertiana und quartana statt, fehlt dagegen bei der wesentlich gefährlicheren und häufigeren Malaria tropica, weshalb hier die typischen periodischen Fieberzacken mit Temperaturen bis 40 °C, Schüttelfrost und Schweißausbrüchen sowie nachfolgenden symptomfreien Tagen fehlen.

Jeweils ein Teil der Merozoiten entwickelt sich in den Erythrozyten nicht zu Schizonten weiter, sondern zu einer sexuellen Form (**männlichen oder weiblichen Gametozyten**), die dann bei weiteren Stichen von der *Anopheles*-Mücke aufgenommen werden, diese infizieren und sich in dieser geschlechtlich fortpflanzen (**obligater Wirtswechsel**).

Die *Anopheles*-Mücke kommt auch hierzulande und sogar noch in Grönland vor, für eine Vermehrung der Gametozyten ist es aber (meist) nicht warm genug. In sehr warmen Sommern mit durchgehend warmen Nächten über mehr als 2 Wochen könnte die Malaria aber auch hier wieder endemisch werden.

Die Infektion der Leber nimmt bei *P. falciparum* und *P. malariae* innerhalb von < 4 Wochen ein spontanes Ende, sodass die Vermehrung der Parasiten dann nur noch in den Erythrozyten stattfindet. Somit kann bei diesen Formen eine länger als 4 Wochen bestehende Infektion allein durch gegen die erythrozytären Formen gerichtete Medikamente geheilt werden. *P. vivax* und *P. ovale* dagegen persistieren lange Zeit in der Leber (über sog. **Hypnozoi-**

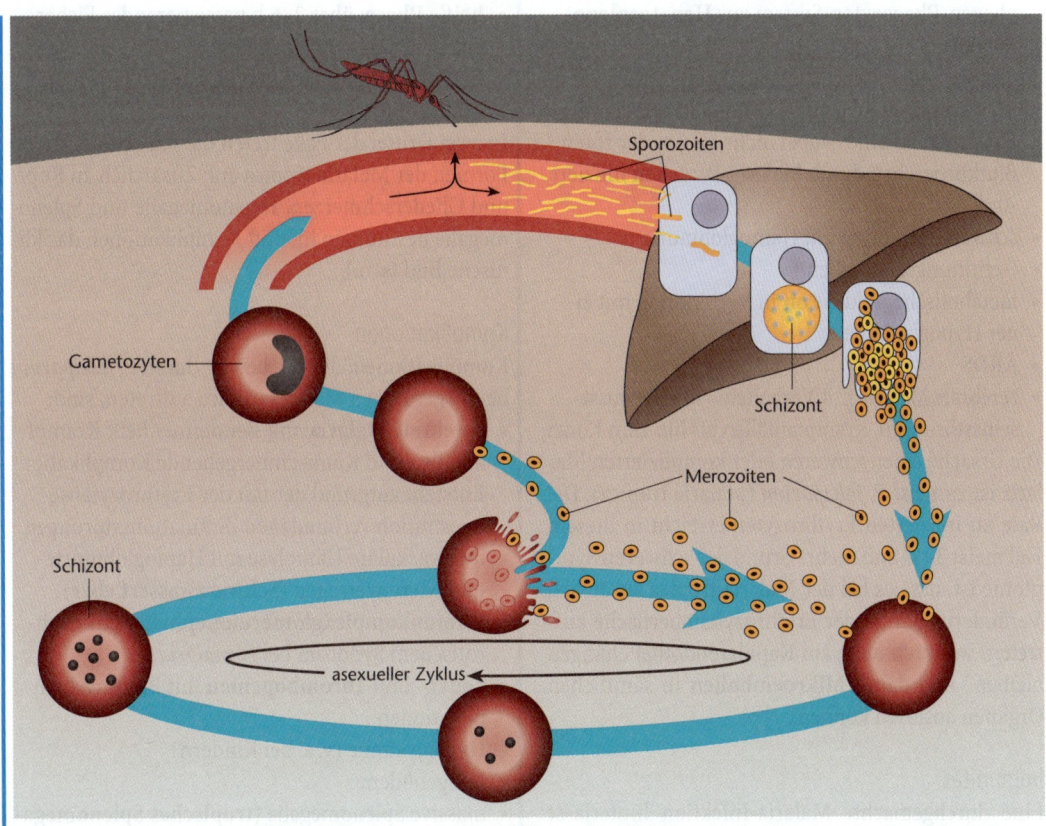

Abb. 12.14 Systematische Darstellung des Lebenszyklus von *P. vivax* und *ovale*. [L157]

ten, aus denen sich Schizonten entwickeln können), sodass eine Heilung nur durch gegen die Leberformen und die Blutmerozoiten gerichtete Medikamente gelingt.

> **MERKE**
> Unbehandelt kann die Malaria spontan ausheilen: *P. falciparum* verschwindet i. d. R. nach 6–8 Monaten (maximal 1,5 Jahren); *P. vivax* und *P. ovale* persistieren bis zu 5 Jahren und *P. malariae* bis zu 50 Jahre!

Pathogenese
Die Schwere des klinischen Bilds ist durch die Parasitendichte bedingt. Der Anteil der infizierten Erythrozyten bei den meisten Verläufen liegt unter 2 %:
- Durch den Verbrauch von erythrozytärem Sauerstoff und Glukose wird das Gewebe nicht mehr ausreichend versorgt, es entstehen eine **Gewebehypoxie** und **Laktazidose**.
- Durch Zerstörung infizierter Erythrozyten kommt es zur **hämolytischen Anämie**, durch den Leberbefall und die Hyperplasie des Makrophagen-Phagozyten-System zur **Hepatosplenomegalie**.

Als schwer oder kompliziert wird eine Malaria definiert, wenn es zu folgenden Veränderungen kommt:
- Hyperparasitämie, wobei mehr als 5 % der roten Blutkörperchen durch Malaria-Parasiten infiziert sind
- schwere Hämolyse mit Hämoglobinurie
- Gerinnungsanomalien
- metabolische Azidose oft in Verbindung mit einer Hypoglykämie
- ARDS
- zerebrale Malaria mit Verhaltens- und Bewusstseinsstörungen, Krampfanfällen bis hin zum Koma

Die Ursache einer schweren oder komplizierten Malaria ist zumeist *P. falciparum* (Malaria tropica). Die Rate an infizierten Erythrozyten erreicht in diesem Fall meist 30 % und mehr. Grund der schweren Symptome ist, dass es bei der Malaria tropica zusätzlich Veränderungen an der Erythrozytenoberfläche auftreten, wodurch diese am Kapillarendothel „hängen bleiben" und damit **Mikroembolien** in sämtlichen Organen auslösen können.

Immunität
Eine durchgemachte Malaria-Infektion hinterlässt eine **teilweise Immunität**, die wahrscheinlich auf eine T-Zell-vermittelte Stimulation der Makrophagen zurückzuführen ist.

Eine **natürliche Immunität** gegen *P. vivax* besitzen Individuen mit Duffy-negativer Blutgruppe (fast alle Schwarzen); hier fehlt der von den Merozoiten benutzte Rezeptor auf der Erythrozytenoberfläche. Bestimmte Veränderungen des Hämoglobins und des erythrozytären Stoffwechsels vermitteln ebenfalls Immunität gegenüber *P. falciparum*:
- Hämoglobin S
- Glukose-6-phosphat-Dehydrogenase-Mangel
- Thalassämie
- Pyruvat-Kinase-Mangel

Klinik
Etwa ein Drittel der Fälle verläuft leicht; dies sind die durch *P. vivax*, *P. ovale* oder *P. malariae* bedingten Formen. Hier steht die Schwächung des Patienten durch die hämolytische Anämie sowie durch die Fieberschübe im Vordergrund:
- **kalte Phase**: Über 30–60 min steigt das Fieber rasch bis zu 41 °C an.
- **heiße Phase**: über 2–6 h persistierendes Fieber, ein Delirium kann auftreten.
- **Entfieberung** mit ausgeprägtem Schwitzen und Müdigkeit

In zwei Drittel der Fälle treten die schwerwiegenden Formen der Malaria tropica auf: Zusätzlich zu Kopf- und Gliederschmerzen, Hepatomegalie und Splenomegalie bestimmen hier oft Komplikationen das klinische Bild (s. u.).

Komplikationen
Komplikationen, die v. a. bei der durch *P. falciparum* hervorgerufenen Malaria tropica auftreten, sind:
- **zerebrale Malaria**: mit Benommenheit, Krampfanfällen und Koma einhergehende Komplikation. Entsteht aufgrund der mit der Erythrozytensequestration verbundenen Zirkulationsstörungen.
- intravaskuläre Hämolyse mit Hämoglobinurie und Nierenversagen (**Schwarzwasserfieber**)
- **Immunkomplexglomerulonephritis** mit nephrotischem Syndrom bei *P. malariae*
- **Leuko-** und **Thrombopenien** mit Blutungskomplikationen
- Hypoglykämie (v. a. bei Kindern)
- Lungenödem
- massive Splenomegalie (**tropisches Splenomegaliesyndrom**) bis zur Milzruptur

Diagnostik

Wird gestellt durch mikroskopischen Erregernachweis im Blutausstrich oder im sog. **Dicken Tropfen**: Ein Tropfen Blut wird dabei auf ca. Eurostückgröße „verrührt" und nach Giemsa gefärbt. Zur Artdiagnostik muss ein dünner Ausstrich begutachtet werden. Serologische Nachweise sind prinzipiell möglich, jedoch von geringer klinischer Relevanz, weil eine Serokonversion erst nach einigen Wochen erfolgt, die Therapie aber sofort beginnen muss, um tödliche Verläufe (ca. 4 % bei Malaria tropica!) zu verhindern.

Therapie

Ist wegen vielfältiger Resistenzen von *P. falciparum* und unterschiedlicher Wirksamkeit der Medikamente gegen die verschiedenen Plasmodienarten und -entwicklungsstadien unübersichtlich. Es sollten deshalb stets die aktuellen Empfehlungen der Deutschen Tropenmedizinischen Gesellschaft berücksichtigt werden (Leitlinien und Adressen tropenmedizinischer Einrichtungen unter www.dtg.org). Wegen der raschen Veränderungen der lokalen Resistenzsituation empfiehlt es sich, Kontakt mit einer tropenmedizinisch oder infektiologisch erfahrenen Institution aufzunehmen. Im Folgenden seien einige Therapieprinzipien vorgestellt:

- Da das Leberreservoir von *P. falciparum* und *P. malariae* nach wenigen Wochen spontan abstirbt, reicht hier die Gabe von gegen die erythrozytären Schizonten gerichteten Medikamenten aus (**blutschizontozide Medikamente**).
- *P. vivax* und *P. ovale* dagegen müssen stets auch mit **gewebeschizontoziden Medikamenten** behandelt werden, um die Leberformen abzutöten, die sonst ein Reservoir für endogene Neuinfektionen bilden.
- Schwere Malariafälle werden initial parenteral behandelt, um rasch hohe Blutspiegel zu erreichen (z. B. durch eine Kombination aus Chinin und Doxycyclin oder Clindamycin).

Infrage kommende Medikamente (Wirkmechanismen: ➤ 12.4.7 mit ➤ Tab. 12.15):

- **blutschizontozid**: 4-Aminoquinolone (Chloroquin, Amodiaquin), Cinchona-Alkaloide (Chinin, Chinidin), Atovaquon/Proguanil, Doxycyclin, Mefloquin, Halofantrin, Proguanil, Pyrimethamin
- **blutschizontozid** und **gametozid**: Artemisinin und Derivate (Artesunat, Artemether, Dihydroartemisinin)
- **gewebeschizontozid**: Primaquin

Welche Medikamente die beste Wahl sind, hängt von der Art der Malaria und der Resistenzlage vor Ort ab. Entsprechende Therapieempfehlungen werden von der WHO regelmäßig aktualisiert und sind über Tropeninstitute zu erfragen. Darüber hinaus muss bei der Wahl stets auch die vorige Medikamenteneinnahme berücksichtigt werden (eine Infektion trotz medikamentöser Malariaprophylaxe weist auf eine Resistenz hin, wenn nicht ein Einnahmefehler – am häufigsten: zu frühes Absetzen der Prophylaxe nach der Rückkehr – zu anamnestizieren ist).

Durch ihre überragende Wirksamkeit sind heute die **Artemisinin-Abkömmlinge** in Ländern mit nennenswerter Malaria-Resistenz Mittel der ersten Wahl gegen *P. falciparum, sie*:

- binden sich im Erythrozyten an Eisenverbindungen, wodurch freie Radikale produziert werden, welche die Membran des Parasiten schädigen
- wirken rasch
- sind auch gegen mehrfach resistente Plasmodien-Stämme wirksam (bisher sind keine Resistenzen gegen Artemisinin berichtet)
- sind gut verträglich
- reduzieren als einziger Anti-Malaria-Wirkstoff die Gametenmasse und somit das Übertragungspotenzial in der Bevölkerung
- werden immer mit einem anderen Medikament kombiniert (etwa **Lumefantrin** oder **Amodiaquin**), um einer Resistenzentwicklung vorzubeugen

In Gebieten mit geringer Resistenz kommen weiterhin Medikamente wie Atovaquon/Proguanil, Mefloquin, Chloroquin und Proguanil zum Einsatz. Gegen die durch *P. vivax* und *P. ovale* ausgelöste Malaria wird v. a. eine Kombination von Chloroquin mit Primaquin eingesetzt.

Die WHO empfiehlt eine der Resistenzlage angemessene Chemoprophylaxe und teilt die Malaria-Endemiegebiete in die Zonen A, B, und C ein. Grob dargestellt entspricht die Zone A den Chloroquin-empfindlichen Regionen, die Zone B den teilweise und die Zone C den komplett Chloroquin-resistenten Regionen. Zu beachten: Auch innerhalb der ausgewiesenen Zonen kann das Malariarisiko regional und saisonal schwanken. Die medikamentöse Vorbeugung muss deshalb immer den aktuellen Empfehlungen und der entsprechenden individuellen Reisesituation angepasst werden.

Prophylaxe
Durch effektiven Mückenschutz und durch Chemoprophylaxe kann das Risiko, an einer Malaria zu erkranken, bei Reisen in Endemiegebiete deutlich gesenkt werden. Auch die Chemoprophylaxe sollte generell mit einem Tropeninstitut abgestimmt werden; dabei sind neben dem Reiseziel auch die Länge des Aufenthalts, die Reisesaison und die Art des Tourismus (Standardtourismus oder Extremtourismus) zu beachten. Die Prophylaxe stützt sich häufig auf **Chloroquin** (in Gegenden mit nichtresistenten *Plasmodium falciparum*) und **Mefloquin** (in Gegenden mit resistenten *Plasmodium falciparum*) sowie **Doxycyclin** und **Atovaquon/Proguanil**.

Als weitere Strategie der „behandelnden Vorsorge" hat sich die Malaria-Notfallselbsttherapie (**Standby-Therapie**) bewährt – der Reisende führt dazu Malaria-Medikamente mit, die er bei Fieber oder anderen auf Malaria verdächtigen Symptomen einnimmt, falls er keinen Arzt vor Ort erreichen kann. Diese Strategie kann bei kurzer Reisedauer oder in Ländern mit niedrigem Malariarisiko die Chemoprophylaxe ersetzen.

Eine 100-prozentige Sicherheit ist jedoch durch prophylaktische Maßnahmen nicht zu erreichen: ca. 1.000–1.500 Malariafälle werden jährlich in die BRD eingeschleppt. Ein Impfstoff steht bislang nicht zur Verfügung, befindet sich jedoch in der Entwicklung.

Der Begriff der Malaria-Prophylaxe ist streng genommen irreführend – es handelt sich eigentlich um eine vorsorglich **präexpositionell eingenommene blutschizontozide Therapie**, die erst nach Infektion und Erregervermehrung in der Leber in den Erythrozyten wirksam wird, also eigentlich eine **vorbeugende Einnahme eines Frühtherapeutikums**.

Toxoplasma gondii

Er ist weltweit verbreitet und führt meist zu inapparenten Infektionen. Die Übertragung erfolgt durch orale Aufnahme von **Zysten** mit der Nahrung über nicht ausreichend gekochtes Fleisch oder durch Aufnahme von Oozysten, die **von Katzen mit dem Kot ausgeschieden** und erst nach einer kurzen Reifungszeit von mindestens 1–2 Tagen im Erdboden (oder Katzenklo) infektiös werden. *T. gondii* kann jedoch auch diaplazentar sowie durch Bluttransfusionen oder Organtransplantationen übertragen werden.

Nach oraler Aufnahme vermehren sich die Parasiten in Zellen des Makrophagen-Phagozyten-System des Wirts, die dadurch zerstört werden. Die zelluläre und humorale Immunantwort begrenzt bei guter Abwehrlage eine weitere Ausbreitung, sodass die Erreger nur noch geschützt in ihren Zysten vorliegen, die lebenslang im Körper verbleiben.

Die Erkrankung bei immunsupprimierten Patienten erfolgt meist durch **Reaktivierung einer latenten Infektion**.

Klinik
Toxoplasmose Selten kommt es nach einer Inkubationszeit von 4–21 Tagen zu unspezifischen Symptomen wie Fieber, Halsschmerzen, Müdigkeit und Muskelschmerzen sowie v. a. schmerzloser **zervikalbetonter Lymphadenopathie** (**Piringer-Kuchinka-Lymphadenitis**, **Lymphadenitis toxoplasmotica**). Ein **mononukleoseähnliches Krankheitsbild** mit Hepatosplenomegalie und einem fleckigen Hautausschlag kann auftreten. Extrem selten sind **Myokarditis**, **Perikarditis** und **Pneumonitis**.

Bei Immunschwäche (Malignom, AIDS) kann es zur weitgehend ungehemmten Reaktivierung und Vermehrung der Sporozoen ins ZNS mit **Hemiparesen**, **Aphasie**, **Verwirrung** und **Krampfanfällen** kommen; vor Einführung der antiretroviralen Therapie entwickelten ca. 30% der für Toxoplasmen seropositiven AIDS-Patienten eine aktive Toxoplasmose.

Eine Sonderform stellt die **kongenitale Toxoplasmose** mit Chorioretinitis, intrazerebralen Verkalkungen und Zeichen der systemischen Infektion dar, die eine ungünstige Prognose hat. Die kongenitale Toxoplasmose kann sich – vorwiegend mit rein okulärer Beteiligung – auch erst relativ spät bei Jugendlichen oder jungen Erwachsenen manifestieren.

Diagnostik
Diagnosestellung zunächst klinisch. Die Bestätigung erfolgt serologisch durch Nachweis von Antikörpern im **Sabin-Feldman-Test**. Aussagekräftig sind v. a. IgA-Antikörper – IgM-Antikörper sind weniger spe-

zifisch, weil sie oft noch für Jahre nachweisbar bleiben. Hingegen persistieren IgG-Antikörper lebenslang und sind dadurch bei ca. 50 % der über 40-Jährigen aufgrund durchgemachter, klinisch inapparenter Infektion positiv, also nicht unbedingt hinweisend auf eine frische Infektion.

Bei der ZNS-Toxoplasmose des Immunkompromittierten zeigt das MRT in den betroffenen Organen meist **mehrere ringförmige Läsionen mit einem charakteristischen Kontrastmittel-Enhancement**. Die Serologie ist ohne jeden Wert, und auch der Liquor zeigt, wenn überhaupt, nur unspezifische Veränderungen. Die Diagnose der zerebralen Toxoplasmose wird deshalb allein aufgrund der Bildgebung und der klinischen Situation gestellt. Nur bei begründetem Zweifel wird eine Hirnbiopsie angestrebt.

Therapie
Asymptomatische Infektionen Immungesunder werden nicht behandelt. Die symptomatische Infektion Immungesunder dagegen wird so lange behandelt, bis der Patient klinisch gesundet ist und sich serologisch ein signifikanter Antikörperanstieg nachweisen lässt.

Immungeschwächte Patienten (z. B. bei AIDS) mit Zeichen einer aktiven Erkrankung werden entweder lebenslang behandelt oder so lange, wie ein schwerer Immundefekt fortbesteht. Eine **primäre Chemoprophylaxe** ist für immungeschwächte, seropositive Patienten angezeigt: Zur Prophylaxe geeignet ist **Co-trimoxazol** – obwohl dies für eine Therapie nicht ausreichend wirksam wäre. Eine nachgewiesene oder wahrscheinliche Erstinfektion während der Schwangerschaft ist ebenfalls eine Indikation zur Therapie. Medikament der Wahl ist **Pyrimethamin** (Hemmung des Folsäure-Metabolismus) in Kombination mit einem **Sulfonamid** oder mit **Clindamycin**. Der unter dieser Therapie entstehenden Leukopenie und Anämie sollte mit **Folsäure** vorgebeugt werden.

Kryptosporidien

Treten weltweit auf. Man findet sie in den Ausscheidungen infizierter Menschen oder Tiere. Bei Immunkompetenten werden sie bei bis zu 5 % aller Diarrhöen isoliert, bei HIV-Infizierten immerhin bei bis zu 25 % aller Durchfälle.

Pathogenese
Nach oraler Aufnahme entwickeln sich aus den Oozysten der Kryptosporidien die **Sporozoiten**, die in die Enterozyten eindringen und sich in einer apikalen **parasitophoren Vakuole** intrazellulär vermehren. In einem mehrstufigen Prozess entstehen ungeschlechtliche und dann geschlechtliche Formen wie die Oozysten: Etwa drei Viertel der Oozysten sind dick und das restliche Viertel ist dünn umwandet. Die Dünnwandigen entwickeln sich bereits in dem Wirt, in dem sie entstanden sind, wieder zu Sporozoiten weiter und sorgen für eine endogene Reinfektion, die Dickwandigen werden mit dem Stuhl ausgeschieden und infizieren neue Wirte.

Klinik
Immunkompetente Harmlose, selbstlimitierende wässrige Diarrhöen.

Immunsupprimierte Schwere, chronisch verlaufende, choleraähnliche Diarrhöen, die mit Bauchschmerzen, Erbrechen und Fieber einhergehen.

Diagnostik
Stuhl wird mikroskopisch mit einer **modifizierten Ziehl-Neelsen-Färbung** auf Oozysten untersucht. Daneben lassen sich im Stuhl Antigene nachweisen.

Prophylaxe und Therapie
Da Kryptosporidienoozysten gegen die herkömmlich eingesetzten Chlor- oder Ozonkonzentrationen zur Trinkwasseraufbereitung resistent sind, muss das Wasser erhitzt werden (> 70 °C). Die einzige wirksame antiparasitäre Substanz gegen Kryptosporidien ist **Nitazoxanid**.

12.18.2 Flagellaten

Leishmanien

Die unzähligen humanpathogenen Leishmanienarten (z. B. *L. brasiliensis, L. donovani, L. infantum, L. tropica major et minor* etc.) verursachen allesamt granulomatöse Erkrankungen. Die Leishmaniose kann im Rahmen großer Epidemien auftreten, eine Mortalität von bis zu 10 % erreichen und ist besonders für HIV-Patienten gefährlich. Hierzulande finden sich die Erreger nicht. Leishmanien finden sich in warmen Regionen Afrikas, Asiens, Lateinamerikas und den Mittelmeerländern. Sie werden durch Schmetterlingsmücken (**Sandmücken**, engl. **sand flies**) zwischen Mensch und Wirbeltieren, vor allem Hund, übertragen, in der Alten Welt durch die Gattung *Phlebotomus*, in der Neuen Welt durch die Gattung *Lutzomyia*.

Pathogenese
Leishmanien machen zwischen Wirbeltier und Mücke einen Entwicklungszyklus durch:
- Aufnahme des Keims in den Menschen
- Invasion in Zellen des Makrophagen-Phagozyten-System, in denen der Keim in der **amastigoten** (unbegeißelten), intrazellulären Form in einer parasitophoren Vakuole überlebt und sich vermehrt.
- Freisetzung von amastigoten Erregern aus den Zellen, die weitere menschliche Zellen befallen und beim Saugakt der Mücken in diese aufgenommen werden
- Im Darm der Mücke wandeln sich die Leishmanien wieder in die **mastigote** (begeißelte) Form um und wandern anschließend in den Stechrüssel, über den sie dann wieder übertragen werden.

Klinik
Kutane Leishmaniose Die Leishmanien führen zur Geschwürbildung. Früher wurden diese Geschwüre als **Aleppo- oder Orientbeulen** bezeichnet. Sie neigen zu langsamer Spontanheilung. Erreger ist zumeist *L. tropica*.

Viszerale Leishmaniose Wird auch als **Kala-Azar** oder schwarze Krankheit bezeichnet. Häufigste Erreger sind *L. donovani* und in den Mittelmeerländern *L. infantum*. Es kommt zu einer Verschleppung der Parasiten in die inneren Organe. Es treten insbesondere eine Anämie, eine Hepatosplenomegalie und Fieberschübe auf.

> **MERKE**
> Ein Abfall der CD4-T-Zellen (z. B. bei einer HIV-Infektion oder einer Leukämie) begünstigt die Entstehung einer viszeralen Leishmaniose.

Mukokutane Leishmaniose (amerikanische Haut- und Schleimhautleishmaniose) Neben Hautveränderungen, wie sie bei der kutanen Leishmaniose auftreten, kommt es zu einer Schleimhautbeteiligung bis hinunter zur Lunge. In dem Fall bestehen eine ausgedehnte Gewebezerstörung und eine hohe Mortalität. Häufigster Erreger ist *L. brasiliensis*.

Diagnostik
Nach Materialgewinnung (z. B. KM-Biopsie bei viszeraler Leishmaniose) können die Parasiten durch Mikroskopie in Giemsa-gefärbten Präparaten nachgewiesen werden. Sicherer ist allerdings der Nachweis in der Kultur oder durch die PCR. Bei einem Verdacht auf viszerale Leishmaniose eignet sich auch der serologische AK-Nachweis.

Therapie
Für die viszerale Leishmaniose sind **Antimonpräparate** geeignet, oft kombiniert mit **Amphotericin B** oder **Pentamidin**. Neuestes Präparat ist **Miltefosin**, das sich auch bei Kindern und HIV-Infizierten einsetzen lässt.

Trypanosoma brucei (rhodiense/gambiense)

Mastigote (begeißelte) Flagellaten. Kommen hauptsächlich in Afrika vor. *T. brucei rhodiense* findet sich in Mittel- und Ostafrika, *T. brucei gambiense* in Mittel- und Westafrika. Die Erreger können nur dort übertragen werden, wo auch die Überträger (die **Tsetsefliegen**, eine Stechmückenart) natürlich auftreten. Wild- und Haustiere sowie der Mensch sind das Reservoir für diese Erreger. Übertragen werden die Parasiten bei der Blutmahlzeit durch die Tsetsefliege, die den Parasiten von Tier zu Tier und zum Menschen überträgt.

Pathogenese
Die Erreger machen einen Entwicklungszyklus zwischen Tsetsefliege und Mensch bzw. Tier durch. Im Menschen tritt dieser Flagellat **extrazellulär mastigot** im Blut (Liquor etc.) auf. Je nach Ausprägung der Parasitämie wechselt der Einzeller sein äußeres Erscheinungsbild:
- **niedrige Parasitämie**: Erreger wird plump und ist etwa 10–25 µm groß, in dieser Form nicht vermehrungsfähig.
- **hohe Parasitämie**: Erreger wird schlank und ist etwa 25–40 µm groß. In dieser Form ist er durch Längsteilung vermehrungsfähig.

Die Oberfläche der im Blut befindlichen Trypanosomen ist von Glykoproteinen bedeckt, die ausgetauscht werden können. Man bezeichnet sie als **variantenspezifische Oberflächenantigene**. Sie bieten einen Schutz gegen das menschliche Immunsystem.

Klinik

Afrikanische Trypanosomiasis (Schlafkrankheit) An der Haut der Einstichstelle kommt es zu einer lokalen Vermehrung der Parasiten. Es entsteht der sog. **Trypanosomenschanker**, der mit Schwellung, Rötung und Schmerz einhergeht. Es kommt zu **Fieberentwicklung und einer Lymphadenopathie**. Von der Einstichstelle aus gelangt der Keim nach etwa 2 Wochen in die Blutbahn und etwa 6 Wochen post infectionem in das ZNS, von wo aus es zu einem periodischen Ausbruch des Erregers zurück in das Blut kommt. Diese rekurrierenden Parasitämien sind durch Anämien und Thrombozytopenien, Fieber, Gelenk- und Muskelschmerzen, Kopfschmerzen, Lymphknotenschwellungen im Nacken (**Winterbottom-Zeichen**) und Schüttelfrost gekennzeichnet. Durch die Antigenvariation auf der Oberfläche der Trypanosomen tauchen im Blut immer wieder IgM-Antikörper auf. Durch die Vermehrung im ZNS kommt es zu einer **Enzephalitis**: Patienten wirken schläfrig (daher rührt auch die Bezeichnung Schlafkrankheit). Die Enzephalitis kann tödlich sein.

Diagnostik

Untersuchungsmaterialien sind Blut, Gewebe- und Lymphknotenbiopsien sowie Liquor. Diese können mikroskopisch entweder nativ oder nach Giemsa gefärbt untersucht werden. Daneben ist der Ak-Nachweis im Serum und Liquor etabliert.

Prophylaxe und Therapie

Zunächst Schutz gegen Tsetsefliegen: Insektizide, Mückennetze, Repellents. Je nach Fortschreiten der Erkrankung werden Pentamidin, Suramin und **Melarsoprol** (eine toxische Arsenverbindung) eingesetzt.

T. cruzi

Reservoir sind Wirbeltiere (einschließlich des Menschen). Man findet diesen Parasiten vorwiegend in Südamerika (von Mexiko bis Argentinien). Die Überträger sind Raubwanzen.

Pathogenese

Der Erreger macht einen Entwicklungszyklus durch. Von Raubwanzen bei der Blutmahlzeit aufgenommen, vermehrt er sich in diesen und wird mit deren Kot bei einem weiteren Aufenthalt auf Tier und Mensch ausgeschieden. Von dort gelangt er über Wunden oder die Konjunktiva (z. B. beim Kratzen oder Reiben) in den Körper, wo er meist in der **amastigoten Form intrazellulär in Makrophagen** lebt und sich vermehrt. Wenige Erreger erreichen das Blut und befallen dann weitere Zellen im ganzen Körper.

Klinik

Amerikanische Trypanosomiasis (Chagas-Krankheit) Nach lokaler Vermehrung in der Haut entwickelt sich ein Trypanosomenschanker (als **Chagom** bezeichnet). Dringen die Erreger über die Konjunktiva ein, entsteht eine Konjunktivitis mit Lidödem (das **Romana-Zeichen**). Nach akuter Erkrankung mit Fieber, Hepatosplenomegalie, Lymphadenopathie sowie Meningoenzephalitis und Myokarditis kann es nach mehreren Jahrzehnten zu einem Befall von Herz, Muskulatur und MDT kommen. Diese chronische Form der Chagas-Erkrankung geht mit **Megacor**, **Megaösophagus** und **Megakolon** einher.

Diagnostik

In der akuten Phase eignet sich neben dem Direktnachweis v. a. die Blutkultur. Serologischer Ak-Nachweis und die PCR (von **Muskelbiopsaten**) sind für die chronische Verlaufsform geeignet.

Prophylaxe und Therapie

Wie bei *T. brucei* bezieht sie sich auf die Vektoreneradikation: Insektizide gegen die Wanzen. Es kommen, insbesondere in der akuten Krankheitsphase, **Nifurtimox** und **Benznidazol** therapeutisch zum Einsatz.

Trichomonas vaginalis

Begeißelter Einzeller. Man schätzt, dass sich rund 200 Millionen Menschen weltweit jährlich neu mit diesem Erreger infizieren, in der Mehrzahl Frauen. In den Industrienationen sind bis zu 20 % aller Frauen, aber höchstens 5 % aller Männer befallen. Der Erreger findet sich nur beim Menschen. Er wird überwiegend sexuell übertragen. Selten findet die Übertragung perinatal oder in Schwimmbädern statt.

Klinik

Trichomoniasis mit Vaginitis, Zervizitis und Adnexitis. Parallel bestehen weißlich-schaumiger Ausfluss und Juckreiz. Beim Mann kommt es zu Urethritis und Prostatitis.

Diagnostik und Therapie

In der **Mikroskopie eines Nativpräparats** des Ausflusses finden sich die einer „taumelnden" Birne gleichenden Erreger. Der sicherste Nachweis gelingt über die Kultur und die PCR. Therapeutisch werden **Nitroimidazole** (z. B. Metronidazol) eingesetzt.

12.18.3 Rhizopoden (Wurzelfüßer)

Entamöben

In die Gruppe der **anaeroben Entamöben** fallen die pathogene *E. histolytica* und die apathogene *E. dispar*. Gemeinsam werden sie als *E. histolytica-E. dispar*-**Komplex** bezeichnet. Sie ernähren sich von Bakterien und im menschlichen Körper überwiegend von Erythrozyten. Weltweit sind etwa eine halbe Milliarde Menschen mit beiden Erregern zusammen infiziert, die Mehrheit allerdings mit der apathogenen *E. dispar*. Die größte Rate an Infizierten findet sich in warmen Gefilden. Eine **Amöbiasis** (also eine apparente Erkrankung durch Entamöben) resultiert daraus bei etwa 50 Millionen Menschen jährlich, von denen max. 100.000 sterben. Für *E. histolytica* ist nur der Mensch das Reservoir, bei *E. dispar* sind es v. a. mehrere Affenarten. Von beiden erfolgt die Übertragung über die infektiösen Zysten der Entamöben, die entweder direkt fäkal-oral oder aber über kontaminierte Lebensmittel oder Trinkwasser weitergegeben werden.

Pathogenese

Nach Aufnahme der infektiösen magensaftresistenten Zysten entwickeln sich im Darm daraus die Trophozoiten (vegetative Lebensformen). Bei *E. histolytica* unterscheidet man innerhalb der Trophozoiten zwischen einer **Minuta- und einer Magnaform**. Die Magnaform ist in der Lage, die Darmwand mithilfe ihrer Pathogenitätsfaktoren zu invadieren:
- **Amoebapore der Typen A–C**: porenbildende Peptide
- **Zysteinproteasen**: lösen die extrazelluläre Matrix auf

Der Minutaform von *E. histolytica* wie auch *E. dispar* fehlen diese Pathogenitätsfaktoren weitestgehend. Allerdings kann sich die Minutaform unter geeigneten Bedingungen in die Magnaform umwandeln.

Klinik

Asymptomatische intestinale Amöbiasis Wird durch *E. dispar* und die Minutaform von *E. histolytica* ausgelöst. Beide Erreger bleiben auf das Lumen des Dickdarms und des terminalen Ileums beschränkt, ohne klinische Symptome hervorzurufen.

Symptomatische (invasive) intestinale Amöbiasis Die Magnaform von *E. histolytica* dringt aufgrund ihrer Pathogenitätsfaktoren in die Wand des Dickdarms und gelegentlich des terminalen Ileums ein. Es kommt zur umschriebenen Geschwürbildung mit Nekrosezonen und einer tumorartigen Verdickung der Darmwand (**Amöbom**). Zu Beginn kommt es zu **breiigen Durchfällen**, die allmählich schleimig und dann **blutig-himbeergeleeartig** werden. Es entsteht das Vollbild der **Amöbenruhr**, das mit stärksten Tenesmen einhergeht. Neben einer akuten Krankheit, die sich nach einer Inkubationszeit von ca. 2–4 Wochen entwickelt, kann seltener auch eine chronische Erkrankung auftreten, die über Jahre andauern kann. Aus der symptomatischen intestinalen Amöbiasis können folgende Komplikationen entstehen:
- vom Darm ausgehende hämatogene Streuung mit Befall der Leber. In dieser entstehen dann **Amöbenabszesse**. Von diesen kann es per continuitatem zu einem Befall der Lunge kommen. Seltener geht von den Abszessen eine hämatogene Streuung der Amöben in Milz, ZNS und weitere Organe aus.
- Ausscheidung der Zysten über den Stuhl

Diagnostik
Initial Nachweis der Amöbentrophozoiten mit der Mikroskopie (**PAS-Färbung**) aus Stuhlproben. Die Sensitivität einzelner Mikroskopien der Stuhlproben liegt bei knapp über 50 %. Darüber hinaus lässt sich die pathogene *E. histolytica* morphologisch nicht von der apathogenen *E. dispar* unterscheiden. Des Weiteren können die Erreger mikroskopisch in Material von Dickdarmbiopsien (ebenfalls nach PAS gefärbt) nachgewiesen werden. Wesentlich wichtiger ist aber der Ag-Nachweis im Stuhl mittels ELISA oder der serologische Ak-Nachweis, der nur bei der symptomatischen invasiven Amöbiasis (einschließlich Leberamöbenabszessen) positiv ausfällt. Amöbenabszesse in der Leber und weiteren Organen lassen sich darüber hinaus auch gut mit bildgebenden Verfahren sichern (CT, MRT, Ultraschall etc.).

Prophylaxe und Therapie
In Amöbenendemiegebieten sollte das Trinkwasser gründlich abgekocht (über 55 °C) und/oder gefiltert werden. Die übliche Chlorierung des Wassers reicht zum Abtöten der Amöben meist **nicht** aus. Parallel dazu sollte in Endemiegebieten auf den Verzehr von Salat und z. T. auch Obst verzichtet werden. Therapeutisch werden **Nitroimidazole** (z. B. Metronidazol) eingesetzt. Parallel werden Kontaktamöbizide wie z. B. **Furamid** oder **Humatin** verwendet, die die Amöben lokal im Darm eliminieren.

Akanthamöben

Aerobe, fakultativ humanpathogene Amöben. Sie finden sich sowohl im Erdboden als auch in der Luft und im Wasser. Auf den Menschen werden sie meist über das Einatmen zystenhaltiger Luft oder aber über Wasser übertragen.

Klinik
Sklerosierende Amöbenkeratitis Meist über kontaminierte Kontaktlinsenspülflüssigkeit gelangen die Keime auf die menschliche Kornea und zerstören diese.

Systemische Akanthamöben-Infektion Nach inhalativer Aufnahme breiten sich die Amöben hämatogen von der Eintrittspforte in den gesamten Körper aus. Die Infektion verläuft meist asymptomatisch. Selten entsteht daraus bei Immunsupprimierten (z. B. bei HIV-Infizierten) die granulomatöse Amöbenenzephalitis.

Diagnostik
Neben einer *E. coli*-Kultur von Untersuchungsmaterial eignet sich der molekularbiologische Nachweis des Erregers mit der PCR.

Prophylaxe und Therapie
Kontaktlinsen (insbesondere weiche) und die dazugehörige Spülflüssigkeit müssen penibel hygienisch behandelt werden. Falls eine Kontamination nicht auszuschließen ist, sollten **beide** verworfen werden. Bei der granulomatösen Amöbenenzephalitis bietet sich ein Therapieversuch mit **Amphotericin B** an, bei der Keratitis sollte ein Versuch mit **Natamycin**, **Neomycin** oder dem **Desinfektionsmittel Polyhexanid** unternommen werden. Ultima Ratio: **Hornhauttransplantation**.

12.19 Würmer (Helminthen)

Infektionen durch verschiedene Gattungen von Helminthen zeigen im klinischen Verlauf meist relativ milde Symptome. Die Diagnose ist häufig ein Zufallsbefund. Prinzipiell können Würmer jedoch mechanische und toxisch-allergische Schädigungen des Wirts sowie durch Nahrungskonkurrenz im Darmlumen bedingte Mangelerscheinungen verursachen. Da einige der Wurmarten in ihrem Entwicklungszyklus auf bestimmte Zwischenwirte angewiesen sind, ist ihre Verbreitung vielfach an bestimmte geografische Gebiete gebunden. So spielen zahlreiche tropische Wurminfektionen bei uns lediglich als Importkrankheiten eine – allerdings zunehmende – Rolle. Anthelminthische Therapie im Überblick: ➤ 12.4.6.

12.19.1 Bandwürmer (Zestoden)

Taenien

Medizinisch wichtig sind v. a. der **Rinder(finnen)bandwurm** (*T. saginata*) und der **Schweine(finnen)bandwurm** (*T. solium*). In Deutschland ist der Rinderbandwurm häufiger als der Schweinebandwurm. Bei Rinder- und Schweinebandwürmern ist der Mensch i. d. R. der Hauptwirt. Der Rinderbandwurm kann eine Länge von 10 m, der Schweinebandwurm von 5 m erreichen. Menschen können immer nur einen einzigen dieser Würmer beherbergen, da er Stoffe absondert, die die Entwicklung anderer Würmer behindern. Das für den Menschen relevante Reservoir der Taenien ist ungenügend gegartes oder rohes, mit **Finnen** (Synonym: Larven) befallenes Schweine- bzw. Rindfleisch.

Pathogenese

Der geschlechtsreife Wurm (ein Zwitter) lebt im Darm des **Hauptwirts** (in diesem Fall der Mensch) und gibt seine Eier mit den **Proglottiden** (seine Glieder) in die Umwelt ab. Diese gelangen durch orale Aufnahme in aller Regel in den Nebenwirt (Rind/Schwein). Im Nebenwirt entwickeln sich die Eier zu Larven bzw. Finnen. Die Finnen dringen ins Gewebe (Leber, Gehirn oder auch Muskulatur) ein. Dort ruhen sie. Werden diese Gewebe zu Nahrung für den Menschen gemacht, erreichen die Larven den menschlichen Gastrointestinaltrakt und entwickeln sich zum erwachsenen Wurm (> Abb. 12.15). Sollte der Mensch aber die Eier eines Wurms aufnehmen, dessen Hauptwirt er normalerweise ist, kann er in seltenen Fällen auch Nebenwirt dieses Wurms werden. Dann entwickeln sich die Eier im Menschen zu Larven. Sie gelangen in viele Organe, wobei sie v. a. das ZNS befallen.

Klinik

Ist der Mensch Träger des Wurms und damit Hauptwirt, entwickelt er eine **Taeniase**: Nach einer langen Inkubationszeit können Gewichtsabnahme und unspezifische Symptome wie Unwohlsein, Apathie und Anämie auftreten. Trägt der Mensch die Eier dagegen in sich und ist damit Nebenwirt, entwickelt er eine **Zystizerkose**: Es kommt zur gefährlichsten Manifestation einer Bandwurminfektion mit möglichem Befall von Augen, Muskeln oder ZNS. Symptomatisch äußert sich dies in neurologischen Ausfällen, Krampfanfällen oder Erblindung.

Diagnostik

Kann nur durch Mikroskopie der Proglottiden nach Abgang im Stuhl gestellt werden.

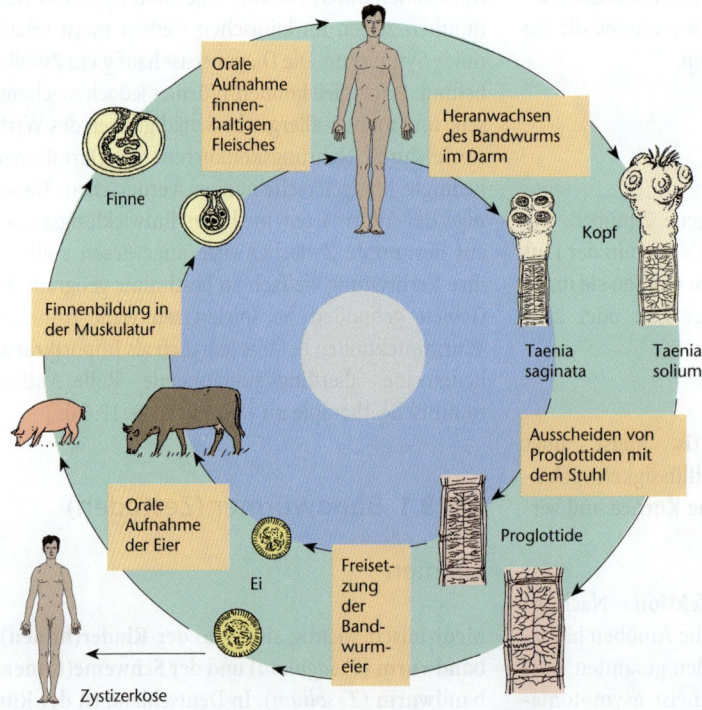

Abb. 12.15 Entwicklungszyklus des Rinder- und Schweine(finnen)bandwurms. [A400]

Prophylaxe und Therapie
Wichtig ist der Verzicht auf Verzehr von rohem Fleisch, des Weiteren helfen Kochen und langes Einfrieren, die Larven zu inaktivieren. Die Aufnahme der Eier lässt sich nur durch striktes hygienisches Verhalten verhindern. Therapiert wird oral mit **Praziquantel**, das sowohl bei der Taeniase als auch bei der Zystizerkose indiziert ist.

Echinokokken

Von medizinischem Interesse sind v. a. der **Hundebandwurm** (*E. granulosus* bzw. *E. cysticus*) und der **Fuchsbandwurm** (*E. multilocularis*). Bei Hunde- und Fuchsbandwürmern ist der Mensch praktisch immer Nebenwirt (Fehl- bzw. Zwischenwirt). Infektionsquelle sind häufig Beeren, die mit Hunde- oder Fuchskot kontaminiert sind und Wurmeier tragen.

Pathogenese
Hauptwirte der Echinokokken sind Hund und Fuchs. Diese scheiden die Eier des Wurms mit dem Kot aus. Durch orale Aufnahme z. B. mit Kot kontaminierter Beeren infiziert sich der Mensch damit. Im Dünndarm entwickeln sich aus den Eiern die Larven. Diese gelangen durch die Darmwand in die Blutbahn und von hier in praktisch jedes beliebige Organ: In 60 % d. F. wird die Leber befallen, es folgen die Lunge (ca. 30 %), das Peritoneum und alle anderen Organe. Dort wachsen die Larven langsam heran und wirken raumfordernd (durch die Zystenbildung).

Klinik
Die **Echinokokkose** ist eine seltene Infektionskrankheit, die eine lange Inkubationszeit (mehrere Jahre) aufweist. Beim Befall mit den Hundebandwurmeiern entwickelt sich die **zystische Echinokokkose**, während beim Befall mit den Fuchsbandwurmeiern die **alveoläre Echinokokkose** entsteht. Die zystische Echinokokkose äußert sich in einer häufig 20 cm großen, flüssigkeitsgefüllten Zyste (**Hydatide**). Die alveoläre Echinokokkose führt zu schlecht abgrenzbaren alveolär-zystischen Gebilden. Der Fuchsbandwurm wächst invasiv und neigt zur lymphogener und hämatogener Streuung.

Diagnostik
Die Zysten können mit bildgebenden Verfahren, z. B. Sonografie und CT, diagnostiziert werden. Außerdem lassen sich serologisch Antikörper nachweisen.

Die Zysten dürfen diagnostisch **nicht** punktiert werden. Dies kann sowohl zu einer Streuung als auch zu einem anaphylaktischen Schock führen, der u. U. tödlich endet.

Therapie
Zysten sollten chirurgisch entfernt werden. Bei *E. multilocularis* ist die Resektion häufig schwierig, da die Leber diffus und die Lunge zusätzlich befallen sind. In dem Fall muss palliativ mit **Mebendazol** oder **Albendazol** medikamentös behandelt werden.

12.19.2 Saugwürmer (Trematoden)

Schistosomen (*S. mansoni*, *S. japonicum* und *S. haematobium*) und *Fasciola hepatica* gehören hierzu. Hauptinfektionsquelle der Schistosomen ist mit diesen kontaminiertes Wasser. Die wichtigste Infektionsquelle von *F. hepatica* sind mit dieser kontaminierte Wasserpflanzen.

Pathogenese
Die Würmer machen einen Entwicklungszyklus durch: Menschen sind Hauptwirte der Saugwürmer. Infizierte Menschen scheiden die Eier aus, die dann in Wasser gelangen, v. a. in warmes Süßwasser, wo sie sich zu **Mirazidien** entwickeln. Diese wandern in Schnecken, entwickeln sich in ihnen ungeschlechtlich zu adulten Larven und gehen zurück in das Wasser. Ab hier unterscheidet sich der Entwicklungszyklus von Schistosoma und *F. hepatica*:

- Der Mensch infiziert sich, indem die adulte Schistosoma-Larve aktiv perkutan durch die Haut in ihn eindringt (**Swimmer's Itch**, **Schwimmbadkrätze**). Sie gelangt in den venösen Blutkreislauf, wo sie sich geschlechtlich vermehrt. Die entstandenen Wurmweibchen setzen ihre Eier frei, die nun die Leber, den Darm oder die Harnblase befallen und eine Entzündung auslösen.
- *F. hepatica*-Larven setzen sich an Wasserpflanzen, besonders Kresse, fest und gelangen so mit der Nahrung in den Menschen. Durch die Darm-

wand erreichen sie über die Peritonealhöhle die Leber. Nach mehreren Wochen gelangen sie in die Gallenwege, wo sie geschlechtsreif werden.

Klinik
- *S. mansoni* und *S. japonicum* wandern nach aktiv perkutanem Eindringen in den Menschen über die Blutbahn in Leber und Dickdarm, wo sich das Bild einer **chronischen Hepatitis mit Hepatomegalie** und einer **Darmbilharziose** (hämorrhagisch-ulzeröse Diarrhö mit Tenesmen; DD: Amöbiasis, Shigellose) zeigt.
- *S. haematobium* (Vorkommen in Afrika) geht über die Blutbahn zur Harnblase und verursacht eine **Blasenbilharziose** (**hämorrhagische Zystitis**). Die Inzidenz für die Entwicklung eines **Blasenkarzinoms** steigt erheblich.
- *F. hepatica* wandert in die Leber und die Gallengänge. Folgen sind eine **chronische Hepatitis**, die sich bis zu einer **Leberzirrhose** entwickeln kann (Inzidenz: **cholangiozelluläres Karzinom** ↑↑), und ein **Verschlussikterus**.

Diagnostik
Nachweis der Eier im Urin, Stuhl oder Gallensaft. Auch ein Ak-Nachweis ist möglich.

Therapie
Mittel der Wahl zur Behandlung von *S. mansoni* und *S. japonicum* ist **Praziquantel**. *S. haematobium* sollte bei Vorliegen einer Blasenbilharziose mit **Metrifonat** behandelt werden, ansonsten ebenfalls mit Praziquantel. *F. hepatica* wird mit **Triclabendazol** therapiert.

12.19.3 Rundwürmer (Nematoden)

Spulwurm *(Ascaris lumbricoides)*

A. lumbricoides lebt in Menschen und Tieren (z. B. Hunden). Im Gegensatz zu den Bandwürmern trägt ein Mensch immer Hunderte von Spulwürmern gleichzeitig in sich.

Pathogenese
Der adulte Wurm ist etwa 15–40 cm lang und macht einen charakteristischen Entwicklungszyklus durch: Seine Eier werden mit dem Kot ausgeschieden und gelangen in Wasser und Nahrung. Mit der Aufnahme von Wasser sowie Nahrung oder per Schmierinfektion gelangt der Wurm in den Menschen. Die Larve, die sich aus den Eiern im Menschen entwickelt, wandert vom Gastrointestinaltrakt über das Blut in die Alveolen der Lunge. Von dort wird sie hochgehustet und wieder verschluckt (**tracheale Wanderung**). Wieder im Darm angekommen, entwickelt sich im Dünndarm aus der Larve der adulte Wurm, der wiederum Eier produziert, die mit dem Stuhl ausgeschieden werden.

Klinik
Es kann zu unklaren, **uncharakteristischen Darmbeschwerden** mit Übelkeit, Erbrechen, Durchfall, Gewichtsabnahme und Anämie kommen. In der Lunge verursacht der Spulwurm eine **flüchtige eosinophile Pneumonie**. Komplikationen bestehen sehr selten, jedoch kann sich eine Cholangitis, eine Hepatitis, ein Ileus oder eine Pankreatitis entwickeln.

Diagnostik
Die Eier müssen im Stuhl mikroskopisch nachgewiesen werden. Außerdem besteht wie bei fast allen Wurminfestationen eine Bluteosinophilie.

Prophylaxe und Therapie
Wieder sind allgemeine Hygienemaßnahmen wichtig, z. B. Lebensmittel- und Trinkwasserhygiene. Zur Therapie des Askaridenbefalls stehen Mebendazol, Albendazol oder **Pyrantel** zur Verfügung.

Hakenwurm *(Ancylostoma duodenale)*

Der adulte Wurm ist mit etwa 0,7–1,8 cm klein. Auch dieser Wurm lebt in Menschen und Tieren.

Pathogenese
Eier werden mit dem Kot ausgeschieden und gelangen so in das Wasser, wo sie sich zu Larven entwickeln. Diese dringen von dort perkutan in die Blut- sowie Lymphbahn ein und vollziehen ebenfalls die **tracheale Wanderung**. Durch Verschlucken gelangen sie in den Gastrointestinaltrakt, wo sie geschlechtsreif werden. Man trägt immer Hunderte Würmer gleichzeitig. Der Wurm hakt sich im Darm ein und ernährt sich von Blut, wobei jeder Wurm pro Tag ca. 0,1–0,2 ml Blut schmarotzt.

Klinik
Es kommt zur **Ankylostomiase**, die sich in einer Gewichtsabnahme, unklarer Bauchsymptomatik, Obstipation, Ekel etc. äußert. Durch das Blutsaugen der Hakenwürmer entwickelt sich eine Eisenmangelanämie.

Diagnostik
Auch hier können nur die Eier aus Stuhlisolaten mikroskopisch nachgewiesen werden.

Therapie
Besteht aus Mebendazol, Albendazol oder Pyrantel.

Madenwurm *(Enterobius/Oxyuris vermicularis)*

Der Madenwurm kommt bei Mensch und Tier vor und ist extrem infektiös.

Pathogenese
Der Wurm muss keinen Wirtswechsel vollziehen. Das Weibchen legt nachts seine Eier in die Analfalte, was zu Juckreiz führt. Man kratzt sich, und der Erreger wird durch Schmierinfektion am Betroffenen selbst und an andere verbreitet.

Klinik
Typisches Symptom ist der **Pruritus ani**, der durch die anal abgelegten Eier entsteht. Es entwickelt sich die **Enterobiose**, die i. d. R. harmlos verläuft. Bei Kindern kann es zu einer **Appendizitis** kommen. Bei Frauen können Entzündungen der Vagina, der Ovarien oder des Uterus auftreten. Im schlimmsten Fall kann sich sogar eine Darmperforation entwickeln.

Diagnostik
Bei starkem Befall zeigen sich die madenförmigen Würmer im Stuhl und sind schon mit bloßem Auge erkennbar. Am besten eignet sich jedoch die **Tesa-Probe der Analfalte**.

Prophylaxe und Therapie
Man sollte wie bei fast allen Würmern hygienische Grundregeln, wie das Händewaschen, befolgen. Außerdem muss die ganze Familie gemeinsam und konsequent behandelt werden. Auch hier wird mit Mebendazol, Albendazol oder Pyrantel therapiert.

Fadenwürmer (Filarien)

Zu den Fadenwürmern gehören u. a. *Filaria bancrofti (Wuchereria bancrofti)* und *Onchocerca volvulus*. Infektionsquelle sind hauptsächlich Stechinsekten. *O. volvulus* wird insbesondere von Kriebelmücken übertragen.

Pathogenese
Der Mensch ist Hauptwirt. Werden infizierte Menschen von blutsaugenden Insekten gestochen, gehen die Mikrofilarien (Synonym für Larven) in die Insekten über, die als Zwischenwirte dienen. Diese können nun andere Menschen stechen, und die Mikrofilarien gelangen dann auf diesem Weg wieder in die Blut- und Lymphgefäße des Menschen.

Klinik
F. bancrofti Verstopft die Lymphgefäße und verursacht **Lymphödeme**. Im schlimmsten Fall kann sich durch Chronifizierung eine **Elephantiasis** besonders der unteren Extremität entwickeln.

O. volvulus Bindegewebsparasit. Er befällt die kleinen Blutgefäße des Auges, wodurch eine **Endophthalmitis** entsteht. Als solches ist er der Erreger der **Onchozerkose** bzw. **Flussblindheit**, die zur Erblindung führen kann. Des Weiteren führt er zur Dermatitis und zu Knoten in der Subkutis (**Onchozerkome**).

Diagnostik
Häufig ergibt sich die Diagnose durch das klinische Bild. Des Weiteren wird sie durch Nachweis der Mikrofilarien im Blut (v. a. bei *W. bancrofti*), in Hautproben oder im Auge (v. a. bei *O. volvulus*) gestellt.

Therapie
Die *F. bancrofti*-Infektion kann mit Albendazol und **Diethylcarbamazin** (**DEC**) behandelt werden. Die *O. volvulus*-Infektion wird mit **Ivermectin** therapiert.

Trichinen

Es handelt sich um gewebepathogene **Rundwürmer**. Es sind derzeit acht Arten beschrieben, von denen die für den Menschen wichtigste *T. spiralis* ist. Die durch die Trichinen ausgelöste **Trichinellose** findet sich am häufigsten in Südosteuropa mit jährlichen Inzidenzen von 5–10 Fällen pro 100.000 Einwohner.

Reservoir
Mit Trichinella-Larven kontaminiertes rohes Fleisch, z. B. Schweine- oder Rindfleisch.

Pathogenese
Der Mensch infiziert sich durch Verzehr von Fleisch, das eingekapselte Trichinella-Larven enthält. Im Rahmen der Verdauung werden die Larven frei und heften sich an das Dünndarmepithel an, wo sie geschlechtsreif werden. Die Weibchen setzen täglich etwa 1.000 Larven ab, die durch die Lamina propria wandern; über das Blut- und Lymphsystem können sie in jedes Körperorgan gelangen. Dort angekommen, befallen sie die quergestreifte Muskulatur. Zunächst liegen sie längs gestreckt in der Muskelzelle, dann rollen sie sich spiralig ein. Jetzt sind die Larven bereits infektiös. Der menschliche Körper seinerseits kapselt den Erreger ab. Im Verlauf von mehreren Monaten bis Jahren verkalkt diese Kapsel. In ihrem Inneren können die Larven **bis zu 30 Jahre überleben** und darauf warten, von einem neuen Wirt erneut oral aufgenommen zu werden.

Klinik
Die Schwere der Trichinellose hängt von der Anzahl der Larven ab. Eine geringe Anzahl kann leichte Symptome verursachen, während eine große Larvenzahl (> 2.000), wenn auch selten, zum Tod führen kann. Des Weiteren lässt sich die Trichinellose in zwei Phasen einteilen:

Intestinale Phase   Äußert sich in Übelkeit, Erbrechen, Durchfall und leichtem Fieber.

Extraintestinale Phase   Es kommt zu Atem- sowie Schluckbeschwerden, Fieber, Gesichtsödem, Ödemen der Augenlider, Konjunktivitis, Myositis und einem Hautexanthem. Komplikationen bestehen in der Entwicklung einer Meningoenzephalitis, einer Myokarditis und einer Pneumonie.

Diagnostik
Der Nachweis der Trichinellen im Stuhl oder Blut ist zwar möglich, gelingt jedoch nur selten. Hauptdiagnostikum ist der **mikroskopische Nachweis der Trichinellen in Muskelbiopsien**.

Prophylaxe und Therapie
Als wichtigste therapeutische Maßnahme gilt die korrekte Behandlung jedweden Fleischs: Da die Trichinenlarven sehr widerstandsfähig sind, muss potenziell kontaminiertes Fleisch entweder auf unter −25 °C gekühlt (über mindestens 20 Tage) oder, was viel sicherer ist, auf über 80 °C erhitzt werden (durch Braten oder Kochen). Die Behandlung besteht in Mebendazol und Thiabendazol in Kombination mit Kortikosteroiden.

12.20 Humanmedizinisch relevante Arthropoden

12.20.1 Flöhe

Sie sind ca. 2–5 mm lang, flügellos und haben drei Beinpaare, von denen das Hintere als Sprungwerkzeug aufgebaut ist. Es existieren 2.500 Floharten, von denen ein Bruchteil den Menschen befällt. Flöhe haben keine besondere Wirtsspezifität und leben nur zeitweise als Ektoparasiten (als adulte Flöhe [**Imagines**]). Der Mensch wird in Mitteleuropa meist von Flöhen befallen, deren bevorzugte Wirte Haustiere sind (Hundefloh *(Ctenocephalides canis)*, Katzenfloh *(Ctenocephalides felis)*, z. T. Wildtiere (Igelfloh [*Archaeopsylla erinacei*]). In den Tropen kommt es hingegen häufiger zum Befall mit Sandflöhen (v. a. *Tunga penetrans*), deren bevorzugte Wirte Schweine sind. Der eigentliche Menschenfloh *(Pulex irritans)* ist nur selten beim Menschen vorzufinden.

Pathogenese
Die gelegten Eier fallen vom Wirt ab und reifen in seiner Umgebung (Ei → Larvenstadien → Puppenstadium → Imagina) zu adulten Flöhen heran, die dann den Wirt besiedeln. Dort ernähren sie sich von Blut, in dem sie mit ihren stechend-saugenden Mundwerkzeugen in den Wirt eindringen. Grob unterteilen kann man sie in Nestflöhe (kommen nur zum Blutsaugen an den Wirt) und Pelzflöhe (bleiben auch zwischen den Blutmahlzeiten auf dem Wirt). Einige Floharten dienten/dienen zusätzlich als Vektoren für andere Krankheitserreger (z. B. Nagetierflöhe für *F. tularensis*, *R. typhi* und *Y. pestis*).

Klinik

An den Stich- bzw. Bissstellen, v. a. an bedeckten Körperstellen kommt es zu Erythemen und Papeln mit zentraler Hämorrhagie, die stark jucken (Stichreaktionen). Das wiederum zwingt den Betroffenen zum Kratzen und bereitet Sekundärinfektionen (Sepsis, Tetanus etc.) den Weg. Die Hauterscheinungen treten gruppiert oder kettenförmig auf. Eine Sonderstellung nimmt der Sandflohbefall ein (Tungose). Nur die befruchteten Weibchen dringen ausgehend von sandigen Böden in die Fußsohlen und Zwischenzehenräume ein. Es bilden sich bis erbsgroße Knoten mit zentraler Delle, in welche die Weibchen selbst mit eingewachsen sind.

Diagnostik

Anamnese und Inspektion. Wichtig: Immer auch den Verursacher herausfinden (Haustier etc.).

Therapie

Gute Hygiene der Räumlichkeiten (Entwesung, insbesondere der Schlafplätze der Haustiere). Bekämpfung des Juckreizes (Antihistaminika, Prednisolon) und gute Hautpflege. Tungose: chirurgische Entfernung der Flohweibchen in Lokalanästhesie. Generell: Bekämpfung von Sekundärinfektionen.

12.20.2 Grabmilben *(Sarcoptes)*

Sind bis zu 0,5 mm lang und tragen als Adulte vier Beinpaare. Leben als Parasiten vom Oberflächenepithel. Für die **Krätzmilbe** *(Sarcoptes scabiei var. hominis)* ist der Mensch einziger Wirt. Außerhalb von diesem überleben die Milben höchstens 3 Tage, bei Kälte allerdings bis zu 2 Wochen. Durch engen Körperkontakt übertragen und als Kleinraumepidemien in Gemeinschaftseinrichtungen auftretend. **Tiergrabmilben** werden ebenso bei engem Körperkontakt auf den Menschen übertragen.

Pathogenese

Erwachsene Krätzmilbenweibchen graben Gänge in die Epidermis und legen dort Eier und Kot ab. Männchen und andere Entwicklungsstufen leben auf der Haut. Es kommt zur Antikörperbildung gegen Milbenantigene, wodurch es mit einer Verzögerung von bis zu 4 Wochen zu **generalisiertem Juckreiz und Exanthemen** kommt.

Klinik

Gewöhnliche Skabies (Krätze) Papulöse bis zu 10 mm lange Milbengänge mit terminaler Auftreibung (Sitz des Weibchens) – bei Erwachsenen v. a. interdigital, Achselhöhlen, Brustwarzen, Genitale, Bauchnabel, Ellenbeugen und Knöchel, bei Säuglingen perioral, palmar und plantar. Verzögert auftretender **starker generalisierter Pruritus**, durch (Bett-)Wärme verstärkt, sowie generalisiertes Exanthem. Ein ähnliches Krankheitsbild bietet sich durch die beim Menschen nicht vermehrungsfähigen Tiergrabmilben (dann als **Pseudoskabies** bezeichnet).

Scabies crustosa (Scabies norvegica) Massiver krustöser Grabmilbenbefall bei Patienten mit Immunschwäche.

Scabies granulomatosa Granulome durch Milbenantigene, die in die Dermis eindringen, v. a. bei Kindern.

Scabies incognita Bei sehr gepflegten Patienten (v. a. durch Einsatz von Steroiden) nahezu vollständiges Fehlen äußerlicher Krankheitserscheinungen, lediglich Juckreiz.

Diagnostik

Anamnese, Inspektion und Auflichtmikroskopie. Zusätzlich Milben- und Milbenkotnachweis durch Tesafilm-Abriss oder histologische Aufarbeitung eines Milbengangs.

Therapie

Systemisch **Ivermectin**. Topische Anwendung von **Lindan** (Synonym: γ-Hexachlorcyclohexan) und **Permethrin**. Entwesung von Kleidung und Bettwäsche.

12.20.3 Läuse

Ebenfalls blutsaugende und flügellose Ektoparasiten mit drei Beinpaaren, die zwischen 2 und 5 mm lang werden. Menschen sind die einzigen Wirte für die drei humanmedizinisch wichtigen **Kopfläuse** *(Pediculus humanus capitis)*, **Kleiderlaus** *(Pediculus humanus corporis)* und **Filz- bzw. Schamlaus** *(Phthirus pubis)*. Treten v. a. unter schlechten hygienischen Bedingungen auf und werden besonders bei engem Körperkontakt übertragen.

Pathogenese

Erwachsene Läuse saugen im Abstand weniger Stunden Blut von ihrem Wirt. Die befruchteten Weibchen kleben die Eier (Synonym: **Nissen**) an Kopfhaare, Kleidernähte (Kleiderlaus) und Schamhaare (Filzlaus). Insbesondere Kleiderläuse fungieren als Vektoren für Erreger von weiteren Infektionskrankheiten:
- epidemisches Fleckfieber *(B. recurrentis)*
- epidemisches Rückfallfieber *(R. prowazekii)*
- wolhynisches Fieber *(B. quintana)*

Klinik

Pediculosis capitis (Kopflausbefall) Läuse finden sich v. a. retroaurikulär und am Nackenhaaransatz. Nissen sind dicht oberhalb der Kopfhaut an die Haare geklebt. Die Lausstiche führen zu Juckreiz, was wiederum zum Kratzen zwingt und Superinfektionen (z. B. mit Staphylokokken) und Dermatosen den Weg bereitet. Auch kann es zur Verfilzung der Nackenhaare kommen („**Weichselzopf**"). In 20 % d. F. fehlen Symptome komplett. Das Krankheitsbild ist insgesamt auch in Westeuropa zunehmend (insbesondere unter Obdachlosen und bei Schulkindern).

Pediculosis vestimentorum (Kleiderlausbefall) Läuse kommen nur zum „Fressen" auf den Menschen, sonst leben sie in seiner Kleidung, wo sie auch die Nissen ablegen und an Stofffasern kleben. Die Lausstiche führen auch hier zu Juckreiz und dadurch bedingtem Kratzen sowie Superinfektionen. Lang andauernder Lausbefall führt zur **Vagantenhaut** (Lichenifikation, Pigmentierungsstörungen).

Pediculosis pubis (Filzlausbefall) Diese kleinsten Läuse befallen Haarregionen mit apokrinen Schweißdrüsen. Es ist also nicht nur der Genitalbereich, sondern es sind auch die Haare an Bauchnabel, Brustwarzen und Axilla sowie die Barthaare, Augenbrauen und Wimpern betroffen. Werden v. a. beim Geschlechtsverkehr übertragen. Lausstiche führen auch hier zum Juckreiz, Kratzeffekten und Superinfektionen. Zusätzlich treten an den Stichstellen bläulich-graue Flecken auf (**Maculae caeruleae, Taches bleues**; Grund: Veränderungen am Hämoglobin durch Lausspeichel).

Diagnostik

Anamnese und Inspektion. Wichtig: Immer auch enge Familienmitglieder und bei Filzlausbefall auch Sexualpartner mit untersuchen (und mit behandeln).

Therapie

Antiinfektiva: Ivermectin, Lindan, Malathion, Permethrin, Pyrethrum. Bei Kopflausbefall zusätzlich Waschen der Haare mit Essigwasser und Auskämmen der Haare mit einem „**Nissenkamm**". Bei allen Läusen: Kleidungsstücke entwesen nicht vergessen!

12.20.4 Weitere wichtige Arthropoden

Wanzen

Die Bettwanze *(Cimex lectularis)* lebt in Bettnähe und kommt nur zum Blutsaugen zum Menschen. Sie findet sich in Mitteleuropa nur (noch) selten. Der Stich mit dem Rüssel der Wanze erzeugt eine **Quaddel mit zentraler Hämorrhagie**. Ihr Speichel löst starken Juckreiz aus. Die Stiche sind gruppiert oder kettenförmig an unbedeckten Körperstellen. **Therapie:** Antihistaminika, Steroide und Entwesung der Schlafplätze. Raubwanzen, die v. a. in Südamerika zu finden sind, fungieren zusätzlich als Vektoren für *T. cruzi*.

Zecken

Gehören zu den Milben bzw. übergeordnet zur Klasse der Spinnentiere. Lauern am Boden und im langen Gras auf vorbeikommende Säugetiere (wie den Menschen), von dem sie Blut saugen können. Stich und Verankerung im Wirt laufen aufgrund des analgesierenden Speichels der Zecke meist unbemerkt ab. Die in Mitteleuropa häufig vorkommende Schildzecke *Ixodes ricinus* (**gemeiner Holzbock**) fungiert v. a. als Vektor für verschiedene Krankheitserreger *(B. burgdorferi*, FSME-Viren): **Therapie:** Herausdrehen mit einer Zeckenpinzette.

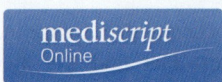

Und jetzt üben mit den passenden IMPP-Fragen:
http://www.mediscript-online.de/Fragen/
KiaAngstwurm_Kap12
(Anleitung s. Buchdeckel-Innenseite).

KAPITEL 13

Claudia Dellas und Moritz Pompl

Allgemeine Pharmakologie

13.1	**Pharmakologische Parameter**	985	13.4	**Übergeordnete Wirkstoffgruppen**	996
13.1.1	Pharmakokinetik	985	13.4.1	Adrenerges System	996
13.1.2	Pharmakodynamik	986	13.4.2	Cholinerges System	1000
			13.4.3	Antineoplastische Pharmaka	1003
13.2	**Arzneiformen und Verschreibungen, Arzneimittelprüfung**	988	13.5	**Intoxikationen**	1006
13.3	**Überblick über die relevanten Wirkstoffgruppen**	988			

Die Themen der speziellen Pharmakologie sind in Form der Pharma-Info-Kästen in den entsprechenden Kapiteln abgehandelt.

Prüfungsschwerpunkte

+++ Antiarrhythmika, Antibiotika, Antidiabetika, antineoplastische Substanzen, Antikoagulanzien, Antiphlogistika und Glukokortikoide, Diuretika, Grundlagen der Schmerztherapie, Nichtopioide und Opioide, Magen-Darm-Pharmaka, Sympathomimetika

++ Antidepressiva, Antiepileptika, Antiparkinsonmittel, Digitalisglykoside, Hypnotika, Lipidsenker, Narkotika, Neuroleptika, Pharmakokinetik und Pharmakodynamik, RAAS-Hemmer, Relaxanzien glatter Muskulatur, Parasympathomimetika und -lytika, Thrombozytenfunktionshemmer, Virustatika

+ Antihistaminika, Antimykotika, Fibrinolytika, Intoxikationen, Osteoporosetherapeutika, Schilddrüse, Sexualhormone

13.1 Pharmakologische Parameter

Als **Pharmaka** werden ganz allgemein und ohne Wertung biologisch wirksame Substanzen bezeichnet. Dienen diese zur Vorbeugung, Heilung oder Linderung von Erkrankungen, so spricht man von **Arzneistoffen**. Nach Zubereitung und Zulassung ist von **Arzneimitteln** die Rede.

Pharmaka können mit ihrer **chemischen Bezeichnung**, ihrem **internationalen Freinamen** (Generic Name) oder mit einem **Handelsnamen** („xx"®) bezeichnet werden. In diesem Kapitel und in den Pharma-Infos wird in der Regel der internationale Freiname verwendet.

13.1.1 Pharmakokinetik

Einflüsse des Organismus auf das Pharmakon in Form von Resorption, Verteilung und Elimination.

Resorption

Aufnahme eines Pharmakons in die Blutbahn. Dies ist möglich mittels:
- **Diffusion**: passiver Transport entlang dem Konzentrationsgradienten oder carriervermittelt über Transporter und Kanäle. Abhängig von Lipophilie, Ionisationsgrad und Konzentrationsgefälle eines Pharmakons: je lipophiler, desto besser die Diffusion.
- **aktiven Transports** unter Energieverbrauch
- **vesikulären Transports**: rezeptorvermittelte Endozytose

Verteilung

Die Verteilung resorbierter Pharmaka in den Körperkompartimenten ist neben Stärke der Organdurchblutung und Barrieredurchlässigkeit (v. a. ZNS) abhängig von:
- **Lipophilie und Molekülgröße**: Lipophile Substanzen reichern sich im Fettgewebe an. Hydrophile, kleine Moleküle verteilen sich im Gesamtkörperwasser, große Moleküle nur extrazellulär.
- **Plasmaeiweißbindung/Plasmaproteinbindung**: je lipophiler ein Pharmakon, desto höher die Plasmaeiweißbindung.

Elimination (Metabolismus und Ausscheidung)

Metabolismus/Biotransformation

Umwandlung eines Pharmakons in:
- **weniger toxische Stoffwechselprodukte** mit verbesserter Ausscheidung, meist in zwei Phasen:
  - **Phase I**: Veränderung des Wirkstoffmoleküls durch Oxidation, Reduktion, Hydrolyse oder Hydratisierung. Häufig sind die Cytochrom-P450-Enzyme (mischfunktionelle Oxygenasen, CYP) an diesem Schritt beteiligt, die vorwiegend in der Leber vorkommen. Zur CYP-Familie gehören verschiedene Vertreter, der wichtigste davon ist CYP3A4.
  - **Phase II**: Konjugation u. a. mit Glukuronsäure, Sulfat, Glyzin oder Glutathion. Durch diese Koppelung entstehen meist biologisch inaktive, gut wasserlösliche Produkte.
- **die aktive Form** aus einer unwirksamen Ausgangssubstanz (Prodrug)
- **giftige Metaboliten** („Giftung")

> **MERKE**
> - **Induktoren** von Cytochrom P450: Barbiturate, Carbamazepin, Griseofulvin, Johanniskraut, Phenytoin, Rifampicin
> - **Inhibitoren** von Cytochrom P450: Azolantimykotika, Chloramphenicol, Cimetidin, Grapefruitsaft, Makrolidantibiotika
> - **Substrate** von Cytochrom P450: Ciclosporin, Ethinylöstradiol, HIV-Proteasen, Nifedipin, Statine.
> Beispiele für **Arzneimittelinteraktionen** sind:
> - Inhibitoren wie Azolantimykotika steigern die Wirkung und damit die Nephrotoxizität des Substrats Ciclosporin.
> - Induktoren wie Phenytoin führen zu ↑ Abbau von Substraten wie Ethinylöstradiol („Pillenversager").
> - Rifampicin und Phenytoin induzieren CYP2C9 → ↑ Cumarinabbau mit ↑ Thromboserisiko.

Ausscheidung

Renal oder biliär, selten über die Lunge.

Die **renale Elimination** wird bestimmt durch glomeruläre Filtration, tubuläre Sekretion und tubuläre Rückresorption. Lipophile Substanzen werden gut rückresorbiert und deshalb im Gegensatz zu hydrophilen Substanzen kaum renal eliminiert. Allgemein ist zu beachten, dass die renale Ausscheidung bei **Niereninsuffizienz** und im Alter nachlässt und Dosierungen entsprechend angepasst werden müssen.

Pharmakokinetische Grundbegriffe

- **Bioverfügbarkeit**: Anteil der applizierten Dosis, der den systemischen Kreislauf erreicht; abhängig von Galenik (Darreichungsform des Medikaments), Resorption und First-Pass-Effekt; bei i.v. Gabe 100 %
- **Area under the Curve (AUC)**: Fläche unter der Konzentrations-Zeit-Kurve, die die bioverfügbare Menge eines Arzneistoffs zeitlich widerspiegelt
- **First-Pass-Effekt**: präsystemische Eliminierung eines Pharmakons durch Metabolisierung, z.B. in Darmmukosa und Leber; hoher First-Pass-Effekt bedeutet geringe systemische Wirkung
- **Verteilungsvolumen** (V_D): Volumen, in dem sich ein Pharmakon verteilt:

V_D [l/kg] = Menge [g] ÷ Plasmakonzentration [g/l] je kg Körpergewicht

Stoffe mit einem niedrigen Verteilungsvolumen – also einer hohen Plasmakonzentration – sind im Falle einer Vergiftung gut mittels Hämoperfusion behandelbar.
- **Clearance (in ml/min)**: Plasmavolumen, das pro Zeiteinheit von einem Pharmakon befreit wird. Die Gesamtclearance setzt sich aus dem renalen Anteil (unveränderte Ausscheidung) und dem hepatisch metabolisierten Anteil zusammen.
- **Sättigungsdosis**: Dosis zum Erzielen einer initialen therapeutischen Konzentration; abhängig vom V_D, unabhängig von Elimination
- **Erhaltungsdosis**: Dosis zum Aufrechterhalten einer therapeutisch wirksamen Konzentration, abhängig von Elimination, unabhängig vom V_D
- **Halbwertszeit (HWZ)**: Zeit, in der die Plasmakonzentration einer Substanz auf die Hälfte reduziert wird: HWZ = $\ln 2 \times V_D$ ÷ Clearance

Bei Pharmaka mit langer HWZ besteht die Gefahr der Kumulation.
- **Eliminationskinetik 1. Ordnung (häufig)**: Pro Zeiteinheit wird immer der gleiche Anteil der Ausgangskonzentration ausgeschieden. Die HWZ ist konstant und unabhängig von der Dosis. Sie berechnet sich nach: HWZ = $\ln 2 \times V_D$ ÷ Clearance.
- **Eliminationskinetik 0. Ordnung (selten)**: Pro Zeiteinheit wird immer die gleiche Menge eliminiert. Nicht die HWZ ist konstant, sondern die Eliminationsgeschwindigkeit. Grund hierfür ist z.B. die Sättigung des abbauenden Enzyms.

13.1.2 Pharmakodynamik

Die Pharmakodynamik beschreibt die zelluläre oder extrazelluläre **Wirkung eines Pharmakons auf den Organismus**.

Extrazelluläre Wirkungsweisen können physikalischer (z.B. Laxanzien), chemischer oder enzymatischer Natur sein. Häufiger sind **zelluläre** Angriffsorte. Dazu gehören Ionenkanäle, Rezeptoren, Transporter, Schlüsselenzyme, das Zytoskelett und DNA.

Pharmakodynamische Grundbegriffe

- **Affinität** eines Pharmakons zum Rezeptor: je kleiner die Dissoziationskonstante K_D, desto höher die Affinität.
- **Agonist**: stimuliert den Rezeptor und erzielt eine Wirkung. Er besitzt Affinität und intrinsische Aktivität.
  - voller Agonist: volle Wirksamkeit
  - partieller Agonist: geringere Wirksamkeit, agonistisch und antagonistisch wirksam
  - Synergisten: verschiedene Agonisten mit ↑ Gesamtwirkung
- **Antagonist**: bindet an den Rezeptor, erzielt jedoch keine Wirkung. Er besitzt Affinität, aber keine intrinsische Aktivität.
  - **Kompetitiver** Antagonist: verdrängt Agonisten vom Rezeptor und verschiebt dessen Dosis-Wirkungs-Kurve nach rechts (EC_{50} ↑, maximale Wirkung ↔, ➤ Abb. 13.1)
  - **Nichtkompetitiver** Antagonist: wirkt allosterisch am Rezeptor, sodass der Agonist nicht mehr wirksam wird. Die Dosis-Wirkungs-Kur-

ve des Agonisten flacht ab (EC$_{50}$ ↔, maximale Wirkung ↓, ➤ Abb. 13.1)
- **Funktionelle** Antagonisten: lösen als Agonisten an unterschiedlichen Rezeptoren entgegengesetzte Antworten am gleichen Gewebe oder Organ aus. Ihr Antagonismus bezieht sich nicht auf ihre „Tätigkeit" am Rezeptor, sondern auf ihre Wirkung.
- **Pharmakodynamische Arzneimittelinteraktionen**:
  - additive Effekte: Die gleichzeitige Gabe von Arzneimitteln erhöht das Wirkungs- oder Nebenwirkungsprofil in eine Richtung. Beispiele:
    - Fibrate + Statine: ↑ Myopathierisiko
    - Verapamil/Diltiazem + Betablocker: ↓↓ RR
    - PDE5-Hemmer + Nitrate: ↓↓ RR
    - kaliumsparende Diuretika + ACE-Hemmer/AT$_1$-Blocker: ↑ Hyperkaliämiegefahr
  - antagonistische Effekte: gleichzeitig verabreichte Pharmaka blockieren sich in ihrer Wirkung. Beispiel: Ibuprofen + ASS: ↓ Thrombozytenfunktionshemmung.
- **Bioäquivalenz zweier Pharmaka**: Gleiches Wirkprofil, gleiche Nebenwirkungen. AUC und Zeitverlauf der Blutkonzentrationen sind praktisch identisch.
- **Effektdosis** (**ED$_{50}$**, **EC$_{50}$**): Dosis, bei der 50 % der Individuen eine bestimmte Wirkung zeigen.
- **Intrinsische Aktivität**: Fähigkeit eines Pharmakons, nach Rezeptorbindung eine bestimmte Wirkung auszulösen. Je höher die intrinsische Aktivität, desto höher die Wirksamkeit.
- **Minimal wirksame Dosis/Konzentration**: Dosis/Konzentration eines Pharmakons, ab der eine Wirkung zu beobachten ist. Wird u. a. durch die Affinität des Pharmakons zum Rezeptor beeinflusst.
- **Potenz**: Wirkstärke zum Erlangen eines definierten Effekts. Je kleiner die EC$_{50}$, desto größer die Potenz.
- **Rebound-Effekt**: Entzugssymptomatik bei zu schnellem Absetzen eines Pharmakons.
- **Unerwünschte Arzneimittelwirkung** (**UAW**): jede unerwünschte Reaktion, die ursächlich auf ein Pharmakon zurückgeführt werden kann. Kann dosisabhängig oder dosisunabhängig auftreten. Dabei spielen u. a. das Alter des Patienten und besondere Lebensphasen wie Schwangerschaft oder Stillzeit eine Rolle.
- **Therapeutische Breite**: Maß für die Sicherheit eines Pharmakons zwischen therapeutischer und toxischer Wirkung. Geringe therapeutische Breite = hohes Risiko!
- **Toleranz**: Gewöhnung an ein Pharmakon bei wiederholter Applikation. Die Dosis muss erhöht werden, um die gleiche Wirkung zu erzielen. Pharmakokinetische (z. B. erhöhter Metabolismus) und pharmakodynamische (z. B. verminderte Rezeptorzahl) Prozesse können zugrunde liegen.

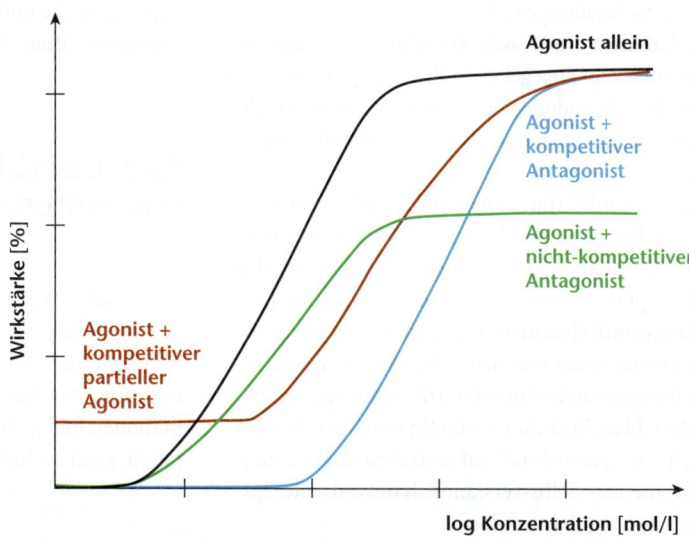

Abb. 13.1 Wirkungen von Antagonisten auf die Dosis-Wirkungskurve eines reinen Agonisten. [V 485]

- **Tachyphylaxie**: rasche Toleranzentwicklung innerhalb von Minuten bis Stunden.
- **ZNS-Gängigkeit**: wird von mehreren Faktoren eines Pharmakons positiv beeinflusst:
  - gute Resorption im Darm
  - hohe Plasmaproteinbindung
  - hohes Verteilungsvolumen
  - hepatische Metabolisierung

13.2 Arzneiformen und Verschreibungen, Arzneimittelprüfung

Arzneiformen (Auswahl) und Verschreibungen

Folgende Arzneiformen will das IMPP gerne wissen:
- **Salben**: einphasige Mischungen aus lipophilen Grundlagen, z. B. Vaseline, denen die Arzneistoffe zugesetzt werden
- **Cremes**: zweiphasige oder mehrphasige Emulsionen, entweder als Öl-in-Wasser- oder als Wasser-in-Öl-Emulsion
- **Pasten**: Salben, in denen pulverförmige Bestandteile verteilt sind. Pasten sind relativ konsistent, aber noch streichfähig, z. B. weiche Zinkpaste
- **Puder**: streufähige, fein pulverisierte Feststoffe
- **Schüttelmixtur**: Suspension von Feststoffen als Puder in Flüssigkeit

Für Verschreibungen gilt:
- „**Aut idem**" (lat. „oder Gleiches"): Statt des auf dem Rezept angegebenen Präparats darf der Apotheker ein anderes mit gleichem Arzneistoff, gleicher Arzneiform und gleicher Dosierung abgeben.
- „**Aut simile**" (lat. „oder Ähnliches"): Statt des verschriebenen Medikaments darf der Apotheker ein Arzneimittel mit ähnlicher Wirkung abgeben.
- Rezepte für Arzneimittel, die unter die **Betäubungsmittelverordnung** (**BtmV**) fallen, haben eine Gültigkeit von sieben Tagen. Bei Abweichungen von bestimmten Höchstmengen oder Anzahl an Betäubungsmitteln muss der Arzt ein „A" für „Ausnahme" auf dem dreiteiligen Rezept vermerken. Selbstverständlich muss das Rezept ärztlich signiert werden.

Tab. 13.1 Phasen der Arzneimittelprüfung.

Phase	Ziel der Anwendung	Anzahl der Probanden
präklinisch	Testung auf Toxizität inkl. Mutagenität und Teratogenität, Pharmakodynamik und Pharmakokinetik an Zellkulturen und Tieren	
I	Prüfung von Pharmakokinetik, Bioverfügbarkeit, Dosis-Wirkungs-Kurve, Verträglichkeit	wenige gesunde Probanden. **Ausnahme**: keine Prüfung von gefährlichen Substanzen wie Zytostatika an Gesunden
II	Wirksamkeitsprüfung und Dosisfindung	wenige Patienten
III	Nachweis der Wirksamkeit, Sicherheit und Überlegenheit gegenüber bisherigen Therapien, Erfassung von UAW	viele Patienten, meist multizentrisch
Zulassung für 5 Jahre, Verschreibungspflicht der Substanz		
IV	Arzneimittelüberwachung, Nachweis seltener Nebenwirkungen	alle Patienten, die das Medikament einnehmen

Arzneimittelprüfung

Bevor ein Medikament seine Zulassung erhält, muss es präklinische und klinische Phasen (I–IV) der Arzneimittelprüfung durchlaufen (➤ Tab. 13.1).

13.3 Überblick über die relevanten Wirkstoffgruppen

In ➤ Tab. 13.2 sind die relevanten Wirkstoffgruppen dargestellt. Sie müssen diese Tabelle nicht auswendig lernen – sie soll Ihnen lediglich als Übersicht und zum Nachschlagen dienen. Detaillierte Informationen finden Sie in den jeweils angegebenen Kapiteln, auch im Rahmen der **Pharma-Infos**.

Tab. 13.2 Überblick über die relevanten Wirkstoffgruppen mit Kapitelverweis.

Gruppe	Pharma-INFO, Kapitelverweis	Untergruppe	Wirkstoff (Auswahl)
Renin-Angiotensin-Aldosteron-System (RAAS)	➤ 1..14.1➤ Pharma-Info Hemmstoffe des RAAS	ACE-Hemmer (-**pril**)	Captopril, Enalapril, Ramipril
		AT_1-Antagonisten (-**sartan**)	Candesartan, Losartan, Valsartan
		neu: Renininhibitoren	Aliskiren
Diuretika	➤ 9.5.1➤ Pharma-Info Diuretika	Schleifendiuretika	Etacrynsäure, Furosemid, Piretanid, Torasemid
		Thiazide	Chlortalidon, Hydrochlorothiazid, Xipamid
		Carboanhydrasehemmer	Acetazolamid, Dorzolamid
		kaliumsparende Diuretika	(Aldosteronrezeptorantagonisten), Amilorid, Triamteren
		osmotische Diuretika	Mannitol
		Aldosteronantagonisten	Eplerenon, Spironolacton
Thrombozytenfunktionshemmer	➤ 3.7.4 Pharma-Info Thrombozytenfunktionshemmer	COX-Hemmer	Acetylsalicylsäure (ASS)
		Thienopyridine, $P2Y_{12}$-Antagonisten	Clopidogrel, Prasugrel, Ticlopidin
		Dipyridamol	Dipyridamol
		GP-IIb/IIIa-Blocker	Abciximab, Eptifibatid, Tirofiban
Digitalisglykoside	➤ 1.8.5 ➤ Pharma-Info Herzglykoside		Digoxin, Digitoxin, Acetyldigoxin, Methyldigoxin
Antiarrhythmika	➤ 1.8.3➤ Pharma-Info Antiarrhythmika	Klasse Ia	Ajmalin, Chinidin, Disopyramid, Procainamid
		Klasse Ib	Lidocain, Mexiletin, Phenytoin
		Klasse Ic	Flecainid, Prajmalin, Propafenon
		Klasse II	Betablocker
		Klasse III	Amiodaron, Dronedaron, Sotalol
		Klasse IV	Diltiazem, Verapamil
		weitere Antiarrhythmika	Adenosin, Atropin, Digoxin, Ivabradin
Relaxanzien glatter Muskulatur	➤ 1.5.4➤ Pharma-Info Relaxanzien glatter Muskulatur	NO-Donatoren	• organische Nitrate: Isosorbidmononitrat (ISMN), Isosorbiddinitrat (ISDN), Glyzeroltrinitrat („Nitro") • andere: Molsidomin, Natriumnitroprussid
		Kalziumantagonisten	• Benzothiazepin-Typ: Diltiazem • Dihydropyridin-Typ: Amlodipin, Felodipin, Nifedipin • Phenylalkylamin-Typ: Verapamil
			Hydralazin, Dihydralazin
		Kaliumkanalöffner	Diazoxid, Minoxidil
		PDE-Hemmer	• unselektiv: Koffein, Theophyllin • PDE-3-selektiv: Amrinon, Enoximon, Milrinon; Cilostazol • PDE-5-selektiv: Sildenafil (Viagra®), Vardenafil
Fibrinolytika	➤ 3.7.7 Pharma-Info Fibrinolytika		Streptokinase, Urokinase
		t-PA	Alteplase (rt-PA), Reteplase, Tenecteplase

Tab. 13.2 Überblick über die relevanten Wirkstoffgruppen mit Kapitelverweis. (Forts.)

Gruppe	Pharma-INFO, Kapitelverweis	Untergruppe	Wirkstoff (Auswahl)
cholinerges System: Parasympathomimetika	➤ 13.4.2 Pharma-Info cholinerges System: Parasympathomimetika	direkte Parasympathomimetika	Carbachol, Pilocarpin

		indirekte Parasympathomimetika = Acetylcholinesterasehemmer	• reversible Acetylcholinesterasehemmer:
			  – nicht ZNS-gängig: Neostigmin, Pyridostigmin
			  – ZNS-gängig: Donepezil, Physostigmin, Rivastigmin
			• irreversible Acetylcholinesterasehemmer:
			  – Parathion (insektizid)
			  – Sarin (Nervengas)
			  – Pralidoxim, Obidoxim

cholinerges System: Parasympatholytika	➤ 13.4.2 Pharma-Info cholinerges System: Parasympatholytika	Parasympatholytika	• Atropin, Biperiden, Homatropin, Oxybutinin, Pirenzepin, Scopolamin, Tropicamid (Mydriatikum), • quarternäre Derivate: Butylscopolamin, Ipratropiumbromid (nicht ZNS-gängig)
	➤ 24.1.5	Agonisten/Antagonisten am nikotinischen ACh-Rezeptor	• Nikotin • nichtdepolarisierende Muskelrelaxanzien: Atracurium, Tubocurarin • depolarisierende Muskelrelaxanzien: Suxamethonium
adrenerges System (α und β bezieht sich jeweils auf den Adrenozeptor)	➤ 13.4.1 Pharma-Info adrenerges System: Sympathomimetika	Sympathomimetika	• α- und β-Mimetika: Adrenalin (Epinephrin), Noradrenalin (Norepinephrin), Dopamin, Dobutamin • α-Agonisten: Etilefrin, Norfenefrin, Xylometazolin (Nasenspray); Phenylephrin ($α_1$-selektiv); $α_2$-selektiv: Clonidin, α-Methyldopa, Moxonidin • indirekte Sympathomimetika: Amphetamin, Ephedrin • Kokain • $β_{1/2}$-Agonisten: Isoprenalin, Orciprenalin • $β_2$-Agonisten: Isoprenalin, Fenoterol, Formoterol, Salbutamol, Salmeterol, Terbutalin
	➤ 13.4.1 Pharma-Info adrenerges System: Sympatholytika	Sympatholytika	• nichtselektive α-Blocker: Phenoxybenzamin • $α_1$-Antagonisten: Alfuzosin, Doxazosin, Prazosin, Tamsulosin, Terazosin, Urapidil (mit 5-HT_{1A}-agonistischer Wirkung) – Subtyp $α_{1A}$: Alfuzosin, Tamsulosin • selektive $α_2$-Blocker: Yohimbin • $β_1$-Antagonisten: Acebutolol, Atenolol, Bisoprolol, Betaxolol, Nebivolol, Metoprolol • $β_1/β_2$-Antagonisten: Carvedilol (+ $α_1$-antagonistisch), Pindolol, Propranolol, Sotalol, Timolol

Tab. 13.2 Überblick über die relevanten Wirkstoffgruppen mit Kapitelverweis. (Forts.)

Gruppe	Pharma-INFO, Kapitelverweis	Untergruppe	Wirkstoff (Auswahl)
Antikoagulanzien	➤ 3.8 Pharma-Info Orale Antikoagulanzien	Vitamin-K-Antagonisten/Cumarine	Phenprocoumon/Marcumar; Warfarin
		Heparin	(unfraktioniertes) Heparin
		niedermolekulare Heparine	Certoparin, Dalteparin, Enoxaparin, Tinzaparin
		Pentasaccharide	Fondaparinux
		Hirudine (Thrombininhibitor)	Lepirudin
		weitere Thrombininhibitoren	oral: Dabigatran parenteral: Argatroban
		orale Faktor-Xa-Inhibitoren	Rivaroxaban
Antihistaminika	➤ 4.5.4 Pharma-Info Antihistaminika	H_1-Antihistaminika der 1. Generation (ZNS-gängig)	Clemastin, (Tavegil®), Dimetinden (Fenistil®), Diphenhydramin, Dimenhydrinat, Doxylamin, Ketotifen, Promethazin
		H_1-Antihistaminika der 2. Generation (nicht sedierend)	Azelastin, Cetirizin, Desloratadin, Fexofenadin, Loratadin, Terfenadin
Magen-Darm-Pharmaka	➤ 6.4.2 Pharma-Info Antiemetika	Antiemetika	• H_1-Antihistaminika: Dimenhydrinat, Meclozin, Promethazin • 5-HT_3-Antagonisten: Granisetron, Ondansetron, Tropisetron • Neuroleptika: Droperidol, Perphenazin, Triflupromazin • Parasympatholytika: Scopolamin (Muskarinrezeptor-Antagonist) • Prokinetika: Metoclopramid (D_2-Rezeptor-Antagonist) • NK1-Rezeptorantagonist: Aprepitant
	➤ 6.5.2 ➤ Pharma-Info Laxanzien ➤ 6.8.8 ➤ Pharma-Info Laktulose	Beeinflussung der Darmfunktion	• Antidiarrhoika: Loperamid • Laxanzien: Weizenkleie, Leinsamen, Laktulose, Sorbit, Natriumsulfat, Magnesiumsulfat, Rizinusöl, Anthrachinone, Bisacodyl • Prokinetika: Domperidon, Metoclopramid
	➤ 6.4.4 ➤ Pharma-Info Säuresenkende Medikamente	Magenschleimhaut-Modulatoren	• Protonenpumpenhemmer: Esomeprazol, Pantoprazol, Omeprazol • H_2-Antagonisten: Cimetidin, Nizatidin, Famotidin, Ranitidin • Antazida: Aluminiumhydroxid, Magnesiumhydroxid • Prostaglandinderivate: Misoprostol • Sucralfat • Muskarinrezeptor-Antagonisten: Pirenzepin
Schilddrüse	➤ 7.4.4 Pharma-Info Thyreostatika	Schilddrüsenhormone	L-Thyroxin
		Thioharnstoffderivate	Carbimazol, Propylthiouracil, Thiamazol
		weitere	Jodid, Natrium-Perchlorat, Lithium, Radjod[131]

Tab. 13.2 Überblick über die relevanten Wirkstoffgruppen mit Kapitelverweis. (Forts.)

Gruppe	Pharma-INFO, Kapitelverweis	Untergruppe	Wirkstoff (Auswahl)
Antiphlogistika und Glukokortikoide	➤ 24.7.2 Pharma-Info Nichtopioidanalgetika	nichtsteroidale Antiphlogistika (NSAR)	• Arylpropionsäurederivate: Ibuprofen, Ketoprofen • COX2-Hemmer: Celecoxib • Essigsäurederivate: Diclofenac, Indometacin • Oxicame: Piroxicam • Salicylate: ASS
	➤ 7.7.1 Pharma-Info Glukokortikoide	Glukokortikoide (CTC)	• Kortison, Prednison, (Methyl-) Prednisolon • fluorierte CTC: Betamethason, Dexamethason • inhalative CTC: Beclometason, Budesonid, Flunisolid
		Mineralokortikoide	Aldosteron, Fludrokortison
	➤ 8.5 Pharma-Info Gichttherapeutika	Gichtmittel	• Colchicin • Allopurinol (Urikostatikum) • Benzbromaron, Probenecid (Urikosurika) • Rasburicase (Urikolytikum)
	➤ 11.6 Pharma-Info Antirheumatika	Biologicals	Infliximab, Adalimumab, Etanercept (Anti-TNF-α-Antikörper) Anakinra (IL-1-Rezeptor-Antagonist)
	➤ 11.6 Pharma-Info Antirheumatika	Antirheumatika	Auranofin (Goldsalze), Hydroxychloroquin, Leflunomid, Methotrexat, D-Penicillamin, Sulfasalazin
Antidiabetika	➤ 8.1 Pharma-Info Orale Antidiabetika, Tab. 8.5	orale Antidiabetika	• Sulfonylharnstoffe: Glibenclamid, Tolbutamid, Glimepirid • Sulfonylharnstoff-Analoga: Glinide • Biguanide: Metformin • α-Glukosidasehemmer: Acarbose, Miglitol • Glitazone (Thiazolidindione): Pioglitazon, Rosiglitazon
		Insuline	• kurzwirksame: Human-Insulin, Insulin lispro, Insulin aspart • mittel/lang wirksame: Human-Insulin, Insulin glargin
Lipidsenker	➤ 8.4 Pharma-Info Lipidsenker	Statine (HMG-CoA-Reduktas-Hemmer)	Atorvastatin, Fluvastatin, Lovastatin, Pravastatin, Rosuvastatin, Simvastatin
		Fibrate	Bezafibrat, Fenofibrat, Gemfibrozil
		Anionenaustauscher	Colestyramin, Colestipol
		Nikotinsäurederivate	Acipimox, Xanthinolnikotinat
		Cholesterinresorptionshemmer	Ezetimib

13.3 Überblick über die relevanten Wirkstoffgruppen

Tab. 13.2 Überblick über die relevanten Wirkstoffgruppen mit Kapitelverweis. (Forts.)

Gruppe	Pharma-INFO, Kapitelverweis	Untergruppe	Wirkstoff (Auswahl)
Antiinfektiva: Antibiotika	➤ 12.4.4	Tetrahydrofolsäure-Synthesehemmer	Cotrimoxazol, Trimethoprim
		Penicilline	• Penicillin G • Penicillin V (Oralpenicillin) • Isoxazolylpenicilline: Flucloxacillin, Oxacillin • Aminopenicilline: Amoxicillin, Bacampicillin • Acylaminopenicilline: Mezlocillin, Piperacillin • zusätzlich: Laktamasehemmer: Clavulansäure, Tazobactam, Sulbactam
		Cephalosporine	• Gruppe 1: Cefazolin (i.v.), Cefaclor (p.o.) • Gruppe 2: Cefuroxim (i.v., p.o.) • Gruppe 3: Cefotaxim, Ceftriaxon, Ceftazidim
		Carbapeneme	Ertapenem, Imipenem, Meropenem
		Monobactame	
		Aminoglykoside	Gentamycin, Neomycin, Spectinomycin, Streptomycin, Tobramycin
		Chloramphenicol	
		Tetrazykline	Doxyzyklin, Minozyklin, Tetrazyklin
		Makrolide	Azithromycin, Clarithromycin, Erythromycin, Roxithromycin
		Lincosamide	Clindamycin, Lincomycin
		Gyrasehemmer/Chinolone	Ciprofloxacin, Levofloxacin, Norfloxacin, Moxifloxacin, Ofloxacin
		Glykopeptide	Teicoplanin, Vancomycin
		andere Antibiotika	• Metronidazol • Polypeptidantibiotika • Fosfomycin • Nitrofurantoin
	➤ Tab. 12.21	Antituberkulosemittel	Isoniazid, Ethambutol, Pyrazinamid, Rifampicin, Streptomycin
Virustatika	➤ Tab. 12.16	Antimetaboliten	Aciclovir (HSV, VZV), Ganciclovir (CMV), Foscarnet (CMV), Ribavirin (HCV), Adefovir (HBV)
		Neuraminidasehemmer	Zanamivir, Oseltamivir
		Proteasehemmer	Indinavir, Lopinavir, Ritonavir
		Reverse-Transkriptase-Hemmer	NRTI: Didanosin, Lamivudin, Zidovudin, Emtricitabin, Tenofovir NNRTI: Efavirenz, Nevirapin
		Integraseinhibitoren	Raltegravir

Tab. 13.2 Überblick über die relevanten Wirkstoffgruppen mit Kapitelverweis. (Forts.)

Gruppe	Pharma-INFO, Kapitelverweis	Untergruppe	Wirkstoff (Auswahl)
Antiinfektiva: Antimykotika	➤ Tab. 12.14	Allylamin	Terbinafin
		Azolantimykotika	Clotrimazol, Fluconazol, Itraconazol, Ketoconazol
		Griseofulvin	
		Polyenantibiotika	Amphotericin B, Nystatin
		Squalenperoxidasehemmer	Terbinafin
Analgetika	➤ 24.7.2 Pharma-Info Nichtopioidanalgetika	Nichtopioidanalgetika/NSAR	• Salicylate: ASS • unselektive NSAID: Diclofenac, Ibuprofen, Indometacin, Naproxen • selektive COX2-Hemmer: Celecoxib, Valdecoxib • nichtsaure Analgetika: Metamizol, Paracetamol
	➤ 24.1.4, ➤ 20.3.3 Pharma-Info Opioide	Opioide und Antagonisten	• mittelstarke Opioide: Kodein, Tramadol, Tilidin+Naloxon • starke Opioide: Buprenorphin, Diamorphin (Heroin), Fentanyl, Levomethadon, Morphin, Pentazocin, Pethidin • Antagonist: Naloxon
	➤ 24.1.6	Lokalanästhetika	Bupivacain, Lidocain, Procain, Prilocain
Antiparkinsonmittel	➤ 19.5.1 Pharma-Info Antiparkinsonmittel	L-Dopa und Dopa-Decarboxylasehemmer	Levodopa + Carbidopa bzw. + Benserazid
		Dopaminrezeptor-Antagonisten (D_2)	Bromocriptin, Cabergolin, Lisurid, Pergolid, Pramipexol, Ropinirol
		MAO_B-Hemmer	Selegilin
		NMDA-Antagonist	Amantadin
		antimuskarinerge Substanzen	Biperiden
		COMT-Hemmer	Entacapon
Antiepileptika	➤ 19.6 Pharma-Info Antiepileptika	Na^+-Kanalblocker	Carbamazepin, Lamotrigin, Phenytoin, Valproinsäure/Valproat
		Barbiturate	Phenobarbital, Primidon
		Ca^{2+}-Kanalblocker	Ethosuximid
		Benzodiazepine	Clonazepam, Diazepam
		weitere	Felbamat, Gabapentin, Levetiracetam, Topiramat, Vigabatrin
Antidepressiva	➤ 20.5.4 Pharma-Infos Antidepressiva, Lithium	NSMRI	Amitriptylin, Clomipramin, Desipramin, Doxepin, Imipramin, Nortriptylin
		SSRI	Citalopram, Fluoxetin, Fluvoxamin, Paroxetin, Sertralin
		SSNRI, SNRI	Reboxetin, Venlafaxin
		α_2-Adrenozeptor-Antagonisten	Mianserin, Mirtazepin
		MAO_A-Hemmer	Moclobemid
			Lithium (-karbonat)
		weitere Antidepressiva	Johanniskraut, Maprotilin, Trimipramin

Tab. 13.2 Überblick über die relevanten Wirkstoffgruppen mit Kapitelverweis. (Forts.)

Gruppe	Pharma-INFO, Kapitelverweis	Untergruppe	Wirkstoff (Auswahl)
Neuroleptika	➤ 20.4.1 Pharma-Info Wirkungen und Nebenwirkungen von Antipsychotika (Neuroleptika)	klassische Neuroleptika	• schwach wirksam: Chlorpromazin, Chlorprothixen, Levomepromazin, Pipamperon, Promethazin, Sulpirid • stark wirksam: Benperidol > Haloperidol > Fluphenazin > Melperon > Perphenazin • Depotformen (stark wirksam): Haloperidoldecanoat > Pimozid > Fluspirilen
		atypische Neuroleptika	Amisulprid, Clozapin, Melperon, Olanzapin, Quetiapin, Risperidon
antineoplastische Substanzen	➤ 13.4.3 Pharma-Info Antineoplastische Substanzen	Immunsuppressiva	Ciclosporin A, Cyclophosphamid, Azathioprin, Glukokortikoide, Methotrexat, Mycophenolat-Mofetil, Sirolimus
		Immunmodulatoren	Interferon-α, -β, -γ, Interleukine, koloniestimulierende Faktoren
		Antimetaboliten	Azathioprin, Capecitabin, Cytosinarabinosid, 5-Fluorouracil, Gemcitabin, 6-Mercaptopurin, Methotrexat
		Alkylanzien	Busulfan, Treosulfan, Chlorambucil, Cyclophosphamid, Melphalan, Procarbazin, Dacarbazin, Temozolomid, Carboplatin, Cisplatin
		Mitosehemmer	• Taxane: Paclitaxel • Vincaalkaloide: Vinblastin, Vincristin
		Topoisomerase-Hemmstoffe	Etoposid, Topotecan
		zytostatische Antibiotika	• Anthrazykline: Doxorubicin, Daunorubicin, Idarubicin • Bleomycin • Actinomycin, Mitomycin
			Hydroxyharnstoff
		Hormone und Antihormone	Tamoxifen, Mitotane u. a.
		Enzyme	Asparaginase u. a.
		Antikörper	Cetuximab, Rituximab, Trastuzumab
		Hemmstoffe von Tumorsignalwegen	Bortezomib, Imatinib, Sunitinib
Sexualhormone	➤ 21.2.6 Pharma-Info Östrogene, ➤ 21.11.4 Pharma-Info Antiöstrogene	Östrogene und Antiöstrogene	• Östrogene: Östradiol, Ethinylöstradiol • SERMs: Raloxifen, Tamoxifen • Östrogenrezeptorantagonisten: Clomifen • Aromatasehemmer: Aminoglutethimid, Anastrozol, Letrozol
		Gestagene und Antigestagene	• Gestagene: Norethisteronacetat • Gestagenrezeptorantagonisten: Mifepriston (RU 486)
	➤ 21.6.10 ➤ Pharma-Info Medikamente zur Beeinflussung von Schwangerschaft und Geburt	Beeinflussung der Schwangerschaft	• Uteruskontraktion: Oxytocin, Prostaglandine, Mutterkornalkaloide • Uterusrelaxation/Wehenhemmung: Atosiban, Fenoterol

Tab. 13.2 Überblick über die relevanten Wirkstoffgruppen mit Kapitelverweis. (Forts.)

Gruppe	Pharma-INFO, Kapitelverweis	Untergruppe	Wirkstoff (Auswahl)
Sexualhormone	➤ 25.4.3 Pharma-Info Androgene, Antiandrogene	Androgene und Antiandrogene	• Androgen: Testosteron • 5α-Reduktasehemmer: Finasterid • Androgenrezeptorantagonisten: Cyproteron, Flutamid • Anabolika: Nandrolon
Osteoporosetherapeutika	➤ 21.1.7 Pharma-Info Osteoporosetherapie		• Kalzitonin, Vitamin D (Cholecalciferol) • Bisphosphonate: Alendronat • Raloxifen • Strontiumranelat • Parathormon und Teriparatid • Östrogene • Fluoride: Natriumfluorid
Hypnotika	➤ 20.6.1 Pharma-Info Benzodiazepine, ➤ 24.4.1 Pharma-Info Benzodiazepine in Anästhesie und Intensivmedizin, ➤ 20.3.3 Pharma-Info Clomethiazol, ➤ 24.1.3	Benzodiazepine	• kurz wirksam: Midazolam • mittellang wirksam: Lorazepam, Oxazepam • lang wirksam: Diazepam
		Benzodiazepin-Antagonisten	Flumazenil
		weitere GABA$_A$-Rezeptormodulatoren	Zolpidem
		andere	• pflanzliche Hypnotika: Baldrian, Hopfen, Melisse • Chloralhydrat • Barbiturate • Clomethiazol
Narkotika	➤ 24.1.1, ➤ 24.1.2, ➤ 24.1.3	Inhalationsnarkotika	• Halothan, Enfluran, Isofluran • Lachgas (N_2O)
		Injektionsnarkotika	Droperidol, Etomidat, Ketamin, Propofol, Thiopental
Intoxikationen	➤ 13.5 Pharma-Info Intoxikationen	Amantadin	Silibinin, Penicilline
		Arsen	DMPS (Dimercaptopropansulfonsäure)
		Blei	Na_2-Ca-EDTA, DMPS
		MetHb-Bildner	Methylenblau, Toluidinblau
		Quecksilber	Dimercaprol, DMPS
		Thallium	Eisen(III)-hexacyanoferrat (Berliner Blau)

13.4 Übergeordnete Wirkstoffgruppen

Im Folgenden sind übergeordnete Kapitel aufgeführt, die nicht spezifisch für einzelne Kapitel sind:

13.4.1 Adrenerges System

Pharma-Info
Adrenerges System – Sympathomimetika

Acetylcholin ist im sympathischen Nervensystem Transmitter zwischen 1. und 2. Neuron (nikotinerge Rezeptoren). Am Endorgan ist Noradrenalin der Transmitter und bindet dort an adrenerge α- oder β-Rezeptoren. Eine

Ausnahme bildet die Übertragung an den Schweißdrüsen, die wieder über Acetylcholin vermittelt wird. Noradrenalin gehört zu den **endogenen Katecholaminen**, die aus Tyrosin entstehen (Tyrosin → Dopa → Dopamin → Noradrenalin → Adrenalin).
Inaktiviert werden sie durch Reuptake in das Neuron sowie durch Abbau mittels COMT (Katecholamin-O-Methyltransferase): Adrenalin wird durch COMT in das inaktive Metanephrin, Noradrenalin zu Normetanephrin abgebaut. Zudem werden beide durch MAO (Monoaminooxidase) zu Vanillinmandelsäure abgebaut.

Wirkstoffe und Wirkmechanismus
Direkte Sympathomimetika G-Protein-vermittelte Stimulation von adrenergen α- oder β-Rezeptoren „imitiert" die Wirkung des Sympathikus am Endorgan. Je nach Affinität zu den verschiedenen Rezeptortypen unterscheiden sich die Wirkungen der einzelnen Pharmaka (➤ Tab. 13.3).
- α- und β-Mimetika: Noradrenalin (Norepinephrin), Adrenalin (Epinephrin), Dopamin, Dobutamin. Einsatz bei Kreislaufversagen. Adrenalin insbesondere auch bei Asystolie und Reanimation, Noradrenalin bei anaphylaktischem oder septischem Schock.
  - **Noradrenalin** (α > β$_1$ > β$_2$): starke Vasokonstriktion über α$_1$: ↑ peripherer Widerstand, systolischer und diastolischer ↑ RR, reflektorisch ↓ HF.
  - **Adrenalin** (β$_2$ > β$_1$ > α): positive Inotropie und Chronotropie über β$_1$, Vasodilatation über β$_2$: ↑ HZV, ↑ systolischer RR, ↑ HF (direkte positive Chronotropie), ↓ peripherer Widerstand, ↓ diastolischer RR (durch Vasodilatation). In Anwesenheit eines Alphablockers senkt Adrenalin den Blutdruck, da es dann nur noch über die vasodilatatorischen β$_2$-Rezeptoren wirkt („Adrenalinumkehr").
  - **Dopamin** (Dopaminrezeptor > β$_1$ > α): in niedriger Dosierung vasodilatatorisch über Dopamin-(D$_1$-)Rezeptoren in den Blutgefäßen der Niere und des Splanchnikus. In mittlerer Dosierung wie Adrenalin.
  - **Dobutamin** (β und α$_1$): positiv inotrop und chronotrop. Die Wirkungen auf die Gefäße heben sich gegenseitig auf: Vasodilatation über β$_2$ und Vasokonstriktion über α$_1$
- **α-Mimetika**: Vasokonstriktion. Typische Vertreter: Etilefrin, Norfenefrin, Phenylephrin, Xylometazolin. Spezielle α$_2$-Wirkung haben: Clonidin, α-Methyldopa und Moxonidin. **Einsatz**:
  - Etilefrin bei Hypotonie und Priapismus (intrakavernöse Injektion)
  - Xylometazolin als Nasentropfen zur Schleimhautabschwellung bei Rhinitis
  - Norfenefrin und Phenylephrin werden als Mydriatika und zur lokalen Vasokonstriktion im Rahmen einer Lokalanästhesie verwendet.

- **α$_2$-Agonisten** hemmen über N-Typ-Kalziumkanäle die Freisetzung von Transmitter („Antisympathotonika"). Insbesondere **Clonidin** und **Moxonidin** werden zur Migräne-, Glaukom- und adjuvanten Schmerztherapie, bei hypertensiver Krise sowie bei Opiat- und Alkoholentzugssyndrom verwendet.
α-**Methyldopa** kommt außerdem als Antihypertensivum in der Schwangerschaft zum Einsatz; es wird über einen Aminosäurecarrier ins ZNS aufgenommen und dort zu dem aktiven α-Methylnoradrenalin metabolisiert. Zu den Antisympathotonika im weiteren Sinne zählen noch Guanethidin und Reserpin. **Guanethidin** senkt die periphere Noradrenalinfreisetzung über eine Blockade spannungsabhängiger Natriumkanäle und wird in der Glaukomtherapie sowie zur intravenösen Sympathikusblockade im Rahmen der regionalen Schmerztherapie verwendet. **Reserpin** bewirkt eine langsamere Entleerung von Noradrenalin-, Dopamin- und Serotoninvesikeln. Wegen erheblicher UAW (Depression, Parkinsonismus) wird es nicht mehr eingesetzt.
- **β$_{1/2}$-Mimetika**: β$_1$ wirkt positiv chronotrop, dromotrop und inotrop. β$_2$ führt zu Broncholyse und Tokolyse. Vertreter: **Isoprenalin, Orciprenalin.** Einsatz bei AV-Block, Bradykardie und Herzrhythmusstörungen.
- **β$_2$-Mimetika**: (Broncholyse, Tokolyse): Fenoterol, Formoterol, Salbutamol, Salmeterol, Terbutalin. Einsatz inhalativ bei Asthma bronchiale und COPD, bei Hyperkaliämie auch i. v. Zur Tokolyse Fenoterol systemisch.
  - **Formoterol** und **Salmeterol** sind mit ca. 12 Stunden lang wirksam, der Wirkungseintritt erfolgt allerdings erst 10–20 min nach Inhalation.
  - **Fenoterol**, **Salbutamol** und **Terbutalin** sind mit 4–6 Stunden mittellang, dafür innerhalb von 5 min wirksam.

Indirekte Sympathomimetika ↑ axonale Noradrenalinfreisetzung → ↑ Sympathikuswirkung. Typische Tachyphylaxie.
- **Ephedrin**: teils Bestandteil in Schnupfenpräparaten. Besitzt Abhängigkeitspotenzial!
- **Amphetamine**: Therapeutisch wird nur Methylphenidat angewendet, und zwar bei Kindern mit hyperkinetischem Syndrom sowie als Psychostimulans bei Narkolepsie. Es unterliegt der Betäubungsmittelverordnung. Andere Amphetamine werden als „Speed" oder „Crystal" missbraucht und wirken euphorisierend und vermeintlich leistungssteigernd. Sie können Reflexbradykardien und auch Tachyarrhythmien auslösen.

Pharmakokinetik
Die meisten Sympathomimetika haben eine schlechte orale Bioverfügbarkeit und wirken nur lokal (Inhalativa), außer bei i. v. Gabe.

Unerwünschte Arzneimittelwirkungen
- Arrhythmie, Tachykardie, Angina-pectoris-Anfälle, Miktionsstörungen, Hypokaliämie, Hyperglykämie, Tremor
- Bei Nasentropfen: Schleimhautatrophie und Wirkungsverlust. Deshalb keine Daueranwendung
- Bei inhalativen β_2-Mimetika treten die genannten UAW erst bei hoher Dosierung auf, da sie dann systemisch wirksam werden und auch β_1-Rezeptoren stimuliert werden.
- Bei Methylphenidat: Einschlafstörungen, Gewichtsverlust, Hypertonie, Tachykardie
- Bei α_2-Agonisten: Mundtrockenheit, Sedation, hypertensive Krise bei plötzlichem Absetzen
- Clonidin, Moxonidin und α-Methyldopa: Sedation, Mundtrockenheit, Natrium- und Wasserretention. Bei schneller i.v. Injektion oder plötzlichem Absetzen: hypertensive Krise durch Stimulation postsynaptischer α_1-Rezeptoren an der glatten Gefäßmuskulatur mit Vasokonstriktion. Parkinsonähnliche Symptome bei α-Methyldopa.
[MP, CD]

Pharma-Info

Adrenerges System – Sympatholytika

Sympatholytika sind kompetitive Adrenozeptor-Antagonisten.

Ausnahme: Phenoxybenzamin ist ein nichtkompetitiver Antagonist, der die α-Rezeptoren durch kovalente Bindung irreversibel hemmt → lange Wirkdauer.

Wirkstoffe, Wirkungen, Indikationen und UAW
➤ Tab. 13.4

Kontraindikationen von Betablockern:
- Asthma bronchiale, aber auch Vorsicht bei COPD. Wenn möglich, kardioselektive Betablocker einsetzen.
- AV-Block II–III°, Sick-Sinus-Syndrom, SA-Block
- Hypotonie
- Fortgeschrittene pAVK, dekompensierte Herzinsuffizienz, Prinzmetal-Angina
- Exazerbation einer Psoriasis
- Gleichzeitige Therapie mit Verapamil oder Diltiazem

[MP, CD]

Tab. 13.3 Verteilung von Adrenozeptoren und ihre Wirkungen.

Rezeptor	Verteilung	Wirkung
α_1	Gefäße: Haut, Schleimhaut, Skelettmuskulatur, Niere, Splanchnikus	Vasokonstriktion: ↑ RR
	Auge	Kontraktion des M. dilatator pupillae: Mydriasis
	Speicheldrüsen	schwache, visköse Sekretion
	Sphinkter: Blase, Gastrointestinaltrakt	Kontraktion
	Uterusmuskulatur	Kontraktion
α_2	präsynaptisch	• peripher: ↑ negatives Feedback auf Noradrenalinfreisetzung → ↓ peripherer Gefäßwiderstand, ↓ HZV, ↓ RR, ↓ Herzfrequenz (keine Reflextachykardie!) • zentral: ↓ Sympathikusaktivität
β_1	Herz	positiv chrono-, dromo-, bathmo-, inotrop: ↑ O_2-Bedarf
	Niere	↑ Reninsekretion: Aktivierung des RAAS
β_2	Leber	Glykogenolyse, Glukoneogenese
	Fettgewebe	Lipolyse
	Skelettmuskulatur	Glykogenolyse, ↑ Kaliumaufnahme: Gefahr der Hypokaliämie, Tremor
	Bronchialmuskulatur	Relaxation
	Uterus	Relaxation, Wehenhemmung
	Gastrointestinaltrakt	↓ Motilität
	Gefäße: Skelettmuskulatur, Herz	Vasodilatation: ↓ RR, ↑ Koronardurchblutung
	Auge	↑ Kammerwasserproduktion

Tab. 13.4 Wirkungen, die durch die Blockade von Adrenozeptoren auftreten.

Sympatholytikum	Wirkungen	Indikationen	UAW
nichtselektive α-Blocker: Phenoxybenzamin	Sympathikus kann nur noch über β-Rezeptoren wirken: • Vasodilatation ($β_2$) → ↓ RR + orthostatische Hypotonie + Reflextachykardie • ↑ Reninfreisetzung ($β_1$) → Natrium- und Wasserretention • ↑ axonale Noradrenalinfreisetzung durch Wegfall des negativen Feedbacks über $α_2$-Blockade → Verstärkung der o. g. Effekte	Phäochromozytom (präoperativ)	orthostatische Hypotonie, Natrium- und Wasserretention, Tachykardie (insbesondere bei nichtselektiven Substanzen)
selektive $α_1$-Blocker: Prazosin, Doxazosin, Terazosin, Urapidil, Carvedilol bevorzugte Wirkung am Subtyp $α_{1A}$: Alfuzosin, Tamsulosin	• wie bei den nichtselektiven α-Blockern, aber negatives Feedback auf die Noradrenalinkonzentration via $α_2$-Rezeptor bleibt erhalten; deshalb geringer ausgeprägte Reflextachykardie und Natrium-/Wasserretention • Relaxation der glatten Muskulatur im Bereich des Blasenhalses und der Prostata über den Rezeptorsubtyp $α_{1A}$ → ↓ Blasenauslasswiderstand; besonders wirksam sind hier Alfuzosin und Tamsulosin • Urapidil wirkt zudem antagonistisch an zentralen $5-HT_{1A}$-Rezeptoren	• Doxazosin, Prazosin: arterielle Hypertonie, Morbus Raynaud, benigne Prostatahyperplasie • Alfuzosin, Tamsulosin: benigne Prostatahyperplasie • Urapidil: arterielle Hypertonie, insbesondere hypertensive Krise, da schneller Wirkungseintritt. Vorteil: im Gegensatz zu Clonidin keine sedierende Wirkung.	vgl. nichtselektive α-Blocker
selektive $α_2$-Blocker: Yohimbin	Förderung der Erektion durch Hemmung zentraler und peripherer $α_2$-Rezeptoren	• erektile Dysfunktion	vgl. nichtselektive α-Blocker
β-Blocker: • nichtselektive: Carvedilol, Pindolol, Propranolol, Sotalol, Timolol Carvedilol wirkt zudem als $α_1$-Blocker und damit vasodilatatorisch; Sotalol hemmt zusätzlich K^+-Kanäle und wird als Antiarrhythmikum eingesetzt • kardioselektive $β_1$-Blocker: Acebutolol, Atenolol, Betaxolol, Celiprolol, Esmolol, Bisoprolol, Metoprolol, Nebivolol. Nebivolol stimuliert zudem die NO-Freisetzung und wirkt damit vasodilatierend.	• Wirkungen am Herzen über $β_1$-Rezeptoren: negativ chronotrop, dromotrop, inotrop, bathmotrop → ↓ HZV + ↓ HF + ↓ Erregungsleitung + ↓ kardialer O_2-Bedarf • außerdem: ↓ Reninfreisetzung, initial steigt aber durch die β-Blockade der periphere Gefäßwiderstand an, erst später kommt es zu dessen Abnahme → ↓ RR • wirken die Medikamente auch an $β_2$-Rezeptoren, so treten vermehrt UAW auf	• arterielle Hypertonie; auch in Schwangerschaft geeignet, dann meist Metoprolol • tachykarde Herzrhythmusstörungen: – β-Blocker sind Klasse-II-Antiarrhythmika, Sotalol zählt zur Klasse III – zur Akuttherapie und i. v. Anwendung bei Tachykardien eignen sich z. B. Metoprolol sowie das ultrakurzwirksame Esmolol mit einer HWZ von nur 9 min	• Herzinsuffizienz ($β_1$): bei langsamem Einschleichen aber prognostisch günstig! • Bradykardie ($β_1$) • ↑ Atemwegswiderstand ($β_2$) • Hypoglykämie bei medikamentös behandelten Diabetikern!, adrenerge Gegenregulation auf Insulin wird v. a. durch $β_2$-Blockade gestört, deshalb hier kardioselektive $β_1$-Blocker bevorzugen!

Tab. 13.4 Wirkungen, die durch die Blockade von Adrenozeptoren auftreten. (Forts.)

Sympatholytikum	Wirkungen	Indikationen	UAW
Acebutolol, Celiprolol und Pindolol besitzen **partielle intrinsische** Aktivität, d. h., sie sind sowohl Antagonisten als auch Agonisten		• chronische Herzinsuffizienz • KHK • Tremor: bevorzugt Propranolol • Hyperthyreose: Propranolol, hemmt die Konversion von T_4 zu T_3. • **Migräneprophylaxe**: Propranolol, Metoprolol, **nicht** zur Migräne**therapie** geeignet • ↓ Augeninnendruck bei Glaukom: Pindolol, Timolol als Augentropfen • Drucksenkung im Pfortaderkreislauf bei Ösophagusvarizenblutung und Pfortaderhochdruck: Propranolol	• periphere Durchblutungsstörungen (β_2). Deshalb bei pAVK vasodilatatorische Betablocker bevorzugen (Carvedilol, Nebivolol)! • Fettstoffwechselstörungen: ↑ Triglyzeride, ↓ HDL • Verschlechterung einer Psoriasis • Rebound-Effekt bei schnellem Absetzen mit Unruhe und Blutdruckanstieg bis hin zu Angina pectoris und Herzinfarkt → Ausschleichen! • Phäochromozytom: Vorbehandlung mit α-Blocker, sonst drohen hypertensive Krisen!

13.4.2 Cholinerges System

Pharma-Info

Cholinerges System – Parasympathomimetika

Transmitter im parasympathischen Nervensystem ist **Acetylcholin** (**ACh**) – sowohl zwischen 1. und 2. Neuron (nikotinerge Rezeptoren) als auch am Endorgan (muskarinerge Rezeptoren). **Nikotinrezeptoren** sind nicht G-Protein-gekoppelte Kationenkanäle und bewirken eine Depolarisation der Membran. **Muskarinrezeptoren** sind G-Protein-gekoppelt und hemmen Kalzium- bzw. aktivieren Kaliumkanäle. An beiden Rezeptoren erfolgt eine Freisetzung von ACh-Vesikeln in den synaptischen Spalt mit Bindung an den postsynaptischen Rezeptor (diese Freisetzung wird vom Botulismus-Toxin verhindert!). Im synaptischen Spalt wird ACh durch die **Acetylcholinesterase** rasch in Acetat und Cholin gespalten.

Wirkstoffe und Wirkmechanismus
- **Agonisten am Nikotinrezeptor**: Nikotin
- **direkte** Parasympathomimetika (Muskarinrezeptor-Agonisten): **Carbachol**, **Pilocarpin**
- **indirekte** Parasympathomimetika (Acetylcholinesterasehemmer) :
  - reversible Hemmung der Acetylcholinesterase durch Carbamylierung des Enzyms: **Neo-**, **Pyridostigmin**; **Physo-**, **Rivastigmin**
  - reversible Hemmung durch Enzym-Komplex-Bildung: **Donepezil**, **Edrophonium**, **Tacrin**
  - irreversible Hemmung durch Phosphorylierung: **Parathion** (**Phosphorsäureester** (**E605**): Insektizid → Alkylphosphatvergiftung), **Sarin** (Nervengift), **Obidoxim**, **Pralidoxim**

Wirkungen
Parasympathomimetika haben – entsprechend den Wirkungen des Parasympathikus – **cholinerge Wirkungen**:
- **Auge**: Kontraktion des M. sphincter pupillae (→ Miosis) und M. ciliaris (→ Nahsicht), dadurch verbesserter transtrabekulärer Abfluss
- **Herz**: Wirkung am Sinusknoten und AV-Knoten: negativ chronotrop und dromotrop
- **exokrine Drüsen**: ↑ Sekretion von Speichel-, Tränen-, Verdauungs- und Bronchialdrüsen
- **Lunge**: Kontraktion der Bronchialmuskulatur (Bronchokonstriktion)
- **Gastrointestinaltrakt**: ↑ Motilität, Kontraktion der Gallenwege, Erschlaffung der Sphinktere
- **Harnblase**: Kontraktion des M. detrusor vesicae, Erschlaffung des M. sphincter vesicae internus (→ Miktion)

- **Geschlechtsorgane**: Erektion
- zusätzliche Wirkungen von Muskarinrezeptor-Agonisten, die jedoch keine Parasympathikuswirkungen sind:
  - Stimulation von muskarinergen Rezeptoren im Endothel, sog. endothelvermittelte Relaxation: ↓ peripherer Widerstand, ↓ RR
  - Aktivierung von Kaliumkanälen am Herzen: positiv bathmotrope Wirkung, ↑ Gefahr von Vorhofflimmern

Indikationen
➤ Tab. 13.5

Pharmakokinetik
- **Tertiäre Amine** (Pilocarpin, Donepezil, Rivastigmin, Physostigmin) und Phosphosäureester werden gut resorbiert und sind ZNS-gängig.
- **Quartäre Amine** (Carbachol, Edrophonium, Di-, Neo-, Pyridostigmin) werden schlecht resorbiert und sind nicht ZNS-gängig.

Unerwünschte Arzneimittelwirkungen
- als Augentropfen: **Sehverschlechterung insbesondere im Dunkeln** durch Miosis und Nahakkommodation, ↑ Tränensekretion
- bei systemischer Anwendung: cholinerge Symptome mit Übelkeit, Erbrechen, gastrointestinalen Ulzera, Schwitzen, Speichelfluss, Diarrhö, Harndrang, Bronchospasmen, Bradykardie, AV-Blockierungen, ↓ RR und Herzinsuffizienz
- Tacrin: hepatotoxisch
- Acetylcholinesterasehemmer erhöhen auch die ACh-Konzentration an nikotinergen Rezeptoren der motorischen Endplatte → Muskelzuckungen

Kontraindikationen
- Herzinsuffizienz, Angina pectoris
- Asthma bronchiale, COPD
- Ulcus ventriculi
- Hyperthyreose: Gefahr von Herzrhythmusstörungen

Alkylphosphatvergiftung mit Parathion (Phosphorsäureester, E605)

Typisch ist ein **Knoblauchgeruch**. Es treten **cholinerge Symptome** auf durch Überstimulation von:
- **muskarinergen Rezeptoren**: Erbrechen, Diarrhö, Koliken, Miosis, Salivation, Schwitzen, Dyspnoe (durch Bronchokonstriktion), Hypotonie, Bradykardie
- **nikotinergen Rezeptoren**: Muskelkrämpfe, Sprachstörung, Verwirrtheit, Krämpfe
- Todesursache meist durch Atemlähmung.

Antidot ist **Atropin**, das aber nur die Wirkung an muskarinergen Rezeptoren aufhebt, sowie **Oxime**, z. B. Pralidoxim und Obidoxim.
[MP, CD]

Tab. 13.5 Indikationen verschiedener Parasympathomimetika.

Wirkstoff	Indikation
Carbachol	• Glaukomtherapie mit Augentropfen • postoperative Blasenatonie: mit dem Carbacholderivat Bethanechol
Pilocarpin	Glaukomtherapie mit Augentropfen
Edrophonium	Diagnostikum der Myasthenia gravis im Tensilon-Test: passagere Besserung der Muskelschwäche durch vorübergehend ↑ ACh-Konzentration an der motorischen Endplatte
Donepezil, Galantamin, Rivastigmin, Tacrin	Alzheimer-Demenz: irreversible ACh-Esterase-Hemmung im ZNS → ↑ ACh im synaptischen Spalt, außerdem findet NMDA-Rezeptorantagonist **Memantin** Anwendung: Aufhebung der exzitatorischen Wirkung von Glutamat am NMDA-Rezeptor beide Substanzgruppen werden der Pathogenese von Alzheimer gerecht: Degeneration von cholinergen Neuronen und überschießende Aktivierung von NMDA-Rezeptoren
Di-, Neo-, Pyridostigmin	• Darm-, Blasenatonie, Glaukomtherapie, Myasthenia gravis • Decurarisierung (Aufhebung der Wirkung nichtdepolarisierender Muskelrelaxanzien)
Physostigmin	Antidot bei Intoxikationen mit Muskarinrezeptor-Antagonisten, z. B. Atropin, hebt aufgrund seiner ZNS-Gängigkeit auch zentrale Wirkungen auf

Pharma-Info

Cholinerges System – Parasympatholytika

Syn. **Muskarinrezeptor-Antagonisten/M-Cholinozeptor-Antagonisten**. Sie heben als **kompetitive** Acetylcholin-Antagonisten an Muskarinrezeptoren die ACh-Wirkung auf.
Daneben gibt es auch **Antagonisten am nikotinischen ACh-Rezeptor**. Dabei handelt es sich um die Gruppe der depolarisierenden und nichtdepolarisierenden Muskelrelaxanzien (➤ 24.1.5).

Wirkstoffe
Atropin, Biperiden, Buscopan (= N-Butylscopolamin), Homatropin, Ipratropiumbromid, Oxybutinin, Pirenzepin, Scopolamin, Tropicamid.

Wirkungen
Die Wirkungen sind denen der Parasympathomimetika „entgegengesetzt":
- **Auge**: Lähmung des M. sphincter pupillae (→ Mydriasis) und M. ciliaris (→ Akkommodationslähmung)
- **Herz**: positiv chronotrope und dromotrope Wirkung an Sinus- und AV-Knoten
- **exokrine Drüsen**: ↓ Speichel-, Schweiß- und Schleimsekretion
- **Lunge**: Relaxation der Bronchialmuskulatur, ↓ Schleimproduktion
- **Gastrointestinaltrakt**: Relaxation der glatten Muskulatur und ↓ Sekretion (→ Obstipation)
- **Harnblase**: Lähmung des M. detrusor vesicae (→ Harnverhalt)
- **zentralnervöse Wirkungen**:
  – Atropin wirkt bei Überdosierung zentral erregend
  – Scopolamin wirkt in therapeutischer Dosierung zentral dämpfend, in höherer Dosierung zentral erregend

Indikationen
- bradykarde Herzrhythmusstörungen, AV-Block: **Atropin**, **Ipratropium**
- Mydriatika:
  – **Tropicamid**: ca. 6 Stunden wirksam
  – **Homatropin** und **Scopolamin**: einige Tage wirksam
  – **Atropin**: zwei Wochen wirksam
- Kinetosen: **Scopolamin**
- gastrointestinale Spasmen: **Buscopan** (= N-Butylscopolamin, im Gegensatz zu Scopolamin nicht ZNS-gängig)
- obstruktive Atemwegserkrankungen, v. a. COPD: **Ipratropiumbromid**
- Ulkustherapie: **Pirenzepin**, wirkt relativ selektiv als Antagonist an ganglionären muskarinergen M_1-Rezeptoren
- Morbus Parkinson: **Biperiden**, insbesondere für neuroleptikainduziertes Parkinson-Syndrom
- Dranginkontinenz: **Oxybutinin**, wirkt anticholinerg und spasmolytisch
- Decurarisierung: **Atropin** zusätzlich zu **Neostigmin**
- Alkylphosphatvergiftung: **Atropin** in hoher Dosis

Pharmakokinetik
- **tertiäre Amine** (Atropin, Scopolamin, Tropicamid, Homatropin, Biperiden) werden gut resorbiert und sind ZNS-gängig.
- **quartäre Amine** (Ipratropium, Tiotropium, Buscopan) werden schlecht resorbiert, sind nicht ZNS-gängig.
- **Pirenzepin** ist eine trizyklische Substanz, die nicht ZNS-gängig ist.

Unerwünschte Arzneimittelwirkungen: anticholinerge Symptome
- **Speicheldrüsen**: Mundtrockenheit
- **Schweißdrüsen und Gefäße**: trockene, rote Haut, Hyperthermie
- **Auge**: Mydriasis, Photophobie, Akkommodationslähmung, Gefahr eines Glaukomanfalls
- **Herz**: Tachykardie, Arrhythmie, Angina-pectoris-Anfälle
- **Harnblase**: Harnverhalt
- **Gastrointestinaltrakt**: Obstipation
- **ZNS**: Erregung bei Atropin, Dämpfung bei Scopolamin

Bei einer **Atropinvergiftung** nach Verzehr von Tollkirschen, Bilsenkraut, Stechapfelsamen, Engelstrompete oder medikamentöser Überdosierung treten diese Symptome typischerweise in der genannten Reihenfolge auf. **Antidot** ist **Physostigmin**.
Wichtige DD ist das sympathomimetische Syndrom. Hierbei besteht jedoch Schweißneigung, aber keine Harnretention und keine Darmträgheit.
[MP, CD]

13.4.3 Antineoplastische Pharmaka

Pharma-Info

Antineoplastika

Bei den antineoplastischen Substanzen kann grob in **Immunsuppressiva**, **Immunmodulatoren** und **Zytostatika** unterteilt werden.

Immunsuppressiva
Unterdrücken die körpereigene Immunreaktion auf unterschiedliche Arten (➤ Tab. 13.6).

Immunmodulatoren
Zu den Immunmodulatoren zählen die **Interferone-α, -β, -γ**, **Interleukine** und **koloniestimulierende Faktoren**. Es handelt sich um Zytokine, die das Wachstum und die Differenzierung von Zellen, v. a. des hämatopoetischen Systems, regulieren.

Interferone   Immunmodulierend, antiviral und antiproliferativ.

Indikationen:
- **Interferon-α**:
  – Kaposi-Sarkom, kutane T-Zell-Lymphome, Haarzellleukämie, CML
  – chronische Hepatitiden B und C: Anwendung des pegylierten Interferons (Peginterferon α) in Kombination mit Ribavirin
- **Interferon-β**: schwere Virusinfektion, multiple Sklerose
- **Interferon-γ**: chronische Granulomatose

UAW sind häufig:
- grippeähnliche Symptome: Fieber, Myalgien, Arthralgien
- Leukopenie oder Panzytopenie
- gastrointestinale Störungen
- hepato- und nephrotoxisch

Interleukine   Regulieren u. a. die Funktion von Lymphozyten.
Einsatz: Interleukin-2 bei metastasierendem Nierenkarzinom.

Koloniestimulierende Faktoren
- **Erythropoetin**: Anwendung bei renaler Anämie
- **Wachstumsfaktoren für Granulozyten** (G-CSF: **Wirkstoffe**: Filgrastim, Lenograstim), **Einsatz** bei zytostatikainduzierter Knochenmarkschädigung
- **Thrombopoetin**: Verwendung bei der autoimmunen Thrombopenie

Zytostatika
Zu den Zytostatika gehören folgende **Wirkstoffklassen**:
- Antimetaboliten
- Alkylanzien, Mitose- und Topoisomerasehemmer
- zytostatische Antibiotika
- Hydroxyharnstoff
- Hormone und Antihormone
- Enzyme und Differenzierungsinduktoren
- Antikörper
- Hemmstoffe von Tumorsignalwegen

Da Zytostatika kaum zwischen Tumorzellen und gesunden Zellen unterscheiden, bewirken sie schwere UAW, v. a. in Gewebe mit hohem Zellumsatz. Allgemeine toxische Wirkungen von Zytostatika sind (spezifische UAW siehe entsprechende Substanz):
- **Frühreaktion**: Erbrechen, Fieber, Behandlung der Emesis mit Metoclopramid ± Dexamethason bzw. in schweren Fällen mit Ondansetron ± Dexamethason.
- **Spätreaktion**:
  – Haarausfall
  – Hepatotoxizität
  – Hyperurikämie durch Zytolyse
  – Induktion von Zweittumoren
  – Infertilität, Teratogenität
  – gastrointestinale Beschwerden, Mukositis, Stomatitis
  – Knochenmarksuppression: Thrombo-, Leukopenie, Anämie

Antimetaboliten werden als falsche Basen in DNA/RNA eingebaut und führen zum Strangabbruch.
Methotrexat ist ein Folsäureantagonist mit kompetitiver Hemmung der Dihydrofolatreduktase. Als Zytostatikum wird es bei Leukämien, Lymphomen, soliden und zerebralen Tumoren angewandt. Außerdem Anwendung als Immunsuppressivum und zur Therapie der rheumatoiden Arthritis und Arthritis psoriatica (in niedriger Dosierung v. a. antiinflammatorische Wirkung). **UAW** sind Knochenmarksuppression, Nephro-/Hepatotoxizität, Pneumonitis, Diarrhö. NSAID hemmen die Ausscheidung von Methotrexat, das v. a. unverändert renal eliminiert wird → ↑ Toxizität. Eine zeitversetzte Gabe von Folsäure kann die UAW-Häufigkeit senken: sog. Rescue-Therapie.
6-Mercaptopurin ist ein Purinanalogon. Es hemmt die Purin-de-novo-Synthese und dadurch die DNA- und RNA-Synthese und wird bei Leukämien angewandt. 6-Mercaptopurin wird über die Xanthinoxidase metabolisiert. Bei Anwendung von Allopurinol als Urikostatikum wird die Xanthinoxidase gehemmt → Dosisreduktion von 6-Mercaptopurin! **UAW** sind Knochenmarksuppression, Hepato-/Nephrotoxizität.
5-Fluorouracil (5-FU), **Capecitabin**, **Cytosinarabinosid** (= Cytarabin, **Ara-C**), **Gemcitabin** sind Pyrimidinanaloga mit Hemmung der DNA-Synthese in der S-Phase der Zellreplikation.
- 5-FU: bei kolorektalen Tumoren und Mamma-Ca. Applikation: i. v.
- Capecitabin: oral bioverfügbares Prodrug von 5-FU
- Cytosinarabinosid, Cytarabin bei AML
- Gemcitabin bei Blasen-, Bronchial-, Pankreas-Ca, UAW: nephrotoxisch

Alkylanzien, Mitose- und Topoisomerasehemmer
Alkylanzien: Vernetzung von DNA-Strängen mit fehlerhaften Basenpaarungen und Störung von Nukleinsäuresynthese und Zellteilung in allen Zellphasen.
- **Busulfan**, **Treosulfan**: Busulfan bei CML, zur Hochdosischemotherapie für Knochenmarktransplantation. Treosulfan bei Ovarial-Ca. **UAW**: Lungenfibrose
- **Chlorambucil**: bei CLL
- **Cyclophosphamid**: breites Spektrum, immunsuppressiv, **UAW**: hämorrhagische Zystitis, stark emetogen
- **Melphalan**: bei Plasmozytom
- **Platinkomplexe (Cis-, Carbo-, Oxaliplatin)**: Oxaliplatin bei Kolonkarzinom, Cis- und Carboplatin bei Karzinomen des Urogenitaltrakts und der Lunge; **UAW**: nephro-, oto- und neurotoxisch; starke Knochenmarkdepression bei Carboplatin, Cisplatin: stark emetogen
- **Pro-**, **Dacarbazin**: bei Lymphomen. **UAW**: stark emetogen
- **Temozolomid**: bei Hirntumoren; sehr lipophil: gut ZNS-gängig, vollständige orale Resorption

Mitosehemmer beeinflussen den Spindelapparat phasenspezifisch in der Metaphase der Mitose:
- **Vincaalkaloide (Vincristin, Vinblastin)**: breites Spektrum. Wirkung durch Mikrotubulistörung in der M-Phase des Zellzyklus; **UAW**: Polyneuropathie, Reflexausfall, Ataxie, Paresen
- **Taxane (Paclitaxel, Docetaxel)**: bei Bronchial-, Mamma- und Ovarial-Ca; **UAW**: Myelosuppression, schwere allergische Reaktion: Prämedikation mit Dexamethason und Antihistaminika

Topoisomerasehemmer Topoisomerase-I-Hemmung → DNA-Einzelstrangbrüche bzw. Topoisomerase-II-Hemmung → DNA-Doppelstrangbrüche:
- **Topotecan, Irinotecan (Topoisomerase-I-Hemmer)**: bei Kolon- und Ovarial-Ca, **UAW**: akutes cholinerges Syndrom durch Hemmung der Acetylcholinesterase (Therapie mit Atropin), schwere Diarrhö
- **Etoposid (Topoisomerase-II-Hemmer)**: bei Lymphomen, AML, Bronchial-, Chorion- und Hoden-Ca

Zytostatische Antibiotika
Anthrazykline wie **Doxorubicin, Daunorubicin, Idarubicin**: DNA- und RNA-Synthese-Hemmung. Einsatz bei Leukämien, Lymphomen und verschiedenen soliden Tumoren, **UAW**: irreversible Kardiotoxizität; Idarubicin kann auch oral appliziert werden
Bleomycin bewirkt eine Störung der DNA-Synthese in G_2- und M-Zell-Phase; Einsatz: Plattenepithelkarzinome, Lymphome, Hodentumoren; **UAW**: interstitielle Pneumonie, Lungenfibrose, Sklerodermie
Actinomycin, Mitomycin: alkylierende Substanzen; Einsatz: Actinomycin bei Hoden- und Chorion-Ca, Mitomycin bei Pankreas-Ca; **UAW**: nephrotoxisch
Hydroxyharnstoff Blockiert die DNA-Synthese und den Übergang von G_1- in S-Zell-Phase; Einsatz: bei myeloproliferativen Erkrankungen (CML, Polycythaemia vera)

Hormone und Antihormone Einsatz bei hormonabhängigen Tumoren (➤ 21.11.4)
- **Aminoglutethimid, Anastrozol, Letrozol** (Aromatasehemmer): Mamma-Ca in der Postmenopause
- **Buserelin** (GnRH-Analogon): Prostata-, Mamma-Ca
- **Gestagene** (Aufhebung der proliferativen Effekte der Estrogene): Endometrium-, Mamma-Ca
- **Tamoxifen** (Östrogenrezeptormodulator): Mamma-Ca

- **Cyproteronacetat**, **Flutamid** (Androgenrezeptorantagonisten): Prostata-Ca
- **Glukokortikoide** (antiproliferativer Effekt): Leukämien; als Zusatztherapie bei Bestrahlung des Kopfs zur Vermeidung eines Hirnödems und zur antiemetischen Therapie
- **Mitotane** (Steroidbiosynthesehemmer): bei Karzinom der Nebennierenrinde, hemmt die Steroidsynthese und wirkt adrenotoxisch mit Nekrosen der Nebennierenzellen

Enzyme und Differenzierungsinduktoren
- **Asparaginase**: hydrolysiert Asparagin zur Asparaginsäure → ↓ Asparaginspiegel; Asparagin stellt für einige Tumoren eine essenzielle Aminosäure dar, nicht jedoch für normale Körperzellen; Einsatz: akute Leukämien
- **All-trans-Retinsäure** (Tretinoin) wirkt über einen Kernrezeptor und hemmt die Proliferation von Promyelozyten; Einsatz: akute promyeloische Leukämie
- **Thalidomid** wurde ursprünglich als Schlafmittel verwendet (Contergan®). Der genaue antitumorale Wirkmechanismus ist unklar: Einsatz: multiples Myelom

Antikörper
Antikörper richten sich gegen bestimmte Oberflächenmerkmale auf Tumorzellen und bewirken ↓ Wachstum der Tumorzellen mit antikörpervermittelter Zytotoxizität und Zellschädigung.
- **Trastuzumab**: gegen das HER2-Onkoprotein (Human epidermal Growth Factor Receptor 2) gerichtet, das bei 20 bis 30 % der Mammakarzinomzellen exprimiert wird; Einsatz: metastasiertes Mamma-Ca mit HER2-Expression; UAW: kardiotoxisch
- **Cetuximab**: Antikörper gegen EGFR (Epidermal Growth Factor Receptor); Einsatz: metastasiertes Kolon-Ca mit EGFR-Expression
- **Rituximab**: Antikörper gegen CD20 auf B-Zellen; Einsatz: B-Zell-Lymphome
- **Alemtuzumab**: Antikörper gegen CD52 auf B- und T-Zellen; Einsatz: CLL
- **Bevacizumab**: Antikörper gegen VEGF (Vascular endothelial Growth Factor); Einsatz: kolorektales Ca

Hemmstoffe von Tumorsignalwegen
- **Imatinib**: hemmt die Proteintyrosinkinase; Einsatz: CML
- **Bortezomib**: Proteasomeninhibitor; Einsatz: multiples Myelom
- **Sunitinib**: Tyrosinkinasehemmer; Einsatz: Nieren-Ca

[MP, CD]

Tab. 13.6 Immunsuppressiva mit Wirkmechanismus, Pharmakokinetik, Indikationen, unerwünschten Wirkungen (UAW) und Kontraindikationen (KI).

Wirkstoff	Wirkmechanismus	Pharmakokinetik	Indikationen	UAW
Ciclosporin A	↓ Freisetzung von Interleukin-1 und -2 aus Makrophagen und T-Helferzellen → Aktivierung von T-Lymphozyten wird verhindert; Tacrolimus wirkt ähnlich, aber stärker	• stark schwankende orale Bioverfügbarkeit von 20–50 %: Drug Monitoring • Ciclosporin A wird intensiv über Cytochrom P450 metabolisiert und biliär eliminiert	Basistherapie der rheumatoiden Arthritis Prophylaxe von Abstoßungsreaktion bei Z. n. Transplantation	• Medikamenteninteraktionen: ↑ Ciclosporinspiegel durch Makrolidantibiotika und Azolderivate • nephro- und hepatotoxisch • kardiotoxisch, ↑ RR, Ödeme • Gingivahyperplasie, Tremor
Cyclophosphamid	Hemmt als Alkylans die Zellteilung durch Vernetzung der DNA-Stränge und fehlerhafte Basenpaarungen mit Störung der Nukleinsäuresynthese; Wirkung auf Lymphozyten (→ immunsuppressive Wirkung) und Tumorzellen (→ Zytostatikum, zellphasenunspezifisch)	Prodrug mit Metabolisierung u. a. zu Acrolein, das eine hämorrhagische Zystitis bewirkt; durch Gabe von **Mesna** wird Acrolein gebunden und als nichttoxisches Produkt renal eliminiert	• Autoimmunerkrankungen, z. B. bei Therapieresistenz einer rheumatoiden Arthritis oder bei Morbus Wegener • Prophylaxe von Abstoßungsreaktionen bei Z. n. Transplantation • medikamentöse Knochenmarkaplasie vor einer Knochenmarktransplantation • Zytostatikum	• Panzytopenie • Kardiomyopathie • **hämorrhagische Zystitis**, vermeidbar durch Mesna und ausreichende Flüssigkeitszufuhr • stark emetogen

Tab. 13.6 Immunsuppressiva mit Wirkmechanismus, Pharmakokinetik, Indikationen, unerwünschten Wirkungen (UAW) und Kontraindikationen (KI). (Forts.)

Wirkstoff	Wirkmechanismus	Pharmakokinetik	Indikationen	UAW
Azathioprin	Antimetabolit (Purinanalogon): Hemmung von Purinsynthese und DNA-Replikation; wirkt insbesondere auf T- und B-Lymphozyten (→ immunsuppressive Wirkung).	Prodrug mit Lebermetabolisierung über die Thiopurin-Methyltransferase zu 6-Mercaptopurin; letzteres wird durch Xanthinoxidase abgebaut	• Prophylaxe von Abstoßungsreaktionen insbesondere bei Z. n. Nierentransplantation in Kombination mit Prednisolon und Ciclosporin A • chronisch entzündliche Darmerkrankungen • rheumatoide Arthritis • Morbus Wegener • Autoimmunhepatitis in Kombination mit einem Glukokortikoid	• Allopurinol hemmt die Xanthinoxidase und erhöht die Toxizität von Azathioprin bzw. 6-Mercaptopurin • Thrombozytopenie, Leukopenie • cholestatische Hepatitis
Glukokortikoide (> Tab. 7.13)	u. a. Hemmung der Interleukin-1- und -2-Bildung → ↓ T-Lymphozytenaktivierung (> 7.7.1 Pharma-Info Glukokortikoide)			
Methotrexat			rheumatoide Arthritis	• Knochenmark- und Hepatotoxizität • Mukositis
weitere Immunsuppressiva zur Prophylaxe von Abstoßungsreaktionen	• **Mycophenolat-Mofetil**: ↓ Purin- und DNA-Synthese in Lymphozyten • **Sirolimus**: ↓ Zellproliferation, ↓ Tumorwachstum, ↓ Angiogenese • Muromonab-CD3-Antikörper gegen T-Lymphozyten: bei akuten Abstoßungsreaktionen			

13.5 Intoxikationen

Pharma-Info

Intoxikationen

Allgemeine Behandlungsprinzipien bei Intoxikationen
- Aufrechterhaltung der Vitalfunktion
- Verhinderung weiterer Giftresorption durch:
  - **induziertes Erbrechen**: **Ipecacuanha-Sirup** mit Wirkeintritt nach ca. 20 min. Kontraindikationen bestehen bei Bewusstlosigkeit sowie bei Intoxikation mit Schaumbildnern, Säuren, Laugen und Lösungsmitteln. Diese Maßnahme wird heutzutage kaum mehr verwendet, da das Risiko für Komplikationen zu hoch ist!
  - **Hemmung der Resorption** mit **Aktivkohle**, **Silikonen** (bei Intoxikation mit Schaumbildnern), **Paraffinum** (fettlösliche Substanzen), **Antazida/Milch** (Säurevergiftungen) und **Zitronensaft** (Laugenvergiftungen). Nebenwirkung der Aktivkohle ist ein paralytischer Ileus, sodass immer auch Laxanzien gleichzeitig verabreicht werden müssen!

- Beschleunigung der Giftelimination durch:
  - forcierte Diurese mit Mannit oder Furosemid
  - alkalische Diurese mit $NaHCO_3$ bei Barbiturat- und Salicylatintoxikation
  - Aktivkohle oder Colestyramin bei Cumarinen und Digitoxin
  - Hämoperfusion und Hämodialyse
- Antidot-Therapie (➤ Tab. 13.7)

Intoxikation mit Metallen
Blei   Resorption über Haut, Lunge und Magen-Darm-Trakt mit anschließender Bindung an Erythrozyten und Ablagerung im Knochen. Nachweis über ↑ δ-Aminolävulin- und Koproporphyrinsäure im Harn.
- **Symptome**: Darmkoliken, Hypochrome Anämie mit basophil getüpfelten Erythrozyten, Fallhand, Verfärbungen der Zahnfleischränder (sog. Bleisaum), graublasse Hautfarbe, zentrale Schäden (Encephalopathia saturnina) bei organischen Verbindungen.
- **Antidot-Therapie**: Na_2-Ca-EDTA, DMPS (Dimercaptopropansulfonsäure = Chelatkomplexbildner)

Quecksilber
- **Symptome**:
  - akut: Gastroenteritis, Anurie, Urämie, Kolitis, Stomatitis, lokal starke Verätzungen bei anorganischen Quecksilbersalzen
  - chronisch: Stomatitis, ↑ Speichelfluss, Tremor, psychische Veränderungen, Sprachstörungen
- **Antidot-Therapie**: Dimercaprol oder DMPS: binden Hg^{2+}, anschließend renale Elimination

Thallium   Vorkommen in Ratten- und Mäusegift.
- **Symptome**:
  - 2.–3. Tag: Obstipation, Gastroenteritis, Erbrechen, Diarrhö
  - nach 10 Tagen: Polyneuropathie, Parästhesie, Hyperästhesie
  - ab 13. Tag: Haarausfall, Ausfall der lateralen Augenbrauen
  - 3.–4. Monat: Lunulastreifen der Fingernägel
  - außerdem: Leber-, Nierenschädigung, Sehstörungen
- **Antidot-Therapie**: Eisen(III)-hexacyanoferrat (Berliner Blau): Thallium unterliegt einem enteroenteralen Kreislauf, sodass es von Eisen(III)-hexacyanoferrat im Darm gebunden und dann ausgeschieden wird; klassische Chelatbildner wirkungslos

Arsen
- **Symptome**: Erbrechen, Diarrhö, Schockzustand, Oligurie, Anurie, zentrale Atemlähmung; bei chronischer Vergiftung Hyperpigmentation und Hyperkeratose der Haut sowie Polyneuritis
- **Antidot-Therapie**: DMPS

Intoxikation mit Gasen
Zyanid (Blausäure)   Führt zur Sauerstoffverwertungsstörung durch Fe^{3+}-Bindung → innere Erstickung.
- **Symptome**: Bittermandelgeruch, Hyperpnoe, Rotfärbung der Haut, Übelkeit, Krämpfe, Tod durch Atemstillstand
- **Antidot-Therapie**:
  - Natriumthiosulfat i. v.: Zyanid wird in der Leber unter Schwefelverbrauch in weniger toxisches Rhodanid (Thiocyanat) umgewandelt
  - MetHb-Bildner (4-DMAP = 4-Dimethylaminophenol): Fe^{3+}-Bildung im Hämoglobin mit Zyanidbindung und Entfernung über Cytochromoxidasen
  - Vitamin B_{12} (Hydroxocobalamin): bindet Zyanid; anschließend renale Ausscheidung des Zyanocobalamins

Kohlenmonoxid   Farb-, geruch- und geschmacklos: keine Warnwirkung. CO wird mit 300fach höherer Affinität als O_2 an Fe^{2+} im Hämoglobin gebunden → ↓ O_2-Bindung mit Linksverschiebung der Sauerstoffbindungskurve.
- **Symptome**:
  - ab 5 % HbCO-Gehalt im Blut: erste Symptome wie Visusverminderung
  - 10–20 % HbCO-Gehalt: Kopfschmerzen, ↑ HF
  - 30–40 % HbCO-Gehalt: Bewusstlosigkeit, rosarote Haut; keine Zyanose! Konventionelle Pulsoxymeter zeigen aufgrund des hellroten CO-Hämoglobins falsch hohe Messwerte an!
  - > 60 % HbCO-Gehalt: Krämpfe, Atemlähmung, Exitus letalis
- **Antidot-Therapie**: kein spezifisches Antidot verfügbar.
  - Entfernen aus der CO-haltigen Umgebung
  - Beatmung mit 100 % O_2 unter Druck oder mit Carbogen (95 % O_2 und 5 % CO_2), um den Atemantrieb zu erhalten
  - Azidosekorrektur mit $NaHCO_3$

Intoxikation mit MetHb-Bildnern
Zu den MetHb-Bildnern zählen: Nitrate, Nitrite, Chlorate, Perchlorate, Anilin, Phenacetin, Sulfonamide, Redoxfarbstoffe, DMAP. Sie oxidieren im Hämoglobin Fe^{2+} zu Fe^{3+}. Dieses sog. Met-Hb kann kein O_2 mehr transportieren → Hypoxie.
- **Symptome**:
    - ab 10–20 % MetHb: Hypoxie, Zyanose, Blut bräunlich gefärbt
    - \> 60 % MetHb: Exitus letalis
- **Antidot-Therapie**: Redoxfarbstoffe (Methylenblau, Toluidinblau): beschleunigen die Reduktion von Fe^{3+} zu Fe^{2+} und stellen ein Redoxgleichgewicht bei ungefährlichen 8 % MetHb ein

Alkoholvergiftung
Ethanol Narkotisierende Wirkung ab 2‰, Tod bei 4–5‰. Ethanol wird v. a. über die Alkohol- und Aldehyddehydrogenase (90 %) metabolisiert. Die Elimination entspricht einer Kinetik 0. Ordnung mit 0,15‰/h.
Antidot-Therapie: Ein spezifisches Antidot ist nicht verfügbar. Bei Wernicke-Enzephalopathie im Rahmen eines chronischen Alkoholabusus wird mit Vitamin B_1 (Thiamin) therapiert.
Methanol Bei der Metabolisierung von Methanol über die Alkohol- und Aldehyddehydrogenase entstehen Formaldehyd und Ameisensäure. Letztere ist wesentlich für die Symptome verantwortlich.
- **Symptome**:
    - narkotische Phase mit Rausch
    - metabolische Azidose ab dem 2. Tag
    - Sehstörung ab dem 3. Tag
    - Stoffwechselentgleisung und Atemlähmung
- **Antidot-Therapie**:
    - Ethanol (Ziel: 1‰): besitzt eine höhere Affinität zur Alkoholdehydrogenase als Methanol. Dadurch wird die Metabolisierung von Methanol zur toxischen Ameisensäure gehemmt. Diese Therapie findet auch bei Vergiftungen mit Ethylenglykol (als Lösungsmittel in Autokühlflüssigkeit, Kosmetika, gepanschtem Wein) Anwendung.
    - Azidosetherapie mit $NaHCO_3$, Gabe von Folsäure zur Beschleunigung der Entgiftung der Ameisensäure, Hämodialyse.

Pilzvergiftung
Knollenblätterpilz Das Toxin Amanitin hemmt die RNA-Synthese.
- **Symptome**:
    - nach ca. 12 h: gastrointestinale Symptome: Erbrechen, Diarrhö, Koliken
    - nach 2 d zunächst Besserung
    - dann Lebernekrose: Blutgerinnungsstörungen, Leberzerfallkoma, akutes Nierenversagen
- **Antidot-Therapie**: frühzeitig mit Silibinin (↓ hepatische Amanitinaufnahme) und Penicillin

Fliegenpilz Die Toxine sind Isoxazole und wirken als GABA-Agonist.
- **Symptome**: Psychose ähnlich dem Alkoholrausch
- **Antidot-Therapie**:
    - bei anticholinergen Symptomen: Physostigmin
    - bei starken Erregungszuständen: Neuroleptika

Vergiftung mit bakteriellen Toxinen
Botulinustoxin Intoxikationen mit *Clostridium-botulinum*-Toxin können durch den Genuss von verdorbenen Konserveninhalten entstehen. Als stärkstes bakterielles Gift verhindert es die Ausschüttung von ACh aus den Nervenendigungen in den synaptischen Spalt → schlaffe Paralyse der quergestreiften Muskulatur. Therapeutischer Einsatz mit ca. 3-monatiger, lokaler Wirkung bei Blepharospasmus (Lidkrampf), Torticollis spasmodicus, hemifazialen Spasmen, Schreibkrampf, hyperkinetischen Störungen und zur Anti-Falten-Therapie.
- **Symptome**:
    - Diplopie, Dysphagie, Sprechstörungen, Mundtrockenheit
    - Obstipation, Miktionsstörung
    - Tod durch Lähmung der Atemmuskulatur
- **Antidot-Therapie**: Botulismus-Antitoxin, evtl. Acetylcholinesterasehemmer, z. B. Neostigmin

Tetanustoxin Wundinfektionen mit dem Toxin von *Clostridium tetani* verhindern die Freisetzung des inhibitorischen Neurotransmitters Glyzin aus Interneuronen → ↑ Aktivität der Motoneurone mit ↑ Muskeltonus, Spastik und tonisch-klonischen Krämpfen.
- **Symptome**: Risus sardonicus (verzerrtes Lachen), Trismus (Kiefersperre), Opisthotonus (Überstreckung Hals und Rumpf), Atemlähmung
- **Antidot-Therapie**: Tetanus-Antitoxin; wirkt aber nur, solange das Toxin noch nicht neuronal aufgenommen wurde

13.5 Intoxikationen

Diphtherietoxin Das Diphtherietoxin wird von *Corynebacterium diphtheriae* gebildet, hemmt die Proteinsynthese und führt so zum Zelltod.
- **Symptome**:
  - lokal: Angina mit Bildung von Pseudomembranen auf den Tonsillen, Erstickungsanfälle bei Krupp
  - systemisch: Myokarditis mit hoher Letalität, Polyneuropathie, akutes Nierenversagen
- **Antidot-Therapie**:
  - Diphtherie-Antitoxin, bindet noch frei zirkulierendes Toxin
  - Penicillin: verhindert Erregervermehrung

Dioxine
Künstlich hergestellte Giftstoffe (→ Umweltkatastrophe 1976 in Seveso in der Nähe von Mailand). Die größte Toxizität besitzt 2,3,7,8-Tetrachlordibenzo-p-Dioxin. Dioxin steigert die DNA-Transkription und Proteinbiosynthese.
Zu den **Symptomen** zählen Chlorakne, Übelkeit und Erbrechen, diffuse Nervenschäden, Störungen des Fettstoffwechsels und Leberfunktionsstörungen. Dioxin ist außerdem ein Kanzerogen.
[MP, CD]

Tab. 13.7 Antidot-Therapie bei Vergiftungen.

Intoxikation	Antidot	Verweis
Acetylcholinesterasehemmer, z. B. Insektizide wie E605, Parathion	Atropin, Oxime	➤ 13.4.2
Amanitin (Knollenblätterpilz)	Silibinin, Penicillin	➤ Pharma-Info Intoxikationen (oben)
Antihistaminika	Physostigmin	➤ 4.5.4 Pharma-Info Antihistaminika
Arsen	DMPS	➤ Pharma-Info Intoxikationen (oben)
Atropin, z. B. Tollkirsche	Physostigmin	➤ 13.4.2
Benzodiazepine	Flumazenil	➤ 20.6.1 Pharma-Info Benzodiazepine
Blei	Na$_2$-Ca-EDTA, DMPS	➤ Pharma-Info Intoxikationen (oben)
Cumarine	Vitamin K, Faktorengabe	➤ 3.8 Pharma-Info Orale Antikoagulanzien
Curarederivate	Neostigmin + Atropin	➤ 24.1.5
Zyanide (Blausäure)	Natriumthiosulfat, 4-DMAP, Vitamin B$_{12}$	➤ Pharma-Info Intoxikationen (oben)
Eisen	Deferoxamin	
Heparin	Protamin	➤ 3.8 Pharma-Info Orale Antikoagulanzien
Herzglykoside	Kalium, Lidocain, Digitalis-Antitoxin • Atropin bei Bradykardie • Phenytoin bei ventrikulärer Tachykardie	➤ 1.XX Pharma-Info Digitalisglykoside
Methanol	Ethanol	➤ Pharma-Info Intoxikationen (oben)
MetHb-Bildner	Methylenblau, Toluidinblau	➤ Pharma-Info Intoxikationen (oben)
Muskarinrezeptor-Antagonisten	Physostigmin	➤ 13.4.2
Neuroleptika	Biperiden	➤ 20.4.1 Pharma-Info Antipsychotika
Opiate	Naloxon, Naltrexon **Ausnahme** Buprenorphin: Antidot ist Doxapram	➤ 24.1.4, ➤ 20.3.3 Pharma-Info Opioide
Paracetamol	N-Acetylcystein oder Methionin, Cysteamin	➤ 24.7.2 Pharma-Info Nichtopioidanalgetika
Quecksilber	Dimercaprol, DMPS	➤ Pharma-Info Intoxikationen (oben)
Thallium	Eisen(III)-hexacyanoferrat (Berliner Blau)	➤ Pharma-Info Intoxikationen (oben)
trizyklische Antidepressiva	Physostigmin	➤ 20.5.4 Pharma-Info Antidepressiva

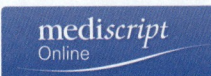

Und jetzt üben mit den passenden IMPP-Fragen:
http://www.mediscript-online.de/Fragen/
KiaAngstwurm_Kap13
(Anleitung s. Buchdeckel-Innenseite).

KAPITEL 14

Peter Bode und Florian Fritzsche

Allgemeine Pathologie

14.1 Aufgaben, Methoden und Begriffe 1013
14.1.1 Aufgaben der Pathologie 1013
14.1.2 Methoden und Begriffe 1013

14.2 Zell- und Gewebereaktion 1018
14.2.1 Organisation der Zelle 1018
14.2.2 Organisation der Zellen als Gewebe 1020

14.3 Adaptation, Zellschädigung und Zelltod 1021
14.3.1 Wachstum und Differenzierung 1021
14.3.2 Zellschädigung 1022
14.3.3 Zelltod 1022

14.4 Grundlagen der Immunabwehr 1023
14.4.1 Zellen des Immunsystems 1023
14.4.2 Überempfindlichkeitsreaktionen ...1025

14.5 Entzündung 1026
14.5.1 Entzündungspathologie 1026
14.5.2 Erregerpathologie 1028

14.6 Tumorpathologie 1032
14.6.1 Definitionen 1032
14.6.2 Epidemiologie und Ätiologie 1033
14.6.3 Kanzerogenese 1034
14.6.4 Tumorwachstum 1036
14.6.5 Tumorkomplikationen 1037
14.6.6 Tumormarker 1037
14.6.7 TNM-Klassifikation 1037

Die Themen der speziellen Pharmakologie sind in Form der Pharma-Info-Kästen in den entsprechenden Kapiteln abgehandelt.

Prüfungsschwerpunkte

+++   Tumorpathologie (Tumorgenese, Metastasierung, Staging, Grading, Tumormarker, paraneoplastische Syndrome)
++   Entzündungslehre (Entzündungszeichen, Entzündungsformen, Entzündungszellen)
+   Aufgaben der Pathologie (Teilgebiete der Pathologie und Methodik)

14.1 Aufgaben, Methoden und Begriffe

14.1.1 Aufgaben der Pathologie

Giovanni Morgagni (1682–1771) und Rudolf Virchow (1821–1902) werden als Begründer der modernen Pathologie angesehen. Hauptaufgabe der Pathologie ist die intravitale Diagnostik und Charakterisierung von Erkrankungen. Dabei kommen primär konventionelle Methoden wie die mikroskopische Untersuchung von meist mit Hämatoxylin-Eosin (H&E) gefärbten Gewebeschnitten oder nach Papanicolaou gefärbten Zytologieausstrichen zum Einsatz. Neben der Diagnosestellung beinhaltet die konventionelle Tumordiagnostik, der wichtigste diagnostische Teilbereich der Pathologie, auch die Bestimmung des Tumorstadiums und des Differenzierungsgrads des Tumors. Molekularpathologische Methoden wie Immunhistochemie, In-situ-Hybridisierungen, Durchflusszytometrie und Gensequenzierungen gehören ebenfalls zur Routine der klinischen Pathologie. Besonders für eine individualisierte Therapie von Tumorerkrankungen sind diese Techniken zunehmend bedeutsam.

Als Experte für die Zell- und Gewebeebene arbeitet der Pathologe an der Schnittstelle von klinischer Medizin und Forschung und liefert in dieser Lotsenfunktion meist die entscheidenden Ergebnisse für Therapieentscheidungen im Rahmen klinisch-pathologischer Konferenzen und Prognoseabschätzungen.

Die postmortale Diagnostik im Rahmen von Sektionen ist ein wichtiges Element der Qualitätssicherung in der Medizin, z. B. auch für validierte Todesursachenstatistiken. Dieses historische Kerngebiet der Pathologie macht im Gegensatz zur Diagnostik am Lebenden heutzutage nur noch einen Bruchteil (< 5 %) der Routinearbeit aus.

Teilgebiete der Pathologie sind:
- Autopsie
- Biopsie, Histologie
- Zytologie
- Forschung
- Molekularpathologie
- Telepathologie.

14.1.2 Methoden und Begriffe

Krankheitsätiologie und -verlauf

Krankheiten lassen sich grundsätzlich als **angeboren** (kongenital) oder **erworben** klassifizieren.

Beim Krankheitsverlauf wird zwischen einem akuten, relativ kurzen Krankheitsverlauf und einem chronischen, länger andauernden Krankheitsverlauf unterschieden.

Mögliche Erkrankungsendpunkte sind die vollständige Heilung, die Defektheilung oder der Tod.

Makroskopie

Die Makroskopie dient der Erfassung von Farbe, Form, Konsistenz und Größe eines Präparats bzw. einer Läsion. Insbesondere Abweichungen von der Norm werden dokumentiert. Da oft nur das in der makroskopischen Beurteilung gezielt ausgewählte Material weiter untersucht wird, ist die Qualität der Makroskopie von großer Wichtigkeit. Es gilt, so wenig wie möglich, aber so viel wie nötig für die mikroskopische Diagnostik zu asservieren.

Das mit Mikrotomklingen, Skalpellen oder Diamantsäge auf eine Kantenlänge von max. 2–3 cm und eine Dicke von etwa 0,3 cm zugeschnittene Gewebe wird in kleinen Kunststoffkapseln platziert und weiter prozessiert. Dieser Zuschnitt kann sowohl an Frischgewebe als auch an fixiertem Gewebe durchgeführt werden. Kalkharte, z. B. knöcherne Gewebe können mit Säure, z. B. Salz- oder Salpetersäure, entkalkt und somit besser schneidbar gemacht werden. Für molekulare Untersuchungen ist ein schonenderes, EDTA-basiertes Entkalkungsverfahren im Ultraschallbad besser geeignet, dauert jedoch länger.

Fixation

Die Fixation macht das Gewebe haltbar. Üblicherweise wird 4-prozentiges Formalin eingesetzt. Weniger gebräuchlich sind Alkohol, Bouin-Lösung oder HOPE. Ein Ersatz des gesundheitlich nicht unproblematischen Formalins ist bisher noch nicht in Sicht. Das Verhältnis von Formalin zu Gewebe sollte etwa 10 : 1 betragen. Die Eindringgeschwindigkeit von Formalin in Gewebe liegt bei 1 mm/h, kann aber z. T. durch Wärmebehandlung beschleunigt werden. Unzureichende Fixation kann weitere molekularpathologische Untersuchungen und damit auch eine Diagnose unmöglich machen.

Prozessierung

Die weitere Prozessierung umfasst die Entwässerung, Paraffineinbettung und das Schneiden (2–6 μm dick) des Gewebes. Auf Objektträger aufgezogen folgt die Färbung des Gewebes, meist H&E. Die meisten Schritte dieser Verfahren laufen dabei bereits halb- oder vollautomatisch ab. **Meist ist eine definitive Diagnose bereits am H&E-Schnitt möglich.**

Schnellschnitt

Intraoperative makro- und mikroskopische Diagnostik am schockgefrorenen Gewebe zur Bestimmung von Dignität und Resektionsrand. Entscheidend ist der Zeitvorteil gegenüber der konventionellen Fixierung und Prozessierung. Nachteile sind die Gewebezerstörung des unfixierten Makropräparats, Gefrierschäden am Gewebe und eine schlechtere Schnittqualität, weshalb die mikroskopische Detailbeurteilung auf Formalin-fixiertes, Paraffin-eingebettetes Material angewiesen ist. Molekulare Untersuchungen wie Immunhistologie oder PCR sind im Schnellschnitt möglich, aber wenig verbreitet.

Sentineluntersuchung

Rationale: Bei lymphogener Metastasierung von Tumoren liegen die Metastasen primär an den zugehörigen Lymphabflusswegen. Als **Sentinel- oder Wächterlymphknoten** wird der erste Lymphknoten im Abflussgebiet eines Tumors bezeichnet. Identifikation durch tumornah injizierte Farbstoffe wie Methylenblau, radioaktive Marker wie Technetium-Kolloid oder eine Kombination der beiden Methoden ist möglich. Bei tumorbefallenem Sentinel muss ein Befall weiterer Lymphknoten angenommen werden, weshalb meist eine regionale Lymphonodektomie erfolgt. Bei tumorfreiem Sentinel sind meist keine weiteren Lymphknotenmetastasen zu erwarten und somit ist die Lymphonodektomie nicht indiziert.

Zytologie

In der Zytologie werden im Gegensatz zur Histologie nicht Gewebestücke, sondern Einzelzellen und kleinere Zellaggregate untersucht. Vorteil ist eine mögliche schnelle Beurteilung (Minuten bis wenige Stunden), da keine Übernacht-Prozessierung notwendig ist. Vor allem bei Materialentnahme durch den Pathologen bei Feinnadelpunktionen ist eine optimale Materialgewinnung möglich.

Materialarten:
- Exfoliativzytologie, z. B. Zervixabstrich
- Ergusszytologie, z. B. Pleuraerguss
- Feinnadelpunktion, z. B. Schilddrüse

Die **Anwendung** umfasst gynäkologische Screeninguntersuchungen (Pap-Abstrich), Tumordiagnostik, z. B. in Mamma und Schilddrüse, sowie die Abklärung vergrößerter Lymphknoten (Lymphom? Metastase? Entzündung?).

Durchflusszytometrie

Mittels Laserstrahl werden in Lösung befindliche Zellen anhand von Größe und Granularität sortiert und das Ergebnis als Dot-Plot dargestellt. Antikörpermarkierungen zur weiteren Typisierung sind möglich. Eine Sonderform ist das **Fluorescence-activated cell sorting (FACS)**.

Anwendungsgebiet ist typischerweise die Hämatopathologie zur Charakterisierung von Lymphomen und Leukämien.

Elektronenmikroskopie

Zur Analyse subzellulärer Strukturen mittels Elektronenstrahl, meist im Rahmen der Nephropathologie oder bei Muskelerkrankungen. Das Gewebe wird mit Glutaraldehyd fixiert, ultradünn geschnitten (60–80 nm) und mit Schwermetallsalzen kontrastiert.

Enzymhistochemie

Für den Nachweis von Enzymaktivitäten, z. B. von Acetylcholinesterase bei Morbus Hirschsprung oder ATPase bei Muskelerkrankungen, wird unfixiertes Frischgewebe benötigt.

Immunhistologie

Mittlerweile meist automatisierte molekulare Methode zur Subklassifizierung von Tumoren durch Detektion von Antigenepitopen mittels Antikörper

(> Tab. 14.1). Abhängig von der Verwendung eines Zwischenantikörpers zusätzlich zu einem Signalantikörper wird zwischen direkter und indirekter Methode unterschieden (> Abb. 14.1). Die wichtigsten Zielstrukturen sind vor allem **Zytokeratine** (Intermediärfilamente im Zytoskelett von Epithelzellen) und Rezeptoren.

Die **Immunfluoreszenz** ist verwandt mit der Immunhistologie, jedoch wird unfixiertes Gewebe benötigt und die Detektion erfolgt mittels fluoreszenzmarkierter Antikörper. Anwendungsgebiete sind die Dermato-, Nephro- und Hämatopathologie.

Tab. 14.1 Wichtige Zielproteine der Immunhistologie.

Tumoren	Zielproteine
Mesotheliom	Kalretinin, CK5/6, WT1, D2–40
Adenokarzinom Lunge	TTF-1, CK7, BerEP4, MOC-31
Plattenepithelkarzinom: Lunge und andere	CK5/6, p63
kleinzelliges Lungenkarzinom	CK7, TTF-1, Synaptophysin, Chromogranin
differenzierte Schilddrüsenkarzinome	Thyreoglobulin, TTF-1, CK19, HBME1, Galektin-3
medulläres Schilddrüsenkarzinom	Kalzitonin, CEA, Chromogranin
Prostatakarzinom	PSA, AMACR
Mammakarzinom	ER, PR, HER2, GCDFP-15
kolorektales Karzinom	CK20, CDX-2, CEA
solitärer fibröser Tumor	CD34, CD99, Bcl-2
gastrointestinaler Stromatumor	CD117, DOG-1, CD34
hepatozelluläres Karzinom	Hepar-1, kanalikulär: CD10 und pCEA, AFP
Gallengangskarzinom	CK7, CK19, mCEA, MOC-31
Pankreaskarzinom	CA-19.9
Oligodendrogliom	MAP-2 und – wie viele ZNS-Zellen – GFAP
klarzelliges Nierenzellkarzinom	CD10, Vimentin, RCC
papilläres und chromophobes Nierenzellkarzinom	CK7
Urothelkarzinom	CK7, CK20, p63, Thrombomodulin, Uroplakin
ITKZNU und Seminom	PLAP, CD117, OCT3/4
embryonales Karzinom	CD30, OCT 3/4
Dottersacktumor	AFP
Melanom	S100, HMB-45, Melan-A, MUM1, Bcl-1
Adenokarzinom der Zervix	CEA, p16
endometroides Adenokarzinom des Korpus	ER, PR, Vimentin
Merkel-Zell-Karzinom	Chromogranin, Synaptophysin, CK20
gut und dedifferenziertes Liposarkom	MDM-2, CDK-4
Synovialsarkom	Bcl-2, CD99, EMA
Basalzellkarzinom	BerEP4
noduläres lymphozytenprädominantes Hodgkin-Lymphom	BOB-1, OCT-2, CD20, CD79a, Bcl-6
klassisches Hodgkin-Lymphom	CD15, CD30, IRF4, LMP1
Burkitt-Lymphom	CD10, Ki-67 (≈ 100 % der Zellen positiv)
Mantelzelllymphom	CD5, Bcl-1 (= Cyclin D1)
follikuläres Lymphom	CD10, Bcl-2, Bcl-6
Thymuskarzinom	CD5, CD117

Western- und Eastern-Blot

Zellbestandteile werden anhand ihrer Größe und Ladung im elektrischen Feld aufgetrennt, via Blotting auf eine Nitrozellulosemembran übertragen und dort durch **Detektionsverfahren**, z.B. durch Antikörper, sichtbar gemacht. Der **Western-Blot** zum Proteinnachweis und der **Eastern- oder Lektin-Blot** zum Kohlenhydratnachweis werden vor allem in der Erregerdiagnostik eingesetzt.

Komparative genomische Hybridisierung (CGH)

Analyse von DNA-Zugewinnen oder -Verlusten im Tumor im Vergleich zu normalem Gewebe. DNA von Tumor und normalem Gewebe wird **mit zwei unterschiedlichen Fluoreszenzfarbstoffen markiert**. Markierte DNA von Tumor und Normalgewebe werden in Konkurrenz zueinander mit normalen Metaphasechromosomen verschmolzen (hybridisiert).

Bei einem DNA-Zugewinn in einem Chromosomenabschnitt im Tumor steht bei der Hybridisierung mit dem normalen Chromosom an dieser Stelle entsprechend mehr (überschüssiges) fluoreszenzmarkiertes Tumor-DNA-Material zu Verfügung. Dieser Materialüberschuss lässt sich im Fluoreszenzmikroskop darstellen und quantitativ analysieren. Die CGH findet in der Pränataldiagnostik und Tumorforschung Anwendung.

Hybridisierungen

Verschiedene Verfahren zum Nachweis spezifischer DNA- oder RNA-Sequenzen.
- **In-situ-Hybridisierung**: Untersuchung an Gewebe,
- **Southern-(DNA-) oder Northern-(RNA-)Blot**: Untersuchung an Zellextrakten.

Die Gewebe und Zellextrakte werden mit spezifischen, zur gesuchten Sequenz komplementären DNA- oder RNA-Sonden behandelt. Die markierten Sonden lagern sich spezifisch an die gesuchte DNA- oder RNA-Sequenz an. Die für die Detektion verwendeten Marker können Fluoreszenzfarbstoffe (FISH), Radioisotope, Chromogene (CISH) oder Metallkomplexe (SISH) sein. Die In-situ-Hybridisierung ist der Goldstandard bei der HER2-Analyse, z.B. beim Mamma- oder Magenkarzinom. Zudem sind Translokationsanalysen in Hämato- und Weichteilpathologie möglich.

Mikrodissektion

Herauslösung einzelner Zellen oder Zellgruppen aus dem Gewebeverband mittels Laserstrahl oder Mikromanipulator. Wichtig in der Molekularpathologie

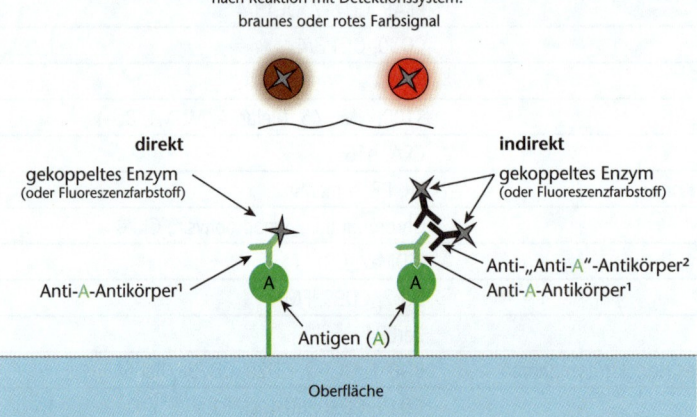

[1] Primärantikörper: z.B. Maus-anti-Mensch-Antikörper
[2] Sekundärantikörper: z.B. Ziege-anti-Maus-Antikörper (ein oder mehrere Antikörper können an den Primärantikörper binden)

Abb. 14.1 Direkte und indirekte Immunhistochemiefärbung [V485].

zur gezielten Analyse von Tumoren (z. B. EGFR, KRAS) und in der Forschung.

Polymerasekettenreaktion

Polymerase chain reaction (**PCR**).
Amplifikation kleiner Kopiezahlen von DNA- oder RNA-Sequenzen zur besseren Detektion: Nukleinsäuredoppelstrang wird durch Hitze (ca. 95 °C) gespalten → Anlagerung von Primern (definierte DNA-Sequenzen zur Definition von Replikationsstart- und -endpunkt) an die Nukleinsäureeinzelstränge bei niedrigeren Temperaturen → eine **Polymerase** ergänzt nun mit einzelnen Nukleinsäuren die durch Primer definierten Nukleinsäurestränge → multiple **Zyklen** aus Aufschmelzen und Neusynthetisieren der Nukleinsäurestränge → **exponentielle Vermehrung** der gesuchten DNA-Sequenz.

Anwendung zum Nachweis von Viren- oder Bakterien-DNA, Loss of Heterozygosity oder Mikrosatelliteninstabilität.

DNA-Sequenzierung

Automatisiertes Verfahren zur genauen Aufschlüsselung einer Nukleinsäuresequenz in die vier Basen Adenin, Guanin, Cytosin und Thymin. Meist als **Basenterminierungsmethode** verwendet, wobei die Basen mit unterschiedlichen Fluorochromen markiert sind und anhand der Länge des jeweiligen Nukleinsäurefragments genau einer Position in der untersuchten DNA-Sequenz zugeordnet werden können. Anwendung bei der Punktmutationssuche, z. B. bei EGFR-Mutationen von Lungenkarzinomen oder bei der Unterscheidung von Erregersubtypen.

Arraytechnologie

Genexpressionsanalyse, bei der mRNA in radioaktiv markierte cDNA umgeschrieben und auf einen mit genspezifischen DNA-Fragmenten bestückten Array hybridisiert wird. Entsprechend der Radioaktivitätsmenge pro DNA-Fragment auf dem Array lässt sich die Expression des untersuchten Gens im Tumor bestimmen und mit dem jeweiligen Normalgewebe vergleichen.

Archivierung und Telepathologie

Paraffinblöcke und Schnittpräparate müssen gesetzlich vorgeschrieben über mehrere Jahre archiviert werden. Dies dient einerseits der juristischen Absicherung bei Fragen der Fehlbehandlung oder Fehldiagnose und ermöglicht andererseits weitere Untersuchungen, falls neue Techniken oder Fragestellungen zu späteren Zeitpunkten nach der Erstdiagnose vorliegen sollten. Zunehmend werden Schnittpräparate auch hochauflösend und mehrlagig mit sogenannten Slide-Scannern digitalisiert. Dies ermöglicht sowohl direkt überlagerte Vergleiche von Färbungen und Immunhistologien als auch schnelle ortsunabhängige Konsiliarbeurteilungen.

Prädiktive molekulare Marker

Die Prädiktion erlaubt das Ansprechen oder die Resistenz maligner Tumoren auf eine bestimmte Therapie vorauszusagen. Entsprechende diagnostische Marker ermöglichen so eine individuell gezielte Behandlung und die Vermeidung unwirksamer Medikamente und deren Nebenwirkungen. Die bekanntesten molekularen prädiktiven Marker sind die Hormonrezeptoren (Östrogen- und Progesteronrezeptor) und HER2 beim Mammakarzinom.

Epidermal Growth Factor Receptor (EGFR oder HER1)

EGFR ist eine Rezeptor-Tyrosinkinase, die in ca. 15–20 % der nichtkleinzelligen Lungenkarzinome eine aktivierende Mutation oder Amplifikation aufweist. Überwiegend handelt es sich dabei um Adenokarzinome und nie um Plattenepithelkarzinome. Tumoren mit diesen Mutationen sprechen auf eine Therapie mit Tyrosinkinase-Inhibitoren (Gefitinib oder Erlotinib) an.

Human epidermal Growth Factor Receptor 2 (HER2 oder ERBB2)

HER2 ist eine Rezeptor-Tyrosinkinase, die bei ca. 20 % der Mammakarzinome und auch bei bis zu 20 % der Magenkarzinome (meist intestinaler Typ) amplifiziert ist. Diagnostisch wird das membranäre Färbemuster in der Immunhistologie oder die Gen-Amplifikation in der In-situ-Hybridisierung (meist FISH) beurteilt. Bei HER2-amplifizierte Tumoren ist eine Therapie mit einem monoklonalen HER2-Antikörper (Trastuzumab) möglich. Neben Hormonrezeptoren wichtigster prädiktiver Marker beim Mammakarzinom.

Kirsten Rat Sarcoma 2 viral Onkogene (KRAS oder Ki-ras)
KRAS ist ein G-Protein, das häufig in Karzinomen von Pankreas (> 90 %), Kolon (ca. 30–50 %), Schilddrüse (ca. 50 %) und Lunge (> 20 %) eine aktivierende Mutation aufweist. KRAS-mutierte Tumoren sprechen nicht auf eine Therapie mit EGFR-Inhibitoren an, da KRAS downstream in der Signaltransduktionskaskade wirkt.

V-raf murine Sarcoma viral Oncogene Homolog B1 (BRAF)
BRAF ist eine Proteinkinase, die häufig in Melanomen (> 50 %) und Kolonkarzinomen (ca. 10 %) sowie papillären Schilddrüsenkarzinomen (ca. 70 %) mutiert ist. BRAF liegt downstream von KRAS → BRAF-Inhibitoren können Tumorwachstum mutierter Tumoren hemmen, anders als EGFR-Inhibitoren bei KRAS-mutierten Tumoren.

Public Health

Im Rahmen des sogenannten biomedizinischen Ansatzes kann die Pathologie bei der Krankheitsätiologie, und somit der Risikofaktoranalyse, hilfreich sein. Diagnosen der Pathologie sind wesentlicher Bestandteil von Inzidenzberechnungen und Todesursachenstatistiken.

14.2 Zell- und Gewebereaktion

14.2.1 Organisation der Zelle

Ein Gewebe entsteht durch die Organisation mehrerer Zellen. Eine Zelle wiederum enthält den Zellkern und verschiedene Organellen im Zytoplasma. Lichtmikroskopisch können Zellkern und Zytoplasma beurteilt werden und bereits Aufschluss geben über pathologische Veränderungen.

Zellkern

Der Zellkern enthält die DNA, die in Chromosomen organisiert ist. Da die DNA insgesamt eine saure Ladung besitzt, färbt sie sich mit Hämatoxylin blau-violett an (basophil). Die Chromosomen sind normalerweise lichtmikroskopisch nicht sichtbar, während der Zellteilung jedoch sind die **Mitosefiguren** erkennbar. Mitosen treten gehäuft in proliferierendem Gewebe wie etwa Darmepithel oder Haut, aber auch in malignen Neoplasien auf. Maligne Tumoren sind in der Regel charakterisiert durch zahlreiche Veränderungen auf DNA-Ebene (Mutationen), was sich auch in der Zellkernmorphologie widerspiegeln kann.

Malignitätskriterien sind:
- grobes Chromatin
- unterschiedlich dicke Zellmembran
- irreguläre asymmetrische Kernformen: Kernkerben, Einziehungen, Ausstülpungen
- Zunahme der Kerngröße
- Größenschwankungen des Kerns innerhalb des Tumorgewebes

Nukleolen an sich sind kein Malignitätskriterium, da diese auch bei proliferierenden oder reaktiv veränderten Zellen auftreten können.

Zytoplasma

Das Zytoplasma enthält zahlreiche Organellen, die unterschiedliche Aufgaben erfüllen. Organellen sind viel kleiner als der Zellkern und lassen sich daher nicht einzeln anfärben. Insgesamt liegt im Zytoplasma eine eher „basische" Ladung vor, d. h., das Zytoplasma ist azidophil (eosinophil) und lässt sich daher gut mit Eosin anfärben. Wichtige Zellorganellen sind:

Endoplasmatisches Retikulum (ER)   Das raue ER ist reich an Ribosomen und Ort der Proteinsynthese.

Golgi-Apparat   Transport und Sekretion von Proteinen.

Lysosomen und Peroxisomen   Enthalten Enzyme zum Abbau von Proteinen. Zahlreich vorhanden in Granulozyten.

Mitochondrien
- Kraftwerke der Zelle, die Energie in Form von ATP mittels Zitratzyklus bereitstellen
- Pathologische Veränderungen werden als Mitochondriopathien bezeichnet. Die Symptomatik ist je nach betroffenem Organ (Muskulatur, Nerven, Leber, Niere) sehr unterschiedlich.
- Zellen, die überreich an Mitochondrien sind, werden als Onkozyten (= „geschwollene Zellen") bezeichnet und fallen durch ein leuchtend rotes, granuliertes Zytoplasma auf. Sie kommen beispielsweise als Onkozytom der Niere, als Warthin-Tumor in der Speicheldrüse und als oxyphilzellig transformierte Thyreozyten bei der Hashimoto-Thyreoiditis vor.

Zytoskelett, Mikro- und Intermediärfilamente (> Tab. 14.2)
- sorgen für die Integrität, Stabilität und Verankerung der Zelle im Zellverband, z. B. Desmosomen im Epithel, und sind in die Beweglichkeit der Zelle involviert
- unterscheiden sich entsprechend dem Gewebe, in dem sie vorkommen
- lassen sich immunhistochemisch nachweisen und geben Auskunft über die Differenzierung des Gewebes. Wichtig ist dies in der Differenzialdiagnostik von Tumoren.

MERKE
Der immunhistochemische Nachweis von Filamenten zeigt die Differenzierung von Gewebe. Er kann daher in der Differenzialdiagnostik von Tumoren verwendet werden.

Tab. 14.2 Intermediärfilamente und deren Vorkommen.

Filament	Gewebe
Zytokeratine	Epithelien und Karzinome
Smooth Muscle Actin (SMA)	glatte Muskulatur
Desmin	glatte und quer gestreifte Muskulatur
Gliafilamente, GFAP	Gliazellen und hirneigene Tumoren
Neurofilament	neuronales Gewebe

Zellmembran

Die Zellmembran grenzt die Zelle nach außen hin ab und gewährleistet die Aufnahme von Nährstoffen, wie etwa im Bürstensaum von Enterozyten im Darm. Lipophile Substanzen wie Steroidhormone können die Membran problemlos passieren. Lipophobe Stoffe binden an Rezeptoren an der Oberfläche. Rezeptoren sind involviert bei der Signaltransduktion ins Zellinnere (z. B. Wachstumsfaktoren, Hormone) sowie der Interaktion von Zellen untereinander, v. a. bei Zellen des Immunsystems. Die Rezeptoren der Zellmembran können immunhistochemisch sichtbar gemacht werden. Sie werden daher bei der Charakterisierung von Tumorzellen, z. B. CD-Antigene bei Lymphomen, oder im Rahmen der prädiktiven Tumordiagnostik, z. B. HER2 beim Mammakarzinom und EGFR beim Lungenkarzinom, verwendet.

Zelleinlagerungen

Vermehrte Einlagerung von normalen Zellbestandteilen, Abbauprodukten oder exogen aufgenommenen Substanzen:

Lipide
- Zellverfettung bei Steatosis hepatis und Tigerung des Herzmuskels
- Cholesterin, z. B. bei Arteriosklerose und Cholesteatose der Gallenblase in Schaumzellmakrophagen.

Glykogen bei Glykogen-Speicherkrankheiten.

Proteine extra- und intrazellulär, z. B. Amyloid-Plaques bei Creutzfeld-Jakob-Erkrankung, Amyloid bei systemischen Amyloidosen, Mallory-Körperchen in Hepatozyten, v. a. bei Alkoholabusus, Lewy-Körperchen bei Morbus Parkinson, Alzheimer-Fibrillen.

Pigmente
- endogen: Melanin, Bilirubin, Hämosiderin, Lipofuszin (Alterspigment, nicht pathogen)
- exogen: Anthrakose, Tätowierungen, Schwermetalle

14.2.2 Organisation der Zellen als Gewebe

Nachdem die Zelle als Baustein des Gewebes rekapituliert wurde, folgen nun ein paar Bemerkungen zur Organisation der Gewebe. Es werden verschiedene Gewebetypen unterschieden (> Tab. 14.3).

Gewebetypen

Epithel

Ein Epithel ist dadurch gekennzeichnet, dass zwischen den Epithelzellen keine interzelluläre Matrix enthalten ist. Epithelzellen besitzen Interzellularkontakte (z. B. Desmosomen) und bilden Zellverbände für Oberflächen oder Drüsengewebe. Epithelien sind auf einer Basalmembran verankert und enthalten Zytokeratine, die sich immunhistochemisch darstellen lassen (s. o.).

Oberflächenepithel
Hauptaufgaben:
- Schutz, z. B. Epidermis, Schleimhäute, Harnblase
- Resorption, z. B. Darmepithel, Nierentubuli

Die Einteilung erfolgt nach:
- Zelltyp: Zylinder- oder Plattenepithel
- Schichtung: ein- oder mehrschichtig
- Zusatzeigenschaften, z. B. verhornend oder Flimmerhärchen

Drüsenepithelien
Drüsenepithelien oder **sezernierende Drüsen** dienen der Sekretion von z. B. Schleim, Enzymen oder Hormonen. Sie sind häufig azinär angeordnet und durch Zwischenstücke mit dem Ausführungsgang verbunden, der das Sekret weitertransportiert.
Sekretionsformen:
- **ekkrine** Sekretion: Abgabe des Sekrets in zytoplasmatischen Vakuolen, die mit der Zellmembran verschmelzen. Häufigste Drüsenform, beispielsweise die Speicheldrüsen und im Pankreas
- **apokrine** Sekretion: Der apikale Teil der Zelle wird als Sekret abgegeben, beispielsweise in der laktierenden Brustdrüse.
- **holokrine** Sekretion: Die gesamte Zelle bildet das Sekret, beispielsweise die Talgdrüsen.

Übergangsepithel
- spezialisiertes Epithel der ableitenden Harnwege, auch Urothel genannt
- charakteristisch mehrreihig: Obwohl die Zellkerne Mehrschichtigkeit vortäuschen, hat jede Zelle Kontakt zur Basalmembran. Die Folge ist eine enorme Dehnbarkeit (wichtig zum Beispiel in der Harnblase).

Endothel

Endothelien kleiden Gefäße (Arterien, Venen und Lymphgefäßen) aus. Sie lassen sich immunhistochemisch mit CD31, CD34 und Podoplanin (D2–40) darstellen.

Mesothel

Mesothelien bedecken die serösen Häute (Pleura, Perikard und Peritoneum). Sie können sich epithelial und mesenchymal differenzieren (daher der Name). Das maligne Mesotheliom kann daher eine biphasische Morphologie aufweisen: epitheliale „drüsenartige" Formationen und spindelzellige „bindegewebsartige" Anteile.

Mesenchymales Gewebe

Das mesenchymale Gewebe besteht aus Zellen und meist einer interzellulären Matrix (im Gegensatz zu Epithelien). Es stellt das wichtigste Gewebe des Bewegungs- und Stützapparats dar. Aber auch glatte Muskulatur als Bestandteil von Hohlorganen zählt zum mesenchymalen Gewebe.

Tab. 14.3 Zellarten verschiedener Gewebetypen.

Gewebe	Bestandteile
Bindegewebe	Fibroblasten und Kollagen
Knochengewebe	Osteoblasten und Osteoid
Knorpelgewebe	Chondrozyten und Knorpelmatrix
Fettgewebe	Lipoblasten und Adipozyten
Muskulatur	• Leiomyozyten (glatte Muskulatur) • Rhabdomyozyten (quergestreifte Muskulatur) • Kardiomyozyten (Herzmuskulatur)

Hämatopoetisches Gewebe

Hämatopoetische Stammzellen sind Ausgangspunkt für myeloische und lymphatische Zellen des Immunsystems (s. u.).

Nervengewebe

Hauptaufgabe des Nervengewebes ist die Verarbeitung von elektrischen Reizen. Es kommt vor im zentralen und peripheren (inklusive vegetativem) Nervensystem. Wichtige Zelltypen sind Neurone, Ganglienzellen, Astrozyten, Oligondendrozyten und Ependymzellen.

Melanozyten

Melanoyzten bilden eine eigene Kategorie. Wie die Nervenscheidenzellen (Schwann-Zellen) haben sie sich aus der Neuralleiste entwickelt und deswegen ein ähnliches Expressionsmuster (S100-positiv).

14.3 Adaptation, Zellschädigung und Zelltod

14.3.1 Wachstum und Differenzierung

Zellen reagieren auf erhöhten Bedarf und äußere Stimulierung mit **Hyperplasie** und **Hypertrophie**. Bei Nährstoffmangel und Mangel an Wachstumsfaktoren kommt es zur **Atrophie**. Wenn Zellen in bestimmten Situationen ihren Zelltyp wechseln, wird dies als **Metaplasie** bezeichnet.

Hyperplasie

Quantitative Zunahme von Zellen in einem Gewebe.
Physiologisch:
- hormonelle Hyperplasie, z. B. beim Uterus in der Schwangerschaft
- kompensatorische Hyperplasie, z. B. Leberregeneration nach partieller Hepatektomie

Pathologisch:
- hormonelle Hyperplasie, z. B. des Endometriums bei Östrogenüberschuss, komplex atypische Hyperplasie als Präkanzerose
- Hyperplasie, z. B. bei Wundheilung und viralen Infektionen, z. B. Kondylome durch HPV

Hypertrophie

Reversible Zunahme der Zellgröße durch Vermehrung oder Vergrößerung von Zellkern und Organellen.
Physiologisch: z. B. Muskelaufbau bei Sportlern
Pathologisch: z. B. Herzhypertrophie bei arterieller Hypertonie

Atrophie

Einfache Atrophie: Abnahme der Zellgröße. Numerische Atrophie: Verlust von Zellen, im äußersten Fall bis zum Zelltod.
Physiologisch: im frühen Entwicklungsstadium des Embryos, z. B. Kiemenbögen; Uterusatrophie in der Menopause
Pathologisch: Nichtgebrauch der Muskeln, z. B. bei langer Bettruhe, Verlust der Innervation, Minderdurchblutung, Nährstoffmangel (Kachexie), fehlende hormonelle Stimulation, Kompression durch erhöhten Druck, z. B. Lungenhypoplasie bei Enterothorax, Alterung

Metaplasie

Ein reifer Zelltyp wird durch einen anderen ersetzt. Bildlich gesprochen: eine Kuh im Schweinestall. Eine Metaplasie ist in der Regel reversibel und wird bedingt durch chronische Reize wie Entzündungen, chemische oder mechanische Noxen.
Beispiele:
- Plattenepithelmetaplasie in der Endozervix: Das Zylinderepithel wandelt sich z. B. bei Entzündungen in ein mehrschichtiges Plattenepithel um.
- Zylinderzellmetaplasie: Plattenepithel des Ösophagus wird bei chronischem Reflux (Magensäure) ersetzt durch eine intestinale Mukosa, bestehend aus Zylinder- und Becherzellen. Dieser so-

genannte Barrett-Ösophagus kann sich weiter entdifferenzieren zum Barrett-Karzinom und ist daher eine fakultative Präkanzerose.
- mesenchymale Metaplasie: Bildung von Knorpel oder Knochen in Gewebe, das normalerweise keines von beiden enthält: Myositis ossificans, Verknöcherungen im Muskel nach Entzündungen oder Nekrosen.

MERKE
Die Metaplasie muss von der **Heterotopie** abgegrenzt werden, bei der Gewebe – unabhängig von Reizen – an untypischen Orten angelegt ist. Bildlich: eine Kuh auf dem Dach vom Schweinestall.
Beispiele: heterotopes Pankreasgewebe im Meckel-Divertikel, Magenschleimhautinseln im proximalen Ösophagus, akzessorische Nebenmilzen im Omentum majus.

14.3.2 Zellschädigung

Noxen beeinträchtigen den Stoffwechsel der Zelle. Je nach Ausmaß ist die Schädigung reversibel oder irreversibel (= Zelltod).
Mikroskopische Zeichen:
- Zellverfettung, z. B. Fettleber
- Zellschwellung und Vakuolenbildung im Zytoplasma
- Kernveränderungen bezüglich Größe, Chromatinstruktur und Mehrkernigkeit

Noxen:
- Sauerstoffmangel oder Hypoxie
  - Minderoxygenierung des Blutes, z. B. bei einem Herzfehler mit Zyanose oder Kohlenmonoxidvergiftung
  - Prädisponiert ist Gewebe mit hohem Sauerstoffbedarf, vgl. hypoxischer Hirnschaden.
- Ischämie
  - Mangeldurchblutung, die nicht nur Sauerstoffmangel, sondern auch Nährstoffmangel (Glukose) und Akkumulation von Abbauprodukten auslöst.
  - Ischämisch geschädigte Zellen gehen schneller zugrunde als hypoxisch geschädigte Zellen.
- physikalische Noxen: mechanisches Trauma durch Fraktur, Hitze oder Kälte, elektrischen Schock oder Strahlung. Zum Beispiel Dermatitis nach Radiotherapie

- chemische Noxen:
  - Störung der Homöostase, z. B. durch hoch konzentrierte NaCl- oder Glukose-Lösung
  - schnelle Zerstörung von Zellen durch Gifte, z. B. Arsen, Quecksilber
  - Umweltgifte, z. B. Asbest, Kohlenmonoxid, Insektizide, Herbizide
  - Alkohol und Drogen

Medikamente: Zahlreiche Nebenwirkungen möglich, z. B.:
- Paracetamol: Leberversagen
- Novalgin: Agranulozytose
- Penicillin: Erythem.

Infektiös: siehe unten.
Immunologische Faktoren:
- Autoimmunerkrankungen
- Glomerulonephritiden
- anaphylaktischer Schock

Genetische Defekte: chromosomale Aberrationen, die den gesamten Organismus betreffen (Trisomie 21), bis hin zu Punktmutationen, die einzelne Proteine verändern (Sichelzellanämie, Hämophilie, Onkogene).

Ernährungsstörungen:
- Anorexia nervosa
- Adipositas
- Eisenmangel (Anämie)
- Hyper- und Hypovitaminosen, z. B. Vitamin-D-Mangel und Rachitis

14.3.3 Zelltod

Apoptose

Programmierter Zelltod.
Physiologische Apoptose:
- Embryonalentwicklung
- hormonell, z. B. Abstoßung des Endometriums während der Menstruation
- Erneuerung im proliferierenden Gewebe, z. B. Verhornung in der Epidermis
- Selektion, z. B. in der B-Zell-Reifung, bei der ungeeignete Zellen mit nicht passendem Rezeptor durch Apoptose eliminiert werden

Pathologische Apoptose:
- Zytotoxische T-Zellen induzieren den Zelltod von virusinfizierten Zellen.
- Zelltod in Tumoren bei Regression
- DNA-Schaden

Morphologie:
- Zellen schrumpfen
- Chromatin kondensiert und fragmentiert: hyperchromatischer Zellkern
- Elimination durch Phagozytose, z. B. Sternhimmelmakrophagen im Keimzentrum des Lymphknotens

Nekrose

Irreversibler Zellschaden, stets pathologisch. Nekrosetypen sind:

Koagulationsnekrose:
- Denaturierung zellulärer Proteine
- makroskopisch: Gewebe erscheint induriert, aber spröde, mit Abblassung der Farbe, z. B. bei Myokardinfarkt oder Niereninfarkt
- mikroskopisch: Hypereosinophilie des Zytoplasmas mit Verlust der Textur (z. B. Verlust der Querstreifung), Abblassen und Fragmentierung der Kerne (Karyolyse und Karyorhexis)

Verkäsende Nekrose:
- Sonderform der Koagulationsnekrose bei Tuberkulose
- makroskopisch erinnert das nekrotische Gewebe an Frischkäse
- mikroskopisch Zelldetritus und Kerntrümmer
- im Randbereich finde sich palisadierte epitheloidzellige Makrophagen

Kolliquationsnekrose: Autolyse durch hydrolytische Enzyme, das Gewebe löst sich auf, z. B. Hirninfarkt.

14.4 Grundlagen der Immunabwehr

Das Immunsystem besteht aus **angeborenen** und **erworbenen** Komponenten sowie humoralen und zellulären Mechanismen. Die wichtigsten Mechanismen sind:
- angeboren humoral: Komplementsystem, Zytokine, Akute-Phase-Proteine
- angeboren zellulär: Granulozyten, Monozyten, dendritische Zellen und NK-Zellen
- erworben humoral: Antikörper und lymphozytäre Zytokine
- erworben zellulär: B- und T-Lymphozyten.

Die erworbene Abwehr ist spezifischer als die angeborene, dafür ist letztere meist schneller verfügbar. Haut und Schleimhäute stellen ebenfalls eine wirkungsvolle Abwehrbarriere dar.

Der Weg der Lymphozyten beginnt an ihren Entstehungs- und Reifungsorten (**primäre lymphatische Organe**: Knochenmark und Thymus) und führt zu den peripheren Stationierungsorten (**sekundäre** lymphatische Organe: Milz, Lymphknoten, MALT, Peyer-Plaques). Als tertiäre lymphatische Organe werden lymphoepitheliale Gewebe in Haut und Schleimhäuten bezeichnet, an denen im Bedarfsfall die Abwehrfunktion wahrgenommen wird.

14.4.1 Zellen des Immunsystems

Neutrophile Granulozyten Diese Zellen mit mehrfach gelapptem Kern stellen die Mehrzahl der täglich im Knochenmark neu gebildeten Zellen. Sie sind kurzlebig (6–18 h) und die ersten Abwehrzellen vor Ort, besonders bei der Bakterienabwehr und bei Pilzinfektionen. Myeloische Leukozyten (alle Formen der Granulozyten und Monozyten) rezirkulieren nach Migration in ein Zielgewebe nicht mehr.

Eosinophile Granulozyten Diese Zellen mit typischerweise zweilappigem Kern überleben etwas länger (1–2 Wochen) als die neutrophilen. Sie tragen Rezeptoren zur Antikörpererkennung auf ihrer Oberfläche und sind besonders bei der Parasitenabwehr (z. B. Würmer) und bei allergischen Erkrankungen beteiligt.

Basophile Granulozyten Stellen die mengenmäßig kleinste Gruppe der Granulozyten. Der Zellkern ist weniger gelappt, die Lebensdauer entspricht der der eosinophilen Granulozyten. Auf der Zelloberfläche besitzen sie IgE-Rezeptoren. Nach Aktivierung über diese IgE-Rezeptoren werden proinflammatorische Mediatoren (Histamin, Major Basic Protein, Lysophospholipidase und Trypsin) freigesetzt. Basophile Granulozyten sind ebenfalls an allergischen Reaktionen beteiligt.

Mastzellen Diese ebenfalls gewebeständigen Zellen besitzen IgE-Rezeptoren sowie IgG- und Komplementrezeptoren und setzen bei Aktivierung (meist IgE-Vernetzung) aus ihren Granula Tryptase oder Tryptase und Chymase sowie Histamin und Tumornekrosefaktor frei. Sie sind für die Typ-I-Überempfindlichkeitsreaktion bedeutsam. Immunhistologisch lassen sich Mastzellen durch Mastzelltryptase und CD117 darstellen.

Monozyten und Makrophagen Während erstere im Blut vorkommen und sich nach Gewebeimmigration in nicht mehr teilungsfähige Exsudationsmakrophagen verwandeln, sind letztere gewebeständig und auch vor Ort teilungsfähig und relativ langlebig (Wochen bis Monate). Auf der Zelloberfläche finden sich unter anderem MHC-II-Rezeptoren (Antigenpräsentation an CD4-T-Lymphozyten), IgG-, Komplement- und Scavenger-Rezeptoren. Mithilfe von Enzymen (z. B. Lysozym, saure Phosphatase, Elastase, Kollagenase und Metalloproteinasen) werden sowohl Erreger als auch apoptotische Zellen eliminiert. Durch freigesetzte Chemo- und Zytokine (z. B. Tumornekrosefaktor) sowie durch Antigenpräsentation sind Makropagen an der Leukozytenaktivierung beteiligt. Sonderformen der Makrophagen sind Histiozyten, Kupffer-Zellen, Mikroglia und Osteoklasten.

Dendritische Zellen Diese heterogene, von den Monozyten abgeleitete Zellgruppe umfasst zirkulierende dendritische Zellen, Langerhans-Zellen der Haut, interstitielle dendritische Zellen, interdigitierende dendritische Zellen und folliculäre dendritische Zellen. Hauptfunktion ist nach anfänglicher Erregerphagozytose der zügige Transport des phagozytierten Materials zum nächsten Lymphknoten. Dort werden die zerlegten Erregerbestandteile zur Aktivierung der Immunantwort mittels MHC-II-Rezeptoren den T-Lymphozyten präsentiert.

B-Lymphozyten Das „B" steht für Bursa Fabricii bei Vögeln oder *bone marrow* (Knochenmark) beim Menschen als Entstehungsort. Die Hauptfunktionen dieser Zellen sind die Antikörperproduktion und in geringerem Maße auch die Antigenpräsentation über MHC-II-Rezeptoren. Die Antikörper bestehen generell aus einer Kombination einer von fünf möglichen schweren Ketten (M, E, G, A oder D) und einer von zwei möglichen leichten Ketten (kappa oder lambda). In den grundstrukturbildenden und der Erkennung durch körpereigene Abwehrzellen dienenden (Fc-Fragment) Anteilen sind die Ketten genetisch konstant (C-Regionen). Hingegen sind die antigenbindenden Bereiche beider Kettenarten (Fab-Fragment), welche die Erkennung unzähliger Erreger und Antigene gewährleisten müssen, entsprechend genetisch sehr variabel (V-Regionen). Die schweren Ketten werden zur Namensgebung der Antikörper (Immunglobuline [Ig]) als Suffix verwendet. IgG ist dabei das kleinste und zahlreichste im Serum, IgM das größte (mehrere IgM-Antikörper lagern sich zusammen) und IgD und IgE die am wenigsten im Serum vorhandenen Immunglobuline. IgA ist vor allem in Sekreten (Mundschleim, Muttermilch, Urogenitalschleim) zu finden.

Im Rahmen der B-Zell-Entwicklung werden Zellen, die Antikörper gegen körpereigene Antigene bilden, entfernt. Aus dem Knochenmark wandert die B-Zelle mit einem primären B-Zell-Rezeptor aus IgM- und IgD-Antikörpern in sekundäre lymphatische Organe. Dort entstehen antikörpersezernierende Plasmazellen oder B-Gedächtniszellen. B-Zellen können einige multivalente (mehrere Antikörperbindungsstellen aufweisende) Antigene selbst erkennen und sich selbst aktivieren. Für andere Antigene ist eine Kooperation mit T-Helferzellen notwendig, denen die B-Zelle die aufgenommenen Antigene über MHC-II-Rezeptoren präsentiert und diese dann durch das Feedback der T-Zelle aktiviert werden. Im Lymphknoten wandern aktivierte Lymphozyten (B und T) in die Primärfollikel, wo sie, falls die dendritischen Zellen das gleiche auslösende Antigen präsentieren, proliferieren. Es bildet sich ein Keimzentrum im Lymphknoten mit Zentroblasten und Zentrozyten, die weiter selektiert werden, bis die Zellen mit den bestwirksamen Antikörpern als Plasma- und Gedächtniszelle wieder den Lymphknoten verlassen.

T-Lymphozyten Die sich vom Thymus („T") als Reifungsort ableitenden Zellen stellen mit ca. ⅔ die größte Lymphozytensubgruppe dar. Ähnlich wie bei den B-Lymphozyten werden im Rahmen der Reifung Zellen mit gegen den eigenen Körper gerichteten Eigenschaften eliminiert. Die Hauptaufgaben der T-Zellen sind die zytotoxische Zerstörung von

Zielzellen und Erregern (CD8-T-Zellen) sowie die Modulation und Aktivierung der anderen Immunabwehrkomponenten (z. B. B-Zellen, Makrophagen).

In den sekundären lymphatischen Organe differenzieren sich die T-Zellen zu zytotoxischen T-Zellen (CD8), T_H1- bzw. T_H2-Helferzellen (beide CD4) oder T-Gedächtniszellen (CD4 oder CD8). Über die genaue Subdifferenzierung der T-Helferzellen entscheiden die Art der primären Immunantwort und die freigesetzten Zytokine.

Auf ihrer Oberfläche exprimieren T-Zellen den T-Zell-Rezeptor (TCR), mit dem Fremdantigene erkannt werden. Unterschieden werden anhand der zugrunde liegenden Eiweißketten ein γ/δ- von einem α/β-TCR. Während der γ/δ-TCR auch ungebundene Antigene erkennen kann, benötigt der α/β-TCR immer eine Präsentation durch MHC-Moleküle (MHC-Restriktion). Dabei benötigen CD4-T-Zellen die MHC-II- und CD8-T-Zellen die MHC-I-Rezeptoren als Hilfsmittel.

Die fertigen Zellen patrouillieren in ständiger Rezirkulation zwischen Blutbahn, Gewebe und Lymphe auf der Suche nach pathogenen Erregern. Da Erreger sich meist anhand der Eindringpforte (z. B. Haut, Darm, Lunge) unterscheiden, gibt es auch bei den Lymphozytenwanderungen hierauf angepasste Unterschiede. So wandern IgA-produzierende Plasmazellen präferenziell in die Darmmukosa und Gedächtniszellen mit vorherigem Antigenkontakt in der Lunge patrouillieren auch weiterhin vermehrt durch dieses Organ. Dies ermöglicht eine schnellere Abwehrreaktion, da die richtig „ausgebildeten und erfahrenen" Zellen bereits vor Ort sind.

Natürliche Killerzellen (NK-Zellen) Diese Lymphozyten ohne T-Zell-Rezeptor oder Immunglobuline nutzen verschiedene Rezeptoren, um veränderte Körperzellen (z. B. Tumorzellen, Transplantate oder von intrazellulären Erregern befallene Zellen) anhand verminderter MHC-I-Expression oder IgG-Opsonierung zu erkennen und darauf folgend mittels ausgeschütteter Zytokine zu zerstören. NK-Zellen werden auch durch Zytokine (IL-2, IL-12, IL-15, IL-18) aktiviert.

14.4.2 Überempfindlichkeitsreaktionen

Immunreaktion, die körpereigene Gewebe schädigt, wobei die zugrunde liegende Primärreaktion sowohl gegen Fremdantigene als auch gegen den eigenen Körper gerichtet sein kann. Die pathologische Reaktion hängt dabei vom Typ der Immunantwort und nicht vom auslösenden Agens ab.

Typen der Überempfindlichkeitsreaktion

Typ I: IgE-vermittelt Nach vorangegangener Sensibilisierung durch das Allergen mit Bildung von IgE und Bindung dieser Antikörper an basophile Granulozyten und Mastzellen kommt es bei erneuter Allergenexposition zur anaphylaktischen Reaktion. Diese meist lokale, aber auch systemisch (Schock) mögliche Reaktion beruht auf der Freisetzung von Mediatoren (Histamin, Proteasen, Leukotriene, Prostaglandine, Thromboxan A_2, TNF, Interleukine) aus den Granulozyten und Mastzellen. Beispiele sind Asthma bronchiale, allergische Rhinitis, Urtikaria und Medikamentenreaktionen.

Typ II: Antikörpervermittelt Gegen Zelloberflächen gerichtete Antikörper bewirken entweder eine Funktionsstörung der zellulären Oberflächenrezeptoren oder eine Zellzerstörung durch Komplementaktivierung oder Aktivierung von NK-Zellen. Beispiele sind Bluttransfusionszwischenfälle, hyperakute Organabstoßung, Rhesus-Inkompatibilität, Autoimmunzytopenien (z. B. ITP), Goodpasture-Syndrom, blasenbildende Dermatosen (z. B. Pemphigus oder Pemphigoid) und Myasthenia gravis.

Typ III: Immunkomplexvermittelt Immunkomplexe aus Antigen und Antikörper, die zu klein sind, um vom mononukleären Phagozytensystem abgebaut zu werden, lagern sich in kleinsten Blutgefäßen ab. Dort bewirken die Antikörper eine Komplementaktivierung mit Entzündungsreaktion und lokaler Anaphylaxie. Beispiele sind exogen allergische Alveolitis, SLE, viele Glomerulonephritiden, Arthus-Reaktion und Serumkrankheit.

Typ IV: T-Zell-vermittelt Körperzellen (oder Transplantatzellen), die Fremdantigene (auch Virusantigene) auf der Zelloberfläche präsentieren, werden durch zytotoxische CD8-Zellen zerstört. Weiterhin können von CD4-Helferzellen erkannte Antigene bei erneuter Exposition zu einer Makrophagenaktivierung und TNF-vermittelten Granulombildung führen. Beispiele sind akute Transplantatabstoßung, Kontaktdermatitis und typischerweise mit Granulombildung einhergehenden Krankheiten.

Autoimmunerkrankungen

Definition und Ätiologie
Eigene Abwehrmechanismen werden gegen den eigenen Körper eingesetzt.
Die Ursachen liegen in HLA- und nicht-HLA-assoziierten Genen, verschiedenen Kreuzreaktivitäten mit Erregerantigenen oder sekundär überschießenden Reaktionen nach Infekten sowie Fehlern bei der Selektion während der T-Zell-Entwicklung.

Therapiemöglichkeiten
- Vermeidung von Antigenkontakt (Antigenkarenz)
- Hypo-/Desensibilisierung durch gezielte Antigenverabreichung
- Antigenblockierung durch exogen zugeführte Antikörper (z. B. Rhesusprophylaxe)
- pharmakologische Immunmodulation oder -suppression (z. B. Antihistaminika, Anti-TNF-Antikörper, Kortikosteroide)

14.5 Entzündung

Eine Entzündung ist eine Reaktion des Körpers auf einen schadenverursachenden Reiz mit dem Ziel, die Noxe zu beseitigen und den Normalzustand nach Abklingen der Entzündungsreaktion wiederherzustellen (Restitutio ad integrum). Gelingt dies nicht, entsteht eine Narbe und man spricht von Defektheilung. An einer Entzündungsreaktion sind Gefäße, Mediatoren, Entzündungszellen und Fibroblasten beteiligt.

Als Reiz kommen in Frage: Erreger, physikalische Schäden (Kälte, Hitze, [UV-]Strahlung, Trauma), chemisch-toxische Schäden. Die Art der Reaktion ist abhängig vom Immunsystem des Patienten (Immunkompetenz versus Immunsuppression).
Abhängig von Dauer und Verlauf werden akute (perakute bis subakute) und chronische und/oder rezidivierende Entzündungen unterschieden. Je nach Ausbreitung werden lokale und generalisierte oder systemische Entzündungen (Sepsis) differenziert. Pathomorphologisch unterschieden werden seröse, fibrinöse, eitrige, hämorrhagische, nekrotisierende, granulierende und granulomatöse Entzündungen.

14.5.1 Entzündungspathologie

Kardinalsymptome der akuten Entzündung:
- Rubor (Rötung durch Vasodilatation bedingt durch Histamin, Serotonin, Prostaglandine)
- Calor (Erwärmung durch Vasodilatation)
- Tumor (Exsudat im Gewebe durch Permeabilitätsstörung, bedingt durch Histamin, Leukotriene, Komplementfaktoren, Kinine)
- Dolor (Schmerz durch Reizung der Nervenfasern)
- Functio laesa (v. a. schmerzbedingte Funktionseinschränkung)

Ablauf: Reiz → vaskuläre Reaktion mit Vasodilatation und Permeabilitätsstörung → Austritt des Exsudats mit Ödembildung → Einwanderung von Entzündungszellen.

Morphologie der Entzündung

Im Folgenden werden wichtige Begriffe der Entzündungslehre definiert und besprochen. Die Übergänge zwischen den einzelnen Formen können fließend sein.

Seröse Entzündung

Austritt von eiweißreicher Flüssigkeit (Exsudat).
Beispiele: physikalische und chemische Noxen (Verbrennungen, Verätzungen, Gelenkergüsse), v. a. virale Infektionen (Schnupfen, seröser Pleuraerguss), allergisch bedingt (Urtikaria, Quincke-Ödem).

Fibrinöse Entzündung

Zusätzlich zum Exsudat tritt Fibrinogen aus und es bildet sich ein fibrinöser Belag. Meist bedecken fibronoleukozytäre Beläge Erosionen und Ulzera.
Beispiele: physikalische und chemische Noxen (fibrinöse Perikarditis = Zottenherz bei Urämie), viral-bakteriell (Tonsillitis = abstreifbare Beläge; Grippetracheitis).

Erosive Entzündung

Neutrophile Granulozyten infiltrieren ein Oberflächenepithel, das dabei zerstört wird. **Beispiele**: erosive Gastritis, Aufschürfungen.

Ulzerierende Entzündung

Das Oberflächenepithel ist zerstört. Der Defekt reicht bis ins darunter liegende Bindegewebe, wo Kapillaren einsprießen und Fibroblasten eine Kollagenmatrix bilden (Granulationsgewebe, auch ulzerogranulierende Entzündung). Der Ulkusgrund ist belegt durch ein fibrinoleukozytäres Exsudat.
Beispiele: chemische Noxen (Magenulkus), mechanische Noxen (Dekubitus), Erreger (pseudomembranöse Kolitis bei *Clostridium difficile*, tonsilläre Beläge bei Diphtherie).

Eitrige (purulente) Entzündung

Eiter besteht überwiegend aus untergegangenen neutrophilen Granulozyten und Zellschutt (Detritus). Eitrige Entzündungen finden sich gehäuft bei bakteriellen Infektionen (z. B. Lobärpneumonie, Bronchopneumonie, eitrige Zystitis, eitrige Meningitis etc). Kommt es zu Absiedlungen von eitrigen Herden in andere Organe über die Blutbahn, spricht man von Septikopyämie (klinischer Begriff: Sepsis).
- **phlegmonöse Entzündung**: diffuses, im Gewebe verteiltes granulozytäres Infiltrat (z. B. Erysipel, phlegmonöse Appendizitis, Weichteilphlegmone).
- **abszedierende Entzündung**: Eiter wird in einer Abszesshöhle eingekapselt (z. B. Furunkel, Leberabszess, Psoasabszess, perityphlitischer Abszess als Komplikation bei Appendizitis, Hordeolum).
- **Empyem**: Eiteransammlung in einer vorbestehenden Körperhöhle (Pleuraempyem, Gallenblasenempyem, Pyometra des Uterus, Gelenkempyem, Pyozephalus)

Nekrotisierende Entzündung

Das Gewebe stirbt ab (physikalische Noxen, Erreger, Gefäßverschlüsse), eine Restitutio ad integrum ist nicht möglich, eine Narbe entsteht. Bei Superinfektion mit Fäulnisbakterien spricht man von einer gangränosen Entzündung.
Beispiele: akute nekrotisierende Pankreatitis (Selbstverdau durch frei werdende Enzyme), „Raucherbein" (Gefäßverschlüsse bei pAVK).

Hämorrhagische Entzündung

Wandnekrosen lassen die Gefäße vulnerabel werden, sodass es zu ausgedehnten Einblutungen kommt.
Beispiele: hoch toxische Erreger, v.a. Viren (hämorrhagische Pneumonie bei Influenza) und Bakterien (Milzbrand, Meningokokkensepsis = Waterhouse-Friderichsen).

Akute lymphozytäre Entzündung

Überwiegend lymphoplasmazelluläres Infiltrat im Gewebe.
Beispiele: virale Myokarditis, primäre Lues, Autoimmunerkrankungen (Zöliakie, mikroskopische Kolitis), Graft-versus-Host-Reaktion.

Chronische Entzündung

Akute Entzündungen können chronifizieren und entweder längere Zeit bestehen oder rezidivieren. Meist geht eine Zerstörung des Gewebes mit Narbenbildung bzw. Fibrosierung und Funktionsverlust des Organs einher (z. B. chronische Pankreatitis, chronische Pyelonephritis, interstitielle Lungenerkrankungen). Morphologisch zeigen sich ein lymphoplasmazelluläres Infiltrat, Kapillareinsprossungen und aktivierte Fibroblasten, die Kollagen bilden (chronische granulierende Entzündung). Lymphozytäre Infiltrate sind auch typisch bei chronisch bestehenden Autoimmunerkrankungen.

Granulomatöse Entzündung

Achtung: „granulomatös" ist nicht gleich „granulierend".

Namensgebend für die Entzündungsform sind Granulome, d. h. knötchenförmige Formationen, bestehend aus

- epitheloidzelligen Makrophagen, deren Schuhsohlenkerne sich in der Peripherie des Knötchens palisadenartig anordnen,
- mehrkernigen Riesenzellen: fusionierte Makrophagen. Liegen die Zellkerne geordnet in der Peripherie der Zellen, werden sie Riesenzellen vom Langhans-Typ genannt,
- fakultativ gibt es eine zentrale Nekrosezone (nekrotisierende granulomatöse Entzündung), auch verkäsende Nekrose genannt, da diese makroskopisch an Frischkäse erinnert. Diese Form ist suggestiv für eine Tuberkulose, sodass nach säurefesten Stäbchen gesucht werden muss. Es treten jedoch auch granulomatöse Entzündungen ohne Nekrose auf, am wichtigsten sind Fremdkörperreaktion (z. B. Fadengranulome) und Sarkoidose.
- Umgeben werden die Granulome von einem gemischtzelligen Entzündungsinfiltrat, bestehend aus neutrophilen Granulozyten, Lymphozyten und Plasmazellen.

Da das ätiologische Spektrum granulomatöser Entzündungen anders als bei den anderen Entzündungsformen stark begrenzt ist (v. a. Tuberkulose), spricht man auch von einer spezifischen Entzündung. Nichtsdestoweniger kommen auch viele andere, aber seltenere Ursachen in Betracht. Einen Überblick gibt ➤ Tab. 14.4.

Tab. 14.4 Ursachen nekrotisierender und nicht nichtkrotisierender Entzündungen.

nekrotisierende granulomatöse Entzündung	nicht nekrotisierende granulomatöse Entzündung
bakteriell bedingt: • Tuberkulose (weit am häufigsten!!!) • Lepra • Brucellose • Listeriose • Yersiniose • Katzenkratzkrankheit (Bartonellen) • Tularämie (Francisellen) • Lymphogranuloma venereum (Chlamydien) **Pilze:** • Histoplasmose • Kryptokokkose • Kokzidioidomykose **nicht infektiös:** Rheumaknoten	• Fremdkörpergranulom – Kristalline wie Silikate, Cholesterin, Metalle – Nichtkristalline wie Holz, Fäden, Horn, Silikon • Sarkoidose • exogen allergische Alveolitis • tumorassoziiert (z. B. bei Lymphomen und Metastasen) • Toxoplasmose (Lymphadenitis Piringer Kuchinka)

14.5.2 Erregerpathologie

Der Erregernachweis ist im klinischen Alltag häufig, aber nicht nur die Domäne der Mikrobiologen, die mittels Kulturen nicht nur den Subtyp bestimmen, sondern gleichzeitig Resistenzen mittels Antibiogramm prüfen können. Insofern sollte bei Verdacht auf einen infektiösen Prozess Material für die Mikrobiologie entnommen werden. Nichtsdestoweniger können Erreger aber auch typische morphologische Veränderungen verursachen, die histologisch entdeckt werden. Im Folgenden wird ein grober Überblick gegeben, da die meisten Erkrankungen im jeweiligen Organkapitel besprochen werden.

Viren

Viren entziehen sich aufgrund ihrer Größe dem mikroskopischen Nachweis. Allerdings verursachen manche Viren spezifische morphologische Veränderungen (häufig in Form von Einschlüssen), sodass die Diagnose lichtmikroskopisch gestellt werden kann. Weitere Hilfswerkzeuge können Immunhistochemie und PCR sein (➤ Tab. 14.5).

> **MERKE**
>
> HIV, eines der klinisch wichtigsten Viren, lässt sich histomorphologisch und immunhistochemisch nicht zuverlässig fassen. Deswegen sollte bei unklarer Lymphadenopathie und Ausschluss maligner Erkrankungen bei jungen Patienten ein HIV-Test immer in Betracht gezogen werden.

Bakterien

Im Gegensatz zu Viren lassen sich Bakterien lichtmikroskopisch meist gut erkennen (➤ Tab. 14.6). Erschwerend ist eine Abklärung nach Beginn einer

Tab. 14.5 Viren.

Erreger	Morphologie	Besonderheiten
Pockenviren vom Molluscum-contagiosum-Typ	kraterförmiges Hautknötchen. Virusinfizierte Keratinozyten, stark eosinophile Einschlüsse im Zytoplasma	Erreger der Dellwarzen, hoch kontagiös, aber harmlos, Schmierinfektion, spontane Rückbildung nach Monaten
Herpes-simplex-Virus (HSV) • Typ 1 • Typ 2 (genitalis)	mehrkernige Zellen mit milchglasartigen Einschlüssen (Cowdry-Körper)	Vulvovaginitis (Pap-Abstrich), Pneumonie (BAL oder Lungenbiopsien), Ösophagitis, Lymphadenitis, Enzephalitis häufig letal
Zytomegalie (CMV)	ein- oder doppelkernige Zellen mit großen rötlichen Kerneinschlüssen (Eulenaugenzellen)	häufig bei Immunsuppression (HIV, Transplantation): Pneumonie, Kolitis, Hepatitis, Lymphadenitis
Epstein-Barr-Virus (EBV)	Nachweis mit In-situ-Hybridisierung oder Immunhistochemie möglich	infektiöse Mononukleose, Burkitt-Lymphom, Nasopharynxkarzinom
Hepatitis-B-Virus	unspezifische portale Entzündung und Fibrose, aber: immunhistochemischer Nachweis von HBs- und HBc-Antigen möglich	Leberzirrhose, Risiko für hepatozelluläres Karzinom erhöht
humane Papillomviren (HPV)	Kondylome mit papillomatöser Architektur, Koilozyten, Doppelkernen und Dyskeratosen, Immunhistochemie (p16) und PCR möglich	Vorkommen im anogenitalen Bereich von Frauen und Männern! Dysplasie! erhöhtes Risiko für Zervixkarzinom
Masernvirus	mehrkernige Riesenzellen (Warthin-Finkeldey-Riesenzellen)	Masern-Riesenzellpneumonie, akute Enzephalitis, subakute sklerosierende Panenzephalitis (SSPE): immer letal

Tab. 14.6 Bakterien.

Erreger	Morphologie	Besonderheiten
Staphylokokken und Streptokokken	eitrige Entzündung und Nachweis von grampositiven Kokken	Eitererreger mit breitem Spektrum (vom Abszess über Scharlach bis zur Sepsis), Folgekrankheiten können akute Glomerulonephritis und rheumatisches Fieber sein
Neisserien • N. gonorrhoeae • N. meningitidis	gramnegative Kokken	„Tripper": Urogenitaltrakt; Meningitis und bei Sepsis schwere systemische hämorrhagische Entzündung (Waterhouse-Friderichsen-Syndrom)
Corynebacterium diphtheriae	grampositives Stäbchen	Diphtherie: Tonsillitis, Myokarditis, Nephritis
Listeria monocytogenes	grampositives Stäbchen, kann Granulome verursachen	Infektion durch Rohmilchkäse, Risiko für fetale Infektion und Abort
Actinomyces israelii	Aktinomyzesdrusen (früherer Name: Strahlenpilz), grampositiv	Bestandteil der Mundflora, häufig, aber nicht pathogen in Tonsillektomiepräparaten; pathogen: Aktinomykose im Halsbereich (chronisch granulierend mit Fistelbildung)
Clostridien • C. perfringens • C. difficile • C. tetani • C. botulinum	grampositive Stäbchen (anaerobe Sporenbildner)	Gasbrand (Wundinfektion), pseudomembranöse Kolitis, Tetanus (Wundstarrkrampf), Lebensmittelvergiftung und tödliche Lähmung

Tab. 14.6 Bakterien. (Forts.)

Erreger	Morphologie	Besonderheiten
Helicobacter pylori	Stäbchen, nachweisbar in der modifizierten Giemsa-Färbung und immunhistochemisch	Typ-B-Gastritis und Magenulkus
Treponema pallidum	spiralenförmige Stäbchen, nachweisbar in Warthin-Starry-Färbung und immunhistochemisch	Erreger der Lues, häufig lymphoplasmazelluläres Entzündungsinfiltrat
Mykobakterien • M. tuberculosis • M. leprae • atypische M.	verkäsende Granulome mit säurefesten Stäbchen in einer Ziehl-Neelsen-Färbung, Nachweis mittels PCR möglich	Ziehl-Neelsen ist wenig sensitiv, Negativität schließt eine Tuberkulose nicht aus!

antibiotischen Therapie, da die Erreger aufgrund der massiven zahlenmäßigen Reduktion schwerer zu finden sind. Spezialfärbungen (Gram u. a.) sind in der weiteren Abklärung hilfreich.

Pilze, Protozoen und Helminthen

Pilze
- eukaryote Organismen mit Zellwand,
- schädigen als parasitäre Erkrankung (Mykose), pilzbedingte Allergien, Vergiftungen oder Toxine den Menschen.
- Meist sind immunschwächende Zustände unterschiedlichster Genese für das Zustandekommen einer klinischen Pilzinfektion verantwortlich (➤ Tab. 14.7).
- Vermehrung durch Sporen, die geschlechtlich oder ungeschlechtlich (Konidien) entstehen können.
- Wachstumsformen:
  - Hyphen: fadenförmig
  - Myzel: Hyphengeflecht
  - Hefen: rundliche Zellaussprossungen und Zellen
  - Pseudomyzel: zusammenhängende, fadenförmig wirkende Hefen

Protozoen
- einzellige eukaryote Mikroorganismen
- extra- und intrazelluläre Krankheitserreger

Helminthen Bandwürmer, Rundwürmer oder Saugwürmer, die parasitäre Entzündungen hervorrufen.

Tab. 14.7 Wichtige Mykosen, Protozoen- und Helmithenerkrankungen.

Erkrankung Erreger	Eigenschaften	Symptome/Morphologie
Candidose meist Candida albicans, aber auch andere	• Hefen • nicht selten Teil der transienten Schleimhautflora (➤ Abb. 14.2)	• Nachweis der PAS-positiven Hefen und selten Myzel im Gewebe. • lokalisierte Infekte • Wundheilungsstörungen • Pneumonie • Sepsis
Kryptokokkose Cryptococcus neoformans	kleine runde Hefe aus Vogelkot und Erdreich	typisch bei AIDS • Pneumonie • Meningoenzephalitis
Aspergillose Aspergillus flavus, fumigatus und andere	• Schimmelpilz • mit Toxinproduktion (Aflatoxin) • mit Hyphenkonglomeraten (Aspergillom; ➤ Abb. 14.2)	• gewebeinvasive Aspergillose der Lunge • Aspergillom in präformierten Höhlen • allergische Lungenerkrankung • HCC durch Aflatoxin
Mukormykose meist Rhizopus arrhizus	unregelmäßig geformter Hyphenpilz mit Gefäßaffinität (➤ Abb. 14.2)	aggressive rhinozerebrale oder systemische Mykose

Tab. 14.7 Wichtige Mykosen, Protozoen- und Helmithenerkrankungen. (Forts.)

Erkrankung Erreger	Eigenschaften	Symptome/Morphologie
Pneumozystikose *Pneumocystis jirovecii*	winziger rundlicher, ubiquitärer Pilz	*Pneumocystis*-Pneumonie
Amöbiasis *Entamoeba histolytica*	• bei schlechten hygienischen Verhältnissen oft inapparant als Minutaform im Darm • erst nach Wiederaufnahme der Zystenform und Umwandlung in gewebeinvasive Magnaform pathogen (➤ Abb. 14.3)	• ulzerative Kolitis mit blutiger Diarrhö, Kolik und Blutungen • evtl. Organabszesse • typische PAS-positive Amöben mit gefressenen Erythrozyten
Plasmodieninfektionen *Plasmodium falciparum:* Malaria tropica (andere Formen durch Plasmodien milder)	Kreislauf zwischen Anophelesmücke und Mensch (➤ Abb. 14.4)	bei Malaria tropica: • Blutzirkulationsstörungen • Blutungen mit ZNS-Schädigung und Hämoglobinurie
Toxoplasmose *Toxopasma gondii*	intrazelluläre Protozoen aus Katzenkot und rohem Fleisch	• Toxoplasmenenzephalitis bei AIDS • konnatale Toxoplasmose bei Erstinfektion im dritten Trimenon
Leishmaniose *Leishmania donovani* (viszeral) und andere, dann kutan	intrazelluläre Protozoen, durch Sandmücken übertragen	• viszerale Form (Kala-Azar): Splenomegalie und Anämie • kutane Form (Orientbeule): narbig selbstausheilende Hauttumoren
Trypanosomiasis *Trypanosoma brucei* und *cruzi*	durch Tsetsefliegen und Wanzen übertragene Flagellaten	• Schlafkrankheit: akut mit Schüttelfrost und Allgemeinsymptomen sowie chronisch mit ZNS-Beteiligung (Dämmerzustand) • Chagas-Krankheit: akut mit Ödem und Allgemeinsymptomen sowie chronisch mit Herzinsuffizienz
Zystizerkose *Taenia solium*: Schweinebandwurm	• Zwitter • Endwirt ist das Schwein, Zwischenwirt der Mensch	• Larven wandern in die Organe und kapseln sich dort als Finne zystisch ab
Echinokokkose *Echinococcus granulosus:* Hundebandwurm; *Echinococcus multilocularis:* Fuchsbandwurm	• Zwitter • der Mensch ist jeweils Zwischenwirt	• typisch unizystische Raumforderung mit dicker mehrschichtiger Kutikula bei *E. granulosus* • tumorartige multizystische Raumforderungen mit dünner Kutikula bei *E. multilocularis*
Trichinose *Trichinella spiralis*	• zweigeschlechtlicher Wurm • wandert aus nicht durchgegartem Fleisch in die menschliche Muskulatur ein	• intestinale Beschwerden • schwere Allgemeinsymptome
Filariose *Wucheria bancrofti, Loa loa, Onchocerca volculus*	• zweigeschlechtliche Fadenwürmer • durch Stechinsekten übertragen	• Lymphödem mit Elephantiasis • Hautschwellungen • Depigmentierung • Augenentzündung
Schistosomiasis *Schistosoma haematobium, mansoni* und *japonicum*	• zweigeschlechtliche Saugwürmer • unterscheiden sich anhand der Ei-Formen	• *S. haematobium:* Harnblasenbilharziose mit typischen Plattenepithelkarzinomen • *S. mansoni* und *japonicum:* Darmbilharziose

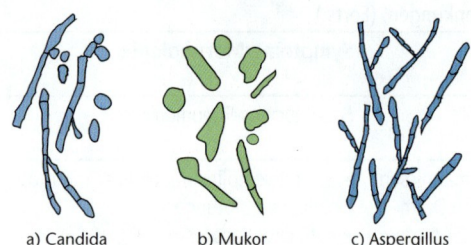

Abb. 14.2 Pilzformen. [V485]
a) Candida b) Mukor c) Aspergillus

14.6 Tumorpathologie

Die Tumorpathologie ist der wichtigste diagnostische Bereich der Pathologie.

14.6.1 Definitionen

Tumor

Ein Tumor ist allgemein eine Schwellung bzw. ein Geschwulst, wobei ursächlich eine Neoplasie, aber auch andere Ursachen wie entzündliche Schwellungen in Frage kommen.

Neoplasie

Die Neoplasie ist eine echte Gewebeneubildung, bei der oft ein klonales Wachstum genetisch veränderter Körperzellen vorliegt. Eine Aussage über die Dignität ist in dem Begriff nicht impliziert. Neoplasien lassen sich einteilen nach **Dignität** (benigne versus maligne), **Histogenese** (Gewebetyp: epithelial, mesenchymal, hämatologisch, neuroektodermal, gonadal; > Tab. 14.8) und **Ursprungsorgan**.

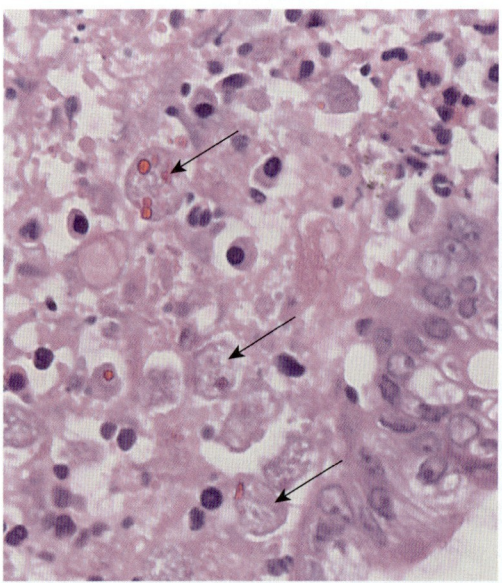

Abb. 14.3 Amöben. [O520]

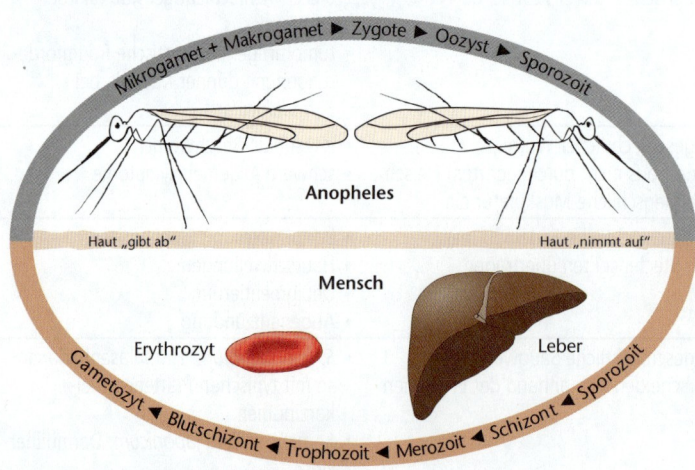

Abb. 14.4 Malariakreislauf. [V485]

Tab. 14.8 Systematik der Neoplasien nach Histogenese und Dignität.

Histogenese	maligne	benigne
epithelial	Karzinome	
	Adenokarzinom	Adenom
	Plattenepithelkarzinom	plattenepitheliales Papillom
mesenchymal	Sarkome	
	Liposarkom	Lipom
	Chondrosarkom	Chondrom
	Osteosarkom	Osteom
neuroektodermal	Melanom	Nävuszellnävus
	maligner peripherer Nervenscheidentumor	Neurinom
hämatologisch	Lymphom	-
	Leukämie	-

Hamartom

Benigner Tumor aus Zellen des ortstypischen Gewebes, der eher als „Fehlbildung" und nicht im eigentlichen Sinn als neoplastisch angesehen wird.

Präkanzerose

Vorläuferläsion, bei der ein erhöhtes Malignitätsrisiko besteht. Unterschieden werden **genetische** Präkanzerosen, z. B. BRCA-Gen-Träger bei Brustkrebs oder APC-Gen-Träger bei Darmkrebs, und **morphologische** Präkanzerosen. Zudem kann die Präkanzerose **obligat**, z. B. Carcinoma in situ oder High-grade-Kolonadenom → über längere Zeit entwickelt sich praktisch immer ein invasives Karzinom, oder **fakultativ** sein, z. B. chronische Gastritis, Colitis ulcerosa, Leberzirrhose oder aktinische Keratose → erhöhte Karzinomwahrscheinlichkeit, aber oft auch kein Karzinom im Follow-up.

Dysplasie oder intraepitheliale Neoplasie

Architektonisch und zellulär vom Normalzustand des entsprechenden Gewebes abweichende Veränderungen, die nicht reaktiv im Rahmen einer Entzündung oder degenerativ entstanden sind. In ansonsten normalen Gewebeverbänden wie der Plattenepitheldeckschicht der Cervix uteri oder auch in verschiedenen Tumoren, z. B. Adenomen, vorkommend. Die Dysplasie ist selbst nicht invasiv, jedoch oft mit invasiven Malignomen vergesellschaftet. Der Schweregrad der Abweichung vom Normalgewebe wird meist zweistufig (low grade, high grade) oder dreistufig (geringe, mäßige, schwere Dysplasie) angegeben. Läsionen mit Dysplasien sind meist Präkanzerosen.

Prognoseabschätzung und Therapieplanung

Eine diagnostische Abklärung erfolgt meist aufgrund der Frage nach einer Therapiemöglichkeit und nach einer Prognoseabschätzung für den betroffenen Patienten. Neben der Dignität, die sich anhand verschiedener Kriterien synoptisch beurteilen lässt (➤ Tab. 14.9), stehen zur weiteren Beurteilung maligner Tumoren verschiedene Möglichkeiten zur Verfügung. Meist erfolgt eine Stadieneinteilung (Staging) solider Tumoren nach der TNM-Klassifikation (s. u.); Ausnahmen sind z. B. Hirntumoren oder viele Weichteiltumoren. Bei den meisten malignen Tumoren hat auch der Differenzierungsgrad des Tumors (Grading) eine prognostische und/oder therapeutische Bedeutung. In das Tumorgrading fließen tumortypspezifisch unterschiedliche Parameter, wie z. B. Kerngröße, Kernpleomorphie, Histoarchitektur, Mitosezahl oder Nekroseanteil, ein. Die Interobservervariabilität von Gradings ist zum Teil recht hoch.

> **MERKE**
> Die wichtigsten Regeln der **Tumorpathologie** sind:
> • Keine maligne Tumordiagnose ohne Biopsie.
> • Keine Malignomtherapie ohne Staging.
> • Keines der Dignitätsmerkmale ist uneingeschränkt gültig.

14.6.2 Epidemiologie und Ätiologie

Tumoren weisen oft charakteristische Verteilungsmuster in Bezug auf Erkrankungsalter, Geschlecht (➤ Tab. 14.10), Ernährung, Ethnie, Gesundheits-

Tab. 14.9 Unterschiede zwischen benignen und malignen Tumoren.

Merkmal	maligner Tumor	benigner Tumor
Klinik	oft schnell wachsend	langsam wachsend
	Prognose eher schlecht	Prognose exzellent
Makroskopie	unscharf begrenzt, unbekapselt	gut begrenzt, Kapsel
	häufig Einblutungen und Nekrosen	–
Umgebung	Invasion	Kompression
	Destruktion	Verdrängung
Histologie	Differenzierungsgrad niedrig	Differenzierungsgrad hoch
	viele Mitosen, erhöhte Proliferationsfraktion (Immunmarker: Ki-67)	wenige Mitosen
	Nekrose, Ulzeration häufig	Nekrose, Ulzeration selten
	Zellpolymorphie und Kernatypien	keine oder wenige Atypien
	Aneuploidie, meist Polyploidie	meist Euploidie
	Kern-Plasma-Relation erhöht, 1 : 1–2	Kern-Plasma-Relation normal, 1 : 4–6
	Chromatinverteilung unregelmäßig	Chromatinverteilung regelmäßig
Metastasierung	häufig	keine

Tab. 14.10 Tumorhäufigkeiten (Inzidenz) bei Männern und Frauen in den USA 2010 (Cancer Statistics 2010).

Tumorentität	Männer	Frauen
Prostatakarzinom	217.730 (28 %)	–
Mammakarzinom	1.970 (0,25 %)	207.090 (28 %)
Lungenkarzinom	116.750 (15 %)	105.770 (14 %)
Kolon-, Rektumkarzinom	72.090 (9 %)	70.480 (10 %)
Urothelkarzinom	52.760 (7 %)	17.770 (2,4 %)

verhalten und Region auf. Zudem sind einige Substanzen oder Erreger überzufällig oft mit bestimmten Malignomen assoziiert und werden daher als kanzerogen eingeordnet (➤ Tab. 14.11). Oft bestehen jedoch keine strengen Zuordnungen von kanzerogener Substanz, Expositionsmenge und einem Malignom.

Tab. 14.11 Tumorverursachende oder tumorassoziierte Erreger, Substanzen und Verhaltensweisen.

Erreger, Substanz, Verhaltensweise	assoziiertes Malignom
anorganische und organische Substanzen	
arsenhaltige Stoffe	• Hämangiosarkom • Lungentumor • Hauttumor
Asbest	• Mesotheliom • Lungenkarzinom
Benzol	• Leukämie • Hodgkin-Lymphom
Nitrosamine	• Leberkarzinom • Magenkarzinom
Tabakrauch	• Lungenkarzinom • Magenkarzinom • Kolonkarzinom • Harnblasenkarzinom
biologische Karzinogene	
humanes Papillomavirus, HPV, High-Risk	Zervix- und HNO-Plattenepithelkarzinome
Hepatitis-B- und -C-Viren, HBV, HCV	hepatozelluläres Karzinom
Merkel-Zell-Polyomavirus	Merkel-Zell-Karzinom
humanes Herpesvirus 8	Kaposi-Sarkom
Epstein-Barr-Virus	• Burkitt-Lymphom • Hodgkin-Lymphom • Post-Transplantations-Lymphom • Nasopharynx-Karzinom
Helicobacter pylori	• MALT-Lymphom • Magenkarzinom
Schistosomen	Harnblasenkarzinom, meist plattenepithelial
Aflatoxin	hepatozelluläres Karzinom

14.6.3 Kanzerogenese

Damit aus gesunden Körperzellen maligne Tumorzellen entstehen, reicht eine einzige Fehlregulation nicht aus, sondern es sind in der Theorie mehrere Schritte der zellulären Fehlregulation oder Schädigung notwendig. Ein Beispiel für diese **Mehrschritttheorie** ist das **Vogelstein-Modell,** das die Entstehung von Kolonkarzinomen aus Adenomen über die sequenzielle Anhäufung von unterschiedlichen genetischen Veränderungen beschreibt. Auch wenn die Abfolge und Zusammensetzung dieser Schritte immer wieder verändert oder ergänzt wird, konnten Mehrschrittsequenzen auch für andere Tumoren belegt werden.

Weitere Kerntheorien der Kanzerogenese sind die **Onkogenaktivierung** und/oder die **Tumorsuppressorgen-Inaktivierung**.

Onkogene

Onkogene codieren Proteine, die im Normalfall Wachstum, Differenzierung und Mobilität der Zelle steuern. Durch mutagene Schädigung kommt es zur Überproduktion von Proteinen, den sogenannten Onkoproteinen. Die mutierten Gene unterliegen nicht mehr den zellulären Regulationsmechanismen und fördern ungebremst das Wachstum des Tumors (➤ Tab. 14.12).

Tumorsuppressorgene

Tumorsuppressorgene codieren Proteine, die das Zellwachstum überwachen und begrenzen (➤ Tab. 14.12). Im Fall einer kanzerogenen genetischen Veränderung ist ihre Funktion anders als bei den Onkogenen nicht gesteigert, sondern reduziert bzw. ausgeschaltet. Die Proteine werden entweder nicht mehr gebildet oder können funktionell ihre Kontrollfunktion nicht mehr wahrnehmen. Das klassische Tumorsuppressorgen ist p53. In mutierter Form kann es seine Kontrollfunktion im Zellzyklus nicht mehr wahrnehmen, allerdings kommt es ungewöhnlicherweise zur Anhäufung des defekten Proteins in der Tumorzelle. Immunhistologisch findet sich daher bei vielen malignen Tumoren typischerweise eine starke Expression von p53, was fälschlicherweise eine Überexpression suggeriert.

Knudson-Hypothese

Diese Hypothese, die auch als **Two-Hit-Hypothese** bezeichnet wird, besagt, dass bei Tumorsuppressorgenen erst mit Funktionsausfall beider Allele des entsprechenden Gens (zwei genetische „hits" oder Treffer notwendig) die Kontrollfunktion des Tumorsuppressorgens verloren geht und es somit zur Mali-

Tab. 14.12 Übersicht der wichtigsten Onkogene und Tumorsuppressorgene mit assoziierten Tumoren.

Gen	Lokus	assoziiertes Malignom
Onkogene		
ERB-B1, z. B. EGFR	Chromosom 7	Glioblastom, Lungen- und andere Karzinome
RAS, z. B. Ki-RAS	Chromosom 12	Lungen-, Kolon- und andere Karzinome
ERB-B2, bzw. HER2/neu	Chromosom 17	Mamma-, Ovarial-, Magen- und andere Karzinome
Tumorsuppressorgene		
VHL	Chromosom 3	Nierenkarzinom
APC	Chromosom 5	Kolonkarzinom
PTEN	Chromosom 10	Glioblastom, Endometrium-, Prostata- und andere Karzinome
MEN1	Chromosom 11	Tumoren neuroendokriner Organe
WT1	Chromosom 11	Wilms-Tumor
BRCA2	Chromosom 13	Mamma-, Ovarial- und Prostatakarzinom
RB1	Chromosom 13	Retinoblastom, Osteosarkom und verschiedene Karzinome
BRCA1	Chromosom 17	Mamma-, Ovarial- und Prostatakarzinom
NF1	Chromosom 17	Neurofibromatose-Typ-I-Tumoren
P53	Chromosom 17	verschiedene Karzinome und Sarkome
NF2	Chromosom 22	Neurofibromatose-Typ-II-Tumoren

gnomentstehung kommen kann. Hingegen reicht ein einziges gesundes Allel meist noch aus, um die Zelle vor einer „malignen Entartung" zu schützen. Liegt bereits eine Keimbahnmutation mit dementsprechendem Ausfall eines Allels in allen Körperzellen vor, genügt logischerweise ein einziger weiterer Treffer auf das verbliebene funktionsfähige Allel. Dies wird auch als Loss of Heterozygosity (LOH), Verlust der vorher bestehenden Heterozygotie aus einem kranken und einem gesunden Allel, bezeichnet.

14.6.4 Tumorwachstum

Wachstumsformen von Tumoren

Makroskopisch wird unterschieden zwischen **soliden oder zystischen** (meist in parenchymatösen Organen), **endophytischen** (in die Wand eines Hohlorgans hinein), **exophytischen** (nach luminal gerichtetes Wachstum) und **ulzerösen** Wachstumsformen.

Hinzu kommen zahlreiche mikroskopische Wachstumsmuster, z. B. solide, mikrozystisch, tubulär, trabekulär, glandulär, mikropapillär, einzelzellig, storiform, szirrhös und kribriform. Zum Teil haben diese mikroskopischen Muster auch prognostische Bedeutung, z. B. besteht eine schlechtere Prognose bei mikropapillären Mammakarzinomen.

Wachstumsvoraussetzungen

Das klonale und unkontrollierte Wachstum von Zellen ist primär begrenzt durch die mangelnde Gefäßversorgung, Tumorzellausdifferenzierung mit erhöhter Apoptoserate, mechanische Hindernisse durch angrenzende Organe oder Gewebe, körpereigene Abwehrmechanismen und die Endlichkeit möglicher Zellteilungen durch Verlust von DNA bei jeder Teilung an den DNA-Strangenden (Telomere). Diese Begrenzungen überwindet der Tumor durch Angioneogenese, Dedifferenzierung, Invasion in das umgebende Gewebe, Vermeidung oder Ausnutzung der Körperabwehr und eine unendliche Teilungsfähigkeit.

Tumorangioneogenese

Für den Tumor essenzieller Schritt, sobald die Tumorgröße eine alleinige Ernährung durch Diffusion nicht mehr erlaubt.

Tumordedifferenzierung

Ausdifferenzierte Tumorzellen proliferieren weniger und gehen öfter durch Apoptose zugrunde. Deswegen erzeugt der Tumor eigene Wachstumsimpulse und entwickelt eine Resistenz gegen Antiwachstumssignale des Wirtskörpers.

Invasion des Umgebungsgewebes

Die Invasion beinhaltet die Auflösung des Zell-Zell-Zusammenhalts und die enzymatische Zerstörung und Wegbahnung durch die umgebende extrazelluläre Matrix und durch Nachbargewebe. Dazu bedarf es einer Änderung des Profils der Adhäsionsproteine an der Oberfläche, des Profils der Matrix-Rezeptorproteine und der Sekretion von Kollagenasen, Gelatinasen und Metalloproteinasen, die der Tumorzelle den Weg durch das Gewebe „frei schneiden".

Teilungsfähigkeit

Wichtig für die Tumorprogression ist die unendliche Teilungsfähigkeit („Unsterblichkeit") der Zellen, zum Beispiel durch Telomerasen. Diese verhindern den Verlust von endständiger DNA bei der Zellteilung.

Metastasierung

Streuung maligner Tumoren in Organe, die nicht vom Primärtumor befallen sind. Bei der Lunge werden darunter auch Tumorabsiedelungen in einem kontralateralen Lungenlappen verstanden. Die wesentlichen **Metastasierungswege** sind: **lymphogen**: via Lymphgefäße in die Lymphknoten; **hämatogen**: via Blutgefäße in andere Organe; **kavitär**: via seröse Höhlen wie Pleura, Peritoneum, Liquorräume als Abtropfmetastasen. Bei der hämatogenen Metastasierung wird entsprechend den den Primärtumor drainierenden Gefäße zwischen Cavatyp (V. cava), Pfortadertyp (V. portae), Lungentyp (Vv. pulmonales) und vertebralvenösem Typ unterschieden (➤ Abb. 14.5).

Voraussetzungen für eine erfolgreiche Metastasierung sind für die Tumorzelle: Invasion in Lymphe, Blut oder Körperhöhlen → Überstehen der Passage durch Blut oder Lymphe → Austritt aus den Metastasierungswegen und Anwachsen im Zielgewebe.

Einige Tumoren metastasieren präferenziell in bestimmte Organe (Organpräferenz). Dies wird durch die Oberflächenrezeptoren der Tumorzellen und der Endothelzellen des Zielgewebes bestimmt. Eine Sonderform der Metastasierung stellen sogenannte Impfmetastasen dar, die durch iatrogene Tu-

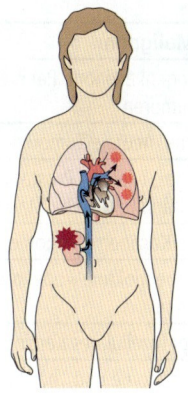
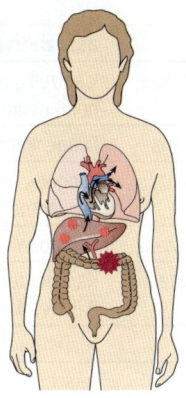
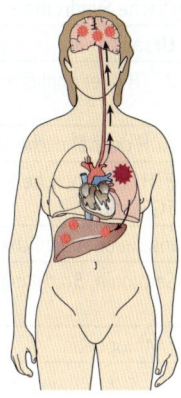
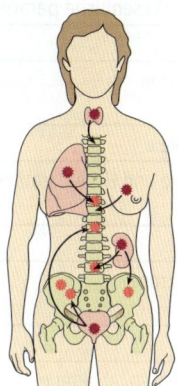

Cavatyp
Primarius:
- unteres Rektum
- Kopf-Hals-Bereich
- Schilddrüse
- Niere
- Leber
- Knochen

Pfortadertyp
Primarius:
- Magen-Darm
- Pankreas
- Milz

Lungentyp
Primarius:
- Lunge

Vertebralvenentyp
Primarius:
- Prostata
- Schilddrüse
- Niere
- Mamma

Abb. 14.5 Metastasierungswege. [L106]

morzellverschleppung bei Biopsien oder chirurgischen Eingriffen entstehen können.

MERKE
Der Nachweis einer Lymphangiosis carcinomatosa oder Haemangiosis carcinomatosa im Tumorpräparat ist ein prognostisch ungünstiger Faktor: Er zeigt die Potenz des Tumors für wenigstens den ersten Schritt zu einer erfolgreichen Metastasierung.

14.6.5 Tumorkomplikationen

Tumoren können sowohl **lokal als auch systemisch** Komplikationen verursachen. **Lokale** Funktionsstörungen von Organen entstehen durch Kompression, Stenosen, Nekrosen, Embolien, Hämorrhagien, Fisteln oder mechanische Instabilität. **Systemische** Komplikationen umfassen tumorale Hormonproduktion, Tumorkachexie (multifaktoriell bedingte Auszehrung und körperlicher Verfall), Tumoranämie (z. B. durch Blutungen) und Paraneoplasien (➤ Tab. 14.13).

14.6.6 Tumormarker

Tumoren produzieren und sezernieren zahlreiche **Proteine**, die meist im Serum nachgewiesen werden können (➤ Tab. 14.14). Diese Tumormarker können im Rahmen von **postoperativen Tumorverlaufskontrollen**, z. B. PSA beim Prostatakarzinom oder LDH beim Seminom, genutzt und auch meist immunhistologisch nachgewiesen werden. **Tumorscreening**-Untersuchungen mit Tumormarkern sind in der Regel nicht sinnvoll, da sie eine **geringen Spezifität** aufweisen. Sie können nicht nur bei Malignomen, sondern auch bei Entzündungen oder benignen Tumoren erhöht sein (z. B. PSA).

14.6.7 TNM-Klassifikation

Die Klassifikation der Internationalen Union gegen Krebs (UICC) dient der Stadieneinteilung (Stadium 0–IV), nachfolgenden Prognoseabschätzung und Therapieplanung bei soliden Tumoren.
TNM-Komponenten sind:
- **Ausbreitung des Primärtumors: T**
- **Lymphknotenstatus: N**

Tab. 14.13 Wesentliche paraneoplastische Syndrome.

Syndrom	Ursache	assoziiertes Malignom
Cushing-Syndrom	ACTH oder ähnliche Substanz	kleinzelliges Lungenkarzinom, Pankreaskarzinom, neurale Tumoren
Hyponatriämie	ADH oder ähnliche Substanz	Lungenkarzinome, neurale Tumoren
Hyperkalzämie und Hyperparathyreoidismus	PTH oder ähnliche Substanz, TGF-α, TNF	Lungen-, Mamma-, Nieren-, Prostata-, Ovarialkarzinome und hämatologische Malignome
Hypoglykämie	Insulin oder ähnliche Substanz	hepatozelluläres Karzinom, Sarkome
Karzinoidsyndrom	Serotonin, Bradykinin, Histamin	Karzinoide, neuroendokrine Appendix- und Pankreaskarzinome
Polyzythämie	Erythropoetin	Nieren- und hepatozelluläres Karzinom
Venenthrombosen, abakterielle Endokarditiden, Anämien, leukämoide Zustände	im Einzelnen unklar	verschiedene Karzinome und Thymome
Myasthenia gravis	Acetylcholinesterase-Antikörper	Thymome
Myasthenie (Lambert-Eaton)	vermutlich immunologisch	Lungenkarzinom

Tab. 14.14 Wesentliche Tumormarker.

Tumormarker	assoziiertes Malignom
α-Fetoprotein, AFP	hepatozelluläres Karzinom, Dottersacktumor
karzinoembryonales Antigen (CEA)	Gastrointestinal-, Pankreas-, Lungen- und Mammakarzinome
humanes Choriongonadotropin (HCG)	Trophoblastenneoplasien, Keimzelltumoren
Kalzitonin	medulläres Schilddrüsenkarzinom
Katecholamine und Vanillinmandelsäure	Phäochromozytom
neuronenspezifische Enolase (NSE)	Neuroblastom und kleinzelliges Bronchialkarzinom
Thyreoglobulin	Schilddrüsenkarzinome
Immunglobulin	Plasmozytom
prostataspezifisches Antigen (PSA)	Prostatakarzinom
Kohlenhydrat-Antigen 125 (CA-125)	Ovarialkarzinome
Kohlenhydrat-Antigen 19.9 (CA-19.9)	Pankreas-, Gallenblasen-, Magen- und Leberkarzinome
Kohlenhydrat-Antigen 72.4 (CA-72.4)	Magen-, Ovarial- und Lungenkarzinome
Kohlenhydrat-Antigen 15.3 (CA-15.3)	Mammakarzinome

- **Fernmetastasierung:** M (metastasierte Tumoren haben immer ein Stadium IV).

Präfixe der TNM-Hauptkomponenten klinisch: c, pathologisch: p, autoptisch: a, Rezidiv: r, nach neoadjuvanter Therapie: y. Mit pT, pN und pM sind entsprechend die pathologisch bestimmten Komponenten gemeint.

Weitere Angaben der TNM

Tumorgradierung (G): GX: Differenzierungsgrad kann nicht bestimmt werden, G1: gut differenziert, G2: mäßig differenziert, G3: schlecht differenziert, G4: undifferenziert (oft auch unter G3 genannt).

Gefäßinvasion durch den Tumor: Lymphgefäßinvasion: L, Blutgefäßinvasion: V.

Residualtumorstatus: RX: Vorhandensein von Residualtumor kann nicht beurteilt werden, R0: kein Residualtumor, R1: mikroskopischer Residualtumor, R2: makroskopischer Residualtumor.

Da der Pathologe anhand des eingesandten Tumorpräparats selten weitere Tumormanifestationen im Körper des Patienten ausschließen kann, wird oft pragmatisch der R-Status als **Resektionsrand-Status** codiert: R0: Primärtumor im Gesunden entfernt, R1: Tumor mikroskopisch am Resektionsrand, R2: Tumor makroskopisch am Resektionsrand.

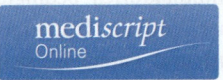

Und jetzt üben mit den passenden IMPP-Fragen: http://www.mediscript-online.de/Fragen/ KiaAngstwurm_Kap14 (Anleitung s. Buchdeckel-Innenseite).

KAPITEL 15

Henrik Holtmann

Hygiene

15.1	**Allgemeine Hygiene und Epidemiologie** 1041	15.3.3	Grundlagen der allgemeinen Krankenhaushygiene 1051
15.1.1	Allgemeine Hygiene 1041	15.3.4	Grundlagen der Operationshygiene 1052
15.1.2	Infektionsepidemiologie 1042		
15.2	**Desinfektion, Sterilisation, Aufbereitung von Medizinprodukten** 1044	15.4	**Lebensmittelhygiene** 1053
		15.4.1	Lebensmittelbedingte Infektionen und Intoxikationen 1053
15.2.1	Desinfektion 1044	15.4.2	Prävention 1054
15.2.2	Sterilisation 1046	15.4.3	Normative Grundlagen der Lebensmittelhygiene 1054
15.2.3	Aufbereitung von Medizinprodukten 1047		
15.3	**Krankenhaushygiene** 1047	15.5	**Umwelthygiene** 1055
15.3.1	Wichtige nosokomiale Infektionen ..1047	15.5.1	Grundlagen der Trink- und Abwasserhygiene 1055
15.3.2	Hygienische Aspekte ausgewählter Erreger 1050	15.5.2	Badewasserhygiene 1056
		15.5.3	Lufthygiene 1056

15 Hygiene

> **Prüfungsschwerpunkte**
>
> +++ Krankenhaushygiene (nosokomiale Infektionen und deren Erreger, Prävention und Infektionsketten nosokomialer Infektionen)
>
> ++ Wasserhygiene (Trinkwasserhygiene, Hygiene der gewerblichen und öffentlichen Schwimm- und Badeeinrichtungen, Abwasserhygiene), Lufthygiene (atmosphärisch bedingte Einflüsse auf die Gesundheit, gesundheitliche Schäden durch Luftverunreinigungen), Verhütung und Bekämpfung von Infektionen und Kontaminationen (Verfahren und Maßnahmen)
>
> + Allgemeine Hygiene (Grundlagen der Hygiene, der Ernährung und der Nahrung; Beurteilung der Grundlebensmittel und daraus hergestellter Produkte; Verhütung gesundheitlicher Schäden durch Lebensmittel), Sozialhygiene (Prävention und sozialhygienische Faktoren bei Volkskrankheiten)

15.1 Allgemeine Hygiene und Epidemiologie

15.1.1 Allgemeine Hygiene

Im Gegensatz zu vielen anderen Disziplinen der Medizin, die sich mit der Diagnostik und Therapie von Infektionskrankheiten befassen (z. B. Innere Medizin), beschäftigt sich die Hygiene mit der **Prävention von Infektionskrankheiten**. Während in der Dritten Welt bis zu 40 % der Todesfälle auf Infektionskrankheiten zurückzuführen sind, liegt die Mortalität an Infektionskrankheiten hierzulande bei nur knapp 1 %. Das ist u. a. eine Folge der umgesetzten hygienischen Maßnahmen.

Aufgaben der Hygiene

- adäquate Gesundheitserziehung: Diese ebnet den Weg in ein hygienisches Denken und Handeln.
- **Epidemiologie**, die sich mit der Inzidenz und Prävalenz häufiger Krankheiten in Bevölkerungsgruppen zu bestimmten Zeiträumen beschäftigt. Ein großer Teilbereich innerhalb der Epidemiologie ist die **Seuchenlehre** (**Infektionsepidemiologie**, > 15.1.2).
- Schutzimpfungen als wichtige präventive Maßnahmen: Sie werden im Kapitel Infektiologie vorgestellt (> 12.1.4).
- Krankenhaushygiene, die sich v. a. mit dem Auftreten nosokomialer Infektionen beschäftigt (> 15.3).
- **Lebensmittelhygiene** (s. u.): Als Teilbereich der sog. Individualhygiene ist sie ein wesentlicher Faktor für Gesundheit und ein langes Leben (> 15.4).
- **Umwelthygiene**: Sie beschäftigt sich mit den Menschen gefährdenden biologischen, chemischen und physikalischen Einflüssen. Als wichtige Bereiche werden in > 15.5 Grundsätze der Trink-, Abwasser-, Badewasser- und Lufthygiene besprochen.
- Die **Sozialhygiene**, bei der Wechselwirkungen von Gesundheit und sozialem Umfeld untersucht werden. Sie ist eng mit der Sozialmedizin verzahnt.
- Die **Umsetzung des Infektionsschutzgesetzes** (IfSG): Das am 1.1.2001 in Kraft getretene Gesetz dient der Verhinderung der Verbreitung von übertragbaren Krankheiten (Näheres hierzu www.rki.de). Um diesem Ziel gerecht zu werden, beschäftigt sich ein wesentlicher Teil des Gesetzes mit dem Meldewesen und ein weiterer mit dem Umgang mit infektiösen Materialien und Menschen:

Tab. 15.1 Meldepflichtige Erkrankungen (nach § 6 IfSG, mit Meldung an das Gesundheitsamt).

Meldepflicht bei:	Meldung von:
Verdacht, Erkrankung und Tod	akute Virushepatitis (Hepatitiden A, B, C, D, E), aviäre Influenza („Vogelgrippe"), Botulismus, Cholera, Diphtherie, enteropathisches hämolytisch-urämisches Syndrom (eHUS), Masern, Meningokokkenmeningitis und -sepsis, Milzbrand, Paratyphus, Pest, Poliomyelitis (der Verdacht besteht bei jeder akuten schlaffen Lähmung – außer sie ist traumatisch bedingt), Tollwut, Typhus, übertragbare humane spongiforme Enzephalopathie (BSE, CJK), virusbedingtes hämorrhagisches Fieber
Verdacht und Erkrankung	akute infektiöse Gastroenteritis oder mikrobiell bedingte Lebensmittelvergiftung (bei Personen, die eine Tätigkeit in einem lebensmittelverarbeitenden Betrieb arbeiten), ≥ 2 gleichzeitig auftretende Erkrankungen mit vermutlich gleichem infektiösen Auslöser mit der Gefahr der Epidemieauslösung/Gefahr für die Allgemeinheit (sofern der vermutete/wahrscheinliche Erreger nicht in § 7 IfSG gelistet ist)
Erkrankung und Tod	behandlungsbedürftige Tuberkulose (auch ohne bakteriologischen Erregernachweis); Ablehnung/Abbrechen einer Tuberkulosebehandlung
Verletzung eines Menschen durch ein Wildtier oder bloßes Berühren eines solchen Tiers	tollwutverdächtiges, -krankes Tier oder der Kadaver eines solchen Tiers

Tab. 15.2 Meldepflichtige (Labor-)Nachweise bestimmter Erreger (nach § 7 IfSG, mit Meldung an das Gesundheitsamt, in Sonderfällen [z. B. HIV] RKI).

Meldepflicht bei:	Meldung von:
namentlicher direkter/indirekter Nachweis eines Krankheitserregers bei akuter Infektion	• Adenoviren (nur im Konjunktivalabstrich), *B. anthracis*, *B. recurrentis*, *Brucella* sp., *C. psittaci*, *Cl. botulinum* und Botulinumtoxinnachweis, *Cryptosporidium parvum*, darmpathogene *Campylobacter* sp., Ebolavirus, EHEC, *E. coli* (alle weiteren darmpathogenen Stämme), Erreger hämorrhagischen Fiebers (wenn nicht andernorts erwähnt), *Francisella tularensis*, FSME-Virus, Gelbfiebervirus, *G. lamblia*, *H. influenzae*, Hantaviren, Hepatitisviren (A–E), Influenzaviren, Lassavirus, *Legionella* sp., *L. interrogans*, *L. monocytogenes* (in Abstrichen von Neugeborenen sowie in Blut und Liquor), Marburg-Virus, Masernvirus, *M. africanum*, *M. leprae*, *M. tuberculis* spp. *bovis et hominis*, *N. meningitidis* (bei Nachweis aus Blut, hämorrhagischen Hautinfiltraten und Liquor), Noroviren (bei Virusnachweis im Stuhl), Poliovirus, Rabiesvirus, *R. prowazekii*, *Salmonella* sp., *Shigella* sp., *St. aureus* (bei Nachweis in Blut und Liquor), toxinbildendes *C. diphtheriae*, *Trichinella spiralis*, *V. cholerae* (nur O 1 und O 139), *Y. entercolitica et pestis* • ≥ 2 gleichzeitig auftretende und durch denselben infektiösen Auslöser verursachte Infektionen mit der Gefahr der Epidemieauslösung/Gefahr für die Allgemeinheit (sofern nicht schon durch § 6 IfSG erfasst)
nichtnamentlicher direkter/indirekter Nachweis eines Krankheitserregers bei akuter Infektion	*Echinococcus* sp., HI-Viren, *Plasmodia* sp., Rubellavirus (nur bei Neugeboreneninfektionen), *T. gondii* (nur bei Neugeboreneninfektion), *T. pallidum*

- Für unter **§ 6 IfSG** genannte Krankheitserreger besteht durch den Arzt eine namentliche Meldepflicht innerhalb von 24 h bei Verdacht, Erkrankung und Tod. Sie erfolgt an das Gesundheitsamt. Nach dem gleichen Gesetz existiert auch eine Meldepflicht für gehäuft auftretende nosokomiale Infektionen, dann aber nicht namentlich (➤ Tab. 15.1).
- Alle unter **§ 7 IfSG** gelisteten Krankheitserreger und alle gehäuft auftretenden Erreger müssen durch das zuständige Labor gemeldet werden. Meist erfolgt sie namentlich an die Gesundheitsämter, seltener nichtnamentlich bei bestimmten Erregern (z. B. HIV) an das **RKI (Robert Koch Institut**, ➤ Tab. 15.2).
- In **§ 30 IfSG** sind der Begriff der Quarantäne und die Quarantänekrankheiten festgelegt. Cholera, Gelbfieber und Pest (und früher die Pocken) gelten als Quarantänekrankheiten. Nach diesem Paragrafen kann eine erkrankte Person ohne richterlichen Beschluss, aber auf Anraten des zuständigen Amtsarztes zwangsweise abgesondert werden.
- Nach **§ 44 IfSG** bedarf der Umgang mit pathogenem Material (z. B. mit pathogenen Keimen belastetes Blut) einer behördlichen Genehmigung.

15.1.2 Infektionsepidemiologie

Definitionen

Wichtige allgemeine Begriffsbestimmungen:
- **Inkubationszeit:** ➤ 12.1.2
- **Inzidenz** und **Prävalenz**: Die Inzidenz umfasst die Zahl der Neuerkrankten in einem bestimmten Zeitraum, die Prävalenz die Zahl der Erkrankten in einem bestimmten Zeitraum oder zu einem bestimmten Zeitpunkt (**Punktprävalenz**). Häufig werden Inzidenz und Prävalenz auf ein bestimmtes Bevölkerungskollektiv umgerechnet (z. B. auf 100.000).
- **Morbidität** und **Mortalität**: Die Morbidität bezeichnet die Anzahl der an einer bestimmten Erkrankung leidenden Personen über einen festgelegten Zeitraum (z. B. 1 Jahr), bezogen auf ein bestimmtes Bevölkerungskollektiv (z. B. 10.000 oder 100.000). Die Mortalität gibt an, wie viele Menschen an einer Erkrankung zu einem be-

stimmten Zeitraum versterben. Bezogen wird sie zumeist auf die Gesamtbevölkerung.
- **Letalität**: Maß für die an einer bestimmten Erkrankung Verstorbenen, bezogen auf die Gesamtzahl aller Erkrankten zu einem bestimmten Zeitraum; meist als **prozentuale Sterberate** angegeben
- **Kontagiosität (Infektiosität)**: Ansteckungsfähigkeit für einen bestimmten Keim (Maß: manifest Erkrankte/inapparent Infizierte)
- **Manifestationsindex**: Zahl der an einer bestimmten Infektionskrankheit Leidenden im Verhältnis zu allen mit der Krankheit Infizierten
- **Präpatenz**: Zeit zwischen Infektion und dem Auftreten erster Geschlechtsprodukte der Erreger (z. B. Wurmeier)

Wichtige Definitionen der Seuchenlehre sind:
- **Ausbruch**: Zunahme von Krankheitsfällen über die örtliche und zeitliche Norm hinaus mit vermuteter gemeinsamer infektiologischer Ursache
- **Cluster**: örtliche und zeitliche Häufung von Infektionen
- **Endemie**: örtlich begrenztes, aber zeitlich unbegrenztes Auftreten einer Infektionskrankheit
- **Epidemie**: örtlich und zeitlich begrenztes Auftreten einer Infektionskrankheit. Man unterscheidet weiter:
  - **Explosivepidemie**: Diese Form der Epidemie tritt zur selben Zeit bei einem großen Teil der Bevölkerung (quasi explosionsartig) auf.
  - **Tardivepidemie**: Die Epidemie beginnt zunächst schleichend.
- **Pandemie**: eine weltweit auftretende, aber zeitlich begrenzte Infektionskrankheit
- **sporadisches Auftreten**: Es finden sich vereinzelte Fälle einer Infektionskrankheit.

Des Weiteren kann man infektionsepidemiologisch Seuchen unterscheiden nach:
- **Extensität**: Zahl der erkrankten Menschen (Quantität)
- **Intensität**: Anzahl der Erkrankten, die an einer Erkrankung versterben
- **jahreszeitliche (perenniale) Schwankungen**: Gewisse Seuchen treten zu bestimmten Jahreszeiten gehäuft auf (gilt z. B. für die Grippe oder die FSME).
- **säkulare Schwankungen**: Im Verlauf von Jahrhunderten und unter bestimmten klimatischen Bedingungen treten Seuchen mal häufiger und mal seltener auf.

Erregerreservoire

- **unbelebte Umwelt**: z. B. Erde, Staub und Luft. Die Mehrzahl der hier anzutreffenden Erreger ist allerdings apathogen.
- **Nahrungsmittel** (und damit auch Trinkwasser): Mikroorganismen finden sich hier z. B. aufgrund fäkal-oraler oder tierischer Kontamination.
- **in und auf Tieren**: Werden Infektionserreger vom Tier auf den Menschen übertragen, so bezeichnet man diesen Sachverhalt als **Anthropozoonose**.
- **in und auf dem Menschen**: Beim Menschen als Infektionsquelle unterscheidet man:
  - **gesunde Keimträger**: Der Keimträger erkrankt trotz Kolonisation selbst nicht, kann die Keime aber übertragen.
  - **Dauerausscheider**: Nach durchgemachter Erkrankung werden weiterhin lebens- und infektionsfähige obligat pathogene Keime in die Umwelt ausgeschieden. Prominenteste Beispiele sind Salmonellendauerausscheider.
  - **erkrankte Menschen**: Während der Inkubationsphase, der manifesten Erkrankung oder manchmal auch nach der Rekonvaleszenz kommt es zu einer Keimübertragung.

Übertragungswege

- **endogene Infektionen**: Unter besonderen Bedingungen (z. B. einer Immunschwäche oder einer Verlagerung der Keime an untypische Körperbereiche) kommt es zu einer Infektion durch die körpereigene Flora.
- **direkte Übertragung** durch **Kontakt- oder Schmierinfektion** (z. B. beim Geschlechtsverkehr oder durch kontaminierte Hände oder andere Körperteile). Prävention der Schmierinfektion: Kondome benutzen, Hände waschen und desinfizieren etc.
- **indirekte Übertragung** über:
  - die Luft (erregerhaltige Aerosole und Staubpartikel), unbelebte kontaminierte Gegenstände und verunreinigte Lebensmittel (einschließlich Trinkwasser),
  - belebte Vektoren. Das sind in der Mehrzahl Arthropoden wie Flöhe, Läuse, Wanzen und Zecken.

Infektionswege

Übertragung von der Quelle einer Infektion hin zu dem sich nun Infizierenden. Man kennt:
- **homogene Infektionswege**: Quellen und Ziele der Infektion sind nur Wirbeltiere (einschließlich des Menschen).
- **heterogene Infektionswege**: Am Infektionsweg sind auch Insekten und Spinnentiere (z. B. Zecken) beteiligt.

Infektionskette

Der Begriff beschreibt die Übertragung von Patient zu Patient. Folgende zwei Zustände werden unterschieden:
- **homonome Infektionskette**: Nur Menschen sind betroffen.
- **heteronome Infektionskette**: Neben Menschen sind auch Tiere von der Infektionskrankheit betroffen.

Aus der Zusammenschau aus Infektionsweg und -kette lassen sich vier Situationen definieren:
- **homogen-homonome Infektionskette**: Übertragung einer nur beim Menschen auftretenden Infektionskrankheit nur von Mensch zu Mensch (gilt z. B. für alle sexuell übertragbaren Krankheiten)
- **homogen-heteronome Infektionskette**: direkte Übertragung von Tier zu Mensch und Auftreten der Krankheit bei Tier und Mensch (z. B. Tollwut: Übertragung auf den Menschen durch den Biss infizierter Füchse oder Hunde)
- **heterogen-homonome Infektionskette**: Übertragung von Mensch zu Mensch indirekt über einen unbelebten Vektor (z. B. die Malaria über die *Anopheles*-Mücke)
- **heterogen-heteronome Infektionskette**: Übertragung von Tier zu Mensch über einen lebenden Vektor (z. B. die Pest über den Rattenfloh)

Wichtigste präventive Maßnahme gegen Epidemien ist die Unterbrechung von Infektionsketten durch hygienische Maßnahmen.

15.2 Desinfektion, Sterilisation, Aufbereitung von Medizinprodukten

Asepsis bezeichnet alle Maßnahmen zur Verhinderung der mikrobiellen Kontamination (**Sterilisation**), **Antisepsis** die Reduktion pathogener Erreger (**Desinfektion**). Davon abzugrenzen sind die nachfolgend nicht näher erläuterten Begriffe **Entwesung** (Vernichtung von Ungeziefer) und **Konservierung** (Vermeidung mikrobiellen Verderbs bei Lebensmitteln und Pharmazeutika).

15.2.1 Desinfektion

Desinfektion bedeutet die Inaktivierung pathogener Mikroorganismen und beinhaltet eine Keimzahlreduktion um den Faktor 10^5, sodass praktisch keine Infektionsgefahr mehr besteht. In Anlehnung an die Resistenzstufen von Mikroorganismen (> Tab. 15.5) werden bei den Desinfektionsmitteln verschiedene Wirkungsbereiche unterschieden (> Tab. 15.3).

Man unterscheidet zwischen physikalischen und chemischen Desinfektionsmittel und Verfahren.

Bei **behördlich angeordneten Entseuchungen** müssen vom RKI gelistete Desinfektionsmittel und Verfahren zur Anwendung kommen (die vom RKI gelisteten Mittel finden sich unter www.rki.de). In allen anderen Fällen, insbesondere bei **prophylaktischen Desinfektionsmaßnahmen,** sollten von der **VAH** (**Verbund für angewandte Hygiene**, www.vah-online.de) gelistete Präparate verwendet wer-

Tab. 15.3 Wirkungsbereiche der Desinfektionsmittel.

Wirkungs-bereich	erfasstes Erregerspektrum
A	vegetative Bakterien- und Pilzformen, Pilzsporen
B	Gruppe A + Inaktivierung von Viren
C	Gruppe B + Inaktivierung von *B. anthracis* (Milzbranderreger)
D	Gruppe C + Inaktivierung von *C. perfringens* (Gasbranderreger)

den. Dabei handelt es sich um nach den Richtlinien der **DGHM (Deutsche Gesellschaft für Hygiene und Mikrobiologie)** bewertete und geprüfte Mittel. Es besteht keine Verpflichtung für den Einsatz der VAH-Mittel. Verwendet man jedoch andere Präparate, müssen sie gewissen Grundanforderungen genügen (z. B. Zulassung durch das **Bundesinstitut für Arzneimittel und Medizinprodukte [BfArM]** beim Einsatz am Menschen oder dem **Medizinproduktegesetz** bei Instrumentendesinfektionsmitteln).

In der Medizin spielen v. a. chemische Desinfektionsmittel eine Rolle. Bei ihnen ist gefordert:
- breites Wirkspektrum
- kurze Einwirkzeit
- gute Haut-, Schleimhaut- und Materialverträglichkeit
- gute Praktikabilität und Umweltverträglichkeit
- langsame Neubesiedlungsremanenz
- kein Aktivitätsverlust durch Seifen und Eiweiße

Chemische Desinfektionsmittel wirken wie folgt:
- durch Interaktion mit DNA und RNA
- mittels Proteindenaturierung und Enzymblockade
- durch Zerstörung der Zellmembran

Im Gegensatz zu Antibiotika haben chemische Desinfektionsmittel **immer** multiple Wirkmechanismen (s. o.) und greifen an mehreren Zielen an. Sie sind im Überschuss einsetzbar, und es gibt kaum Resistenzen gegen sie (➤ Tab. 15.4).

Medizinisch eher unbedeutende thermische Desinfektionsverfahren, die bestenfalls die Wirkungsbereiche A, B und C (➤ Tab. 15.3) erreichen können, umfassen:

- **Pasteurisation**: Bei Temperaturen unter 100 °C werden thermolabile Flüssigkeiten wie Blutkonserven oder Milch aufbereitet und dabei insbesondere vegetative Bakterienformen inaktiviert.
- **Dampfdesinfektion**: Matratzen, Geschirr und Wäsche werden bei gesättigtem Wasserdampf und Temperaturen um 100 °C desinfiziert.

Selten werden chemische und thermische Verfahren kombiniert (z. B. Aldehyde oder Phenole bei 50 °C für Matratzen, Geschirr und Wäsche).

Händedesinfektion

Die Händedesinfektion, sowohl die hygienische als auch die chirurgische, erfolgt meist mit einem alkoholischen Desinfektionsmittel. Zum Einsatz kommt entweder **60- bis 80-prozentiges Ethanol** oder **50- bis 70-prozentiges Propanol**, seltener dagegen die Iodverbindung **Polyvinylpyrrolidon**.

Hygienische Händedesinfektion Reduziert die transiente (vorübergehende) Hautflora. Es wird mit einer Mindesteinwirkzeit von 30 s desinfiziert (und erst dann ggf. gewaschen). Sie tötet keine Parasiten oder Bakteriensporen. Hier müssen die Hände zusätzlich gewaschen werden, um sie von diesen zu befreien. Bei HAV, HBV, Rotaviren, Adenoviren, Noroviren und *M. tuberculosis* muss das Desinfektionsmittel ggf. länger einwirken, oder es sind spezielle Mittel zu verwenden (z. B. Sterilium Virugard®). Die hygienische Händedesinfektion muss vor und nach jeder Patientenversorgung eingesetzt werden.

Tab. 15.4 Chemische Desinfektionsmittel (bevorzugte Einsatzbereiche sind fett hervorgehoben).

Substanzgruppe	Einsatzbereich	Wirklücke	Hautverträglichkeit
Alkohole (Ethanol, n-Propanol, Isopropylalkohol)	**Haut**, Hände, kleine Flächen	Sporen, unbehüllte Viren	gut
Aldehyde	Instrumente, **Flächen**, Raumluft, **Gewebefixierung**	keine (v. a. gut gegen unbehüllte Viren wirksam)	Allergien, Irritation von Haut und Schleimhäuten (letzteres z. B. durch Inhalation)
Phenole	Ausscheidungen, **Flächen**, Instrumente, Wäsche	Sporen, unbehüllte Viren	mäßig
Chlor und Chlorverbindungen	**Wasser**, Flächen, Wäsche, Ausscheidungen	keine	gering
Iodophore	**Haut**, Schleimhäute	Sporen, unbehüllte Viren	gut

Chirurgische Händedesinfektion Auch sie wird mit einem alkoholischen Desinfektionsmittel durchgeführt und dient der Reduktion der transienten und z. T. auch der residenten (dauerhaft vorhandenen) Hautflora. Erst werden die Hände gründlich gewaschen und ggf. mit einer Bürste mechanisch gereinigt und dann ca. 3 min desinfiziert: zunächst 1 min hinauf bis zum Ellbogen, dann 1 min bis zur Unterarmmitte und schließlich 1 min nur noch die Hand (Einsatz: vor Operationen).

15.2.2 Sterilisation

Sie dient der Abtötung oder Entfernung aller lebens- und vermehrungsfähiger Vegetativ- und Dauerformen von apathogenen und pathogenen Mikroorganismen. Es wird mindestens eine Keimzahlreduktion um den Faktor 10^6 gefordert.

Verfahren

Mikrobenentfernung mittels Filtration Man unterscheidet Membranfilter, die Bakterien und große Viren entfernen, von Tiefen- und Ultrafeinfiltern, die auch kleine Viren abfiltrieren können.

Chemische Sterilisation Zum Einsatz kommen das giftige und durch Proteindenaturierung wirkende **Ethylenoxid** und das für die Sterilisation thermolabiler Gegenstände geeignete **Formaldehydgas**. Beide Stoffe haben Nachteile: Ethylenoxid hat eine extrem lange **Desorptionszeit** (Entlüftungszeit); reizt die Atemwege (bis hin zur Entstehung eines Lungenödems) und ist karzinogen. Das Formaldehydgas wirkt allergen und reizt die Haut und Schleimhäute (insbesondere die der Atemwege).

Plasmasterilisation Bei 44 °C und Trockenheit wird in einem hoch energetischen Feld Wasser in die Plasmaphase überführt. Dabei entstehen Hydroperoxidradikale, die zur Sterilisation thermolabiler Materialien (z. B. Papier oder Zellstoff) eingesetzt werden.

Thermische Sterilisation Man unterscheidet zwischen der Heißluftsterilisation und der Sterilisation mit feuchter Luft (**Autoklavieren**). Bei beiden Verfahren gibt es vier Arbeitsschritte: Erwärmungszeit bis zum Erreichen der Betriebstemperatur, Ausgleichzeit bis zum Erreichen der Solltemperatur im Kern des Sterilguts, Einwirkzeit und Kühlzeit. Ausgleich- und Einwirkzeit werden gemeinsam als Sterilisierzeit bezeichnet.

- **Heißluftsterilisation**: Bei trockener Hitze von 180 °C über 30 min oder 200 °C über 10 min können z. B. Metalle oder Porzellan, aber kein Gummi oder Lebensmittel sterilisiert werden.
- **Autoklavieren**: Da gesättigter Wasserdampf zu einer Verbesserung der Wärmeleitfähigkeit führt, kann kürzer und bei geringerer Temperatur sterilisiert werden. Um die erforderliche Sterilisationstemperatur für den Wasserdampf zu erreichen, wird er unter Überdruck gesetzt. Das wird mit einem Druckkessel (**Autoklaven**) erreicht. Da nicht jeder Keim gleichermaßen auf Wasserdampf reagiert, wurden bestimmte Resistenzstufen definiert (➤ Tab. 15.5). Eingesetzt wird dieses Verfahren für alle **feuchtigkeitsunempfindlichen hitzestabilen Materialien**.

Tab. 15.5 Resistenzstufen, dazugehörige Keime und Sterilisationsmaßnahmen.

Resistenzstufe	eingeschlossene Keime	Sterilisation bei
I	alle vegetativen Bakterien und alle Viren, alle Pilze und ihre Sporen und alle Protozoen, nicht jedoch Bakteriensporen	100 °C für wenige Sekunden bis Minuten
II	B.-anthracis-Sporen	100 °C für 5 min
III	anaerobe Sporenbildner	entweder bei 1 bar und 100 °C für 10 h oder 2 bar und 121 °C für 10–20 min oder 3 bar und 134 °C für 5 min
IV	thermophile (medizinisch irrelevante) Erdsporen	bei 3 bar und 134 °C für 30 min

Der Erfolg aller Verfahren soll regelmäßig mithilfe von Chemo-, Farb- und Thermoindikatoren sowie Sporenpäckchen kontrolliert werden. Anschließend wird das sterilisierte Material (**Sterilgut**) sicher vor einer **Rekontamination** verpackt.

MERKE

Ein **Sporenpäckchen** (**Sporenstreifen**) enthält Bazillen *(B. subtilis oder B. stearothermophilus).* Sie werden dem Sterilisationsvorgang beigefügt. Anschließend werden sie für 14 Tage bebrütet. Dann wird nachgesehen, ob doch etwas wachsen konnte (Sterilisierung nicht erfolgreich!).

15.2.3 Aufbereitung von Medizinprodukten

Innerhalb der Aufbereitung von Medizinprodukten werden folgende Schritte unterschieden:
- Reinigung
- Desinfektion
- (evtl.) Sterilisation

Reinigung und Desinfektion werden gemeinsam auch als **Dekontamination** bezeichnet. Die Sterilisation ist bei Einbringen der Produkte in primär keimfreie Körperareale, z. B. die Blutbahn, die Bauchhöhle und das Kniegelenk, erforderlich. Es werden **manuelle** (weniger standardisiert; Einsatz chemischer Desinfektionsmittel) und **maschinelle Aufbereitungsverfahren** (standardisiert; Einsatz thermischer Desinfektionsmittel) unterschieden.

15.3 Krankenhaushygiene

Hauptaufgabe der Krankenhaushygiene ist die Erkennung und Verhütung nosokomialer Infektionen. Sie gilt als wesentliches Instrument der Qualitätssicherung in der Medizin.

MERKE

Als nosokomial wird eine Infektion bezeichnet, die in einem zeitlichen Zusammenhang mit einer stationären (≥ 48 h nach Krankenhausaufnahme) medizinischen Aufgabe steht und nicht bereits vorher bestand (**§ 2 IfSG**).

In Deutschland finden sich rund 0,5–1 Mio. nosokomiale Infektionen pro Jahr. Das entspricht einem Anteil von ca. 3,5–5 % aller hospitalisierten Patienten. Auf Intensivstationen liegt die Prävalenz nosokomialer Infektionen an allen Patienten sogar bei bis zu 20 %. Schätzungen zufolge sterben in Deutschland zwischen 10.000 und 40.000 Menschen pro Jahr hieran. Aus allen nosokomialen Infektionen resultieren jährliche Folgekosten von ca. 1,5 Mrd. Euro in Deutschland. Knapp 30 % aller nosokomialen Infektionen sollen laut Schätzungen durch konsequente hygienische Maßnahmen zu verhindern sein (v. a. durch hygienische Händedesinfektionen). Risikopatienten für nosokomiale Infektionen sind v. a. Immunsupprimierte. Häufige Quellen für die Erreger der nosokomialen Infektionen sind:
- der Patient selbst
- Mitpatienten und das medizinische Personal
- patientennahe Umgebung, Instrumente, Medikamentenlösungen, das Wasser und die Luft im Krankenhaus

In knapp 70 % d. F. stammen die Erreger einer nosokomialen Infektion von der patienteneigenen Flora und in nur 30 % von außen.

Häufigste Hospitalkeime sind z. B. *St. aureus*, Enterokokken, *E. coli*-Spezies, *P. aeruginosa*, *Klebsiella*-Spezies und *Candida*-Spezies.

Die Übertragung wird häufig durch die besonderen Umstände einer Therapie im Krankenhaus gefördert:
- Unterbrechung von Haut- und Schleimhautbarriere: Wundinfektionen, Harnwegsinfekte durch Katheter (> 15.3.1)
- Immobilität mit der Folge von Pneumonien
- Verwendung von Implantaten oder Breitbandantibiotika mit nachfolgender Selektion hoch virulenter Stämme
- immunsupprimierende Therapien
- chronische Begleitkrankheiten mit entsprechender Schwächung des Immunsystems

15.3.1 Wichtige nosokomiale Infektionen

Harnwegsinfektionen (HWI)

Harnwegsinfektionen machen rund 30–40 % aller nosokomialen Infektionen aus. In etwa 10–20 % d. F.

ist ein Blasenverweilkatheter ursächlich. Präventive Maßnahmen:
- frühzeitige Entfernung eines indikationslosen Blasenverweilkatheters
- Intermittierende Einmalkatheterisierungen sind Langzeitkatheterisierungen vorzuziehen.
- Zunächst sollten eher Silikon- als Latexkatheter Verwendung finden.
- Begrenzung der Katheterliegedauer auf maximal 14 Tage
- Des Weiteren sollte vor und nach Manipulation am Kathetersystem eine hygienische Händedesinfektion erfolgen und ein geschlossenes Harnableitungssystem verwendet werden.
- Daneben muss die Katheterisierung streng aseptisch erfolgen.
- Die Indikationsstellung für den Katheter ist täglich neu zu prüfen, ein routinemäßiger Wechsel eines Katheters ist jedoch nicht vorgesehen und auch nicht sinnvoll.

Als **Kurzzeiterreger** finden sich häufig *E. coli*, Enterokokken, *P. aeruginosa*, *C. albicans*, Klebsiellen, Proteus etc. Häufige beobachtete **Langzeiterreger** sind Proteus und ebenfalls *E. coli*. Als Zeichen einer symptomatischen HWI müssen in der Urinkultur $\geq 10^5$ Kolonien/ml mit $\leq$ zwei Uropathogenen vorkommen, ansonsten muss dies als Kontamination der Kultur gewertet werden.

Nosokomiale Pneumonien

Machen ca. 15 % aller nosokomialen Infektionen aus. Grob kann man aus hygienisch-nosokomialer Sicht zwischen einer postoperativen und einer beatmungsassoziierten Pneumonie unterscheiden.

Die wesentlichen Risikofaktoren für die Ausbildung einer nosokomialen Pneumonie sind:
- schlechte Immunitätslage
- Alter < 1 und > 65 Jahre
- bestehende schwere Grunderkrankung
- vorbestehende Atemwegserkrankung
- invasive maschinelle Beatmung

Die wichtigsten Erreger nosokomialer Pneumonien sind *St. aureus*, *P. aeruginosa*, *E. coli*, Enterobacter, Klebsiellen, Legionellen und *C. albicans*. Hygienisch präventive Maßnahmen einer nosokomialen Pneumonie beinhalten:

- Zunächst einmal sind eine hygienische Händedesinfektion bei allen Manipulationen am Beatmungssystem und das Tragen von Einmalhandschuhen erforderlich.
- Des Weiteren sollte Kondenswasser aus dem Beatmungssystem entfernt und lediglich das Atemwegssystem passiv befeuchtet werden.
- Beim Umgang mit Medikamentenverneblern muss strikt aseptisch vorgegangen werden.
- Die Aufbereitung von Beatmungszubehör sollte thermisch erfolgen und das Material anschließend trocken gelagert werden.
- Neben basishygienischen Maßnahmen sollten am Patienten unterstützende Maßnahmen durchgeführt werden (Physiotherapie, Aufgabe des Rauchens, Beseitigung einer prädisponierenden Grunderkrankung, Optimierung des Ernährungszustands, Verringerung der Immunsuppression, regelmäßiges Abhusten, frühzeitiges Mobilisieren und auch Oberkörperhochlagerung [45°], wenn dies möglich ist).

Nosokomiale Wundinfektionen

Werden auch als **postoperative Wundinfektionen** oder **Operationsgebietsinfektionen** bezeichnet. Etwa 2–5 % aller Operierten sind davon betroffen. Die Einteilung erfolgt in:
- oberflächliche Infektionen
- tiefe Infektionen
- Infektionen von Räumen und Organen innerhalb des Organismus

Aus den postoperativen Wundinfektionen resultiert ein verlängerter Krankenhausaufenthalt, was neben der Gefahr für den Patienten (die Letalität liegt bei knapp 5 %) auch aus krankenhausökonomischer Sicht von Interesse ist (DRG!). Wichtigste Erreger nosokomialer Wundinfektionen sind: *St. aureus*, KNS, Enterokokken, Enterobakterien und *P. aeruginosa*. Um als nosokomiale Wundinfektion zu gelten, darf eine Infektion bis 30 Tage nach der Operation und bei liegender Endoprothese bis zu 1 Jahr nach der Operation auftreten.

Risikofaktoren für nosokomiale Wundinfektionen sind:
- hoher Kontaminationsgrad der Operationswunde

- lange Operationsdauer und eine schlechte/veraltete Operationstechnik
- schlechte Vaskularisation des Gewebes
- bestehende Infektion außerhalb des Operationsgebiets
- schweres Grundleiden des Patienten
- hohes Alter, Adipositas, Immunsuppression
- polytraumatisierte Patienten

Die Risikofaktoren summieren sich unter einem Risikoindex, der eine Zahl zwischen 0 und 3 annehmen kann. Folgende Faktoren werden zur Berechnung des Index herangezogen:
- Operationsdauer (eine Überschreitung der Dauer gleichartiger Operationen um mehr als 75 % gilt als gefährdend)
- Kontaminationsgrad von III oder IV (➤ 15.3.4)
- ASA-Score ≥ 3

Folgende präventive Maßnahmen zur Verhütung einer postoperativen Wundinfektion stehen zur Verfügung:
- Minimierung der lokalen Risikofaktoren (chirurgische Technik)
- **perioperative Antibiotikaprophylaxe** 30 bis 60 min vor der Operation als Einmalgabe, bei längerer Operationsdauer als zwei- bis dreimalige Gabe von Cephalosporinen der 1./2. Generation plus evtl. Metronidazol
- Verminderung der mikrobiellen Kontamination im Operationsgebiet

Nosokomiale Blutstrominfektion (Sepsis)

Etwa 60–70 % dieser Infektionen werden durch infizierte zentrale Venenkatheter (ZVK) verursacht. Das höchste Risiko besteht für einen nicht getunnelten Katheter (Subklavia- und Jugulariskatheter). Pro Patient entstehen durch die nosokomiale Sepsis Kosten von bis zu 40.000 Euro. Des Weiteren erhöht sie die Sterblichkeit während des Krankenhausaufenthalts signifikant. Wichtigste Erreger nosokomialer Blutstrominfektionen sind in erster Linie koagulasenegative Staphylokokken, gefolgt von *St. aureus*, Enterokokken, Enterobakterien, *P. aeruginosa*, Corynebakterien und *C. albicans*. Folgende Ausgangspunkte einer Katheterinfektion sind möglich (➤ Abb. 15.1):
- extraluminal kontaminierte Katheterspitze

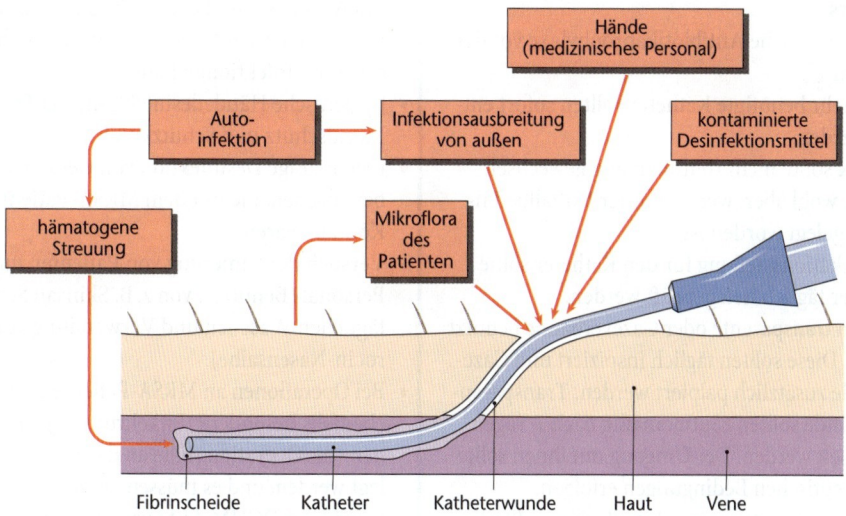

Abb. 15.1 Katheterinfektion. Ursachen und Präventionsmöglichkeiten. [R172]

- kontaminierte Infusionslösung
- kontaminierte Kathetereintrittsstelle
- Verbindungsstellen (Konnexionen) des Kathetersystems
- mikrobielle Hautflora
- Hände des medizinischen Personals
- Kontamination beim Einführen
- auf hämatogenem Wege

Die Infektion der Katheterspitze im Rahmen einer vermuteten oder bestätigten Sepsis kann sowohl mit der **Agar-Roll-Methode der Katheterspitze nach Maki** (> 15 KBE/Segment) als auch mit der **Differential-Time-to-Positivity-Methode** mittels **Blutkulturen** bei noch liegendem Katheter (hierzu werden aus einer peripheren Vene und aus dem betroffenen Zugang Blutkulturen genommen; Letztere müssen 1–1,5 h früher im Blutkulturautomaten positiv sein) nachgewiesen werden.

Zur Verhinderung von Blutstrominfektionen stehen folgende Maßnahmen zur Verfügung (> Abb. 15.1):
- Benutzung antimikrobieller Katheter (mit Chlorhexidin, Silbersulfadiazin, Minocyclin oder auch Rifampicin beschichtet)
- streng aseptisches Vorgehen bei der Anlage des Katheters
- keine systemische Antibiotikaprophylaxe vor der Insertion
- Nicht mehr benötigte Katheter sollten sofort entfernt werden.
- Ein ZVK sollte nicht routinemäßig gewechselt werden, wohl aber, wenn er unter Notfallbedingungen gelegt worden ist.
- Die Indikationsstellung für den Katheter sollte auch hier täglich neu geprüft werden.
- Es sollen transparente oder Gazeverbände benutzt werden. Diese sollten täglich inspiziert und Gazeverbände zusätzlich palpiert werden. Transparente Verbände sollten routinemäßig nach 7 Tagen gewechselt werden. Der Umgang mit ihnen sollte unter aseptischen Bedingungen erfolgen.
- Das Infusionssystem einer Lipidlösung sollte nach spätestens 24 h, das von Blut und Blutprodukten nach spätestens 6 h (unter Benutzung des **Standardfilters DIN 58360**) und das aller anderen Lösungen nach spätestens 72 h gewechselt werden.

15.3.2 Hygienische Aspekte ausgewählter Erreger

Nosokomiale Infektionen durch *Staphylococcus aureus*

Der Erreger *St. aureus* besiedelt vorwiegend die vordere Nasenhöhle des Menschen (20–35 % tragen den Erreger ständig, 30–70 % intermittierend, und nur 10–40 % tragen ihn nie). Er ist der häufigste und bedeutendste Erreger **nosokomialer Wundinfektionen** und **Pneumonien**. Von ganz besonderem Interesse ist der **methicillinresistente** *St. aureus* (**MRSA**), der ein verändertes Penicillin-bindendes Protein (PBP, PBP2a) exprimiert und folglich resistent gegen alle β-Lactam-Antibiotika ist. Der Umgang mit MRSA-Patienten birgt eine explizite Gefahr für Risikopatienten (Immunsupprimierte, Patienten mit chronisch venöser Insuffizienz etc.), bei denen sich aus der Kolonisation eine Infektion entwickeln kann (MRSA-Prävalenz in der Bevölkerung: 0,4 %, in Alten- und Pflegeheimen 2,4 % und im Krankenhaus ca. 25 %). Wichtige Hygienemaßnahmen sind:
- Isolierung des Patientenen
- Personal- und Patientenscreening zur Erfassung des Ausmaßes und der Infektionsquelle als Ultima Ratio, falls es trotz Isolationsmaßnahmen zu erneuten Infektionen kommt.
- hygienische Händedesinfektion, das Tragen von Mundschutz und Schutzkittel
- regelmäßige Desinfektion von Geräten und Arbeitsflächen, die mit dem MRSA-Patienten in Kontakt waren
- Versuch der Sanierung von Patienten und ggf. Personal (Benutzen von z. B. Skinsan Scrub® zum täglichen Waschen und Verwendung von Mupirocin-Nasensalbe)
- Bei Operationen an MRSA-Patienten müssen ebenfalls besondere Vorkehrungen getroffen werden (die Operation sollte an das Ende des Tags gelegt werden, und es müssen Desinfektionsmittel gemäß der DGHM-Liste verwendet werden, ein besonderer Operationssaal ist nicht erforderlich).
- Einmalartikel des Patienten sind gesondert zu entsorgen.
- Es müssen besondere Vorkehrungen beim Transport von MRSA-Trägern getroffen werden.

- Banal, aber wichtig: Viele der hier genannten Hygieneregeln gelten auch für Besucher (z. B. tägliches Wechseln der Wäsche, täglicher Wechsel einer Einmalzahnbürste etc.).

Legionella pneumophila Serogruppe 1

Neben dem Auftreten des Keims außerhalb von Kliniken in Kaltwasserleitungen, Schwimmbädern oder Klimaanlagen kommt er im klinischen Bereich ebenfalls in wässrigen Umgebungen vor (Wasserversorgungssysteme, Klimaanlagen) und verursacht v. a. **Pneumonien**. Er wird **nur** durch Aerosole (z. B. in der Dusche) und nicht von Mensch zu Mensch übertragen. Die Prävention der durch Legionellen ausgelösten Infektionen besteht in der Kontrolle und Behandlung des Trinkwassers (Chlorierung, thermische Aufbereitung: Erhitzen auf > 60 °C, Filterung und UV-Bestrahlung/Ionisation).

Pseudomonas aeruginosa

Der Erreger kommt sowohl innerhalb als auch außerhalb medizinischer Einrichtungen in wässriger Umgebung vor (Wasserauslässe, Siphons und Beatmungszubehör), und die Infektion erfolgt meist exogen durch Wasser und Geräte. Die hauptsächlich durch ihn hervorgerufenen nosokomialen Infektionen sind Pneumonien, Wundinfektionen und Harnwegsinfektionen. Die Prävention besteht in Desinfektionsmaßnahmen, Stärkung der Immunabwehr und Kontrolle des Wassers, darüber hinaus in einer Beendigung einer apparativen Beatmung, der kritischen Indikationsprüfung von Protonenpumpen-Inhibitoren (erleichterte Passage des Erregers durch den Magen bei hohem pH) etc.

15.3.3 Grundlagen der allgemeinen Krankenhaushygiene

> **MERKE**
> Die **RLT-Anlage** (Raumluft-Technische-Einheit) sorgt für die Konditionierung und Keimfreiheit der Luft in der Klinik. In sog. Eingriffsräumen genügt die zweifache Luftfilterung in der Klimazentrale der RLT. In Operationseinheiten wird die Luft durch einen zusätzlichen endständigen dritten Hochleistungsfilter gereinigt. Hier ist sie nahezu keimfrei. Die Luft wird hier in Form eines Laminarstroms (**Laminar Air Flow**) mit Überdruck von der Operationsdecke in den Raum eingeleitet. Der vom Laminarstrom erfasste Bereich umfasst Operations- und Instrumententisch (3,2 × 3,2 m). Es sollte ein 15-facher Luftwechsel pro Stunde stattfinden.

Es müssen mehrere Bereiche unterschieden werden, die die Hygiene im Krankenhaus beeinflussen:
- **bauliche Maßnahmen**: Wichtig ist der Zustand des Wasserleitungssystems und der Raumluft-Technische-Einheit-Anlage, welche die Qualität der Luft und des Wassers entscheidend beeinflussen. Richtlinien und Verordnungen legen hier fest, wie sowohl Luft als auch Wasser in unterschiedlichen Bereichen der Klinik beschaffen sein müssen. Daneben muss die Bausubstanz den unterschiedlichen Anforderungen der einzelnen Krankenhausbereiche angepasst sein (z. B. in der Röntgenabteilung aufgrund der Strahlung oder in der Hämatoonkologie aufgrund der besonderen Suszeptibilität der Patienten für Keime).
- **Personal**: Wichtig: es muss ausreichend Personal eingesetzt werden, da es besonders unter Zeitdruck zu Verstößen gegen hygienische Grundregeln kommt. Außerdem muss das Personal ausreichend im Umgang mit Hygieneregeln geschult sein und wichtige Hygienemaßnahmen umsetzen:
  - **betriebsgenossenschaftlichen Verordnungen** (BGV), insbesondere die BGV A1, die Anweisungen zum Verhalten enthält, um Infektionen beim Personal zu vermeiden
  - **Biostoff- und Gefahrstoffverordnung** sowie die **Technischen Regeln für Biologische Arbeitsstoffe** (TRBA 250)
  - Im Rahmen des Qualitätsmanagements sollte eine **Hygienekommission** gegründet werden, deren Aufgabe es ist, einen für das entsprechende Krankenhaus maßgeschneiderten **Hygieneplan** zu entwerfen. Dieser Plan legt die Umsetzung der Hygienemaßnahmen im Krankenhaus fest.
  - **Richtlinie für Krankenhaushygiene und Infektionsprävention des RKI**
  - Nach § 6 IfSG muss eine Meldung an das Gesundheitsamt bei einer Häufung (≥ 2 Fällen) von nosokomialen Infektionen erfolgen.

- § 23 IfSG verpflichtet Krankenhäuser zur Erfassung nosokomialer Infektionen. Hiernach sind die Einrichtungen zur Führung einer Keim- und Resistenzstatistik verpflichtet, insbesondere in bestimmten gefährdeten Klinikbereichen, mit deren Hilfe die Effektivität der Krankenhaushygiene gemessen werden kann (**Surveillance**). Aufzeichnungen hierüber müssen Kliniken 10 Jahre aufbewahren.
- **Unfallverhütungsvorschriften** (UVV) des Gesundheitsdiensts

MERKE

Eine **Hygienekommission** setzt sich aus dem ärztlichen Direktor, dem Hygienearzt, den Hygienebeauftragten und Hygienefachkräften der einzelnen Kliniken sowie Abgesandten der Verwaltung zusammen.

Im Fall grober Verstöße gegen die hygienischen Regeln des Krankenhauses kann es bei einem Rechtsstreit zu einer Beweislastumkehr kommen (vonseiten des Krankenhauses [behandelnden Arztes] muss dann nachgewiesen werden, dass es nicht zu einer Schädigung des Patienten gekommen ist).

15.3.4 Grundlagen der Operationshygiene

Operative Eingriffe werden in verschiedene Kontaminationsklassen eingeteilt (➤ Tab. 15.6).

Tab. 15.6 Einteilung operativer Eingriffe aus Sicht der Hygiene.

Gruppe I	nicht kontaminierte Region (aseptisch): z. B. Gelenk-Operationen
Gruppe II	sauber kontaminierte Region (bedingt kontaminiert): z. B. bei Operationen im Respirationstrakt oder oberen Gastrointestinaltrakt
Gruppe III	kontaminierte Region: z. B. bei Operationen an offenen Frakturen und am unteren Gastrointestinaltrakt
Gruppe IV	manifest infizierte Region: z. B. Operationen an Phlegmonen, Abszessen, massiv kontaminierte Wunden und mit MRSA, VRE etc. kolonisierte Regionen

Hygieneanforderungen bei Operationen

Zunächst sollte die Operationsabteilung vom übrigen Krankenhaus abgetrennt sein und folgende Bestandteile umfassen: Operationssäle, Personalumkleideräume mit Schleuse, Aufenthaltsräume, unreine Arbeitsräume, Entsorgungs- und Übergaberäume für unreine Güter und Flächen und/oder Räume für Narkoseein- und -ausleitung, Patientenübergabe, Bettenabstellplatz, Sterilgutlagerung und Händedesinfektion.

Maßnahmen am Patienten

Präoperativ soll der Krankenhausaufenthalt für den Patienten so kurz wie möglich sein, um die Wahrscheinlichkeit einer nosokomialen Infektion zu senken. Bereits bestehende Infektionen sollen behandelt werden. Eine Hautreinigung soll außerhalb des Operationstrakts stattfinden und eine Haarentfernung im Operationsgebiet muss unmittelbar präoperativ erfolgen. Die Entfernung sollte nicht mittels Nassrasur durchgeführt werden, da hierdurch besiedelbare Mikrotraumen entstehen. Die Desinfektion der Haut im Operationsgebiet sollte mit einem Iodpräparat erfolgen. Das Operationsgebiet sollte dann mit sterilen (flüssigkeitsdichten) Tüchern abgedeckt werden.

Verhalten des Personals

Im Umkleideraum müssen auf der unreinen Seite Oberbekleidung und Schuhe abgelegt werden. Auf der reinen Seite sollten dann eine hygienische Händedesinfektion durchgeführt und keimfreie Bereichskleidung angelegt werden. Ringe, Schmuck und Uhren sind strikt abzulegen. Schmuck an Hals und Ohren kann wegen der hygienischen Unbedenklichkeit angelegt bleiben. Vor Verlassen des Umkleideraums ist erneut eine hygienische Händedesinfektion durchzuführen und ein Mund-Nasen-Schutz anzulegen. Dieser ist vor jeder Operation, nach Verschmutzung und Durchfeuchtung zu wechseln. Im Operationssaal ist eine chirurgische Händedesinfektion durchzuführen und sind ein steriler Operationskittel und sterile Handschuhe anzulegen. Ist mit einer Durchfeuchtung oder Läsion der Operationsoberbekleidung zu rechnen, dann sollten flüssigkeitsdichte Kittel verwendet werden. Gegebenenfalls sollten zwei Paar Handschuhe und eine Schutzbrille getragen werden. Tritt dann tatsächlich eine Kontamination der Oberbekleidung auf, so müssen Kittel und Handschuhe gewechselt, das Operationsfeld neu abgedeckt und evtl. unsteril gewordene Instrumente ausgetauscht werden. Diese Schritte sind auch erforderlich, wenn von einer unreinen in eine reine Phase der Operation übergewechselt wird. Grundsätzlich sollte die Zahl der Personen im Operationssaal minimiert, das Sprechen auf das Notwendige beschränkt, sollten Hektik und große Personenbewegungen vermieden und die Türen geschlossen gehalten werden. Nach Eingriffen der Gruppe IV soll die komplette Operationsoberbekleidung gewechselt werden. Für alle anderen Eingriffe gilt, dass bei einer Operationszeit von ≤ 60 min eine 1-minütige chirurgische Händedesinfektion für den nächsten Eingriff reicht. Dauerte die Operation länger, so muss erneut 3 min chirurgisch desinfiziert werden. Nach jeder Operation sollen die patientennahen Flächen sowie sichtbar kontaminierte Flächen und der Fußboden desinfiziert werden. Am Ende eines Operationstags sollten alle begehbaren Fußbodenflächen und insbesondere in Verdacht stehende und tatsächlich kontaminierte Flächen desinfizierend gereinigt werden. Ebenso soll die Operationsbereichskleidung abgelegt werden.

15.4 Lebensmittelhygiene

Lebensmittel sind Stoffe, die dazu bestimmt sind, in unverändertem, zubereitetem oder verarbeitetem Zustand von Menschen zur Ernährung oder zum Genuss verzehrt zu werden. Das wichtigste Lebensmittel ist das **Trinkwasser** (> 15.5.1). Die Lebensmittelhygiene bezeichnet Vorkehrungen und Maßnahmen, die bei Herstellung, Lagerung und Vertrieb von Lebensmitteln ein einwandfreies und gesundheitlich unbedenkliches Erzeugnis sichern sollen.

15.4.1 Lebensmittelbedingte Infektionen und Intoxikationen

Zu einer Kontamination mit potenziell gefährlichen Stoffen kann es sowohl bei der Produktion als auch bei der Lagerung eines Lebensmittels kommen. Folgende Aufstellung gibt eine Auswahl möglicher Kontaminanten wieder:

- **lebensmittelbedingte Infektionen** (die vermehrungsfähigen Erreger bedingen die Krankheitssymptome): Der häufigste Erreger der letzten Jahre war das Norovirus, dicht gefolgt von den enteritischen Salmonellen, Campylobacter und dem bei Kindern häufigsten Erreger, dem Rotavirus. Des Weiteren finden sich Yersinien, die obligat pathogenen E.-coli-Spezies (ETEC, EPEC, EIEC, EHEC), G. lamblia, Shigellen, Kryptosporidien und Prionen.
- **lebensmittelbedingte mikrobielle Intoxikationen** (die giftigen Erregerprodukte, nicht die Erreger bedingen die klinischen Symptome):
  - durch St. aureus (durch die hitzelabilen Enterotoxine A–E)
  - durch B. cereus (entweder durch das hitzestabile emetische Toxin oder durch das hitzelabile diarrhoische Enterotoxin)
  - durch C. perfringens (durch das hitzelabile Enterotoxin)
  - durch C. botulinum (durch das hitzelabile Neurotoxin)
  - durch Mykotoxine (Aflatoxine, Patulin, Ergot-Alkaloide)
- **lebensmittelbedingte nichtmikrobielle Intoxikationen** (durch anorganische und organische Substanzen):
  - durch Arsen, Blei, Kadmium und Quecksilber
  - durch Pestizide (z. B. Lindan, DDT oder Nitrofen)
  - durch organische Verbindungen (z. B. durch Dioxin und Acrylamid)

Anzufügen ist allerdings, dass es auch Lebensmittel gibt, die natürlicherweise Mikroorganismen enthalten, die beim Menschen keine Erkrankungen auslösen. Im Gegenteil: Manche der apathogenen Erreger verfeinern Geschmack und Qualität der Lebensmittel (z. B. Käse). Daneben kommt es auch durch einfache chemische (z. B. Oxidation), physikalische (z. B. Austrocknung) und andere als die o. g. biologischen

Vorgänge (durch Ratten, Mäuse etc.) zu einem Lebensmittelverderb.

15.4.2 Prävention

Im Ausland, insbesondere in den Tropen, kann man Lebensmittel nur dann einigermaßen unbedenklich zu sich nehmen, wenn sie wenigstens gekocht oder (besonders bei Früchten) geschält worden sind (**Boil it, cook it, peel it or forget it**). Im Inland muss man die Prävention etwas dezidierter sehen. Der Endverbraucher sollte hier sieben Grundregeln im Umgang mit Lebensmitteln einhalten:
- Es muss richtig eingekauft werden (optisch und gustatorisch einwandfreie Lebensmittel).
- Die Lebensmittel müssen gründlich gereinigt werden.
- Sie müssen insbesondere im Kühlschrank getrennt gelagert werden, um eine Kreuzkontamination zu verhindern.
- Sie müssen korrekt erhitzt werden: hoch genug (mindestens 65 °C Kerntemperatur) und lange genug. Ein Warmhalten bei niedrigen Temperaturen fertig gegarter Speisen ist in jedem Fall zu vermeiden.
- Sie müssen korrekt gekühlt werden.
- Sie müssen korrekt gewaschen und geschält werden.
- Sie müssen vor Kontamination geschützt werden.

Daneben müssen die Lebensmittel während der Herstellung und der Lagerung beim Produzenten ausreichend vor der Kontamination mit potenziell gefährlichen Keimen und/oder deren Produkten geschützt werden. Zur Verfügung stehen:
- Ansäuerung und Einsalzen
- Zugabe chemischer Konservierungsmittel
- Kühlen und Gefrieren
- Bestrahlung und thermische Sterilisation
- Räuchern und Trocknen

15.4.3 Normative Grundlagen der Lebensmittelhygiene

Für die Herstellung, den Umgang und den Handel mit Lebensmitteln existiert eine Vielzahl von Gesetzen und Verordnungen.

Infektionsschutzgesetz und Lebensmittelhygiene

- § 6 IfSG: ➤ 15.1.1
- § 31 IfSG: Tätigkeits- und Berufsverbot für Salmonellenausscheider im Gaststättengewerbe oder z. B. auch HBV-Träger, die als Zahnärzte arbeiten
- § 42 IfSG: Tätigkeits- und Berufsverbot: beim Herstellen, Behandeln oder In-Verkehr-Bringen von Lebensmitteln in Küchen, Gaststätten und sonstigen Einrichtungen mit oder zur Gemeinschaftspflege bei Personen mit
   – Ausscheidung von Salmonellen, Shigellen, EHEC, Cholerabakterien,
   – Erkrankung oder Verdacht auf Typhus, Paratyphus, Cholera, Shigellenruhr, Salmonellose, eine andere infektiöse Enteritis, Hepatitis A oder E,
   – infizierten Wunden oder Hautwunden, wenn die Möglichkeit besteht, dass deren Erreger über Lebensmittel übertragen werden.
- § 43 IfSG: Belehrung, Bescheinigung des Gesundheitsamts: Bei der Neueinstellung in einem lebensmittelverarbeitenden Unternehmen muss eine schriftliche Bescheinigung der Belehrung über § 42 vorgelegt werden, die nicht älter als 3 Monate ist, und es muss eine schriftliche Erklärung vorliegen, dass dem Beschäftigten keine Tatsache für ein Tätigkeitsverbot bekannt sind. Des Weiteren muss ein Verstoß gegen § 42 umgehend gemeldet und vom Arbeitgeber müssen Maßnahmen ergriffen werden, welche die Weiterverbreitung der Infektion verhindern. Die Belehrung über § 42 muss jährlich wiederholt werden.

Weitere normative Grundlagen

Neben dem **Lebensmittel- und Bedarfsgegenständegesetz** (**LMBG**) beschäftigen sich das **Gentechnikgesetz**, die **Aflatoxin- und die Hühnereiverordnung** und die **Lebensmittelhygieneverordnung** (**LMHV**) mit der Herstellung, dem Umgang und dem Handel mit Lebensmitteln. Die LMHV verpflichtet z. B. alle lebensmittelverarbeitenden Betriebe, ein „Gefahrenanalyse- und Kritische-Kontrollpunkte-System" (**hazard analysis and critical control points**, **HACCP**) zu installieren. Danach sollen kritische Punkte im Herstellungsprozess untersucht werden und nicht nur das Endprodukt.

15.5 Umwelthygiene

15.5.1 Grundlagen der Trink- und Abwasserhygiene

Ein gesunder Mensch verbraucht abhängig von Alter, Geschlecht, Belastungszustand und klimatischen Bedingungen im Durchschnitt etwa 1,5–2,5 l Trinkwasser pro Tag. Trinkwasserquellen sind:
- aufbereitetes (s. u.) **Grund- oder Oberflächenwasser**
- **Mineralwasser** (Grundwasser mit > 1 g/kg gelösten geogenen Stoffen)
- **Quellwasser**
- **Tafelwasser** (enthält Zutaten wie Karbonate und Kohlenstoffdioxid)

Aber was macht Trinkwasser aus? Trinkwasser muss nach DIN 2000 klar, kühl, farb- und geruchlos sowie geschmacklich einwandfrei sein. Es darf keine korrosive Wirkung haben, von ihm darf keine gesundheitliche Gefährdung ausgehen und es muss in genügender Menge vorliegen. Wie Trinkwasser beschaffen zu sein hat, regelt hierzulande die **Trinkwasserverordnung**. Hiernach dürfen an Keimen maximal 100 KBE/ml enthalten sein. Es dürfen sich weder Enterokokken, *E. coli*, *P. aeruginosa* noch *L. pneumophila* in 100 ml Trinkwasser finden. Auf Intensiv-, Transplantations- und Verbrennungsstationen in Krankenhäusern darf *L. pneumophila* sogar in 1 ml Trinkwasser nicht zu finden sein.

E. coli ist der wichtigste Indikator für die fäkale Verunreinigung von Trinkwasser (daneben Clostridien und Enterokokken), Pseudomonaden und Legionellen (sog. **Pfützenkeime**) finden sich vermehrt im Trinkwasser, das lange in Rohren zum Endverbraucher stagnierte.

Für chemische Stoffe im Trinkwasser bestehen ebenfalls Grenzwerte (➤ Tab. 15.7). Außerdem

Tab. 15.7 Grenzwerte für chemische Substanzen im Trinkwasser (Auszug).

Substanz	Grenzwert (mg/l)	negative Wirkungen bei Überschreiten des Grenzwerts
Arsen	0,01	Keratosen, Brechdurchfälle, Kreislaufkollaps, Atemlähmung, karzinogen
Blei	0,04	Blutbildungsstörungen, ZNS- und PNS-Störungen, negative Wirkungen auf Spermatogenese und Niere
Kadmium	0,005	Wirkung auf Leber und Niere, karzinogen, Auslöser der Itai-Itai-Krankheit
Chlorid	250	korrosive Wirkung
Chrom	0,05	Wirkung auf Leber und Niere, karzinogen, Auslöser von Chromatgeschwüren
Fluorid	1,5	Wenig stärkt den Zahnschmelz, viel löst eine Fluorose aus.
Kupfer	2	Schwindel, Übelkeit, Erbrechen, Diarrhö, Leberzirrhose
Nickel	0,02	Allergien, evtl. karzinogen
Nitrat/Nitrit	Nitrat: 50 Nitrit: 0,1	bei Kleinkindern: Methämoglobinämie; bei Erwachsenen: evtl. karzinogen
Pflanzenbehandlungs- und Schädlingsbekämpfungsmittel	ges. 0,0005 einz. 0,0001	diverse Wirkungen
polyzyklische aromatische Kohlenwasserstoffe (PAK)	ges. 0,0001	Karzinogen
Quecksilber	0,001	Zellgift für Leber, Nieren, Milz und ZNS, Auslöser der Minamata-Krankheit
Selen	0,01	selten Leberschäden
Trichlormethan	ges. 0,05	Wirkung auf ZNS, Leber und Niere, karzinogen
Zyanid	0,05	blockiert die Zellatmung in den Mitochondrien

sollte der pH-Wert des Trinkwassers zwischen 6,5 und 9,5 liegen.

> **MERKE**
> Vom Trinkwasser werden **Brauchwasser** (z. B. Wasser für Reinigung, Pflege etc.), das den größten Teil ausmacht, sowie **Abwasser** und **Badewasser** (> 15.5.2) differenziert.

Prävention und Behebung von Trink- und Abwasserverunreinigungen

Eine Möglichkeit, Trinkwasser vor einer Verunreinigung zu schützen, ist die Einrichtung von Wasserschutzzonen:
- **Zone I**: Schutz der Fassungsanlage
- **Zone II**: Schutz vor pathogenen Mikroorganismen (**50-Tage-Linie**)
- **Zone III**: Schutz vor schwer abbaubaren Chemikalien

Daneben ist es wichtig, Abwässer in **Kläranlagen** zu reinigen, um zu verhindern, dass das mit Mikroben (z. B. Salmonellen oder VRE) und Chemikalien (z. B. Nitrate aus Düngern) verunreinigte Wasser sich mit Trinkwasser mischen kann. Folgende Methoden stehen hier zur **Abwasseraufbereitung** zur Verfügung:
- Desinfektion (durch Chlor, Ozon und UV-Strahlung)
- Filtration (Abtrennung fester Partikel aus dem Wasser)
- Flockung (Entfernung organischer und anorganischer Stoffe aus dem Wasser)
- Ionenaustauschung (Enthärtung des Trinkwassers)

Erst hiernach darf das gereinigte Abwasser in natürliche Oberflächengewässer (**Vorfluter**) abgeleitet werden.

15.5.2 Badewasserhygiene

Die Belastung des Wassers in Badegewässern hinsichtlich chemischer und mikrobieller Belastungen wird in Deutschland durch die **Richtlinie über die Qualität von Badegewässern** geregelt (z. B. klare Sichtweite mindestens 1 m). Abweichend hiervon gelten strengere Richtwerte (nach **DIN 19643**) für das Wasser in Schwimm- und Therapiebädern (z. B. < 100 KBE/ml, *E. coli* und *P. aeruginosa* nicht nachweisbar in 100 ml, *L. pneumophila* nicht nachweisbar in 1 ml; Nitrat ≤ 20 mg/l; pH 6,5–7,6, klare Sichtweite über den gesamten Beckenboden). Hier wird das Wasser außerdem durch Ozon und Chlor (z. B. maximaler Chlorgehalt: gebunden 0,2 mg/l, frei 0,3–0,6 mg/l) konditioniert, um einer Keimbesiedlung vorzubeugen. Gesichert sind Badewasserinfektionen durch Chlamydien und Adenoviren (Schwimmbadkonjunktivitis), *P. aeruginosa* (s. o.), *L. pneumophila* (s. o.), verschiedene Staphylokokken und Streptokokken, Enteroviren, Helminthen (z. B. *A. lumbricoides*) und *M. balnei*). Als wichtigste chemische Verunreinigung gilt die mit **Chloraminen**. Sie entstehen durch Reaktion des Chlors mit stickstoffhaltigen Verbindungen v. a. aus dem Urin (Harnstoff, Kreatinin etc.) und verursachen den charakteristischen Schwimmbadgeruch. Beseitigt werden Chloramine durch Adsorption an Aktivkohle oder Aufspaltung mittels ultravioletter Strahlung.

> **MERKE**
> **Thermalbäder** speisen sich aus natürlichen Wasserquellen, deren Temperatur natürlicherweise bei > 20 °C liegt.

15.5.3 Lufthygiene

Neben Schäden an der belebten und unbelebten Umgebung des Menschen führen Veränderungen in der **natürlichen atmosphärischen Zusammensetzung** (> Tab. 15.8) der Luft inklusive **Luftverunreinigungen** (natürlich, z. B. durch Waldbrände oder Vulkanausbrüche, oder **artifiziell/anthropogen** durch die Energiewirtschaft, Industrie und Verkehr) u. a. zu Schäden am Menschen.

Tab. 15.8 Physiologische atmosphärische Luftzusammensetzung (trockene Luft).

Stoff	Gehalt (in Vol.-%)
Stickstoff (N_2)	78
Sauerstoff (O_2)	21
Argon (Ar)	0,93
Kohlenstoffdioxid (CO_2)	0,03
Wasserstoff (H)	0,01
Edelgase (außer Ar)	0,003

Die **Definition der Luftverunreinigung nach der WHO** (World Health Organization) umfasst folgende Kriterien:
- Ein oder mehrere luftverunreinigende Einzelstoffe oder Stoffgemische finden sich in der Luft.
- Der Stoff/die Stoffe muss/müssen über einen ausreichend langen Zeitraum und in einer ausreichend hohen Konzentration in der atmosphärischen Luft vorliegen.
- Die auf den Menschen oder sein Eigentum, Pflanzen und Tiere einwirkende Verunreinigung kann zu ihrer Schädigung führen oder beitragen sowie Wohlbefinden oder Besitzausübung unangemessen beeinträchtigen.

Luftverunreinigende Stoffe können grob eingeteilt werden in die Bereiche **mikrobiell** (z. B. durch Legionellen; > 12), **chemisch** (> Tab. 15.9) und **physikalisch** (Strahlung, Lärm; > 31.3.3).

Schadstoffabgabe und -aufnahme

Als **Emission** wird die Freisetzung einer bestimmten Menge eines Schadstoffs von einer bestimmten Quelle ausgehend bezeichnet. Demgegenüber spricht man von einer **Immission**, wenn man die auf Mensch, Pflanze, Tier und Besitztum einwirkende Luftschadstoffkonzentration bestimmen will. Letztere wird in der atmosphärischen Luft benachbart zu o. g. Strukturen in etwa 1,5 m Abstand vom Boden bestimmt. Durch **Transmission** (Übertragung) mittels Translation und Diffusion wird aus einer Emission potenziell eine Immission.

Tab. 15.9 Chemische luftverunreinigende Stoffe.

Stoffgruppe	Beispiel(e)
anorganische gasförmige Stoffe	NO, NO_2, CO, CO_2, NH_3, SO_2, H_2S
Mineralsäuren	H_2SO_4, HNO_3, HCl
organische gasförmige Stoffe	Aldehyde (z. B. Acetaldehyd, Acrolein, Formaldehyd), Amine, Ester (z. B. Butylacetat, einfache Kohlenwasserstoffe (z. B. Benzinbestandteile), PAK (z. B. 3,4-Benzpyren), Ketone (z. B. Aceton), Kresole, Mercaptane, Phenole
staubförmige Stoffgemische	Kohlen- und Zementstaub, Flugasche, Ruß, Metalloxidrauche

Gesetzliche Regelungen, Grenz- und Richtwerte

Maßnahmen zur Minimierung von Luftverunreinigungen werden in Deutschland bestimmt durch:
- das **Bundesimmisionsschutzgesetz**,
- die **Gewerbeordnung** und
- die Technische Anleitung zur Reinhaltung der Luft (**TA Luft**), eine Ausführungsbestimmung des Bundesimmissionsschutzgesetzes.

In genannten gesetzlichen Regelungen finden sich folgende für die Reinhaltung der Luft wichtige Grenz- und Richtwerte:

MEK (maximale Emissionskonzentration) Bei technischen Anlagen angegebene Grenzwerte. Ursprünglich vom **VDI** (**Verein Deutscher Ingenieure**) entwickelt, dann in die TA Luft übergegangen. Wird im Abgasstrom bestimmt.

MIK (maximale Immissionskonzentration) Grenzwert für bodennahe Immissionen am Einwirkungsort. Ebenfalls vom VDI entwickelt. Grenzwert, bei dem nach aktuellem Kenntnisstand für Mensch, Tier und Pflanze Unbedenklichkeit besteht. Da eine nachteilige Schadstoffwirkung immer neben der Konzentration auch vom Einwirkungszeitraum abhängt, sind MIK-Werte für Einwirkdauern von ½ h, 1 h und 1 Jahr (Jahreswert für gefährdete Bevölkerungsgruppen) festgelegt. Existiert für eine Substanz noch kein MIK-Wert, soll $1/20$ des MAK-Werts (s. u.) als Grenzwert benutzt werden.

IW (Immissionsgrenzwert) In der TA Luft erfasst; für die Behörden der Bundesrepublik Deutschland geltend. **IW1** berücksichtigt Langzeiteinwirkungen und ist dem Jahres-MIK-Wert ähnlich, **IW2** berücksichtigt Kurzzeiteinwirkungen. Die IW gelten als eingehalten, wenn 98 % aller Messgrößen im jeweiligen Zeitraum unter dem jeweiligen Wert liegen.

MAK (maximale Arbeitsplatzkonzentration) Da an Arbeitsplätzen häufig genug höhere als die erlaubten MIK- und IW-Werte gemessen werden und letztere nicht eingehalten werden können, sind von der **DFG** (**Deutsche Forschungsgemeinschaft**) MAK-Werte entwickelt worden. Maximal zulässige Konzentration eines Arbeitsstoffs als Gas, Dampf oder Schwebstoff in der Luft am Arbeitsplatz, die nach gegenwärtigem wissenschaftlichem Kenntnisstand auch bei wiederholter und langfristiger, i. d. R. täglich achtstündiger Exposition unter Einhaltung einer durchschnittlichen Wochenarbeitszeit von 40 h (42 h im Schichtdienst) im Allgemeinen die Gesundheit eines Beschäftigten (und seiner Nachkommen) nicht beeinträchtigt oder unangemessen belästigt. MAK-Werte sind 8-h-Mittelwerte und gelten nur für gesunde und arbeitsfähige Menschen. Durch Inkrafttreten der neuen **deutschen Gefahrenstoffverordnung** 2005 gilt ein neues Grenzwertkonzept, das den MAK-Wert zunehmend durch den neuen **Arbeitsplatzgrenzwert** verdrängt. Auch letztere werden von der DFG erstellt und in den **Technischen Regeln für Gefahrenstoffe „Arbeitsplatzgrenzwerte" (TRGS 900)** durch den Bundesarbeitsminister bekannt gegeben.

TRK (technische Richtkonzentration) Niedrigste Konzentration eines kanzerogenen Stoffs als Gas, Dampf oder Schwebstoff in der Luft am Arbeitsplatz, die nach aktuellem Kenntnisstand der Technik erreicht werden kann. Im Gegensatz zum MAK-Wert wird das gesundheitliche Risiko maximal minimiert aber nicht aufgelöst, da es für Gesundheitsrisiken bedingt durch kanzerogene Substanzen, **keinen Schwellenwert** gibt. Ebenfalls von einer Kommission der DFG festgelegt. Ein Arbeitgeber ist verpflichtet, den Jahresdurchschnitts-TRK möglichst weit zu unterschreiten.

> **MERKE**
> MEK, MIK, IW, MAK und TRK gelten immer nur für die Exposition gegenüber **einzelnen Reinstoffen**. Summationseffekte durch Stoffgemische werden somit nicht erfasst. Ebenso wird das allergene Risiko der Einzelsubstanzen nur unzureichend erfasst und dem Schutz von Risikogruppen (Schwangere, Kinder, ältere Menschen) wird durch die entsprechenden Grenzwerte ebenso nur unzureichend Rechnung getragen. Deshalb: Minimierung der Stoffgrenzen immer so weit wie technisch irgend möglich!

Gesundheitliche Risiken durch Luftverunreinigungen

Luftschadstoffe werden zum überwiegenden Teil über die Lunge aufgenommen (vor Haut und MDT). Während inhalierbare Partikel einer Korngröße um 10 µm noch zu 80 % in der Nasenschleimhaut abgefangen werden, sind Partikel eines Durchmessers $\leq 1\,\mu m$ lungengängig und dringen bis in die Alveolen vor, wo sie aufgenommen werden. Reizgase und zytotoxische Stäube schädigen die Zilien des Flimmerepithels sowie die Alveolarmakrophagen, sodass bei deren chronischer Einwirkung eine erhöhte Anfälligkeit gegenüber pulmonalen Infekten, COPD und wahrscheinlich auch dem Lungenkarzinom resultiert. Akute Schädigungen am Respirationstrakt treten v. a. bei **Inversionswetterlagen** auf: Durch Windarmut ergibt sich ein extrem niedriger vertikaler und horizontaler Luftaustausch, bei dem sich Kalt- unter Warmluft schiebt. Kommen eine Winterwitterung und hohe Emissionen aus Energiewirtschaft und Straßenverkehr hinzu, steigen SO_2, NO, NO_2, CO und Kohlenwasserstoffverbindungen in der atmosphärischen Luft stark an. Diese gemeinsame Konstellation wird als **Winter-Smog-Situation** (Smog: Kofferwort aus engl. „smoke and fog" [Rauch und Nebel]) bezeichnet. Synonym für Winter-Smog: **Smog vom London-Typ**.

Bei Sommerwetterlagen und ebenfalls geringer Luftbewegung aus emittierten Stickoxiden entstehendes Ozon reagiert mit unverbrannten Treibstoffanteilen aus dem Straßenverkehr unter starker Sonnenbestrahlung zu stark oxidierbaren Substanzen (v. a. Nitrosegase, Peroxyacetylnitrat), was v. a. zur Reizung von Schleimhäuten (v. a. Konjunktiva, daneben Nasen-, Mund- und Rachenschleimhaut) führt und als Sommersmog bezeichnet wird (Synonyme: **Smog vom Los Angeles-Typ**, **photochemischer Smog**).

Beide Smog-Situationen finden sich v. a. in urbanen Ballungsgebieten und führen zu einem allgemeinen Morbiditäts- und Mortalitätsanstieg.

Prävention atmosphärischer Luftverunreinigungen

Abscheidung, **Filtration** und die **Verwendung moderner umweltfreundlicher Technologien** (z.B. neuerer Katalysatoren oder schadstoffarmer Brennstoffe) sind die zentralen Maßnahmen zur Emissionssenkung. Darüber hinaus werden bei Grenzwertüberschreitungen, z.B. durch die **Smog-Verordnungen der Bundesländer**, geregelt nach einem Stufenplan technische Anlagen vorübergehend ganz ausgeschaltet oder Fahrverbote erteilt.

Hygiene der Innenraumluft

Emissionsquellen für eine Inneraumluftbelastung können neben der Außenluft v.a. flüchtige Substanzen aus Baustoffen eines Gebäudes, Bedarfsartikel des täglichen Lebens und Einrichtungsgegenstände sein. Damit aus einer Emission eine Immission werden kann, müssen in Innenräumen reduzierte Luftwechselraten vorliegen (als Luftwechsel pro Stunde bezeichnet). Während die Belastung mit Arbeitsstoffen am Arbeitsplatz zentrales Thema der Arbeitsmedizin ist (> 31), stellt > Tab. 15.10 wichtige die private Innenraumluft verunreinigende Noxen vor.

Neben den bereits o.g. emissionsbegrenzenden Maßnahmen ist eine **regelmäßige und intensive Fensterlüftung** wichtig, um höhere als durch Grenzwerte reglementierte Luftschadstoffkonzentrationen zu verhindern.

Tab. 15.10 Wichtige die private Innenraumluft verunreinigende Noxen.

Noxe	durch die Noxe verursachte Erkrankungen (Beispiele)
Asbest (in Dämmstoffen)	Pleuramesotheliome
Formaldehyd (in Baustoffen, Einrichtungsgegenständen)	Reizungen der Schleimhäute, Übelkeit, Schwindel, Kopfschmerz, Allergien, Malignome
Hausstaubmilben (Heimtextilien)	Typ-I-Allergie
mikrobielle Belastungen in Befeuchtersystemen und alten Wasserleitungen	Legionellosen, Befeuchterlunge, Befeuchterfieber
Schimmelpilze (Baustoffe, Pflanzerde)	Typ-I- und -IV-Allergie
Tabakrauch*	KHK, pAVK, Apoplex, COPD

* wichtigste, die Innenraumluft verunreinigende Noxe

> **MERKE**
> **Frischluftbedarf**
> Kann durch die **Pettenkofer-Zahl** bemessen werden: bezeichnet den mit maximal 0,1 Vol.-% zu tolerierenden Kohlenstoffdioxid-Gehalt in Innenräumen.

Im Krankenhaus wird die Innenraumluft mithilfe einer RLT-Anlage konditioniert, um sie insbesondere den hohen hygienischen Ansprüchen des Krankenhauses anzupassen (> 15.3.3).

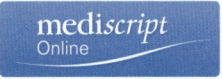

Und jetzt üben mit den passenden IMPP-Fragen:
http://www.mediscript-online.de/Fragen/KiaAngstwurm_Kap15
(Anleitung s. Buchdeckel-Innenseite).

KAPITEL 16

Martin Wetzke

Bildgebende Verfahren

16.1	**Verfahren der bildgebenden Diagnostik** 1063	16.1.7	Sonografie 1074
		16.1.8	Nuklearmedizinische Bildgebung ...1075
16.1.1	Grundlagen der Strahlenphysik 1063		
16.1.2	Biologische Wirkung ionisierender Strahlung 1064	16.2	**Grundlagen der speziellen Radiologie** 1078
16.1.3	Strahlenschutz 1065	16.2.1	Leitsymptome der konventionellen Thoraxaufnahme 1078
16.1.4	Röntgendiagnostik 1066		
16.1.5	Computertomografie (CT) 1069		
16.1.6	Magnetresonanztomografie (MRT) 1072		

Die speziellen Themen zu den bildgebenden Verfahren sind in Form der Radio-Info-Kästen in den entsprechenden Kapiteln abgehandelt.

> **Prüfungsschwerpunkte**
>
> +++ Grundlagen des Strahlenschutzes, Anatomie der Thoraxübersichtsaufnahme, Verschattungen auf dem RTx
>
> ++ Dosisbegriffe, charakteristische Signalmuster in der Schnittbildgebung, Radionuklide und -pharmaka
>
> + Kontrastmittel in der Bildgebung, Strahlenschäden und -erkrankung, DXA

16.1 Verfahren der bildgebenden Diagnostik

16.1.1 Grundlagen der Strahlenphysik

Strahlungsarten

Die freie Ausbreitung von Energie im Raum wird als **Strahlung** bezeichnet. Dabei unterscheidet man:
- **Teilchenstrahlung**, bestehend aus massetragenden, geladenen oder ungeladenen Korpuskeln. Hierunter fallen Elektronen (β^-) und Positronen (β^+), Neutronen, Protonen und α-Teilchen.
- **elektromagnetische Strahlung**, bestehend aus massefreien Photonen. Zu dieser elektromagnetischen Wellenstrahlung zählt die in der Medizin verwendete **Röntgenstrahlung**.

Die Energie von Strahlung wird in Elektronenvolt (eV) angegeben. Ein Elektronvolt entspricht der Energie, die ein Elektron beim Durchlaufen einer Beschleunigungsspannung von 1 Volt erhält ($1,6 \times 10^{-19}$ V).

Die in der medizinischen Radiologie verwendeten Strahlungsarten verfügen über die Eigenschaft zur **Ionisation**. Dabei kann nur Korpuskularstrahlung direkt ionisieren. Photonenstrahlung erzeugt bei der Wechselwirkung mit Atomen ein geladenes Teilchen, das indirekt seine Energie weitergeben kann.

Entstehung von ionisierender Strahlung

Ionisierende Strahlen werden in technischen Anlagen wie einem Röntgengerät erzeugt oder entstehen beim Zerfall von instabilen Isotopen (Radionukliden). Dabei wandelt sich der Atomkern eines chemischen Elements spontan und unter Aussendung von **radioaktiver Strahlung** in den Kern eines anderen Elements um.

Anhand der emittierten Strahlung können verschiedene radioaktive Zerfallsarten unterschieden werden:
- **α-Zerfall**: Aussendung eines Heliumkerns (α-Teilchen) mit einer kinetischen Energie von mehreren MeV. Es wird durch Materie schnell abgebremst, die Reichweite in Luft beträgt nur wenige Zentimeter.
- **β-Zerfall**: Emission eines β^+-Teilchens (Positron) oder β^--Teilchens (Elektrons) mit einer Reichweite in Wasser von ca. 0,5 cm/MeV.
- **γ-Zerfall**: Beim Übergang eines angeregten Kerns auf ein geringeres Energieniveau wird elektromagnetische Strahlung (γ-Strahlung) emittiert. Nuklide, die erst nach Minuten oder Stunden ihr angeregtes Niveau verlassen, werden **metastabil** genannt. Dazu zählt das in der Nuklearmedizin eingesetzte Technetium (^{99m}Tc).

Der radioaktive Zerfall unterliegt bestimmten Gesetzmäßigkeiten:
- **Aktivitätsabnahme**: Die Aktivität eines Strahlers nimmt nach einem exponentiellen Zerfallsgesetz mit einer für das Radionuklid charakteristischen Zerfallskonstante ab.
- **Halbwertszeit**: Zeitspanne, nach der die Hälfte der ursprünglichen Kerne zerfallen ist. Jedes Radionuklid hat eine charakteristische Halbwertszeit, bei ^{99m}Tc beträgt sie 6 h.
- **Aktivität**: Die Maßeinheit der Aktivität ist das Becquerel (Bq). Dabei gilt: 1 Bq = 1 Zerfall/s.

Wechselwirkung von Photonenstrahlung mit Materie

Trifft Photonenstrahlung auf Materie, wird sie geschwächt. Die Schwächung erfolgt nach einer exponentiellen Gesetzmäßigkeit und ist von Körperdichte, Ordnungszahl der im Körper enthaltenen Atome und Körperschichtdicke abhängig. Die **Halbwertsschicht** bezeichnet die Schichtdicke mit Halbierung der Strahlungsintensität. Verantwortliche Wechselwirkungsprozesse sind v. a.:
- **Photoeffekt**: Absorption der Energie des Photons und Lösung eines Elektrons aus seiner Bindung. Der Photoeffekt ist v. a. in Niedrigenergiebereichen bis 100 keV (Weichstrahlaufnahmen) ausschlaggebend und ist von der Ordnungszahl des Materials abhängig. Materialien mit hoher Ordnungszahl (Knochen, Kontrastmittel) erscheinen auf dem Röntgenbild stark absorbierend.
- **Compton-Effekt**: Das Photon gibt einen Teil seiner Energie an ein Hüllenelektron ab, das sich löst. Die Strahlung wird gestreut und breitet sich

mit niedriger Energie weiter aus. Der Compton-Effekt ist der dominierende Wechselwirkungsprozess bei Strahlungsenergien zwischen 100 keV und 20 MeV (Hartstrahlung) und ist von der Dichte des durchstrahlten Materials abhängig.
- **Paarbildung**: vollständige Absorption des Photons und Emission eines Positronen-Elektronen-Paar. Die Paarbildung ist in Hochenergiebereichen (Strahlentherapie) relevant.

MERKE
In der Röntgendiagnostik ist der Photoeffekt für die Bildentstehung erwünscht, Streustrahlung des Compton-Effekts mindert dagegen Kontrast und Bildgüte.

Dosisdefinitionen

Dosisbegriffe in der Radiologie sind teils direkt Messgrößen, teils Rechengrößen. In letztere fließen verschiedene Faktoren ein, welche die biologische Wirkung der ionisierenden Strahlung auf das Gewebe charakterisieren.
- **Ionendosis**: verwendet zur messtechnischen Erfassung von ionisierender Strahlung (Ionisationsdosimetrie). Bestimmt wird die durch Strahlung freigesetzte Ladungsmenge pro Masse durchstrahlter Luft. SI-Einheit ist **Coulomb pro Kilogramm (C/kg)**.
- **Energiedosis**: ist ein Maß der im Gewebe (kg) deponierten Energie (J). Sie wird in **Gray** (1 Gy = 1 J/kg) angegeben.

Äquivalentdosis und effektive Äquivalentdosis

Die **Äquivalentdosis** berücksichtigt die unterschiedliche biologische Wirksamkeit verschiedener Strahlenarten anhand eines Strahlungswichtungsfaktors. Für Röntgen- und β-Strahlung gilt der Faktor 1, für Neutronen- 10 und α-Strahlung 20. Die Einheit der Äquivalentdosis ist **Sievert** (1 Sv = 1 J/kg).
- **Personendosis**: Äquivalentdosis an einer repräsentativen Stelle der Körperoberfläche, z. B. am Brustkorb unter einer Bleischürze
- **Teilkörperdosis**: Mittelwert der Äquivalentdosis über dem Volumen eines bestrahlten Teilkörpers (z. B. Organ)

Tab. 16.1 Gewebewichtungsfaktoren zur Berechnung der effektiven Dosis.

Organ	Faktor
Gonaden	0,20
Knochenmark, Dickdarm, Lunge, Magen	0,12
Blase, Brust, Ösophagus, Leber, Schilddrüse	0,05
Haut, Knochenoberfläche	0,01

Die **effektive Äquivalentdosis** (Sv) ist die um einen Gewebewichtungsfaktor (➤ Tab. 16.1) korrigierte Äquivalentdosis. Sie berücksichtigt die unterschiedliche Strahlensensibilität einzelner Gewebe und korreliert mit dem Risiko einer radiogenen Karzinogenese.

16.1.2 Biologische Wirkung ionisierender Strahlung

Die Strahlenwirkung auf den Organismus beruht auf direkter oder indirekter Veränderung von Makromolekülen in der Zelle. Indirekte Effekte von Strahlung werden durch die Bildung von Radikalen verursacht. Vor allem die DNA ist Angriffspunkt für ionisierende Strahlung (➤ Abb. 16.1). Während der Mitose (M-Phase) und Vorbereitung auf die Mitose (späte G_1-, G_2-Phase) besteht die höchste Strahlenempfindlichkeit.

Daher sind besonders Gewebe mit hohem Zellumsatz und hoher Proliferationsrate für Strahlenschäden anfällig. Hohe Strahlenempfindlichkeit zeigen hämatopoetisches System, Intestinalepithelien und Augenlinse.

Jede Strahlenexposition birgt das Risiko von Strahlenschäden.
- **Stochastische Strahlenschäden** treten in Abhängigkeit von der Dosis zufällig auf. Es existiert keine Schwellendosis, unterhalb deren eine Schädigung ausgeschlossen werden kann. Beispiel ist die Induktion von Tumoren.
- **Deterministische Strahlenschäden** entstehen beim Überschreiten einer organabhängigen Schwellendosis. Mit zunehmender Dosis steigt die Ausprägung des Schadens (➤ Tab. 16.2).

Zu **Strahlenfrühschäden** zählen Erytheme, Ulzerationen und die Strahlenkrankheit als Folge einer

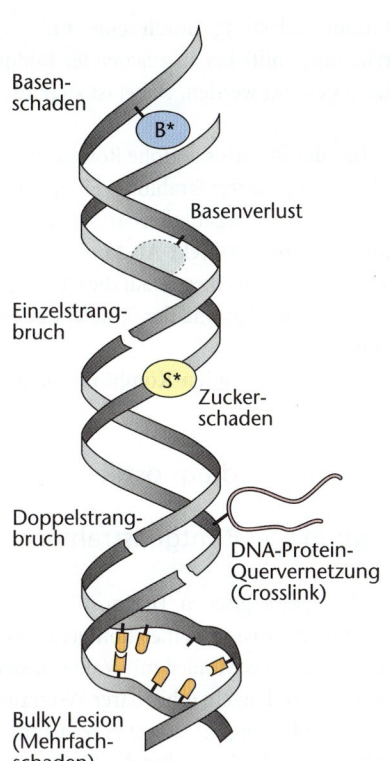

Abb. 16.1 Schäden an der DNA durch ionisierende Strahlung. [L106]

Tab. 16.2 Schwellenwerte für deterministische Strahlenschäden.

Art des Strahlenschadens	Schwellendosis in Gy
Knochenmark, reversible Depression	0,5
Hoden, reversible Sterilität	0,15
Hoden, irreversible Sterilität	3,5–6,0
Ovarien, Sterilität	2,5–6,0
Augenlinse, Katarakt	5,0

Ganzkörperbestrahlung. Abhängig von Art und Dosis der ionisierenden Strahlung (> 1 Gy) führt diese u. a. zu Übelkeit, Erbrechen und Fieber. Bei höheren Dosen (> 2 Gy) werden im Intervall von 3–4 Wochen zusätzlich Schäden des hämatopoetischen Systems (Knochenmarksdepression) und schwere Schleimhautdefekte (Gastrointestinaltrakt) manifest. Ab einer Ganzkörperbelastung von > 6 Sv besteht bei natürlichem Verlauf eine Letalität von 100 %.

Strahleninduzierte **Spätschäden** wie maligne Tumoren, Strahlenkatarakt oder Gewebefibrosierung treten erst verzögert auf.

Teratogene Strahlenfolgen

Die Strahlenwirkung auf das ungeborene Kind wird von dem Stadium der Schwangerschaft zum Zeitpunkt der Schädigung bestimmt:
- **Blastogenese (0.–10. Tag)**: Absterben des Embryos ab Schwellendosis > 0,05 Sv
- **Organogenese (10.–60. Tag)**: Bei Dosen >0,05 Sv besteht die Gefahr von Organfehlbildungen.
- **Fetogenese (> 60. Tag)**: abnehmende Strahlengefährdung des Fetus

16.1.3 Strahlenschutz

Rechtliche Grundlagen des Strahlenschutzes bilden in Deutschland die **Röntgenverordnung (RöV)** sowie die **Strahlenschutzverordnung (StrlSchV)**. Sie regeln den Umgang mit ionisierenden Strahlen zum Schutz der Bevölkerung, beruflich strahlenexponierter Personen und der Patienten.

Durch natürliche Strahlenquellen (z. B. Inhalation des Edelgases Radon) und kosmische Strahlung besteht eine natürliche Strahlenexposition. Je nach Lebensumständen wie geologischem Umfeld, Essgewohnheiten oder Höhenlage schwankt diese zwischen 1 und 10 mSv pro Jahr. Für volljährige, beruflich strahlenexponierte Personen (Ausnahme schwangerer Frauen) gilt ein Grenzwert von 20 mSv bzw. im Einzelfall 50 mSv pro Jahr.

Die StrlSchV definiert um Strahlenquellen wie einem Röntgengerät drei Sicherheitsbereiche:
- **Überwachungsbereich**: Effektive Dosis liegt > 1 mSv/Jahr, meist das Betriebsgelände.
- **Kontrollbereich**: abgegrenzter und sichtbar gekennzeichneter Bereich mit effektiver Dosis > 6 mSv/Jahr. Er darf nur von Volljährigen zur Durchführung des Betriebsvorgangs (z. B. Röntgen) mit Dosimeter betreten werden. Schwangere dürfen sich nicht im Kontrollbereich aufhalten.
- **Sperrbereich**: Bereich mit einer Ortsdosisleistung > 3 mSv/h, der nur im Ausnahmefall betreten werden darf.

Die Strahlenbelastung durch eine Röntgenuntersuchung hängt von Untersuchungsart und -region ab (> Tab. 16.3).

MERKE
Die Anwendung von ionisierenden Strahlen am Patienten bedarf einer individuellen Indikation. Frauen im gebärfähigen Alter müssen nach einer möglichen Schwangerschaft befragt werden. Hier ist die Indikation besonders streng zu stellen.

Um die Strahlenexposition möglichst gering zu halten, gelten folgende Grundregeln:
- **Abstand**: Die Strahlungsintensität in der Luft nimmt nach dem Abstandsquadratgesetz ($1/r^2$) ab. Abstand zur Strahlenquelle ist der wirksamste Schutz vor Strahlung.
- **Aufenthaltszeit**: Reduktion der Strahlenexpositionszeit
- **Abschirmung**: Die Abschirmung der Strahlenquelle erfolgt durch Einbringen einer absorbierenden Materie (z. B. Bleischürzen) zwischen Strahlenquelle und Person.
- **Aufnahme**: Tragen von Schutzkleidung und ein strenges Ess- und Trinkverbot beim Umgang mit radioaktiven Stoffen

Tab. 16.3 Strahlenexposition durch radiologische Untersuchungen.

Untersuchung	effektive Dosis [mSv]
Extremitäten und Gelenke	0,01
Röntgen-Thorax p.a.	0,02
Abdomenübersichtsaufnahme	1,0
Mammografie beidseits	0,5
CT Thorax	ca. 8
CT Abdomen	ca. 10

Die Strahlenbelastung durch eine radiologische Untersuchung sollte bei ausreichender Bildqualität möglichst gesenkt werden. Dabei ist zu berücksichtigen:
- **Qualität der Strahlung**: Hohe Röhrenspannung zur Erzeugung harter Strahlung; Filter zur Absorption niederenergetischer Strahlenanteile
- **Feldgröße/Fokus-Objekt-Abstand**: genaues Einblenden des Strahlenkegels auf die Objektgröße, größtmöglicher Abstand der Strahlenquelle zum Patienten
- Einsatz von **Film-Folien-Kombinationen**

16.1.4 Röntgendiagnostik

Erzeugung von Röntgenstrahlung

Die in der radiologischen Diagnostik verwendete Strahlung wird meist mit einer Röntgenröhre generiert. In einem Glaszylinder mit Vakuum befinden sich zwei Elektroden: ein erhitzbarer Wolframdraht, der als **Kathode** fungiert, sowie eine **Anode**. Wird die Kathode zum Glühen gebracht, lösen sich Elektronen aus dem Material und werden durch Anlegen einer Hochspannung zur Anode hin beschleunigt (> Abb. 16.2). Treffen die Elektronen im Brennfleck auf die Anode, entsteht Röntgenstrahlung (Photonenstrahlung). Die Anode besteht aus einem Material hoher Dichte, meist Wolfram. Eine Ausnahme stellt die Mammografie dar, bei der mit Molybdän gearbeitet wird. Durch die Verwendung rotierender Anoden (Drehanoden) und einer Kühlung wird die thermische Belastung reduziert.

Die an der Anode emittierte Röntgenstrahlung besteht aus zwei Komponenten:

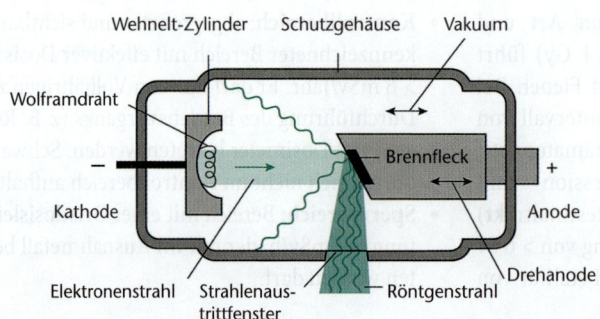

Abb. 16.2 Aufbau einer Röntgenröhre. [E529]

- **Bremsstrahlung**: Photonen mit einem kontinuierlichen Energiespektrum bis maximal zur angelegten Röhrenspannung. Der niederenergetische Anteil der Bremsstrahlung wird im Patienten stark absorbiert (Strahlenbelastung, keine Bildinformation). Zur **Aufhärtung der Strahlung** absorbieren Aluminium- oder Kupferfilter vor dem Strahlenaustrittsfenster die niederenergetischen Strahlenanteile.
- **charakteristische Strahlung**: Die angeregten Atome der Anode gehen in ihren Grundzustand über. Die dabei emittierte Strahlung zeigt ein Linienspektrum, welches das kontinuierliche Energiespektrum der Bremsstrahlung überlagert.

Das kontinuierliche Bremsstrahlspektrum ist von der angelegten Röhrenspannung, das Linienspektrum der charakteristischen Strahlung vom Anodenmaterial abhängig.

- **weiche Strahlung** (< 100 keV): wird zur kontrastreichen Darstellung (Weichstrahlaufnahme) von Geweben ähnlicher Dichte wie bei der Mammografie verwendet; hohe Dosisbelastung
- **harte Strahlung** (100 keV–1 MeV): wird zur Darstellung von Strukturen stark unterschiedlicher Dichte (z. B. Weichteil-Luft-Kontrast der Lunge) eingesetzt. Hartstrahlaufnahmen haben durch geringere Strahlenabsorption im Gewebe und kürzere Belichtungszeiten eine verringerte Strahlenbelastung.

Durch Erhöhungen des Kathodenstroms resultiert eine höhere **Dosisleistung**.

Bildentstehung

Die Belichtungsparameter für das Röntgenbild bestehen aus der **Röhrenspannung** in kV (Strahlenqualität) sowie **Röhrenstrom** (mA) und **Belichtungszeit** (s), deren Produkt die **Strahlenmenge** (mAs) bestimmt.

Film-Folien-Kombinationen Zur Sichtbarmachung der Röntgenstrahlung werden **Film-Folien-Kombinationen** verwendet. Die Kombination aus Röntgenfilm (lichtempfindlichen Silberbromidkristallen) und Verstärkerfolien mit Leuchtstoffen (Gadolinium- oder Lanthanverbindungen) ermöglichen eine Dosisreduktion. Diese geht allerdings mit einem Verlust an Ortsauflösung (Unschärfe) durch Körnung einher.

Digitale Röntgenbildsysteme Alternativ werden zunehmend digitale Röntgenbildsysteme eingesetzt. Bei der **digitalen Lumineszenzradiografie** absorbieren Speicherfolien aus speziellen Phosphorkristallen Teile der Strahlungsenergie. Das latente Bild wird mittels Lasers freigesetzt und elektronisch ausgelesen. Ebenso können **Festkörperdetektoren** mit Chips aus amorphem Silizium Röntgenstrahlen detektieren und in ein elektronisches Bild umwandeln.

Vorteil der digitalen Technik sind ein großer Belichtungsspielraum, die rasche Bildverarbeitung und eine flexible, ortsunabhängige Verfügbarkeit der Bilder durch Speicherung auf zentralen Servern.

Das native Röntgenbild

Die Röntgenstrahlung breitet sich vom Brennpunkt der Röntgenröhre divergent aus, tritt durch das Gewebe und trifft auf den Röntgenfilm. Die Schwächung der Röntgenstrahlung im Gewebe ist abhängig von Dicke, Dichte und Ordnungszahl des durchstrahlten Gewebes sowie von der Strahlenqualität. Je weniger die Röntgenstrahlung durch die Körperstrukturen geschwächt wird, desto stärker ist die Schwärzung.

> **MERKE**
> Röntgenbilder sind Negativbilder: Regionen geringer Filmschwärzung erscheinen hell und werden als **Verschattung** bezeichnet. Regionen hoher Filmschwärzung erscheinen dunkel und werden **Aufhellung** genannt.

In der Nativdiagnostik erscheint Luft auf dem Röntgenbild am dunkelsten. Fett, Wasser, Weichteilgewebe und Knochen sind in aufsteigender Reihenfolge zunehmend heller.

Bildqualität

Wichtige Kriterien für die Erkennbarkeit von Details auf dem Bild sind:
- **Kontrast**: Differenz von kleinster und größter Schwärzung auf dem Röntgenfilm. Er hängt von der Absorption der Röntgenstrahlung im Objekt und der Strahlenqualität ab. Beeinträchtigend wirkt v. a. Streustrahlung.
- **Unschärfe**: Unschärfe hat verschiedene Quellen. **Bewegungsunschärfe** entsteht durch Bewegung

(auch unwillkürliche Bewegung wie Pulsation von Gefäßen etc.) während der Strahlenexposition. Sie lässt sich durch eine kurze Belichtungszeit sowie optimale Lagerung und Belehrung des Patienten minimieren. Durch **geometrische Unschärfe** entstehen am Objektrand Halbschatten und geometrische Verzerrungen. Sie lassen sich durch einen kleinen Brennfleck und Objekt-Film-Abstand sowie einen großen Fokus-Objekt-Abstand reduzieren. Die **Film-Folien-Unschärfe** ist von der Empfindlichkeit des Systems abhängig.
Streustrahlung entsteht beim Durchtritt der Strahlung durch das Gewebe und nimmt mit Objektdicke und bestrahlter Feldgröße zu. Zur Reduktion werden **Streustrahlenraster** aus dünnen, parallel zum Strahlenbündel verlaufenden Bleilamellen zwischen Patient und Film angebracht. Streustrahlenraster erhöhen den Bildkontrast, absorbieren aber auch einen Teil der Nutzstrahlung. Die erforderliche längere Belichtungszeit führt wiederum zu einer erhöhten Strahlenexposition.

Weitere einfache Maßnahmen zur Verringerung der Streustrahlung sind ein Einblenden des Strahlenkegels auf die Objektgröße mittels Blenden sowie die Kompression des Objekts zur Reduktion der Objektdicke.

Röntgenuntersuchungen mit Kontrastmittel

Im nativen Röntgenbild haben Gewebe mit ähnlicher Dichte nur einen geringen Kontrast. Durch den Einsatz eines Kontrastmittels (KM), das sich in dem darzustellenden Organ anreichert, wird der Dichteunterschied erhöht und damit eine kontrastreichere Abbildung ermöglicht.

Da der systemische Einsatz von Kontrastmitteln unerwünschte Wirkungen hervorrufen kann, ist der Patient vor Durchführung der Untersuchung über die Risiken aufzuklären und eine schriftliche Einwilligung einzuholen.

Röntgenpositive Kontrastmittel

Dies sind Verbindungen mit hohen Ordnungszahlen. Röntgenstrahlen werden stärker als im umliegenden Gewebe absorbiert, der Kontrast wird erhöht.

- **Bariumsulfat**: wird vorwiegend zur Magen-Darm-Trakt-Darstellung eingesetzt. Bariumsulfat ist wasserunlöslich und damit nicht resorbier- oder verstoffwechselbar.

> **MERKE**
> Bei Verdacht auf eine Perforation im Magen-Darm-Trakt oder bei Aspirationsgefahr ist die Anwendung von Bariumsulfat streng kontraindiziert. Es besteht die Gefahr einer schweren Peritonitis bzw. Aspirationspneumonie.

- **Jodverbindungen**: wasserlösliche Salze der Trijodbenzoesäure, die Jodkonzentration bestimmt die Absorption der Röntgenstrahlung. Nach parenteraler Applikation wird das Kontrastmittel v. a. renal eliminiert. Für die intravenöse Applikation dürfen nur noch **nichtionische Kontrastmittel** verwendet werden. Sie haben eine geringere Osmolarität und verursachen weniger unerwünschte Nebenwirkungen als die günstigeren ionischen KM.

Unerwünschte Wirkungen

Bei der Applikation jodhaltiger KM können unerwünschte Wirkungen auftreten. Vor jeder parenteralen Verabreichung von jodhaltigen Kontrastmitteln sollte eine anamnestische Erhebung möglicher Risikofaktoren erfolgen, Retentionswerte und Schilddrüsenhormonparameter sollten bestimmt werden.

Unverträglichkeitsreaktion Einteilung in vier Stadien (➤ Tab. 16.4). Leichte allergische Reaktionen treten in 1–5 % auf, bedrohliche Reaktionen in

Tab. 16.4 Schweregrade der Kontrastmittelunverträglichkeit.

	Symptomatik
Stadium I	Hautreaktion (Exanthem), leichte Allgemeinbeschwerden
Stadium II	Urtikaria, Exanthem, Lid- und Lippenödem, gastrointestinale Symptome
Stadium III	ausgeprägter anaphylaktischer Schock mit Dyspnoe und Bronchospasmus, generalisiertem Exanthem, Schüttelfrost und Schock
Stadium IV	Herz-Kreislauf-Stillstand

0,05–0,1%. Die Häufigkeit letaler Komplikationen liegt für nichtionische KM bei 1 : 1 Million. Bei Auftreten eines KM-Zwischenfalls muss die Injektion des KM unterbrochen werden, die weitere Behandlung erfolgt entsprechend der Symptomatik.

Beeinträchtigung der Nierenfunktion Risikofaktoren für KM-induzierte Nierenschädigung sind bestehende Niereninsuffizienz (erhöhter Serumkreatininspiegel), diabetische Nephropathie und hohes Lebensalter. Bei gefährdeten Patienten sollte die KM-Dosis reduziert und die Diurese angeregt, oder auf ein alternatives Verfahren ausgewichen werden.

Beeinflussung der Schilddrüsenfunktion Bei Vorliegen einer (latenten) Hyperthyreose oder einem autonomen Adenom kann jodhaltiges KM eine jodinduzierte Hyperthyreose (bis thyreotoxische Krise) induzieren. Schilddrüsenfunktionsdiagnostik oder Radiojodtherapie ist nach Gabe eines jodhaltigen KM auf Monate unmöglich.

Röntgennegative Kontrastmittel

Als röntgennegative KM werden Substanzen eingesetzt, die Röntgenstrahlen weniger stark absorbieren als das umliegende Gewebe. Dazu eignen sich Kohlendioxid und Luft. Mit Barium werden sie zur Doppelkontrastdarstellung der Schleimhaut im Magen-Darm-Trakt eingesetzt. Kohlendioxid stellt in der Arteriografie eine Alternative zu iodhaltigen Kontrastmitteln dar.

Angiografie

Die Darstellung von Arterien und Venen in der Angiografie mit Kontrastmittel eignet sich zur Diagnostik von Gefäßstenosen und -verschlüssen sowie zur Darstellung von Kollateralkreisläufen und Aneurysmen. In der **selektiven Angiografie** werden darzustellende Gefäß mit einem Katheter sondiert, über den KM appliziert wird. Verwendet wird nichtionisches iodhaltiges KM oder (bei Vorliegen von Kontraindikationen) das Gas Kohlendioxid.

Die **digitale Subtraktionsangiografie (DSA)** ist ein Bildbearbeitungsverfahren zur überlagerungsfreien Darstellung von Gefäßen. Dabei wird vor der

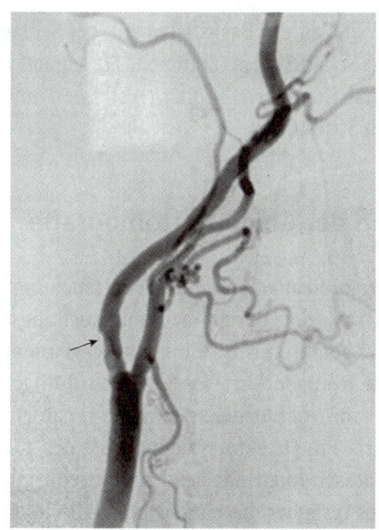

Abb. 16.3 DSA der Karotisgabel mit Stenose der A. carotis interna (ACI). [E530]

KM-Gabe ein „Maskenbild" erstellt, das nach Gefäßkontrastierung von einem „Füllungsbild" digital subtrahiert wird. So sind alle nicht kontrastierten Strukturen eliminiert, man erhält das Angiogramm (➤ Abb. 16.3).

Komplikationen KM-bedingte unerwünschte Wirkungen, Komplikationen an der Punktionsstelle wie Thrombosen, Hämatome und Blutungen, Dissektionen, AV-Fisteln und Infektionen. Je nach Punktionstechnik liegt die Komplikationsrate bei 1–4%.

PTA

Die **perkutane transluminale Angioplastie (PTA)** ist ein Verfahren der interventionellen Radiologie zur Behandlung von Gefäßstenosen. Vor allem kurzstreckige Stenosen mittelgroßer Gefäße wie Extremitätenarterien oder Herzkrankgefäße (PTCA) werden mit Kathetern oder aufblasbaren Ballons dilatiert.

16.1.5 Computertomografie (CT)

Die Computertomografie ist ein Röntgenverfahren zur Anfertigung transversaler Bildschnitte von Gewebe und Organen, die sich so überlagerungsfrei zwei- und dreidimensional rekonstruieren lassen.

Die CT ist Teil der Basisdiagnostik bei Schlaganfällen und Schädel-Hirn-Traumen. Sie eignet sie sich zur Darstellung von Thorax, Abdomen und knöchernen Strukturen.

Prinzip der Computertomografie

Der Patient liegt während der Untersuchung auf einem Tisch, der durch die Untersuchungseinheit (Gantry) gefahren wird. Eine um den Patienten rotierende Röntgenröhre sendet einen Röntgenstrahl aus, der mittels Blendensystem (Kollimator) moduliert wird. Ein Detektorsystem erfasst den Röntgenstrahl, dessen Intensität sich nach Durchdringen des Gewebes verändert hat, und wandelt ihn in ein elektrisches Signal um. Aus diesen Daten werden Strukturen überlagerungsfrei dargestellt.

Die **Spiral-CT** ermöglicht eine kontinuierliche Rotation der Röntgenröhre bei gleichzeitiger Tischbewegung. Sind in der Gantry mehrere Detektorreihen installiert, können damit mehrfache Schichten (Zeilen) simultan erstellt werden. Dieses Multi-Slice-Verfahren (MS-CT) ermöglicht kurze Scanzeiten mit einer Reduktion von Bewegungsartefakten und eine hohe Auflösung. Die **HR-CT** (High-Resolution-CT) ist ein spezieller Algorithmus mit besonders hoher Ortsauflösung und dünner Schichtführung (bis 0,75 mm), die insbesondere zur Darstellung von Lungengerüsterkrankungen eingesetzt wird.

Das CT-Bild

Die in den einzelnen Projektionen registrierten Schwächungswerte des Röntgenstahls werden gemäß ihrer örtlichen Verteilung zu Bildern zusammengesetzt. Dabei repräsentiert jeder dargestellte Bildpunkt (**Pixel**) in der planen Ebene ein Volumenelement (**Voxel**), das in seiner dritten Dimension der gefahrenen Schichtdicke (**Kollimation**) entspricht.

Die Absorption oder Schwächung des Röntgenstrahls durch das Gewebe wird auf der **Hounsfield-Skala** als ein Maß der Dichte angegeben (➤ Tab. 16.5).

> **MERKE**
> Die Hounsfield-Einheit (HE) ist ein relativer Schwächungskoeffizient, der sich auf Wasser (0 HE) und Luft (–1.000 HE) als Referenzgrößen bezieht.

Tab. 16.5 Typische Dichtewerte verschiedener Gewebe und Medien in der CT.

Gewebe bzw. Befund	Hounsfield-Einheiten (HE)
Knochen/Kompakta	> 1.000 HE
Knochen/Spongiosa	100–300 HE
frische Blutung	80 ± 10 HE
Leber nativ	50 ± 10 HE
Wasser	0 HE
Fettgewebe	–65 ± 5 HE
Lungengewebe	–500 HE
Luft	–1.000 HE

Strukturen, die in ihrer Dichte mit einer Bezugsgröße (z. B. umgebendes Gewebe) annähernd übereinstimmen, werden **isodens** bezeichnet. Strukturen mit niedrigeren bzw. höheren Dichtewerten werden **hypodens** bzw. **hyperdens** genannt.

Mittels **Fenstertechnik** wird ein Intensitätsbereich bestimmter Größe (**Fensterbreite**) um einen mittleren Dichtewert (**Fensterlage**) eingestellt, der die relevante Organstruktur in den verfügbaren Graustufen darstellt. Dichtewerte ober- und unterhalb dieses Fensters sind einheitlich in einer hellen oder dunklen Graustufe erkennbar.

Die Schichtbilder werden so dargestellt, als ob der Patient von den Füßen aus betrachtet würde (➤ Abb. 16.4).

Kontrastmittel in der CT

Für die Kontrastierung bestimmter Strukturen wird meist i.v. appliziertes jodhaltiges Kontrastmittel verwendet. Zunächst kontrastieren sich Gefäße (arterielle Phase) und parenchymatöse Organe (interstitielle Phase). Später ist das Kontrastmittel im Nierenbeckenkelchsystem und in den ableitenden Harnwegen nachzuweisen (renale Ausscheidungsphase). Dabei ist das Anflutungsverhalten bestimmter Strukturen, z. B. in der Leber, von diagnostischer Bedeutung (➤ Tab. 16.6).

Reichert eine Struktur Kontrastmittel an, spricht man von **Enhancement**.

Eine KM-verstärkte CT zur Beurteilung von Gefäßen wird auch **CT-Angiografie** genannt. Sie hat in den letzten Jahren einen Großteil der diagnostischen Katheter-Angiografien abgelöst. In der Abdomendiagnostik können oral oder rektal applizierte bariumhaltige Kontrastmittel zur Kontrastierung des Magen-Darm-Trakts verwendet werden.

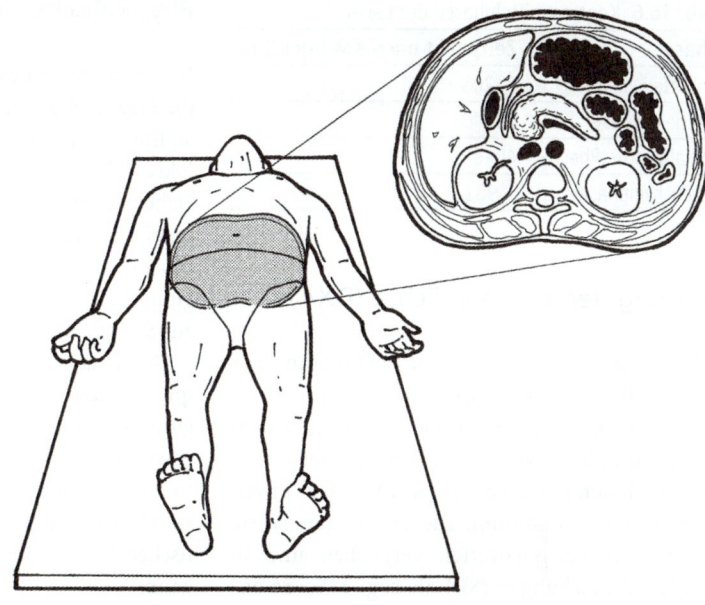

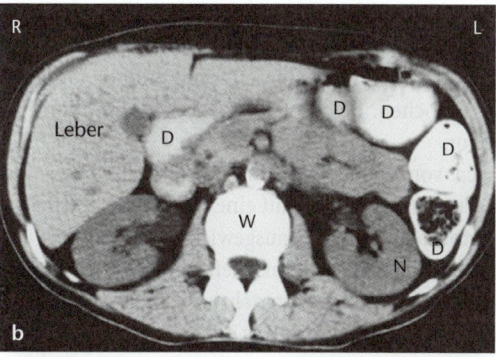

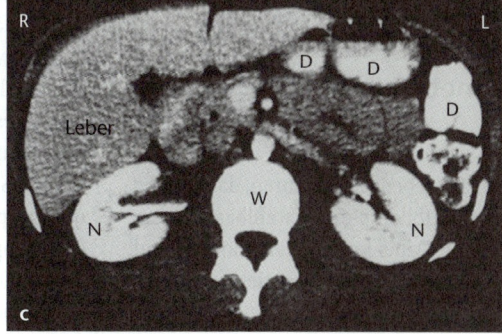

Abb. 16.4 a) Die CT erstellt axiale Bilder, die von kaudal nach kranial betrachtet werden. b) CT ohne i.v. Kontrastmittel. Der Magen-Darm-Trakt (D) ist mit bariumhaltigem Kontrastmittel gefüllt c) Gleicher Schnitt nach i.v. KM-Gabe. Die Gefäße und Nieren (N) reichern stark an (W = Wirbelsäule). [E283]

Strahlenbelastung

Verglichen mit einer konventionellen p.a. Thoraxübersichtsaufnahme, ist die effektive Dosis einer Thorax-CT um den Faktor 400 höher, geht also mit einer erheblichen Strahlenbelastung des Patienten einher. Bestimmte Fragestellungen rechtfertigen eine Reduzierung der Dosis. Die verminderte Bildqualität der Niedrigdosis-CT ist beispielsweise zur Harnsteindiagnostik ausreichend.

Tab. 16.6 Kontrastmittelphasen der Leber.

Phase	Zeitpunkt nach KM-Injektion
frühaterielle Phase	8–20 s
arterielle Phase	20–40 s
portal-venöse Phase	40–90 s
Parenchymphase	> 90 s

Messung der Knochendichte (DXA)

Goldstandard zur quantitativen Bestimmung der Knochendichte ist die **DXA** (Dual-Energy-X-Ray-Absorptiometry). Es wird die Absorption von Röntgenstrahlen zweier unterschiedlicher Energien durch den Knochen – meist LWS oder proximales Femur – bestimmt. Die ermittelten Werte werden mit Referenzwerten verglichen und in Standardabweichungen (SD) als sog. **T-Score** angegeben. Nach WHO-Definition wird bei einem Knochendichteverlust von −1 bis −2,5 SD unter dem Mittelwert der Knochendichte eines gleichgeschlechtlichen 30-jährigen Gesunden von einer **Osteopenie** gesprochen. Bei SD ≤ −2,5 liegt eine **Osteoporose** vor.

Bei Vorliegen von Spondylophyten, Aortenkalk oder Hüftgelenksprothesen muss auf eine **quantitative Computertomografie (QCT)** ausgewichen werden, die ebenfalls einen Absorptionskoeffizient berechnet. Die QCT als Schnittbildverfahren ermöglicht eine dreidimensionale Zuordnung der ermittelten Daten.

16.1.6 Magnetresonanztomografie (MRT)

Die MRT ist ein bildgebendes Verfahren, das eine Anfertigung von Schnittbildern in frei wählbaren Raumebenen ermöglicht. Dabei kommt keine ionisierende Strahlung, sondern ein starkes Magnetfeld und Hochfrequenzimpulse zur Anwendung. Die MRT eignet sich wegen ihres hohen Weichteilkontrasts besonders zur Darstellung von Weichgewebe. Mit Ausnahme der Lunge und stark kalkhaltiger Strukturen wie der Kortikalis werden routinemäßig alle Körperregionen mittels MRT untersucht, Haupteinsatzgebiete sind v. a. die Neuroradiologie und die Weichteildiagnostik (Tumoren, Bandapparat).

Physikalische Grundlagen

In einem starken externen Magnetfeld richten sich die Eigendrehimpulse (sog. **Kernspins**) von Wasserstoffprotonen entlang den Feldlinien des Magnetfelds in paralleler oder antiparalleler Richtung aus. Dabei weisen die Protonen wie ein torkelnder Kreisel eine Rotation um die Achse des Hauptmagnetfeldes auf, die **Präzession**. Die Frequenz dieser Bewegung (**Larmor-Frequenz**) verhält sich proportional zur Stärke des Magnetfelds.

Durch das Einstrahlen von **elektrischen Hochfrequenzwellen** der gleichen Frequenz ist eine Anregung der Protonen möglich, welche die Präzessionsbewegungen synchronisiert. Nach Abschalten des Impulses kehren die Protonen in ihren Grundzustand zurück (**Relaxation**). Hierbei wird ein magnetischer Impuls abgegeben, der gemessen werden kann.

Dabei wird die Längsrelaxation mit einer Zeitkonstante T_1 (Spin-Gitter-Relaxationszeit) von der Querrelaxation mit einer Zeitkonstante T_2 (Spin-Spin-Relaxationszeit) unterschieden. Man spricht von T_1- oder T_2-gewichteten Bildern.

Bilderzeugung

Zur Erzeugung eines ausreichend großen und homogenen Magnetfelds wird ein supraleitender Magnet verwendet, der röhrenförmig aufgebaut ist und so den ganzen Patienten aufnehmen kann. Die Magnetfeldstärke der meisten in der medizinischen Diagnostik verwendeten Geräte liegt bei 1,5–3 Tesla. Zur Ortslokalisation sind **Gradienten-Spulen** im Inneren des Hauptmagneten angebracht, die das Magnetfeld in drei Ebenen modulieren.

Zur Signalerzeugung werden mobile **Hochfrequenz-Spulen** dicht an der zu untersuchenden Region (z. B. Kopf-Spule oder Knie-Spule) angebracht. Sie senden definierte hochfrequente Impulse in bestimmten **Sequenzen** aus. Dabei gibt es verschiedene Arten der Pulsfrequenz (z. B. Spin-Echo-Sequenzen, Turbospin-Echo-Sequenzen und Gradienten-Echo[GE]-Sequenzen). Die Zeit zwischen zwei Anregungen definiert die **Repetitionszeit (TR)**. Die Zeit zwischen Impuls und Echosignal, das von derselben Spule registriert wird, heißt **Echozeit (TE)**. Je nach Gewebe werden charakteristische Echosignale verschiedener

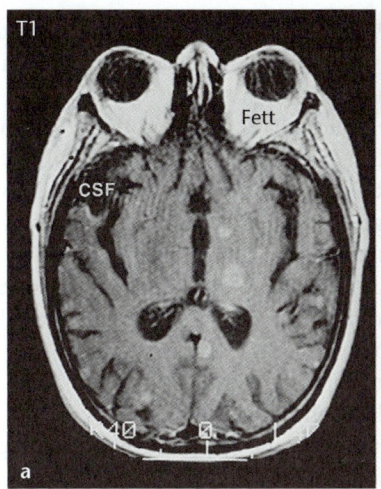
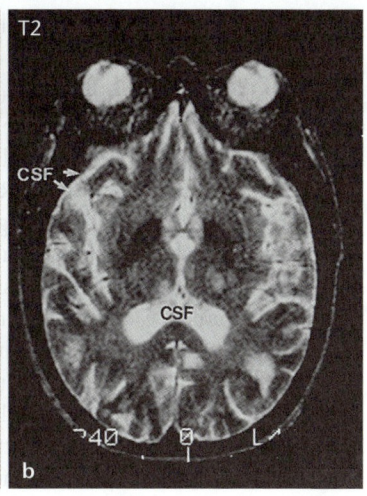

Abb. 16.5 Zerebrale MRT. a) T_1-gewichtetes Bild (CSF = Liquor) b) T_2-gewichtetes Bild. [E283]

Tab. 16.7 Signalintensitäten verschiedener Strukturen im MRT-Bild.

Gewebe bzw. Befund	T_1-Wichtung	T_2-Wichtung
Liquor	hypointens	hyperintens
weiße Hirnsubstanz	hyperintens	leicht hypointens
graue Hirnsubstanz	leicht hypointens	leicht hyperintens
Leber	hyperintens (zur Milz)	hypointens (zur Milz)
Milz	hypointens (zur Leber)	hyperintens (zur Leber)
Niere	hypointens	hyperintens
Sehnen/Bänder	hypointens	hypointens
frische Blutung	isointens	hyperintens
Ödem	hypointens	hyperintens
Kontrastmittel	hyperintens	–

Signalintensität detektiert. Die Daten können zu einem Bild in beliebiger Schichtführung zwei- und dreidimensional rekonstruiert werden (➤ Abb. 16.5).

Das MR-Bild

Signalreiche Gewebe erscheinen im MRT-Bild hell und werden **hyperintens** genannt. Signalarme Gewebe erscheinen dunkel (**hypointens**). Die Signalintensität wird durch Sequenz, Sequenzparameter (TR und TE) und Gewebeparameter (Protonendichte, T_1, T_2) bestimmt (➤ Tab. 16.7).

MERKE
T_1-gewichtete Bilder sind durch kurze TR und TE charakterisiert. Fett erscheint hell, Wasser dunkel. T_2-gewichtete Bilder sind durch längere TR und TE charakterisiert. Wasser erscheint hell, Fett weniger hell.

Kontrastmittel in der MRT

Die paramagnetische Substanz **Gadolinium (Gd)** verkürzt konzentrationsabhängig die T_1-Zeit umliegender Protonen und wird in der MRT als Kontrastmittel eingesetzt. Gadolinium-kontrastierte Regionen erscheinen in der T_1-gewichteten Aufnahme signalreich. Spezielle Sequenzen ermöglichen es, zusätzlich zur Anatomie auch Informationen über Flussverhalten oder Funktion zu gewinnen. So können mittels MR-Angiografie Gefäße auch ohne den Einsatz von Kontrastmittel dargestellt werden.

Gadolinium wird an ein Chelatmolekül gebunden appliziert und führt nur selten zu signifikanten Nebenwirkungen (v. a. allergischen Reaktionen). Die Ausscheidung erfolgt renal.

Die **Gadolinium-induzierte nephrogene systemische Fibrose (NSF)** ist eine seltene, aber schwerwiegende Komplikation mit hoher Mortalität (10 bis 20 %). Bei Niereninsuffizienz führt sie zu einer systemischen Fibrose der Haut und inneren Organe. Daher sind die Gd-haltigen Kontrastmittel bei höhergradiger Niereninsuffizienz nicht mehr zugelassen.

Schwierigkeiten und Kontraindikationen

Nachteile der MRT stellen lange Aufnahmezeiten (Bewegungsartefarkte) sowie die für manche Patienten schwer oder gar nicht erträgliche Enge und das laute Betriebsgeräusch von MR-Geräten dar. Eine Verletzungsgefahr geht von magnetisierbaren Gegenständen im Untersuchungsraum aus. Durch das statische Magnetfeld können sie mobilisiert oder erhitzt werden. Gleiches gilt für magnetisierbare Objekte im Patienten: Dislozierbare Metallteile (Innenohrimplantate, ältere Herzklappenprothesen, Granatsplitter etc.) gelten als Kontraindikation für die MRT. Bei Herzschrittmachern besteht die zusätzliche Gefahr einer potenziell lebensgefährdenden Fehlfunktion durch das Magnetfeld.

16.1.7 Sonografie

Die Ultraschalldiagnostik dient als Schnittbildverfahren der Darstellung von Größe, Form, Lage und Struktur von Körperorganen. Das kostengünstige und weit verbreitete Verfahren wird zur Diagnostik verschiedenster Erkrankungen v. a. der Schilddrüse, des Abdomens und des Retroperitonealraums sowie in der Schwangerschaft eingesetzt.

Prinzip der Sonografie

Die Sonografie beruht auf der Aussendung von Ultraschallwellen in einem Frequenzspektrum zwischen 1 und 15 MHz und der Bestimmung von Stärke und Rückkehrzeit des Echos. Bei der Ausbreitung der Schallwellen im Gewebe werden diese durch verschiedene physikalische Phänomene moduliert:

Reflexion und Brechung An der Grenzfläche zweier Materialien mit unterschiedlichen schallleitenden Eigenschaften werden Schallwellen reflektiert und/oder ändern sie ihre Ausbreitungsrichtung (**Brechung**). Das Ausmaß von Reflexion und Brechung ist vom Sprung der Schallleitungsfähigkeit (**Impedanzsprung**) zwischen einzelnen Geweben abhängig. Besonders große Impedanzunterschiede finden sich zwischen Luft bzw. Knochen und den meisten anderen Geweben. Daher ist eine Untersuchung von Abdomenanteilen, die hinter luftgefüllten Darmabschnitten liegen, praktisch unmöglich.

Absorption Schallwellen werden im Gewebe absorbiert. Das Ausmaß der Dämpfung hängt von der Frequenz der Schallwelle sowie der Beschaffenheit des Materials ab (Knochen > Weichteilgewebe > Wasser).

Hohe Schallfrequenzen werden stärker gedämpft als niedrigere und haben deshalb eine geringere Eindringtiefe.

Bildererzeugung

Der Schallkopf enthält **Piezokristalle**, die in einer zeitlichen Rhythmik als Sender von Schallwellen, anschließend als Empfänger des reflektierten Echos fungieren (**Puls-Echo-Methode**). Die schallkopfregistrierten Echos werden elektronisch verarbeitet als Bild auf einem Monitor dargestellt.

Im sog. **B-Mode** werden zweidimensionale, bewegte Bilder dargestellt. In Kombination mit einem **Doppler-Verfahren** können zusätzlich Flussrichtungen und -geschwindigkeiten von bewegten Reflektoren, z. B. Blut, bestimmt werden.

Der **M-Mode** eignet sich Darstellung von dynamischen Prozessen (z. B. Herzklappenbewegungen).

Untersuchung und Befund

Bei der Wahl der Frequenz muss der Untersucher einen Kompromiss zwischen erforderlicher Eindringtiefe und ausreichender Ortsauflösung finden. Dabei gilt: je niedriger die Frequenz, desto größer die Eindringtiefe und je höher die Frequenz, desto höher die Auflösung. Typische Frequenz zur Beurteilung tief liegender Organe (Abdomensonografie) ist 3,5 MHz, zur Darstellung von oberflächlichen Strukturen 7,5 MHz.

Je nach Reflexmuster des untersuchten Gewebes erscheinen echoreiche Strukturen hell, echoarme Strukturen dunkel und echofreie Strukturen schwarz (➤ Tab. 16.8). Weiter wird zwischen homogener und inhomogener Reflexverteilung unterschieden. Bei einer nahezu totalen Absorption/Reflexion der Ultraschallwellen in einer Struktur (z. B. Steine) kommt es zu einem dorsalen **Schallschatten**. Absorbiert eine Struktur weniger Schall als das benachbar-

16.1 Verfahren der bildgebenden Diagnostik

Tab. 16.8 Typische Echomuster in der Sonografie.

Befund	Echomuster
Zyste	echofreie Struktur mit glatter Kontur, dorsale Schallverstärkung
Konkrement (Galle, Niere)	echoreich mit dorsalem Schallschatten
Luft	echoreicher Kuppenreflex mit dorsalem Schallschatten
Aszites	echofrei
frischer Abszess	echofrei
älterer Abszess	reflexreiches, inhomogenes Binnenecho
frisches Blut	echoreich, inhomogen

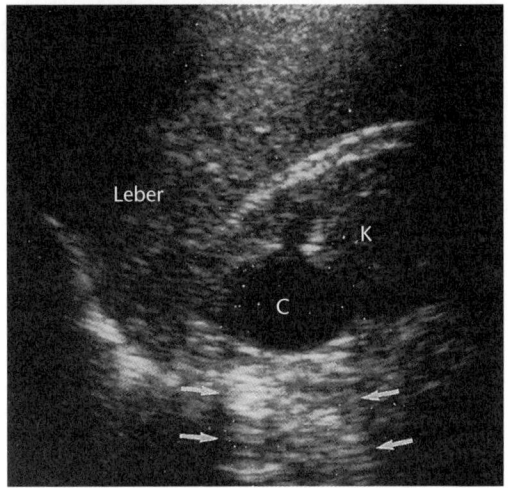

Abb. 16.7 Leber und Niere (K) mit regelrechter Parenchymstruktur. Am Nierenoberpol liegt eine echofreie Zyste mit dorsaler Schallverstärkung (→). [E283]

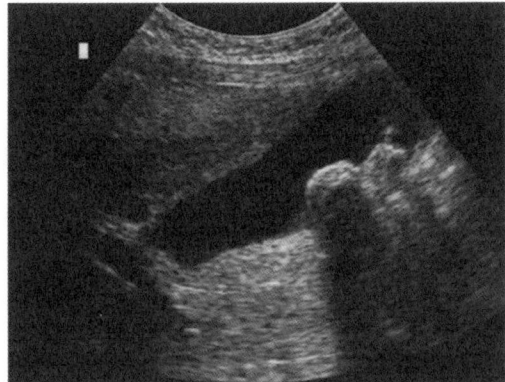

Abb. 16.6 Echoreiches Konkrement in der Gallenblase mit dorsaler Schallauslöschung. [E531]

te Gewebe (z. B. Flüssigkeit in einer Zyste), resultiert hinter der Struktur eine (relative) dorsale **Schallverstärkung** (➤ Abb. 16.6 und ➤ Abb. 16.7).

Kontrastmittel in der Sonografie

Ultraschallkontrastmittel ermöglichen die differenzierte Beurteilung der Durchblutung von parenchymatösen Organen (v. a. Leber). Das Prinzip besteht auf der Schaffung vieler kleiner Grenzflächen mit hoher Echogenität. Hierzu werden gasförmige Mikrobläschen (**Microbubbles**) mit einer Größe von 1–10 μm intravenös appliziert, die das Kapillarbett frei passieren können und dem Blutstrom folgend das Echosignal im anreichernden Organ verstärken. Ultraschallkontrastmittel ist gut verträglich, nur sehr selten treten unerwünschte Wirkungen auf. Es darf bei Störungen der Nieren- oder Schilddrüsenfunktion eingesetzt werden.

16.1.8 Nuklearmedizinische Bildgebung

Die bildgebenden Verfahren der Nuklearmedizin verwenden radioaktive Substanzen und kernphysikalische Verfahren zur Funktions- und Lokalisationsdiagnostik. Sie bilden in erster Linie funktionelle Vorgänge eines Organ(systems) ab und nicht dessen genaue anatomische Morphologie.

Funktionsprinzip

Werden stabile Atome in organischen Verbindungen durch entsprechende radioaktive Isotope ersetzt, bleiben die biochemischen Eigenschaften des Moleküls unverändert. Bei der Diagnostik werden radioaktive Radionuklide oral oder intravenös verabreicht. Verteilung und Teilnahme dieser Moleküle (**Tracer**) an Stoffwechselprozessen können durch Messung der Strahlung außerhalb des Körpers bestimmt werden.

Radiopharmazie

Radiopharmaka sind Radionuklide oder Radionuklide in organischen Verbindungen. Ideal eignen sich reine γ-Strahler, die über eine genügende Reichweite verfügen, aber eine geringere Strahlenbelastung als Gemischtstrahler oder reine β-Strahler aufweisen (➤ Tab. 16.9). Das am häufigsten eingesetzte Radionuklid ist ^{99m}Tc. Es emittiert γ-Strahlung einer Energie von 140 keV und hat eine Halbwertszeit von 6 h.

Liegt ein Radiopharmakon als reines Radionuklid vor, kann es trägerfrei eingesetzt werden. Andernfalls muss es an ein Trägermolekül gekoppelt werden. So wird z. B. das Radionuklid ^{57}Coan an Vitamin B$_{12}$ gekoppelt, um die intestinale Aufnahme von Vitamin B$_{12}$ zu messen (➤ Tab. 16.10).

Herstellung von Radionukliden

Kernreaktor Durch Beschuss stabiler Kerne mit Neutronen werden diese in radioaktive Nuklide umgewandelt.

Nuklidgenerator Das Funktionsprinzip eines Nuklidgenerators ist die Trennung metastabiler Tochternuklide von stabilen Mutternukliden durch Elution. Dabei entstehen kurzlebige γ-Strahler. Im **Molybdän-Technetium-Generator** geht das Mutternuklid ^{99}Mo durch β-Zerfall in das metastabile ^{99m}Tc über, das mithilfe eines Ionenaustauschers ausgewaschen werden kann.

Zyklotron In dem Teilchenbeschleuniger werden durch den Beschuss von stabilen Kernen mit Korpuskeln v. a. β-Strahler erzeugt.

Sicherheit

Da die eingesetzten Trägerkonzentrationen gering sind, haben Radiopharmaka i. d. R. keine pharmakologischen Effekte. Die **effektive Halbwertszeit** ergibt sich aus der biologischen Eliminationszeit aus dem Organismus und der physikalischen HWZ. Diese definiert zusammen mit Art und Energie der emittierten Strahlung das Maß der Strahlenbelastung für den Organismus (ca. 1 mSv bei der ^{99m}Tc-Schilddrüsen- und 4,5 mSv bei der Skelettszintigrafie [➤ Abb. 16.8] 7 mSv bei der PET).

Untersuchungsvorgang

Nach Gabe des Radiopharmakons wird mit einer Gammakamera die aus dem Körper austretende Strahlung gemessen und verstärkt. Das so generierte elektrische

Tab. 16.9 Auswahl von Radioisotopen.

Radionuklid	Strahlung	physikalische HWZ	Herstellung
^{99m}Technetium (Tc)	γ	6 h	Generator
^{18}Fluor (F)	β	109 min	Zyklotron
^{123}Jod (J)	γ	13,3 h	Zyklotron
^{131}Jod (J)	β und γ	8,05 d	Reaktor
^{111}Indium (In)	γ	2,8 d	Zyklotron
^{133}Xenon (Xe)	γ	5,3 d	Reaktor

Tab. 16.10 Auswahl von (beim IMPP beliebten) Radiopharmaka.

Tracer	Applikation	Anwendungsbeispiel
^{123}J/^{131}J	i. v.	Schilddrüsendiagnostik
^{99m}Tc-Pertechnetat	i. v.	Schilddrüsenfunktion
^{133}Xe	inhalativ	Lungenventilation
^{99m}Tc-Albumin	i. v.	Lungenperfusion
^{99m}Tc-MDP	i. v.	Knochenszintigrafie
^{131}J-MIBG	i. v.	Tumoren des sympathischen Nervensystems
^{99m}Tc-MIBI	i. v.	Myokardperfusion
^{99m}Tc-DTPA	i. v.	Nierenfunktion (Kinder!)
^{123}Jod-Hippuran	i. v.	Schilddrüsenfunktion
^{99}Tc-HIDA	i. v.	Leberfunktion/Gallekinetik
^{57}Co-Cobalamine	oral	Vitamin-B$_{12}$-Resorptionstest
^{18}F-FDG	i. v.	Glukosemetabolismus, z. B. Tumordiagnostik

Signal kann in hoher zeitlicher Auflösung aufgezeichnet werden. Dies ermöglicht eine dynamische Untersuchung (**Sequenzszintigrafie**). Die Ganzkörper- oder Einzelaufnahmen erfolgen je nach Untersuchung und Fragestellung z. B. direkt nach Gabe (0–30 s p. i.), nach 5–10 min p. i. und 2–4 h p. i. (bei der Drei-Phasen-Skelettszintigrafie, ➤ Abb. 16.8). Die Blockade der Schilddrüse durch Natrium-Perchlorat vor der Anwendung von schilddrüsengängigen Radiopharmaka reduziert ggf. die Strahlenbelastung der Schilddrüse.

SPECT

Bei der **Single Photon Emission Computed Tomography (SPECT)** rotieren eine oder mehrere Gammakameras um den Patienten. Die γ-Strahlung wird in unterschiedlichen Projektionen gemessen, aus den Daten werden Schnittbilder in drei Ebenen rekonstruiert.

Die Emissionstomografie des Herzens stellt die Aktivitätsverteilung der Radionuklide in Ruhe und Belastung zur Beurteilung von Funktion und Stoffwechsel des Herzens dar.

- **Perfusionsverhältnisse**: ^{201}Thallium-Chlorid und ^{99m}Technetium-MIBI reichern sich als Tracer im durchbluteten Myokard an. So kann perfundiertes von minderdurchblutetem oder nekrotisch infarziertem Myokardgewebe differenziert werden. Hauptindikation ist die koronare Herzerkrankung (➤ Abb. 16.9).

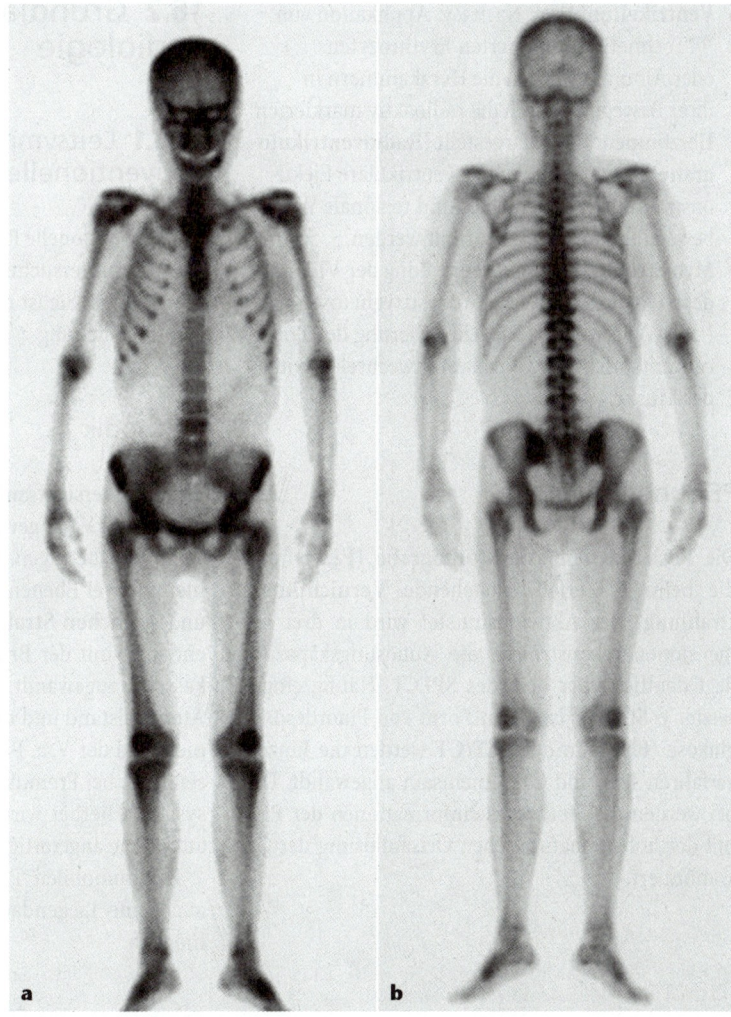

Abb. 16.8 Ganzkörperskelettszintigrafie des Achsenskeletts in anteriorer (a) und posteriorer (b) Sicht (Normalbefund). [E348]

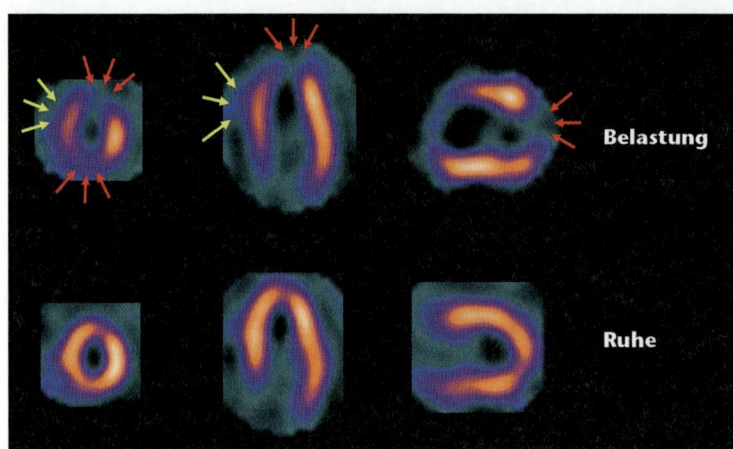

Abb. 16.9 Belastungsmyokardszintigramm (Kurzachsenschnitte, horizontale und vertikale Längsachsenschnitte). Bei Belastung (obere Reihe) ist die Myokardperfusion entsprechend der Tracer-Aufnahme der Herzspitze deutlich reduziert. Auch das Septum zeigt eine Minderperfusion. In Ruhe (untere Reihe) findet sich ein Normalbefund. [M478]

- **Ventrikelfunktion**: Nach i. v. Applikation von ^{99m}Technetium-markierten Erythrozyten oder Albumin werden die Herzkammern in ihrer Bewegung durch die radioaktiv markierten Herzbinnenräume dargestellt (**Radioventrikulografie**). Dabei können linksventrikuläre Ejektionsfraktion, Klappenfehler und regionale Wandbewegungsstörungen beurteilt werden.
- **Myokardvitalität**: Zur Beurteilung der Vitalität des Myokards wird ^{18}Fluorodesoxyglukose (^{18}FDG) verwendet. Die Anreicherung des Tracers entspricht der Glukosestoffwechselaktivität des Muskelgewebes.

PET und PET/CT

Die **Positronenemissionstomografie (PET)** nutzt die beim β^+-Zerfall entstehende **Vernichtungsstrahlung**. Das Aktivitätsmuster wird in drei Dimensionen rekonstruiert, die Auflösungskapazität liegt deutlich über dem des SPECT. Häufig eingesetzter β-Strahler ist ^{18}F in Form von Fluordesoxyglukose (FDG). In der **PET/CT** werden die Einzelverfahren PET und CT gemeinsam angewandt. Dabei werden die Stoffwechselinformationen der PET mit der hohen anatomischen Ortsauflösung der CT kombiniert.

16.2 Grundlagen der speziellen Radiologie

16.2.1 Leitsymptome der konventionellen Thoraxaufnahme

Die konventionelle Röntgenaufnahme des Thorax ist die Basisuntersuchung bei Herz- und Lungenerkrankungen. Sie ist mit Abstand die häufigste Röntgenuntersuchung.

Methodik

Für die Übersichtsaufnahme wird Hartstrahltechnik (120–150 kV) angewandt, der Film-Fokus-Abstand sollte 2 m betragen. Es werden Übersichtsaufnahmen in zwei Ebenen im **posterior-anteriorer** (p.a.) und **seitlichen Strahlengang** angefertigt. Der Patient steht mit der Brust bzw. linken Seite der Filmkassette zugewandt. Die Aufnahmen erfolgen bei Atemstillstand und maximaler Inspiration. Ausnahmen sind der V. a. Pneumothorax oder Ventilstenosen (z. B. bei Fremdkörperaspiration) im Bronchialsystem. Hierbei wird zusätzlich eine Exspirationsaufnahme angefertigt.

Bei immobilen Patienten ist als Behelfstechnik auch eine Liegendaufnahme im a.p. Strahlengang möglich.

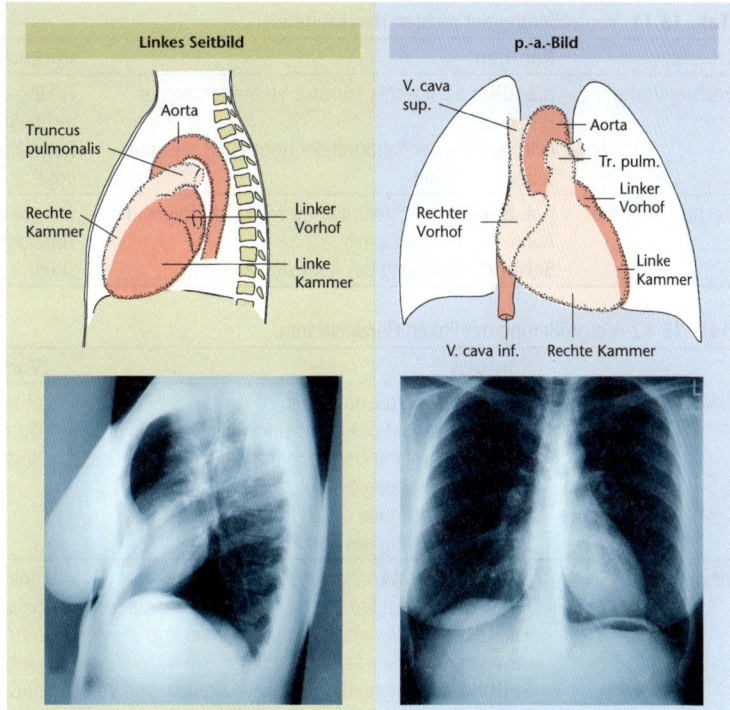

Abb. 16.10 Projektion der Herzens und seiner randbildenden Strukturen im Normalbefund. [L190/E532]

Herz und Gefäße im Röntgen-Thorax

Der Schatten von Herz und Gefäßen imponiert im Röntgenbild als homogene Fläche im Mediastinalraum. Lage und Strukturen des Herzschattens fasst ➤ Abb. 16.10 zusammen.

Die p.a. Aufnahme ermöglicht eine Bestimmung der Herzgröße anhand des Transversaldurchmessers im Verhältniss zum maximalen Thoraxdurchmesser (CT-Quotient). Ein CT-Quotient > 0,5 ist ein Zeichen für eine pathologische Herzvergrößerung. Ursächlich für eine Globalvergrößerung können Kardiomyopathien, globale Herzinsuffizienz oder ein Perikarderguss sein.

Auf Seitbildern kann der Herztiefendurchmesser bestimmt werden. Eine Verkleinerung des Retrosternalraums weist auf eine Vergrößerung des rechten Ventrikels hin (➤ Tab. 16.11). Eine Verkleinerung des Retrokardialraums wird meist durch eine Vergrößerung des linken Ventrikels oder des linken Vorhofs hervorgerufen (➤ Tab. 16.12).

Die Lunge im Röntgen-Thorax

Die Trachea liegt als helles Band im Mediastinum und teilt sich in der **Trachealbifurkation** (Winkel: 50° und 70°). Aus dem etwas steiler absteigenden rechten **Hauptbronchus** entwickeln sich drei Lappenbronchien, der linke Hauptbronchus teilt sich in zwei Lappenbronchien (➤ Abb. 16.11). Das Bild der **Lungenhili** wird durch die Pulmonalarterie und Hauptbronchien geformt und hat eine nach lateral konkave Kontur.

Hauptvolumenanteil des **Lungenparenchyms** ist Luft, die bestehende Lungenzeichnung ist überwiegend durch kleine Gefäße bedingt. Werden Gefäße orthograd getroffen, zeigen sie sich als kleine, runde homogene Verschattung. Beim kardiopulmonal Gesunden nimmt die Summe der Gefäßquerschnitte entsprechend der Schwerkraft vom Unterfeld zum Oberfeld ab. Längs getroffene **Bronchien** haben dagegen das Bild eines kleinen Ringschattens. Interlobulärsepten werden nur sichtbar, wenn sie tangential getroffen werden. Weiter lässt sich die Lunge anatomisch und funktionell in bronchopulmonale Segmente (rechts neun, links zehn Segmente) unterteilen.

Tab. 16.11 Vergrößerung der rechten Herzkavitäten.

	Röntgen	Vorkommen
rechter Vorhof	**p.a. Bild**: nach rechts konvexe Verbreiterung der Herzkontur evtl. verbreiterter Schatten der Hohlvenen, tritt nur selten isoliert auf	Trikuspidalklappenfehler, ASD mit Links-rechts-Shunt, sekundäre Vergrößerung bei Rechtsherzinsuffizienz oder Pulmonalstenose
rechter Ventrikel	**p.a. Bild**: Rechter Ventrikel wird links randbildend mit Anhebung der Herzspitze. **Seitbild**: Einengung des Retrosternalraums	Cor pulmonale, Pulmonalstenose, Fallot-Tetralogie, Herzfehler mit Links-rechts-Shunt

Tab. 16.12 Vergrößerung der linken Herzkavitäten.

	Röntgen	Vorkommen
linker Vorhof	**p.a. Bild**: Vergrößerung nach • links lateral mit prominentem linkem Herzohr • rechts lateral mit Doppelkontur am rechten Herzrand • kranial: Spreizung der Trachealbifurkation > 90° **Seitbild**: Einengung des Retrokardialraums Dorsalverlagerung des Ösophagus	Mitralklappenfehler, ASD, VSD, offener Ductus Botalli, Tumoren des linken Vorhofs
linker Ventrikel	**p.a. Bild**: aortal konfiguriertes Herz: • Herzspitze nach links lateral und kaudal ausladend • links betonte Zunahme des Transversaldurchmessers vermehrt gerundete linke Herzkontur **Seitbild**: Einengung des Retrokardialraums und Verlagerung des Ösophagus nach dorsal	Linksherzinsuffizienz, chronische arterielle Hypertonie, Aortenklappenfehler, Mitralklappeninsuffizienz, Kardiomyopathie, Sportlerherz, Aortenisthmusstenose

Leitsymptome der Lunge

Verschattungen

Pathologische Veränderungen des Lungengewebes können primär in den terminalen Luftwegen oder im Interstitium auftreten.

Alveoläre Verschattungen Stellen sich dar als großflächige, unscharf berandete Fleckschatten, die konfluieren können. Sie zeigen das Vorhandensein von Flüssigkeit oder Zellen in den Alveolen an. Hier muss differenzialdiagnostisch u. a. an Pneumonien oder Atelektasen gedacht werden. Heben sich die lufthaltigen Bronchien vom umgebenden Infiltrat ab, spricht dann von einem **positiven Bronchopneumogramm**.

Interstitielle Verschattungen Imponieren als punkt- bis streifenförmige Verdichtungen, die das normale Gefäßbild überlagern. Sie sind Anzeichen einer Flüssigkeits- oder Gewebevermehrung im Interstitium und treten bei chronischer Lungenstauung, Sarkoidose, interstitiellen Pneumonien und Lymphangiosis carcinomatosa auf. **Kerley-Linien** sind unspezifische Zeichen für interstitielle Prozesse der Lunge (wie kardiale Stauung, Lungenödem, -Entzündung, Lymphangiosis carcinomatosa). Es sind zarte, helle, beim Gesunden nicht vorkommende Linien im Röntgenbild. Je nach Ausrichtung und Lokalisation unterscheidet man Kerley A-, B- und C-Linien.

Atelektasen Nicht belüftete Lungenanteile, die sich als homogene Verschattung des betroffenen Areals (Lappen, Segment) mit Zeichen einer Volumenminderung auszeichnen.

Bronchiektasen Umschriebene Erweiterungen der mittleren und kleinen Bronchien, die im Röntgenbild als schienenartige Schatten in die Peripherie ziehen (Tram Lines).

Lungenrundherde

Lungenrundherde sind runde, transparenzgeminderte Strukturen im Lungenparenchym. Sie können solitär oder multipel auftreten und verschiedenste Ursa-

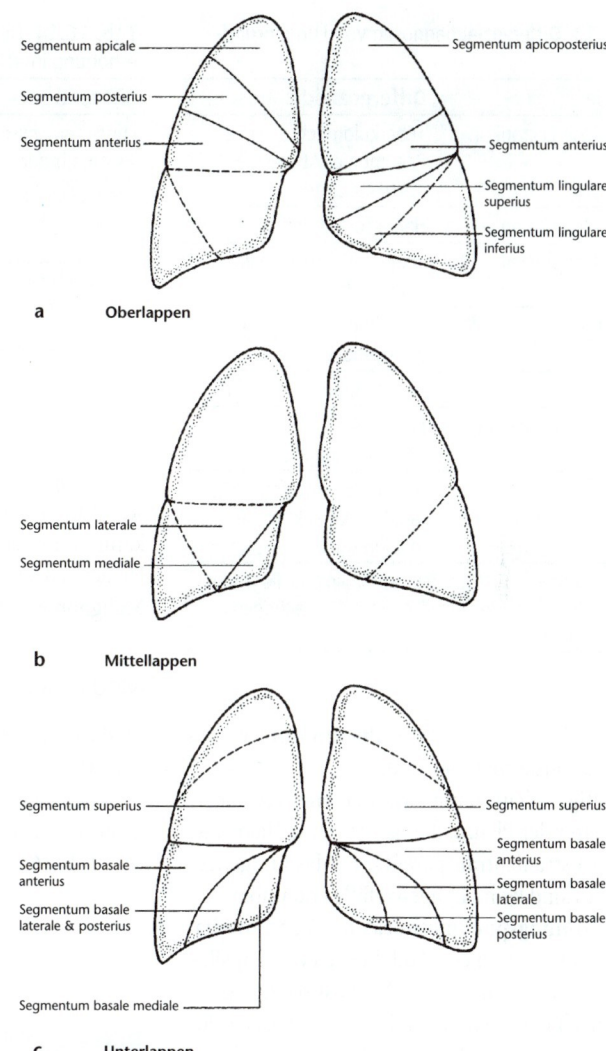

Abb. 16.11 Projektion der Lungenlappen in der p.a. Aufnahme. [E533]

chen haben (> Tab. 16.13). Folgende radiologische Merkmale ermöglichen eine Abschätzung der Dignität:

Benigne Lungenrundherde Regelmäßig und scharf begrenzt, im Vergleich zu vorhergehenden Aufnahmen keine Größenprogredienz, häufig grobschollige, zwiebelschalen- oder popcornartige Verkalkungen

Maligne Lungenrundherde Solitär oder multiples Auftreten, rasches Größenwachstum, unregelmäßig begrenzt, Corona radiata (multiple strahlige Ausläufer), Pleurafinger (strangartige Verdichtung zur Pleura), Rigler-Nabelzeichen (Einziehung am Eintritt des tumorversorgenden Gefäßes), selten feinfleckige Verkalkungen

Ringschatten Luft- oder flüssigkeitsgefüllte Hohlräume, die von belüftetem Lungengewebe umgeben sind. Dabei werden angeborene **Zysten** (häufigste bronchopulmonale Malformation), **Blasen** (dünnwandige Emphysembullae) und **Kavernen** (z. B. bei Tbc auftretend) unterschieden.

Transparenzerhöhung

Die vermehrte Transparenz eines oder beider Lungenflügel ist auf die Rarefizierung der Gefäßzeichnung zurückzuführen (> Tab. 16.14).

Tab. 16.13 Differenzialdiagnosen von Lungenrundherden.

Ätiologie	Differenzialdiagnosen
entzündliche Erkrankungen	Tuberkulom, chronische Pneumonie, Abszess, Echinokokkuszyste
benigne Neoplasien	Hamartom, Adenom, Lipom
maligne Neoplasien	peripheres Bronchialkarzinom, Metastasen
kongenital	bronchogene Zyste, Sequestration
vaskulär	Lungeninfarkt, Hämatom
Autoimmunerkrankungen	Rheumaknötchen, Wegener-Granulomatose
Varia	orthograd getroffenes Gefäß, Rundatelektase, Interlobulärerguss

Rundherde können auch Schatten extrapulmonal liegender Strukturen sein: Mamille, Fremdkörper, EKG-Elektroden, Hauttumoren etc.

Tab. 16.14 Differenzialdiagnosen einer Transparenzerhöhung im RTx.

bilateral	unilateral, örtlich begrenzt
Lungenemphysem, Asthma bronchiale, Trachealkompression	Pneumothorax, bullöses Emphysem, Lungenembolien, Z. n. Lobektomie, Fremdkörperaspiration mit Air-Trapping (Ventilmechanismus).

Sonstige Ursachen: defokussierter Röntgenstrahl, verdrehte Aufnahmeposition, Thoraxasymmetrien oder Z. n. Mastektomie.

hen bei rund 200 ml, im Liegen sogar bei 500 ml. In der p. a. Aufnahme wird er je nach Ausmaß als meniskusförmige, nach lateral ansteigende, homogene Verschattung im Recessus phrenicocostalis sichtbar und kann im Extremfall bis zur Totalverschattung führen. Ursächlich sind meist Herzinsuffizienz, Pneumonien, Malignome oder Traumen (Hämatothorax).

Radiologische Zeichen eines **Pneumothorax** (v. a. in Exspirationsaufnahme) sind:
- lufthaltiger Pleuraraum zwischen Thoraxwand und viszeraler Pleura, die sich als feine Haarlinie zeigt, ist strahlentransparenter als das Lungengewebe, es sind keine Lungengefäße erkennbar.
- Bei **Spannungspneumothorax** mit Ventilmechanismus finden sich eine kollabierte Lunge, ipsilateraler Zwerchfelltiefstand, Mediastinalverlagerung nach kontralateral und weite Interkostalräume. Es ist eine sofortige Entlastung notwendig!

Pleuraerguss

Sonografisch lässt sich ein Pleuraerguss ab einem Volumen von 30 ml darstellen. Dagegen liegt die Nachweisgrenze in der Thoraxübersichtsaufnahme im Ste-

Mediastinalverbreiterung

Mediastinalverbreiterungen lassen sich oft schon auf Thoraxaufnahmen nachweisen, zur näheren Klassifikation eignen sich v. a. CT und MRT. Häufigste Ursache ist die retrosternal gelegene Struma (➤ Tab. 16.15).

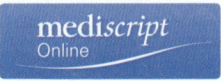

Und jetzt üben mit den passenden IMPP-Fragen: http://www.mediscript-online.de/Fragen/ KiaAngstwurm_Kap16
(Anleitung s. Buchdeckel-Innenseite).

Tab. 16.15 Differenzialdiagnosen mediastinaler Raumforderungen.

vorderes Mediastinum	mittleres Mediastinum	hinteres Mediastinum
• **T**hyreoidea (Struma) • **T**hymom • **T**eratom • (**T**errible) malignes Lymphom • „**T**ortuous Artery": Aneurysma der Aorta ascendens **Merke**: die fünf „**T**"!	• thorakales Aortenaneurysma • Hämatome • maligne Lymphome • Lymphadenopathien anderer Genese • Zwerchfellhernien • mesenchymale Tumoren	• Neoplasien (z. B. Neuroblastom) • Aneurysma der Aorta descendens • Hämatome • extramedulläre Blutbildung • Zwerchfellhernien

Abbildungsnachweis

Der Verweis auf die jeweilige Abbildungsquelle befindet sich bei allen Abbildungen im Werk am Ende des Legendentextes in eckigen Klammern. Alle nicht besonders gekennzeichneten Grafiken und Abbildungen © Elsevier GmbH, München.

A300	Reihe Klinik- und Praxisleitfaden, Elsevier Urban & Fischer Verlag
A400	U. Bazlen, T. Kommerell, N. Menche, A. Schäffler, S. Schmidt und die Reihe Pflege konkret, Elsevier Urban & Fischer Verlag
E283	Mettler: Essentials of Radiology, 2nd edition 2005, Elsevier Saunders
E307	Youngs, Stafford: ENT in focus, 1st edition 2005, Churchill Livingstone
E321	Cohen et al.: Infectious Diseases, 3rd edition 2010, Mosby
E348	Eisenberg & Johnson: Comprehensive Radiographic Pathology, 4th edition 2007, Mosby
E355	Goldman: Cecile Medicine, 23rd edition 2008, Elsevier Saunders
E363	Rumack, Wilson et al.: Diagnostic Ultrasound, 3rd edition 2004, Mosby
E365	James, Berger & Elstone: Andrews' Diseases of the Skin: Clinical Dermatology, 10th edition 2005, Elsevier Saunders
E367	Hoffbrandt, Pettit & Vayas: Color Atlas of Clinical Hematology, 4th edition 2009, Mosby
E375	Christensen: Adult Health Nursing, 5th edidtion 2005, Mosby
E383	Monahan et al.: Phipps' Medical-Surgical Nursing: Health and Ilness Perspectives, 8th edition 2007, Mosby
E384	Ignatavicius & Workman: Medical-Surgical Nursing: Critical Thinking for Collabarative Care, 5th edition 2006, Elsevier Saunders
E385	Habif: Clinical Dermatology: A Color Guide to Diagnosis and Therapy, 5th edition 2009, Mosby
E409	McIntosh et al.: Forfar & Arneil's Textbook of Pediatrics, 7th edition 2008, Churchill Livingstone
E412	Adam & Dixon: Grainger & Allison's Diagnostic Radiology, 5th edition 2008, Churchill Livingstone
E420	Talley, N. & O'Connor, S.: Clinical Examination: A Systematic Guide to Physical Diagnosis, 6th edition © 2009, Sydney, Elsevier Australia
E422	Weston, Lane & Morelli: Color Textbook od Pediatric Dermatology, 4th edition 2007, Mosby
E437	Salvo: Mosby's Pathology for Massage Therapists, 2nd edition 2008, Mosby
E460	Drake: Grays Atlas of Anatomy, 1st. edition 2008, Churchill Livingstone
E471	Gilbert-Barness: Potter's Pathology of the Fetus, Infant and Child, 2nd edition 2007, Mosby
E472	Roberton & South: Practical Paediatrics, 6th edition 2007, Churchill Livingstone
E473	Paller & Mancini: Hurwitz Clinical Pediatric Dermatology, 3rd edition 2006, Elsevier Saunders
E474	Crawford, DiMarco & Paulus: Cardiology, 3rd edition 2010, Mosby
E475	Baren et al.: Pediatric Emergency Medicine, 1st edition 2008, Elsevier Saunders
E476	Zitelli, Davis: Atlas of Pediatric Physical Diagnosis, 4th edition 2002, Mosby
E477	Mace & Kowalczyk: Radiographic Pathology for Technologists, 4th edition 2004, Mosby
E478	Bolognia, Jorizzo & Rapini: Dermatology, 2nd edition 2008, Mosby
E479	Pudner: Nursing the Surgical Patient, 3rd edition 2010, Elsevier Canada
E480	Zitelli, Davis: Atlas of Pediatric Physical Diagnosis, 5th edition 2007, Mosby
E481	Wong, Perry: Maternal Child Nursing Care, 3rd edition 2006, Mosby
E487	Forbes, Sahm & Weissfeld: Bailey & Scott's Diagnostic Microbiology, 12th edition 2007, Mosby
E496	Jarvis: Pocket Companion for Physical Examination & Health Assessment, 5th edition 2007, Mosby
E508	Swartz: Textbook of Physical Diagnosis – History and Examination, 5th edition 2006, Elsevier Saunders
E509	Bontrager & Lampignano: Textbook of Radiographic Positioning and Related Anatomy, 6th edition 2005, Mosby
E510	Slovis: Caffey's Pediatric Diagnostic Imaging, 11th edition 2007, Mosby
E511	Wein, Kavoussi, Novick et al.: Campbell-Walsh Urology, 9th edition 2006, Elsevier Saunders
E512	Leonard: Quick & Easy Medical Terminology, 5th edition 2006, Elsevier Saunders
E513	Herring: Learning Radiology – Recognizing the Basics, 1st edition 2007, Mosby
E514	Mace & Kowalczyk: Radiographic Pathology for Technologists, 5th edition 2007, Mosby
E515	Carey: Current Clinical Medicine 2009, 1st edition2009, Elsevier Saunders
E516	McPherson & Pincus: Henry's Clinical Diagnosis and Management by Laboratory Methods, 21st edition 2006, Elsevier Saunders
E517	Hendrix & Sirois: Laboratory Procedures for Veterinary Technicians, 5th edition 2007, Mosby

E518 Carr & Rodak: Clinical Hematology Atlas, 3rd edition 2008, Elsevier Saunders
E519 Hoffbrand & Pettit: Color Atlas of Clinical Hematology, 3rd edition 2010, Mosby
E520 Lundy-Ekman: Neuroscience – Fundamentals for Rehabilitation, 3rd edition 2007, Elsevier Saunders
E521 Urden, Stacy & Lough: Priorities in CRITICAL CARE NURSING, 5th edition 2008, Mosby
E522 Black & Hawks: Medical-Surgical Nursing – Clinical Management for Positive Outcomes, 8th edition 2008, Elsevier Saunders
E325 Kumar & Clark: Kumar and Clark's Clinical Medicine, 7th edition 2009, Elsevier Saunders
E528 Wetmore: Pediatric Otolaryngology: Requisites in Pediatrics, 1st edition 2007, Mosby
E529 Iannucci & Howerton: Dental Radiography: Principles and Techniques, 3rd edition 2005, Elsevier Saunders
E530 Frank, Long & Smith: Merrill's Atlas of Radiographic Positioning and Procedures, 11th edition 2007, Mosby
E531 Bates: Abdominal Ultrasound – How, Why and When, 2nd edition 2004, Churchill Livingstone
E532 Ferri: Practical Guide to the Care of the Medical Patient, 8th edition 2010, Mosby
E533 Ryan, McNicholas & Eustace: Anatomy for Diagnostic Imaging, 2nd edition 2010, Elsevier Saunders
E538 Skarin: Atlas of Diagnostic Oncology, 4th edition 2009, Mosby
E550 Dandy & Edwards: Essential Orthopaedics and Trauma, 5th edition 2009, Churchill Livingstone
E551 Lorrie et al., Sectional Anatomy for Imaging Professionals, 2nd edition 2007, Mosby
E552 Optiz et al., Potter's Pathology of the Fetus, Infant and Child, 2nd edition 2007, Mosby
E553 Gattuso et al., Differential Diagnosis in Surgical Pathology, 2nd edition 2010, Elsevier Saunders
E554 Kumar et al., Robbins and Cotran Pathologic Basis of Disease, 8th edition 2010, Elsevier Saunders
E555 Adkinson & Brown, Elsevier's Integrated Review Genetics, 2nd edition 2001, Elsevier Saunders
E557 Heggenhougen: International Encyclopedia of Public Health, 1st edition 2008, Elsevier
E567 Lewis et al.; Medical-Surgical Nursing in Canada: Assessment and Management of Clinical Problems, 1st edition 2006, Mosby
E568 Hansell, Lynch et al.: Imaging of Diseases of the Chest, 5th edition 2009, Mosby
E569 Townsend et al.: Sabiston Textbook of Surgery, 17th edition 2004, Elsevier Saunders
E570 Colledge, Walker & Ralston: Davidson's Principles and Practice of Medicine, 21st edition 2010, Churchill Livingstone

E571 Underwood: General and Systematic Pathology, 4th edition 2004, Churchill Livingstone
E572 Haaga et al; CT and MR Imaging of the Whole Body, 4th edition 2002, Mosby
E573 Halpert: Gastrointestinal Imaging: The Requisites, 3rd edition 2006, Mosby
E574 Collins: Crash Course: Gastroenterology, 3rd edition 2008, Mosby
E575 Brochert: Crush Step 2: The Ultimate USMLE Step 2 Review, 3rd edition 2006, Mosby
E576 Sapp, Eversole & Wysocki: Contemporary Oral and Maxillofacial Pathology, 2nd edition 2003, Mosby
E577 Habif: Clinical Dermatology: A Color Guide to Diagnosis and Therapy, 4th edition 2003, Mosby
E610 Furness, Hackney: The Senses. A Comprehensive Reference, Volume 3, 1st ed. 2008, Academic Press Elsevier
E578 Luqmani, Robb et al.: Textbook of Orthopaedics, Trauma and Rheumatology, 1st edition 2008, Mosby
E579 Lovaasen & Schwerdtfeger: ICD-9-CM Coding: Theory and Practice, 1st edition 2007, Elsevier Saunders
F292 Fundamental Techniques of Esophageal Surgery, in Operative techniques in General Surgery, 2006, 161–169
F293 Sohns, Heuser et al.: Current role and future potential of computed tomographic colonography for colorectal polyp detection and colon cancer screening – incidental findings, in Clinical Imaging, Elsevier, Juli–August 2008
F294 Erturk, Mortélé et al.: State-of-the-Art Computed Tomographic and Magnetic Resonance Imaging of the Gastrointestinal System, in Gastrointestinal Endoscopy Clinics of North America, Elsevier, Juli 2005
F295 Helmstädter & Riemann: Endoscopic ultrasound and early diagnosis of pancreatic cancer, in The American Journal of Surgery, Elsevier, Oktober 2007
F296 Milbrandt & Sigalet: Intussusception associated with a Meckel's diverticulum and a duplication cyst, in Journal of Pediatric Surgery, Dezember 2008, Elsevier
K115 A. Walle, Hamburg
K314 Frau Anette Weyershäuser, Fotografenmeisterin, Universitätsklinik und Poliklinik für Dermatologie und Venerologie, Martin-Luther-Universität Halle – Wittenberg, Halle (Saale)
L106 H. Rintelen, Velbert
L108 R. Himmelhan, Heidelberg
L126 K. Dalkowski, Buckenhof
L127 J. Mair, Herrsching
L141 S. Elsberger, München
L157 S. Adler, Lübeck
L190 G. Raichle, Ulm

L215	S. Weinert-Spieß, Neu-Ulm
L231	S. Dangl, München
L234	H. Holtermann, Dannenberg
L237	J. Hench, Bürgstadt
L238	S. Klebe, Aying-Großhelfendorf
L239	O. Nehren, Achern
M103	Prof. Dr. med. B. Bätge, Lübeck
M104	Prof. Dr. med. J. Braun, Hamburg
M114	Dr. med. M. Braun, Cuxhaven
M123	Prof. Dr. med. T. Dirschka, Wuppertal
M180	Prof. Dr. med. V. Hach-Wunderle, Frankfurt am Main
M181	Dr. med. S. Krautzig, Hameln
M183	Dr. med. V. Kurowski, Lübeck
M185	Dr. med. K. Schwabe, Bad Segeberg
M187	Prof. Dr. med. K. J. Klose, Marburg
M332	Dr. med. A. Ficklscherer, München
M424	Dr. med. S. C. Morgenstern, Frankfurt am Main
M425	Dr. med. M. Röder, München
M426	PD Dr. med. Dr. rer. nat. A. Teufel, Mainz
M431	Prof. Dr. med. S. Pitz, Mainz
M432	Prof. Dr. med. N. Pfeiffer, Mainz
M433	PD Dr. med. A. Mirshahi, Mainz
M443	Prof. Dr. Med. O. Jansen, Kiel
M444	Dr. med. S. Störmann, München
M445	Prof. Dr. med. W. Keil, München
M446	H. Koch, München
M475	Prof. Dr. med. E. R. Tamm, Regensburg
M476	Prof. Dr. med. H. Rössler, Bonn
M477	Dr. med. A. Franzen, Neuruppin
M478	Prof. Dr. med. W. A. Weber, Freiburg
M479	Dr. med. C. Gebhardt, München
M493	Prof. Dr. med. H.-P. Bruch, Lübeck
M494	A. Störmann
M495	Prof. Dr. med. T. Deller, Frankfurt am Main
M496	Dr. med. T. Sebestény, Mainz
M497	Dr. med. M. Wetzke, Hannover
M514	PD Dr. med. S. Tuengerthal, Heidelberg
O158	U. Renz, Lübeck
O520	PD. Dr. med. F. R. Fritzsche, Zürich
O522	W. Zettlmeier, Barbing
O529	Dr. med. W.-R. Seemann, Frankfurt am Main
O530	Mit freundlicher Genehmigung von Prof. Dr. Christoph Klein, Dr. von Haunersches Kinderspital der LMU, München
O531	Dr. med. K. Magdorf, Berlin
O532	Prof. Dr. h.c. M.-L. Hansmann, Frankfurt am Main
O533	Prof. Dr. med. M. J. Lentze, Bonn
O541	Prof. Dr. med. K. Possinger, Berlin
O542	Dr. med. P. Mäckel, Deister-Süntel Klinik, Bad Münder
O543	M. Wüllner, München
O549	Dr. med. J. Nolde, Lübeck
O550	Prof. Dr. med. S. R. Benz, Nagold
O551	Dr. med. A. Leppien, Hamburg
O558	PD Dr. med. U. Peitz, Münster
O559	Prof. Dr. med. R. Broll, Lübeck
R172	Mims et al.: Medical Microbiology, 3rd edition 2004, Mosby
R247	Deller, Sebestény: Fotoatlas Neuroanatomie, 1. Auflage 2007, Elsevier Urban & Fischer
R261	Sitzer, Steinmetz: Lehrbuch Neurologie, 1. Auflage 2001, Elsevier Urban & Fischer
R262	Klingelhöfer, Berthele: Klinikleitfaden Neurologie, 4. Auflage 2009, Elsevier Urban & Fischer
S007-1-23	Paulsen, Waschke, Sobotta, Atlas der Anatomie, Band 1, 23. Auflage 2010, Elsevier Urban & Fischer
S007-3-23	Paulsen, Waschke, Sobotta, Atlas der Anatomie, Band 3, 23. Auflage 2010, Elsevier Urban & Fischer
T125	Prof. Dr. med. U. Stierle, Lübeck
T127	Prof. Dr. med. Dr. h.c. P. C. Scriba, München
T170	Dr. med. E. Walthers, Marburg
T192	Dr. med. K. Goerke, Schwetzingen
T197	Dr. med. B. Danz, Ulm
T407	Institut für medizinische und pharmazeutische Prüfungsfragen, Mainz
T408	Prof. Dr. med. A. Berzlanovich, Department für Gerichtsmedizin, Medizinische Universität Wien
T413	PD Dr. med. U. Rüb, Frankfurt am Main
T414	mit freundlicher Genehmigung, Prof. M. Reiser, Institut für klinische Radiologie, Klinikum Universität München
T415	PD Dr. Richard du Mesnil de Rochement, Institut für Neuroradiologie, Klinikum der Goethe-Universität Frankfurt am Main
T417	By permission of Mayo Foundation for Medical Education and Research. All rights reserved
T418	U. Mrowietz, Kiel
V220	Paul Hartmann AG, Heidernheim
V485	Prinz 5 GmbH, Augsburg
W802	Mit freundlicher Genehmigung des European Resuscitation Council (ERC)
W803	Forschungsinstitut für Kinderernährung, Dortmund

Abkürzungen

5-FU	5-Fluorouracil	ACTH	adrenokortikotropes Hormon
5-HAT	5-Hydroxytryptamin (Serotonin)	ACVB	aortokoronarer Venen-Bypass
β-HCG	β-Untereinheit des humanen Choriongonadotropins	AD	Alzheimer-Demenz atopische Dermatitis
γGT	γ-Glutamyltransferase	ADA	Adenosin-Desaminasen American Diabetes Association
µm	Mikrometer	ADEM	akute demyelinisierende/disseminierte Enzephalomyelitis
A		ADH	antidiuretisches Hormon
a	Jahr	ADHS	Aufmerksamkeits-Defizit-Hyperaktivitätsstörung
A.	*Actinomyces* *Amoeba* *Ancylostoma*	ADI	Acceptable daily Intake
	Arteria	ADP	Adenosindiphosphat
	Ascaris *Aspergillus*	ADPKD	autosomal-dominant vererbte polyzystische Nierenerkrankung
AA	Alopecia areata autoimmunhämolytische Anämie	ÄAppO	bundeseinheitliche Approbationsordnung
AAK	Atemalkoholkonzentration	AED	automatisierter externer Defibrillator
AaO₂	arterioalveoläre Sauerstoffdifferenz	AEDS	Atopic Eczema/Dermatitis Syndrome
AAST	American Association for the Surgery of Trauma	AEG	Adenokarzinom des ösophagogastralen Übergangs
Abb.	Abbildung	AEP	akustisch evozierte Potenziale
ABI	Ankle Brachialpressure Index, Knöchel-Arm-Druck-Index	AFI	Amniotic Fluid Index
ABPA	allergische bronchopulmonale Aspergillose	AFP	α-Fetoprotein
		Ag	Antigen
AbPP	Amyloid-β-Precursor-Protein	AGA	androgenetische Alopezie
AC	Amniozentese	AGI	Arbeitsgruppe Influenza
ACE	Angiotensin-converting Enzyme	AGS	adrenogenitales Syndrom Ausschuss für Gefahrstoffe
ACG	Akromioklavikulargelenk	AGU	Ausscheidungsurogramm
ACh	Acetylcholin	AGW	Arbeitsplatzgrenzwert
AChE	Acetylcholinesterase	AHA	American Heart Association
AChR	Acetylcholinrezeptor	AHB	Anschlussheilbehandlung
ACI	Arteria carotis interna	AICD	automatisches, implantierbares Defibrillatorsystem
ACR	American College of Rheumatology		
ACT	Activated clotting Time autologe Chondrozytentransplantation	AICS	akutes ischämisches zerebrovaskuläres Syndrom

AIDP	akute inflammatorische demyelinisierende Polyneuropathie	Anti-HBc	Antikörper gegen Hepatitis-B-Core-Antigen
AIDS	Acquired Immunodeficiency Syndrome	ANV	akutes Nierenversagen
		AP	alkalische Phosphatase
AIH	Autoimmunhepatitis	a.-p.	anterior-posterior
AIHA	autoimmunhämolytische Anämie	aP	azelluläre Pertussisvakzine
AION	anteriore ischämische Optikusneuropathie	APC	aktiviertes Protein C Adenomatosis polyposis coli
AIP	akute intermittierende Porphyrie	APKD	Adult polycystic Kidney Disease
Ak/AK	Antikörper	APR	abdominoperineale Resektion
AKIN	Acute Kidney Injury Network	APS	autoimmunes polyglanduläres Syndrom
Al	Aluminium		
ALAT	Alanin-Amino-Transferase	aPTT	aktivierte partielle Thromboplastinzeit
ALDH	Aldehyddehydrogenase		
ALI	Acute Lung Injury	APUD	Amine-Precursor Uptake and Decarboxylation
ALL	akute lymphatische Leukämie		
ALM	akrolentiginöses Melanom	Ar	Argon
ALS	Advanced Life Support amyotrophe Lateralsklerose	ArbmedVV	Verordnung zur arbeitsmedizinischen Vorsorge
ALT	Alanin-Amino-Transferase	ArbSchG	Arbeitsschutzgesetz
ALTE	Apparent Life threatening Episode	ArbZG	Arbeitszeitgesetz
		ARDS	Acute respiratory Distress Syndrome (akutes respiratorisches Distress-Syndrom)
AMA	antimitochondriale Antikörper		
AMACR	Alpha-Methyacyl-CoA-Racemase		
AMD	altersbedingte Makuladegeneration	ARPKD	autosomal-rezessiv vererbte polyzystische Nierenerkrankung
AMDP	Arbeitsgemeinschaft für Methodik und Dokumentation in der Psychiatrie	ART	antiretrovirale Therapie
		ARVC	arrhythmogene rechtsventrikuläre Kardiomyopathie
AML	akute myeloische Leukämie	AS	Alport-Syndrom Aortenstenose
AMM	amelanotisches Melanom		
ANA	antinukleäre AK	ASA	American Society of Anesthesiology Aminosalizylat
ANCA	Anti-neutrophil cytoplasmatic Antibodies (Granulozyten-Zytoplasma-Antikörper)		
		ASAT	Aspartat-Amino-Transferase
ANI	akute Niereninsuffizienz	ASD	Vorhofseptumdefekt (Atriumseptumdefekt) Autismus-Spektrum-Störungen
ANP	atriales natriuretisches Peptid		
ANS	Atemnotsyndrom (Respiratory Distress Syndrome)		
		ASH	alkoholische Steatohepatitis
Anti-ds-DNA/DNS	Antikörper gegen doppelsträngige DNA/DNS	ASiG	Arbeitssicherheitsgesetz
		ASR	Achillessehnenreflex
Anti-GBM	Antikörper gegen glomeruläre Basalmembran	ASS	Acetysalicylsäure

AST	Aspartat-Amino-Transferase	BK	Berufskrankheit
ATG	Antithymozytenglobulin	BLS	Basic Life Support
ATP	Adenosintriphophat	BLW	biologische Leitwerte
Au/AU	Arbeitsunfähigkeitsbescheinigung	BMD	Becker-Muskeldystrophie
AUC	Area under the Curve	BMI	Body Mass Index
AV	atrioventrikulär	BNS	Blitz-Nick-Salaam-Anfälle
AVK	arterielle Verschlusskrankheit	BOT	basalorientierte orale Therapie
AVM	arteriovenöse Malformationen	BPD	bronchopulmonale Dysplasie
AVNRT	AV-Knoten-Reentry-Tachykardie	BPH	benige Prostatahyperplasie
AVSD	atrioventrikulärer Septumdefekt	BPS	Behavourial Rating Scale
AZ	Allgemeinzustand		Borderline-Persönlichkeitsstörung

B

B.	*Bacillus*	Bq	Becquerel
	Bacteroides	BRAF	V-raf murine Sarcoma viral Oncogene homolog B1
	Bartonella		
	Bordetella	BSE	Bovine spongiforme Enzephalopathie
	Borrelia		
	Brucella	BSG	Blutsenkungsgeschwindigkeit
	Burkholderia	Btm	Betäubungsmittel
BÄO	Bundesärzteordnung	BtmG	Betäubungsmittelgesetz
BAHA	Bone anchored Hearing Aid	BtmV	Betäubungsmittelverordnung
BAK	Blutalkoholkonzentration	BU	Berufsunfähigkeit
BAL	bronchoalveoläre Lavage	BWS	Brustwirbelsäule
BAP	Benzo(a)pyren	BZ	Blutzucker
BB	Blutbild	bzw.	beziehungsweise
BCG	Bacille Calmette-Guérin		
BE	Broteinheiten	**C**	
BerEP4	Antikörper zur Epitheldetektion	C.	*Campylobacter*
BfArM	Bundesinstitut für Arzneimittel und Medizinprodukte		*Candida*
			Chlamydia
BfR	Bundesinstitut für Risikobewertung		*Clostridium*
			Corynebacterium
			Coxiella
BGA	Blutgasanalyse		*Cryptococcus*
BGB	Bürgerliches Gesetzbuch		*Cryptosporidium*
BGH	Bundesgerichtshof	Ca	Kalzium
BGV	Berufsgenossenschaftliche Vorschriften für Sicherheit und Gesundheit bei der Arbeit		Karzinom
		ca.	zirka
		CADASIL	Cerebral autosomal dominant Arteriopathy with subcortical Infarcts and Leukoencephalopathy
BGW	biologischer Grenzwert		
BH4	Tetrahydrobiopterin		
BildscharbV	Bildschirmarbeitsplatzverordnung	cAMP	zyklisches Adenosinmonophosphat

cANCA	antineutrophile zytoplasmatische Antikörper mit zytoplasmatischem Fluoreszenzmuster		CIS	klinisch isoliertes Syndrom
			CK	Kreatininkinase
				Zervikalkanal
CAPD	kontinuierliche ambulante Peritonealdialyse			Zytokeratine
			CK-MM	skelettmuskelspezifische Kreatininkinase
CATCH 22	Cardial, Abnormal Face, Thymic Hypoplasia, Cleft Palate, Hypocalcemia, Mikrodeletion 22q11.2			
			Cl	Chlor(id)
				Clearance
CBASP	Cognitive behavioral Analysis System of Psychotherapy		CI	Cochlear Implant
			CJD	Creutzfeldt-Jakob Disease
CCC	cholangiozelluläres Karzinom		CKD	Chronic Kidney Disease
CCK	Cholezystokinin		CLIS	Carcinoma lobulare in situ
CCM	zerebrale kavernöse Malformationen		CLL	chronisch lymphatische Leukämie
			cm	Zentimeter
cCT	kranielle Computertomografie		CME	Continuing Medical Education
Cd	Cadmium		CML	chronisch myeloische Leukämie
CD	Cluster of Differentiation		CMV	Zytomegalievirus
CDC	Centers for Disease Control and Prevention		CNI	chronische Niereninsuffizienz
			CO	Kohlenmonoxid
CDT	Carbohydrate-deficient Transferrin		CO_2	Kohlendioxid
			CoA	Coarctatio aortae
CEA	karzinoembryonales Antigen		COMT	Katecholamin-O-Methyltransferase
CED	chronisch entzündliche Darmerkrankung		COPD	Chronic obstructive Lung Disease (chronisch obstruktive Lungenerkrankung)
CERAD	Consortium to establish a Registry for Alzheimer Disease			
			cP	chronische Polyarthritis
CFS	Chronic Fatigue Syndrome		CPAP	Continuous positive Airway Pressure
CFT	Culture Fair Test (Grundintelligenztest)			
			CPE	zytopathischer Effekt
cfu	Colony forming Units		C-Peptid	Connective Peptide
CGH	komparative genomische Hybridisierung		CPPS	Chronic pelvic Pain Syndrome
			CPR	kardiopulmonale Reanimation
cGMP	zyklisches Guanosinmonophosphat		CR	Komplementrezeptor
CHARGE	Coloboma, Heart Disease, Atresia choanae, Retarded Growth or Development, Genital Anomalies, Ear Anomalies		CRH	Corticotropin-Releasing-Hormon
			CROS	Contralateral Routing of Signals
			CRP	C-reaktives Protein
			CRT	kardiale Resynchronisationstherapie
ChE	Cholinesterase			
CIDP	chronisch inflammatorische demyelinisierende Polyneuropathie		CSE	Combined spinal-epidural Anesthesia (Kombination aus Peridural- und Spinalanästhesie)
CIN	zervikale intraepitheliale Neoplasie			
Cis	Carcinoma in situ			

CSE-Hemmer	Cholesterinsynthese-Enzymhemmer	DGAI	Deutsche Gesellschaft für Anästhesiologie und Intensivmedizin
CSF	Colony Stimulating Factors	DGHM	Deutsche Gesellschaft für Hygiene und Mikrobiologie
CT	Computertomografie/-gramm konventionelle Insulintherapie	DGSS	Deutsche Gesellschaft zum Studium des Schmerzes
CTC	Glukokortikoide	DGUV	Verband „Deutsche gesetzliche Unfallversicherung"
CTG	Kardiotokografie		
ctO_2	Sauerstoffgehalt im Blut	d. h.	das heißt
CVI	chronisch venöse Insuffizienz	DHEA	Dehydroepiandrosteron
CVS	Chorionic villous Sampling	DHEA-S	Dehydroepiandrosteronsulfat
CVSS	chronisch-venöses Stauungssyndrom	DHPR	Dihydropyridin-Rezeptoren
		D-H-S-System	Dermatophyten-Hefen-Schimmelpilze-System
CVVH	kontinuierliche venovenöse Hämofiltration	DIC	Disseminated intravascular Coagulation
CVVHD	kontinuierliche venovenöse Hämodialyse	DIF	direkte Immunfluoreszenz
		Diff.-BB	Differenzialblutbild
CVVHDF	kontinuierliche venovenöse Hämodiafiltration	DIG	disseminierte intravasale Gerinnung
CYP	Cytochrom P	DIN	Deutsches Institut für Normung
		DIP	desquamative interstitial Pneumonia
D			
D	Dalton Diphtherie Dopamin	dl	Deziliter
		DM	Dermatomyositis
		DMAP	Dimethylaminophenol
d	Tag	DMARD	krankheitsmodifizierende Antirheumatika
dB	Dezibel		
DBT	dialektisch behaviorale Therapie	DMD	Duchenne-Muskeldystrophie
DCIS	duktales Carcinoma in situ	DMPS	Dimercaptopropansulfonat
DCM	dilatative Kardiomyopathie	DMSA	2,3-Dimercaptosuccinsäure
DCR	Dakryocystorhinostomie	DNA	Desoxyribonucleic Acid
DD	Differenzialdiagnose	DNS	Desoxyribonukleinsäure
DDG	Deutsche Diabetes-Gesellschaft	DPP-4	Dipeptidyl-Peptidase IV
DDT	Dichlordiphenyltrichlorethan	DR	diabetische Retinopathie
DEC	Diethylcarbamazin	DRD	Dopa-responsive Dystonie
DEGAM	Deutsche Gesellschaft für Allgemeinmedizin und Familienmedizin	DRG	Diagnosis-related Group
		DRU	digital-rektale Untersuchung
DEXA	Dual Energy X-Ray Absorptiometrie	DSA	digitale Subtraktionsangiografie
		DSD	Detrusor-Sphinker-Dyssynergie Disorders of Sex Development, Störung der sexuellen Differenzierung
d. F.	der Fälle		
DFG	Deutsche Forschungsgemeinschaft		

dsDNS	Doppelstrang-DNS	EKA	Expositionsäquivalente für krebserzeugende Arbeitsstoffe
DSM	Diagnostic and Statistical Manual of Mental Disorders	EKG	Elektrokardiografie, -gramm
DXA	Dual Energy X-Ray Absorptiometrie	EKT	Elektrokonvulsionstherapie
		ELISA	Enzyme linked immunosorbent Assay
E		E'lyte	Elektrolyte
E.	*Echinococcus*	EM	Elektronenmikroskop
	Entamoeba	EMB	Ethambutol
	Enterobius	EMDR	Eye Movement Desensitization and Reprocessing
	Enterococcus		
	Epidermophyton	EMG	Elektromyografie
	Ehrlichia	ENG	Elektroneurografie, -gramm Elektronystagmografie
	Escherichia		
EA	Early Antigen	engl.	Englisch
EAA	exogen-allergische Alevolitis	ENoG	Elektroneuronografie
EAEC	enteroaggregative *Escherichia coli*	EOG	Elektrookulogramm
EB	Epidermolysis bullosa	EPEC	enteropathogene *Escherichia coli*
EBM	Evidence-based Medicine	EPR	endoplasmatisches Retikulum
EBNA	Epstein-Barr nuclear Antigen	EPS	extrapyramidalmotorische Symptome
EBV	Epstein-Barr-Virus		
ECHO	Enteric cytopathogenic Human Orphan	ER	endoplasmatisches Retikulum
		ERA	elektrische Reaktionsaudiometrie
ECLA	Kohlendioxid-Eliminationsverfahren	ERC	endoskopisch retrograde Cholangiografie
ECMO	extrakorporales Oxygenierungsverfahren	ERCP	European Resuscitation Council (therapeutische) endoskopisch retrograde Cholangiopankreatografie
ECR	Extrazellulärraum		
ED	erektile Dysfunktion		
ED_{50}	Effektdosis	ERG	Elektroretinogramm
EDD	enddiastolischer linksventrikuläre Durchmesser	ESBL	Extended-Spectrum Beta Lactamases
EDTA	Ethylendiamintetraessigsäure	ESIN	elastisch-stabile intramedulläre Nägel
EEG	Elektroenzephalografie/-gramm		
EEP	erythropoetische Protoporphyrie	ESRD	End Stage renal Failure
EGFR	Epidermal/Epithelial Growth Factor Receptor	ESWL	extrakorporale Stoßwellenlithotripsie
EHEC	enterohämorrhagische *Escherichia coli*	ET	errechneter Geburtstermin
		etc.	et cetera
EIA	Enzymimmunoassay	$etCO_2$	endexspiratorisches oder endtidales Kohlendioxid
EIEC	enteroinvasive *Escherichia coli*		
EK	Erythrozytenkonzentrat	ETEC	enterotoxische/enterotoxinbildende *Escherichia coli*

ETG	Ethylglukuronid	G.	*Giardia*
EU	Erwerbsunfähigkeit Europäische Union	G6PD	Glukose-6-phosphat-Dehydrogenase
EUG	Extrauteringravidität	GABA	Gamma-Aminobuttersäure
evtl.	eventuell	GADA	Glutaminsäure-Decarboxylase-Antikörper

F

		GALT	Gut-associated lymphatic Tissue
F.	*Fasciola* *Filaria*	GAS	generalisierte Angststörung Gruppe-A-Streptokokken
FAB	funktionelles Abdominalsyndrom	G-Banden	Giemsa-Banden
FAP	familiäre Adenomatosis polyposis (Polyposis coli)	GBM	glomeruläre Basalmembran
		GBS	Guillain-Barré-Syndrom
FAST	Focussed Assessment with Sonography for Trauma	GBV-C	GB-Virus C, Variante beim Menschen
FBA	Fetalblutanalyse	GCS	Glasgow Coma Scale
FDG	Fluordesoxyglukose	GCSF	Granulocyte Colony stimulating Factor (Granulozyten-Kolonie stimulierender Faktor)
Fe	Eisen fraktionelle Exkretion		
FEF	forcierter exspiratorischer Fluss	Gd	Gadolinium
FEV	forciertes exspiratorisches Volumen	GdB	Grad der Behinderung
		GdS	Grad der Schädigungsfolgen
FFI	fatale familiäre Insomnie	GDS	Gruppe-D-Streptokokken
FFP	Fast frozen Plasma	GERD	Gastroesophageal erosive Reflux Disease
FGF	Fibroblast Growth Factor		
FHT	familiäre Hypertriglyzeridämie	GewO	Gewerbeordnung
F_iO_2	Sauerstoffanteil in der Inspirationsluft	GFP	gefrorenes Frischplasma
		GFR	glomeruläre Filtrationsrate
FISH	Fluoreszenz-in-situ-Hybridisierung	ggf.	gegebenenfalls
		GH	Growth-Hormon
FLV	fulminantes Leberversagen	GHB	Gamma-Hydroxy-Buttersäure
FNH	fokal noduläre Hyperplasie	GHIH	Somatostatin
FRC	funktionelle Residualkapazität	GHRH	hypothalamisches Releasing-Hormon
FSGS	fokal-segmentale Glomerulosklerose		
		GI	gastrointestinal
FSH	follikelstimulierendes Hormon	GIP	gastrisches inhibitorisches Polypeptid
FSME	Frühsommermeningoenzephalitis		
FTA-ABS-Test	Fluoreszenz-Treponema-Antikörper-Absorptionstest	GISA	Glykopeptid-intermediärsensibler *Staphylococcus aureus*
FUO	Fever of unknown Origin	GIST	gastrointestinaler Stromatumor

G

		GIT	Gastrointestinaltrakt
g	Gramm	GKV	gesetzliche Krankenversicherungen
G	Gray	GLDH	Glutamat-Dehydrogenase

GLP-1	Glucagon-like Peptide
GlüStV	Glücksspielstaatsvertrag
GN	Glomerulonephritis
GnRH	Gonadotropin-releasing-Hormon
GOT	Glutamat-Oxalacetat-Transferase (auch Aspartat-Amino-Transferase)
GP/gp	Glykoprotein
GPT	Glutamat-Pyruvat-Transferase (auch Alanin-Amino-Transferase)
griech.	Griechisch
GSSS	Gerstmann-Sträussler-Scheinker-Syndrom
GT	Gesprächspsychotherapie
GvHD	Graft-versus-Host-Disease
GvL	Graft-versus-Leukämie-Effekt
Gy	Gray

H

h	Stunde
H	Wasserstoff
H.	*Haemophilus* *Helicobacter* *Histoplasma*
H_1, H_2	Histamin
HA	Hämagglutinin
HAART	Highly active antiretroviral Treatment
HACCP	Hazard Analysis and critical Control Points
HAES	Hydroxyläthylstärke
HAL	Hämorrhoidalarterienligatur
HAV	Hepatitis-A-Virus
Hb	Hämoglobin
HB	Hepatitis B
HbA	adultes Hämoglobin
HbCO	Karboxyhämoglobin
HBDH	Hydroxybutyrat-Dehydrogenase
HBe-Ag	Hepatitis-B-Envelope-Antigen
HbF	fetales Hämoglobin
HBM	Human Biomonitoring
HBs-Ag	Hepatitis-B-Surface-Antigen
HBV	Hepatitis-B-Virus
HCC	hepatozelluläres Karzinom
HCG	humanes Choriongonadotropin
HCL	Haarzell-Leukämie
HCl	Salzsäure
HCM	hypertrophe Kardiomyopathie
HCO_3^-	Bikarbonat
HCV	Hepatitis-C-Virus
HDC(V)	Human diploid Cell (Vaccine)
HDGC	Hereditary diffuse gastric Cancer
HDL	High Density Lipoprotein
HDV	Hepatitis-D-Virus
HE	Houndsfield Einheit
H. E.	Hämatoxylin-Eosin
HELLP	Hämolyse, Elevated Liver Enzymes, Low Platelet Count
HER	Human epidermal Growth Factor Receptor
HES	Hydroxylethylstärke
HEV	Hepatitis-E-Virus
HF	Herzfrequenz
HFOV	Hochfrequenz-Oszillationsbeatmung
HFRS	hämorrhagisches Fieber mit renalem Syndrom
Hg	Hydrargyrum
HGV	Hepatitis-G-Virus
HHL	Hypophysenhinterlappen
HHN	Hypophysen-Hypothalamus-Nebenniere
HHT	Hämagglutinationshemmtest
HHV	humane Herpesviren
Hib	*Haemophilus influenzae* Typ b
HIT	heparininduzierte Thrombozytopenie
HIV	Human-Immunodeficiency-Virus (humanes Immundefizienzvirus)
Hk/Hkt.	Hämatokrit
HLA	humanes Leukozytenantigen
HLH	hypoplastisches Linksherz
HMSN	hereditäre sensomotorische Neuropathien

HNO_3	Salpetersäure		ICD	Implantable Cardioverter Defibrillator
HNPCC	hereditäres nichtpolypöses Kolonkarzinom			International Classification of Diseases (internationale Klassifikation der Krankheiten)
HNPP	hereditäre Neuropathie mit Neigung zu Druckparesen		ICOH	International Commission on Occupational Health (Internationale Gesellschaft für Arbeitsmedizin)
hnRNA	heterogene nukleäre RNA			
H_2O	Wasser			
H_2O_2	Wasserstoffperoxid		ICP	intrazerebraler Druck
HOCM	hypertrophische obstruktive Kardiomyopathie		ICR	Interkostalraum Intrazellulärraum
HP	*Helicobacter pylori*		ICSI	intrazytoplasmatische Spermieninjektion
hpm	Stunden post mortem			
HPS	hantavirusbedingtes pulmonales Syndrom		IDE	Iron deficient Erythropoesis
			i. d. R.	in der Regel
HPT	Hyperparathyreoidismus		IE	internationale Einheit
HPV	humane Papillomaviren hypoxische pulmonale Vasokonstriktion		IEI	Idiopathic environmental Intolerances (idiopathische Umwelttoleranzen)
HR-CT	High-Resolution- (hochauflösende) Computertomografie		IEN	intraepitheliale Neoplasie
			IfSG	Infektionsschutz-Gesetz
H_2S	Schwefelwasserstoff		Ig	Immunglobulin
H_2SO_4	Schwefelsäure		IGF-1	Insulin-like Growth Factor 1
HSV	Herpes-simplex-Virus		IGRA	Interferon-gamma Release Assay
HT	Herzton		IL	Interleukin
HU	Hounsfield-Unit		ILCOR	International Liaison Committee on Resuscitation
HUS	hämolytisch-urämisches Syndrom			
HVL	Hypophysenvorderlappen		ILE	interstitielle Lungenerkrankung
HWI	Harnwegsinfektion		i. m.	intramuskulär
HWS	Halswirbelsäule		inf.	inferior
HWZ	Halbwertszeit		ING	Isotopennephrografie
Hz	Hertz		INH	Isonikotinsäurehydrazid (Isoniazid)
HZV	Herz-Zeit-Volumen			
			iNO	inhalativ verabreichtes Stickstoffmonoxid

I

IA	isoimmunhämolytische Anämie		INR	International normalized Ratio
IAA	Insulin-Autoantikörper		i. o.	intraossär
IABP	intraaortale Ballongegenpulsation		IORT	intraoperative Radioterapie
IARC	International Agency for Research on Cancer		IP	Interphalangealgelenk
			IPF	idiopathische Lungenfibrose (Interstitial pulmonary Fibrosis)
IASP	International Association for the Study of Pain		IPP	Induratio penis plastica

IPT	interpersonelle Therapie	KM	Knochenmark
IPV	inaktivierte Poliovakzine		Kontrastmittel
IQ	Intelligenzquotient	KMR-Stoffe	krebserzeugende, keimzellmutagene und reproduktionstoxische Arbeitsstoffe
IRMA	intraretinale mikrovaskuläre Anomalien		
i. S.	im Sinne	kPA	Kilopascal
ISDN	Isosorbiddinitrat	KPE	komplexe physikalische Entstauungstherapie
ISG	Iliosakralgelenk		
ISI	International Sensitivity Index	KRAS	Kirsten Rat Sarcoma 2 viral Oncogene
ISMN	Isosorbidmononitrat		
ISS	Injury Severity Score	KUSS	kindliche Unbehagens- und Schmerzskala
ITC	isolierte Tumorzellen		
ITP	idiopathische thrombozytopenische Purpura	KVT	kognitive Verhaltenstherapie
IUD	Intrauterine Device		
IUP	Intrauterinpessar	**L**	
i. v.	intravenös	l	Liter
IVF	In-vitro-Fertilisation	L.	*Legionella*
IW	Immissionsgrenzwert		*Leishmania*
			Leptospira
			Listeria
J		LA	Lokalanästhetikum
J	Jahr	LärmVibrations ArbschV	Lärm- und Vibrations-Arbeitsschutzverordnung
JArbSchG	Jugendarbeitsschutzgesetz		
JGG	Jugendgerichtsgesetz	LANA	latenzassoziiertes nukleäres Antigen
JIA	juvenile idiopathische Arthritis		
JNLS	Jervell-Lange-Nielsen-Syndrom	LAS	Lymphadenopathiesyndrom
J-ÜR	Jahres-Überlebensrate	LASIK	Laser-in-situ-Keratomileusis
		lat.	lateinisch
		LCA	Left coronary Artery (linke Koronararterie)
K			
K	Kalium	LCH	Langerhans-Zell-Histiozytosen
KBE	koloniebildende Einheiten	LCHAD	Long-Chain-3-Hydroxy-Acyl-CoA-Dehydrogenase
KBR	Komplementbindungsreaktion		
KCl	Kaliumchlorid	LCIS	lobuläres Carcinoma in situ
kDa	Kilodalton	LDH	Laktatdehydrogenase
KE	Kohlenhydrateinheit	LDL	Low Density Lipoprotein
kg	Kilogramm	LE	Lungenembolie
KG	Körpergewicht		Lupus erythematodes
KHK	koronare Herzkrankheit	LGMD	Gliedergürtelmuskeldystrophie
KI	Kontraindikation	LGS	Lennox-Gastaut-Syndrom
kJ	Kilojoule	LH	luteinisierendes Hormon
		LHP	lyophilisiertes Humanplasma

Lig.	Ligamentum		MAP	Mean arterial Pressure (arterieller Mitteldruck)
Lj.	Lebensjahr			
LK	Lymphknoten		max.	maximal
LKM	Liver-Kidney-Microsomes		MBU	Mikroblutuntersuchung
LL	lepromatöse Lepra		MCAD	Medium-Chain-Acyl-CoA-Dehydrogenase
LMA	Lebermembran-Antikörper			
LMBG	Lebensmittel- und Bedarfsgegenständegesetz		MCH	Mean corpuscular Haemoglobin
			MCHC	mittlere korpuskuläre Hämoglobinkonzentration
LMHV	Lebensmittelhygieneverordnung			
LMM	Lentigo-maligna-Melanom		MCL	Medioklavikularlinie
LOEL	Lowest observed Effect Level		MCP	Metoclopramid
LOH	Loss of Heterozygosity		MCS	Multiple chemical Sensitivity
LOR	Loss of Resistance		MCTD	Mixed connective Tissue Disease
LPAC	Low Phospholipid associated Cholelithiasis		MCU	Miktionszysturethrografie, -gramm
LPS	Lipopolysaccharid Luftwechsel pro Stunde		MCV	Mean corpuscular Volume (mittleres zelluläres Volumen)
LRR	Lichtreflexionsrheografie		MDA	Methylendioxyamphetamin
LSB	Linksschenkelblock		MDAM	Methylendioxymethamphetamin
LSD	Lysergsäurediethylamid		MdE	Minderung der Erwerbsfähigkeit
LV	linker Ventrikel		MDK	Medizinischer Dienst der Krankenversicherungen
LVH	linksventrikuläre Hypertrophie			
LW	Lendenwirbel		MDRD	Modification of Diet in renal Disease
LWK	Lendenwirbelkörper			
LWS	Lendenwirbelsäule		MDS	myelodysplastische Syndrome
			MDT	Magen-Darm-Trakt
M			MEK	maximale Emissionskonzentration
m	männlich muskarinerg		MEN	multiple endokrine Neoplasie
			MEOS	Microsomal Ethanol-oxidizing System
M.	*Microsporum* *Moraxella* Musculus *Mycobacterium* *Mycoplasma*		MEP	motorisch evozierte Potenziale
			MetHb	Methämoglobin
			MF	Mycosis fungoides
			Mg	Magnesium
MAC	Membrane Attack Complex minimale alveoläre Konzentration		mg	Milligramm
			MGUS	monokonale Gammopathie unklarer Signifikanz
MAK	maximale Arbeitsplatzkonzentration		MH	maligne Hyperthermie
			MID	Multiinfarktdemenz
MALT	Mucosa-associated lymphatic Tissue (mukosaassoziiertes lymphatisches Gewebe)		MIK	maximale Immissionskonzentration
			min	Minute
MAO(I)	Monoaminoxidase (-Inhibitoren)			

mind.	mindestens	MuSchRiV	Mutterschutzrichtlinienverordnung
Mio.	Million		
MKP	Mitralklappenprolaps	MuSK	muskelspezifische Tyrosinkinase
ml	Milliliter		
MLP	Methylenblau-Licht-behandeltes Plasma	**N**	
		N	Stickstoff
mm	Millimeter	N.	*Neisseria*
MMN	multifokale motorische Neuropathie		Nervus
			Nocardia
mmol	Millimol	Na	Natrium
MMR	Masern, Mumps, Röteln	NA	Neuraminidase
MMST	Mini-Mental-Status-Test		Noradrenalin
MN	melanozytärer Nävus	NaCl	Natriumchlorid (Kochsalz)
MODY	Maturity onset Diabetes in the Young	NAIP	neuronaler Apoptoseinhibitor
		NAM	N-Acetylmuramin
MÖT	Mitralöffnungston	NASH	nichtalkoholische Steatohepatitis
MOMPs	Major outer Membrane Proteins	NAT	Nukleinsäurennachweis-Test
mOsmol	Milliosmol	NCC	Nierenzellkarzinom
MOTT	Mycobacteria other than Tuberculosis	Ncl.	Nucleus
		NDRI	Noradrenalin- und Dopamin-Wiederaufnahme-Inhibitor
MOV	Multiorganversagen		
MP	Mercaptopurin	NEC	nekrotisierende Enterokolitis
mPAN	mikroskopische Polyangiitis	NERD	Non-erosive Reflux Disease
M-Phase	Mitose-Phase	NET	neuroendokrine Tumoren
MPS	Makrophagen-Phagozyten-System	NF1/2	Neurofibromatose Typ 1/2
MPU	medizinisch-psychologische Untersuchung	NGU	nichtgonorrhoische Urethritis
		NH_3	Ammoniak
MR	Magnetresonanz	NH_4^+	Ammonium
MRCP	Magnetresonanz-Cholangiopankreatografie	NHL	Non-Hodgkin-Lymphome
		NI	Niereninsuffizienz
Mrd.	Milliarde	NIBP	Non-invasive Blood Pressure (nichtinvasive Blutdruckmessung)
mRNA	Messenger-RNA		
MRSA	methicillinresistenter *Staphylococcus aureus*	NIV	nichtinvasive Beatmung
		NK	Neurokinin
MRT	Magnetresonanz-Tomografie/-gramm (Kernspintomografie)	NLA	Neuroleptanästhesie
		Nll.	Noduli
MS	multiple Sklerose	nm	Nanometer
mSV	Millisievert	NM	noduläres Melanom
mtDNA	mitochondriale DNA	NMDA	N-Methyl-D-Aspartat
MTX	Methotrexat	NMH	niedermolekulares Heparin
MÜZ	mittlere Überlebenszeit		
MuSchG	Mutterschutzgesetz		

NNRTI	nichtnukleosidische Reverse-Transkriptase-Inhibitoren	OMA	Otitis media acuta
		OÖS	oberer Ösophagussphinkter
NNT	Number needed to treat	OP	Operation
NO	Stickstoffmonoxid, Stickoxyd	OPSI	Overwhelming Postsplenectomy Infection
NO_2	Stickstoffdioxid		
NOD	Non-occlusive Disease	OPV	orale Poliovakzine
NO(A)EL	No observed (adverse) Effect Level	ORSA	oxacillinresistenter *Staphylococcus aureus*
NPH	Normaldruckhydrozephalus		
NRS	numerische Ratingskala	OSAS	obstruktive Schlafapnoen
NRTI	nukleosidische (und nukleotidische) Reverse-Transkriptase-Inhibitoren	OSG	oberes Sprunggelenk
		P	
NS	nephrotisches Syndrom	p	Druck
NSAID	Nonsteroidal anti-inflammatory Drugs	P	Pneumokokken
		P.	*Pasteurella*
NSAR	nichtsteroidale Antirheumatika		*Plasmodium*
NSE	neuronenspezifische Enolase		*Pneumocystis*
NSF	Gadolinium-induzierte nephrogene systemische Fibrose		*Propionibacterium*
			Pseudomonas
NSMRI	nichtselektive Monoamin-Wiederaufnahme-Hemmer	PA	Pulmonalarterie
		p_aCO_2	mittels arterieller Blutgasanalyse bestimmter Kohlendioxid
nsNSAID	nichtselektive NSAID		
NTM	nichttuberkulöse Mykobakterien	PAH	pulmonalarterielle Hypertonie
NtRTI	nukleotidanaloge Reverse-Transkriptase-Inhibitoren	PAK	polyzyklische(r) aromatische(r) Kohlenwasserstoff(e) Pulmonalarterienkatheter
NV	Nierenversagen		
nvCJD	New variant Creutzfeldt-Jakob Disease	PAN	Panarteriitis nodosa
		pANCA	antineutrophile zytoplasmatische Antikörper gegen Myeloperoxidase, perinukleäre Fluoreszenz
NYHA	New York Heart Association		
NZN	Nävuszellnävus		
		p_aO_2	arterieller Sauerstoffpartialdruck
O		PAOP	pulmonalkapillärer Verschlussdruck
O	*Onchocerca*		
O/O_2	Sauerstoff	PAPP-A	Pregnancy associated Plasma Protein A
o. Ä.	oder Ähnliches		
OAE	otoakustische Emissionen	PAS	Periodic Acid Schiff (Reaktion mit Perjodsäure und Schiff-Reagenz)
O-Antigen	Oberflächenantigen		
OCT	autologe osteochondrale Transplantation	pAVK	periphere arterielle Verschlusskrankheit
ODTS	Organic Dust toxic Syndrome	PBC	Primary biliary Cirrhosis (primär biliäre Leberzirrhose)
o. g.	oben genannt		
oGTT	oraler Glukosetoleranztest	PBP	penicillinbindendes Protein

p. c.	post conceptionem	PI	Protease-Inhibitoren
PCA	patientengesteuerte Analgesie Prostatakarzinom	pK	negativer dekadischer Logarithmus der Säurekonstante
PCB	polychlorierte Biphenyle	PKU	Phenylketonurie
PCDD	polychlorierte Dibenzo-p-dioxine	PM	Polymyositis
PCEA	patientenkontrollierte epidurale Analgesie	p. m.	post menstruationem Punctum maximum
PCN	perkutane Nephrostomie	PML	progressive multifokale Leukoenzephalopathie
PCO	Syndrom der polyzystischen Ovarien	PNET	primitive neuroektodermale Tumoren
pCO_2	Kohlendioxidpartialdruck		
PCP	Pentachlorphenol Phencyclidin	PNF	propriozeptive neuromuskuläre Fazilitation
PcP	Pneumocystis-carinii-Pneumonie	PNS	peripheres Nervensystem
PCR	Polymerasekettenreaktion	p. o.	per os, peroral postoperativ
PCT	Porphyria cutanea tarda Prokalzitonin	PONV	Postoperative Nausea and Vomiting (postoperative/s Übelkeit und Erbrechen)
PDA	Periduralanästhesie persistierender Ductus arteriosus Botalli	PORP	Partial ossicular Replacement Prosthesis
PDE	Phosphodiesterase	p. p.	post partum Sanatio per primam intentionem
PDK	Periduralkatheter		
PDR	proliferative diabetische Retinopathie	ppm	Parts per Million
		PPI	Protonenpumpeninhibitoren/-hemmer/-blocker
PE	Probeexzision		
PEA	pulslose elektrische Aktivität	PPSB	Prothrombin II, Prokonvertin VII, Stuart-Prower-Faktor X, antihämophiles Globulin B
PEe	Peak Expiratory Flow (Atemspitzenstoß)		
PEEP	positiver endexspiratorischer Druck	PRIND	prolongiertes reversibles ischämisches neurologisches Defizit
PEG	perkutan endoskopische Gastrostomie Polyethylenglykol	PRIS	Propofolinfusionssyndrom
		PrP	Prionprotein
PEI	Paul Ehrlich-Institut Percutanous Ethanol Injection (perkutane Alkoholinjektion)	PrP_c	physiologisches Prionprotein
		PrP_{sc}	pathologisches Prionprotein
		PS	Persönlichkeitsstörung
PEP	Postexpositionsprophylaxe	p. s.	Sanatio per secundam intentionem
PET	Positronen-Emissions-Tomografie	PSA	prostataspezifisches Antigen
PFC	persistierende fetale Zirkulation	PSC	primär sklerosierende Cholangitis
PG	Prostaglandin	PSS	progressive systemische Sklerodermie
PGV	proximale gastrische Vagotomie		
pH	pondus hydrogenii		
pHPT	primärer Hyperparathyreoidismus	PStG	Personenstandsgesetz

PTA	perkutane transluminale Angioplastie	RFLP	Restriktionsfragmentlängenpolymorphismus
PTBS	posttraumatische Belastungsstörung	RFTA	intraarterielle Hochfrequenzablation
PTC	perkutane transhepatische Cholangiografie	RG	Rasselgeräusche
		Rh	Rhesusfaktor
PTCA	Percutaneous transluminal Coronary Angioplasty (Ballondilatation)	rHuEPO	rekombinantes humanes Erythropoetin
PTD	primäre Torsionsdystonie	RIA	Radioimmunoassay
PTH	Parathormon	RIFLE	Risk, Injury, Failure, Loss und End Stage renal Failure
PTS	Permanent Threshold Shift postthrombotisches Syndrom	RIS	Rapid Sequence Induction
PTSMA	perkutane transluminale Septummyokard-Ablation	RIVA	Ramus interventricularis anterior
		RKI	Robert Koch-Institut
PTT	partielle Thromboplastinzeit	RLT-Anlage	raumlufttechnische (Einheit) Anlage
PV	Polycythaemia vera		
PVL	periventrikuläre Leukomalazie	RM	Rotatorenmanschette
PZA	Pyrazinamid	RMP	Rifampicin
		RMS	Rhabdomyosarkom
Q		RNA	Ribonucleic Acid
qCT/QCT	quantitative Computertomografie	RNP	Ribonukleoprotein
		RNS	Ribonukleinsäure
R		ROAT	Repeat-Open-Application-Test
®	Handelsname (eines Arzneimittels)	RöV	Röntgenverordnung
R.	Ramus	ROM	Range of Motion
	Rickettsia	ROP	Retinopathia praematurorum
	Röteln	ROSC	Return of spontaneous Circulation
RA	rechtes Atrium rheumatoide Arthritis	RPF	renaler Plasmafluss
		RPGN	rapid-progrediente Glomerulonephritis
RAAS	Renin-Angiotensin-Aldosteron-System		
RAPD	relatives afferentes Pupillendefizit	RPR	Rapid Plasma Reagin
		RR	Blutdruck
RASS	Richmond-Agitation-Sedation-Scale	Rr.	Rami
		RSB	Rechtsschenkelblock
R-Banden	Revers-Banden	RSTL	Relaxed Skin Tension Lines
RCA	Right coronary Artery	RSV	Respiratory syncytial Virus
RCM	restriktive Kardiomyopathie	RTA	renal tubuläre Azidose
RCX	R. circumflexus	rt-PA	Recombinant Tissue-Type Plasminogen Activator (rekombinanter gewebespezifische Plasminogenaktivator, Alteplase)
rel.	relative		
REM	Rapid Eye Movement		
RES	retikuloendotheliales System		
RF	Rheumafaktor		

RT-PCR	reverse Transkription-Polymerasekettenreaktion	SERM	selektiver Östrogenrezeptormodulator
RUG	retrograde Urethrografie	SES	Schallempfindungsschwerhörigkeit
RUP	retrograde Ureteropyelografie		
RV	rechter Ventrikel	SGA	Small for gestational Age
RVH	rechtsventrikuläre Hypertrophie	SGB	Sozialgesetzbuch
RWS	Romano-Ward-Syndrom	SGV	selective gastrische Vagotomie
RYR1	Ryanodin-Rezeptoren	SHF	Schenkelhalsfraktur
		sHPT	sekundärer Hyperparathyreoidismus
S		SHT	Schädel-Hirn-Trauma
s	Sekunde	SIADH	Syndrom der inadäquaten ADH-Sekretion
S.	*Salmonella*		
	Schistosoma	SIDS	Sudden Infant Death Syndrome
	Seite	SIH	schwangerschaftsinduzierte Hypertonie
	Shigella		
s.	siehe	SIRS	Systemic inflammatory Response Syndrome
s. a.	siehe auch		
SAAG	Serum-Aszites-Albumin-Gradient	SISI-Test	Short Increment Sensitivity Index-Test
SA-Block	sinuatrialer Block		
SAE	subkortikale arteriosklerotische Enzephalopathie	SIT	supplementäre Insulintherapie
		SJÖ	Sjögren-Syndrom
S_aO_2	arterielle Sauerstoffsättigung	SJS	Stevens-Johnson-Syndrom
SARS	Severe acute Respiratory Syndrome	SKIT	Schwellkörperinjektionstherapie
		SKL	Sklerodermie
SAS	Schlafapnoe-Syndrom	SLA/LP	Soluble Liver-Antigen/Liver-Pancreas-Antigen
SBAS	schlafbezogene Atmungsstörungen		
SBS	Sick Building Syndrom	SLE	systemischer Lupus erythematodes
s. c.	subkutan	SLS	Schallleitungsschwerhörigkeit
SCAD	Short-Chain-Acyl-CoA-Dehydrogenase	SMA	Smooth-Muscle-Antigen spinale Muskelatrophie
SchwbG	Schwerbehindertengesetz	SMN	Survival Motorneuron
SCID	schwerer kombinierter Immundefekt	SNEPCO	Selective neuronal Potassium Channel Opener
SCLE	subakut-kutaner LE	SNP	Single Nucleotide Polymorphism
$S_{cv}O_2$	zentralvenöse Sauerstoffsättigung	SNRI	selektive Noradrenalin-Wiederaufnahme-Inhibitoren
SDH	Subduralhämatom		
SDP	Solvent-Detergent-behandeltes Plasma	s. o.	siehe oben
		SO_2	Schwefeldioxid
SeHCAT	Selen-Homotaurocholat-Test	sog.	sogenannt
SEP	somatosensorisch evozierte Potenziale	sp.	Spezies
		SPA	Spinalanästhesie

SpA	Spondylitis ankylosans	SV	Sievert
SPC	Sickle-form Particle containing Cells	SVES	supraventrikuläre Extrasystolen
		S_vO_2	venöse Sauerstoffsättigung
SPECT	Single-Photon-Emissions-Computertomografie	syn.	synonym
		SZ	Stammzellen
S-Phase	Synthese-Phase		
SPK	suprapubischer Katheter	**T**	
S_pO_2	Sauerstoffsättigung	T	Tetanus
spp.	Subspezies	T.	*Taenia*
SPV	selektiv proximale Vagotomie		*Tinea*
SS	Sharp-Syndrom		*Toxoplasma*
	Sjörgen-Syndrom		*Treponema*
	systemische Sklerose		*Trichinella*
ssDNS	Einzelstrang-DNS		*Trichomonas*
SSM	superfiziell spreitendes Melanom		*Trichophyton*
SSNRI	selektive Serotonin-Noradrenalin-Wiederaufnahme-Inhibitoren		*Trypanosoma*
			Tropheryma
		T_3	Trijodthyronin
SSPE	subakute sklerosierende Panenzephalitis	T_4	Thyroxin
		TA	Trikuspidalatresie
SSRI	selektive Serotonin-Wiederaufnahme-Inhibitoren		Technische Anleitung
		Tab.	Tabelle
SSSS	Staphylococcal scalded Skin Syndrome	TACE	transarterielle Chemoembolisation
		TAPP	transabdominelle präperitoneale Hernioplastik
SSST	Scalded Skin Syndrome Toxin		
SSW	Schwangerschaftswoche	Tbc./TBC	Tuberkulose
St.	*Staphylococcus*	Tc	Technetium
STD	Sexual transmitted Disease	TCR	T-Zell-Rezeptor
STEMI	ST-Segment Elevation myocardial Infarction (ST-Hebungsinfarkt)	TE	Echozeit
		TEA	Thrombendarteriektomie
sTfR	Soluble Transferrin Receptors	TEBK	totale Eisenbindungskapazität
StGB	Strafgesetzbuch	TEE	transösophageale Echokardiografie
STH	somatotropes Hormon	TEM	transanale endoskopische Mikrochirurgie
STIKO	Ständige Impfkommission am Robert Koch-Institut		
		TEN	toxisch epidermale Nekrolyse
STR	Short Tandem Repeats	TENS	transkutane elektrische Nervenstimulation
Str.	*Streptococcus*		
StrlSchV	Strahlenschutzverordnung	TEP	totale Endoprothese
STSS	Streptokokken-Toxin-Schock-Syndrom		totale extraperitoneale Hernioplastik
s. u.	siehe unten	TF	Tissue Factor
sup.	superior	TGF (-β)	Transforming Growth Factor (-β)
Supp.	Suppositorien	tgl.	täglich

THC	Tetrahydrocannabinol		TTF	thyreoidaler Transkriptionsfaktor
TH-Zelle	T-Helferzelle		tTG	Gewebetransglutaminase
TIA	transitorische ischämische Attacke		TTP	thrombotisch-thrombozytopenische Purpura
TIN	tubulointerstitielle Nephritis		TTS	Temporary Threshold Shift
TIPS	transjugulärer intrahepatischer portosystemischer Shunt		TUR-P	transurethrale Prostataresektion
TIVA	totale intravenöse Anästhesie		TV	trunkuläre Vagotomie
TK	Trikuspidalklappe		TVOC	Total volatile organic Compounds
TLR	Toll-like-Rezeptor		TVT	Tension-free-vaginal-Tape tiefe Venenthrombose
TLVf	totale Lungenvenenfehlmündung		TWI	Tolerable weekly Intake
TME	partielle mesorektale Exzision		TX	Transplantation
TNF (-α)	Tumornekrosefaktor (-α)		TZ	Thrombinzeit
tNSAR	traditionelle NSAR		TZA	trizyklische Antidepressiva
TNT	Trinitrotoluol			
TOF	Train-of-four-Stimulation			

U

TORP	Total ossicular Replacement Prosthesis		U	Units
t-PA	Tissue-Type Plasminogen Activator (gewebespezifische Plasminogenaktivator)		U.	Ureaplasma
			u. a.	unter anderem
			u. Ä.	und Ähnliches
TPHA	*Treponema-pallidum*-Hämagglutination		UAW	unerwünschte Arzneimittelwirkungen
TPPA-Test	*Treponema-pallidum*-Partikel-Agglutinationstest		UD	Urodynamik
			UDP	Uridindiphosphat
TR	Repetitionszeit		UDPG	Bilirubin-Uridin-Diphosphat-Glucuronyl-Transferase
TRBA	Technische Regeln für Biologische Arbeitsstoffe		ÜL	Überleben
TRGS	Technische Regeln für Gefahrstoffe		UFH	unfraktioniertes Heparin
TRK	Technische Richtkonzentration		u. g.	unten genannt
TRH	Thyreotropin-Releasing-Hormon		UICC	Union for International Cancer Control
TrinkwV	Trinkwasserverordnung			
tRNA	Transfer-RNA		UIP	Usual interstitial Pneumonia
TRUS	transrektaler Ultraschall		UÖS	unterer Ösophagussphinkter
TSE	Transmissible spongiforme Enzephalopathie		UPPP	Uvulo-Palato-Pharyngoplastik
			URS	Ureterorenoskopie
TSH	thyroideastimulierendes Hormon		US	Ultraschall
TSS	toxisches Schock-Syndrom (Toxic Shock Syndrome)		u. U.	unter Umständen
			UV	ultraviolett
TSST	Toxic Shock Syndrome Toxin		UVT	Unfallversicherungsträger
TT	tuberkuloide Lepra		UVV	Unfallverhütungsvorschrift
TTE	transthorakale Echokardiografie, Duplex-Echokardiografie			

V

V	Varizellen
V.	Vena
	Vibrio
V. a.	Verdacht auf
v. a.	vor allem
VAC	vakuolisierendes Toxin
var.	Variante
VAS	visuelle Analogskala
VATS	videoassistierte Thorakoskopie
VC	Vital Capacity; Vitalkapazität
VCA	Viruskapsidantigen
VCD	Vocal Cord Dysfunction; Stimmbanddysfunktion
vCJD	Variant Creutzfeldt-Jakob Disease
V_D	Verteilungsvolumen
VDI	Verein Deutscher Ingenieure
VDRL	Veneral Disease Research Laboratories (Objektträgerschnelltest bei Syphilis)
VE	Vakuumextraktion
VEGF	Vascular endothelial Growth Factor
VEP	visuell evozierte Potenziale
VES	ventrikuläre Extrasystole
VF	Kammerflimmern
vgl.	vergleiche
v. H.	von Hundert
VHF	Vorhofflimmern
VILI	Ventilator-induced Lung Injury
VIN	vulväre intraepitheliale Neoplasie
VIP	Vasoactive intestinal Peptide (vasoaktives intestinales Peptid)
VKB	vorderes Kreuzband
VKOF	verbrannte Körperoberfläche
VLCAD	Very-Long-Chain-Acyl-CoA-Dehydrogenase
VLDL	Very low Density Lipoprotein
VOC	flüchtige organische Verbindungen
Vol.-%	Volum(en)prozent
VRE	vancomycinresistente Enterokokken
vs.	versus
VSD	Ventrikelseptumdefekt
VT	ventrikuläre Tachykardie(n)
VTE	venöse Thromboembolie
VUR	vesikoureteraler Reflux
Vv.	Venae
VVP	Venenverschlussplethysmografie
VVS	vibrationsbedingtes vasospastisches Syndrom
vWF/VWF	Von-Willebrand-Faktor
VZV	Varicella-Zoster-Virus

W

w	weiblich
W.	*Wuchereria*
WDT	Wadendekompressionstest
WG	Wegener-Granulomatose
WHG	Wasserhaushaltsgesetz
WHO	World Health Organization
WKT	Wadenkompressionstest
WPW	Wolff-Parkinson-White-Syndrom
WT	Tumorsuppressorgen, Zielprotein

X

X-ALD	X-chromosomal vererbte Adrenoleukodystrophie

Y

Y.	*Yersinia*

Z

ZAV	Zentralarterienverschluss
z. B.	zum Beispiel
Z. n.	Zustand nach
ZNS	Zentralnervensystem
ZP	Zerebralparese
ZPO	Zivilprozessordnung
z. T.	zum Teil
ZVD	Zentralvenendruck
ZVK	zentralvenöser Katheter

Register

Symbole
5-Aminosalizylate 502
5-Fluorouracil 988, 1004
5-FU, *Siehe* 5-Fluorouracil
5-HT$_3$-Antagonisten 988
5-HT$_3$-Rezeptorantagonisten 458
5α-Reduktasehemmer 988
6-Mercaptopurin 502, 988, 1004
12-Kanal-EKG 17
α$_1$-Antitrypsin, Mangel 533, 549
α$_1$-Blocker 129
α-Amanitin 540
α-Amylase 565
α-Blocker 988, 999
– α$_1$-Antagonisten 988
– α$_2$-Antagonisten 988
α-Glukosidasehemmer 988
α-Methyldopa 988, 997
– Nebenwirkungen 998
– α$_2$-Mimetikum 997
α-Methylnoradrenalin 997
α-Mimetika 988
– Wirkstoffe 997
– α$_2$-Agonisten 997
α-Rezeptoren 996
– Verteilung 998
– Wirkung 998
α-Zerfall 1063
β-Blocker, *Siehe* Betablocker
β-Laktam-Antibiotika 867
β-Mimetika 988
– Wirkmechanismus 997
– β$_{1/2}$-Agonisten 988, 997
β-Rezeptoren 996
β-Zerfall 1063
γ-Zerfall 1063

A
AA-Amyloidose 685
AB0-Blutgruppensystem 325
Abciximab 988
Abdomen, akutes 162, 510

Ablation
– Hochfrequenz-, intraarterielle 555
– In-situ-, Leberzellkarzinom 554
Absorption 436
– Störungen 476
Abstoßungsreaktionen 332
– Therapie 334
– Vermeidung 334
Abszess
– Anal- 506
– Divertikulitis 484
– Douglas- 517
– Leber-, pyogener 550
– nach Appendektomie 495
Abwasserhygiene 1055
Abwehr (humorale, zelluläre) 281, 283
Acarbose 988
Acebutolol 988, 999
ACE-Hemmer 988
Acetazolamid 707, 988
Acetylcholin 996, 1000
Acetylcholinesterasehemmer 988, 1000
Acetyldigoxin 988
Acetylsalicylsäure 988
Achalasie 444
Achillodynie 808
Aciclovir 877, 988
Acipimox 988
ACR-Kriterien 802
Actinomyces 893
Actinomycin 988, 1004
Acute Respiratory Distress Syndrome, *Siehe* ARDS
Acylaminopenicilline 988
Adalimumab 988
Adams-Stokes-Anfall 11
Addison-Krise 628
Additionsazidose 786
Adefovir 877, 988
– Hepatitis 537

Adenom
– Dickdarm 486
– Gallenblase 563
– -Karzinom-Sequenz 487, 489
– Leberzell- 552
Adenosin 988
Adenoviren 939
ADH 691
Adipositas 666
Adiuretin 691
Adrenalin 988, 997
Adrenerges System 996
Adsorbatimpfstoffe 847
Aerobilie 559
Afferent-Loop-Syndrom 469
Affinität 986
Afibrinogenämie 269
Agammaglobulinämie Typ Bruton 309
Agar-Roll-Methode 1050
Agenesie 742
Agonist 986
AIDS, Gastropathie 459
Ajmalin 988
Akanthamöben 975
Akanthozyten 696
Akromegalie 619
Akrozyanose 166
Aktiver Transport 985
Aktivkohle 1006
akute demyelinisierende Enzephalomyelitis (ADEM) 912
akute intermittierende Porphyrie (AIP) 681
akute-Phase-Proteine 280, 858
akuter peripherer Gefäßverschluss 154
akutes rheumatisches Fieber 807
akute Thyreoiditis 597
AL-Amyloidose 685
Albendazol 874
Albuminurie 690
– Makro- 714
– Mikro- 697, 714

Aldosteron 627, 691, 988
Aldosteronantagonisten 708, 988
Alemtuzumab, Indikationen 1005
Alendronat 988
Alfuzosin 988, 999
Aliskiren 988
Alkalose 788
– metabolische 788
– respiratorische 789
Alkoholvergiftung 1008
Alkylanzien 988, 1003
Alkylphosphatintoxikation 1001
Allen-Test 142
Allergie
– diagnostik 320
– Hyposensibilisierung 322
– Nahrungsmittel- 482
– Pathogenese 315
– Pseudo- 482
– Sensibilisierung 317
– Serologische Tests 321
– Sulfonamid- 706
– Therapie 322
– Typ-I-Reaktion 317
– Typ-II-Reaktion 319
– Typ-III-Reaktion 319
– Typ-IV-Reaktion 320
Allopurinol 678, 988
All-trans-Retinsäure 1005
Allylamine 874, 988
Aloe 474
Alport-Syndrom 713
Alteplase 273, 988
Alters-RA 802
Aluminiumhydroxid 465, 988
Alveolitis, exogen-allergische 404
Amanitin 1008
Amantadin 877, 988
Amilorid 705, 708, 988
Aminoglutethimid 988, 1004
Aminoglykoside 869, 988
Aminopenicilline 988
Aminopeptidase 565
Amiodaron 988

Amiodipin 988
Amisulprid 988
Amitriptylin 988
Amöbenkeratitis 975
Amöbiasis 974
– Leberbeteiligung 550
Amoxicillin 988
Amphetamin 988, 997
– Missbrauch 997
Amphotericin B 873, 988
Amrinon 988
Amyloidosen 685
– lokale 686
– systemische 686
– Niere 720
Anabolika 988
Anakinra 988
Analgetika 988
Anämie 208
– aplastische 227
– chronische Erkrankung 214
– Gastrektomie 470
– hämolytische 218
– Ikterus 211
– immunhämolytische 225
– megaloblastäre 214
– perniziöse 217
– renale 735
– sideroblastische 229
Anamnese
– Magen-Darm-Erkrankungen 438
– Niere 694
Anaphylaxie 319
Anastomose
– biliodigestive 572
– Riolan- 498
Anastrozol 988, 1004
Ancylostoma, duodenale 978
Androgene 626, 988
Androgenexzess, adrenaler 631
Androgenrezeptorantagonisten 988
Aneurysma
– dissecans 169, 172
– spurium 169, 171
– verum 168
Angina abdominalis 497

Angina pectoris 25, 30
Angiodysplasien 173
Angiografie 1069
– computertomografische 145
– Leber 522
– Nierendiagnostik 701
Angiologie 136
Anionenaustauscher 988
Anionenlücke 785
ankylosierende Spondylitis 808
Ann-Arbor-Klassifikation 239
Anopheles-Mücke 966
Antagonist 986
Antazida 465, 988
– bei Intoxikationen 1006
Anthrachinone 988
– Obstipation 474
Anthrax 931
Anthrazykline 988
– zytostatische Antibiotika 1004
Anthropozoonosen 925
Antiandrogene 988
Antiarrhythmika 988
– Nebenwirkungen 54
Antibiotika 988
– Auswahl 862
– CED 503
– Nebenwirkungen 865
– Nierenschäden 728
– Persistenz 867
– Resistenz 866
– Toleranz 867
– zytostatische 988, 1003, 1004
Anticholinergika 458
– Säuresenker 465
Antidepressiva 988
Antidiabetika 988
Antidiarrhoika 988
Antidot, Fibrinolytika 273
Antiemetika 457, 988
Antiepileptika, *Siehe* Antikonvulsiva
Antifibrinolytika 273, 415
Antigen-Antikörper-Bindung, Folgen 296

Antigen 279
– erkennung 292
– rezeptoren 302
Antigestagene 988
Antihelminthikum 874
Antihistaminika 322, 458, 988
Antihormone 988, 1004
Antikardiolipin-Syndrom 818
Antikoagulanzien 275, 988
Antikörper
– Wirkmechanismus (Zytostatika) 988, 1005
– antwort 296
– aufbau 293
– bildung 293
– suchtest 328
– therapie 296
– Antimetabolite 988
– Folsäureantagonist 1004
– Purinanalogon 1004
– Pyrimidinanalogon 1004
– Virustatika 988
Antimykotika 872, 988
Antineoplastische Substanzen 988, 1003
Antiparkinsonmittel 988
Antiphospholipid-Syndrom 818
Antipsychotika 988
Antirheumatika, nichtsteroidale, Nierenschäden 728
Antisepsis 1044
Antisympathikotonika 130
Antituberkulotika 395, 988
Antrektomie 464
Anurie 692
Anus praeternaturalis 493
Aortenaneurysma 145, 171
Aortendissektion 145, 172
Aortenisthmusstenose 96
Aortenklappeninsuffizienz 112
Aortenklappenstenose 109
Aortenstenose 94
Aortentrauma 172
APC-Resistenz 273
Apnoe 406

Apolipoproteine 670
Apoptose 1022
Appendektomie 495
Appendizitis 494
Aprepitant 988
Aprotinin 273
APUD-Zellen 437
Äquivalentdosis 1064
Ara-C, Wirkmechanismus 1004
Archaeopsylla erinacei 980
ARDS 419
Area under the Curve 986
Argatroban 988
Aromatasehemmer 988
Arraytechnologie 1017
Arsen 988
– Intoxikation 1007
arterielle Verschlusskrankheit (AVK) 148
Arterien
– Diagnostik 142
– Gefäßkrankheiten 147
Arteriitis
– Bing-Horton 826
– temporalis 826
– temporalis Horton 807
Arteriolosklerose 148
Arteriopathien, funktionelle 166
Arteriosklerose 148
Arteriotomie 153
arteriovenöse Fisteln 173
Arthralgien 795
Arthritis 832
Arthropoden 980
Arthrosen 830
Arzneiformen 988
Arzneimittelallergie 323
Arzneimittelinteraktionen, pharmakodynamische 987
Arzneimittelprüfung 988
Arzneimittelwirkung, unerwünschte 987
Arzneimittel, Verschreibung 988
Asbestose 404
Ascaris lumbricoides 978

Asepsis 1044
Asparaginase 988, 1005
Aspergillus
– flavus 965
– fumigatus 964
Aspirationspneumonie 386
Aspirationszytologie 207
Asplenie 231
ASS 263
Asthma bronchiale 371
– anstrengungsinduziertes 372
– Anti-IgE-Antikörper 379
– exogen-allergisches 371
– Glukokortikoide 377
– Hyposensibilisierung 377
– Komplikationen 373
– Leukotrin-Modifikatoren 379
– medikamenteninduziertes 372
– nichtallergisches 371
– Parasympatholytika 378
– Schweregrade 374
– Sofortreaktion 372
– Spätreaktion 373
– Theophyllin 378
– Therapie nach Stufenplan 379
– β_2-Sympathikomimetika 378
Asthmaanfall 373
Astroviren 945
Aszites 528
– Leberzirrhose 543
AT1-Antagonisten 988
Atem
– antrieb 341
– minutenvolumen 343
– störungen 345
– test 442
– – 13C-Harnstoff 460
– – 14C-Glykocholat- 480
– wege
– – Aufzweigung 339
– – Erkrankungen 363
– – muköziliäre Clearance 346
Atenolol 988, 999
Atherosklerose 148
– koronare 28
Atlanta-Klassifikation 567

Atmung 341
Atmungsstörungen, schlafbezogene 406
Atmungstypen, pathologische 342
Atopie 314
Atorvastatin 988
Atosiban 988
Atovaquon 876
Atracurium 988
Atrophie 1021
Atropin 988, 1001, 1002
–Intoxikation 1002
AUC 986
Auerbach-Plexus 436
Auranofin 988
Ausscheidung, Pharmakon 986
Aut idem 988
Autoantikörper 313
Autoimmunerkrankungen 312, 1026
autoimmunes polyglanduläres Syndrom (APS) 634
Autoimmunreaktion, medikamentös induzierte 324
Aut simile 988
AV-Block 59
AV-Knoten-Reentry-Tachykardie 68
–EKG-Befund 70
Azathioprin 502, 988, 1006
–Autoimmunhepatitis 538
–Nierentransplantation 738
Azelastin 988
Azidose 786
–metabolische 786
– –Kompensation 787
– –Therapie 731, 735, 787
–renal-tubuläre 721
–respiratorische 787
Azithromycin 988
Azolantimykotika 988
Azotämie 693, 699

B
Bacampicillin 988
Bacillum, anthracis 931

Bacteroides, fragilis 903
Badewasserhygiene 1056
Bainbridge-Reflex 6
Baker-Zyste 801
Bakteriämie 881, 883
Bakterien
–Aufbau 843
–Darm- 437
–Pathologie 1028
Bakteriurie, signifikante 698
Baldrian 988
Bandwürmer 550, 975
Barbiturate 988
Barrett-Karzinom 453
Barrett-Ösophagus 1022
Bartonella, henselae 893
Bartter-Syndrom 721
Bayliss-Effekt 689
B-Bild-Sonografie 146
–Angiologie 143
Beclometason 988
Belastungs-EKG 21
Benperidol 988
Benserazid 988
Benzbromaron 988
Benzodiazepine
–Antagonisten 988
–Antikonvulsiva 988
–Hypnotika 988
Berger-Erkrankung 709
Berliner Blau 996, 1009
Betablocker 988
–kardioselektive 999
–Kontraindikationen 998
–nichtselektive 999
–portale Hypertonie 545
–$\beta_{1/2}$-Antagonisten 988
–β_1-Antagonisten 988
Betamethason 988
Betäubungsmittelverordnung 988
Betaxolol 988, 999
Bettwanze 982
Bevacizumab 1005
Bewegungstherapie 668
Bezafibrat 988
Biguanide 653, 654, 988
Bilirubin, Stoffwechsel 526

Billroth-Operationen 464
Bioäquivalenz 987
Biopsie
–Dünndarm- 442
–Niere 701
Biot-Atmung 342
Biotransformation 985
Bioverfügbarkeit 986
Biperiden 988, 1002
Bisacodyl 474, 988
Bisoprolol 988, 999
Bisphosphonate 988
Bittersalz 474
Blähungen 478
Blausäureintoxikation 1007
Blei 988
–Intoxikation 1007
Bleomycin 988, 1004
Blind-Loop-Syndrom 470
Blotting 1016
Blumberg-Zeichen 495
Blutbild, kleines und großes 204
Blutdruck 5
–Messung 125, 143
–Regulation 139
Blutgasanalyse 362, 783
–Interpratation 784
Blutgruppensysteme 325
Bluthusten 349
Blutsenkungsgeschwindigkeit (BSG) 858
Blutstillung 254
Bluttransport 137
Blutung
–gastroduodenale 462
–gastrointestinale 517
–intrazerebrale 159
–Malassimilation 478
–okkulte 474
–Ösophagusvarizen- 517
– –Ligatur 519
–peranale 484
–Ulkus- 518
Blutzuckerbestimmung 647
B-Lymphozyten 292, 1024
–Aktivierung 293
BMI 666

B-Mode 1074
Bodyplethysmografie 360
Boerhaave-Syndrom 454
Bordetella, pertussis 892
Borreliosen 926
Bortezomib 988, 1005
Botulinustoxin 1008
Botulismus 895, 896
Bradyarrhythmia absoluta 61
Bradykardie 6
Branhamella, catarrhalis 890
Breite, therapeutische 987
Brittle-Diabetes 652
Bromocriptin 988
Bronchialadenom 425
Bronchialkarzinom 420
Bronchiektasen 380
Bronchiolen 340
Bronchiolitis 363
Bronchiolitis obliterans 363
Bronchitis
– akute 363
– chronische 364
Bronchoskopie 361, 423
Bronchospasmolyse-Test 359
Brucellosen 928
Brustschmerzen 349
BtmV 988
Budd-Chiari-Syndrom 526
Budesonid 988
Bunyaviren 949
Bupivacain 988
Buprenorphin 988
Burkitt-Lymphom 247
Bursitis 794
Buscopan 1002
Buserelin, Indikationen 1004
Busulfan 988
– Indikationen 1004
Butylscopolamin 988
B-Zell-Entwicklung 1024

C
Cabergolin 988
Cabrera-Kreis 17
Caliciviren 945

Campylobacter, Gastroenteritis 922
CaNa$_2$-EDTA 988
Candesartan 988
Candida 963
Cannabinoide, Übelkeit/Erbrechen 458
Capecitabin 988, 1004
– Wirkmechanismus 1004
Captopril 988
Caput medusae 525
Carbachol 988, 1000, 1001
Carbamazepin 988
Carbapeneme 868, 988
Carbidopa 988
Carbimazol 592, 988
Carboanhydrasehemmer 707, 988
Carboplatin 988, 1004
Carboxypeptidase 565
Caroli-Syndrom 553
Carvedilol 988, 999
Caspofungin 873
Cefaclor 988
Cefazolin 988
Cefotaxim 988
Ceftazidim 988
Ceftriaxon 988
Cefuroxim 988
Celecoxib 988
Celiprolol 999
Cephalosporine 868, 988
Certoparin 988
Cetirizin 416, 988
Cetuximab 988, 1005
cfu 698
Chagas-Krankheit 973
Charcot-Trias 561
Chemoembolisation, transarterielle 555
Chemoprophylaxe 847
Chemotherapie, kolorektales Karzinom 491
Chenodesoxycholsäure 560
Cheyne-Stokes-Atmung 342
Child-Pugh-Score 543
Chinidin 988
Chinin 875

Chinolone 988
Chlamydia 904
– pneumoniae 905
– psittacii 929
– trachomatis 904
Chloralhydrat 988
Chlorambucil 988, 1004
Chloramphenicol 988
Chlorid-Haushalt, Störungen 777
Chloroquin 875
Chlorpromazin 988
Chlorprothixen 988
Chlortalidon 705, 707, 988
Cholangiografie, perkutane transhepatische 522, 562
Cholangiokarzinom 563
Cholangiopankreatografie
– endoskopisch retrograde 522
– – Choledocholithiasis 561
– MR- 562
Cholangitis 561
– Autoimmun- 533
– primär sklerosierende 541
– – Histologie 533
Cholecalciferol 988
Choledochojejunostomie 572
Choledocholithiasis 561
Cholestase 524
– idiopathische rezidivierende 549
– Ikterus 527
Cholesterin
– Resorptionshemmer 674, 988
– Steine 558
– – Kurzdarm-Syndrom 481
Cholesterinsynthese-Enzymhemmer 674
Cholestyramin 480
Cholezystektomie 559
Cholezystitis 558, 560
Cholezystokinin 438
Cholezystolithiasis 558, 559
Cholinerges System 1000
Chondrokalzinose 830
chronische lymphatische Leukämie (CLL) 243

chronische myeloische Leukämie (CML)   248
chronische Polyarthritis (cP)   800
chronische Thyreoiditis Hashimoto   596
chronische venöse Insuffizienz (CVI)   191
Churg-Strauss-Vaskulitis   827
Chylomikronen   669
Chymotrypsin   565
Ciclopirox   873
Ciclosporin, Nierentransplantation   738
Ciclosporin A   988, 1006
– Autoimmunhepatitis   538
– Colitis ulcerosa   503
Cidofovir   877
Cilostazol   988
Cimetidin   465, 988
Cimex lectularis   982
Cimino-Brescia-Fistel   736
Ciprofloxacin   988
Cisplatin   988, 1004
Citalopram   988
Clarithromycin   988
Clavulansäure   988
Clearance   699, 986
– 51Chrom-EDTA-   700
– Inulin-   700
– Kreatinin   700
– ösophageale   443
– α1-Antitrypsin-   442
Clemastin   988
Clindamycin   988
Clomethiazol   988
Clomifen   988
Clomipramin   988
Clonazepam   988
Clonidin   988, 997
– Nebenwirkungen   998
– α₂-Mimetikum   997
Clopidogrel   263, 988
Clostridium   895
– botulinum   895
– difficile   924
– perfringens   896
– tetani   895

Clotrimazol   873, 988
Clozapin   988
Cluster   1043
Cockcroft-Gault-Formel   700
Colchicin   988
Colestipol   988
Colestyramin   988
Colitis ulcerosa   498
Colon irritabile   475
Colony forming Units   698
Common variable Immunodeficiency   309
Compton-Effekt   1063
Computertomografie (CT)   1070
– Bildentstehung   1070
– Kontrastmittel   1070
COMT   997
– Hemmer   988
Conn-Syndrom   629
COPD   365, 366, 406
Cor pulmonale   417
Coronaviren   945
Cotrimoxazol   988
Councilman-Bodies   531
Courvoisier-Zeichen   570
Cowden-Syndrom   488
COX2-Hemmer   988
COX2-Hemmer, *Siehe* Coxibe
COX-2-Hemmer, selektive   805
COX-Hemmer   988
Coxsackie-A-Viren   942
Coxsackie-B-Viren   942
Cremes   988
CREST-Syndrom   820
Creutzfeldt-Jakob Disease   846
Crigler-Najjar-Syndrom   548
Crohn-Krankheit   498
Cronkhite-Canada-Syndrom   488
Cryptococcus neoformans   964
Crystal   997
Ctenocephalides
– canis   980
– felis   980
Cullen-Zeichen   439, 566
Cumarine   275, 415

Cumarine, *Siehe* Vitamin-K-Antagonisten
Cushing-Schwelle   624
Cushing-Syndrom   620
Cyclophosphamid   988, 1004, 1005
CYP   985
Cyproteron   988, 1005
Cystatin C   699
Cytarabin   1004
Cytochrom P450   985
Cytosinarabinosid   988, 1004

D
Dabigatran   988
Dacarbazin   988, 1004
Dalteparin   988
Darmbrand   897
Darminfektionen   919
Daunorubicin   988, 1004
Dawn-Phänomen   652
Defäkation   505
Defäkografie   473
Defibrillation   55
degenerative Gelenkerkrankungen   830
Dehydratation   760, 762
– Hirnödem   765
– hypertone   764
– hypotone   764
– isotone   763
– Schweregrade   763
Dekontamination   1047
Dendritische Zellen   287
Denguefieber   944
Deoxyribonuklease   565
De-Ritis-Quotient   520
Dermatitis herpetiformis, Duhring   479
Dermatomyositis   807, 821
Desinfektion   1044
Desipramin   988
Desloratadin   988
Desmet-Einteilung   532
De-Toni-Debré-Fanconi-Syndrom   721
Dexamethason   988
– Hemmtest   581

Diabetes
– familiärer Phosphat- 721
– Glomerulosklerose 713
– Nierenbeteiligung 714
Diabetes insipidus 613
– renalis 721
Diabetes mellitus 639
– Akutkomplikationen 657
– Einteilung 642
– Koma, laktazidotisches 660
– pankreopriver 567
– Schwangerschaft 656
– Sekundärerkrankungen 660
– Typ I 642
– Typ II 644
Dialyse 735
– intermittierende
– – Hämo- 735
– – Hämodiafiltration 736
– Peritoneal- 737
– Schwangerschaft 743
Diamorphin 988
Diarrhö 471
– antibiotika-assoziiert 924
– Gastroenteritis 920
– Kaugummi- 482
– Malassimilation 478
– Reise 918
– Süßmost- 482
Diathese
– hämorrhagische 258, 259
– vaskuläre hämorrhagische 269
Diazepam 988
Diazoxid 988
Dickdarm
– Divertikel 483
– Polyp 486
Diclofenac 988
Didanosin 961, 988
Differential-Time-to-Positivity-Methode 1050
Differenzierungsinduktoren 1005
Diffusion 985
Diffusionskapazität 360
DiGeorge-Syndrom 308

Digestion 436
– Störungen 476
Digitoxin 988
Digoxin 988
Dihydralazin 988
Dilatation, pneumatische 445
Diltiazem 988
Dimenhydrinat 988
Dimercaprol 988, 1007
Dimercaptopropansulfonat 988, 1007
Dimetinden 988
Dioxinintoxikation 1009
Diphenhydramin 988
Diphtherie 914
Diphtherietoxin 1009
Dipyridamol 263, 988
Direkte Parasympathomimetika 988
Direkte Sympathomimetika 997
Disopyramid 988
Disposition 855
Dispositionsprophylaxe 847
disseminierte intravasale Gerinnung (DIC) 271
Distigmin 1001
Diuretika 705, 988
Divertikel
– Dickdarm- 483
– Dünndarm- 482
– epiphrenische 447
– Meckel- 483
– Ösophagus- 446
– Pseudo- 483
– – Operation 447
– Pulsions- 447
– Traktions- 447
– Zenker- 447
Divertikulektomie 447
Divertikulitis 483
– Sigma- 485
Divertikulopexie 447
Divertikulose 483
DMPS 988, 1007
DNA-Sequenzierung 1017
DNA-Viren 936

Dobutamin 988
– Wirkmechanismus 997
Domperidon 988
Donepezil 988, 1000
Donovanosis 936
Dopa 997
Dopa-Decarboxylasehemmer 988
Dopamin 988, 997
– D_2-Rezeptorantagonisten 458
Dopaminrezeptor-Antagonisten 988
Doppelflintenphänomen 528
Doppler-Druckmessung 144
Doppler-Sonografie 143
Doppler-Verfahren 1074
Dormia-Körbchen 562
Dorzolamid 707, 988
Dosis-Wirkungskurve 987
Double-Duct-Sign 570
Doxazosin 988, 999
Doxepin 988
Doxorubicin 988
– Indikationen 1004
Doxylamin 988
Doxyzyklin 988
D-Penicillamin 988
Drei-Phasen-Skelettszintigrafie 1077
Dronedaron 988
Droperidol 988
Druck
– hydrostatischer 748
– kolloidosmotischer 748
– osmotischer 747
Dubin-Johnson-Syndrom 548
Ductus Botalli apertus 102
Dukes-Klassifikation 489
Dumping-Syndrom 469
Dünndarm
– Bakterienüberwucherung 480
– Divertikel 482
– Tumoren 485
– – Operation 475
– Zottenepithel 437
Duodenalstenose 462
Duplexsonografie 143
– Phlebothrombose 184

Durchblutung 139
Durchblutungsstörung
– ischämische 157
– zerebrale 156
– zerebrale ischämische 156
Durchflusszytometrie 1014
DXA 1072
Dysbetalipoproteinämie, familiäre 670
Dyslipoproteinämien 670
– primäre 670
– sekundäre 672
Dyspepsie 456
Dysphagie 443
– Fundoplicatio 450
Dysplasie 1033
Dyspnoe 347
Dysregulation, orthostatische 133
Dysurie 692

E
Ebola-Viren 949
Ebstein-Anomalie 106
EC50 987
Echinococcus
– cysticus 977
– granulosus 550
– multilocularis 550
Echinokokkose 550, 977
Echokardiografie 22
ECHO-Viren 942
ED50 987
Edelmetallmesskathode 144
Edrophonium 1000
Efavirenz 961, 988
Effektdosis 987
Effekt, postantibiotischer 867
EHEC 922
Ehlers-Danlos-Syndrom 270
Ehrlichiose 929
EIEC 922
Eisenmangel, Malassimilation 478
Eisenbindungskapazität 203
Eisen(III)Hexacyanoferrat 996, 1009

Eisenmangelanämie 212
Eisenpräparate 213
Eisenspeicherkrankheit 682
Eisenstoffwechsel 202
Eiweiß
– Mangel, Malassimilation 478
– Verlust-Syndrom, enterales 480
Ekchymose 521
Ektoparasiten 925
Ekzem, anal- 505
Elastase 565
Elektrokardioversion 55
Elektrolytabweichungen 755
Elektrolytverteilung 748
elektromagnetische Strahlung 1063
Elektronenmikroskopie 1014
Elimination, Pharmakon 985
Eliminationskinetik 986
Elliptozytose 220
Elvitegravir 961
Emission 1057
Empyem, Gallenblasen- 558, 560
Emtricitabin 988
Enalapril 988
Enanthem 880
Endemie 1043
Endocarditis verrucosa rheumatica 80
Endokarderkrankungen, degenerative 80
Endokarditis
– eosinophile 80
– infektiöse 76
Endokarditis Libman-Sacks 80
Endokarditisprophylaxe 79
Endokrinologie 576
Endokrinopathien 579
Endomyokardfibrose, tropische 80
Endopeptidasen 565
Endothel 1020
Energiedosis 1064
Enfluran 988
Enfuvirtid 877

Enoxaparin 988
Enoximon 988
Entacapon 988
Entamöben 974
Entamoeba
– dispar 974
– histolytica 974
Enterobius 979
Enterokokken 889
Enteropathie
– exsudative 480
– glutensensitive 477
enteropathische Arthritis 812
Enteroviren 942
Enthesiopathie 794
Entry-Inhibitoren 961
Entwesung 1044
entzündliche Arthritiden 793
Entzündung 1027
Entzündungsmarker 858
Entzündungsparameter 859
Entzündungspathologie 1026
Entzündungsreaktion 854
Enzephalitis, Herpes 911
Enzephalopathie
– hepatische 545
– hypertensive 162
Enzyme (Zytostatika) 988, 1005
Enzymhistochemie 1014
eosinophile Fasziitis 820
EPEC 922
Ephedrin 988, 997
Epidemie 1043
epidemisches Fleckfieber 930
Epinephrin 988
Episom 843
Epithel 1020
Eplerenon 705, 708, 988
Epoxidantibiotika 869
Epstein-Barr-Virus 938
Eptifibatid 263, 988
Erbrechen 457
– induziertes 1006
ERCP 522
– Choledocholithiasis 561

Erhaltungsdosis 986
Erkältung 913
Ernährungstherapie 668
Erreger 1044
Erregerarten 842
Erregernachweis 859
Erregerpathologie 1028
Ertapenem 988
Erythema chronicum
  migrans 927
Erythromelalgie 166
Erythromycin 988
Erythropoese 199, 200
Erythropoetin 1003
Erythrozyten
 – dysmorphe 696
 – Urin 696
 – Zylinder 697
Esmolol 999
Esomeprazol 465, 988
ESWL 741
Etacrynsäure 706, 707,
  988
Etanercept 988
ETEC 922
Ethambutol 988
Ethanolintoxikation 1008
Ethanol, Siehe Äthanol
Ethinylöstradiol 988
Ethosuximid 988
Etilefrin 988, 997
 – α-Mimetikum 997
Etomidat 988
Etoposid 988, 1004
Everolimus, Nierentransplantation 739
Exanthem 880
Exhalationstest 442
Exopeptidasen 565
Explosivepidemie 1043
Exposition 855
Exsikkose 763
Exstirpation, Rektum- 492
Extensität 1043
Extrasystolen 50
 – supraventrikuläre 63
 – ventrikuläre 71, 72
Ezetimib 988

F
Fadenwurm 979
Faktoren, koloniestimulierende
  988, 1003
Faktor-Xa-Inhibitoren 416,
  988
Faktor-XII-Mangel 269
Faktor-XIII-Mangel 269
Fallot-Tetralogie 104
familiäres Mittelmeerfieber
  814
Famotidin 465, 988
Fanconi-Syndrom, idiopathisches 721
Fasciola hepatica, Leber 551
Fasciola hepatica 977
Fasten-Test 548
fatale familiäre Insomnie 846
Faulbaumrinde 474
Favismus 224
Felbamat 988
Felodipin 988
Felty-Syndrom 802
Fenofibrat 988
Fenoterol 988
Fentanyl 988
Ferritin 203
Fettleber 523, 538
Fettstoffwechselstörungen 669
Fexofenadin 988
Fibrate 675
Fibrinolyse
 – Gerinnung 255
 – Störungen 271
Fibrinolytika 273, 988
 – Antidot 273
Fibroblast-Growth-Factor-23
  692
fibromuskuläre Dysplasie 168
Fibromyalgie-Syndrom 833
Fibrose
 – Leber- 524, 538
 – Maschendraht- 538
 – zystische, Siehe Mukoviszidose
Fieber
 – akutes rheumatisches 807
 – Definition 877
 – Diagnostik 879

 – hämorrhagisches
 – – koreanisches 723
 – – renales Syndrom 722
 – unklarer Genese (FUO) 879
 – Ursachen 878
Filaria, bancrofti 979
Filarien 979
Filgrastim 1003
Filoviren 949
Filter, glomerulärer 689
 – Siebfunktion 690
Filtrationsrate, glomeruläre 690
 – Clearance 700
Filzlaus 981
Finasterid 988
First-Pass-Effekt 986
Fissur, Anal- 508
Fistel, Anal- 506
Fixation 1013
Fläche unter der Konzentrations-Zeit-Kurve 986
Flagellaten 971
Flankenschmerzen 693
Flapping Tremor 521
Flaviviren 943
Flecainid 988
Fleckfiebergruppe 929
Fliegenpilzintoxikation 1008
Flöhe 980
Flucloxacillin 988
Fluconazol 873, 988
Flucytosin 873, 874
Fludrokortison 627, 988
Fluid Lung 732
Flumazenil 988
Flunisolid 988
Fluoride 988
Fluoxetin 988
Fluphenazin 988
Flüssigkeitsbedarf 750, 751
Flutamid 988, 1005
Fluvastatin 988
Fluvoxamin 988
Foetor
 – ex ore 443
 – hepaticus 521
Fogarty-Katheter 155

Folsäure 216
– –mangel 216
– –Malassimilation 478
Fondaparinux 185, 988
Formoterol 988, 997
Forrest-Klassifikation 518
Foscarnet 877, 988
Fosfomycin 988
Frank-Starling-Mechanismus 6
Frühsommer-Meningoenzephalitis-(FSME-)Virus 943
Fruktose, Unverträglichkeit 482
FSGS 712
FSME 927, 943
Fuchsbandwurm 977
Fundoplicatio 446
funikuläre Myelose 216
Funktionelle Antagonisten 987
Furosemid 705, 707, 988
– forcierte Diurese bei Intoxikationen 1007
Fuß-Syndrom, diabetisches 662

G
GABAA-Rezeptormodulatoren 988
Gabapentin 988
Gadolinium 1073
Galantamin, Indikationen 1001
Galle
– Säureverlust 480
– Steine 558
– – Kolik 558
– – Malassimilation 478
– – Perforation 558
Gallenblase
– Funktion 557
– Karzinom 563
– Porzellan- 559, 563
– Steine 558
GALT 437
Gammopathie, monoklonale 720
Ganciclovir 877, 988
Gangrän 141
– Gallenblasen- 560

Gänslen-Zeichen 800
Gardner-Syndrom 488
Gas-Bloat-Syndrom 450
Gasbrand 897
Gastrektomie 464
Gastrin 438
Gastrinom 466
Gastritis 457
Gastroenteritis
– eosinophile 482
– Erreger 920
Gastroenterostomie 469
Gastroesophageal erosive Reflux Disease 448
G-CSF 1003
Gefäßabklemmung 153
Gefäßkrankheiten
– arterielle 147
– venöse 174
Gefäßverschluss, akuter peripherer 154
Gelbfiebervirus 944
Gelenkbrand 897
Gelenkknorpel 793
Gelenkpunktion 799
Gelenkschmerz 794
Gemcitabin 988, 1004
Gentamycin 988
GERD 448
Gerinnungsfaktoren 254
Gerinnungskaskade 255
Gerinnungsstörungen 253
Gerstmann-Sträussler-Scheinker-Syndrom 846
Gestagene 988
– Krebstherapie 1004
Gestagenrezeptorantagonisten 988
Gestationsdiabetes 645, 656
Gewebe
– darmassoziiertes 437
– mesenchymales 1020
Gewebetypen 1020
GFR 690
Ghon-Herd 898
Gicht 675, 829
– Nephropathie 723
Giftelimination 1007

Giftung 985
Gilbert-Krankheit 548
GIP 438
GIST 475
Glaubersalz 474
Glibenclamid 988
Glimepirid 988
Glinide 653
Gliptine 653
Glisson-Trias 519
Glitazone 988
Globinketten 201
Globus, pharyngis 443
Glomerulonephritis 706
– Biopsie 701
– Formen 702
– nekrotisierende intra-/extrakapilläre 703, 712
Glomerulopathie 702
– Kongorot-negative Leichtketten- 720
Glomerulosklerose, diabetische 661, 713
GLP-1-Analoga 653
Glucose-dependent Insulin releasing Peptide 437
Glukagon 564
Glukagonom 573
Glukokortikoide 624, 988
– CED 502
– Krebstherapie 1005, 1006
Glukose-6-phosphat-Dehydrogenase-Mangel (G-6-PD-Mangel) 224
Glukosestoffwechsel 639
Glukosurie, primäre 696
– renale 721
Glukuronidierung 526
Glykopeptidantibiotika 869, 988
Glykoprotein-IIb/IIIa-Rezeptor 263
Glyzeroltrinitrat 988
Goldblattmechanismus 716
Gonorrhö 934
Goodpasture-Syndrom 712, 717
GP IIb/IIIa-Blocker 988

GPIIb/IIIa-Rezeptor 263
Grabmilben 981
Graft-versus-Host-Reaktion 327, 333
Gram-Färbung 843
Granisetron 988
Granuloma inguinale 936
Granulomatose, septische 310
Granulomatose mit Polyangiitis 824
granulomatöse Thyreoiditis 596
Granulozyten 286, 1023
Granulozytendefekte 310
Grawitz-Tumor 742
Gray 1064
Gregg-Trias 946
Grey-Turner-Zeichen 566
Griseofulvin 873, 874, 988
Guanethidin 997
Gürtelrose 937
Gut-associated lymphatic Tissue 437
Gynäkomastie 636
Gyrasehemmer 871, 988

H

H_1-Antihistaminika 988
H_2-Antihistaminika 988
H_2-Rezeptorantagonisten 465
Haarzell-Leukämie 246
Haemophilus
– ducreyi 935
– influenzae 891
Hakenwurm 978
Halbwertszeit 986
Halitosis 444
Halofantrin 875
Haloperidol 988
Haloperidoldecanoat 988
Halothan 988
Hämagglutinine 916
Hämangiom
– Leber- 551
– – Bildgebung 551
Hämangiosarkom 555
Hamartom 487, 1033
Hämatochezie 475

Hämatopoese 199
Hämaturie 692
– asymptomatische 703
– Biopsie 701
– familiäre benigne 713
Häm 201
Hämobilie 556
Hämochromatose 548, 682
Hämodynamische Normwerte 23
Hämoglobin, Sauerstofftransport 345
– – Urie 698
Hämoglobine 201
Hämoglobinopathien 220
Hämoglobin-Sauerstoff-Affinität 345
Hämoglobinurie, paroxysmale nächtliche 220
Hämolysezeichen 219
Hämolytisch-urämisches Syndrom 719
Hämophilie (A, B) 266
Hämorrhoiden 507
– Ektomie 508
Hämosiderin 203
Hämosiderose 682
Hämostase 254
Hantaan-Virus 723
Hantavirus 949
Harn 690
– Steine 739
– – Wegsobstruktion, Leitsymptome 693
Harnsäure, Steine 740
Harnstoff 699
Harnwegsinfektionen (HWI) 1047
Hartmann-Diskontinuitätsresektion 485
Hashimoto-Thyreoiditis 596
Hautfarbe 141
Hautödeme 765
Hauttuberkulose 393
HCC 553
HCT 707
HDL 669
Heerfordt-Syndrom 401

Helicobacter, pylori 459, 921
Helminthen 975
Hemikolektomie 490
Hemmkörperhämophilie 267
Hemmstoffe des Renin-Angiotensin-Systems 128
Henle-Koch-Postulate 841
Heparin 185, 186, 416, 988
Heparinoide 186, 416
Hepaticocholedochojejunostomie 572
Hepatitis 524, 529
– A 530, 532
– Autoimmun- 537
– – Histologie 533
– B 530, 534
– – Impfung 535
– C 530, 536
– chronische 531
– – medikamenteninduzierte 533
– D 530, 536
– E 530, 536
– Fettleber- 523
– – Histologie 533
– G 530
– granulomatöse 533
– Steato- 523
– – alkoholische 538
– Virus-
– – akute 529
– – chronische 533
– – Therapie 537
Hepatitis-A-Virus 950
Hepatitis-B-Virus 951
Hepatitis-C-Virus 952
Hepatitis-E-Virus 952
hepatolentikuläre Degeneration 683
Hepatomegalie 528
Hernie 451
Heroin 988
Herpes
– genitalis 934
– HHV-4 938
– HHV-6 937
– HHV-7 938
– HHV-8 939

– Kaposi-Sarkom-assoziiert 939
– simplex 936
– Varicella-Zoster-Virus 936
– Zytomegalievirus 937
Herz 3
Herzerkrankungen 12
Herzfehler
– angeborene
– – Klassifizierung 93
– – mit Links-rechts-Shunt 98
– – mit Rechts-links-Shunt 104
– – ohne Shunt 94
Herzfrequenz 5
Herzgeräusche 15
Herzglykoside 67
Herzindex 5
Herzinsuffizienz 27, 42
Herzklappen 3
Herzklappenerkrankungen, multivalvuläre 122
Herzklappenfehler
– erworbene 106
– – Diagnostik 108
– – Therapieprinzipien 108
Herzleistung, Beurteilung 13
Herznerven 7
Herzrhythmusstörungen 27
Herzschlagvolumen 5
Herzschrittmacher 56
– Nomenklatur 57
Herzspitzenstoß 14
Herztod, plötzlicher 11, 27
Herztöne 14
Herzzeitvolumen 5
Herzzyklus 7, 8
HHV-4 938
HHV-6 937
HHV-7 938
HHV-8 939
Hilusverbreiterung 356
Hippel-Lindau-Syndrom 174, 270
Hirnhautentzündung 907
Hirnparenchymentzündung 911
Hirsutismus 631, 634
Hirudine 988

Histamin
– H_1-Rezeptorantagonisten 458
– Verdauung 438
Histogenese, Tumor 1033
His-Winkel 443
HIV 953
HIV-Infektion 956
HLA-Assoziationen 795
HLA-Moleküle, Funktion 302
HLA-System 300
HMG-CoA-Reduktasehemmer, Siehe Statine
HNPCC 488
Hodgkin-Lymphom 237
Homatropin 988, 1002
Homöostase 747
– Steuerung 752
Hopfen 988
Hormon, antidiuretisches 691
Hormone 437
– Schilddrüse 586
Hormone (Zytostatika) 988, 1004
Hormonklassen 577
Hormonregulation 577
Hounsfield-Einheit 1070
Howell-Jolly-Körper 200
HSV-1, HSV-2 936
humane Papillomaviren 940
Human-Insulin 988
Hundebandwurm 977
Hundefloh 980
HUS 719
Husten 348, 364
HWZ 986
Hybridisierungen 1016
Hydralazin 988
Hydrochlorothiazid 705, 707, 988
Hydrophilie 985
Hydrops, Gallenblasen- 559
Hydroxychloroquin 988
Hydroxyharnstoff 988, 1003, 1004
Hygiene, Aufgaben 1041
Hygienekommission 1052
Hyperaldosteronismus 474, 629

Hyperbilirubinämie 548
Hypercholesterinämie 670, 672
Hyperglykämie 757
Hyperhydratation 760, 765
Hyperkaliämie 769
– EKG 768
– Korrektur 731
– Therapie 770
– – Niereninsuffizienz 735
Hyperkalzämie 771, 773
– Nephrokalzinose 723
Hyperkapnie 350
Hyperlipidämie, familiäre kombinierte 670
Hypermagnesiämie 776
Hypernatriämie 758
Hypernephrom 741
Hyperparathyreoidismus, sekundärer
– Niereninsuffizienz 733
Hyperparathyreoidismus (HPT) 602, 605
Hyperphosphatämie 735, 779
Hyperplasie 1021
– adenomatöse 552
– fokal noduläre 552
– – Bildgebung 551
Hyperprolaktinämie 618
Hypersplenismus 230
Hypertensiver Notfall 132
Hyperthermie 877
Hyperthyreose 588
Hypertonie 122
– arterielle
– – fixierte 717
– – Nephropathie 715
– – renale 693
– endokrine 124
– Glomerulopathie 702
– Medikamente 127
– Organschädigung 123
– portale 525, 545
– primäre 122
– pulmonale 417
– renale 124
– renoparenchymatöse 693, 733
– renovaskuläre 693
– sekundäre 123

Hypertriglyzeridämie 672
– familiäre 670
Hypertrophie 1021
Hyperurikämie 675
– Nephropathie 723
Hyperventilationssyndrom 351
Hyperventilationstetanie 770
Hypervolämie 755, 760
Hypnotika, pflanzliche 988
Hypoalphalipoproteinämie, familiäre 671
Hypogammaglobulinämie, transitorische 308
Hypogenämie 269
Hypoglykämie 663
Hypogonadismus, Mann 635
Hypokaliämie 768
Hypokalzämie 771
Hypomagnesiämie 775
Hyponatriämie 756
Hypoparathyreoidismus 605
Hypophosphatämie 778
Hypophysentumoren 617
Hypophysenvorderlappeninsuffizienz 615
Hypopituitarismus 615
Hypoplasie 742
Hypothyreose 594
Hypotonie 133
Hypovolämie 755, 760
Hypoxämie 349, 350
Hypoxie 349

I
Ibuprofen 988
Icterus, intermittens juvenilis 548
Idarubicin 988, 1004
idiopathische thrombozytopenische Purpura (ITP) 263
IgA-Mangel, selektiver 309
Igelfloh 980
IgG-Subklassen-Defekt 309
Ikterus 526
Ileus
– Gallenstein- 561
– mechanischer 513

– Operation 514
– paralytischer 515
Imatinib 988, 1005
Imidazole 873
Imipenem 988
Imipramin 988
Immission 1057
Immundefekte 304, 311
Immunhistologie 1014
– Zielproteine 1015
Immunität
– spezifische 280
– unspezifische 279
Immunkomplexnephritis, akute postinfektiöse 709
Immunmodulatoren 876, 988, 1003
– CED 503
Immunologische Reaktionen 315
Immunsuppressiva 988, 1003
– CED 502
Immunsystem 279
– Antigenpräsentation 282
– humoralen Faktoren 280
– Lymphozytenaktivierung 283
– Mediatoren 300
– zelluläre Komponenten 280
Immunzellen, Zusammenspiel 291
Impfkalender 849
Impfungen
– aktive 847
– Nebenwirkungen 850
– passive 848
Indapamid 705
Indinavir 961, 988
Indirekte Parasympathomimetika 988
Indirekte Sympathomimetika 997
Indometacin 988
Induziertes Erbrechen 1006
Infarkt, Mesenterial- 497
Infarktpneumonie 410
Infektion 840, 855, 862
– Arthropoden 980
– Blutbildveränderungen 859

– Darm 918
– Harnwegs-
– – Leitsymptome 693
– Leber- 550
– Leitsymptome 877
– obere Luftwege 912
– Pathophysiologie 853
– Pilz 962
– Protozoen 966
– Würmer 975
– ZNS 907
Infektionsepidemiologie 1042
Infektionsschutzgesetz 1054
Infektionsschutzgesetz (IfSG) 848
Infektiosität 1043
Infestation 840
Infliximab 988
– Morbus Crohn 503
Influenza 915
Infusionslösungen, Wirkung auf Flüssigkeitsräume 750
Inhalationsnarkotika 988
Inhalationsszintigrafie 357
Injektion, perkutane, Alkohol- 555
Injektionsnarkotika 988
Inkontinenz
– Harn- 693
– Stuhl- 509
Inkubationszeit 840, 1042
INR-Wert 275, 415
Insuffizienz, respiratorische 350, 351
Insulin 564, 640, 988
– kurzwirksames 988
– Mangel 641
– mittel-/langwirksames 988
– Präparate 651
– Sensitizer 653, 655
– Therapie 649
– Überschuss 641
Insulin-Hypoglykämietest 580
Insulinom 572
Integrase-Inhibitoren 961
Integraseinhibitoren 988
Intensität 1043
Interferon, Hepatitis 537

Interferone 877, 988, 1003
Interferon-(α, β, γ) 876
Interleukine 988, 1003
Intermediärfilamente 1019
International Normalized Ratio 275, 415
Intestinalarterienverschluss, akuter 162
Intoleranz, Nahrungsmittel- 482
Intoxikation 1006
– Alkohol 1008
– Alkylphosphat 1001
– Antidota 988
– Atropin 1002
– Blausäure 1007
– Botulinustoxin 1008
– Dioxin 1009
– Diphtherietoxin 1009
– Ethanol 1008
– Fliegenpilz 1008
– Giftelimination 1007
– Hemmung der Resorption 1006
– Knollenblätterpilz- 540
– Knollenblätterpilz 1008
– Kohlenmonoxid 1007
– Metalle 1007
– Methanol 1008
– MetHb-Bildner 1008
– Parathion 1001
– Tetanustoxin 1008
– Thallium 1007
intraluminaler Shunt 153
Intra- und Extrazellulärvolumen 749
Intrinsische Aktivität 987
Inzidentalom 633
Inzidenz 1042
Ionenaustauscher 674
Ionendosis 1064
Ionisation 1063
Ipecacuanha-Sirup 1006
Ipratropiumbromid 988, 1002
Iridozyklitis 808
Irinotecan, Indikationen 1004
Ischämie, Darm- 496
Ischämie-Syndrom 155

ISDN 988
ISMN 988
Isofluran 988
Isoniazid 988
Isoprenalin 988, 997
Isosorbiddinitrat 988
Isosorbidmononitrat 988
Isoxazolylpenicilline 988
Itraconazol 873, 988
Ivabradin 988
Ixodes ricinus 982
– Borreliose 926
– FSME 943

J

Jodid 587, 988
– Thyreostatikum 593
Johanniskraut 988
J-Pouch 504
juvenile rheumatoide Arthritis 801
juxtaglomärulärer Apparat 689

K

Kalium 766
Kalium-Haushalt 767
Kaliumkanalöffner 988
Kaliumsparende Diuretika 988
Kalium-Substitution 768
Kallikrein 565
Kalzitonin 600, 988
– Niere 692
Kalzitriol 600
Kalzium 770
– Mangel, Malassimilation 478
– neuromuskuläre Erregbarkeit 770
– – Oxalatsteine 740
– – Phosphatsteine 740
Kalziumantagonisten 988
Kalzium-Haushalt, regulation 771
Kalzium-Kanal-Blocker 129
Kalziumkanalblocker 988
Kammerflattern 75
– EKG-Befund 75
Kammerflimmern 75
– EKG-Befund 75

Kanzerogenese 1034
Kapillarmikroskopie 144
Kardiomyopathie
– arrythmogene rechtsventrikuläre 86
– dilatative 81
– entzündliche 87
– hypertensive 87
– ischämische 86
– valvuläre 86
Kardiomyopathien
– bei metabolischen Erkrankungen 87
– bei Systemerkrankungen 87
– Einteilung 81
– hypertrophische 83
– restriktive 85
– toxische 87
Karotissinus-Syndrom 61
Karpaltunnel-Syndrom 801
Karzinogene 1034
Karzinoid 425, 486
Karzinom
– Adeno-
– – Dünndarm 475
– – ösophagogastraler Übergang 453
– Anal- 508
– cholangiozelluläres 542, 563
– Gallenblasen- 563
– Gallenwegs- 563
– hepatozelluläres 553
– – Bildgebung 551
– kolorektales 488
– – Operation 490, 492
– Pankreas- 570
– – Operation 571
Kasabach-Merritt-Syndrom 270
Kass-Zahl 698
Katalase 885
Katecholamine, endogene 997
Katecholamin-O-Methyltransferase 997
Katecholamin-O-Methyltransferase, *Siehe* COMT
Katheterangiografie 144
Katheterinfektion 1049

Katzenfloh 980
Kawasaki-Syndrom 828
Kehr-Zeichen 511
Kerley-Linien 1080
Ketamin 988
Ketoconazol 873, 988
Ketoprofen 988
Ketotifen 988
Keuchhusten 892
Kimmelstiel-Wilson-Glomerulosklerose 661
Klatskin-Tumor 562
Kleiderlaus 981
Klippel-Trenaunay-Syndrom 173
Knöchel-Arm-Druck-Index (ABI) 144
Knochenmark
− Tranplantation 236
− Untersuchung 207
Knollenblätterpilzvergiftung 1008
Knopflochdeformität 800
Knudson-Hypothese 1035
Koagulation, Infrarot- 508
Koagulopathien 265
Kochsalzlösung, physiologische 750
Kodein 988
Koffein 988
Kohlenhydratresorptionsverzögerer 653
Kohlenmonoxidintoxikation 1007
Kohlenmonoxidvergiftung 346
Kokain 988
Kolchizin 678
Kolibakterien, Gastroeneteritis 922
Kolitis 498
− Strahlen- 504
Kollagenosen 793, 815
Kollimation 1070
Kolon
− Polypen 486
− Reiz- 475
− spastisches 475
− Transitzeit 473

Koloniestimulierende Faktoren 988, 1003
Kolonisation 840
Koma
− hyperosmolares 657
− ketoazidotisches 657
− laktazidotisches 660
Kombinationsimpfstoffe 848
Komparative genomische Hybridisierung 1016
Kompartmentsyndrom 155
Kompetitiver Antagonist 986
Komplementdefekte 310
Komplementfaktoren 298
Komplementsystem 297
Kompressionssonografie 146
Kompressionssyndrome, arterielle 165
Konjugatimpfstoffe 847
Konjugation 843
Konservierung 1044
Kontagiosität 1043
Kontamination 840
Kontrastmittel
− CT 1070
− MRT 1073
− Röntgen 1068
− Sonografie 1075
Konzentration, osmotische 751
Kopfläuse 981
Koronararterien, Nomenklatur 4
Koronare Herzkrankheit 27
Koronarendothel 9
Koronargefäße 4
Koronarinsuffizienz 27
Koronarperfusion 8
Koronarstenosen 29
Koronarsyndrom, akutes 26
Körperflüssigkeiten, Zusammensetzung 751
Körpersekreten, Elektrolytzusammensetzung 751
Körperwasser 747
Kortison 988
Krampfadern 175
Krankenhaushygiene 1047, 1051

Krätze 981
Kreatinin 699
− Clearance 700
Kreuzallergie 314
Kreuzresistenz 867
Krise, hyperkalzämische 774
Kristallarthropathien 793, 829
Kryochirurgie 508
Kryoglobulinämie 719, 828
Kryptitis 507
Kryptosporidien 971
Kugelzellanämie 219
Kuru 846
Kurzdarm-Syndrom 481
Kussmaul-Atmung 342, 352

L
Lachgas 988
Lactobacillen 894
Lagerungsprobe, Ratschow 142
Laktamasehemmer 988
Laktose, Intoleranz 482
Laktulose 474, 988
Lamivudin 961, 988
− Hepatitis 537
Lamotrigin 988
Landouzy-Sepsis 898
Langzeit-EKG 21
Lansoprazol 465
Laparoskopie 496
Larmor-Frequenz 1072
Lassavirus 949
Late-onset RA (LORA) 802
Läuse 981
Lavage
− bronchoalveoläre 361
− Etappen- 516
− Peritonitis 516
Laxanzien 474, 988
− Missbrauch 472
LDL 669
L-Dopa 988
Lebendimpfung 847
Lebensmittelhygiene 1053, 1054
Lebensmittelvergiftung 923
− Clostridium botulinum 896
− Staphylococcus aureus 886

Leber
- Alkoholschäden 538
- Aufgaben 519
- Egel 551
- Fibrose 524, 538
- Hautzeichen 521
- Infektionen 550
- Knollenblätterpilzvergiftung 540
- Medikamentenschäden 539
- Metastasen 555
- - Bildgebung 551
- Parasitosen 551
- Ruptur 556
- Transplantation 555
- Trauma 556
- Tumoren 551
- Verfettung 523
- Versagen, akutes 525
- Zellkarzinom 553
- Zirrhose 524, 538, 542
- - Aszites 528, 543
- - Child-Pugh-Score 543
- - Enzephalopathie 545
- - hepatopulmonales Syndrom 547
- - hepatorenales Syndrom 546
- Zysten 553
Leflunomid 988
Legionärskrankheit 892
Legionella, pneumophila 892
Legionella pneumophila Serogruppe 1 1051
Legionellen-Pneumonie 387
Leinsamen 474, 988
Leishmanien 971
Leishmaniose 972
Leitsymptome, Infektion 877
Lenograstim 1003
Lenticonus anterior 713
Lepirudin 988
Lepra 900
Leptospira, interrogans 926
Leptospirose, Leberbeteiligung 550
Leptospirosen 926
Letalität 1043
Letrozol 988, 1004

Leukämien 233
Leukozyten 696
Levetiracetam 988
Levodopa 988
Levofloxacin 988
Levomepromazin 988
Levomethadon 988
Levothyroxin 586
Lichtreflexionsrheografie (LRR) 146
Lidocain 988
Ligatur
- Gummiband- 507
- - Varizen 519
- Hämorrhoidalarterien- 508
Lincomycin 988
Lincosamide 988
Linksherzinsuffizienz 46
Linksherzkatheter 24
Lipase 565
Lipidsenker 674, 988
Lipoidnephrose 709, 711
Lipophilie 985
Lipoprotein-(a)-Hyperlipoproteinämie 671
Lipoproteine 669
Listeria, monocytogenes 925
Listerien, Gastroenteritis 923
Listeriose 925
Lisurid 988
Lithium 988
Litholyse 560
Lithotripsie
- extrakorporale Stoßwellen- 560, 741
- Laser- 741
- mechanische 562
- Ultraschall- 741
Löfgren-Syndrom 401, 814
Lokalanästhetika 988
Loperamid 988
Lopinavir 988
Loratadin 988
Losartan 988
Louis-Bar-Syndrom 308
Lovastatin 988
L-Thyroxin 586, 988
Lücke, osmotische 752

Lues 932
- Hepatitis 550
Luft, extraluminale, Abdomenübersicht 440
Lufthygiene 1056
Luftnot, *Siehe* Dyspnoe
Luftverunreinigung 1057
Luftwege 339
Lunge 339
- Alveolen 340
- Aufgaben 342
- Blutversorgung 340
- Diffusion 343
- Diffusionsfläche 343
- Diffusionsstörungen 344
- Gasaustausch 341
- Leitsymptome und -befunde 347
- Neubildungen 339
- Perfusion 343
- Perfusionsstörungen 345
- Physiologie 341
- Schädigung 339
- Ventilation 343
- Ventilations-Perfusions-Inhomogenitäten 344
- Ventilationsstörungen 344, 345
Lungenabszess 388
Lungenbefunde 354
Lungenembolie 46, 409
- D-Dimer-Test 412
- Rezidivprophylaxe 417
- Schweregrade 410
- Sonografie der Beinvenen 412
- Ventilations-Perfusions-Szintigrafie 412
Lungenemphysem 366, 369
Lungenerkrankung
- chronisch-obstruktive, *Siehe* COPD
Lungenerkrankungen 351
- Atemgeräusche 353
- Auskultation 353
- Computertomografie 357
- interstitielle 397
- körperliche Untersuchung 352

– MRT 357
– Noxen 352
– Palpation und Perkussion 353
– Röntgen-Thorax 354, 356
– Sonografie 357
– Spirometrie 358
– Stimmphänomene 353
– Vorerkrankungen 352
Lungenfibrose
– idiopathische 399
Lungenfunktion, Störungen 344
Lungenfunktionsdiagnostik 357
Lungengefäßwiderstand 343
Lungenhälften 339
Lungenkreislauf 343
Lungenödem 349
Lungenperfusionsszintigrafie 357
Lungenrundherde 1080
Lungentransplantation 382
Lupus-Banden 816
Lupus erythematodes, systemischer, Nephritis 718
Lyme-Arthritis 812
Lyme-Borreliose 926
Lymphadenitis 194
Lymphadenopathie 880
Lymphangitis 194
Lymphgefäße, Obstruktion 476
Lymphknoten, Virchow- 468
Lymphödem
Lymphogranulomatose 237
Lymphome
– Dünndarm, Operation 475
– maligne, Magen 470
– MALT- 470
Lymphopoese 199
lymphozytäre Thyreoiditis 596
Lymphozytensubpopulationen 305
Lymphozytopoese 202
Lynch-Syndrom 488

M
Madenwurm 979
Magen
– Ausgangsstenose 462
– distale Resektion 464
– Karzinom 466
– Lymphome 470
– Operation, Komplikationen 469
– Polypen 471
– Schleimhautentzündung 457
– Tumoren, gutartige 470
– Upside-down- 451
Magnesium 775
– Hydroxid 465
– Sulfat 474
– Trisilikat 465
Magnesium-Haushalt 775
Magnesiumhydroxid 988
Magnesiumsulfat 988
Magnetresonanztomografie (MRT) 1072
Makroangiopathie 660
Makroglobulinämie 246
Makrolidantibiotika 387, 870
Makrolide 988
Makrophagen 286, 1024
Makroskopie 1013
Malabsorption 476
Malaria 966
Malassimilation 476
Maldigestion 476
malignes Myelom 244
Malignitätskriterien 1018
Mallory-Weiss-Syndrom 455
– Operation 462
MALTom 470
Mammakarzinom, prädiktive Marker 1018
Manifestationsindex 1043
Mannan-Synthese-Hemmer 874
Mannitol 706, 708, 988
– forcierte Diurese bei Intoxikationen 1007
Manometrie 441
MAO 997

MAO-(A-Hemmer, B-Hemmer) 988
Maprotilin 988
Marburg-Viren 949
Marchiafava-Anämie 220
Markschwammniere 726
Masern 948
Mastzellen 1024
Mastzellmediatoren 288
M-Cholinozeptor-Antagonisten 1002
MCTD 822
MDRD-Formel 700
Mebendazol 874
Meclozin 988
Mediastinalemphysem 427
Mediastinalverbreiterung 356, 1082
Mediastinitis, zervikale 455
Medikamentenwirkungen, unerwünschte 323
Mefloquin 875
Megakolon, toxisches 504
Meißner-Plexus 436
Meläna 475
Melanozyten 1021
Meldepflicht 1041
Melisse 988
Melperon 988
Melphalan 988, 1004
Membran
– Basal-, glomeruläre 689
– Schlitz-, podozytäre 689
Mendelson-Syndrom 387
Menetrier-Krankheit 459
Meningitis
– Pneumokokken 887
– tuberculosa 899
– bakterielle 908
– Meningokokken 890
– virale 910
Meningokokken 889
Menschenfloh 980
Meropenem 988
Merseburger Trias 590
Mesalazin 502
Mesenterialarterienverschluss 162

Mesenterialinfarkt 162
Mesenterialvenenthrombose 189
Metabolismus 985
Metallintoxikation 1007
Metamizol 988
Metanephrin 997
Metaplasie 1021
Metastasierung 1036
Metastasierungswege 1037
Metformin 654, 988
Methanolintoxikation 1008
MetHb-Bildner 988, 1008
Methotrexat 988, 1004
Methyldigoxin 988
Methylenblau 988
Methylphenidat 997
Methylprednisolon 988
Metoclopramid 988
Metoprolol 988, 999
Metrie, Langzeit-pH- 441
Metronidazol 988
Meulengracht-Krankheit 548
Mexiletin 988
Mezlocillin 988
MGUS 720
Miconazol 873
Mifepriston 988
Miglitol 988
Mikroangiopathie
– diabetische, Niere 713
– thrombotische 702, 719
Mikrochirurgie, transanale endoskopische 492
Mikrodissektion 1016
mikroskopische Polyangiitis 824
Mikrozirkulation 138
Miliartuberkulose 391, 899
Milrinon 988
Milz 229
– Ruptur 510
Milzbrand 931
Mineralokortikoide 626, 988
Minimalläsion 711
Minimal wirksame Dosis 987
Minimal wirksame Konzentration 987

Minoxidil 988
Minozyklin 988
Mirizzi-Syndrom 559
Mirtazepin 988
Mischkollagenose 822
Misoprostol 465, 988
Mitochondrien 1019
Mitomycin 988, 1004
Mitosehemmer 988, 1003, 1004
– Taxane 1004
– Vincaalkaloide 1004
Mitotane 988, 1005
Mitralklappeninsuffizienz 116
Mitralklappenprolaps 119
Mitralklappenstenose 114
M-Mode 1074
Moclobemid 988
Molsidomin 988
Mönckeberg-Sklerose 148
Monoaminooxidase 997
Monobactame 869, 988
monoklonale Gammopathien 247
Monozyten 286, 1024
Moraxella, catarrhalis 890
Morbidität 1042
Morbus Addison 627
Morbus Basedow 590
Morbus Bechterew 808
Morbus Behçet 827
Morbus Birmer 217
Morbus Cushing 620
Morbus haemolyticus neonatorum 226
Morbus Hodgkin 237
Morbus Horton 163, 826
Morbus Kahler 244
Morbus Osler-Rendu 270
Morbus Paget 611
Morbus Raynaud 166
Morbus Waldenström 246
Morbus Wegener 824
Morbus Werlhof 263
Morbus Whipple 814, 894
Morbus Wilson 683
Morphin 988
Mortalität 1042

Moschcowitz-Erkrankung 719
Moxifloxacin 988
Moxonidin 988, 997
– α_2-Mimetikum 997
M-Protein 709
MRCP 562
MRT, Nierendiagnostik 700
Mukoviszidose 346, 381
Mukoziliäre Clearance 346
Multiorganversagen 881
multiple endokrine Neoplasien (MEN) 633
multiples Myelom 244
Mumps 948
Mumpsvirus 948
Muromonab 1006
Murphy-Zeichen 559
Muskarin, Rezeptor-Antagonisten 458
Muskarinrezeptor 1000
Mutterkornalkaloide 988
Mycobacteria other than Tuberculosis (MOTT) 902
Mycobacterium
– avium-intracellulare 903
– leprae 900
– marinum 903
– tuberculosis 897
– ulcerans 903
Mycophenolat, Autoimmunhepatitis 538
Mycophenolat-Mofetil 988, 1006
Mycophenolat-Motefil, Nierentransplantation 738
Mycoplasma 906
Myelitis 912
myelodysplastische Syndrome (MDS) 252
Myelom, multiples 720
Myeloperoxidasemangel 310
Myelopoese 199, 202
Mykobakterien
– atypische 902
– MOTT 902
– typische 897
Mykobakteriosen, atypische 397

Mykoplasmen 905
Mykoplasmen-Pneumonie 906
Mykotoxin 965
Myoglobinurie 698
Myokardbiopsie 24
Myokardinfarkt 36
Myokarditiden, Einteilung 88
Myokarditis 88
Myokardszintigrafie 22
Myositis 794
Myotomie, nach Gottstein-Heller 445
Myxödem 595

N
N-Acetylcystein 540
Naftifin 873
Nahrungsmittel
– Allergie 482
– Intoleranz 482
– Unverträglichkeit 482
Nail-Patella-Syndrom 713
Naloxon 988
Naltrexon, PSC 542
Nandrolon 988
Naproxen 988
Natrium
– Physiologie 755
– Picosulfat 474
– Sulfat 474
Natrium-Bestand 756
Natriumfluorid 988
Natriumkanalblocker 988
Natrium-Konzentration 756
Natriumnitroprussid 988
Natrium-Perchlorat 988
Natriumsulfat 988
Natürliche Killerzellen 1025
N-Butylscopolamin 1002
Nebennierenrindeninsuffizienz 627
Nebennierentumoren 633
Nebivolol 988, 999
Negri-Körperchen 931
Neisseria, meningitidis 889
Nekrose 1023
– Mottenfraß- 532
– retroperitoneale 566

Nelfinavir 961
Nematoden 978
Neomycin 988
Neoplasie 1032
Neostigmin 988, 1000
Nephritis
– Anti-GBM-AK- 712
– Berger- 710
– Hantavirus- 722
– IgA- 709, 710
– interstitielle, chronische 723
– Löhlein- 709
– Shunt- 709
– tubulointerstitielle
– – abakterielle 721
– – akute 722
– – bakterielle 721
Nephritisches Syndrom
– akutes 703
– Leitsymptome 693
Nephroblastom 741
– Bildgebung 701
Nephrografie, Isotopen- 700
Nephrokalzinose 723
Nephrolithiasis 739
– Bildgebung 701
– Hyperurikämie 723
– Leitsymptome 693
– Steinarten 740
Nephron 689
Nephronophthise-Komplex 726
Nephropathia, epidemica 723
Nephropathie
– Analgetika- 727
– Balkan- 724
– diabetische 714
– hypertensive 715
– IgA- 710
– ischämische 715
– kontrastmittelinduzierte 727
Nephroptose 743
Nephrosklerose 715
Nephrotisches Syndrom 703
– Biopsie 701
– Glomerulopathie 703
– Leitsymptome 693
NERD 448

Nervengewebe 1021
NET 486
Neugeborenes, Ikterus 527
Neuraminidasehemmer 988
Neuraminidase-Inhibitoren 877
Neuraminidasen 916
Neuroleptika, Übelkeit/Erbrechen 458
Neuropathie, diabetische 661
Neutropenie 206
– zyklische 310
Neutrophilie 204
Nevirapin 961, 988
Nichtdepolarisierende Muskelrelaxanzien 988
nichtentzündliche degenerative Erkrankungen 794
Nichtkompetitiver Antagonist 987
nichtnukleosidanaloge Reverse-Transkriptase-Inhibitoren 961
Nichtopioidanalgetika 988
Nichtsaure Analgetika 988
Nichtsteroidale Antiphlogistika, *Siehe* Nichtsteroidale Antirheumatika
Nichtsteroidale Antirheumatika (NSAR) 805, 988
Niclosamid 874
Niedermolekulares Heparin 988
Niere
– Steine
– – Kurzdarm-Syndrom 481
– – Malassimilation 478
Nieren
– Adenokarzinom 741
– – Arterienstenose 716
– – Bildgebung 701
– Aufgaben 690
– Biopsie 701
– Ersatztherapie 735
– Fehlbildung 742
– Filter 689
– Hormonwirkungen 691
– Hufeisen- 743

– Insuffizienz
– – chronische 693, 731
– – Vorerkrankungen 694
– Laboruntersuchungen 699
– Markschwamm- 726
– Plasmozytom- 720
– Salzhaushalt 691
– Säure-Basen-Haushalt 691
– Schwangerschaft 743
– Schwelle 696
– Transplantation 737
– Versagen
– – akutes 693, 729
– – postrenales 693
– – Zellkarzinom 741
– – Bildgebung 701
– zystische Erkrankungen 724
Nierenvenenthrombose 189
Nifedipin 988
Nikotin 988, 1000
Nikotinrezeptor 1000
Nikotinsäure, Test 548
Nikotinsäure-Derivate 675
Nikotinsäurederivate 988
Nitrattoleranz 33
Nitrofurantoin 988
Nitroimidazol-Antibiotika 875
Nizatidin 465, 988
NK$_1$-Rezeptorantagonist 988
NK$_1$-Rezeptorantagonisten 458
NK-Zellen 292
NMDA-Rezeptorantagonist, Antiparkinsonmittel 988
NNRTI 988
Nocardien 894
NO-Donatoren 988
Non-erosive Reflux Disease 448
Non-Hodgkin-Lymphome (NHL) 240
Non-occlusive Disease 497
Noradrenalin 988, 996
Norepinephrin 988
Norethisteronacetat 988
Norfenefrin 988, 997
– α-Mimetikum 997
Norfloxacin 988
Normetanephrin 997

Noroviren 945
Nortriptylin 988
nosokomial 841
nosokomiale Infektionen 1047
NRTI 988
NSMRI 988
Nukleosid, Analoga, Hepatitis 537
Nukleosid-Analoga 877
nukleosidanaloge Reverse-Transkriptase-Inhibitoren 961
Nukleotid, Analoga, Hepatitis 537
Nukleotid-Analoga 877
nukleotidanaloge Reverse-Transkriptase-Inhibitoren 961
Nykturie 692
Nystatin 873, 988

O

Obidoxim 988, 1000, 1001
Obstipation 473
Ochronose 830
Ödem, hereditäres angioneurotisches 311
Ödeme 13, 693
– Ätiologie 705
– nephrotisches Syndrom 704
– Therapie 705, 735
Ofloxacin 988
Olanzapin 988
Oligurie 692
Omeprazol 465, 988
Onchocerca, volvulus 979
Ondansetron 988
Onkogene 1035
Operationshygiene 1052
Opioide 988
OPSI-Syndrom 888
Orale Faktor-Xa-Inhibitoren 988
oraler Glukosetoleranztest (oGTT) 647
Oralpenicillin 988
Orciprenalin 988, 997
Organdysfunktion 881
Organisation der Zelle 1018

Ornithose 388, 929
Orthopnoe 347
Oseltamivir 877, 988
Osler-Rendu-Syndrom 174
Osmolalität 751, 752
Osmolalitätsänderungen 752
Osmolalitätsregulation 753
Osmolarität 751
Osmotische Diuretika 988
Ösophagitis
– nichtrefluxbedingte 450
– Reflux- 448
Ösophagus 442
– Atresie 455
– Barrett- 450
– Divertikel 446
– Einengung 456
– Fremdkörper 456
– – Hernien 451
– hyperkontraktiler 446
– Karzinom 452
– Motilitätsstörungen 446
– Perforation 454
– Röntgenbreischluck 445
– Schleimhautfalten 455
– Spasmus, idopathischer diffuser 446
– Varizen 517
– Verätzungen 450
Osteomalazie 607
Osteomyelofibrose 251
Osteoonychodysplasie 713
Osteopathie, renale 733
Osteoporose 608
Osteoporosetherapie 988
Östradiol 988
Östrogene 988
Östrogenrezeptorantagonisten 988
Östrogenrezeptormodulator, selektiver 988
Oszillografie 144
Overlap-Syndrome 537
Oxacillin 988
Oxaliplatin, Indikationen 1004
Oxalose, sekundäre 481
Oxybutinin 988, 1002

Oxytocin 988
Oxyuris, vermicularis 979

P
P2Y12-Antagonisten 988
Paclitaxel 988, 1004
Paget-von-Schroetter-
 Syndrom 181, 187
Palpitationen 11
Panarteriitis nodosa (PAN) 824
Pancoast-Tumor 421
Pancreas
– anulare 574
– divisum 573
Pandemie 1043
Pankreas
– ektopes Gewebe 574
– embryonale Fehlentwick-
 lungen 573
– Enzyme 564, 570
– Karzinom 570
– – Operation 571
– Pseudozysten 566, 569
– Ruptur 574
– Tumoren, endokrin ak-
 tive 572
Pankreatikoduodenektomie
 571
Pankreatitis
– akute 566
– – biliäre 559
– chronische 568
Pankreolauryl, Test 565
Pantoprazol 465, 988
Panzytopenie 228
Papillitis 507
Papillotomie 563
Paquet-Einteilung 517
Paracetamol 988
– Intoxikation, Therapie 540
Paraffinum 1006
Parainfluenzaviren 947
Paramyxoviren 947
Paraproteinämie 720
Parasympatholytika 988, 1002
– Muskelrelaxanzien 1002
– Muskelrelaxanzien, Siehe
 Muskelrelaxanzien

– Nebenwirkungen 1002
– Pharmakokinetik 1002
– Wirkstoffe 1002
Parasympathomimetika
 988, 1000
– cholinerge Wirkungen
 1000
– direkte 988, 1000
– indirekte 988, 1000
– Kontraindikationen 1001
– Nebenwirkungen 1001
– Pharmakokinetik 1001
– quartäre Amine 1001
– tertäre Amine 1001
Parathion 988, 1000
– Intoxikation 1001
Parathormon 988
– Niere 692
Parathormon (PTH)
 600, 602
Parott-Operation 152
Paroxetin 988
partielle Thromboplastinzeit
 (PTT) 259
Parvovirus B19 939
Pasten 988
Pathogenität 841
Pathologie
– Archivierung 1017
– Aufgaben 1013
– Methoden 1013
– Prozessierung 1014
PDE-Hemmer 988
Pediculus 981
Peginterferon 1003
Peliosis, hepatis 553
Penicilline 867, 988
– Alcylamino- 988
– Amino- 988
– Isoxazolyl- 988
– Knollenblätterpilzvergiftung
 1008
– Laktamasehemmer 988
Penicillin G 988
Penicillin V 988
Pentamidin 875
Pentasaccharide 988
Pentazocin 988

Peptid
– atriales natriuretisches, Niere
 692
Peptidhormone 577
Perchlorat 592, 593
Pergolid 988
periartikuläre Strukturen 793
Perikarditiden, Einteilung 90
Perikarditis 89
– urämische 732
Perikardtamponade 92
periphere arterielle Verschluss-
 krankheit (pAVK) 148, 150
– Stadien, Fontaine 150
Peristaltik, Ösophagus 443
Peritonitis 515
– CAPD-assoziierte 737
– generalisierte 516
– lokalisierte 517
– spontane bakterielle 545
perkutane Aspirationsembolek-
 tomie 154
perkutane transluminale Angio-
 plastie (PTA) 154, 1069
perniziöse Anämie 217
Perphenazin 988
Persistenz, Antibiotika 866
Personendosis 1064
Pertussis 892
PET 1078
Pethidin 988
Pettenkofer-Zahl 1059
Peutz-Jeghers-Syndrom 488
Pfortaderthrombose 188
Pfützenkeime 1055
Phagozytäre Zellen 285
Phagozytendefekte 310
Phagozytose 284
Phallotoxine 540
Phäochromozytom 632
Pharmakodynamik 986
– Arzneimittelinteraktionen
 987
Pharmakokinetik 985
Pharyngitis 913
Phenobarbital 988
Phenoxybenzamin 988, 998
Phenprocoumon 275, 988

Phenylephrin 988, 997
– α-Mimetikum 997
Phenytoin 988
Phlebodynamometrie 147
Phlebografie 147
– Oberschenkelvenen 191
Phlebothrombose 181
Phlegmasia coerulea dolens 183
Phosphat, Physiologie 777
Phosphat-Haushalt 777
Phosphodiesterase 565
Phospholipase 565
Photoeffekt 1063
Photonenstrahlung 1063
Photoplethysmografie (PPG) 146
Phtirus, pubis 982
Physostigmin 988, 1000
– Antidot 1002
– Indikationen 1001
Pickwick-Syndrom 409
Picornaviren 942
Pigment, Stein 558
Pilocarpin 988, 1000
Pilze 1030
– Aufbau 845
Pilzinfektionen 962
Pilzvergiftung 1008
Pimozid 988
Pindolol 988, 999
Pioglitazon 988
Pipamperon 988
Piperacillin 988
Pirenzepin 465, 988, 1002
Piretanid 705, 707, 988
Piroxicam 988
Plasmavolumenregulation 753
Plasmazellmyelom 244
Plasmodium
– falciparum 966
– malariae 966
– ovale 966
– vivax 966
Plasmozytom 244
Platinkomplexe 1004
Plethysmografie 357
Pleuraempyem, Therapie 431

Pleuraerguss 356, 428
Pleuramesotheliom 404, 432
Pleuritis 431
– urämische 732
Plexus (myentericus, submucosus) 436
Plummer-Vinson-Syndrom 212
Pneumatosis, intestinalis 440
Pneumocystis-jirovecii-Pneumonie 388
Pneumokokken 887
Pneumokoniosen 403
Pneumonie 383
– Mykoplasmen 906
Pneumonien, nosokomiale 1048
Pneumothorax 356, 426
Pockenviren 941
Poliomyelitis 942
Poliovirus 942
Pollakisurie 692
Polyangiitis, mikroskopische 717
Polyarteriitis nodosa 824
Polycythaemia vera (PV) 250
Polyenantibiotika 988
Polyene 872
Polyethylenglykol 474
Polyglobulie 229
Polymerasekettenreaktion 1017
Polymyalgia 794
– rheumatica 807, 826
Polymyositis (PM) 821
Polyomaviren 939
Polyp
– Dickdarm- 486
– Gallenblase 563
– Magen- 471
– neoplastischer 487
– nichtneoplastischer 487
Polypeptid, pankreatisches 564
Polypeptidantibiotika 869, 988
Polyposis 487
Polyurie 692
Polyzystin 725
Polyzythämie 229

Pontiac-Fieber 893
popliteales Entrapment-Syndrom 166
Porphyria cutanea tarda (PCT) 681
Porphyrien 679
Postexpositionsprophylaxe 851
Post-Myokardinfarkt-Syndrom 41
postthrombotisches Syndrom (PTS) 189
Potenz, Pharmakon 987
Potter-Einteilung 725
PPI 465
Prädiktive molekulare Marker 1017
Präexzitations-Syndrome 68
Prajmalin 988
Präkanzerose 1033
Pralidoxim 988, 1000, 1001
Pramipexol 988
Präpatenz 1043
Prasugrel 988
Prävalenz 1042
Pravastatin 988
Praziquantel 874
Prazosin 988, 999
Prednisolon 988
– Autoimmunhepatitis 538
– CED 502
Prednison 988
Prilocain 988
Primaquin 875
primäre Vaskulitiden 793, 822
Primidon 988
Prionen 845
Probenecid 678, 988
Probiotika, CED 503
Procainamid 988
Procain 988
Procarbazin 988, 1004
Prodromalstadium 840
Prodrug 985
Prokinetika 988
Proktokolektomie 504
Prolaktinom 618

Prolaps
– Anal- 507
– Rektum- 509
Promethazin 988
Propafenon 988
Prophylaxe, Angina pectoris 33
Propionibakterien 894
Propofol 988
Propranolol 988, 999
Propylthiouracil 592, 988
Prostaglandine 988
Proteasehemmer 988
Proteine, Bence-Jones- 720
Proteinurie 696
– asymptomatische 703
– Bence-Jones- 698
– Biopsie 701
– glomeruläre 698
– Hämoglobin 698
– nephrotisches Syndrom 704
– Therapie 705
– tubuläre 690
– Überlauf- 698
– unselektive glomeruläre 690
Prothrombin-Komplex-Mangel 268
Protonenpumpenhemmer 449, 465, 988
Protozoen 966
Protozoeninfektion, Medikamente 875
Provokationstest, inhalativer 359
Provokationstests 580
Pruritus, ani 505
Pseudo-Bartter-Syndrom 474, 721
Pseudogicht 830
Pseudogynäkomastie 636
Pseudokreatinine 699
Pseudomelanosis, coli 472
pseudomembranöse Kolitis 924
Pseudomonas aeruginosa 903, 1051
Pseudothrombozytopenie 261
Psittakose 929
Psoas-Zeichen 494, 495

Psoriasis-Arthritis 810
PTU 592
Puder 988
Pulex, irritans 980
Pulmonalis-Angiografie 357
Pulmonalklappeninsuffizienz 121
Pulmonalkreislauf 340
Pulmonalstenose
– kongenitale 94
Pulsdefizit 14
Puls-Echo-Methode 1074
Pulsus 13
Punktion, Leber- 522
Purpura
– arzneimittelbedingte thrombozytopenische 264
– hereditäre, simplex 270
– idiopathische thrombozytopenische (ITP) 263
– medikamentös induzierte 271
– Schoenlein-Henoch 718
– stoffwechselbedingte 270
– thrombotisch-thrombozytopenische 719
Purpura Schoenlein-Henoch 269, 828
Purpura senilis 270
Puumula-Virus 723
Pyelonephritis
– akute, Schwangerschaft 743
– Leitsymptome 693
Pyloroplastik 463
Pyodermie, Glomerulonephritis 709
Pyrantel 874
Pyrazinamid 988
Pyridostigmin 988, 1000
Pyrimethamin 876
Pyrosis 443
Pyruvat-Kinase-Mangel 225
Pyurie 693

Q
Q-Fieber 387, 929
Quartäre Amine 1001
Quecksilber 988

Quecksilberintoxikation 1007
Quetiapin 988

R
RAAS, Siehe Renin-Angiotensin-Aldosteron-System
Rachitis 607
radioaktive Strahlung 1063
Radioisotope 1076
Radiojod 593
Radionuklide, Herstellung 1076
Radiopharmazie 1075
Radiotherapie, kolorektales Karzinom 492
Radjod131 988
Raloxifen 988
Raltegravir 961, 988
Ramipril 988
Ranitidin 465, 988
Ranke-Komplex 898
Rasburicase 679, 988
Raynaud-Phänomen 166
Raynaud-Syndrom 166
Reaktionen, pseudoallergische 320
Reaktionstypen, allergische 317
reaktive Arthritis 811
Rebound-Effekt 987
Reboxetin 988
Rechtsherzinsuffizienz 46, 418
Rechtsherzkatheter 22
Reed-Sternberg-Riesenzelle 238
Reentry-Tachykardie, Therapie 70
Reflex, Akkommodations- 436
Reflux
– -Krankheit 448
– Ösophagitis 448
– –Operation 449
– –postoperative 470
– –Stadien 449
Regurgitation 443
Reisediarrhö 918
Reiter-Trias 904
Reizdarm, Syndrom 475

Relaxanzien glatter Muskulatur 988
renale Osteodystrophie 606
renale Osteopathie 606
Renin-Angiotensin-Aldosteron-System 752
– Hemmer 988
Renininhibitoren 988
Resektion
– Leberzellkarzinom 554
– Pankreaslinks- 571
– Rektum- 492
– Sigma- 490
– Transversum- 490
Reserpin 997
Resistenz
– Antibiotika 866
– Prüfung 861
– Virostatika 876
Resorption, Pharmakon 985
Respiratory-syncytial-Virus 947
Retentionsazidose 787
Reteplase 273, 988
Retikulozyten 200
Retinopathie, diabetische 661
Reverse-Transkriptase-Hemmer 988
Reye-Syndrom 524
Rezept 988
Rezeptor, GPIIb/IIIa- 263
Rhabarberwurzelstock 474
Rhabdoviren 931
Rhesus-System 326
rheumatisches Fieber 813
rheumatoide Arthritis (RA) 800
rheumatoide Vaskulitis 801
Rheumatologie 792
Rhinoviren 943
Rhizopoden 974
Ribavirin 877, 988
– Hepatitis 537
Ribonuklease 565
Rickettsien 930
Rickettsiosen 929
Riesenzellarteriitis 826
Rifampicin 988

RIFLE-Kriterien 729
Rimantidin 877
Rinder(finnen)bandwurm 975
Ringer-Laktat 750
Risperidon 988
Ritonavir 961, 988
Rituximab 988, 1005
Rivaroxaban 988
Rivastigmin 988, 1000
Rizinusöl 474, 988
RLT-Anlage 1051
RNA-Viren 942
Romana-Zeichen 973
Röntgen
– Bildentstehung 1067
– Kontrastmittel 1068
– Nierendiagnostik 700
– Urolithiasis 701
Röntgenstrahlung 1063, 1066
Röntgenthorax 22
– Herz 1079
– Lunge 1079
– Transparenzerhöhung 1081
Ropinirol 988
Rosiglitazon 988
Rosuvastatin 988
Rotavirus 950
Rötelnvirus 946
Rotor-Syndrom 549
Roux-Y-Rekonstruktion 464
Rovsing-Zeichen 495
Roxithromycin 988
RPGN 703, 712
rt-PA 273, 988
Rückfallfieber, Ikterus 550
Rumpel-Leede-Test 258
Rundwürmer 978, 979
Ruptur, Milz- 511

S
Salben 988
Salbutamol 988, 997
Salmeterol 988, 997
Salmonellen, Gastroenteritis 921
Salzhaushalt 691

Salzverlust-Syndrom, renales 724
Sandfloh 980
Sapoviren 945
Saquinavir 961
Sarcoptes 981
Sarcoptes scabiei var. hominis 981
Sarin 988, 1000
Sarkoidose 400
Sättigungsdosis 986
Sauerstoffbedarf, des Körpers 345
Sauerstofftransport, im Blut 345
Saugwürmer 977
Säure-Base-Haushalt 691, 780
Säure-Base-Störungen 781, 782
Schadstoffabgabe 1057
Schadstoffaufnahme 1057
Schamlaus 981
Scharlach 915
Schilddrüse 581
Schilddrüsenautoantikörper 585
Schilddrüsenhormone 586
Schilddrüsenkarzinome 598
Schilddrüsenmalignome 597
Schildrüsenszintigrafie 584
Schilling-Test 442
Schistosoma 977
– haematobium 977
– japonicum 977
– – Leber 551
– mansoni 977
– – Leber 551
Schlafapnoe-Syndrom 406, 407
Schlaganfall 156
Schleifendiuretika 988
Schlucken 443
Schmerz
– Bauch- 438
– somatischer 439
– viszeraler 439
Schnappatmung 342
Schnarchen 406
Schnellschnitt 1014
Schrittmachersyndrom 57

Register

Schulman-Syndrom 820
Schüttelmixtur 988
Schwanenhalsdeformität 800
Schwangerschaft, Nierenveränderungen 743
Schwangerschaftskardiomyopathie 88
Schwartz-Bartter-Syndrom 614
Schweine(finnen)bandwurm 976
Schwimmbadkrätze 977
Scopolamin 988, 1002
SeHCAT 442
Sekretin 438
--Pankreozymin-Test 565
Selegilin 988
Selektiver Östrogenrezeptormodulator 988
Selen-Homotaurocholat-Test 442
Sennesblätter 474
Sentineluntersuchung 1014
Sepsis 79, 881, 882, 1049
Sequenzszintigrafie 1077
SERM 988
Serotonin, Rezeptorantagonisten 458
Sertralin 988
Serum-Aszites-Albumin-Gradient 528
Serumosmolalität 752
Seuchenlehre 1043
Severe combined Immunodeficiency 308
Sexualhormone 988
Sexually transmitted Diseases (STD) 932
Sharp-Syndrom 822
Shigellen, astroenteritis 922
Shunt, transjuguläre intrahepatischer portosystemischer 545
Sicca-Syndrom 820
Sichelzellkrankheit 221
Siderose 682
Sievert 1064
Sildenafil 988

Silibinin 988
– Knollenblätterpilzvergiftung 1008
Silikone 1006
Silikose 403
Simvastatin 988
Sinusarrhythmie 59
Sinusitis 917
Sinusknotenerkrankung 58
Sinustachykardie 63
– EKG-Befund 64
Sinusvenenthrombose 159, 189
Sirolimus 988
– Nierentransplantation 739
– Wirkmechanismus 1006
SIRS 881, 882
Sjögren-Syndrom (SS) 820
– sekundär 801
Skabies 981
Skip Lesion 499
Sklerodermie 818
Sklerosierung
– Hämorrhoiden 507
– Varizen 519
SNRI 988
Sodbrennen 443
Somatostatin 564
– Analoga, Varizen 519
Somatostatinom 573
Somoggi-Phänomen 652
Sonografie 1074
– endoluminale 561
– FAST- 511
– Kontrastmittel 1075
– Leber 522
– Nierenarterienstenose 701
– Nierendiagnostik 700
– Niereninsuffizienz 734
– Nierenversagen, akutes 730
– Nierenzysten 701
– solide Nierentumoren 701
– Urolithiasis 701
Soor, Ösophagitis 450
Sorbit 988
– Unverträglichkeit 482
Sotalol 988, 999
Spannungspneumothorax 427
Spasmus 436

SPECT 1077
Spectinomycin 988
Speed 997
Sphärozytose 219
Sphinkterotomie 562
Spirochätosen 550
Spirometrie 357, 358
Spironolacton 705, 708, 988
Splenektomie 231
Splenomegalie 230
Spondylarthritiden 807
Spondylarthritis, seronegative 807
Spondylarthrosen 830
Spondylitis ankylosans (SpA) 808
Spontanpneumothorax 426
Sporozoen 966
Sprue 477
– tropische 479
Spulwurm 978
Squalenperoxidasehemmer 988
SSNRI 988
SSRI 988
SSSS 885
Stammvarikose 177
Stammzellen 199
Stammzelltransplantation 236
Staphylococcal-scalded-Skin-Syndrom (SSSS) 885
Staphylococcus aureus, nosokomiale Infektionen 1050
Staphylokokken
– Katalase 885
– koagulasenegative 886
Statine 988
Status asthmaticus 373, 380
Stavudin 961
STD 932
Steatorrhö, Malassimilation 478
Steatosis, hepatis 523, 538
– Histologie 533
Stentgraft 154
Sterilisation 1044, 1046
Sterinesterhydrolase 565
Steroidhormone 577
Still-Syndrom 801

Stimmbanddysfunktion 376
Strahlenphysik 1063
Strahlenschäden 1064
Strahlenschutz 1065
Strahlungsarten 1063
Streptokinase 273, 988
Streptokokken 887
– α-hämolysierende 887
– β-hämolysierende 887, 888, 889
– –Glomerulonephritis 709
Streptomycin 988
Stress, Ulkus 461
Strikturoplastik 503
Strontiumranelat 988
Struma 585
Struvitsteine 740
Stuhl, Fettbestimmung 442
subakute Quervain-Thyreoiditis 596
Subarachnoidalblutung 159
Subclavian-Steal-Syndrom 151
Substanz
– schleimhautprotektive 465
– –P-Rezeptorantagonisten 458
Substanzen, harnpflichtige 689
Substanzen, antineoplastische, Siehe Antineoplastische Substanzen
Subtraktionsangiografie, digitale (DSA) 145
Subtraktionsazidose 786
Succinylcholin 988
Sucralfat 465, 988
Sulbactam 988
Sulfasalazin 988
Sulfonamide 871
Sulfonylharnstoff-Analoga 988
Sulfonylharnstoffe 653, 988
Sulpirid 988
Summerskill-Tygstrup-Syndrom 549
Sunitinib 988, 1005
Surfactant 340, 347
Suxamethonium, Siehe Succinylcholin
Sympatholytika 988, 998

Sympathomimetika 988, 996
– direkte 997
– indirekte 997
– Pharmakokinetik 997
Syndrom
– hepatopulmonales 547
– hepatorenales 546
– metabolisches 123
Syndrom der dünnen Basalmembran 713
Syndrom der inadäquaten ADH-Sekretion (SIADH) 614
Syndrom der systemischen Entzündungsreaktion (SIRS) 881, 882
Syndrome, paraneoplastische 1038
Synkope 9
Synovia 793
Syphilis 932
System, adrenerges 996
System, cholinerges 1000
systemischer Lupus erythematodes (SLE) 815
systemische Sklerose (SS) 818
Systemsklerose 818
Szintigrafie, Leber 522

T
T3 586
T4 586
T20 Enfurvitid 961
TACE 555
Tachykardie 5
– anhaltende ventrikuläre 72
– nicht anhaltende ventrikuläre 71
Tachyphylaxie 988
Tacrin 1000
Tacrolimus
– Colitis ulcerosa 503
– Nierentransplantation 738
Taenia (saginata, solium) 975
Taenien 975
Takayasu-Syndrom 828
Tamm-Horsfall-Protein 697
Tamoxifen 988, 1004
Tamsulosin 988, 999

Tardivepidemie 1043
Taxane 988, 1004
Tazobactam 988
Teerstuhl 475
Teicoplanin 988
Teilchenstrahlung 1063
Teilkörperdosis 1064
Teleangiektasie, hereditäre hämorrhagische 270
Telepathologie 1017
Temozolomid 988, 1004
Tendopathien 794, 834
Tenecteplase 273, 988
Tenofovir 961, 988
Tenosynovialitis 794
Terazosin 988, 999
Terbinafin 873, 988
Terbutalin 988, 997
Terfenadin 988
Teriparatid 988
Terlipressin, Varizen 519
Tertiäre Amine 1001
Testosteron 988
Tetanie 773
Tetanus 895
Tetanustoxin 895, 1008
Tetox 895
Tetrahydrofolsäure-Synthesehemmer 988
Tetrazykline 388, 870, 988
Thalassämien 222
Thalidomid 1005
Thallium 996
Thalliumintoxikation 1007
Theophyllin 988
Therapeutische Breite 987
Thiamazo 592
Thiamazol 988
Thiazide 988
Thienopyridine 988
Thiopental 988
Thoracic-Outlet-Syndrom 165
Thorakoskopie 363
Thoraxdrainage 428
Thoraxschmerzen 9
Thrombangiitis obliterans 164
Thrombembolektomie 153

Thrombendarteriektomie (TEA) 154
Thrombininhibitoren 416, 988
Thrombinzeit (TZ) 259
Thrombophilie 273
Thrombophlebitis 180
Thrombopoetin 1003
Thrombose 181
– Analvenen- 505
– Antikoagulation 185
– intrakranieller Sinus 159
– Mesenterialvene 189
– Mesenterialvenen- 497
– Nierenvene 189
– Perianal- 505
– Pfortader 188
– Sinusvene 189
– V. cava inferior 188
– V. cava superior 188
– Venen 159
Thromboseneigung 273
Thromboseprophylaxe 186, 416
Thrombozytenaggregationshemmer 39
Thrombozyten 255
Thrombozytenfunktionshemmer 263, 988
Thrombozytenpfropf 254
Thrombozythämie 251
Thrombozytopathien 261
Thrombozytopenie 261
Thyreoiditis 596
Thyreostatika 592
Thyroxin 586
Tiabendazol 874
Tilidin 988
Timolol 988, 999
Tinzaparin 988
Tirofiban 263, 988
T-Lymphozyten 289, 1024
TNM-Klassifikation 1037
Tobramycin 988
Togaviren 946
Tolbutamid 988
Toleranz
– Antibiotika 867
– immunologische 312

Toleranz, Pharmakon 987
Tollwut 931
Toluidinblau 988
Tonizität 752
Topiramat 988
Topoisomerasehemmer 988, 1003
Topotecan 988, 1004
Torasemid 705, 707, 988
Torsade-de-Pointes-Tachykardie 74
Totimpfstoffe 847
Totraumventilation 343, 344
Tourniquet-Syndrom 156
Toxic-Shock-Syndrom (TSS) 885
Toxine 854
Toxoplasma, gondii 970
Toxoplasmose 970
Trachea 339
Tramadol 988
Tranexamsäure 273
Transaminasen 520
Transduktion 843
Transferrin 203
Transformation 843
Transfusion, Infektionsrisiko 326
Transfusionen
– Alloimmunisierung 330
– Blutgruppenbestimmung 328
– Erythrozytenkonzentrat 329
– Inkompatibilität 330
– Inkompatibilität von Leukozyten und Thrombozyten 331
– Plasmaprodukte 330
– Thrombozytenkonzentrat 329
– Verträglichkeitsprobe 328
– Vollblut 328
Transfusionsreaktionen 331
Transfusionsrisiken 326, 327
Transmission 1057
Transplantation 332
– Abstoßungsreaktionen 332
– – Therapie 334
– – Vermeidung 334
– Gesetz 737
– Leber- 555

– Leberzellkarzinom 554
– Nieren- 737
– – Schwangerschaft 743
Transport, aktiver 985
Transport, vesikulärer 985
Transposition 843
Transposition der großen Arterien 106
Trastuzumab 988, 1005
Trematoden 977
Treosulfan 988, 1004
Tretinoin 1005
TRH-Test 583
Triamteren 705, 708, 988
Trichinella, spiralis 980
Trichinellose 980
Trichinen 979
Trichomonas, vaginalis 974
Trichomoniasis 974
Triflupromazin 988
Trijodthyronin 586
Trikuspidalatresie 106
Trikuspidalklappenfehler 120
Trikuspidalklappeninsuffizienz 120
Trikuspidalklappenstenose 120
Trimethoprim 988
Trimipramin 988
Trinkhygiene 1055
Trinkwasserverordnung 1055
Tropheryma, whippelii 894
Tropicamid 988, 1002
Tropisetron 988
Truncus arteriosus communis 106
Trypanosoma
– brucei 972
– cruzi 973
Trypanosomiasis
– afrikanische 973
– amerikanische 973
Trypsin 565
TSS 885
Tuberkulose 389, 898
– extrapulmonale 392
– Gewebereaktionen 390
– Pleuritis exsudativa 391
– postprimäre 391

– primäre 390
– Primärherd 390
– Primärkomplex 390
– Prophylaxe 396
– Reaktivierung 391
– Resistenzen 396
– Röntgen-Thorax 394
– Übertragungsweg 390
– Verlauf 392
– ZNS-Befall 392
Tubocurarin 988
Tubulopathie 721, 724
Tubus, endösophagealer 469
Tumor 1032
– Dünndarm- 485
– endokrin aktiver 572
– Epidemiologie 1033
– epithelialer, Magen 471
– Häufigkeiten 1034
– Klatskin- 562
– Komplikationen 1037
– Krukenberg- 466
– Leber- 551
– Marker 1037
– mesenchymaler, Magen 471
– Metastasierung 1036
– neuroendokriner
– – Dünndarm 475
– – Karzinoid 486
– Pathologie 1032, 1033
– Stroma-, gastrointestinaler 475
– Suppressorgene 1035
– Therapieplanung 1033
– Wachstum 1036
– Wachstumsvoraussetzungen 1036
Tumoren, thorakale 425
Tumorlysesyndrom, Nephropathie 723
Tunga, penetrans 980
Turcot-Syndrom 488
Typ-I-Diabetes 642
Typ-II-Diabetes 644
Tyrosin 997
T-Zell-Aktivierung 291
T-Zell-Defekte 307

T-Zell-Rezeptor 291
T-Zell-Rezeptoren 289

U
UAW 987
Übelkeit 457
Überempfindlichkeitsreaktion, Typen 1025
Übergewicht 666
Ulcus
– duodeni, Operation 462, 463
– simplex Dieulafoy, Operation 462
– ventriculi, Operation 462, 463
Ulcus molle 935
Ulkus 460
– Anastomosen- 470
– Blutung 518
– chronisches 461
– Komplikationen 461
– Krankheit, gastroduodenale 461
– Perforation 461
Ultrafiltration 736
Umwelthygiene 1055
Unerwünschte Arzneimittelwirkung 987
Unfraktioniertes Heparin 988
Untersuchungen
– Magen-Darm-Trakt 439
– Niere 695
– rektale 440
Urämie 699, 732
Urapidil 988, 999
Uratnephropathie 723
Ureaplasma, urealyticum 906
Urikostatikum 678
Urikosurika 678
Urin
– Analysen 695
– – chemische 696
– Befunde 695
– Kultur 698
– schäumender 693
Urobilinogen 526
Urogramm, intravenöses 700

Urokinase 273, 988
Urolithiasis 739
Ursodeoxycholsäure
– Litholyse 560
– PBC 541
– PSC 542

V
Vagotomie
– proximale gastrische 463
– selektive gastrische 463
Valaciclovir 877
Valdecoxib 988
Valproinsäure 988
Valsartan 988
Vancomycin 988
Vanillinmandelsäure 997
Vardenafil 988
Varicella-Zoster-Virus 936
Varikophlebitis 179
Varikose 175
Varizellen 936
Varizen 175
– Downhill- 518
– Magen- 519, 545
– Ösophagus- 517, 545
Vasculitis allergica 827
Vaskulitiden 163
Vaskulitis, ANCA-assoziierte 717
Vasodilatatoren 129
Venen, Diagnostik 146
Venenklappen 137
Venenverschlussplethysmografie (VVP) 147
Ventilations-Perfusions-Inhomogenitäten 350
Ventrikelseptumdefekt 98
Verapamil 988
Verätzungen, Ösophagus 450
Verbrauchskoagulopathie 271
Verner-Morrison-Syndrom 573
Verschattungen 1080
Verschreibungen, Arzneimittel 988
Verteilung, Pharmakon 985
Verteilungsvolumen 986

Vesikulärer Transport 985
Vibrionen, Gastroenteritis 922
Vigabatrin 988
Vinblastin 988, 1004
Vincaalkaloide 988, 1004
Vincristin 988, 1004
VIPom 573
Virchow-Trias 181
Viren
– Aufbau 842
– Pathologie 1028
Virilisierung 631
Virion 916
Virostatika 875
Virulenz 841
Virulenzfaktoren 853
Virustatika 988
Vitamin
– B_{12}, Mangel 216, 478
Vitamin B12 215
Vitamin D 602, 988
Vitamin-K-Antagonisten 275, 988
VLDL 669
Volumenstörungen, Extrazellulärraum 755
Vorhofflattern 67
Vorhofflimmern 64, 65
Vorhofseptumdefekt 100
Voriconazol 873

W

Wachstumsfaktor für Granulozyten 1003
Wachszylinder 697
Wadendekompressionstest (WDT) 179
Wadenkompressionstest (WKT) 179
Wanzen 982
Warfarin 275, 988
Warzen, anogenitale 935
Wassergehalt des Körpers 747
Wasserhaushalt
– Störungen 760
– – Diagnostik 760
Wasserumsatz 750

Wasser- und Elektrolythaushalt 747
– Steuerung 752
– Störungen 754
Wegener-Erkrankung 717
Wegener-Granulomatose 163, 807, 825
weichteilrheumatische Erkrankungen 794, 833
Weichteilschmerz 794
Weil-Krankheit, Leberbeteiligung 550
Weizenkleie 988
Whipple
– Krankheit 479
– – Operation 572
Willebrand-Faktor 267
Willebrand-Jürgens-Syndrom (vWS) 267
Wilson-Krankheit 533, 548
Windpocken 936
Wiskott-Aldrich-Syndrom 308
Wismut, kolloidales 465
Wuchereria, bancrofti 979
Wundinfektionen, nosokomiale 1048
Würmer 975

X

Xantinolnikotinat 988
Xipamid 707, 988
Xylometazolin 988, 997
– α-Mimetikum 997
Xylose, -Test 442

Y

Yersinia 925
Yersinien, Gastroenteritis 923
Yersiniosen 925
Yohimbin 988, 999

Z

Zanamivir 877, 988
Zecke 982
– Borelliose 927
– FSME 943
Zelleinlagerungen 1019
Zellen, dendritische 1024
Zellkern 1018

Zellmembran 1019
Zellschädigung 1022
Zell-Zell-Interaktions-Rezeptoren 303
Zestoden 975
Zidovudin 961, 988
Zieve-Syndrom 539
Zirrhose
– Leber- 524, 538, 542
– – Aszites 543
– – Child-Pugh-Score 543
– – Enzephalopathie 545
– – hepatopulmonales Syndrom 547
– – hepatorenales Syndrom 546
– primär biliäre 540
– – Histologie 533
ZNS-Gängigkeit, Pharmakon 988
Zöliakie 477
Zollinger-Ellison-Syndrom 466
Zolpidem 988
Zwerchfell, Ruptur 455
Zyanidintoxikation 1007
Zylindrom 425
Zylindrurie 696
Zyste, Nieren, kongenitale 725
Zysten
– Echinokokkose 550
– Leber- 553
– Pankreas, Pseudo- 566, 569
Zystinurie 721
– Harnsteine 740
Zytokin-Antagonisten 298
Zytokine 298
Zytologie 1014
Zytomegalievirus 937
Zytoplasma 1018
Zytostatika 1003
– Frühreaktion 1003
– Nebenwirkungen 1003
– Spätreaktion 1003
– Wirkstoffklassen 1003
Zytostatische Antibiotika 988, 1003, 1004